بسم الله الرحمن الرحيم

علم النفس الصحي

علم النفس الصحي

تأليف

الدكتورة شيلي تايلور

ترجمة

الدكتورة

وسام درويش بريك

عميدة كلية الآداب والفنون

أستاذ مشارك - قسم علم النفس

جامعة عمان الأهلية

الدكتور

فوزي شاكر طعيمه داود

أستاذ مشارك -علم النفس الإكلينيكي

قسم علم النفس

جامعة عمان الأهلية

الطبعة الأولى

2008م

المملكة الأردنية الهاشمية
رقم الإيداع لدى دائرة المكتبة الوطنية
(2007 / 5 / 1535)

613.01

تايلور ، شيلي
علم النفس الصحي / تأليف: شيلي تايلور، ترجمة: وسام درويش بريك، فوزي شاكر طعيمة. _ عمان :دار الحامد،.
(828) ص .
ر. أ. : (1535 / 5 / 2007) .
الواصفات : / المحافظة على الصحة // علم النفس الصحي /

أعدت دائرة المكتبة الوطنية بيانات الفهرسة والتصنيف الأولية .

* رقم الإجازة المتسلسل لدى دائرة المطبوعات والنشر 2007/5/1561
* (ردمك) ISBN 978-9957-32-353-0

دار الحامد للنشر والتوزيع

شفا بدران - شارع العرب مقابل جامعة العلوم التطبيقية
هاتف: 5231081 -00962 فاكس : 5235594 -00962
ص.ب . (366) الرمز البريدي : (11941) عمان - الأردن

Site : www.daralhamed.net
E-mail : info@daralhamed.net
E-mail : daralhamed@yahoo.com
E-mail : dar_alhamed@hotmail.com

شكر وتقدير

نتوجه ابتداء بخالص الشكر وعميق التقدير إلى جامعة عمان الأهلية ممثلة برئيسها الأستاذ الدكتور ماهر سليم للدور المساند والتشجيع الدائم الذي خصنا به، مما حفزنا للبدء في ترجمة هذا المرجع العلمي، ولاستمرار هذه المساندة في جميع المراحل التي مر بها هذا العمل. كما يسرنا أن نتوجه بعميق الشكر والتقدير إلى مؤسس هذه الجامعة الدكتور أحمد الحوراني لما أظهره من حماس، ولما قدمه من مساندة مادية ومعنوية كان لهما أكبر الأثر فيما حققناه من إنجاز.

ولا يفوتنا أن نتوجه بالشكر إلى الزميل الأستاذ الدكتور محمد النطافي والدكتور زكي العوضي والدكتورة عالية صالح والدكتورة فداء غنيم من قسم اللغة العربية، والأستاذ جعفر عقيلي، للملاحظات اللغوية القيمة التي قدموها عند مراجعة هذا الكتاب.

كما ونتقدم بالشكر إلى الأستاذ الدكتور محمد سروجية في قسم الجراحة في مستشفى الجامعة الأردنية، والأستاذ الدكتور وديع العبد عميد كلية الصيدلة، والدكتور مصطفى ياسين عميد كلية تكنولوجيا المعلومات في جامعة عمان الأهلية، والدكتور سهيل صويص اختصاصي أمراض القلب والدورة الدموية، والدكتور ظاهر سلمان اختصاصي علم الأمراض، لما أبدوه من ملاحظات قيمة إثر مراجعة بعض فصول هذا المرجع.

ويسعدنا أن نتوجه بجزيل الشكر إلى كل من لطيفة الريماوي وحنان زين الدين ونعمان النتشة وحنان الفيومي لما قدموه من مساهمات قيمة في وضع بعض اللمسات وتقديم بعض المقترحات المتعلقة بتنظيم المادة العلمية والأشكال والإيضاحات.

وأخيراً نود أن نتوجه بأجمل وأرق المشاعر إلى المهندس إياس خضر لما قدمه من مساعدة في تنسيق المادة العلمية، وإلى الأستاذ الدكتور صدقي خضر والسيدة أمل الداود لما أبدياه من صبر وتحمل أثناء انشغالنا في ترجمة هذا المرجع.

خالص شكرنا وتقديرنا إلى الجهود القيمة التي بذلها الأستاذ الدكتور مؤيد الدوري بصفته عميداً للبحث العلمي والدراسات العليا في جامعة عمان الأهلية، ولكل من أسهم في تقديم أي ملاحظة أو دعم ممن ذكرنا أعلاه وممن لم نذكر.

المترجمان

محتويات الكتاب

الباب الثاني

السلوك الصحي والوقاية الأولية

Health Behaviors and Primary Prevention

الفصل الثالث

السلوكيات الصحية Health Behaviors

الباب الثالث

الضغـــط والتعامـــل

Stress and Coping

الباب الرابع
المريض في الموقف العلاجي
The Patient in the Treatment Setting

الباب السادس

نحـــو المستقبـــل

Toward the Future

فهرس الإيضاحات

المقدمة

عندما قامت الدكتورة شيلي تايلور (Shelly E. Taylor) بإعداد الطبعة الأولى من هذا الكتاب في عام 1986 أي قبل عشرين ع
إعداد الطبعة الحالية كانت المهمة أكثر سهولة. حيث كان ميدان **علم النفس الصحي** (Health Psychology) لا يزال حديث النشأة و
المجال نسبيا. ومع ذلك فقد تطور هذا الميدان بشكل مطرد خلال هذه الفترة، كما حقق إنجازات عظيمة في مجال البحث العلمي. و
المنجزات الرئيسة التي تمكن هذا الميدان من تحقيقها زيادة التوجه لاستخدام **النموذج الحيوي النفسي الاجتماعي** (sychosocial Model
أي دراسة القضايا الصحية من منطلق تفاعلي يدمج ما بين وجهات النظر البيولوجية والنفسية والاجتماعية؛ نظراً لاستمرار المساعي التي
للكشف عن التأثيرات التي تحدثها العوامل النفسية -الاجتماعية (Psychosocial) كتلك التي تنشأ عن التعرض للضغط على ال
الفسيولوجية، وتأثيراتها الضارة بالصحة؛ والدور الذي تحدثه عوامل وقائية معينة، كالمساندة الاجتماعية, في حماية الفرد من هذه التأثيرا
إيصال ما تم إحرازه من تقدم ومعرفة متطورة في ميدان علم النفس الصحي لطلبة المرحلة الجامعية الأولى، بطريقة تتميز بالوضوح وال
والإثارة، مع مراعاة عدم التفريط بالطبيعة العلمية للميدان. هو ما هدفت الدكتورة شيلي تايلور إلى تحقيقه لدى إعداد الطبعة الخامسة م
المرجع.

وكما هو حال أي علم من العلوم، فإن علم النفس الصحي ذو طبيعة تراكمية، ويعتمد على التقدم الذي تحقق في مجال ا
العلمي، وعلى ما يمكن تطويره من بحوث جديدة في الميدان. لذا، فإن هذا الكتاب لن يكتفي فقط بتقديم ما تم التوصل إليه من مسا
قيمة، ولكنه سيعمد إلى عرض طرق البحث المعاصرة التي اتبعت في إجراء البحوث المتعلقة بموضوع علم النفس الصحي. ولأن ميدان علم
الصحي يتغير ويتطور بشكل سريع، لذا فقد حرصت مؤلفة هذا المرجع أن يكون مواكباً للتطورات التي يشهدها هذا الحقل. فلم تقتص
مراجعة الأبحاث الحديثة في ميدان علم النفس الصحي فحسب، ولكنها سعت للحصول على معلومات حول كثير من مشاريع البحث ال
تكون متوفرة في المراجع العلمية حول أدب الموضوع لسنوات عديدة قادمة. مما يجعل هذا الكتاب يتسع لتقديم معلومات ستعرض في الم
إلى جانب ما يتناوله من معلومات معاصرة.

أما الهدف الثاني لهذا الكتاب فهو تقديم صورة مناسبة عن مجال علم النفس الصحي؛ على اعتبار أنه علم على صلة وثيقة ب
العصر الذي نعيش. لذا سيتم التطرق إلى أبرز المشكلات الصحية المعاصرة مثل متلازمة نقص المناعة المكتسبة uired Immune
Deficiency Syndrome-AIDS)، وكيفية الوقاية منه. ونظرا لأن هذا المرض يعتبر على رأس قائمة الأسباب الرئيسة المؤدية للموت في كث
بلدان العالم، فإن الحاجة إلى مراعاة السلوك الصحي مثل استخدام الواقي (Condom), أصبحت أمرا ضروريا إذا أردنا إيقاف انتشار مثل
المرض. كما أن زيادة عدد المسنين أوجد حاجات صحية جديدة (غير مسبوقة) تفرض على ميدان علم النفس الصحي ضرورة تلبيتها. وأص
هناك حاجة تدعو إلى قيام حملات للمحافظة على صحة المسنين، وفهم القضايا النفسية- الاجتماعية التي تصاحب الاضطرابات التي يتعر
الأفراد نتيجة لما يصابون به من أمراض مزمنة. فالأبحاث التي تتناول أثر العادات الصحية في تطور أكثر الاضطرابات انتشارا في هذا العقد، ترك
من أي وقت مضى على ضرورة تعديل السلوكيات التي تؤدي إلى تعقيد الأوضاع الصحية، كالتدخين، وشرب الكحول. كما تؤكد بشكل مستم
أهمية اتباع التغذية الصحية، وممارسة التمارين الرياضية، والفحص الذاتي المنتظم للثدي، واعتبار هذه الإجراءات الاحترازية من ضمن ال
الصحية الإيجابية للمحافظة على الصحة والارتقاء بها.

كما أن التقدم في بحوث الجينات لعب دوراً مهما في وقاية الأشخاص المعرضين لخطر الإصابة ببعض الأمراض، عن طريق القيام بالتدخل في وقت مبكر مما يساعد على إيقاف تطور المرض قبل حدوثه.

إن الطريقة التي يتعامل بها الأفراد المعرضون لخطر تطور مرض معين، والتدخل المناسب لمنع حدوث المرض لدى هؤلاء الأفراد هي من الأمور التي سيبحثها هذا الكتاب، وذلك من خلال التوسع في تغطية المواضيع التي تتناول كيفية تعزيز الصحة، ودمج هذه المواضيع مع الفصول الأخيرة التي تتناول كيفية البحث عن العلاج وكيفية التعامل مع المرض. إن هذا الكتاب يلقي الضوء على مجالات التطور هذه، ويقدم بناء متكاملاً يوضح العلاقات المعقدة بين العادات السلوكية، والمصادر النفسية الاجتماعية المتوفرة، والضغوط وكيفية التعامل معها، والصحة والآثار الناتجة عن المرض.

ونظرا لأن علم النفس الصحي يجمع ما بين ميادين البحوث التطبيقية (Applied) والأساسية (Basic). لذا فإن هذه المحاولة لا تقتصر على عرض صورة شاملة عن التقدم العلمي الذي أنجز في هذا الميدان، ولكن مؤلفة هذا المرجع عمدت إلى استعراض تلك التطبيقات البالغة الأهمية التي استندت إلى ذلك الحجم الكبير من المعرفة. إذ ركزت الفصول المتعلقة بالحفاظ على الصحة، على سبيل المثال، على أنجع الطرق، التي يمكن توظيفها لتغيير الأنماط السلوكية السيئة والعادات الضارة بالصحة السائدة بين الناس. كما سلطت الفصول التي تتناول الأمراض المزمنة، الضوء على الكيفية التي تستخدم فيها المعرفة بالعوامل النفسية- الاجتماعية، وما تحدثه من تأثيرات مرضية، كأساس لما يمكن تنفيذه من إجراءات تدخل (Intervention) ملائمة، لتقليل إمكانية تطورها أولا، وللتعامل بفعالية مع القضايا النفسية- الاجتماعية التي تظهر لاحقاً نتيجة التعرض للمرض. وقد حرصت الكاتبة في عرضها للتطبيقات الميدانية، على توجيه اهتمام خاص لمضامين عمليات التدخل التي توجه لأولئك الذين يواجهون صعوبات في التعامل مع الآثار التي تنشأ عن تعرضهم للأمراض المزمنة.

ونظراً لأن هذا الميدان يتطور بسرعة كبيرة، وأصبح معقداً من الناحية التكنولوجية، فإن التغطية الشاملة له يمكن أن تجعله جامداً بصورة لا ضرورة لها، ويصعب على الطلبة فهمه. لذلك عملت الكاتبة في هذه الطبعة، الخامسة، على توجيه اهتمام خاص لجعل هذا المرجع العلمي ممتعاً وشاملاً لمواضيع ذات علاقة بحياة الطالب. وروعي في إعداد المادة أن تناسب حاجات واهتمامات الشباب. فعلى سبيل المثال، تم عرض الكيفية التي يرى بها الفرد الضغوط التي يواجهها في إطار يرتبط بحياة الطالب، وبالكيفية التي يتمكن بها من التعامل مع تلك الضغوط التي تتصل بحياته الجامعية. وروعي في تقديم موضوع الإدمان على الكحول، والمشاكل المتعلقة به، أن يتضمن الفصل قسماً خاصاً حول مشكلة تعاطي الكحول بين طلبة الجامعة، وكيفية تعديل السلوك المتعلق بهذه المشكلة. كما تم تسليط الضوء على العادات الصحية لهذه الفئة العمرية، كموضوع الفحص الذاتي للثدي (Breast Self-Examination)، والفحص الذاتي للخصية (Testicular Self-Examination)، وممارسة التمارين الرياضية، واستخدام الواقي وغير ذلك من خلال ارتباطها بمجتمع الشباب في الجامعة. كما روعي عرض أمثلة عن سير ذاتية وتاريخ حالات، ونماذج محددة عن نتائج أبحاث ذات علاقة بحياتهم. ويحاول الكتاب أن يبين للطلبة أهمية هذا الحجم من المعرفة، ليس- فقط- بالنسبة لنموهم وتطورهم، ولكن- أيضاً- بالنسبة لحياتهم كراشدين في مقتبل العمر؛ لأن نجاح أي مرجع علمي يعتمد بشكل رئيسي على مدى وضوحه في التواصل مع قارئيه من الطلبة، وعلى مقدار استثارته لاهتمامهم.

ولأن علم النفس الصحي هو أحد الميادين العلمية، فإن من المهم أن لا يتصل هذا الميدان بالأبحاث العلمية المتعلقة به فحسب، ولكنه مطالب بتقديم إيضاح حول كيفية إجراء البحوث وتصميمها، وحول أسباب تصميمها بطريقة معينة دون غيرها. لذلك أولت المؤلفة اهتماماً خاصاً لطرق البحث العلمي كما قدمت إيضاحاً لطرق محددة في البحث،

وما استندت إليه البحوث التي قدمتها من نظريات. كما وصفت الدراسات المهمة بنوع من العمق، بحيث يتشكل لدى قارئ الكتاب من الطلبة، دراية بالطرق التي استخدمها الباحثون؛ مما يمكنهم من اتخاذ القرارات حول أفضل الطرق التي يجدر بهم اتباعها لدى جمع البيانات المتعلقة بمشكلة ما وحول أكثر طرق التدخل فعالية.

كما حرصت معدة هذا الكتاب على توجيه جهد خاص لإحداث نوع من التوازن بين تغطيتها للمفاهيم النفسية العامة وقضايا صحية معينة. ولتحقيق ذلك، قدمت مجموعة فصول تتناول مفاهيم عامة، تلتها مجموعة فصول أخرى تعرض تطبيقا لهذه المفاهيم على قضايا صحية معينة. فركزت في الفصل الثالث من هذا الكتاب على الاستراتيجيات العامة التي تساعد مراعاتها في الحفاظ على الصحة. أما الفصلين الرابع والخامس فتناولا مناقشة هذه القضايا من خلال الرجوع إلى عادات صحية محددة كتعاطي الكحول، والتدخين، والوقاية من الحوادث، وضبط الوزن. كما ناقشت في الفصلين الحادي عشر والثاني عشر قضايا واسعة تظهر لدى محاولة التعامل مع الأمراض المزمنة والمسببة للموت (المميتة). وفي الفصول الثالث عشر، والرابع عشر، ناقشت هذه القضايا بشكل أكثرتحديدا، من خلال ربطها باضطرابات محددة مثل أمراض القلب، والسرطان، ومتلازمة نقص المناعة المكتسبة (AIDS).

وبدلاً من تبني أسلوب يركز على اتجاه نظري محدد عبر هذا الكتاب، روعي الحفاظ على توجه يتسم بالمرونة, لأن علم النفس الصحي يدرس في جميع مجالات علم النفس (الاكلينيكي، والاجتماعي، والمعرفي، والفسيولوجي، والتعلم، والتطوري)، لذلك تضّمن الكتاب موضوعات تخص جميع هذه الميادين مما يمكن المدرسين للمواضيع المختلفة في علم النفس من الاستفادة منه. وبالتالي فليست جميع المواضيع في هذا الكتاب ذات علاقة بجميع المساقات، فالفصول المتتابعة في الكتاب تم بناؤها مستندة على ما قبلها، دون أن يعتمد بعضها على بعض، مما يساعد كل مدرس أو مدرسة من تكييف المادة لتناسب الموضوع الذي يتناوله، بحيث يعطي بعض الفصول اهتماماً أكثر من غيرها، ويكون قادراً على حذف فصول أخرى دون أن يؤثر ذلك في البناء المتكامل للموضوع.

مقدمة المترجمَيْن

يعود تطور علم النفس الصحي إلى أواخر القرن الماضي, إذ لم يمض على ظهور هذا الميدان في علم النفس أكثر من 20 عاماً. ولعل أهمية هذا الميدان تعود إلى ارتباطه بأهم المشكلات التي تواجه الإنسان المعاصر. إذ ازداد انتشار الأمراض المزمنة والخطيرة (مثل أمراض فرط ضغط الدم والسكري وأمراض القلب والشرايين والسرطان), في السنوات الأخيرة بدرجة كبيرة, واشتدت مضارها إلى الحد الذي جعل هذه الأمراض أشبه بالأوبئة التي كانت تحصد أرواح سكان مدن وقرى بأكملها في سالف العصور. كما أن الزيادة المروعة في حوادث المرور دعت بعضهم إلى تشبيه الطرق بساحات المعارك؛ لكثرة ما ينشأ عن هذه الحوادث من وفيات وحالات إعاقة مزمنة, مما أصبح يشكل عبئاً نفسياً واجتماعياً واقتصادياً, على مستوى الأفراد والمجتمعات. ناهيك عما ينشأ عن هذه الأمراض والاختناقات المرورية من مظاهر الضغط والاضطرابات النفسية, مما يضاعف من احتمال تعرض الفرد لمزيد من الأمراض السيكوسوماتية الخطيرة.

ولعلنا في الوقت الحاضر أكثر ما نكون بحاجة إلى مثل هذا الميدان, الذي يركز على توضيح العلاقة بين سلوكيات الفرد وعاداته الصحية وما يقوم به من ممارسات, وبين صحته الجسمية والنفسية, وما يتعرض له من أمراض ومعاناة قد تسبب له الوفاة أو الإعاقة, أو حتى الاضطرابات النفسية والعقلية. فتزايد أعداد المدخنين في مجتمعاتنا المعاصرة على سبيل المثال, وزيادة اعداد الذين يتعرضون إلى الإصابة بأمراض القلب والشرايين والكولسترول وفرط ضغط الدم والسكري والسرطان, وحوادث السير, والموت الناجم عن هذه الحوادث, يجعلنا في أمس الحاجة إلى دليل أو مرشد يساهم في التخفيف من حجم هذه الخسائر النفسية والاجتماعية والمادية المهددة للمجتمع. إننا بأشد الحاجة, أطفالا وشباباً وراشدين ومسنين, إلى معايير وضوابط تساعدنا على التمييز بين أشكال السلوكيات الصحية المرغوبة والسلوكيات الضارة, التي لا نجني منها في النهاية سوى الهلاك والدمار. إنها فعلاً كما تسميها مؤلفة هذا الكتاب (السلوكيات المقايضة للصحة Health Compromising Behaviors). فنحن بلا شك نتعلم منذ الطفولة عادات معينة في المأكل والمشرب, وطرق الترفيه عن النفس, وطرق تعامل مع ما نواجه من مشاكل يومية وأحداث حياتية, قد تكون سبباً في تعرضنا لمخاطر صحية عديدة, وأحيانا إلى الإعاقة والموت. كما أن هذه العادات تصبح راسخة وتقاوم التغيير, رغم الحاجة الملحة إلى تغييرها في اغلب الأحيان. وكثيرون هم الذين ضحوا بصحتهم وأرواحهم -سواء عن علم أو غير علم- لقاء تمسكهم بممارسة عادة معينة. فكأن العادة هي التي تتملّكهم بدلاً من تملّكهم لها.

وكثيراً ما يشكل سلوك المؤثرين في تنشئة الأطفال ورعايتهم, سواء في محيط الأسرة أو المؤسسات الاجتماعية المختلفة, أو وسائل الإعلام أو غيرها؛ حافزاً يشجع الأطفال والمراهقين على تطوير الكثير من هذه العادات المضرة بالصحة وتبنيها.

تنبع قيمة هذا المرجع العلمي من طبيعة المواضيع التي يتناولها, والشمولية التي يتسم بها. حيث حرصت مؤلفة هذا الكتاب على تقديم عرض شامل, يوضح دور الجوانب الحيوية والنفسية والاجتماعية (BiopsychosocialModel) في تحديد الصحة والمرض. كما قدمت بطريقة علمية مبسطة عرضاً موجزاً في غاية الشمول, ومدعماً بأحدث ما توصلت إليه نتائج البحوث العلمية, عن العوامل التي تؤثر في تطور الأمراض المزمنة الأكثر انتشاراً في العالم. ثم قدمت حلولاً علمية محكمة ومدعمة بأبرز ما توصلت إليه نتائج البحث في الميادين النفسية بمختلف مناحيها السلوكية (Behavioral), والمعرفية السلوكية (Cognitive-Behavioral), بصورة ارتقت بهذا المرجع بحيث يكون مرشداً استراتيجياً يحتذى به في مجال الصحة الجسمية والنفسية.

إن الحس العميق بالمسؤولية فيما يتعلق بخطورة الممارسات والعادات السلوكية الضارة المنتشرة بين الناس في مجتمعاتنا العربية, سواء تلك المتعلقة بالنظام الغذائي أو النشاط الجسمي، إضافة إلى الإلمام بالمشاكل الصحية والنفسية التي تنشأ عن إساءة استخدام المواد المسببة للإدمان من كحول, وعقاقير, ومخدرات، شكلت واحداً من أكثر العوامل التي دعت إلى ترجمة هذا المرجع القيم. وبالنظر إلى حداثة هذا الميدان, فإن هذا العمل سيساهم أيضا في سد ثغرة مهمة في المكتبة العربية، وذلك لعدم توفر أي مرجع علمي باللغة العربية في ميدان علم النفس الصحي (في حدود علم المترجمَين). وهو بذلك أول مرجع علمي في هذا الميدان يمكن الاستناد إليه من قبل مدرسي علم النفس والدارسين لهذا المجال. كما يمكن لمدرسي مواد الصحة النفسية، وعلم النفس الإكلينيكي، وعلم النفس الاجتماعي، وعلم النفس المعرفي، وتعديل السلوك، والإرشاد النفسي، والطب والطب النفسي والتمريض والعلاج الطبيعي، الاستفادة من العديد من الفصول التي وردت في هذا المرجع.

كما أن شمولية المواضيع التي تم التطرق إليها وحساسيتها، تجعل أهمية هذا الكتاب تتعدى الجانب الأكاديمي العلمي (بالنسبة لطلبة تخصص علم النفس), ويصبح توفره كمرجع صحي أمراً مهماً ومفيداً لكل أسرة، لاسيّما إذا علمنا أن العادات الأساسية التي تتشكل لدى الفرد منذ الطفولة، هي التي تقرر نوعية حياته في الشباب والرشد والشيخوخة. وأن هذه العادات يصعب تعديلها, كما أن تعديلها غالباً ما يرتبط بالمعاناة الشديدة والإحساس بالحرمان، وانعدام الكفاية الذاتية والضبط الذاتي، إضافة إلى انخفاض تقدير الذات في حال الفشل، ناهيك عن ما يحتاجه ذلك من جهود جبارة من الشخص والمعالج، وتكلفةٍ مادية عالية. فإذا كان بالإمكان الأخذ بيدِ الأطفال لتطوير عادات صحية وقائية ممكناً، فلم الانتظار حتى تتشكل العادات المَرَضية التي يتطلب تعديلها أو تغييرها الكثير من الكلفة المادية والمعنوية والجهد المضني؟

إننا كمجتمعات معاصرة أحوج ما نكون إلى توظيف جميع الجهود على مختلف الأصعدة, الخاصة والعامة, سواء في الأسرة أو في مختلف المؤسسات الاجتماعية، وذلك لحماية الناس والتخفيف مما يمكن أن يواجهوه من معاناة صحية ونفسية, يعود جزء كبير منها إلى سلوكياتهم وعاداتهم اليومية التي يؤدونها بشكل آلي, دون إدراكهم لمدى ما تجرّه من مشكلات على المستويين الفردي والاجتماعي. إننا نأمل أن يشكل هذا الكتاب جزءاً من الجهود الوقائية التي يمكن أن يوظفها المختص النفسي في وقاية أفراد المجتمع مما يمكن أن يتعرضوا له من مخاطر، وفي تخفيف المعاناة التي يمكن أن يتعرض لها أفراد المجتمع، بسبب سلوكيات وعادات يمكن الحد من تشكّلها أساساً، وفي ترسيخ اتجاهات إيجابية إزاء العوامل التي تساهم في مساندة الصحة الجسمية والنفسية للفرد. كما نرجو أن يحقق هذا المرجع العلمي المتخصص الفائدة المرجوة لكل المعنيين في عمليات التنشئة الاجتماعية للأطفال والمراهقين، لوقايتهم مما قد يتهددهم من مخاطر.

و الله ولي التوفيق

المترجمان

الباب الأول

مدخل إلى علم النفس

الصحي

Introduction to Health Psychology

الفصل الأول: ماهية علم النفس الصحي.

الفصل الثاني: أجهزة الجسم.

الفصل الأول

ماهية علم النفس الصحي؟

What is Health Psychology?

تعريف علم النفس الصحي

الحاجة إلى ميدان علم النفس الصحي

مجالات التدريب في علم النفس الصحي

الفصل الأول

ماهية علم النفس الصحي؟

What is Health Psychology?

عندما وصل آدم إلى الجامعة كان مفعما بالتوقعات الإيجابية بعد أن أمضى أربع سنوات في المرحلة الثانوية تميزت بأنها كانت جيدة. إضافة إلى أن الجميع أخبروه بأن أفضل أيام حياته هي الفترة التي يمضيها في الجامعة. حصل آدم على مقعد لدراسة علم النفس، الذي كان خياره الأول، كما أتيحت له الفرصة ليمارس رياضة كرة السلة والجري.

تميز آدم طوال حياته بما يمتلكه من وعي صحي. فمنذ طفولته حرص والداه على تلقيه الفحص الطبي بانتظام، وعلى استخدام حزام الأمان، وإبعاده عن الأوضاع التي يمكن أن يتعرض فيها إلى الأذى. تعلم في المرحلة الابتدائية عن أصناف الأغذية الرئيسة، وعملت أسرته على تعزيز ما تعلمه من خلال التزامها بالمحافظة على نظام تغذية صحي. ونظرا لأن آدم كان ملتزما بممارسة الرياضة منذ أن كان عمره سبع سنوات، فقد احتلت الرياضة جزءا مهما من حياته. وعندما أصبح في المرحلة الثانوية كان يقوم بتناول البيرة في المناسبات، حيث كان الجميع يقومون بذلك. ولكنه تجنب التدخين والمخدرات، لأنه كان يدرك تماما بأنه لن يتمكن من ممارسة الرياضة إذا قام بممارسة السلوكيات التي تضر بصحته الجسمية. كان حريصا على النوم ثماني ساعات في كل ليلة، لعلمه أنه لن يتمكن من التركيز في الصف، وتحقيق القدر الكافي من اللياقة اللازمة لممارسة رياضة كرة السلة، إذا لم يحصل على قدر كاف من النوم.

وبينما كان آدم يقوم بإدخال آخر حقيبة ويفرغها، بدأ يتساءل كيف يمكن أن يكون زميله الذي سيشاركه في الغرفة. وفي أثناء ذلك سمع صوت أحدهم قائلا: هل أنت آدم؟ استدار آدم ليلتقي وجها لوجه مع شريكه الجديد في الغرفة (جريج). أدرك آدم مباشرة أن شريكه ليس رياضيا. حيث بدا نحيلا ذا مظهر يدل على انغماسه في الملذات، وكان يتكلم والسيجارة في أحد زوايا فمه.

قال آدم " كنت أظن أن هذا الجناح خاص بغير المدخنين".

أجاب جريج "يفترض ذلك، إلا أن أمي كتبت عندما عبأت الطلب أنني لست مدخنا، لأنها اعتقدت أنني سأتوقف عن التدخين إذا سكنت في القسم الذي لا يسمح فيه بالتدخين، كما أن علي أن أتوقف عن التدخين. وسوف أحاول أن أقتصر على التدخين في القاعات المخصصة لذلك".

أدرك آدم خلال الفصل الدراسي أن هناك مفاجئات أخرى تنتظره لم يكن قد أعد نفسه لها. ذلك أن جريج كان يفضل النوم حتى الساعة العاشرة أو الحادية عشرة صباحا، ويبقى مستيقظا حتى الساعة الرابعة أو الخامسة صباحا. وفي عطلة نهاية الأسبوع كان يتناول كميات كبيرة من الكحول إلى أن يسكر. ويبدو أن هذا السلوك كان يشكل المصدر الوحيد للتسلية بالنسبة له. ولأن الطعام الذي كان يقدم في السكن لم يكن يروق له، لذا فإنه كان يعتمد في غذائه في أغلب الأيام على تناول رقائق الذرة (Doritos) والمشروبات الغازية كالبيبسي.

كان جريج دائم التعرض لمشاكل صحية نتيجة حدوث اضطرابات في معدته، أو بسبب إصابته بالبرد, أو الإنفلونزا، أو الإرهاق؛ لذلك اكتظت الخزانة التي كان من المفترض أن يشترك الاثنان في استخدامها بصنوف مختلفة من الأدوية التي تستخدم لمعالجة جميع ما يمكن تصوره من الأعراض.

لم يشعر آدم بالدهشة لأن جريج كان دائم المرض. ذلك انه درس عندما كان في المرحلة الثانوية مساقا في علم النفس، عرف من خلاله عن ميدان علم النفس الصحي. ولأنه كان يتطلع للعمل في ميدان الطب الرياضي، فإنه قام بإحضار عدد إضافي من الكتب التي لها صلة بالموضوع، لكي يتمكن من تحقيق مزيد من المعرفة بالميدان. أما الآن فقد أصبح بين يديه تاريخ حالة (Case History) في علم النفس الصحي خاصة به، إنها حالة جريج.

تعريف علم النفس الصحي: Definition of Health Psychology

يكرس **علم النفس الصحي** (Health Psychology) اهتمامه لفهم وتفسير التأثيرات النفسية التي تساهم في مساعدة الأفراد في الحفاظ على صحتهم، وفي إيضاح أسباب تعرضهم للمرض، وفي الكيفية التي يستجيبون لها في حال إصابتهم بالأمراض. إن المختص في علم النفس الصحي يهتم بدراسة هذه المواضيع ويدرك أهمية التدخل في الوقت المناسب لمساعدة الناس في التغلب على المرض والبقاء في وضع صحي جيد. فالباحث في علم النفس الصحي -على سبيل المثال- يهتم بمعرفة الأسباب التي تدعو الناس إلى الاستمرار في التدخين مع علمهم أن التدخين يزيد من احتمال تعرضهم للإصابة بالسرطان وأمراض القلب. إن المعلومات التي يحصل عليها الباحث حول أسباب استمرار الناس بالتدخين تساعده على فهم هذه العادة الضارة بالصحة، كما تساعده على تصميم الاستراتيجية الملائمة للتدخل من اجل مساعدتهم في التوقف عن هذه العادة.

© Richard Hutchings/PhotoEdit

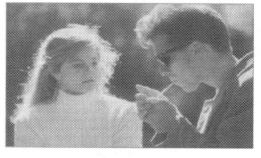

عندما يترك الأطفال البيت للمرة الأولى وينتقلون إلى الجامعة أو إلى ميدان الحياة المهنية، فإنهم يجدون أن الممارسات الصحية، التي كانوا يعدونها أموراً بديهية في أسرهم، مختلفة تماما عن تلك التي يمارسها أصدقاءهم الجدد في الجامعة أو في بيئة العمل.

ويعتبر تعريف الصحة من الأمور الجوهرية بالنسبة للباحثين والمختصين في مجال علم النفس الصحي. ففي عام 1948 عرفت منظمة الصحة العالمية **الصحة** بأنها "حالة متكاملة من الرفاه الجسمي والعقلي والاجتماعي، وهي ليست مجرد غياب المرض أو وجود العجز"(World Health Organization, 1948). ويمثل هذا التعريف المحور الذي يرتكز إليه مختصو علم النفس الصحي في تعريفهم للمفهوم. إذ تعرف **الصحة** بأنها تحقيق للتوازن بين الجوانب الاجتماعية، والعقلية، والجسمية، بدلاً من تعريفها في ضوء غياب المرض. وكثير ما يستخدم مصطلح العافية "Wellness" للإشارة لحالة الصحة القصوى التي يمكن الوصول إليها.

ويركز علم النفس الصحي اهتمامه على جمع مظاهر الصحة والمرض خلال مراحل العمر المختلفة (Maddux, Roberts, Sledden, & Wright, 1986)، كما يوجه انتباها خاصا للحفاظ على الصحة والارتقاء بها، وهذا يتضمن مراعاة كثير من الأمور التي تتعلق بتوجيه الأطفال لتطوير عادات صحية جيدة، وتشجيعهم على ممارسة التمارين بشكل منتظم، وتصميم حملات إعلامية لمساعدة الناس لتحسين نظام تغذيتهم.

كما يدرس علم النفس الصحي، المظاهر النفسية المصاحبة للوقاية من الأمراض ومعالجتها (Prevention & Treatment). فقد يوجه المختص في علم النفس الصحي الأشخاص الذين يعملون في مهن

تعرضهم لضغوط شديدة إلى كيفية التعامل مع الضغط بفعالية، حتى لا تحدث الضغوط تأثيرات سلبية على صحتهم. وقد يعمل مختصو علم النفس الصحي في مساعدة الأفراد الذين يعانون من المرض، على التكيف بنجاح مع أوضاعهم الصحية وعلى الاستمرار في متابعة نظام العلاج.

ويعكف مختصو علم النفس الصحي على دراسة أسباب الأمراض، والعلاقات التي تربط بين الصحة والمرض، والاضطراب الوظيفي. ففي الوقت الذي يركز فيه **علم أسباب الأمراض** (Etiology) اهتمامه على تحديد أصول أو أسباب المرض، يوجه مختصو علم النفس الصحي اهتماما خاصا للعوامل السلوكية والاجتماعية، التي تساهم في المحافظة على الصحة، ويشمل ذلك عوامل معينة مثل تطوير عادات صحية، كممارسة الرياضة، ووضع حزام الأمان، وأساليب التعامل مع الضغط، والعوامل المسببة للإصابة بالأمراض والاضطرابات الوظيفية، مثل، تعاطي الكحول والتدخين.

وأخيراً فإن المختص في علم النفس الصحي، يسعى إلى تحسين نظام الرعاية الصحية (Health Care System)، ووضع الأسس لإرساء القواعد السليمة للسياسات الصحية (Health Policy). فالمختصون بهذا الميدان يدرسون تأثير المؤسسات الصحية في تشكيل سياسة صحية هادفة، وتأثير العاملين في مجالات الرعاية الصحية على سلوك الناس، كما يوجهون اهتمامهم لتطوير توصيات بهدف تحسين نظام الرعاية الصحية. وعموما، فإن علم النفس الصحي يوظف مساهمات علم النفس التربوية، والعلمية، والمهنية، للحفاظ على الصحة والارتقاء بها، والوقاية من الأمراض وعلاجها، وتحديد المسببات والعوامل التي ترتبط بالصحة، والمرض وما ينشأ عنه من اضطراب وظيفي، وتشكيل السياسات الصحية (,Matarazzo 1980).

في هذا الفصل سوف نأخذ بالاعتبار الأسباب التي جعلت معرفتنا عن الصحة وقضايا الرعاية الصحية تستدعي إنشاء مجال علم النفس الصحي. وسوف نستعرض في بادىء الأمر المعتقدات الفلسفية حول طبيعة الرابطة بين العقل والجسم (Mind-Body Relationship)، وكيف توصلنا لوجهة النظر المعاصرة حول التأثيرات الحتمية التي تحدثها العلاقة المتبادلة بين العقل والجسم على الصحة. ثم سنناقش الاتجاه الذي ساد في مجالات الطب، وعلم النفس، ونظام الرعاية الصحية، وكيف ساهم ذلك في ظهور علم النفس الصحي، آخذين في الاعتبار سيادة النموذج الاكلينيكي، والبحثي في مجال علم النفس الصحي، وهو النموذج الذي عرف بالنموذج الحيوي النفسي الاجتماعي (Biopsychosocial Model).

العلاقة بين العقل والجسم: لمحة تاريخية:

The Mind-Body Relationship: A Brief History

من ناحية تاريخية، تأرجحت نظرة الفلاسفة إلى العقل والجسم ما بين اعتبارهما جانبين لنظام واحد أو نظامين مختلفين. والعودة إلى التاريخ القديم تجعل الصورة التي نحملها حول المعتقدات المتعلقة بالعلاقة التي تربط بين العقل والجسم أكثر وضوحا.

فقديما ساد الاعتقاد بأن الجسم والعقل وحدة واحدة. كما ساد الاعتقاد في الثقافات القديمة بأن الأمراض تنشأ عندما تدخل الأرواح الشريرة إلى الجسم. وأن هذه الأرواح يمكن طردها من خلال عملية العلاج. وقد وجد علماء الآثار جماجم من العصر الحجري فيها ثقوب صغيرة، يعتقد بأنها حفرت عن قصد بحجر مدبب. وتسمى هذه الطريقة نشر

الجمجمة (Trephination)، وذلك للسماح للأرواح الشريرة بترك الجسم، بينما يقوم الطبيب (Physician)، وهو الساحر أو ما كان يدعى (Shaman)، بإجراء طقوس العلاج (H. I. Kaplan, 1975).

وكانت الحضارة اليونانية من بين الحضارات القديمة التي حاولت تحديد دور الوظائف الجسمية في الصحة والمرض. فبدلا من ان ينسبوا المرض للأرواح الشريرة، قاموا بتطوير نظرية الأخلاط (Humoral Theory) لتفسير المرض. وهي النظرية التي قدمها أبوقراط (460 – B.C 377) ، وقام جالين (129– 199) لاحقا بتطويرها. ووفقاً لوجهة النظر هذه فإن الأمراض تظهر عندما يختل توازن أخلاط/ سوائل الجسم الأربعة وهي الدم، والسوداء، والصفراء، والبلغم. وكان العلاج يركز على إرجاع التوازن بين هذه الأخلاط. إذ كان من المعتقد أن سيطرة أحد هذه الأخلاط يرتبط بظهور نمط معين من الشخصية. وهذا يعني, من ناحية جوهرية, أن الإغريق عزوا حالة المرض للعوامل الجسمية. ومع ذلك ساد لديهم الاعتقاد بأن لهذه العوامل تأثيراً على العقل.

وعاد التفكير في العصور الوسطى مرة أخرى إلى التفسيرات الخارقة (Supernatural) للأمراض. إذ انتشرت المعتقدات المتعلقة بالتفسيرات الغامضة والعفاريت في تحديد أسباب الأمراض، وكانت تعتبر الأمراض ضرباً من العقاب الإلهي لعمل شيطاني ارتكبه الشخص. وكان العلاج يسعى لإخراج العفاريت من الجسم من خلال التعذيب الجسدي للشخص. ولاحقاً حلت الكفارة بالصلوات والأفعال الحسنة محل طريقة التعذيب في العلاج.

خلال تلك الفترة كانت الكنيسة هي المسؤولة عن تقديم المعرفة الطبية. ونتيجة لذلك سيطر التوجه الديني على المعرفة الطبية؛ التي استندت إلى أساس ديني وتعميمات غير علمية حول الجسم، وعلاقة الجسم بالعقل. ونظراً لأن الكاهن كان يقوم بوظيفة الطبيب، فليس مستغرباً أن لا تتمايز الممارسات الدينية في تلك الفترة عن الممارسات العلاجية. (H. I. Kaplan, 1975).

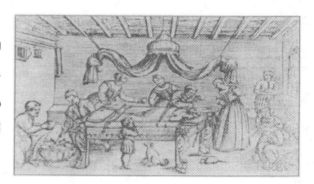

إبان عصر النهضة تطورت أساليب معقدة في علاج الأمراض، ولكنها لم تكن بالضرورة ناجحة دائما. إن هذا الحفر على الخشب يعود إلى السبعينات من القرن السادس عشر، ويصور جراحاً يثقب حفرة في جمجمة مريض، يحيط به أفراد من أسرة المريض والحيوانات الأليفة.

مقتبسة بإذن من (National Library of Medicine)

وابتداء من عصر النهضة (Renaissance) وحتى الوقت الحاضر تحققت إنجازات واسعة في مجال الممارسة الطبية، معتمدة على ما تم تحقيقه من تقدم تكنولوجي. وأبرز الذين ساهموا في هذه الإنجازات كان أنطون ليوفينهوك (Leeuwenhoek, 1632-1723) من خلال بحثه الميكروسكوبي، وجيوفاني مورجاجني (Giovanni Morgagni, 1682-1771) في مجال تشريح الجثث. حيث مهدت أعمالهما الطريق لرفض نظرية الأخلاط في تفسير الأمراض. وبذلك تم التخلي كلية عن التفسيرات التي تعتمد على نظرية الأخلاط بفضل تنامي المعرفة في ميدان علم الأمراض الخلوي (Cellular Pathology)، الذي يؤكد بأن جميع الأمراض تنجم عن مرض الخلية وليس نتيجة عدم التوازن بين سوائل الجسم (H. I. Kaplan, 1975).

نتيجة لهذا التقدم أصبح الطب يتجه أكثر فأكثر إلى المختبرات الطبية، والعوامل الجسمية، بدلاً من اتجاهه للدماغ. وفي محاولة للتخلص من المعتقدات الخرافية التي سادت في الماضي تعزز المفهوم حول ثنائية العقل والجسم. وبذلك أصبح الأطباء مسؤولين عن الجسم، في حين اهتم الفلاسفة ورجال الدين بالعقل. ولمدة ثلاثمائة سنة تلت، استند الأطباء فيما يتوصلون إليه من استنتاجات طبية، إلى التغيرات العضوية، والتغيرات التي تحدث في الخلية، وإلى علم الأمراض. وبذلك أصبحت الدلائل المادية هي الأساس الذي يستندون إليه في التشخيص والعلاج (H. I. Kaplan, 1975).

مساهمات التحليل النفسي: Psychoanalytic Contributions

ومع ظهور علم النفس الحديث بدأت هذه النظرة تتغير. وبدأ هذا التغير تحديداً مع ظهور أعمال سيجموند فرويد (1856-1939) على **الهستيريا التحويلية** (Conversion Hysteria). فبحسب وجهة نظر فرويد، فإن صراعات لاشعورية محددة، يمكن أن تسبب اضطرابات جسمية معينة، تكون تعبيرا عن الصراعات النفسية المكبوتة. ذلك أن المريض في حالة الهستيريا التحويلية يحول الصراعات إلى أعراض جسمية عبر الجهاز العصبي الإرادي (Voluntary Nervous System)، وبذلك يتحرر الفرد من القلق الناجم عن الخوف من ظهور هذه الصراعات (N. Cameron, 1963).

إن الأدب الخاص بالهستيريا التحويلية مليىء بالإشارة إلى اضطرابات مخادعة ليس لها أساس بيولوجي، مثلما يحدث في حال إصابة راحة اليد بالخدر (حيث تفقد اليد وليس أقسام أخرى من الذراع الإحساس) استجابة لأحداث تشكل مصدر ضغط شديد بالنسبة للفرد. وهناك مشاكل أخرى يمكن أن تحدث. فقد يفقد الفرد، بشكل فجائي، القدرة على الكلام أو السمع أو الإبصار، أو قد يصاب بالارتعاش أو الشلل العضلي أو باضطرابات الأكل مثل فقدان الشهية العصبي (Anorexia Nervosa) أو الشره المرضي (Bulimia). ومثل هذه الاضطرابات فسرت بأنها أشكال من الهستيريا التحويلية. علما بأن الاستجابات التحويلية لم تعد منتشرة في هذه الأيام كما كانت في الفترة التي عاش فيها فرويد.

الطب النفسي الجسمي (السيكوسوماتي): Psychosomtic Medicine

إن الفكرة بأن أمراضاً معينة تنتج بسبب الصراعات الداخلية التي يعاني منها الفرد قد خلدتها أعمال فلاندرز دونبار (Flanders Dunbar, 1943) في الثلاثينيات، وفرانز اليكسندر (Franz Alexander, 1950) في الأربعينيات من القرن العشرين. وبعكس فرويد، ربط هذان الباحثان أنماط الشخصية، وليس صراعاً محدداً بإمكانية الإصابة بأمراض معينة. فعلى سبيل المثال طور اليكسندر صيغة/ بروفيل (Profile) حول الشخصية التي تكون أكثر قابلية للإصابة بالقرحة، وتصف الأشخاص الذين تتميز شخصياتهم بالحاجة الماسة للاعتماد على الآخرين والحاجة الماسة إلى الحب.

كما حدث ابتعاد أكبر عن فرويد على يد دونبار واليكسندر، عندما افترضا وجود تأثير للميكانيزمات الفسيولوجية في تقرير الرابطة بين الصراعات النفسية وإمكانية حدوث الاضطراب. فبينما اعتقد فرويد بأن ردود الفعل التحويلية تحدث عبر الجهاز العصبي الإرادي دون أن يتخلل ذلك تغيرات فسيولوجية، نجد أن دونبار واليكسندر، اعتبرا أن الصراعات تسبب حدوث القلق الذي يصبح بدوره لا شعورياً مما يؤدي إلى إحداث تغيرات فسيولوجية في الجسم تحدث عبر تأثير الجهاز العصبي المستقل (Autonomic Nervous System)، وأن استمرار حدوث التغيرات الفسيولوجية يؤدي إلى إحداث اضطرابات عضوية حقيقية. ففي حالة مريض القرحة على سبيل المثال، يؤدي كبت الانفعالات التي تنشأ

عن الاعتمادية المحبطة، وحاجات الحب التي أشرنا إليها، إلى زيادة إفراز الأحماض في المعدة مما يؤدي إلى تآكل غشاءها المخاطي مسبباً الإصابة بالقرحة (F. Alexander, 1950).

ساعدت مساهمات كل من دونبار والكسندر في ظهور ميدان الطب السيكوسوماتي (Psychosomatic Medicine)، وذلك من خلال تقديمهما صيغا عن اضطرابات محددة، اعتقدا بأنها ترجع إلى أسباب نفسية جسمية (سيكوسوماتية). فكثير من الاضطرابات الجسمية مثل القرحة، وزيادة إفراز الغدة الدرقية، والتهاب المفاصل الرثوي (Rheumatoid Arthritis)، وفرط ضغط الدم، والتهاب الجلد العصبي (Neurodermatitis)، والتهاب القولون، والربو الشعبي (Bronchial Asthma)، تنشأ عن الصراعات الانفعالية. مع العلم أن الكثير من الأفكار التي نشأت عن الطب السيكوسوماتي ما زالت قائمة حتى الآن (B.T. Engel, 1986).

ومع ذلك فقد واجهت هذه الحركة عدّة انتقادات مهمة: أولها، أن كثيراً من التوصيات والأفكار استندت في الأغلب إلى جهود لم تراع القواعد المعاصرة للطريقة العلمية. أما الثاني، وهو الأكثر أهمية، فيرجع إلى أن الباحثين المعاصرين يعتقدون بأن صراعات محددة، أو نمط الشخصية، ليست وحدها أموراً كافية لإحداث المرض. بل إن تعرض الانسان للمرض يتطلب تفاعل مجموعة متنوعة من العوامل قد يكون أحدها الضعف الجيني الموروث في العضوية، أو وجود الضغوط البيئية، أوالخبرات المتعلمة المبكرة، والخبرات المتصارعة التي يمر بها الفرد، والإمكانات المعرفية، وطريقة الفرد في التعامل مع ما يواجهه من مشاكل وصعوبات. أما الانتقاد الثالث الذي وجه لحركة الطب السيكوسوماتي، فهو قيامها بذكر مجموعة من الاضطرابات التي تنشأ عن عوامل سيكولوجية، وبذلك تكون قد حصرت تأثير العوامل الاجتماعية والنفسية، على مدى محدود من المشاكل الطبية.

وبالرغم من الانتقادات التي وجهت لحركة الطب السيكوسوماتي، إلا أن الفضل يرجع إلى هذه الحركة في تمهيد الطريق لحدوث تغير عميق في المعتقدات حول العلاقة بين الجسم والعقل (Engel, 1986 .B.T). إذ أصبح معروفاً الآن بأن الصحة الجسمية تتأثر بالبيئة السيكولوجية والاجتماعية بطريقة لا يمكن تفاديها. فجميع الظروف الصحية والمرضية- وليس فقط الأمراض التي حددت من قبل النظريات السيكوسوماتية التي ظهرت في حقبة مبكرة- تتأثر بالعوامل السيكولوجية والاجتماعية. وعلاج الأمراض والتنبؤ بالشفاء يتأثران بشكل جوهري بعوامل عديدة، كالعلاقة بين المريض والمختص المشرف على علاجه، وبالتوقعات المتعلقة بالألم والتعب. كما أن بقاء الفرد في صحة جيدة يتقرر إلى حد كبير بعاداته الصحية التي تقع جميعها تحت تأثيرعوامل الضبط الشخصي، وتتأثر بعوامل اجتماعية محددة كالتعرض للضغط وتوفر المساندة الاجتماعية. إذ ليس من المنطق الفصل بين العقل والجسم عند الحديث عن القضايا المتعلقة بالصحة والمرض.

إن الفهم الكافي للأمور التي تساعد الناس في الحفاظ على صحة جيدة أو تساعدهم في أن يصبحوا أصحاء، يعتبر ضرباً من المستحيل إذا لم تتوفر المعرفة الكافية بالبيئة السيكولوجية والاجتماعية التي يخبر بها الفرد الصحة والمرض. وتطور هذه المدركات حول تفاعل العقل والجسم هو واحد من عوامل كثيرة ساهمت في حدوث التطور السريع لميدان علم النفس الصحي.

الحاجة إلى ميدان علم النفس الصحي:

Why is the Field of Health Psychology Needed?

إن تضافر مجموعة من الاتجاهات في الطب، وعلم النفس، ونظام الرعاية الصحية، جعل ظهور ميدان علم النفس الصحي أمراً محتماً؛ وهو الميدان الذي يمكن اعتباره بكل ثقة أحد أهم التطورات التي حدثت في مجال علم النفس في الخمسين سنة الأخيرة. ولكن ما هي العوامل التي قادت إلى تطور ميدان علم النفس الصحي؟

التغير في الأنماط المرضية: Changing Patterns of Illness

من أهم العوامل التي ساعدت على ظهور ميدان علم النفس الصحي، ما حدث من تغير في أنماط الأمراض التي يصاب بها الناس في كل من الولايات المتحدة، وعدد آخر من المجتمعات المتقدمة تكنولوجياً. وكما يبين الشكل رقم(1-1)، فحتى فترة قريبة من القرن العشرين كانت **الاضطرابات الحادة** (Acute Disorders) هي السبب الرئيسي للإصابة بالأمراض والموت في الولايات المتحدة. نذكر من هذه الأمراض على وجه التحديد مرض السل (Tuberculosis)، وذات الرئة (Pneumonia)، وأمراض معدية أخرى. **والاضطرابات الحادة** هي أمراض قصيرة المدى، وغالباً ما يسببها التعرض للفيروسات أو البكتيريا، وعادة ما يتم الشفاء منها نتيجة للعلاج.

أما الآن فقد أصبحت **الأمراض المزمنة** (Chronic Illness) خاصة أمراض القلب، والسرطان، والسكري، تشكل السبب الرئيسي للعجز والوفاة، وخصوصاً في الدول الصناعية. **والأمراض المزمنة** هي أمراض تتطور ببطء، ويعيش المصابون بها لفترات زمنية طويلة. ولا يمكن الشفاء منها في الأغلب، ولكن ما يحدث هو محاولة التحكم بتطورها من قبل المريض والمشرفين على علاجه. ويبين الجدول رقم (1-1) قائمة بالأمراض الرئيسة المسببة للموت على مستوى العالم في الوقت الحاضر. لاحظا كيف ستتغير الأسباب المؤدية للموت خلال العقود القادمة. حيث يتوقع حدوث تغير جذري في الأسباب المؤدية للموت خلال هذه العقود.

ولكن كيف مهدت الأمراض المزمنة الطريق لظهور ميدان علم النفس الصحي؟ يرجع السبب الأول إلى أن هذه الأمراض تتسبب جزئيا عن عوامل اجتماعية ونفسية متعددة. فعلى سبيل المثال، تتضافر العادات الشخصية الصحية كنظام التغذية والتدخين في تطور أمراض القلب والسرطان. كما أن النشاط الجنسي من العوامل المهمة جداً في تطور متلازمة نقص المناعة المكتسبة (Acquired Immune Deficiency Syndrome-AIDS). نتيجة لذلك ظهرعلم النفس الصحي لكي يكشف، من ناحية جزئية، عن هذه الأسباب ويطور طرقا لتعديلها.

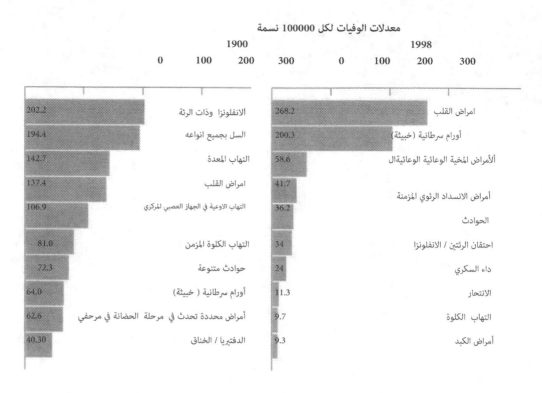

معدلات الوفيات لكل 100000 نسمة
1900
1998
0 100 200 300
0 100 200 300
الانفلونزا وذات الرئة 202.2
السل بجميع انواعه 194.4
التهاب المعدة 142.7
امراض القلب 137.4
التهاب الاوعية في الجهاز العصبي المركزي 106.9
التهاب الكلوة المزمن 81.0
حوادث متنوعة 72.3
أورام سرطانية (خبيثة) 64.0
أمراض محددة تحدث في مرحلة الحضانة في مرحفي 62.6
الدفتيريا / الخناق 40.30
امراض القلب 268.2
أورام سرطانية (خبيثة) 200.3
ألأمراض المخية الوعائية الوعائيةال 58.6
أمراض الانسداد الرئوي المزمنة 41.7
الحوادث 36.2
احتقان الرئتين / الانفلونزا 34
داء السكري 24
الانتحار 11.3
التهاب الكلوة 9.7
أمراض الكبد 9.3

شكل 1-1 معدلات الوفيات الناجمة عن الأسباب الرئيسة العشرة المسببة للموت لكل 100000 نسمة في الولايات المتحدة في الفترة ما بين 1900 و1998.
المصدر (M. M. Sexton, 1979; S. L. Murphy, 2000)

ويرجع السبب الثاني إلى أن الناس قد يعيشون وهم يعانون من الأمراض المزمنة لسنوات عديدة. لذا فإن وجود هذه الأمراض ارتبط بظهور قضايا ومشكلات نفسية، أوجدت الحاجة إلى مختصين في علم النفس الصحي، يقدمون المساعدة لمن يعانون من هذه الأمراض، من أجل تمكينهم من تحقيق تكيف نفسي واجتماعي مع التغيرات التي تحدث في أوضاعهم الصحية. فهم يساعدون المرضى المصابين بالأمراض المزمنة على الالتزام بأنظمة علاجية، تتضمن في أغلب الأحيان الرعاية الذاتيه. كما أن الأمراض المزمنة تؤثر على وظائف العائلة بما في ذلك العلاقة مع شريك الحياة والأطفال، لذا فإن علم النفس الصحي يعمل على الكشف عن التغيرات المصاحبة للمرض، ويساعد على تخفيف ما يمكن أن ينشأ من مشاكل تتعلق بوظائف الأسرة. إن كثيراً من الأشخاص الذين يعانون من أمراض مزمنة يستخدمون أنماطا غير تقليدية من العلاج (Unconventional Therapies) بدلاً من العلاج الرسمي (D.M. Eisenberg, Kessler, Foster, Morlock, Calkins, & Delbanco, 1993). إن فهم الأسباب التي تدعو الناس للبحث عن العلاج غير التقليدي، وتقييم مدى فعالية هذا العلاج هي من بين القضايا التي يهتم ميدان علم النفس الصحي بإلقاء الضوء عليها.

جدول 1-1

العوامل المسببة للموت على مستوى العالم

من المتوقع حدوث تغير دراماتيكي في الأسباب المؤدية للموت والإعاقة مع حلول عام 2020.

1990		2020	
الترتيب	الأمراض أو الإصابات	الترتيب المتوقع	الأمراض أو الإصابات
1	إصابة الأقسام السفلى من الجهاز التنفسي	1	مرض القلب الأسكيمي (احتباس الدم في الشرايين)
2	أمراض الإسهال	2	اكتئاب رئيسي أحادي القطب
3	حالات تنشأ في مرحلة ما قبل الولادة	3	حوادث السير على الطرقات
4	اكتئاب رئيسي أحادي القطب	4	أمراض الأوعية الدماغية
5	مرض القلب الأسكيمي (احتباس الدم في الشرايين)	5	مرض الانسداد الرئوي المزمن
6	أمراض الأوعية الدماغية	6	إصابات الأقسام السفلى من الجهاز التنفسي
7	مرض السل	7	مرض السل
8	الحصبة	8	الحرب
9	حوادث السير على الطرقات	9	أمراض الإسهال
10	إعاقات خلقية	10	فيروس الـ HIV

المصدر:

World Health Organization (1996). The global burden of disease: A comprehensive assessment of mortality and disability from diseases, injuries, and risk factors in 1990 and projected to 2020 (C. J. L. Murray & A. D. Lopez, Eds). Cambridge, MA: Harverd University Press.

التقدم في الميدان التكنولوجي والبحثي:

Advances in Technology and Research

يتعرض ميدان علم النفس الصحي للتغير في كل يوم تقريباً، بسبب ما يظهر من مسائل جديدة تستدعي تدخل المختصين في علم النفس. فالتكنولوجيا الحديثة، على سبيل المثال، أتاحت الإمكانية للتعرف على الجينات التي تساهم في إحداث كثير من الاضطرابات. وحتى فترة قصيرة (أي قبل عامين من إعداد هذه النسخة) لم تكن الجينات التي تساهم في إحداث كثير من الأمراض بما في ذلك سرطان الثدي قد اكتشفت بعد. والسؤال الذي يمكن أن يبرز، على سبيل المثال، في هذا المجال يتعلق بالطريقة التي نستطيع بواسطتها مساعدة طالبة في المرحلة الجامعية أصيبت والدتها بسرطان الثدي، في التعامل مع احتمال تعرضها للإصابة، خاصة أن الأساس الجيني للمرض أصبح مفهوماً بشكل أفضل. فهل يجب توجيهها للقيام بإجراء الفحوص اللازمة؟ وفي حال قيامها بالفحص وتبين من نتائج الفحص وجود الجين المسبب للسرطان، فكيف يمكن أن يغير ذلك من حياتها؟ وكيف تتعامل مع كونها معرضة لخطر الإصابة؟ وكيف يجب أن تغير من سلوكها؟ إن علم النفس الصحي يساعد في الإجابة عن مثل هذه الأسئلة.

يوجه أحد الشباب من الطلبة الذين يدرسون مادة علم النفس الصحي الأسئلة التالية: "إن والدي أصيب بسكتة قلبية، فهل يجب أن أقوم بتغيير النظام الذي أتبعه في غذائي؟ وهل يتوجب علي اتباع نظام معين في التغذية"؟ إن المختص في علم النفس الصحي يقوم بإجراء البحوث التي تحدد العوامل الخطرة المؤدية للإصابة بالمرض؛ كالاعتماد على

نظام تغذية مشبع بالدهون. ويعلم الناس كيف يغيرون نظام غذائهم، وكيف يتمسكون بقرارهم بثبات. ومساعدة الناس على اتخاذ القرار المناسب هو من المهام الجوهرية لمختصي علم النفس الصحي.

إن التقدم في مجال البحوث الجينية جعل إمكانية التعرف على من يحملون المرض أمرا ممكنا. وأصبح من الممكن إجراء فحص جيني للكشف عن تواجد الاستعداد لتطور مرض معين قد يهدد الحياه أو يسبب الإنهاك. وهذا يضع الآباء أمام مسؤولية اتخاذ قرار يتعلق بإجهاض الجنين. مع أن اتخاذ مثل هذا القرار يعتبر أمراً صعباً ومؤلماً للغاية.

ومع أن علاجات معينة قد تؤدي إلى إطالة الحياه، إلا أنها قد تؤثر كثيرا في نوعية الحياه التي سيعيشها الفرد. لذلك يتم دائما أخذ رأي المريض وموافقته على استخدام هذه العلاجات، وكثيراً ما يحتاج هؤلاء المرضى إلى الإرشاد في هذا الشأن. وهذه الأمثلة ليست إلا نماذج قليلة للدور المتزايد الذي يتعلق بموقف المرضى حيال القرارات الجوهرية الخاصة بالصحة والمرض، وبكيفية التعامل مع الأمور المتعلقة بها، وطبيعة المساعدة التي يمكن أن يقدمها مختصو علم النفس الصحي في معالجة مثل هذه القضايا.

تأثير علم الأوبئة: Impact of Epidemiology

أسفر التغير في الأنماط المرضية عن ظهور **علم الأوبئة** (Epidemiology). وترتبط أهداف هذا الميدان واهتماماته ارتباطا وثيقا بميدان علم النفس الصحي (N. E. Miller, 1992). **فعلم الأوبئة** هو دراسة أسباب الإصابة بالأمراض المعدية، وغير المعدية، ومدى تكرار حدوثها وانتشارها في مجتمع ما، استناداً إلى استقصاء العوامل البيئية المادية والاجتماعية. فعلى سبيل المثال، لا يدرس المختصون في علم الأوبئة من أصيب بنوع معين من السرطان فحسب، ولكنهم يحاولون الإجابة عن أسئلة على نحو: لماذا تنتشر بعض أنواع السرطان في منطقة جغرافية معينة أكثر من أنواع أخرى؟

وفي ميدان الإحصاء المتعلق بعلم الأوبئة يتكرر استخدام مصطلحين على درجة من الأهمية هما: **معدل انتشار المرض** (Morbidity)، **ومعدل الوفيات** (Mortality). ويشير المصطلح الأول إلى عدد الحالات المرضية التي تحدث في منطقة ما في فترة زمنية محددة. ويمكن التعبير عن هذه النسبة بالإشارة إلى عدد الحالات الجديدة التي حدثت، أو بالإشارة إلى العدد الكلي للحالات الموجودة المنتشرة. وبذلك فإن الإحصائيات المتعلقة **بانتشار المرض** تبين لنا عدد الأفراد الذين يعانون من مرض معين خلال فترة زمنية معينة. أما **معدل الوفيات** فيشير إلى عدد الوفيات المتسببة عن حالات معينة.

ومن الأمور الجوهرية التي يجب الإلمام بها بشكل أوسع لدى تحديد أهداف ومجال اهتمام كل من ميداني علم النفس الصحي والرعاية الصحية- الاحصائيات الدقيقة حول نسبة انتشار المرض في منطقة ما في فترة زمنية معينة، ونسبة الوفيات المتسببة عن حالات معينة. كما نحتاج لمعرفة الأسباب الرئيسة التي أدت لحدوث المرض في بلد ما، وبالتحديد تلك الأمراض التي تؤدي إلى الوفاة في سن مبكرة، وذلك من أجل تقليل إمكانية حدوثها. فالمعرفة على سبيل المثال، بأن الحوادث، وخصوصاً حوادث المرور، قد أصبحت العامل الرئيسي للوفيات بين الأطفال، والمراهقين، والشباب، أدت إلى ظهور عدد من معايير السلامة بما في ذلك إلزام الآباء باستخدام المقاعد الخاصة بالأطفال في سياراتهم، والتقيد بوضع الأطفال بها أثناء القيادة، والقوانين الملزمة بربط حزام الأمان، وتزويد السيارات **بالوسائد الهوائية** (Airbags). كما أن المعرفة بأن أمراض القلب هي المسبب الرئيسي في حدوث الوفاة في أعمار مبكرة -أي حدوث الموت قبل وصول الفرد إلى العمر المتوقع لحدوثه - أدت إلى تضافر الجهود على مستوى الأمم لتقليل العوامل التي تزيد من مخاطر الإصابة بين الأشخاص الأكثر قابلية لتطوير أمراض القلب. ويتضمن ذلك بذل الجهود لتقليل عدد المدخنين، وتغيير نظام التغذية،

والاستراتيجيات المتبعة لتخفيف نسبة الكوليسترول، وممارسة التمارين الرياضية، وفقدان الوزن (,M. McGinnis, Richmond, Brandt
.(Windom, Mason, 1992

ولكن معدل انتشار المرض له أهميته أيضاً. فما هي فائدة التحكم بالأسباب المؤدية للموت إذا تمكن الناس من العيش وهم يشكون من الضعف والعجز؟ فاهتمام علم النفس الصحي، لا ينصب فقط على المخرجات البيولوجية، ولكنه يمتد ليشمل القضايا والمظاهر التي تقدم مؤشراً عن الحياه الصحية. وتحديدا، هناك ما يؤكد بأن تركيز علم النفس الصحي، وإجراءات التدخل التي يمارسها العاملون بهذا الميدان، يفترض أن ينصب على الاهتمام بالأمور التي تساعد في تحقيق الصحة والمظاهر التي تعبر عنها، بدلا من مجرد التركيز على معدل الوفيات وغيرها من المؤشرات البيولوجية (R. M. Kaplan, 1990). وبالتالي فإن علم النفس الصحي، أصبح أكثر اهتماماً بالجهود التي تساهم في تحسين نوعية الحياة لدى أولئك الذين يعانون من أمراض مزمنة، مما يمكنهم من العيش بدون آلام وعجز، من خلال اتباع نمط حياه يتسم بالتنازل عن أمور معينة لضمان التمتع بالصحة (J. S. House, et al., 1990).

التوسع في خدمات الرعاية الصحية:

Expanded Health Care Services

من العوامل الأخرى التي ساعدت على ظهور علم النفس الصحي، التوسع في مجال خدمات الرعاية الصحية. فمؤسسة الرعاية الصحية هي من أضخم المؤسسات الخدماتية في الولايات المتحدة، وما زالت هذه المؤسسة مستمرة في التطور السريع، حيث ينفق الأمريكيون ما قيمته تريليون (1000 مليار) دولار في العام على الصحة. وفي السنوات الأخيرة ظهرت الحاجة إلى ضرورة البدء بعملية تقييم برامج الرعاية الصحية، نظراً لأن الزيادة الضخمة في الإنفاق على الرعاية الصحية لم يصاحبها تحسن في المؤشرات الرئيسة الدالة على الصحة. كما لوحظ وجود تباين في الخدمات المقدمة للأفراد. فهناك أفراد يتمتعون بأفضل مستوى من الخدمات الممكن توفرها على مستوى العالم، في حين لا يتلقى آخرون إلا رعاية طفيفة في الحالات الطارئة فقط. ففي عام (1999) تبين أن عدد الأمريكيين الذين لا يمتلكون أي تأمين صحي على الإطلاق- هو(39) مليون نسمة، مما يجعلهم محرومين من الحصول على الخدمات الوقائية الأساسية، وعلاج ما يواجهون من أمراض شائعة. وهذه من بين الأمور والتطورات التي وجهت الجهود المعاصرة لإعادة تشكيل نظام الرعاية الصحية ليشمل جميع الامريكيين بالرعاية الصحية الأساسية، شأنهم في ذلك شأن مواطني جميع الدول الأوروبية.

وعلم النفس الصحي يعرض تصوراً مهماً للتعامل مع هذه القضايا وذلك لعدة أسباب أولها: إن الحد من ارتفاع التكاليف هو أمر في غاية الأهمية. لذا فإن علم النفس الصحي يركز بشكل خاص على الوقاية وتعديل السلوك الذي يزيد من مخاطر التعرض للأمراض وذلك قبل أن تتطور، مما يساعد في تخفيض قيمة المبالغ المخصصة للعلاج.

أما الثاني: فيرجع إلى ما توصلت إليه نتائج البحث في ميدان علم النفس الصحي حول العوامل الرئيسة التي تساعد الناس على الرضا أو عدم الرضا عن أوضاعهم الصحية (أنظرا إلى الفصلين 8 و9). وبذلك يصبح من الممكن المساعدة في تقييم نظام الرعاية الصحية، ووضع معايير تركز على الاستخدام السليم له (User – Friendly Health Care System).

وأخيراً: إن مجال الرعاية الصحية يوظف عدّة ملايين من الناس في وظائف متنوعة. فمعظم أفراد المجتمع، تقريبا، لهم اتصال مباشر مع مؤسسة الرعاية الصحية من خلال تلقيهم للخدمات الصحية. لذلك يعتبر التأثير الذي تمارسه هذه

المؤسسة على أفراد المجتمع في غاية الأهمية. ولا يجب أن ننسى ما للصحة من تأثيرات اجتماعية ونفسية على الناس، وهذا التأثير ترجم بظهور علم النفس الصحي.

زيادة قبول علم النفس الصحي في الميدان الطبي:

Increased Medical Acceptance

من العوامل الأخرى التي ساهمت في تطور علم النفس الصحي، زيادة تقبل علم النفس الصحي في المجتمع الطبي. ومع أن مختصي علم النفس الصحي يعملون في المجال الصحي منذ سنوات عديدة، إلا أن تقديرهم أصبح يتزايد بشكل واضح من قبل الأطباء، وغيرهم من المختصين في مجالات الرعاية الصحية الأخرى.

ففي السابق، كان دور مختصي علم النفس الصحي في ميدان الرعاية الصحية، يقتصر على تطبيق الاختبارات على الأفراد الذين كان يعتقد بأنهم مضطربون نفسيا، وعلى تفسير نتائج هذه الاختبارات. وكما هو الحال بالنسبة للطبيب النفسي في الموقف الصحي، فإن المختص النفسي يتعامل في العادة مع المرضى "المشكلين" الذين يصعب على الفريق الطبي التعامل معهم، أو أولئك الذين يعتقد بأن شكواهم الجسمية ترجع إلى أسباب نفسية. أما المرضى الذين كانوا يشكون من أعراض يمكن تصنيفها ضمن اختصاص المجال الطبي، ومن السهل التعامل معهم، فلم يكن يجر تصنيفهم ضمن الفئات التي تعاني من مشكلات نفسية، ولذلك كانوا يعتبرون خارج مجال اهتمام المختص النفسي.

أما الآن فقد أصبح من الممكن ملاحظة وجود زيادة واضحة في إدراك العاملين في مجال الرعاية الصحية لأهمية العوامل الاجتماعية والنفسية في تقرير الصحة والمرض. وبناء على ذلك، ظهر هناك اعتراف متزايد بأهمية المختص النفسي، والدور الذي يقوم به في تغيير عادات المريض الصحية والمشاركة في العلاج.

المساهمات القيمة في المجال الصحي:

Demonstrated Contributions to Health

استطاع علم النفس الصحي، أن يؤكد قدرته على تقديم مساهمات قيمة في المجال الصحي (Melamed, 1995)، وهذه المساهمات تشكل المادة التي يتألف منها هذا الكتاب. ويمكن ايضاح هذه النقطة بعدد من الأمثلة.

قام مختصو علم النفس الصحي بتطوير مجموعة من إجراءات التدخل السلوكية قصيرة المدى التي تصلح للتعامل مع مجموعة كبيرة من المشاكل الصحية، بما في ذلك التعامل مع الألم، وتعديل العادات الضارة بالصحة؛ مثل التدخين، والتعامل مع الآثار الجانبية التي تنشأ عن علاج الأمراض المزمنة. فالأساليب التي تستغرق مجرد بضع ساعات لتعلمها ينجم عنها دائماً فوائد تدوم لسنوات. مثل هذه التدخلات، وخصوصاً تلك التي يتم توجيهها إلى المجالات التي يعتقد بأنها تشكل مصادر خطر، مثل نظام التغذية، والتدخين، ساهمت في حدوث انخفاض فعلي في بعض الأمراض وخصوصاً أمراض القلب والشرايين (McGinnis et al., 1992). ولنأخذ مثالا آخر، فالمختص النفسي يدرك منذ عدة سنوات أن إحاطة المريض بشكل كامل بالأساليب العلاجية التي تتبع، والإحساسات المزعجة التي تنشأ عن القيام ببعض الممارسات الطبية -كالجراحة- يساهم مساهمة فعالة في مساعدة المريض على التكيف معها (Janis, 1958; J. E. Johnson, 1984). واستنادا إلى نتائج البحث، يقوم الآن عدد من المستشفيات والمراكز العلاجية، كإجراء روتيني، بتهيئة المريض لإجراءات العلاج التي سيخضع لها. وفي الحقيقة فإن تطور أي ميدان من ميادين المعرفة العلمية يتطلب توفر سجل علمي ومسلك محكم. وهذا هو ما حققه ميدان علم النفس الصحي.

المساهمات المنهجية: Methodological Contributions

تمكن المختصون في علم النفس الصحي من تقديم مساهمات منهجية قيمة في مجال إجراء البحوث العلمية المتعلقة بمسألتي الصحة والمرض؛ فكثير من المواضيع التي ظهرت في المجال الطبي، تتطلب إجراء بحوث في غاية الدقة. ومع أن الأطباء والعاملين في مجال التمريض لديهم بعض المعرفة بمنهجية البحث العلمي والإحصاء، إلا أن ما تلقوه من تدريب لا يكفي لإجراء البحوث حول قضية يرغبون بمتابعتها، إلا إذا كانوا مختصين في مناهج البحث العلمي. إن المختص في علم النفس الصحي، يمكن أن يكون عنصراً مهما في فريق البحث. فهو يزود الفريق بالمعلومات المتعلقة بطرق البحث العلمي وبالخبرة الإحصائية، وهذان الأمران يحتلان موقعاً جوهرياً في التدريب الجيد في علم النفس.

التجارب: Experiments

إن كثيـراً من البحـوث التي تجرى في ميدان علـم النفـس الصحـي ذات طبيعـة تجريبية (Experimental). **ولدى إجراء التجربة**، قد يقوم الباحث بتوفير ظرفين مختلفين أو أكثر لدراسة التأثير الذي ينجم عن هذين الظرفين. ويتم اختيار الأفراد بطريقة عشوائية، لتطبق عليهم الأوضاع التي يتم اصطناعها عن قصد، من أجل التعرف على التأثير الذي ينجم عن كل منها. إن التجارب التي يجريها المختصون في مجال الرعاية الصحية، لتقييم المعالجات أو التدخلات ومدى فعاليتها مع مرور الوقت، تسمى أيضا **المحاولات الاكلينيكية العشوائية** (Randomized Clinical Trials).

أما إذا أردنا أن نقرر مدى التأثير الذي تحدثه الجماعات الاجتماعية المساندة في تحسين تكيف الفرد مع الاصابة بالسرطان، مثلاً، فإننا نقوم باختيار عينة عشوائية من مرضى السرطان للاشتراك في المجموعة المساندة، أو للمشاركة في العينة التي تستخدم لأغراض المقارنة. ثم نقوم بتعريض المجموعة التجريبية إلى مواقف تتضمن المساندة الاجتماعية، ونترك الأخرى من دون أي تدخل، ثم نقارن مستوى التكيف الذي حققته كلتا المجموعتين، وبأي المجالات تختلف الواحدة عن الأخرى في تكيفها.

وتشكل هذه التجارب الدعامة الأساسية للعلم؛ لأنها تمدنا دائماً بإجابات محددة عن المشاكل مقارنة بطرق البحث العلمي الأخرى. فعندما نقوم بالتحكم في إحدى المتغيرات للتعرف على طبيعة التأثير الذي نحدثه، فإننا نكون بصدد البحث في علاقة السبب بالنتيجة. ولهذا السبب، فإن التجارب والمحاولات الاكلينيكية العشوائية تشكلان الدعامة الأساسية للبحث في ميدان علم النفس الصحي. ومع ذلك، فأحياناً لا يكون من الممكن اتباع **الطريقة التجريبية** في دراسة بعض القضايا. فمثلا، ليس من الممكن اختيار عينة عشوائية من الناس تمثل الأمراض المختلفة.

الدراسات الترابطية: Correlational Studies

استكمالا لما سبق الإشارة إليه، تعتبر **البحوث الترابطية** (Correlational Research) من الطرق الأخرى الممكن اتباعها في ميدان علم النفس الصحي. وفي هذه الطريقة يقوم مختص علم النفس الصحي، بقياس ما إذا كان التغير في أحد المتغيرات يصاحبه تغير في المتغير الآخر. وباستخدام الطريقة الترابطية، قد نتوصل على سبيل المثال، إلى أن الأشخاص الأكثر عدوانية هم الأكثر عرضة لخطر الإصابة بالأمراض القلبية الوعائية. إن من عيوب الطريقة الترابطية هو استحالة تقرير أي المتغيرين هو المسؤول عن إحداث التأثير. فمن الممكن على سبيل المثال، أن يكون التعرض لخطر الإصابة بالأمراض القلبية الوعائية هو الذي يجعل الناس أكثر عدوانية. ولكن من الناحية الثانية، فإن الطريقة الترابطية لها

حسناتها التي تتميز بها عن الطريقة التجريبية، نظرا لإمكانية تكييفها لدراسة المسائل التي لا يمكن التحكم بمتغيراتها في الموقف التجريبي.

التصاميم الاستطلاعية (المنهج التتبعي الاستطلاعي): Prospective Designs

كما أن بعض المشاكل التي تواجهنا لدى استخدام الطريقة التجريبية يمكن معالجتها باستخدام **المنهج التتبعي الاستطلاعي** (Prospective Approach to Research). ووفق هذا المنهج، يتم تتبع الأفراد لمعرفة التغيرات التي طرأت عليهم. أو لمعرفة كيفية تغير العلاقة بين مجموعتين من المتغيرات عبر الزمن. فمثلاً إذا وجدنا أن العدوانية تتطور في عمر مبكر نسبياً في السنوات الأولى، في حين تبين أن عوامل أخرى تنذر بخطر الإصابة بأمراض القلب، تتطور لاحقاً، فإننا سنكون واثقين بأن العدوانية تشكل إحدى العوامل المستقلة التي تهدد بالإصابة بأمراض القلب. ونستطيع أن نثبت أن الاتجاه العكسي للعلاقة غير ممكن، أي أن أمراض القلب من غير الممكن أن تكون سببا للعدوانية.

ويجري المختصون في علم النفس الصحي العديد من الدراسات من أجل تحديد العوامل المسببة لخطر الإصابة بأمراض معينة. فقد يلجأوون -على سبيل المثال- إلى التدخل في نظام التغذية لإحدى المجتمعات، ويتركون مجتمعات أخرى بدون تدخل. وبعد مرور فترة من الزمن، يقومون بتحديد الفروق في معدل الإصابة بأمراض القلب بين كلتا المجموعتين من المجتمعات. مثل هذه الدراسات يمكن اعتبارها **تجريبية استطلاعية** (Experimental Prospective Studies). وفي حالات أخرى فقد يقومون بدراسة نظام التغذية الذي يتبعه الأفراد، ثم يبحثون عن الفروق في معدل إصابات القلب مما يساعد على تحديد نوعية الأغذية الجيدة والرديئة. وهذه الدراسات تصنف ضمن **الدراسات الترابطية الاستطلاعية** (Correlational Prospective Studies) .

وهناك نوع محدد من الدراسات الاستطلاعية يطلق عليه **الدراسات الطولية** (Longitudinal Research). وفي هذه الدراسات، يتم ملاحظة مجموعة من الأفراد لفترة طويلة من الزمن. فإذا أردنا على سبيل المثال، أن نحدد العوامل التي ترتبط مع الحدوث المبكر لسرطان الثدي عند النساء المعرضات لخطر الإصابة بالمرض، فقد نقوم بتتبع مجموعة من النساء اللواتي تعرضت أمهاتهن للإصابة بسرطان الثدي، في محاولة لتحديد الفئة التي تطورت لدى بناتهن الإصابة، وهل هناك أية عوامل ثابتة كالتغذية، والتدخين، والكحول، أو غير ذلك من العوامل التي تزيد من خطر التعرض للإصابة.

البحوث الاسترجاعية: Retrospective Research

كما يلجأ الباحثون إلى استخدام طريقة **البحوث الاسترجاعية** (Retrospective Research). وفي هذه الطريقة يتم الرجوع إلى ماضي الحالة للكشف عن الظروف التي قادت إلى الوضع الحالي للظاهرة. وقد كان للبحوث الاسترجاعية على سبيل المثال، دور كبير في تحديد العوامل التي تهدد بخطر الإصابة بمتلازمة نقص المناعة المكتسبة (AIDS). فمن ناحية مبدئية، لاحظ الباحثون أن هناك زيادة مفاجئة في أحد أشكال السرطانات النادرة المسمى **سرطان كابوسي** (Kaposi's Sarcoma). ولاحظوا أن الرجال الذين لديهم هذا النوع من السرطان، غالباً ما يموتون بسبب حدوث شلل عام في جهاز المناعة. ولدى أخذ تاريخ تفصيلي لحالات الأشخاص الذين تطور لديهم هذا المرض، استطاع الباحثون أن يتوصلوا إلى أن القيام بممارسة الجنس عبر فتحة الشرج بدون استخدام الواقي (Condom)، ارتبط بتطور هذا المرض. وعن طريق اتباع منهج البحوث الاسترجاعية، تمكن الباحثون من التعرف على بعض العوامل المرتبطة بخطر الإصابة بمتلازمة نقصان المناعة المكتسبة، وحدث ذلك حتى قبل أن يتمكنوا من تحديد الفيروس المسبب للمرض.

في سياق عرضنا لهذا الكتاب سوف نشير إلى عدد من طرق البحث التي تطورت لتتناسب مع القضايا المتنوعة التي كانت محور اهتمام مختصي علم النفس الصحي. أما المقدمة العامة التي تناولت بعض طرق البحث المهمة، فقد وضعت لإيضاح الطرق الأكثر استخداما في هذا المجال، والتي سنتعرض لذكرها في الفصول اللاحقة. في هذا الصدد، نكتفي بالقول بأن التدريب الذي يتلقاه المختص في علم النفس الصحي، يزوده بخبرات تجعله أحد الأعضاء الفاعلين في فريق البحث الذي يحاول تحديد العوامل المسببة للمرض، وتفسير الكيفية التي تمكننا من الحفاظ على صحة جيدة.

النموذج الحيوي النفسي الاجتماعي في علم النفس الصحي:

The Biopsychosocial Model in Health Psychology

تتطلب الفكرة القائلة بأن العقل والجسم مسؤولان عن تقرير الوضع الصحي والمرضي، من الناحية المنطقية، توفر نموذج يمكن الاستناد إليه في دراسة هـذه القضايـا. وهـذا النموذج يدعى **بالنموذج الحيوي النفسي الاجتماعي** (Biopsychosocial Model). وكما يتضح من التسمية، فإن الافتراضات الجوهرية التي ينطلق منها هذا النموذج تعتبر أن الصحة والمرض أمران ينجمان عن تفاعل عوامل حيوية ونفسية واجتماعية (G. L. Engel, 1977; 1980; G. E. Schwartz, 1982). ونظراً لأن هذا النموذج يحتل أهمية كبيرة في الأبحاث والمسائل الاكلينيكية التي تم تناولها في هذا الكتاب فإننا سنقدم عرضا مفصلا له فيما يلي.

النموذج الحيوي النفسي الاجتماعي في مقابل النموذج الحيوى الطبي:

The Biopsychosocial Model Versus the Biomedical Model

لعـل أفضـل وسيلـة لفهـم **النمـوذج الحيوي النفسي الاجتماعي** هـي مقارنتـه **بالنموذج الحيوي الطبي** (Biomedical Model). فالنموذج الحيوي الطبي الذي سيطر على تفكير المهتمين لأكثر من (300) عام خلت، يعتبر أن جميع الأمراض يمكن تفسيرها على أساس العمليات الجسمية الظاهرة. مثل حالات عدم التوازن البيوكيميائي أو الشذوذ في العمليات العصبية الفيسيولوجية (Neurophysiological Abnormalities). إن **النموذج الحيوي الطبي** يفترض أن العمليات النفسية والاجتماعية مستقلة تماماً عن العمليات التي تؤدي إلى تطور المرض.

ومع أن للنموذج الحيوي الطبي، فوائد لا يمكن إغفالها في دراسة بعض الأمراض، إلا أن فيه بعض جوانب القصور. أولها: أن النموذج الحيوي الطبي هو نموذج اختزالي (Reductionistic). وهذا يعني أنه يجعل تفسير الأمراض مقتصراً على الحالات التي تنشأ عن التدني في مستوى الفعاليات (Low–Level Processes)، مثل اضطرابات الخلية، أو فقدان التوازن الكيميائي، وذلك عوضاً عن الإشارة إلى دور عوامل أكثر عمومية كالعوامل الاجتماعية أو العمليات النفسية. كما أن النموذج الحيوي الطبي نموذج أحادي البعد (Single-Factor Model)، أي أنه يقدم تفسيرات أحادية للأمراض؛ فيفسر المرض من منطلق اضطراب الوظيفة الحيوية، دون الاهتمام بتعدد العوامل المسؤولة عن تطوير الفرد للأمراض التي قد يرجع بعضها فقط للعوامل الحيوية.

يفترض النموذج الحيوي الطبي، ضمنياً، ثنائية العقل والجسم (Mind-Body Dualism)، أي أنه يعتبر الجسم والعقل شيئان منفصلان. وأخيراً، يؤكد النموذج الحيوي الطبي بشكل واضح على المرض وليس على الصحة. فهو يركز على الظروف التي تسبب المرض، وليس على الظروف التي تساعد على الارتقاء بالوضع الصحي (G. L. Engel, 1977).

فجوانب القصور في **النموذج الحيوي الطبي** عديدة. وهو يواجه صعوبة في تفسير السبب الذي يجعل تواجد مجموعة معينة من الأعراض لا تؤدي دائما إلى الإصابة بالمرض. ولا نستطيع استنادا إليه تعليل عدم حدوث المرض لكل من يتعرض إلى الفيروسات أو البكتيريا. فمثلاً إذا تعرض ستة أشخاص إلى جرثومة الحصبة، فلماذا يحتمل أن يصاب ثلاثة منهم فقط بمرض الحصبة؟ إن هناك عوامل نفسية واجتماعية تؤثر في قابلية الفرد لتطوير الأمراض، وهذه العوامل تم تجاهلها من قبل النموذج الحيوي الطبي. وهناك قضية أخرى تتعلق فيما إذا كان العلاج سيؤدي إلى الشفاء أم لا؟ ومثل هذا الأمر يتأثر أيضا بالعومل النفسية والاجتماعية. فمثل هذه الأمور لا نستطيع تفسيرها بالاستناد إلى النموذج الحيوي الطبي. نتيجة لذلك فإن عدد الباحثين والمختصين الذين يعملون في مجال الرعاية الطبية، ممن يفضلون تبني النموذج الحيوي النفسي الاجتماعي في تزايد مستمر.

مميزات النموذج الحيوي النفسي الاجتماعي:

Advantages of the Biopsychosocial Model

كيف استطاع **النموذج الحيوي النفسي الاجتماعي** في تفسير الصحة والمرض تجاوز نقائص النموذج الحيوي الطبي؟ لقد بين النموذج الحيوي النفسي الاجتماعي كما أشرنا سابقاً أن العوامل الحيوية والنفسية والاجتماعية، جميعها ذات أهمية في تقرير الصحة والمرض. وعلى هذا الأساس فإن العمليات التي تتم على **المستوى الاجتماعي الواسع** (Macro-level Processes) (مثل توفر المساندة الاجتماعية أو وجود الكآبة) والعمليات التي تتم على المستوى الشخصي الضيق (Micro-level Processes) (مثل الاضطرابات الخلوية أو انعدام التوازن الكيميائي) تتفاعل جميعها لكي تؤدي إلى حالة من الصحة أو المرض.

فالنموذج الحيوي النفسي الاجتماعي يؤكد أن الصحة والمرض يتسببان عن عدد من العوامل ينتج عنهما آثار متعددة. إضافة لذلك يؤكد النموذج الحيوي النفسي الاجتماعي، عدم امكانية الفصل بين العقل والجسد لدى النظر في قضية الصحة والمرض، لأن كليهما يؤثران بشكل واضح بحالة الفرد الصحية. فالنموذج الحيوي النفسي الاجتماعي، يؤكد على عاملي الصحة والمرض بدلاً من اعتبار المرض انحرافا عن حالة الاستقرار. انطلاقاً من وجهة النظر هذه تصبح الصحة أمرا يمكن تحقيقه من خلال الانتباه إلى الحاجات الحيوية والنفسية والاجتماعية، وبالتالي فهي ليست أمرا بدهي الحدوث (World Health Organization, 1948).

ولكن كيف تتفاعل العوامل الحيوية، والنفسية، والاجتماعية؟ وتحديداً، هل يمكن اعتبار أن العوامل الحيوية هي عمليات تتم في المستوى الضيق، في حين نعتبر أن العمليات النفسية والاجتماعية تتم في المستوى الواسع؟ لإيضاح هذا السؤال قام الباحثون بتبني اتجاه **نظرية الأنساق** (Systems Theory) في تفسير الصحة والمرض. إذ تؤكد نظرية الأنساق أن جميع مستويات النظام تترابط مع بعضها على أساس هرمي. كما أن التغير في أي مستوى يحدث تغيرا في جميع المستويات الأخرى. وهذا يعني أن العمليات التي تتم في المستوى الشخصي الضيق (مثل التغيرات الخلوية) تتشابك مع العمليات التي تتم وفق المستوى الاجتماعي الواسع (مثل القيم الاجتماعية)، وإن التغيرات التي تحدث وفق المستوى الضيق يمكن أن يكون لها تأثير في التغيرات التي تحدث في المستوى الواسع والعكس بالعكس.

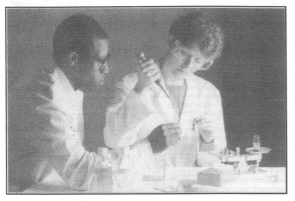

لقد حدث في القرنين التاسع عشر والعشرين تقدم واسع في الأساس التقني الطبي. مما دعا إلى زيادة اعتماد الأطباء على المختبرات الطبية، وقلة الاهتمام بالعقل كوسيلة لفهم كيفية ظهور المرض وتطوره.

وبالنتيجة فإن الصحة، والمرض، والرعاية الطبية، جميعها عمليات مترابطة، وتتضمن حدوث تغيرات تفاعلية داخل الفرد، وفي مختلف المستويات. ولدراسة هذه القضايا اضطر الباحثون إلى التفكير بالموضوع من منطلقات مختلفة، مستندين في ذلك إلى ميادين علمية متداخلة، وإلى التعاون مع زملائهم في الميادين الصحية المختلفة. كما تطلب الأمر من الباحثين التفكير بأسلوب أكثر عمقا وتطورا، وذلك من خلال تبني اتجاه العوامل المتعددة (Multivariate) في النظر إلى المشكلات، وإلى اللجوء إلى العمليات الإحصائية المتطورة في تحليل هذه العوامل (G. E. Schwartz, 1982).

المضامين الاكلينيكية للنموذج الحيوي النفسي الاجتماعي:

Clinical Implications of the Biopsychosocial Model

يستند النموذج الحيوي النفسي الاجتماعي في الممارسات الاكلينيكية، وفي التعامل مع المرضى إلى مجموعة من المضامين. فأولا، يؤكد النموذج الحيوي النفسي الاجتماعي في عملية التشخيص على ضرورة مراعاة الدور الذي تلعبه العوامل النفسية والاجتماعية في تقييم حالة الفرد الصحية والمرضية، مما يقدم دلالة حول أفضلية المنحى الذي يهتم بمشاركة فريق مؤلف من عدة ميادين علمية في عملية التشخيص (G. E. Schwartz, 1982).

ثانياً، يؤكد النموذج الحيوي النفسي الاجتماعي بأن التوصية باستخدام طريقة معينة في العلاج يجب أن تستند أيضا إلى فحص العوامل الحيوية والاجتماعية والنفسية للمريض. وباتباع هذا التوجه يصبح من السهل تقديم العلاج الذي يتلاءم مع وضع المريض الخاص، والذي يتبنى نظرة شمولية تراعي الوضع الصحي للمريض من مختلف الجوانب. وبذلك تكون التوصية باتباع أسلوب في العلاج يمكن ان يكون ملائما لعلاج أكثر من مشكلة واحدة في الوقت نفسه. وهذا بالطبع يؤكد مرة ثانية على مدى ملاءمة اتجاه العمل ضمن فريق (Team Approach) (G. E. Schwartz, 1982).

ثالثاً، يؤكد النموذج الحيوي النفسي الاجتماعي صراحة على أهمية العلاقة بين المريض والمعالج. فالعلاقة الجيدة بين المريض والمعالج، تستطيع أن تحسن من استخدام المريض للخدمات، ومن فعالية العلاج، وتزيد من سرعة الشفاء (Belare, 1997).

موجز القول، يؤكد النموذج الحيوي النفسي الاجتماعي على أهمية العلاقة القائمة على فهم المعالج للعوامل الاجتماعية والنفسية التي تساهم في حدوث المرض وبذلك يتمكن من تقديم العلاج المناسب. أما في حالة الشخص الذي يتمتع بالصحة، فإن النموذج الحيوي النفسي الاجتماعي يقترح بأن فهم العادات الصحية يكون فقط من خلال البيئة الاجتماعية والنفسية للفرد. لأن البيئة قد تعمل على الإبقاء على عادات غير صحية، كما يمكن أن تتيح الفرصة لتطوير

عادات صحية جيدة إذا ما أحدثت فيها التعديلات الملائمة. فجميع العوامل من حيوية ونفسية واجتماعية يمكن أن يكون لها دور في شفاء المريض. ولتوضيح ذلك نورد المثال التالي:

لنأخذ، حالة رجل أعمال متنفذ أصيب في بداية الإربعينات بنوبة قلبية. في هذه الحالة، سيركز الاتجاه الطبي التقليدي في معالجة المشكلة على تناول العلاج بشكل منتظم. في حين سيأخذ الاتجاه الحيوي النفسي الاجتماعي، في اعتباره لدى معالجة المشكلة الممارسات الصحية التي يتبعها هذا الشخص، والتي قد يكون لها دور في إصابته المبكرة بالنوبة القلبية. لذا من الممكن أن يركز العلاج على ممارسة الرياضة والتأهيل والتدريب على استراتيجيات تخفيف الضغط، والتوصية باتباع برنامج يساعد على ترك التدخين. إضافة إلى ذلك فإن التقييم الذي يستند إلى النموذج الحيوي النفسي الاجتماعي يأخذ في الاعتبار البيئة الاجتماعية لهذا الشخص. فقد يتضح أنه يقضي القليل من الوقت مع زوجته وأطفاله، وبذلك يتم تشجيعه لإقامة علاقة تفاعلية إيجابية مع أسرته. فالاستناد إلى النموذج الحيوي النفسي الاجتماعي يتيح المجال لاستخدام أساليب تقييم أكثر تقدما. ومن الواضح أن المختص في علم النفس الصحي يحتل موقعاً مركزيا في هذه التوجهات المتطورة.

مجالات التدريب في علم النفس الصحي:

What is Health Psychology Training for?

يعمل الطلبة الذين يتلقون تدريباً في علم النفس الصحي في المرحلة الجامعية الأولى في وظائف عديدة متنوعة تتوزع على المجالين المهني والبحثي.

الممارسة المهنية: Careers in Practice

يتجه بعض الطلبة إلى المجال الطبي ليصبحوا أطباء أو ليعملوا في مجال التمريض، نظرا لما يتكون لديهم من مقدرة - بسبب الخبرة التي يوفرها لهم علم النفس الصحي- في فهم ومعالجة المظاهر الاجتماعية، والنفسية، المتعلقة بالمشاكل الصحية التي يعالجونها، تفوق ما يمكن أن يتوفر لديهم لو كانوا مجرد أطباء تلقوا تدريباً تقليدياً في مجال الطب. فقد يدركون على سبيل المثال، أن توجيه أي قدر من التعليم لخطة الرعاية الذاتية (Self-Care Plan)، لشخص مصاب بمرض مزمن، لن يكون مجديا ما لم يتعلم أعضاء أسرته الالتزام في اتباع النظام الذي يتوجب عليه التقيد به. كما أن بعضا من هؤلاء المختصين في مجال الرعاية الصحية يقومون أيضا بإجراء الأبحاث السببية .

وهناك من يعمل منهم أيضا في ميادين المهن الصحية المشاركة. مثل الخدمة الاجتماعية، والعلاج المهني، والتغذية (Dietetics)، والعلاج الطبيعي، والصحة العامة. وفي المجال الطبي يعتبر مختص الخدمة الاجتماعية (Social Worker)، على سبيل المثال، مسؤولا باستمرار عن تقرير الجهة التي يجب أن يحول المريض إليها بعد السماح له بمغادرة المستشفى. إذ يقوم بعمل قرار يتلاءم مع حاجات المريض الاجتماعية والنفسية . فقد يكون من المناسب توجيه المرأة التي شفيت من عملية استئصال الثدي بسبب الإصابة بمرض السرطان للانضمام إلى مجموعة مساندة لمرضى سرطان الثدي. كما يمكن أن يقوم بإجراء الاتصالات اللازمة لعمل الجراحة الترقيعية (Prosthesis). ويعمل المعالج المهني (Occupational Therapist) في إعداد برامج التدريب والتأهيل المهني، والترفيهي، والاجتماعي لمن يعانون من الأمراض المزمنة أو المعوقين، لتحسين إمكاناتهم المهنية، وإكسابهم المهارات اللازمة للحياه اليومية. أما مجال التغذية فيحتل أهمية خاصة نظراً للدور الذي يلعبه الغذاء في تطوير، أو معالجة بعض الأمراض المزمنة؛ مثل أمراض السرطان، والقلب، والسكري. ويقوم

العاملون في مجال المعالجة الطبيعية (Physical Therapists) بمساعدة المرضى، لكي يستعيدوا قدرتهم على استخدام أطرافهم ويتمكنوا من القيام بالوظائف التي تأثرت بسبب التعرض للمرض وإجراءات العلاج.

المهن البحثية: Careers in Research

يتجه كثير من الطلبة للعمل في مجال البحوث المتعلقة بصحة الجمهور (Public Health)، وعلم النفس، والطب. فالباحثون في مجال صحة الجمهور يهتمون بإجراء الأبحاث وعمليات التدخل التي تهدف إلى المساعدة في تحسين الوضع الصحي لعامة أفراد المجتمع. وغالبا ما يعمل هؤلاء في مؤسسات أكاديمية، وفي شركات عامة (مثل أقسام ومديريات الصحة)، ومراكز ضبط انتشار الأمراض، وعيادات تنظيم الأسرة، والسلامة المهنية، ومديريات الصحة، ومكاتب مراقبة جودة الهواء، وفي المستشفيات والعيادات، وغيرها من مؤسسات الرعاية الصحية.

ويقوم الباحثون في مجال البحوث الصحية بأداء مهام متنوعة، كالمشاركة مثلا في إعداد برامج تدخل عن طريق تعليم الجمهور، وتوجيه الناس للقيام بممارسات سلوكية ملائمة من الناحية الصحية. وقد يعملون في مجال تقييم البرامج المتعلقة بتطوير الممارسات الصحية، وذلك من خلال توظيف وسائل الإعلام، والمؤسسات الاجتماعية. وقد يعملون في إدارة المؤسسات الصحية كالعيادات أو مكاتب الصحة والسلامة. ومنهم من يعمل في متابعة تطور مرض معين، ومراقبة العوامل التي تهدد الصحة في أماكن العمل، وتطوير استراتيجيات تدخل تهدف إلى تقليل المخاطر التي يمكن أن يتعرض لها الأفراد بسبب ما يقومون به من سلوكيات، وإجراء البحوث حول القضايا المرتبطة بالصحة.

ويلتحق العديد من الطلبة الذين يحصلون على الدرجة الجامعية الأولى في ميدان علم النفس الصحي، ببرامج الدراسات العليا في علم النفس، حيث يتعلمون مهارات البحث، والتعليم، والتدخل لدى ممارسة عملهم كمختصين في ميدان علم النفس الصحي (,.Sheridan et al 1989).

كذلك يعمل الكثير من المختصين في علم النفس الصحي في أقسام علم النفس في الجامعات، حيث يقومون بإجراء البحوث، ويدربون الطلبة. في حين يعمل آخرون في مدارس طبية، وهناك من يقوم بأداء أعمال على المستوى الخاص، حيث يعملون مع مرضى يعانون من اضطرابات صحية، في المستشفيات والمراكز العلاجية. وهناك من يعمل في مجال الرعاية الصحية في المصانع والمراكز المهنية، للارتقاء بمستوى السلوك الصحي، ومنع الحوادث، وغيرها من الممارسات المهنية المسببة للوفاة، وفي ضبط تكاليف الرعاية الصحية (,Quick, 1999; S. Williams & Kohout 1999).

وستركز الفصول اللاحقة من هذا الكتاب على نوعية المعرفة والتدريب والبحث وأساليب التدخل التي يتلقاها طالب علم النفس الصحي. أما الفصل الأخير (الخامس عشر) فيبين الطريقة التي يمكن أن يتبعها المختص النفسي للحصول على مهنة في ميدان علم النفس الصحي. والآن دعونا نعود إلى استعراض محتويات هذا الميدان الحديث.

الملخص

1. علم النفس الصحي هو أحد ميادين علم النفس الذي يركز اهتمامه على فهم العوامل النفسية التي تساهم في المحافظة على الصحة أو تسبب الإصابة بالأمراض. ويحاول هذا العلم فهم الكيفية التي يستجيب بها الناس لدى تعرضهم للأمراض. فهو ميدان يركز على الارتقاء بالصحة وصيانتها والحفاظ عليها وعلاج الأمراض، وأسبابها والعوامل المرتبطة بها، وأسباب الخلل في الوظائف الحيوية، وتحسين نظام الرعاية الصحية، وإرساء قواعد السياسات الصحية.

2. حظي التفاعل بين العقل والجسم باهتمام الفلاسفة والعلماء لعدة قرون. ففي كل حقبة زمنية ظهرت نماذج لتفسير هذه العلاقة تختلف عن تلك التي سادت في حقب زمنية أخرى. أما الآن فقد استقر الأمر على اعتبارهما وحدة واحدة لا يمكن تجزئتها.

3. ارتبط ظهور ميدان علم النفس الصحي بعدة عوامل. ومن هذه العوامل ظهور الأمراض المزمنة التي تتصل بأسلوب الحياة، واتساع دور الرعاية الصحية في المجال الاقتصادي، وإدراك دور العوامل السيكولوجية والاجتماعية في الارتقاء بالصحة أو تطور المرض. كما لعب الدور المهم الذي يحققه التدخل النفسي في الارتقاء بصحة أفراد المجتمع، والمساهمات الهائلة لأساليب البحث التي توصل إليها خبراء مختصون في إجراء البحوث، دورا كبيرا فيما تحقق من تطور في هذا الميدان.

4. يعتبر النموذج الحيوي الطبي الذي يسود الأوساط الطبية ذا طبيعة اختزالية، وأحادي التوجه في تفسير الأمراض. فهو يعتبر أن العقل والجسم شيئان منفصلان، ويوجه الانتباه إلى الجوانب المرضية أكثر من الجوانب الصحية.

5. احتل النموذج الحيوي النفسي الاجتماعي الذي يعتبر أن الصحة أو المرض ينشآن من تفاعل مركب بين العوامل الحيوية والنفسية والاجتماعية- مكان النموذج الحيوي الطبي. فالنموذج الحيوي النفسي الاجتماعي يركز على أهمية العمليات والتأثيرات الاجتماعية الواسعة (Macrolevel)، وتلك التي تتم على المستوى الشخصي الضيق (Microlevel) في تفسير حالات الصحة والمرض. ويؤكد عدم إمكانية التمييز بين العقل والجسم لدى البحث في قضايا الصحة والمرض. واستنادا إلى هذا النموذج، يمكننا اعتبار الصحة انجازا يتولد عن النشاط الفعال.

6. يوجه النموذج الحيوي النفسي الاجتماعي، النشاط البحثي لعلماء النفس الصحي من أجل الكشف عن العوامل التي تتنبأ بحالات الصحة والمرض، كما يوجه اجراءات التدخل التي تتبع لدى التعامل مع المرضى.

7. يقوم علماء النفس الصحي بأداء مهام عديدة متنوعة. فهم يجرون الأبحاث لفحص كيفية تفاعل العوامل الحيوية، والنفسية، والاجتماعية في تقرير حدوث الصحة والمرض. كما يساعدون في معالجة المرضى الذين يعانون من اضطرابات متنوعة، ويقومون بإرشاد الفئات التي تعاني من مشاكل نفسية اجتماعية ناتجة عن الإصابة بالأمراض. ويطورون إجراءات تدخل يتم تنفيذها عبر مواقع العمل من أجل المساعدة في الارتقاء بالعادات الصحية بين فئات العاملين، كما يعملون مستشارين في المؤسسات لتطوير الظروف الصحية والخدمات الصحية.

قائمة المصطلحات

Acute Disorders	الاضطرابات الحادة
Biomedical Model	النموذج الحيوي الطبي
Biosychosocial Model	النموذج الحيوي النفسي الاجتماعي
Chronic Illnesses	الأمراض المزمنة
Conversion Hysteria	الهستيريا التحويلية
Correlational Research	بحث ارتباطي
Epidemiology	علم الأوبئة
Etiology	علم أسباب الأمراض
Experiment	تجربة
Health	صحة
Health Psychology	علم النفس الصحي
Longitudinal Research	بحث طولي
Mind-Body Relationship	علاقة العقل والجسم
Morbidity	معدل انتشار المرض
Mortality	معدل الوفيات
Prospective Research	بحث استطلاعي تتبعي
Psychosomatic Medicine	الطب النفسي الجسمي
Randomized Clincal Trials.	المحاولات الاكلينيكية العشوائية
Retrospective Research	البحوث الاسترجاعية
Systems Theory	نظرية الأنساق

الفصل الثاني

أجهزة الجسم

The Systems of the Body

الفصل الثاني

أجهزة الجسم

The Systems of the Body

يتطلب فهم موضوع الصحة توفر معرفة كافية بموضوع فسيولوجيا الإنسان. وهذه المعرفة تساعدنا على فهم أمور كثيرة تتعلق بالكيفية التي تعمل فيها العادات الصحية الجيدة في تقليل احتمال حدوث المرض، وبالكيفية التي يؤثر فيها الضغط (Stress) على وظائف الجسم، وكيف يسبب التعرض المستمر للضغط إلى الإصابة بفرط ضغط الدم (Hypertension)، وأمراض الشريان التاجي (Coronary Aartery Diseases)، وكيف يتغير نمو الخلية بشكل جذري بسبب الإصابة بالسرطان .

ويختص ميدان الفسيولوجيا بدراسة وظائف الأعضاء؛ فالجسم مؤلف من عدة ملايين من الخلايا تجمعت معاً وكونت الأعضاء التي تقوم بوظائف متداخلة لتشكل في مجموعها جهاز الجسم. وسوف نتناول في هذا الفصل الأجهزة الرئيسة في الجسم، ونتفحص كيف يقوم كل جهاز بوظيفته في الأحوال الطبيعية. وسوف نتناول بعض الاضطرابات التي تتعرض هذه الأجهزة للإصابة بها.

الجهاز العصبي: The Nervous System

لمحة عامة:

يتشكل الجهاز العصبي (Nervous System) من شبكة معقدة من الألياف العصبية (Nerve Fibers). حيث تقوم الألياف العصبية الحسية (Sensory Nerve Fibers) بتزويد الدماغ والنخاع الشوكي، بالمدخلات عن طريق حمل الإشارات من المستقبلات الحسية (Sensory Receptors). وتقوم الألياف العصبية الحركيةFibers (Motor Nerve) بنقل المخرجات من الدماغ أو النخاع الشوكي إلى العضلات وأعضاء الجسم الأخرى، مما يؤدي إلى قيام هذه الأعضاء بأداء الحركات الإرادية واللاإرادية.

ويتكون الجهاز العصبي من الجهاز العصبي المركزي (Central Nervous System)، والجهاز العصبي المحيطي (Peripheral Nervous System). ويتكون الجهاز العصبي المركزي من الدماغ، والنخاع الشوكي. أما بقية أجزاء الجهاز العصبي المنتشرة في أنحاء الجسم بما في ذلك الأقسام المتصلة بالدماغ والنخاع الشوكي، فإنها تشكل الجهاز العصبي المحيطي.

ويتكون الجهاز العصبي المحيطي من قسمين متفاعلين هما: الجهاز العصبي الجسدي (Somatic Nervous System)، والجهاز العصبي المستقل (Autonomic Nervous System). ويتكون الجهاز العصبي الجسدي (Somatic Nervous System) أو الإرادي (Voluntary) من مجموع الخلايا المنتشرة على سطح الجسم وأعضائه الداخلية. ويعمل هذا الجهاز على ربط الألياف العصبية بالعضلات الإرادية. كما يزود الدماغ بالتغذية الراجعة عن الحركات الإرادية التي تكون على شكل معلومات حسية. أما الجهاز العصبي المستقل أو اللإرادي (Autonomic or Involuntary Nervous System)، فيعمل على ربط الجهاز العصبي المركزي بجميع الأعضاء الداخلية التي لا يمارس عليها الفرد في العادة ضبطاً إراديا.

إن تنظيم عمل الجهاز العصبي المستقل يتم عبر الجهاز العصبي السمبثاوي أو الودي (Sympathetic Nervous System) والجهاز العصبي البراسمبثاوي أو شبيه الودي (Parasympathetic Nervous System). وكما سنبين في الفصل السادس فإن الجهاز العصبي السمبثاوي يعمل على تهيئة الجسم للاستجابة في المواقف الطارئة؛ كالمواقف الانفعالية الحادة؛ في حالة الغضب والخوف، والمواقف التي يبذل فيها الفرد درجة عالية من النشاط. وبذلك فهو يلعب دورا مهما في الاستجابة للضغط. ويطلق عليه جهاز الهدم (Catabolic System) نظرا لأنه يختص بتعبئة الطاقة وبذلها.

وفي المقابل يقوم الجهاز العصبي البراسمبثاوي بالتحكم بنشاط أعضاء الجسم في الظروف الطبيعية، ويعمل بشكل مخالف للجهاز السمبثاوي. فعندما ينتهي الموقف الطارىء، يقوم الجهاز البراسمبثاوي بإعادة الجسم إلى الوضع الطبيعي. ولأنه معني بحفظ طاقة الجسم، يطلق عليه جهاز البناء (Anabolic System).

ويوضح الشكل رقم (2-1) مكونات الجهاز العصبي. وسوف نوضح فيما يلي بعض أقسام هذا الجهاز بتفصيل أكثر.

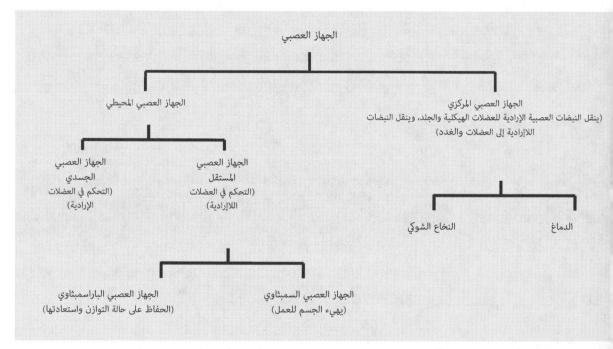

شكل 2-1 مكونات الجهاز العصبي The Nervous System

الدماغ: The Brain

إن أفضل طريقة لفهم وظيفة الدماغ هي اعتباره مركزا لتوجيه الأوامر إلى مختلف أجزاء الجسم. فهو يستقبل النبضات العصبية القادمة من نهايات الخلايا العصبية المنتشرة على سطح الجسم وأعضائه الداخلية عبر الخلايا الموردة (Afferent) ثم يقوم بإصدار النبضات الحركية عبر الخلايا المصدرة (Efferent) إلى الأطراف والأعضاء والأجهزة الداخلية لكي تؤدي الحركات اللازمة.

ويتكون الدماغ من ثلاثة أقسام هي الدماغ الخلفي، والدماغ الأوسط، والدماغ الأمامي. وهذه الأقسام يوضحها الشكل (2-2).

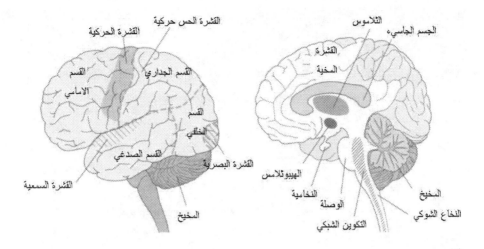

شكل 2-2 الدمـــاغ

الدماغ الخلفي والأوسط: The Hindbrain and the Midbrain

يتكون الدماغ الخلفي (Hindbrain) من ثلاثة أقسام رئيسة هي: النخاع المستطيل، والوصلة، والمخيخ. يقع النخاع المستطيل (Medulla Oblangata) تماماً فوق النقطة التي يدخل منها النخاع الشوكي (Spinal Cord) إلى الجمجمة. وهو مسؤول بشكل خاص عن تنظيم معدل نبض القلب، وضغط الدم، والتنفس. إذ يستقبل المعلومات حول معدل انقباض القلب ويعمل على زيادة أو خفض النبض حسبما هو مطلوب. كما يستقبل المعلومات الحسية حول ضغط الدم، وبناء على هذه المعلومات يشرف على تنظيم ضغط الدم عن طريق تنظيم تقلص أو تمدد الأوعية الدموية. كما تنتقل المعلومات الحسية عن مستوى ثاني أكسيد الكربون والأوكسجين في الجسم إلى النخاع المستطيل، فيرسل بدوره الإشارات عن طريق النبضات العصبية الحركية لعضلات التنفس لتغيير معدل التنفس. وتشكل الوصلة (Pons) حلقة وصل بين الدماغ الخلفي والدماغ الأوسط، وفيها مركز ضبط التنفس.

ويقوم المخيخ (Cerebellum) بتنسيق الحركات العضلية الإرادية، ويحافظ على توازن وتناسق حركة العضلات ووضعها. لذلك فإن تلف هذا القسم يجعل الفرد عاجزاً عن القيام بالحركات العضلية المتناسقة والمنسجمة. ويؤدي إلى اضطراب الحركة وعدم القدرة على التحكم بوضع الجسم والمشي.

أما الدماغ الأوسط (Midbrain) فهو المعبر الرئيسي للنبضات الحسية البصرية والسمعية التي تمر بين الدماغ الأمامي والدماغ الخلفي. وهو مسؤول أيضاً عن تنظيم المنعكسات السمعية والبصرية.

ويشتمل الدماغ الأمامي (Forebrain) على قسمين رئيسيين هما: الدماغ البيني والدماغ الانتهائي. ويتكون الدماغ البيني (Diencephalon) من المهاد أو الثلاموس، وما تحت المهاد أو الهيبوثلاموس. والثلاموس (Thalamus) مسؤول عن تمييز المثيرات الحسية، وتمر عبره النبضات الحسية إلى القشرة الدماغية.

أما **الهيبوثلاموس** (Hypothalamus)، فهو المسؤول عن توجيه المراكز المسؤولة في النخاع المستطيل عن ضبط وتنظيم وظائف القلب، وضغط الدم، والتنفس، كما يعمل على تنظيم حفظ التوازن في كمية الماء في الجسم، وتنظيم الشهية إلى الطعام، والرغبة الجنسية، وينظم انتقال تأثير الأفكار التي تتكون في القشرة الدماغية إلى ألاعضاء الداخلية؛ فالإحراج الذي يتعرض له الفرد قد يقود إلى الإحمرار وذلك عن طريق انتقال التعليمات من الهيبوثلاموس عبر مركز تحريك الأوعية الدموية في النخاع المستطيل. كما أن القلق مثلاً قد يعبر عنه بإفراز حامض الهيدروكلوريك في المعدة وذلك عبر النبضات العصبية التي تمر من الهيبوثلاموس. كما يساعد الهيبوثلاموس بالتعاون مع الغدة النخامية في تنظيم عمل جهاز الغدد الصماء، لإفراز الهرمونات التي تؤثر في الوظائف التي تقوم بها أعضاء معينة في مناطق مختلفة من الجسم.

ويتكون الدماغ الانتهائي (Telencephalon) من نصفي الكرة الدماغية (القسم الأيسر والقسم الأيمن) وتشكل **قشرة المخ** (Cerebral Cortex) الجزء الأكبر من الدماغ. وهذه الأقسام لها علاقة بالذكاء، والذاكرة، والشخصية. فالنبضات الحسية القادمة من المناطق المحيطة في الجسم، والتي تمر عبر النخاع الشوكي فالدماغ الخلفي إلى الدماغ الأوسط يتم استقبالها في قشرة المخ. وبدورها تمر النبضات الحركية من قشرة المخ عبر الأقسام السفلى من الدماغ، لتنتقل بعدها إلى الأقسام المختلفة من الجسم.

إن **المخ** (Cerebrum) **وقشرة المخ** يتكونان من أربعة أقسام هي: الجبهية، والجدارية، والصدغية، والخلفية. وفي كل منها يوجد مخزن خاص للذاكرة، أو منطقة خاصة لربط الإحساسات القادمة من المناطق التي يختص بها كل قسم. ومن خلال هذه الشبكات المعقدة من الارتباطات، يتمكن الدماغ من ربط الإحساسات الحالية بالإحساسات القديمة المخزونة في الأقسام الخاصة بها، مما يؤدي إلى إعطاء القشرة الدماغية إمكانات هائلة للتفسير.

إضافة إلى الدور الذي تقوم به هذه الأقسام في ربط الذكريات مع الأحداث المعاصرة، فإن كل قسم يؤدي عموماً وظائف محددة. **فالقسمان** الجبهيان (Frontal Lobes) يشتملان على القشرة الحركية المسؤولة عن تنسيق النشاطات الإرادية (Voluntary Movements). ويقوم القسم الأيسر من القشرة الحركية بضبط النشاطات التي تقوم بها العضلات الإرادية في الجانب الأيمن من الجسم، في حين يقوم القسم الأيمن من القشرة الحركية بضبط النشاطات الإرادية في الجانب الأيسر من الجسم. ويشتمل القسمان **الجداريان** (Parietal Lobes) على القشرة المسؤولة عن الأحساسات الجسدية (Somatosensory Cortex) التي تقوم بتسجيل وتفسير إحساسات اللمس والألم والحرارة والضغط. أما القسمان الصدغيان (Temporal Lobes) فهما يحتويان على القشرة المسؤولة عن تسجيل وتفسير الإحساسات السمعية وإحساسات الشم. ويحوي القسمان الخلفيان (Occipital Lobes) القشرة المسؤولة عن تفسير الإحساسات البصرية، التي تستقبل النبضات البصرية.

أما القسم الآخر من الدماغ الانتهائي فيتكون من العقد القاعدية (Basal Ganglia)، وهي عبارة عن أربعة كتل مستديرة توجد مطمورة في عمق **المخ** (Cerebrum) (وهو الجزء الأساسي من الدماغ) وتعمل هذه العقد على تنظيم وضبط التقلصات العضلية لكي تكون منتظمة وسلسة وهادفة.

الجهاز الطرفي: The Limbic System

يتكون **الجهاز الطرفي** (Limbic System) من مجموعة من الأبنية الواقعة بمحاذاة المحور المنصف للدماغ. ويلعب دوراً مهماً في مواجهة الضغط وفي التعبير عن الإنفعالات. وتشمل هذه الأجهزة اللوزة (Amygdala)، وقرن آمون (Hippocampus)؛ ولهذه الأبنية علاقة في الكشف عن الشعور بالتهديد، والذكريات المشحونة عاطفيا. والتلفيف

الطوقي (Cingulate Gyrus)، والحاجز (Septum) ومناطق في الهيبوثلاموس. ويبدو أن هذه الأقسام مسؤولة عن الإنفعالات السارة بما في ذلك الاستثارة الجنسية. أما القسم الداخلي من الثلاموس وبعض الأنوية داخل الهيبوثلاموس، فلها أهميتها في تنظيم السلوكيات الاجتماعية.

دور الناقلات العصبية: The Role of the Neurotransmitters

يقوم الجهاز العصبي بوظيفته بواسطة كيمائيات تدعى الناقلات العصبية (Neurotransmitters)، تنظم وظائف الجهاز العصبي. فتنبيه الجهاز العصبي السمبثاوي على سبيل المثال، يستحث إطلاق كميات كبيرة من ناقلين عصبيين هما الايبينيفرين (Epinephrine) ونورايبينيفرين (Norepinephrine)، ويطلق عليهما معا الكاتيكولامينات (Catecholamines). وهذه المواد تدخل مجرى الدم ويتم حملها عبر الجسم لتحدث تأثيرا منبها للجهاز السمبثاوي.

ويحدث إطلاق الكاتيكولامين عدداً من التغيرات الجسمية المهمة. إذ يزيد ضربات القلب، ويمدد الشعيرات الدموية، ويقلص الأوعية الدموية، ويزيد ضغط الدم، ويحول الدم إلى أنسجة العضلات، ويزيد معدل التنفس وكمية الهواء المتدفقة إلى الرئتين، ويقلل عموما من النشاط المرتبط بوظيفة جهازي الهضم، والبول. كما يوسع فتحة بؤبؤ العين، ويستثير الغدد العرقية لإنتاج مزيد من العرق. وهذه التغيرات مألوفة لكل شخص تعرض لأحداث ومواقف ضغط شديدة، أولانفعالات قوية مثل الخوف، والإحراج. وكما سنبين في الفصل السادس، فإن استثارة الجهاز العصبي السمبثاوي، وإطلاق الكاتيكولامين يلعب دورا في غاية الأهمية عند الاستجابة للأحداث المسببة للضغط. كما أن تكرار تعرض الجهاز السمبثاوي إلى الاستثارة، قد يكون له دور في تطوير الفرد لعدد من الاضطرابات المزمنة، مثل امراض الشريان التاجي، وفرط ضغط الدم، وهذا ما سنناقشه بالتفصيل في الفصل الثالث عشر.

وتتعارض الوظيفة التي يقوم بها الجهاز البراسمبثاوي مع تلك التي يقوم بها الجهاز السمبثاوي. إذ يعمل الجهاز البراسمبثاوي على استعادة الجسم لتوازنه بعد التعرض للاستثارة السمبثاوية؛ فيقلل معدل نبض القلب، ويقلص الشعيرات الدموية، ويمدد الأوعية الدموية، ويقلل معدل التنفس، ويعمل على استئناف جهاز الأيض لنشاطاته.

اضطرابات الجهاز العصبي: Disorders of the Nervous System

يعاني (25) مليون أمريكي تقريباً من بعض اضطرابات الجهاز العصبي التي تشكل في مجموعها حوالي (20%) من مجموع نزلاء المستشفيات، و(12%) من مجموع الوفيات سنويا. ومن أكثر صور الاضطربات العصبية شيوعاً، الصرع، ومرض باركنسون. كما تتعرض نسبة كبيرة من الأفراد إلى الشلل الدماغي، والتصلب المتعدد، ومرض هنتنجتون.

الصرع: Epilepsy

من الاضطرابات التي تصيب الجهاز العصبي المركزي. ويعاني منه أكثر من (2.3) مليون شخص في الولايات المتحدة (Epilepsy Foundation, 2001). إن الصرع على الأغلب من الأمراض الغامضة (Idiopathic)، وهذا يعني عدم إمكانية تحديد أسباب معينة للإصابة به. والأعراض التي ينشأ عنها الصرع قد تعود إلى عوامل، مثل الإصابة أثناء الـولادة، وإصابـات الرأس الشديـدة، والأمـراض المعديـة مثـل السحايا (Meningitis)، أو التهـاب الدمـاغ (Encephalitis)، أو الاضطرابات الأيضية والغذائية. كما أن القابلية للإصابة بالصرع قد تكون موروثة.

ومن المؤشرات الدالة على وجود الصرع حدوث النوبة الصرعية (Seizures)، التي تتراوح ما بين التحديق لفترة وجيزة جداً بحيث يصعب ملاحظته، أو الحركات غير الهادفة (مثل المضغ أو التلمظ بالشفاه)، إلى حدوث تشنجات

عنيفة مصحوبة بتنفس غير منتظم، وسيلان اللعاب، وفقدان الوعي. إن الصرع مرض لا يمكن الشفاء منه، ولكن من الممكن التحكم به من خلال العلاج، والتدخلات السلوكية التي تصمم للتعامل مع الضغط (Stress)، (أنظرا الفصلين السابع والحادي عشر).

الشلل الدماغي: Cerebral Palsy

يتراوح عدد الذين يتعرضون للإصابة بالشلل الدماغي (Cerebral Palsy) ما بين (2-4) أشخـاص من كل (1000) حالة ولادة ("Cerebral Palsy", 2001). وهو اضطراب مزمن، لا يحدث فيه تحسن ولا يمكن علاجه. ومن المؤشرات الدالة عليه، ضعف القدرة على الضبط العضلي. وينشأ عن تلف الدماغ بسبب انقطاع الأكسجين أثناء ولادة الطفل. ويصيب الأطفال الأكبر سنا على الأغلب بسبب التعرض للإصابات الشديدة أو الإيذاء الجسدي. والمصابون بالشلل الدماغي يواجهون صعوبة في التحكم بالوظائف الحركية، وقد يعانون (وليس بالضرورة دائما) من نوبات صرعية (Seizures)، ومن التشنج، والتخلف العقلي، وضعف في الإحساس والإدراك، ومشاكل في الإبصار والسمع والكلام.

داء باركنسون (الشلل الرعاشي): Parkinson's Disease

يعاني المصابون بالشلل الرعاشي (Parkinson's Disease) من الإنحلال المستمر في العقد القاعدية. وهي مجموعة من الأنوية التي تضبط التناسق الحركي الدقيق. ومن المظاهر المصاحبة لهذا التدهور: الارتعاش، والتصلب، وبطؤ الحركة. وعلى وجه التقريب فإن اثنين من كل (1000) شخص يعانون من هذا الاضطراب العصبي، الذي يصيب الأشخاص في عمر الخمسين أو بعد ذلك ("Parkinson's Disease,"2001). وهو على الأغلب يصيب الرجال أكثر من النساء. ومع أن أسباب مرض الشلل الرعاشي غير معروفة تماماً، إلا أن نضوب الناقل العصبي المعـروف بالدوبامين (Dopamine)، قد يكون له علاقة بتطور هذا المرض. ويمكن أن يعالج الشلل الرعاشي بالأدوية، ولكن ذلك يتطلب إعطاء المريض كميات كبيرة منها لضبط الأعراض، مما يؤدي إلى حدوث آثار جانبية غير مرغوبة.

التصلب المتعدد: Multiple Sclerosis

إن واحدا على وجه التقريب من كل (1600) أمريكي يصاب بالتصلب المتعدد (Multiple Sclerosis). وهو مرض ينجم عن تفسخ أنسجة معينة في الدماغ. ويمكن أن يسبب هذا التفسخ الشلل، وأحياناً العمى والصمم والتخلف العقلي ("Multiple Sclerosis,"2001). والأعراض المبكرة لهذا المرض تتضمن الشعور بالخدار، وازدواج الرؤية، وتقلص القدم (Dragging of the feet)، وفقدان القدرة على ضبط المثانة والأمعاء، وصعوبة في النطق، والتعب الشديد. وقد تظهر الأعراض في سنوات معينة ثم تختفي، ويعقب ذلك حدوث تدهور مستمر.

والآثار التي يحدثها التصلب المتعدد تنجم عن تفسخ الغشاء الميليني (Myelin Sheeth) ، الذي يتكون من المادة الدهنية المحيطة بألياف الخلايا العصبية. وتعمل هذه المادة على تسهيل توصيل النبضة العصبية عبر الخلية. ويصنف التصلب المتعدد ضمن الاضطرابات المتعلقة بالمناعة الذاتية. ويعتبر كذلك، لأن جهاز المناعة يفشل في تمييز أنسجته الخاصة فيقوم بمقاومة الغشاء المليني المغلف للخلايا العصبية.

مرض هنتنجتون (مرض الرقص): Huntington's Disease

من الأمراض الوراثية الأخرى التي يصاب بها الجهاز العصبي المركزي، مرض هنتنجتون (Huntington's Disease). ومن المظاهر المميزة لهذا المرض حدوث تدهور جسمي وعقلي ينجم عن تلف جيني يصيب خلايا الدماغ. ومن ضمن الأعراض المصاحبة له حدوث تشنجات عضلية لا إرادية، وفقدان القدرات الحركية، وتغيرات في الشخصية، ومؤشرات أخرى من التفكك العقلي. ونظراً لأن بعض أعراض مرض هنتنجتون شبيهة مع أعراض أمراض أخرى، فأحياناً ما يتم الخلط بينه وبين الصرع.

وعلى وجه التقريب فإن هناك خمسة أشخاص من كل مليون شخص يتعرضون للإصابة بهذا المرض (Huntigton's Disease," 2001"). وحديثاً استطاع العلماء عزل الجين المسبب لهذا المرض. لذا أصبح من الممكن إجراء فحص لمعرفة ما إذا كان الشخص حاملاً للجين أم لا. بل وأصبح من الممكن تحديد العمر الذي يمكن أن يصاب به الفرد بالمرض على وجه التقريب .(Morell, 1993) وكما سنبين لاحقاً في هذا الفصل، فإن الإرشاد الجيني للأفراد المعرضين للإصابة بهذا المرض يشكل أمراً مهماً.

التهاب النخاع السنجابي (شلل الأطفال): Poliomyelitis

عبارة عن مرض فيروسي يهاجم الخلايا العصبية في النخاع الشوكي، ويحطم أجسام الخلايا الحركية، مما يؤدي إلى عدم قدرة هذه الخلايا على نقل النبضات العصبية الآمرة بالحركة من النخاع الشوكي إلى المناطق المختصة بالحركة. وتعتمد الأضرار الناجمة على درجة الإصابة التي حدثت؛ فقد تسبب الإصابة أعطال في القدرة على الحركة، أو القيام بالحركات المناسبة. وتتراوح درجة الضرر من التقلصات وعجز في الأطراف إلى الشلل الكامل. وبعد أن كانت الإصابة بشلل الأطفال تشكل كارثة في الطفولة، فقد بات الآن بالإمكان التغلب عليها. مع أن تعرض الفرد الى الإصابة بشلل الأطفال في مرحلة الطفولة يرتبط بحدوث مضاعفات في مراحل متقدمة من العمر لدى أولئك الذين أصيبوا به. وهو ما يطلق عليه تناذر ما بعد شلل الأطفال (Post-Polio Syndrome).

الشلل النصفي والشلل الرباعي: Paraplegia and Quadriplegia

يصيب الشلل النصفي (Paraplegia) الأطراف السفلى من الجسم؛ وينجم عن إصابة الجزء الأسفل من النخاع الشوكي. أما الشلل الرباعي (Quadriplegia) فيصيب الجذع والأطراف الأربعة؛ ويحدث عندما يتعرض القسم العلوي من النخاع الشوكي لإصابة بالغة. فإذا تعرض النخاع الشوكي إلى إصابة بالغة، تتعطل إمكانية نقل النبضات العصبية الآمرة للحركة في الأنسجة التي تقع تحت المنطقة المصابة. كذلك فإن النبضات العصبية الحاملة للإحساسات من الأنسجة الواقعة تحت المنطقة المصابة من النخاع الشوكي، لا تعود قادرة على الوصول إلى الدماغ. ونتيجة لذلك، يفقد الفرد القدرة على التحكم بالمثانة والأمعاء. كما قد يفقد القدرة على التحكم بالعضلات الواقعة تحت منطقة الإصابة، مما يؤدي إلى ترهلها.

جهاز الغدد الصماء: The Endocrine System

لمحة عامة:

يكمل **جهاز الغدد الصماء** (Endocrine System) الموضح في الشكل رقم (3-2) عمل الجهاز العصبي في ضبط النشاطات الجسمية. ويتكون هذا الجهاز من عدد من الغدد اللاقنوية، التي تفرز هرموناتها مباشرة في الدم، محدثة تغيرات في الأعضاء المستهدفة. إن جهاز الغدد الصماء، والجهاز العصبي يعتمدان على بعضهما، فهما يعملان على تنبيه وكف نشاطات بعضهما البعض. إن الجهاز العصبي مسؤول بشكل مباشر عن القيام بالأفعال السريعة والاستجابات القصيرة المدى التي تتم نتيجة ما يحدث من تغيرات في الجسم. في حين أن جهاز الغدد الصماء يسيطر بشكل رئيسي على تلك الاستجابات التي تتم ببطء والتي تدوم لفترة طويلة.

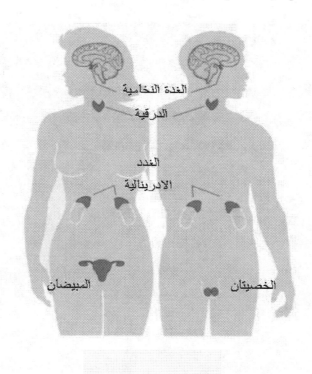

الغدة النخامية
الدرقية

الغدد
الادرينالية

المبيضان   الخصيتان

شكل 2-3 جهاز الغدد

المصدر (Lankford, 1979, p. 232)

ويتم تنظيم عمل جهاز الغدد الصماء عن طريق الهيبوثلاموس والغدة النخامية التي تقع في قاعدة الدماغ. إذ تقوم **الغدة النخامية** (Pituitary Gland)، التي ينظم عملها الدماغ, بإنتاج عدد من الهرمونات التي تؤثر في مجموعة أخرى من الغدد فتعمل على تنشيطها لإطلاق هرمونات أخرى. فالقسم الأمامي من الغدة النخامية (Anterior Pituitary Lobe) يقوم بإفراز هرمون مسؤول عن إطلاق هرمون النمو الجسمي (Somatotropic Hormone- STH). ويقوم هذا الهرمون بتنظيم نمو العظام والعضلات وأعضاء أخرى في الجسم. كمـا تعمـل الهرمونـات المنشطـة للغـدد الجنسية (Gonadotropic Hormones)، بضبط النمو والتطور وإفرازات الغدد الجنسية (الخصيتين والمبيضين). ويعمل الهرمون المنشط للغدة الدرقية (Thyrotropic Hormone-TSH) على ضبط النمو وإفرازات الغدة الدرقية. ويقوم الهرمون

المنشط لقشرة الغدة الأدرينالية (Adrenocorticotropic Hormone-ACTH) بضبط النمو وإفرازات القشرة في الغدة الأدرينالية (سيتم الحديث عن الغدة الأدرينالية في القسم التالي). أما القسم الخلفي من الغدة النخامية (Posterior Pituitary Lobe) فإنه ينتج هرمون الأكسيتوسين (Oxytocin) الذي يعمل على ضبط انقبضات الرحم التي تحدث أثناء الولادة وعلى تنشيط إدرار اللبن. والهرمون المانع لإدرار البول (Antidiuretic Hormone-ADH)، الذي يضبط القابلية لامتصاص الماء في الكليتين.

الغدد الأدرينالية (الكظرية): The Adrenal Glands

تعتبر الغدتان الكظريتان أو الأدريناليتان (Adrenal Glands) من المكونات الرئيسة لجهاز الغدد الصماء. وهما عبارة عن غدتين تقع كل واحدة منهما فوق إحدى الكليتين. وتتكون الغدة الأدرينالية من قسمين هما نخاع الغدة والقشرة. ويفرز نخاع الغدة هرمونا الإيبينفرين ونورإيبينيفرين اللذان تناولناها في الصفحات السابقة.

ويتم تنبيه قشرة الأدرينالية عن طريق الهرمون المنشط لقشرة الأدرينالية (Adrinocorticotropic Hormone-ACTH) الذي يفرزه القسم الأمامي من الغدة النخامية. كما تفرز قشرة الأدرينالية استيرويدات القشرة (Steroids). وهذه الهرمونات تتضمن القشرانيات المعدنية (Mineralocorticoids)، والقشرانيات السكرية (Glucocorticoids)، والأندروجين (Androgens)، والإستروجين (Estrogens).

وكما يبين الشكل (2-4) فإن الغدة الأدرينالية لها علاقة قوية بردود الفعل الفسيولوجية والغددية العصبية (Neuroendocrine) التي تحدث عند التعرض للضغط. إن التغيرات التي تحدثها الكاتيكولامينات (إيبينيفرين ونورإيبينيفرين) هي من صميم التغيرات التي تنتج عن الاستثارة التي يحدثها الجهاز العصبي السمبثاوي استجابة للضغط، كما يزداد إفراز ستيرويدات قشرة الأدرينالية (Corticosteroids)، أيضا في حال التعرض للضغط. وسوف نتناول ردود الفعل الناجمة عن التعرض للضغط في الفصل السادس.

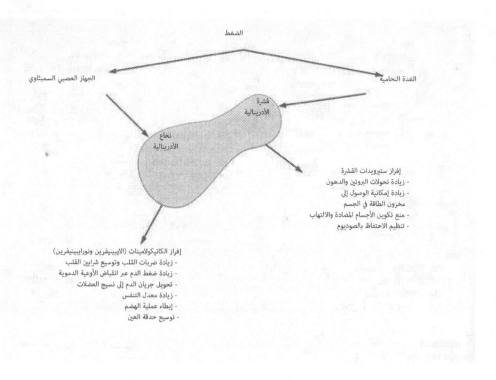

الضغط

الغدة النخامية

الجهاز العصبي السمبثاوي

قشرة
الأدرينالية

نخاع
الأدرينالية

إفراز ستيرويدات القشرة
- زيادة تحولات البروتين والدهون
- زيادة إمكانية الوصول إلى
مخزون الطاقة في الجسم
- منع تكوين الأجسام المضادة والالتهاب
- تنظيم الاحتفاظ بالصوديوم

إفراز الكاتيكولامينات (الايبينيفرين ونورابينيفرين)
- زيادة ضربات القلب وتوسيع شرايين القلب
- زيادة ضغط الدم عبر انقباض الأوعية الدموية
- تحويل جريان الدم إلى نسيج العضلات
- زيادة معدل التنفس
- إبطاء عملية الهضم
- توسيع حدقة العين

شكل 4-2 التغيرات التي تنشأ عن إفرازات الأدرينالية عند التعرض للضغط

السكري: Diabetes

مرض السكري (Diabetes) من أمراض جهاز الغدد الصماء المزمنة، ويحدث بسبب عجز الجسم عن إفراز الإنسولين (Insulin)، أو عن استخدامه بالشكل المناسب. ويحتل هذا المرض المرتبة الثالثة بين الأمراض المزمنة في الولايات المتحدة، وأحد الأمراض الرئيسة المسببة للموت. وهناك نمطان رئيسيان من السكري: النمط الأول (Type I Diabetes). ويسمى أحيانا النمط المعتمد على الإنسولين (Insulin-Dependent Diabetes). وهو اضطراب حاد، وعادة ما يظهر في الطفولة المتأخرة أو المراهقة المبكرة. ويرجع على الأغلب لأسباب جينية، ويعتقد بأنه ينشأ عن اضطراب في المناعــة الذاتيــة، وقد يحــدث بسبب عدوى فيروسية. إذ قد يخطــيء جهاز المناعة ويتعامــل مــع جــزر لانجرهانــز (Langerhans) في البنكرياس على أنها أجسام غريبة ويقوم بتدميرها، مما يجعلها عاجزة عن انتاج الإنسولين.

أما النمط الثاني (Type II Diabetes)، فيحدث عادة بعد سن الأربعين وهو النمط الأكثر شيوعا. وفي هذا النوع فإن الجسم قد ينتج الإنسولين، ولكن ليس بالقدر الكافي، أو أن الجسم قد لا يتجاوب مع الإنسولين المنتج. وينشأ على الأغلب بسبب نمط الحياة، ويتضمن اضطراب في أيض الجلوكوز، وفي التوازن ما بين إنتاج الإنسولين واستجابة الجسم له. واتضح أن هذا التوازن قد يتعــرض للاختلال بسبب عوامل تساهم في حدوثه منها السمنة، والتعرض للضغط (Stress).

إن مرض السكري يرتبط بحدوث زيادة في سماكة الشرايين بسبب تراكم الفضلات في الدم. ولذلك فإن نسبة كبيرة من مرضى السكري يصابون بأمراض الشريان التاجي (Coronary Heart Disease). كما أنه السبب الرئيسي لفقدان البصر بين الكبار. وهو مسؤول عن (5%) من حالات الإصابة بالفشل الكلوي، وما تقود إليه من عمليات غسيل الكلى. كما يمكن أن يسبب السكري تدميراً للجهاز العصبي مما يسبب الألم وفقدان الإحساس. وكثيرا ما يحدث في الحالات الشديدة أن يتعرض مرضى السكري لبتر الأطراف كالأصابع والأقدام. وكنتيجة لهذه المضاعفات الخطيرة، فإن معدل حياة مرضى السكري يكون أقصر بشكل واضح مقارنة بالأفراد الذين لا يعانون من مرض السكري. وفي الفصل الثالث عشر سنتناول مرض السكري والقضايا المتعلقة بكيفية التعامل معه بتفصيل أكبر.

الجهاز القلبي الوعائي: The Cardiovascular System

يتكون **الجهاز** القلبي الوعائي (Cardiovascular System) من أجهزة القلب، والأوعية الدموية، والدم، التي تعمل كأنظمة نقل في الجسم. إذ يحمل الدم الأكسجين من الرئتين إلى الأنسجة، ويحمل ثاني أكسيد الكربون من الأنسجة إلى الرئتين، بحيث يتم طرده مع الزفير. كما يحمل الدم المواد الغذائية من الجهاز الهضمي إلى كل خلية من الخلايا، مما يمكنها من استخلاص المواد اللازمة للنمو والطاقة. ويحمل الفضلات المتخلفة من الخلايا إلى الكليتين التي تقوم بدورها بالتخلص منها مع البول. كما يحمل الهرمونات من الغدد الصماء إلى الأعضاء الأخرى في الجسم، وينقل الحرارة إلى سطح الجلد لضبط حرارة الجسم.

إن أشكالا عديدة من الأوعية الدموية توصل الدم إلى المناطق المختلفة من الجسم. فالشرايين تحمل الدم من القلب إلى الأعضاء الأخرى والأنسجة، التي تقوم بدورها بامتصاص الأكسجين والمواد الغذائية. ويتشعب من الشرايين شرينات (Arterioles) وشعيرات دموية دقيقة (Capillaries)، تقوم بحمل الدم إلى كل خلية في الجسم. أما الأورده (Veins) فتقوم بإعادة الدم الذي سحب منه الأكسجين (غير المؤكسد) إلى القلب. وعموما فإن هذه الأوعية تضبط الدورة الدموية, إذ تتسع وتضيق بناء على التغيرات المختلفة التي تحدث في الجسم.

القلب: The Heart

إن وظيفة القلب أشبه ما تكون بالمضخة. فهو يعمل على ضخ الدم مما يؤدي إلى دوران الدم في الجسم. ويقوم القسم الأيسر من القلب الذي يتكون من الأذين الأيسر (Atrium)، ومن البطين الأيسر (Ventricle)، بأخذ الدم المحمل بالأكسجين من الرئتين ثم يضخه عبر الأورطه (Aorta)- وهو الشريان الرئيسي الذي يخرج من القلب ويحمل الدم- إلى الأوعية الدموية الدقيقة (الشرايين، والشرينات الدقيقة، والشعيرات الدموية)، التي تقوم بدورها بإيصاله إلى أنسجة الخلايا. وعندما يستبدل الأكسجين والغذاء الذي يحمله الدم بالمواد المتخلفة من الفضلات في الخلية، فإن لونه يتغير من الأحمر الفاتح إلى الأزرق القاني. ثم يعود الدم إلى القسم الأيمن من القلب (الأذين الأيمن والبطين الأيمن) الذي يقوم بضخه مرة ثانية إلى الرئتين عبر الوريد الرئوي (Pulmonary Veins). ويبين الشكل رقم (2-5) رسماً توضيحياً لتشريح القلب ووظيفته.

ويقوم القلب بوظائفه هذه من خلال تكرار عملية متواترة لعدة أطوار منتظمة من التقلص والاسترخاء تسمى بالدورة القلبية (Cardiac Cycle). وتتميز الدورة القلبية بطورين هما الانقباض (Systole) والانبساط (Diastole).

وفي الانقباض يتم ضخ الدم من القلب مما يؤدي إلى زيادة ضغط الدم في الأوعية الدموية. وعندما تسترخي العضلات خلال الانبساط فإن ضغط الدم يهبط مما يؤدي إلى رجوع الدم إلى القلب.

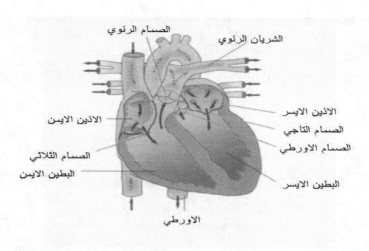

شكل 2-5 القلب

وهناك عدة عوامل تؤثر في معدل الانقباضات والانبساطات التي تحدث في القلب. ففي حالة أداء التمارين الرياضية، وفي حالة الاستثارة الانفعالية، أوالتعرض للضغط مثلاً، فإن سرعة القلب تزداد ويتم دوران الدم عبر أنحاء الجسم المختلفة بسرعة كبيرة وتكتمل الدورة القلبية في مدة زمنية أقصر. إن معظم الإسراع ينشأ على حساب فترة الاستراحة أو انبساط القلب، وبذلك فإن حدوث تسارع مزمن في معدل نبض القلب يكون على حساب فترة الراحة أو الانبساط. وبالنتيجة، فإن الزيادة المستمرة في معدل نبض القلب يمكن أن تقلل من قوة القلب، مما يقلل بدوره من كمية الدم التي يضخها القلب. كما أن كمية الدم التي تتدفق في الأوردة تنظم أيضاً معدل نبض القلب. فكلما كانت كمية الدم المتوفرة أكبر، كلما كان على القلب أن يضخ بصورة أكبر. لذا فعندما تقل كمية الدم التي يزود بها القلب، يؤدي ذلك إلى إضعاف وانخفاض تكرار نبضه.

ويتم التحكم بجريان الدم من وإلى القلب عن طريق صمامات موجودة على مدخل ومخرج كل بطين. وتعمل هذه الصمامات على السماح للدم بالتدفق في اتجاه واحد فقط. والصوت الذي يسمعه الفرد للقلب هو صوت هذه الصمامات عندما تغلق. وهذه الاصوات الصادرة عن القلب تجعل من الممكن حساب الفترة التي تستغرقها الدورة القلبية لتقرير مدى سرعة أو بطء ضخ الدم من وإلى القلب.

اضطرابات الجهاز القلبي الوعائي: Disorders of the Cardiovascular System

يتعرض الجهاز القلبي الوعائي لعدد من الاضطرابات. بعض هذه الاضطرابات ترجع إلى عوامل خلقية أي توجد منذ الولادة. وبعضها الآخر يرجع إلى العدوى، ومع ذلك فإن المصدر الرئيسي للتهديد الذي يتعرض له الجهاز القلبي الوعائي يعود إلى الأضرار الناجمة عن التمزق والاهتراء التي تحدث خلال حياة الفرد. فأسلوب حياة الفرد الذي يعبرعنه نمط أو نظام التغذية الذي يتبعه الفرد، ومدى ممارسته للتمارين، والتدخين، ومقدار ما يتعرض إليه من ضغوط، هو من بين العوامل التي تؤثر بشكل كبير في تطور الأمراض التي تصيب الجهاز القلبي الوعائي، وهو ما سنوضحه في الفصول القادمة.

تصلب الشرايين: Atherosclerosis

إن السبب الرئيسي لأمراض القلب التي تنتشر في الولايات المتحدة يرجع إلى الإصابة بتصلب الشرايين (Atherosclerosis). وهذه المشكلة تزداد تفاقماً مع التقدم في السن. إن تصلب الشرايين ينشأ عن ترسب الكوليسترول ومواد أخرى على الجدران الداخلية للشرايين، وهذه المواد تشكل صفائح تعمل على تضييق الشرايين. إن وجود الصفائح في حال تصلب الشرايين يقلل من تدفق الدم عبر الشرايين ويؤثر في تمرير المواد الغذائية من الشعيرات الدموية إلى الخلايا مما يسبب تدمير الأنسجة. وكما سنرى فإن تلف جدران الشرايين يشكل سبباً رئيسياً لتجلط الدم الذي يمكن أن يسبب انسداداً للأوعية الدموية وتضيقا يعيق تدفق الدم.

إن تصلب الشرايين هو من الأمراض التي ترجع جزئياً إلى نمط الحياة، وهو ما سيتبين لنا في الفصل الثالث عشر. فهو يرتبط بعدد من العادات السلوكية السيئة، مثل التدخين، والغذاء المشبع بالدهون. علاوة على ذلك، فإن تصلب الشرايين من المشاكل الصحية الشائعة جدا. وهذان العاملان يحتلان أهمية خاصة لدى المختص في علم النفس الصحي ويفسران سبب تركيز ميدان علم النفس الصحي على ضرورة تغيير هذه العادات السيئة الضارة بالصحة.

ويرتبط تصلب الشرايين باثنين من المظاهر الاكلينيكية الرئيسة، الأول **الذبحة الصدرية** (Angina Pectoris)، أو آلام الصدر التي تحدث لأن كمية الأكسجين لا تكون كافية بحيث يتمكن نسيج القلب العضلي من إتمام نشاطاته، أو بسبب عدم التخلص بشكل كاف من ثاني أكسيد الكربون والفضلات المتخلفة الأخرى. أما الثاني فهو **احتشاء عضلة القلب** (Myocardial Infarction-MI)، والذي غالباً ما يحدث بسبب انسداد في الأوعية الدموية يمنع تدفق الدم إلى القلب. واحتشاء القلب الذي يعرف باسم **النوبة القلبية** (Heart Attack)، يمكن أن يؤدي إلى الموت إذا توقف القلب عن العمل.

ومن اضطرابات الأوعية الدموية الأخرى الأنورسما أو تمدد الأوعية الدموية، والتهاب الوريد، والدوالي أو توسع الوريد، وتصلب الشرايين والأوردة.

وأمّ الدم أو **الأنورسما** (Aneurysms) عبارة عن انتفاخ في قطاع من جدار الشريان أو الوريد، يحدث كرد فعل في منطقة ضعيفة نتيجة للضغط. وعندما ينفجر الانتفاخ يحدث موت فوري بسبب النزيف الداخلي وانعدام ضغط الدم. إن سبب الأنورسما قد يعود إلى تصلب الشرايين أو إلى الإصابة بالسفلس (Syphilis).

أما **التهاب الأوردة** (Phlebitis) فهو التهاب يحدث في جدار الوريد ويترافق حدوثه مع تجمع الماء والألم. ويحدث بسبب تعرض المناطق المحيطة بالوريد للعدوي، أو بسبب الأوردة الدوالية، أو التغيرات المرتبطة بالحمل، أو ورم يضغط على الوريد. أما الخطورة الرئيسة التي تتسبب عن التهاب الأوردة فتعود إلى ما يمكن أن ينشأ بسببها من جلطات في الدم تؤدي إلى إعاقة الدورة الدموية، مما قد يؤدي إلى توقفها.

وتتسبب **الأوردة الدوالية** (Varicose Veins) عن وريد سطحي يتوسع أو ينتفخ. وغالباً ما يحدث ذلك للأوردة الموجودة في الأطراف السفلى من الجسم لأنها تتعرض لكميات كبيرة من الضغط، بسبب ضغط الجاذبية.

ويحدث **تصلب الشرايين** (Arteriosclerosis) عندما يتفاعل الكالسيوم، والأملاح، والندب المتبقية، مع النسيج المطاطي للشرايين مما يقلل من مرونتها ويجعلها قاسية وصلبة. وتؤدي هذه الحالة إلى زيادة ضغط الدم؛ لأن الشرايين تعجز عن التوسع والتقلص لمساعدة الدم على الحركة وقد يتسبب عن ذلك ارتفاع ضغط الدم (High Blood Pressure).

الحمى الروماتيزمية: Rheumatic Fever

وتنتج الحمى الروماتيزمية (Rheumatic Fever) عن عدوى بكتيرية في الأنسجة الرابطة، ويمكن أن تنتقل إلى القلب، وقد تؤثر في وظائف صمامات القلب، بسبب تصلب الأنسجة التي تشكل حواف الصمامات وازدياد سماكتها مما يؤدي إلى إعاقة تدفق الدم بين الأذين والبطين. إن المصابين بالحمى الروماتيزمية أو بأمراض خلقية في القلب معرضون للإصابة **بالتهاب بطانة القلب** (Endocarditis)، وهو الغشاء المبطن لتجويف عضلة القلب. وهذا الالتهاب تسببه بكتيريا المكور العنقودي (Staphylococcus) أو المكور العقدي (Streptococcus).

ضغط الدم: Blood Pressure

إن **ضغط الدم** (Blood Pressure) هو القوة التي تبذل في اتجاه مضاد لجدران الأوعية الدموية. ففي أثناء الانقباض تزداد قوة جدران الأوعية الدموية. وعند الانبساط تنخفض قوتها إلى أدنى مستوى. وقياس ضغط الدم ينصب على قياس معدل حدوث هذين المستويين من الضغط.

وهناك عدة عوامل تؤثر في ضغط الدم. أول هذه العوامل هي الدم المتدفق من القلب إلى الشرايين (Cardiac Output). فالضغط الموجه في اتجاه مضاد لجدران الشرايين يكون أكبر عندما يزداد حجم الدم المتدفق. أما العامل الثاني الذي يؤثر في ضغط الدم فهو المقاومة التي تنشأ عن المحيط الداخلي لجدران الشرايين المنتشرة في مختلف أنحاء الجسم, أو المقاومة التي تحدث في الشرينات (Arterioles) لدى تدفق الدم فيها. إن المقاومة الناشئة عن محيط الشرايين تتأثر بمدى لزوجة (كثافة) الدم. وتتوقف كثافة الدم على عدد الخلايا الدموية الحمراء، وكمية البلازما التي يحويها الدم؛ فلزوجة الدم العالية تسبب ضغطاً دموياً أكبر. إضافة لذلك، يتأثر ضغط الدم ببنية جدران الشرايين؛ فإذا تعرضت الشرايين للتلف أو سدت بسبب ترسب الفضلات المتخلفة، أو فقدت مرونتها فإن ضغط الدم يكون أعلى. إن فرط ضغط الدم (Hypertension) المزمن ينجم عن مخرجات قلبية عالية جداً (تدفق كميات كبيرة من الدم إلى الشرايين)، أو عن مقاومة محيطية عالية جداً في الشرينات. وسوف نتعرض لبعض القضايا السيكولوجية المتعلقة بالتعامل مع فرط ضغط الدم وعلاجه في الفصل الثالث عشر.

الدم: The Blood

يحتوي جسم الإنسان الراشد على 5 ليترات من الدم تقريبا. ويتكون الدم من البلازما والخلايا. وتشكل البلازما القسم السائل من الدم وتشكل حوالي 55% من حجم الدم. أما خلايا الدم فتكون معلقة في البلازما. وتتكون البلازما من بروتين البلازما، وأملاح البلازما التي تنحل بالكهرباء (Plasma Electrolytes)، إضافة إلى المواد التي تنتقل عن طريق الدم (الأكسجين والمواد الغذائية وثاني أكسيد الكربون والفضلات)، وما تبقى فهو يتكون من الخلايا التي تشكل ما نسبته 45% من حجم الدم.

ويتم تصنيع خلايا الدم في نخاع العظم (Bone Marrow) في التجويف الداخلي للعظام. ويحتوي نخاع العظم على خمسة أنواع من الخلايا التي تشكل خلايا الدم وهي: الكرية النخاعية (Myeloblasts)، وأحادية الخلية (Monoplasts) ؛ وهي الخلايا التي تشكل كريات الدم البيضاء. أما الرأب الليمفاوي (Lymphoblasts)، فهو الذي ينتج الكريات الليمفاوية (Lymphcytes)، والحبيبات الحمراء غير المنواة في نخاع العظم (Erythroblasts) التي تنتج

خلايا الدم الحمراء (Red Blood Cells)، والنَّوَّاة (Megakaryocytes) وهي الخلايا التي تنتج الصفيحات الدموية (Platelets). ولكل نوع من هذه الخلايا وظيفة مهمة.

وتقوم **الكريات الدموية البيضاء** (White Blood Cells) بدور مهم في الشفاء من الأمراض وذلك عن طريق امتصاص وإزالة المواد الغريبة من الجسم؛ لأنها مزودة بالكريات النخاعية، والخلايا أحادية الخلية. إذ تقوم بابتلاع البكتيريا والجزيئات الغريبة الأخرى. وهي تحوي حبيبات تقوم بإفراز خمائر هاضمة (Digestive Enzymes) تعمل على تحويل هذه الجزيئات الغريبة إلى شكل يمكن التخلص منه عن طريق الإفرازات.

ويقوم الرأب الليمفاوي بدور مهم أيضاً في مقاومة المواد الغريبة، فهو ينتج أجساماً مضادة (Antibodies)، وهي وسائط تعمل على تدمير المواد الغريبة من خلال ردود فعل الأجسام المضادة لمولد المضاد (Antigen-Antibody). ومعاً تقوم هذه المجموعات من الخلايا بدور له أهميته في مقاومة المرض والعدوى. وسوف نتناول هذه المجموعات من الخلايا بتفصيل أكثر عند الحديث عن جهاز المناعة (Immune System).

أما **كريات الدم الحمراء** (Red Blood Cells) فلها أهمية خاصة لأنها تحتوي على الهيموجلوبين (Hemoglobin) الذي يلزم لحمل الأكسجين وثاني أكسيد الكربون لمختلف أنحاء الجسم.

وتؤدي **الصفائح الدموية** (Platelets) عددا من الوظائف المهمة. فهي قادرة على التجمع معاً لإغلاق الفتحات الصغيرة التي تحدث في الأوعية الدموية، وتقوم بدور مهم في تجلط الدم (Blood Clotting). فعندما تحدث إصابة ما وتتمزق الأنسجة، تقوم الصفائح الدموية بإنتاج الثرومبوبلاستين (Thromboplastin)، الذي يؤثر بدوره على مكونات البلازما التي تعرف بمكون الليفين (Fibrinogen)، وتحولها إلى الليفين (Fibrin)، الذي يؤدي تكونه إلى تجلط الدم.

ويعمل جريان الدم على تنظيم حرارة الجسم. فعند ارتفاع درجة الحرارة إلى درجة كبيرة، فإن الأوعية الدموية الموجودة على سطح الجسم تتمدد، مما يساعد على وصول الدم إلى الجلد، مسببا فقدان الحرارة. وعندما تنخفض درجة الحرارة بدرجة كبيرة تتقلص الأوعية الدموية المنتشرة على سطح الجلد، مما يبعد الدم عن الجلد، ويؤدي إلى الحفاظ على حرارة الجسم. إن التغيير في جريان الدم في الجلد ينشأ جزئيا عن حرارة الأوعية الدموية، وفي جزء آخر عن ميكانيزمات تنظيم الحرارة الموجودة في الهيبوثلاموس، التي تحدث التأثير السمبثاوي في الأوعية الدموية الموجودة على سطح الجلد. كما تنظم هرمونات الكاتيكولامين (إيبينفيرين، ونورإيبينيفرين) جريان الدم في الجلد. إذ يعمل نورايبينيفرين عادة على تضييق الأوعية الدموية (Vasoconstriction)، بينما يعمل الايبينفرين على تضييق الأوعية الدموية الموجودة على سطح الجلد. ويوسع تلك الموجودة في العضلات. وهذه التغيرات تعمل بدورها على زيادة قوة انقباض القلب.

أمراض الدم: Blood-Related Disorders

الاضطراب في إنتاج خلايا الكريات الدموية البيضاء: Disorders of White Cell Production

تؤثر بعض اضطرابات الدم على إنتاج الكريات الدموية البيضاء، ومن هذه الاضطرابات ابيضاض الدم أو اللوكيميا، وقلة كريات الدم البيضاء أو اللوكوبينيا، وكثرة الكريات البيضاء أو اللوكوسايتوسيس.

واللوكيميا (Leukemia) أو ابيضاض الدم، عبارة عن مرض خبيث في نخاع العظم. وهي أحد أنواع السرطان الشائعة. إنها تتسبب في إنتاج عدد زائد من كريات الدم البيضاء. وبذلك تزيد من العبء الذي تحمله بلازما الدم، وتقلل

من عدد كريات الدم الحمراء التي يمكن أن تنتشر في البلازما. وتسبب الإصابة بفقر الدم (Anemia) على المدى القصير، أي نقصان عدد كريات الدم الحمراء. وإذا تركت بدون علاج فإن اللوكيميا تسبب الموت على المدى البعيد.

واللوكوبينيا (Leucopenia) عبارة عن نقص في عدد الكريات الدموية البيضاء. قد يترافق حدوثها مع أمراض السل (Tuberculosis)، والحصبة (Measles)، والتهاب الرئة (Pneumonia). إن الإصابة باللوكوبينيا تزيد من إمكانية تعرض الفرد للأمراض لأنها تقلل من عدد الكريات الدموية البيضاء المتوفرة لمقاومة العدوى.

أما **اللوكوسايتوسيس** (Leukocytosis) فهي الزيادة في عدد الكريات الدموية البيضاء. وتتطور كرد فعل على وجود عدد من الأمراض مثل اللوكيميا، والتهاب الزائدة الدودية (Appendicitis) والالتهابات الناجمة عن كثرة البكتيريا الأحادية النواة في الدم (Infectious Mononucleosis). إن تعرض الفرد للإصابة بالعدوى تستحث الجسم لإنتاج عدد زائد من الكريات الدموية البيضاء التي تقوم بمقاومة العدوى.

الاضطراب في إنتاج الكريات الدموية الحمراء: Disorders of Red Cell Production

ومن اضطرابات الدم الأخرى ما يرجع إلى الاضطراب في إنتاج الكريات الدموية الحمراء. وفقر الدم أو **الأنيميا** (Anemia) من أكثر هذه الاضطرابات انتشاراً. وفي هذه الحالة يصبح عدد كريات الدم الحمراء أو كمية الهيموجلوبين دون المعدل الطبيعي. وقد تصاب بعض النساء بأنيميا مؤقتة بسبب الحيض؛ حيث تفقد كميات كبيرة من الدم والحديد اللازم لإنتاج الهيموجلوبين، وأحياناً يجب تناول الحديد لحل هذه المشكلة. ومن أشكال الأنيميا الأخرى ما يدعى **نقص عدد الكريات الدموية الحمراء أو فقر الدم اللاتنسجي** (Aplastic Anemia)، وقد يحدث لأن نخاع العظم يعجز عن إنتاج عدد كافٍ من الكريات الدموية الحمراء، مما يؤدي إلى انخفاض في قدرة الدم في الوصول إلى الأنسجة، فتقل كمية الأكسجين التي تصل إلى الأنسجة، وتزداد كمية ثاني أكسيد الكربون المتراكمة فيها. وإذا لم يتم اكتشاف وجود الأنيميا فإنها تسبب تلفاً دائماً في الجهاز العصبي مما يسبب ضعفاً مزمناً.

وفي المقابل فإن **الإريثروسايتوسيس** (Erythrocytosis) هو الزيادة في عدد كريات الدم الحمراء. وقد تنشأ عن نقص الأكسجين في الأنسجة، أو كمؤشر آخر لأمراض أخرى. إن الاريثروسايتوسيس يزيد من لزوجة الدم مما يقلل من معدل جريان الدم.

والأنيميا المنجلية أو فقر الدم المنجلي (Sickle-Cell Anemia) عبارة عن مرض جيني تصاب به الكريات الدموية الحمراء. وهو أكثر انتشاراً بين السود. ومن مظاهره عدم القدرة على إنتاج خلايا دموية حمراء طبيعية. حيث تأخذ الخلايا الشكل المنجلي بدلاً من الكروي المنبسط. كما أنها تحوي على جزيئات غير طبيعية من البروتين المتحد مع الهيموجلوبين. وتكون عرضة للانفجار مما يجعل الفرد عرضة للإصابة بفقر الدم. وعلى ما يبدو، فإن الخلايا المنجلية تطورت عند الأفارقة السود عن محاولات جينية للتكيف من أجل مقاومة مرض الملاريا. ومع أن هذه الخلايا أثبتت فعاليتها في مقاومة الملاريا على المدى القصير، إلا أن المضاعفات التي ترتبت على تطورها قد تهدد الحياة.

اضطرابات التجلط: Clotting Disorders

وهناك مجموعة ثالثة من اضطرابات الدم تتعلق باضطرابات التجلط. فمرض النزاف أو الهموفيليا (Hemophilia) يصيب الأفراد الذين يعجـــزون عن إنتـاج الثرومبوبلاستين (Thromboplastin) ومن ثم الليفين (Fibrin)، وبذلك فإن الدم لا يمتلك خاصية التخثر الطبيعي عند التعرض للجروح، مما يؤدي إلى الموت نزفا إذا لم يقدم العلاج الملائم.

وكما أشير سابقاً فإن التخثرات (Thromboses) قد تحدث في الأوعية الدموية. ويكون ذلك نتيجة التلف أو الخشونة التي تصاب بها جدران الشرايين والأوردة بسبب تراكم الكوليسترول. مما يؤدي إلى التصاق الصفائح الدموية بالمناطق الخشنة مسببة التجلط. إن الجلطة التي تتكون بهذه الطريقة قد تؤدي إلى نتائج خطيرة جداً إذا تكونت في الأوعية الدموية المؤدية إلى القلب. مثلما يحدث في حال انسداد الشريان التاجي المؤدي للقلب بسبب هذه التخثرات (Coronary Thrombosis)، أو في حال انسداد الأوعية الدموية المؤدية إلى الدماغ كما يحدث في الجلطة الدماغية (Cerebral Thrombosis)، حيث يعاق تدفق الدم إلى هذه الأعضاء. وعندما يحدث التخثر في الوريد فإن الدم المتجلط قد ينفصل ويشكل سدادة تستقر في نهاية الأمر في الأوعية الدموية المؤدية إلى الرئتين مما يؤدي إلى انسداد الوريد الرئوي (Pulmonary Obstruction). والموت هو النتيجة التي يمكن أن تقود إليها جميع الظروف المذكورة.

الجهاز التنفسي: The Respiratory System

مكونات ووظائف الجهاز التنفسي: The Structure and Functions of the Respiratory System

إن للتنفس (Respiration) وظائف رئيسة ثلاث هي: إدخال الأكسجين، والتخلص من ثاني أكسيد الكربون، وتنظيم النسب المختلفة لمكونات الدم. ويحتاج الجسم إلى الأكسجين لإتمام عملية أيض المواد الغذائية. ففي أثناء عملية الأيض (Metabolism) يتحد الأكسجين مع ذرات الكربون الموجودة في المواد الغذائية، منتجاً ثاني أكسيد الكربون (CO_2). حيث يقوم الجهاز التنفسي بإدخال الهواء الذي يحتوي على الأكسجين من خلال الشهيق (Inspiration) وطرد ثاني اكسيد الكربون من خلال الزفير (Expiration).

ويشتمل **الجهاز التنفسي** (The Respiratory System) على عدة أعضاء هي الأنف، والفم، والبلعوم (Pharynx)، والقصبة الهوائية (Trachea)، والحجاب الحاجز (Diaphragm)، وعضلات البطن (Abdominal Muscles)، والرئتين (Lungs). ويتم اندفاع الهواء الذي يتم استنشاقه عن طريق الأنف والفم، عبر البلعوم، والحنجرة (Larynx) إلى القصبة الهوائية. وتتكون القصبة الهوائية من أنبوب عضلي يمتد من الحنجرة متجهاً إلى الأسفل وتنقسم في نهايتها السفلى إلى فرعين يسميان الشعيبات الرئيسة (Primary Branches). حيث تدخل كل شعبة إلى إحدى الرئتين، وهذه بدورها تتشعب إلى شعيبات ثانوية، ومن ثم إلى شعيبات أصغر فأصغر، وتستمر عملية التشعب هذه لتتشعب إلى ممرات أنبوبية دقيقة جداً لا ترى بالعين المجردة، تحوي أكياساً عديدة في غاية الدقة تسمى أسناخ (Alveoli). والأسناخ والشعيرات الدموية هي المسؤولة عن تبادل الأكسجين وثاني أكسيد الكربون. والشكل (2-6) يبين رسماً توضيحياً للجهاز التنفسي.

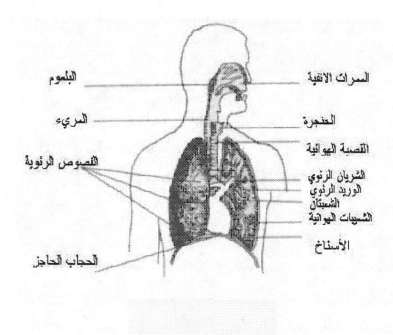

الجيوب الأنفية ـــــــــــــــــــــــــ
الحنجرة ـــــــــــــــــــــــــ
القصبة الهوائية ـــــــــــــــــــــــــ
الشريان الرئوي
الوريد الرئوي
الشعيبتان
الشعيبات الهوائية ـــــــــــــــــــــــــ
الأسناخ ـــــــــــــــــــــــــ

البلعوم ـــــــــــــــــــــــــ
المريء ـــــــــــــــــــــــــ

الفصوص الرئوية ـــــــــــــــــــــــــ

الحجاب الحاجز ـــــــــــــــــــــــــ

شكل 6-2 الجهاز التنفسي

والشهيق عملية نشطة تحدث بسبب تقلص العضلات. وتسبب عملية الشهيق تمدد الرئتين داخل التجويف الصدري (Thorax). أما الزفير فهو بالمقابل عملية سلبية تحدث بسبب استرخاء الرئتين مما يقلل حجم الرئتين في داخل التجويف الصدري. إن الرئتين تملآن معظم الفراغ داخل التجويف الصدري، وهما شديدتا المرونة وتعتمدان على جدران التجويف الصدري لإسنادهما. لذلك إذا حدث ودخل الهواء في الفراغ بين جدران التجويف الصدري وبين الرئتين فإن أحدى الرئتين أو كليهما تنطويان.

ويتم ضبط الحركات التي تتضمنها عملية التنفس من مركز التنفس في النخاع المستطيل. ووظيفة هذا المركز تعتمد جزئياً على المكونات الكيماوية الموجودة في الدم. فعلى سبيل المثال، إذا كان مستوى ثاني أكسيد الكربون في الدم عالياً يتم تنبيه مركز التنفس وبذلك يزداد معدل التنفس. أما إذا انحدر مستوى ثاني أكسيد الكربون إلى مستوى متدنٍ جداً فإن معدل التنفس ينخفض إلى أن يصل مستوى ثاني أكسيد الكربون إلى الوضع الطبيعي مرة ثانية.

إن الجهاز التنفسي مسؤول أيضاً عن السعال. إذ أن كميات من الغبار وغيرها من المواد الغريبة يتم استنشاقها مع كل مرة يحدث فيها التنفس، وبعض هذه المواد تلتقطها المادة المخاطية في الأنف وممرات الهواء، ومن ثم يتم إيصالها إلى الحنجرة حيث يتم ابتلاعها. وعندما تتجمع كميات كبيرة من المواد المخاطية في الممرات الهوائية الكبيرة يتم إزالتها عن طريق السعال (الذي يعتبر بمثابة زفيراً قوياً).

اضطرابات الجهاز التنفسي: Disorders of the Respiratory System

الاختناق، ونقص الاكسجين، وفرط التهوية:

هناك عدة اضطرابات يصاب بها الجهاز التنفسي وتشمل الاختناق، ونقص الأكسجين، وفرط التهوية. وهذه الاضطرابات ليست خطيرة جداً إذا حدثت لفترة وجيزة. ولكن استمرارها لفترة طويلة قد يؤدي إلى آثار شديدة الخطورة.

فالاختناق (Asphyxia) حالة تنشأ عن نقص الاكسجين وزيادة نسبة ثاني أكسيد الكربون، ويمكن أن تحدث بسبب إعاقة التنفس. أي عندما يحدث التنفس في مكان مغلق مما يؤدي إلى إعادة استنشاق الهواء الفاسد، أو عندما يكون التنفس غير كاف لحاجات الجسم. ويزيد الاختناق من نشاط التنفس.

أما **نقص الأكسجين أو الأنوكسيا** (Anoxia) فينتج عن انقطاع الأكسجين، وهو أكثر خطورة. إن الأفراد الذين يتعرضون لنقص الأكسجين، قد يفقدون الإحساس بالمكان والزمان بشكل فجائي، ويفقدون كل إحساس بالخطر، ويصابون بالإغماء من دون أن يزداد تنفسهم. وهذه المخاطر يتعرض لها قادة الطائرات عندما يرتفعون بطائراتهم إلى مستويات عالية جداً في الجو. ولذلك فإنهم يتلقون تدريباً كبيراً لكي ينتبهوا إلى مؤشرات نقص الأكسجين، ليتمكنوا من القيام بالخطوات الضرورية السليمة.

ومصدر آخر لاختلال التوازن بين ثاني أكسيد الكربون والأكسجين ينشأ عن **فرط التهوية** (Hyperventilation). فعندما يتعرض الأفراد للاستثارة الانفعالية الحادة، فإنهم قد يتنفسون بعمق مما يؤدي إلى تقليل كمية ثاني أكسيد الكربون في الدم. وحيث أن ثاني أكسيد الكربون يعمل على تمدد الأوعية الدموية فإن فرط التهوية يؤدي إلى انقباض الأوعية الدموية وإلى تقليل تدفق الدم إلى الدماغ، ونتيجة لذلك فقد تعاق القدرة على الرؤية ويرافق ذلك صعوبة في التفكير بوضوح ودوخان.

إن مشاكل خطيرة جداً تحدث عندما يتوقف الفرد عن التنفس وعندما يغيب عن الوعي. وإذا لم يجر له تنفس صناعي خلال دقيقتين فإن النتيجة تكون إما تلف الدماغ أو الموت.

حمى القش والأزمة: Hay Fever & Asthma

تظهر **حمى القش** (Hay Fever) في أوقات معينة من فصول السنة، وهي نوع من الاستجابات التحسسية تجاه الأجسام الغريبة- بما في ذلك حبوب اللقاح، والغبار، وغيرها من المواد المثيرة للحساسية- التي يحملها الهواء وتدخل إلى الرئتين. وهذه المواد المهيجة تستحث الجسم لإنتاج مواد تدعى بالهيستامينات (Histamines)، وهذه المواد تسبب التهاب الشعيرات الموجودة في الرئتين وإفراز كميات كبيرة من السوائل تؤدي إلى العطاس الحاد.

أما **الأزمة** (Asthma) فهي ردود فعل تحسسية أكثر شدة، ويمكن أن تتسبب عن مواد متنوعة عديدة بما في ذلك الغبار، وفرو القطط والكلاب، وحبوب اللقاح، والفطريات. ويمكن أن تحدث نوبات الأزمة أيضاً بسبب التعرض للضغط الانفعالي، أو عند أداء التمارين. وهذه النوبات قد تكون شديدة مما يؤدي إلى تشنج قصبي (Bronchial Spasms)، وفرط التهوية.

وفي أثناء حدوث نوبة الأزمة، فإن العضلات المحيطة بأنابيب الهواء تتقلص، وقد يلتهب ويتورم الغشاء المبطن لأنابيب الهواء. ويؤدي إلى زيادة المادة المخاطية وانسداد الأنابيب الهوائية. كما أن الإفرازات المخاطية قد تغلق الشعيبات مما يقلل من كمية الأكسجين التي يتم التزود بها، ويزيد من كمية ثاني أكسيد الكربون (A.M. Weinstein, 1987).

وتبين الإحصائيات بأن عدد حالات الحساسية التي تشمل حمى القش والأزمة قد ارتفعت بشكل فجائي بالولايات المتحدة. فهناك زيادة واضحة في عدد الأشخاص الذين يعانون من الحساسية. وقد يعود ذلك إلى التغير البيئي الناتج عن ارتفاع درجة حرارة الكرة الأرضية (مما يؤدي إلى زيادة في أعداد حبوب اللقاح)، أو كرد فعل للمواد الكيماوية أو بسبب التلوث، أو لأسباب أخرى لم يتم اكتشافها بعد.

العدوى الفيروسية: Viral Infections

يتعرض الجهاز التنفسي للإصابة بعدد من الاضطرابات المزمنة. ولعل أمراض البرد، والإصابة الفيروسية للقسم العلوي وأحياناً السفلي من الجهاز التنفسي، من أكثر هذه الاضطرابات انتشارا. والعدوى التي يصاب بها الجهاز التنفسي تسبب التعب، والاحتقان، وإفراز الكثير من المواد المخاطية. وفترة الحضانة لأمراض البرد- أي الفترة ما بين التعرض للفيروس وبداية ظهور الأعراض- تتراوح بين 12-72 ساعة. ومدة استمرار المرض تدوم في العادة بضعة أيام. ويؤدي حدوث إصابات ثانوية بالبكتيريا إلى تعقد الحالة المرضية، وتحدث هذه الإصابات البكتيرية لأن الإصابة الفيروسية الأولية تسبب التهاب الأغشية المخاطية مما يقلل من إمكانية منع حدوث العدوى الثانوية.

ومن أشكال الاضطرابات الحادة التي يمكن أن تصيب الجهاز التنفسي بسبب عدوى فيروسية ما يعرف **بالإنفلونزا** (Influenza). وقد تنتشر الإنفلونزا كالوباء. إن فيروسات الإنفلونزا تهاجم الأغشية المبطنة للجهاز التنفسي، وتقضي على الخلايا السليمة. وقد تسبب الحمى والتهاب الجهاز التنفسي. ومن المضاعفات الشائعة التي يمكن أن تنشأ عن الإنفلونزا حدوث عدوى بكتيرية ثانوية، **كذات الرئة** (Pneumonia).

والنمط الثالث من الاضطرابات التي يصاب بها الجهاز التنفسي، **التهاب الشعيبات** (Bronchitis)؛ وهو عبارة عن التهاب الغشاء المخاطي الموجود داخل الشعيبات الهوائية في الرئتين. يرافق التهاب الشعيبات إفراز كميات كبيرة من المادة المخاطية تؤدي إلى استمرار السعال.

العدوى البكتيرية: Bacterial Infection

يتعرض الجهاز التنفسي أيضاً لهجمات بكتيرية مثل إصابة الحلق بعدوى بكتيريا الحلق العقدية (Streptococcus)، والسعال الديكي (Whooping Cough)، والدفتيريا (Diphtheria). وتؤدي بكتيريا الحلق العقدية (Strep Throat) إلى التهاب الحلق والحنك (أعلى باطن الفم) وتسبب التورم والاحمرار.

وفي **السعال الديكي**، تهاجم البكتيريا القسم العلوي من الجهاز التنفسي، وتتجه أسفل إلى القصبة الهوائية والشعيبات الهوائية. ويؤدي النمو البكتيري إلى تكون سائل لزج، يحاول الجسم التخلص منه عبر السعال الشديد. ومع أن عدوى الدفتيريا تؤدي إلى إصابة القسم العلوي من الجهاز التنفسي، إلا أن بكتيريا الدفتيريا تفرز موادا سامة يمتصها الدم، وبذلك تنتقل عبر الأوعية الدموية إلى أنحاء الجسم المختلفة. لذا فإن هذا المرض يمكن أن يدمر الأعصاب، وعضلات القلب، والكلى، وقشرة الأدرينالية.

وعلى الأغلب فإن بكتيريا الحلق العقدية، والسعال الديكي، والدفتيريا لا تسبب تلفاً دائماً للقسم العلوي من الجهاز التنفسي. ولكن الخطر الرئيسي الذي تسببه هذه الأمراض هو إمكانية حدوث عدوى ثانوية تنتج عن المقاومة الضعيفة. ومع هذا فإن هذه الإصابات البكتيرية قد تسبب تلفاً دائماً لأنسجة أخرى بما في ذلك أنسجة القلب.

ذات الرئة وانتفاخ الرئة أو الأمفزيما: Pneumonia & Emphysema

يتعرض الجهاز التنفسي أيضاً لأمراض عدة تصيب الرئتين، ومن الأمراض الرئيسة التي تصيب الرئة ما يعرف بـ**ذات الرئة** (Pneumonia). ويظهر هذا المرض على نمطين رئيسيين هما: ذات الرئة المفصص (Lobar Pneumonia) حيث تحدث الإصابة لكافة فصوص الرئة، وتلتهب جميع الأسناخ (Alveoli) مما قد يعيق عملية تبادل الأكسجين بثاني أكسيد الكربون، وقد تنتشر العدوى لأعضاء أخرى.

أما النوع الثاني فهو **ذات الرئة الشعبي** (Bronchial Pneumonia) ويقتصر على إصابة الشعيبات. وعادة ما يتسبب عن عدوى ثانوية قد تحدث نتيجة للمضاعفات التي تنشأ عن الإصابة بأمراض أخرى مثل أمراض البرد الحاد (الرشح الشديد والإنفلونزا). ولكن هذا المرض لا يشكل خطورة كذات الرئة المفصص.

وفي **الانتفاخ الرئوي** (Pulmonary Emphysema) تحدث إعاقة متكررة لتدفق الهواء. ويتم ذلك عندما تتمدد الأسناخ أو تضمر، أو تصبح رقيقة فتفقد مرونتها وتعجز عن الانقباض خلال الزفير، ونتيجة لذلك يصبح الزفير صعباً ويحتاج لقوة الضغط مما يجعل عملية التخلص من ثاني أكسيد الكربون غير سهلة. ويحدث الانتفاخ الرئوي بسبب عدة عوامل منها التدخين لفترات طويلة.

السل الرئوي وذات الجنب: Tuberculosis & Pleurisy

والسل الرئوي (Tuberculosis) من الأمراض المعدية التي تتسبب عن مهاجمة البكتيريا لأنسجة الرئة. فعندما تحاط البكتيريا المسببة للمرض بخلايا البلعمة الكبيرة (Macrophages)، وهي نوع خاص من كريات الدم البيضاء فإنها تشكل كتلة تسمى درنة (Tubercle) وهي المؤشر المألوف الدال على هذا المرض. وفي آخر الأمر ومن خلال عملية التجبن (Caseation)، أي تحول الأنسجة إلى كتلة متحببة متعجنة، فإن مركز الدرنة يتحول إلى كتلة شبيهة بالجبنة يمكن أن تشكل فراغا في الرئة. ومثل هذه الفراغات يمكن أن تؤدي إلى ظهور ندبة دائمة في الأنسجة مسببة صعوبات مزمنة في عمليات تبادل الأكسجين، وثاني أكسيد الكربون الذي يحدث بين الدم والحويصلات الهوائية في الرئة.

أما **ذات الجنب** (Pleurisy) فهو التهاب غشاء الجنب (Pleura) أي الغشاء الذي يحيط بالأعضاء في التجويف الصدري Thoracic Cavity). ويتكون نتيجة هذا الإلتهاب سائل لزج، يحدث في العادة عندما يصاب الفرد بذات الرئة أو السل الرئوي. ويمكن أن يسبب آلاماً مبرحة.

سرطان الرئة: Lung Cancer

إن سرطان الرئة أو الأورام السرطانية (Carcinoma) من الأمراض التي تنتشر بازدياد مستمر. إنه يتسبب عن التدخين، وعوامل أخرى غير معروفة بعد، بما في ذلك العوامل البيئية المسرطنة (Environmental Carcinogens) (كتلوث الهواء)، أو المواد المسببة للسرطان في موقع العمل مثل مادة الأسبست (Asbestos). فالخلايا المصابة في الرئة

تبدأ بالانقسام بطريقة سريعة وبدون ضوابط مشكلة ورماً. والخلايا الخبيثة تنمو بسرعة أكبر من الخلايا السليمة مما يؤدي إلى تجمعها حولها فتسلبها غذاءها وتسبب موتها. ثم ينتشر الورم بعد ذلك إلى الأنسجة المحيطة.

أمراض الجهاز التنفسي: Diseases of the Respiratory System

إن عدداً من الأمراض التي يصاب بها الجهاز التنفسي والتي أشرنا إليها لها ارتباط مباشر بالمشاكل الصحية التي يمكن أن تندرج ضمن اهتمام ميدان علم النفس الصحي. فالتدخين، على سبيل المثال، هو من المشاكل الصحية الرئيسة التي تؤدي إلى الإصابة بانتفاخ الرئة، وسرطان الرئة. إن تخفيف انتشار السل الرئوي يمكن أن يتم عن طريق تشجيع الناس على إجراء فحص منتظم للصدر بأشعة (x). ومن الأمور التي تساعد على إصابة الجهاز التنفسي بالأمراض، اتباع طرق خاطئة في علاج الأمراض، والتعرض للمواد الخطرة في بيئة العمل، وتلوث الهواء.

وكما سنوضح في الفصول الثالث، والرابع، والخامس، فإن علم النفس الصحي يتناول عدداً من هذه المشاكل الصحية، إضافة لذلك فإن بعض اضطرابات التنفس التي تناولناها ذات طبيعة مزمنة وتستمر مع الفرد المصاب لفترة من الزمن. وبالنتيجة فإن مسألة التأهيل الجسمي، والمهني، والاجتماعي، والنفسي الطويل الأمد تصبح من الأمور المهمة. وسوف نقوم بتغطية هذه المواضيع في الفصول الحادي عشر، والثالث عشر، والرابع عشر.

الجهاز الهضمي وأيض المواد الغذائية:

The Digestive System and the Metabolism of Food

لمحة عامة:

يعتبر الغذاء ضرورياً لاستمرار الحياة، فهو يتحول خلال عمليات الأيض إلى حرارة وطاقة، ويمد الجسم بالمواد الغذائية اللازمة للنمو وإصلاح الأنسجة التالفة. ولكن قبل أن تتمكن الخلايا من استخدام الغذاء، فإنه يجب أن يتحول إلى شكل ملائم قابل للامتصاص ليندمج مع الدم. وتسمى عملية التحول هذه بالهضم (Digestion).

عمل الجهاز الهضمي: The Functioning of the Digestive System

يتم ترطيب الطعام أولاً باللعاب الموجود في الفم، حيث يتحول الطعام إلى كتلة مستديـرة ناعمـة تسمى اللقمة (Bolus). تنتقل هذه الكتلة إلى المريء بمساعدة التقلصات اللاإرادية والحركات العضلية التي تتحرك باتجاه واحد نحو المعدة. ثم تقوم المعدة بإنتاج عدة أنواع من الإفرازات المعدية (Gastric Secretions)، منها الببسين، وحامض الكلورودريك لمتابعة عملية الهضم. إن الإفرازات المعدية يتم ضبطها من قبل العصب العاشر المبهم (Vague Nerve)، فمنظر الطعام أو حتى التفكير به يؤدي إلى بدء إفراز الأنزيمات المعدية.

وعندما ينتقل الطعام من المعدة إلى الإثني عشر (Duodenum)، يبدأ البنكرياس بالمشاركة في عملية الهضم. تحوي العصارة البنكرياسية التي تفرز في الإثني عشر عدة أنواع من الأنزيمات التي تعمل على تحطيم البروتينات، والكربوهيدرات، والدهون. كما أن البنكرياس يقوم بوظيفة مهمة وهي إفراز هرمون الإنسولين (Insulin) الذي يسهل عبور الجلوكوز إلى أنسجة الجسم. كما يلعب الكبد دوراً حيوياً في عمليات الأيض. حيث يفرز عصارة الصفراء (Bile)

التي تدخل إلى الإثني عشر وتعمل على تحطيم الدهون. إن عصارة الصفراء يتم خزنها في المرارة أو الحويصلة الصفراوية، ويتم إفرازها في الإثني عشر حسب الحاجة.

ومعظم المواد التي تستخدم في أيض المواد الغذائية قابلة للذوبان بالماء، ويمكن نقلها بسهولة عن طريق الدم. ومع ذلك فإن مواد أخرى لا تذوب بالماء وبذلك يجري إيصالها إلى بلازما الدم كمواد معقدة تتحد مع بروتين البلازما. وهذه المواد التي تسمى الشحوم (Lipids). وهي مركبات عضوية تشمل الدهون، والكوليسترول، والليستين (Lecithin). وزيادة الشحوم في الدم تسمى بفرط تشحم الدم (Hyperlipidemia). وتنتشر هذه الحالة بين مرضى السكري

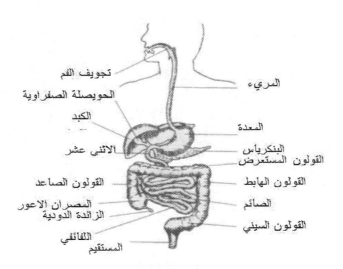

شكل 2-7 الجهاز الهضمي

المصدر: (Lankford, 1979, P. 523)

وبعض حالات مرضى الكلى، وفي حالات فرط إفراز الدرقية (Hyperthyroid)، وإدمان الكحول. كما أنها العامل الرئيسي المسبب لأمراض القلب (أنظرا الفصلين الرابع والثالث عشر).

يحدث امتصاص الطعام بشكل رئيسي في الامعاء الدقيقة التي تنتج أنزيمات تكمل تحطيم البروتينات إلى أحماض أمينية. ويتم التحكم بحركة الأمعاء الدقيقة عن طريق الجهازين العصبي السمبثاوي والبراسمبثاوي. فالنشاطات البراسمبثاوية تزيد من سرعة أيض المواد الغذائية. في حين أن نشاطات الجهاز السمبثاوي تبطيء عمليات الأيض.

ويمر الطعام بعد ذلك في الأمعاء الغليظة التي تتكون من الأقسام المتتابعة التالية: الأعور، والقولون الصاعد، والقولون المستعرض، والقولون النازل، والقسم الأخير من القولون السيني. وتعمل الأمعاء الغليظة على خزن فضلات الطعام المتجمعة، وتساعد في إعادة امتصاص الماء. إن دخول الغائط إلى المستقيم يستدعي ظهور الحاجة للتبرز، أو لطرد الفضلات الصلبة من الجسم عبر فتحة الشرج. ويبين الشكل (2-7) الأعضاء التي تتدخل في العمليات الأيضية.

اضطرابات الجهاز الهضمي: Disorders of the Digestive System

يتعرض الجهاز الهضمي لعدد من الاضطرابات، بعضها خفيف ويسبب إزعاجا بسيطا ومؤقتا، وبعضها الآخر أكثر خطورة ومزمن. ومن هذه الاضطرابات: التهاب المعدة والأمعاء، والإسهال، والديزنطاريا أو الزحار.

ويحدث التهاب المعدة والأمعاء (Gastroenteritis)، في أغشية المعدة والأمعاء. وقد يتسبب عن عوامل مثل تناول كميات كبيرة من الطعام والشراب، أو بسبب تناول الأطعمة والأشربة الملوثة، أو تسمم الغذاء. وتظهر الأعراض في العادة بين 2-4 ساعات بعد تناول الطعام؛ ومن الأعراض التي يسببها هذا الالتهاب، المراجعة، والإسهال، والمغص، والدوخة.

ومن أعراض الإسهال (Diarrhea)، الحركة المتكررة للأمعاء والإخراج المائع. ويحدث ذلك عندما يعجز الغشاء المبطن للأمعاء الدقيقة، والغليظة عن امتصاص الماء أو الغذاء المهضوم. ويؤدي الإسهال المزمن إلى اضطرابات خطيرة في توازن السوائل والأملاح التي تنحل بالكهرباء (Electrolyte) (وهي المواد التي تذوب بالماء لإعطاء محلول موصل للتيارالكهربائي مثل الصوديوم والبوتاسيوم والمغنيسيوم والكالسيوم).

أما **الزحار أو الديزنطاريا** (Dysentery)، فهي شبيهة بالإسهال باستثناء أن الأغشية المخاطية، والصديد، والدم، تطرح مع الفضلات في حال الديزنطاريا. وقد تتسبب عن كائن أولي/ بروتوزوا (Protozoan) يهاجم الأمعاء الغليظة. وهذا ما يحدث في حال الإصابة بالديزنطاريا الأميبية (Amoebic Dysentery)، أو بسبب التعرض لعضويات بكتيرية. ومع أن هذه الأمراض لا تشكل خطرا يتهدد الحياة في الدول الصناعية، إلا أنها من الأسباب الشائعة المسببة للموت في الدول الأقل تطورا.

القرحة الهضمية: Peptic Ulcer

تنتج قرحة المعدة عن فتحة متقرحة في غشاء المعدة أو الإثني عشر (Duodenum). وهي تنتج عن فرط إفراز حامض الكلورودريك. وتحدث عندما يفرز البيبسين (Pepsin) وهو الأنزيم البروتيني الذي يقوم بعملية الهضم في المعدة، ويعمل على هضم جدار المعدة والإثني عشر في حالة القرحة. إن أسباب القرحة ليست معروفة تماماً، مع أنه يعتقد بأنها تتسبب عن بكتيريا تدعى (H. Pylori) مسؤولة عن تطور عدة أنواع من القرحة. كما يعتقد بأن القرحة ترجع في أصولها إلى عوامل نفسية. والاعتقاد السائد حاليا هو أن القرحة تتفاقم نتيجة التعرض للضغط. ولكن ليس بالضرورة أن يكون الضغط هو السبب المؤدي لحدوثها.

أمراض المرارة: Diseases of the Gallbladder

تتعــرض المرارة أو الحويصلـة الصفراويــة إلى عـدة اضطرابات. إحدى هـذه الاضطرابات هي **حصوة المرارة** (Gallstones) التي تتكون من مزيج من الكوليسترول، والكالسيوم، والبيليروبين أو حمرة المرة (Bilirubin)، وأملاح غير عضوية. وقد تسبب حركة حصيات المرارة في مجرى المرارة نوبات مؤلمة. لذا يجب إزالتها بالجراحة. وتسمى العدوى والالتهابات التي تحدث بالمرارة بالتهاب المرارة (Cholecystitis) وقد تهيء هذه الالتهابات الظروف للإصابة بحصى المرارة.

التهاب الزائدة الدودية: Appendicitis

حالة عامة تنتج عن تجمع الفضلات والبكتيريا في الزائدة الدودية (Appendix). وإذا أغلقت الفتحة الصغيرة في الزائدة فإن البكتيريا تتكاثر بسهولة مما يؤدي إلى ظهور الألم وزيادة التقلصات اللإرادية والدوخة. وإذا انفجرت الزائدة وانتشرت البكتيريا في الصفاق (Peritoneum)، فإنهـا قد تحدث التهابات أشد خطورة مثل التهاب الغشاء المبطن للبطن (Peritonitis) أو حتى الموت.

التهاب الكبد: Hepatitis

إن التهاب الكبد من الأمراض الخطيرة المعدية. ويسبب هذا المرض تضخم الكبد وإضعافه وقد يؤدي إلى تلف دائم فيه. فعندما يحدث الالتهاب فإن البيليروبين (Bilirubin), وهو من المواد التي تنتج عن تحطم الهيموجلوبين، لا يستطيع المرور بسهولة عبر ممرات الصفراء، مما يؤدي إلى بقائه في الدم مسببا اصفرار الجلد المعروف **باليرقان** (Jaundice). ومن الأعراض الأخرى التي يترافق حدوثها مع التهاب الكبد: التعب، والحمى، وآلام العضلات والمفاصل، والدوخة، والقيء، وفقدان الشهية، وآلام البطن، وأحياناً الإسهال.

وهناك أنواع مختلفة من التهاب الكبد تختلف في شدة خطورتها وكيفية انتقالها. فمرض الكبد الوبائي الذي يحمل التصنيف أ (Hepatitis A) يتسبب عن فيروسات تنتقل في العادة عبر الطعام والشراب، وغالباً ما توجد في الأطعمة البحرية غير المطبوخة بدرجة كافية، أو عن طريق الأغذية المعدة أو المخزونة بطريقة غير صحية.

أما الصنف الثاني المعروف بمرض الكبد الوبائي الذي يحمل التصنيف ب (Hepatitis B)، فهو من الأشكال الأكثر خطورة، ويحمله أكثر من (350) مليون شخص في العالم. ويقدر عدد الذين يحملون المرض بـ (4.8) مليون شخص في الولايات المتحدة. ويعرف أيضاً باسم التهاب الكبد المصلي (Serum Hepatitis)، ويتسبب عن عدوى فيروسية، وينتقل عن طريق نقل الدم من شخص مصاب به، وعن طريق الإبر غير المعقمة جيداً، والاتصال الجنسي، أو الاتصال بين الأم والرضيع. كما أن تعاطي المخدرات عن طريق الأوردة يؤدي إلى مخاطر الإصابة به. وتماثل أعراضه أعراض الصنف الأول (A) ولكنه أكثر خطورة.

وهناك صنف ثالث يحمل التصنيف ج (Hepatitis C)، ينتشر أيضاً عن طريق الدم أو الإبر. ويتسبب في الأغلب عن طريق نقل الدم. وأكثر من (1%) من الأمريكيين يحملون هذا المرض. أما الصنف د (Hepatitis D)، فوجد أنه ينتشر بشكل رئيسي بين الفئات التي تتعاطى المخدرات عن طريق حقنها في الأوردة، والفئات التي تحمل الصنف ب الضروري لانتقال الصنف د. وأخيراً فإن الصنف هـ (Hepatitis E) يشبه الصنف (A) ولكنه يتسبب عن فيروس مختلف (Margolis & Moses, 1992; National Center of Health Statistics, 1996).

الجهاز الكلوي: The Renal System

لمحة عامة:

يلعب الجهاز الكلوي الذي يتكون من الكليتين، والحالبين، والمثانة البولية، ومجرى البول، دوراً مهماً أيضا في عملية الأيض. فالكليتان (Kidneys) مسؤولتان عن تنظيم سوائل الجسم؛ ووظيفتهما الرئيسة إنتاج البول. أما الحالبان (Ureters) فيحتويان على أنسجة عضلية صغيرة تعمل تقلصاتها على إنتاج موجات متعاقبة لاإرادية تحول البول باتجاه

ويحتوي البول على الماء الفائض، وما يتبقى من العناصر تي تنحل بالكهرباء (Electrolytes)، والفضلات المتخلفة عن عملية تمثيل الحيوي، والفائض من الأحماض أو القلويات (Alkalis). وعن ريق حمل هذه المواد خارج الجسم يتم الحفاظ على توازن الماء، العناصر التي تنحل بالكهرباء، ومستوى الحموضة (pH) في الدم. يعتبر الصوديوم والبوتاسيوم من أكثر العناصر التي تنحل بالكهرباء همية لأنهما يتدخلان في الاستجابات الكيماوية الطبيعية للجسم، وفي قلص العضلات، وفي إيصال النبضات العصبية. لذا فإن من الوظائف لهمة للكليتين الحفاظ على توازن كاف لأيونات الصوديوم البوتاسيوم.

يقوم الإحليل (Urethra) بتوصيل البول من المثانة إلى خارج الجسم. ويوضح

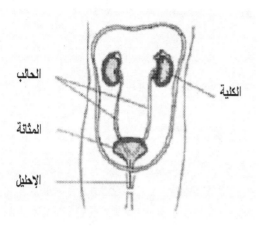

الحالب
الكلية
المثانة
الإحليل

شكل 2-8 الجهاز الكلوي

وفي حالات الإصابة بأمراض معينة، فإن البول يحوي كميات غير طبيعية من بعض المكونات؛ وبذلك فإن تحليل البول (Urinalysis)، يمكن أن يقدم دلالات تشخيصية حول كثير من الاضطرابات. فوجود كميات كبيرة من الجلوكوز على سبيل المثال، قد يشير إلى وجود مرض السكري، ووجود كميات كبيرة من خلايا الدم الحمراء قد يشير إلى وجود اضطراب في الكلى وهكذا. ولهذا السبب فإن الفحص الطبي يتضمن دائماً إجراء تحليل للبول.

وكما أشرنا فإن إحدى الوظائف الرئيسة للكليتين هي ضبط توازن الماء في الدم. فعلى سبيل المثال، نلاحظ أن كمية البول التي ينتجها الجسم تكون قليلة نسبيا في الأيام الحارة التي يؤدي بها الفرد نشاطا يتسبب في إفراز كميات غزيرة من السوائل عن طريق التعرق، وذلك من أجل مساعدة الجسم في الحفاظ على أكبر كمية ممكنة من الماء. وهذا يعود بالطبع لأن كميات كبيرة من الماء تفقد عن طريق الجلد. ومن ناحية ثانية فإن كمية البول تكون كبيرة في الأيام الباردة، ولدى تناول الفرد كميات كبيرة من السوائل، وذلك من أجل منع حدوث فرط التميُّه (Overhydration).

مختصر القول، فالجهاز الكلوي يعمل على تنظيم سوائل الجسم عن طريق إزالة الماء الزائد، والفائض من العناصر التي تنحل بالكهرباء، والفضلات المتخلفة، عن عمليات الأيض.

اضطرابات الجهاز الكلوي: Disorders of the Renal System

يتعرض الجهاز الكلوي (Renal System) للإصابة بعدد من الاضطرابات. ومن أكثر هذه الاضطرابات شيوعاً هو التهاب الجهاز البولي (Urinary Tract Infection) ، الذي يصيب النساء بشكل خاص ويمكن أن يسبب ألماً شديداً خاصة أثناء عملية التبول. وقد يسبب التهابات أكثر خطورة إذا لم يعالج.

أما التهاب الكلية الكبيبي الحاد (Acute Glomerular Nephritis) فهو مرض ينتج عن ردود فعل الأجسام المضادة لمولد المضادات (Antigen-Atibody)، مما يؤدي إلى حدوث التهاب قوي في الكبيبات (Glomeruli). وهذه الالتهابات قد تحدث انسداداً كاملاً أو جزئياً لعدد كبير من الكبيبات، مسببة زيادة القابلية النفاذية (Permeability) في أغشيتها، فيتسع المجال لكميات كبيرة من البروتين للخروج. وعندما يحدث تمزق في الغشاء، فإن كميات كبيرة من خلايا الدم الحمراء قد تعبر إلى رشيحات الكبيب. وفي الحالات الشديدة يحدث انغلاق كلوي كامل. إن التهاب الكلية الكبيبي الحاد يحدث في العادة بسبب الإصابة بالبكتيريا العقدية (Streptococcus). والإصابة بحد ذاتها لا تؤدي إلى تدمير الكليتين، ولكن عندما تتطور الأجسام المضادة، فإنها تعمل مع مولد المضادات (Antigen) على تشكيل ترسبات تتجمع في وسط غشاء الكبيب. وهذه الالتهابات عادة ما تستمر لمدة أسبوعين.

ويعتبر النخر الأنبوبي (Tubular Necrosis) الذي يتضمن تحطم الخلايا الظهارية، أو حدوث صدمة حادة في الدورة الدموية من أكثر أسباب الانغلاق الكلوي الحاد (Acute Renal Shutdown) شيوعا.

ويشكل النيفرون (Nephron) وحدة التركيب الوظيفية الأساسية في الكلية. وفي حالات كثيرة من أمراض الكلى، مثل تلك التي تتسبب عن الإصابة بفرط ضغط الدم (Hypertension) فإن عدداً كبيراً من النيفرونات يصاب بالتلف أو يتحطم بشدة مما يعيق النيفرونات المتبقية من أداء وظائفها الطبيعية.

ويعتبر القصور الكلوي (Kidney Failure) من الاضطرابات الخطيرة، لأن عجز الكلى عن التخلص من كميات كافية من البول سيؤدي إلى تراكم الفضلات المتخلفة عن العمليات الأيضية، والمواد الفائضة من الأملاح غير العضوية والماء في الجسم. وفي هذه الحالة فإن الأمر يتطلب إجراء عملية زراعة كلية، أو وضع كلية صناعية أوغسيل الكلى (Kidney Dialysis)، لتخليص الجسم من الفضلات. ومع أن هذه الإجراءات التكنولوجية تستطيع أن تنظف الدم، وتخلص الجسم من الأملاح والمياه الفائضة ومخلفات عمليات الأيض، إلا أنها إجراءات طبية مضنية للغاية. فزراعة الكلية يصاحبها الكثير من المخاطر الصحية، ويمكن أن يكون غسيل الكلى مصدر إزعاج شديد لمن يجرى لهم من المرضى. لذا فإن علم النفس الصحي يولي اهتماما خاصا للمشاكل التي يعاني منها مرضى الكلى.

الجهاز التناسلي ومدخل إلى علم الوراثة:

The Reproductive System and Introduction to Genetics

يتم التحكم في تطور الجهاز التناسلي عن طريق إفرازات الغدة النخامية (Pituitary Gland) الموجودة في قاعدة الدماغ. فالقسم الأمامي من الغدة النخامية يفرز الهرمونات المنشطة للغدد الجنسية (Gonadotropic Hormones) التي تقوم بالتحكم بتطور المبيضين عند الأنثى، والخصيتين عند الذكر. ويبين الشكل (2-9) رسماً توضيحياً للتركيب التشريحي للجهاز التناسلي عند الإنسان.

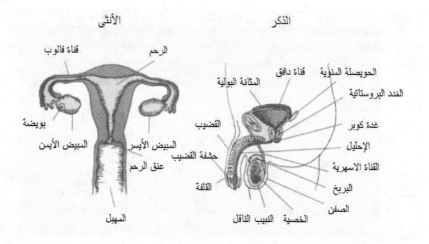

الأنثى   الذكر

قناة فالوب   الرحم

الحويصلة المنوية   قناة دافق   المثانة البولية

الغدة البروستاتية

بويضة

غدة كوبر

المبيض الأيمن   المبيض الأيسر

القضيب

الإحليل

حشفة القضيب   عنق الرحم

القناة الاسهرية

البربخ

القلفة

الصفن

المهبل   الخصية   النبيب الناقل

شكل 9-2 الجهاز التناسلي

(J. H. Green, 1978, p. 122; Lankford, 1979, p. 688) :المصدر

المبيضان والخصيتان: The Ovaries and Testes

يوجد لدى الأنثى مبيضان (Ovaries) يقعان في الحوض، ينتج أحدهما في كل شهر بيضة أو خلية تناسل أنثوية واحدة (Ovum) تنطلق بعد خروجها إلى أنبوبي فالوب (Fallopian Tubes). وإذا لم تلقح البيضة (لم تلتق بحيوان منوي)، فإنها تبقى في تجويف الرحم لمدة (14) يوماً. وبعد ذلك يتم دفعها إلى خارج الجهاز التناسلي مع بطانة الرحم وأوعيته الدموية (خلال فترة الحيض).

ويفرز المبيض هرمونات الإستروجين والبروجيستيرون. ويؤدي إفراز هرمون الإستروجين (Estrogen) إلى تطور الخصائص الجنسية الثانوية عند الأنثى، بما في ذلك نمو الثديين، والتوزيع الأنثوي للشعر والدهون على أجزاء الجسم. ويفرز البروجيستيرون (Progesterone) خلال النصف الثاني من الدورة الشهرية، لتحضير الجسم للحمل، ويقل إفرازه في حال عدم حدوث حمل لدى الأنثى.

وتفرز خلايا الخصية (Testes) عند الذكور هرمون التيستوستيرون (Testosterone) الذي يتحكم بإفرازه القسم الأمامي من الغدة النخامية. ويساعد هذا الهرمون على إنتاج الحيوانات المنوية وتطور الصفات الجنسية الثانوية بما في ذلك نمو شعر الذقن، وزيادة عمق الصوت، والتوزيع الذكري للشعر على الجسم، والنمو الهيكلي والعضلي.

الإخصاب والحمل: Fertilization and Gestation

عندما يحدث الاتصال الجنسي وتتم عملية القذف، تنطلق الحيوانات المنوية (Sperms) إلى داخل المهبل, ونظرا لأن الحيوانات المنوية تتصف بقدرتها على الحركة السريعة، فإنها تتجه عبر الرحم إلى أنبوبي فالوب، حيث تقوم إحدى

الحيوانات المنوية بتلقيح البويضة. التي تنتقل بعد ذلك إلى أسفل أنبوب فالوب، متجهة إلى تجويف الرحم، حيث تنغرز في جدار الرحم وتتطور خلال تسعة أشهر إلى إنسان كامل.

اضطرابات الجهاز التناسلي: Disorders of the Reproductive System

يتعرض الجهاز التناسلي للإصابة بعدد من الاضطرابات (Rhoades & Tanner, 1995) ومن أكثر هذه الاضطرابات شيوعاً تلك التي تتشكل عن طريق الاتصال الجنسي، والصور الأخرى من أشكال النشاط الجنسي. ومن هذه الأمراض: الحلأ (Herpes)، والسيلان (Gonorrhea)، والسفلس (Syphilis)- وهو الآن أقل انتشاراً عما كان عليه في السابق-، وثآليل الأعضاء التناسلية (Genital Warts)، والكلاميديا (Chlamydia)، ونقص المناعة المكتسبة (AIDS)، وهو من أكثرها خطورة.

وتتعرض النساء بشكل خاص للإصابة بعدة أمراض تنتقل إليهن من خلال الاتصال الجنسي. ومن هذه الأمراض داء الالتهاب الحوضي (Pelvic Inflamatory Disease-PID)، الذي يمكن أن يسبب عدة أعراض مزعجة، مثل الآلام الحادة في البطن، والتهابات تؤثر على خصوبة المرأة. ومن الإصابات المهبلية الأخرى التي قد تتعرض إليها المرأة التهاب المهبل (Vaginitis)، وانتباذ بطانة الرحم (Endometriosis)، (حيث يتحرك جزء من الغشاء المبطن للرحم إلى أنبوبي فالوب أو إلى تجويف البطن، وينمو وينتشر إلى مواقع أخرى)، والأكياس، والألياف (وهي عبارة عن نموات غير خبيثة في الرحم).

كما يتعرض الجهاز التناسلي للإصابة بالسرطان بما في ذلك سرطان الخصي لدى الذكور (أنظرا الفصل الرابع)، وسرطان الجهاز التناسلي عند المرأة (Gynecological Cancers) ، كسرطان عنق الرحم، وسرطان الرحم، وسرطان المبيض. وهذه الأنواع من السرطان مسؤولة عن حدوث (75200) حالة جديدة من السرطان سنويا، وعن وفاة (25200) شخص سنوياً في الولايات المتحدة الأمريكية (Wingo, Tong, & Bolden, 1995). ويعتبر سرطان بطانة الرحم (Endometrial Cancer) من أكثر أنواع السرطان التي تصيب منطقة الحوض لدى الأنثى شيوعا. كما يعتبر سرطان المبيض (Ovarian Cancer) من أكثر الأمراض السرطانية المسببة للموت.

كما تتعرض النساء لاضطرابات الدورة الشهرية والتي منها ضهي الطمث (Amenorrhea)، أي انقطاع الطمث في غير الموعد المحدد لذلك. وعدم انتظام الدورة الشهرية (Oligomenorrhea). وهذه المشاكل قد تنشأ عن الهيبوثلاموس، أو عن القسم الأمامي للغدة النخامية، أو المبيض، أو القنوات التناسلية. ويعتبر تحديد سبب الانقطاع أمراً في غاية الأهمية للتمكن من تحديد العلاج المناسب للمشكلة. وقد يتضمن العلاج الجراحة أو إعطاء الهرمونات.

إن ما يقارب (8%) من الأزواج في الولايات المتحدة يعانون من مشاكل تتعلق بمسألة الخصوبة، التي يمكن تعريفها، بأنها عدم القدرة على الحمل بعد مرور سنة كاملة من الجماع الجنسي المنتظم دون أن يتخلل ذلك استخدام موانع الحمل (Contraception). وهناك اعتقاد بأن عدم الخصوبة تعود لأسباب نفسية المنشأ. وقد توصل الباحثون إلى بعض الدلائل المؤيدة لهذا الاعتقاد (Pasch & Dunkel - Schetter, 1977). ومع ذلك فإن عدم الخصوبة قد يشكل سببا جوهريا للمعاناة النفسية. ولحسن الحظ فإن التقدم التكنولوجي في العقدين الأخيرين، ساهم في التقدم في علاج حالات عدم الخصوبة. إذ تم تطوير عدة أنواع من العقاقير العلاجية والأساليب التكنولوجية لعلاج حالات عدم الخصوبة. ويعتبر التلقيح الصناعي (In Vitro Fertilization)، من أكثر الطرق التكنولوجية المستخدمة للمساعدة في الحمل. وبلغت نسبة النجاح في استخدامه (%15) (Pasch & Dunkel - Schetter, 1977).

إن انقطاع الدورة الشهرية في سن اليأس (Menopause) لا يعتبر اضطراباً في الجهاز التناسلي، ولكنه يحدث لأن العمر الإنجابي للمرأة يتوقف في سن معين. ونظراً لما يصاحب سن اليأس من أعراض مزعجة، بما في ذلك اضطرابات النوم، والهبات الساخنة (Hot Flashes)، وآلام المفاصل (Joint Pain)، والنسيان، والدوخة- فإن كثيراً من النساء يفضلن اللجوء إلى معالجة هرمونية بديلة (Hormone Replacement Therapy -HRT) تتضمن في العادة تناول الإستروجين أو مزيجاً من الإستروجين، والبروجيسترون، وذلك للتخلص من هذه الأعراض. إن العلاج التعويضي للهرمونات (HRT)، لا يقلل وحسب أعراض سن اليأس، ولكنه قد يساعد على الحماية من تطور أمراض الشريان التاجي، وتخلخل العظام (Osteoporosis)، وحتى من الإصابة بمرض الزهايمر (Alzheimer's Disease) (K. A. Matthews, 1992). ومع ذلك فقد يزيد العلاج بالهرمونات من احتمال التعرض لخطر الإصابة بسرطان الثدي.

الوراثة والصحة: Genetics and Health

أصبحت إمكانية الوصول إلى تركيب (DNA) قريبة في متناول اليد.

(Plomin, 1998, p. 53)

تبدأ حياة الجنين بخلية واحدة تتضمن جميع المعلومات الوراثية التي انتقلت إليه من كلا الوالدين. وهذه المعلومات هي التي تقرر خصائصه. حيث يعمل راموز الجينات (Genetic Code) على تنظيم عوامل معينة، كلون العيون، والشعر، إضافة إلى العوامل السلوكية. إن السمات الوراثية تقررها الكرموسومات الموجودة في نواة الخلية والبالغ عددهـا (46) كروموسوم، نصفها ينتقل من الأم (23 كرموسوم)، والنصف الآخر من الأب (23 كرموسوم). ويتقرر جنس الجنين بفعل اثنين من هذه الكرموسومات الـ (46)، وهما الكروموسومان الجنسيان ويرمز إليهما بالحرفين "X وY". وتحوي خلية الأنثى كروموسومان من نوع "X". أما في خلية الذكر فيوجد كروموسومان جنسيان أحدهما من نوع "X" والآخر من نوع "Y". وإذا زود الأب الجنين بالكرموسوم "X" فإنه يكون أنثى، أما إذا زوده بالكروموسوم"Y" فإنه يكون ذكراً.

دراسات الجينات: Genetics Studies

إن النتائج التي توصلت إليها دراسات الجينات أمدتنا بمعلومات مهمة عن الدور الذي تلعبه الوراثة في زيادة القابلية للإصابة بالمرض. فقد قام العلماء بتطوير أجيال من الجرذان والفئران وغيرها من حيوانات المختبر، بعضها لديه القابلية لتطوير أمراض معينة وبعضها الآخر لا توجد لديه القابلية لذلك. ثم استخدموا هذه الحيوانات في دراسة مدى إمكانية تطويرها لأمراض أخرى، نتيجة التغيير الذي أحدثوه في جيناتها (Crnic, 1996). وبذلك توصلوا -على سبيل المثال- بأن سلالة الجرذان التي لديها قابلية للإصابة بالسرطان، قد تستخدم لدراسة تطور هذا المرض والعوامل المساعدة التي تقرر ظهوره؛ لأن القابلية الأساسية الموجودة لدى هذه الجرذان تؤكد بأن كثيراً منها سيطور الورم الخبيث إذا ما تعرضت للحقن بالمواد المسرطنة (Carcinogenic).

أما عند الإنسان، فإن أنماطاً عديدة من الأبحاث ساعدت على إيضاح إمكانية انتقال سمات معينة عن طريق الوراثة. فالدراسات التي أجريت على العائلات -على سبيل المثال- يمكن أن تكشف من ناحية احصائية فيما إذا كان أفراد من نفس الأسرة أكثر عرضة لتطوير اضطراب معين، كمرض القلب، من أفراد آخرين لا تربطهم صلة قرابة ولكنهم يعيشون في نفس الظروف البيئية. فإذا كان ظهور العامل يتقرر وراثيا (Genetically)، فإن ظهوره يكون أكثر احتمالاً بين أفراد تربطهم صلة قرابة مقارنة بأولئك الذين لا يوجد بينهم صلة قرابة.

كما أن دراسات التوائم (Twins)، تشكل أسلوباً آخر في فحص الأساس الجيني للسمات. إذ تشترك التوائم المتطابقة (Identical Twins) بالسمات التي تتحدد بالوراثة، بشكل أكبر من التوائم الأخوية أو الأخوة والأخوات. وذلك لأن التوائم المتطابقة تشترك بنفس البيئة الجينية، في حين أن اشتراك الأخوة والأخوات بالبيئة الجينية يكون جزئياً.

ويعتبر فحص مدى اشتراك التوائم الذين نشأوا معاً في نفس الظروف البيئية مقارنة بالتوائم الذين نشأوا في بيئات منفصلة، مصدراً آخراً للمعلومات حول تأثير العوامل الجينية. فالسمات التي تظهر لدى التوائم التي نشأت في بيئات منفصلة يتم إعادتها إلى تأثير العوامل الجينية، خاصة إذا كانت نسبة حدوث السمات بين التوائم الذين تربوا معاً وبين أولئك الذين تربوا منفصلين واحدة.

وأخيراً فإن الدراسات التي أجريت على الأطفال المتبنين تساعد في تحديد أي السمات تعود للعوامل الوراثية وأيها ترجع إلى تأثير البيئة. فإذا كانت البيئة تشكل العامل الأكثر فعالية، فإن إمكانية ظهور الخصائص الجينية الموروثة لدى الأبناء المتبنين من آبائهم الحقيقيين يجب أن يكون ضعيفاً، في حين تكون إمكانية ظهور الخصائص التي تنتقل من الآباء بالتبني إلى أبنائهم المتبنين أكثر احتمالاً.

ولنأخذ السمنة، مثلاً، إذ أنها تعتبر عاملاً مساعداً في التعرض لخطر الإصابة بعدد من الاضطرابات، بما في ذلك أمراض القلب والشرايين، ومرض السكري. فإذا توصلت الأبحاث بأن التوائم الذين نشأوا منفصلين أظهروا تشابهاً في أوزان أجسامهم، فإننا في هذه الحالة سنشك بأن وزن الجسم له أساس جيني. ومن ناحية أخرى إذا تبين أن أوزان أفراد الأسرة الواحدة متقاربة، وأن الأطفال المتبنين يتشابهون في أوزان أجسامهم مع آبائهم بالتبني ومع أخوانهم لآبائهم بالتبني، فإننا والحالة هذه، سنفكر في نظام التغذية الذي تتبعه الأسرة كسبب جوهري للسمنة. وفي الواقع فإن الكثير من المظاهر يتدخل في تحديدها كل من العوامل البيئية والجينية.

إن مثل هذه الأبحاث تساعد باستمرار في الكشف عن الدور الذي تساهم به الجينات في تقرير حدوث كثير من الاضطرابات الصحية، وفي الكشف عن العوامل السلوكية التي تشكل خطراً على الصحة. ومن الأمثلة على هذه الأمراض مرض الزهايمر (Alzheimer's Disease)، والألياف الكيسية (Cystic Fibrosis)، والحثل العضلي (Muscular Dystrophy)، ومرض تاي ساكس (Tay-Sachs)، ومرض هنتنجتون (Huntington's Disease). وكذلك الأمر بالنسبة لعدد من الاضطرابات الكروموسومية التي تبين أنها ترجع في أساسها إلى عوامل جينية. كما يظهر تأثير الجينات في الإصابة بأمراض الشريان التاجي وبعض أنواع السرطان، كسرطان الثدى، والقولون.

كما تبين حديثاً وجود دور للعوامل الجينية في تقرير وجود الميل إلى السمنة، والإدمان، وبعض سمات الشخصية، التي يعتقد بأن لها أثراً إيجابياً على الصحة مثل سمة التفاؤل (Plomin, et al., 1992). إن استمرار التقدم في أبحاث الوراثة سيكشف بلا شك عن معلومات أخرى كثيرة حول دور الجينات في تقرير العوامل السلوكية التي تساهم في تطور الصحة والمرض.

علم النفس والوراثة: Genetics and Psychology

يقوم علماء النفس بدور مهم في الحد من الاضطرابات التي يمكن أن تنشأ بسبب العوامل الجينية، وذلك من خلال ممارسات عديدة أهمها الإرشاد الجيني (C. Lerman, 1997; Sleek,1998). وحاليا، أصبح من الممكن تشخيص أمراض تتقرر بالوراثة في مرحلة ما قبل الولادة الجنينية، مثل تاي ساكس، والأورام الحميدة، والحثل العضلي، ومرض هنتنجتون، وسرطان الثدي.

إضافة إلى أن الأشخاص الذين انحدروا من أسر لديها استعداد جيني للإصابة بأمراض معينة، أو أنجبوا طفلاً غير عادي، أو تكررت مواجهتهم لمشاكل في الإنجاب- كتكرار الإجهاض- غالبا ما يسعون للحصول على خدمات الإرشاد الجيني. وفي بعض الحالات ساعد التقدم التكنولوجي على ايجاد الامكانية لعلاج بعض هذه المشاكل قبل حدوث الولادة. فعلى سبيل المثال أصبح من الممكن استخدام العقاقير لعلاج بعض الاضطرابات العائدة لنقص جيني في عمليات الأيض، وأصبح من الممكن إجراء عمليات جراحية للجنين لعلاج مشاكل عصبية محددة (Berk, 1991). ومع ذلك، فإذا كشف التشخيص في مرحلة الحمل عن وجود مشكلة لدى الجنين لا يمكن علاجها، يصبح لزاما على الوالدين أن يتخذوا قراراً صعباً يتعلق بإجهاض الحمل.

وفي حالات أخرى يتم إعلام الأفراد عن المخاطر الجينية التي يمكن أن يتعرضوا إليها في طفولتهم أو أثناء المراهقة والرشد. فعلى سبيل المثال، فإن سرطان الثدي أكثر حدوثاً بين فتيات من أسر تعرضت فيها الأمهات أو الخالات أو الأخوات إلى الإصابة بسرطان الثدي. وحديثاً تم التعرف على بعض الجينات التي تساهم في تعرض المرأة لسرطان الثدي. وحاليا هناك عدد من الاختبارات التي يمكن أن يستند اليها في الكشف عن وجود القابلية الوراثية لتطور المرض.

إن عددا كبيرا من الأبحاث العلمية التي أجريت بهدف الكشف عن الاضطرابات التي يعاني منها الأفراد أكدت وجود أساس جيني لما يمكن أن يتعرض له الفرد من معاناة نفسية قصيرة الأمد أو طويلة الأمد (A. Codori, Slaveny, Young, Maglioretti, & Nash, 1997; Croyle, Smith, Botkin, Baty, & Nash, 1997; DeWit et al., 1998; Marteau, Dundas, & Axworthy, 1997; Tibben, Timman, Bannink, & Duivenvoorden,1997). وهناك دلائل متزايدة حول إمكانية استفادة الأفراد المعرضين للإصابة بأمراض يمكن علاجها، من الفحص الجيني، للتخفيف مما يمكن أن يتعرضوا إليه من معاناة نفسية (P.B. Jacobsen, Valdimarsdottir, Brown, & Offit, 1997). إن الإلمام بأنماط المعاناة ومعرفة من يمكن أن يكون أكثر عرضة للمعاناة (Codori et al., 1997; S. W. Vernon et al., 1997)، يمكن أن يساعد في إرشاد أولئك الذين يعلمون عن وجود عوامل وراثية لديهم تجعلهم أكثر عرضة للمعاناة النفسية.

ويتوقع أن يتم في السنوات القادمة الكشف عن جينات أخرى تتدخل في حدوث أمراض أخرى خطيرة. كما يتوقع أن تتطور وسائل تشخيصية لتحديد المخاطر الجينية التي يمكن أن يتعرض لها الفرد. ولكن ما هي النتائج السيكولوجية التي تترتب على هذه التطورات التكنولوجية؟ إن مثل هذه القضايا سيتم تناولها في الفصل الثالث. فهذه القضايا تحتل أهمية خاصة لما لها من مساس بالمسائل الأخلاقية. فعلى سبيل المثال، هل يستطيع موظفو التأمين الصحي إهمال ضرورة توجيه الأفراد المعرضين لخطر تطوير بعض الأمراض لإجراء الفحص الجيني اللازم؟ وهل يستطيعون تقديم توصية تحرمهم من التوظيف؟(Faden & Kass, 1993) وكيف يمكن تجنب حدوث مثل هذه الإساءة في استخدام التكنولوجيا؟

موجز القول، إن قدرتنا على التعامل بذكاء مع هذه القضايا السيكولوجية، والاجتماعية، والأخلاقية لم تتطور بالقدر الذي تواكب فيه مقدرتنا العلمية بحيث نتمكن من إيضاح ما يتوجب علينا القيام به في ضوء معرفتنا بالدور الذي تلعبه الجينات بالإصابة بالأمراض، وما يمكن أن تشكله من عوامل خطيرة تهدد بالإصابة بها. وهذه الأمور لا بد من إيلائها اهتماماً خاصاً تدعمه المعرفة العلمية، لكي نتمكن من الاستفادة من هذه التطورات التكنولوجية القيمة على نحو ملائم. ونكتفي هنا بالقول بأن هذه القضايا تبرز الدور المهم الذي يمكن أن يقوم به المختص في علم النفس الصحي، وأن أهمية هذا الدور سوف تتزايد خلال العقود القادمة.

جهاز المناعة: The Immune System

كما بينا، فإن الأمراض قد تنشأ بسبب مجموعة متنوعة من العوامل بما في ذلك الخلل الجيني، والاضطراب الهرموني، ونقص التغذية، والعدوى. في هذا الجزء سوف نهتم بشكل رئيسي بانتقال الأمراض عن طريق العدوى. أي التعرض للميكروبات ونموها في الجسم. إن الميكروبات التي تسبب الإصابة بالمرض تنتقل إلى الناس بأربع طرق : النقل المباشر، والنقل غير المباشر، والنقل البيولوجي، والنقل الميكانيكي.

ويتم النقل المباشر (Direct Transmission) عن طريق الاتصال الجسمي المباشر، كالمصافحة، والتقبيل، والاتصال الجنسي. فعلى سبيل المثال، يقتصر انتقال الحلأ التناسلي (Genital Herpes) على الاتصال الجسمي المباشر.

أما النقل غير المباشر (Indirect Transmission)، أو النقل البيئي فيتم، عندما تدخل الميكروبات إلى جسم الفرد عبر جزيئات الهواء، والغبار، والماء، والتراب، والطعام. وتعتبر الإنفلونزا مثالاً على الأمراض التي تنتقل بيئيا.

ويحدث النقل البيولوجي (Biological Transmission)، عندما تقوم وسائط ناقلة مثل البعوض، بحمل الميكروبات، وتحولها إلى أشكال قادرة على النمو في جسم الإنسان، وتنقلها إلى أفراد آخرين. فانتقال الحمى الصفراء (Yellow Fever)، على سبيل المثال، يحدث بالطرق البيولوجية.

أما النقل الميكانيكي (Mechanical Transmission) فهو انتقال الميكروبات للفرد عن طريق حوامل لهذه الميكروبات لا علاقة لها بالمرض. فانتقال العدوى عن طريق الأيدي القذرة، والماء الملوث، والفئران، والجرذان، والذباب، هو مثالا على النقل الميكانيكي. والتهاب الكبد (Hepatitis) يمكن اعتباره مثال على الأمراض التي يمكن أن تنتقل ميكانيكياً. وفي الايضاح (2-1)، وصف لحالة اثنتين من النساء لعبتا دورا خطيرا (كحاملتين للمرض دون أن تصابا به) في نقل العدوى بمرضين أوديا بحياة عدد هائل من الناس.

ومنذ أن يصل الميكروب إلى الجسم فإنه يخترق أنسجة الجسم عبر واحدة من عدة طرق منها الجلد، والحلق، والقنوات التنفسية، وقنوات الهضم، أو عبر الجهاز التناسلي. كما أن بقاء الميكروبات في الجسم وإيجاد موقع فيه، وتمكنها من التسبب بحدوث المرض يعتمد على عوامل ثلاثة: عدد العضويات، وقدرات الجسم الدفاعية، ومدى الضرر التي تسببها العضويات. أما مقدار الأذى الذي تحدثه العضويات في الجسم، فإنه يتقرر بمدى شراستها (أي قدرتها على مقاومة دفاعات الجسم)، ومقدار السمية فيها (أي قدرتها على إنتاج السموم التي تهاجم أعضاء الجسم الأخرى).

إيضاح 2-1

حاملتان للمرض غير مصابتين به

Portraits of Two Carriers

إن المصطلح حامل (Carrier) يطلق على أناس ينقلون المرض إلى الآخرين دون أن يتعرضوا هم للإصابة به. وهؤلاء الناس يمثلون مصدر خطر كبير لأنهم لا يصابون بالأمراض التي ينقلونها للآخرين بحيث يتم التعرف عليهم وعزلهم. لذا فمن المحتمل أن يقوم حامل المرض بنقل العدوى إلى المئات أو الألوف من الناس من خلال احتكاكه بهم أثناء قيامه بعمله اليومي.

حكاية تيفوئيد ميري: Typhoid Mary

عرف باسم تيفوئيد ميري (Typhoid Mary) وربما تكون أشهر إمرأة جامعة للمرض في التاريخ. وهي سويسرية الأصل، هاجرت إلى الولايات المتحدة. كانت سبباً في نقل المرض إلى آلاف من الناس خلال حياتها. ففي خلال رحلتها عبر المحيط، تعلمت ميري كيفية طهو الطعام. وفي نهاية الرحلة توفي (100) شخص من المسافرين مع ميري على نفس الباخرة بسبب نقلها لعدوى التيفوئيد لهم. ولدى وصولها إلى نيويورك، حصلت على عدة وظائف لتعمل في إعداد الطعام، فنقلت العدوى إلى من عملت لديهم دون أن يظهر عليها المرض.

إن عدوى التيفوئيد التي كانت تنقلها ميري تنشأ عن بكتيريا السالومونيلا (Salmonella) ، التي تنتقل عبر الماء، والطعام، والاتصال الجسمي. فقد كانت تحمل السم في جسمها ولكنها كانت تمتلك المناعة اللازمة لمنع ظهور المرض عليها. ويعتقد أن ميري لم تكن على علم بأنها تحمل البكتيريا المسببة للمرض منذ عدة سنوات. وعند اقتراب نهاية حياتها، أدركت أنها كانت مسؤولة في سنوات حياتها عن حالات الموت العديدة التي حدثت للناس من حولها. وأصبحت حالة ميري كحاملة للمرض معروفة للسلطات الطبية. لذلك أمضت الجزء الأخير من حياتها ما بين الحجز والإخلاء في محاولة لعزلها عن الآخرين. وفي عام (1930) ماتت ميري بنزيف في الدماغ ولم تمت بالتيفوئيد (Federspiel,1983).

حكاية هيلين: Helen

أما حكاية هيلين فقد نشرتها محطة أخبار CBS في برنامج (60) دقيقة الذي قدم صورة عن حياتها كحاملة خطيرة لمتلازمة نقص المناعة المكتسبة (Acquired Immun Deficiency Syndrome- AIDS). كانت هيلين مومسا ولم تكن قد أصيبت بمتلازمة نقص المناعة المكتسبة، ولكنها أنجبت طفلاً مصاباً بالمرض. ونظراً لأنها كانت تمارس البغاء وتتعاطى الهيروين، فإنها لم تكن فقط معرضة لخطر الإصابة بمرض الايدز، ولكنها كانت تشكل خطراً على عملائها وعلى كل من يشاركها بالإبر التي تستخدمها في حقن الهيروين.

شكلت هيلين مصدر حيرة بالنسبة للسلطات الطبية والجنائية. فمع أنهم كانوا على علم بأنها تحمل مرض الايدز، إلا أن السلطات لم تكن تملك الحق في منعها من الاتصال بالآخرين. ومع أنه كان من الممكن اعتقالها لممارستها البغاء، أو لتعاطيها المخدرات، إلا أن مدة العقوبة لهذه الأحكام تكون قصيرة في العادة، وليس لها أهمية تذكر في الحد من إمكانية قيامها بنشر المرض. وبالنسبة لمرض لا يمكن الشفاء منه كمتلازمة نقص المناعة المكتسبة، فهو يشكل كابوسا محبطا، ويكون سببا في تطور مجموعة من التعقيدات لحامله. ومع أن من يحمل مثل هذا المرض يمكن أن يكون سببا في تفاقم انتشاره، إلا أن السلطات الطبية والقانونية كانت عاجزة عن التدخل لمنع حدوث ذلك (Moses, 1989).

مسار العدوى: The Course of Infection

في حال تمكنت العضويات التي يتعرض الفرد لهجومها من النجاح في إيجاد موقع لها في جسمه، فإن التاريخ الطبيعي للإصابة بالعدوى يتبع مسيرة محددة. ففي بادىء الأمر تنقضي فترة حضانة تمتد ما بين وقت حدوث الإصابة وظهور الأعراض. وفي الفترة التالية تظهر مجموعة أعراض غير محددة تسبق ظهور المرض، مثل الصداع، وشعور عام بالتعب. وفي خلال هذه الفترة تقوم الميكروبات بنشاط الاستيطان وإنتاج السموم.

أما الخطوة الثانية فتشكل المرحلة الحادة حيث يصبح المرض وأعراضه في أشدها. وإذا لم تؤد الإصابة إلى الموت، فإن مرحلة من التراجع تلي الحالة الحادة التي سبق ظهورها. وخلال هذه المرحلة تنفث الميكروبات من الفم والأنف عبر اللعاب، وإفرازات التنفس، وعبر القنوات الهضمية، والجهاز البولي التناسلي (Genitourinary System) عن طريق البراز والبول.

والعدوى قد تكون موضعية أو بؤرية أو تدريجية. والعدوى الموضعية (Localized) تبقى بنفس موقعها الاصلي ولا تنتشر في أجزاء الجسم الأخرى. ومع أن العدوى البؤرية (Focal) تحدث في منطقة ضيقة، إلا أنها ترسل السموم التي تفرزها لأجزاء الجسم الأخرى مسببة أضراراً أخرى. وفي المقابل فإن العدوى التدريجية (Systematic)، على عكس النوعين السابقين، تؤثر في عدد مختلف من أجهزة الجسم.

ويمكن أن تؤدي العدوى الأولية التي سببها الميكروب لإصابات أخرى ثانوية، لأن مناعة الجسم تنخفض بسبب قيامه بمقاومة العدوى الأولية. مما يعرض الجسم لهجمات جرثومية أخرى. وفي كثير من الحالات فإن العدوى الثانوية مثل ذات الرئة (Pneumonia) تسبب أخطاراً أكبر من العدوى الأولية.

المناعة: Immunity

المناعة (Immunity) هي مقاومة الجسم للتهديد الذي ينشأ عن التعرض لهجوم العضويات الضارة. ويمكن أن تتطور بشكل طبيعي أو صناعي. فبعض أشكال المناعة الطبيعية (Natural Immunity) تنتقل من الأم لطفلها عند الولادة، أو نتيجة الرضاعة الطبيعية. ومع ذلك فإن هذا النوع من المناعة يكون مؤقتاً. كما أن المناعة الطبيعية يمكن اكتسابها من خلال الإصابة بالأمراض. فالإصابة بالحصبة (Measles) مرة واحدة، على سبيل المثال، تجعل احتمال الإصابة بها مرة ثانية أمراً مستبعداً، لأن الجسم يطور مناعة دائمة لهذا المرض.

أما المناعة المصطنعة (Artificial) فيتم اكتسابها عن طريق التطعيم. حيث يعطى جميع الأطفال المطاعيم لعدد من الأمراض؛ كالدفتيريا، والسعال الديكي، والجدري (Smallpox)، وشلل الأطفال (Poliomyelitis) مما يكسبهم مناعة دائمة تحميهم من الإصابة بهذه الأمراض.

ولكن كيف تعمل المناعة؟ يستجيب الجسم بعدة طرق عندما يتعرض لمهاجمة العضويات المسببة للمرض. بعض هذه الاستجابات محدد، وبعضها الآخر غير محدد. فآليات **المناعة غير المحددة** (Nonspecific Immune Mechanisms) تمثل مجموعة من الاستجابات لأي نوع من العدوى أو الاضطراب الذي يتعرض له الجسم. أما **آليات المناعة المحددة** (Specific Immune Mechanisms) التي يولد الإنسان وهو مزود بها فتقوم بمهاجمة الكائنات الدقيقة وما تنتج من مواد سامة.

وتحدث **المناعة غير المحددة** (Nonspecific Immunity) تأثيرها من خلال أربع طرق هي: الحواجز التشريحية، والتبلعم، والمواد المضادة للجراثيم، والاستجابات الالتهابية.

الحواجز التشريحية (Anatomical Barriers) وهذه تمنع مرور الجراثيم من منطقة معينة في الجسم إلى منطقة أخرى. فالجلد على سبيل المثال يعمل كحاجز تشريحي شديد الفعالية لأنماط عديدة من العدوى، كما يشكل الغشاء المخاطي المبطن للأنف والفم (وغيرهما من الفتحات المعرضة للبيئة الخارجية) مصدر حماية أيضاً.

التبلعم (Phagocytosis) وهي العملية التي تقوم بها أنواع معينة من الكريات الدموية البيضاء لابتلاع الجراثيم. وهذه الخلايا عادة ما يزيد عددها عندما يتعرض الجسم للعدوى مما يساعد على توجه العدد الكافي منها إلى موقع الإصابة من أجل ابتلاع الجزيئات الغريبة.

والمواد المضادة للجراثيم (Antimicrobial Substances) عبارة عن مواد كيماوية يحشدها الجسم لقتل الكائنات الدقيقة المهاجمة. وأحد هذه المركبات التي حازت على اهتمام خاص في أبحاث السرطان هو الإنترفيرون (Interferon). وهو مادة بروتينية مثبطة لنمو الفيروسات تفرزها الخلايا التي تتعرض للفيروسات لحماية الخلايا المجاورة غير المصابة من الهجوم الفيروسي. ومن المواد المضادة للجراثيم الأخرى حامض الهيدروكلوريك، والأنزيمات مثل انزيم اللايسوزايم (Lysozyme) . وتعمل هذه المواد أيضاً على تدمير الكائنات الدقيقة التي تهاجم الجسم.

الاستجابة الالتهابية (Inflammatory Response) وهي ردود فعل محلية للإصابة. فعندما تحدث الإصابة، تتضخم الأوعية الدموية الموجودة في موقع الإصابة ويتم إطلاق مادة كيماوية في تلك المنطقة تدعى بالهستامين (Histamine). وتساعد هذه المادة الكيماوية على زيادة القابلية النفاذية للأوعية الدموية، مما يؤدي إلى خروج كريات الدم البيضاء من الشعيرات الدموية ودخولها إلى الأنسجة، مسببة بذلك احمرار المنطقة وتراكم السوائل فيها. وتقوم الكريات الدموية البيضاء بمهاجمة الجراثيم مما يؤدي إلى تكون الصديد. كما ترتفع درجة الحرارة في موقع الالتهاب بسبب زيادة تدفق الدم في المنطقة، وعادة ما يتجلط الدم في منطقة الالتهاب مما يساعد على عزل الجراثيم ومنعها من الانتشار إلى أجزاء الجسم الأخرى. ومن الأمثلة المألوفة على الالتهابات؛ الاحمرار، والورم، وإفراز الصديد، والتجلط الذي يحدث عندما يتعرض الجلد للجرح أو التمزق؛ والعطاس، وسيلان المخاط من الأنف، ونزول الدمع الذي ينشأ عن الحساسية للغبار أو حبوب اللقاح.

أما المناعة المحددة (Specific Immunity) فتكتسب بعد الولادة. وتختلف عن المناعة غير المحددة بأنها تزود بالحماية من كائنات دقيقة معينة، ومن المواد السامة التي تنتج عنها. وتنشأ المناعة المحددة من الإصابة بمرض معين أو عن طريق وسائل صناعية مثل التطعيم. وهي تعمل من خلال الأجسام المضادة للمادة التي يتم حقنها في الجسم. إن مولدات المضادات (Antigens) هي عبارة عن مواد غريبة يستثير وجودها إنتاج الأجسام المضادة في أنسجة الخلية. إن الأجسام المضادة (Antibodies) هي عبارة عن بروتينات يتم إنتاجها استجابة للاستثارة التي تنشأ عن مولدات المضادات، وتتحد كيماوياً مع هذه المواد لتخفيف تأثيرها السام.

المناعة الخلطية: Humoral Immunity

هناك نوعان من ردود الأفعال المناعية - ردود الفعل الخلطية (Humoral)، وردود الفعل الخلوية غير المباشرة (Cell-Mediated). أما المناعة الخلطية فتعمل من خلال الكريات الليمفاوية "B" (B Lymphocytes). إذ توفر الكريات الليمفاوية "B" الحماية من البكتيريا، وتعمل على معادلة المواد السامة التي تنتجها البكتيريا، وتمنع عودة الالتهاب الفيروسي. وتؤمن المناعة عن طريق إنتاج وإفراز الأجسام المضادة.

فعندما يتم تنشيط خلايا "B" فإنها تتمايز إلى نوعين من الخلايا؛ الأولى أجسام مضادة ناضجة تفرز خلايا البلازما، والثانية خلايا هاجعة غير منقسمة وخلايا ذاكرة تدعى خلايا "B" (Memory B Cells)، تتمايز فقط إلى خلايا بلازما محددة مولدة للمضادات Antigens-Specific (Plazma Cells) في حال تعرضها إلى مولد المضادات نفسه مرة ثانية. وتنتج خلايا البلازما أجساما مضادة أو الجلوبولين المناعي (Immunoglobulins) الذي يشكل أساس ردود الأفعال المحددة لمولد المضادات. إن المناعة الخلطية تكون فعالة بشكل خاص في الدفاع عن الجسم ضد العدوى البكتيرية وضد العدوى الفيروسية التي لم تجتاح الخلية بعد.

أما المناعة الخلوية غير المباشرة (Cell- Mediated Immunity) التي تتضمن خلايا "T" الليمفاوية (T lymphocytes) التي تنتجها الغدة الثيموسية فتعمل ببطء أكبر. وبدلاً من أن تطلق الأجسام المضادة في الدم كما تفعل المناعة الخلطية، فإن خلايا المناعة غير المباشرة تعمل على مستوى الخلية. ولدى استثارتهـا بفعـل مولد المضادات المناسب (Appropriate Antigen)، تقوم خلايا "T" بإفراز المواد الكيماوية التي تقتل الكائنات المهاجمة والخلايا المصابة.

وهناك نوعان من خلايا "T" الليمفاوية وهي: خلايا T السامة (Cytotoxic T/ Tc Cells)، وخلايا T المساعدة (Helper TH Cells T/). وتقوم الخلايا السامة "Tc" بالاستجابة لوجود نوع محدد من مولد المضادات، فتقتلها عن طريق إنتاج مواد سامة تحطم الخلايا المصابة بالفيروسات. أما خلايا "TH" فإنها تساند خلايا "Tc"، وخلايا "B"، وخلايا البلعمة الكبيرة في أدائها لوظيفتها، وذلك من خلال قيامها بإنتاج مواد خلوية متنوعة (Cytokines) بما في ذلك انترلويكن- 2(Interleukin-2) " وهو إحدى البروتينات التي تتحكم بتكون الدم والتفاعل المناعي وعددها إثنا عشر". كما تعمل خلايا "TH" بوظيفة مناعية عن طريق أدائها وظيفة التنظيم المناعي المضاد (Counterregulatory Immune Function). إذ تنتج مواد خلوية تثبط نشاطات مناعية محددة. كا أن المناعة الخلوية غير المباشرة، تنشط في الدفاع عن الجسم ضد الفطريات، والعدوى الفيروسية التي تهاجم الخلايا، والطفيليات، والأنسجة الغريبة، والسرطان.

ولكن كيف تتم الاستجابة المناعية المتكاملة؟ عندما يدخل مولد المضادات إلى داخل الجسم فإن أولى خطوط الدفاع التي تحدث، تتضمن مناورات ميكانيكية مثل السعال أو العطاس. وعندما يخترق الجسم المهاجم سطح الجسم تقوم الكريات الدموية البيضاء المسماة بالبلعميات (Phagocytes)، مثل خلايا البلعمة الكبيرة (Macrophages)، بمحاولة إبعاده عن طريق التهام هذا الجسم الغريب من خلال عملية تسمى التبلعم (Phagocytosis). كما أن خلايا البلعمة تطلق مادة "انترلويكن-1"، وتستبدل جزءاً من سطح المواد الدخيلة كإشارة للخلايا المساعدة"TH". فتقوم خلايا "TH" بدورها بإفراز "انترولويكن-2" الذي يساعد على نمو وتمايز الخلايا السامة "Tc". وتقوم أشكال أخرى من الخلايا المساعدة "TH" بإفراز مواد تستحث تطور خلايا "B" الخاصة بنوع معين من المواد الدخيلة، لتتحول إلى أجسام مضادة منتجة لخلايا البلازما، التي تساعد أيضاً في تحطيم المواد الدخيلة. كما تقوم خلايا "TH" المساعدة بإفراز خلايا جاما انترفيرون (Gamma-Interferon) التي تعزز فعالية خلايـا البلعمـة الكبيرة. كمـا تفـرز خلايـا البلعمـة الكبيرة (Macrophages) والخلايا الطبيعية القاتلة (Natural Killer- NK) أنواعاً متعددة من الإنترفيرون، الذي يعزز القدرة القاتلة للخلايا الطبيعية القاتلة (NK) ويثبط تكاثر الفيروسات في الخلايا غير المصابة. بالإضافة إلى ذلك، فإن خلايا البلعمة الكبيرة، والخلايا الطبيعية القاتلة (NK)، وخلايا "Tc" السامة تقوم مباشرة بقتل الخلايا المصابة. وخلال هذه العملية فإن الخلايا المساعدة "TH" تنظم وتوقف في نهاية الأمر ردود الفعل المناعية.

دور الجهاز الليمفاوي في المناعة:

The Lymphatic System's Role in Immunity

يساهم **الجهاز** الليمفاوي (Lymphatic System) الذي يعمل بمثابة جهاز تصريف (Drainage System)، في الجسم بدور مهم أيضاً في مناعة الجسم. فهناك أنسجة ليمفاوية، وشعيرات ليمفاوية، وأوعية لمفاوية، وعقد ليمفاوية في جميع أنحاء الجسم. وتعمل الشعيرات الليمفاوية "Lymphatic Capillaries" على تصريف الماء، والبروتينات، والميكروبات، والمواد الغريبة الأخرى من الفراغات الموجودة بين الخلايا إلى الأوعية الليمفاوية (Lymph Vessels)، بعد ذلك يتم إيصال هذه المواد من الأوعية الليمفاوية إلى العقد الليمفاوية (Lymph Nodes) ، حيث تقوم بتصفية هذه المواد من الميكروبات والمواد الغريبة لتقوم الكريات الليمفاوية (Lymphocytes) بعد ذلك بهضمها. ثم تقوم الأوعية الليمفاوية بتصريف أي مادة متبقية إلى الدم.

إن الطحال، واللوزتين، والغدة اليثموسية هي أيضاً أعضاء مهمة في الجهاز الليمفاوي. فالطحال (Spleen) يساعد في إنتاج خلايا "B" وخلايا "T"، ويخلص الجسم من الخلايا الدموية الحمراء التالفة. كما يساعد الطحال على تصفية الجسم من البكتيريا وهو مسؤول عن خزن وإطلاق الدم. أما اللوزتين (Tonsils)، فهما عبارة عن أنسجة ليمفاوية في البلعوم (Pharynx) تعمل على تصفية الكائنات الدقيقة التي تدخل قنوات التنفس. وأخيراً، فإن الغدة الصعترية أو الثيموسية (Thymus Gland)، مسؤولة عن مساعدة خلايا "T" على النضج؛ كما أنها تزود بهرمون الثيموسين (Thymosine)، الذي تبين أنه ينبه خلايا "T" والعقد الليمفاوية لإنتاج خلايا البلازما التي تعمل بدورها على إنتاج الأجسام المضادة.

بينا فيمـا تقـدم إيضاحاً مختصراً عن جهاز المناعة في الجسم وكيفية عملـه. وسوف نقدم مناقشة إضافيـة حول هذا الموضـوع في الفصـل الرابـع عشـر. حيـث سنتنـاول ظهـور ميدان علـم المناعة النفسية العصبيـة (Psychoneuroimmunology) وتطوره، ودور المناعة في تطور متلازمة نقص المناعة المكتسبة (AIDS). وسوف نلاحظ في هذا السياق كيف ساهم علم النفس الصحي في التعرف على أهمية العوامل الاجتماعية والنفسية في عمل جهاز المناعة. وبالتحديد، هناك ازدياد في الأدلة التي تساند الفكرة بأن الاحداث الضاغطة يمكن أن تغير عمل جهاز المناعة، بحيث تزيد من المقاومة في بعض الأحيان أو تقلل منها في أحيان أخرى.

اضطرابات جهاز المناعة: Disorders of the Immune System

يتعرض جهاز المناعة، وأنسجة الجهاز الليمفاوي، إلى عدد من الاضطرابات والأمراض. ويعتبر متلازمة نقص المناعة المكتسبة (AIDS) أحد أخطر هذه الأمراض، فهو يمثل عجزا متزايدا في القدرات المناعية. أما المرض الآخر فهو السرطان، إذ يوجد اعتقاد قوي بأن السرطان ينشأ عن تدهور في المناعة (Immunocompromise) أيضا. وسوف نخصص مناقشة مطولة عن متلازمة نقص المناعة المكتسبة، والسرطان في الفصل الرابع عشر.

تنشأ بعض الأمراض التي تصيب جهاز المناعة عندما تكون البكتيريا سامة جداً (Virulent) بحيث تعجز عقد البلعمة الليمفاوية (Phagocytes) عن ابتلاع وهضم جميع المواد الغريبة. ومـن هـذه الأمراض **التهاب الأوعية اللمفية** (Lymphangitis)، وينشأ هذا الالتهاب عن اضطراب في عمليات التصريف التي تقوم بها الليمفاويات في الدم، **والتهاب العقد الليمفاوية** (Lymphadenitis)، ويرتبط حدوث هذا الالتهاب بالمحاولات التي تقوم بها خلايا البلعمة لتحطيم الجراثيم.

وهناك عدد من الإصابات تحدث في الأنسجة الليمفاوية. **فداء الفَيَل** (Elephantiasis) حالة مرضية تسببها الديدان؛ وتنشأ عن انغلاق يمنع تدفق الليمف (وهو سائل عديم اللون تشتمل عليه الأوعية الليمفاوية، ويتألف من بلازما الدم وكريات دم بيضاء) إلى الدم، مما يؤدي إلى تجمع كميات كبيرة من السوائل وخصوصاً في الأطراف. **وضخامة الطحال** (Splenomegaly)، ينشأ عن الإصابة بأمراض متعددة. مما يؤدي إلى تعطيل قابلية الطحال لإنتاج خلايا البلعمة، والأجسام المضادة، والكريات الليمفاوية، والتهاب اللوزتين مما يعيق قابليتها لتنقية الجسم من البكتيريا. **وتكّثر وحيدات النواة في الدم** (Mononucleosis) هو عبارة عن اضطراب فيروسي، من علاماته وجود عدد كبير من الخلايا الأحادية النواة في الدم، وقد يسبب تضخما في الطحال والغدد الليمفاوية إضافة إلى الحمى. ومرض **هودجكين** (Hodgkin's) وهو عبارة عن ورم ليمفاوي خبيث (Malignant Lymphoma). حيث تصاب العقد الليمفاوية والطحال وغيرها من العقد الليمفاوية بالتضخم المستمر المزمن، مما يؤدي إلى عجزها عن إنتاج الأجسام المضادة، وإلى فقدان خلايا البلعمة لخصائصها. وإذا ترك مرض هودجكين دون علاج يمكن أن يسبب الموت.

أما **المناعة الذاتية** (Autoimmunity)، فهي حالة تنشأ عن أخلاط، معينة أو بسبب توجه جهاز المناعة إلى مقاومة خلايا الجسم. وفي هذه الحالة يقاوم الجسم أنسجته الخاصة. إن المناعة الذاتية تظهر في حالات معينة من مرض **الرثية** (Arthritis)، وهي حالة من التهاب المفاصل ينشأ عنها آلاماً واحمراراً وتورما. وسوف نتناول موضوع التهاب المفاصل بشكل أكثر تفصيلاً في الفصل الرابع عشر. ويعتقد أن **التصلب المتعدد** (Multiple Sclerosis) هو إحدى حالات اضطراب المناعة الذاتية. وإحدى أكثر أشكال اضطراب المناعة الذاتية خطورة ما يعرف **بالذأبة** (Systematic Lupus Erythematosis)، وهي حالة من الالتهاب التي تصيب الجلد بشكل تدريجي وعبارة عن اضطراب عام في الأنسجة الرابطة ويصيب النساء بشكل خاص. وقد يسبب في الحالات الشديدة فشل في عضلة القلب أو الكلى مما يؤدي إلى الموت.

ولدى التعرض لمرض المناعة الذاتية، يفشل الجسم في التعرف على أنسجته الخاصة فيَعُدُّها أعداء دخيلة، ولذلك ينتج أجساماً مضادة لمقاومتها. ويقدر عدد الذين يعانون من اضطراب المناعة الذاتية في كل من أوروبا وشمال أمريكا بحوالي 5% من الراشدين ثلثهم من النساء. ومع أن أسباب المناعة الذاتية غير معروفة بشكل كامل. إلا أن نتائج الأبحاث تشير إلى أنها حالة تتسبب عن إصابة فيروسية أو بكتيرية تسبق حدوث مرض المناعة الذاتية.

إن كثيرا من أنواع الفيروسات والبكتريا المسببة للمرض لديها القابلية لخداع الجسم عن طريق قيامها بتقليد السلسلة البروتينية في الجسم، وبذلك تستطيع البقاء دون أن تتعرض للمقاومة. وهذه العملية من المحاكاة الجزيئية (Molecular Mimicry) تفشل في النهاية ولكنها تقود جهاز المناعة لتوجيه المقاومة ليس للكائنات المهاجمة فحسب، ولكن لمكونات الجسم المماثلة لهذه الكائنات. إن التركيب الجيني للفرد قد يساهم في تفاقم هذه العملية، أو يزوده بالحماية من أمراض المناعة الذاتية (Steinman, 1993). كما أن التعرض للضغط قد يؤدي إلى تفاقم أمراض المناعة الذاتية.

الملخص

1. يعمل الجهاز العصبي وجهاز الغدد الصماء على ضبط أجهزة الجسم وتكييف الجسم للمواجهة في أوقات الخوف، ويحافظان معا على توازن الجسم ليقوم بوظائفه بشكل طبيعي.

2. يعمل الجهاز العصبي عن طريق تبادل النبضات العصبية بين النهايات العصبية في الجهاز العصبي المحيطي (.P.N.S) وبين الاعضاء الداخلية والدماغ مما يوفر التكامل للقيام بالحركات الإرادية واللاإرادية.

3. يعمل جهاز الغدد الصماء بشكل ميكانيكي عن طريق إفراز هرمونات تتم استثارتها من مراكز معينة في الدماغ. وتعمل هذه الهرمونات على ضبط النمو والتطور، كما أنها تزيد من نشاط الجهاز العصبي.

4. يقوم الجهاز الدوري في الجسم بوظيفة النقل، فهو يحمل الأكسجين والمواد الغذائية إلى أنسجة الخلايا. كما يأخذ ثاني أكسيد الكربون والفضلات الأخرى بعيداً عن الأنسجة لطردها من الجسم.

5. يعمل القلب كمضخة ليحافظ على استمرار الدورة الدموية وهو يستجيب للتعليمات التي يصدرها الجهاز العصبي وجهاز الغدد الصماء.

6. يقوم الجهاز الدوري في مواقف الضغط بضخ الدم القادم من القلب إلى أطراف الجسم لمساعدة الفرد على التكيف مع التهديد الحاصل. كما يعمل على إبطاء ضخ الدم إلى الأطراف عند انتهاء الموقف.

7. يتعرض القلب، والأوعية الدموية، والدم، لمجموعة من الاضطرابات. ومن أكثرهذه الاضطرابات التي يتم التعرض إليها، تصلب الشرايين الذي يسبب أمراضاً في الجهاز الدوري، تعتبر السبب الرئيسي للوفاة في الولايات المتحدة.

8. يتحمل الجهاز التنفسي مسؤولية أخذ الأكسجين وطرد ثاني أكسيد الكربون، وضبط التركيب الكيماوي في الدم.

9. يقوم الجهاز الهضمي بتوفير الطاقة والحرارة، بالإضافة إلى المواد الغذائية الرئيسة اللازمة للنمو، وتعويض التالف من الخلايا. وخلال عملية الهضم يتم تحطيم الغذاء لتستخدمه الخلايا لهذه الأغراض.

10. يساعد الجهاز الكلوي في العمليات الحيوية عن طريق تنظيم توازن الماء والعناصر الغذائية في الماء، ومستوى تركيز الحامضية إلى القاعدية في الدم، وطرد الفضلات الذائبة بالماء من الجهاز الكلوي عن طريق البول.

11. يقود الجهاز التناسلي، وبضبط من الجهاز الغددي، نمو الخصائص الجنسية الأولية والثانوية. وعن طريق هذا الجهاز تتكاثر الأنواع، وتنتقل السمات الجينية من الآباء إلى الأبناء.

12. مع التقدم الذي تحقق في مجال تكنولوجيا الجينات وتحديد المادة الوراثية الكلية أو ما يسمى كتلة الخلقة (Genome)، أصبح من الممكن فهم مدى مساهمة الجينات في حدوث الأمراض. ويلعب علم النفس الصحي دورا مهما في مجال البحث والإرشاد المتعلق بهذه القضايا.

13. يقوم جهاز المناعة بتخليص الجسم من الإصابة التي تنشأ عن تعرض الجسم لهجوم المواد الغريبة. ويتمم مهمته عن طريق إنتاج خلايا ومواد كيماوية تقاوم الاعتداء.

قائمة المصطلحات

Adrenal Glands	الغدد الأدرينالية (الكظرية)
Angina Pectoris	الخناق الصدري
Atherosclerosis	تصلب الشرايين
Autoimmunity	المناعة الذاتية
Blood Pressure	ضغط الدم
Cardiovasular System	الجهاز الدوري
Catecholamines	الكاتيكولامينات (الإبينيفرين والنورإبينيفرين)
Cerebellum	المخيخ
Cerebral Cortex	القشرة الدماغية
Endocrine System	جهاز الغدد الصماء
Hypothalamus	الهيبوثلاموس (تحت المهاد)
Immunity	مناعة
Kidney Dialysis	غسيل الكلى
Lymphatic System	الجهاز الليمفاوي
Medulla	النخاع المستطيل
Myocardial Infarction	الذبحة القلبية
Nervous System	الجهاز العصبي
Neurotransmitters	الناقلات العصبية
Nonspecific Immune Mechanisms	آليات المناعة غير المحددة
Parasympathetic Nervous System	الجهاز العصبي البراسمبثاوي
Phagocytosis	خلايا البلعمة
Platelets	الصفائح الدموية
Renal System	الجهاز الكلوي
Respiratory System	الجهاز التنفسي
Specific Immune Mechanisms	آليات المناعة المحددة
Sympathetic Nervous System	الجهاز العصبي السيمبثاوي
Thalamus	الثلاموس (المهاد)

الباب الثاني

السلوك الصحي والوقاية الأولية

Health Behavior and Primary Prevention

الفصل الثالث: السلوكيات الصحية.

الفصل الثالث

السلوكيات الصحية

Health Behaviors

الفصل الثالث

السلوكيات الصحية

Health Behaviors

كانت "جيل مورجان" قد ابتدأت لتوها الدراسة في السنة الثانية في الجامعة، ومع أن السنة الأولى كانت مزدحمة بالكثير من المتطلبات، إلا أن السنة الثانية بدت أكثر متعة. إذ أصبح بإمكانها أن تبدأ بدراسة مسافات في ميدان تخصصها في البيولوجيا، كما أتيحت لها الفرصة للعمل في المختبر كمساعدة بحث مع أستاذتها التي كانت تقدرها كثيراً. وهو المركز الذي قالت الأستاذة أنها ستعطيه لجيل إذا ما أرادت جيل العمل به. وكان "جيري" صديق جيل قد تمكن من الانتقال أيضاً إلى الجامعة التي تدرس بها جيل، مما أتاح لها الالتقاء به بشكل مستمر في الساعة المتخصصة لتناول الغداء، وأن يدرسا ليلاً في المكتبة معاً بدلاً من أن يقتصر لقاءهما على مرة أو مرتين في الشهر. وهكذا فإن الظروف بدت في غاية المثالية بالنسبة لجيل.

وفي صباح يوم الثلاثاء استيقظت جيل على رنين متواصل لجرس الهاتف. إذ اتصل والدها ليخبرها بأن أمها أبلغت عن وجود ورم سرطاني خبيث في الثدي، بعد قيامها بإجراء صورة شعاعية (Mammogram)، وبذلك فإن الجراحة أمر لا مفر منه - هكذا أوضح والدها - كما بين أن عليها العودة إلى البيت لرعاية أختها وأخيها الصغيران، ووعدها بالعودة إلى الجامعة حالما يتحسن وضع والدتها الصحي، ولكن يتوجب عليها في الوقت الحاضر أن تؤجل الدراسة لمدة فصل على الأقل.

شعرت جيل أن عالمها يوشك أن يتداعى، فقد كانت قريبة جداً من أمها، ولم تستطع أن تتصور هذه الإنسانة المبتهجة والمفعمة بالحيوية ستواجه المرض، والأهم من ذلك أن هذا المرض كان السرطان. فماذا يحدث لو أن أمها ماتت. لقد شكل وضع والدتها مصدر ألم كبير بالنسبة لها. بدأت جيل تفكر ملياً بما آل إليه حالها، إذ لن يكون بإمكانها أن تأخذ المسافات التي سجلت بها إلاّ بعد عام من الآن، كما يجب عليها أن تنسى أمر الفرصة التي أتيحت لها للعمل كمساعدة بحث. إضافة إلى كل الترتيبات التي قامت بها لتكون هي وجيري معاً، فإن عليها الآن أن تكون بعيدة عنه مرة أخرى. استلقت جيل على سريرها في غرفتها في منزل الطلبة وهي تعلم أن عليها أن تبدأ بحزم أمتعتها، ولكنها لم تكن قادرة على التحرك.

"إن سرطان الثدي وراثي كما تعلمين" هكذا قالت زميلتها في الغرفة بعد أن علمت بالأمر. نظرت جيل إليها بدهشة ولم تكن قادرة على الكلام. أضافت زميلتها "إذا أصيبت والدتك بالمرض فإن إمكانية إصابتك به واردة". وعلى ما يبدو أنها كانت غافلة عن الأثر الذي تتركه كلماتها على جيل. أدركت جيل أنها بحاجة إلى أن تغادر المكان بسرعة. وعندما غادرت، بدأت الأفكار تتزاحم في رأسها. هل ستبقى لدى جيري الرغبة في الاستمرار في علاقته معها؟ ذلك أنها الآن قد تصاب بسرطان الثدي. هل ستفكر بأن تتجنب الأطفال بعد الآن؟ ماذا لو أنها نقلت خطر التعرض للإصابة بسرطان الثدي لأطفالها. وبدون أن تفكر توجهت رأساً إلى مبنى كلية العلوم الحياتية الذي كانت تشعر أنه بمثابة بيتها الثاني. كانت

الأستاذة التي عرضت عليها العمل في المختبر تقف في الردهة بينما كانت جيل متجهة نحوها. استطاعت الأستاذة أن تلمس أن هناك مشكلة ما، لذا فقد دعت جيل لتناول القهوة معها. أبلغت جيل الأستاذة بما حدث ثم انفجرت بالبكاء.

قالت الأستاذة: "جيل عليك أن تعلمي أنه أصبح من الممكن معالجة سرطان الثدي وخصوصاً عندما يكتشف في مرحلة مبكرة، فإذا كانوا قد اكتشفوا سرطان الثدي لدى أمك من خلال التصوير الشعاعي، فإن ذلك يعني بالتأكيد أنه صغير جداً. فنسبة الشفاء الآن للحالات التي يتم اكتشافها في مرحلة مبكرة تبلغ 90% أو أكثر. واستناداً إلى ما أبلغك إياه والدك فإن حالة أمك تبدو مطمئنة للغاية".

سألت جيل - بينما كانت تمسح دموعها – هل هي فعلاً كذلك؟ أجابت الأستاذة: "ليس فقط كذلك، بل إت العمليات التي يتم إجراؤها لإزالة سرطان الثدي قد أصبحت بسيطة للغاية، إذ أنها لا تتناول سوى إزالة الورم، وبذلك ستجدين أنت ووالدك بأن شفاؤها سيتم أسرع كثيراً مما تعتقدان. وعليك أن تعلمي الآن أنني سوف لن أعطي وظيفة مساعد البحث لأحد آخر. فلماذا لا تذهبي الآن إلى البيت، وتحاولي معرفة الكيفية التي تسير بها الأمور، وتتصلي بي بعد أسبوع من ذلك؟".

قالت جيل: "لقد أبلغتني زميلتي في الغرفة بأن سرطان الثدي وراثي". فأجابت الأستاذة "الوراثة واحدة من العوامل التي يمكن أن تساهم في حدوث سرطان الثدي. فحقيقة إصابة أمك بالمرض تعني بالضرورة أن عليك أن تكوني يقظة لإمكانية تعرضك لخطر الإصابة به، وأن تتأكدي من القيام بإجراء التصوير الشعاعي بانتظام. ولكن ذلك لا يعني بأنك بالضرورة سوف تصابين بسرطان الثدي. وحتى لو أنك أصبت به فإن ذلك لن يكون نهاية العالم، فالاكتشاف المبكر والعلاج السريع يعني أن معظم النساء اللواتي يصبن به يتمكن من العيش، ويعشن حياة طبيعية". ثم استراحت الأستاذة للحظة من الزمن وأردفت قائلة: "جيل، إن أمي قد أصيبت بسرطان الثدي قبل 7 سنوات مضت، وهي الآن على خير ما يرام، وأن علي الآن أن أذهب بشكل منتظم لإجراء الفحص الطبي المنتظم، وإلى حد بعيد، فإن الأمور سارت معي بشكل جيد، فهو لا يشكل خطراً علي وأنا سعيدة أنني تمكنت من العيش بالرغم من احتمالية التعرض له ولكن ذلك لن يغير حياتي، فأنا متزوجة، ولدي طفلان رائعان، ومهنة رائعة واحتمالية تعرضي للإصابة بسرطان الثدي هو أمر أعلم به فقط، وأنا متأكدة أن هذا الأمر يبدو بالنسبة إليك مأساة في الوقت الحاضر، ولكنني أعتقد بأنك ستجدين أن المخاوف الكبيرة التي تشعرين بها سوف لن تحدث على الأغلب". شكرت جيل أستاذتها وقالت: "أعتقد أن من الأفضل أن أذهب إلى البيت وأحزم أمتعتي".

تعرضنا في الفصل الثالث إلى سؤال يتناول العلاقة بين السلوكيات الصحية وعوامل التعرض للمخاطر المرضية. إن الفكرة المحورية في هذا الفصل تنطلق من اعتبار الصحة الجيدة، أمر يمكن لكل شخص أن يحققه من خلال العادات الصحية التي يمارسها بدرجة كافية من الوعي (Conscientiously). إن الارتقاء بالصحة (Health promotion) يعني إلمام الفرد بالعادات الصحية التي تقيه من مخاطر التعرض للأمراض في المستقبل ومن المخاطر التي أصبحت قائمة، مثل إمكانية التعرض لمخاطر شبيهة بتلك التي أشرنا إليها لدى دراسة حالة جيل وأستاذتها في الجامعة. وفي الصفحات القادمة، سوف نتناول العادات الصحية وعوامل التعرض لخطر الأمراض من منطلق التكيف الناجح وذلك قبل أن تترك الفرصة متاحة لتطور الأمراض.

الارتقاء بالصحة: Health Promotion

لمحة عامة:

تنطلق فكرة **الارتقاء بالصحة** (Health Promotion) من فلسفة عامة مفادها أن الصحة الجيدة هي نتاج إنجاز شخصي تراكمي. فهي على المستوى الفردي تتضمن القيام بتطوير نظام عادات صحي في مرحلة مبكرة من عمر الفرد، والمحافظة عليه في مرحلتي الرشد والشيخوخة. أما على المستوى الطبي، فهي تتضمن تعليم الناس كيفية الوصول إلى اتباع أسلوب حياة صحي، ومساعدة الفئات الأكثر عرضة لمخاطر صحية معينة، كي يسلكوا بطريقة تمكنهم من الانتباه لما يمكن أن يتعرضوا إليه من مخاطر (Maddux et al., 1986). وبالنسبة للمختص النفسي، فإن فكرة الارتقاء بالصحة تتضمن تطوير نظام تدخل، يهدف إلى مساعدة الناس على القيام بممارسة السلوكيات الصحية، وتغيير تلك التي تضر بالصحة. أما بالنسبة للمجتمع والأمة، فإن الارتقاء بالصحة يتضمن تركيزاً عاماً على الصحة الجيدة، وتوفر المعلومات التي تساعد الناس على تطوير نظام حياة صحي، والمحافظة عليه. كما يتضمن توفير المصادر والوسائل التي تساعد الناس على تغيير العادات الضارة بالصحة. ويمكن لوسائل الإعلام أن تساهم في الارتقاء بالوضع الصحي، وذلك من خلال البرامج التثقيفية، التي تبين للناس المخاطر التي تترتب على القيام بسلوكيات معينة مثل التدخين أو الإفراط في تناول الكحول. كما يمكن للتشريعات أن تساهم في الارتقاء بالمستوى الصحي، وذلك من خلال سن قوانين معينة يمكن أن تقلل من التعرض للمخاطر، كتلك المتعلقة باستخدام أحزمة الأمان، وتجهيز السيارات بمقاعد خاصة يجلس بها الأطفال للحد من حركتهم أثناء القيادة. في هذا الفصل سوف نتناول العوامل التي تبرز أهمية الحاجة لتطوير عادات صحية جيدة.

إن مسألة الارتقاء بالصحة قد نمت بشكل أكثر وضوحا وإلحاحا مع التقدم عبر العقود. ففي السابق، ومن أجل الوصول إلى مجتمع صحي، كانت الوقاية تعتمد على التشخيص المبكر للأمراض، مع إيلاء اهتمام عابر- في حالة غياب المرض- لتوجيه الجهود لاتباع أسلوب حياة يساعد على الارتقاء بالصحة. ولكن مجموعة من العوامل، ومن بينها التكاليف التي تترتب على اتباع الأساليب التقليدية في الرعاية الصحية، أظهرت الحاجة إلى أهمية اتباع استراتيجيات الارتقاء بالصحة؛ إذ أنها أكثر نجاحا وأقل تكلفة من الأساليب الوقائية التقليدية (R. M. Kaplan, 2000). وهذا ما جعل الحاجة تبدو ماسة لضرورة تعليم الناس كيفية اتباع أسلوب حياة صحي في مختلف مراحل حياتهم.

مدخل إلى السلوك الصحي: An Introduction to Health Behavior

دور العوامل السلوكية في الإصابة بالأمراض والاضطرابات:

شهدت الأعوام التسعون الماضية تغيراً واضحاً في أنماط الأمراض التي تنتشر في الولايات المتحدة. إذ تناقصت نسبة انتشار الاضطرابات المعدية الحادة مثل السل، والإنفلونزا، والحصبة، وشلل الأطفال (Poliomyelitis)، بسبب المكتشفات العلاجية والتغير في المعايير الصحية العامة، كالتحسن في الأساليب المتبعة في جمع الفضلات، ونظام الصرف الصحي. ولكن ذلك تزامن مع تزايد الاضطرابات والسلوكيات التي يمكن تفادي حدوثها (Preventable) مثل سرطان الرئة، وأمراض القلب والشرايين، والإفراط في شرب الكحول وغيرها من المخدرات، وحوادث المرور (. Matarazzo, 1982).

إن دور العوامل السلوكية في تطور هذه الاضطرابات واضح (أنظرا الجدول رقم 3-1). فعلى سبيل المثال، هناك 25% من الوفيات المتسببة عن السرطان، وعدد كبير من الوفيات المتسببة عن النوبات القلبية يمكن تجنب حدوثها عن طريق تعديل سلوك واحد فقط، وهو التدخين. كما أن إنقاص الوزن بنسبة 10% بين الأشخاص الذين تتراوح أعمارهم بين (35-55) يمكن أن يؤدي إلى خفض نسبة الإصابة بأمراض القلب بنسبه 20% (Kannel & Eaker, 1986)؛ كما يمكن أن يقلل من نسبة تلف الشرايين، ومن سرطان المعدة والأمعاء، والسكري، والسكتات، والنوبات القلبية. وإجمالاً فإن ما نسبته (50%) من الوفيات الناتجة عن الأسباب العشرة الرئيسة للوفاة في الولايات المتحدة، تعود لأسلوب الحياة الذي يمكن تعديله (Center of Disease Control, 1994b).

وبذلك فإن التعديل الناجح للسلوك الصحي يحقق عدة فوائد نجملها بالنقاط التالية:

أولا: تقليل عدد الوفيات الناتجة عن الأمراض المرتبطة بأسلوب الحياة.

ثانيا: إمكانية تأخير حدوث الوفاة مما يؤدي إلى الزيادة في عمر الفرد وإلى الزيادة في معدلات العمر المتوقعة لأفراد المجتمع.

ثالثا: وهو العامل الأكثر أهمية، زيادة عدد السنوات التي يتمتع بها الفرد بحياة خالية من التعقيدات الناتجة عن الإصابة بالأمراض المزمنة.

رابعا: حدوث انخفاض كبير في النفقات التي تبلغ أكثر من تريليون دولارا تنفق سنوياً في مجال علاج الأمراض والحفاظ على الصحة (Health Care Financing Administration, 2001). ويوضح الجدول رقم (3-2) التكاليف الضخمة التي تخصص لعلاج المشاكل المرتبطة ببعض الأمراض الأكثر انتشاراً في الولايات المتحدة.

المرض	العوامل الخطرة
أمراض القلب	التبغ، السمنة، ضغط الدم المرتفع، الكوليستيرول، نمط حياة يتسم بكثرة الجلوس
السرطان	التبغ، نظام تغذية غير مناسب، الكحول، التعرض للملوثات البيئية
الأمراض الدماغية الوعائية (السكتة الدماغية)	التبغ، ضغط الدم المرتفع، الكوليستيرول، نمط حياة يتسم بكثرة الجلوس
إصابات الحوادث	تجاهل استخدام حزام الأمان، الكحول، الحوادث المنزلية (Home Hazards)
أمراض الرئتين المزمنة	التبغ، التعرض للملوثات البيئية

جدول 3-1 المسببات الرئيسة للتعرض للموت في الولايات المتحدة

المصدر: M. McGinnis, 1994

الحالة	تدخلات يمكن تفاديها	التكلفة لكل مريض
أمراض القلب	عملية تغيير الشرايين	30000 دولارا
السرطان	علاج سرطان الرئة	29000 دولارا
الإصابات	علاج الشلل الرباعي والتأهيل	570000 دولارا (مدى الحياة)
	علاج تكسر الحوض والتأهيل	40000 دولارا
حالات الولادة المبتسرة	علاج تناذر ضيق التنفس	26500 دولارا

جدول 3-2 تكلفة العلاج لمجموعة مختارة من الحالات المرضية والأعطال التي يمكن تفاديها

المصدر: M. McGinnis, 1994

ماهية السلوكيات الصحية: What are Health Behaviors?

تشير **السلوكيات الصحية** (Health Behaviors) إلى تلك السلوكيات التي يؤديها الأفراد بهدف تعزيز وضعهم الصحي، والحفاظ على صحتهم. ولا تنبع أهمية السلوكيات غير الصحية من كونها تساهم في حدوث الأمراض فحسب، ولكن لأنها قد تتطور ببساطة إلى عادات ضارة بالصحة.

والعادة الصحية (Health Habit) هي عادة ترتبط بسلوك صحي راسخ، يؤدى بشكل أوتوماتيكي، ولا يستدعي تدخل الشعور. وغالباً ما تتطور العادات في مرحلة الطفولة وتتثبت ما بين سن الحادية عشرة والثانية عشرة (R.Y. Cohen, Brownell, & Felix, 1990). فاستخدام حزام الأمان، وغسل الأسنان بالفرشاة، وتناول الغذاء الصحي، جميعها أمثلة على هذا النوع من السلوك الذي يتخذ صفة العادة. ومع أن تطور عادات الصحة قد ينجم أساساً

عن ارتباطها بنتائج إيجابية مثل تقبل الوالدين، إلا أن هذه العادات تصبح مستقلة فيما بعد عن عملية التعزيز، وتبقى لدى الفرد بفعل عوامل البيئة المحيطة التي غالباً ما ترتبط بها. لذلك فهي تصبح شديدة المقاومة للتغيير. من هنا نتبين أهمية تطوير سلوك صحي جيد واستبعاد السلوكيات غير الصحية منذ المراحل العمرية المبكرة ما أمكن.

إن الأهمية القصوى التي يحققها السلوك الصحي في الحفاظ على صحة جيدة توضحها الدراسة الكلاسيكية التي أجراها كل من بيلوك وبرسلو (Belloc & Breslow, 1972) على سكان مقاطعة ألاميدا (Alameda) في كاليفورنيا. إذ بدأ هذان الباحثان بتحديد 7 أنماط من السلوكيات الصحية المهمة وهي:

- النوم لمدة 7-8 ساعات في الليلة.
- عدم التدخين.
- تناول الإفطار في كل يوم.
- عدم تناول الكحول أكثر من مرة أو مرتين في اليوم.
- ممارسة الرياضة بشكل منتظم.
- تجنب الأكل بين الوجبات.
- تجنب حدوث زيادة في الوزن تزيد عن 10% عن الحد المطلوب.

ثم قاما بتوجيه الأسئلة المتعلقة بالمواضيع المذكورة إلى كل فرد من سكان المنطقة البالغ عددهم حوالي (7000)، لمعرفة أي من السلوكيات المذكورة يمارسون. كما سألا المواطنين عن عدد الأمراض التي سبق أن تعرضوا لها، والأمراض التي أصيبوا بها، ومستوى الطاقة التي يشعرون بأنهم يتمتعون بها، ومدى تعرضهم لعوامل معيقة لهم (مثل عدد الأيام التي عجزوا فيها عن الذهاب إلى العمل بسبب المرض) خلال الفترة الماضية الواقعة ما بين (6-12) شهراً. وجد الباحثان أن عدد الأمراض كان ينخفض كلما زادت ممارسة الفرد للعادات الصحية الجيدة. وأن ممارسة العادات الصحية الجيدة ارتبط بزيادة التمتع بالنشاط والطاقة والشعور الجيد وقلة التعرض للعوامل المعوقة للأداء الفعال.

كما كشفت عمليات المتابعة التي أجريت لهؤلاء الأشخاص بعد تسع سنوات ونصف، أن معدلات الوفاة بين الرجال والنساء الذين تبين من الدراسة أنهم يحرصون على اتباع العادات الصحية السبعة التي تناولها البحث كانت منخفضة بشكل كبير جدا. وبالتحديد فإن نسبة الوفيات بين الرجال الذين تبين أنهم يراعون هذه الممارسات، مقارنة بالرجال الذين تراوحت ممارستهم لهذه العادات ما بين صفر إلى ثلاثة فقط، بلغت (28%). كما تبين أن نسبة الوفيات بين النساء اللواتي حرصن على اتباع العادات الصحية السبع كانت (43%) فقط، مقارنة بالنساء اللاتي تراوحت ممارستهن للعادات المذكورة ما بين صفر إلى ثلاثة (Breslow & Enstrom, 1980).

الوقاية الأولية: Primary Prevention

ويُعدّ غرس العادات الصحية الجيدة، وتغيير العادات السيئة من المهمات الأساسية **للوقاية الأولية** (Primary Prevention). وهذا يعني تحديد واعتماد معايير ملائمة لمقاومة العوامل الخطرة المسببة للمرض قبل أن يتطور. وتستند الوقاية الأولية إلى استراتيجيتين عامتين. أما الأولى، وهي الأكثر انتشاراً، فتعتمد على توظيف طرق تغيير السلوك، بهدف

حمل الأفراد على تغيير سلوكياتهم التي تعرضهم للمشاكل الصحية. وتعتبرالبرامج العديدة التي تم تطويرها لمساعدة الناس في تخفيف أوزانهم مثال على هذا الأسلوب. أما الثانية، وهي استراتيجية تعكس توجهاً أكثر حداثة، وتركز على توجيه الناس لتجنب تطوير عادات غير صحية في الدرجة الأولى. والبرامج الموجهة لمنع الشباب من البدء بالتدخين هي مثال على هذا الأسلوب، وهي ما سنتناوله في الفصل الخامس. ومن الواضح أن كلا الأسلوبين في الوقاية موجهين بالدرجة الأولى نحو حمل الناس على تجنب تطوير السلوكيات المسببة للمشاكل الصحية أكثر من كونهما موجهان نحو مساعدة الناس من أجل التوقف عن القيام بالسلوك الذي تشكل لديهم.

ممارسة وتغيير السلوكيات الصحية: Practicing & Changing Health Behaviors

لمحة عامة:

من هم الأشخاص الذين يقومون بممارسة العادات الصحية الجيدة؟ وما هي العوامل التي تقود البعض لاتباع نهج صحي في حياتهم، في حين تقود آخرين للمجازفة بصحتهم؟ في هذا الفصل، والفصلين الرابع والخامس، سوف نبين مدى التعقيد الذي تتسم به هذه المسألة. وسوف نلقي الضوء على بعض العوامل العامة المتعلقة بها.

العوامل الديموغرافية Demographic Factors: تختلف العادات الصحية باختلاف العوامل الديموغرافية. فالأشخاص الأصغر سناً، والأكثر ثراء وتعليماً، والأقل تعرضاً للضغط، والأكثر حصولاً على المساعدة الاجتماعية، يمارسون عادات صحية جيدة، أكثرمن أولئك الأشخاص الذين يتعرضون لمستويات أعلى من الضغط ولديهم إمكانات أقل. ومثل هؤلاء الأشخاص هم غالباً ما ينتمون إلى مستويات اجتماعية متدنية (N. H. Gottlieb & Green, 1984).

العمر Age: يتغير سلوك الفرد الصحي مع التقدم في العمر. وعموماً فالعادات الصحية تكون جيدة في مرحلة الطفولة، وتتدهور في مرحلتي المراهقة والشباب، ثم تعود لتتحسن ثانية في الأعمار المتقدمة (H. Leventhal, Prohaska, & Hirschman, 1985).

القيم Values: كما أن للقيم التي يتبناها الأشخاص تأثير على العادات الصحية التي يمارسونها. فعلى سبيل المثال، يعتبر النشاط الرياضي وممارسة التمارين الرياضية من قبل النساء من الأمور المرغوبة في بعض الثقافات، ولكنهما لا يعتبران كذلك في ثقافات أخرى (Donovan, Jessor & Costa, 1991). مما يؤدي إلى اختلاف نمط النشاط الذي تقوم به النساء في مختلف الثقافات .

الضبط الذاتي Personal Control: إن وجود وعي لدى الفرد بأن وضعه الصحي يتقرر بما يمارسه من ضبط ذاتي على سلوكه، له دور في تقرير العادات الصحية التي يتبعها. فعلى سبيل المثال، بينت الأبحاث التي قام بإجرائها وولستون ورفاقه (K. A. Wallston, Wallston, & DeVellis, 1978) مستخدمين مقياس **موقع الضبط الصحي** (Health Locus of Control Scale)، لتحديد المدى الذي يُعدُّ الأشخاص أنفسهم وفقه قادرين على التحكم بوضعهم الصحي، أو يعتبرون أن وضعهم الصحي يتقرر بفعل تحكم الآخرين من المتنفذين، أو تقرره عوامل المصادفة بشكل رئيسي، فتبينوا أن الأشخاص الذين يحملون قناعات مسبقة بأن وضعهم الصحي يخضع لسيطرتهم الذاتية، يكون

لديهم قابلية أكبر لممارسة العادات الصحية الجيدة، من أولئك الذين يعتقدون بأنهم لا يملكون السيطرة على وضعهم الصحي.

المؤثرات الاجتماعية Social Influences: ويمكن أن تتدخل التأثيرات الاجتماعية في تقرير العادات الصحية التي يتبعها الفرد. فالأسرة، والأصدقاء، والزملاء في مكان العمل، يمكن أن يؤثروا جميعاً في تقرير العادات الصحية التي يتبعها الفرد، وأحياناً يكون هذا التأثير بالاتجاه الإيجابي، وفي حالات أخرى يكون بالاتجاه السلبي (Broman, 1993; Lau, Quadrel & Hartman, 1990) فالضغوط التي يمارسها الرفاق، على سبيل المثال، غالباً ما تقود المراهقين إلى تعلم التدخين. ولكن الضغوط الاجتماعية قد تؤدي إلى ترك عادة التدخين في سن الرشد.

الأهداف الشخصية Personal Goals: ترتبط العادات الصحية الاجتماعية ارتباطاً وثيقاً بالأهداف الشخصية (Eiser & Gentle, 1988). فإذا كان تحقيق اللياقة البدنية يشكل هدفاً مهما بالنسبة للفرد، فإنه سيكون أكثر ميلاً لممارسة الرياضة على أساس منتظم مما لو لم تشكل اللياقة البدنية هدفاً ذاتياً مهما بالنسبة له.

الأعراض المدركة Perceived Symptoms: يحدث التحكم في بعض العادات الصحية بسبب وجود بعض الأعراض التي تدعو لاتباع عادات صحية معينة. فقد يتحكم المدخنون بتدخينهم بسبب الحساسية التي يسببها لهم التدخين؛ فالمدخن الذي يعاني من السعال في الصباح ومن آلام الحلق، يمكن أن يتوقف عن التدخين بسبب اعتقاده أن التدخين هو السبب في تعرضه للمشاكل الصحية التي يعاني منها في تلك الفترة.

إمكانية الوصول إلى مؤسسات الرعاية الصحية:

Access to Health Care Delivery System

كما أن سهولة الوصول إلى المؤسسات المكلفة بتقديم الرعاية الصحية يؤثر أيضاً في الممارسات الصحية التي يتبعها الفرد. فإجراء الفحوصات الطبية المنتظمة للكشف المبكر عن أمراض السل، وإجراء اختبار بابا نيكولاو (Pap Smear) للكشف المبكر عن أمراض السرطان، والتصوير الشعاعي للثدي (Mammogram) ، وتطعيم الأطفال الصغار من الأمراض المعدية مثل شلل الاطفال (Polio)، هي أمثلة على السلوكيات التي ترتبط بشكل مباشر بالمؤسسات المسؤولة عن تقديم الرعاية الصحية. وهناك أنماط سلوكية أخرى مثل فقدان الوزن، والتوقف عن التدخين، قد يتم تشجيعها بطريقة غير مباشرة من قبل مؤسسات الرعاية الصحية، نظراً لأن كثيراً من الناس يتلقون من أطبائهم إرشادات ونصائح ترتبط بأسلوب حياتهم.

العوامل المعرفية Cognitive Factors: وأخيراً، فإن ممارسة السلوكيات الصحية ترتبط بالعوامل المعرفية، مثل الاعتقاد بأن ممارسات صحية معينة ضرورية، أو إحساس الشخص بأنه يصبح عرضة للإصابة بأمراض خطيرة إذا لم يراع ممارسة سلوكيات صحية معينة.

معوقات تعديل السلوكيات الضارة بالصحة:

Barriers to Modifying Poor Health Behaviors

ترجع أهمية معرفة محددات السلوك الصحي إلى صعوبة إحداث تغيير في العادات الضارة بالصحة بمجرد أنها تشكلت ورسخت. كما أن معرفة الباحثين بالكيفية والوقت الذي تتطور فيه العادات السيئة الضارة بالصحة لا زالت محدودة، مما يجعلهم لا يدركون تماما كيف ومتى يجب التدخل لتغيير هذه العادات. فالأطفال الصغار، على سبيل المثال، عادة ما يمارسون التمارين الرياضية بشكل كاف، في حين يصبح أسلوب حياتهم أكثر ميلاً للجلوس عندما يصبحون أكبر سناً. من هنا تتضح أهمية تحديد الوقت الأفضل الذي يجب أن يحدث فيه التدخل للتخفيف من هذا الميل. لأن العملية تكون تدريجية، كما أن تناقص التمرين يرجع بدرجة أكبر إلى التغيرات في البيئة، وليس إلى تدني الدافعية للقيام بالنشاط الرياضي والتمرين؛ كأن لا يعود الطفل ملزما بأخذ مساقات إجبارية في التربية الرياضية.

علاوة على ذلك، فإن الحوافز المباشرة التي تدفع الناس لممارسة السلوك الصحي غالباً ما تكون ضعيفة. إن العادات الصحية تتطور خلال مرحلتي الطفولة والمراهقة، وهي الفترة التي ينعم فيها أغلب الناس بالصحة الجيدة. فالتدخين، وتناول الكحول، والتغذية الرديئة، وقلة النشاط الرياضي لا تترك تأثيرات فورية ظاهرة على الوظائف الجسمية وعلى الصحة. والتلف المتراكم الذي ينشأ عن مثل هذه السلوكيات قد لا يظهر لعدة سنوات، كما أن قليلاً من الأطفال والمراهقين هم الذين يبدون اهتماما بما سيكون عليه وضعهم الصحي عندما يصبحون في سن الأربعين أو الخمسين. نتيجة لذلك، فإن الفرصة تصبح سانحة لتراكم الأضرار نتيجة ممارسة العادات السيئة الضارة بالصحة لسنوات عديدة.

وبمجرد أن تترسخ العادات غير الصحية فإن الأفراد لا يكونون مدفوعين لتغييرها. فالسلوكيات الضارة بالصحة قد تكون مصدر سعادة للفرد، وتؤدى بشكل أوتوماتيكي، وتحدث الإدمان، وتقاوم التغيير. لذا، فقد يجد الكثيرون صعوبة في تغييرها، خاصة وأنها أصبحت مصدر متعة بالنسبة لهم. إن العادات الصحية لا يرتبط بعضها مع بعض سوى ارتباط طفيف. لذا فإن المعرفة بإحدى العادات الصحية لا تساعد على التنبؤ بالعادات الأخرى بدرجة عالية من الثقة (e.g., Donovan, Jessor, & Costa, 1993). فالشخص الذي يلتزم بممارسة الرياضة بإخلاص، ليس بالضرورة أن يستخدم حزام الأمان أثناء القيادة، كما أن الشخص الذي يحرص على ضبط وزنه قد يستمر بالتدخين. ويمكن أن يكون من الصعب تعليم الناس اتباع برنامج منظم للسلوك الصحي، وفي معالجة السلوكيات الضارة بالصحة يتوجب تناول كل منها بشكل مستقل عن السلوكيات الأخرى.

عدم ثبات التغيير المحدث في السلوكيات الصحية: Instability of Health Behaviors

ومن الخصائص التي تساهم في صعوبة تعديل العادات السلوكية الضارة بالصحة، ما يرجع إلى عدم ثبات التغيير المحدث في هذه السلوكيات عبر الزمن. فقد يتوقف الفرد عن التدخين لمدة عام ولكنه قد يعود للتدخين في الفترات التي يتعرض فيها للضغوط. وقد يتمكن الشخص نتيجة اتباعه نظام غذائي معين (ريجيم)، أن يقلل (50) باونداً من وزنه، ولكنه يعود ليستعيد ما فقده من وزن بعد سنة من ذلك. ولكن ما الذي يجعل العادات الصحية منفصلة لا يرتبط بعضها مع

بعضها الآخر؟ وما هو سبب عدم ثبات التغيير المحدث في العادات الصحية؟ إن هذه الأسباب يمكن إجمالها على النحو التالي:

أولاً: إن العادات الصحية المختلفة تتحكم بها عوامل مختلفة. فالتدخين على سبيل المثال قد يرجع إلى التعرض للضغوط، في حين أن ممارسة التمارين تعتمد على سهولة الوصول إلى المراكز الرياضية التي تساعد على القيام بهذه الممارسة.

ثانياً: إن السلوك الصحي الواحد الذي يصدر عن عدة أفراد تتحكم به عوامل متنوعة. فالإفراط في تناول الطعام قد يرجع عند البعض لأسباب اجتماعية؛ فهناك من يقوم بتناول الطعام بسبب تعدد المواقف الاجتماعية التي تضطره إلى ذلك مجاملة للآخرين، فيما قد يفرط أشخاص آخرون بتناول الطعام، بسبب ما يتعرضون إليه من توترات وضغوط.

ثالثاً: إن العوامل التي تتحكم بالسلوك الصحي قد تتغير عبر الزمن الذي يمر به السلوك (H. Leventhal, et al., 1985). فالأسباب الأولية المحفزة للقيام بالسلوك قد لا تبقى هي العوامل المؤثرة المهمة. إذ قد تتطور عوامل دائمة جديدة لتحل محلها. فمع أن ضغط الرفاق (عوامل اجتماعية)، يعتبر مهما في الإبقاء على عادة التدخين عبر الزمن، إلا أن عادة التدخين قد تبقى لأنها تخفف من الضغط ومن مشاعر الرغبة في التدخين، مع أن جماعة الرفاق التي ينتمي إليها الفرد في مرحلة الشباب قد تعارض التدخين.

رابعا: إن العوامل التي تتحكم بالسلوك الصحي قد تتغير عبر حياة الفرد. فممارسة النشاط الرياضي قد تحدث في الطفولة لأنها جزء من المنهاج المدرسي، ولكن هذه العادة التي كانت تمارس في الطفولة بشكل أوتوماتيكي، يحتاج أداؤها في مرحلة الرشد إلى توجيه شعوري.

خامسا وأخيرا: إن أنماط السلوك الصحي، وتطورها، والعوامل التي تساهم بتغييرها عبر الزمن، تختلف بشكل جوهري من فرد إلى آخر (H. Leventhal, et al., 1985)، فقد يبدأ أحد الأفراد بالتدخين لأسباب اجتماعية ولكنه قد يستمر كوسيلة للتحكم بالضغط. في حين، قد يحدث عكس ذلك لدى شخص آخر.

خلاصة الأمر، تظهر السلوكيات الصحية وتستمر بسبب عوامل تختلف باختلاف الأشخاص، وهذه العوامل تتغير عبر حياة الفرد وعبر تاريخ العادة الصحية. مما يجعل تغيير العادات الصحية مسألة تتسم بالصعوبة. لذلك ركزت جهود التدخل الموجهة لتغيير العادات السلوكية، تركيزا كبيراً، على أولئك الذين يمكن أن يحققوا أكبر قدر من الاستفادة- ألا وهم فئة الأطفال.

التدخلات الموجهة إلى الأطفال والمراهقين:

Intervening with Children and Adolescents

التنشئة الاجتماعية: Socialization

إن العادات السلوكية تتأثر بشدة بعمليات التنشئة التي يتعرض لها الفرد في مراحل حياته الأولى، وبشكل خاص سلوك الوالدين اللذين يمثلان نماذج عن الأدوار الاجتماعية (Hops, Duncan, Duncan & Stoolmiller, 1996;

Lau et al., 1990). فقد يعمل الوالدان على غرس سلوكيات معينة (يقتدى بها) لدى أولادهم تمارس مع الوقت بشكل أوتوماتيكي؛ كاستعمال حزام الأمان عند القيادة، وتنظيف الأسنان بالفرشاة بشكل منتظم، وتناول الفطور يومياً. ومع ذلك فإن هذه العادات الصحية الأساسية، قد لا يتم تعليمها للأطفال في بعض الأسر، وقد لا يتفق القول مع العمل لدى أسر أخرى تحاول أن تعلم أبناءها اتباع السلوكيات الصحية.

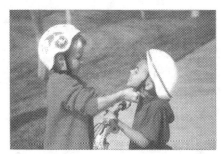

إن تأسيس العادات التي تساعد على الارتقاء بالصحة، يحدث في مرحلة الطفولة، عندما يتم تعليم الأطفال ممارسة السلوكيات الصحية الجيدة.

(© Myrleen Ferguson Cate/PhotoEdit)

والأهم من ذلك، فعندما ينتقل الأطفال إلى المراهقة، فإنهم قد يتجاهلون ما تعرضوا له من تدريب من الأبوين في السنوات المبكرة من حياتهم، نظراً لأنهم لا يلمسون إلا قليلاً من الآثار المترتبة عن ممارسة هذه السلوكيات على وضعهم الصحي، أو أدائهم الجسدي. إضافة لذلك، فإن المراهقين يتميزون بسرعة التأثر بالسلوكيات السيئة الضارة بالصحة، بما في ذلك الإفراط في تناول الكحول، والتدخين، وتعاطي المخدرات، أو السلوك الجنسي المحفوف بالمخاطر الصحية. خاصة إذا اتسمت مراقبة الوالدين لسلوكهم بالضعف، أو إذا كانوا يكثرون من مخالطة الرفاق الذين يقومون بمثل هذه الأفعال (Dolcini & Adler, 1994; Metzler, Noell, Biglan, Ary, & Smolkowski, 1994). نتيجة لذلك، يُعدُّ التدخل الموجه إلى سلوك الأطفال والمراهقين من الأولويات الأساسية.

اختيار اللحظة المناسبة للتعليم: Using the Teachable Moment

يتوجب على الجهود الموجهة للحفاظ على الصحة أن تركز على المواقف التربوية وذلك لمنع العادات الضارة بالصحة من التطور. إن مفهوم اللحظة المناسبة للتعليم (Teachable Moment)، يعود إلى حقيقة مفادها أن هناك أوقاتاً أكثر ملاءمة من غيرها لتعليم عادات صحية معينة.

إن العديد من اللحظات المناسبة للتعليم، تظهر في مراحل الطفولة الأولى. ولدى الوالدين الفرص لتعليم أولادهم السلوكيات الصحية الأساسية، مثل، استخدام حزام الأمان عند قيادة المركبة، أو النظر إلى كلا الاتجاهين عند قطع الشارع، والعادات الصحية الأساسية، كشرب الحليب مع وجبة العشاء بدلاً من شرب الصودا (L. Peterson & Soldana, 1996).

ومن اللحظات الأخرى المناسبة للتعليم تلك التي تظهر لأنها من ضمن مكونات النظام الخاص بتقديم الرعاية الصحية. فالكثير من الرضع في الولايات المتحدة، على سبيل المثال، مشمولون بنوع من الرعاية الصحية الخاصة بالأطفال (Well-Baby Care). وغالباً ما يجعل أطباء الأطفال من زيارات المراجعة، فرصة لتعليم الآباء - حديثي العهد

بالأطفال- الأسس التي يجب اتباعها لوقاية أطفالهم من التعرض للحوادث، ولتأمين السلامة في البيت. كما يستغل أطباء الأسنان الزيارة الأولى التي يقوم بها الأبوان بصحبة طفلهم، لتعليم الوالدين والطفل أهمية الاستخدام السليم لفرشاة الأسنان. وكثير من الأنظمة المدرسية، تطلب شهادة صحية في بداية السنة الدراسية من الطلبة الذين يلتحقون بها، أو أنها تلزم طلبتها بعمل زيارة سنوية واحدة على الأقل للطبيب. إن هذه الطريقة تساهم في تأكيد حدوث اتصال منظم بين الآباء وأبنائهم من جهة، ونظام الرعاية الصحية من جهة أخرى، وبذلك فإن إيصال المعلومات حول العادات الصحية الجيدة مثل التحكم بالوزن، والوقاية من التعرض للحوادث يصبح ممكناً. ومثل هذه الزيارات تساعد أيضاً في التأكد من حصول الأطفال على المناعة الضرورية.

ولكن ما الذي يمكن أن يتعلمه الأطفال بأنفسهم عن العادات الصحية؟ من المؤكد أن الإمكانيات العقلية المعرفية التي يمتلكها الأطفال الصغار محدودة، مما يعيقهم من تحقيق فهم كامل للمفاهيم المتعلقة بالحفاظ على الصحة (Maddux et al., 1986) ومع ذلك فإن برامج التدخل التي تتبع مع الأطفال، تشير إلى أنهم قادرون على تطوير القدرة على تحمل مسؤولية شخصية، تجاه الأمور المتعلقة بصحتهم. فهم يدركون أهمية القيام بسلوكيات صحية كتلك المتعلقة باختيار الغذاء الصحي، والاستخدام المنتظم لفرشاة الأسنان، وربط حزام الأمان في المركبة، وممارسة التمارين، واجتياز الشارع بأمان، والتصرف على نحو سليم في الحالات الطارئة والمسببة للإثارة والذعر (في حالة وقوع زلزال مثلاً)، ما دامت السلوكيات توضح بعبارات مفهومة للأطفال في عمر (3-4) سنوات، وما دام تفسيرها يتم بطريقة ملموسة، وما دامت التطبيقات المقدمة عن السلوك الواجب اتباعه واضحة (Maddux et al., 1986).

واللحظات المناسبة للتعليم ليست قصرا على مرحلتي الطفولة والمراهقة. فمرحلة الحمل تشكل مرحلة مناسبة لتعليم عدد من العادات الصحية، خصوصا ما يتعلق بالتوقف عن التدخين وتحسين نظام التغذية. كما يكون الأفراد الذين شخصت لديهم أمراض الشريان التاجي حديثا، مدفوعين لتغيير عاداتهم الصحية، كعادة التدخين، والعادات الغذائية، نظرا للقلق الذي سببه لهم التشخيص (Rosal et al.,1998).

إن تحديد اللحظات المناسبة للتعليم، أي اللحظة الحاسمة التي يكون فيها الفرد قادرا على تعلم السلوك الصحي ولكنه لا يكون قد طور بعد عادة صحية سيئة، يعتبر من الأولويات الأساسية في نظام الوقاية الأولية.

إغلاق منافذ الضعف: Closing the Window of Vulnerability

تحتل المرحلة الابتدائية أهمية خاصة، فهي تشكل فترة مناسبة لتطوير مجموعة متنوعة من العادات السلوكية الصحية. وبالتحديد فإن التفضيلات المتعلقة بالأطعمة، والوجبات الخفيفة، ونظام الغذاء تبدأ خلال هذه الفترة (R.Y. Cohen et al., 1990). كما تبين ان مرحلة المراهقة وبداية المرحلة الثانوية تشكلان منافذ ضعف (Window of Vulnerability) إزاء عادة التدخين، وتعاطي المخدرات، عند تعرضهم لهذه العادات وأثناء قيام رفاقهم وأشقائهم الأكبر منهم سنا بممارستها (D'Amico & Fromme, 1997). وكما سنرى، فإن التدخل عبر المدرسة قد يساعد الطلبة على تجنب الإغراءات التي تقود إلى القيام بهذه السلوكيات التي تؤدي للتعرض إلى المخاطر الصحية.

سلوكيات المراهقين تضع الأساس لظهور المشاكل الصحية في الرشد:

Adolescents Health Behaviors Influence Adults Health

أما السبب النهائي الذي يعطي أهمية للتدخل في سلوك الأطفال والمراهقين لتعديل عاداتهم الصحية، فيعود إلى ما تبينه الأبحاث باستمرار حول أهمية الاحتياطات التي يتم أخذها في مرحلة المراهقة. إذ تبين أن السلوكيات الصحية التي تتبع في المراهقة تقدم مؤشرا أقوى للتنبؤ بالأمراض التي يمكن أن يصاب بها الفرد بعد سن الخامسة والأربعين مقارنة بتلك السلوكيات التي يقوم بها الراشدون. وهذا يعني أن العادات الصحية التي يمارسها الأفراد في مرحلة المراهقة، والمرحلة الجامعية، قد تحدد ماهية الأمراض المزمنة التي يمكن أن يصابوا بها لاحقا، والأمراض التي يمكن أن تسبب لهم الوفاة عندما يصبحون راشدين.

وبالنسبة للراشدين الذين يقررون إجراء تغييرات في نمط حياتهم، فقد يكون الوقت متأخراً. وهذه النتيجة، كما تقترح الأبحاث المعاصرة، تنطبق على العلاقة بين التعرض لأشعة الشمس والإصابة بمرض السرطان، وتناول الكالسيوم بهدف الوقاية من تخلخل العظام (Osteoporosis). كما أن اتباع نظام غذائي يعتمد بشكل خاص على تناول البروتينات والدهون في المراهقة، قد يتنبأ بالإصابة بالسرطان. نتيجة لذلك، وبالرغم من وجود درجة عالية لدى الكثير من المراهقين لمقاومة الإغراءات، إلا أن هذه المرحلة تبقى مرحلة يتيمز فيها الفرد بسهولة الانقياد، والتأثر، لممارسة العادات الضارة بالصحة التي تضع الأساس لظهور المشاكل الصحية في المستقبل.

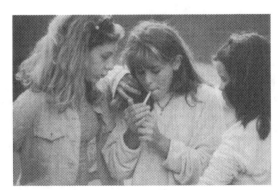

تشكل مرحلة المراهقة منفذاً لتطوير العديد من العادات السيئة الضارة بالصحة. فالتدخل لمنع تطور العادات الضارة بالصحة لدى الأطفال في نهاية المرحلة الابتدائية وبداية المرحلة الإعدادية، يعتبر من الأولويات الضرورية.

(© Larry Bray/ Getty Images)

التدخل مع الفئات المعرضة للمخاطر الصحية: Intervention with At-Risk People

"إنني قنبلة موقوتة توشك على الانفجار"

امرأة في السابعة والثلاثين من عمرها معرضة للإصابة بسرطان الثدي

يشكل الأطفال والمراهقون فئتين من الأفراد الأكثر عرضة للمخاطر الصحية, وهما الفئتان التي وجهت إليهما الكثير من الجهود بهدف الارتقاء بوضعهم الصحي. أما المجموعة الأخرى فهي تلك الفئة المهددة لتطوير مشكلات صحية معينة. فقد يقوم أطباء الأطفال، على سبيل المثال، بالعمل مع الوالدين اللذين يعانيان من السمنة ليقوما بمراقبة تغذية

أبنائهم، على أمل وقايتهم منها. وإذا ساهم التغيير في نظام التغذية في مساعدة الأبوين على التخفيف من وزنهما، فإن النتيجة تكون أفضل. كما أن الفتيات اللواتي أصيبت أمهاتهن بسرطان الثدي يشكلن مجتمعا قابلا للإصابة بسرطان الثدي. لذا فإن عليهن أن يتعلمن كيف يقمن بعملية الفحص الذاتي للثدي بشكل مستمر، وأن يراقبن حدوث أية تغيرات في أنسجة الثدي. وكلما أصبحت الأسس الجينية لاحتمال الإصابة باضطرابات أخرى أكثر وضوحاً، فإن جهود الحفاظ على الصحة الموجهة للفئات المعرضة لخطر تطوير أمراض معينة، تصبح أكثر أهمية (e. g. Touchettc, 1993).

فوائد التركيز على الفئات المعرضة للمخاطر الصحية:

Benefits of Focusing on At-Risk People

ويحقق العمل مع الأفراد المعرضين لخطر تطوير الاضطرابات الصحية عدة فوائد؛ فالتعرف المبكر على هؤلاء الناس قد يؤدي إلى الوقاية، أو إلى إبعاد العادات الضارة بالصحة التي يمكن أن تساهم في زيادة قابليتهم للإصابة بالأمراض. فعلى سبيل المثال، إن مساعدة الافراد المعرضين لخطر الإصابة بأمراض القلب على تجنب التدخين، أو التوقف عنه في عمر مبكر، قد يساعد على تجنب الاصابة بأمراض مزمنة تسبب الوهن (Schieken,1988). وحتى لو لم تتوفر الإمكانية للتدخل لتخفيف الخطر، فإن المعرفة بالأخطار يمكن أن تزود الناس بالمعلومات التي يحتاجون إليها لمراقبة وضعهم (Swaveley, Silverman & Falek, 1987). وتعتبر النساء المعرضات لخطر تطوير سرطان الثدي مثال على هذه المجموعات.

كما أن العمل مع الجماعات المعرضة لخطر الإصابة بالاضطرابات الصحية يتيح المجال للاستخدام الفعال للمبالغ التي ترصد في سبيل تحقيق الرفاه الصحي. فعندما يكون عدد المعرضين للمخاطر الصحية محدودا، فإنه لا يكون من الضروري تطبيق نظام تدخل يشمل كل فرد في المجتمع. وعوضا عن ذلك، يكون من المنطقي تحديد الأفراد، الذين تتوفر لديهم عوامل تمهد لتعرضهم لخطر تطوير الاضطرابات الصحية.

وأخيرا، فإن التركيز على الأفراد المعرضين لخطر تطوير الاضطرابات الصحية يسهل إمكانية التعرف على عوامل أخرى يمكن أن تتفاعل مع العامل المستهدف وتؤدي إلى حدوث نتائج غير مرغوبة. فعلى سبيل المثال، ليس من الضروري أن يصاب بفرط ضغط الدم، كل من لديه تاريخ أسري لتطوير فرط ضغط الدم (Hypertension). ولكن التركيز على أولئك الأفراد المعرضين لخطر تطوير فرط الضغط، يجعل امكانية تحديد العوامل الأخرى المساعدة في تطوير المرض ممكنة.

مشاكل التركيز على الفئات الأكثر عرضة للمخاطر الصحية:

Problems of Focusing on At- Risk People

من الواضح أن هناك مشكلات نصادفها لدى العمل مع الجماعات المعرضة لتطوير الاضطرابات الصحية. فالأفراد لا يدركون دائماً خطورة وضعهم على الشكل الصحيح (Rothman and Salovey, 1997; G. E. Smith, Gerrard, & Gibbons, 1997). وعموماً، فإن معظم الناس يميلون لأن يكونوا متفائلين، بشكل غير واقعي، بخصوص إمكانية تعرضهم للمخاطر الصحية (N. D. Weinstein & Klein, 1995). فالناس يميلون إلى اعتبار ما

يقومون به من سلوكيات غير صحية أمر عام يشترك به كثير من الناس، في حين يميلون إلى إدراك سلوكهم الصحي بأنه أمر يميزهم عن غيرهم. فعلى سبيل المثال، يميل المدخنون إلى المبالغة والتضخيم في عدد الآخرين الذين يدخنون. وعندما يدرك الناس أن الآخرين يشاركونهم في ممارسة السلوكيات الضارة بالصحة، فإن ذلك قد يقلل من إدراكهم لمقدار المخاطر التي قد تعرضهم إليها هذه السلوكيات (Suls, Wan, & Sanders, 1988).

إن نتائج الفحوص التي تشير إلى وجود العوامل المساعدة على تطوير الاضطرابات الصحية، قد تكون سببا لإفراط لا لزوم له في الحرص والتقيد باتباع سلوكيات معينة، في حين قد يقلل الناس في أوقات أخرى من خطورة العوامل المسببة لاحتمال التعرض للاضطراب، ويهملون استخدام الخدمات الملائمة، أو حتى مراقبة أوضاعهم (e.g., C. S. Booth, Safer, & leventhal, 1986; Croyle, Sun, & louie, 1993). كما أن تزويد الناس بالتغذية الراجعة بخصوص الإمكانيات الجينية التي تجعلهم عرضة للاضطرابات الصحية، مثل، سرطان الرئة، يمكن أن يكون له تأثير مباشر وقوي على سلوكهم المتعلق بذلك، حيث يقللون في هذه الحالة من عدد السجائر التي يدخنونها (C. Lerman et al., 1997). ومع ذلك فإن الظروف التي تؤدي إلى هذين النمطين من الاستجابات المشكلة لم يتم تحديدها بشكل واف (Crayle & Jemmott, 1991).

الاعتبارات الأخلاقية: Ethical Issues

هناك قضايا أخلاقية مهمة لدى العمل مع الجماعات المعرضة لخطر تطوير الاضطرابات الصحية. من هذه الأمور ما يتعلق بالوقت الملائم الذي يجب أن يتم فيه تحذير الأفراد المعرضين لخطر الإصابة باضطرابات صحية معينة عندما يكون مستوى الخطورة لديهم متدنيا. فمن بين الناس المهددين بخطر التعرض لاضطرابات صحية معينة، هناك نسبة محددة فقط هي التي يتطور لديها الاضطراب لاحقاً، ويكون ذلك في كثير من الحالات بعد مرور سنوات عديدة. فعلى سبيل المثال، هل يترتب على الفتيات في سن المراهقة اللواتي تعرضت أمهاتهن لسرطان الثدي أن يتنبهن للأخطار، ويحذرن في وقت يبدأ الدافع الجنسي لديهن بالتطور، وفي وقت تظهر لديهن الحاجة إلى تقدير الذات (Self-Esteem)؟ إن مثل هذا الأمر قد يصاحبه ظهور اضطرابات سيكولوجية تنشأ عما يمكن أن تسببه السلوكيات التي تهدف إلى تخفيف تأثير العوامل الخطرة في امكانية تطور المرض (Croyle, et al., 1997).

فقد يستجيب البعض، وخاصة أولئك الذين لديهم استعداد للكآبة، بطريقة سيئة لنتائج الفحص الجيني المتعلق بالاضطرابات الصحية (S. W. Vernon et al., 1997). ومع ذلك فإن هذه الآثار قد تحدث على الأغلب مباشرة بعد الفحص الذي يقدم مؤشرات حول توفر العوامل المنذرة بمخاطر تطوير الاضطرابات الصحية. وقد لا تستمر هذه التأثيرات لفترة طويلة. أنظرا (C. Lerman et al., 1996; Marteau et al., 1997; Tibben et al., 1997)

وفي كثير من الحالات لا تتوفر الامكانية المناسبة للتدخل الناجح مع أولئك المعرضين للمخاطر بسبب العوامل الجينية، وفي حالات أخرى قد لا يؤدي التدخل إلى تحقيق النتائج المرغوبة (A. Beum, Friedman, & Zakowski, 1997; Coderi, Slavney, Young, Miglioretti, & Brandt, 1997; M. D. Schwartz, Lerman, Miller, Daly, & Masny, 1995). فعلى سبيل المثال، إن التعرف على الأشخاص المعرضين لخطر تطوير أمراض

الشريان التاجي، وتعليمهم كيف يتعاملون بفعالية مع الضغوطات، قد لا يكون فعالاً في تغيير الوضع الخطير الذي يمكن أن يتعرضوا إليه.

أما بالنسبة لاضطرابات أخرى، فقد لا نعرف كيف يجب أن يكون التدخل الفعال. فبالنسبة للإدمان على الكحول، على سبيل المثال، يوجد حاليا اعتقاد بأن له أساس في التركيب الجيني، خاصة عند الرجال، ومع ذلك فإن المعرفة بآلية التدخل، والوقت المناسب للتدخل مع أبناء المدمنين لم يتضحا بعد.

وأخيراً، فإن التأكيد على تأثير العوامل الوراثية في التعرض للمخاطر الصحية يمكن أن يؤدي إلى ظهور قضايا معقدة تتعلق بديناميات الأسرة، كإثارة البغضاء ما بين الآباء والأبناء، واحتمال ظهور مسائل تتعلق بمن يفترض أن يوجه اللوم إليه (Hastrup, 1985). فقد تعاني الفتيات التي تعرضت أمهاتهن لسرطان الثدي من ضغوط واضحة ومن مشكلات سلوكية ترجع جزئيا إلى إدراكهن بأنهن معرضات للمخاطر (S. E. Taylor, Lichtman, & Wood, 1984a; Wellisch, Gritz, Schain, Wang, & Siau, 1990). فالتدخل الموجه للأشخاص المعرضين للمخاطر الصحية ما زال من القضايا التي تحتمل الجدل وفي طور النمو.

الارتقاء بالصحة والمسنين: Health Promotion and the Elderly

يعيش مالكولم كلارك (Malcolm Clarke) الذي يبلغ من العمر 93 عاما في جنوب هاربسويل (South Harpswell -ME) في بيت يقع بالقرب من المحيط. يمارس لعبة الريشة الطائرة لمدة ساعة ونصف إلى ساعتين، أربعة أيام في الأسبوع. حيث بدأ يوجه اهتماما خاصا لهذه الرياضة في عمر الخامسة والسبعين، ومنذ ذلك الحين فاز بـ 83 مباراة على المستوى القومي، من خلال المشاركه بالدورة السنوية المخصصة لأولئك الذين يبلغون من العمر 85 عاماً وأكثر. يبحر كلارك بمركبه الحوتي الصغير إلى الجزر المجاورة، ويغير اتجاهه متحدياً الموج، كما يتولى سحب قاربه بنفسه مستخدماً الرافعة. يشتري كلارك حاجاته بنفسه ويعد وجبات بسيطة، ويعمد إلى تناول وجبات خفيفة قائلاً "إنك لا تستطيع أن تبذل نشاطاً رياضياً كافياً بالقدر الذي يمكنك من إزالة الترهل إذا أكثرت من الأكل".

إن النصيحة التي يقدمها كلارك صحيحة وهادفة. ولعله من المدهش أن يشكل المسنون إحدى مجالات الاهتمام الرئيسة للجهود الحديثة الموجهة للارتقاء بالصحة. ومع أن هذه الجهود لم تكن من ناحية تاريخية توجه بشكل منتظم ومباشر للمسنين، وذلك بسبب الاتجاهات التعصبية التي ترى بأن هذه الجهود لا قيمة لها، وتشكل هدرا للإمكانات المادية والجسمية، لأنها توجه للأفراد في المراحل العمرية المتقدمة. ولكن صانعي القرار السياسي بدأوا يدركون بأن توفر مجتمع مسنين يتمتع بالصحة يعتبر أمراً ضروريا لضبط نفقات الرعاية الصحية، وبأن مصادر الأمة قادرة على مساندة فئة المسنين الذين سيتزايدون بشكل مستمر خلال العقود القادمة (Maddox & Clark, 1992; Schaie, Blazer & House, 1992).

إن جهود العناية بالصحة الموجهة للمسنين تركز على عدة سلوكيات منها: الحفاظ على نظام غذاء متوازن، وممارسة التمارين بشكل منتظم، واتباع الإجراءات التي تقلل الحوادث، وضبط استهلاك الكحول، والإقلاع عن التدخين،

وتقليل الاستخدام غير السليم للعقاقير الطبية (e.g. G.A. Kaplan, Seeman, Cohen, Knudsen, & Guralnik, 1987). ومن بين هذه السلوكيات، فقد تكون ممارسة التمارين هي الأكثر أهمية، لأن التمرين يجعل الأفراد قادرين على الحركة وعلى العناية بأنفسهم. ومجرد المحافظة على النشاط، له قيمته من الناحية الصحية. كما أن المشاركة في النشاطات الاجتماعية، وأداء بعض المهام، والقيام بعدد من النشاطات الطبيعية التي ليس لها سوى تأثير طفيف على اللياقة البدنية، تعمل أيضا على التخفيف من مخاطر التعرض للموت، وقد يرجع ذلك إلى ما يمكن أن تزود به من مساندة اجتماعية، أو لما لها من أثر على الإحساس بالفعالية الذاتية ((T. A. Glass, DeLeon, Marttoli, & Berkman, 1999 (Self-Efficacy)).

أما الأولوية الثالثة، فتوجه لضبط استهلاك الكحول. إذ تتطور مشكلة تعاطي الكحول لدى بعض المسنين كرد فعل على المشاكل المرتبطة بالتقدم في السن، كمشكلة التقاعد والوحدة (Brennan & Moos, 1995). ومنهم من يحاول الاستمرار في تناول الكحول كما كان يفعل في السابق، وهو أمر يصبح أكثر خطورة مع التقدم في السن. فالتغيرات الحيوية الأيضية المرتبطة مع العمر، على سبيل المثال، قد تقلل من قدرة الفرد على تحمل الكحول. والأهم من ذلك فإن الكثير من الكبار يتناولون الأدوية التي يمكن أن تتفاعل مع الكحول مسببة نتائج خطيرة. إن تناول الكحول يزيد من مخاطر الوقوع في الحوادث، التي يمكن أن تتزامن مع تخلخل العظام (Osteoporosis) الذي يسبب تكسرها، مما يحد من حركة المسن ويؤدي إلى مشكلات صحية أكثر خطورة (Sheahan et al., 1995). وأخيراً، فإن قيام المسن بالقيادة وهو تحت تأثير الكحول، يؤدي إلى تفاقم المشكلة المتعلقة بحدوث تدن في قدرته على القيادة، التي ترافق التقدم في السن.

إن التأكيد على أهمية العادات الصحية لدى المسنين من المسائل التي تم إيلاؤها أهمية خاصة. إذ تعتبر العادات الصحية المتبعة من المحددات الرئيسة التي تقرر ما إذا كان الفرد سيعيش في الثمانين من العمر شيخوخة يتمتع فيها بالقوة أو يكون واهنا (McClearn et al., 1997). إضافة لذلك، فإن الأبحاث الحديثة تدل على فعالية النتائج التي يقود إليها تغيير العادات الصحية. فبناء على ما توصلت إليه الإحصائيات الحديثة ،هناك ازدهار واضح في الوضع الصحي للمسنين (Rosenblatt, 2001).

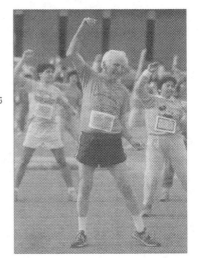

إن العادات الصحية التي يمارسها المسنون، تعتبر من المحددات الرئيسة التي تقرر هل ستتميز شيخوختهم بالنشاط أو الخمول.

(© Bob Daemmrich/Sock Boston)

الفروق العرقية والجنسية في العادات وفي التعرض للمخاطر الصحية:

Ethnic and Gender Differences in Health Risks and Habits

هناك فروق عرقية وجنسية لها علاقة في زيادة القابلية للتعرض للمخاطر الصحية، وفي ممارسة عادات صحية معينة. مثل هذه الاختلافات لا بد من وضعها في الاعتبار لدى تصميم برامج الارتقاء بالصحة. فالنساء السود والأمريكيات من أصل إسباني وبرتغالي (Hispanic)، يمارسن الرياضة بدرجة أقل من النساء المنحدرات من أصل إنجليزي، كما أن معدل أوزانهن يفوق المعدل الطبيعي. وبالنسبة للتدخين فإن النساء السود، والمنحدرات من اصل إنجليزي، أكثر عرضة للمخاطر الناجمة عن التدخين من النساء اللواتي ينحدرن من أصل إسباني وبرتغالي. ويشكل تعاطي الكحول مشكلة أكبر بالنسبة للرجال من النساء. ويعتبر التدخين مشكلة أكثر انتشاراً بين الرجال من أصل إنجليزي مما هو بالنسبة لبقية الجماعات العرقية.

ويجب أن تأخذ برامج الرعاية الصحية الموجهة للجماعات العرقية في حسبانها العوامل الأخرى المساعدة في التعرض للمخاطر الصحية. فالآثار الناتجة عن تجمع عوامل، مثل انخفاض المستوى الاقتصادي الاجتماعي، والاستعداد البيولوجي للإصابة بأمراض معينة، تجعل بعض الجماعات أكثر قابلية للتعرض لمخاطر الإصابة بالاضطرابات الصحية. مثال ذلك انتشار السكري (Diabetes) بين الجماعات المنحدرة من أصل إسباني وبرتغالي، وفرط ضغط الدم بين السود، وهو ما سنبحثه بتفصيل أكثر في الفصل الرابع عشر.

تغيير العادات الضارة بالصحة: Changing Health Habits

"العادة هي العادة، وليس من الممكن لأي شخص أن يلقي بها من النافذة وقتما يشاء، ولكن التخلص منها يتم بالتدريج خطوة خطوة"

- Mark Twain -

فيما تبقى من هذا الفصل سنتعرض لتكنولوجيا تغيير العادات الصحية. وسوف نستعرض أولا التوجهات التي تركز على الاتجاهات (Attitudinal Approaches) في تغيير السلوك الصحي، وهي التوجهات التي تفترض بأن إعطاء المعلومات الصحيحة المتعلقة بما يترتب على ما يقوم به الأفراد من سلوكيات غير صحية، قد يدفعهم إلى تغيير عاداتهم، واتباع سلوك صحي مناسب. وكما سنرى فإن حملات تغيير الاتجاهات قد تحدث الرغبة لتغيير السلوك، ولكنها قد لا تكون ناجحة في تعليم الناس كيف يقومون بذلك. نتيجة لذلك، سنتفحص التدخلات العلاجية المصممة لتغيير السلوكيات الضارة بالصحة. وفي هذا السياق، سوف نرى أهمية الإحساس بالفعالية الذاتية وضبط الذات (Self-Control) للمساعدة في تغيير السلوك الصحي.

تغيير الاتجاة والسلوك الصحي:

Attitude Change and Health Behavior

تأثير المعرفة: Educational Appeals

يميل الناس إلى تغيير عاداتهم الصحية إذا توفرت لديهم المعلومات الصحيحة. وقد زودتنا الأبحاث بالمقترحات التالية حول أفضل الطرق لإقناع الناس من خلال استغلال التأثير الذي تحدثه المعرفة:

1. تقديم المعلومات بطريقة جذابة ملونة بدلاً من التعبير عنها بطريقة إحصائية وبلغة غير مفهومة. وإذا كان بالإمكان عرض تواريخ حالات معينة (Case Histories) (S. E. Taylor & Thompson, 1982). فقد يساهم عرض وصف حي عن المزايا الصحية التي تحققها الممارسة المنتظمة للتمارين في إقناع شخص من المعرضين لخطر الإصابة بالنوبة القلبية بأهمية التمرين المنتظم، إذا اقترن العرض مع تاريخ حالة لشخص يستخدم الدراجة، بعد تعرضه لنوبة قلبية.

2. إن من يكلف بعملية الاتصال يجب أن يكون خبيراً وله مكانته، وموثوقاً، ومحبوباً، وقريب الشبه من جمهور المستمعين (W. J. McGuire, 1964). فعلى سبيل المثال، تكون الرسالة الصحية أكثر إقناعاً إذا صدرت عن طبيب جدير بالثقة والاحترام مما لو صدرت عن أحد المؤيدين لآخر ما صدر من بدع صحية.

3. يجب تقديم حجة قوية في بداية ونهاية الرسالة. بحيث لا تكون الحجة مخفية في منتصف سياق الحديث.

4. يراعى في الرسالة الموجهة أن تكون قصيرة، وواضحة، ومباشرة.

5. أن تذكر الرسالة النتائج بشكل صريح. فعلى سبيل المثال، عند القيام بتعداد مزايا الغذاء الخالي من الكوليسترول، فإن الرسالة يجب أن تتضمن الاستنتاج بأن على القارىء/القارئة أن يغير نظام غذائه إلى أنواع غير مشبعة بالكوليسترول.

6. يرافق الزيادة في المبالغة في الرسالة الموجهة زيادة في تغيير الاتجاه، ولكن ذلك يكون إلى حد معين. فالرسائل الشديدة المبالغة لا تترك التأثير المطلوب. فعلى سبيل المثال، تكون الرسالة التي تحث الناس على ممارسة التمارين الرياضية لمدة نصف ساعة، ثلاثة أيام في الأسبوع، أكثر فعالية من تلك التي تحثهم على القيام بالتمرين عدة ساعات يومياً.

7. لدى حث الناس على إجراء فحص دوري للكشف عن الأمراض (مثل الكشف عن متلازمة نقص المناعة المكتسبة أو فيروس HIV، أو إجراء تصوير طبقي للثدي)، فإن التأكيد على ذكر المشاكل التي يمكن أن تترتب إذا لم يقوموا بإجراء الفحص سيكون له تأثير أكبر (e.g. Banks et al., 1995; Kalichman & Coley, 1996) كما يجب التأكيد على الفوائد التي يحققها اتباع السلوكيات التي تهدف للحفاظ على الصحة مثل استخدام المواد الواقية من الشمس (Rothman &Salovey, 1997).

8. يكون التركيز على النواحي الإيجابية فقط إذا أبدى المستمعون تقبلاً لتغيير العادة الصحية. ولكن إذا بدا أنهم لا يميلون إلى تقبل الرسالة التي تدعو للتغيير، فإن على الشخص الذي يقدم الموضوع أن يناقش الجوانب الإيجابية والسلبية المتعلقة به. فعلى سبيل المثال، يكتفي بإعلام المدخنين المستعدين للتوقف عن التدخين بالمخاطر الصحية التي تترتب على

التدخين. أما المدخنون الذين لم يقرروا بعد التوقف، فقد يكون من المقنع أكثر أن يتركز الحديث على تناول مخاطر التدخين الصحية، مع الإعتراف بالتأثير الممتع للتدخين.

إن التزويد بالمعلومات لا يضمن بالضرورة الادراك السليم لها. فلدى تلقي الناس لمعلومات سلبية بخصوص المخاطر الصحية التي يمكن أن يتعرضوا لها، فإنهم يعمدون إلى معالجتها بطريقة دفاعية (Millar & Millar, 1996)، بدلا من القيام بإحداث تغيير ملائم في سلوكياتهم الصحية. فقد يعمد الشخص إلى اعتبار المشكلة أقل خطورة أو أنها أكثر شيوعا مما كان يعتقد سابقا قبل تزويده بالمعلومات (e. g., Croyle et al., 1993)، خاصة إذا قرر الاستمرار بالسلوك (Gerrard, Gibbons, Benthin, & Hessling, 1996). فالمدخنون على سبيل المثال، على يقين بأنهم يواجهون خطر الإصابة بسرطان الرئة بشكل كبير مقارنة بغير المدخنين، ولكنهم مع ذلك يرون أن احتمال اصابتهم ضعيف أو أن المشكلة أقل خطورة، وأن التدخين ظاهرة أكثر شيوعا من عدم التدخين.

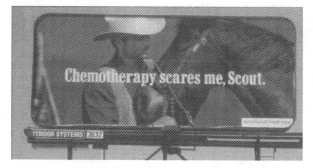

يزيد الخوف دائما من الوعي بالمشاكل الصحية ولكنه لا يقود بالضرورة إلى تغيير السلوك.

(©. Ramey/PhotoEdit)

تأثير الخوف: Fear Appeals

إن التوجه الذي يستند في تغيير العادات الصحية إلى التأثير في الاتجاهات ابتدأ مع ظهور الأبحاث التي اهتمت بالأثر الذي يحدثه الخوف (Fear Appeals). ويفترض هذا التوجه بأن الخوف الذي يتشكل لدى الناس عن الأضرار الصحية التي يمكن أن تؤدي إليها عادة معينة، يمكن أن يكون سبباً في تغير سلوكهم من أجل تقليل مخاوفهم. وانسجاماً مع مبادىء الفهم العام، يتوقع أن تكون العلاقة ما بين الخوف وتغيير السلوك مباشرة. أي أنه كلما زاد خوف الفرد أصبح أكثر ميلاً لتغيير السلوك المرتبط بموضوع الخوف لديه. ومع ذلك فإن نتائج البحث بينت ان هذه العلاقة لا تكون دائماًً بهذه البساطة (H.Leventhal, 1970).

كما أن الوسائل ذات الطابع الإقناعي، التي تسبب لدى الفرد شعوراً قوياً بالخوف، قد تعيق في واقع الأمر، من حدوث تغيير في السلوك الصحي (Becker & Janz, 1987). إضافة لذلك، تشير نتائج البحوث إلى أن الخوف لوحده قد لا يكون كافياً لإحداث تغيير في السلوك. وقد يؤثر الخوف أحياناً في نوايا الفرد بخصوص تغيير عاداته (e.g. Sutton & Eiser, 1984)، و لكنه لا يحدث تغييراً دائماً في العادات الصحية، ما لم يصاحب ذلك توصيات للقيام بالعمل، أو معلومات حول مدى فعالية السلوك الصحي (Self & Rogers, 1990).

لذلك قام علماء النفس الصحي بتطوير تصورات لتغيير العادات الصحية تعمل على دمج العوامل الدافعية والتعليمية في نماذج أكثر عمومية، وذلك للتدخل في تغيير السلوكيات الصحية. ونتيجة لذلك تطورت مجموعة من النظريات (.See Sturges & Rogers, 1996; N. D Weinstein, 1993) وأكثر هذه النماذج تركز اهتمامها على اختبار المدركات حول مدى توفر القابلية للتعرض للمخاطر الصحية، وعلى المعتقدات التي يحملها الفرد حول أهمية العادات الصحية في مواجهة هذه المخاطر، والمدركات حول ما لديه من إمكانات ذاتية لإيقاف هذه المخاطر. في هذا القسم، سيتم التركيز على نموذجين هما: نموذج المعتقد الصحي، ونظرية السلوك المخطط.

نموذج المعتقد الصحي: The Health Belief Model

من أكثر الاتجاهات النظرية تأثيرا في تفسير السبب الذي يدفع الناس لممارسة السلوك الصحي هو **نموذج المعتقد الصحي** (Hochbaum, 1958; Rosenstock, 1966). ووفق هذا النموذج فإن المعرفة فيما إذا كان الفرد سيقوم بممارسة السلوك الصحي يمكن أن تتحقق من خلال معرفة عاملين هما: الدرجة التي يدرك فيها الفرد بأنه معرض على المستوى الشخصي لتهديد صحي، وإدراك الفرد بأن ممارسات صحية معينة ستكون فعالة في التقليل من هذا التهديد.

المدركات المتعلقة بالتهديد الصحي: Perception of Health Threat

إن مدركات الفرد المتعلقة بما يمكن أن يتعرض له من تهديد صحي على المستوى الشخصي تتأثر على الأقل بعوامل رئيسة ثلاث هي: القيم الصحية العامة، وهذه تتضمن الاهتمام والحرص على الصحة، والمعتقدات المحددة التي يحملها الفرد بخصوص امكانية إصابته باضطرابات محددة، والمعتقدات حول النتائج التي تترتب على التعرض للاضطراب؛ أي ما يتعلق باحتمال ما يمكن أن يتسبب أو لا يتسبب عن التعرض للاضطراب من مخاطر. وبذلك فإن الناس، على سبيل المثال، قد يغيرون من نظام تغذيتهم ليحصلوا على أطعمة فيها نسبة متدنية من الكوليسترول إذا كانوا يقيمون الصحة تقييما كبيراً، ويشعرون بالتهديد بسبب احتمال الإصابة بأمراض القلب، إذا اعتقدوا أن أمراض القلب تشكل خطرا شديدا.

تخفيف التهديد المدرك: Perceived Threat Reduction

إن المعتقدات التي يحملها الشخص حول دور الفحص الصحي في تقليل التهديد يمكن تقسيمها أيضا إلى فئتين من العوامل هي: هل يعتقد الفرد بأن للممارسات الصحية فوائد قيمة وفعالية في تخفيف الإصابة بالأمراض، أو هل تفوق تكلفة القيام بهذه الفحوصات الفوائد التي يحققها الفحص (Rosenstock, 1974). فالشخص الذي يشعر بأنه معرض للإصابة بالسكتة القلبية على سبيل المثال، وأن عليه أن يغير نظام غذائه، ولكنه يعتقد بأن تغيير نظام غذائه لوحده قد لا يقلل من مخاطر الإصابة بالسكتة، وإن التغيير قد يتدخل في سعادته بدرجة كبيرة، سوف يعُدُّ سلوك التغيير غير مُسَوَّغٍ؛ لذا فإن الاعتقاد الذي يحمله الشخص حول وجود قابلية كبيرة لديه للإصابة بأمراض القلب لا يكفي لإحداث التغيير إذا كان إيمانه ضعيفا بأن التغيير في نظام التغذية سوف يقلل من الخطر، لذلك فإنه لن يقوم على الأغلب بالتغيير. ويبين الشكل رقم (3-1) توضيحا لكيفية تطبيق نموذج المعتقد الصحي على عادة التدخين.

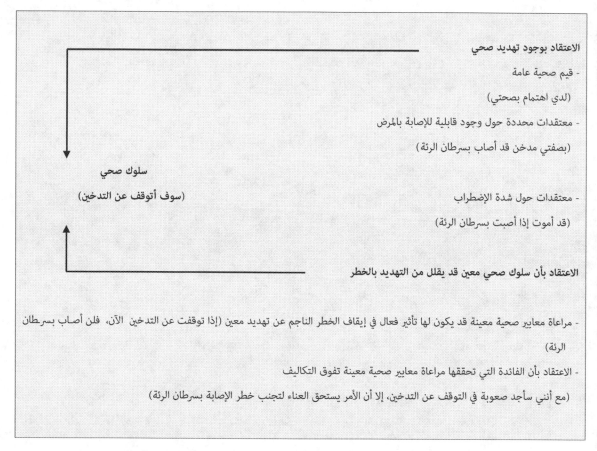

الاعتقاد بوجود تهديد صحي

- قيم صحية عامة

(لدي اهتمام بصحتي)

- معتقدات محددة حول وجود قابلية للإصابة بالمرض

(بصفتي مدخن قد أصاب بسرطان الرئة)

سلوك صحي

(سوف أتوقف عن التدخين)

- معتقدات حول شدة الإضطراب

(قد أموت إذا أصبت بسرطان الرئة)

الاعتقاد بأن سلوك صحي معين قد يقلل من التهديد بالخطر

- مراعاة معايير صحية معينة قد يكون لها تأثير فعال في إيقاف الخطر الناجم عن تهديد معين (إذا توقفت عن التدخين الآن، فلن أصاب بسرطان الرئة)

- الاعتقاد بأن الفائدة التي تحققها مراعاة معايير صحية معينة تفوق التكاليف

(مع أنني سأجد صعوبة في التوقف عن التدخين، إلا أن الأمر يستحق العناء لتجنب خطر الإصابة بسرطان الرئة)

شكل 3-1 إيضاح حول كيفية تطبيق نموذج المعتقد الصحي على سلوك التوقف عن التدخين

الدلائل المساندة لنموذج المعتقد الصحي:

Support of the Health Belief Model

لقد خلص عدد كبير من الباحثين إلى أن نموذج المعتقد الصحي يفسر ممارسات الناس للعادات الصحية بشكل جيد. فعلى سبيل المثال، يساعد نموذج المعتقد الصحي، على التنبؤ بالممارسات التي تهدف إلى وقاية الأسنان والاعتناء بها (Champion, 1990)، والفحص الذاتي للثدي (Breast Self-Examination)، والحمية للوقاية من السمنة (Uzark, Becker, Dielman, & Rocchini, 1987)، وتجنب السلوكيات التي تعرض الفرد لخطر الإصابة بمتلازمة فقدان المناعة المكتسبة -AIDS) (Aspinwall, Kemeny, Taylor, Schneider, & Dudley, 1991)، والاشتراك في ممارسات متنوعة للحفاظ على الصحة (Becker, Kaback, Rosenstock & Ruth, 1975). كما بينت هذه الدراسات أيضاً، بأن المعتقدات هي من أقل المحددات تأثيراً في تقرير قيام الأفراد بمراعاة هذه السلوكيات الصحية.

والأهم من ذلك فإن إدراك الفرد للمعوقات التي تمنع ممارسة السلوك الصحي، ومدركاته المتعلقة بوجود قابلية لديه لتطوير أمراض معينة، هي من أكثر المؤثرات التي تقرر فيما إذا كان الأفراد سيقومون فعلاً بممارسات سلوكية معينة أم لا (Janz & Becker, 1984).

تغيير السلوك الصحي عن طريق استخدام نموذج المعتقد الصحي:

Changing Health Behavior Using the Health Belief Model

إن نموذج المعتقد الصحي لا يساعدنا فقط في فهم أسباب ممارسة الناس للسلوكيات الصحية، ولكنه يساعدنا أيضاً على التنبؤ ببعض الظروف التي يغير فيها الناس من سلوكياتهم المرتبطة بصحتهم. ولإيضاح هذه المسألة أورد مثالاً عن أحد طلبتي في أحد صفوف علم النفس التي قمت بتدريسها قبل عدة سنوات. فقد كان هذا الطالب (ولنسميه بوب) هو الوحيد الذي يدخن من بين زملائه في الصف. وكان يتعرض إلى ضغوط من قبل مرشده ومن قبل زملائه في الصف ليتوقف عن التدخين. كما كان على علم بالمخاطر الصحية الناتجة عن التدخين. ومع أنه كان يعلم أن التدخين يساهم في الإصابة بسرطان الرئة وأمراض القلب، إلا أنه كان يعتقد بضعف هذه العلاقة. والأهم من ذلك، فلأنه كان يتمتع بصحة جيدة جداً، ولأنه كان يقوم بممارسة بعض الألعاب الرياضية، فإن شعوره بإمكانية التعرض للمرض وبوجود القابلية لديه لتطويره كان ضعيفاً للغاية.

وفي إجازة عيد الشكر، وبينما كان بوب ذاهباً لحضور لقاء كبير يجمع أفراد عائلته، صدمه خبر تعرض عمه- الذي يكن له محبة خاصة، وكان مدخنا كبيراً طوال أيام شبابه- لسرطان الرئة، كما علم حسب التوقعات أنه لن يعيش أكثر من بضعة أشهر. وفجأة، أصبح للصحة أهميه خاصة في نظر بوب، نظراً لأن المرض أصاب أحد أفراد عائلته. وبذلك فإن إدراك بوب لمدى قابليته للإصابة بالمرض قد تغير لسببين: أولهما، أن أحد أفراد عائلته قد وقع تحت طائلة المرض. والثاني، لأن الرابطة ما بين التدخين وسرطان الرئة اتضحت بمثال حي. وبذلك تغيرت مدركات بوب المتعلقة بضرورة التوقف عن التدخين. معتقدا أن هذه الخطوة قد تكون كافية لتفادي التهديد بالإصابة بالمرض. وأن معاناة ترك التدخين ليست باهظة كما كان يعتقد. وعندما رجع بوب من إجازة عيد الشكر، كان متوقفاً عن التدخين.

إن الأبحاث التي تنطلق من نموذج المعتقد الصحي في تصميم الاتصالات بهدف تغيير السلوكيات الصحية، دعمت التصور الذي قدمه هذا النموذج حول أهمية المدركات التي يحملها الفرد في تغيير سلوكه. فالاتصالات التي تلقي الضوء على المدركات المتعلقة بقابلية الفرد للإصابة بالأمراض، وتعزز في الوقت ذاته من مدركاته بأن سلوكيات صحية محددة سوف تقلل من التهديد الذي يمكن أن يتعرض له، نجحت إلى حد ما في تغيير السلوك، سواء كان ذلك في حالة سلوك التدخين (J. R. Eiser, Van der, Plight, Raw, Sutton, 1985)، أو سلوك وقاية الأسنان (Ronis, 1992)، أوالسلوكيات المتعلقة بالوقاية من تخلخل العظام (Klohn & Rogers, 1991). وفي كل الأحوال، فإن نموذج المعتقد الصحي يؤدي على الأقل إلى حدوث تغيير مهم في أحدى المكونات الرئيسة المتعلقة بالصحة؛ ألا وهو الإدراك بأن على الفرد أن ينخرط في ممارسة السلوكيات الصحية.

الفعالية الذاتية والسلوك الصحي: Self-Efficacy and Health Behavior

من المحددات الرئيسة لممارسة السلوك الصحي هو امتلاك الفرد شعورا **بالفعالية الذاتية** (Self-Efficacy): وهو الاعتقاد بأن لدى الفرد القدرة على ضبط ما يقوم به من ممارسات إزاء سلوك محدد (Bandura, 1977, 1986). فاعتقاد المدخنين على سبيل المثال بأنهم لا يستطيعون تغيير عاداتهم بالشكل السليم، سوف يمنعهم من محاولة التوقف عن هذه العادة، مع أنهم يعلمون تماما بأن التدخين فيه مجازفة، وأن التوقف عن التدخين أمر محبب. وقد بينت الأبحاث أن الفعالية الذاتية تؤثر في السلوكيات الصحية بطرق متنوعة قد تصل إلى حد الامتناع عن التدخين (Prochaska & DiClemente, 1984b) وضبط الوزن (Strecher, Devellis, Becker, and Rosenstock, 1986)، واستخدام الواقي الجنسي (Wulfert & Wan, 1993)، وممارسة التمارين الرياضية (B. H. Marcus & Owen, 1992; McAuley & Courneya, 1992)، وتغيير النظام الغذائي (Schwarzer & Renner, 2000)، وعدد متنوع آخر من السلوكيات المتعلقة بالصحة التي يؤديها الراشدون الأكبر سناً (Grembowski et al., 1993). إن الأبحاث في الأغلب قد توصلت إلى وجود علاقة قوية بين إدراك الفرد بأنه يتمتع بالفعالية الذاتية، وبين قيامه مبدئيا بإحداث تغيير في سلوكياته المتعلقة بالصحة، وبين الحفاظ على هذه التغييرات على المدى البعيد.

مختصر القول، يعتمد قيام الفرد بممارسة سلوك صحي معين، على عدد من المعتقدات والاتجاهات، فهو يعتمد على مقدار التهديد الصحي الذي يشعر به، وعلى درجة اعتقاده بأن لديه قابلية تزيد من تعرضه لذلك التهديد، وبأنه قادر على أداء الاستجابات الضرورية لتخفيف التهديد (الفعالية الذاتية)، وعلى مقدار الدرجة التي يكون فيها السلوك الصحي المطلوب الوصول إليه فعالاً ومرغوبا، ويمكن تطبيقه. ولمزيد من التفصيل يمكن مراجعة ريبيتوي وروجرز (Rippetoe & Rogers, 1987; Rogers, 1984).

نظرية السلوك المخطط: Theory of Planned Behavior

مع أن المعتقدات الصحية تساعدنا- إلى حد ما- في فهم متى يقوم الناس بتغيير عاداتهم الصحية، إلا أن علماء النفس الصحي يركزون اهتمامهم باستمرار على تحليل السلوك. والنظرية التي تحاول أن تربط الاتجاهات الصحية بشكل مباشر بالسلوك هي **نظرية السلوك المخطط** (Theory of Planned Behavior) لآجزين ومادين (Ajzen & Madden, 1986; M. Fishbein & Ajzen, 1975).

وبناء على هذه النظرية، فإن السلوك الصحي هو النتيجة المباشرة للنوايا السلوكية (Behavioral Intentions)، التي تتشكل من ثلاث مكونات هي: الاتجاهات التي يحملها الفرد تجاه أفعال محددة، والمعايير الذاتيه تجاه الفعل، والضبط السلوكي المدرك، أنظرا الشكل (3-2). **فالاتجاهات التي يحملها الفرد نحو الفعل** تستند إلى المعتقدات حول النتائج المحتملة للسلوك والتقييمات لهذه النواتج.

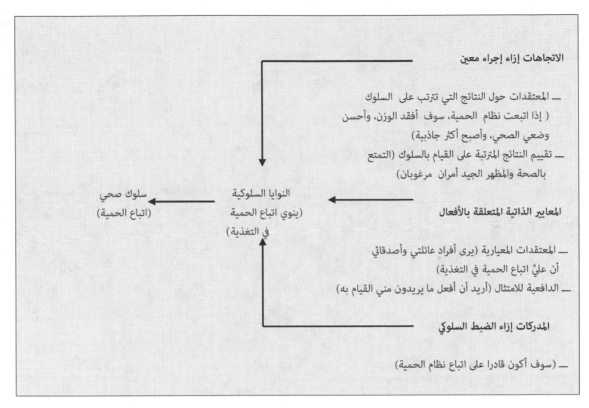

الاتجاهات إزاء إجراء معين
ــ المعتقدات حول النتائج التي تترتب على السلوك (إذا اتبعت نظام الحمية، سوف أفقد الوزن، وأحسن وضعي الصحي، وأصبح أكثر جاذبية)
ــ تقييم النتائج المترتبة على القيام بالسلوك (التمتع بالصحة والمظهر الجيد أمران مرغوبان)
النوايا السلوكية (ينوي اتباع الحمية في التغذية)
سلوك صحي (اتباع الحمية)
المعايير الذاتية المتعلقة بالأفعال
ــ المعتقدات المعيارية (يرى أفراد عائلتي وأصدقائي أن عليّ اتباع الحمية في التغذية)
ــ الدافعية للامتثال (أريد أن أفعل ما يريدون مني القيام به)
المدركات إزاء الضبط السلوكي
ــ (سوف أكون قادرا على اتباع نظام الحمية)

شكل 3-2 تطبيق نظرية السلوك المخطط على السلوك المتعلق بنظام التغذية

المصدر: (Ajzen & Fishbein, 1980; Ajzen & Madden, 1986)

أما **المعايير الذاتية** (Subjective Norms) فترتبط بمعتقدات الفرد بخصوص ما يرى الآخرون أن عليه القيام به (المعتقدات المعيارية)، وبدافعيته للامتثال لهذه المرجعيات المعيارية. وأما **الضبط المدرك للسلوك** (Perceived Behavioral Control) فهو ما يحدث عندما يحتاج الفرد للشعور بأنه أو بأنها قادر على أداء الفعل المطلوب، وأن السلوك المتبع سيحقق النتيجة المرجوة. ومكونات النموذج هذه شبيهة بدرجة كبيرة بالفعالية الذاتية التي أشرنا إليها عندما تناولنا موضوع "الفعالية الذاتية والسلوك الصحي". وهذه الفعاليات تجتمع لتنتج النية لإحداث التغيير في السلوك.

ولنأخذ مثالا بسيطا، فالمدخن الذي يعتقد بأن التدخين يترك نتائج خطيرة على الصحة، ويعتقد بأن الآخرين يرون أن عليه أو عليها التوقف عن التدخين، والذي يرى أن لديه الدافع للامتثال لهذه المعتقدات المعيارية، ويعتقد أنه قادر

على التوقف عن التدخين، سيكون أكثر قدرة على التصميم على ترك التدخين من الشخص الذي لا يمتلك مثل هذه الاتجاهات والمعتقدات المعيارية.

ميزات نظرية السلوك المخطط:

Benefits of the Theory of Planned Behavior

تقدم نظرية السلوك المخطط إضافة مهمة من أجل فهم عملية التغيير في السلوك الصحي، فهي من ناحية تزود بنموذج يربط بين المعتقدات والسلوك بشكل مباشر، وتقدم صورة دقيقة عن نوايا الناس وذلك بالاستناد إلى عادات سلوكية معينة من ناحية ثانية.

الدلائل المساندة لنظرية السلوك المخطط:

Evidence of the Theory of Planned Behavior

إن نظرية السلوك المخطط تتنبأ بالالتزام بمدى واسع من السلوكيات الصحية بما في ذلك استخدام الواقي الجنسي۔ (Condom) مـن قبـل الشباب (Sutton, McVey, & Glanz, 1999)، واستخدام وسائل الوقاية مـن أشعة الشمس (Hillhouse Stair, & Adler, 1996)، واستخدام حبوب منع الحمل (T. Doll, & Orth, 1993)، وقيام النساء المسنات بإجراء الفحص الذاتي للثدي ,Lierman, Young, Kasprsyk & Benoliel) (1990، والتصوير الشعاعي للثدي (Montano & Taplin, 1990)، والفحـص الـذاتي للخصية (Brubaker &Wickersham,1990)، وممارسـة التمارين(Gatch & Kendzierski, 1990)، والفحـص الـدوري للكشـف عـن أمـراض السـرطان (B.DeVellis, Blalck, & Sandler,1990)، والسلوكيات التي ترتبط بخطر التعرض لمتلازمة فقدان المناعة المكتسبة -AIDS- (W.A. Fisher, Fisher,& Rye, 1995)، والتـدخين (,Norman Conner, & Bell, 1999)، والفحص الصحي العام (Sheeran, Conner, & Norman, 2001)، والالتزام بأداء عدد من العادات اليوميـة الصحية، من بينها الحصول على قسط كاف من النوم وأخذ الفيتامينات (Madden, Ellen, & Ajzen, 1992).

الاتجاهات وتغيير السلوكيات الضارة بالصحة: Attitude and Changing Health Behaviors

على الرغم من النجاح الذي لاقته نظرية السلوك المخطط بربط المعتقدات بالسلوك، وفي تعديل العادات غير الصحية، إلا أن التوجهات التي تركز على ما يحمله الأشخاص من اتجاهات، ليست ناجحة جداً في تفسير التغيير التلقائي في السلوكيات غير الصحية، ولا تتنبأ بالتغيرات السلوكية الطويلة الأمد (Kirsch, 1983). ومن العوامل التي تزيد من تعقد الأمر، أن محاولات الاتصال بالأفراد لتغيير اتجاهاتهم نحو ما يقومون به من سلوكيات غير صحية، تؤدي أحيانا إلى ظهور عمليات دفاعية غير منطقية. فقد يدرك الناس أن التهديد الصحي اقل خطورة من حقيقته (.A Liberman & Chaiken, 1992)، وقد يخطئون باعتبار أنفسهم أقل عرضة للإصابة بالأمراض من الآخرين (& ,Clarke, Lovegrove, Williams Machhperson,2000; N.D. Weinstein & Klein, 1995)، وقد يرون أنفسهم مختلفين عن

أولئك الذين تعرضوا للإصابة بمخاطر صحية معينة (Gibbons, Gerrard & McCoy, 1995). وقد يحملون معتقدات غير عقلانية حول أمور الصحة، والمرض، والعلاج مما يؤدي إلى تشويههم للرسائل المتعلقة بالصحة، أو المتعلقة بممارسة العادات الصحية، وهو ما يتضح في قيام العديدين بتناول كميات هائلة من العلاجات من دون أي استشارة طبية (A. J. Christensen, Moran, & Wiebe, 1999).

وبهذه الإمكانات المتعددة لتشويه التهديدات الصحية والرسائل المتعلقة بالصحة؛ فقد تعجز الرسائل، وحتى تلك التي صممت بعناية فائقة، عن التغلب على هذه التحيزات في معالجة المعلومات.

إضافة لذلك، فإن التفكير في الأمراض يمكن أن يولد مزاجا سلبيا لدى الأفراد (Miller & Miller, 1995)، ويؤدي بدوره إلى تجاهلهم للمخاطر التي يتعرضون لها، أو تبنيهم لتفسيرات ذات طابع دفاعي. ومع أن بعض الدراسات وجدت بأن المدركات المشوهة للمخاطر يمكن أن تتعدل عن طريق المعلومات والتدخلات التربوية (Kreuter & Strecher, 1995)، إلاّ أن تقارير اخرى تقترح بأن التفاؤل غير الواقعي لا يتأثر بالتغذية الراجعة على الإطلاق (N. D. Weinstein & Kein, 1995).

ولأن العادات الصحية عادة ما تتأصل بعمق ومن الصعب تعديلها، فإن طرق تعديل الاتجاهات قد لا تكون كافية بحيث تزود بالأساس المعرفي لتغيير العادات الضارة بالصحة (Stacy, Bentler, & Flay, 1994). ويبدو أن طرق تغيير الاتجاهات قد تعمل على غرس الدافعية لتغيير عادة صحية معينة، ولكنها لا تزود بالمهارات الضرورية لإحداث تغيير فعلي بالسلوك، والمحافظة على التغيير المحدث. ولذلك فإن مختصي علم النفس الصحي عمدوا إلى العودة إلى الأساليب العلاجية.

الاتجاهات المعرفية – السلوكية في تغيير السلوكيات الضارة بالصحة:

Cognitive – Behavioral Approaches to Health Behavior Change

بينت الأساليب التي تستند في تعديلها للسلوكيات الضارة بالصحة على تغيير الاتجاهات أنها أكثر فائدة في التنبؤ بالوقت الذي يصبح فيه الأفراد أكثر استعدادا لتغيير سلوكهـم. وقـد غيرت الاتجاهات العلاجية المعرفيـة- السلوكيـة (Cognitive-Behavioral Approaches) محور اهتمامها في تعديل العادات الصحية إلى السلوك المقصود ذاته؛ أي إلى الظروف التي تدعو إلى ظهوره وبقائه، وإلى العوامل المعززة له (Freeman, Simon, Beutler, and Arkowitz, 1989). كما يوجه العلاج المعرفي- السلوكي تركيزا شديدا على المعتقدات التي يحملها الناس إزاء عاداتهم الصحية. إذ غالباً ما يقوم الناس بإجراء محادثات داخلية مع الذات تتدخل مع قابليتهم لتغيير سلوكهم (Meichenbaum & Cameron, 1974). فالشخص الذي يرغب، على سبيل المثال، بترك التدخين قد يتحول عن عملية التوقف عن طريق إنتاج شكوك ذاتية كأن يقول "سوف لن أنجح في حياتي في التوقف عن التدخين"، أو يقول "أنا واحد من أولئك الأشخاص الذين يعتمدون ببساطة على السجائر"، "لقد حاولت في السابق ولكنني لم أحقق النجاح قط ". ومن وجهة نظر العلاج المعرفي- السلوكي، فإن الشخص لن يتمكن من تغيير عاداته الصحية، أو يحافظ على التغير الحادث، ما لم يتم

تعديل هذا المونولوج الداخلي (المحادثة الذاتية). وبذلك، فإن إجراءات التدخل المعرفية- السلوكية، تسعى لتغيير المدركات تماماً كسعيها لتغيير السلوك.

إن تمييز أهمية إدراك الناس لعاداتهم الصحية في إحداث التغيير السلوكي، قد قاد إلى الوعي بأمور أخرى، ألا وهي ضرورة إعطاء المريض دور المشارك (Co-therapist) في عملية التدخل الموجهة نحو تعديل السلوك. إن معظم برامج تعديل السلوك تبدأ بالعميل، وتعتبره هدفا تتوجه نحوه الجهود الرامية لتغيير سلوكه، أما في العملية العلاجية، فإن عمليات التحكم الموجهة لتغيير السلوك، تنتقل تدريجياً من المعالج إلى العميل. ولدى الاقتراب من نهاية مرحلة التدخل الرسمي، يقوم العملاء بمراقبة سلوكهم ويطبقون استراتيجيات التدخل المعرفي- السلوكي على سلوكهم، كما يعملون على مكافأة أو عدم مكافأة أنفسهم بناء على ما يقومون به من أفعال.

الملاحظة الذاتية والمراقبة الذاتية:

Self - Observation & Self – Monitoring

إن كثيرا من البرامج المعرفية- السلوكية (Cognitive – Behavioral Modification) في تعديل السلوك، تستخدم الملاحظة الذاتية (Self-Observation) والمراقبة الذاتية (Self-Monitoring) كخطوة أولى باتجاه تغيير السلوك. وهي تستند إلى منطق يعتبر أن على الفرد أن يدرك أبعاد السلوك المراد تعديله قبل البدء في عملية التغيير. فملاحظة الذات، ومراقبة الذات، تقيمان مدى تكرار السلوك المقصود تغييره، والأحداث التي تسبق حدوثه، والنتائج التي تترتب على القيام به (Abel, Rouleau, & Coyne, 1987; Thoresen & Mahoney, 1974). إن القيام بالملاحظة الذاتية والمراقبة الذاتية، عند البدء بعملية تغيير السلوك، يمهد لإشراك العميل في عملية تعديل السلوك في مرحلة مبكرة.

وتتضمن الخطوة الأولى في الملاحظة الذاتية معرفة كيفية تمييز السلوك المقصود تغييره. وهذه العملية سهلة بالنسبة لسلوكيات معينة. فمن الواضح أن المدخن يستطيع أن يدرك ما إذا كان يقوم بالتدخين أم لا. في حين أن هناك سلوكيات أخرى، كالرغبة في التدخين، أصعب تحديدا؛ لذا فقد يتم تدريب الفرد لمراقبة الأحاسيس الداخلية عن قرب، وذلك من أجل تمييز السلوك المقصود تغييره بدقة أكبر.

أما الخطوة الثانية في الملاحظة الذاتية فهي تسجيل السلوك، وجدولته (Charting). ويتراوح ذلك من الأساليب البسيطة جدا التي يكتفى فيها بتسجيل السلوك في كل مرة يحدث فيها، إلى أساليب أكثر تعقيدا الذي يوثق الظروف التي حدث فيها السلوك (Enacted)، بالاضافة إلى المشاعر التي صاحبت ظهوره (e. g. Mckennell, 1973; Stunkard, 1979). فعلى سبيل المثال، يدرب المدخن على الاحتفاظ بسجل سلوكي تفصيلي لجميع الظروف التي يقوم فيها بالتدخين. فقد يسجل كل مرة قام فيها بالتدخين، والوقت من النهار، والموقف الذي حدث فيه التدخين، وهل كان هناك أشخاص آخرون لدى قيامه بالتدخين، وقد يقوم بتسجيل مشاعر الرغبة الذاتية التي وجدت عند إشعال السيجارة (مثل القلق أو التوتر)، والشعور الذي تولد لدى القيام بالتدخين. وبذلك يتمكن من بناء برنامج لإحداث تغيير بنائي في السلوك يتناول التعامل مع هذه الظروف التي ترافق حدوث السلوك (التدخين).

ومع أن ملاحظة الذات لا تشكل إلا خطوة أولية في تغيير السلوك، إلا أنها قد تعمل بذاتها في إحداث التغيير المطلوب (McFall, 1970). فمجرد متابعة الفرد لسلوكه قد يؤدي إلى التقليل من عدد السجائر التي يدخنها. وفي العادة فإن التغيير في السلوك الذي يتسبب عن المراقبة الذاتية لا يستمر طويلاً، ولا بد من أن تقترن المراقبة الذاتية باتباع أساليب أخرى (e. g. McCaul, Glasgow & O'Neil, 1992).

الإشراط الكلاسيكي: Classical Conditioning

إن أول من توصل إلى الإشراط الكلاسيكي هو العالم السيكولوجي الروسي إيفان بافلوف (Ivan Pavlov) في بداية القرن العشرين. وتعتبر مبادىء الإشراط الكلاسيكي من أول المبادىء التي اتبعت لتغيير السلوك. ويقوم الإشراط الكلاسيكي على اقتران مثير غير شرطي (طبيعي) بمثير شرطي (صناعي) مما يؤدي إلى تكوين منعكسات شرطية. ويوضح الشكل (3-3) خطوات الإشراط الكلاسيكي.

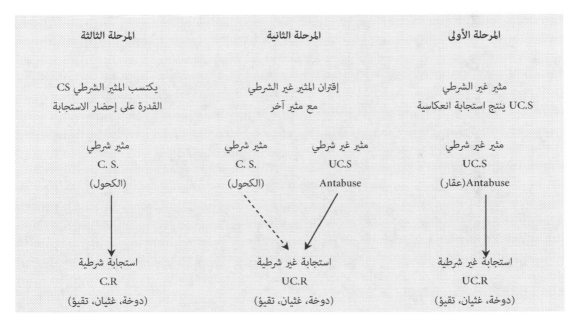

شكل 3-3 توظيف مبادىء الإشراط الكلاسيكي في علاج الكحول

إن الإشراط الكلاسيكي كان من أول الطرق التي استخدمت لتغيير السلوك الضار بالصحة. ولإيضاح ذلك سنتناول استخدامه في علاج الإدمان على الكحول. إن الأنتابيوز (Antabuse)،- المثير غير الشرطي (UC.S.)- هو عقار يسبب دواراً شديداً وغثيانا وقيئا -استجابة غير شرطية (UC.R)- لدى تناوله عن طريق الفم. ووفقاً لنظرية الإشراط الكلاسيكي، فإن هذه الإستجابة الانعكاسية من الدوار، والغثيان، والقيء يمكن إشراطها بتناول الكحول، إذا اقترن تناول الكحول باستمرار مع حقن المدمن بمادة الأنتابيوز. وبذلك يكون إعطاء مدمن الكحول المشروب الذي يفضله

من الكحول ليرشف منه، وفي الوقت ذاته يتم حقنه بمادة الأنتابيوز. ومع الزمن يرتبط الكحول مع الدوار، والغثيان، والقيء، الذي كان يتسبب عن عقار أنتابيوز. وبذلك يستدعي الكحول نفس الاستجابة التي كان عقار أنتابيوز يسببها - الدوار والغثيان والتقيؤ (استجابة شرطية .CR)- . وقد استخدمت مبادىء الإشراط الكلاسيكي في علاج الإدمان والتدخين واضطرابات إدمانية أخرى.

ويتميز تأثير الإشراط الكلاسيكي في تعديل العادات السلوكية بالفعالية، ولكن العملاء يدركون سبب فعاليته. فالمدمنون على تعاطي الكحول يدركون على سبيل المثال، أنهم إذا توقفوا عن أخذ العلاج فإنهم لن يتقيأوا عند تعاطيهم الكحول. وبذا فإننا لو تمكنا عن طريق الإشراط الكلاسيكي من إنتاج الاستجابة الشرطية، فإن التغيير يعتمد بدرجة كبيرة على رغبة العميل بالتعاون. كما أن هذه الطريقة تعتبر في غاية القسوة، وقد تسبب أحياناً مخاطر صحية. نتيجة لذلك، فهي لم تعد تستخدم بنفس الدرجة التي كانت تستخدم فيها سابقاً.

الإشراط الإجرائي: Operant Conditioning

على النقيض من الإشراط الكلاسيكي (Classical Conditioning) الذي يعمل على تشكيل الاستجابة بشكل أتوماتيكي من خلال اقترانها مع مثير جديد، فإن **الإشراط الإجرائي** (Operant Conditioning) يعمل على اقتران استجابة تلقائية تصدر عن الفرد مع نتائج محددة. ويعتبر **التعزيز** (Reinforcement) حجر الزاوية في الإشراط الإجرائي. فعندما يؤدي الفرد سلوكاً ما ويتبع ذلك السلوك تعزيز إيجابي، فإنه من المرجح أن يتكرر ذلك السلوك مرة أخرى. وبالمثل إذا قام الفرد بأداء سلوك وكانت نتيجة هذا السلوك الحرمان من التعزيز، أو التعرض للعقاب، فإن احتمال تكرار ذلك السلوك يقل على الأغلب. ومع مرور، الوقت فإن هذه الاقترانات تؤدي إلى تشكيل السلوكيات التي ارتبطت بالحصول على المعززات، وفي المقابل يقل تكرار السلوكيات التي اقترنت بالعقاب أو لم تعزز.

وتعتبر **جداول التعزيز** (Reinforcement Schedules) من الأمور المهمة المميزة للإشراط الإجرائي. فجدول التعزيز المستمر (Continuous Reinforcement Schedule)، يعني أن السلوك يتعزز في كل مرة يحدث فيها. وتعتبر هذه الطريقة في تقديم التعزيز غير فعالة في إكساب الفرد القدرة على مقاومة الإنطفاء (Extinction)؛ إذ يتوقع الفرد الحصول على المعزز في كل مرة يؤدي بها السلوك. وفي حال توقف التعزيز، أي إذا لم يقترن ظهور الاستجابة بالحصول على المعزز في مناسبة معينة، فإن الفرد قد يتوقف عن القيام بالاستجابة. لذلك خلص علماء النفس إلى أن السلوك الذي يتم تعلمه باستخدام جداول التعزيز المتغير أو المتقطع (Intermittent Reinforcement Schedules)، بدلاً من التعزيز المستمر يكون أكثر ثباتا ومقاومة للانطفاء.

إن كثيراً من العادات الضارة بالصحة يمكن اعتبارها استجابات إجرائية. فعلى سبيل المثال، قد يحافظ الفرد على عادة شرب الكحول لأن مزاجه يتحسن عندما يتناولها، أو قد يستمر بالتدخين بسبب اقتران ذلك بضغط الرفاق. وفي كلتا الحالتين فإن التعزيز يكون سببا في الحفاظ على العادات الضارة بالصحة.

دور الإشراط الإجرائي في تغيير العادات الضارة بالصحة:

Operant Conditioning to Change Health Behavior

يستخدم الإشراط الإجرائي دائماً لتعديل السلوكيات الضارة بالصحة. وفي بداية الجهود التي توجه لتغيير عادة سلوكية غير صحية يزود الأفراد بالمعززات الإيجابية لدى قيامهم بأي فعل يجعلهم أكثر قرباً من الهدف. وعندما يحدث تقدم في تخفيف أو تعديل العادة الضارة بالصحة، تتم المطالبة بإجراء تغيير أكبر في السلوك للحصول على نفس المعزز. فعلى سبيل المثال، لنفترض أن ميري تدخن 20 سيجارة في اليوم. فقد تقوم أولا بتحديد عدد من المعززات التي يمكن أن تحصل عليها عندما تتمكن من تقليل عدد السجائر لتصبح قريبة من الهدف الذي وضعته، مثل، الذهاب إلى السينما أو تناول العشاء خارج البيت. وقد تقوم ميري بتحديد عدد السجائر التي ستمتنع عن تدخينها كهدف للوصول إليه (مثل 15 سيجارة في اليوم). وعندما تبلغ هذا الهدف فقد تقوم بتطبيق التعزيز (تذهب إلى السينما، أو تتناول العشاء خارج البيت). أما الخطوة الثانية فتكون بتقليل عدد السجائر إلى 10 في اليوم، وعندما يتحقق ذلك تعزز نفسها مرة ثانية، ثم تحدد الهدف بخفض عدد السجائر بشكل منتظم إلى 5، ثم إلى 4، ثم إلى 3، ثم إلى 1، فصفر. وعبر هذه الطريقة يمكن الوصول إلى هدف التوقف عن التدخين.

النمذجة: Modeling

تشير **النمذجة** (Modeling) إلى التعلم الذي يحدث عن طريق مشاهدة شخص آخر يقوم بأداء السلوك (Bandura, 1969). إن المشاهدة والمحاكاة التي تليها، يمكن أن تشكل اتجاهات فعالة لتغيير العادات الضارة بالصحة. وهذه النقطة أوضحتها إحدى الدراسات التي بينت أن طلبة المدرسة الثانوية الذين شاهدوا آخرين يتبرعون بالدم، كانوا أكثر ميلا للقيام بذلك السلوك (I. G. Sarason, Sarason, Pierce, Shearin & Sayers, 1991).

ويعتبر **التشابه** (Similarity) من المباديء المهمة في النمذجة. فالأفراد أكثر ميلاً لتقليد السلوك الصحي الذي يصدر عن أشخاص يشبهونهم. وبمقدار ما يعتقدون بأنهم يشبهون نمطا من الأشخاص الذين يقومون بسلوكيات تعرضهم للمخاطر الصحية، بمقدار ما يكونون أكثر ميلا لمحاكاتها. وبقدر ما يدركون بأنهم يماثلون نمطا من الأشخاص، لا يؤدي سلوكا يسبب مخاطر صحية، بقدر ما يميلون إلى تغيير سلوكهم (Gibbons & Gerrard, 1995). فقد يرفض السباح أخذ سيجارة من صديقه لأنه يدرك أن معظم كبار السباحين لا يدخنون.

ويمكن اعتبار النمذجة من الأساليب المهمة التي لها تأثير بعيد الامد في تغيير السلوك. فعلى سبيل المثال، تشتمل برامج المساعدة الذاتية (Self-Help Programs) التي تهدف إلى علاج العادات السلوكية المدمرة للذات (Destructive Habits)، مثل برامج جمعية مدمني الكحول المجهولين (Acoholics Anonymous)، ضمنيا على مباديء النمذجة. ففي هذه البرامج ينضم الشخص الذي يقرر الالتزام بتغيير سلوكه الإدماني إلى أشخاص لديهم نفس المشكلة، ولكنهم حققوا على الأقل بعض النجاح في التغلب عليها. وفي لقاء هؤلاء الاشخاص فإن الناس يشتركون في الطرق التي تساعدهم على التخلص من مشاكلهم الصحية. ومن خلال الاستماع إلى هذه الطرق، فإن الذي انضم حديثاً للمجموعة يمكن أن يتعلم من أفرادها كيف يتصرف، ويتبع نماذج سلوكية فعالة في تأهيله. كما يمكن استخدام النمذجة

كأسلوب لتخفيف القلق الذي يمكن أن يكون سببا في ظهور بعض العادات السيئة، أو في ظهور المخاوف التي تظهر عند التعرض لبعض الممارسات الصحية الوقائية، مثل، أخذ المطاعيم. إذ يمكن التخفيف من المخاوف التي يحملها الفرد من خلال مشاهدته نموذجاً يقوم بأداء نشاطات يخاف المشاهد من القيام بها، وينجح في التعامل مع الموقف بفعالية. فعلى سبيل المثال، استخدم فيرنون (Vernon, 1974) النمذجة في محاولة لتقليل خوف الأطفال من أخذ المطاعيم. إذ قام بتعريض مجموعة من الأطفال قبل إعطائهم الإبر، لفيلم غير واقعي عن أطفال يأخذون المطعوم دون أن يبدو عليهم أي إشارة لوجود الألم، أو أي تعبيرات تدل على وجوده. في حين تم تعريض مجموعة أخرى لمشاهدة فيلم واقعي، عن أطفال يظهرون شعورا بالألم لفترة وجيزة، ويبدو عليهم درجة متوسطة من الإنفعال الناجم عن الألم. ولم تشاهد المجموعة الثالثة (المجموعة الضابطة)، أي فيلم. بينت النتائج أن الأطفال الذين شاهدوا الفيلم الواقعي، تعرضوا لأقل درجة من مشاعر الألم عند إعطائهم الإبر لاحقا. وبالمقابل، فإن الذين شاهدوا أفلاما غير واقعية، كانوا أكثر تعبيرا عن الشعور بالألم عند إعطائهم الإبر. إن نتائج هذه الدراسة توضح نقطة مهمة أخرى حول النمذجة. فعندما تستخدم النمذجة لتخفيف الخوف أو القلق، يكون من الأفضل أن يشاهد الشخص أشخاصاً يخافون مثله، ولكنهم يمتلكون القدرة على ضبط معاناتهم، بدلاً من مشاهدة نماذج لا يظهرون الخوف عندما يستجيبون للموقف. لأن النماذج التي لديها خوف من الموقف تقدم صورة حقيقية عن الخبرة، ويكون لدى المشاهد فرصة أفضل للتوحد معها، بدلا من تلك النماذج التي تتصرف بهدوء غير واقعي في مواجهة التهديد. إن عملية التوحد هذه قد تساعد الشخص ليتعلم ويقلد أساليب في التعامل (Coping Techniques)، أكثر نجاحاً (Kazdin, 1974, Meichenbaum, 1971). لقد لعبت النمذجة دوراً مهماً في تعديل السلوك المتصل بالعادات الصحية، لأنها تعرض الفرد لآخرين نجحوا في تعديل عاداتهم السلوكية الصحية. وقد تحقق النمذجة أكبر نجاح عندما تبين الصعوبات الواقعية التي يواجهها الأشخاص لدى قيامهم بهذه التغييرات.

ضبط المثيرات: Stimulus Control

يتطلب التعديل الناجح للسلوكيات الضارة بالصحة، فهما للأحداث التي تسبق السلوك تماماً، كفهم النتائج التي تلي السلوك المقصود تعديله. فالأفراد الذين يقومون بممارسة عادات سلوكية ضارة بالصحة كالتدخين، وتناول الكحول، والإفراط في تناول الطعام، يطورون روابط بين هذه السلوكيات وبين المثيرات الموجودة في بيئتهم. وكل هذه المثيرات قد تقوم بوظيفة **المثيرات التمييزية** (Discriminative Stimuli) التي تكون قادرة على استدعاء السلوك المقصود. فعلى سبيل المثال، فإن شكل الطعام ورائحته يعملان بوصفهما مثيرين تمييزيين لتناول الطعام. كما أن شكل علبة السجائر ورائحة القهوة قد تعملان كمثيرات للتدخين. وتكمن أهمية المثير التمييزي لأنه يعمل بمثابة إشارة تعلن بأن معززاً إيجابياً سوف يلي ظهور المثير.

وهناك منحيين يتبعان لدى تنفيذ **إجراءات التدخل عن طريق ضبط المثيرات** (Stimulus Control Interventions) مع المرضى الذين يحاولون تغيير عاداتهم الضارة بالصحة: أما الأول، فيركز على تخليص البيئة من المثيرات التمييزية التي تدعو لظهور السلوك المشكل، في حين يركز الثاني على إيجاد مثيرات تمييزية جديدة تعمل كمؤشرات بان استجابة جديدة سوف يتم تعزيزها.

ولكن كيف يعمل ضبط المثيرات في علاج المشكلة السلوكية؟ إن تناول الطعام يحدث في العادة بضبط من المثيرات التمييزية، كوجود الطعام المفضل، والنشاطات التي يقترن بها دائما تناول الطعام (مثل الحديث بالهاتف أو مشاهدة التلفاز). وكخطوة أولية في علاج السمنة (Obesity)، يشجع الأفراد على تقليل أو إبعاد هذه المثيرات التمييزية المحفزة على تناول الطعام. وقد يحثون على التخلص من الأطعمة الفاتحة للشهية أو الأطعمة الدهنية الممتعة، وعلى الالتزام بتناول الطعام في مكان محدد في البيت، والامتناع عن تناول الطعام عندما يقومون بنشاطات (مثل الحديث بالهاتف أو مشاهدة التلفاز). ويمكن أن يزود البيت بمثيرات أخرى تشير إلى أن تناول الطعام ضمن ظروف مسيطر عليها سيؤدي للحصول على المعززات. فعلى سبيل المثال، فقد توضع إشارات في مواقع مهمة في البيت تذكر الأفراد بالتعزيز الذي سيحصلون عليه بعد أن يتغير سلوكهم.

الضبط الذاتي للسلوك: The Self-Control of Behavior

إن العلاج المعرفي- السلوكي الذي يستخدم أيضاً لتعديل العادات السلوكية، تحول تدريجياً نحو نموذج علاجي يركز على **الضبط الذاتي** (Self-Control). ووفق هذا التوجه، يتصرف الفرد المستهدف في برنامج التدخل، على نحو جزئي، كمعالج ذاتي، ويتعلم من خلال التوجيه الخارجي، أن يتحكم بالأحداث التي تسبق وتلي السلوك المراد تعديله.

التعزيز الذاتي: Self-Reinforcement

يتضمن **التعزيز الذاتي** (Self-Reinforcement) مكافأة الذات بطريقة منتظمة بهدف الزيادة أو الحد من حدوث بعض السلوكيات المقصودة (Thoresen & Mahoney, 1974). وتتضمن المكافأة الذاتية الإيجابية (Positive Self-Reward) تعزيز الذات بشيء مفضل بعد النجاح بتعديل السلوك المستهدف. ومن الأمثلة على المكافأة الذاتية الايجابية، السماح للذات بالذهاب إلى السينما بعد النجاح في إنقاص الوزن. أما المكافئة الذاتية السلبية (Negative Self-Reward)، فإنها تتضمن إزالة بعض المثيرات المنفرة من البيئة بعد النجاح في تعديل السلوك المستهدف. ومن الأمثلة على المكافئة الذاتية السلبية، القيام بنزع صورة الآنسة بيجي (Miss Piggy) عن الثلاجة بعد النجاح في اتباع برنامج تغذية منتظم.

وفي دراسة أجراها ماهوني (Mahoney, 1974) لفحص تأثير التعزيز الذاتي الإيجابي في تخفيف الوزن، قام بتصميم أربعة ظروف تجريبية: تضمن الأول ضبط الظروف بحيث لا يكون هناك أي تدخل، وتضمن الثاني قيام الأفراد بمراقبة أوزانهم. وأوعز إلى الأفراد في المجموعة الثالثة إجراء مراقبة ذاتية لأوزانهم يتبعها تعزيز ذاتي من النقود أو الهدايا عند النجاح في خفض أوزانهم. وقام في الرابع بتشكيل الظروف بحيث يرافق المراقبة الذاتية تقديم الهدايا أو النقود عند النجاح في تغيير سلوك تناول الطعام. أظهرت المجموعتان اللتان قامتا بتقديم التعزيز الذاتي نقصاً أكبر في الوزن من المجموعة الضابطة، أو المجموعة التي اكتفت بمراقبة الذات. كما أظهر اسلوب المكافأة الذاتية الذي استخدم لدى حدوث التغيير المراد في العادة (في عادات الأكل) فعالية أكبر في تخفيض الوزن مما أظهره أسلوب المكافأة الذاتية المرتبط بتقليل الوزن. ويمكن تعليل هذه النتيجة بأن المكافأة الذاتية المقدمة لدى تغيير العادة أدت إلى قيام الاشخاص الذين يعانون من السمنة بتعديل

عاداتهم في تناول الطعام، في حين أن المكافأة الذاتية التي قدمت في حالة النجاح بإنقاص الوزن ارتبطت فقط بحدوث الانخفاض في الوزن، وليس في تغيير السلوك الذي يؤدي إلى الانخفاض.

ومن الأمثلة التي توضح تأثير المكافأة الذاتية السلبية على التحكم بالسمنة، تلك الدراسة التي أجراها بينيك ورفاقه (,Penick, Filion Fox, & Stunkard, 1971). ففي هذه الدراسة طلب من المشاركين الذين يعانون من زيادة الوزن الاحتفاظ بمجموعة من الأكياس الكبيرة الممتلئة بدهن حيواني في ثلاجاتهم لتذكرهم بأوزانهم المفرطة. وسمح لهم في كل مرة ينجحون فيها بإنقاص أوزانهم أن يقوموا بإزالة كمية معينة من الدهن الذي يحويه الكيس. وبذلك يخففون من وجود هذا المثير المنفر. إن استخدام مثل هذه الأساليب يمكن أن يكون فعالاً للغاية في الحفاظ على الالتزام ببرنامج تغيير السلوك.

والأهم من ذلك، فإن المكافأة الذاتية أثبتت أنها أسلوب فعال في تعديل السلوك (Thoresen & Mahoney, 1974). اضافة لذلك فإن لأساليب المكافأة الذاتية فوائد جوهرية، إذ أن تطبيقها لا يستدعي وجود شخص آخر كالمعالج لمراقبة وتعزيز السلوك، بل يكون الفرد معالجا لنفسه.

وكما هو الحال بالنسبة لمكافأة الذات فإن **عقاب الذات** (Self-Punishment) يكون على نوعين: عقاب الذات الإيجابي (Positive-Self Punishment) ويتضمن تطبيق بعض المثيرات المزعجة على الذات، وذلك لعقاب سلوك غير مرغوب فيه. فقد يقوم الفرد، على سبيل المثال، بتعريض نفسه لصدمة كهربائية خفيفة في كل مرة يشعر فيها برغبة في التدخين. إن العقاب الذاتي السلبي (Negative-Self Punishment) يتضمن سحب بعض المثيرات الإيجابية من البيئة في كل مرة يؤدي فيها الفرد سلوكاً غير مرغوب فيه. فقد يقوم الفرد المدخن، على سبيل المثال، بتمزيق دينار في كل مرة يفوق فيها عدد السجائر التي يدخنها الحصة المقررة مسبقاً (Axelrod, Hall, Weis & Rohrer, 1974).

إن الدراسات التي قيمت مدى نجاح العقوبة الذاتية توصلت إلى نتيجتين: أولاهما أن العقاب الذاتي الإيجابي أكثر فعالية من العقاب الذاتي السلبي. وثانيهما أن العقاب الذاتي يكون أكثر فعالية إذا تلاه استخدام أساليب المكافأة الذاتية. فالمدخن، على سبيل المثال، أقل ميلاً للتوقف عن التدخين إذا قام بتمزيق قطعة نقدية (دينارا) في كل مرة يدخن فيها، مما لو قام بتعريض نفسه لصدمة كهربائية. إن هذه المبادىء أكثر احتمالا لأن تؤدي إلى تخفيف التدخين إذا قام المدخن أيضاً بتعزيز نفسه في حال عدم قيامه بالتدخين، كأن يذهب إلى السينما مثلاً.

التعاقد المشروط: Contingency Contracting

إن عقاب الذات يكون فعالاً فقط إذا قام الناس فعلاً بتطبيق العقوبة. وعندما تصبح العقوبة الذاتية منفرة جداً فإن الناس غالباً ما يتوقفون عن بذل الجهد للقيام بالسلوك. ومع ذلك فإن أحد أشكال العقاب الذاتي الفعالة التي استخدمت بشكل أوسع في تعديل السلوك هو أسلوب **التعاقد المشروط** (Thoresen & Mahoney, 1974; Turk & Meichenbaum, 1991). وفي التعاقد المشروط يقوم الفرد بإبرام اتفاقية مع شخص آخر كالطبيب، تتضمن تفصيلاً بالمكافآت، والعقوبات التي يقترن تقديمها بأداء سلوك معين أو الامتناع عن القيام بسلوك ما. فعلى سبيل المثال، يودع الشخص الذي يرغب بالتوقف عن شرب الكحول مبلغاً من المال لدى المعالج الذي يقوم بدوره بفرض غرامة على

الشخص كلما قام فيها بتناول الكحول، ويقدم له مكافأة في كل مرة يمتنع فيها عن تناول الكحول. ومن الأمثلة الخلاقة على استخدام التعاقد المشروط ما قامت به إمرأة أمريكية من أصل أفريقي أرادت أن تمارس ضبطاً على قيامها بالإفراط في تناول مادة الأمفيتامين (Amphetamine). إذ قامت بإيداع مبلغ كبير من المال مع المعالج، وفوضته إعطاء (50) دولاراً لـمؤسسة (Ku Klux Klan) - وهي جمعية معروفة بأمريكا (معادية للزنوج)، أنشئت وازدهرت في جنوب أمريكا خلال فترة إعادة البناء التي تلت الحرب الأهلية- في كل مرة تفرط فيها باستخدام الأمفيتامين. ومن غير المدهش، أن هذا التعاقد لعب دوراً كبيراً في دفع المريضة للتقليل من استخدام الأمفيتامين (Thoresen & Mahoney, 1974).

الضبط الذاتي الداخلي: Covert Self-Control

كما أشرنا سابقاً، فإن العادات الضارة بالصحة، وتعديل هذه العادات يقترن دائما بحوارات داخلية صامتة (Internal Monologues)، مثل توجيه النقد للذات أو الثناء على الذات. إن **الضبط الذاتي الداخلي** (Covert Self-Control) يدرب الفرد على تمييز وتعديل المحاولات الذاتية الداخلية من أجل تشجيع عملية تغيير السلوك الضار بالصحة (Hollon & Beck 1986). وأحياناً ما يتم تعديل المدركات التي تسبق السلوك المستهدف بالتغيير. فمثلاً إذا كانت رغبة الفرد بالتدخين مسبوقة بحوارات واضحة مع الذات، مثل اتهام الذات بالضعف وعدم القدرة على التحكم بالرغبة بالتدخين، فإن هذه المعتقدات توجه لإحداث التغيير في هذه المعتقدات. إن المدخن سيدرب لتطوير مدركات تسبق الحدث، وتساعد في التوقف عن التدخين. كالاعتقاد الذي يجعله يعتبر نفسه مسؤولا عن التحكم برغباته. كأن يقول لذاته: "أستطيع القيام بهذا العمل"، " وسوف تكون صحتي أفضل بكثير".

إن المدركات يمكن أن تؤثر في القدرة على إحداث التعديل في السلوك المستهدف. فعلى سبيل المثال، يمكن للشخص الذي يعاني من السمنة، ويحاول أن يفقد من وزنه أن يفسد البرنامج المعد لإنقاص الوزن من خلال الاستجابة بضعف لكل عائق صغير في تنفيذ برنامج الحمية الغذائية. لذا يمكن تدريبه للانخراط في مدركات معززة للذات بعد كل مقاومة ناجحة للمغريات، وبعد التمكن من توجيه نقد بناء للذات يلي كل عائق يمنع تنفيذ البرنامج الغذائي. كأن يقول "في المرات القادمة لن أحتفظ بهذه الأغذية المشهية في ثلاجتي".

وكما يمكن تعديل السلوك باستخدام أساليب مناسبة في التعزيز، فإن السلوكيات الخفية، أو المحادثات الداخلية مع الذات، والصور الذهنية قد تحدث أيضا تعديلاً في السلوك. ففي إحدى الدراسات التي قام بها هوم (Homme, 1965)، على سبيل المثال، تم تدريب العملاء الذين يرغبون في التوقف عن التدخين بأن يستجيبوا للرغبة الملحة في التدخين عن طريق تبني أفكاراً ضد التدخين، مثل، "التدخين يسبب السرطان" وأفكاراً تشجع على عدم التدخين، مثل، "سأتذوق الطعام بشكل أفضل إذا توقفت عن التدخين". ومن أجل زيادة تكرار هذه المدركات، درب العملاء على تعزيز هذه الأفكار عن طريق السماح لأنفسهم القيام بسلوكيات يرغبون بها، كشرب الصودا على سبيل المثال.

وقد تكون الأفكار هدفاً توجه إليها جهود التعديل. فإعادة تنظيم البنى المعرفية (Cognitive Restructuring) التي قام بتطويرها مايشنباوم (Meichenbaum & Cameron, 1974) هي طريقة لتعديل الحوارات الداخلية التي تتم بين المرء ونفسه (Internal Monologues). وقد استخدمت بشكل واسع في علاج الاضطرابات الناجمة عن الضغط.

فعند تطبيق إجراءات التدخل التقليدية، يدرب العملاء أولاً على مراقبة أحاديثهم التي يجرونها مع الذات في المواقف التي تسبب لهم الضغوط. وبهذه الطريقة يتمكنون من تمييز ما قالوه لأنفسهم في الأوقات المسببة للضغط. ثم يتم تعليمهم تعديل التعليمات الذاتية (Self-Instructions) التي يقدمونها لأنفسهم لكي تتضمن أشكالا بناءة من الإدراك.

وتستخدم النمذجة باستمرار لتدريب العملاء على إعادة تنظيم مدركاتهم المعرفية. فقد يقوم المعالج أولاً بتقديم إيضاح لحديث إيجابي مع الذات (Positive Self-Talk). وقد يقدم المعالج موقفاً يسبب الضغط يعتبره هدفا يوجه نحوه جهود التعديل. ثم يقوم بتطبيق تعليمات ذاتية إيجابية (Self-Administered Positive Instructions). كأن يوجه لنفسه دعوة للاسترخاء فيقول لنفسه "استرخ، إنك تحقق تقدما رائعا". ثم يحاول العميل أن يتعامل مع الموقف الضاغط، بينما يقوم المعالج بتعليمه التفكير الذاتي الإيجابي. وفي المرحلة التالية من التدريب، يحاول العميل أن يتعامل مع الموقف المسبب للضغط مقدماً إرشادات ذاتية بصوت عال. وبعد هذه المرحلة قد توجه التعليمات الذاتية عن طريق الهمس. ثم يقوم العميل بتخفيف القلق عن طريق توجيه إرشادات ذاتية صامته.

الواجبات السلوكية: Behavioral Assignments

كما يعتبر أسلوب **الواجبات السلوكية** (Behavioral Assignments) من الأساليب الأخرى التي تساهم في زيادة انخراط العميل في العملية العلاجية، حيث يطلب من العميل القيام بممارسة نشاطات منزلية تعمل على مساندة إجراءات التدخل العلاجية (Shelton & Levy, 1981). وتصمم الواجبات السلوكية بحيث تساعد على الاستمرار في علاج المشكلة السلوكية. وتخصص بعض أقسام كل جلسة من جلسات تعديل السلوك لتحضير الواجبات المنزلية. ويتم إعطاء هذه الواجبات بعد الوصول إلى نقاط معينة في الجلسات العلاجية. فمثلا إذا تضمن موقف علاجي لعميل يشكو من السمنة التدريب على مراقبة الذات، فإن العميل يشجع على مراقبة سلوكه في تناول الطعام في البيت. فقد يسجل العميل وصفاً لسلوكه في تناول الطعام، بما في ذلك المواقف التي حدث فيها السلوك. ويمكن أن يستخدم هذا التسجيل من قبل المعالج والعميل في الجلسة اللاحقة، للتخطيط لسلوك التدخل الملائم في المرات القادمة. والشكل (3-4) يقدم مثالاً لأسلوب الواجبات السلوكية. لاحظ أن الواجبات المنزلية تتضمن مهاما يقوم بها كل من المريض والمعالج.

وهذا الأسلوب يستخدم دائماً للتأكيد بأن كلا الطرفين يبقى ملتزماً بعملية تغيير السلوك، وأن كليهما على وعي بالتزام الآخر تجاه العملية. إضافة لذلك، فإن كتابة الواجبات المنزلية أظهر نجاحاً أكبر من مجرد الاعتماد على الإتفاق اللفظي، كما أنه يزود بتسجيل واضح لما تم الاتفاق عليه (Cox, Tisdelle, & Culbert, 1988) .

إن أسلوب الواجبات المنزلية المنظم في علاج السلوكيات الضارة بالصحة قد أصبح من الأساليب الشائعة تماما. ففي مسح لبرامج علاج المشاكل الصحية تبين أن 75% من برامج السمنة، و71% برامج التأهيل، و54% من برامج التدخين تضمنت استخدام أسلوب الواجبات السلوكية (Shelton & Levy, 1981) .

```
واجب منزلي لتوم ( العميل):


استخدم الكاونتر (القاطع). وعد القضمات التي أخذتها.

سجل عدد القضمات، والوقت، والموقع، والأشياء التي تناولتها.

سجل كل ما تناولته لمدة أسبوع.

اتصل لتحديد موعد.

أحضر سجلك.



واجب منزلي لجون (المعالج):




قراءة مقالات حول السمنة.
```

شكل 4-3-3 مثال على أسلوب الواجبات السلوكية المنظم لعميل يعاني من السمنة

المصدر: (Shelton & Levy, 1981, p.6).

مختصر القول، إن أسلوب الواجبات السلوكية يمكن أن يحقق الفوائد التالية:

1. يصبح العميل طرفاً مشاركاً في العملية العلاجية

2. يقوم العميل بتقديم تحليل للسلوك يستخدم في التخطيط لإجراءات تدخل لاحقة

3. يصبح العميل ملتزماً في العملية العلاجية من خلال عقد متفق عليه لتحمل مسؤوليات معينة

4. انتقال مسؤولية إحداث تغيير في السلوك تدريجياً إلى العميل

5. زيادة إحساس العميل بالتحكم الذاتي

تدريب المهارات: Skills Training

يتجه إدراك المختصون في علم النفس بشكل متزايد إلى اعتبار أن بعض العادات الضارة بالصحة تتطور استجابة لخبرة القلق التي يتعرض لها الأفراد في المواقف الاجتماعية (Riley, Matarazzo, & Baum, 1987). فعلى سبيل المثال، يبدأ المراهقون غالبا بالتدخين من أجل تخفيف القلق الاجتماعي لترك الانطباع لدى الآخرين بأنهم ظرفاء ومتطورون. كما أن شرب الكحول، والإفراط بالأكل، قد يعبران عن ردود فعل إزاء القلق الاجتماعي. فالقلق الاجتماعي، يمكن أن يعمل كقرينة للعادات اللاتكيفية، مسببا اتباع طرق بديلة للتعامل مع القلق. كما قد يكون أيضا سببا

في اتباع السلوك الصحي. وبالنتيجة فقد يحتاج الأفراد لتعلم طرق بديلة في التعامل مع هذا القلق في الوقت الذين يقومون به بتغيير العادات الضارة بالصحة.

وهناك عدد من البرامج التي صممت لتغيير العادات الضارة بالصحة تتضمن إما **تدريب المهارات الاجتماعيـة** (Social-Skills Training) أو **التدريب التوكيدي** (Assertiveness Training)، أو كليهما، كجزء من برنامج التدخل. حيث يتم تدريب الأفراد على اتباع طرق يمكن أن تساعدهم في التعامل مع القلق الاجتماعي.

وتهدف برامج المهارات الاجتماعية- كأساليب مساندة في البرنامج المتبع لتغيير السلوك- إلى تقليل القلق الذي ينشأ في المواقف الاجتماعية، والتزود بمهارات جديدة للتعامل مع المواقف التي كانت سببا في إثارة مشاعر القلق في السابق، وتوفير بدائل سلوكية تحل محل العادات الضارة بالصحة التي ظهرت في السابق استجابة لمشاعر القلق الاجتماعي.

تدريب الاسترخاء: Relaxation Training

في عام 1958 قام العالم السيكولوجي جوزيف وولبي (Wolpe, 1958) بتطوير طريقة لعلاج القلق عرفت **بتقليل الحساسية التدريجي** (Systematic Desensitization). وتتضمن الطريقة تدريب العميل لكي يستبدل القلق باستجابة الاسترخاء في المواقف التي تسبب القلق. ومن أجل أن يحدث استجابة الاسترخاء، قام وولبي بتعليم المرضى كيف يقومون بالتنفس بعمق وإرخاء العضلات تدريجيا (التدريب على الاسترخاء- Relaxation Training).

ففي التنفس العميق، يقوم الشخص بأخذ نفس عميق مضبوط، يؤدي إلى حدوث مجموعة من التغيرات الفسيولوجية، مثل انخفاض معدل النبض، وضغط الدم، وزيادة أكسدة الدم. وهذه الطريقة في التنفس هي التي يتبعها الناس في حالات الاسترخاء. وفي الاسترخاء التقدمي للعضلات (Progressive muscle relaxation)، يتعلم الفرد أن يرخي جميع عضلات جسمه للتخلص من التوتر أو الضغط. وكما سبقت الإشارة إليه، فإن كثيراً من العادات الصحية الضارة (Deleterious) مثل: التدخين، وشرب الكحول، تشكل طرقاً للتعامل مع القلق الاجتماعي؛ وبذلك يمكن تعليم الأفراد أساليب الاسترخاء للتعامل بشكل أكثر فعالية مع قلقهم، إضافة الى تدريبهم على المهارات الاجتماعية، أو التدريب التوكيدي.

العلاج المعرفي- السلوكي الواسع المدى:

Broad-Spectrum Cognitive-Behavior Therapy

إن أكثر الاتجاهات فعالية في تعديل العادات السلوكية عملت دائما على الجمع بين أساليب متعددة في تغيير السلوك. وهذا الاتجاه التوفيقي أطلق عليه العلاج المعرفي-السلوكي الواسع المدى (Broad-Spectrum Cognitive Behavior Therapy)، كما يعرف أحيانا العلاج المعرفي السلوكي المتعدد الأشكال Multimodal Cognitive – Behavior Therapy (A. A. Lazarus, 1971). إذ يختار المعالج من الاساليب العديدة المتوفرة عدة طرق يكمل بعضها بعضاً، للتدخل في تعديل المشكلة المستهدفة بالتغيير وما يتعلق بها.

وباختصار فالفوائد التي يحققها العلاج المعرفي- السلوكي الواسع المدى في تغيير العادات الضارة بالصحة عديدة ومن هذه الفوائد:

أولاً- يساعد الاختيار الدقيق لمجموعة من الأساليب المتنوعة على التعامل مع جميع مظاهر المشكلة، فالملاحظة الذاتية، ومراقبة الذات، تحددان أبعاد المشكلة؛ كما أن ضبط المثيرات يساعد الفرد على تعديل الظروف التي تسبق السلوك؛ كما يعمل تعزيز الذات على ضبط النتائج التي تترتب على القيام بالسلوك؛ وقد يضاف تدريب المهارات الاجتماعية، ليحل محل السلوك اللاتكيفي بمجرد أن يوضع السلوك تحت درجة من الضبط. وبذلك، فإن دمج عدة أساليب يمكن أن يكون أكثر فعالية في التعامل مع مختلف جوانب المشكلة مما لو استخدم أسلوب واحد فقط. ويبين الإيضاح (3-1) مثالا على كيفية تطبيق هذا النوع من العلاج في علاج الإدمان على الكحول.

ثانياً- يمكننا استخدام الاتجاه المعرفي- السلوكي الواسع المدى في تكييف الخطة العلاجية لتلائم مشكلة كل فرد. فالعادات الصحية السيئة، والمميزات الشخصية، تختلف من فرد لآخر، وبذلك فإن الخطة العلاجية، على سبيل المثال، التي تعد لعميل يشكو من السمنة قد لا تكون مناسبة لشخص آخر (M. B. Schwartz & Brownell, 1995). فالشخص الذي يتناول الطعام لمواجهة القلق الاجتماعي قد يتطلب علاجه إعداد برنامج لتدريبه على المهارات الاجتماعية، بينما قد يحتاج تدريب شخص آخر للتعامل مع الضغط الداخلي، إعداد برنامج تدخل في كيفية إدارة الضغط (Stress Management). وبالمثل فإن الاكل النهم (Binge Eating)، يتطلب استراتيجيات لتغيير السلوك تختلف عن تلك التي تعد لتغيير سلوك الإفراط في الأكل الذي يتسبب عن الإكثار من الأكل بين الوجبات (Snacking).

كما أتاح اتباع الاتجاه المعرفي-السلوكي الواسع المدى في تغيير السلوك الضار بالصحة الفرصة لتحقيق النجاح في وقت لم تتمكن فيه برامج أكثر تحديدا من تحقيق ذلك. ولكن هذه البرامج تتطلب الذكاء في تطبيقها. فالقائمون على تطبيق إجراءات التدخل، ممن يتميزون بالحماس المفرط، يفترضون أحياناً بأن استخدام عدد أكبر من البرامج يعطي نتائج أفضل ولذلك فإنهم يصممون إجراءات التدخل بحيث تشتمل على كل ما يمكنهم من المكونات، على أمل أن يحقق بعض منها النجاح. وفي الحقيقة، فإن هذا التوجه قد يعطي عكس النتائج المرجوة (Brownell, Marlatt, Lichtenstein & Wilson, 1986). فبرامج تغيير السلوك المفرطة التعقيد، قد تقوض الالتزام بسبب القوائم الكبيرة من النشاطات التي تتضمنها. أما استخدام الأسلوب المتعدد الأشكال، فيجب أن يتم باختيار ذكي، واع، وحكيم للأسلوب المناسب الذي يتم تكييفه بما يتلاءم مع المشكلة التي يعاني منها الفرد. علاوة على ذلك، فإن كثيراً من النجاح لهذه البرامج يتحقق بسبب وجود مختص متحمس وملتزم، وليس بسبب تعدد الأساليب المستخدمة (Brownell, et al., 1986). وعموما، فإن برامج التدخل، تحقق نجاحا أكبر كلما استغرقت مدة أطول وكانت أكثر تركيزا. وبالطبع فإن هذه العوامل تجعلها أكثر كلفة.

إيضاح 3-1

العلاج المعرفي- السلوكي في معالجة الكحولية

Cognitive – Behavioral Therapy in the Treatment of Alcoholism

قامت ميري التي تبلغ من العمر 32 سنة وتعمل مديرة تنفيذية، بمراجعة الطبيب بهدف العلاج لأنها تعتقد بأنها مدمنة على الكحول، مع العلم أن وظيفتها تفرض عليها متطلبات عالية، وتحديا كبيرا ينبغي أن تتعامل معهما بوعي شديد. ومع أن زوجها "دون" كان مساندا لها في عملها إلا أنه بدأ يشعر بضرورة مشاركتها له في النشاطات بعد عودتها إلى البيت في المساء. وفي الفترة الأخيرة حدث جدال بين ميري وزوجها بشأن تناولها الكحول قبل عودتها إلى المنزل، ولأنها كانت تخفي الكحول في منطقة ما في البيت. وقام بتهديدها بالرحيل إذا لم تتوقف بشكل تام عن تناول الكحول. كما أن ميري كانت تشعر بالتهديد بسبب سلوكها. جرت مقابلة ميري على مدى ثلاثة أشهر وأجريت لها متابعة استمرت لمدة سنة بعد العلاج.

تضمن الواجب الذي طلب من ميري القيام به في الأسبوع الأول كتابة السيرة الذاتية الخاصة بتاريخ تناولها الكحول والكيفية التي تطورت بها المشكلة، ومدى إقبال والديها على تناول الكحول، وخبرتها الأولى في تناول الكحول، وأول مرة فقدت فيها السيطرة على وعيها (السكر) بسبب شرب الكحول، والدور الذي تلعبه الكحول والكيفية التي تؤثر فيها في حياتها، وتصوراتها عن نفسها، وأية مشاكل لها علاقة بسلوك شرب الكحول، والمحاولات التي قامت بها للتحكم في سلوكها بشرب الكحول. ثم كلفت بواجب مراقبة سلوكها في شرب الكحول لمدة أسبوعين، مع كتابة ملاحظات دقيقة حول الكميات التي تستهلكها من الكحول في كل يوم، والأوقات التي تقوم فيها بالشرب، والأحداث التي تسبق القيام بالشرب والنتائج التي تترتب على ذلك.

وفي الجلسة الثالثة، تم تحديد الأنماط التالية: تبدأ ميري العمل في الثامنة والنصف، وكالمعتاد تتناول غذاء عمل سريع، ولا تترك مكان العمل حتى السادسة، حيث تكون متوترة ومنهكة. ونظراً لأنها كانت تعلم أن زوجها لن يكون راضياً عن قيامها بشرب الكحول، لذلك كانت تأخذ زجاجة من الفودكا وتقوم بشرب نصفها خلال عشرين دقيقة في طريقها وهي عائدة بالسيارة إلى البيت، حتى تتمكن من الشعور بالاسترخاء في المساء. ثم بدأت بإخفاء الليكير في بعض الأماكن في البيت لتناوله في حال شعرت بالحاجة لذلك. ثم بدأت تدرك أن تناول الكحول أثناء القيادة أمر خطير، لأنها كانت تشرب كميات كبيرة وبسرعة كبيرة، كما أصابها إحساس بالذنب، وبأنها بدأت تفقد السيطرة على نفسها. ويبدو أن غضب زوجها زاد من رغبتها الملحة بالشرب.

قبلت ميري التوقف عن شرب الكحول خلال الأسبوعين الثالث والرابع من فترة العلاج. وخلال هذه الفترة، أصبح من الواضح بان تناول الكحول كان وسيلتها الوحيدة لتخفيف التوتر الذي يتراكم خلال النهار ووسيلتها للالتزام تجاه مطالب عملها، وللمشاركة في النشاطات مع زوجها وأصدقائها. فوضعت خطة لتعديل النمط العام لحياتها تتضمن استخدام طرق بديلة للاسترخاء وإشباع الرغبات ولا تسبب لها الأذى.

قامت ميري بالاشتراك في أحد النوادي الصحية المحلية، وبدأت تذهب للسباحة والساونا في كل صباح قبل الذهاب إلى العمل، ثم حددت يومين في الأسبوع تتناول فيهما الغذاء لوحدها أو مع أحد الأصدقاء. وتم تدريبها على استخدام استراتيجيات التأمل. التي كانت تقوم بها في نهاية النهار عند وصولها إلى البيت بعد الانتهاء من العمل. كما ناقشت مع زوجها إمكانية قضاء أمسية واحدة في كل أسبوع للقيام بنشاطات خاصة بها، وبذلك تستطيع أن تعود لممارسة هوايتها القديمة بالرسم.

كما قررت ميري الاستمرار بتناول الكحول ولكن بطريقة معتدلة. وكانت مساندة "دون" ضرورية لكي تتمكن من القيام بذلك بشكل علني. شارك "دون" ميري في الجلسة السادسة، حيث أوضحت له الخطة العلاجية وأتيحت له الفرصة للكشف عن مشاعره ومخاوفه، ووافق على تقديم المساعدة لميري لتغيير نمط حياتها، كما وافق على أن يكون أكثر تقبلا لسلوكها في الشرب.

وفي أثناء الجلسات القليلة التالية تعلمت ميري عدداً من أساليب التحكم بسلوكها المتعلق بتناول الكحول. بما في ذلك وضع حد لنفسها، وان تستعيض عن شرب الليكير بتناول مشروب خفيف. كما أنها طورت استراتيجيات خاصة للتعامل مع المواقف التي تعرضها لخطر العودة للشرب بدون انضباط، بسبب تراكم التوتر في العمل، وشعور الذنب، أو الغضب من زوجها "دون". وتعلمت أن تكون على وعي أكبر بهذه المواقف عندما تبدأ بالظهور، وبدأت تمارس طرقاً أكثر مباشرة في التواصل مع زوجها. كما أنها تعلمت استخدام أية رغبة للعودة إلى عادتها السابقة في الشرب كقرينة لتوجيه انتباهها إلى العوامل الموقفية، وللقيام باستجابات بديلة، بدلاً من تفسير هذه المواقف كإشارات على أنها كانت مدمنة على الكحول.

واستثمرت آخر جلستين للتخطيط، وإعادة ما يجب القيام به في حال حدوث الانتكاس، وقد تضمن ذلك استراتيجيات: التهدئة الذاتية، وإعادة تنظيم البنى المعرفية، وتمرين اتخاذ القرار لمراجعة النتائج، والمميزات النسبية لشرب الكحول باتباع أسلوب الشرب القديم، والجديد، أي بعد العلاج، وتحليل المواقف التي تقود إلى حدوث الانتكاس، وتوظيف استراتيجيات حل المشاكل للتوصل إلى أساليب أفضل في التعامل مع الأحداث في المرات اللاحقة، وإمكانية برمجة جلسات مسانده مع المعالج لتعزيز كفاية وفعالية العلاج.

في جلسات المتابعة الختامية بعد مرور سنة، أفادت ميري بأنها بدأت تشعر بشكل أفضل تجاه ذاتها وقدرتها على التحكم بأفعالها. وكانت تتناول الشراب باعتدال في المناسبات الاجتماعية. وأصبح التواصل مع زوجها " دون" أفضل مما كان. تعرضت للتراجع أكثر من مرة ولكنها تمكنت من إنقاذ الموقف. في بعضها استخدمت استراتيجية توكيد الذات عندما كانت مع مسؤول أعلى منها. وفي مرات أخرى تقبلت الفكرة بأنها يمكن ان تخطيء، ولا داعي لعقاب ذاتها عن طريق الاستمرار في الخطأ.

المصدر : (J. R. Gordon & Marlatt, 1981, pp 182-183)

الانتكاس: Relapse

ترتبط إحدى المشاكل الرئيسة التي نواجهها لدى محاولة إجراء تعديل للعادات الضارة بالصحة، بما يوجد لدى الأفراد من نزعة للانتكاس والعودة إلى سلوكهم السابق بعد تحقيق نجاح مبدئي في تغيير سلوكهم (e.g. McCaul et al., 1992). وهذه المشكلة تحدث مع الأشخاص الذين يعملون على تغيير عاداتهم الصحية من تلقاء أنفسهم، ومع أولئك الذين يلتحقون ببرامج رسمية لتغيير سلوكهم. فالانتكاس من المشاكل التي ترتبط بعلاج اضطرابات الإدمان على الكحول، والتدخين، والمخدرات، والسمنة (Brownell, et al., 1986). إذ أن نسبة حدوث الانتكاس التي تلي علاج هذه الحالات تتراوح من 50%-90% (Marlatt & Gordon, 1985).

ولكن ماذا نعني بالانتكاس؟ إن تدخين سيجارة في حفل كوكتيل، أو تناول باينت من البوظة في أحد ليالي عطلة نهاية الاسبوع عندما تكون وحيدا، لا يؤدي بالضرورة إلى حدوث انتكاسة دائمة. ولكن مع ذلك فإن الحرص اللازم قد

يتلاشى ويحدث الانتكاس. وتدل الأبحاث على أن معدلات حدوث الانتكاس تميل إلى الاستقرار بعد مرور فترة ثلاثة اشهر، وهذا ما دعا الباحثين إلى الاعتقاد بأن معظم حالات الانتكاس بالنسبة للحالات التي ستواجه الانتكاس تكون خلال الأشهر الثلاث الأولى بعد العلاج. ومع ذلك فإن أبحاثا لاحقة تقترح بأنه وعلى الرغم من أن نسبة حدوث الانتكاس تبقى ثابتة، فإن الأفراد الذين يتوقفون عن أداء عادة سيئة في لحظة معينة من الزمن ليسوا بالضرورة نفس الاشخاص الذين يتوقفون عن أدائها في وقت آخر. وبعض الافراد ينتقلون بين التوقف والانتكاس.

لماذا يحدث الانتكاس؟ Why Do People Relapse?

إن معرفتنا بطبيعة الذين ينتكسون قليلة. فالعوامل الجينية قد تكون من ضمن العوامل التي تؤثر في حدوث السمنة وفي الإدمان على الكحول والتدخين (Stunlard et al., 1986). كما أن الآثار الانسحابية التي تظهر استجابة للتوقف عن تناول الكحول وعن التدخين، قد تحفز على الانتكاس، خاصة، بعد انقضاء فترة وجيزة من الجهود المبذولة لإحداث التغيير في السلوك. كما أن الروابط الشرطية ما بين القرائن والاستجابات الفسيولوجية، قد تقود إلى الرغبة الملحة، أو التوق الشديد لممارسة العادة من جديد (Marlatt, 1990). فعلى سبيل المثال، قد يجد الاشخاص أنفسهم في موقف تعودوا أن يقوموا فيه بالتدخين، كما يحدث لدى تواجدهم في إحدى الحفلات مثلاً، مما يؤدي إلى تعرضهم للضعف والانتكاس في تلك اللحظة.

وتكون إمكانية حدوث الانتكاس أكبر عندما يكون الأشخاص في حالة من الكآبة أو القلق، أو تحت تأثير الضغط (Brondon, Copeland & Saper, 1995). مثال ذلك، ما يحدث في أوقات الرحيل، أو عندما يقومون بإنهاء علاقة ما، أو عندما يواجهون صعوبات في العمل. إذ يشعرون بحاجة أكبر لممارسة عاداتهم الإدمانية مقارنة مع الأوقات التي يتعرضون فيها لضغوط أقل. إن الانتكاس يحدث عندما لا تكون الأهداف والدوافع التي تدفع الفرد للقيام بالسلوك الصحي والمحافظة عليه راسخة بدرجة كافية. ويكون الانتكاس أقل احتمالا للحدوث إذا تلقى الفرد دعماً اجتماعياً من أفراد أسرته، أو الأصدقاء للمحافظة على استدامة التغير في السلوك. ويكون حدوثه أكثر احتمالاً إذا لم يتوفر لدى الفرد الدعم الاجتماعي الكافي، أو كان متورطاً في صراعات مرتبطة بعلاقات شخصية.

ومـن المواقـف المحددة التي تجعل الأفراد عرضـة للانتكـاس، مـا يحدث عندمـا يرتكبـون هفـوة. مثل القيـام بتدخين سيجـارة، أو أكل باينت من البوظة، مما يؤدي إلى حدوث ما يسمى **بأثر انتهاك قرار التوقف** (Abstinence Violation Effect)؛ ويعني ذلك الإحساس بفقدان السيطرة، الذي ينشأ عندما يعتدي الفرد على القواعد التي حددها لذاته. ونتيجة لذلك، فإن احتمال تعرض الفرد لنكسة أكبر، يصبح أكثر احتمالاً عندما يشهد الفرد بأن قراراته بدأت تتداعى. وهذا الأمر ينطبق بشكل خاص على سلوكيات الإدمان، لأن على الفرد أن يتعامل مع التأثير المعزز للمادة التي يدمن عليها. ويوضح الشكل (3-5) الكيفية التي تحدث بها عملية الانتكاس.

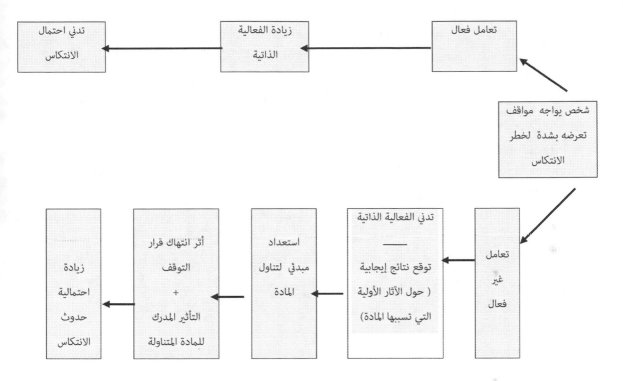

شكل 3-5   توضيح عملية الانتكاس في ضوء النموذج المعرفي - السلوكي

يبين الشكل الإيضاحي ما يحدث بينما يحاول الفرد تغيير عادة ضارة بالصحة، ومواجهة موقف يعرضه لخطر العودة إليها. إن التعامل الفعال من خلال تقديم استجابات مناسبة في الموقف، وتمكن الفرد من مقاومة الإغراءات، يجعل إمكانية تعرضه للانتكاس ضعيفة. وفي حالة عجز الفرد عن التعامل بفعالية مع الموقف، عن طريق تقديم استجابات مناسبة، فإن إحساسه بالفعالية الذاتية قد يتدنى، ويزداد إدراكه للتأثير المجزي الذي يرافق تعاطي المادة موضوع الإدمان، مما يؤدي إلى زيادة احتمال حدوث الانتكاس.

المصدر:

(Marlatt, G. A., & Gorden, J. R. (1985). Relapse Prevention: Maintenance Strategies in the Treatment of Addictive Behaviors. New York: Guilford Press)

نتائج الانتكاس: Consequences of Relapse

ولكن ما هي النتائج التي يقود إليها الانتكاس؟ من الواضح أن الانتكاس يؤدي إلى آثار انفعالية سلبية، مثل خيبة الأمل، والإحباط، والضيق، أو الغضب. وحدوث هفوة ولو لمرة واحدة، قد يؤدي إلى إحساس الفرد بخيبة أمل شديدة، وبنقص في الفعالية الذاتية، وإلى التحول في عزو مصادر ضبط سلوكه الصحي من الذات إلى قوى خارجية. كما أن الانتكاس قد يقود الأفراد أيضاً إلى الشعور بأنهم لن يتمكنوا أبداً من ضبط عاداتهم. وأن عملية الضبط خارجة ببساطة عن حدود إرادتهم. كما قد يشكل الانتكاس أيضا سبباً لإعاقة التغيير الناجح في السلوك الذي يمكن أن يتم بطرق أخرى. فعلى سبيل المثال، إن تكرار فقدان الوزن واستعادته بين من يعانون من السمنة يجعل من الصعوبة على الفرد أن يتبع فيما بعد نظاما في التغذية (Brownell, Greenwood, Stellar & Shrager, 1986).

وقد يؤدي الانتكاس في بعض الحالات إلى نتائج متناقضة تقود الأفراد إلى الاعتقاد بأنهم قادرون على ضبط عاداتهم إلى حد معين لا يستطيعون تجاوزه. فعلى سبيل المثال، هناك محاولات عديدة تتم دائماً قبل أن ينجح المدخنون في التوقف عن التدخين (Schachter, 1982)، مما يدعو إلى القول بأن الخبرات الأولية في التوقف عن التدخين قد تهيء الناس للنجاح لاحقاً. فالفرد الذي يتعرض للانتكاس، يكون على الأقل قد اكتسب الكثير من المعلومات اللازمة عن العادة، وتعلم طرقاً لمنع حدوث الانتكاس مستقبلا. وحاليا، فإن ما هو معروف عن هذه النتائج المتناقضة التي يقود إليها الانتكاس لا يزال قليلا نسبياً.

تقليل حدوث الانتكاس: Reducing Relapse

بسبب الاحتمالات الكبيرة لحدوث الانتكاس، يراعى لدى بناء إجراءات التدخل في السلوك أن تستند إلى أساليب تخفف من احتمال حدوثه. وعادة فإن مثل هذه التدخلات ترتكز على ثلاثة أساليب. تتضمن إحداها تنظيم جلسات مساندة تلي انتهاء المرحلة العلاجية الأولية؛ فبعد انقضاء عدة أسابيع أو أشهر من انتهاء مرحلة التدخل المنظم، يتم دعوة المدخنين لحضور جلسات إضافية مصممة للمساعدة في الاستمرار بالامتناع عن التدخين، أو قد يتم إعادة الأفراد الذين يتبعون حمية غذائية إلى جلسات جماعية لقياس أوزانهم، ولمراجعة الأساليب التي يتبعونها لضبط أوزانهم. ولسوء الحظ، فإن جلسات المساندة لم تحقق النجاح عموماً كطريقة للمحافظة على تغيير السلوك ولمنع الانتكاس (Brownell, et al., 1986).

ويعتمد الأسلوب الآخر على إضافة عناصر أخرى لإجراءات التدخل في السلوك المستهدف، مثل العلاج بالاسترخاء، أو التدريب التوكيدي (Assertiveness Training). ولكن كما تمت الإشارة إليه سابقاً، فإن إضافة مكونات أخرى لم تظهر أنها تساعد في زيادة معدلات الالتزام، وقد تؤدي في بعض الحالات إلى التقليل من الالتزام والاقلاع عن السلوك المستهدف بالتعديل.

أما الأسلوب الثالث الذي يمكن اتباعه لمنع الانتكاس، فهو اعتبار عملية الإقلاع عن السلوك الضار بمثابة عملية علاجية طويلة الأمد. كمـا هـو الحـال في بعض برامـج علاج الكحـول التي تتبعهـا جمعيــة مدمني الكحول المجهولين (Alcoholic Anonymous)، وغيرها من الجمعيات النشطة التي تستخدم مجموعة من البرامج المحكمة. ومع أن هذا

الاتجاه يمكن أن يكون ناجحاً، إلا أن فيه بعض العيوب. فالفلسفة التي يستند إليها هذا الاسلوب يمكن أن تولد لدى هؤلاء الناس انطباعاً بأنهم قابلون دائماً للانتكاس. وبذلك فإنها تخلق لدى الفرد إحساسا بتوقع حدوث الانتكاس في الحالات التي يتضاءل فيها الحذر. إضافة لذلك فإن هذا الاتجاه يحوي في مضمونه إشارة إلى عدم وجود قدرة لدى الناس على ضبط عاداتهم. كما أن الأبحاث التي أجريت حول تعديل العادات الصحية خلصت إلى أن الفعالية الذاتية (Self-Efficacy) تشكل عنصراً مهماً في المبادرة التي تتبع لتغيير العادة، وفي المحافظة على السلوك المرغوب (Bandura, 1986; Brownell, et al., 1986).

الوقاية من الانتكاس: Relapse Prevention

تؤكد نتائج البحث على أهمية دمج الجهود الموجهة للوقاية من الانتكاس، منذ البداية، مع البرامج العلاجية. فتغيير العادة الصحية ليس أمرا بسيطا، ولكنها عملية يتطلب حدوثها المرور بعدة مراحل (Brownell, et al., 1986; Prochaska & DiClemente, 1984a)، كما يجب أن تدمج جهود الوقاية من الانتكاس في جميع مراحل العلاج.

وتشكل بعض العوامل أهمية خاصة في بداية الالتحاق بالبرنامج العلاجي. فالأشخاص الذين يتصفون بدرجة عالية من الالتزام في البرنامج، والذين لديهم دافعية لتغيير سلوكهم أقل عرضة للانتكاس. وهذه الملاحظات تعني أن اهتماماً خاصاً يجب أن يوجه للتركيز على تطوير طرق ملائمة لزيادة الدافع، والمحافظة على الالتزام. فعلى سبيل المثال، فقد تعمد البرامج المستخدمة، إلى ابتكار طريقة تستخدم في نفس الوقت الذي يطبق فيه برنامج التدخل، فقد يطلب من الأفراد إيداع مبلغ من المال يمكن استعادته إذا التزموا بحضور اللقاءات أو تمكنوا من تغيير سلوكهم بنجاح.

ومن الأساليب الأكثر جدلاً، ذلك الأسلوب الذي يستخدم استراتيجية الغربلة (Screening Technique)، لإبعاد الاشخاص الذين لا يبدون التزاماً صادقاً في تغيير سلوكهم، مما يجعلهم أكثر عرضة للانتكاس. مع أن إنكار حق بعض الناس في الانضمام إلى البرامج العلاجية التي تساعد في تحسين وضعهم الصحي، قد يكون، موضع جدل من الناحية الأخلاقية. ومن ناحية ثانية، فإن السماح بانضمام الأفراد الذين لديهم قابلية كبيرة للانتكاس قد يضعف معنويات المشاركين في برنامج تغيير السلوك، ومعنويات المعالجين كذلك. ويجعل الأمر أكثر صعوبة لدى الشخص الذي لديه القابلية للانتكاس.

وبمجرد خلق الدافع والالتزام، يتم تطوير الاستراتيجيات التي ستستخدم في برنامج تغيير السلوك، بطريقة تحافظ على استدامة التغير الحادث، والتزود بمهارات وقائية لمنع حدوث الانتكاس بعد انتهاء فترة العلاج. إحدى هذه الاستراتيجيات تتضمن قيام الأفراد بتحديد المواقف التي تشجع حدوث الانتكاس ثم تطوير استراتيجيات تعامل (Coping Strategies)، تمكنهم من مواجهة المواقف المسببة للضغط بنجاح. وهذه الاستراتيجية تسلط الضوء على حقيقة مفادها أن الالتزام الناجح يقوي مشاعر الضبط الذاتي (Self-Control)، وأن امتلاك الفرد استراتيجيات تعامل ملائمة يعزز هذه المشاعر بشكل أفضل (Marlatt & George, 1988). إضافة لذلك، فإن التدريب العقلي (Mental Rehearsal) على استجابات التعامل في المواقف الأكثر تهديدا بحدوث الانتكاس (High Risk)، يمكن أن يعزز مشاعر الفعالية الذاتية، ويقلل من إمكانية حدوثه. فعلى سبيل المثال، إن بعض برامج تدريب المشاركين للانخراط في أحاديث ذاتية بناءة (Constructive Self-Talk)، تمكن هؤلاء المشاركين من محادثة أنفسهم في المواقف التي تغريهم للعودة إلى السلوك الذي جرى تغييره (Brownell, et al., 1986).

إن إبعاد القرائن، أو إعادة تنظيم البيئة، لتجنب المواقف التي تؤدي إلى إظهار السلوك المستهدف، قد يكون ممكناً بالنسبة إلى أشخاص لديهم عادات معينة (Bouton, 2000). فمدمن الكحول، الذي اعتاد تناول الكحول بشكل خاص في الحانات، يمكن أن يقوم بتجنب مثل هذه الأماكن. ولكن إبعاد القرائن بالنسبة لعادات أخرى يكون مستحيلاً، فالمدخنون على سبيل المثال، لا يستطيعون في العادة أن يتجنبوا تماماً ظروف الحياة التي تقودهم إلى التدخين. وبالتالي فإن بعض برامج الوقاية من الانتكاس، تقوم بتعريض الأشخاص، بشكل مقصود، إلى المواقف التي قد تقود إلى استثارة السلوك القديم، وذلك من أجل إتاحة الفرصة لهم لاستخدام مهارات التعامل التي تعلموها. فتأثير الموقف قد يتلاشى إذا لم يتكرر ظهور السلوك مع مرور الزمن عند تعرض الفرد لهذه المواقف (Marlatt, 1990). والأكثر من ذلك فإن تعرض الفرد لمثل هذه المواقف يمكن أن يقوي الشعور بالفعالية الذاتية، ويقلل من التوقعات الإيجابية التي ترتبط بسلوك الإدمان. إن التأكد من أن العادة الجديدة (مثل ممارسة التمارين أو الإقلاع عن تناول الكحول)، تمارس في مواقف عديدة يعتبر من الأمور المهمة لضمان بقائها (Bouton, 2000).

إعادة التوازن في أسلوب الحياة: Lifestyle Rebalancing

وأخيراً، فإن الحفاظ على التغير المحدث في السلوك على المدى البعيد، يمكن تعزيزه من خلال توجيه الفرد لإحداث تغييرات سلوكية أخرى في أسلوب حياته تتسم بالتوجه الصحي. وهذا الأسلوب يعرف بإعادة **التوازن في أسلوب الحياة** Lifestyle Rebalancing (Marlatt & George, 1988). إن إحداث تغيرات في نمط الحياه كإضافة الممارسة الرياضية إلى برنامج الفرد الحياتي أو تعلم الأساليب الملائمة في تدبر الضغوط (Stress Management Techniques)، يمكن أن يشجع على اتباع نمط حياة صحي أكثر، ويساعد في التقليل من إمكانية حدوث الانتكاس. كما يجعل العودة إلى التدخين أو الإفراط في تناول الكحول أمراً لا يتناسب مع نمط الحياة الصحي العام الذي يتبناه الفرد.

إن الدور الذي تلعبه المساندة الاجتماعية في الحفاظ على التغيير المحدث بالسلوك لم يحسم بعد. وحاليا، فإن النتائج التي توصلت إليها الدراسات تقترح بأن المساندة التي يمكن أن يقدمها أفراد الأسرة يمكن أن تساعد في الحفاظ على إبقاء التغيير المحدث في السلوك، في حين أن نتائج دراسات أخرى تقترح عدم إقحام أفراد الأسرة في ذلك (Brownell, et al., 1986). ومن المحتمل أن الأبحاث لم تحدد بدقة بعد، الطرق التي يمكن أن تساعد فيها المساندة الاجتماعية، في الحفاظ على استدامة التغير المحدث في السلوك.

وعموما، يبدو حالياً بأن الوقاية من الانتكاس يمكن أن تحقق نجاحاً أفضل، إذا ما أدرك الناس بأن إحداث تغير في السلوك يمثل هدفا طويل الأمد. وهذا يتطلب قيام الأفراد بتطوير استراتيجيات تعامل مع المواقف التي يمكن أن تجعلهم عرضة للانتكاس، ودمج التغير الحادث بنمط حياة صحي.

مراحل تغيير السلوك: Stages of Behavior Change

النموذج عبر النظري في تغيير السلوك: Transtheoretical Model of Behavior Change

كما بين التحليل السابق، فإن تغيير عادة سيئة ضارة بالصحة لا يحدث دفعة واحدة. فالناس يمرون بمراحل عندما يحاولون تغيير عاداتهم الصحية. كما أن الدعم الذي يحتاجون إليه من المعالج أو من البرنامج المنظم لتعديل السلوك، قد يختلف بناء على المرحلة المحددة التي يمرون بها بالنسبة لتلك العادة المراد تغييرها (Prochaska, 1994; Rothman, 2000).

وقد قام بروشاسكا ومعاونوه (Prochaska, 1994, Prochaska DiClemente, & Norcross, 1992) بتطوير النموذج عبر النظري في تغيير السلوك (Transtheoretical Model of Behavior Change). ووفق هذا النموذج تحلل المراحل والعمليات التي يمر بها الأفراد أثناء محاولتهم إحداث تغيير في سلوكهم، وبناء على ذلك يتم اقتراح أهداف علاجية وإجراءات تدخل خاصة بكل مرحلة. وهذا النموذج صمم اساساً لمعالجة اضطرابات الإدمان مثل التدخين، وتعاطي المخدرات، وإدمان الكحول. كما طبق في تغيير عادات سلوكية أخرى مثل أداء التمارين الرياضية، والفحص الطبي المنتظم للثدي (RaKowski et al., 1993). ويمكن تقسيم المراحل التي يمر بها الأفراد لدى محاولتهم إحداث تغيير في سلوكهم على النحو التالي:

مرحلة ما قبل العزم: Precontemplation Stage

وتحدث هذه المرحلة في الوقت الذي لا يكون فيه لدى الفرد أي نية لتغيير سلوكه. فكثير من الأفراد في هذه المرحلة لا يدركون حتى أن لديهم مشكلة. مع أن أفراد الأسرة والأصدقاء والجيران والزملاء يدركون وجودها. مثال ذلك، مدمن الكحول الذي يغفل تماماً عن المشكلة التي يسببها لأسرته. وأحيانا قد يبحث البعض في مرحلة ما قبل العزم عن علاج للمشكلة، ولكنهم على الأغلب يقومون بذلك فقط لأنهم تعرضوا للضغوط من الآخرين، وهم بذلك يشعرون بأنهم مكرهون على تغيير سلوكهم. لذا فليس من المدهش أن يعود مثل هؤلاء إلى عاداتهم السابقة. ونتيجة لذلك فإن إجراءات التدخل في سلوك هؤلاء لا تحقق ثمارها.

مرحلة العزم: Contemplation Stage

في هذه المرحلة يشعر الأفراد بوجود المشكلة ويبدأون في التفكير بها، ولكنهم لا يلتزمون بالقيام بسلوك معين. إن الكثير من الناس يظلون في مرحلة العزم لسنوات عديدة، مثل المدخن الذي يدرك تماماً أن عليه أن يتوقف عن التدخين، ولكنه لا يلتزم بالتوقف، بل يستمر بتحديد الإيجابيات والسلبيات التي يسفر عنها تغيير سلوكه، ويستمر بإبراز المظاهر الإيجابية المرتبطة بالمتعة التي يسببها الاستمرار بالتدخين.

مرحلة التحضير: Preparation Stage

في مرحلة التحضير يعقد الأفراد العزم على تغيير سلوكهم دون أن يكونوا قد بدأوا بعد بالتغيير. وفي بعض الحالات يعود ذلك إما لأنهم لم يحققوا النجاح في السابق، أو لأنهم يؤخرون القيام بذلك إلى حين تمكنهم من إنجاز أمر معين، أو للتخلص من الضغوط التي يواجهونها في مرحلة ما. وفي حالات أخرى يقوم الأشخاص في مرحلة التحضير بتعديل السلوك المقصود إلى حد ما، كأن يقوموا بتدخين عدد من السجائر أقل مما اعتادوا عليه، ومع ذلك فإنهم لا يعملون على الالتزام باستبعاد السلوك بالشكل الكامل.

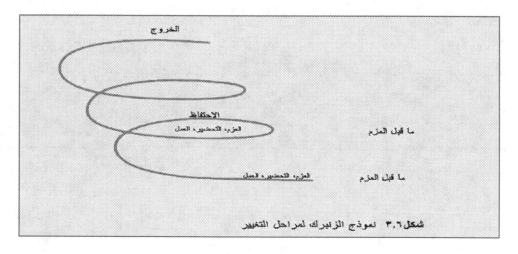

شكل 6-3 نموذج الزنبرك لمراحل التغيير

المصدر: (Prochaska et al., 1992)

مرحلة العمل: The Action Stage

وفي مرحلة العمل يعدل الأفراد من سلوكهم بهدف التوصل إلى حل للمشكلة. ويتطلب العمل الالتزام بالوقت والجهد، وذلك لإحداث تغيير فعلي في السلوك. وهذا يتضمن التوقف عن القيام بالسلوك، وتعديل أسلوب الحياة، والبيئة، وتخليص حياة الفرد من القرائن التي ارتبطت بحدوث السلوك.

مرحلة الاحتفاظ: Maintenance Stage

وهي المرحلة التي يعمل فيها الناس للوقاية من الانتكاس ولتعزيز (Consolidate) المكاسب التي حققوها. وعادة ما يعتبر الفرد في مرحلة الاحتفاظ لمدة ستة أشهر ما دام متحرراً من سلوك الإدمان.

ولأن الانتكاس هو القاعدة، وحدوثه ليس أمراً شاذاً في حال الإدمان، فإن نموذج المرحلة (Stage Model) يشبه الزنبرك. والشكل (3-6) يوضح هذا الأمر. فقد يتصرف الأفراد ويحاولون الإبقاء على التغير المحدث في السلوك، ثم يتعرضون للانتكاس، ويعودون إلى مرحلة ما قبل العزم، وينتقلون بشكل دائري خلال المراحل المتتابعة. ثم يعيدون الكرة مرات أخرى عديدة إلى أن يحققوا النجاح في التخلص من السلوك (See (Prochaska et al., 1992

أهمية نموذج المرحلة في التغيير: Importance of the Stage Model of Change

إن نموذج المرحلة في تغيير السلوك الصحي يعتبر من النماذج المهمة لعدة أسباب. فهو يبين العمليات التي يمر بها الأفراد فعلاً عندما يحاولون تغيير سلوكهم، سواء كان ذلك من تلقاء أنفسهم أو من خلال الحصول على المساعدة. ويوضح بأن التغير الناجح قد لا يحدث منذ المحاولة الأولى أو دفعة واحدة. كما أنه يقدم تحليلاً منطقياً لأسباب عدم نجاح الكثيرين في تغيير سلوكهم، والأسباب التي تجعل نسبة الانتكاس في السلوك عالية جداً. وتحديداً يمكن أن نعدّ الناس في مرحلتي ما قبل العزم، والعزم، بانهم لا يزالون غير مهيئين بدرجة كافية تدفعهم للبدء في العمل لأجل التغير. وفي الحقيقة، فإن أدبيات البحث تقترح بأن أغلب المدمنين من الناس لم يصلوا بعد إلى مرحلة التنفيذ (Action Stage). فعلى سبيل المثال، بينت دراسة أجريت على المدخنين بأن 10% - 15% كانوا مهيئين للبدء بالعمل و30% - 40% كانوا في مرحلة العزم، و50%-60% كانوا في مرحلة ما قبل العزم (Prochaska et al., 1992). وهذه الإحصائيات تساعد في تفسير أسباب التدني الشديد في معدلات النجاح في المحاولات المتبعة لتغيير السلوك. في حين أظهرت نتائج الإحصائيات أن هذه البرامج أكثر نجاحا، لدى حساب معدلات النجاح مرة ثانية بحيث تتضمن فقط أولئك الأفراد المستعدين لتغيير سلوكهم ممن يقعون في مرحلتي البدء بالعمل، أو التهيؤ فقط.

استخدام نموذج المرحلة في التغيير: Using the Stage Model of Change

يساعد نموذج المرحلة في إحداث التغيير، لأنه يقترح أن أنماطاً معينة من التدخل قد تكون أكثر فائدة إذا استخدمت في إحدى المراحل دون أخرى. فقد لا تساعد المعلومات المقدمة حول أهمية عدم التدخين، على سبيل المثال، إذا ما قدمت للمدخن في مرحلة العمل. ولكن المعلومات المتعلقة بأهمية التحكم بكميات الكحول المستهلكة، قد يكون لها قيمتها بالنسبة للشخص الذي بدأ يشعر بأنه يعاني من مشكلة يسببها تعاطي الكحول.

ففي كل مرحلة هناك نوع معين من التدخل قد يكون مبرراً (cf. Blalock et al., 1996; N. D. Weinstein, 1998). وتحديدا فإن تزويد الأفراد في مرحلة ما قبل العزم بالمعلومات حول مشكلتهم قد ينقلهم إلى مرحلة العزم. ولكي ننقل الأفراد من مرحلة العزم إلى مرحلة التهيؤ، فإن تطبيق إجراءات ملائمة في التدخل قد يستحثهم على تقييم الكيفية التي يشعرون ويفكرون فيها بأنفسهم من منطلق المشكلة التي لديهم، وكيف يمكن أن يؤدي التخلص منها إلى تغييرهم. وإجراءات التدخل التي تصمم بطريقة تدفع الناس لتقديم التزامات صريحة حول وقت، وكيفية تغييرهم لسلوكهم، قد تعمل على ردم الهوة بين التهيؤ والعمل. إن التدخلات التي تؤكد التعزيز، والمساندة الاجتماعية، وضبط المثيرات، ومهارات التعامل تكون أكثر نجاحا مع الأفراد الذين يتحركون من مرحلة العمل إلى مرحلة الاحتفاظ طويلة الأمد.

إن نموذج المرحلة الزنبركي (The Spiral Stage Model) في تغيير السلوك الصحي قد أثبت فعاليه في تغيير العادات الضارة بالصحة، ولكن تطبيقه أسفر عن نتائج نجاح مختلطة. فهذا النموذج قد استخدم في تغيير العديد من السلوكيات المتعلقة بالصحة بما في ذلك سلوك التوقف عن التدخين، والانقطاع عن تعاطي الكوكايين، وضبط الوزن، وتعديل نظام الغذاء المشبع بالدهون، والسلوك الجانح لدى المراهقين، والممارسة الجنسية المأمونة، واستخدام الواقي، واستخدام المواد الواقية من الشمس، وضبط التعرض لغاز الرادون، والمحافظة على ممارسة التمارين الرياضية، والتصوير الطبقي الشعاعي المنتظم للثدي (Prochaska et al., 1992). وفي بعض الحالات، فإن التدخل الذي يتم بحيث يلائم مرحلة معينة يمر بها الفرد فيما يتعلق بسلوك صحي معين، استطاع أن يحقق النجاح، ولكنه لم يستطع تحقيق ذلك في حالات أخرى (Lamb & Joshi, 1996; N. D. Weinstein, Rothman, & Sutton, 1998).

تغيير السلوكيات الضارة بالصحة من خلال الهندسة الاجتماعية:

Changing Health Behavior through Social Engineering

الكثير من التغيير في السلوك لا يحدث من خلال استخدام برامج تغيير السلوك، ولكن من خلال الهندسة الاجتماعية. **فالهندسة الاجتماعية** (Social Engineering) تتضمن تعديل البيئة بطرق تؤثر بقابلية الناس لممارسة سلوك صحي معين. وتسمى هذه الإجراءات بالسلبية (Passive) لأنها لا تتطلب قيام الفرد بسلوك معين. فعلى سبيل المثال، يعتبر استخدام حزام الأمان في القيادة إجراء إيجابيا لأن على الفرد القيام به للوقاية من التعرض للإصابة الناجمة عن حوادث السيارات، في حين أن الوسائد الهوائية (Airbags) التي تنتفخ بشكل أوتوماتيكي بالهواء لدى حدوث الحوادث تمثل إجراء سلبيا.

كما أن كثيرا من السلوكيات الصحية يتقرر حدوثها بفعل الهندسة الاجتماعية. فالحظر الذي يفرض على تعاطي بعض أنواع المخدرات مثل الهيروين والكوكايين، وتنظيم عمليات التخلص من الفضلات السامة هي أمثلة على المعايير الصحية التي شرعت عن طريق القوانين. كما أن التدخين وتعاطي الكحول هي من الأمور المحظورة قانونياً في ظروف معينة وعلى مجموعات عمرية معينة.

وفي أحيان كثيرة، تكون الحلول التي تقدمها الهندسة الاجتماعية للمشاكل الصحية أكثر نجاحاً من الحلول الفردية. فلنأخذ على سبيل المثال مسألة تنقية المياه، فقد نستطيع أن نغرس عادات تنقية المياه لدى الأفراد عن طريق تصميم نظام تدخل يهدف إلى التأثير بالاتجاهات والسلوك لإقناع الناس بغلي المياه التي يستخدمونها، علماً بأن تنقية المياه في مصادرها هو حل أفضل (L. S. Robertson, 1975). وقد نتدخل من خلال توجيه الوالدين لجعلهما يقومان باتخاذ الإجراءات الكفيلة بتقليل وقوع الحوادث في البيت، ولكن اتباع طريقة في وضع الأدوية في عبوات آمنة، وصنع ملابس الأطفال من مواد غير قابلة للاشتعال (Fire Retardant) تمثل حلولا أكثر نجاحاً (Fielding, 1978). كما يؤدي تقليل معدل السرعة المسموح به في قيادة المركبات إلى نتائج أفضل بكثير في تخفيف الوفيات والإعاقات الناجمة عن حوادث المركبات من مجرد التدخل لجعل الناس يغيرون عاداتهم في القيادة (Fielding, 1978). وزيادة العمر المسموح به لتناول الكحول من

18 إلى 21 عاما يحقق نجاحا أكبر في التقليل من معدلات الوفيات الناجمة عن حوادث السيارات مقارنة بما يمكن أن تؤديه البرامج المصممة لمساعدة السائق الذي يقود تحت تأثير الكحول (Ashley & Rankin, 1988).

إن الآمال التي تعقد على الاستمرار باستخدام الهندسة الاجتماعية لتغيير العادات الصحية عظيمة. وقد تقود المحادثات الجارية بين الحكومة الفيدرالية وشركات التبغ، إلى التوصل إلى قيود أكثر على سلوك التدخين، وخصوصاً ما يتصل بالإجراءات التي تتخذ لوضع قيود على التدخين في الأماكن العامة، لحماية الناس مما يسمى بالتدخين السلبي أو من الدخان المنبعث من السجائر المدخنة (Secondhand Smoke).

ويقترح أحد الباحثين، الذي تناول بالدراسة العادات الصحية والسمنة، القيام بالتحكم بما تحويه آلات البيع الأوتوماتيكية (Vending Machines) في المدرسة، وزيادة الضريبة على الأغذية التي تحوي نسبة عالية من الدهون، وتقليل الضريبة على الأغذية التي تحوي نسبة متدنية من الدهون، وضبط عمليات الدعاية على المنتجات الغنية بالدهون والكوليسترول- وبشكل خاص تلك الدعايات الموجهة للأطفال- ولا بد أن تؤخذ جميع هذه الأمور في الاعتبار لتقاوم الزيادة الهائلة في السمنة التي حدثت خلال العقدين السابقين (M. F. Jacobson & Brownell, 2000). وتحديداً فإن زيادة وضوح الدور الذي تساهم به التغذية والسمنة في تردي الأوضاع الصحية والتعرض للوفاة يرافقه ظهور الحلول المرتبطة بالهندسة الاجتماعية بخصوص بيع الأغذية والدعاية لهذه المواد.

ومن طرق الهندسة الاجتماعية الحديثة نسبيا، التي تهدف إلى تحسين العادات الصحية، تلك التي تستخدم وسائل الإعلام الترفيهية لإيضاح الممارسات الجيدة. إذ تبين أن المسلسلات التي تعالج مشكلات اجتماعية (Soap Operas) كانت أكثر نجاحا من المحاضرات والنشرات في التأثير على الناس لتغيير عاداتهم الصحية في كثير من البلدان، وبشكل خاص في البلدان النامية. وقد وجد الباحثون ميلا أكبر للتغيير لدى أولئك الذين يشاهدون نجومهم المفضلين في المسلسلات التلفزيونية يمارسون عادات صحية (C. J. Williams, 2001). وبالطبع فإن هناك حدودا للاعتماد على وسائل الإعلام في تغيير السلوك، ولكن استخدام المسلسلات التلفزيونية في مواجهة مشكلات معينة مثل مشكلة الحمل بين المراهقات، ومتلازمة فقدان المناعة المكتسبة (AIDS) حقق بعض النجاح في التخفيف من المشكلة.

ومن الطبيعي أن يكون هناك حدود للنجاح الذي يمكن أن يتحقق من خلال الاعتماد على الهندسة الاجتماعية. ومع أن التدخين أصبح محظوراً في كثير من المناطق العامة، ولم يعد مسموحا به في كثير من الأماكن، إلا أن كثيرا من المدخنين، وعددا كبيرا من غير المدخنين ما زالوا يجدون أن مثل هذه التشريعات غير مقبولة، لأن فيها تعديا على الحريات المدنية. وحتى بعد توضيح الفوائد الصحية التي يمكن أن تحققها الهندسة الاجتماعية، فإن مسألة التضحية بالحرية الشخصية للأفراد يتم أخذها بعين الاعتبار بدرجة كبيرة. وبذلك فإن الكثير من العادات الصحية ستبقى متروكة لتقدير الفرد. وبسبب هذه السلوكيات فإن التدخل الذي يتضمن المحادثة السيكولوجية يكون أكثر إقناعا.

أماكن تعديل العادات الضارة بالصحة:

Venues for Health – Habit Modification

ما هي الأماكن التي يمكن لإجراءات التدخل أن تحقق عن طريقها أفضل النتائج في تعديل السلوكيات الصحية؟ إن هناك عدة إمكانيات يمكن الانطلاق منها في توجيه عمليات التدخل نجملها فيما يلي: مكتب المعالج الخاص، والعيادات الطبية، وجماعات المساعدة الذاتية (Self-Help Groups)، والمدرسة، ومكان العمل، والمجتمع المحلي (CommunitySetting)، ووسائل الإعلام. ولكل من هذه المواقع إيجابياته وسلبياته (Winett, 1995).

مكتب المعالج الخاص: The Private Therapist's Office

إن بعض برامج تعديل العادات الصحية يقوم بها المختص النفسي، والأطباء النفسيون، والمختصون الإكلينيكيون على المستوى الفردي، أي من خلال علاقة فردية بين العميل والمختص. وهؤلاء المختصون مدربون تدريباً عالياً على استخدام الأساليب السلوكية المعرفية التي أظهرت أنها أكثر فعالية في تعديل السلوك، وفي إحداث التغير المنشود في العادات الصحية. وهناك ميزتان رئيسيتان لاستخدام أسلوب العلاج الفردي في تعديل العادات الصحية، أولاهما أن طبيعة العلاقة في العلاج الفردي تتسم بأنها فردية. أي أنها تتم بين شخص وآخر، مما يتيح المجال لحصول الفرد على عناية فردية مركزة ويزيد من احتمال تحقيق النجاح. والثانية، ترجع إلى أن الطبيعة الفردية للخبرة التي يتيحها العلاج الفردي، تساعد المعالج على تكييف البرنامج العلاجي ليتلاءم مع الاحتياجات الفردية للعميل.

ومع ذلك فإن البدء بالمعالجة انطلاقا من مكتب المعالج الخاص قد يكتنفها العديد من السلبيات. فاتباع هذه الطريقة يتيح الفرصة لحدوث تغيير في سلوك شخص واحد فقط في نفس الموقف العلاجي. وإذا أردنا أن يحقق تعديل السلوكيات الضارة بالصحة انخفاضا ملحوظا في معدلات الإصابة بالأمراض، فلا بد أن نجد طرقا في تعديل السلوك الصحي لا تتطلب بذل نفقات مرتفعة كتلك التي تتطلبها العلاقات المهنية الفردية ما بين المعالج والعميل كما هو الأمر لدى اتباع اسلوب المعالجة الفردية.

مكتب المختص في تقديم الرعاية الصحية: The Health Practitioner's Office

يمكن أن يتم تعديل السلوك الصحي في مكتب مختصي الرعاية الصحة. فكثير من الناس لديهم اتصال مستمر مع طبيب أو مع مختص آخر في ميدان الرعاية الصحية، يكون على دراية بتاريخهم الطبي، ويمكن أن يساعدهم في تعديل عادات صحية معينة. وقد أسفرت الأبحاث الحديثة عن تطوير برنامج مراقبة لحياة الفرد الصحية، يمكن للمختصين في ميدان تقديم الرعاية أن يستخدموه في تقييم الوضع الصحي لكل مريض، مع الأخذ بعين الاعتبار تحقيق أهداف صحية تتناسب مع خصائص المجموعة العمرية التي ينتمي إليها المريض. فعلى سبيل المثال، إن الأهداف الصحية التي يفترض تحقيقها في السنة الأولى تتضمن تكوين المناعة ضد الإصابة بالأمراض المعدية، والتوصية بإجراء فحوص معينة، واعطاء الأطفال المطاعيم المناسبة لتحقيق هذا الهدف (Brelow & Somers, 1977; Becher & Janz, 1987). وعندما تنظم هذه الطريقة، ويتم قبولها رسمياً يجري تعميمها لتشمل أكبر عدد من الناس لتنبيههم إلى المخاطر التي يواجهونها كأفراد.

إن التدخل الذي يمكن أن يتم عن طريق عيادة الطبيب له حسناته بسبب النظرة التي يحملها الناس تجاه الأطباء. فالأطباء يمثلون مصادر موثوقة بدرجة يمكن الاعتماد عليها في وضع أسس تغيير العادات الصحية. كما أن لتوصياتهم قوة مؤثرة نظراً لما لديهم من خبرة. فضلا عن أن العلاج الخاص كما هو في حال اتباع أسلوب العلاج الفردي مكلف، ويقلل خطر الإصابة بالأمراض عند شخص واحد فقط في كل موقف علاجي.

الأسرة: The Family

هناك زيادة واضحة في اهتمام المختصين في مجال تقديم الرعاية الصحية بالدور الذي يمكن أن تحققه إجراءات التدخل التي تتم عبر الأسرة في الارتقاء بالأوضاع الصحية (Fisher,et al., 1998). وهناك عدة أسباب لهذا التركيز. أولها - وهو الأكثر وضوحا- يعود إلى أن الأطفال يتعلمون عاداتهم الصحية من آبائهم، لذلك فإن التأكد من التزام كامل أفراد الأسرة بنمط حياة صحي يعطي الأطفال الفرصة الأفضل للبدء بحياة صحية منذ البداية.

أما السبب الثاني، فيعود إلى أن الأسر وخاصة تلك التي يوجد فيها أطفال، وراشد واحد يعمل أو أكثر، يكون لديها نمط حياة أكثر تنظيما واتساقا من أولئك الأشخاص الذين يعيشون لوحدهم. وبذلك فإن حياة هذه الأسر تتميز باتباع سلوكيات صحية، مثل المحافظة على تناول ثلاث وجبات يوميا، والحصول على ثماني ساعات من النوم، وتنظيف الأسنان باستخدام الفرشاة، واستخدام أحزمة الأمان. إن مظاهر الحفاظ على الصحة تكون أكثر وضوحا في حياة الأسرة، وذلك استنادا إلى حقيقة منشؤها أن الرجال المتزوجين لديهم عادات صحية أكثر بكثير من الذين يعيشون وحدهم. ويرجع ذلك جزئيا إلى الدور الذي تقوم به المرأة في إدارة الأمور بطريقة تساعد في بناء العادات الصحية (e. g. Hampson, Andrews, Lichtenstein, & Lee 2000).(أما النساء المتزوجات والوحيدات فإنهن يتبعن تقريبا نمط حياة واحد).

والسبب الثالث في توجيه إجراءات التدخل عبر الأسرة يعود إلى تأثر أفراد الأسرة المختلفين بعادات أي فرد فيها. ومن الأمثلة الواضحة على ذلك التدخين من الدخان المنبعث من سجائر الآخرين/ من الدرجة الثانية (Secondhand Smoke)، فالتدخين لا يسبب الأذى للمدخن فحسب، ولكنه يؤذي أولئك المحيطين به أو بها.

وأخيرا، وهو السبب الأكثر أهمية، فيرجع إلى أن إحداث التغيير في السلوك على مستوى العائلة- كما يحدث في حال التزام الأسرة بنظام غذاء غير مشبع بالكوليسترول، أو في التوقف عن التدخين- يضع جميع أفراد الأسرة على نفس المركب، مما يؤكد التزامهم بشكل أكبر في برنامج التغيير السلوكي، ويزودون الشخص المستهدف سلوكه بالتغيير بالمساندة الاجتماعية الضرورية (D. K. Wilson & Ampey-Thornhill, 2001). إن الدلائل تشير إلى أن انخراط أفراد العائلة في عملية التغيير يمكن أن يزيد من فعالية برنامج التدخل بشكل جوهري (Wing & Jeffery, 1999).

وكما سيتضح لنا بعد قليل، فإن جهود التغيير التي توجه لإحداث تغيير في السلوك على المستوى الفردي، تمثل من الناحية الثقافية توجها محدودا، ولا تعبر عن استراتيجية مناسبة لدى استخدامها مع الأفراد الذين ينتمون إلى الثقافات اللاتينية، والزنجية، والآسيوية، أو جنوب أوروبية؛ فأبناء هذه الثقافات يقتنعون أكثر بالانخراط في برامج تغيير السلوك عندما يواجه أفراد العائلة نفس التحدي (Han & Shavitt, 1994; Klonoff, & Landrine, 1999). ونتيجة لذلك، فإن التركيز على إحداث التغيير في السلوك على مستوى العائلة، يعتبر ملائما لدى تنفيذه مع أشخاص ينتمون لهذه الثقافات.

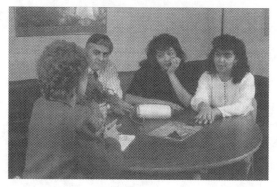

تشكل الحياة الأسرية المستقرة مصدر تعزيز للصحة، وهناك تزايد مستمر في توجيه إجراءات التدخل إلى الأسر بدلا من الأفراد لضمان حدوث قدر أعظم من التغير في السلوك.

(© Bob Daemmrich/Stock Boston)

ومن الوسائل الأخرى الممكن اتباعها للارتقاء بالسلوك الصحي تلك التي توجه عبر مجموعات اجتماعية أكبر. وهذه التوجهات لها فائدتها لأنها تستهدف الكثير من الناس في التغيير السلوكي في الوقت نفسه، وتوظف مصادر الضغط الاجتماعي وعمليات الالتزام للمساعدة في غرس التغيير في السلوك لدى كل فرد. وفيما يلي سنقوم بتفحص هذه الجهود.

أدوات الرعاية المدبرة: Managed Care Facilities

هناك تزايد مستمر في أعداد من يحصلون على الرعاية الصحية عن طريق الانضمام إلى مجموعات طبية أكبر بدلا من القيام بشكل فردي بمراجعة طبيب خاص. وهذه المجموعات تزود بفرص تعليم في مجال الوقاية الصحية العامة تصل إلى عددٍ كبير من الناس في الوقت ذاته. فالعيادات التي تقوم بتقديم المساعدة للمدخنين للتوقف عن التدخين، والمختصون في مجال التغذية الذين يقدمون المعلومات والوصفات لتغيير نظام التغذية، والبرامج التي توجه للآباء حديثي العهد بالأطفال لتعليمهم كيفية توفير شروط السلامة في البيت تعتبر جميعها من ضمن إجراءات التدخل المتعددة التي يمكن أن توظف في هذه المواقف الأكثر اتساعا.

ونظرا لأن حوالي نصف حالات الوفاة المبكرة تنشأ عن عوامل تتعلق بالسلوكيات الوقائية، فإن ذلك يشكل دافعا لأدوات الرعاية المدبرة للتزويد بالرعاية الوقائية؛ مما يؤدي إلى تقليل النفقات بشكل كبير. إن الكثير من أدوات الرعاية المدبرة تهتم بتقديم برامج لعلاج الكحول، والتدخين، والمخدرات، في حين أنها أقل اهتماما بقضايا التغذية، والممارسة الرياضية، وغيرها من إجراءات التدخل الوقائية (Center for the Advancement of Health, 2000c). ومع ذلك فإن الدور الذي تقوم به أدوات الرعاية المدبرة في تغيير السلوك الصحي ما زال أمامه مجال واسع للنمو.

مجموعات المساعدة الذاتية: Self-Help Groups

يحاول كثير من الناس، ويقدر عددهم ما بين ثمانية إلى عشرة ملايين شخص في الولايات المتحدة الأمريكية وحدها، تغيير عاداتهم الصحية من خلال الانضمام إلى مجموعات المساعدة الذاتية (Self-Help Groups)، عوضا عن مراجعة معالجين أو أطباء خاصين. ومجموعات المساعدة الذاتية هذه تضم عدداً من الأفراد ممن يشتركون بمشكلة تتعلق

بعادة صحية معينة، ومن خلال مساعدة المرشد على الأغلب، فإنهم يحاولون حل مشكلتهم بشكل جماعي. ومن جماعات المساعدة الذاتية المعروفة، جمعية النهمين المجهولين، وجمعية مفرطي الوزن المجهولين (Take Off Pounds Sensibly-TOPS)، وجمعية المدمنين المجهولين، وجماعة مكافحة التدخين للمدخنين. إن كثيرا من القياديين في هذه المجموعات يوظفون المبادىء المعرفية- السلوكية في برامجهم. كما أن المساندة الاجتماعية والتفهم، الذي يقدمه أعضاء هذه المجموعات بعضهم لبعض بخصوص معاناتهم يشكلان عوامل مهمة تساهم في تحقيق النجاح. وحالياً فإن جماعات المساعدة الذاتية، تشكل الوسيلة الرئيسة التي يتم اللجوء إليها في تعديل السلوك الصحي في الولايات المتحدة. وسوف نقدم إيضاحاً أكثر تفصيلاً لخبرات جماعة المساعدة الذاتية في الفصلين الرابع والخامس.

المدارس: Schools

يتم توظيف إجراءات التدخل بهدف تشجيع السلوك الصحي من قبل النظم المدرسية بشكل كبير (,Best, Thompson, Santi, Smith & Brown, 1988; Cleary, Hitchcock, Semmer, Flinchbaugh, & Pinney, 1988). فهناك عدة عوامل تجعل المدارس من الجهات المرغوبة لتعديل السلوكيات الصحية. أول هذه العوامل يرجع إلى أن معظم الأطفال يذهبون إلى المدرسة، مما يتيح إمكانية الوصول، إلى جميع أفراد المجتمع في السنوات الأولى من العمر. وثانيا، إن مجتمع المدرسة يتشكل من اليافعين وبذلك فإن التدخل يتم قبل أن يطور هؤلاء الأطفال العادات السيئة الضارة بالصحة. والفصل الخامس يقدم أمثلة عن برامج منع التدخين التي استخدمت مع أطفال المدارس قبل أن يبدأوا بالتدخين. علاوة على ذلك، فإن تعليم اليافعين العادات الصحية في سن مبكرة يساعد على تشكل عادات صحية لديهم تبقى معهم طوال حياتهم. وثالث هذه العوامل، إن المدرسة تتيح الفرصة لتوفير نظام تدخل طبيعي. فمن خلال الحصص المدرسية التي تستمر حوالي ساعة من الزمن، يمكن توظيف الكثير من أساليب التدخل التي توجه لتعديل العادات الصحية مع الدروس المقدمة للطلبة.

وأخيراً، فإن المدرسة قد تضع مجموعة من القوانين التي يمكن تنفيذها في البيئة المدرسية للحفاظ على الوضع الصحي. فعلى سبيل المثال، تشترط بعض الأنظمة المدرسية إعطاء الأطفال مجموعة من المطاعيم قبل التحاقهم بالمدرسة، وتمنع من لم يأخذ هذه المطاعيم من دخول المدرسة. وهذه الشروط أثبتت نجاحاً عظيماً في زيادة التزام الناس بإعطاء هذه المطاعيم لأولادهم (W. T. McGuire, 1984). ولهذه الأسباب، فإننا كثيراً ما نرى استخدام المدرسة بصفتها من المواقع المؤثرة في تشكيل العادات الصحية.

إجراءات التدخل الموجهة عبر موقع العمل: Worksite Interventions

يمكن الوصول إلى الكثير من صغار الأطفال والمسنين من خلال مؤسسات الرعاية الصحية بهدف الارتقاء بسلوكهم الصحي. كما يمكن الاتصال بالأطفال والمراهقين من خلال مدارسهم. ومع ذلك، فالنسبة العظمى من الراشدين يصعب الوصول إليهم، لأنهم لا يراجعون مؤسسات الخدمات الصحية بشكل منتظم. ومن الصعب الاتصال بهم من خلال مؤسسات أخرى. إلا أن ما يقارب 70% من مجتمع الراشدين يلتحقون بوظائفهم، وبالتالي يمكن الاستفادة من

مواقع العمل للوصول إلى هذه النسبة الكبيرة من أفراد المجتمع (S. G. Haynes, Odenkirchen, Heimendinger, 1990).

وهناك على الأقل ثلاث طرق يمكن اتباعها في مواقع العمل للتعامل مع عادات العاملين الصحية. أما الطريقة الأولى فتكون عن طريق توفير برامج الرعاية الصحية للعاملين أثناء الخدمة (On the Job Health-Promotion Programs)، من أجل مساعدة الموظفين على ممارسة سلوكيات صحية أفضل. وهذه البرامج تصمم في كثير من الشركات القائمة عبر البلاد من أجل مساعدة الموظفين في التوقف عن التدخين، وتقليل الضغط (Roski, Spevack, Surkis, Cohen, & Gilman, 1978)، وتغيير نظام التغذية، وممارسة التمارين الرياضية بانتظام، والتخلص من الوزن الزائد، وضبط ضغط الدم المرتفع (Alderman and Schoenbaum, 1975)، والتحكم بمشكلة الإفراط في شرب الكحول (أنظرا/ الشكل 3-7).

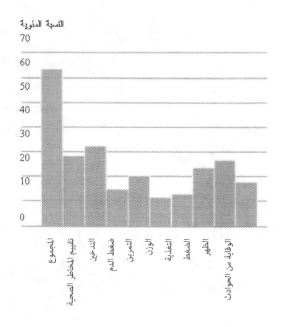

شكل 3-7   النسبة المئوية لأماكن العمل التي بدأت بتطبيق النشاطات المعززة للصحة مع موظفيها.

أنماط النشاطات الموجهة للارتقاء بالصحة

(المصدر: Green & Cargo، 1994) أخذ بتصرف من: (Health Promotion in the Workplace, 2e, by Michael O'Donnell, Delmar Publishers, Albany, New York, Copyright 1994)

أما الطريقة الأخرى التي قامت بها المصانع للحفاظ على العادات الصحية الجيدة، فكانت عن طريق تنظيم البيئة لمساعدة الناس للانخراط في النشاطات الصحية. فعلى سبيل المثال، إن كثيراً من الشركات تحظر التدخين في مكان العمل، وتقوم أخرى بتوفر نوادٍ صحية للموظفين، أو مطاعم تقدم وجبات تحتوي على نسب منخفضة من الدهون، والسكر،

والكوليسترول. ومن جهة ثالثة، تقوم بعض المصانع بتزويد العاملين بحوافز خاصة، كأن تقلل من قيمة قسط التأمين لأولئك الذين يتمكنون من تعديل عاداتهم الصحية، كما هو الأمر بالنسبة للأفراد الذين يتوقفون عن التدخين. وبذلك فإن المختصين في ميدان علم النفس الصحي أصبحوا من المشاركين في انتاج برامج الصحة العامة المصممة لتطوير عادات صحية متعددة.

إضافة إلى أن مكان العمل هو الجهة الرئيسة التي يمكن من خلالها الاتصال مع مجتمع الراشدين. فهو يمتاز بخصائص أخرى - بصفته من المواقع التي يمكن تنفيذ اجراءات التدخل من خلالها- نجملها على النحو التالي:

أولاً. إتاحة الامكانية لتعليم عدد كبير من الأفراد.

ثانياً. إتاحة الفرصة لتحديد تشريعات محفزة للمشاركة في البرنامج؛ فقد يسمح للعاملين على سبيل المثال، الحصول على استراحة من العمل في حال اشتراكهم بالبرنامج.

ثالثا. توفير نظام مساندة من الموظفين العاملين (A Built-in Social Support System) الذين يشجع بعضهم البعض الآخر لتعديل العادات المتعلقة بالجوانب الصحية.

رابعاً. نظراً لأن الناس يمضون وقتاً طويلاً في مكان العمل، فإن تغيير المثيرات المعززة والمثيرات التمييزية في البيئة المحيطة, يمكن أن يساهم في الحفاظ على العادات الصحية الجيدة بدلاً من العادات السيئة.

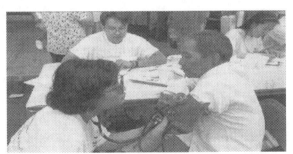

من أجل الوصول إلى أكبر عدد من الناس بفعالية أكبر، فإن الباحثين يقومون باستمرار بتصميم أنظمة تدخل يمكن تنفيذها على مستوى مجتمعي من خلال المؤسسات المجتمعية القائمة.

ولكن ما مدى النجاح الذي تحققه إجراءات التدخل التي تتم من خلال مواقع العمل؟ إن الكثير من هذه البرامج لم يتم تقييمها بشكل منظم، وتلك التي قيمت بينت أنها حققت نجاحاً متواضعاً (Fielding, 1991; R.E. Glasgow, Terborg, Strycker, Boles, 1997). ونظرا لأن إجراءات التدخل هذه، توجه في الأغلب إلى الفئات التي تقوم بوظائف في المستويات العليا، أكثر من توجهها نحو الفئات التي تشغل وظائف في المستويات الوظيفية الدنيا (Dobbins, Simpson, Oldenburg, Owen, &Harris, 1998)، فإن ذلك يدعو إلى ضرورة توجيه مزيد من الجهد لتشمل إجراءات التدخل تلك الفئات التي تحتل وظائف أقل مرتبة. إن التقييم المنظم والنسب العالية من النجاح يشكلان عاملين حاسمين في استمرار مثل هذه البرامج، نظرا لأن الفائدة التي تحققها هذه البرامج في تغطية تكاليفها، ستشكل العامل الرئيسي الذي تستند إليه الشركات لكي تكون على استعداد للاستثمار في برامج الرعاية الصحية في موقع العمل. فإذا تبينت الشركات وجود انخفاض في نسبة غياب العاملين، أو في تكاليف التأمين، والحوادث، وغيرها من مؤشرات نجاح هذه البرامج، فإنها قد تستمر بدعم هذه البرامج (Fielding, 1991).

إجراءات التدخل الموجهة من خلال مؤسسات المجتمع: Community - Based Interventions

تتيح إجراءات التدخل التي توجه من خلال مؤسسات المجتمع امكانية الوصول إلى عدد كبير من الأفراد. وهذا المجال في التدخل يشتمل على عدد متنوع من الطرق التي يمكن اتباعها. فالتدخل من خلال مؤسسات المجتمع، قد يتم من خلال حملات الانتقال من بيت لآخر (Door to Door) لإبلاغ الناس عن توفر برامج فحص سرطان الثدي، وعن طريق وسائل الإعلام الهادفة لتوعية الناس حول مخاطر التدخين، وأهمية تعديل نظام التغذية. وهذه البرامج يمكن أن تنفذ عبر مؤسسات المجتمع، أو من خلال خليط من استراتيجيات التدخل التي تتضمن اشتراك كل من وسائل الإعلام، وبرامج التدخل الموجهة لأعضاء المجتمع الأكثر عرضة للمخاطر الصحية.

وهناك عدد من الإيجابيات التي تحققها إجراءات التدخل التي تتم من خلال مؤسسات المجتمع وهي: أولاً، إن مثل هذه الإجراءات في التدخل تصل إلى عدد أكبر من الناس إذا قورنت ببرامج التدخل الفردي، أو التدخل الذي يمارس في البيئات المحصورة، كما هو الحال في التدخل الذي يتم من خلال مكان العمل أو المدرسة. ثانيا، إن إجراءات التدخل التي توجه من خلال مؤسسات المجتمع تتميز بإمكانية تأمين المساندة الاجتماعية لتعزيز الالتزام بالتوصيات المتعلقة بتغيير العادات الصحية. فإذا وافق جميع جيرانك على سبيل المثال، بأن يتحولوا إلى نظام غذائي يحتوي على نسبة متدنية من الكوليسترول، فإنك تكون أكثر ميلاً لأن تقوم بذلك. ثالثاً، إن التدخل من خلال مؤسسات المجتمع يمكننا من مواجهة المشكلة المتعلقة بالحفاظ على التغير الحادث في السلوك، فإذا تم تنظيم البيئة بحيث تستبدل القرائن والمثيرات التي تعزز السلوك الصحي الجديد بالقرائن والمثيرات المعززة للسلوك الأول الضار بالصحة، فإن احتمالية حدوث الانتكاس تصبح ضعيفة (R. Y. Cohen, Stunkard, & Felix, 1986).

وهناك عدد من التدخلات المعروفة التي يمكن أن تمارس من خلال مؤسسات المجتمع قد يتم تنفيذها للتخفيف من العوامل الخطرة التي ترتبط بخطر الإصابة بأمراض القلب. فعلى سبيل المثال، إن محاولات التدخل في الحالات المهددة بخطر تطوير الأمراض المتعددة (The Multiple Risk Factor Intervention Trial-MRFIT)، ومشروع نورث كارولينا في فينلاند، وبرنامج ستانفورد في التدخل للوقاية من أمراض القلب (إيضاح رقم 3-2)، جميعها صممت لتعديل العوامل التي تساهم في زيادة خطر الإصابة بأمراض القلب مثل التدخين، ومستوى الكوليسترول الناجم عن نمط التغذية المشبع بالدهون، وفرط ضغط الدم، وذلك من خلال دمج التدخل الذي يعتمد على وسائل الإعلام مع الجهود الموجهة لتغيير سلوك الفئات المهددة بخطر الإصابة بهذه الأمراض (Alexandrov et al., 1988).

ويشكل التدخل الذي يستند إلى مؤسسات المجتمع موضع جدل. فبعض الباحثين أشار إلى تمكن إجراءات التدخل هذه من تحقيق نسب نجاح جيدة. فعلى سبيل المثال، أدى تطبيق مشروع نورث كارولينا إلى خفض معدلات الوفيات الناجمة عن أمراض القلب (Turomilehta et al., 1986). وأدت محاولات التدخل مع الحالات المهددة بخطر تطوير الأمراض المتعددة (MRFIT) إلى تقليل عدد المدخنين، وإلى انخفاض في مستويات ضغط الدم المرتفع، وتحسن في الثقافة الغذائية (M. Sexton et al., 1987). في حين بين باحثون آخرون أن هذه المحاولات في التدخل مكلفة للغاية إذا ما قيست بالتغيرات المتواضعة التي حققتها. علاوة على ذلك، فإن التغير السلوكي الذي تحقق من خلال اتباع هذه الإجراءات قد لا يستمر مع مرور الوقت (Klepp, Kelder, & Perry, .1995). ومع أن دراسات تقدير الكلفة التي تتناول تقويم مدى

فعالية العلاج السلوكي الفردي للأفراد المهددين بخطر تطوير الأمراض، من غير المحتمل أن تدعم في المستقبل استخدام هذه الأساليب في التدخل إذا انطلقت في حكمها على فعالية برامج التدخل هذه من مؤشر الكلفة المادية. إلا أن الجهود الأكثر تواضعاً لدمج البرامج التي تهدف إلى تحقيق أسلوب حياة صحي في المجتمع مع البرامج المتوفرة بتناول اليد، سوف تستمر على الأغلب.

وسائل الإعلام: The Mass Media

أحد الأهداف التي تسعى جهود الرعاية الصحية إلى تحقيقها هو الوصول إلى أكبر عدد ممكن من الناس، وهو ما يمكن أن تحققه وسائل الإعلام نظرا لعمومية انتشارها. ولكن تقييم مدى فعالية التأثير الذي تحدثه وسائل الإعلام في جذب الناس لاتباع العادات الصحية يقترح توفر بعض الخصائص فيها لكي تحقق النجاح (Lau, Kane, Berry, Ware, & Roy,1980). وعموماً فإن الحملات التي تقوم بها وسائل الإعلام تحقق تغييراً متواضعاً في الاتجاهات، وتغييراً في السلوك أقل ثباتا على المدى البعيد.

ولكنها مع ذلك أظهرت أنها أكثر فعالية في تحذير الناس من المخاطر الصحية التي ليس لديهم إلمام بها (Lau, et al., 1980). فاهتمام وسائل الإعلام بالتقارير التي تصدر عن أطباء الجراحة العامة (U.S. Public Health Service, 1982) حول المخاطر الصحية الناجمة عن التدخين، نبه كثيرا من الناس إلى المشكلة بسرعة فاقت أي وسيلة اتصال أخرى.

وقيام وسائل الإعلام بتقديم رسائل إعلامية بشكل مستمر عبر الزمن، يمكن أن يكون له تأثير تراكمي في تغيير القيم المرتبطة بالممارسات الصحية. فالتأثير التراكمي للرسائل الإعلامية المناهضة للتدخين كان له تأثير قوي. كما أصبح واضحا أن الرأي العام السائد يساند غير المدخنين. وبالإضافة إلى الأساليب الأخرى في تغيير السلوك، كالتدخل عبر مؤسسات المجتمع، فإن وسائل الإعلام يمكن أن تعزز وتؤكد على العناصر التي تتضمنها برامج تغيير السلوك الموجودة.

استنتاجات: Conclusions

إن اختيار الجهة المناسبة لإحداث تغيير في السلوك تعتبر مسألة مهمة. فنحن بحاجة لكي نفهم بالتحديد الإيجابيات والسلبيات التي تتصف بها كل الميادين المختلفة التي توجه من خلالها إجراءات التدخل. وأن نستمر في البحث عن الطرق التي تصل إلى أغلب الناس بأقل تكلفة ممكنة. وعن طريق الاستفادة من الإيجابيات المرتبطة بكل ميدان، فقد نتمكن من تحقيق أكبر نجاح ممكن في تعديل السلوك الصحي. إن التحدي الرئيسي الذي يحمله لنا المستقبل يتطلب العمل على دمج معرفتنا المتجمعة حول الطرق التي يغير بها الأفراد عاداتهم مع السياسات التي تتخذ على المستوى الفيدرالي العام، ومستوى الولاية ومستوى مؤسسات الرعاية الخاصة، مثل مؤسسات الحفاظ على الصحة (Health Maintenance Organizations-HMOs)، من أجل تطوير اتجاه متكامل قادر على دمج جميع السبل التي تتبع في بناء نمط حياة صحي (Orleans, 2000).

إيضاح (3-2)

صورة إيضاحية عن الحملات التي تقوم بها وسائل الإعلام للتخفيف من مخاطر الإصابة بأمراض القلب

Portrait of a Media Campaign to Reduce Cardiovascular Risk

(© Lincoln Russel/Stock Boston)

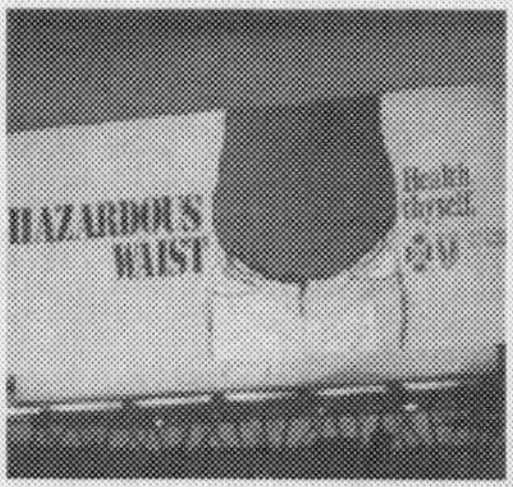

تؤثر الحملات التي تقودها وسائل الإعـلام في تغيير اتجاهات الجمهور إزاء الاهتمام بقضايا صحية محددة

منذ عدة سنوات مضت، قام فريق من جامعة ستانفورد بمحاولة طموحة للتقليل من خطر الإصابة بأمراض القلب (A. J. Maccoby, & Farquhar, 1980)، حيث صمموا برنامجاً أطلقوا علية برنامج ستانفورد للوقاية من أمراض القلب (Heart Disease Prevention Program)، لفحص مدى فعالية نموذج يتم توجيهه للمجتمعات عن طريق وسائل الإعلام، لحمل الناس على تغيير عاداتهم الصحية من أجل تقليل مخاطرالتعرض لأمراض القلب والشرايين.

اختار الباحثون ثلاثة مجتمعات متشابهة في الحجم، والمستوى الاجتماعي، والاقتصادي، وقاموا بإجراء مقارنة بينهم في العوامل المرتبطة بأمراض القلب قبل وبعد الدراسة. عوملت واحدة من المجتمعات على أساس أنها مجموعة ضابطة ولم يتم تعريضها للحملة. فيما تم تعريض المجموعتين الثانية والثالثة لحملة إعلامية استمرت مدة عامين عبر التلفزيون، والراديو، والصحف، والملصقات، ولوحات الإعلانات، والمواد المطبوعة التي ترسل عن طريق البريد حول تأثير التدخين، والتغذية، وممارسة التمارين الرياضية. وفي إحدى القرى أضيفت إلى الحملة الإعلامية تعليمات قدمت إرشادات عن طريق إجراء مقابلات مباشرة (Face to Face) مع الفئات الأكثر عرضة لتطوير أمراض القلب من المشاركين، وذلك لتوجيههم حول كيفية قيامهم بتعديل متغيرات معينة يمكن أن تعرضهم لخطر تطور المرض. وأعلن عن هذا الأسلوب في التدخل على أساس أنه يشكل نقلة رئيسة في تعديل العادات الصحية لأنه يستخدم التصميم التجريبي لفحص الجهود التي توجه لتعديل العادات الصحية عبر الوسائل الإعلامية والتفاعل بين الأشخاص.

كشفت نتائج الدراسة عن تعديل بسيط في الاتجاهات والسلوك لدى المجموعة التي تم تعريضها للحملة الإعلامية فقط. ونتيجة للحملة أصبح المشاركون أكثر وعياً بالعوامل المرتبطة بخطر الإصابة بأمراض القلب، وأقروا بأنهم بدأوا يقللون من تناول الأطعمة الغنية بالكوليسترول والدهون مقارنة بالمجموعة الضابطة. وأظهرت النتائج دلائل تشير إلى انخفاض في ضغط الدم والكوليسترول. أما التغيرات الواضحة فقد ظهرت لدى المجموعة التي أقترنت الحملة الإعلامية الموجهة إليها بمجموعة من الإرشادات السلوكية للأفراد المعرضين لخطر الإصابة بالأمراض. إذ لوحظ قيام هؤلاء الأفراد بتعديل أوضاعهم الصحية بما يقلل من تعرضهم لخطر تطور أمراض القلب مقارنة بالمجموعتين الأولى والثانية، وذلك عن طريق تقليل التدخين (H, Leventhal, Safer, et al., 1980).

شكلت دراسة ستانفورد خطوة قيمة. إذ تمكنت من استخدام بيانات تستند إلى أساس تجريبي متين لتقييم وسائل الإعلام، والإرشادات، وحملات الاتصال المباشر التي تتم مع الأشخاص. كما اقترحت النتائج التي تم التوصل إليها بأن الاعتماد على وسائل الإعلام لوحدها لا يقود إلى النجاح في تعديل الأوضاع الصحية الخطرة. ولأن جهود التدخل من خلال وسائل الإعلام كتلك التي أجرتها جامعة ستانفورد مكلفة للغاية، فإنه من غير المحتمل أن تعتمد البحوث المستقبلية على وسائل الإعلام فقط في حملاتها الموجهة لأجل تغيير العادات. والأهم من ذلك فإن من غير المحتمل أن تلجأ دراسات المجتمعات المستقبلية إلى استخدام وسائل الإعلام فقط للترويج لحملاتها الهادفة إلى تعديل العادات الصحية.

الملخص

1- إن الارتقاء بالوضع الصحي هو عملية تمكين الناس من تحسين وضعهم الصحي، وزيادة التحكم بالعوامل المؤثرة بالصحة. فهو يتضمن ممارسة سلوكيات صحية جيدة، وتجنب ممارسة السلوكيات الضارة بالصحة (Health-Compromising). كما أن الدوافع التي أظهرت أهمية الارتقاء بالصحة قد تشكلت نتيجة إدراك تأثير العوامل المرتبطة بنمط حياة الفرد، مثل التدخين، وتناول الكحول، وضبط الوزن- في التعرض للاضطرابات الصحية.

2- تتقرر العادات الصحية في ضوء العوامل الديموغرافية، والاجتماعية (مثل العوامل المرتبطة بالتنشئة المبكرة)، والقيم، والخلفية الثقافية، والأعراض المدركة، وإمكانية الوصول إلى مؤسسات الرعاية الطبية، والعوامل المعرفية (مثل المعتقدات الصحية). كما ترتبط العادات الصحية بعضها ببعض ارتباطاً بسيطاً وهي غير مستقرة بدرجة كبيرة عبر الزمن.

3- تستهدف الجهود الموجهة للارتقاء بالصحة الأطفال والمراهقين قبل أن تتشكل لديهم العادات الضارة بصحتهم. كما أنها تركز على الأفراد والجماعات المهددة بخطر الإصابة بأمراض معينة، وذلك للوقاية، ولمنع هذه الاضطرابات من الحدوث. كما أن زيادة التركيز على برامج الارتقاء بالصحة الموجهة للمسنين قد يساعد على احتواء تكاليف الرعاية الصحية العالية في الأعمار المتقدمة.

4- يمكن للتوجهات التي تركز على تغيير الاتجاهات نحو السلوك الصحي أن تغرس المعرفة والدافعية, ولكن التوجهات التي تركز على التأثيرات التي يحدثها الخوف والمعلومات، ليس لها سوى دور بسيط في تغيير السلوك.

5- حددت الأبحاث التي تستند إلى نموذج المعتقد الصحي، ومبدأ الفعالية الذاتية (Self-Efficacy) لبندورا، ونظرية السلوك المخطط (The Theory of Planned Behavior)، السلوكيات التي ترتبط ارتباطاً مباشراً بتعديل العادة الصحية. وتتلخص هذه الاتجاهات في الاعتقاد بوجود تهديد شديد للصحة، والاعتقاد الشخصي بوجود قابلية تجعل الفرد عرضة للتهديد، وأن لدى الفرد القابلية لأداء الاستجابة المطلوبة للتقليل من التهديد (الفعالية الذاتية)، وأن الاستجابة ستكون فعالة في التخفيف من التهديد (فعالية الاستجابة)، وأن المعايير الاجتماعية تساند الممارسة السلوكية التي يقوم بها الفرد، وأن النوايا التي تكمن وراء القيام بالسلوك هي أيضاً من المحددات المهمة التي تقرر القيام بالسلوك.

6- تستخدم الاتجاهات المعرفية- السلوكية في تغيير السلوك مبادىء المراقبة الذاتية، والإشراط الكلاسيكي، والإشراط الإجرائي، والنمذجة، وضبط المثيرات لتعديل مدخلات ومخرجات السلوك المستهدف بالتغيير. فالعلاج المعرفي- السلوكي، يركز على تعليم المرضى مبادىء الضبط الذاتي، والتعزيز الذاتي.

7- تدمج الطرق المتبعة في التدريب على المهارات الاجتماعية، والتدريب على الاسترخاء، بشكل دائم مع إجراءات التدخل الواسعة المدى (Broad Spectrom)، أو مع إجراءات التدخل المعرفية- السلوكية المتعددة الأشكال، من أجل التعامل مع القلق أو الإعاقات الاجتماعية التي تسبب بعض المشاكل الصحية.

8- هناك تزايد مستمر في توجيه استراتيجيات التدخل للتركيز على الوقاية من الانتكاس؛ أي تدريب العملاء على تجنب المغريات المؤدية للانتكاس. إن الإلمام باستراتيجيات التعامل مع المواقف التي يزيد فيها خطر التعرض لحدوث الانتكاس، يشكل أحد المكونات لهذه الاجراءات ومثيلاتها في التدخل.

9- لا يحدث التعديل الناجح للعادات الصحية دفعة واحدة. فالأفراد يمرون بمراحل، وقد يتنقلون بينها عدة مرات. وهذه المراحل هي: ما قبل العزم، والعزم، والتحضير، والعمل، والاحتفاظ. وعندما توجه إجراءات التدخل إلى المرحلة التي يمر بها الفرد، فإنها تكون أكثر نجاحا.

10- يتم تغيير بعض العادات الصحية على نحو أفضل من خلال الهندسة الاجتماعية، كما هو الأمر في التشريعات المتعلقة بوجوب الالتزام بتطعيم الأطفال، وتنقية المياه في مصادرها.

11- هناك تغيرات قد حدثت في الميادين التي يتم عبرها تنفيذ إجراءات التدخل؛ فالطرق المكلفة التي تتعامل مع شخص واحد في الموقف الواحد، فتحت المجال لاستخدام الطرق الجماعية، التي يمكن أن تكون أقل تكلفة، كجماعات المساعدة الذاتية، والمدارس، ومكان العمل، والتدخلات التي تتم عبر المجتمع. ويمكن أن تعزز وسائل الإعلام الحملات الصحية التي يتم تنفيذها عبر الطرق الأخرى، كما يمكن أن تساهم في تحذير الناس من المخاطر الصحية.

قائمة المصطلحات

Abstinence Violation Effect	أثر انتهاك قرار التوقف
Assertiveness Trainging	التدريب التوكيدي
At Risk	المعرضون للخطر
Behavioral Assignments	واجبات سلوكية
Broad Spectrom Cognitive-Behavioral Therapy	العلاج المعرفي- السلوكي الواسع المدى
Classical Conditioning	الإشراط الكلاسيكي
Cognitive-Behavior Therapy	العلاج المعرفي- السلوكي
Cognitive Restructuring	إعادة التنظيم المعرفي
Contingency Contracting	التعاقد المشروط
Covert-Self Control	الضبط الذاتي الداخلي
Discriminative Stimulus	المثير التمييزي
Fear Appeal	تأثير الخوف
Health Behaviors	السلوكيات الصحية
Health Belief Model	نموذج المعتقد الصحي
Health Habit	العادة الصحية
Health Locus of Control	مركز الضبط الصحي
Health Promotion	الارتقاء بالصحة
Life Style Rebalancing	إعادة التوازن بأسلوب الحياة
Modeling	النمذجة
Operant Condetioning	الإشراط الإجرائي
Primary Prevention	الوقاية الأولية
Relapse Prevention	الوقاية من الانتكاس
Relaxation Training	تدريب الاسترخاء
Self Control	التحكم بالذات
Self Efficacy	الفعالية الذاتية
Self Monitoring	المراقبة الذاتية
Self Observation	الملاحظة الذاتية
Self Reinforcement	تعزيز الذات

Self Talk	الحديث الذاتي
Social Engineering	الهندسة الاجتماعية
Socialization	التنشئة الاجتماعية
Social Skills Trainging	التدريب على المهارات الاجتماعية
Stimulus Control	ضبط المثيرات
Interventions	التدخلات
Teachable Moment	اللحظة المناسبة للتعليم
Theory of Planned Behavior	نظرية السلوك المخطط
Transactional Model of Behavior Change	النموذج التفاعلي في تغيير السلوك
Window of Vulnerability	منفذ ضعف

الفصل الرابع

السلوكيات المساندة للصحة

Health Enhancing Behaviors

الفصل الرابع

السلوكيات المساندة للصحة

Health Enhancing Behaviors

في صباح كل عام جديد تقوم جونيتا (Junita) بتحديد ما يتوجب عليها إنجازه في العام المقبل. كانت القائمة التي أعدتها لهذا العام شبيهة بتلك القوائم التي أعدتها في صباح اليوم الأول من الأعوام المنصرمة. إذ تضمنت الأهداف التالية: "التخلص من 5 باوندات"، و"ممارسة التمارين في كل صباح"، و"الالتزام بنظام أفضل في التغذية"، يتضمن الامتناع عن تناول الأطعمة السيئة (Junk food) والمشروبات الغازية. وبعد أن أعدت جونيتا القائمة، ذهبت مباشرة لممارسة رياضة الجري، وعادت بعد 45 دقيقة وفي ذهنها خطة لتناول وجبة غداء خفيفة، ومغذية، تتكون من الخضار المطبوخة بطريقة التبخير.

بعد فترة وجيزة من الزمن رن جرس الهاتف. وإذا بأحد أصدقائها يدعوها لحضور حفل فطور يستمر طوال الجزء الأول من النهار "Brunch" للاحتفال بآخر يوم في السنة. لقد بدت فكرة الفطور هذه جذابة وأكثر تسلية من البرنامج الذي كانت تفكر باتباعه، لذلك قامت بتلبية الدعوة. وبعد مضي عدة ساعات، توجهت جونيتا لمشاهدة لعبة كرة القدم وبعض البرامج على التلفزيون، تخلل ذلك شرب الصودا وتناول رقائق البطاطا المقلية (Potato Chips)، وبذلك تنازلت جونيتا عما عزمت على تحقيقه في السنة القادمة.

إن جونيتا إلى حد كبير تشبهنا جميعاً. فنحن جميعاً نعلم ما يجب علينا القيام به للحفاظ على وضع صحي جيد. كما أن لدينا جميعاً رغبة قوية لتحقيق ذلك. وجميعنا في لحظات معينة يمكن أن نتخذ قرارات شبيهة. وفي الواقع فإن نتائج المسوح تبين أن أكثر الأشياء التي يعاهد الناس أنفسهم على تحقيقها مع بداية كل عام جديد، بالإضافة إلى توفير المال، هي فقدان الوزن وممارسة الرياضية. ومع أن أغلبنا يتمكن من الاستمرار بالالتزام بالعهود التي نأخذها على أنفسنا مع بداية العام لمدة تزيد على الساعات المحدودة التي استطاعت جونيتا الالتزام بها، إلا أننا نادراً ما نستمر بمتابعة ما قررنا القيام به لأكثر من أسابيع قليلة، ثم ما نفتأ أن نتعرض للانتكاس، ونعود لنمط حياة نكثر فيه من الجلوس، وتسوده ممارسات غير صحية، مع أن العادات الصحية في غاية الأهمية، وتغيير سلوكنا أو المحافظة على اتباع هذه العادات يجب أن يعتبر من أهم الأولويات التي يجب أن نحرص جميعاً على تحقيقها.

في الفصل الرابع من هذا الكتاب سنقوم بتوظيف التوجهات والمبادىء السلوكية التي عرضناها في الفصل الثالث، وتفحص كيفية تطبيقها على عدد من السلوكيات الذاتية التي تساهم في المحافظة على الصحة، مثل ممارسة التمارين، وضبط الوزن، والتغذية الصحية, والوقاية من الحوادث والسرطان. ولهذه السلوكيات أهميتها نظراً لارتباط كل منها بأحد الأسباب الرئيسة المسببة للمرض أو الإعاقة أو الموت في الدول الصناعية. ومع تزايد اهتمام الناس في دول العالم الثالث بتبني نمط الحياة السائد في المجتمعات الصناعية، يصبح من المفترض أن تكتسب هذه العادات الصحية أهمية متزايدة في مختلف مناطق العالم.

التمرين: Exercise

حديثاً بدأ المختصون في المجال الطبي، وعلم النفس الصحي يوجهون انتباههم لدور التمارين الهوائية (Aerobic Exercise) في الحفاظ على الصحة العقلية والجسمية. وتعتبر **التمارين الهوائية** من الرياضات المساندة التي تنشط وتقوي القلب والرئتين، وتزيد من فعالية الجسم في الاستفادة من الأكسجين. وتمتاز جميع التمارين الهوائية بشدتها، وطول مدتها، وما تتطلبه من قدرة عالية على التحمل. ومن الأمثلة عليها: الهرولة (Jogging)، وقيادة الدراجة، والقفز بالحبل، والجري، والسباحة. أما الأشكال الأخرى من التمارين مثل تمارين القوى (Isokinetic)- كرفع الأثقال على سبيل المثال-، أو تمارين الشدة العالية (High-Intensity)، فهي تمارين مدتها قصيرة ولا تستمر لفترة طويلة، ومن الأمثلة عليها العدو السريع أو العدو لمسافات قصيرة (Sprinting)، فهذه قد تكون كافية وتساعد في بناء أجزاء معينة من الجسم، ولكن تأثيرها يكون أقل في تحقيق اللياقة عموما، لأن اعتمادها على الاستهلاك القصير المدى لمخزون الجلايكوجين، يفوق اعتمادها على التحويل الطويل الأمد للطاقة، كما يحدث في التمارين الهوائية (McArdle, Katch, & Katch, 1981; Morehouse & Miller, 1976).

فوائد التمرين: Benefits of Exercise

تحقق التمارين الهوائية فوائد جوهرية (أنظرا جدول 4-1)، ومع ذلك فقد تبين أن ثلثي الراشدين في الولايات المتحدة لا يقومون بالمستويات الموصى بها من الرياضة البدنية، وما يقارب ربع الراشدين من الأمريكيين، لا يمارسون أي شكل من أشكال النشاط البدني خلال أوقات فراغهم. كما أن تدني مستوى النشاط البدني أكثر انتشارا بين النساء من الرجال، وبين السود والمنحدرين من أصل اسباني برتغالي (Hispanics) من البيض، وبين الأكبر سنا من الشباب اليافعين، وبين الذين ينتمون إلى طبقات اقتصادية متدنية من أولئك الذين ينتمون إلى مستويات اقتصادية أعلى (Center for the Advancement of Health, 2000h; Leveille et al., 1998)، مع أن الدراسات بينت بأن توصيات الطبيب تشكل أحد العوامل التي تقود الفرد إلى الإكثار من ممارسة التمارين (Calfas, et al., 1997).

كما وجد أن التمارين الهوائية ترتبط بزيادة واستمرار اللياقة القلبية الوعائية (B. Alpert, Field, Goldstein & Perry, 1990)، وبتقليل خطر الإصابة بالنوبة القلبية (Paffenbarger, Hyde, Wing & Steinmetz, 1984)، وتحقق فوائد عديدة يمكن أن يتمتع بها كل فرد. وتعتبر التمارين من أهم العادات الصحية بالنسبة للمسنين، وتمتد فوائدها في تحقيق اللياقة القلبية الوعائية لتشمل حتى أطفال مرحلة ما قبل المدرسة (B. Alpert et al., 1990).

جدول 1-4

الفوائد الصحية التي يحققها التمرين المنتظم

- زيادة استهلاك الأكسجين إلى أقصى درجة
- خفض معدل فترات استرخاء عضلة القلب
- خفض ضغط الدم (عند البعض)
- زيادة قوة وفعالية القلب (ضخ دم أكثر مع كل عملية انقباض)
- تقليل استخدام مصادر الطاقة مثل الجلوتامين (Glutamine)
- زيادة فترات النوم ذات الموجات البطيئة (Slow Wave Sleep)
- زيادة البروتين الدهني ذوالكثافة العالية (High Density Lipoprotein-HDL) وإبقاء البروتين الكلي بدون تغيير
- تقليل الإصابة بأمراض القلب والشرايين
- تقليل السمنة
- إطالة العمر
- تقليل فترة الدورة الشهرية، وخفض معدل إطلاق الإيستروجين والبروجيسترون
- تقليل الإصابة ببعض أنواع السرطان
- زيادة فعالية وظائف جهاز المناعة
- تقليل حدوث الحالة المزاجية السلبية

ومـن الفوائـد الأخـرى التي تحققهـا ممارسـة التماريـن الرياضيـة، زيـادة فعاليـة الجهـاز القلبي التنفسي (Cardiorespiratory System)، وزيادة طاقة الجسم الإنتاجية، وتحقيق الوزن الأمثل للجسم، وزيادة النشاط والقوة العضلية. وزيادة مرونة الأنسجة الملساء ومرونة المرابط، وخفض أو ضبط فرط ضغط الدم، وتحسين مستوى الكوليسترول، وضبط نسبة السكر، وضبط القدرة على تحمل الضغط، وتقليل العادات الضارة بالصحة؛ كالتدخين وشرب الكحول، والتغذية السيئة (Center for the Advancement of Health, 2000; Ebbeson, Prkhachin, Mills & Green, 1992). وقد يكون الأفراد الذين يؤدون التمارين العنيفة بانتظام أقل عرضة للإصابة بأنواع معينة من السرطان (Brownson, Change, Davis & Smith, 1991).

كما أن التأثيرات المباشرة لممارسة التمارين الرياضية تتضح في حدوث الزيادة في العمر. إذ تبين أن المستويات العالية من اللياقة البدنية لدى كل من الرجال والنساء، تؤخر حدوث الوفاة الناتجة تحديداً عن الإصابة بالأمراض القلبية الوعائية، والسرطان (Blair et al., 1989). وقدرت إحدى الدراسات حدوث زيادة ما بين عام إلى عامين في أعمار أولئك الذين يمارسون التمارين الهوائية في عمر الثمانين (Paffenbarger, Hyde, Wing & Hsieh, 1986). علماً

بأن زيادة العمر بمعدل سنتين يتطلب أن يمضي الفرد سنتين من عمره بممارسة التمارين الرياضية (Jacoby, 1986). وبالنتيجة، فإن نوعية التمارين، تعتبر من العوامل المهمة أيضاً.

ما مقدار التمرين المناسب؟ How Much Exercise?

الوصفة التقليدية بالنسبة للشخص العادي هي الاستمرار بممارسة تمارين من درجة متوسطة الشدة لمدة 30 دقيقة أو أكثر، ويفضل أن يكون ذلك في كل يوم، وممارسة تمارين عنيفة لمدة 20 دقيقة ثلاثة أيام في الأسبوع (Center for the Advancement of Health, 2000b). وقد يستفيد الشخص الذي يعاني من ضعف قلبي رئوي (Cardio Pulmonary) من الممارسة الأسبوعية للتمارين حتى ولو كانت هذه الممارسة من درجة خفيفة. إضافة إلى أن المشي لمسافات قصيرة غالبا ما يؤدي لتحقيق نتائج إيجابية من الناحيتين النفسية والجسمية للمسنين والذين يعانون من الوهن(Ekkekakis, Hall, VanLanduyt, & Petruzzello, 2000)

التمرين في مقابل الضغط: Exercise Versus Stress

السؤال الذي يبعث على الحيرة يرتبط بالسبب الذي يجعل للتمارين التي ينشأ عن ممارستها زيادة في إطلاق هرمون الادرينالين (Adrenalin) وهرمونات أخرى، تأثيراً نافعاً على وظيفة القلب، في حين أن التعرض للضغط الذي يرتبط بإحداث هذه التغيرات الهرمونية، له تأثير معاكس يؤذي أنسجة القلب (L. Wright, 1988). إحدى النظريات تؤكد أن الاستثارة والإفراز غير المتكرر للأدرينالين قد يكون لهما تأثيرات نافعة، في حين تبين فرضية ثانية أن الإفراز المزمن للأدرينالين قد لا يكون كذلك. واحتمال آخر أن الأدرينالين الذي يتم إفرازه في ظروف تطلبت توفره (مثل المساعدة على الهرب والقتال)، يتم تمثيله (Metabolized) بطريقة مختلفة عن ذلك الأدرينالين الذي يطلق استجابة للتعرض للضغوط مما يؤدي إلى نتائج جسمية مختلفة.

أما الاحتمال الثالث، فيتلخص بأنه في حال التعرض للضغط، فإن هرمون النخامية المنشط لقشرة الأدرينالية (Hypothalamic-Pituitary-Adrenocortical-HPA) الذي تطلقه الغدة النخامية المتواجدة تحت الهيبوثلاموس، ينشط ويكون مسؤولا بدرجة كبيرة عن حدوث الآثار الجسمية السيئة المصاحبة للتعرض للضغط (وهذه التغيرات المصاحبة للتعرض للضغط سوف يتم تناولها في الفصل السادس). في حين أن تنبيه الجهاز العصبي السمبثاوي لوحده، أو تأخر تدخل تأثير الهرمون (HPA)، وهما أمران شائعا الحدوث لدى إجراء التمارين، قد يكون له تأثير أقل ضررا (DeVries, Bernards, De Rooij, & Koppeschaar, 2000). خلاصة القول، إن التمارين يمكن أن تؤدي إلى تدخل أجهزة بيولوجية عصبية، وانفعالية مختلفة وتستدعي حدوث أنماط عديدة من الاستثارة تختلف عن تلك التي تحدث عند التعرض للضغط.

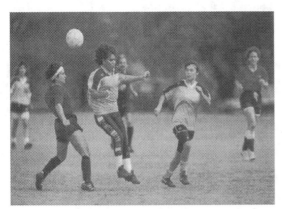

تحقق الممارسة المنتظمة للتمارين الهوائية عدة فوائد جسمية وانفعالية، بما في ذلك تقليل مخاطر الإصابة بالأمراض القلبية الوعائية.

(©BobDaemmrich/Stock Boston)

تأثير التمرين على الصحة النفسية: Effects on Psychological Health

لقد عمل الباحثون على تفحص التأثيرات النفسية التي تنشأ عن ممارسة التمارين في تحسين المزاج وتخفيف القلق والكآبة والتوتر. فتبينوا أن للممارسة تأثير مفيد على الصحة العقلية كتأثيرها على الصحة الجسمية. وأن لممارسة التمارين الرياضية تأثير مباشر وطويل الامد في تحسين المزاج وفي ظهور مشاعر الصحة الجيدة. مع العلم بأن التأثيرات الطويلة الأمد لم تكن بتلك الدرجة من القوة كالتأثيرات المباشرة للممارسة (Gauvin, Rejeski, & Norris, 1996).

إن بعض النتائج الإيجابية لممارسة التمارين الرياضة على الحالة المزاجية، قد تنشأ على الأقل من عوامل ترتبط بالممارسة ذاتها، وبسبب ما تتيحه التمارين من فرصة للمشاركة بالنشاطات الاجتماعية، والإحساس بالارتباط مع الآخرين. كما يحدث مثلا لدى قيادة الدراجة برفقة مجموعة من الأصدقاء، والسباحة مع شريك، أو الركض برفقة مجموعة من الأشخاص. فجميعها يمكن أن تساعد جزئيا في تحسين الحالة المزاجية بسبب الرفقة التي توفرها ممارسة مثل هذه النشاطات بصحبة الآخرين (Estabrooks & Carron, 1999). كما أن المساندة الاجتماعية التي تحققها ممارسة التمارين الرياضية مع الآخرين تزيد من احتمالية القيام بمزيد من النشاط الرياضي، نظراً لأن التغذية الراجعة التي يقدمها الآخرون تزيد من الإحساس بالفعالية الذاتية (Duncan & McAuley, 1993).

إن تطور الإحساس بالفعالية الذاتية يمكن أن يكون مسؤولا عن بعض التحسن الذي ينشأ عن ممارسة التمارين الرياضية. ففي إحدى الدراسات (McAuley, Talbot, & Martinez, 1999) قام الباحثون بتعيين مجموعة من الأفراد للمشاركة مع مجموعة تتدرب على بعض التمارين، وطلب منهم التلاعب بمشاعرهم المتعلقة بإحساس الفعالية الذاتية أثناء الأداء، وذلك عن طريق تزويدهم بتغذية راجعة متناقضة حول مستوى جودة أدائهم أو ضعفه. أشارت النتائج بأن المجموعة التي وضعت في ظروف ولدت لديها شعورا بالفعالية الذاتية كان لديها مستوى أعلى من الفعالية الذاتية المدركة من المجموعة الضابطة، وأن هذه المدركات ارتبطت مع التحسن في المزاج والصحة النفسية.

ونظراً لما تحدثه ممارسة التمارين الرياضة من تأثيرات مفيدة على المزاج، وتقدير الذات (McAuley, Mihalko & Bane, 1997)، استخدمت التمارين لعلاج الكآبة وأعراض سن اليأس (Slaven & Lee,1997). ففي إحدى الدراسات تم تقسيم عينة من النساء اللواتي يعانين من الكآبة إلى ثلاث مجموعات. تم توجيه الأولى لممارسة التمارين الرياضة، وأعطيت الثانية عقاراً لعلاج الكآبة، وعولجت الثالثة عن طريق الجمع بين الإثنين. بينت النتائج أن المجموعة التي عولجت عن طريق التمارين أظهرت تحسناً في المزاج بدرجة مساوية لما أظهرته المجموعتين الثانية والثالثة، والأهم من ذلك، فإن المجموعة التي استمرت بممارسة التمارين الرياضية بعد أن أوقف العلاج، كانت أقل احتمالا للإصابة بالكآبة ثانية، مقارنة مع أولئك اللواتي تمت معالجتهن باستخدام العقاقير (Babyak et al., 2000).

ومع ذلك فالتأثير الذي تحدثه ممارسة التمارين الرياضية على الصحة لا يجوز تضخيمه. لأن هذا التأثير عادة ما يكون بسيطاً، كما أن التوقعات التي تتكون لدى الأفراد عن الآثار الإيجابية التي تحدثها ممارسة التمارين الرياضية على الحالة المزاجية قد تكون السبب الذي يجعل الناس على الأغلب يقرون بالتحسن نتيجة لممارسة الرياضة. وبالرغم من هذا الحذر في تفسير النتائج، فإن التأثير الإيجابي للممارسة الرياضية على الصحة أصبح أمراً راسخاً.

التمرين بوصفه استراتيجية في إدارة الضغط: Exercise as Stress Management

إن مساهمة التمارين الرياضية في تحسين الحالة الصحية أمر يدعو إلى الاقتراح بأن ممارسة التمارين يمكن أن تكون طريقة فعالة في إدارة الضغوط. والأبحاث تبين أن هذا الحدس أصبح مؤكداً. إذ قام كل من براون وسيجل (J. D. Brown and Siegel, 1988)، بإجراء دراسة طولية لمعرفة ما إذا كان المراهقون الذين يمارسون التمارين الرياضية أكثر قدرة على التعامل مع الضغط، وتجنب المرض مقارنة بغيرهم من المراهقين الذين لا يمارسون الرياضة، فأشارت النتائج بأن تأثير أحداث الحياه الضاغطة على الصحة تناقص مع زيادة الممارسة الرياضية. وبذلك فإن ممارسة التمارين تشكل مصدراً مهماً لمقاومة التأثيرات السلبية التي تسببها الضغوط على الصحة (J. D. Brown, 1991; Rejeski, Thompson, Brubaker & Miller, 1992).

إن إحدى الميكانيزمات المحتملة لدور الرياضة في الوقاية من التأثيرات السلبية التي تنشأ عن التعرض للضغط على الصحة، قد يعود إلى التأثير الذي تحدثه ممارسة الرياضة على جهاز المناعة. ففي دراسة أجراها فياتارون ورفاقه (Fiatarone et al., 1988) تبين أن ممارسة الرياضة تؤدي إلى زيادة الأفيونات الذاتية المثبطة للألم (Endogenous Opioids-Natural Pain Inhibitors)- أنظرا/ الفصل العاشر- وأن تنبيه الخلايا المسؤولة عن اطلاق هذه الأفيونات بسبب ممارسة التمارين الرياضية، قد يلعب دورا في تعديل نشاط جهاز المناعة خلال فترة التعرض للضغط النفسي.

وقد يكون لممارسة التمارين الرياضة تأثيراً إيجابياً على العمليات المعرفية من خلال توجيه الانتباه والتركيز. ومع ذلك فإن الدلائل على هذا الأمر مختلطة (Blumenthal, Emery, et al., 1991; Plante & Rodin, 1990). فالتمارين الرياضية قد تسهل الانتباه مبدئياً، ولكن زيادة حدتها، رُبَّما يؤدي إلى زوال هذه الآثار بسبب التأثيرات التي تنشأ عن تعب العضلات (Tomporoski & Elli, 1986).

وقد تحقق ممارسة التمارين الرياضية فوائد اقتصادية. حيث تشير مراجعة التقارير حول برامج اللياقة التي تطبقها أكثر من (50.000) مؤسسة في الولايات المتحدة على موظفيها، أن مثل هذه البرامج يمكن أن تقلل عدد الغائبين عن العمل، وتزيد من الرضا الوظيفي، وتقلل من تكاليف الرعاية الصحية وخاصة بين الموظفات من النساء. لمزيد من التفاصيل، أنظرا (J. Rodin & Plante, 1989).

محددات التمرين المنتظم: Determinants of Regular Exercise

بالرغم من أن فوائد التمارين على الصحة الجسمية والعقلية أصبح أمراً مؤكداً، إلا أن أغلب المشاركات التي يقوم بها الناس في البرامج الرياضية تعود لأسباب غريبة. ويعزو الناس عدم التزامهم بممارسة الرياضة إلى قلة الوقت وغير ذلك من العوامل المسببة للضغط في حياتهم (R S. Myers & Roth, 1997). وكما قال الفكاهي ايرما بومبك (Erma Bombeck) "إن السبب الوحيد الذي يجعلني أقوم بالهرولة هو لسماع تنفسي العميق مرة ثانية".

الكثير من الناس على ما يبدو يشاطرون ايرما بومبك هذه الاتجاهات نحو الرياضة، ويتضح ذلك من حجم الممارسة الضعيف للنشاط الرياضي المنتظم. وتقييم البرامج الرياضية يشير إلى أن مستوى المشاركة لمدة 6 أشهر في ممارسة التمارين، يتراوح ما بين 11%-87% بمعدل 50% تقريباً. وهذه الإحصائيات تعني تقريبا أن نصف الناس- بالمعدل- من الذين يبادرون من تلقاء أنفسهم إلى المشاركة بالبرامج الرياضية يستمرون بالمشاركة في هذه البرامج بعد مضي 6 أشهر على مشاركتهم (Dishman 1982). فقد يبدأ الناس باتباع برنامج لممارسة الرياضة ولكنهم يجدون صعوبة في الاستمرار بالممارسة المنتظمة. ومع أن الرياضة على النقيض من ذلك تعمل عل إبعاد الضغط، إلا أن الضغط يشكل أحد العوامل المهمة التي تمنع الناس من الالتزام في برنامج منتظم للتمرين (Steton, Rahn, Dubbert, Wilner, & Mercury, 1997). وبذلك أجريت الأبحاث لغرض التعرف على العوامل التي تقود الناس للمشاركة في برامج الرياضة على المدى البعيد (B. H. Marcus et al., 2000).

الخصائص الذاتية: Individual Characteristics

هناك مجموعة من العوامل الذاتية التي تؤثر في قرار الفرد بخصوص القيام أو عدم القيام بممارسة الرياضة؛ فالأفراد الذين ينحدرون من أسر تمارس فيها الرياضة (Sallis, Patterson, Buono, Atkins & Nader, 1988)، والذين يحملون اتجاهات إيجابية نحو النشاط الرياضي، وأولئك الذين يعدّون أنفسهم رياضيين محترفين (Athletic)، أو يرون أنهم من النمط المحب لممارسة الرياضة (Kendzierski, 1990)، ومن يعتقدون أن على الفرد تحمل المسؤولية تجاه وضعه الصحي، كل هؤلاء يكونون أكثر ميلاً للانخراط في البرامج الرياضية من ناحية مبدئية مقارنة بؤلئك الذين لا يمتلكون مثل هذه الاتجاهات (Dishman, 1982). ومع ذلك فإن هذه العوامل لا تتنبأ بالضرورة باستمرار الممارسة على المدى البعيد. فالذين يحملون اتجاهات إيجابية نحو الرياضة والصحة، يميلون كغيرهم إلى التوقف عن الممارسة مثل أولئك الذين ليس لديهم مثل هذه الاتجاهات (Dishman, 1982).

كما يلعب النوع الاجتماعي (Gender) دوراً في تحديد من يقوم بممارسة الرياضة. إذ يقوم الأولاد منذ المراحل العمرية المبكرة بممارسة الرياضة أكثر من البنات (e.g. Sallis et al., 1993). وفي أواسط العمر ومرحلة الشيخوخة، تكون النساء بشكل خاص أقل ميلاً لممارسة التمارين الرياضية، ويعود ذلك جزئيا لأن نمط حياتهن لا يتيح الفرصة للتمرين المنتظم (Cody & Lee, 1999)، ولأن الرياضة لم تصبح من أولويات النساء في مرحلة أواسط العمر إلا حديثا (C. Lee, 1993; S. WiLcox & Storandt, 1996). والسبب الآخر يرجع إلى معوقات مهمة أقرت النساء بأنها تشكل عائقاً لهن عن القيام بممارسة الرياضة، ومن هذه المسؤوليات ما يتعلق بتقديم الرعاية للآخرين وما يصاحب ذلك من نقص في الطاقة (A. C. King et al., 2000).

ويمكن لبعض العوامل الجسمية أن تتنبأ في القابلية للاشتراك في برامج الممارسة الرياضية؛ فذوي الأوزان المفرطة (Overweight) أقل ميلاً للمشاركة بالبرامج الرياضية من الذين تكون أوزانهم ضمن المعدل الطبيعي. ولعل ذلك يرجع إلى صعوبة أداء التمارين الرياضية في حال الوزن الزائد، أو قد يرجع إلى أن الأفراد النحاف والذين كانوا يتبعون نمط حياة أكثر نشاطاً قبل أن يبدأوا بممارسة الرياضية، يكونون أكثر قابلية للاندماج بالبرامج الرياضية المنتظمة (Dishman, 1982).

إن تأثير الوضع الصحي على المشاركة في البرامج الرياضية مازال غير واضح. فالأفراد المهددون بخطر الإصابة بالأمراض القلبية الوعائية أكثر التزاماً بممارسة التمارين الرياضية مقارنة بالآخرين الذين لا توجد لديهم هذه المشكلة الصحية. ومع ذلك فلا يوجد خارج حدود الأمراض القلبية الوعائية علاقة تربط بين الحالة الصحية والالتزام ببرامج الممارسة الرياضية (Dishman, 1982).

كما أن الأفراد الذين لديهم شعور قوي بالفعالية الذاتية (Self- Effecacy) بخصوص قدرتهم على أداء التمارين الرياضية، يكونون أكثر ميلاً لممارسة الرياضة، وللاعتقاد بأنهم يجنون الفائدة، مقارنة بأولئك الذين لديهم إحساس متدن بالفعالية الذاتية. ففي إحدى الدراسات التي أجريت على مجموعة من الأفراد في مرحلة أواسط العمر ممن يمضون أغلب أوقاتهم جالسين، وممن يتميزون بإحساس عال بالفعالية الذاتية فيما يتعلق بممارسة الرياضة، أفاد المشاركون بأنهم يبذلون جهداً أقل أثناء التمرين، ويشعرون بحالة مزاجية أفضل مقارنة بأولئك الذين كانوا يعتقدون بتدني مستوى فعاليتهم الذاتية. كما أن الانفعالات الايجابية التي صاحبت ممارسة الرياضة تنبأت بدورها بظهور الاعتقاد بالفعالية الذاتية لاحقا، وبينت أن الحالة الوجدانية الإيجابية قد تساعد على الاستمرار بممارسة الرياضة مستقبلاً (McAuley, 1993; McAuley & Courneya, 1992). وعكس ذلك كان أيضاً صحيحاً. إذ تبين أن الأفراد الذين لديهم إحساس متدن بالفعالية الذاتية فيما يتعلق بالممارسة الرياضية كانوا أقل احتمالاً للاستمرار بالممارسة. كما أن أولئك الذين لا يقومون بممارسة الرياضية بانتظام قد يكون لديهم ثقة ضعيفة بقدرتهم على الممارسة. وقد يعتبرون أن ممارسة الرياضة تفرض من التكاليف بقدر ما تحقق من الفوائد (B. H. Marcus & Owen, 1992; S. Wilcox & Storandt, 1996).

وتظهر أهمية الإحساس بالفعالية الذاتية بشكل خاص في تقرير استمرار المسنين من الرجال والنساء في الالتزام بممارسة الرياضة. فمع التقدم في السن فإن الاتجاهات نحو الرياضة ومشاعر الفعالية الذاتية فيما يتعلق بالقدرة على القيام بالتمارين تتدنى، مع أن الدافع يبقى عاليا. لذلك فإن إجراءات التدخل توجه بهدف تعديل الاتجاهات حول أهمية الممارسة الرياضية. كما أن تمكن الفرد من أداء التمارين قد يساهم بنجاح في زيادة ممارستها بين الأفراد في الأعمار المتقدمة (S. Wilcox & Storandt, 1996).

خصائص الموقف: Characteristics of the Setting

ما هي خصائص البرنامج الرياضي الذي يشجع على الاستمرار بالتمرين؟

يؤدي مكان التدريب المريح الذي يتسم بسهولة الوصول إليه إلى معدلات التزام عالية (لمزيد من الاطلاع يمكن مراجعة Dishman, 1982). فإذا تضمن برنامجك الرياضي القيام بالمشي السريع في مكان قريب من بيتك، فإنك تكون أكثر قابلية للقيام به مما لو كان البرنامج يتضمن أداء تمارين الايروبك في ناد صحي مكتظ بالناس ويبعد 5 أميال عن بيتك. والسؤال الذي يمكن طرحه هو: هل يميل الناس إلى التقيد بالتمرين أكثر إذا تم تحديد مقدار معين من التمارين ليقوموا بتأديتها؟ فكما تمت الإشارة إليه سابقاً فإن المقدار الاعتيادي الذي تم وصفه لا يقل عن 15 دقيقة من التمرين، ثلاث مرات في الاسبوع، بحيث يحافظ على معدل نبض يتراوح ما بين 70% - 85% من المعدل الأقصى ـ لنبض القلب. ومع ذلك، فإن الأبحاث لم تكشف عـن قـدر نموذجي مـن السلوك يمكـن أن يوصى باتباعـه لتحسـين الالتـزام بالممارسـة (Dishman,1982). كما أن برنامج التمرين الذي يرفع ضربات القلب إلى90% عن الحد الأقصى لنبض القلب يزيد من إمكانية عـدم الالتـزام. ولربما يكون ذلك لأن مثل هـذا البرنامج يتطلب الاستمرار ببذل الكثير من الجهد (J. E. Martin & Dubbert, 1982).

ولعل أفضل المؤشرات على الممارسة المنتظمة هو الانتظام بالممارسة. فالدراسات التي أجريت لتقييم المؤشرات الدالة على الاتجاهات، والدافعية للتمرين، وجدت أنه على الرغم من أن النية نحو أداء التمارين تتأثر بالاتجاهات، إلا أن الانتظام بممارسة التمارين يتقرر بشكل جوهري في ضوء العادات (McAuley, 1992) . كما بينت هذه الدراسات أن الفترة الأولى ما بين ثلاثة إلى ستة شهور هي بمثابة فترة حرجة. فالأفراد غالبا ما يتوقفون عن الممارسة خلال هذه الفترة. في حين أن الذين يلتزمون ببرنامج التمرين في الفترة التي تتراوح مابين الأشهر الثلاثة إلى الستة الأولى، هم على الأغلب أكثر ميلاً للاستمرار فيما بعد (Dishman, 1982). فتطوير برنامج منتظم للممارسة الرياضة، ودمجه تماماً مع النشاطات الاعتيادية التي يقوم بها الفرد، وممارسته بانتظام لفترة من الزمن، يعني أن ممارسة الرياضة قد أصبحت عادة وتؤدى بشكل أوتوماتيكي. ومع هذا فإن لهذه العادة حدوداً. فهي ليست كالسلوكيات الاعتيادية على نحو وضع حزام الأمان، أو الانقطاع عن التدخين. فممارسة الرياضة تتطلب وعياً وتخطيطاً، ومزيدا من الانتباه. كما تتطلب إرادة قوية، وتتضمن العمل الشاق، والاعتقاد بالمسؤولية الذاتية إزاء القيام بالممارسة المنتظمة (P. Valois, Desharnais & Godin, 1988).

خصائص استراتيجيات التدخل: Characteristics of Intervention Strategies

أصبحت العوامل التي تشجع التمرين المنتظم تؤخذ بالاعتبار لدى تصميم برنامج التمرين من أجل زيادة الالتزام بالممارسة. فالاستراتيجيات المعرفية-السلوكية التي تتضمن التعاقد المشروط (Contingency Contracting)، والتعزيز الذاتي، ومراقبة الذات، ووضع الأهداف، وظفت في تصميم إجراءات التدخل التي تستخدم التمرين وتبين أنها تشجع على الالتزام (Dishman, 1982) . كمـا تُعدُّ الاستراتيجيـات التي تصمم للحفاظ على دوام التغير الحادث في السلوك (أنظرا الفصل الثالث) أساليبـا ناجحـة أيضـا في تشجيـع الالتزام ببرنامج التمرين (B. H. Marcus et al., 2000).

فالتذكير، على سبيل المثال، عن طريق مكالمة هاتفية أظهر فعالية في زيادة الالتزام ببرنامج المشي، كما أشارت إحدى الدراسات (Lombard, & Wint, 1995).

كما استخدمت استراتيجيات الوقاية لزيادة الالتزام ببرنامج التمرين. ففي إحدى الدراسات قام بيليزل ورفاقه (Belisle, Roskies, & Levesque, 1987) بمقارنة مدى الالتزام بممارسة التمارين بين مجموعتين من المشاركين في برنامج للتمرين مدته 10 أسابيع ممن تلقوا تدريباً للوقاية من الانتكاس والذين لم يتلقوا تدريبا على ذلك. تمركزت أساليب الوقاية من الانتكاس حول زيادة الوعي بالمعوقات التي يخبرها الأفراد لدى محاولتهم الانتظام بممارسة التمارين، وتطوير أساليب مناسبة للتعامل معها؛ مثل طرق مقاومة المغريات التي تمنع الالتزام بالممارسة. أشارت الدراسة إلى أن المجموعة التي تعرضت لإجراءات تدخل تهدف إلى الوقاية من الانتكاس تمكنت من تحقيق درجة متميزة من الالتزام مقارنة بالمجموعة الأخرى راجعا أيضاً (Simkin & Gross, 1994).

وتبين مراحل التغيير التي حددها النموذج عبر النظري (Transtheoretical Model) ضرورة توجيه تدخلات مختلفة لدى محاولة تعديل السلوك بحيث تناسب طبيعة المرحلة التي يمر بها الفرد. فعلى سبيل المثال، فقد يواجه الأفراد الذين يعتزمون البدء بالتمرين معوقات عملية (R. S. Myers & Roth, 1997)، يمكن محاربتها من خلال الاتصالات التي تأخذ طابعاً إقناعياً. وأما أولئك الذين انخرطوا فعلاً بالتمرين، فقد يواجهون مشكلة تتعلق بالمحافظة على الاستمرار بالتمرين، ويتعرضون للانتكاس والعودة إلى نمط حياة يكثرون فيه من الجلوس، وبذلك فإن التدخل الذي يزود بأساليب ناجحة تساعد على عدم التوقف عن الاستمرار بالبرنامج التدريبي قد يكون أكثر فائدة (Courneya, 1995; Negg, 2001).

مواءمة برامج التمرين للفروقات الفردية: Individualized Exercise Programs

نظراً لما توصلت إليه الأبحاث في مجال الفروق الفردية، فإن خصائص الموقف التدريبي أو استراتيجيات التدخل التي تتنبأ بالتزام بعيد المدى بالبرنامج التدريبي هي تلك التي تراعي في تنظيم البرنامج التدريبي عامل الفروق الفردية. فالإلمام بدوافع الفرد، واتجاهاته المتعلقة بممارسة التمارين الرياضة، يزود بالأساس الذي يستند إليه في تطوير برنامج تدريبي يراعي الفروق الفردية ويتناسب تماما مع طبيعة الفرد. لأن مشاركة الأفراد بنشاطات يرغبون فيها، ومريحة، ويستطيعون من خلالها تطوير أهدافهم ويشعرون بأنهم مدفوعون لتحقيقها، يجعل الالتزام بالبرنامج الرياضي أكبر (Dishman, 1982). إضافة لذلك إذا أعد نظام التدخل بحيث يتلاءم مع المرحلة التي يكون فيها الفرد مستعداً للممارسة الرياضية، فإن نتائج التدخل تكون أكثر نجاحاً (B. H. Marcus, Rakowski & Rossi 1992; R.S. Myers & Roth, 1997).

وقد تعزز إجراءات التدخل التي تعتمد على الممارسة الرياضية حدوث تغيرات سلوكية أكثر عمومية. ففي دراسة أجريت على 60 عائلة أمريكية من أصل إسباني وإنجليزي، تم تعريض نصفهم إلى برنامج تدخل استمر مدة عام، بهدف تعديل سلوكهم المتعلق بالتغذية وممارسة التمارين الرياضية، بينما ترك النصف الآخر بدون تدخل. بعد ذلك قام الباحثون بأخذ جميع المشاركين في رحلة إلى حديقة الحيوان في سان دياجو مكافأة لهم على المشاركة بالبرنامج. وخلال وجودهم في الغابة قام الباحثون بملاحظة الأسر والأطعمة التي يتناولونها، كما قاموا بتسجيل مقدار المشي الذي يقومون به. بينت النتائج أن الأسر التي شاركت في برنامج التدخل، استهلكت كميات أقل من السعرات الحرارية، وكميات أقل من

الصوديوم (ملح الطعام)، وقامت بالمشي، أكثر من الأسر التي تشكلت منها المجموعة الضابطة. إن هذه النتيجة تبين أن المجموعة التجريبية قامت بدمج النظام الذي اتبع في برنامج التدخل مع نمط حياتها (T. L. Patterson et al., 1988).

وبسبب الصعوبات التي تنشأ لدى محاولة حمل الناس على القيام بممارسة التمارين الرياضية بإخلاص، قام بعض مختصي علم النفس الصحي بمحاولة زيادة مستوى النشاط المطلوب القيام به. إذ كلما كان الناس أكثر نشاطاً كانوا أكثر قابلية للحفاظ على الوزن الجسمي الصحيح. علاوة على ذلك فإن الأبحاث الحديثة، توصلت إلى أن القيام بنشاطات معتدلة الشدة، يتم توزيعها خلال النهار، قد يكون كافياً لتحقيق الفائدة المرجوة للقلب. إذ اعتقد سابقاً بأن هذه الفائدة لا تتحقق إلا من خلال ممارسة التمارين العنيفة (Barinaga, 1997)، وخصوصا بالنسبة للمسنين. ومع ذلك، فإن هذه النتائج ما زالت موضع جدل، نظرا لأن علاقة مستوى النشاط بخطر التعرض لأمراض الشريان التاجي (Coronary Heart Disease- CHD)، لم تتضح بعد (Barinaga, 1997).

وبالرغم من المشاكل التي يواجهها مختصو علم النفس الصحي لدفع الناس للالتزام المخلص بممارسة التمارين الرياضية، إلا أن مستوى الممارسة الرياضية قد ارتفع بشكل واضح في المجتمع الأمريكي في العقدين الأخيرين. وفي سنة (1979)، حدد أطباء الجراحة العامة ما يتوجب تحقيقه من الأهداف المرتبطة بصحة الجمهور في الولايات المتحدة. وأدرجت التمارين الرياضية بين هذه الأهداف. ثم تحول هذا الهدف فيما بعد ليصبح أحد المجالات التي حققت تطوراً عظيماً (M. McGinnis et al., 1992). إذ ازداد عدد الأفراد الذين يقومون بالممارسة المنتظمة للتمارين بنسبة (50%) عما كان عليه في العقود القليلة السابقة. استناداً إلى هذه التغيرات وما تقدمه من مقترحات حول المستقبل، فإننا نستطيع القول، بأنه وعلى الرغم من الزيادة التي تحدث في أعمار أفراد المجتمع، إلا أنهم يحققون هذه الزيادة وهم يتمتعون بأوضاع صحية جيدة لم تكن مسبوقة من قبل.

الوقاية من الحوادث: Accident Prevention

" لا غرو من حوادث السير فكم — من سائق يرودها نشوانا

والهاتف الخلوي في يمينه — وفي الشمال يحمل الفنجانا "

"Art Buck"

ترجمة الشاعر محمد النطافي

على الرغم من الأسلوب الفكاهي الذي عرضت فيه القضية في بيتي الشعر أعلاه، إلا أن ذلك سلط الضوء على نقطة جوهرية مهمة. فالحوادث تشكل واحدة من أكثر الاسباب الرئيسة للموت المحتم في الولايات المتحدة (National Center of Health Statistics, 1998). إذ تشكل حوادث السير ما نسبته (16.1%) من كل (100000) حالة وفاة. وهذه الحوادث تعتبر من أكثر العوامل المؤدية للوفاة بين الأطفال، والمراهقين، والشباب اليافعين (National Center of Health Statistics, 1998).

ويتعرض عدة ملايين من الأمريكيين للتسمم في كل عام في الولايات المتحدة الأمريكية. يشكل الأطفال ما نسبته (85%) منهم (S. L. Murphy, 2000). وتعتبر حوادث الدراجات الهوائية مسؤولة عن وفاة (1300) شخص سنوياً. ومراجعة أكثر من (496000) شخص لقسم الطوارىء. كما أنها تشكل العامل الرئيسي لإصابات الرأس، مما يجعل ارتداء الخوذة أمراً في غاية الأهمية (National Center of Health Statistics, 1998). كما أن الإصابات الناجمة عن المهن، وما ينشأ عنها من إعاقات تعتبر مصدر مشكلة صحية مهمة بين العاملين. نتيجة لذلك احتلت مسألة تخفيف الحوادث، مركز الاهتمام الرئيسي في أبحاث علم النفس الصحي، والأبحاث المتعلقة باستراتيجيات التدخل.

الوفيات الناجمة عن الحوادث

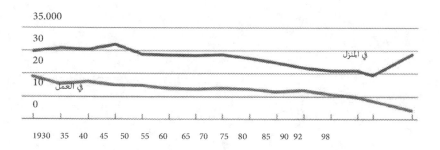

شكل 4-1 تشير الإحصائيات إلى حدوث انحدار طفيف في معدل الوفيات الناجمة عن الحوادث المنزلية وحوادث أماكن العمل خلال العقود المنصرمة

المصدر: (National Safety Council, 1999)

حوادث البيت ومكان العمل: Home & Workplace Accidents

تعتبر حوادث المنازل، كالتسمم والسقوط من أهم أسباب الموت والإعاقة بين الأطفال دون سن الخامسة. وعادة ما توجه إجراءات التدخل التي توظف لتخفيف حوادث المنازل إلى الوالدين. وقد بينت إحدى الدراسات أن الآباء كانوا أكثر ميلاً لاستخدام إجراءات الوقاية من الحوادث، إذا اعتقدوا أن هذه الإجراءات سوف تساعد حقاً في تجنب الإصابات. وإذا أحسوا بأن لديهم المعرفة والكفاءة لتعليم أبنائهم مهارات السلامة، وإذا كان لديهم حس واقعي بما يتطلبه تحقيق ذلك من وقت طويل (L. Peterson, Farmer & Kashani, 1990).

ويساهم أطباء الأطفال (Pediatricians) باستمرار في تدريب الآباء الجدد على أساليب الوقاية من الحوادث المنزلية لدى تفاعلهم معهم (M. C. Roberts & Tuner, 1984). ويمكن تعريف الآباء، عن طريق الصفوف المخصصة لتعليمهم، كيفية العناية بالأطفال، بأنواع السموم الشائعة بين المواد المنزلية، وكيفية الاحتفاظ بها في أماكن آمنه بعيداً عن متناول الأطفال الصغار. ففي إحدى الدراسات التي أجريت لتقييم التدريب حول كيفية تحصين الأطفال داخل المنزل، تبين أن مثل هذا النوع من التدخل يمكن أن يحقق النجاح (J. R. Matthews, Friman, Barone, Ross & Christophersen, 1987).

ومع ظهور دعوات حديثة للاهتمام بحوادث المنزل، إلا أن الإحصائيات تشير إلى حدوث انخفاض في عدد الحوادث المنزلية، وحوادث أمكنة العمل (أنظرا الشكل 4-1). وقد يرجع هذا الانخفاض جزئياً إلى احتياطات السلامة الأفضل، التي بدأت تؤخذ في الاعتبار من قبل العاملين في مكان العمل، ومن قبل الآباء في المنازل. وقد ساعدت الحلول التي تقدمها الهندسة الاجتماعية، مثل الخوذات الواقية لدى استخدام العلاجات، والتوجيهات الحازمة المتعلقة بالسلامة المهنية، على تدني عدد الحوادث. بناء على ما تقدم، يمكن اعتبار حوادث المنزل، ومكان العمل من المجالات التي يمكن توجيه إجراءات التدخل من خلالها مما يساعد على النجاح في تقليل الوفيات.

حوادث الدراجات الهوائية والسيارات: Motorcycle & Automobile Accidents

يقول أحد الأطباء الذين يعملون في مركز الطواريء "هل تعلم ماذا أسمي الشخص الذي يقود دراجته دون أن يلبس الخوذه؟ ...... المتبرع بالأعضاء".

- طبيب من غرفة الطواريء

تعتبر الدراجات الهوائية والسيارات أحد أهم المصادر المسببة للحوادث المميته (Califano, 1979a, 1979b). وحتى الوقت الحاضر فإن قليلاً من الأبحاث السيكولوجية قد أجريت لمساعدة الناس على تجنب حوادث المرور (J. D. Matarazzo, 1982). وبدلاً من ذلك ركزت الأبحاث على دراسة عدة أمور مثل صيانة الطرق، وكثافة التنقل، ومعايير السلامة في السيارات. ومع ذلك فإن الأبحاث السيكولوجية يمكن أن تتناول عوامل ترتبط بالحوادث مثل الطرق التي يتبعها الناس بالقيادة، والسرعة التي يقودون بها واتباع المعايير الوقائية لزيادة الأمن (Sleet, 1984).

ومن الواضح أن معايير السلامة مثل تخفيض السرعة على الطريق السريع إلى 55 ميل في الساعة (Califano, 1979b)، مع ربط أحزمة الآمان، ووضع الأطفال في المقاعد الآمنة المخصصة لهم لتقييد حركتهم داخل السيارة، يقلل من عدد الإصابات الخطيرة والحوادث القاتلة (J.M. McGinnis, 1984; O'Day & Scott, 1984; Sleet, 1984). كما ساعد استخدام الخوذة من قبل راكبي الدراجات على تخفيض الحوادث الشديدة بشكل جوهري، والوقاية من إصابات الرأس الخطيرة (R. S. Thompson, Rivara & Thompson, 1989).

ومع ذلك فإن دفع الناس لمراعاة معايير السلامة هذه، يعتبر أمراً صعباً. فعلى سبيل المثال، ما زال كثير من الأمريكيين لا يستخدمون أحزمة الآمان أثناء القيادة. وهي من المشاكل الشائعة بين المراهقين، وتعتبر مسؤولة عن النسبة العالية من الحوادث القاتلة (Wald, 2001). ولأجل تشجيعهم على ذلك، فإن أفضل الطرق اللجوء إلى توحيد الجهود الصادرة عن ميادين الهندسة الاجتماعية، والتثقيف الصحي، وإجراءات التدخل السيكولوجي. فعلى سبيل المثال، تفرض معظم الولايات في أمريكا على سائقي السيارات الالتزام بوضع الأطفال الذين تقل أعمارهم عن 3 أو 4 سنوات في المقاعد المخصصة للأطفال، كما تطالبهم بالتأكد من قيام الأطفال الذين يبلغون من العمر 6 سنوات بربط أحزمة الأمان. وهذه الإجراءات يمكن أن تشكل الأساس الذي ننطلق منه للقيام بالسلوكيات الصحيحة التي تراعي معايير السلامة في السيارات، وتجعل المراهقين والراشدين أكثر ميلاً لاستعمال أحزمة الآمان.

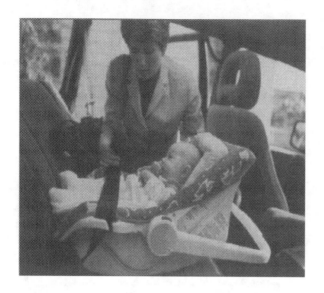

حوادث السيارات سببا رئيسيا للوفاة، خاصة بين الأطفال. ولكن التشريعات المتعلقة بوضع الأطفال في المقاعد المخصصة لهم في السيارات ساعدت على تخفيف الوفيات بشكل كبير .

(© Photo Disc/Vol.#73)

إن الدراسات المبكرة التي أجريت لتقييم استخدام مقاعد السلامة الخاصة بالأطفال، أشارت إلى وجود مستوى متدن من الالتزام باستخدام هذه المقاعد، ودرجة كبيرة من اساءة استخدامها. ولكن التقييمات الأكثر حداثة (Christopherson, Sosland – Edelman, & Leclaire, 1985) كشفت عن نتائج مشجعة. حيث تبين أن نسبة الذين يتقيدون بالاستخدام السليم لهذه المقاعد بلغت حوالي 90%، وأن أكثر من 80% يلتزمون بهذا الاستخدام على مدار العام.

إن برامج التثقيف الصحي التي تقدم على مستوى المجتمع، والتي تهدف إلى زيادة استخدام حزام الآمان يمكن أن تكون ناجحة. إذ ساعد أحد هذه البرامج على زيادة استخدامها من 24% إلى 41% وبمعدل 36% شهريا على مدى 6 أشهر من المتابعة (Gemming, Runyan, Hunter, & Campbell, 1984). وفي محاولة لتحسين استخدام حزام الآمان، بينت إحدى البرامج التي تم توجيهها لطلبة المدارس الثانوية، بأن تقديم مكافآت مستمرة، ولكنها صغيرة ولفترة وجيزة، مقرونة بحملة تثقيفية تركز على أهمية الوقاية من الحوادث، أدت إلى إحداث زيادة جوهرية في استخدام أحزمة الآمان تراوحت بين 25% إلى 50% تقريباً (Campbell, Hunter, & Stutts, 1984). وعموما، فإن هذه البرامج ليست عملية لغرس السلوك المطلوب. ولعل اللجوء إلى الحلول القانونية يكون أكثر فعالية- وبالتحديد، فرض غرامة على الأشخاص الذين لا يلتزمون باستخدام الأحزمة. إذ لوحظ أن استخدام أحزمة الأمان كان أكثر انتشاراً في الولايات التي سنت قوانين تلزم الناس بالتقيد في استخدامها.

السلوكيات المرتبطة بالسرطان:

Cancer-Related Health Behaviors

الفحص الذاتي للثدي: Breast Self-Examination (BSE)

يشكل سرطان الثدي أحد الأسباب الرئيسة المسؤولة عن الموت الناجم عن الإصابة بأمراض السرطان بين النساء الأمريكيات. فمن بين كل ثماني نساء هناك امرأة واحدة تصاب به في وقت ما من حياتها (S. L. Parker, Tong, Bolden, & Wingo, 1996). ومع أن سرطان الثدي لا يتطور في العادة قبل سن الخامسة والأربعين، إلا أن هناك تناقصا في العمر الذي أصبح يحدث به، وتزايدا في أعداد النساء الصغيرات اللواتي يتعرضن للإصابة به، عما كان عليه الأمر في السابق (B. L. Anderson, 1992). وبالرغم من التقدم الطبي في المجال التكنولوجي للتحري عن وجود الأورام السرطانية، إلا أن 90% من جميع الحالات السرطانية يتم الكشف عنها من خلال الفحص الذاتي (Self-Examination).

ويعني الفحص الذاتي للثدي (Brest Self-Examination-BSE)، القيام بالممارسة الذاتية لفحص الثدي لاكتشاف التغيرات التي يمكن أن تحدث في الأنسجة المكونة له. وفي العادة يتم فحص الثدي عن طريق اللمس بمعدل مرة في كل شهر. بعد عشرة أيام تقريبا من حدوث الدورة الشهرية، في كل من وضع الوقوف والاستلقاء. وأحياناً ما يساعد الفحص الذاتي للثدي (BSE) عند القيام بغسل الجسم وأثناء الاستحمام بالماء الساخن، على زيادة إمكانية الكشف عن الأورام. وتتضمن الممارسة الصحيحة في الفحص الذاتي، التأكد من جميع أنسجة الثدي، بما في ذلك حلمة الثدي ومنطقة تحت الإبطين. وعلى الرغم من أهمية الفحص الذاتي في الكشف عن السرطان عموماً، فإن عدداً قليلاً نسبياً من النساء يمارسنه، وعددا قليلا من بين النساء اللواتي يقمن به يمارسنه على نحو سليم (V. M. Stevens, Hatcher, & Bruce, 1994).

من اللواتي يقمن بممارسة الفحص الذاتي للثدي؟ Who Practices BSE

ما هي العوامل التي تقرر قيام المرأة بممارسة الفحص الذاتي للثدي؟ إن ممارسة الفحص الذاتي للثدي تتقرر جزئياً، في ضوء نموذج المعتقد الصحي (Health Belief Model). فالنساء اللواتي يشعرن بوجود قليل من العوائق ويدركن أهمية الفحص كأسلوب للكشف المبكر عن سرطان الثدي، هن اللواتي يكن على الأغلب أكثر ميلاً لممارسة هذا الفحص. وهذا ينطبق أيضاً على النساء اللواتي لديهن على وجه العموم، اهتمام كبير بموضوع الصحة (Champion, 1990; Shepperd, Solomon, Atkins, Foster & Frankowski, 1990)، أو بسرطان الثدي (McCaul, Schroeder, Reid, 1996). كما أن القيام بالفحص الذاتي للثدي (BSE)، يتقرر أيضا في ضوء نظرية السلوك المخطط (Theory of Planned Behavior)، وخصوصاً فيما يتعلق بما يحملنه من اتجاهات إيجابية إزاء الفحص الذاتي للثدي، ومدركات تؤكد مساندة المعايير الاجتماعية للقيام بممارسة الفحص الذاتي (Lierman, et al., 1990). وتلعب معتقدات الفرد المتعلقة بموقع الضبط الصحي (Health Locus of Control) دورا في التنبؤ بالممارسه الذاتية للفحص. فالمرأة التي تدرك أن بإمكانها التحكم بأوضاعها الصحية، تكون أكثر ميلاً لممارسة الفحص الذاتي من النساء اللواتي

يعتبرن الصحة أمرا تقرره عوامل عارضة أو عوامل أخرى خارجة عن إرادتهن (Bundek, Marks, & Richardson, 1993 .)، ولكن المعرفة بكيفية القيام بالفحص الذاتي تعتبر أيضاً من العوامل المهمة.

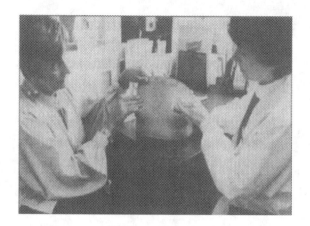

يعّد الفحص الذاتي للثدي طريقة رئيسة للكشف عن وجود سرطان الثدي، ولكن كثيرا من النساء لا يمارسنه بالشكل الصحيح. ويمكن أن يحسن التدريب من فعالية وتكرار الفحص الذاتي للثدي.

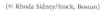

(© Rhoda Sidney/Stock, Boston)

معيقات الفحص الذاتي للثدي: Barriers to BSE

احتل الكشف عن أفضل طريقة لتعليم المرأة كيف ومتى تقوم بممارسة الفحص الذات للثدي، موضع الاهتمام لدى كل من معهد سرطان المجتمع الأمريكي (American Cancer Institute Society)، ومعهد السرطـان القومي (National Cancer Institute). وعلى الرغم من الانتشار الواسع للنشرات المصممة لمساعدة النساء على الإلمام بكيفية القيام بالفحص الذاتي للثدي، ومن المقالات العديدة التي تناولت هذا الموضوع في الصحف والمجلات، إلا أن 35% من النساء فقط يقمن بإجراء هذا الفحص بانتظام. وكثير منهن لا يمارسنه بالطريقة السليمة (National Cancer Institute, 1980).

ومن العوامل التي تعيق الممارسة المنتظمة للفحص الذاتي للثدي (BSE): عدم التأكد بأن الطريقة التي تتبع في الفحص سليمة، ومواجهة صعوبة في تتبع التغيرات في أنسجة الثدي (Kegeles, 1985)، والتخوف مما يمكن أن يحدث إذا تم الكشف عن وجود ورم (Trotta, 1980). وهذه العوائق يمكن معالجتها من خلال إجراءات التدخل الملائمة.

كما أن عدم المعرفة الدقيقة بكيفية ممارسة الفحص الذاتي للثدي (BSE)، تعتبر واحدة من العوامل الرئيسة التي تجعل النساء يتجنبن القيام بالفحص المنتظم (Alagna & Reddy, 1984). ولا تعتبر النشرات، والمقالات التي تنشرها المجلات عادة من المصادر الفعالة لتعليم المرأة كيفية القيام بالفحص الذاتي للثدي. في حين تؤدي التعليمات الشخصية التي يقدمها الطبيب أو الممرضة، إلى ممارسة هذا الفحص بانتظام، وإلى نتائج أفضل، مقارنة بأي طريقة أخرى. ومع ذلك فإن قيام الطبيب بالتدريب المباشرعلى الفحص الذاتي للثدي، ما زال أمراً غير شائع نسبياً. لذا فإن توجيه إجراءات التدخل للأطباء لتشجيعهم على تقديم الإرشادات يعتبر أمرا مهما.

إن كثيراً من النساء اللواتي يقمن بممارسة الفحص الذاتي للثدي يضعف عزمهن عن الاستمرار بسبب صعوبة تحري الأورام، (Kegeles, 1985)، لأن أنسجة الثدي تميل لأن تكون ذات طبيعة درنية (Lumpy). وتميل المبتدئات إلى الاشتباه في معظم الأحيان بأن ما يلمسنه هي أورام. ومع ذلك، فقد توصلت الأبحاث إلى أن قيام المرأة بالفحص الذاتي للثدي متبعة نموذجاً تركيبيا (Synthetic)، بحيث تدرك أن بعض هذه التدرنات هي من طبيعة تكوين الثدي، وأن غيرها ليس كذلك، يحسن من قدرتها على التمييز بين الأورام وأنسجة الثدي (& Atkins, Solomon, Worden Foster, 1991). وبذلك، فإن الثقة الذاتية بتوفر المقدرة على الفحص الذاتي للثدي، يمكن زيادتها من خلال التدريب على نماذج تعد لهذا الغرض (e.g., S. C. Hall et al., 180; Stephenson, Adams, Hall, pennypacker, 1979). إضافة لذلك، فإن مثل هذا التدريب قد يحسن مستوى الفعالية الذاتية (Self-Efficacy) المتعلقة بالفحص الذاتي، والتي تعتبر واحدة من أفضل العوامل التي تنبيء بإمكانية القيام بالفحص الذاتي الفعال والمتكرر (Shepperd et al., 1990).

إن تاريخ الأسرة المتعلق بسرطان الثدي، والقلق بشأن الإصابة به، قد تبين أنهما يساعدان على حدوث زيادة معتدلة في ممارسة السلوكيات المتعلقة بالكشف عن وجود سرطان الثدي، بما في ذلك الفحص الذاتي للثدي (& McCaul, Branstetter, O'Donnell, Jacobson, Quinlan, 1998). كما يشكل الخوف من الكشف عن وجود الأورام عائقاً يمنع قيام بعض النساء من ممارسة هذا الفحص. إن القيام بنشر المعلومات التي تشير إلى معدلات النجاح التي تم تحقيقها في علاج حالات سرطان الثدي، وبأهمية الكشف المبكر في تحقيق النجاح في العلاج، يمكن أن يساعد في التغلب على هذه المخاوف.

وإحدى المفارقات التي تصاحب الفحص الذاتي للثدي تعود إلى صعوبة تذكر القيام به في الوقت الصحيح من الشهر (L. M. Strauss, Solomon, Costanza, Worden & Foster, 1987). ففي إحدى الدراسات التي اهتمت بفحص عدد من التوجهات التي تسعى لزيادة تكرار القيام بالفحص الذاتي للثدي (L. J. Solomon et al., 1998)، تم تدريب مجموعة من النساء على تعليمات المكافأة الذاتية (Self-Reward)، وأرسلت لهن عبارات تعزيز ذاتي عبر البريد، أو قدمت لهن مكافآت نقدية في كل شهر. بعد ذلك أجريت مقارنة بين تأثير تطبيق هذه الإجراءات في التدخل مع عدم وجودها. فتبين من عمليات المتابعة التي أجريت بعد إثني عشر شهرا بأن كلا من المكافآت الخارجية، والمكافآت الذاتية التي تم إرسالها عبر البريد، كانت أكثر نجاحا في زيادة وتحسين نوعيه الممارسة الذاتية للفحص الذاتي للثدي (L. J. Solomon, et al., 1998). ومع أن القيام بإرسال رسالة تذكيرية عبر البريد لجميع المراهقات والشابات في الولايات المتحدة قد لا يكون إجراءً عملياً، إلا أن القيام بتزويد النساء بمفكرة أو وسيلة مساعدة أخرى تشير إلى الوقت الذي يجب إجراء الفحص الذاتي فيه، يمكن أن يساعد في تحسين الممارسة الذاتية في الفحص (Kegeles, 1985).

ويمكن اتباع طريقة أخرى للتغلب على صعوبة تذكر القيام بالفحص الذاتي الشهري للثدي وذلك عن طريق زيادة عدد مرات القيام به. فكلما قامت المرأة بممارسة الفحص مرات أكثر كلما أدى إلى زيادة تذكرها للقيام بالفحص، مما يساعد على تجنب المعضلة المتعلقة بضرورة تذكر ذلك في كل شهر (Kegeles, 1985; Kemeny, Hovell, Mewborn, Dockter, & Chin, 1988).

تعليم الفحص الذاتي للثدي: Teaching BSE

استنادا إلى ما تقدم، فما هي الطريقة الأمثل في تعليم الفحص الذاتي للثدي (BSE)؟ إن أفضل طريقة لتعزيز مهارة الفحص الذاتي للثدي، تكون من خلال التعليمات الشخصية التي يقدمها أحد المختصين في مجال الرعاية الصحية مثل الطبيب، أو الممرضة. ويتضمن ذلك إيضاح كيفية إجراء الفحص الذاتي من خلال التطبيق على الذات وعلى نموذج من مادة صناعية. وعن طريق الكشف عن بعض الأمور المتعلقة بسرطان الثدي وتتبعها، وعلاجها، فإننا نستطيع أن نزيد من الدافعية لإجراء الفحص الذاتي. كما أن إرسال إشارة أو أكثر في الشهر للتذكير بالفحص الذاتي، قد يساعد على تذكر القيام بذلك، وتحسين الممارسة الذاتية في الفحص (J.A. Mayer & Solomon, 1992).

التصوير الشعاعي للثدي: Mammograms

يقترح الدليل التوجيهي الصحي القومي (National Health Guidelines) قيام النساء اللائي تزيد أعمارهن عن 50 عاماً بإجراء تصوير شعاعي للثدي (Mammogram) بمعدل مرة واحدة في العام، كإجراء مهم يكمل الفحص الذاتي المنتظم من أجل الكشف عن سرطان الثدي. ويقترح الدليل التوجيهي قيام النساء المعرضات لخطر تطوير سرطان الثدي، بعمل صورة شعاعية مرة في العام، ابتداء من سن الأربعين. (بالنسبة للنساء غير المعرضات لخطر الإصابة بسرطان الثدي، وتتراوح أعمارهن بين (40-50) عاماً، فإن قيمة التصوير الشعاعي للثدي أقل وضوحا).

ولكن ما السبب الذي يجعل التصوير بالأشعة (Mammography) ذا أهمية خاصة للنساء المسنات والمعرضات لخطر الإصابة بسرطان الثدي؟ إن الأسباب متعددة. أولها: ازدياد نسبة الإصابة بسرطان الثدي في الولايات المتحدة بشكل دراماتيكي خلال العقدين السابقين. إذ ارتفعت احتمالية حدوثه في مواقع جغرافية معينة من (حالة واحدة بين كل 14 إمرأة) إلى (حالة واحدة بين كل 8 نساء) وأكثر. ثانياً: إن غالبية حالات سرطان الثدي يتم الكشف عنها لدى نساء فوق سن الأربعين. ثالثاً: وهو العامل الأكثر أهمية- إن الكشف المبكر، كالذي يحدث عن طريق التصوير الشعاعي للثدي يساعد في تحسين معدلات النجاة. فبرامج الكشف المبكر عن سرطان الثدي التي تتضمن استخدام التصوير الشعاعي للثدي يمكن أن تخفض نسبة الوفيات الناجمة عن الإصابة بسرطان الثدي من 35% إلى 40% بين النساء المتقدمات في السن (,Strax, 1984; S. Shapiro Venet, Strax, vent & Roaser, 1985)، مع أن نسبة الوفيات بين النساء الأصغر لا يبدو أنها تتأثر بدرجة كبيرة من جراء القيام بالتصوير الشعاعي.

تحفيز النساء على القيام بالتصوير الشعاعي:

Getting Women to Obtain Mammogram

لسوء الحظ، فإن الالتزام بالتوصيات المتعلقة بالتصوير الشعاعي متدن. وتقدر نسبة النساء اللائي قمن، ولو لمرة واحدة، بإجراء التصوير الشعاعي للثدي ممن بلغن عمر الخمسين أو أكثر بـ 38% فقط (Dawson & Thompson, 1990). وعدد أقل من النساء هن اللواتي تلقين توصية بإجراء التصوير الشعاعي للثدي (,Fullerton, Kritz-Silverstein, Sadler, & Barrett-Connor, 1996; Kornguth, Keefe & Conaway 1996).

وقد لوحظ لسوء الحظ، أن القيام بالتصوير الشعاعي للثدي يقل مع التقدم بالعمر، مع أن خطر التعرض لسرطان الثدي يزداد مع الزيادة بالعمر (Ruchlin, 1997). فالخوف من الإشعاع، والإحراج من التصوير، والألم المتوقع، والقلق (M. D. Schwartz, et al., 1999)، والأهم من ذلك جميعاً، ما يتعلق بموضوع التكاليف، وخصوصاً بين النساء الفقيرات، جميعها تعمل كمعوقات للقيام بالتصوير الشعاعي المنتظم للثدي (Fullerton et al., 1996; Lantz, Weigers & House, 1997). كما أن قلة الوعي، والوقت، والحوافز، وتوفر الإمكانية للقيام بالتصوير من الأمور التي تلعب أيضاً دوراً مهماً.

نتيجة لذلك، اهتمت الأبحاث بالتركيز على كيفية زيادة استخدام النساء لخدمات التصوير الشعاعي للثدي (Mammographic Services). إن استخدام الحوافز المشجعة للنساء للقيام بالتصوير الشعاعي للثدي أدى إلى تحقيق نتائج فعالة. ففي إحدى البرامج، لوحظ أن تقديم مجموعة نشرات تحوي معلومات عن التغذية كحافز لعمل موعد لإجراء التصوير الشعاعي ، ساعد على حدوث زيادة واضحة في عدد المتقدمات للتصوير (J. A. Mayer& Kellogg, 1989).

إن التغير في الاتجاهات إزاء التصوير الشعاعي للثدي قد يزيد من احتمال القيام بعمل الصورة الشعاعية للثدي. وبالتحديد، فإن نموذج المعتقد الصحي (Health Belief Model)، وخصوصاً فيما يتعلق بالاتجاهات نحو الفوائد التي يحققها التصوير الشعاعي، وقلة العوائق التي تحول دون القيام بالتصوير، ارتبط ارتباطاً كبيراً بزيادة الإمكانية للقيام بذلك (Champion & Springston, 1999; Branstetter, Schroeder, & Glasgow, 1996).

واستنادا إلى نظرية السلوك المخطط، يمكن التنبؤ أيضاً بوجود الميل إلى القيام بالتصوير الشعاعي المنتظم. فالنساء اللواتي يحملن اتجاهات إيجابية نحو التصوير الشعاعي للثدي، واللواتي يعتقدن أن المعايير الاجتماعية السائدة تؤيد القيام بهذا الإجراء، أكثر ميلاً للالتزام ببرنامج للتصوير الشعاعي (Montano & Taplin, 1991). كما يمكن الاستناد إلى نظرية بروشاسكا (عبر النظرية) في تغيير السلوك (Prochaska's Transtheoritcal Theory of Behavior Change) (أنظرا الفصل الثالث) للتنبؤ بقرار الاشتراك ببرنامج التصوير، وبنجاح إجراءات التدخل إذا عدلت بحيث تلائم مرحلة الاستعداد التي تمر بها المشاركات (Champion & Springston, 1999; Rakowski, Fulton, & Feldman, 1993).

ولكن الاكتفاء بإجراءات التدخل مع النساء قد لا يغير بشكل جوهري من معدلات المشاركة في برنامج التصوير الشعاعي للثدي (Mammography Screening Programs)، إذا لم يرافق إجراءات التدخل هذه تغيير في نظام الرعاية الصحية. فالتصوير الشعاعي للثدي لم يتم دمجه بشكل كاف مع معايير الرعاية الصحية للنساء المسنات. وبدلاً من تلقي المرأة لجميع الفحوص الضرورية من خلال مراجعة طبيب واحد، كما هو الأمر بالنسبة للرجال، فإن على المرأة أن تقوم بعمل ثلاثة مواعيد على الأقل؛ إحداها مع طبيب عام، وآخر مع طبيب نسائي، والثالث مع مركز التصور الشعاعي. إن النساء اللواتي ينتمين إلى الأقليات، والنساء المسنات، هن الأكثر تأثراً في مثل هذه الظروف، لعدم ارتباطهن بانتظام بمؤسسة محددة للرعاية الصحية (Champion, &Springston, 1999; National Cancer Institute Breast Cancer Screening Consortium, 1990). كما أن إجراءات التدخل يجب أن توجه إلى المختصين في ميدان الرعاية الصحية، للتأكد من قيام الأطباء بإجراء تحويل روتيني للنساء المسنات إلى مراكز التصوير الشعاعي للثدي. كما يجب أن تعمد خدمات الرعاية الصحية إلى خفض تكاليف التصوير الشعاعي للثدي، بحيث يكون التصوير أقل كلفة، وميسرا للنساء

المسنات، واللواتي ينتمين إلى فئات الدخل المتدني (Fullerton, et al., 1996). فقد بينت إحدى الدراسات، أن قيام النساء المسنات بالتصوير الشعاعي، ازداد بشكل جوهري عندما قام الأطباء بتوزيع نشرات مقترنة بنماذج تحويل مباشرة، وملصقات للتقويم الشخصي (روزنامات) (Preston et al., 1998).

الفحص الذاتي للخصية: Testicular Self-Examination (TSE)

إن سرطان الخصي هو أكثر أنواع السرطان انتشاراً بين الرجال في الأعمار بين (15-35) عاماً. وهو أحد الأسباب الرئيسة المؤدية للموت بين الرجال في هذه الفترة من العمر. علاوة على ذلك، هناك تزايد في حدوث هذا النوع من السرطان (National Cancer Institute, 1987). ولكن نسبة الشفاء ترتفع في حال القيام بالكشف المبكر (Friman & Christophersen, 1986). لذا، فإن إجراءات التدخل التي تسعى إلى تحسين فرص الكشف المبكر، تعتبر أمراً في غاية الأهمية.

وعادة ما تظهر أعراض سرطان الخصية على شكل كتل صغيرة غير مؤلمة في المنطقة الأمامية أو على جانبي الخصية أو كلتا الخصيتين. يصاحب ذلك شعور بوجود ثقل في الخصية مع شعور بالحكة في أصل الفخذ، وتجمع السائل أو الدم في الكيس الصفني (Scrotal Sac)، والإحساس بالألم في الحالات المتقدمة (Hongladrom & Hongladrom, 1982).

وعموماً لا يتوفر لدى الشباب الصغار وعيا كافيا بخصوص إمكانية تعرضهم لخطر الإصابة، كما أنهم لا يملكون إلماما كافيا بالمعايير الصحية الملائمة بحيث يتمكنون من اتخاذ الاحتياطات الضرورية لتقليل مخاطر تعرضهم للإصابة. لذلك فإن تقديم الإرشادات حول كيفية إجراء الفحص الذاتي للخصية (Testicular Sel-Examination) يحقق فائدة كبيرة. ومن عدة نواحي، فإن الفحص الذاتي الفعال للخصية يشبه تماماً الفحص الذاتي الفعال للثدي. إنه يتطلب أن يصبح الفرد على ألفة بسطح وتركيب ومكونات الخصيتين. فالفحص يتم أثناء القيام بأخذ حمام دافيء، وفحص كلتا الخصيتين عن طريق تدوير الخصية بين إصبعي الإبهام والسبابة لتحديد ما إذا كان جميع السطح خالياً من الكتل (Hongladrom, 1982).

إن بضع دراسات قامت بتنفيذ إجراءات التدخل لتقييم أو لتحسين المهارة في إجراء الفحص الذاتي للخصية. وانطلاقاً من نظرية السلوك المخطط، وجد بروبيكر وويكرشام (Brubaker & Wickersham, 1990)، بأن الرجال يكونون أكثر ميلاً للقيام بالفحص الذاتي للخصية، إذا كان لديهم اعتقاد بأن هذا الفحص سوف يقلل من مخاطر تعرضهم للإصابة بسرطان الخصية، وإذا كان لديهم اعتقاد بأن الآخرين يؤيدون قيامهم بهذا الفحص (المعايير الذاتية). لذلك قام الباحثان بتزويد عينة البحث من الرجال برسالة إقناعية مستندة إلى نظرية السلوك المخطط، تؤكد على أهمية الفحص الذاتي للخصية في الكشف المبكر عن سرطان الخصية، وفي نجاح العلاج، والشفاء من المرض. فتبين من نتيجة الدراسة نجاح الرسالة في زيادة القيام بممارسة الفحص الذاتي للخصية. وفي دراسة أخرى، قام فرايمان ورفاقه (Friman, Finney, Glasscock, Weigel & Christophersen, 1986) بتزويد مجموعة من الشباب اليافعين بقائمة شطب (Checklist) مختصرة حول مهارات القيام بالفحص الذاتي للخصية (TSE)، فوجدوا أن التدخل التثقيفي يؤدي إلى حدوث زيادة جوهرية في فعالية الفحص الذاتي للخصية، وإلى استمرار ممارسة الفحص الذاتي على المدى البعيد. بناء على

هذه النتائج، فإن الحاجة تبدو واضحة إلى زيادة القيام بهذه الممارسة، والاهتمام بتحسين مهارة الفحص الذاتي، وضرورة القيام بهذا السلوك الصحي بشكل متكرر كترتيب وقائي.

استخدام الوسائل الواقية من الشمس: Sunscreen Use

شهدت السنوات الثلاثون الماضية زيادة في حالات الإصابة بسرطان الجلد في الولايات المتحدة، إذ بلغت تقريباً أربعة أضعاف ما كانت عليه في السابق. والعامل الرئيسي للإصابة بسرطان الجلد معروف تماماً، فالإفراط في التعرض للأشعة فوق البنفسجية (Ultraviolet Radiation). والعيش أو قضاء الإجازة في منطقة خط العرض الجنوبي، والقيام بنشاطات في الأماكن المكشوفة خارج المباني، أو التعرض للشمس بهدف زيادة اسمرار البشرة، أو المشاركة في أي شكل من أشكال النشاط الذي يزيد من تعرض الفرد لأشعة الشمس (Jones & Leary, 1994)، جميعها من الأمور التي تزيد من احتمال الإصابة بسرطان الجلد. نتيجة لذلك، كثف علماء النفس الصحي من الجهود الموجهة لتشجيع الممارسات الواقية من الشمس. فتضمن ذلك تنفيذ إجراءات التدخل التثقيفية المعدة لتوعية الناس حول مخاطر سرطان الجلد، والاستخدام الفعال للوسائل الواقية من الشمس لتخفيف المخاطر (e.g. R. C. Katz & Jernigan, 1991). واستناداً إلى معلوماتنا حول التدخل في الاتجاهات المتعلقة بالعادات الصحية الأخرى، فإن التثقيف لوحده لا يحقق النجاح المطلوب (Jones & Leary, 1994).

إن المشكلة بإقناع الناس للقيام بممارسات تحميهم من التعرض الضار لأشعة الشمس، منشؤها أن الناس يعتبرون السمرة (Tan) الناتجة عن التعرض للشمس أمرا جذابا. وفي الحقيقة يعتبر الشباب اليافعون أن البشرة التي تعرضت للشمس بدرجة كبيرة صحية وجذابة، أكثر بكثير من البشرة التي لم تتعرض للشمس (Broadstock, Borland & Gason, 1992). كما أن الشباب اليافعين الذين يعطون أهمية خاصة لمظهرهم الجسمي، والذين يعتقدون بأن تسمير البشرة يزيد من جاذبيتهم، هم أكثر تعرضاً للأشعة فوق البنفسجية (Leary & Jones, 1993). وحتى أولئك الناس الذين يقتنعون بأهمية الممارسات التي تحمي من أخطار التعرض للشمس، غالباً ما يمارسون ذلك بشكل غير كامل. فالكثيرون يستخدمون وسائل غير كافية للوقاية من الشمس (Sun Protection Factors-SPF)، وقليلون هم الذين يستخدمون المواد الواقية من الشمس، على الأغلب، لدى القيام بنشاطات خارج المباني في الأماكن المكشوفة (Wichstrom, 1994). ومع ذلك، فإن العامل الرئيسي الذي يؤثر في قيام الفرد باستخدام الوسائل الواقية من الشمس، هو نوعية جلده. وهل هو من النوع الذي يحترق لدى التعرض للشمس، أم أنه يحترق ثم يصبح أسمر، أو يسمر دون أن يحترق؟ (Clarke, Williams, & Arthey, 1997). وهذا يعطي مؤشراً إلى أن الناس بدأوا يدركون المخاطر التي يمكن أن يتعرضوا لها.

ويتأثر الاستخدام الفعال للمواد الواقية من أشعة الشمس بعدد من العوامل. ومن بين هذه العوامل، المدركات التي يحملها الناس بخصوص حاجتهم لهذه المواد الواقية، ومدركاتهم حول مدى فعاليتها في الوقاية من الإصابة بسرطان الجلد، والمعايير الاجتماعية المتعلقة باستخدامها (Turrisi, Hillhouse, Gebert, & Grimes, 1999). وبذلك، فإن الاتصالات التي تدعم هذه المدركات، قد تساعد في زيادة الممارسة (K. M. Jackson & Aiken, 2000).

كما تبين أن الاتصالات مع المراهقين والشباب الصغار، التي تركز على الفوائد التي يحققها استخدام الوسائل الواقية من الشمس، في تحرير الفرد من مخاوف الإصابة بسرطان الجلد، أكثر نجاحا من تلك التي تؤكد على المخاطر الناجمة عن عدم الاستخدام للواقيات من أشعة الشمس (Detweiler, Bedell, Salovey, Pronin,& Rothman, 1999). فعندما يتم التركيز على المخاطر، يكون من المهم التأكيد على الآثار السلبية المباشرة للعادات السيئة الضارة بالصحة، أكثر من الآثار البعيدة المدى المتمثلة بالإصابة بالأمراض المزمنة. نظرا لأن اهتمام المراهقين والشباب الصغار ينصب على التأثيرات المباشرة.

وهذا الأمر قد ينطبق بشكل خاص على استخدام الوسائل الواقية من الشمس. تمشياً مع هذا التصور، قام جونز وليري (& Jones Leary, 1994) بتكليف مجموعة من طلبة الجامعة بقراءة مقالة تؤكد على المخاطر الصحية البعيدة المدى الناجمة عن التعرض للشمس. وطلب من مجموعة أخرى أن تقدم وصفاً لكيفية حدوث التغيير (الاسمرار) في لون البشرة نتيجة التعرض للشمس. في حين قامت الثالثة بالتركيز على ذكر النتائج العكسية القصيرة المدى التي تحدث مباشرة على المظهر الجسدي؛ مثل زيادة التجاعيد (Wrinkles)، ونقص مرونة الجلد. بينت النتائج أن قراءة المقالة التي ركزت على النتائج المباشرة للتعرض للشمس على المظهر الجسمي، كان تأثيرها أكثر وضوحاً في قيام المجموعة بتغيير اتجاهاتها إزاء التعرض لأشعة الشمس، إذ أصبحت تراعي عوامل السلامة لدى تعرضها للأشعة.

ومع زيادة إلمامنا بالعوامل التي تؤدي للإصابة بمرض السرطان، فإن أساليب الوقاية، والسلوكيات التي تساعد في الكشف المبكر عنه سوف تكتشف أيضا. فالممارسة الجنسية الآمنة التي ينصح دليل فيروس نقص المناعة البشري (-Human Immuno Dificiency Virus HIV) باتباعها، تعتبر أيضاً من العوامل المهمة للوقاية من الإصابة بالفيروس المرتبط بحدوث سرطان عنق الرحم -Human Papillomavirus) (HPV) الذي يصيب النساء (S.M. Miller, Mischel, O'Leary & Mills, 1996). وكما تمت الإشارة إليه، فقد تبين أن ممارسة التمارين، تقلل من احتمال الإصابة بأنواع معينة من السرطان، علماً بأن الكيفية التي يحدث بها ذلك ما زالت غير معروفة. وهذه النقاط تؤكد الحقيقة بأن كثيراً من العادات السلوكية، وحتى تلك العادات المرتبطة مباشرة بمخاطر صحية معينة، قد يكون لها تأثيرات إيجابية أخرى على الصحة.

المحافظة على نظام تغذية صحي: Maintaining a Healthy Diet

إن تطوير نظام تغذية صحي والمحافظة عليه يفترض أن يكون هدفا لكل فرد، لأن السمنة (Obesity)، والتي تعتبر من العوامل التي يمكن التحكم بها، تسبب التعرض لكثير من المخاطر الرئيسة المسببة للموت، وتقوم بدور جوهري يساهم بالتعرض للكثير من الأمراض. ومع ذلك فإن ما نسبته 35% فقط من المجموع السكاني هم الذين يتناولون الفواكهَ والخضار، بمعدل خمس مرات في اليوم وفقا لما يوصى به. ويقدر الخبراء أن التغذية التي لا تراعي القواعد الصحية، مسؤولة عن أكثر من (300000) حالة وفاة في كل عام (Centers for Disease Controle and Prevention, 2000b; National Center for Health Statistics,1999). كما يشكل تغيير نظام التغذية عاملا مهما بالنسبة للأشخاص المصابين أو المعرضين لخطر الإصابة بأمراض القلب والشرايين، وضغط الدم، والسكري، والسرطان (Center for the Advancement of Health, 2000h).

أهمية نظام الحمية: Why is Diet Important?

لقد تبين أن نظام التغذية له علاقة بتطور العديد من الأمراض. ولعل الارتباط بين الغذاء ومستوى الكوليسترول الكلي (Total Serum Cholesterol) في الدم، والبروتين الدهني المنخفض الكثافة (Low- Density Lipid Protein)، يعتبر من أكثر الأمور المعروفة على وجه التحديد. ومع أن التغذية تشكل أحد العوامل التي تتقرر في ضوئها الصيغة الدهنية (Lipid Profile)، إلا أنها تشكل عاملا مهما ما دام ارتفاع مستوى الكوليسترول الكلي في بلازما الدم، ومستوى البروتين الدهني المنخفض الكثافة يعتبران من العوامل المهددة بخطر التعرض لأمراض القلب والشرايين التاجية، وفرط ضغط الدم. لذا فإن توجيه الجهود لتعديل هذه الأمور يعتبر من الأولويات الرئيسة. فالملح من العوامل التي تبين أن لها علاقة بفرط ضغط الدم وبأمراض القلب والشرايين (Jeffery, 1992; M. R. Law, Frost, & Wald, 1991). وقد يكون للغذاء دور في حدوث الموت الفجائي، لأن مخاطر حدوث التخثر الشرياني قد تزداد بعد تناول وجبة غنية بالدهون (G. J. Miller et al., 1989).

كما تبين أن نظام التغذية له علاقة في تطور عدة أنواع من السرطان، كسرطانات القولون، والمعدة، والبنكرياس، والثدي (Steinmetz, Kushi, Bostick, Folsom, & Potter, 1994). وتشير التقديرات إلى أن دور التغذية في الاصابة بالسرطان يزيد على 40% (Fitzgibbon, Stolley, Avellone, Sugerman, & Chavez, 1996).

وقد تشكل التغذية السيئة مصدر إشكال، خصوصا إذا تزامنت مع وجود عوامل تهديد أخرى. فالضغط على سبيل المثال، قد يزيد من تكون الدهون (Dimsdale & Herd, 1982). كما أن مستويات الدهون قد تؤثر في الوظائف العقلية؛ وعلى وجه التحديد، فقد يقدم تركيز الكوليسترول بالدم دليلا على مستوى التغذية المهمة للأداء العقلي الكفؤ (Muldoon, Ryan, Matthews, Manuck, 1997).

ومما يبعث على الارتياح، المعرفة بأن التغذية السليمة تساعد على تحسن الصحة. فالتغذية الغنية بالألياف، على سبيل المثال، قد تقي الفرد من السمنة، وأمراض القلب والشرايين التاجية، وذلك من خلال خفض مستوى الإنسولين (Ludwig et al., 1999). وقد يساعد تعديل نظام التغذية على خفض مستوى الكوليسترول (Carmody, Matarazzo, & Istvan, 1987)، وهذا الانخفاض قد يساعد بدوره على تقليل خطر التعرض لتصلب الشرايين (Atherosclorosis). وبعض الدراسات توصلت إلى أن تخفيض مستوى الكوليسترول من خلال إجراءات التدخل، أو من خلال الجمع بين التدخل عن طريق تناول الأدوية، واتباع نظام تغذية غير مشبع بالكوليسترول والدهون، يقود إلى تقليل حدوث الأمراض والموت المتسبب عن الإصابة بأمراض القلب (e.g. Lipid Research Clinics Program, 1984; World Health Organization European Collective Grou, 1982). ومع هذا، فإن الدلائل ليست متسقة (Taubes, 2001).

مقاومة التعديل في نظام التغذية: Resistance to Modifying Diet

عندما يوصى المريض المصاب بمرض مزمن بتعديل نظام تغذيته، فإن عليه أن يراعي اتباع هذه التوصية طوال سنوات حياته. ومع ذلك فإن دفع الناس لتغيير نظام تغذيتهم يعتبر من الأمور الصعبة، حتى عندما يكونوا معرضين لمخاطر

الإصابة بأمراض القلب والشرايين التاجية (CHD)، أوعندما يوجههم الأطباء للقيام بذلك. وفي واقع الأمر، يميل الناس على الأغلب إلى التحول لاتباع نظام تغذية غير مشبع بالكوليسترول، والدهون، والسعرات، والمواد الإضافية، وغني بالألياف، والفواكه، والخضار، بدافع تحسين مظهرهم، أكثر من الحفاظ على صحتهم. ومع ذلك فإن أكثر من نصف الأمريكيين البالغين يراعون اتباع التوصيات المتعلقة بتقليل استهلاك الدهون، والصوديوم، وزيادة استهلاك الألياف، والفواكه، والخضار (Kumanyika et al., 2000). ومع هذا، فإن هناك مؤشرات تبين أن الناس يقومون بالتعويض عن نقص الدهون في الأغذية التي يتناولونها، من خلال تناول أغذية أخرى (Taubes, 2001). نتيجة لذلك، فإن الدلائل التي تبين أن الأغذية التي تحوي كمية متدنية من الدهون تخفف من السمنة، وتطيل العمر، أمر لم يحسم بعد (Taubes, 2001). وإن أي جهد يوجه لتغيير نظام التغذية، لا بد وأن يراعي هذه المؤثرات الموازية.

والصعوبة الأخرى التي نواجهها لدى محاولة تعديل نظام التغذية، ترتبط بمشكلة الحفاظ على التغيير. فالالتزام بالنظام الجديد في التغذية، قد يكون كبيرا في بادىء الأمر، ولكنه يتناقص مع مرور الوقت. وأحد هذه الأسباب يعود إلى العوامل التي تعطل جميع الجهود التي تسعى لتغيير العادات السيئة في التغذية؛ مثل عدم إعطاء أهمية كافية للمراقبة البعيدة الأمد، ولاستراتيجيات الوقاية من الانتكاس. وفي حالة الحمية، فإن عوامل أخرى تتدخل أيضا؛ فالإدارة الذاتية (Self Management) تشكل عاملا جوهريا، لأن التوصيات المتعلقة بالتغذية قد تتم مراقبتها بطريقة غير مباشرة، فقط، من قبل السلطات الطبية، من الأطباء مثلا، الذين يستندون إلى معايير عامة فقط، للحكم على مدى الالتزام، ومن هذه المعايير الاعتماد على قياس مستوى الكوليسترول (Carmody et al., 1987). إن توفر درجة كبيرة من الإحساس بالفعالية الذاتية (أي اعتقاد الفرد بأنه قادر على تغيير نظام تغذيته)، والمساندة الأسرية، وإدراك اهمية تغيير نظام التغذية في تحقيق الفوائد الصحية، جميعها من العوامل المهمة جدا للنجاح في الالتزام بتغيير نظام التغذية المتبع (E. S. Anderson, Winett, & Wojcik, 2000; Steptoe, Doherty, Carey, Rink, & Hilton, 2000).

ويمكن أن تكون بعض التوصيات المتعلقة بالتغذية قاسية، ومتكررة على نحو متواتر، ومكلفة، ومن الصعب إيجادها أو تحضيرها. وقد يتطلب الأمر حدوث تغيير جذري في نظام التسوق، والتخطيط في إعداد الوجبات، وطرق طهي الأطعمة، وعادات الأكل. إضافة لذلك، فقد يكون من الصعب تغيير المذاق، فتفضيل الأطعمة الغنية بالدهون من الأمور الراسخة، مما يجعل الناس يميلون لاستهلاك كميات أكبر من الأطعمة التي أخبروا أنها غنية بالدهون من الأطعمة الأخرى التي أخبروا بأنها لا تحوي كميات كبيرة من الدهون، حتى عندما تكون هذه المعلومات غير صحيحة (Bowen, Tomoyasu, Anderson, Carney, & Kristal, 1992). إن الإحساس المتدني بالفعالية الذاتية، وتفضيل اللحوم، والمستوى المتدني من الوعي الصحي، والاهتمام الضعيف في التعرف على أنواع جديدة من الأطعمة، ونقص الوعي بالعلاقة ما بين عادات الأكل والمرض، جميعها من العوامل التي ترتبط بالعادات الغذائية السيئة (Hollis, Carmody, Conno, Fey, & Mattarazzo, 1986).

كما قد ينشأ عن بعض التغييرات في نظام التغذية تغيير في الحالة المزاجية والشخصية. فهناك دلائل عديدة تشير إلى أن اتباع نظام غذائي لا يحتوي على الكوليسترول قد يساهم في ظهور المزاج السيء، وفي حدوث المشكلات السلوكية. وقد يرجع عدم وجود الرغبة عند الناس لتناول الأغذية التي لا تحتوي عل نسبة عالية من الكوليسترول إلى ما ينشأ لديهم من

إحساس بالتوتر بعد تناولهم لهذه الوجبات. وقد يسبب نظام التغذية تغييرا في الناقلات العصبية (Neurotransmitters) التي بدورها تؤثر في الحالة المزاجية.

ووفقا لما تقترحه نتائج بعض الدراسات، فعلى الرغم من أن التغذية التي تحوي نسبة متدنية من الكوليسترول قد تقلل من معدلات الإصابة بالنوبة القلبية، إلا أنها قد تساهم في حدوث الوفيات الناتجة عن عوامل سلوكية، كالانتحار، والحوادث، والجرائم (K. W. Davidson, Reddy, McGrath, & Zitner, 1996). فالأبحاث التي أجريت على القرود تشير إلى أن الأغذية التي تفتقر إلى الدهون قد تزيد من السلوك العدواني (J. R. Kaplan, Manuck, & Shively, 1991)، ولعل السبب المحتمل لمثل هذه التأثيرات يرجع إلى أن الحمية تؤدي إلى إنتاج مستويات أقل من السيروتونين (Serotonin) في الدماغ (Muldoon, Kaplan, Manuck, & Mann, 1992). كما تبين أن المستويات المتدنية من الكوليسترول، ترتبط بالزيادة في احتمال ظهور أعراض الاكتئاب لدى الرجال أيضا (Lavigne, et al., 1999; Steegmans, Hoes, Bak, Vander Does, & Grobbe, 2000).

فالصراع حول التوصيات المتعلقة بالحمية ذاتها، قد يقوض الالتزام بها. كالأفكار المتناقضة، على سبيل المثال، المتعلقة بقوة العلاقة بين الكوليسترول وأمراض القلب، وحول ما إذا كان من الممكن تخفيض الكوليسترول عن طريق اتباع نظام تغذية معين، وما إذا كان يتوجب على الأفراد الذين لديهم أعراض الكوليسترول، القيام بعمل تغييرات جذرية في سلوكهم (Becker, 1987). ومع ذلك، فإن الأمر الواضح فيما يتصل بالعلاقة بين التغذية والصحة، يعني أن تغيير نظام التغذية يشكل أولوية رئيسة، بالنسبة للكثير من الناس.

التدخل لتعديل نظام التغذية: Intervention to Modify Diet

الكثير من الجهود التي تبذل بهدف تعديل نظام التغذية استجابة لمشكلة صحية ما، أو خوفا من التعرض لمخاطر صحية معينة تحدث على المستوى الشخصي. وعادة ما يتدخل الأطباء، والممرضات، واختصاصيو التغذية، وغيرهم من الخبراء، لمساعدة المرضى المعرضين لمخاطر صحية تتعلق بالتغذية. كما يحدث مثلا في حالات الإصابة بمرض السكري، وأمراض القلب والشرايين التاجية (CHD)، وفرط ضغط الدم. إن أية جهود لتغيير نظام التغذية لا بد وأن تبدأ بالتثقيف، والتدريب على القيام بالممارسة الذاتية. نظرا لأن كثيرا من الناس لا يدركون أهمية الدور الذي تحتله مواد غذائية معينة، ومقدار ما يحتويه غذاؤهم من هذه المواد؛ إذ تبين على سبيل المثال، أن تقديرات الناس لكميات الدهون التي يتناولونها غير دقيق (O'Brien, Fres, & Bowen, 2000). وكثيراً ما تلجأ إجراءات التدخل المعرفية-السلوكية إلى إحداث الكثير من التغيير في نظام التغذية. وهذه الإجراءات تتضمن المراقبة الذاتية، والتحكم بالمثيرات، والتعاقد المشروط (Contingency Contracting)، مقترنة باستراتيجيات مقاومة الانتكاس في المواقف التي يزيد فيها خطر التعرض لحدوث الانتكاس؛ كالحفلات، والمناسبات الأخرى التي تتوفر فيها الأغذية الغنية بالدهون.

ومن الطرق الأخرى التي توظف في إحداث التغيير في نظام التغذية، ذلك التصور الذي اقترحه بروشاسكا في نموذج مراحل التغيير عبر النظري (Prochaska Transtheoretical Stages of Change Model). حيث يفترض ضرورة توظيف استراتيجيات تدخل تختلف باختلاف المرحلة التي يمر بها الأفراد. إذ بينت الدراسات أن الأفراد الذين تعرضوا لفحص نسبة الكوليسترول بالدم، وأجابوا على استبانة بهدف تقييم أسلوبهم في التغذية، وكانوا يعتزمون القيام بتغيير نظام تغذيتهم، كانوا أكثر ميلا للالتحاق ببرامج التدخل، من الأفراد الذين

كانوا في مرحلة ما قبل العزم (B. S. McCann et al., 1996). كما أن إجراءات التدخل التي كانت تركز على زيادة تناول الفواكه والخضار، بينت أن أولئك الذين كانوا في مرحلة العزم كانوا أكثر تقبلا لإحداث التغيير (;Laforge, Greene, & Prochaska, 1994; Cullen, Bartholomew Parcel, & Koehly, 1998).

إجراءات التدخل من خلال الأسرة: Family Interventions

بدأت الجهود الحديثة التي تسعى للتدخل من خلال التغيير في العادات الغذائية لدى الافراد الأكثر عرضة لخطر الإصابة بأمراض القلب تتجه نحو التركيز على جماعة الأسرة (Carmody, Istvan, Matarazzo, Connor & Connor, 1986). وهناك عدة أسباب قيمة تدعو إلى التركيز على الأسرة لدى توجيه إجراءات التدخل. فلدى قيام جميع أفراد الاسرة بالالتزام والمشاركة في تغيير نظام تغذيتهم، يصبح التزام الشخص المستهدف بالتغيير أكثر سهولة أيضاً (D. K. Wilson & Ampey-Thornhill, 2001). والأهم من ذلك فإن المظاهر المتعددة لنظام التغذية تتأثر بأفراد الاسرة المختلفين. فعلى الرغم من أن الزوجات ما زلن يقمن في العادة بالتسوق وتحضير الطعام، إلا أن تفضيلات الأزواج تبقى من العوامل القوية في تقرير الأطعمة التي تتناولها الأسرة (Weidner, Archer, Healy & Matarazzo, 1985).

ووفق إجراءات التدخل الموجهة من خلال الأسرة، تلتقى الاسرة في العادة مع مرشد غذائي، لمناقشة الحاجة إلى تغيير نظام التغذية، والطرق الممكن اتباعها لتحقيق ذلك. ثم تقوم الأسرة بمناقشة التغييرات التي يمكنها القيام بها. وأحياناً فإن محاولات الأسرة للقيام بهذه التغييرات تتم بمشاركة أسر أخرى تقوم باتباع نفس الاجراءات، وذلك لمشاركتهم في المقترحات والمشاكل التي يواجهونها لدى إجراء التغيير في نظام تغذية العائلة. ومثل هذه المشاركة، قد تتضمن النشاطات الاجتماعية، أو المواد الغذائية التي يتم توفيرها في البيت - حواضر البيت (Potluck)،- مما يساعد على اشتراكهم، بالوصفات الغذائية وتحضير الطعام، وقد يستفيدون من النشرات الإعلامية المطبوعة، والرسائل الإخبارية، ونشرات الوصفات الغذائية، ودليل المستهلك للتعريف بمصادر الغذاء الصحي، والأفكار الجديدة في تحضير الوجبات الغذائية. مثل هذا التدخل الذي يتم من خلال العائلة يمكن أن يعد بتحقيق تغيير ذي قيمة في تعديل نظام التغذية (Carmody et al., 1986).

إجراءات التدخل الموجهة من خلال المجتمع: Community Interventions

الكثير من إجراءات التدخل يمكن تنفيذها على مستوى المجتمع. ففي إحدى الدراسات قام فوريت ورفاقه (,Foreyt, Scott Mitchell & Gotto, 1979) بتعريض الأفراد في منطقتي هاوستون (Hauston)، وتكساس لواحدة من أربعة أنماط من التدخل تضمنت تزويد المجموعة الأولى، بكتيب في التغذية يوضح الكيفية التي يمكن أن يقوم بها الأفراد بتغيير كمية الملح والكوليسترول التي يتناولونها. أما الثانية فتلقت دروساً منتظمة في التغذية، في حين تعرضت الثالثة لتدخل سلوكي تضمن مناقشات جماعية، وقدم للرابعة مزيجا من الطرق الثلاث. بينت النتائج أن جميع الأساليب المتبعة ساعدت على تقليل مستويات الكوليسترول المستهلكة مباشرة بعد حدوث التدخل. في حين لم تستمر أي من المجموعات

المشاركة باتباع السلوك الذي تم القيام به أثناء التجربة لاحقا. ومع أن دراسات أخرى أجريت على مستوى المجتمع توصلت إلى معدلات نجاح مشابهة، إلا أن أي منها لم يحدث تغييراً مؤثراً على المدى البعيد, أنظرا ايضاً (Reeves et al., 1983).

كما كشفت حملات التثقيف الغذائي التي جرى تنفيذها في الأسواق التجارية عن بعض النجاح. ففي إحدى الدراسات استطاع نظام معلومات غذائي تفاعلي مبرمج (Computarized, Interactive Nutritional Information System)، عرض في الاسواق التجارية، أن يقلل من شراء المواد الغنية بالدهون، وأن يزيد إلى حد ما من شراء المواد التي تحوي نسبة عالية من الألياف (Jeffery, Pirie, Rosenthal, Gerber, & Murray, 1982; Winett et al., 1991). ويقدم الإيضاح 4-1 وصفاً لبرنامج صمم لضبط الزيادة المفرطة في نسبة الدهون (Hyperlipidemia) عن طريق تعديل نظام التغذية.

إيضاح 4-1

التدخل في نظام التغذية لضبط نسبة الكوليسترول

Dietary Intervention to Control Cholesterol

لا بد وأنك سمعت أو قرأت عن دور الكوليسترول وتأثيره في إمكانية تعرض الفرد للسكتة القلبية. وفي الحقيقة أن هناك ثلاثة أنواع من الكوليسترول التي يبدو أن لها تأثيرات مختلفة. الأول يطلق عليه البروتين الدهني العالي الكثافة (High-Density Lipoproteins-HDL)، أو ما يعرف بالكوليسترول الجيد، ويبدو أن له دوراً في تخليص مجرى الدم من الكوليسترول الزائد وتقليل احتمالات التعرض للنوبات القلبية. ويبدو أن ممارسة التمارين تزيد من مستوى البروتين الدهني ذي الكثافة العالية (HDL) في مجرى الدم. والثاني هو البروتين الدهني ذو الكثافة المنخفضة (Low-Density Lipoproteins) أو ما يسمى الكوليسترول السيء، ويعتبر مسؤولاً عن انسداد الشرايين، مما يؤدي إلى الإصابة بالسكتة القلبية، والجلطات. وحديثاً كشفت الأبحاث عن نوع ثالث من الكوليسترول وهو البروتين الدهني A (Lipoprotein "A" - LP-A)، الذي يعمل على ما يبدو على زيادة كثافة الدم، وقسوة جدران الشرايين مسبباً زيادة في حدوث الجلطات والسكتات القلبية. وتبين أن هذا النوع أكثر تواجدا بين السود والآسيويين البيض. ولا يتم فحص هذا النوع بنفس الطريقة التي تتبع لفحص النوع الأول (HDL) أو النوع الثاني (LDL). ويوصى كل شخص لديه تاريخ يشير إلى تعرض أفراد من أسرته للإصابة بأمراض القلب في عمر مبكر، أو إلى وجود مستويات مرتفعة من البروتين الدهنـي من الصنف A (LP-A) إلى إجراء الفحص المبكر.

وتتجه الجهود إلى البروتين الدهني المنخفض الكثافة (LDL) من أجل خفض مستواه عن طريق الأدوية والاغذية التي تحوي نسبة متدنية من الدهون. وقد تمكن كونور وكونور (Connor & Connor, 1977) من تطوير نظام حمية يهدف إلى تقليل الكوليسترول في الأغذية التي يتناولها الشخص الأمريكي بكميات تتراوح بين (500 – 700) ملغم في اليوم إلى (100) ملغم. إضافة إلى حظر شديد على تناول الدهون.

وفي المرحلة الأولى من برنامج الحمية تستبعد جميع الأغذية التي تحوي نسبة عالية من الكوليسترول والدهون المشبعة (Saturated Fats)، مثل صفار البيض، والزبدة، أو شحم الخنزير، وأغلب اللحوم. وفي المرحلة الثانية تقلل كمية اللحوم من(12-16) أونصة في اليوم، إلى (6-8) أونصة. كما يشجع المريض على الامتناع عن تناول الجبنة التي تحوي نسبة عالية من الدهون. ويتم بشكل تدريجي تقديم وجبات نباتية من دون لحوم. أما في المرحلة الثالثة من الحمية، فيقلل استهلاك اللحوم بدرجة أكبر (من 3-4 أونصة في اليوم)، ويعوض عن ذلك بتناول الجبنة التي تحوي نسبة منخفضة من الكوليسترول. ولدى الوصول إلى هذه المرحلة يتم تناول وجبات تتكون بشكل رئيسي من الحبوب، والخضار، والفواكة، البقول، ومنتجات الألبان التي تحتوي على نسبة منخفضة من الدهون. إن مثل هذه البرامج في التغذية استطاعت أن تنجح في تخفيض نسبة البروتين الدهني المنخفض الكثافة (LDL). وحتى الآن ليس هناك نظام غذائي يمكن اتباعه في

علاج النوع الثالث من البروتين الدهني (LP-A). علما بأن العلاج الدوائي متوفر (Sposito, et al., 2001). كما أن تناول الأسبرين، والنبيذ الأحمر، بكميات معتدلة- حيث يعتقد حالياً أن لهما بعض الفوائد الصحية بالنسبة للفئات المهددة بخطر الإصابة بأمراض القلب- قد يكون له تأثير مباشر في التخفيف من تركيز النوع الثالث من البروتين الدهني (LP-A).

ومن الاتجاهات الأكثر حداثة في تعديل النظام الغذائي، القيام بتحديد مجموعات معينة يعتبر إحداث التغيير في نظام تغذيتها أمراً في غاية الأهمية، والقيام بتصميم أسلوب تدخل يوجه خصيصاً إليها. فعلى سبيل المثال، تبين أن المجموعات التي تقطن داخل المدينة، من ذوي الدخل المتدني من الأمريكيين الذين يرجعون إلى أصول إسبانية، هم أكثر عرضة لخطر الإصابة بالسرطان، بسبب نظام تغذيتهم. لذا تم تنفيذ برنامج تدخل وجه لأمهات الأطفال الصغار في هذه المجتمعات، عن طريق تعريضهن لبرنامج يهدف للوقاية من السرطان، ومصمم ليلائم النمط الثقافي الخاص بهن. استمر تطبيق البرنامج مدة (12) أسبوعا، روعي فيه التركيزعلى تشجيع تناول الأغذية التي تحوي نسبة متدنية من الدهون، ونسبة عالية من الألياف. حققت إجراءات التدخل باتباع هذا البرنامج نجاحاً كبيراً في خفض استهلاك الدهون (Fitzgibbon et al., 1996).

تنظيم تناول الطعام: The Regulation of Eating

تمتلك جميع الحيوانات بما فيها الإنسان أجهزة حساسة لتنظيم تناول الطعام. وقد سميت حاسة التذوق بالبوابة الكيميائية للتحكم بالأكل. وهي من أقدم أجهزة الحس، وتلعب دورا مهما في اختيار أطعمة معينة ورفض أخرى. إن تنظيم الأكل يتم من خلال عدة عمليات بيوكيميائية- وهي على وجه التحديد الأمينات الأحادية (Monoamines)، والناقلات العصبية (Schwartz, Woods, Porte, Seeley, & Baskin, 2000).

ومع أن الممرات الجزيئية التي تتحكم بكسب وفقدان الوزن غير مفهومة تماما، إلا أن لدى العلماء فكرة واضحة عن بعضها. فمن عوامل ضبط الوزن المهمة هو بروتين الليبتين (Protein leptin) الذي تفرزه الخلايا الدهنية. إذ تبين أن اللبتين يقوم بإعطاء إشارات للهيبوثلاموس تبين ما إذا كان هناك مخزون كاف من الطاقة أو إذا كان الجسم بحاجة إلى مزيد منها. وتقوم الخلايا المسؤولة عن تنظيم سلوك الأكل في الدماغ بالاستجابة للإشارات المرسلة من الهيبوثلاموس، لزيادة الشهية للطعام أو تقليلها. ويقوم اللبتين بكف عمل النيورونات التي تستثير الشهية للطعام وينشط تلك التي تعطل الشهية للأكل. إن هذه التأثيرات التي يحدثها اللبتين جعلت العلماء متفائلين بأن اللبتين قد يشكل وسيطا يمكن توظيفه في تخفيض الوزن، ومع ذلك فإن إمكانية توظيف اللبتين على المدى البعيد كعلاج دوائي في ضبط الوزن لم تحسم بعد (J. M. Friedman, 2000).

لماذا تعتبر السمنة مصدر خطر على الصحة؟ Why Obesity is a Health Risk?

ما هي السمنة؟ إن السمنة هي التراكم المتزايد في دهون الجسم. والعوامل التي تسبب هذا التراكم في الدهون مختلفة، وعموما يمكن القول بأن الدهون يجب أن تشكل ما بين 20% إلى 27% من أنسجة الجسم لدى المرأة. وحوالي 15% إلى 22% من أنسجة الجسم لدى الرجل. ويوضح الجدول (4-2) الدليل الذي تعتمده مؤسسات الصحة القومية لحساب مقاييس الجسم. وقياسا على هذه المؤشرات يمكن للفرد أن يقرر ما إذا كان لديه زيادة في الوزن أم لا.

جدول 4-2

هل تشكو من الزيادة في الوزن؟

Are You Overweight?

لمعرفة ما إذا كان وزنك ضمن المعدل الطبيعي، إبحث عن طولك في السطر الواقع إلى يمين ذراعك، وتحرك عبر السطر لتجد. إن القيم الموجود في السطر العلوي تعبر عن مؤشر الوزن، فإذا تراوحت ما بين 25-29, دل ذلك على وجود زيادة في الوزن. أما إذا بلغت قيمتها 30 وأكثر، فإنها تدل على أنك تعاني من السمنة.

مؤشر الوزن	19	20	21	22	23	24	25	26	27	28	29	30	35	40
الطول بالإنش							الوزن بالباوند							
58	91	96	100	105	110	115	119	124	129	134	138	143	167	191
59	94	99	104	109	114	119	124	128	133	138	143	148	173	198
60	97	102	107	112	118	123	128	133	138	143	148	153	179	204
61	100	106	111	116	122	127	132	137	143	148	153	158	185	211
62	104	109	115	120	126	131	136	142	147	153	158	164	191	218
63	107	113	118	124	130	135	141	146	152	158	163	169	197	225
64	110	116	122	128	134	140	145	151	157	163	169	174	204	232
65	114	120	126	132	138	144	150	156	162	168	174	180	210	240
66	118	124	130	136	142	148	155	161	167	173	179	186	216	247
67	121	127	134	140	146	153	159	166	172	178	185	191	223	255
68	125	131	138	144	151	158	164	171	177	184	190	197	230	262
69	128	135	142	149	155	162	169	176	182	189	196	203	236	270
70	132	139	146	153	160	167	174	181	188	195	202	207	243	278
71	136	143	150	157	165	172	179	186	193	200	208	215	250	286
72	140	147	154	162	169	177	184	191	199	206	213	221	258	294
73	144	151	159	166	174	182	189	197	204	212	219	227	265	302
74	148	155	163	171	179	186	194	202	210	218	225	233	272	311
75	152	160	168	176	184	192	200	208	216	224	232	240	279	319
76	156	164	172	180	189	197	205	213	221	230	238	246	287	328

المصدر: (Copyright, 1999, Los Angeles Times. Reprinted by permission)

أصبحت السمنة من الأمور الشائعة جدا، بحيث أنها جعلت سوء التغذية من أكثر العوامل المساهمة في انتشار الأوضاع الصحية السيئة في مختلف أنحاء العالم (Kopelman,2000). وقد نشأ الانتشار العالمي لوباء السمنة عن تضافر مجموعة من العوامل الجينية المهيئة للسمنة، وعن التوفر المتزايد للأغذية الغنية بالدهون والطاقة، وعن تدني مستوى النشاط الجسمي في المجتمعات المعاصرة (Kopelman, 2000). ففي خلال الخمسة عشر سنة الماضية، ازداد معدل وزن الراشدين في الولايات المتحدة حوالى 18 باوندا، وهذه الزيادة مستمرة في التصاعد بشكل سريع (Mokdad et al., 1999). ويعاني حالياً 60% من الأمريكيين من زيادة الوزن، ويعاني 27% من السمنة (Koretz, 2001)، كما أن النساء أكثر ميلا للمعاناة من الوزن الزائد أو السمنة من الرجال. أنظرا الشكل (4-2).

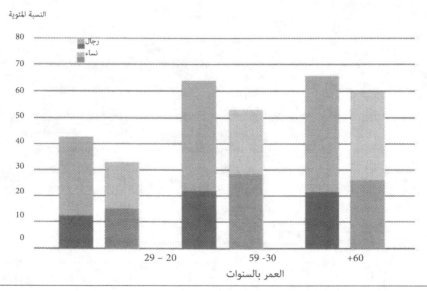

شكل 4-2 النسبة المئوية للسكان الذين لديهم زيادة في الوزن. ويتضمن ذلك ما يطلق عليه بالفئات الحدية للسمنة (Preobese) وهي الفئات التي يبلغ وزنها ما بين 250-299 باوندا. إن أكثر من نصف سكان الولايات المتحدة الذين تزيد أعمارهم عن 20 سنة يعانون من الزيادة في الوزن، وحوالي الربع منهم يعانون وفقا للتشخيص الاكلينيكي من السمنة (وهي الأقسام المظللة باللون الغامق من الأعمدة).

ومن الأمور التي تستحق الإشارة إليها، إحدى التحذيرات المتعلقة بمقاييس السمنة. فالسمنة تتقرر بمؤشر وزن الجسم، الذي يعتمد على الطول والوزن. وهناك الكثير من الأفراد الذين يمتلكون أجساما طويلة بحيث يتسمون باللياقة بدلا من السمنة. فعلى سبيل المثال ليس هناك من يعتبر أرنولد شوارتسينجر (Arnold Shwarzenegger) سميناً، ومع ذلك فإن مؤشر وزنه الجسمي يقرر أنه كذلك. فالنشاط الجسمي بالطبع هو العامل الرئيسي الذي يتقرر في ضوئه وجود اللياقة.

مخاطر السمنة: Risks of Obesity

تعتبر السمنة من العوامل التي تهدد بخطر التعرض للإصابة بعدة اضطرابات، سواء كان ذلك من خلال ما تحدثه من تأثيرات مباشرة، أو من خلال تأثيراتها في حدوث عوامل أخرى تهدد بخطر التعرض لاضطرابات، مثل فرط ضغط الدم، وزيادة مستوى الكوليسترول في البلازما (Kopelman, 2000). ويقدر بأنها مسؤولة عن حدوث زيادة في الوفيات في الولايات المتحدة تبلغ (300000) حالة وفاة سنويا (Allison, Fontaine, Manson, Stevens, & VanItallie, 1999). كما وجد أنها ترتبط بتصلب الشرايين, وفرط ضغط الدم, والسكري، وبعض أنواع السرطان، وأمراض المرارة، والشرايين. كما تزيد السمنة أيضاً من المخاطر التي يمكن التعرض لها أثناء إجراء العمليات الجراحية، وفي حالات التخدير، والحمل (Brownell & Wadden, 1992). ففي إحدى الدراسات تبين أن النساء اللواتي تزيد أوزانهن بنسبة 30% عن المعدل الطبيعي، تعرضن لأمراض القلب أكثر بثلاث مرات من أولئك اللواتي كانت أوزانهن ضمن المعدل الطبيعي أو أقل بقليل (Manson et al., 1990). وترتفع نسبة التعرض لخطر الإصابة بأمراض القلب لدى المدخنات اللواتي تزيد أوزانهن عن المعدل الطبيعي إلى خمس مرات مقارنة بغير المدخنات من النساء اللواتي تعد أوزانهن ضمن المعدل الطبيعي (Manson et al., 1990). ونظرا لارتباط السمنة بالإصابة بالأمراض المزمنة (وخصوصا الأمراض القلبية الوعائية، وأمراض الكلى، والسكري)، فإن السمنة لها علاقة بالوفيات المبكرة.

وحتى النساء اللواتي تزيد أوزانهن زيادة خفيفة عن المعدل الطبيعي فإنهن أكثر عرضة لمخاطر تطوير أمراض القلب والسكتة القلبية من النساء اللواتي تقل أوزانهن عن المعدل الطبيعي (Manson et al., 1990). إضافة لذلك، فإن كثيراً من المحاولات التي يتبعها الناس من تلقاء أنفسهم لتخفيف أوزانهم كحبوب تخفيف الوزن وغيرها من العلاجات، واتباع بدع معينة في التغذية، ونظام الـ يويو (Yo Yo Dieting) الذي يتسم بنوبات متكررة من فقدان الوزن واستعادة ما فقد، والصوم، وفقدان الشهية العصبي (Anorexia)، والشره المرضي (Bulimia)، جميعها تشكل مصدر خطر رئيسي. ويوضح الجدول (4-3) هذه المخاطر.

حتى الزيادة المعتدلة في الوزن يمكن أن تزيد من مخاطر التعرض للموت

الوزن بالباوندات	إحتمال الخطر
أقل من 120 باوند	أقل درجات التعرض للخطر
120 -149 باوند	%20 +
150 -160 باوند	%30 +
161 -175 باوند	%60 +
176 -195 باوند	%110 +
أكثر من 195 باوند	%120 +

مناطق تجمع الدهون: Where the Fat is?

إن الدلائل الحديثة لعلم الأوبئة (Epidemiologic Evidence) تبين أن تجمع الدهون في منطقة البطن في مقابل تجمعها في مناطق الردفين، والعجز، أو الفخذين، يشكل عاملاً قوياً يزيد من مخاطر التعرض للأمراض القلبية الوعائية، والسكري، وفرط ضغط الدم، والسرطان. وهذه الزيادة في الوزن تدعى أحيانا وزن الضغط (Stress Weight). فبعض الأبحاث تقترح بأن الأنسجة الدهنية في منطقة البطن تزداد بشكل خاص استجابة للضغوط (Rebuffe-Scrive, Walsh, McEwen & Rodin, 1992). فالأفراد الذين لديهم زيادة كبيرة في الوزن في منطقة الوسط بشكل خاص (يطلق عليهم أحيانا "التفاح" في مقابل "الكمثرى"، وهم الذين لديهم زيادة في الوزن في منطقة الردفين)، يستجيبون للضغط بدرجة أكبر، ويكونون أكثر عرضة للأمراض القلبية الوعائية (M. C. Davis, Twamley, Hamilton, & Swan, 1999)، وردود الفعل (التنشطية) العصبية الصماوية (Neuroendocrine) استجابة للضغط (Epel et al., 2000). إن استجابتهم للضغوط قد تشكل حلقة الوصل ما بين مخزون الدهون في منطقة الوسط، وزيادة خطر التعرض للأمراض.

إن ما يسمى بنظام الـ يو- يو (Yo-Yo) في الحمية يؤثر بشكل خاص على الدهون المتراكمة في منطقة البطن أكثر من تأثيره على الدهون المتراكمة في مناطق الجسم الأخرى (J. Rodin, Radke-Sharp, Rebuffe-Scrive, & Greenwood, 1990). وبقدر ما يساهم الضغط الذي لا يقع تحت السيطرة في تعرض المرء لخطر الموت من جراء الإصابة بأمراض فرط ضغط الدم والسرطان والسكري، والأمراض القلبية الوعائية، فإن الدهون التي تتراكم في منطقة البطن قد تعتبر مؤشرا على ما يمكن أن يتسبب به الضغط (Stress) من تدهور في الحالة الصحية.

العوامل المرتبطة بالسمنة: Factors Associated with Obesity

يتوقف حدوث السمنة على عدد وحجم الخلايا الدهنية في جسم الفرد. فعند أولئك الذين يتصفون بالسمنة بشكل معتدل، تكون الخلايا الدهنية كبيرة في العادة، ولكن عددها لا يكون اكثر من المألوف. في حين يكون عدد هذه الخلايا وحجمها كبير جداً لدى الاشخاص الذين يتسمون بالسمنة المفرطة (Brownell, 1982).

ولكن ما هي العوامل التي تحدد عدد وحجم الخلايا الدهنية والنزعة للسمنة؟ كثير من هذه العوامل تتطور في الطفولة المبكرة. وبالنتيجة، فإن الطفولة تشكل نقطة انطلاق لتطور القابلية للسمنة وذلك لعدة أسباب. أحدها يعود إلى أن عدد الخلايا الدهنية لدى الفرد يتقرر عادة في السنوات الأولى من حياة الفرد، ويكون ذلك إما بسبب العوامل الوراثية، أو بسبب عادات التغذية في المراحل العمرية المبكرة. ويؤدي العدد الكبير من الخلايا الدهنية إلى حدوث ميل واضح لتخزين الدهون. وبذلك يساعد على حدوث السمنة في الرشد. وفي المقابل فإن عادات التغذية السيئة في مرحلتي المراهقة والرشد تكون أكثر احتمالاً للتأثير في حجم الخلايا الدهنية ولكنها لا تؤثر في عددها.

علاقة تاريخ الأسرة بالسمنة: Family History and Obesity

لتاريخ الأسرة تأثير واضح في حدوث السمنة. فالوالدان اللذان يعانيان من الزيادة في الوزن يكون أولادهما أكثر ميلاً للسمنة من أولئك الذين تقع أوزانهم ضمن المعدل الطبيعي. وهذه العلاقة على ما يبدو تعود إلى عوامل جينية وغذائية (J. M. Meyer & Stunkard, 1994). وقد تم الحصول على هذه الدلائل حول تأثير العوامل الجينية من دراسات التوائم. إذ بينت هذه الدراسات أن التوائم التي ربيت منفصلة أظهرت النزعة للسمنة عندما اتصف آباؤهم الطبيعيون بالسمنة، حتى عندما كانت البيئة التي نشأوا فيها مختلفة تماما (Stunkard, 1988).

ويمكن الحد جزئياً من التأثير الجيني في حدوث السمنة من خلال التحكم في أسلوب التغذية. ففي دراسة أجريت على مجموعة من الأطفال الرضع، استمرت من الولادة إلى عمر سنتين، وجد فيها أجراس ومعاونوه (Agras, Kraemer, Berkowitz, Korner & Hammer, 1987)، أن الأطفال الذين تعرضوا للسمنة في فترة متأخرة تميز نمط سلوكهم في الرضاعة بالقسرية والحدة؛ إذ اتصف بالمص السريع والشديد ولفترة أطول، وتخلل عملية المص سورات غضب سريعة. نشأ عن هذا الأسلوب في الرضاعة أخذ كميات أكبر من السعرات وزيادة في الوزن. تبين هذه النتائج أن أسلوب الرضاعة الذي يظهر في مرحلة مبكرة، قد يعتبر مؤشراً لتأثير الاستعداد الجيني في تطور السمنة لاحقا. كما تبين أيضاً أن هناك استعدادات جينية لخزن الطاقة إما على هيئة أنسجة دهنية، أو أنسجة خالية من الدهون (Bouchard et al., 1990). إن تحديد دور الوراثة في السمنة يعتبر أمراً مهماً، لأنه يساعد على تحديد الأفراد الذين يفترض أن تتبع معهم إجراءات تدخل ملائمة لتنظيم أوزانهم.

ولكن تاريخ العائلة الذي يشير إلى وجود السمنة لا يتضمن بالضرورة أن هذه العائلة لديها جينات للسمنة. فعلى سبيل المثال، بينت إحدى الدراسات أن 44% من كلاب الأفراد الذين يتصفون بالسمنة، كانت أيضاً تتصف بالسمنة، في مقابل 25% فقط من الكلاب التي يمتلكها أشخاص أوزانهم ضمن المعدل الطبيعي (E. Mason, 1970). فهناك عوامل عديدة في داخل البيت يمكن أن تساهم في تقرير تطور السمنة التي تنتقل عبر أفراد العائلة مثل نمط الأغذية التي يتم استهلاكها، وحجم الوجبات وأنماط النشاط الذي يمارس (Klesges, Eck, Hanson, Haddock & Klesges, 1990). وقد يؤثر حجم الأسرة على قدرة الوالدين على إدارة أمور أبنائهم بفعالية؛ فالآباء الذين لديهم عدد أقل من الأبناء يكونون أكثر قدرة على تنظيم الأمور التي تساعد أطفالهم على تخفيف أوزانهم.

كما يقل حدوث السمنة بين الأطفال الذين يشاركون بانتظام في البرامج الرياضية أو النشاطات الجسدية، إذا كانوا يستمتعون بها، وإذا كانت أسرهم تؤيد ممارسة هذه النشاطات البدنية (L. H. Epstein, Kilanowski, Consalvi, & Pauluch, 1999; Sallis, Prochaska, Taylor, Hill, & Geraci, 1999).

وسواء كان للبيئة الأسرية تأثير في تغذية الفرد أم لا، فإن أكثر من ثلثي السكان يقومون باتباع الحمية في وقت ما من حياتهم. والجهود التي تقوم بها البنات لفقدان الوزن تتأثر بشدة بالانتقادات التي يوجهها الوالدان، في حين يبدو أن قيام الأبناء أو عدم قيامهم ببذل الجهود للتخلص من الوزن يكون أكثر ارتباطا باتجاهات الآباء نحو الأكل (Baker, Whisman, & Brownell, 2000).

فالنمط الذي يتبع في تناول الطعام في المراحل العمرية المبكرة، وممارسة النشاطات الرياضة من الأمور التي تساهم في تطور السمنة. فالأطفال الذين يشجعون على الإفراط في الأكل في مرحلة الرضاعة والطفولة، يكونون أكثر ميلاً للسمنة في الرشد (Berkowitz, Agras, Korner, Kraemer & Zeanah, 1985). كما أن نمط الحياه الذي يكثر فيه الأطفال من الجلوس يساهم في حدوث السمنة لديهم. وقد احتلت ألعاب الفيديو وبرامج التلفزيون الجزء الأكبر من أوقات الفراغ عند الأطفال، مما قلل من الوقت الذي يمكن قضاؤه في القيام بالألعاب البدنية العادية، وقلل من ممارسة التمارين الرياضية (Sallis et al., 1993). وعموماً فإن أكثر من 80% من الأشخاص الذين زاد وزنهم عن المعدل الطبيعي في الطفولة ظل وزنهم زائداً في مرحلة الرشد (S. Abraham, Collins & Nordsieck, 1971). ويوضح شكل (4-3) المعدلات المرتفعة للسمنة بين الأطفال.

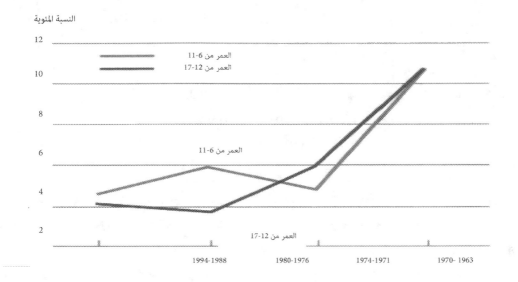

النسبة المئوية

شكل 4-3 نسبة الأطفال الذين لديهم زيادة في الوزن*

المصدر (Center of Disease Control and Prevention, 2001a)

*تعرف الزيادة في الوزن عن طريق تحديد العمر والجنس وبتحديد المئين 95 في مؤشر الوزن الجسمي(1970-1963).

عوامل خطورة أخرى في التعرض للسمنة: Other Risk Factors for Obesity

هناك عوامل أخرى تؤثر في تعرض الفرد للسمنه، من ضمنها الطبقة الاجتماعية الثقافية. ففي الدول المتطورة (Developed) يزيد وزن النساء اللواتي ينتمين إلى طبقات اجتماعية ثقافية متدنية (Low Socio-economic Status) عن وزن النساء اللواتي ينتمين إلى طبقات اجتماعية ثقافية عالية (High Socio-economic Status). وعلى وجه التحديد تظهر النساء الزنجيات قابلية أكبر للسمنة (Sobal & Stunkard, 1989). ومع أن الفروقات في الوزن، التي ترجع إلى الفروقات في المستويات الثقافية الاجتماعية، تم عزوها إلى التغذية الغنية بالكاربوهيدرات في المراحل المبكرة من العمر، إلا أن ذلك لا يعطي تفسيراً عن سبب عدم ارتباط الطبقة الثقافية الاجتماعية بالسمنة بين الرجال والأطفال. ومن اللافت للنظر أن السمنة في الدول النامية (Developing Countries) بين الرجال والنساء والأطفال نادرة، وقد يعود ذلك إلى عدم كفاية المواد الغذائية في هذه الدول. ويزداد حدوث السمنة في هذه الدول مع ارتفاع مستوى الثروة.

وتعدُّ القيم من ضمن العوامل التي تتدخل في حدوث السمنة. فالناس يميلون في المجتمعات المتطورة لتقدير النساء النحيلات، وهذا بدوره يقود إلى انتشار ثقافة التركيز على الحمية الغذائية والنشاط الجسمي. وهذه المعايير الاجتماعية تجعل أكثر النساء، وليس فقط السمينات منهن، غير مقتنعات بأجسامهن (Foster, Wadden, & Vogt, 1997).

السمنة والحمية- بصفتها عوامل خطورة في حدوث السمنة:

Obesity and Dieting as Risk Factors for Obesity

ومن المفارقات، أن السمنة هي أحد العوامل التي تزيد من مخاطر التعرض للسمنة. ففي حالات كثيرة، ترتبط السمنة بوجود مستوى عالٍ من الإنسولين، الذي يشجع على الزيادة في تناول الطعام، بسبب ما يحدث من زيادة الإحساس بالجوع. كما يمتلك الأفراد الذين يعانون من السمنة خلايا دهنية كبيرة. وهذه الخلايا لديها قدرة أكبر لتوليد وخزن الدهون مقارنة بالخلايا الدهنية الصغيرة. مثل هذه العوامل تعرض الأشخاص الذين يعانون من السمنة لمزيد منها.

كما أن الحمية (الرجيم) تساهم في زيادة الميل للسمنة. فالدورات المتتابعة من الحمية وزيادة الوزن، تشجع استهلاك الأطعمة وتقلل من معدل الأيض (Brownell, 1988; Foster, Wadden, Kendall, Stunkard & Vogt, 1996). وعندما يقوم الاشخاص الذين يتبعون حمية معينة، بالعودة مرة ثانية لتناول الطعام بشكل طبيعي، فإن معدل الأيض يظل لديهم بطيئاً، مما يسهل إمكانية الزيادة في أوزانهم مرة ثانية حتى في حال قيامهم بتناول كميات قليلة من الطعام. ولسوء الحظ، فإن هذا الانخفاض في معدل التمثيل الحيوي قد يصبح مشكلة بعد حدوث نقص في الوزن عند الأشخاص الذين يقومون باتباع نظام الحمية مرات متتابعة.

وقد تظهر الرغبة في انتقاء الأطعمة الغنية بالدهون بعد حدوث فقدان في الوزن (Gerards – Gettens et al., 1991). وبذلك فإن قيام الأفراد بالتناوب المزمن بين الحمية والأكل الاعتيادي أو ما يسمى نظام الـ يو- يو (yo-yo)، قد يزيد، في الواقع، من فرص حدوث السمنة لديهم (Brownell & Rodin, 1996). ولا تتوقف المخاطر عند هذا الحد، ذلك أن متبعي نظام الحمية يؤدون أدوارا يعتبرها أبناؤهم نماذج يقلدونها، مما يزيد من احتمال قيام أبنائهم بنفس السلوكيات، ويجعلهم أكثر عرضة للسمنة (NewYork Times, 2000a).

نظرية النقطة المحددة مسبقاً: Set Point Theory of Weight

وضعت الدلالات التي تجمعت في العقد السابق الأساس لظهور **نظرية النقطة المحددة مسبقا** (Set Point Theory of Weight) في تفسير الزيادة في الوزن . وتنطلق هذه النظرية من فكرة مفادها أن الوزن المثالي لكل فرد يتقرر بدرجة كبيرة بالعوامل البيولوجية، وبذلك يكون من الصعب إجراء تعديلات كبيرة عليه (Brownell & Wadden, 1992). وبناء على هذه النظرية، فإن النقطة المحددة (Set Point) تعمل كميزان الحرارة الذي يقوم بتنظيم الحرارة في البيت. فالعضوية تقوم بتناول الطعام إذا انخفض وزنها بشكل كبير وتتوقف عن تناول الطعام إذا وصل وزنها إلى النقطة المثالية. وبعض الأفراد قد يمتلكون ببساطة نقطة أعلــى من أفــراد آخريــن، مما يؤدي إلى السمنــة عنــد هؤلاء الأفراد (Brownell, 1982). والحجة التي تقدمها النظرية تبين أن الجهود التي توظف لفقدان الوزن، قد يستعاض عنها بتعديل استهلاك الطاقة، بينما يحاول الجسم جاهدا العودة إلى وزنه الأصلي. ويمكن أن تترافق هذه العمليات مع حدوث تغيرات سيكولوجية، مثل، الكآبة، أو سرعة الاهتياج (Klim, Wing, Seagle, Hill, McGuire, 1998). وإذا صدقت هذه النظرية، فإن هذا النظام الداخلي في التنظيم يساهم أيضاً في وجود النزعة لدى أولئك الذين يعانون من السمنة ليظلوا كذلك.

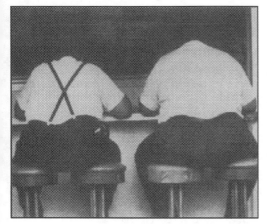

أكثر من خمس سكان الولايات المتحدة يشكون من زيادة الوزن، مما يجعلهم معرضون لخطر الإصابة بأمراض القلب، وأمراض الكلية، وفرط ضغط الدم، والسكري، وغيرها من المشاكل الصحية.

(© UPI/Bettmann/Corbis Images)

هل هناك نمط شخصية سمين؟

Is There an Obese Personality?

تشير الأبحاث المبكرة إلى وجود نمط شخصيات سمينة تتصف بالاعتمادية، وسهولة التعرض للحالات الانفعالية السلبية، مثل، الكآبة والقلق. مثل هذه الأفكار تم إخضاعها حديثا للاختبار، ولكن لم يتم التوصل إلى دلالات مساندة لها (M. A. Friedman & Brownell, 1995; J. Rodin, Schank & Striegel - Moore, 1989). وقد بينت بلانت ورودين (Plante & Rodin, 1990) بأن الوجدان السلبي (Negative Affect)، والانبساطية (Externality)، والعجز عن ضبط الاندفاعات، تعتبر جميعا من العوامل التي ساد الاعتقاد بأنها من مكونات الشخصية القابلة للسمنة. مع أن هذه المظاهر قد تكون من نتائج السمنة وليس من مسبباتها.

ومع ذلك فقد يكون هناك بعض الفروقات الفردية، مثل، الاختلاف في زيادة القابلية للاستثارة لدى التعرض لقرائن الطعام التي يمكن أن تتدخل في تطوير بعض أنماط من السمنة. فعلى سبيل المثال، إن من يعانون من السمنة، والأشخاص الذين يتبعون نظام حمية معين، قد يحتاجون إلى معلومات خارجية أخرى لكي يقرروا ما هي المأكولات المناسبة لهم، نظراً لأن العوامل الداخلية التي تنظم سلوكهم في الإقبال على تناول الطعام، كالجوع مثلاً، الذي يعتبر بمثابة قرينة داخلية تنظم الإقبال على تناول الطعام، لا تقدم التوجيهات المناسبة. ووفقاً لهذا التحليل تصبح الانبساطية (Externality) من نتائج السمنة، ونظام التغذية المتبع، بدلاً من أن تكون سببا لهما. مما يجعل من الصعوبة بمكان التمييز بين مختلف الامكانات، والبت في تقرير أي العوامل هو السبب وأيها هو النتيجة (C. P. Herman, 1987).

إن الدراسات التي أجريت على الجرذان قد بينت أن للدماغ دوراً في التحكم ببعض من سلوك تناول الطعام وتنظيم عملية الأكل. فالجرذان التي تعرضت لديها منطقة البطين الأوسط في الهيبوثلاموس (Ventromedial Hypothalamus) للتلف، تصرفت كبشر سمان. حيث تناولت كميات كبيرة من الطعام، وبينت قليلاً من الحساسية تجاه القرائن الداخلية للإحساس بالجوع (مثال ذلك، طول الفترة الزمنية التي مضت على تناولها الطعام)، واستجابت

للقرائن الخارجية المرتبطة بالطعام، مثل وجود الطعام. وهذه الدلائل قد تشير إلى أن السمنة لدى البعض قد ترجع إلى تلف في منطقة البطين الأوسط في الهيبوثلاموس وهي المنطقة التي تتدخل في العادات الطبيعية لتناول الطعام.

الضغط والأكل: Stress and Eating

يؤثر التعرض للضغط على سلوك الأكل بطرق مختلفة عند مختلف الأفراد. فحوالي نصف الأشخاص يتناولون كميات أكبر من الطعام عندما يكونون تحت تأثير الضغوط. في حين أن النصف الآخر يأكلون كميات أقل عند تعرضهم للضغوط (Willenbring, Levine & Morley, 1986). وبالنسبة للأشخاص الذين لا يتبعون حمية معينة، والناس العاديين الذين لا يعانون من السمنة، فإن خبرة الضغط أو القلق، قد تثبط من تأثير القرائن الفسيولوجية للجوع، مما يؤدي إلى استهلاك كميات أقل من الطعام. ومع ذلك فقد يقود التعرض للضغط والقلق إلى فقدان الأفراد الذين يتبعون الحمية إلى الضبط الذاتي (Self-Control)، الذي يساعد في العادة على حماية الفرد من تناول الطعام، مما يؤدي إلى الزيادة في سلوك الأكل لدى الأفراد الذين يتبعون حمية معينة والذين يعانون من السمنة (Heatherton, Herman & Polivy, 1991, 1992). ومع أن الرجال يميلون إلى تناول كميات أقل من الطعام تحت تأثير الضغط، فإن كثيرا من النساء يتناولن كميات أكبر من الطعام تحت تأثير الضغط (Grunberg & Straub, 1992).

كما أن التعرض للضغط يؤثر في نوعية الطعام الذي يتم تناوله. فالأفراد الذين يأكلون استجابة للضغوط، يستهلكون كميات أكبر من الأطعمة المالحة والأغذية التي تحمل سعرات قليلة، مع أنهم عندما لا يكونون تحت تأثير الضغط، يفضلون تناول أطعمة سعراتها عالية. إن الذين يستجيبون للضغط بتناول الطعام (Stress Eaters)، يميلون لاختيار أطعمة تحوي كمية أكبر من الماء مما يجعلها تحتاج لمضغ أكثر (Willenbring et al., 1986).

كما أن القلق والكآبة يؤديان إلى زيادة تناول الأطعمة لدى الأشخاص الذين يستجيبون للضغط بتناول الطعام. ففي إحدى الدراسات تبين أن الأشخاص الذين يلجأون للأكل استجابة للضغوط، يتعرضون إلى التقلب ما بين خبرات القلق والكآبة، أكثر من الأشخاص الذين لا يأكلون استجابة للضغط. كما أن الأشخاص الذين يفوق وزنهم المعدل الطبيعي، يتقلبون بين خبرات القلق، والعدوان، والكآبة، أكثر من الأشخاص العاديين (Lingsweiler, Crowther & Stephes, 1987). كما يظهر أولئك الذين يستجيبون للانفعالات السلبية عن طريق تناول الأكل، ميلا أكبر لتناول الحلويات (Oliver, Wardle, & Gibson, 2000).

ومن غير الواضح ما إذا كان الضغط الذي يسبب الأكل يكون في العادة منتظماً، أو شديداً بدرجة كبيرة، بحيث يشكل لوحده سبباً كافياً في حدوث السمنة. ويبدو أن الذين يتبعون الحمية بشكل رئيسي هم الذين يظهرون ردود فعل انفعالية تجاه الضغوط، ويقومون بتناول الطعام استجابة لها. إن إدراك الضغط والمرور بخبرة المعاناة النفسية، قد يعبران ببساطة عن مؤشرات سيكولوجية، تدل على حاجة أساسها فسيولوجي للحفاظ على الوزن للوصول إلى النقطة المحددة مسبقا (C. P. Herman, 1987). وكما سيتضح لنا بعد قليل، فإن الضغط يعبر عنه باضطرابات الغذاء الأخرى كالشره المرضي (Bulimia)، وفقدان الشهية العصبي (Anorexia).

إيضاح رقم 4-2

تكييف نظام الغذاء: من تخادع ؟ Modifying Diet: Who Are You Fooling

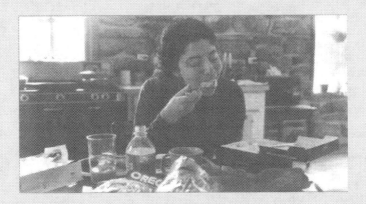

يقول أحد الرجال الذي يبلغ من العمر 47 عاماً، ويتبع نظاماً للحمية "إن الدهون التي تحيط بشريحة اللحم لذيذة، إلا أنه لا يتوجب عليك القيام بأكلها. ويقول أيضا "لقد أخبرتني ابنتي أنني سوف أتعرض للسكتة القلبية". "ومع ذلك فعندما أقوم بتفريغ الطاولة من الصحون، فإنني عادة ما أفرغها في فمي عندما لا يشاهدني أحد" (Baar, 1995,p. B1).

لقد اعتدت القول عندما كان يسألني الناس عما أتناوله من أطعمة، "أنني أعتمد في غذائي على الحبوب"..... لأنني أعتقد أن هذا الجواب مقبول من الناحية الاجتماعية. أما ما لم يكن الآخرون على علم به هو أنني كنت أعني بذلك أنني أعتمد على البسكويت والكعك (Baar, P. B1).

كشفت الدراسات بأن إجراءات التدخل الموجهة من خلال الأسرة لتغيير العادات الصحية، قد حققت نجاحاً في تحسين أسلوب الغذاء والتقليل من السمنة. فأعضاء الأسرة الواحدة يمكن أن يشجع بعضهم بعضاً من أجل النجاح في التخلص من الوزن، والارتقاء بالصحة. كما يمكن أن يساند بعضهم البعض في تنفيذ برنامج التغذية المناسب للتخلص من الوزن. وقد يلجأ أعضاء الأسرة الواحدة إلى الغش فيما يتعلق بنظام تغذيتهم، في محاولة منهم لخداع أولئك الذين يحيطون بهم، عن طريق إخفاء ما يأكلون، والكميات التي يأكلونها. إحدى النساء قالت "لقد سألني أطفالي: أين اختفى جميع البسكويت؟ فأجبتهم "لا أعرف" أو" لعل والدكم أكله" (Baar, 1995, P.B1). وقال شخص آخر: إن كثيراً من الأشخاص الذين يضللون أسرهم يخدعون أيضاً أنفسهم. فالناس لا يقدمون تقارير واقعية عن مقدار ما يأكلون، أو عن نوعية الأشياء التي يقومون بأكلها. وحتى عندما يخدعون الآخرين فإنهم يقومون بخداع أنفسهم. فالناس يقولون بعض الأكاذيب الصغيرة التي لا تستطيع خداع أي شخص، مثل " الأطعمة التي نتناولها لا أهمية لها في حدوث السمنة" أو " أكل كميات كبيرة من أطعمة، تحوي سعرات حرارية قليلة لا يؤدي إلى زيادة الوزن". وفي كفاحنا بهدف تحسين ما نأكله، علينا أن لا نركز فقط على مقاومة ما يأكله الناس، ولكن علينا أيضا، أن نركز على مقاومة الأكاذيب التي يروونها لأنفسهم وللآخرين للاستمرار في الأكل.

علاج السمنة: Treatment of Obesity

يفوق عدد الأشخاص الذين يتعالجون للتخلص من السمنة في الولايات المتحدة، عدد الأفراد الذين يتعالجون للتخلص من العادات الأخرى مجتمعة. فهناك أكثر من (400000) شخص يراجعون عيادات تخفيف الوزن فقط. بعض الناس يسعون إلى تخفيف أوزانهم لاعتقادهم أن السمنة تشكل مصدر خطر يهدد صحتهم. في حين أن هناك من يسعون للعلاج لأن الوزن الزائد يرتبط مع أعراض المعاناة السيكولوجية (Fitzgibbon, Stolley & Kirschenbaum, 1993). ومع ذلك فإن الأكثرية مدفوعة لتجنب السمنة، لأن السمنة تعتبر غير جذابة ووصمة اجتماعية (Social Stigma) (Hayes & Ross, 1987)؛ أنظرا إلى إيضاح (4-3). فالعبارة الكلاسيكية لدوقة ويندسور (Duchess of Windsor) "إنك لن تستطيع أن تصبح نحيلاً جدا أو غنياً جداً"، تلخص الأهمية الكبيرة التي يعلقها المجتمع على المظهر الخارجي للشخص، وتحديداً، على ضبط الوزن.

وبذلك، فالأشخاص السمان يحملون تصوراً رديئا عن ذواتهم أكثر من غير السمان. وبخلاف الآخرين الذين لديهم إعاقات أخرى، فإن السمان غالباً ما يلامون على مشكلتهم؛ إذ ينتقص الآخرون من شأنهم، ويعتبرونهم مفتقرون إلى الإرادة القوية والكافية، والقدرة على اتخاذ المبادرة التي تمكنهم من فقدان الوزن (Brownell, 1982; M. A. Friedman & Brownell, 1995). ويتسم التوجه النمطي العام (Stereotype) نحو السمان بأنه في غاية السلبية، وبإدراك الأشخاص الذين يتصفون بالسمنة بأنهم قبيحون وقذرون (Harris, Welters & Waschull, 1991). وهذه الأنماط من التوجهات السلبية، قد تمتد إلى التمييز التام ضدهم. ويبدو أن الأفراد الذين يعانون من السمنة ينحدرون من طبقات اجتماعية متدنية، ولديهم عموماً مستوى اجتماعي اقتصادي أكثر انخفاضاً (Koretz, 2001; Sarlio – Lahteenkorva, Stunkard & Rissanen, 1995). نتيجة لذلك، فإن الأشخاص الذين يعانون من السمنة، يشعرون دائماً بالأسى، بسبب مشكلة الزيادة في الوزن، ولديهم دافع كبير لتغيير ذلك (C. E. Ross, 1994). ولكن مما يبعث على الدهشة، أن قليلا من المختصين في ميدان الرعاية الصحية، يوجهون عملاءهم للتخلص من الوزن، على الرغم من الدور الواضح للسمنة في الإصابة بالأمراض (Galuska, Will, Serdula, & Ford, 1999).

فالسمنة تشكل اضطراباً يصعب علاجه (Brownell & Wadden, 1992). وحتى برامج فقدان الوزن الناجحة من الناحية المبدئية، يعقبها حدوث انتكاسات بمعدلات عالية. وفي هذا الفصل، سوف نقوم بمراجعة أكثر الاتجاهات الشائعة في علاج السمنة. ونبين الأسباب التي تجعل ضبط الوزن أمراً في غاية الصعوبة.

إيضاح 4-3

وصمة السمنة: تعليقات على السمان

The Stigma of Obesity: Comments on the Obese

تقول إحدى السيدات التي تعاني من السمنة "كثيراً ما يعلق الناس عليّ بصوت مرتفع عندما أمر بالشارع، كأن يقولون مثلا: أنظرا إلى تلك المرأة يجب أن تعمل في السيرك، أو أنظرا إلى ذلك الفيل السمين. إنه حقاً من الأمور المدهشة أن يكون الناس على هذا القدر من انعدام الإحساس تجاه السمان من الأشخاص. فأنت لا تتوجه نحو شخص أعرج في الشارع وتقول له كيف فقدت القدرة على استخدام رجليك؟ وأنا لا أعلم لماذا يعتقد الناس أن من الأمور العادية أن يوجهوا لنا مثل هذه العبارات".

"في أحد الأيام وبينما كنت في السوق التجاري، أخذ طفل في الرابعة من عمره يدور حولي ويصرخ بأعلى صوته قائلاً: أنت بدينة، أنت بدينة، أنت بدينة. يعيدها ويكررها باستمرار. كنت أود لو أكتم نفس ذلك الطفل، أو أن أقول لأمه: يتوجب عليك تعليم طفلك بعض الأخلاق. ولكن الأمر في غاية التعقيد. فأحياناً كل ما يقوم به الأطفال هو الإشارة إلى الحقيقة. وإذا قلنا أنه يجوز أن يقولوا ما يقولون، فإن الأمر يكون أشبه بالموافقة على أن السمنة أمر قبيح".

"عندما كنت في سن المراهقة قالت لي أمي: أنظري كم أنت بدينة. حتى أن والدك قال بأنك أصبحت مثيرة للاشمئزاز. فصرخت في وجهها قائلة: هذا غير صحيح، إن والدي لم يقل ذلك. ولكنني صدقت ما قالت، وأحسست بألم شديد لأنني أحب والدي كثيراً. وبعد أن أخبرتني أمي بذلك بدأت أتجنب والدي، واستمر ذلك لسنوات ولم أتكلم معه. ولم أقم بمعاتبته بالأمر، مع أنني لم أكن متأكدة أنه قال مثل ذلك الشيء في حياته. ولعلها قالت لي ذلك لإخافتي، ولجعلي أتبع حمية غذائية معينة. ولو قمت الآن بسؤالها فيما إذا كان والدي قد قال ذلك حقاً عني، فإنها على الأغلب لن تتذكر".

"إنني لا أعلم متى أدركت للمرة الأولى بأنني بدينة ومختلفة عن الأطفال الآخرين. فعندما كان عمري 3 سنوات ونصف أخذتني أمي إلى مكان للتنزه، وطلبت مني أن أقوم بالسباحة بملابسي الداخلية لأنها لم تكن قد أحضرت معها ملابس السباحة. ولكني بقيت مصرة على عدم السباحة، وقاومت بشدة الظهور أمام الآخرين من غير ملابسي، رغم أنني كنت في الثالثة والنصف فقط. وأذكر إنني سمعت من ينادني قائلاً: "أيتها البدينة، أيتها البالون، أنت يا من تحملين مصباحا أمامياً". لقد كنت الطفلة الوحيدة في الحضانة التي لم يكن مسموحاً لها بتناول الحليب مع الشوكولاته في فترة الغذاء. وفي الصف الأول قمنا بتمثيل مسرحية عن شخص من الأسكيمو علق في داخل الباب أثناء دخوله إلى بيته (Igloo). وكنت أنا من وقع الاختيار عليه للعب هذا الدور".

(المصدر: Millman, 1980, pp. 9-10, 38)

الحمية الغذائية: Dieting

إن علاج السمنة باتباع برنامج حمية، يعتبر من ناحية تاريخية من أكثر الطرق شيوعاً. وأكثر البرامج المصممة لفقدان الوزن ما زالت تبدأ عن طريق العلاج بالحمية الغذائية (Brownell, 1982). وفي اتباع هذا الأسلوب يتم تدريب الناس للحد من كمية السعرات، أو الكاربوهيدرات المستهلكة، وذلك من خلال تعريفهم بكمية السعرات أو الخصائص

الغذائية للأطعمة. وفي بعض الحالات، يتم تزويد الأفراد الذين يتبع معهم نظام الحمية، بالوجبات الغذائية، ليتم التأكد من إقبالهم على تناول الكميات المناسبة من الأطعمة. إن تزويد الأفراد الذين يخضعون لنظام الحمية بالخطة التي يجب اتباعها في التغذية، وبقائمة المواد الغذائية التي يجب أن يتقيدوا بشرائها، يساعد على تحسين القدرة على إنقاص الوزن، ويعطي نفس النتيجة التي يحققها الإشراف الفعلي على الوجبات. ومع ذلك لا يوجد فوائد إضافية يمكن أن يحققها توفير الوجبات (Wing et al., 1996; See Surwit et al., 1997).

وعموماً فإن مقدار الفقدان في الوزن الذي يحدث بسبب اتباع نظام الحمية يكون قليلا ونادراً ما يستمر لفترة طويلة (Agras et al., 1996). وكمية الفقدان التي يتم تحقيقها من خلال الحمية نادراً ما تنسجم مع توقعات العملاء الذين يصابون بخيبة أمل تساهم في استعادتهم للوزن الذي فقدوه (Foster, Wadden, Vogt & Brewer, 1997). فالغذاء الذي يفتقر إلى الدهون بدرجة كبيرة قد يكون من أكثر الطرق فعالية في مساعدة الناس للتخلص من الوزن، ولكن الاعتماد على هذا النوع من الحمية يعد من أصعب الطرق التي يمكن الاستمرار فيها، وغالبا ما يعود الناس إلى عاداتهم القديمة. وكما تمت الإشارة إليه، فإن تكرار اتباع نظام الحمية وخصوصاً نظام الـ يو- يو (Yo-Yo)، قد يزيد من النزعة لزيادة الوزن. فالرجيم يؤدي دائماً إلى تثبيط المزاج مما يؤدي إلى القيام بجهود غير تكيفية لتحسينه. كالإقبال على تناول الطعام بنهم (Binge Eating) (S. A. French & Teffery, 1994; Telch & Agras, 1993).

إن الخطورة في اتباع نظام الـ يو- يو في الحمية بالنسبة لمرضى القلب والشريان التاجي (CHD)، قد يكون أكثر خطورة من السمنة لوحدها. فالمضاعفات التي ترتبط بنظام الحمية تعود إلى ضرورة التزام الشخص الذي نجح بإنقاص وزنه لبذل كل ما بوسعه لكي يتمكن من عدم استعادة ما تم فقدانه من وزن. والأهم من ذلك، فلأن عدداً قليلاً من الناس يستفيدون من الرجيم، فإننا يجب أن نحدد الأشخاص الذين يمكن أن تتم مساعدتهم من دون أن يتعرضوا للأذى بسبب الرجيم. وبذلك يمكن تطوير طرق آمنة وفعالة لمساعدتهم على القيام بذلك (Brownell & Robin, 1996). إن الحمية بحد ذاتها قد تعرض الوظائف السيكولوجية إلى المخاطر؛ فقد تؤدي إلى تعطل القدرة على التركيز، وإلى الانشغال بالتفكير بالطعام، والمعاناة النفسية، والأكل بنهم (McFarlane, Polivy, & McCabe, 1999). إن المعالجين الإكلينيكيين بدأوا يلمسون بأن التدخل لتخفيف الوزن عن طريق الحمية هو شرط ضروري، ولكنه غير كافٍ لحدوث نقص دائم في الوزن (Straw, 1983).

الصيام: Fasting

عادة ما يتم اتباع الصيام في علاج السمنة مع طرق أخرى. وفي الصيام، يقوم الشخص بالامتناع الشديد عن تناول الطعام لعدة أيام. وأحياناً يقوم باستهلاك كميات قليلة من الطعام إلى جانب شرب سوائل تحوي كمية قليلة من السعرات الحرارية. ومن الخيارات الشائعة، على سبيل المثال، الصيام بالامتناع عن تناول المواد الغذائية باستثناء المواد البروتينية وكميات محددة من المواد الكربوهيدراتية (The Protein – Sparing- Modified Fast). وفي هذه الحالة يستهلك الفرد في العادة ما بين (400-800) سعر حراري في اليوم، من أطعمة تشتمل بشكل رئيسي على البروتينات، والكربوهيدرات، مع الاهتمام بالحفاظ على مستوى متوازن من الفيتامينات والمعادن. إن الصيام يؤدي إلى نقصان دراماتيكي سريع في الوزن. ومع ذلك فالناس لا يستطيعون الصيام بدون أن يتعرضوا إلى الأضرار الصحية. علاوة على

ذلك فإن الوزن الذي يتم فقدانه يستعاد بسرعة كبيرة إذا عاد الفرد إلى عاداته السابقة في تناول الطعام (,Wadden, Stunkard & Brownell

1983). لذلك يمكن أن يضاف الصيام إلى استراتيجيات أخرى تساعد الفرد في استمرار المحافظة على ما تم تحقيقه من نقصان في الوزن.

الجراحة: Surgery

تمثل طريقة الجراحة وخصوصاً جراحة المعدة أسلوباً راديكاليا للتحكم في السمنة المفرطة. وفي أغلب طرق الجراحة شيوعاً، يتم إزالة

جزء من المعدة لتقليل طاقتها الاستيعابية للأطعمة. وبذلك يصبح لزاماً على الشخص الذي يعاني من السمنة أن يحد من تناوله للطعام. وكجميع

العمليات الجراحية فإن هذا الإجراء له مخاطره، وآثاره الجانبية، مثل المضايقات المعدية والمعوية. لذلك فإن هذه الطريقة تتبع فقط مع الأفراد

الذين لديهم زيادة في الوزن لا تقل عن 100%، والذين تعرضوا باستمرار إلى الفشل في تحقيق فقدان الوزن باتباع الطرق الأخرى، والذين يعانون

من مشاكل صحية تجعل فقدان الوزن أمراً ملحاً.

العقاقير المثبطة للشهية: Appetite-Suppressing Drugs

إن العقاقير التي يتم تناولها بناء على وصفة طبية، أو تلك التي يتم شراؤها من الأماكن المختصة ببيع العقاقير بدون وصفة طبية،

تستخدم غالباً لتقليل الشهية والحد من استهلاك المواد الغذائية (Bray & .Tartaglia, 2000) ففي بعض برامج خفض الوزن يمكن استخدام

العقاقير إضافة إلى إجراءات التدخل التي تستند إلى الاتجاه المعرفي السلوكي (Cognitive-Behavioral Intervention). وهذه الإجراءات

غالباً ما تؤدي إلى فقدان كبير في الوزن. ولكن المشاركين قد يستعيدون الوزن الذي فقدوه بسرعة. وخصوصاً إذا ما عزوا النقصان في أوزانهم إلى

العقاقير التي يتناولونها، وليس إلى جهودهم الذاتية (J. Rodin, Elias, Silberstein & Wagner, 1988). وهذه النقطة تضع أهمية خاصة على

مدركات الفرد المتعلقة بما يمتلكه من فعالية ذاتية (Self-Efficacy) لدى اتباع أي برنامج لتخفيض الوزن. إضافة إلى العقاقير، فإن إضافة بعض

المواد للأطعمة قد بينت فعاليتها في دعم الجهود الموجهة لضبط الوزن. فعلى سبيل المثال، فإن تناول الفروكتوز قبل الوجبة الغذائية يقلل من كمية

السعرات والدهون التي يمكن استهلاكها مقارنة بالكمية التي يمكن استهلاكها في حال أخذ الجلوكوز أو الماء فقط (J. Rodin, 1990, 1991) (أنظرا

أيضا الإيضاح 4-4).

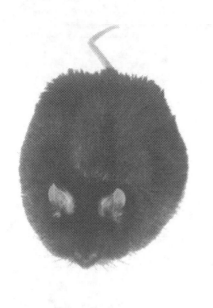

إيضاح 4-4

هرمون الليبتين والفأر المفرط الوزن
Leptin and the Overweight Mouse

هل هناك طلقة سحرية للسمنة؟ ركزت أبحاث السمنة المعاصرة التي أجريت على هرمون الليبتين، على احتمال أن يقدم هذا الهرمون مبادرة جديدة في علاج السمنة، على اعتبار أنها ستكون طريقة سريعة في تغيير الوزن ولا تتطلب الجهد. فهذا الهرمون يعطي إشارة للهيبوثلاموس (Hypothalmus)، لكي يوجه أوامره للتوقف عن تناول الطعام، ولزيادة مستوى النشاط. والفأر البدين الذي يتضح بالصورة سيتلقى علاجا بهرمون الليبتين. إن استخدام الليبتين في علاج السمنة عند الإنسان يشكل واحدا من البدائل الممكنة (Gura, 1997). مع أن الدور الذي يلعبه هرمون الليبتين في علاج السمنة، لم يتضح بعد بالشكل الكافي. ولكـن الأبحــاث ما زالت مستمـرة على هذا الأسـلـوب المثـير للاهتمـام (Friedman, 2000).

التوجه المتعدد الأشكال: The Multimodal Approach

إن كثيرا من إجراءات التدخل التي توجه للأفراد الذين يعانون من السمنة تستخدم توجهاً متعدد الأشكال (Multimodal Approach) في علاج سلوك الأكل اللاتكيفي. أحد هذه البرامج طور في جامعة بنسلفانيا (Penick et al., 1971) وهو يبدأ بتحليل السلوك من أجل ضبطه.

مراقبة الذات: Self-Monitoring

يدرب الأفراد الذين يعانون من السمنة على مراقبة الذات (Self-Monitoring)، ويتم تعليمهم الاحتفاظ بتسجيلات دقيقة حول نوعية، ووقت، ومكان، وكمية الأطعمة التي تناولوها، وغير ذلك من الأمور المتعلقة بسلوك الأكل. إن الاحتفاظ بهذا النوع من التسجيلات يقترن بتحديد تعريف للسلوك وما يتعلق به مما يجعل الفرد أكثر وعياً بالأساليب الي يتبعها بالأكل (R. C. Baker & Kirschenbaum, 1998). إن اتباع هذه الطريقة أدهشت كثيراً من المرضى لدى اكتشافهم نوعية، وكمية، وعدد المرات التي يتناولون فيها الطعام. ولهذا النوع من المراقبة أهميته في التخلص من الوزن.

ولكن أهميته تظهر بشكل خاص في الأوقات التي يزداد فيها إقبال الفرد على الأكل، كما هو الحال خلال فترات الأعياد. وهي الفترات التي تحدث فيها زيادة واضحة بالوزن (Boutelle, Kirschenbaum, Baker, & Mitchell, 1999).

فتحليل السلوك يركز إذن على التأثير بالأحداث التي تسبق السلوك المستهدف. وخصوصاً تلك المثيرات التي تؤثر بسلوك الأكل. حيث يدرب العملاء على تعديل المثيرات البيئية المحيطة التي تسبب استمرارهم في تناول الطعام والإفراط في تناوله. مثل هذه الخطوات تتضمن شراء أطعمة تحوي سعرات قليلة، مثل الخضار الطازجة، وتوفيرها باستمرار لتكون في متناول اليد، والحد من توفر المواد التي تحوي سعرات عالية في البيت. كما تتبع استراتيجيات ضبط السلوك، لتدريب المرضى على تغيير الظروف التي تسبب سلوك تناول الطعام. ويتم تدريب العملاء على الالتزام بتناول الطعام في مكان محدد، وفي وقت معين من اليوم. كما قد يتم تدريبهم لتطوير مثيرات تمييزية (Discriminative Stimuli) أخرى يمكن أن ترتبط بسلوك الأكل. فقد يشجعون، على سبيل المثال، على استخدام أدوات خاصة أثناء الأكل كقطعة معينة من القماش أو الجلد توضع تحت طبق الطعام، أو مناديل معينة. ولا يقومون بالأكل إلا بوجود هذه المثيرات (Stunkard, 1979). كما تبين أن التغذية الراجعة الفردية (Individualized Feed Back)، لها دور في إنجاح المساعي الهادفة إلى تخفيف الوزن بشكل خاص (Kreuter, Bull, Clark, & Oswald, 1999).

ضبط الإفراط في الأكل: Control Over - Eating

أما الخطوة التالية التي يشتمل عليها برنامج التدخل في السلوك وفقاً لأسلوب التدخل السلوكي المتعدد الأشكـال (Multimodal Behavioral Intervention)، فهي تدريب المرضى لممارسة الضبط على عملية الأكل بحد ذاتها. فقد يتم تدريب العملاء، على سبيل المثال، على القيام بعد المرات التي يقومون فيها بملء الفم بالطعام، والمضغ، والبلع. وقد يطلب منهم وضع الأدوات التي يستخدمونها في تناول الطعام على الطاولة بعد كل مرة يملأون فيها فمهم بالطعام إلى أن يتم مضغ وبلع الطعام الموجود في الفم. وقد يشجعون على إطالة الفترة بين كل مرة يملأون فيها الفم بالطعام والمرة التي تليها، وذلك من أجل تدريبهم على القيام بالأكل ببطء (مما يساعد على تقليل الكميات التي يتم تناولها). مثل هذا التأخير يتم التدريب عليه في بادىء الأمر عند اقتراب نهاية الوجبة أي عندما يشعر العميل بالشبع. وتدريجياً يتم التدريب على استخدامه بشكل أكثر من بداية الوجبة. وأخيراً، يتم حث العملاء على الاستمتاع وتذوق أطعمتهم وبذل جهد شعوري لتقديرها بينمـا يقومون بتناولها. فالغاية هي تعليم الشخص كيف يأكل أقل وأن يستمتع أكثر بما يأكل (Stunkard, 1979).

كما يدرب العملاء على التحكم بالنتائج التي تنشأ عن السلوك المستهدف، وعلى مكافأة أنفسهم لدى نجاحهم بالأنشطة التي يقومون بها. فعلى سبيل المثال، قد يكافىء العميل نفسه بمعززات إيجابية حقيقية، مثل الذهاب إلى السينما، أو إجراء مكالمة هاتفية مع صديقة تقيم في مكان بعيد لدى نجاحه بالالتزام بالاحتفاظ بسجلٍ عن الأطعمة التي تناولها، وكميتها، والأوقات التي أكل فيها، وعدد مرات المضغ، والتريث أثناء الأكل، وتناول الطعام في أماكن معينة فقط. إن تطوير نظام ضبط ذاتي للتحكم بتناول الطعام، احتل مكانة مهمة بين إجراءات العلاج السلوكي للسمنة. والتدريب على الضبط الذاتي يمكن أن يساعد الناس على تجاهل تأثير الرغبات الملحة أو الإغراءات.

إضافة التمرين: Adding Exercise

إن تقييم البرامج المستخدمة في علاج السمنة كالبرنامج الذي تطرقنا إليه، أدى إلى إضافة عناصر علاجية أخرى. ولعل الاهتمام بممارسة التمارين كان من أهم العناصر التي تم التوصل إليها. فالمستويات العالية من النشاط الجسمي ارتبطت بتحقيق نجاح فعلي في خفض الوزن، وفي المحافظة على ما تم تحقيقه من انخفاض في الوزن، سواء كان ذلك عند الراشدين أو الأطفال (L. H. Epstein et al., 1995; Jeffery & Wing, 1995). نتيجة لذلك، يتم تدريب المشاركين في برامج علاج السمنة لاتباع برامج منتظمة من النشاط البدني تتسم بكونها ممتعة ومريحة انظـرا (Wadden et al., 1997).

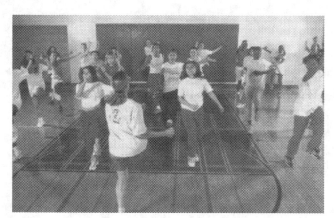

إن ما يقرب من 400000 أمريكي يشاركون في برامج منتظمة لتخفيض الوزن. وكثير من هذه البرامج تتضمن حاليا القيام بالتمارين.

(©Michael Newman/Photo Edit)

ضبط المحادثة مع الذات: Controlling Self-Talk

أصبحت عملية إعادة التنظيم المعرفي (Cognitive Restructuring) تحتل جانباً متزايد الأهمية في برامج تخفيض الوزن. وكما بينا في الفصل الثالث، فإن الإبقاء على العادات الضارة بالصحة يمكن أن يستمر من خلال الحوار الذاتي الهدام (مثال على ذلك، لن أتمكن في حياتي من فقدان الوزن، لقد حاولت من قبل وفشلت في كثير من المواقف). لذلك يتم حث المشاركين في البرامج المعدة للتخلص من الوزن، لتحديد الأفكار غير التكيفية التي يحملونها فيما يتعلق بفقدان الوزن. ويتم الاستعاضة عنها بتعليمات ذاتية إيجابية (Positive Self- Instruction).

المساندة الاجتماعية: Social Support

أما العامل الآخر الذي يتنبأ بإمكانية الاستمرار بالمحافظة على ما فقد من الوزن، فهو توفر المساندة الاجتماعية. لأن المشاركين الذين يتمتعون بمستويات عالية من المساندة الاجتماعية، أكثر نجاحاً من أولئك الذين يحصلون على قدر متدن من المساندة الاجتماعية. فجميع المشاركين يدربون على طرق انتزاع المساندة الفعالة من أسرهم، وأصدقائهم، والأشخاص الذين يعملون معهم (Brownell & Kramer, 1989; Brownell & Stunkard, 1981). كما بينت رسائل

التعزيز التي يوجهها المعالج السلوكي من خلال الشبكة العنكبوتية (Internet)، نجاحا أكبر في مساعدة الناس في خفض أوزانهم (Oleck, 2001).

الوقاية من الانتكاس: Relapse Prevention

إن أساليب الوقاية من الانتكاس يتم إدماجها مع كثير من البرامج العلاجية، التي تتضمن برامج تصنيف العملاء المتقدمين للمشاركة في برامج خفض الوزن، ومواءمة الطرق المتبعة في معالجة مشكلات الأكل مع خصائص العميل الذاتية، وإعادة تنظيم البيئة لإزالة العوامل المغرية، والتمرين على كيفية التعامل مع المواقف التي يزيد فيها التهديد بحدوث الانتكاس (مثل الأعياد)، وتطوير استراتيجيات تعامل (Coping Strategies) للتصرف في المواقف التي تتزايد فيها احتمالات الانتكاس. إن جميع هذه العناصر التي تتألف منها البرامج العلاجية الخاصة بتخفيف الوزن، صممت بحيث تراعي جميع المظاهر المصاحبة لإجراءات العلاج، والحفاظ على عدم رجوع الوزن الذي تم التخلص منه.

فقد نتوقع أن يحقق نموذج مراحل التغيير (Stages of Change Model)، الذي تصمم وفقه إجراءات التدخل، وفقا لمرحلة الاستعداد التي يمر بها العميل، النجاح في تخفيف الوزن. ومع هذا، فإن هذا النجاح غير قطعي (Jeffery, French, & Rothman, 1999).

إن الوقاية من الانتكاس تشكل عاملا مهما ليس لأنها تساعد على الاستمرار في ضبط نظام التغذية، ولكن بسبب الآثار السلبية التي تنتج عن الفشل. وهذه النتائج يكون تأثيرها أكثر صعوبة على النساء من الرجال. فعندما تفشل النساء في المحافظة على الحمية، يكُنَّ أكثر ميلا لتفسير ذلك بنقص الانضباط الذاتي (Self-Discipline)، في حين يميل الرجال لتوجيه اللوم إلى العوامل الخارجية، كالعمل (New York Times, 2000b).

أين تنفذ برامج تخفيض الوزن؟ Where are Weight-Loss Programs Implemented ?

إجراءات التدخل الموجهة لخفض الوزن من خلال موقع العمل:

Work Site Weight-Loss Interventions

إن عدداً من البرامج المعدة للتخلص من الوزن الزائد صممت لتنفذ في موقع العمل. ومن الأساليب التي أثبتت فعالية خاصة، القيام بتقسيم العاملين إلى مجموعات تنافسية، لمعرفة أي من هذه الفرق تمكنت من التخلص من الوزن، ومن المحافظة على ما تم فقدانه من وزن، وعدم استعادته ثانية (e.g. Brownell, Cohen, Stunkard, Felix & Cooley, 1984; Brownell, Stunkard & McKeon, 1985). أما السبب الذي يكمن تحديدا خلف نجاح المجموعات التنافسية فهو غير معروف. فعلى ما يبدو أن الفرق التنافسية توفر نوعا من المساندة الاجتماعية، أو لأن الاستثارة التي تنشأ عن روح المنافسة، تدفع الأفراد إلى العمل بجد أكثر للحفاظ على ما تم فقدانه من وزن. على أن موضوع الحفاظ على عدم استعادة ما فقد من وزن في الفترات اللاحقة لدى اتباع أسلوب الفرق التنافسية، أمر يحتاج إلى مزيد من الدراسة والبحث (Brownell & Felix, 1987; Stunkard, Cohen & Felix, 1989).

برامج فقدان الوزن التجارية: Commercial Weight-Loss Programs

تنفق الولايات المتحدة الامريكية أكثر من (100) مليار دولار سنويا على مسائل الرعاية الصحية المرتبطة مباشرة بموضوع السمنة. إضافة إلى (33) مليار دولاراً تنفق على البرامج التجارية المتعلقة بالتخلص من الوزن، والأغذية الخاصة بهذه البرامج (Obesity, 2000). وهناك أكثر من (500000) شخص يتعرضون أسبوعياً للإجراءات السلوكية المخصصة للتحكم بالسمنة، وذلك من خلال العيادات التجارية مثل برنامج "تخلّص من الباوندات بتعقل" (Take Off Pounds Sensibly)، و"مراقبي الوزن" (Weight Watchers) و"جيني كريج" (Jenny Craig). إن كثيرا من هذه البرامج تستخدم مبادىء تغيير السلوك التي تناولناها. ونظراً لأن عدداً هائلاً من الأفراد يتأثرون بهذه البرامج فإن تقييم مدى فعاليتها يصبح من الأمور المهمة. ومع ذلك، فإن القليل من هذه المؤسسات فسحت المجال لإجراء تقييم رسمي لبرامجها.

وبسبب هذه المشكلة على وجه التحديد، قام مجلس التجارة الفيدرالي باتخاذ إجراءات مناهضة لهذه البرامج التجارية، نظراً لأنها قدمت معلومات غير مقنعة ومضللة بخصوص معدلات النجاح التي تحققها، والمخاطر المرتبطة بها، وتكلفتها (Los Angelos Times, 1997). إن كثيرا من العناصر المكونة لبرامج تخفيض الوزن التجارية، كتلك المتعلقة بطبيعة المجموعات التي تلتحق بها، وما يتعلق بحقيقة اعتمادهم على مبادىء المساندة الاجتماعية، يجب أن تساعد على حدوث النجاح. ولكن المسألة المتعلقة بقدرة هذه البرامج على التغلب على مشكلة المحافظة على ما تم فقدانه من وزن وعدم استعادته مرة ثانية، تبقى من الأمورغير المعروفة بعد.

تقييم الأساليب المعرفية- السلوكية في خفض الوزن:

Evaluation of Cognitive Behavioral Weight Loss Techniques

يبين التقييم المبكر للبرامج المعرفية السلوكية المخصصة لعلاج السمنة أن فقدان الوزن المعتدل، الذي يحدث بمعدل باوند في الاسبوع، لمدة تبلغ 20 أسبوعا، يمكن أن يتحقق، ويمكن المحافظة على ما تم التخلص منه لمدة تصل إلى عام (Brownell, 1982). ويبدو أن البرامج الأكثر حداثة أدت إلى نتائج أفضل، حيث تساعد على فقدان 2 باوند في الأسبوع، لمدة 20 أسبوعا، مع المحافظة على عدم استعادة ما فقد لمدة تصل إلى عامين (Brownell, Kramer, 1989). ولعل هذا التحسن يعود إلى أن البرامج الحديثة أطول، وأفضل، لأنها تركز على عمليات التوجيه الذاتي (Self-Direction)، وممارسة التمارين، واستخدام الأساليب الواقية من الانتكاس (J. G. Baum, Clark & Sandler, 1991; Brownell & Kramer, 1989; Jeffery et al., 2000). ومع ذلك فإن ردود فعل الأفراد تجاه هذه البرامج متباينة. فهناك أشخاص يفقدون الوزن وينجحون في المحافظة على ما تم فقدانه. في حين يقوم آخرون باستعادة ما فقدوه من وزن، مباشرة بعد مرور فترة وجيزة. والأهم من ذلك، فإن بعض البرامج قد لا تتميز بدرجة كافية من الشدة، بحيث تمكن الأفراد الذين يعانون حقاً من السمنة، والذين يجب أن يخضعوا لبرامج أكثر قسوة -مثل الصوم أو الجراحة- من النجاح في خفض أوزانهم. ويبين الجدول (4-4) بعضاً من الإرشادات الواعدة التي توصلت إليها الأبحاث المعاصرة لتعزيز إمكانية المحافظة على الانخفاض في الوزن الممكن حدوثه نتيجة لاتباع البرامج المعرفية السلوكية.

عموما، يمكن القول بأن الجهود الموجهة لعلاج السمنة استطاعت تحقيق بعض النجاح فقط. ونظرا لأن نظام التغذية غير الناجح، يمكن أن يؤدي إلى تفاقم المشكلة، فإن كثيرا من المختصين في علم النفس الصحي خلصوا إلى نتيجة مفادها أن حث الناس على تطوير نمط حياة صحي بقدر ما يستطيعون، يمكن أن يكون أفضل طريقة في علاج السمنة. أي التعقل في تناول الأطعمة، والتمرين، بدلا من اتباع أساليب تخفيض الوزن (Ernsberger & Kolestsky, 1999).

تبني توجه جماهيري صحي: Taking a Public Health Approach

أوضحت الزيادة في انتشار السمنة أن الانتقال من نموذج العلاج (Treatment Model) إلى نموذج صحة الجمهور (Public Health Model) الذي يؤكد على الوقاية، يشكل أمرا ضرورياً لمقاومة هذه المشكلة (Battle & Brownell, 1996). ومع أن الأساليب المعرفية السلوكية تمكن البعض، على الأقل، من التخلص من بعض الوزن، إلا أنه من الواضح أن برامج التخلص من الوزن لا تعتبر كافية لمقاومة مشكلة الزيادة في الوزن ومشكلة السمنة.

فوقاية الأسر المعرضة لمخاطر إنجاب أطفال يعانون من السمنة، تمثل إحدى الاستراتيجيات المهمة. ويبين الشكل (4-3) حجم مشكلة السمنة بين الأطفال، كما يبين الزيادة الهائلة التي حدثت في الخمس والعشرين سنة الأخيرة (National Center for Health Statisties 1996). فإذا تم تعليم الوالدين في مرحلة مبكرة التخطيط لتبني أسلوب معقول في إعداد الوجبات، وفي عادات تناول الطعام التي يمكن أن ينقلوها لأطفالهم، فإن حدوث السمنة قد يقل بشكل كبير.

ويجب الإشارة إلى أنه على الرغم مما ثبت من صعوبة إحداث تعديلات على أوضاع الراشدين الذين يعانون من السمنة، إلا أن العلاج السلوكي للسمنة، قد تمكن من تحقيق نجاح واضح لدى استخدامه مع الأطفال. ويبدو أن تعليم الأطفال العادات الصحية في الأكل والنشاط، أكثر سهولة من تعليم الراشدين. فالبرامج التي تزيد من مستويات النشاط، من خلال استخدام التعزيز لدى ممارسة التمارين، تُعَدُّ من المكونات المهمة في إجراءات ضبط الوزن المستخدمة مع الأطفال (L.H. Epstein, Saelens, Myers, & Vito, 1997). كما أن إجراءات التدخل التي تقلل من مشاهدة التلفاز يمكن أن تساعد على تخفيف الوزن لدى الأطفال (T. N. Robinson, 1999). ونظراً لأن الآباء يقومون بتنظيم تقديم الطعام للأطفال، فإن ظهور المشاكل المتعلقة بالضبط الذاتي، لدى الأطفال يصبح أقل احتمالاً. وحول ما إذا كان علاج السمنة لدى الأطفال سيحقق تأثيراً بعيد المدى على أوزانهم في سن الرشد، فإن الأمر ما زال يحتاج إلى التحديد (G. T. Wilson, 1994).

وأما الاتجاه الآخر نحو السمنة، فهو ذلك الاتجاه الذي يؤكد الاهتمام بالوقاية عن طريق إعداد برامج الوقاية من زيادة الوزن للراشدين الذين يتمتعون بوزن عادي. فإذا تمكنا من زيادة ممارسة التمارين، وتغيير نظام الغذاء ليصبح صحيا بدرجة أكبر، ومن تطوير عادات أكل جيدة، فإن الوقاية من الزيادة في الوزن التي تصاحب عملية التقدم في العمر تصبح أمراً ممكناً (L. H. Epstein, Valoski, Wing & McCurley, 1994).

جدول رقم 4-4

بعض الأساليب التي يتضمنها البرنامج الشامل لضبط الوزن

الأساليب المتعلقة بنمط الحياة	الأساليب المتعلقة بالتمرين	الأساليب المتعلقة بالاتجاه	الأساليب المتعلقة بالعلاقة	الأساليب المتعلقة بالتغذية
1. احتفظ بمفكرة للأطعمة 2. زد وعيك بما يتم تناوله من أطعمة 3. تفحص الأنماط التي تتبع في الأكل 4. تجنب الأكل بطريقة أوتوماتيكية 5. حدد المثيرات التي تستثير الرغبة في الأكل 6. راقب وزنك باستمرار 7. احتفظ بسجل عن الوزن 8. تفحص ما يحدث قبل الأكل، وأثناءه وبعده 9. قم بتبديل الأحداث التي تسبق سلوك الأكل 10. لا تعمل أشياء أخرى وأنت تأكل 11. اتبع برنامجا للأكل 12. حدد مكانا واحدا لتأكل فيه 13. لا تقم بأكل جميع الطبق 14. ضع الشوكة / الملعقة على طبق الطعام بين كل قضمة وأخرى 15. توقف أثناء تناول الطعام 16. تسوق ومعدتك ممتلئة 17. إحمل معك قائمة المواد المراد شراؤها 18. اشتر أطعمة تحتاج إلى إعداد 19. ضع المأكولات التي تسبب السمنة بعيداً عن نظرك 20. ضع المأكولات الصحية على مرأى من عينيك 21. إرفع الأطباق وأدوات الطعام عن الطاولة 22. أترك الطاولة مباشرة بعد الإنتهاء من الأكل 23. تناول نوعا معينا من الطعام في كل وجبة 24. عندما تكون جائعا انتظر 5 دقائق قبل البدء بالأكل 25. تجنب أن تكون حاوية للأطعمة المتنوعة Food Dispenser 26. قم بأداء أشياء أخرى بدلا من الأكل 27. اتبع أساليب للأكل بعيداً عن البيت 28. استعد مقدماً للمناسبات الخاصة 29. خطط مسبقاً لمواجهة المواقف التي تعرضك لمخاطر الإفراط بالأكل 30. حدد سلسلة السلوكيات التي تقوم بها 31. اقطع سلسلة السلوكيات التي تقوم بها أثناء تناول الطعام	32. احتفظ بمفكرة للتمرين 33. كن مدركاً لفائدة التمرين 34. أكثر من المشي 35. إعمل على زيادة التمتع بالمشي إلى أقصى حد 36. اتبع نمط حياة يتميز بالنشاط الدائم 37. استخدم الدرج كلما كان ذلك ممكناً 38. كن على علم بأهمية التمرين في التخلص من السعرات 39. قم بإجراء فحص النبض لتحصل على تغذية راجعة عن مستوى لياقتك 40. قم باختيار واتباع أنشطة مبرمجة 41. قم بأنشطة تتطلب بذل الجهد ثم الاسترخاء 42. قم بالهرولة 43. قم بركوب الدراجة 44. قم بأداء التمارين الهوائية " الإيروبك" 45. 45. تذكر أن قيامك بأي نوع من التمارين يساعد على التخفيف من الوزن	46. وازن بين إيجابيات وسلبيات الرجيم 47. كن مدركا للعوامل المسببة للسمنة 48. ميز ما بين الجوع والرغبة الملحة لتناول الطعام 49. واجه أو تجاهل الرغبة الملحة للأكل 50. ضع أهدافاً واقعية 51. استخدم مفهوم التشكيل لتغيير العادة 52. قاوم الخيالات المتعلقة بالأطعمة والوزن 53. تجنب الاتجاهات الكمالية 54. احترس من الوقوع في مصائد الاتجاه 55. توقف عن التفكير الثنائي الصبغة 56. قاوم التفكير الخيالي صعب التحقيق 57. ركز على السلوك أكثر من الوزن 58. تخلص من صيغ الالتزام في عباراتك 59. كن على وعي بالمواقف التي تعرضك لخطر الإفراط بالأكل 60. ميز بين لحسة الطعام وبين الانتكاس 61. أصمد أمام الرغبات الملحة لتناول الأكل 62. تعامل مع الزلات والانتكاسات بإيجابية 63. قم بضبط سلوكك في حال تذوق الطعام 64. كن شديد الحرص لما يمكن ان يعرض لك من رغبات ولما يمكن أن تتعرض إليه من انتكاسات	65. قم باختيار شريك 66. أخبر شريكك بكيفية القيام بالمساعدة 67. اطلب من شريكك طلبات محددة وإيجابية 68. قدم المكافأة لشريكك 69. قم بالتسوق مع الشريك 70. أطلب من شريكك أن يقوم بالتسوق عنك 71. أطلب من الشريك وأعضاء الأسرة أن يقرأوا هذه المعلومات 72. مارس التمارين مع شريكك 73. قاوم الضغوط التي توجه إليك للقيام بالأكل 74. قم بممارسة نشاطات ممتعة مع شريكك	75. تناول كمية تقل عن 1200 سعر في اليوم 76. كن على وعي بقيمة السعرات الحرارية التي تحويها الأغذية 77. كن ملماً بالمجموعات الغذائية الأربعة 78. قم باتباع نظام حمية متوازن 79. تناول كمية كافية من البروتينات 80. تناول كمية كافية من الكاربوهيدرات 81. قم بزيادة كميات الكاربوهيدرات المعقدة 82. إجعل الدهون تشكل 30% فقط من مجموع السعرات التي تتناولها 83. قم بتحضير مقبلات نسبة الدهون فيها متدنية 84. تناول كميات كافية من الفيتامينات 85. تجنب تناول كميات من الفيتامين أكثر مما هو موصى به 86. أكثر من تناول الألياف

المصدر: Brownell, K. D., "AppendixA-Master List of Techniques." Adapted and reproduced with permission from the LEARN® Program for Weight Management 2000. Dallas: American Health Publishing Company, 2000. All rights reserved.

Note: This book is not available in bookstores. For ordering information, call 1-888- LEARN-41

إيضاح 4-5

معركة الجمال التي أثارتها اللعبة باربي

The Barbie Beauty Battle

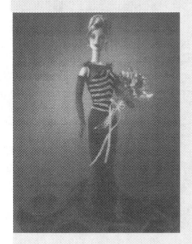

وجه الكثيرون من مختصي علم النفس الصحي النقد إلى وسائل الإعلام والمنتجات لما تكرسه من جهود للترويج للصورة المزيفة عن الجمال الأنثوي (J. K. Thompson & Heinberg, 1999). ووجه النقد بشكل خاص إلى اللعبة باربي، لاعتقاد ساد لدى الباحثين بأن الانتشار الواسع لهذه اللعبة بين الفتيات الصغار، يمكن أن يساهم في انتشار ظاهرة الرجيم القاسي، وفي تطوير اضطرابات الأكل. وقد قام الباحثون بإجراء حسابات ليحددوا التغيرات التي يجب أن تحدث في مقاييس جسم الفتيات اليافعات، اللواتي يتمتعن بالصحة، لكي تصبح لديهن أجسام كجسم اللعبة باربي. فوجدوا أن عليهن زيادة حجم الصدر حوالي 5 إنشات ومحيط العنق أكثر من 3 إنشات والطول أكثر من قدمين، وتقليل محيط الخصر بمعدل 6 إنشات (Brownell & Napolitano, 1995) وهذه المقاييس التي لا يمكن تحقيقها قد تساهم في التوقعات المزيفة التي يمكن أن تطورها النساء والفتيات إزاء أجسامهن.

(©AP/ Wide World Photos)

اضطرابات الأكل: Eating Disorders

في محاولة للحصول على مظهر جسدي يتسم بالكمال (أنظرا الإيضاح رقم 4-5) تقوم الكثيرات من النساء، وعدد متزايد من الرجال بشكل مزمن باتباع نظام تغذية متشدد، وينهمكون ببذل الجهود للتخلص من الوزن، عن طريق استخدام المواد المسببة للإسهال، وعن طريق التدخين، والاستخدام المزمن لحبوب الرجيم. إن مثل هذه المحاولات تشكل خطراً فعليا يهدد صحة هؤلاء الأفراد. فالكثير من الأفراد يحملون اعتقادا بأن النحافة مظهر يعبر عن توفر الصحة الجيدة. هذه المدركات الخاطئة يمكن أن تتدخل فيما يمكن اتباعه من نمط حياة صحي (W. C. Miller, 1999). فتسلط فكرة ضبط الوزن وتزامنها مع ارتفاع معدلات السمنة، دفعت الكثير من الناس لاتباع نظام الحمية؛ وتشير الإحصائيات بأن 78% من النساء، و64% من الرجال أقروا بأنهم يسعون إلى التخلص من الوزن أو على الأقل عدم كسب الوزن (Centers for Disease Control and Prevention, 2000b) . ومع أن هذا الاهتمام يكون أحيانا في محله، إلا أن الاستحواذ المتعلق بالوزن، يمكن أن يقود أحيانا لحدوث اضطرابات الأكل (أنظرا الإيضاح رقم 4-6).

ويبين الانتشار الواسع لاضطرابات الأكل، أن السعي للنحافة يعبر عن مشكلة اجتماعية متنامية، ويشكل تهديداً لصحة عدد كبير من أفراد المجتمع (Cogan & Ernsberger, 1999). فالسنوات الأخيرة شهدت زيادة كبيرة في انتشار حالات اضطراب الأكل بين المراهقات من الإناث في المجتمعات الغربية. ويقدر حالياً عدد الإناث اللواتي يعانين من واحدة أو أكثر من اضطرابات الأكل في الولايات المتحدة بحوالي 2% (Battle & Brownell, 1996). ويُعَدُّ فقدان الشهية العصبي (Anorexia Nervosa)، والشره المرضي (Bulimia) من أكثر اضطرابات الأكل خطورة.

إيضاح 4-6

تستطيع أن تكون نحيلا جدا

You Can Be Too Thin

شاع الانشغال الذي حدث بين المراهقين في العقد الماضي بمسألة ضبط الوزن إلى درجة تشبه الوباء. ففي إحدى الدراسات التي أجريت على طلبة المدرسة الثانوية (J. C. Rosen & Gross, 1987)، أفاد 63% من الإناث و16% من الذكور بأنهم يتبعون الحمية (الرجيم)، مع أن جميع هؤلاء الطلبة كانت أوزانهم طبيعية. وتبين أن أغلب هذه الممارسات غير الضرورية ترجع إلى الرغبة في الوصول إلى المظهر الجسمي المرغوب في الثقافة المعاصرة، وهو الشكل الذي يصعب على معظم الناس تحقيقه بدون الالتزام بنظام الحمية.

وغالبا ما يتبع الرياضيون الحمية في تغذيتهم ليتمكنوا من مواجهة الأحداث. فعلى سبيل المثال، قد يشعر مصارعو المدرسة الثانوية بالحاجة إلى إنقاص أوزانهم للتمكن من خوض المباريات. ومع ذلك فإن الأبحاث تبين أن الانتقال الدوري بين زيادة الوزن وفقدانه، قد يؤدي إلى نتائج سلبية على الصحة. فمن النتائج المترتبة على ذلك انخفاض معدل الأيض، الذي يمكن أن يؤدي إلى ظهور نزعة عامة لاكتساب الوزن. كما يمكن أن يؤدي إلى تغيير في توزيع الدهون، وإلى ظهور الأسباب التي تهدد بخطر الإصابة بأمراض القلب والشرايين التاجية. فعلى سبيل المثال، يرتبط انخفاض الوزن بانخفاض في ضغط الدم، في حين ترتبط الزيادة فيه بارتفاع في ضغط الدم. كما أن التتابع في زيادة الوزن تسبب زيادة متتابعة في ضغط الدم. وبالنتيجة، فإن هذه النوبات المتتابعة من الفقدان والزيادة في الوزن، قد تسبب آثارا عكسية في المدى البعيد على ضغط الدم. كما أن تدني مستوى الدهون لدى الفتيات الرياضيات اللواتي يحافظن على وزن منخفض (اللواتي يلعبن رياضة الجمباز والتزلج عموما) قد تؤدي إلى توقف الطمث (Amenorrhea). وإلى مشاكل تتعلق بالقدرة على إنجاب الأطفال (Brownell, Steen & Wilmore, 1987; Steen, Oppliger & Brownell, 1988).

كما بدأ الانشغال بالمظهر، والحمية، والميل للإصابة باضطرابات الأكل ينتشر أيضاً بين اللواطيين من الذكور. ففي دراسة على مجموعة من الشباب الذين يفضلون الجنس المثيل، تبين أنهم كانوا أقل اقتناعاً بشكل أجسامهم، واعتبروا أن مظهرهم يحتل مركزاً أكثر أهمية في تقرير مفهومهم عن ذواتهم من الرجال الذين يفضلون الجنس المغاير. وتبين أن اللواطيين من الرجال، أكثر ميلاً لممارسة التمارين الرياضية من غير اللواطيين. ولوحظ أن هذا الاهتمام كان مدفوعاً بالرغبة للظهور بمظهر جذاب، وليس بدافع الحفاظ على الصحة. واتضح أن لدى هؤلاء الرجال- عموما- اتجاهات وأنماطا في الأكل، لها علاقة بتطور اضطرابات الأكل لديهم. تبين هذه النتائج أن الثقافات الفرعية التي ينتمي إليها الذكور، والتي تؤكد على المظهر بشكل خاص، قد تزيد من قابلية تعرض أعضائها لاضطرابات الأكل لعدم شعورهم بالرضى عن أجسامهم، تماماً كما هو حاصل لدى النساء في الثقافة الأمريكية (Silberstein, Striegel-Moore & Rodin, 1987).

فقدان الشهية العصبي: Anorexia Nervosa

إحدى الذكريات التي ما زالت تومض في ذهني أنني وبينما كنت أقود سيارتي داخل الحرم الجامعي خلال عطلة عيد الميلاد مررت بشابة يافعة كانت على وشك أن تقطع الشارع. كان واضحاً أنها تعاني من فقدان الشهية العصبي. وبدا واضحاً أنها انتهت لتوها من ممارسة التمارين. وقد التصق بنطالها المبلل بالعرق بتلك العصاتين اللتين كانتا ساقين طبيعيتين

في وقت سابق. وكان جلد الوجه مشدوداً لدرجة أن عظام الوجه كانت واضحة من خلاله. كان من الممكن أن تشاهد هيكلها العظمي.

أدركت أنني أصبحت وجهاً لوجه أمام شخص على وشك الموت. بحثت عن مكان لإيقاف سيارتي. وعندما تمكنت من إيجاد موقف للسيارة، كانت الفتاة قد اختفت في إحدى منازل الطالبات، ولم أتمكن من معرفة إلى أي منها كانت وجهتها. حتى أنني لا أعرف ماذا كنت سأقول لها لو أنني نجحت في الإمساك بها قبل أن تختفي.

يمثل فقدان الشهية العصبي حالة من الاضطراب القهري لتجويع الذات (Self-Starvation)، حيث يقوم الفرد بممارسة الرياضة ويتبع نظام حمية إلى الحد الذي يهبط فيه وزنه إلى الحد الأقصى، مما يهدد الصحة، ويسبب كذلك الموت. وأغلب الذين يعانون من هذا الاضطراب، هم من الإناث المراهقات من الطبقات الاجتماعية العليا.

تطور اضطراب فقدان الشهية العصبي: Developing Anorexia Nervosa

هناك عدة عوامل تبين أنها تساهم في تطور المرض. فالتفسير الفسيولوجي ربط فقدان الشهية العصبي بحدوث التوقف في الدورة الشهرية (Amenorrhea)- وهي من الأعراض العامة المصاحبة لفقدان الشهية العصبي، وغالباً ما تسبق فقدان الوزن (Morimoto et al., 1980). كما تبين أيضا أن لدى الإناث اللواتي يعانين من اضطراب فقدان الشهية العصبي، وجود نوع من الاستيرويدات العصبية المنشطة (Neuroactive Steroids)- التي تعمل على تنظيم سلوك الأكل والمزاج عند الحيوانات- (Monteon et al., 2001). وتبين أيضاً وجود ارتباط بين فقدان الشهية العصبي وبين تناذر تيرنر (Turner's Syndrome)، وهي حالة من الاضطراب تحدث لدى الإناث سببها نقصان الكرموسوم الجنسي الثاني (X Chromosome). كما قد يكون للاضطراب في وظيفة الهيبوثلاموس علاقة بحدوث فقدان الشهية العصبي.

كما تبين أيضا أن كلا من النساء اللواتي يعانين من اضطرابات الأكل، واللواتي لديهن الاستعداد للإصابة باضطرابات الأكل، لديهن ارتفاع في ضغط الدم، وازدياد في معدل نشاط القلب، وارتفاع في مستوى الكورتيزول بالبول استجابة للضغط. مما قد يؤدي إلى الاعتقاد بأن لديهن ميلا مزمنا للمبالغة في الاستجابة للخبرات الضاغطة. إضافة لذلك، فإن النساء اللواتي يعانين من اضطرابات الأكل، أو لديهن النزعة لذلك، يكن أكثر ميلا للكآبة، والقلق، وتدني تقدير الذات، والإحساس المتدني بالقدرة على الضبط. إن ظهور هذه الصيغة (Profile) لدى كل من النساء اللواتي يملكن استعدادا لتطوير اضطرابات الأكل، ومن يعانين من اضطرابات الامتلاء الناجمة عن الأكل (Full-blown Eating Disorder)، يقود إلى الاقتراح بأن هذه العوامل قد تكون من المتغيرات التي تعجل بظهور اضطرابات الأكل أكثر من كونها من نتائج الإصابة بها (Koo-Loeb, Costello, Light, & Girdler, 2000).

وتقترح الأبحاث الحديثة التي كشفت عن انتشار فقدان الشهية العصبي بين أفراد لنفس العائلة، احتمال وجود تأثير جيني للإصابة بهذا الاضطراب (Strober et al., 2000). ومن العوامل التي تؤدي إلى صعوبة تشخيص وعلاج اضطراب فقدان الشهية العصبي، اشتراكه مع اضطراب الوسواس القهري (Obsessive Compulsive) بالمظاهر

السيكوباثولوجية التي تتضمن وجود نشاط عصبي صماوي أيضاً (C. Davis, Kaptein, Kaplan, Olmsted, & Woodside, 1998).

وهناك أبحاث أخرى أكدت على أهمية خصائص الشخصية، وأنماط التفاعل داخل الأسرة، في تطور فقدان الشهية العصبي. إذ وجد أن الإناث اللواتي يعانين من فقدان الشهية العصبي، تنقصهن القدرة على الضبط، مقترنة بالحاجة إلى القبول والسلوك الكمالي ويقظة الضمير. كما أن تشوه صورة الجسم هي من الأمور العامة بين الفتيات اللواتي يعانين من فقدان الشهية العصبي (Anorectic Girls). مع أنه ليس واضحاً ما إذا كان هذا التشوه في صورة الذات هو نتيجة للاضطراب أو سبب له. فعلى سبيل المثال، ترى هؤلاء الفتيات أن وزنهن زائد حتى بعد أن ينخفض وزنهن عن الوزن المثالي.

وتبين أن هؤلاء الفتيات ينحدرن من أسر يمكن أن يوجد فيها حالات من المرض النفسي، والإدمان الكحولي، ومن أسر أفرادها قريبون من بعضهم البعض بصورة شديدة، ولكنهم يفتقرون إلى مهارات الاتصال العاطفي، أو التعامل مع الصراع (Garfinkel & Garner, 1983; Rakoff, 1983). كما تلعب علاقة الأم – الإبنة دوراً في تفاقم اضطرابات الأكل. فأمهات الفتيات اللواتي يعانين من اضطرابات الأكل، يبدون أقل اقتناعاً بأوضاعهن الأسرية، وغير راضيات عن مظهر بناتهن، كما أنهن أكثر قابلية للإصابة باضطرابات الأكل (K. M. Pike & Rodin, 1991).

وحديثا، تنامى الاهتمام في التركيز على الظروف التي تحدث فقدان الشهية العصبي لدى الأشخاص المعرضين لخطر الإصابة بهذا الاضطراب. وقد يترافق فقدان الشهية العصبي مع المشاكل المتعلقة بمسألة الهوية الذاتية، والاستقلالية، التي تظهر في مرحلة البلوغ. فالصراعات المتعلقة بالحاجة إلى الاستقلال عن الاسرة، والحاجة لتوكيد الذات في المواقف الاجتماعية، قد تسبب استجابات مدمرة للذات كفقدان الشهية العصبي، عوضا عن القيام بمواجهة مباشرة مع هذه الصراعات.

علاج فقدان الشهية العصبي: Treating Anorexia

من ناحية مبدئية، فإن الهدف الرئيسي للعلاج هو مساعدة المريض على استعادة وزنه ليصل إلى المستوى المأمون. وهو الهدف الذي يوضع في الاعتبار في حال التعامل مع الحالات النزيلة في المستشفى. ولأجل استعادة الوزن، يقوم أغلب المعالجين باستخدام الأساليب السلوكية في العلاج، كالإشراط الإجرائي. وفي العادة تستند استراتيجيات المعالجة الشرطية، على تقديم المعززات الإيجابية، مثل السماح بالزيارات الاجتماعية، نتيجة قيام الفرد بتناول الطعام، أو استعادة الوزن. ومع ذلك فإن استخدام المعالجة السلوكية في المستشفى فقط، لا يؤدي بالضرورة إلى النجاح في تعميمها لدى انتقال المريض إلى البيت (Garfinkel & Garner, 1982)، نظراً لأن العوامل البيتية والأسرية قد تؤدي إلى إظهار السلوك المضطرب أو الحفاظ عليه.

وبمجرد أن يصل الوزن إلى المستوى الآمن، تصبح هناك حاجة إلى علاج إضافي. فقد يتم البدء باستخدام العلاج الأسري، لتعليم الأسر طرق أكثر إيجابية في التعبير عن انفعالاتهم وصراعاتهم (Minuchen, Rosman & Baker, 1978). كما يمكن توظيف العلاج النفسي بهدف تحسين مشاعر تقدير الذات (Self-Esteem) وتعليم مهارات التكيف مع التوتر والضغوط الاجتماعية (A. Hall & Crisp, 1983). ويبدو أن التوقعات حول نتائج علاج فقدان الشهية

العصبي جيدة. إذ بلغت معدلات النجاح باستخدام إجراءات التدخل المستندة إلى مباديء العلاج السلوكي 85% (Minuchen et al., 1978).

وبسبب المخاطر الشديدة التي يسببها فقدان الشهية العصبي، ازداد الاهتمام في السنوات الأخيرة بالتركيز على مسألة الوقاية؛ ومع ذلك فإن العوامل التي قد تساعد على الوقاية من ظهور حالات جديدة قد تكون مختلفة تماما عن تلك العوامل التي دعت الطلبة الذين لديهم الأعراض للبحث عن العلاج (Mann, Huang, Bergard, Wright, & Hansen, 1997). ففي إحدى برامج الوقاية من الاضطراب الموجهة لطلبة السنة الأولى في الجامعة، تم تقديم الطلبة إلى مجموعة أخرى من الطلبة من نفس المرحلة الصفية ممن تمكنوا من الشفاء من اضطرابات الأكل التي كانوا يعانون منها. حيث قام هؤلاء بتقديم وصف لخبراتهم، وتزويدهم بالمعلومات. ومما أثار رعب الباحثين بعد انتهاء برنامج التدخل، حدوث زيادة طفيفة في أعراض اضطرابات الأكل بين المشاركين بالبرنامج، مقارنة بأولئك الذين لم يشتركوا فيه. ويمكن تفسير السبب في عدم فعالية البرنامج، إلى أن تخفيف الوصمة (Stigma) المرتبطة بهذه الاضطرابات، قد يؤدي من دون قصد إلى جعل المشكلة طبيعية. ونتيجة لذلك، وكما أضاف مان ورفاقه (Mann, et al., 1997)، فإن استراتيجيات الوقاية المثالية، قد تتطلب التأكيد على المخاطر الصحية التي تنجم عن اضطرابات الأكل. وبينما تعمل الاستراتيجيات على إقناع المرأة المصابة بالاضطراب بالبحث عن العلاج، فإنها قد تتضمن التعامل مع الأمر بشكل طبيعي، كما تتضمن حث المرأة على تقبل العلاج.

الشره المرضي أو البوليميا: Bulimia

الشره المرضي (Bulimia) من اضطرابات الأكل التي تتسم بالتناوب ما بين القيام بالأكل بنهم، والتخلص منه عن طريق تكنيكات مثل التقيؤ، وإساءة استخدام المليينات، والحمية القاسية، والصيام، وإساءة استخدام الأدوية والكحول (M. K. Hamilton, Gelwick & Meade, 1984). ويبدو أن الأكل بنهم (Bingeing)، يتسبب جزئيا عن الرجيم. وهناك اضطراب يرتبط بالرجيم يسمى - اضطراب الأكل النهمّ (Binge Eating Disorder)، ويصف حالة الكثير من الأفراد الذين يكررون الأكل النهمّ، ولكن من دون أن يقوموا باتباع أساليب تعويضية للتخلص مما يأكلون من أجل تجنب اكتساب الوزن (Spitzer, et al., 1993). وعادة ما يحدث الأكل بنهم عندما يكون الشخص وحيداً، وقد يتسبب عن تعرض الفرد لحالة انفعالية سلبية ناجمة عن الخبرات الضاغطة (Telch & Agras, 1996). إذ يبدأ الشخص الذي يخضع لنظام الحمية (الرجيم) بالأكل دون أن يتمكن من التوقف. ومع أن الأكل بنهم (Bingeing) ليس ممتعا، إلا أن الشخص النهم يشعر بأنه غير قادر على السيطرة على سلوكه، أو على التوقف عنه. إن حوالي نصف الأشخاص الذين يشخص لديهم اضطراب فقدان الشهية العصبي يعانون أيضاً من الشره المرضي. وينتشر الشره المرضي ما بين 1% إلى 3% من النساء (Wisinieski, Epstein, Marcus, & Kaye, 1997)، مع أن نسبة من يتعرضون من وقت لآخر لأعراض الشره المرضي قد يصل إلى 10% من الناس.

من هم الذين يطورون الشره المرضي؟ Who Develops Bulimia?

في حين يتصف أغلب من يعانون من فقدان الشهية العصبي بالنحف، فإن أوزان الذين يعانون من الشره المرضي على الأغلب تكون عادية أو أعلى من المعدل الطبيعي، خاصة في منطقة الوركين. وفي حالة الشره المرضي، كما هو الأمر في فقدان الشهية العصبي، فإن الأكل بنهم والتخلص من الأكل، قد يكون رد فعل على المسائل المتعلقة بالضبط. إذ فسرت مرحلة النهمّ في الأكل (Binge Phase)، على أنها رد فعل على فقدان الجسم القدرة على ضبط الوزن والمحافظة عليه. في حين فسرت مرحلة التخلص من الطعام (Purge Phase)، على أنها نوع من الجهد الذي يوجه لكي يسترد الجسم القدرة على ضبط وزنه. فعندما يتبع الفرد نظام حمية معين، فإن الروابط ما بين القرائن الفسيولوجية للجوع والقيام بالأكل تتفكك. وعندما يهبط الوزن إلى مستوى أدنى من النقطة المحددة (Set Point)، فإن الفرد يستجيب وكأنه يتضور جوعاً؛ مما يؤدي إلى تدني عمليات الأيض (Metabolism)، ويبدأ الشخص بالاستجابة إلى قرائن الأكل الخارجية، بدلاً من الاستجابة إلى القرائن الداخلية كالجوع.

ويمكن أن يحتل الطعام مركزاً رئيسياً في تفكير الشخص، فالامتناع عن تناول الطعام، يضع الأساس لمرحلة النهم في تناول الطعام (Binge)، ويتحول المصدر الموجه للتحكم في سلوك الأكل من الإحساسات الداخلية، إلى قرارات تتخذ حول متى وماذا يجب أن يؤكل؟ وهذا ما يطلق عليه النسق التنظيمي المستند إلى أسس معرفية (Cognitively Based Regulatory System). وهذا الأسلوب في التنظيم، يمكن أن يتعطل بسهولة بسبب الضغط أو الارتباك، أو عندما يكون لدى الشخص الذي يتبع نظام الحمية قابلية للإقبال على الأكل بنهم (Polivy & Herman, 1985).

إن العائلات التي تعلق أهمية كبيرة على النحافة، والمظهر الخارجي، تكون بناتها أكثر قابلية لتطوير الشره المرضي (Boskind-White & White, 1983). وقد يكون للشره المرضي أساس جيني، نظراً لأن اضطرابات الأكل تظهر لدى عائلات معينة، كما تبين دراسات التوائم معدلات اتفاق عالية بين التوائم في الأكل النهمّ (Wade, Bulik, Sullivan, Neale, & Kendler, 2000). وقد يعاني المصابون بالشره المرضي من تدني تقدير الذات، والأكل القسري في محاولة منهم للتحكم بانفعالاتهم السلبية. كما تبين أن البنات والنساء اللواتي يعانين من اضطراب الأكل النهمّ يبدين اهتماما شديدا بأجسامهن وأوزانهن؛ وينشغلن باتباع نظام الحمية، ويتعرضن لحالات من الكآبة، والمرض النفسي، ويفرطن في شرب الكحول والمخدرات؛ ويعانين من صعوبات في إدارة الوقت والمواقف الاجتماعية (R. L. Spitzer et al., 1993).

كما يمكن أن يترافق مع حلقات التناوب ما بين الأكل بنهم والتخلص منه، حدوث الضغط، والصراع مع الآخرين، لأن القرائن التي تساهم، في العادة، في كبح سلوك الأكل، تكون أقل بروزاً في أوقات الضغط. ففي إحدى الدراسات التي أجريت على النساء في الجامعة، تبين أن الشره المرضي لديهن كان يتفاقم، كرد فعل على التعرض للضغط، أو أية خبرة تولد لديهن الشعور بأنهن غير جذابات، ووزنهن أعلى من المعدل، أو يفتقرن إلى الإحساس بالفعالية (Striegel-Moore, Silberstein, Frensch & Rodin, 1989). كما تطورت لديهن أعراض اضطرابات الأكل خلال السنة الدراسية إلى الأسوأ، نظراً لأن مستوى الضغط الذي يواجهنه كان- على الأرجح- يتزايد.

وتتضمن العوامل الفسيولوجية للاضطراب حدوث اضطراب هرموني (Monteleone et al., 2001)، واضطراب في وظائف الهيبوثلاموس، والتحسس من الأطعمة، واضطرابات في استجابات تذوق الأطعمة (Wisniewski et al., 1997)، وفي نظام تسكين الألم المستند إلى الأفيونات الذاتية (Endogenous Opioid System) (Mitchell, Laine, Morley & Levine, 1986)، واضطرابات عصبية، وخليط من هذه الأعراض.

علاج الشره المرضي: Treating Bulimia

تعود إحدى معوقات علاج الشره المرضي، إلى عدم توجه الكثيرات من النساء إلى العلاج. وقد يرجع ذلك إما لعدم اقتناعهن بخطورة المشكلة التي يعانين منها، أو لاعتقادهن بعدم جدوى إجراءات التدخل الطبية في المساعدة على الشفاء. وبناء على ذلك، فإن أحدى الخطوات الأولى التي يمكن اتباعها في علاج الذين يشكون من الشره المرضي، هو إقناعهم بأن هذا الاضطراب يمكن أن يهدد صحتهم، وأن إجراءات التدخل الطبية والسيكولوجية يمكن أن تخفف منه (Smalec & Klingle, 2000).

ولعلاج الشره المرضي تم تطوير عدد من الأساليب العلاجية. وعموما، تبين أن استخدام مزيج من المعالجات والأساليب المعرفية- السلوكية، له تأثير أكثر فعالية في علاج حالات الشره المرضي (Agras et al., 1992). وعادة ما يبدأ المعالج بتدريب المريض على الاحتفاظ بمفكرة حول عادات الأكل، بحيث يشتمل ذلك على تسجيل وقت، ومكان، ونوعية الأطعمة التي يتناولها، والخبرات الانفعالية التي يمر بها. ويمكن أن تؤدي المراقبة الذاتية البسيطة (Self-Monitoring)، إلى تقليل سلوك التناوب ما بين الإقبال على الأكل بنهم والتخلص منه (Orleans & Barnett, 1984; G. T. Wilson, 1984).

ويجمع أغلب المعالجين ما بين أسلوب المراقبة الذاتية وأساليب علاجية سلوكية أخرى في محاولات فردية لإخضاع سلوك الأكل لعمليات الضبط (Agras, Schneider, Arnow, Raeburn & Telch, 1989; Kirkley, Agras & Weiss, 1985). وبعض الأساليب تتضمن زيادة تنظيم الوجبات، وتناول كميات أكثر تنوعاً من الأطعمة، وتأخير الدافع للتخلص من الطعام (The Impulse to Purge) لأطول فترة ممكنة، وتناول أطعمة مفضلة في مواقف جديدة لم ترتبط في السابق بالتناول الشره للطعام. وجميع هذه الأساليب تساعد النساء على التخلص من الأنماط السلوكية التي تساعد في بقاء الشره المرضي، وتؤدي إلى غرس عادات أكل أفضل (Agras, Schneider, Agras & Bachman, 1985). إن الإدراك المتزايد للفعالية الذاتية التي تمكن من التحكم بسلوك الأكل، تسهل نجاح إجراءات التدخل التي تستند إلى الأسلوب المعرفي- السلوكي (J. A. Schneider, O'Leary & Agras, 1987). وعادة ما تضاف تكنيكات الوقاية من الانتكاس إلى البرامج العلاجية؛ فقد يتم تدريب المريض، على سبيل المثال، على تحديد المواقف التي تسبب الأكل النهم (Binge Eating)، وعلى تطوير استراتيجيات تعامل تساعده على تجنب القيام به. وقد يدرب المريض على الاسترخاء ومهارات إدارة الضغط. وعندما يصبح الشره المرضي سلوكا قسريا (Compulsive)، فإن الأمر قد يتطلب الوقاية الفورية من السلوك، عن طريق تعريض المريض إلى إجراءات علاجية لتخفيف المشاكل الانفعالية التي قد تعجل بظهور الاضطراب.

لقد اقترن الانتشار المتزايد لاضطرابات الأكل بصعوبة العلاج الفعال، مما دعا إلى الاقتراح بضرورة قيام المختصين في ميدان علم النفس الصحي، بالبحث عن طرق للوقاية من تطور اضطرابات الأكل، بدلا من مجرد التركيز على معالجتها بعد أن تحدث (Battle & Brownell, 1996). أما حول كيفية القيام بذلك، فإن الأمر ما يزال قيد البحث (Mann et al., 1997).

تذييل: Postscript

قمنا بإلقاء الضوء على الممارسة الصحية للتمارين، والوقاية من الحوادث، والوقاية من السرطان، وضبط الوزن، والغذاء الصحي، وذلك لأن كلا منها أدى إلى ظهور نشاط في حركة البحث العلمي، كما تبين أن كلا منها ارتبط بشكل رسمي بعوامل رئيسة مسببة للمرض، والعجز، والموت.

وهناك عدد كبير من السلوكيات الصحية، مثل الممارسة الجنسية الآمنة، وغيرها من الأمور التي سوف نتناولها بايجاز في مرحلة لاحقة من هذا المرجع، نظراً لان ما هو معروف عنها لا يزال محدوداً. فعلى سبيل المثال، إن واحدة من السلوكيات الصحية التي تم حديثا فهم دورها في تحقيق الصحة وما يمكن أن تؤدي إليه من مشاكل صحية هي مسألة النوم، واضطرابات النوم (أنظرا إيضاح 4-7).

وهناك مجموعة أخرى من السلوكيات الصحية المهمة التي تمكنا من فهمها حديثا، تتضمن عمليات الاسترخاء، والتجدد (Renewal)، وعمليات تجديد الوعي، وهي نشاطات تجديدية احيائيه (Restorative Activities)، التي تساعد على استعادة التوازن وتقليل الضغط، وتحافظ على التوازن الذاتي. فنحن نعلم، على سبيل المثال، أن عدم أخذ إجازة قد يعرض المصابين بأمراض القلب لمخاطر السكتة القلبية (Gump & Matthews, 1998; Steptoe, Roy & Evans, 1996). ولكن ما نعلمه حتى الآن أن الكيفية التي تعمل بها عمليات التجديد في الحفاظ على الصحة ما زال محدودا، ويعتمد بشكل رئيسي على الحدس.

تؤكد هذه النقطة حقيقة مفادها أن فهم السلوكيات المساندة للصحة يشكل ميدان عمل متنامي الأهمية. فكلما تم الكشف عن مخاطر جديدة تهدد الصحة، أو عن فوائد معينة تحققها سلوكيات معينة، فإن تطبيق ما نعلمه على هذه السلوكيات الجديدة سيحقق فوائد في غاية الأهمية.

إيضاح 4-7

النوم الكافي في الليل

A Good Night's Sleep

لاحظ ميشيل فوستر الذي كان يعمل في قيادة شاحنة نقل للبضائع، أنه لم يقم بنقل عدد كاف من المرات لتغطية ثمن شاحنته. ولكي يحقق الربح تبين أن عليه أن يزيد عدد المرات التي يقوم بها بنقل البضائع في كل أسبوع. ونظراً لأنه من غير المستطاع أن يقلل من عدد الأميال في رحلاته، لذا فإن الطريقة الوحيدة التي كان من الممكن له أن يتبعها للحصول على مزيد من المال هي زيادة عدد الرحلات، وتقليل عدد ساعات نومه في كل ليلة. لذا بدأ يقلل عدد ساعات نومه من 6 ساعات في الليلة إلى ما بين 3-4 ساعات. وليزيد المدة كان ينتزع بعض الوقت لينام بين مرات النقل. وفي صباح أحد الأيام بينما كان يقود شاحنة بين فريسنو ولوس أنجيلوس، نام أثناء القيادة، وفقد السيطرة على شاحنتة، فضربت شاحنته سيارة وتسببت في قتل عائلة.

يعاني أكثر من 14 مليونا أمريكيا، أغلبهم من الذين تزيد أعمارهم على 40 عاما من اضطرابات نوم رئيسة- ويشكل الأرق أكثر هذه الاضطرابات انتشاراً (Nagourney, 2001). وكما هو معلوم فإن عدم الحصول على قدر كاف من النوم، يؤثر على الوظائف المعرفية، والمزاج، والاداء في العمل، ونوعية الحياة (Pressman & Orr, 1997). ويمكن لأي منا أن يتصور حالة الضيق التي يشعر بها المرء في اليوم الذي يلي ليلة عجز فيها عن النوم وهو يتقلب ويفكر في مشكلة يواجهها.

وباستمرار، هناك دلائل تزيد من إدراكنا لمدى الخطورة الصحية التي تنشأ عن عدم كفاية النوم (Leger, Scheuermaier, Philip, Pailard, & Guilleminault, 2001). حتى أن عدم الحصول على قسط كافٍ من النوم لمدة 6 ليال متواصلة يعطل العمليات الحيوية الأيضية (Metabolic)، ووظائف الهرمونات. كما أن الفقدان المزمن للقدرة على النوم، يمكن أن يؤدي إلى تفاقم شدة ضغط الدم، والنمط الثاني من السكري (K. Murphy, 2000). ويمكن أن يؤدي الأرق المزمن إلى زيادة مخاطر التعرض لتطوير أمراض الشريان التاجي (Bonnet & Arnad, 1998). كما يقلل الحرمان من النوم من نشاط الخلايا القاتلة عند الإنسان مما يقود بدوره إلى زيادة القابلية للإصابة بالعدوى (Irwin et al., 1994; Savard et al., 1999). والاشخاص الذين يؤدون أعمالاً يتنقلون فيها بين الدوام الليلي والنهاري، ويعانون عموماً من اضطرابات النوم عندما ينتقلون من وردية إلى أخرى، يتعرضون للإصابة بالتهابات الجهاز التنفسي، وتثبيط في وظائف الخلايا المناعية. وهذه الآثار العكسية قد تنشأ حتى عن الاضطراب البسيط في النوم. ومع ذلك فإن جهاز المناعة يعود للعمل بكفاءة بعد أن يحظى الفرد بالنوم الكافي في الليلة التي تلي (Irwin et al., 1994). وقد يكون للنوم علاقة بصحة المرأة تحديداً. فاضطرابات النوم ترتبط ارتباطاً وثيقاً بالدورة الشهرية (Manber & Bootzin, 1997)، وفي بدء سن اليأس لدى النساء الأكبر سناً.

وبشكل خاص فإن الأشخاص الذين يتعرضون لأحداث حياة قاسية، أو يعانون من كآبة شديدة أقروا بأنهم يواجهون اضطرابات في النوم (M. Hall et al., 2000). كما أن مخاطر اضطرابات النوم قد تؤدي إلى ارتكاب حوادث السير؛ وتماثل تأثيراتها تلك التأثيرات الناجمة عن الوقوع تحت تأثير الكحول أثناء القيادة (New York, Times, 1999).

إن كثيراً من المشاكل التي ترتبط بتقطع النوم، لها علاقة بعدم الحصول على قسط كاف من النوم. وفي حالات أخرى فإن نوعية النوم تعتبرأيضا سببا للمشاكل. وحديثاً تنبه الباحثون إلى أن انقطاع النفس أثناء النوم (Sleep Apnea)- الناتج عن انغلاق

ممرات الهواء، مما يسبب تقطع النوم-، يمكن أن يعرض الفرد إلى المخاطر الصحية. وفي كل مرة يحدث فيها انقطاع النفس، يتوقف النائم عن التنفس، لمدة تصل إلى حوالي 3 دقائق، إلى أن يصحو فجأة وهو يلهث للحصول على الهواء. إن بعض الناس قد يصحون مرات عديدة، قد تصل إلى عدة مئات في كل ليلة، دون أن يلاحظوا ذلك. ويعتقد الباحثون حالياً بأن انقطاع النفس مسؤول عن حدوث الآلاف من حالات الوفاة أثناء النوم، بسبب السكتات القلبية. وإضافة إلى عدد آخر من اضطرابات النوم، فإن انقطاع النفس أثناء النوم يساهم في المعدلات المرتفعة للحوادث التي تقع في مكان العمل وعلى الطرقات. كما يساهم في الضيق، والقلق، والكآبة. وهناك صعوبة في تشخيص أسباب انقطاع النفس، لأن أعراضا مثل ضيق الحلق (Grouchiness)، والشخير الخشن، تعتبر إشارة إلى احتمال معاناة الشخص من انقطاع النفس.

ولكن هل يوجد علاج لانقطاع النفس؟ يحدث انقطاع النفس بسبب تراكم الأنسجة في مؤخرة الحلق، مما يسسبب انغلاقاً في ممرات الهواء، لذا فقد يقوم الأطباء في الحالات الشديدة بإزالة بعض هذه الأنسجة. وبعض المرضى ينامون مع جهاز مصمم ليبقي ممرات الهواء مفتوحة أو يضعون أقنعة للنوم تعمل على نفخ الهواء إلى أسفل الحلق طوال الليل. ومع أن انقطاع النفس مشكلة مزمنة، إلا أن كثيراً من الناس يتعرضون إليها بشكل مؤقت، وتحديداً بعدَ القيام بالتدخين أو تناول كميات كبيرة من الكحول (S. Baker, 1997). ولعل أكثر الدلائل قوة على أهمية النوم، ترجع إلى ارتباط النوم بالتنبؤ بمعدل الوفيات. فالنوم يقدم مؤشراً يتنبأ منه بالوفاة. فالناس الذين ينامون جيداً، بمعدل 7 ساعات في الليلة أو أكثر، وبشكل منتظم، يعيشون أكثر من أولئك الذين لا يحصلون على قدر كاف من النوم (Belloc & Breslow, 1972).

ويتوقع أن تقدم لنا السنوات القادمة توضيحاً أكثر عن الفوائد التي يحققها النوم، والاحتمالات التي يمكن أن ترافق النوم المضطرب. وما يجب على الفرد أن يعمل حتى يتمكن من النوم. وبالنسبة لأولئك الذين لديهم مشكلات في النوم، فإن اتباع إجراءات تدخل معرفية سلوكية (Cognitive-Behavioral Interventions) متنوعة يمكن أن يساعدهم على الاسترخاء (Perlis et al., 2000). وهناك برامج تعد بتطوير عادات نوم جيدة، ويمكن للفرد أن يقوم بتطبيقها لوحده (Gorman, 1999; S, L. Murphy, 2000). وإليك أهم البنود التي تدعو هذه البرامج إلى مراعاتها:

- تمرن بانتظام، ثلاث مرات في الأسبوع على الأقل.
- حافظ على جو بارد في غرفة النوم خلال الليل.
- نم على تخت مريح وواسع بدرجة كافية.
- اتبع برنامجا ثابتا في الذهاب إلى النوم وفي الاستيقاظ.
- اتبع طقوسا معينة تجعلك مستعدا للنوم، مثل أخذ حمام قبل الذهاب إلى النوم.
- استخدم مروحة أو مصدر صوت آخر، يطغى على الأصوات الأخرى في المحيط.
- لا تدخن أو تتناول كميات كبيرة من الكحول.
- لا تفرط في تناول الأكل أو تأكل كميات قليلة جدا في الليل.
- لا تجعل الغرفة تعبق بروائح قوية كالبخور أو الشموع أو الكريمات.
- لا تعمد إلى القيلولة بعد الساعة الثالثة بعد الظهر.
- اقلع عن تناول الكفايين وخصوصا في فترات بعد الظهر أو المساء.
- إذا صحوت من نومك، انهض بسرعة، واقرأ بهدوء في مكان آخر، وذلك لكي تربط الفراش بالنوم وليس العكس.

الملخص

1. يتم اتباع الممارسات السلوكية المساندة للصحة مع الأفراد المعرضين لمخاطر تطوير الأمراض، وذلك لتحسين أو تعزيز وضعهم الصحي الحالي أو المستقبلي. وتتضمن هذه السلوكيات الممارسة الرياضية، ومراعاة معايير الوقاية من الحوادث، والمحاولات الهادفة إلى التعرف على إمكانية تطور أمراض السرطان، وضبط الوزن، وتناول الأغذية الصحية.
2. تقلل التمارين الهوائية (Aerobic)، من مخاطر التعرض للسكتات القلبية، وتعمل على تحسين الوظائف الجسمية في نواح أخرى. كما تساعد التمارين على تحسين الحالة المزاجية وتقلل من الضغط.
3. القليل من الناس هم الذين يلتزمون بممارسة التمارين الرياضية بمعدل يقترب من مستوى الشدة المطلوبة، ولمدة 15 دقيقة في الأسبوع. ويميل الناس إلى ممارسة التمارين المريحة، والتي يفضلونها. كما أنهم يكونون أكثر ميلاً لممارسة التمارين إذا كانوا يحملون اتجاها إيجابيا نحو الرياضة، وكانوا ينتمون إلى أسر تميل إلى ممارستها.
4. استراتيجيات التدخل المعرفية - السلوكية التي تتضمن إجراءات تهدف للوقاية من الانتكاس كانت ناجحة إلى حد ما في مساعدة الناس على الالتزام بالبرامج الرياضية.
5. تشكل الحوادث سبباً رئيسياً للموت وخصوصاً بين الأطفال. وشهدت السنوات الاخيرة زيادة واضحة في استخدام معايير الوقاية من الحوادث، وخصوصاً التجهيزات التي تحد من حركة الأطفال في السيارات (المقاعد الخاصة بالأطفال التي تزود بها السيارات). وهذه التغييرات شملت البرامج التي تقدم عبر وسائل الإعلام المختلفة، والتشريعات التي تؤكد على ضرورة الالتزام بمعايير الوقاية من الحوادث، وقيام الأطباء بتدريب الآباء عن طريق توظيف إجراءات التدخل التي تشجع على مراعاة معايير السلامة الخاصة بالأطفال.
6. تتعرض واحدة من كل ثماني نساء أمريكيات إلى الإصابة بسرطان الثدي، ومع ذلك فإن الفحص الذاتي للثدي (Breast Self Examination-BSE) نادراً ما تمارسه النساء، إما لأن المرأة تواجه صعوبة في التحري عن الكتل أو اكتشافها، وإما لأنها غير متأكدة من انها تقوم بذلك بطريقة سليمة، أو لأنها تخشى مما يمكن أن يحدث فيما لو اكتشفت فعلاً وجود الأورام.
7. ساعدت التعليمات الفردية، التي تقدم على المستوى الشخصي، على تحسين ممارسة الفحص الذاتي للثدي. كما أن الإحصائيات التي تبين الفوائد التي يحققها الكشف المبكر للأورام تساعد على تقليل المخاوف. ويمكن أن تساهم عملية تذكير النساء في كل شهر أو أكثر بزيادة الالتزام بالفحص الذاتي المنتظم للثدي.
8. توصى النساء فوق سن الـ 50 بالتصوير الشعاعي للثدي (Mammogram). ومع ذلك فإن عدداً قليلا من النساء، وبشكل خاص النساء اللواتي ينتمين إلى الاقليات، أو المسنات لا يقمن بهذا الفحص، وذلك بسبب نقص المعلومات، أو مخاوف غير واقعية. والسبب الأكثر أهمية يعود إلى التكاليف المادية وعدم توفر الإمكانيات.
9. إن الفحص الذاتي للخصية (Testicular Self-Examination-TSE) من الأمور التي يجب أن يقوم بها الشباب بين سن الخامسة عشرة والخامسة والثلاثين، وهو السن الذي يعتبر فيه سرطان الخصية هو السبب الرئيسي للوفاة بين الشباب.

10. تشكل السمنة مصدر خطر يرتبط بحدوث الأمراض القلبية الوعائية، وأمراض الكلى، والسكري وغيرها من الأمراض المزمنة.

11. الاستعداد الجيني، وطبيعة التغذية في الأعمار المبكرة، وتاريخ العائلة الذي يشير إلى وجود السمنة، وانخفاض المستوى الاجتماعي الاقتصادي (SES)، ونقص الممارسة الرياضية، وطبيعة القيم الثقافية السائدة، جميعها من العوامل التي ترتبط بتطوير السمنة. ومما يدعو إلى السخرية أن اتباع نظام الحمية (الرجيم)، قد يساهم في حدوث السمنة.

12. من العوامل التي يتقرر في ضوئها الوزن، وجود نقطة محددة مسبقاً، ومن خلال ما هو محدد سلفاً لكمية السعرات الحرارية التي ستستهلك للوصول بالوزن إلى تلك النقطة المحددة سلفاً. إن بعض الافراد يتناولون الطعام كرد فعل على الضغوط التي يواجهونها. وقد يؤدي تناول الطعام استجابة للضغط إلى تفاقم مشكلة الزيادة في الوزن.

13. من الأساليب التي تتبع في علاج السمنة التحكم في نظام التغذية، والصوم، والعمليات الجراحية، والعقاقير. وحديثا بُدء باستخدام الأساليب المعرفية السلوكية (Cognitive-Behavioral Approaches). وأكثر إجراءات التدخل المتبعة، تلك التي تستخدم التوجهات متعددة الأشكال، التي تشتمل على مراقبة سلوك تناول الطعام، وتعديل مثيرات البيئة التي تتحكم بتناول الطعام، وممارسة نوع من الضبط على اسلوب تناول الطعام، وتعزيز عادات جديدة في تناول الطعام. كما يساعد التدريب على الوقاية من الانتكاس في استمرار القدرة على ضبط الوزن.

14. تم تحقيق نوع من النجاح في بيئة العمل لدى اتباع أسلوب المنافسة بين المجموعات، وفي برامج فقدان الوزن التجارية التي استخدمت الأساليب المعرفية - السلوكية. إذ تمكنت مثل هذه البرامج من المساعدة في التخلص من 2 باوند في الاسبوع ولمدة 20 أسبوعاً وتم الحفاظ على ما فقد من الوزن لمدة عامين.

15. تركز إجراءات التدخل دوماً على منع عودة الزيادة في الوزن لدى الأطفال الذين ينتمون إلى أسر تعاني من السمنة، ولدى الراشدين المهددين بخطر الإصابة بالأمراض. كما أن الدور الذي تلعبه معايير النحافة، التي لا تمت إلى الواقع، في حدوث وديمومة اضطرابات الأكل، بدأت تستحوذ على اهتمام متزايد.

16. تتضمن التدخلات عن طريق التحكم بنظام الحمية الغذائي، العمل على خفض نسبة الكوليسترول، والدهون، والسعرات الحرارية، والإضافات. والإكثار من الألياف والفواكة والخضار. ومع ذلك فإن الالتزام بهذا النوع من الغذاء على المدى البعيد، يبقى ضعيفا، لعدة أسباب نجملها فيما يلي: غالبا ما يكون نظام الحمية الذي يوصى الفرد باتباعه مملا؛ كما أن العلاقة بين تغيير نظام الغذاء والتحسن في الصحة أمر غير مؤكد؛ ومن الصعب تغيير المذاق، وقد لا يميل الفرد وفقا لما يحمل من اتجاهات إلى تفضيل التغيير في الغذاء. وعلى الرغم من النصائح التي تقدم لإحداث تغيير يستمر مدى الحياة، فإن الشخص لا يلتزم بالتغيير مع مرور الوقت، بسبب الجمود المطلق الذي يرتبط بنظام الحمية. كما أن الحمية التي تكون فيها نسبة الكوليسترول متدنية قد تعمل أيضا على تفاقم العوامل المؤدية للمرض أو الموت.

17. إن إجراءات التدخل في نظام التغذية الموجهة عن طريق وسائل الإعلام، ومؤسسات المجتمع، تعد بإمكانية تحقيق النجاح كاستراتيجيات تدخل. كما بينت إجراءات التدخل التي تم توجيهها إلى الأسرة فعالية في الحفاظ على التغيير في نظام التغذية.

قائمة المصطلحات

Aerobic Exercise	التمارين الهوائية (الإيروبك)
Anorexia Nervosa	فقدان الشهية العصبي
Breast Self-Examination (BSE)	فحص ذاتي للثدي
Bulimia	الشره المرضي
Obesity	السمنة
Set Point Theory of Weight	نظرية النقطة المحددة للوزن
Stress Eating	الأكل تحت تأثير الضغط
Testicular Self-Examination (TSE)	فحص ذاتي للخصية
Yo-Yo Dieting	نظام الـ يو- يو في الحمية

الفصل الخامس

السلوكيات الضارة بالصحة

Health - Compromising Behaviors

خصائص السلوكيات الضارة بالصحة

الفصل الخامس

السلوكيات الضارة بالصحة

Health - Compromising Behaviors

منذ عدة عقود، ذهب والدي إلى طبيبه لإجراء المراجعة السنوية. فأبلغه الطبيب، كما كان يفعل في كل عام، أن عليه أن يتوقف عن التدخين. وكالعادة، أبلغه والدي، أنه سيفعل عندما يشعر أنه مستعد لذلك. ذلك أن والدي حاول الانقطاع عن التدخين عدة مرات، ولكنه لم ينجح. إذ أنه بدأ التدخين وعمره 14 عاماً. أي قبل أن تصبح مخاطر التدخين معروفة بفترة طويلة جداً. لذا فإن التدخين أصبح جزءاً لا يتجزأ من أسلوب حياته، الذي يتضمن شرب مزيج من المشروبات (كوكتيل) قبل تناول وجبة العشاء، التي غالباً ما تميزت باحتوائها على نسبة عالية من الدهون والكوليسترول. إضافة إلى حياة محمومة، نادراً ما تتيح الفرصة لممارسة التمارين الرياضية. موجز القول، كان التدخين يشكل جزءاً لا يتجزأ من هويته الذاتية. ثم أردف طبيبه قائلا "دعني أصيغ الأمر على النحو التالي: إذا كنت تتوقع رؤية ابنتك لدى تخرجها من الجامعة، فإن عليك أن تتوقف عن التدخين الآن". لقد أدت تلك الطريقة في التحذير مفعولها. إذ قام والدي برمي علبة السجائر في سلة المهملات، ولم يقم بعد ذلك بالتدخين. ومع مرور السنين، وكلما قرأ أكثر عن الصحة، كلما غير نمط حياته بطرق أخرى. فبدأ يمارس السباحة بانتظام. وتدريجياً، بدأ غذائه يقتصر على تناول الأسماك، والدجاج، والخضار، والفواكه، والحبوب. وبغض النظر عن حقيقة كونه من المعرضين لخطر الاصابة بأمراض القلب، فإنه مازال حياً حتى الآن، ويبلغ من العمر 83 عاماً.

في هذا الفصل، سوف نوجه انتباهنا إلى السلوكيات الضارة بالصحة، وهي السلوكيات التي يمارسها الأفراد وتضر بصحتهم أو تسبب الأذى لمستقبلهم الصحي. إن كثيراً من المشكلات التي يواجهها الأفراد لدى محاولتهم التوقف عن التدخين، توضح عددا من الأمور المهمة فيما يتعلق بهذه السلوكيات. كما أن كثيراً من السلوكيات الضارة بالصحة تأخذ شكل العادات. وبعضها بما في ذلك التدخين يتخذ صورة الإدمان، مما يجعلها تستعصي على العلاج. ومن ناحية أخرى، فإن استخدام الحوافز المناسبة، وتقديم المساندة، يجعلان امكانية حدوث التغيير أمرا ممكنا حتى لأكثر السلوكيات استعصاء على التغيير. ولدى نجاح شخص ما في تغيير عادة سلوكية معينة إلى الأحسن، فإنه غالباً ما يقوم باحداث تغييرات أخرى في أسلوب حياته، بحيث يتجه إلى اتباع نمط حياه صحي أكثر. مما يؤدي إلى حدوث تناقص في إمكانية تعرضه للمخاطر، ويجنبه الإصابة بالأمراض، ويزيد من فرص العيش، والوصول إلى مرحلة متقدمة من العمر.

خصائص السلوكيات الضارة بالصحة:

Characteristics of Health-Compromising Behaviors

إن كثيراً من السلوكيات الضارة بالصحة (Health-Compromising Behaviors) تشترك بخصائص أخرى مهمة نجملها فيما يلي:

أولاً: سرعة تأثر المراهقين بها وانجرافهم لتعلمها وممارستها. فالإفراط في شرب الكحول، والتدخين، والتعاطي المحظور للمخدرات، والممارسة الجنسية غير المأمونة، وسلوك المغامرة الذي يمكن أن يقود إلى الحوادث أو الموت المبكر، جميعها ممارسات تبدأ في مرحلة المراهقة وأحياناً تتجمع معاً لتشكل جزءاً من أعراض مشكلة سلوكية (S. Donovan & Jessor, 1985, Duncan, Duncan, & Hops, 1998).

وهذا لا يعني بالضرورة أن جميع السلوكيات الضارة بالصحة تظهر وتترسخ بدرجة ثابتة خلال مرحلة المراهقة. وتحديداً، وكما بينا في الفصل الثالث، فإن عدداً من المشكلات الصحية مثل السمنة، تبدأ في مرحلة الطفولة الباكرة. في حين أن مشكلات أخرى، مثل الإدمان على الكحول، قد تشكل مصدر تهديد للراشدين الأكبر سنا. وبالرغم من هذه الاستثناءات، هناك تشابه غير محدود بين العوامل التي تؤدي إلى ظهور، وبقاء كثير من هذه السلوكيات الضارة.

ثانياً: كثير من هذه السلوكيات يرتبط بشدة بثقافة الرفاق، نظراً لأن الأطفال يتعلمون ويقلدون سلوك رفاقهم الذين يحبونهم ويعجبون بهم. كما أن الرغبة في جذب الآخرين، تصبح قوية للغاية في مرحلة المراهقة. وهذا العامل يعتبر شديد الأهمية في تطوير اضطرابات الأكل، وتناول الكحول، والتدخين، وتعاطي المخدرات، والتعرض للشمس بهدف الحصول على لون بشرة داكنة، والممارسة الجنسية غير المأمونة، وقابلية الإصابة بالحوادث، وغيرها من السلوكيات (Leary, Tchividjian & Kraxberger, 1994).

كما أن عدداً من السلوكيات الضارة بالصحة له علاقة خاصة بالكيفية التي يرغب بها الفرد بإظهار ذاته (Self–Presentation)، فهناك جهود كبيرة يبذلها المراهقون والشباب اليافعون، لكي يظهروا بمظهر متطور، ومحبب (Cool)، وصلد، وملم بما يحيط به من أمور في البيئة الاجتماعية. والصورة التي توصلها هذه السلوكيات، تعبر أيضا عن الخصائص المشتركة التي يجب أن تؤخذ في الاعتبار لدى القيام بمحاولات التعديل .

ثالثاً: كثير من هذه السلوكيات تشكل مصدراً للمتعة، وتعزز قدرة المراهق على التكيف مع مواقف الضغط، كما أن بعضها يتماشى مع رغبة المراهق في البحث عن المغامرة والنشوة وهي من الأمور المرغوبة بحد ذاتها. ومع ذلك فإن كلاً من هذه السلوكيات يمثل مصدراً كبيراً للخطر بحد ذاته. وكل منها يرتبط بواحدة أو أكثر من مسببات الوفاة الرئيسة في الولايات المتحدة. وعدد من هذه السلوكيات، وخصوصاً التدخين، يعتبر مصدر خطر يهدد بالإصابة بأكثر من مرض واحد من الأمراض المزمنة.

رابعاً: يكون تطور جميع هذه السلوكيات تدريجياً نتيجة تعرض الفرد التدريجي لها، مما يزيد من قابلية قيامه بها، وتجريبها، ثم أدائها بشكل منتظم (Wills, Pieree & Evans, 1996). وبذلك لا يتم اكتساب هذه السلوكيات الضارة

بالصحة، دفعة واحدة، ولكن ذلك يحدث ضمن عملية تدريجية، مما يزيد من أهمية توجيه إجراءات التدخل في المراحل المختلفة التي تزيد فيها القابلية للانقياد، والتجريب، والأداء المنتظم للسلوك.

خامساً: إن الإفراط في تناول المواد المختلفة، سواء كانت سجائر أو كحول، أو مخدرات، أو ممارسات جنسية غير آمنة، يمكن التنبؤ بحدوثه من خلال مجموعة من المؤشرات التي تتفق بها هذه السلوكيات. فالمراهقون الذين ينخرطون بهذه الممارسات الخطرة، غالبا ما يتعرضون لمستويات عالية من الصراع مع آبائهم، وقدرة ضعيفة على ضبط الذات، مما يدعو، من ناحية جزئية، إلى اعتبارها استراتيجيات للتعامل مع ضغوط الحياة (Wills, Gibbons, Gerrard, & Brody, 2000; Yokoyama, Nishikitani, &Araki, 1999).

فتعرض المراهق للانحراف يعتبر من الأمور الشائعة التي تترافق مع إساءة استخدام كثير من المواد كالسجائر، والكحول، والماريجوانا. والمراهقون الذين لديهم النزعة للسلوك المنحرف، وتقدير متدن للذات، وإشكالية في العلاقات الأسرية، يميلون على الأغلب لتعاطي هذه المواد. وغالبا ما يكون أداء المراهقين الذين يفرطون في تناول هذه المواد ضعيفا في المدرسة، ويبدو أن علاقاتهم المشكلة مع أسرهم، وانحرافهم، وتدني تقدير الذات لديهم يقدم تفسيرا لإفراطهم هذا (Andrrews & Duncan, 1997). فالمزاج الصعب، وضعف التحكم بالذات، والاتجاهات المهيئة للانحراف، ترتبط بالإقبال على شرب البيرة، والتبغ، والكحول، والماريجوانا (Repetti, Taylor, & Seeman, 2002; Wills & Cleary, 1999).

وأخيراً يمكن القول بأن جميع السلوكيات المشكلة ترتبط بالنظام الاجتماعي الأوسع الذي يتيح المجال لحدوثها. فأغلب هذه السلوكيات الإشكالية تنتشر بشكل أكبر بين الأفراد الذين ينتمون إلى مستويات اجتماعية دنيا. وفي بعض الحالات فإن هذه الفروق في المستويات الاجتماعية، تزيد من التعرض للسلوكيات المشكلة، وفي حالات أخرى يعود انتشار هذه السلوكيات إلى الظروف الضاغطة التي تنشأ عن الانتماء للطبقات الاجتماعية المتدنية، مما يدفع المراهقين إلى تعاطي المواد كوسيلة للتعامل (Cope) مع الصعوبات (Wills, et al., 1996). إن ممارسة السلوكيات الضارة بالصحة، يجعلنا نميل إلى الاعتقاد بوجود ارتباط كبير بين الطبقة الاجتماعية وأغلب العوامل المسببة للمرض والموت (Adler et al., 1994).

في هذا الفصل سوف نركز اهتمامنا على اثنتين من أكثر المسلكيات الضارة بالصحة انتشاراً. وهما الإفراط في شرب الكحول، والتدخين. علماً بأن كثيراً من النقاط التي تم التعرض إليها تنطبق على أنماط أخرى من السلوكيات الضارة بالصحة، مثل التعاطي المحظور للمخدرات. وتحديداًَ فإن الكثير من هذه السلوكيات الضارة بالصحة تتضمن حدوث الإدمان (Addiction).

ما المقصود بالاعتماد على المواد؟

What is Substance Dependence?

يعتبر الشخص معتمدا على مادة ما، عندما يتناولها من تلقاء نفسه بشكل متكرر، مما يؤدي إلى حدوث التحمل، والانسحاب، والسلــوك القســري (American Psychiatric Association, 1994). **فالاعتمــاديــة الجسميــة** (Physical Dependence) هي عملية قيام الجسم بالتكيف التدريجي مع وجود المادة في الجسم، ويصبح وجودها ضروريا لكي يتمكن الجسم من إتمام الوظائف المنوطة بأنسجته المختلفة. وتتضمن الاعتمادية الجسميــة دائمـا **التحمــل** (Tolerance)، وهي عملية تكيف مستمرة يقوم بها الجسم مع المادة، مما يدعو إلى أخذ كميات أكبر منها بشكل متزايد من أجل الحصول على نفس التأثير للوصول إلى الحد الأقصى أو ما يسمى **بالهضبة** (Plateau). كما يتضمن حدوث **الرغبة الملحة** (Craving)، للقيام بالسلوك أو لتعاطي المادة. ويبدو أن الرغبة القوية تنشأ عن الاعتمادية الجسمية، وعن عملية الإشراط (Conditioning). وبينما يقترن تعاطي المادة مع عدة قرائن بيئية (Environmental Cues)، فإن وجود هذه القرائن يحفز ظهور الرغبة القوية للتعاطي. أما **الإدمان** (Addiction) فيحدث عندما يصبح لدى الفرد اعتمادية جسمية أو نفسية على المادة بعد تعاطيها مدة من الزمن. ويرتبط حدوث **الانسحاب** (Withdrawal) بالأعراض الجسمية والسيكولوجية المزعجة التي يتعرض لها الأفراد عندما يتوقفون عن تعاطي المادة، التي تطور لديهم اعتمادية عليها. ومع أن أعراض الانسحاب تتنوع، إلا أنها قد تشتمل على القلق، والاهتياج، وسرعة الاستثارة، والتوق الشديد للمادة، والدوار، والصداع، والارتجاف، وفي بعض الأحيان الهلوسة. وجميع هذه الخصائص تعتبر من الأمور العامة في حال الإفراط في تعاطي المواد المسببة للإدمان، والتي تشمل السجائر، والكحول، والمخدرات.

إيضاح 5-1

الحب أو الضياع: ما الذي يؤدي إلى الاستمرار في تعاطي المخدر؟
Love or Loss: What Sustain Drug Use?

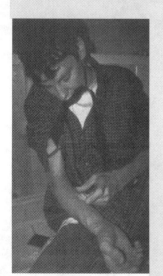

كثير منا لديه تصور عن متعاطي المخدرات بأنه شخص نزق (Nervous)، حاد الطباع، يقوم بأخذ الإبرة في زقاق ليستشعر بعدها النشوة الناجمة عن حالة التخدير. ومع ذلك فإن الأبحاث الحديثة حول الانسحاب والمكافأة، بدأت توجه تساؤلات حول هذه المسألة. فتعاطي المخدر في بداية الأمـر يسبب مشاعر قوية مـن السعادة والزهـو (Euphoria)، ولكن ما يحدث لاحقاً من منغصات في حياة المدمن المهنية، والحاجة إلى التكيف مع فقدان المخدر يحل محل حالة الزهو هذه.

فالكثيرون من مدمني المخدرات يطورون تحملاً كبيرا للمخدر(High Tolerance)، بحيث أن تعاطي المخدر لا يعود قادراً على ايصالهم إلى حالة الزهو والخفة بعد فترة من التعاطي. وقد يفقدون وظائفهم، وبيوتهم، وصحتهم، وجميع الناس الذين أحبوهم. ولكنهم بالرغم

من ذلك يستمرون بتعاطي المخدر، ليس لأن مشاعر الزهو والخفة تستمر لديهم من جراء التعاطي، ولكن بسبب المعاناة التي تنشأ عن نقص تركيزه في الدم.

وهذا ما دعا الباحثان دوبونت وجولد (DuPont & Gold, 1995) إلى تشبيه هذه القضية بما يحدث مع أولئك الذين كانوا يعيشون علاقة حب ثم انتهت، ولم يعد لديهم سوى الحديث عن حبهم الضائع. وتماماً كما يجد المراهق والشاب اليافع صعوبة كبيرة في تصور الحياة بعد فقدان الشريك، فالحياة بالنسبة للمدمن تفقد قيمتها إذا لم يتوفر المخدر. فالمضمون واحد بالنسبة لجميع السلوكيات الضارة بالصحة، والوقاية يجب أن تشكل دائماً خط الدفاع الأول.

الكحولية والشرب المشكل: Alcoholism and Problem Drinking

حجم المشكلة: Scope of the Problem

يعتبر الكحول مسؤولاً عن أكثر من (100000) حالة وفاة تحدث في كل عام، مما يجعلها السبب الرئيسي الثالث للموت بعد التبغ والتغذية السيئة وقلة النشاط البدني. فأكثر من 25% من الأمريكيين يشربون بمستوى يفوق الحد الذي توصي الحكومة بمراعاته (Center for the Advancement of Health, 2000) . مما يجعل الكحول مصدر مشكلة اجتماعية. وهو ما عُدَّ في عام 1957 مرضاً وفقاً للجمعية الطبيـة الأمريكيـة (American Medical Association) (Jellinek, 1960).

وكمسألة صحية، وجد أن تناول الكحول يرتبط بعدد من الاضطرابات كارتفاع ضغط الدم، والسكتة، وتليف الكبد (Cirrhosis of the Liver)، وبعض أنواع السرطان، وتناذر الأجنة الكحولي (Fetal Alcohol Syndrome)، وهي حالة من التخلف العقلي، والاضطراب الفسيولوجي تظهر لدى نسل الأمهات اللائي يكثرن من تناول الكحول (Higgins-Biddle, Babor, Mullahyl, Daniels, & McRee, 1997). كما أن الإفراط في شرب الكحول (Alcohol Abuse) يعتبر مسؤولاً عن إحداث أعطال مهمة في الجوانب المعرفية، كثير منها لا يمكن علاجه (M. S. Goldman, 1983; F. L. McGuire, 1982). وعن ما يقارب من 50% من مجموع (50000) حادثة وفاة على الطريق السريع (Highway)، تعزى إلى التأثير الذي يحدثه شرب الكحول أثناء القيادة (F. L. McGuire, 1982). ويقدر أن واحداً من كل اثنين من الأمريكيين سيكون معرضا إلى حادث له علاقة بالكحول خلال فترة حياته.

ومن الناحية الاقتصادية، فإن الإفراط في تناول الكحول يكلف الأمة ما قيمته (148.6) مليار دولار في العام. وهذه القيمة تتضمن خسارة (134) مليار دولارا تنشأ عن نقص الكفاءة الإنتاجية (Productivity)، و(26) مليار دولارا تكلفة علاج مشكلة الإدمان على الكحول، والاضطرابات المرتبطة بها. و(24) مليار دولارا تنفق في مجالات أخرى، تتضمن حوادث السيارات، والحرائق، والجريمة (National Institute of Alcohol Abuse and Alcoholism, 2000a). ويقدر ما ينفق على علاج الكحولية (Alcoholism) ب 15% من الفاتورة الصحية القومية.

فمن بين كل عشرة أمريكيين راشدين يوجد شخص واحد يعاني من الإدمان أو من الشرب المشكل (Dorgan & Editue, 1995).

وبالإضافة إلى التكاليف المباشرة التي ترتبط بالكحولية بسبب ما ينشأ عنها من أمراض، وحوادث، وتكاليف اقتصادية، فإن الإفراط في شرب الكحول يساهم في حدوث مشاكل صحية أخرى. فالتعبير عن العدوانية، والارتفاع الكبير في معدلات جرائم القتل، والاعتداءات، هي من الأمثلة على الأفعال التي يزداد حدوثها عندما يكون الفرد تحت تأثير الكحول. كما تبين أن الكحول يعمل على تسهيل حدوث سلوكيات خطرة أخرى؛ فقد بينت إحدى الدراسات التي عمدت إلى تحليل الصدامات الجنسية لدى عينة من الراشدين النشطاء جنسيا، أن استخدام الكحول يقود إلى زيادة القيام بالسلوكيات الجنسية المتهورة (Weinhardt, Carey, Carey, Maisto, & Gordon, 2001)، وإلى تدني مهارات التفاوض المتعلقة باستخدام الواقي الجنسي مقارنة بأولئك الذين يتجنبون الإفراط في شرب الكحول (C. M. Gordon, Carey, 1997).

وعموما، فإن هناك صعوبة في تحديد مدى مشكلة الكحولية. إذ أن كثيراً من متناولي الكحول الذين يشكل سلوكهم مشكلة ينجحون في إخفاء ذلك على الأقل، لفترة من الزمن. فعن طريق تناول الكحول في أوقات معينة من اليوم، أو في أماكن محددة، وعن طريق جعل التواصل مع الناس يقتصر على هذه الأوقات، فقد يتمكن الكحولي من تناول الكحول من دون أن يعرقل ذلك بشكل واضح ما يقوم به من نشاطات يومية.

ما المقصود بالكحولية والشرب المشكل؟

What are Alcoholism and Problem Drinking?

ما زالت العوامل التي تساهم في حدوث الكحولية، والشرب المشكل، غامضة. فالشرب المشكل، والكحولية، يتضمنان أنماطا سلوكيةً متنوعة ومحددة (Jellinek, 1960; Wanburg & Horn, 1983). وعادة ما يستخدم مصطلح **الكحولية** (Alcoholism)، ليشير إلى الشخص الذي لديه إدمان جسمي على الكحول. وهؤلاء الأفراد يظهرون أعراضاً انسحابية عندما يحاولون الامتناع عن الشرب، ويطورون قدرة عالية على التحمل (High Tolerance). كما أن قدرتهم على التحكم بسلوكهم فيما يتعلق بشرب الكحول محدودة. أما أولئك الذين يشكل سلوكهم في تناول الكحول مشكلة سلوكية (Problem Drinkers)، فقد لا تكون لديهم هذه الأعراض، ولكنهم قد يتعرضون لمواجهة مشاكل جوهرية على المستويات الاجتماعية، والنفسية، والطبية، تنشأ عن تناول الكحول.

ويستند تعريف الشرب المشكل، والكحولية، إلى تحديد مجموعة محددة من السلوكيات تتراوح من أبسطها وهو الشرب المشكل، إلى أكثرها شدة وهو الإدمان. وتشمل هذه الأنماط الرغبة في تناول الكحول بشكل يومي، وعدم القدرة على التوقف عن الشرب، والقيام بجهود متكررة للتحكم بالشرب؛ عن طريق الامتناع المؤقت أو الاقتصار على شرب الكحول في أوقات محددة من اليوم، والشرب النهم للكحول (Binge Drinking)، واستهلاك كميات كبيرة منها من حين لآخر. وفقدان الذاكرة في حالة السكر (Intoxicated)، والاستمرار بالشرب بالرغم من المشاكل الصحية المعروفة التي تتسبب عن الكحول، وتناول الكحول غير المصنع (Non-beverage Alcohol).

كما تتقرر الاعتمادية الفسيولوجية (Physiological Dependence) على الكحول بمجموعة من السلوكيات النمطية في الشرب تتضمن تناول أنواعا محددة من الكحول بكميات محددة، وفي أوقات محددة من اليوم، والشرب بقدر يحافظ على نسبة الكحول في الدم بمستوى معين، وانخفاض القدرة على القيام بالوظائف مع انخفاض التحمل لدى شارب الكحول، وزيادة شدة الأعراض الانسحابية، وشرب الكحول في الساعات المبكرة من اليوم، وفي منتصف الليل، والشعور بفقدان السيطرة إلى حين تناول الكحول مرة ثانية، والتوق الذاتي للكحول (Straus, 1988).

وتتضمن أيضاً أعراض الإفراط في شرب الكحول، والصعوبة في أداء واجبات الوظيفة، والتصرف بطريقة غير لائقة بدون الكحول، والتعرض لمشاكل قانونية بسبب الشرب، مثل الإدانة بسبب القيادة تحت تأثير الكحول (American Psychiatric Association, 1980).

العوامل المسببة للكحولية والشرب المشكل:

Origins of Alcoholism and Problem Drinking

إن تحديد الأسباب التي تقف وراء مشكلة الكحولية والشرب المشكل من الأمور المعقدة. فكما يتبين من دراسات التوائم، وتكرار ظهور مشكلة الكحولية لدى أبناء الآباء الذين يسرفون في شرب الكحول، فإن العوامل الجينية لها دورها (Cloninger, 1987; Glenn, Parsons & Stevens, 1989). ومن المعروف من الناحية التقليدية، أن الرجال أكثر عرضة للكحولية من النساء (C.A. Robbins & Martin, 1993). ولكن مع التغير الذي طرأ على المعايير، أصبحت الفتيات اليافعات، والنساء اللائي يعملن خارج البيت معرضات لمشكلة الكحولية كالرجال (Hamlett, Eaker & Stokes, 1989). كما أن العوامل الديموغرافية الاجتماعية، مثل الدخل المتدني، يمكن أن تنبىء أيضا بتطور الكحولية. وعموما، فإن هذه العوامل مسؤولة عن نسبة محدودة من حالات الكحولية. ذلك أن الكحولية تنشأ عن عملية تدريجية تتضمن تدخل مجموعة من المتغيرات الفسيولوجية، والسلوكية، والثقافية الاجتماعية (Zucker & Gombery, 1986).

شرب الكحول والضغط: Drinking and Stress

من الواضح أن الإقدام على شرب الكحول يحدث جزئياً كمحاولة للتخفيف من الضغط (P. E. Baer, Garmezy, McLaughlin, Pokorny & Wernick, 1987; M. Seeman, Seeman,& Budros, 1988). فالافراد الذين يتعرضون للكثير من الأحداث السلبية في الحياة والضغوط المزمنة، ويتلقون القليل من المساندة الاجتماعية، هم على الأغلب أكثر عرضة لتطوير سلوك الشرب المشكل من الآخرين الذين لا يتعرضون لمثل هذه الظروف (Brennan & Moos, 1990; Sadava & Pak, 1994). فعلى سبيل المثال، تظهر مشكلة الإفراط في شرب الكحول بين الناس الذين طردوا من وظائفهم (Catalano, Dooley, Wilson & Hough, 1993)؛ فالابتعاد عن العمل، والاستقلالية المتدنية في العمل، واستخدام الفرد المتدني لإمكاناته، وقلة المشاركة في عمل القرارات، جميعها من الأمور التي ترتبط بالإفراط في شرب الكحول (E. S. Greenbery & Grunberg and Grunberg, 1995). كما أن الضغط المالي وخصوصاً عندما يبلغ حداً يسبب الكآبة، يقود إلى الشرب كوسيلة للتعامل مع المشكلة Prirce)

Frone, Russell & Cooper, 1994,)، ووجد أيضاً أن الإحساس العام بالعجز في حياة الفرد، يرتبط بالإقدام على تعاطي الكحول والإفراط في تناولها (M. Seeman et al., 1988).

إن مرحلتي المراهقة والشباب المبكر تشكلان منفذا يزيد من احتمال تطور مشكلتي الشرب المشكل والكحولية. وإجراءات التدخل الناجحة التي توجه إلى هذه الفئات يمكن أن تساهم في تخفيف مدى انتشار مشكلة الإفراط بالشرب.

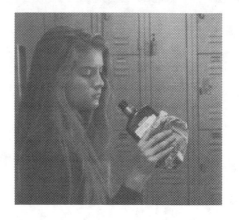

(© Richard Hutchings/PhotoEdit)

إن كثيراً من الناس يبدأون شرب الكحول لتعزيز المشاعر الانفعالية الإيجابية ولتخفيف المشاعر السلبية (M. L. Cooper, Frone, Russell & Mudar, 1995)، كما تعمل جرعة الكحول دائما، ولو لفترة مؤقتة على الأقل، على تخفيف القلق، والكآبة، وتحسين تقدير الذات (Steele & Josephs, 1990). وبذلك، يمكن القول بأن شرب الكحول قد يوفر مكافأة نفسية للفرد (Steel & Josephs, 1990).

الأسباب الاجتماعية للشرب: Social Origins of Drinking

يرتبط الإفراط في شرب الكحول ببيئة الفرد الاجتماعية والثقافية. فالآباء والرفاق يؤثرون في سلوك الشرب لدى المراهق عن طريق التأثير باتجاهاته إزاء الكحول، وعن طريق ما يقومون به من سلوك يشكل نموذجاً لدور يمكن أن يحتذى (يقلد) من قبل المراهق (Ennett & Bauman, 1991). فكثير من الأشخاص الذين أصبح سلوكهم في شرب الكحول مصدر إشكال، تعلموا أن يقرنوا في مرحلة مبكرة من حياتهم، بين شرب الكحول والمناسبات الاجتماعية السعيدة. ومنهم من طور نمط حياة اجتماعية تتمركز حول شرب الكحول. كالذهاب إلى البارات أو إلى الحفلات، التي يحتل فيها شرب الكحول العنصر الرئيسي (Wanburg & Horn, 1983). وفي المقابل، فإن الأفراد الذين يتزوجون ويصبحون آباء لأطفال، يقل تعرضهم لمخاطر الاضطرابات المرتبطة بالكحول (Chilcoat & Breslau, 1996).

وعلى ما يبدو فإن هناك عاملين يلعبان دورا مهما في زيادة احتمال إقدام الفرد على تناول الكحول والإفراط في شربها. الأول، ويحدث عموما عندما تبدأ الاعتمادية الكيماوية (Chemical Dependence) بالحدوث لدى الفرد ما بين سن 12-21 سنة (DuPont, 1988). أما العامل الثاني، فيحدث في أواخر مرحلة أواسط العمر، حيث يصبح الشرب والإفراط فيه وسيلة تكيفية تهدف إلى المساعدة في إدارة الضغوط التي يتعرض لها الفرد (Brennan & Moos, 1990). إن الذين يبدأون في الإفراط في شرب الكحول في مرحلة متأخرة من العمر، يكونون أكثر قابلية لممارسة ضبط ذاتي على سلوكهم، والنجاح عند تلقيهم العلاج، مقارنة بالأشخاص الذين مضى على إسرافهم في تناول الكحول زمناً طويلا (Moos, Brennan & Moos, 1991).

علاج الإفراط في شرب الكحول: Treatment of Alcohol Abuse

اعتبرت مشكلة الإفراط في شرب الكحول من المشاكل التي تستعصي على العلاج لسنوات عديدة. ولكن الشواهد المادية المتوفرة حالياً تشير إلى إمكانية تعديل هذا السلوك بنجاح. فهناك نسبة تترواح بين 10% - 20% من جميع الكحوليين يتوقفون عن شرب الكحول من تلقاء أنفسهم. وحوالي 32% يحتاجون إلى مساعدة طفيفة لكي يتوقفوا (Moos & Finney, 1983). وهذا الوعي الذي يقود إلى التوقف يحدث بشكل خاص في السنوات المتقدمة من العمر (Stall & Biernacki, 1986).

إضافة لذلك، يمكن علاج الكحولية بنجاح من خلال استخدام برامج تعديل السلوك المعرفية-السلوكية (Cognitive Behavioral Modification Programs). ومع ذلك، فإن نسبة الانتكاس لدى اتباع هذه البرامج العلاجية تكون مرتفعة؛ فحوالي 60% من الأشخاص الذين يعالجون عن طريق العلاج المعرفي السلوكي، يعودون مرة أخرى للإفراط في تناول الكحول (Moos & Finney, 1983). ولعل السبب في حدوث الانتكاس بهذه النسب المرتفعة، يرجع بشكل جزئي، إلى أن الناس الذين يبحثون عن علاج لمشكلة الإفراط في الشرب، هم من الفئات التي يشكل سلوكها في الشرب مشكلة أكثر حدة (Finney & Moos, 1995).

وكما أشرنا سابقاً، فإن تناول الكحول يعتمد بشكل كبير على البيئة الاجتماعية التي يحدث بها، وهذه الحقيقة تعتبر جوهرية لفهم الكيفية التي تحدث بها عملية الشفاء أيضاً. فالكحوليون الذين ينتمون إلى خلفيات اجتماعية اقتصادية عالية، وبيئة اجتماعية مستقرة (أي أولئك الذين لديهم وظائف دائمة، ووضع أسري سليم، وشبكة من علاقات الصداقة) يكون أداؤهم أفضل، ويحققون معدلات نجاح تصل إلى 68%. في حين أن الكحوليين الذين ينحدرون من مستويات اجتماعية اقتصادية متدنية، ولديهم مستوى متدن من الاستقرار الاجتماعي، غالباً ما يحققون معدلات نجاح تصل إلى 18% أو أقل. ولا يمكن لأي طريقة في العلاج أن تحقق نجاحاً كاملاً، إذا لم تضع في الحسبان البيئة التي ينتمي إليها الكحولي. وتكون توقعات النجاح ضئيلة، من دون أن يتوفر للفرد وظيفة يعمل بها، أومساندة اجتماعية (U. S. Department of Health & Human Services, 1981).

برامج العلاج: Treatment Programs

يقدر عدد الذين يتلقون العلاج في أي يوم من أيام السنة لمشكلة الكحولية في الولايات المتحدة بحوالى (700000) شخص (National Institute of Alcohol Abuse and Alcoholism [NIAAA]). إن جماعات المساعدة الذاتية وخصوصا أعضاء جمعية الكحوليين المجهولين (Alcoholic Anonymous -AA)، تعتبر من أشهر المؤسسات التي يمكن اللجوء إليها لعلاج المشكلات المرتبطة بالكحولية (NIAAA,2000a) (أنظرا ايضاح 5-2).

إن برامج علاج الكحولية، والشرب المشكل، تستخدم في العادة أساليب العلاج المعرفي- السلوكي الواسع المدى (Broad-Spectrum Cognitive Behavioral Therapy) لمعالجة العوامل البيولوجية والبيئية، التي يتزامن حدوثها مع سلوك الإفراط في شرب الكحول (NIAAA, 2000b). والأهداف التي يسعى هذا الأسلوب إلى تحقيقها هي، تقليل الخصائص المعززة للكحول، وتعليم الناس سلوكيات جديدة لا تنسجم مع سلوك الإفراط في الشرب، وتعديل

البيئة بحيث تشجع النشاطات التي لا تتضمن شرب الكحول. كما تحاول هذه الاتجاهات العلاجية، أن تغرس لدى الفرد استراتيجيات تكيفية للتعامل مع الضغط، وطرقاً للوقاية من الانتكاس، من أجل تعزيز وضمان المحافظة على بقاء التعديلات التي أحدثها العلاج.

وبالنسبة لحالات الإدمان الشديدة (Hard-Core Alcoholics)، فإن المرحلة الأولى في العلاج تركز على تخليص الجسم من السموم (Detoxification). ولأن هذه العملية قد تسبب أعراضاً حادة، ومشاكل صحية، فإن إجراءها في العادة، يتم تحت ظروف الإشراف الدقيق، والمراقبة الطبية.

وبعد أن يتمكن مدمن الكحول من التخلص جزئياً من السموم، تبدأ عملية العلاج. وعادة ما يبدأ البرنامج العلاجي باتباع ممارسات علاجية مركزة تستمر لفترة قصيرة، تتم داخل المستشفى، يليها فترة علاج أخرى خارج المستشفى (U. S. Department of Health & Human Services, 1981). وفي العادة يستمر تنفيذ البرامج العلاجية داخل المستشفى ما بين 10 و60 يوما، بمعدل ثلاثة أسابيع تقريبا (U. S. Department of Health and Human Services, 1981). وبعد الانتهاء من العلاج، يلتحق بعض المرضى بجلسات للمتابعة، في حين يترك للبعض الآخر تنظيم حياتهم تحت إشراف.

إيضاح 5-2

لمحة عامة عن جمعية مدمني الكحول المجهولين

A Profile of Alcoholics Anonymous

لا أحد يعلم متى أنشأت جمعية مدمني الكحول المجهولين (Alcoholics Anonymous). ولكن من المعتقد أنها أنشأت في عام 1935 في مدينة اكرون في أوهايو. حيث عقد الاجتماع للمرة لأولى بين مجموعة أشخاص تربطهم معرفة شخصية، اكتشفوا فيه أن بإمكانهم تجنب الإفراط في تناول الكحول من خلال الحصول على خدمات من مجموعة دينية محلية، ومن خلال مشاركة آخرين من المدمنين بمشاكلهم، وتوجيه الجهود للتمكن من التحكم بمسلكياتهم المرتبطة بمشكلة الإفراط في تناول الكحول. وفي عام 1936 باشرت جمعية مدمني الكحول المجهولين، بعقد اجتماعات أسبوعية انتشرت في مختلف أرجاء الولاية.

من هم المشاركون في جمعية مدمني الكحول المجهولين؟ يقدر عدد الأعضاء المنتسبين حالياً لهذه الجمعية بأكثر من 5 ملايين فرد من مختلف أرجاء العالم. والشرط الرئيسي للانتساب للجمعية، هو الرغبة في التوقف عن شرب الكحول. وقد تمكنت الجمعية من اجتذاب المئات من مدمني الكحول الذين يلتجأون إلى الجمعية كخيار أخير. وحديثاً، تمكنت الجمعية من جذب العديد من الأشخاص، الذين يعانون من مشكلة الكحولية، ممن لم تتعرض أوضاعهم الحياتية إلى الأذى بعد. والأعضاء الذين ينتسبون لهذه الجمعية يأتون من مستويات اقتصادية، واجتماعية، وعرقية، وعمرية مختلفة. ولهم اهتمامات جنسية متنوعة.

وتنطلق جمعية مدمني الكحول المجهولين من فلسفة ترتبط بمفهوم مساعدة الذات (Self-Help). إذ يعتقد أعضاؤها أن الشخص الذي يمكن أن يكون أكثر قدرة على التأثير بمدمن الكحول هو مدمن الكحول الذي حقق الشفاء. إضافة لذلك، يشجع أعضاء الجمعية على الانخراط بثقافة جمعية مدمني الكحول المجهولين "وذلك من خلال حضور 90 اجتماعاً في 90 يوماً". في هذه اللقاءات يتكلم أعضاء الجمعية عن الخبرة التي واجهتهم في شرب الكحول، والتي دعتهم للانضمام إلى الجمعية، ويبينون ما الذي تمكنوا من تحقيقه نتيجة اكتسابهم القدرة على التحكم بسلوكهم في تناول الكحول واحتفاظهم بوعيهم. ويترك الوقت المتبقي لكي يتحدث الأعضاء

الجدد بطريقة غير رسمية مع الأعضاء الدائمين، وبذلك يتمكنون من التعلم ومحاكاة أساليب التعامل (Coping Techniques)، التي اتبعها مدمنو الكحول للتكيف مع المشكلة. كما تضم بعض اللقاءات الأعضاء المنتظمين في جمعية مدمني الكحول المجهولين، وتتناول مواضيع تتعلق بمسألة الشرب المشكل للكحول.

وتتبنى جمعية مدمني الكحول المجهولين، سياسة صارمة بخصوص استهلاك الكحول. فهي تعتبر الكحولية مرضاً يمكن تدبر أمره ولكن لا يمكن الشفاء منه مطلقاً. لأن الشفاء يعني أن على الفرد أن يعترف أن لديه مرضا لا يمكن الشفاء منه، وأن الكحول لا يمكن أن يحتل جزءاً من حياته في المستقبل. كما أن الشفاء يعتمد كلية على محافظة الفرد على وعيه باستمرار.

ولكن هل تنجح جمعية مدمني الكحول المجهولين في مساعدة الناس على التوقف عن شرب الكحول؟

إن معدل المنسحبين من الجمعية غير معروف. كما لم يتم توثيق حالات حققت النجاح على المدى البعيد. والأكثر من ذلك، فلأن المنظمة لا تحتفظ بقوائم اسماء الأعضاء المنتسبين إليها (فهي سرية)، فإنه يصبح من الصعب تقييم النجاح الذي تحققة. ومع ذلك تبين جمعية مدمني الكحول المجهولين، أن اثنين من بين كل ثلاثة أفراد رغبوا في التوقف عن تناول الكحول، تمكنوا من تحقيق ذلك نتيجة الانضمام إلى برامجها. كما قدمت إحدى الدراسات التي اجريت على هذه المسألة تقريراً عن معدلات نجاح بلغت نسبتها 75% من الحالات منذ إنشاء المؤسسة.

ووجدت التقييمات الحديثة لبرامج علاج الإدمان على الكحول، أن الأفراد يحققون نتائج أفضل إذا انضموا إلى جمعية مدمني الكحول المجهولين، إلى جانب انخراطهم في برنامج علاجي يستند إلى الممارسة الطبية في التعامل مع المشكلة، مما لو اكتفوا بالالتحاق ببرامج العلاج الرسمي فقط (Timko, Finney, Moos & Moos, 1995).

كما وجدت إحدى الدراسات التي قامت بمقارنة الانضمام إلى جمعية مدمني الكحول المجهولين إلى جانب العلاج الرسمي، فروقاً تستحق الذكر ونتائج مذهلة. لأن الملتحقين في الجمعية هم من الفئات الأقل دخلاً والأقل تعليماً، وبذلك فإن لديهم اسباب أقوى للتحسن. وليس من قبيل المصادفة أن تكون تكاليف العلاج للأعضاء المنتسبين لجمعية مدمني الكحول المجهولين أقل بـ 45% من برامج علاج المدمنين التي تتم خارج المستشفى. وهذا يعني أن هناك توفيراً يصل إلى (1826) دولارا لكل فرد.

وأشار الباحثون الذين حاولوا تحديد اسباب فعالية برامج جمعية مدمني الكحول المجهولين، إلى عدد من العناصر المهمة. فالانتساب لهذه الجمعية، هو اشبه ما يكون بخبرة تحوّل ديني، يتبنى فيه الفرد طريقة جديدة تماما في الحياة. مثل هذه الخبرة يمكن أن تكون فعالة في إحداث التغيير في السلوك. كما يمكن للفرد الذي يشارك الآخرين بخبراته، أن يطور التزاماً تجاههم. إن عملية الإقلاع عن شرب الكحول، تساهم في خلق شعور بالنضج الانفعالي والمسؤولية. كما تساعد الفرد على تحمل المسؤولية تجاه حياته. وجمعية مدمني الكحول المجهولين، تكسب الفرد شعوراً بأن لحياته معنى وهدف. فأغلب الممارسات تستند إلى أساس ديني، وتحث الاعضاء على رهن أنفسهم إلى قوة أعظم منهم. كما تتيح الفرصة للأعضاء للحصول على علاقات شخصية وجدانية مشبعة، وبذلك تساهم في التخفيف من مشاعر العزلة التي يخبرها أغلب مدمني الكحول. إذ يشجع الأعضاء بعضهم البعض الآخر على الامتناع عن شرب الكحول.

وتعتبر جمعية مدمني الكحول المجهولين من المنظمات المهمة لعدة أسباب: فهي من الناحية الأولى، تشكل واحدة من أكبر المنظمات التي تسعى إلى تطبيق برامج المساعدة الذاتية للأفراد الذين يعانون من مشاكل صحية. وبذلك تقدم نموذجا للمنظمات التي تسعى لتقديم المساعدة الذاتية لأعضائها الذين يعانون من مشاكل إدمانية أخرى، مثل جمعية المفرطين في الأكل المجهولين (Overeaters Anonymous)، وجمعية المقامرين المجهولين (Gamblers Anonymous) وغيرها من الجمعيات. ومن الناحية الثانية، قدمت هذه الجمعية نتيجة نجاحها لعدة عقود مضت في علاج الإدمان على الكحول، نموذجاً عملياً يبين أن مشكلة الكحول ليست مستعصية على العلاج، كما كان شائعا (D. Robinson, 1979).

المعالجات المعرفية السلوكية: Cognitive-Behavioral Treatments

تضم البرامج التي تستخدم في علاج الكحول عدداً متنوعاً من أساليب تعديل السلوك (NIAAA, 2000a). وكثير من هذه البرامج تتضمن المراقبة الذاتية (Self-Monitoring Phase) التي تساعد مدمن الكحول أو ذوي السلوك المشكل في الشرب، على فهم الأوضاع التي تؤدي إلى ظهور سلوك الشرب أو التي تحافظ على الاستمرار فيه. وباستمرار يتم استخدام استراتيجية التعاقد المشروط (Contingency Contracting)، التي تتضمن الاتفاق مع الفرد على تحمل نتائج سيكولوجية، أو نقدية في حال تعرضه للفشل. كما أن كثيراً من إجراءات التدخل الموجهة للكحوليين، والّذين يفرطون في شرب الكحول، تتضمن استراتيجيات تشجيع الدافعية (Motivational Enhancement)، لأن المسؤولية وامكانات التغيير تعتمد بشكل كامل على العميل. ونتيجة لذلك، فإن العمل من أجل تأمين تغذية راجعة فردية بخصوص سلوك المريض في شرب الكحول، ومدى كفاية الجهود التي يبذلها، يمكن أن تساهم في زيادة دافعية العميل لمتابعة البرنامج العلاجي لكي يكون أكثر قدرة على مقاومة المغريات التي تؤدي للانتكاس، ولا يمكن تجنبها (NIAAA, 2000a) .

وتتضمن بعض البرامج استخدام الأدوية التي تعمل على كف التفاعلات الدماغية مع الكحول (Alcohol-Brain Interaction) التي يمكن أن تساهم في الكحولية. وعقار نالتريكسون (Naltrexone) هو أحد العقارات المستخدمة للمساعدة في الوقاية من حدوث الانتكاس بين المدمنين. إذ يعمل هذا العقار على إغلاق مستقبلات الأفيون في الدماغ، فيقلل بذلك من الآثار المعززة للكحول. كما بين عقار "أكامبروسيت" (Acamprosate) تأثيراً أيضا من خلال الأثر الذي يحدثه في المستقبلات العصبية في الدماغ (O'Connor, 2001). وهناك عقاقير أخرى لها تأثيرات مماثلة. ومع أن هذه العقاقير بينت بعض النجاح في تخفيف استهلاك الكحول لدى إعطائها مقترنة مع إجراءات التدخل المعرفية- السلوكية، إلا أن الحفاظ على النجاح يتطلب من المريض إكمال تناول العلاج بنفسه، وفي حال عدم قيامه بذلك، فإن ذلك يقلل من فعالية المعالجة الكيماوية.

إن كثيرا من البرامج العلاجية الناجحة، تحاول أن تزود مدمني الكحول بأساليب يمكن استخدامها في إدارة الضغوط لتحل محل القيام بشرب الكحول. لأن الكحول كما أشرنا سابقا، يمكن أن تستخدم كطريقة في التعامل مع الضغط. إضافة لذلك، فإن التعرض للأحداث الرئيسة الضاغطة خلال فترة التسعين يوما الأولى عقب العلاج، يعتبر من أفضل المؤشرات التي تنبيء بحدوث الانتكاس لدى المدمنين الذين تبين أنهم حققوا الشفاء (Marlat & Gordon, 1980). إن أساليب التعامل هذه، يمكن أن تساعد المدمنين في تجاوز الأحداث التي تشكل عوامل تغري بحدوث الانتكاس. كما أن تدريبات الاسترخاء، والتدريب التوكيدي (Assertiveness)، والتدريب على المهارات الاجتماعية تساعد الكحوليين، وذوي السلوك المشكل في الشرب، على التعامل مع المواقف المشكلة دون اللجوء إلى شرب الكحول.

وفي بعض الحالات، يتم تقديم العلاج الأسري إلى جانب الإرشاد الجمعي. وميزة الإرشاد الجمعي أنه يسهل عودة مدمن الكحول أو الشخص الذي يعتبر سلوكه في الشرب مصدر إشكال، إلى أسرته مرة ثانية (NIAAA, 2000a).

الوقاية من الانتكاس: Relapse Prevention

يشكل الانتكاس (Relapse) صعوبة رئيسة في علاج الإفراط في تناول الكحول. وتقدر نسبة الكحوليين الذين يستمرون في التحسن لمدة عام بعد العلاج بحوالي 26% (L. H. Baker, Cooney & Pomerleau, 1987). وتعتبر ممارسة مهارات التكيف، او المهارات الاجتماعية في المواقف التي تشكل مصدر تهديد قوي لحدوث الانتكاس أحد العناصر الرئيسة التي تتضمها إجراءات التدخل الموجهة للوقاية من الانتكاس. إضافة لذلك، فإن الإقرار بأن الناس يعودون دائماً بعد التوقف عن شرب الكحول، إلى سلوكهم الإدماني، مرات عديدة قبل أن يتمكنوا من النجاح، أدى إلى تطوير استراتيجيات وتكنيكات لتدبر الأمر عند حدوث الانتكاس. كما أن المعرفة بأن التعرض للانتكاس أمر عادي، يساعد الأشخاص الذين يعتبر سلوكهم الكحولي مصدر إشكال، لكي يدركوا بان حدوث أي انتكاسة عابرة لا يعتبر مؤشراً على الفشل، أو ضعفاً في القدرة على ضبط الذات. إن التدريب على مهارات رفض تناول الكحول، والاستعاضة عنه بتناول مشروبات خالية من الكحول في المواقف التي تهدد بحدوث الانتكاس، يعتبر أيضاً من العناصر المهمة في التدريب على مهارات الوقاية من الانتكاس. وقد أمكن الاستفادة من هذه التوجهات في تصميم إجراءات التدخل التي توجه لطلبة الجامعة الذين يفرطون في تناول الكحول (أنظرا إيضاح 5-3).

تقييم برامج علاج الكحول: Evaluation of Alcohol Treatment Programs

خلصت نتائج المسوح التي أجريت على برامج علاج الكحول إلى عدة عوامل ارتبطت دائما بنجاح هذه البرامج (Costello,1975). وتتضمن هذه العوامل، عمل حساب للمتغيرات البيئية التي تضبط سلوك الشرب، ومحاولة إجراء تعديل عليها، وغرس المهارات الملائمة للتعامل معها، والمشاركة لفترة معقولة (من 6 إلى 8 أسابيع) في العلاج التجنبي، ومتابعة العناية بعد الخروج من المستشفى، والمشاركة الفاعلة للأقارب والعاملين في عملية العلاج. إن التدخلات التي تتضمن هذه المكونات تقود إلى معدلات نجاح تصل إلى (40% Center for the Advancement of Health and Human Services,1981; U.S. Department of Health and Human Services, 1981).

وحديثاً تركز الانتباه على تحديد ما إذا كان من الضروري أن يتم العلاج داخل المستشفى، لأن مثل هذه البرامج مكلفة. وإذا كانت برامج العلاج خارج المستشفى تقود إلى نفس معدلات النجاح، فهذا يعني عدم وجود حاجة إلى تنفيذ برامج العلاج داخل المستشفى. وعلى ما يبدو فإن ذوي الحالات المتدهورة أو مدمني الكحول الذين لا ينعمون بالاستقرار الاجتماعي يظهرون تحسنا لدى إدخالهم إلى المستشفى للعلاج، في حين أن أكثر الأفراد الذين تمكنوا من تحقيق النجاح لدى معالجتهم من دون إدخالهم إلى المستشفى، هم أولئك الذين يعملون بوظائف مستقرة ولديهم علاقات متزنة ويواجهون عدداً قليلاً من المشاكل المسببة للإرباك (Finney & Moos, 1992; Holden, 1987).

الشرب النهم لدى طلبة الجامعة
Binge Drinking and the College Students

وفق دراسة أجريت على طلبة الجامعة تم تعريف الشرب النهم (Binge Drinking) بأنه تناول أكثر من 4 أو5 مرات من المشروبات الكحولية في نفس الموقف في ثلاث مناسبات على الأقل خلال فترة الأسبوعين الذين سبقا البدء بجمع البيانات. إن حوالي 50% من طلبة الجامعة يصلون إلى هذا المعيار الذي وضع لتحديد الشرب النهم. وكشف مسح أجرته مدرسة هارفرد للصحة العامة على 140 جامعة في الولايات المتحدة، عن المشاكل التي يتم التعرض إليها بسبب الشرب النهم للكحول.

النسبة المئوية للأفراد الذين أقروا بتعرضهم للمشاكل بسبب شرب الكحول بنهم والمشاكل التي تعرضوا إليها

المشكلات	النسبة المئوية للأفراد الذين يشربون الكحول بنهم وأقروا بتعرضهم للمشاكل
• التأخر عن الموعد المحدد للحصة.	% 61
• نسيان مكان وجودهم أو ما يقومون به من أعمال.	% 54
• الانخراط بممارسات جنسية لم يخططوا للقيام بها.	% 41
• التعرض للأذى.	% 23
• القيام بممارسة جنسية غير مأمونة (بدون استخدام الواقي).	% 22
• تكسير ممتلكات.	% 22
• التعرض للمشاكل في الجامعة أو مع البوليس المحلي.	% 11
• التعرض لخمسة مشاكل أو أكثر لها علاقة بالكحول خلال السنة الدراسية.	% 47

المصدر: Wechsler, Davenport, Dowdall, Hoeykens, & Castillo, 1994

وترجع أكبر المشاكل التي يتم مواجهتها لدى علاج الكحولية إلى أن أغلب مدمني الكحول (ما يقارب 85%) لا يحصلون على أي شكل من العلاج الرسمي. ونتيجة لذلك يرى مختصو علم النفس الصحي أن الهندسة الاجتماعية (Social Engineering) يمكن أن تمثل أفضل الإجراءات لمقاومة مشكلة الإدمان. فتحريم الدعاية للكحول، وزيادة السن القانونية التي يسمح عندها بشرب الكحول، وتشديد العقوبات في حال القيادة تحت تأثير الكحول، قد تشكل أفضل الأساليب للوصول إلى الغالبية العظمى التي لا تصلها خدمات العلاج.

إيضاح 5-3

طلبة الجامعة وشرب الكحول

The Drinking College Students

أغلب طلبة الجامعة في الولايات المتحدة يشربون الكحول، وتتراوح نسبة من يفرطون في شرب الكحول ما بين 15% - 25% (Marlatt, Baer & Larimer, 1995). وهذه النسبة في تزايد، نظراً لأن الفتيات في الجامعة أصبحن يشربن بنفس الكثافة التي يشرب بها الشباب (Huselid & Cooper, 1992). وتصل نسبة الطلبة الذين يشربون الكحول بنهم في المناسبات إلى 43% (Dickinson, 1999) (أنظرا شكل 5.1).

وقد جرت محاولات عديدة، من قبل جامعات عديدة، لمواجهة هذه المشكلة، فطرحت مواد تعليمية تبين الآثار الضارة التي تنشأ عن تناول الكحول. ومع ذلك، فإن توجيه رسائل تدعو للامتناع عن شرب الكحول استنادا إلى العقيدة الدينية قد يقوي في الواقع الرغبة في شرب الكحول (Bensley & Wu, 1991).

علاوة على ذلك، فإن المعلومات المقدمة تتعارض بشكل جلي مع الخبرات الشخصية التي يمر بها طلبة الجامعات الذين يجدون تناول الكحول في الحفلات ممتعاً، ومسبباً للابتهاج. وكثير من طلبة الجامعات لا يعتبرون شرب الكحول مشكلة بحد ذاتها (J. D. Baer, Kivlahan, Fromme & marlatt, 1991). وآخرون يفترضون خطأً بأنهم الوحيدون الذين لا يرتاحون لممارسة عادة شرب الكحول في الجامعة (Prentice & Miller, 1993). وهؤلاء الطلبة الذين يكونون بالعادة الهدف المقصود للتدخلات قد يعتبرون تناولهم للكحول نتيجة طبيعية لتطور بيئتهم الاجتماعية، وبالنتيجة فإن تحضير الطلبة لكي يلتحقوا حتى ببرامج علاج الإفراط في شرب الكحول لكي يتبعوا التوصيات التي تقدمها هذه البرامج أمر يتسم بالصعوبة.

وبذلك، فإن بعض الجهود الناجحة في تعديل سلوك تناول الكحول لدى طلبة الجامعة، عملت على تشجيع الطلبة على اكتساب القدرة على ضبط الذات (Self-Control) فيما يتعلق بشرب الكحول، أكثر من محاولة حثهم على التقليل من شرب الكحول أو الابتعاد الكامل عن الشرب. فالبرنامج الذي طوره لانغ ومارلات (J. D. Baer et al., 1991; Lang & Marlatt, 1982) يدمج بين الأساليب المشتقة من بحوث تغيير الاتجاهات، والعلاج المعرفي السلوكي، وذلك بهدف بناء برنامج متكامل لمساعدة طلبة الجامعة على ممارسة مثل هذا الضبط. ويتضمن البرنامج معلومات حول مخاطر تناول الكحول، واكتساب عادات تساعد في تعديل استهلاك الكحول، ووضع حدود على شرب الكحول، وتدريب الاسترخاء، والتوازن في نمط الحياة، ومعلومات حول التغذية، وإجراء التمارين الهوائية، ومهارات الوقاية من الانتكاس المصممة لمساعدة التلاميذ للتعامل مع المواقف المهددة بخطر التعرض للانتكاس، والتدريب التوكيدي (Assertiveness)، والتدريب على رفض شرب الكحول.

وعادة ما تبدأ مثل هذه البرامج بتوجيه الطالب لمراقبة سلوكه في شرب الكحول، وإدراك ما يعني وصول تركيز الكحول بالدم إلى نسبة معينة، وما هي الآثار التي تترتب على ذلك. لأن مجرد القيام بمراقبة سلوك الشرب بشكل دائم، وتسجيل المواقف التي يحدث فيها الشرب يقود إلى تقليل الشرب.

إن استهلاك الكحول بين الطلبة يتقرر بدرجة كبيرة بتأثير الزملاء، وبتأثير الحاجة إلى الاسترخاء في المواقف الإجتماعية (T. J. Murphy, Pagano & Marlatt, 1986). وبذلك، فإن كثيراً من برامج التدخل تتضمن التدريب على المهارات المعرفية - السلوكية المصممة لتمكين الطلبة من إيجاد طرق بديلة للاسترخاء، والاستمتاع بالمواقف الاجتماعية، من دون اللجوء إلى الإفراط في

شرب الكحول. والتدريب على مثل هذه المهارات أثبت أنه من المكونات الرئيسة في برامج معالجة الإفراط في شرب الكحول الناجحة التي تستخدم مع الطلبة (Kivlahan, Marlatt, Fromme, Coppel, & Williams, 1990). ولكن ما هي بعض هذه المهارات؟

لتمكين الطلبة من التحكم الذاتي في سلوك شرب الكحول، يتم تدريبهم أولاً على تحديد المواقف التي يقومون فيها على الأغلب بشرب الكحول، وخصوصاً المواقف التي يفرطون فيها بالشرب. ثم يدربون على مهارات خاصة في التكيف مما يمكنهم من تخفيف استهلاكهم للكحول. فعلى سبيل المثال، إن إحدى التكنيكات المستخدمة لضبط استهلاك الكحول في المواقف التي تهدد بالعودة إلى الإفراط في شرب الكحول، واتباع ذلك في الحفلات، هو تقديم ما يدعى **الشرب الإيهامي** (Placebo Drinking). وهذا يتضمن إما استهلاك مشروبات غير كحولية في الوقت الذي يشرب به الآخرون المشروبات الكحولية، أو استبدال المشروبات الكحولية بغير كحولية لتخفيف الكمية المستهلكة من الكحول.

كما يتم تشجيع الطلبة أيضاً على اتباع نمط حياة يساعد في استعادة التوازن (Marlatt, George, 1988). ويتضمن ذلك تطوير نظام غذاء صحي أكثر، والاشتراك في برامج الرياضة الهوائية "الايروبك"، والقيام بإجراء تغييرات إيجابية أخرى، مثل التوقف عن التدخين. فعندما يبدأ الطالب بالتفكير بذاته وتبني توجه صحي، فإن الإفراط في استهلاك الكحول يصبح غير متوافق مع مظاهر أخرى في نظام حياته الجديد.

لقد بيّن التقييم الذي تم إجراؤه بعد تدريب الطلبة لمدة "8" أسابيع على برنامج يتضمن هذه المكونات، درجة واضحة من النجاح. إذ بينت التقارير التي قدمها الطلبة المشاركون بهذا البرنامج انخفاضاً جوهريا في كميات الكحول المستهلكة، مقارنة بالمجموعة التي تلقت فقط مواد تعليمية حول الآثار المخيفة للإفراط في شرب الكحول. والأهم من ذلك، فإن هذا التغيير قد تبين أنه ما زال قائماً حتى بعد مرور سنة من المتابعة (Marlatt & George, 1988).

وعلى الرغم من النجاح الذي تحققه مثل هذه البرامج، إلا أن الاهتمام قد تحول من التركيز على التدخل (Intervention)، إلى التركيز على الوقاية (Prevention). ولأن كثيرا من الطلبة ينتهجون نمط حياة يتسم بالإفراط في الشرب، قام مارلات ورفاقه (Marlatt et al., 1998) بتعريض "348" طالبا لبرنامج وقائي في خلال السنة الأخيرة من المرحلة الثانوية، ثم قاموا بتقسيم المجموعة عشوائيا إلى فئتين. وطبقوا على أفراد إحدى المجموعتين خلال السنة الأولى في الجامعة برنامجا وقائيا فرديا مختصرا ، في حين تركوا أفراد المجموعة الأخرى بدون تدخل. تضمنت إجراءات التدخل التي نفذت مع كل طالب بشكل فردي، توجيهات تتعلق بالأسلوب الذي يتبعه الطالب بالشرب ومخاطره وما يتعلق بمعلوماته حول الآثار التي تخلفها الكحول. ثم قورنت معدلاتهم في شرب الكحول مع معدلات الشرب لدى الطلبة بالجامعة، وتم تحديد المخاطر التي يتعرضون إليها من المشاكل الحالية والمستقبلية؛ كاحتمال حدوث انخفاض في الدرجات، والفقدان المؤقت في الوعي، والحوادث. كما حددت الحالات التي يفتقر فيها الطلبة للمعلومات حول الكحول.

وقد حرص القائمون على إجراء المقابلات على عدم القيام بعمل مواجهات مع الطلبة، ولكنهم اكتفوا بأن يوجهوا إليهم أسئلة مثل" ماذا تحقق من ذلك؟" و" هل أنت مندهش؟". وطلب من كل واحد منهم أن يحدد أهدافا معينة يمكن أن تقوده إلى تغيير سلوكه، وقد اتبع هذا الأسلوب بشكل متعمد لكي يبذل الطالب جهدا ضئيلا في تحمل المسؤولية لإحداث التغيير المنشود. بينت عمليات التتبع التي استمرت مدة عامين انخفاضا جوهريا في معدلات الشرب وفي الأحداث الضارة التي تترافق دائما مع الإفراط في شرب الكحول لدى المجموعة التي تعرضت لإجراءات التدخل. إن مثل هذه الإجراءات في التدخل تؤكد أهمية تنفيذ استراتيجيات التدخل الفعال قبل أن تصبح جذور المشكلة راسخة (J. D. Baer et al., 1991).

هل يستطيع مدمن الكحول الذي شفي أن يتناول الكحول ثانية؟

Can Recovered Alcoholics Ever Drink Again?

من الأمور التي كانت مدعاة للجدل في علاج الإفراط في شرب الكحول (Alcohol Abuse)، ما يتعلق بإمكانية السماح للكحولي الذي تعالج، والشخص الذي يشكل سلوكه في الشرب مشكلة، أن يرجعا ثانية إلى تناول الكحول باعتدال بعد الشفاء (Lang & Marlatt, 1982). فما شاع لعدة عقود، وما توصلت إليه الأبحاث، وبرامج علاج الكحوليين، مثل جمعية مدمني الكحول المجهولين، هو اعتبار الكحولي شخصاً يعاني من الإدمان مدى الحياه، وعليه أن يبتعد عن تناول جميع المشروبات الكحولية. وتدل الأبحاث بأن هذا الاعتقاد سليم إلى حد كبير. وعلى الرغم مما تعلنه بعض البرامج عبر وسائل الإعلام حول كفاءتها في علاج المدمنين، وتمكينهم من تناول الكحول باعتدال بعد العلاج (Sobell & Sobell, 1973)، إلا أنه لا يوجد دلائل مقنعة بأن مثل هذه البرامج يمكن أن تقود إلى أي نجاح طويل الأمد (Armor, Polich & Stambul, 1976; Vogler, Common & Weissbach, 1975).

وقد تبين أن مجموعات محدودة من المدمنين يمكنهم تناول الكحول باعتدال، وخصوصاً إذا كانوا من الأفراد اليافعين، الذين لديهم وظائف، وممن لم يمض على تناولهم للكحول زمناً طويلا، ويعيشون في بيئات توفر لهم المساندة الاجتماعية (Marlatt, Larimer, Baer & Quigley, 1993; W. R. Miller, 1980). لأن شرب الكحول باعتدال بالنسبة لمثل هؤلاء المدمنين ذوي السلوك المشكل في الشرب له بعض الفوائد المحددة. أولى هذه الفوائد، أن شرب الكحول باعتدال يمثل سلوكاً اجتماعياً طبيعيا في البيئات التي يمكن أن يتعرض إليها الكحولي الذي تم علاجه. فعلى سبيل المثال، وكما تبين من الإيضاح 5-3 فإن الوصول إلى تحقيق هدف الشرب باعتدال سيكون أكثر واقعية، من الامتناع الكامل عن تناول الكحول بالنسبة لطلبة الجامعة، الذين يتعرضون باستمرار إلى بيئات يكثر فيها الإفراط في شرب الكحول. أما السبب الثاني فيعود إلى أن البرامج العلاجية التقليدية، التي تؤكد على الامتناع الكامل عن تناول الكحول، غالباً ما تواجه معدلات انسحاب عالية من البرنامج. فالبرامج التي تركز على الشرب باعتدال قد تكون أكثر قدرة على جعل المشاركين يستمرون بالعلاج.

مهارات تساعد على الانضباط في شرب الكحول:

Skills for Controlled Drinking

يشكل البرنامج الذي طوره كل من ميلر وتايلور وويست (W. R. Miller, Tylor & West, 1980). مثالا على الأساليب الناجحة في تطوير القدرة على الانضباط في شرب الكحول. وقد أطلق على هذا البرنامج، التدريب على سلوك ضبط الذات (Behavioral Self Control Training-(BSCT. ويركز بشكل مباشر على تطوير مهارات الشرب المنضبط (Controlled Drinking Skills). ويتضمن تعليم الأفراد وضع أهداف تحدد كمية الكحول التي سيقومون بشربها، من أجل إجراء مراقبة ذاتية (Self-Monitor) على كمية ما يستهلكون من الكحول، وضبط معدل هذه الكمية، وممارسة التعزيز الذاتي (Self-Reinforcement) عند النجاح في التحكم في كمية ما يستهلكون من الكحول، وتطوير بدائل تحل محل الكحول والإفراط في تناولها.

ففي إحدى الدراسات قام ميلر (.W. R. Miller et al., 1980) بمقارنة مدى فعالية أربع أساليب مختلفة من إجراءات التدخل. وهذه الإجراءات هي: اتباع برنامج التدريب على سلوك ضبط الذات (BSCT) فقط. واتباع برنامج التدريب على سلوك ضبط الذات مقترناً مع 12 جلسة للتدريب على الاسترخاء، ومهارات الاتصال، وتوكيد الذات (Assertiveness). وتطبيق برنامج التدريب على سلوك ضبط الذات (BSCT) مقترناً مع 12 جلسة أسبوعية اشتملت على تطبيق مدى واسعا من الأساليب الفردية المعدة للتعامل مع مدمني الكحول. وأخيراً استخدام برنامج يكتفى فيه بتقديم نشرات مطبوعة تشتمل على مواد مصممة لمساعدة الأفراد على التحكم الذاتي بسلوكهم في شرب الكحول. بينت نتائج الدراسة أن الاشخاص الذين تعرضوا فقط إلى قراءة نشرات المساعدة الذاتية، أظهروا ميلا أكبر للشرب المشكل، من المشاركين الذين تعرضوا للظروف الثلاث الأخرى. أما المجموعات الثلاث فقد كانت متكافئة في مستوى النجاح الذي حققته كل منها.

إن نجاح هذا البرنامج يشكل أهمية خاصة وذلك لسببين. الأول، أنه يبين أن الشرب المنضبط يمكن أن يكون ناجحاً على الأقل مع بعض الأشخاص الذين يعتبر سلوكهم في الشرب إشكالي. وثانياً، يقود هذا الأسلوب إلى الاقتراح بأن البرامج العلاجية لا داعي لأن تكون معقدة، ومكثفة، ومكلفة، كما هو الأمر بالنسبة للبرامج التقليدية التي تشتمل على مدى واسع من الأساليب للتعامل مع مسألة الإفراط في شرب الكحول. فالعلاج المكثف (Focused) يزود بمعدلات نجاح مساوية لما يتم التوصل إليه لدى اتباع طريقة تشتمل على أساليب متنوعة، ويحقق ذلك بفترة زمنية أقصر وبكلفة أقل (.W. R. Miller et al., 1980).

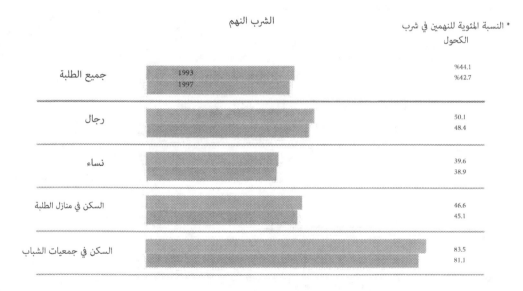

شكل 5-1 الشرب النهم للكحول: في دراسة حديثة قام بها باحثون من جامعة هارفرد، تبين وجود مستويات عالية من حالات الشرب النهم للكحول التي استمرت منذ أن تمت الدراسة الأولى قبل 4 سنوات (Goldberg, 1998)

*تعرف الدراسة الشرب النهم للكحول (Binge Drinking) بتناول الكحول 5 مرات بالنسبة للرجال و4 مرات بالنسبة للنساء في نفس الموقف خلال الأسبوعين اللذين سبقا القيام بالإجابة عن الأسئلة الخاصة بالدراسة..

الاتجاهات الواقية من الإفراط في شرب الكحول:

Preventive Approaches to Alcohol Abuse

نظراً لأن الإدمان على الكحول يشكل مشكلة صحية خطيرة للغاية، فإن الباحثين بدأوا يشعرون بضرورة اتباع أسلوب متعقل- يكون مقبولا من قبل المراهقين- لجعلهم يتجنبون تماما شرب الكحول، أو يعمل على ضبط سلوكهم في الشرب، وذلك قبل أن تترسخ لديهم مشكلة الإدمان. ولهذا الغرض تم تصميم برامج التأثير الاجتماعي التي توجه إلى طلبة المرحلة الإعدادية، بهدف تعليم المراهقين الصغار أساليب رفض الشرب، والطرق الملائمة للتعامل مع المواقف التي تعرضهم لمخاطر الإدمان. وبذلك لا ينتهون إلى الحالة التي يكون معها التوقف عن الكحول من الأمور التي يصعب تجنبها.

وكما تشير نتائج الأبحاث، فقد تمكنت هذه البرامج من تحقيق بعض النجاح الذي يظهر أنه يرجع لعدة عوامل. أولها، أن هذه البرامج تعزز إحساس المراهقين بالفعالية الذاتية (Self-Efficacy)، وهذا بدوره، قد يساعد على مقاومة الضغط الاجتماعي السلبي الذي ينشأ عن مشاهدة الرفاق يشربون الكحول (Donaldson, Graham, Piccinin & Hansen, 1995). إضافة لذلك، يمكن أن تغير مثل هذه البرامج من المعايير الاجتماعية، التي عادة ما تعزز دافعية المراهق للبدء في تناول الكحول، وتعمل على استبدالها بمعايير تركز على الامتناع أو تخضع استهلاك الكحول لعمليات الضبط (Donaldson, Graham & Hansen, 1994). ومن ناحية ثالثة، تعد هذه البرامج برامجاً علاجية متدنية التكلفة بحيث يمكن استخدامها في المناطق ذات الدخل المتدني والتي يُعد الوصول إليها من أكثر الامور صعوبة.

إضافة إلى إجراءات التدخل التي توجه للأطفال، والمراهقين، فإن الهندسة الاجتماعية (Social Engineering)، يمكن أن تقدم حلولاً واعدة لعلاج مشكلة الكحول. ومن الإجراءات التي تتضمنها: زيادة الضرائب على الكحول؛ وحظر الدعايات التجارية التي تروج لشرب الكحول، وغيرها من الاجراءات التي تشجع على شرب الكحول، وخصوصا تلك الإجراءات التي توجه لليافعين والصغار؛ وكشف زيف الادعاءات حول الدور الإيجابي للكحول على الصحة؛ ودعم موقف الحكومة في اعتبار الكحول من مشاكل الشباب الخطيرة. ونظرا لأن الكحول تشكل واحدة من المواد التي يمكن أن يساء استخدامها، فإن الوقاية منها تظل تحتل أهمية خاصة (Center for the Advancement of Health, 2001).

إيضاح 5-4

بعد سقوط جدار برلين

After the Fall of the Berlin Wall

عندما دمر جدار برلين في عام 1989، أقيمت الاحتفالات في أماكن عديدة من العالم. وفي خضم هذا الابتهاج الشديد فإن الأقلاء هم الذين توقعوا ماهية المشاكل التي يمكن أن تنشأ بعد الصحوة من حالة الابتهاج هذه. فمئات الآلاف من سكان ألمانيا الشرقية الذين عاشوا لسنوات في ظل نظام ديكتاتوري ومستوى معيشة متدن نسبيا، أصبحوا بعد إزالة الجدار أحراراً في التنقل عبر الحدود إلى ألمانيا الغربية حيث يمكنهم الاستمتاع بما حققته من ازدهار، وما تتيحه من فرص عمل، ومستوى معيشة مرتفع. ولكن هذا الحلم تلاشى لدى الكثيرين من الناس فيما بعد. ففرص العمل كانت أقل بكثير مما توقع هؤلاء. كما أن أشكال التمييز والعدوانية نحو الألمان القادمين من ألمانيا الشرقية كانت أكبر بكثير من المتوقع، ووجد الكثيرون من المهاجرين الشرقيين أنفسهم بلا عمل.

فالبطالة تشكل مصدر ضغط شديد وينتج عنها آثاراً سلبية تنتشر لتعم حياة الفرد بأكملها. فهي تسبب توتراً مزمناً، وقلقاً، وشعوراً بانعدام الجرأة. ونظراً لما عرف عن دور الكحول في خفض التوتر والقلق واستثارة المزاج الجيد، فإن إمكانية اللجوء إلى الكحول بين العاطلين عن العمل لتخفيف الضغط تكون عالية. وهناك الكثير من الدراسات التي توصلت إلى حقيقة مفادها أن استهلاك الكحول يزيد دائماً بين العاطلين عن العمل (e. g. Catalano et al., 1993). ولكن ليس بالضرورة أن يستجيب كل شخص إلى الضغوط التي تنشأ عن البطالة بتناول الكحول.

ففي إحدى الدراسات قام ميتاغ وشفارتزر (Mittag & Schwartzer, 1993)، بفحص استهلاك الكحول لدى عينة من الرجال الذين وجدوا عملاً في ألمانيا الغربية، وأولئك الذين ظلوا بلا عمل. كما قاما بفحص فعاليتهم الذاتية (Self- Efficacy) في التعامل مع مشكلات الحياة، وذلك من خلال فحص إجاباتهم على الفقرات التالية "عندما أتعرض لمأزق ما فإنني أستطيع الاعتماد على إمكاناتي الذاتية للتعامل مع المشكلة بفعالية". على افتراض أن الأفراد الذين يمتلكون إحساساً عالياً بالفعالية الذاتية أقل عرضة للضغط، مما يجعلهم أقل ميلاً لاستهلاك الكحول تحت ظروف الضغط، مقارنة بأولئك الذين لديهم إحساس متدن بالفعالية الذاتية.

توصل الباحثان بأن الرجال الذين يتمتعون بشعور قوي بالفعالية الذاتية، كانوا أقل ميلاً لتناول كميات كبيرة من الكحول. ووجدا أن الفعالية الذاتية كانت مهمة بشكل خاص في الاستجابة للضغوط الناتجة عن البطالة. وتبين أن الرجال العاطلين عن العمل ولديهم مستوى متدن من الفعالية الذاتية كانوا يتناولون كميات أكبر من الكحول من أي مجموعة أخرى. لذا فإن كون الشخص ذكراً وبدون عمل لفترة طويلة، ويحمل اعتقاداً بأنه لا يمتلك الامكانات الذاتية التي تمكنه من التعامل بفعالية، يجعله أكثر ميلاً للإقدام على شرب كميات كبيرة من الكحول.

ومع أن المختصين النفسيين لا يستطيعون توفير الوظائف للعاطلين عن العمل، إلا أنهم قد يستطيعون تقديم الدعم عن طريق مساندة الاشخاص لتطوير معتقدات ذاتية أكثر تفاؤلاً، ولكي يتمكنوا من التكيف بكفاءة مع الحياه، ومن معالجة مشاكلهم، مما يجعلهم قادرين على التعامل الفعال مع المشاكل (Mittag & Schwartz, 1993).

القيادة تحت تأثير الكحول: Drinking & Driving

إن عدد حوادث السير القاتلة التي تنشأ عن قيام الاشخاص بالقيادة وهم تحت تأثير الكحول، هي من الأمور الأخرى التي سنتطرق إليها، إذ من المرجح أن هذا المظهر الذي ينتج عن تناول الكحول، يعتبر السبب الرئيسي في تحول اتجاه الرأي العام إلى معارضة الإفراط في شرب الكحول. فالبرامج الشبيهة ببرامج الأمهات المعارضات للقيادة تحت تأثير الكحول (Mothers Against Drunk Driving – MADD)، والطلبة المناهضين للقيادة تحت تأثير الكحول (Students Against Drunk Driving – SADD)، قد تأسست، وانضم إليها عدد هائل من الآباء، والأصدقاء لأطفال وراشدين قتلوا بسبب سائقين يقودون وهم تحت تأثير الكحول. والتأثير الذي تحدثه هذه المجموعات على المستوى السياسي في تزايد مستمر، وذلك من خلال الضغوط التي يمارسونها على مستوى الولاية والحكومات المحلية لاستخدام معايير ضبط، وأحكام أكثر صرامة لإدانة الاشخاص الذين يقومون بالقيادة تحت تأثير المواد المسكرة.

علاوة على ذلك، فإن الضغوط تمارس على المضيفين والمضيفات لتحمل المسؤولية إزاء الكميات التي يستهلكها ضيوفهم من الكحول. كما تمارس على الأصدقاء الذين يجب أن يتدخلوا لمنع أصدقائهم من القيادة عندما يجدونهم في حالة لا تؤهلهم للقيام بذلك بسبب السكر. ولكن هذه المهمة قد يكون من الصعب تطبيقها. فكيف للمرء أن يعرف ما إذا كان صديقه أو صديقته في حالة سكر شديدة مما لا يؤهلهما للقيام بالقيادة، وبحيث يتوجب عليه التدخل من أجل منع الشخص المعني من القيام بها؟ فمعرفة السائق بشكل جيد، وإدراك أنه أو أنها بحاجة فعلية إلى المساعدة، والإحساس بأنك قادر على التدخل، لأنك تبادلت معه في السابق حديثاً يشجع على التدخل، كل ذلك يمكن أن يقوي احتمال قيام الشخص بالتدخل في موقف معين يكون فيه الصديق في حالة لا تؤهله للقيام بالقيادة بسبب تأثير الكحول (Newcomb, Rabow, Monto & Hernandez, 1991). ومع أن المعايير المتصلة بضبط تناول الآخرين للكحول، أخذت تنمو بشكل أقوى، إلا أنها ما زالت تصطدم بالمعتقدات المتصلة بالحرية الفردية، والمسؤولية الشخصية. وبناء عليه، فإن كثيراً من السائقين الذين يقودون سياراتهم وهم تحت تأثير الكحول، ما زالوا يستمرون في القيام بهذا العمل. فعندما يتم حجز السائقين بسبب قيامهم بالقيادة وهم بحالة سكر، وجلبهم إلى المحكمة فإنهم يحالون في العادة إلى البرامج الخاصة بشرب الكحول، وهي لا تختلف عن تلك البرامج التي تمت مناقشتها. ولكن ما مدى نجاح هذه البرامج؟ إن المراجعة التي قام بها ماكجوير (F. L. McGuire, 1982)، لفحص هذه البرامج، بينت أن الاشخاص الذين يتناولون كميات قليلة من الكحول يستفيدون من معظم هذه البرامج. ولكن الاشخاص الذين يتناولون كميات كبيرة من الكحول تكون استفادتهم من هذه البرامج ضعيفة للغاية. نتيجة لذلك، لا يبدو أن هناك برامج تأهيل جيدة للسائقين الذين يفرطون في تناول الكحول باستثناء منعهم من القيادة عن طريق تنفيذ أحكام أكثر شدة بحقهم في حال قيامهم بذلك.

ومع تزايد تركيز اهتمام وسائل الإعلام على مشكلة القيادة تحت تأثير المسكرات، فإن مدمني شرب الكحول بدأوا يطورون على ما يبدو استراتيجيات تنظيم ذاتي (Self-Regulatory)، لتجنب القيادة تحت تأثير الكحول. ومن هذه الاستراتيجيات ما يتضمن الاقتصار على الشرب بكميات يتم تحديدها مسبقا، تعيين سائق يتولى مهمة القيادة، أخذ سيارة أجرة، أو تأخير قيادة السيارة، أو تجنب القيادة بعد شرب الكحول (S. L. Brown, 1997). ومع أن امكانية

الوقاية من خلال المنع الكامل لتناول الكحول ليس من المحتمل أن تحدث، فإن ازدياد شيوع أساليب التنظيم الذاتي لتجنب القيادة في حالة السكر يمكن أن تساعد في إيجاد بصيص أمل لعلاج هذه المشكلة المستعصية.

تذييل: Postscript

على الرغم من الحقيقة بأن التعاطي المشكل للكحول والإدمان عليها يشكلان مصدراً رئيسياً للمخاطر الصحية، ويساهمان في تقرير العدد الكلي للوفيات، إلا أن تناول الكحول باعتدال قد يساعد في إطالة العمر. فعدة دراسات أشارت إلى وجود علاقة بين تناول كميات معتدلة من الكحول (مرة أو مرتين في اليوم كحد أقصى) وتقليل خطر الإصابة بأمراض القلب والشرايين. كما أن الفائدة يمكن أن تتحقق لدى النساء حتى من جراء تناول كميات أقل من الكحول (Weidner et al., 1991). ومع أننا ما زلنا لا نعلم سبب هذه العلاقة التي تبعث على الدهشة، إلا أن الكحول على ما يبدو ترفع إلى حد ما من نسبة كوليسترول البروتين الدهني العالي الكثافة (High-Density Lipoprotein Cholesterol-HDLC) الذي يتدخل في إزالة الكوليسترول من الأنسجة ونقله إلى الكبد لاستخدامه في عمليات التمثيل الحيوي. وقد تساعد الكحول في خفض معدلات كوليسترول البروتين الدهني ذي الكثافة المنخفضة (Low Density Lipoprotein-LPCA)، وهو النوع الاشد خطراً على الصحة. وبذلك فإن خطر الإصابة بأمراض القلب والشرايين التاجية (CHD)، والوفيات الناتجة عن الأمراض القلبية الوعائية (Cardiovascular) قد يقل. إن كثيراً من المختصين في مجال الرعاية الصحية يبينون أن تناول كميات معتدلة من الكحول لا تضر بالصحة وإنما تساعد على تقليل خطر تعرض الفرد لبعض المسببات الرئيسة للموت.

التدخين: Smoking

يشكل التدخين أعظم سبب لحالات الموت التي يمكن الوقاية منها. فبسبب التدخين، ومن خلال التفاعل مع عوامل خطيرة أخرى، يمكن أن يكون التدخين هو السبب الرئيسي للوفاة في الدول النامية (M. McGinnis et al., 1992). وفي الولايات المتحدة يعتبر التدخين مسؤولاً عن حدوث (430700) حالة وفاة سنوياً وتنتج واحدة من كل خمسة من هذه الحالات عن الاصابة بالأمراض القلبية الوعائية (American Heart Association, 2001b). كما أن التدخين يعتبر مسؤولا عن ما لا يقل عن30% من مجموع الوفيات الناتجة عن السرطان (American Cancer Society, 2001b) (أنظرا جدول 5-2).

إضافة إلى خطر الإصابة بأمراض القلب وسرطان الرئة، فإن التدخين يزيد من خطر الإصابة بالتهاب الشعيبات المزمن (Bronchitis)، وانتفاخ الرئة (Emphysema)، واضطرابات التنفس (Respiratory Disorders)، والأضرار والإصابات الناجمة عن الحرائق والحوادث، وانخفاض في أوزان المواليد، وإعاقة نمو الأجنة (Centers for the Advancement of Health, 2000j). وفرط النشاط عند الرضع ((Hyperactivity) Tizabi, Popke, Rahman, Nespor & Grunbery, in press).

جدول 5-2

عدد الوفيات السنوية الناتجة عن التدخين في الولايات المتحدة

الأمراض	الوفيات
سرطان الرئة	123000
أمراض القلب	98000
أمراض الرئتين المزمنة	72000
أمراض سرطانية أخرى	32000
السكتات	24000
مظاهر تشخيصية أخرى	81000

المصدر: Centers for Disease Control and Prevention, 1997

كما أن مدخني السجائر يبدون وعياً صحياً أقل، وهم أكثر ميلاً للانخراط في سلوكيات غير صحية أخرى غير المدخنين (Castro, Newcomb, McCreary & Baezconde-Garbanati, 1989). وتحديداً، يمكن اعتبار التدخين وشرب الكحول من السلوكيات المتزامنة، كما يبدو أن شرب الكحول يقوم بدور القرينة التي تقود للقيام بالتدخين وتجعل التوقف عن التدخين أكثر صعوبة (Shiffman, Fischer, et al., 1994). كما يتعرض المدخنون لارتكاب الحوادث وإصابات العمل بشكل أكبر، ويأخذون إجازات مرضية أكثر، ويحصلون على خدمات التأمين الصحي بدرجة أكبر من غير المدخنين، وهم بذلك يشكلون مصدر تكلفة أكبر لمن يوظفهم (Ryan, Zwerling & Orav, 1992). كما تبين أن التدخين يمكن اعتباره مدخلاً يفسح المجال للبدء بتعاطي المواد، وإساءة استخدام المخدارات. فقيام الفرد بتجريب السجائر يجعل لديه ميلاً واضحاً لاستخدام أنواعاً أخرى من المخدرات في المستقبل (,Fleming, Leventhal, Glynn & Ershler, 1989)، أنظرا أيضا (Hanson, Henggeler & Brughen, 1987) .

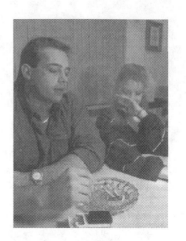

إن مخاطر التدخين لا تقتصر فقط على المدخن ولكنها تمتد لتهدد زملاء العمل، وشريك الحياة، وأعضاء الأسرة الآخرين.

(© Dennis MacDonald/PhotoEdit)

ولا تقتصـــر مخاطر التدخين على المدخن فحســب، فالدراســات التي أجريت على المدخنين من الدرجة الثانية (Secondhand Smokers)، بينت أن شريك حياة المدخن وأفراد عائلته والأشخاص الذين يعمل معهم يتعرضون أيضاً لأنواع متعددة من الاضطرابات الصحية (.E .(Marshall, 1986

فتدخين الآباء أو الأمهات قد يقلل من مستوى الأداء المعرفي عند المراهقين نظراً لأنه يخفض من مستوى الأكسجين في الدم، ويزيد من مستوى أول أكسيد الكربون ((Bauman, Kach & Fisher, 1989 (Carbon Monoxide)).

الأضرار الصحية التي تتفاقم بفعل التدخين: Synergistic Effects of Smoking

يؤدي التدخين إلى تعرض الفرد إلى مخاطر صحية أخرى، وذلك من خلال التأثير الذي يحدثه في تنبيه عوامل أخرى ضارة بالصحة (Pomerleau & Pomerleau, 1988). فعلى سبيل المثال، تتفاعل الآثار الناجمة عن التدخين مع كوليسترول مصل الدم (Serum Cholesterol) مما يؤدي إلى زيادة معدلات الإصابة بالأمراض (Morbidity)، ومعدلات الوفيات (Mortality) المتسببة عن أمراض القلب، بدرجة تفوق كثيراً ما يتوقع حدوثه من مجرد إضافة الآثار الخطرة الناتجة عن التدخين إلى تلك الناتجة عن ارتفاع نسبة الكوليسترول (Perkins, 1985). ونظراً لأن النيكوتين ينشط إطلاق الأحماض الدهنية المتحررة من الزيوت (Free Fatty Acid)، فإنه قد يحدث زيادة في تكون المركب العضوي الدهني الثلاثي- ترايغليسيريد- (Triglycerides)، الذي يعمل بدوره على خفض إنتاج الكوليسترول ذي الكثافة العالية (HDL)، أو ما يطلق عليه (الكوليسترول الجيد). إن دم المدخن أيضاً يتعرض للتجلط (Coagulate) بسهولة أكثر من دم غير المدخن (Pomerleau & Pomerleau, 1989). لذا فإن تقليل عدد السجائر، وتعديل نظام تغذية الأفراد المعرضين للمخاطر الناجمة عن هذين العاملين، يجب أن يحتل الأولوية في برامج التدخل.

ويمكن أن يتفاعل الضغط (Stress) مع التدخين بطريقة خطيرة. فالنيكوتين لدى الرجال قد يزيد من معدل ردود الفعل القلبية لدى التعرض للضغط. كما يمكن أن يقلل التدخين لدى المرأة من معدل نبض القلب، ولكنه يزيد معدل ضغط الدم، مسبباً ردود فعل عكسية أيضاً (Girdler, Jamner, Jarvik, Soles & Shapiro, 1997). والتأثير

المنبه للنيكوتين على الأجهزة القلبية الوعائية قد يعرض المدخنين لخطر الإصابة بأزمة قلبية فجائية، كما أن التأثير بعيد المدى الناتج عن التفاعل استجابة للضغوط، قد يؤدي إلى تفاقم مخاطر الإصابة بأمراض القلب والشرايين التاجية (CHD). وزيادة على ذلك، هناك بعض المؤشرات التي تبين أن البنية الأساسية الفسيولوجية، تساهم عموماً مع الميل للتدخين والاستجابة المفرطة عند التعرض للظروف الضاغطة، إلى زيادة خطر التعرض إلى الإصابة بأمراض القلب والشرايين التاجية (Manuck & Krantz, 1986).

وقد يتفاعل الوزن مع التدخين ويزيد من معدلات الوفيات. وبالتحديد فقد وجد كل من سيدني وفريدمان وسيجلاوب (Sidney, Friedman and Siegelaub, 1987) بان المدخنين من النحاف كانوا أكثر عرضة للموت من أقرانهم الذين تقع أوزانهن ضمن المعدل. مع ان النحافة لم تكن مرتبطة بارتفاع معدل الوفيات بين هؤلاء الناس في حال عدم التدخين، أو بين من كانوا يدخنون سابقاً. وسبب هذه العلاقة ما زال غير واضح حتى الآن.

كما تبين أن التدخين يتفاعل مع النشاط الرياضي، فالمدخنون يمارسون نشاطاً بدنياً أقل ما داموا يقومون بالتدخين. ولكن مستوى نشاطهم يزداد حالما يتوقفون عن التدخين (Perkis et al., 1993). ونظراً لأن النشاط الرياضي البدني أمر في غاية الأهمية، وله آثار عديدة على الوضع الصحي، فإن ارتباط التدخين بتدني مستوى النشاط الرياضي، يشكل سبباً آخر لمساهمة التدخين في الوضع الصحي السيء.

ويرتبط التدخين بزيادة خطر تعرض المرأة للإصابة بسرطان الثدي 4 مرات عن المعدل في حال قيامها بالتدخين بعد سن اليأس. والنساء اللواتي يدخن، ولديهن جينات تتدخل في قابليتهن لتحطيم مركبات كيميائية معينة توجد في السجائر المدخنة، يتسبب ذلك في حملهن كمية أكبر من هذه المواد في الدم، مما يؤدي إلى وضـــع الاســـاس لنمـــو الأورام (Ambrosone et al., 1996).

ويتفاقم التأثير الناجم عن التدخين في حال وجود الاكتئاب، مسبباً زيادة كبيرة في تعرض المدخنين من المكتئبين إلى مخاطر الإصابة بالسرطان. وتدل المؤشرات الحديثة أن سبب هذا التأثير يرجع إلى تفاعل التغيرات المناعية المرتبطة بحدوث الكآبة مع الدخان مسببة زيادة في عدد الكريات الدموية البيضاء، ونقصا في نشاط الخلايا القاتلة. وهي الخلايا التي تقوم بوظيفة المراقبة والاستجابة في حال ظهور مؤشرات لوجود خلايا سرطانية في المراحل المبكرة (Jung and Irwin,1999). إن التوصل إلى حقيقة مفادها أن التدخين يعتبر عاملا رئيسيا في حدوث الكآبة بين الأشخاص اليافعين (Goodman & Capitman, 2000)، يجعل الاهتمام بالآثار التي يسببها كل من التدخين والاكتئاب في تفاقم الأوضاع الصحية أمر بالغ الأهمية. كما تبين أيضا أن التدخين يرتبط بزيادة القلق عند المراهقين؛ أما عن التأثير الذي يمكن أن يحدث نتيجة تفاعل دخان السجائر مع القلق، فأمر ما زال غير معروف بعد، مع أن فرص حدوث نوبات الهلع واضطرابات القلق الأخرى تتزايد عموما (J. G. Johnson et al., 2000). وحول ما إذا كان التدخين يؤدي إلى خطر الإصابة بأمراض معينة من خلال تفاعله مع السمنة، أو تناول حبوب منع الحمل، أو شرب الكحول، فهو أمر ما زال قيد البحث (M. C. Davis, 1999).

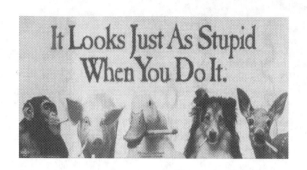

دأبت شركات الدخان على تقديم عادة التدخين وتصويرها بطريقة جذابة فاتنة. لذلك أخذت إجراءات التدخل بالعمل على تغيير اتجاهات الناس إزاء هذه العادة.

(Courtesy, apolis, MN, buttout. Com)

إن التأثير الذي يسببه التدخين في زيادة فرص الإصابة بالأمراض عن طريق تفاعل الآثار التي يخلفها مع عوامل أخرى أمر في غاية الأهمية. وهذا التفاعل قد يكون مسؤولا عن الزيادة الجوهرية في عدد الوفيات المرتبطة بالتدخين. ومع ذلك، فإن الأبحاث تبين أن عامة الناس ما زالوا غير واعين بالمؤثرات الضارة التي يخلفها التدخين نتيجة تفاعله مع المصادر الأخرى التي تشكل خطراً على الصحة (Hermand, Mullet & Lavieville, 1997)، مع أن التأثير الضار المباشر للتدخين على الصحة، أصبح من القضايا الموثوق بصحتها، كما أن المخاطر التي تنشأ عن تزامن التدخين مع وجود عوامل أخرى أصبح أكثر وضوحاً. والأهم من ذلك، فإن التوقف عن التدخين يحقق فوائد صحية. إذ أن فرص الإصابة بامراض القلب والشرايين التاجية (Coronary Heart Diseases- CHD)، وسرطان الرئة، تنخفض بشكل واضح عند التوقف عن التدخين، مما يجعله من أكثر العوامل الضارة بالصحة على الإطلاق.

لمحة موجزة عن تاريخ مشكلة التدخين:

A Brief History of the Smoking Problem

دأب الناس لسنوات عديدة على اعتبار التدخين عادة ترتبط بالرجولة والتحضر. فالصورة التي وصف بها أرستقراطيوا القرن التاسع عشر والعشرين، على سبيل المثال، تبين دائما انتقال هذه الشخصيات إلى قاعة الاستقبال بعد تناول وجبة العشاء لتدخين السيجار واحتساء البراندي. وقد انطلقت الإعلانات عن السجائر في القرن العشرين من هذا التصور. وفي حوالي 1955 بلغت نسبة المدخنين من الراشدين في الولايات المتحدة 53%. ولم تبدأ النساء التدخين بهذه الأعداد الكبيرة إلا في الأربعينيات. وبمجرد أن بدأن بالتدخين قام مصمموا الدعاية بإظهار تدخين السجائر على أنه رمز للرقي والأنوثة المتحضرة (Blizer, Rimm & Geifer, 1977).

وفي عام 1964 صدر أول تقرير للجراحة العامة حول التدخين عن مكتب التثقيف والرعاية الصحية، ومكتب الخدمات الصحية العامة في الولايات المتحدة (U.S. Department of the Health, Education, and Welfare & U.S. Public Health Service, 1964)، مقترناً مع حملة شعبية مكثفة لتسليط الأضواء على مخاطر التدخين. ومع أن نسبة المدخين بين الرجال انخفضت (إلى 39% مع حلول عام 1975)، إلا أن نسبة المدخنات من النساء ارتفعت في تلك الفترة من 25% في عام 1955 إلى 29% في عام 1979. ومما يبعث على الخوف، أن نسبة المدخنات من الإناث في سن المراهقة ارتفعت إلى 22.9%، وارتفع عدد المدخنين من الذكور في سن المراهقة إلى 28.8% (National Center for

Health Statistics, 1996). وعلى الرغم من ظهور وعي كبير حول مخاطر التدخين، إلا أن التدخين ما زال يشكل مصدر مشكلة تبعث على الرعب.

وكرد فعل على الإعلان عن مخاطر التدخين، ظهرت استجابات تعد قريبا بتوفير السجائرالصحية لتحل محل السجائر المسببة للمخاطر. وكثير من المدخنين تحولوا عن تدخين السجائر ذات التركيز العالي بالقار والنيكوتين إلى الأصناف الأقل تركيزاً، اعتقاداً منهم بأنهم يتقدمون خطوة باتجاه تحقيق الوضع الصحي الجيد. مع أن الأبحاث التي تلت ذلك بينت أن هذه الجهود مضللة. نظرا لأن الناس في هذه الحالة يدخنون كميات أكبر، وبشدة أكثر لتعويض نسبة النيكوتين المخففة (Benowitz, Hall, Herning, Jacob & Mines, 1983). علاوة على ذلك، تبين حديثاً بأن الجهود التي يقوم بها المدخنون لتقليل عدد السجائر التي يدخنونها، قد قوضتها الجهود التي تبذلها شركات الدخان للتلاعب بمستويات النيكوتين التي تحويها السجائر من أجل أن تضمن استمرارهم بالتدخين.

ومما يبعث على الارتياح أن نسبة المدخنين من الراشدين في الولايات المتحدة انخفضت لأكثر من 25% منذ عام 1979. ومع ذلك، ما زال التدخين يشكل أحد المشاكل الصحية الرئيسة (M. McGinnis et al., 1992). وهناك نقد يوجه إلى شركات الدخان لأنها تستهدف في إنتاجها عن قصد تلك الفئات التي تنتمي إلى الأقليات والمراهقين، وبالتحديد فإن معدلات المدخنين ترتفع بشكل خاص بين مجموعات الأقليات الذين ينتمون إلى مستويات اقتصادية اجتماعية متدنية، مثل الأمريكيين من أصل إسباني (e. g. Navarro, 1996). كما أن عدد المراهقين الذين يقومون بالتدخين تزايد بشكل ثابت خلال السنوات العشرة الماضية. ويبين الشكل رقم 5-2 رسماً توضيحياً للأحداث المرتبطة بالتدخين عبر الاحداث التاريخية في الفترة ما بين (1900-2000)

جدول 5-3

النسب المئوية للمدخنين من الفئات العمرية المختلفة

العمر	النسبة المئوية للسكان	
	ذكور	إناث
24-18	28.8%	22.9%
34-25	30.2%	27.3%
44-35	32.0%	27.4%
64-45	29.2%	23.0%
+65	13.5%	10.5%

المصدر: National Center for Health Statistics 1996

ومع تزايد الضغوط الموجهة لتقليل التدخين بين المراهقين، قامت شركات السجائر بتوجيه جهودها التسويقية إلى مناطق ما وراء البحار. حيث التدخين يشكل مشكلة متزايدة. وقد بلغت نسب المدخنين في الصين درجة الوباء، ومن المتوقع حدوث الاستمرار في هذه الزيادة. فعلى سبيل المثال، يتوقع أن يتعرض حوالي ثلث اليافعين من الشباب في الصين للموت بسبب الآثار التي يخلفها التبغ، وهذا يعني موت ثلاث ملايين صيني في كل عام مع منتصف هذا القرن (Reaney, 1998).

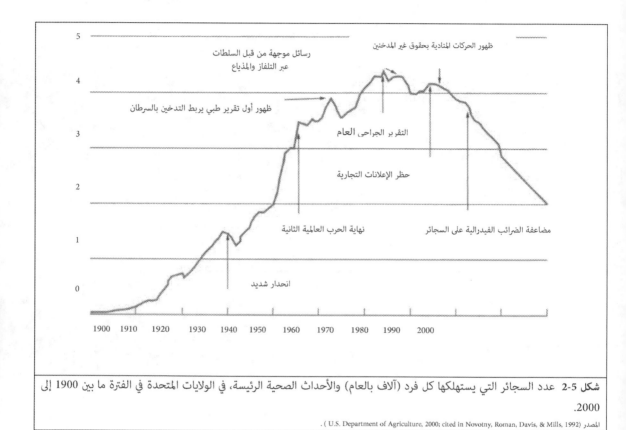

شكل 5-2 عدد السجائر التي يستهلكها كل فرد (آلاف بالعام) والأحداث الصحية الرئيسة، في الولايات المتحدة في الفترة ما بين 1900 إلى 2000.

المصدر (U.S. Department of Agriculture, 2000; cited in Novotny, Roman, Davis, & Mills, 1992) .

لماذا يدخن الناس   ? Why Do People Smoke

كشفت الأبحاث التي أجريت على التدخين خلال العقود الثلاث الماضية، عن مدى صعوبة تعديل هذه العادة. وسبب ذلك أن التدخين يتقرر بدرجة كبيرة في ضوء مجموعة من العوامل السيكولوجية والفسيولوجية (E. Lichtenstein & Glasgow, 1992). فالتدخين ينتقل عبر الأسرة، وتبين بعض دراسات التوائم والتبني عن احتمال مسؤولية بعض المؤثرات الجينية في التدخين (Heath & Madden, 1995). إذ تعتبر الجينات التي تنظم عمل الدوبامين (Dopamine) مسؤولة على الأغلب عن دور الوراثة في التدخين (Sabol et al., 1999). وما دام الأمر كذلك، فهل يجب إبلاغ المدخنين عن وجود عوامل جينية تجعلهم أكثر قابلية للتدخين؟ إن التغذية الراجعة الجينية يمكن أن

تساهم في زيادة الإحساس بالضعف والقابلية لتطوير عادة التدخين، ويمكن أن تزيد من الإحساس بالمعاناة، ولكن لا يبدو أنها تشجع على التوقف عن التدخين لدى أغلب المدخنين. نتيجة لذلك، فإن القيمة التي تحققها مثل هذه المعلومات مشكوك بها (Lerman et al., 1997).

إن كثيراً من الناس يتعرضون للسجائر دون أن يتشكل لديهم السلوك الاعتمادي، وهناك من يتسبب النيكوتين باستثارته، في حين أن هناك من يتسبب النيكوتين في تهدئته، أو حتى تثبيطه (Pomerleau and Pomerleau, 1984). كما أن هناك اختلافات واسعة بين الناس في المقدرة على التوقف عن التدخين وعدم التعرض للانتكاس، وهذه بدورها يمكن أن ترجع للمكونات الجينية.

العوامل المرتبطة بتدخين المراهقين:

Factors Associated with Smoking in Adolescents

يبدأ الناس بالتدخين في مرحلة عمرية مبكرة. وكما يبين مركز التحكم بالأمراض (The Center for Disease Control, 1989)، فإن أكثر من 15% من مجتمع المراهقين، الذين تقع أعمارهم بين 12و18 عاماً، يدخنون بانتظام ويعتبرون أنفسهم مدخنين. وهذه الإحصائيات تقلل في الاغلب من قيم معدلات المدخنين من المراهقين. ومع ذلك فإن التدخين لا يبدأ دفعة واحدة. فهناك فترة من التجريب المبدئي يقوم الفرد فيها بتجريب تدخين السجائر، ويتعرض خلالها إلى ضغط الرفاق للقيام بالتدخين، ويطور أثناءها اتجاهاته حول ماهية المدخن. وبعد المرور بخبرة التجريب، فإن بعض المراهقين يطورون عادة التدخين بشدة (Pierce, Choi, Gilpin, Farkas & Merritt, 1996). إن فهم الكيفية التي تتطور بها هذه العادة قد يساعد في مواجهة مشكلة التدخين بين المراهقين (أنظرا شكل 5-3).

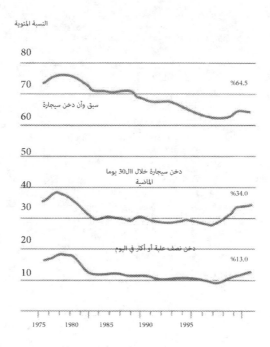

النسبة المئوية

80

70 — %664.5

سبق وأن دخن سيجارة

60

50

دخن سيجارة خلال الـ30 يوما
الماضية

40

30 — %34.0

20

دخن نصف علبة أو أكثر في اليوم

10 — %13.0

1975   1980   1985   1990   1995

شكل 5-3 عودة المراهقين إلى التدخين كما كان عليه الأمر سابقا. انخفض عدد المدخنين بين طلبة الصف الثاني عشر، الذين قاموا بتـدخين سيجارة واحدة أو الذين يدخنون بانتظام، حتى بداية عام 1990، ثم حدثت زيادة على نحو مفاجيء في عدد المدخنين في ذلك العام.

(Feder, 1997. Copyright © 1997 by The New York Times Company. Reprinted by Permission)

تأثير الرفاق والأسرة: Peer and Family Influences

يشكل تأثير الرفاق أحد أهم العوامل للبدء في التدخين في مرحلة المراهقة. فالبدء بالتدخين ينشأ عن العدوى الاجتماعية التي تحدث لدى الاتصال مع المدخنين. فعندما يختلط غير المدخنين بأفراد يجربون التدخين أو يدخنون بشكل منتظم، فإنهم يبدأون بدورهم بالتدخين (Presti, Ary & Lichtenstein, 1992). وأكثر من 7% من السجائر التي يدخنها المراهقون، يتم تدخينها أثناء وجودهم مع الرفاق (Biglan, McConnell, Severson, Bavry & Ary, 1984). وكما أشرنا سابقا، ينظر في العادة إلى التدخين في عمر مبكر على أنه جزء من أعراض مشكلة سلوكية تحدث في وجود الأصدقاء. وهذه المشكلة تتضمن الإفراط في شرب الكحول، والتعاطي المحظور للمخدرات، والسلوك المنحرف، والنشاط الجنسي غير المأمون، إضافة إلى التدخين (Donovan & Jessor, 1985). كما يمكن أن يقوم الأشخاص بالتدخين في محاولة لتخفيف المزاج السلبي (Tschann et al., 1994)، وقد يرتبط ذلك أيضاً بتشجيع النشاط الوظيفي للتيستوستيرون (K. E. Bauman, Koch, Bryan et al., 1989)، مع أن فهم هذه المسألة لم يتحقق بعد بالشكل الكامل. كما يميل المراهقون إلى القيام بالتدخين بشكل أكبر عندما يكون آباؤهم من المدخنين، وعندما ينحدرون من بيئات

اجتماعية متدنية، وعندما يتعرضون إلى الضغط الاجتماعي (e. g. Foshee & Bauman, 1992; Swaim, Oetting, Casas, 1996).

صورة الذات والتدخين: Self-Image and Smoking

تشكل الصورة التي يحملها الفرد عن المدخن عاملاً مهماً للبدء في التدخين. ففي مرحلة مبكرة قبل المراهقة تتطور الصورة عن المدخن بأنه ثائر، وصلد، وناضج، ومعارض للمعتقدات التقليدية (Dinh, Sarason, Peterson & Onstad, 1995). وقد جرت العادة على اعتبار التدخين عادة تتضمن مثل هذه الصورة. لذلك فإن الصغار الذين يعانون من عدم الأمن إزاء مرحلة المراهقة، قد يجدون في التدخين ما يمكنهم من تحقيق تلك الصورة التي يرغبون بالظهور بها (Aloise-young, Hennigan & Graham, 1996).

وانسجاماً مع ذلك، فإن المراهقين الذين يحملون صورة ذات مثالية (Ideal Self- Image) قريبة من الصورة النمطية الشائعة عن المدخن، يكونون أكثر ميلاً للتدخين (Barton, Chassin, Presson & Sherman, 1982). فالتقدير المتدني للذات، والاتكالية، والضعف، والعزلة الاجتماعية، تعمل جميعا على زيادة الميل لتقليد سلوك الآخرين (Bandura, 1977; Ennett & Bauman, 1993). وتمشياً مع هذه النتائج، فإن الطلبة من ذوي التحصيل المتدني، والإناث من الطالبات، والطلبة الذين يكون مركز التحكم لديهم خارجي (External Locus of Control)، ومن يتصفون بتدني الإحساس بالفعالية الذاتية، (J. H. Clark, MacPherson & Holmes, 1982)، أكثر ميلاً للتدخين من الطلبة الآخرين الذين يتميزون بتقدير مرتفع للذات. والذين يكون مركز التحكم لديهم داخلي (Internal Locus of Control)، ولديهم إحساس مرتفع بالفعالية الذاتية (Stacy, Sussman, Dent, Burton & Flay, 1992) (أنظرا شكل 5.4).

الطبيعة الإدمانية في التدخين: The Nature of Addiction in Smoking

من الواضح أن التدخين سلوك إدماني، وقد أقر كثير من الأفراد الذين يعانون من الإدمان المتعدد بأن التوقف عن التدخين أصعب من الإقلاع عن المخدرات أو الكحول بالنسبة لمن أدمن عليها. إن عدداً قليلاً من المدخنين أو من يُعْرَفون باسم "المُنَفِّخين" (Chippers) لديهم القابلية للتدخين العرضي دون أن يظهروا علامات الإدمان (e. g. Shiffman, Kassel, Paty, Gnys & Zettler-Segal, 1994). وعلى الرغم من الحقيقة التي تفيد بأن النيكوتين هو مخدر ذو تأثير إدماني قوي، إلا أن الميكانيزمات التي تقود إلى الإدمان ليست معروفة (Grunberg & Acri, 1991).

الإدمان على النيكوتين: Nicotine Addiction

تنطلق النظريات التي تركز على دور النيكوتين في الإدمان، والاستمرار في التدخين، من الاعتقاد بأن الناس يدخنون للمحافظة على مستوى النيكوتين بالدم، وليتجنبوا حدوث الآثار الانسحابية التي تنشأ عندما يتوقف الشخص عن

التدخين. فالتدخين يعمل من الناحية الجوهرية على تنظيم مستوى النيكوتين في الدم، ويتم القيام بسلوك التدخين عندما ينحرف مستوى النيكوتين في بلازما الدم عن المستويات المثالية.

وهناك مجموعة من العوامل التي يستند إليها في الاعتراض على نظرية تنظيم النيكوتين (Nicotine Regulation Theory)، وعلى القول بأن الحاجة إلى توفر كمية كافية من النيكوتين مسؤول عن الاستمرار بالتدخين. فالدراسات التي عملت على تغيير مستوى النيكوتين في الدم، لاحظت عدم مصاحبة هذا التغيير، بتغير في سلوك المدخنين بدرجة تكفي لتعويض التغييرات التي حدثت في مستوى النيكوتين. والأهم من ذلك، فالتدخين يتم استجابة للتغيرات البيئية السريعة، بفترة تسبق كثيرا تأثير هذه التغيرات على مستوى النيكوتين في بلازما الدم. وأخيراً، فإن معدلات حدوث الانتكاس بين المدخنين تحدث بعد فترة طويلة من انخفاض مستوى النيكوتين في بلازما الدم إلى الصفر.

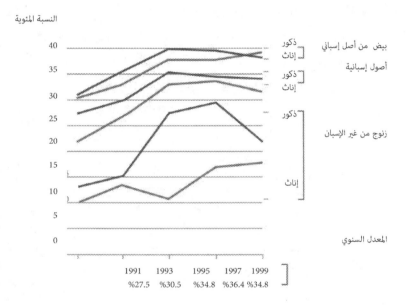

شكل 4-5 الكثير من طلبة المرحلة الثانوية يدخنون. ويبين هذا الشكل معدلات المدخنين من طلبة المرحلة الثانوية من البيض، والأمريكان من أصول إسبانية، وإفريقية. , ومن أكثر البيانات الإحصائية التي تبعث على الرعب، ما يتضح من تضاعف عدد المدخنين بين المراهقين الأمريكان من أصل إفريقي.

المصدر: (Centers for Disease Control, cited in Feder, 1997; Morbidity and Mortality Weekly Report, 2000).

نظرية بوميرليو وبوميرليو: Pomerleau & Pomerleau's Theory

قدم بوميرليو وبوميرليو (Pomerleau & Pomerleau, 1984; 1989) تفسيراً اعتبرا وفقه أن التدخين يعمل كمنظم عصبي (Neuroregulator)، ويمكن أن يفسر مع وجود الإدمان على النيكوتين السبب الذي يجعل التوقف الدائم عن التدخين من العوامل الصعبة جداً. واقترح هذان الباحثان أن النيكوتين قد يشكل طريقة تعمل على تنظيم الأداء

والشعور لدى المدخن؛ فالنيكوتين يتدخل في مستويات المنظمات العصبية النشطة، بما في ذلك الأستيلكولين (Acetylcholine)، والنورابينيفرين (Norepinephrine)، والدوبامين (Dopamine)، والمورفينات الذاتية (Endogenous Opioids) والفاسوبريسين (Vasopressin) وهو هرمون يسبب رفع ضغط الدم. وقد يستخدم النيكوتين من قبل المدخنين ليستحث عمل هذه المنظمات العصبية، لأن هذه المنظمات تؤدي إلى تحسن مؤقت في الأداء أو الشعور. إذ تبين على وجه التحديد، أن الأستيلكولين، والنورإيبينيفرين، والفاسوبريسين تعمل على تقوية الذاكرة. كما يساعد الأستيلكولين والبيتا إندورفين (Beta Endorphins) على تخفيف القلق والتوتر. ويساعد التغيير في الدوبامين، والنورإيبينيفرين، والمورفينات الذاتية على تحسين المزاج. ويجد الكثير من الناس أن أداءهم في إنجاز المهمات الأساسية يتحسن دائما عندما تكون مستويات الأستيلكولين والنورإيبينيفرين مرتفعة. وبالتالي فإن التدخين يزيد من قدرة المدخنين على التركيز، والاسترجاع، كما يزيد من إنتاجهم، ويقظتهم، وادائهم النفسي الحركي، ومن قابليتهم على استبعاد المثيرات الدخيلة. وبسبب التغيرات العديدة في المنظمات العصبية التي تنشأ عن التدخين، فإن عدداً كبيراً من القرائن الجسمية الداخلية، والقرائن البيئية الخارجية التي لا يبدو أن لها علاقة حقيقية بسلسلة العوامل المؤدية للاعتماد على النيكوتين، قد تلعب دور المثير التمييزي الذي يحث على القيام بالتدخين.

انسجاماً مع ما تقدم، فإن المدخنين الذين يتوقفون عن التدخين يفيدون بأن قدرتهم على التركيز قد انخفضت، كما أن انتباههم أصبح مشتتا، وأن ذاكرتهم قد تضررت. كما يقرون بتعرضهم لزيادة القلق والتوتر وسرعة الاستثارة، والتوق إلى التدخين، وتقلب المزاج. وكثيراً من المدخنين الذين توقفوا عن التدخين عادوا للتدخين لأنهم تعلموا من خبرتهم أن النيكوتين يخفف من هذه المشكلات، ويمكن أن يساعدهم في التعامل مع مطالب الحياة اليومية. إن التدخين يساعد من ناحية مبدئية في حدوث اليقظة والانتباه، ثم تخفيف التوتر الذي قد ينشأ عن تنشيط كل من الكولين(Cholinergic) والكاد (Catecholaminergic)، يلي ذلك منع إطلاق الكولين أو المورفينات الذاتية (Endogenous Opioids). ويتعلم المدخنون كيفية التحكم بشكل اختياري بكمية النيكوتين التي يتعاطونها من أجل زيادة هذه التأثيرات، وقد تكون هذه أحد الأسباب التي تجعل التدخين يساعد في مواجهة الضغط.

نظرية التعلم الاجتماعي: Social learning Theory

يقترح العلماء بأن التدخين يستمر بسبب التعلم الاجتماعي، وبسبب اقتران التدخين بالمكافأة التي تتيحها خبرة التدخين (e.g., H. Leventhal & Cleary, 1980). ولكن كيف يحدث هذا الإشراط؟ لنتناول مثالا افتراضيا، حالة مراهق لديه قلق اجتماعي حديث العهد بالتدخين. فقد يقوم بالتدخين ليطور الإحساس بأنه آمن وناضج. وبذلك فإن التدخين يعمل على تخفيف قلقه الاجتماعي. وبعد الانتهاء من تدخين سيجارته يعود إليه الإحساس بالقلق ويبدأ مستوى النيكوتين في دمه بالانخفاض. ومع مرور الوقت فإن الانخفاض في مستوى القلق يصبح مشروطا مع مستوى النيكوتين، مما يؤدي بدوره إلى التوق إلى التدخين ثانية ما دام التدخين يؤدي إلى تغيير مستوى النيكوتين والقلق الاجتماعي. وكما سنرى فإن هذه المؤشرات لا بد وأن تؤخذ في الحسبان لدى تصميم البرنامج العلاجي.

باختصار، نستطيع القول بأن الناس يقومون بالتدخين لعدة اسباب (Lichtenstein & Glasgow, 1992). فقد يلعب التأثير الجيني دوراً في التدخين؛ فالتدخين يبدأ في العادة في المراهقة المبكرة، وعندما يكون لدى الصغار فكرة

بسيطة عن المشاكل التي يسببها التدخين. ومن الواضح أن التدخين يخضع لعامل الإدمان المرتبط بالنيكوتين. كما أن التدخين ينظم المزاج وردود الأفعال للظروف الضاغطة. نتيجة لذلك فهو يشكل مشكلة تستعصي على العلاج.

إجراءات التدخل الموجهة لتقليل التدخين: Interventions to Reduce Smoking

تغيير الاتجاهات نحو التدخين: Changing Attitudes Toward Smoking

بعد أن نشر تقرير الجراحة العامة في عام 1964, انضمت وسائل الإعلام للمشاركة في حملات لتحذير الناس من المشاكل التي يسببها التدخين. وبعد فترة قصيرة أصبح الجمهور الأمريكي على وعي بهذه المخاطر. فتغيرت الاتجاهات نحو التدخين بشكل جوهري (e. g., H. Leventhal & Cleary, 1980). فهل ذلك يعني أن لوسائل الإعلام تأثير ضئيل في التقليل من مشكلة التدخين؟ إن الجواب على ذلك هو النفي. وذلك لأسباب أولها أن الحملات الإعلامية يمكن أن تكون في غاية الفعالية نظرا لأنها تزود بمعلومات حول العادات الصحية. فالإستفتاء القومي يشير بأن غالبية جمهور المدخنين يعلمون أن التدخين عادة سيئة ويريدون التوقف عنها (Flay, Mcfall, Burton, Cook & Warnecke, 1993). كما ساعدت الحملات الإعلامية المناهضة للتدخين، على ظهور اتجاهات ضد التدخين بين عامة الناس. وكان لهذه الاتجاهات تأثير كبير في ثني الراشدين عن البدء بالتدخين، وفي إقناعهم أيضاً في البقاء غير مدخنين (Warner & Murt, 1982). وبذلك يمكن القول بأن الرسائل المناهضة للتدخين التي تبثها وسائل الإعلام تضع الأساس للجهود الموجهة للتوقف عن التدخين.

إيضاح 5-5

هل التدخين خيار يستند إلى المعرفة الدقيقة؟

Is Smoking an Informed Choice?

يشكل التدخين واحداً من أكثر العادات الصحية إثارة للجدل. فمصانع الدخان تدعي بأن قرار الفرد البدء بالتدخين يمثل خياراً واعياً، وأن الناس يدركون ما يفعلون. وبقرارهم هذا يفترض بأنهم يتحملون مسؤولية تطويرهم هذه العادة وما يترتب عليها.

لقد تعرضت وجهة النظر هذه إلى الانتقاد من قبل السيكولوجيين (H. Leventhal, Glynn & Fleming, 1987). فالفكرة القائلة بأن التدخين خيار شخصي يقرر الأفراد اتخاذه، تفترض أنهم عندما بدأوا التدخين كان لديهم معتقدات سليمة حول هذه المسألة. علما بأن 95% من المدخنين رسمياً بدأوا التدخين في مرحلة المراهقة. والسؤال الذي يمكن أن يطرح في هذا السياق، هل يمتلك هؤلاء اليافعون معلومات دقيقة عن التدخين؟ والأهم من ذلك، أن شركات التبغ تستهدف بشكل منتظم، في دعاياتها المصممة حول التدخين، فئات المراهقين، مما يبعث على التساؤل حول درجة الخيار التي يمتلكها هؤلاء اليافعون في اتخاذهم خيار التدخين (Al-bright, Altman, Slater & Maccoby, 1988). فعن طريق التلاعب بالجوانب التي تشكل نقاط ضعف بالنسبة إلى هذه الفئة وحاجاتها، يمكن أن تقوم شركات التدخين بحمل المراهقين على التدخين وذلك قبل أن يكونوا قادرين تماماً على تقييم الدلائل المتعلقة بهذه العادة.

إضافة لذلك، يتم تزويد المراهقين بمعلومات خاطئة حول التدخين. ففي دراسة اجريت على (895) مراهقاً من سكان المدن، بهدف تقييم الاتجاهات والمعتقدات التي يحملها المراهقون نحو التدخين، تبين أن المعلومات التي قدمت لهم عن انتشار التدخين، ومخاطره، كانت خاطئة. فهناك مبالغة في التقديرات التي قدمت إليهم عن عدد الراشدين، وعدد زملائهم الذين يقومون بالتدخين. كما أنها قللت من مقدار الاتجاهات السلبية التي يحملها الآخرون تجاه التدخين. كما أن نسبة هائلة من هؤلاء المراهقين اعتقدت بأنها أقل ميلاً للإصابة بالأمراض التي ترتبط بالتدخين من غيرها. وعموماً، تبين أن المراهقين يمتلكون إدراكاً ضعيفاً للخبرات المزعجة التي يمر بها االأفراد عندما يحاولون التوقف (Leventhal et al., 1987).

ولعل من أكثر الأمور أهمية، أن هذه المدركات المغلوطة كانت أكثر شيوعاً بين المراهقين الذين كانوا قد بدأوا التدخين حديثاً، والذين كان لديهم اصدقاء وأسر مدخنة، أو أولئك الذين عقدوا العزم على البدء بالتدخين في المستقبل. وهذه النقاط تقدم حججاً لها أهميتها. إذ أنها تنقض ادعاء شركات التدخين حول اعتبار التدخين خياراً يستند إلى المعرفة. كما تبين أن قرار التدخين الذي يتخذه المراهقون قد يستند بدرجة كبيرة على معلومات مغلوطة، وتقييم سيء للمخاطر الشخصية التي يمكن التعرض إليها بسبب التدخين.

وعموما يمكن القول بأن وسائل الإعلام كان لها دور مهم في تغيير الاتجاهات نحو التدخين من أقصى الإيجابية إلى أقصى السلبية. ومثل هذه التغيرات في الاتجاهات والمعايير الاجتماعية المتعلقة بالتدخين، دفعت كثيرا من الناس للتوقف عن التدخين وحالت دون قيام الآخرين من البدء بذلك.

المنحى العلاجي في التعامل مع مشكلة التدخين:

Therapeutic Approach to the Smoking Problem

نظراً لأن الحملات الموجهة لتغيير الاتجاهات لا تكفي لوحدها لمساعدة المدخنين للتوقف عن التدخين، فقد تزايد اهتمام السيكولوجيين باتباع المنهج العلاجي في التعامل مع مشكلة التدخين.

العلاج باستخدام بدائل النيكوتين: Nicotine Replacement Therapy

يبدأ كثير من المعالجين باستخدام أشكال من بدائـل النيكوتين (J. R. Hughes, 1993). فعلكـة النيكـوتين (Nicotine Gum) استخدمت في الأساس لتساعد المدخنين الذين يرغبون في التوقف عن التدخين. ومع ذلك، لا يرغب المدخنون بمضغ هذه العلكة، لأن النيكوتين الذي يتم الحصول عليه بهذه الطريقة يتم امتصاصه ببطء. وحديثاً توصلت الجهود العلاجية إلى استخدام لصقة نيكوتين جلدية (Transdermal Nicotine Patches)، يضعها الفرد الذي يرغب في ترك التدخين على الجلد. وهذه اللصقات تطلق النيكوتين بكميات ثابتة في الدم. وهي أفضل من علكة النيكوتين. لأن الأفراد يلتزمون باستخدامها بشكل أكثر بكثير من علكة النيكوتين (E. Lichtenstein & Glasgow, 1992). وتشير نتائج تقييم هذه الطرق، بأن العلاج عن طريق استخدام بدائل النيكوتين له دور كبير في التوقف عن التدخين (Cepeda- Benito, 1993; J. R. Hughes, 1993).

الإشراط الإجرائي: Operant Conditioning

كما هو الأمر بالنسبة لجميع السلوكيات الضارة بالصحة، يعتبر التدخين جزءاً لا يتجزأ من البيئة، وهناك مثيرات تؤدي إلى ظهور وتعزيز سلوك التدخين. والهدف الذي تسعى الطرق الإجرائية إلى تحقيقه، هو تحرير التدخين من هذه المثيرات البيئية. فعلى سبيل المثال، قد يحمل المدخن جهازاً يطلق طنيناً (Buzzer) في فترات غير منتظمة، مشيراً إلى أن الوقت قد حان للتدخين. فعندما يقوم الفرد بالتدخين استجابة للصوت الذي يطلقه الجهاز، فإن التدخين يصبح مستقلاً عن القرائن البيئية التي تستثير الرغبة في التدخين، وتحافظ عليها؛ مثل، فنجان القهوة، والمشروبات الكحولية، أو محادثة صديق. ووفقا لهذه النظرية، فعندما يتم إزالة الجهاز، فإن التدخين قد يتوقف أيضاً. وهناك طرق إجرائية اخرى تتضمن تقديم المكافآت الخارجية لعدم القيام بالتدخين. ولكن ما مدى النجاح الذي تحققه الطرق الإجرائية في جعل الناس يتوقفون عن التدخين؟ تقود هذه الطرق في العادة إلى معدلات توقف مبدئية مرتفعة، ولكنها لا تؤدي إلى الاستمرار في الإقلاع عن التدخين عبر الزمن.

إجراءات التدخل المتعددة الأشكال: Multimodal Interventions

يتبع المعالجون عموما في علاج التدخين، منهجا متعدد الأشكال (Multimodal Approach). وهذا الأسلوب يتضمن دمج مجموعة متنوعة من إجراءات التدخل التي يتم تعديلها لتلائم مرحلة الاستعداد التي يمر بها الفرد بخصوص تدخينه. إضافة لذلك وكما هو الحال بالنسبة لجميع إجراءات التدخل المتعددة الأشكال، فإن هدف هذه الإجراءات في التدخل، هو إيقاظ إحساس المدخن بالضبط الذاتي (Self-Control)، وحثه على المشاركة الفعالة النشطة في إجراءات التدخل(Farkas et al., 1996; K. D. Ward, Klesges & Halpern, 1997).

فإجراءات التدخل تنقل المدخن من مرحلة ما قبل العزم (Precontemplation) إلى مرحلة العزم (Contemplation)، مركزة على الاتجاهات، وعلى نتائج التدخين الضارة بالصحة، وعلى الاتجاهات الاجتماعية السلبية التي يحملها أغلب الناس تجاه التدخين. وتتطلب عملية نقل الناس من مرحلة التهيؤ إلى مرحلة العمل، قيام المدخن بعمل جدول زمني للتوقف، وبرنامجا حول كيفية التوقف عن التدخين، ووعيا بالصعوبات التي ترافق عملية الإقلاع عن التدخين. وتوظف مرحلة العمل في العادة عدداً من الاستراتيجيات المعرفية السلوكية (-Cognitive Behavioral Techniques) المستخدمة في تعديل عادات صحية أخرى. فقد يتم تدريب المدخن، على سبيل المثال، على القيام بالملاحظة الذاتية (Self-Observation)، ومراقبة الذات (Self-Monitoring)، من أجل أن يحتفظ بسجل عن تدخينه، والظروف التي يقوم فيها بالتدخين، وردود الفعل التي تظهر، وذلك في محاولة مبدئية لفهم أبعاد السلوك. ثم يطلب منه أو منها القيام بتطوير أساليب مكافأة الذات من أجل فصل التدخين عن القرائن البيئية التي ارتبط بها. إن بدائل النيكوتين أو التدخين التجنبي (Aversive Smoking)، قد يستخدمان من أجل المساعدة في عملية التوقف المبدئية. وقد يتم حث المدخن على تغيير البيئة بقدر الإمكان من أجل استبعاد القرائن البيئية التي تستثير سلوك التدخين وتعمل على بقائه. فكثير من الاشخاص الذين كانوا من المدخنين، على سبيل المثال، أفادوا بأنهم نجحوا في ترك السجائر فقط عندما انتقلوا إلى شقة جديدة أو حتى إلى مدينة جديدة.

المساندة الاجتماعية وإدارة الضغط: Social Support and Stress Management

كما هو الحال بالنسبة لإجراءات التدخل التي توجه لتغيير العادات الصحية الأخرى، يتم حث من كانوا من المدخنين سابقا، للحصول على المساندة الاجتماعية من الشريك، والأصدقاء، وزملائهم بالعمل، لدى اتخاذهم قرار التوقف عن التدخين. إن المدخنين السابقين يكونون أكثر ميلاً للنجاح خلال فترة وجيزة إذا كان لديهم شريك يقدم المساندة، وإذا حصلوا على المساندة من أصدقاء لهم ليسوا من المدخنين. إن وجود المدخنين في شبكة العلاقات الاجتماعية التي ينتمي إليها الفرد يشكل عائقاً عن الاستمرار في الإقلاع عن التدخين، وعاملاً مهماً يتنبأ بإمكانية حدوث الانتكاس (Mermelestein, Cohen, Lichtenstein, Baer & Kamarck, 1986).

ولأن التدخين قد يكون سبباً في الاسترخاء عند كثير من الاشخاص، فإن التدريب على الاسترخاء قد تم إدخاله ضمن برامج التوقف عن التدخين. فتعليم المدخنين السابقين على الاسترخاء في المواقف التي تشكل عاملا يغري للقيام بالتدخين، يزودهم بطريقة أخرى للتعامل مع الضغط والقلق.

كما أن إعادة التوازن إلى نمط الحياة عن طريق تغيير نظام التغذية، والممارسة الرياضية، قد يكون عاملا مساعداً للتوقف عن التدخين، أو الاستمرار في الامتناع عن التدخين بعد الإقلاع عنه. وقد أشرنا سابقا إلى مدى الأهمية التي تحتلها صورة المدخن في جعل المراهقين يبدأون التدخين في الأساس. كما أن هذه الصورة تحتل مكانة في غاية الأهمية لمساعدة الأفراد للتوقف عن التدخين. وعلى وجه التحديد فإن نتائج الأبحاث قد بينت بأن الاشخاص الذين لديهم إحساس قوي بأنهم غير مدخنين، قد يتجاوبون أكثر مع إجراءات العلاج من أولئك الذين لديهم إحساس قوي بذواتهم كمدخنين (Gibbons & Eggleston, 1996; Shadel & Mermelstein, 1996).

الاستمرار في الإقلاع عن التدخين: Maintenance

ومن أجل الانتقال من التوقف عن التدخين، إلى المحافظة على الاستمرار بعدم التدخين، يتم عادة دمج استراتيجيات الوقاية من الانتكاس مع برامج التوقف عن التدخين (Schumaker & Grunberg, 1986). والوقاية من الانتكاس أمر له أهميته، لأن القابلية للاستمرار في الإقلاع عن التدخين، تنحدر بشكل ثابت في كل شهر. فبعد مرور سنتين على تطبيق برنامج التوقف عن التدخين، فإن معدل التوقف عن التدخين لا يتعدى 50% حتى لدى تطبيق أفضل البرامج (Leventhal & Baker, 1986).

وكما هو الأمر بالنسبة لمعظم العادات الإدمانية المرتبطة بالصحة، فإن الامتناع عن التدخين يرتبط بحدوث آثار قاسية؛ فقد تؤدي زلة (Lapse) واحدة إلى تقليل الإحساس بالفعالية الذاتية، وزيادة المزاج السلبي، وتقلل من الاعتقاد بأن الفرد سيكون قادراً على تحقيق النجاح في التوقف عن التدخين. كما تبين أن الهفوات التي تستثير الضغط (Stress-Triggered Lapses) تؤدي إلى الانتكاس أكثر من الأنواع الأخرى من الهفوات (Shiffman et al., 1996). نتيجة لذلك، يتم حث المدخنين على تذكير أنفسهم بأن زلة صغيرة ليس لها قيمة بحد ذاتها، لأن كثيراً من الناس يقومون بهذه الهفوات في طريقهم للانقطاع عن التدخين. وأحياناً فإن الأجهزة المرافقة أو طريقة الإرشاد عن طريق الهاتف قد تكون

مناسبة لمساعدة المنقطعين لتجنب تحويل هفوة صغيرة إلى انتكاسة كاملة (Lichtenstein, Glasgow, Lando, Ossip - Klein & Boles, 1996).

الوقاية من الانتكاس: Relapse Prevention

تبدأ طرق الوقاية من الانتكاس دائماً بإعداد الأفراد للتعامل مع الآثار الانسحابية، بما في ذلك التغيرات في الأوعية الدموية، وزيادة الشهية، والاختلافات في الرغبة الملحة للتدخين، وتزايد السعال، وإفراز البلغم (Phlegm) وغيرها من الأمور المشابهة. وهذه المشاكل قد تحدث بشكل متقطع خلال الفترة الأولى التي تتراوح ما بين 7-11 يوما بعد الانقطاع عن التدخين. إضافة لذلك فإن الوقاية من الانتكاس تركز في المدى البعيد على المواقف التي يزيد فيها خطر التعرض للانتكاس، والتي يزداد فيها التوق إلى التدخين. كما يحدث عند تناول القهوة، والكحول. وكما أشرنا، فإن الوقاية من الانتكاس قد تتطلب بشكل خاص التركيز على تعليم الناس أساليب التعامل (Coping Techniques) مع مواقف التفاعل مع الآخرين التي تسبب الضغوط. وقد بينت إحدى الدراسات أن الأفراد الذين تمكنوا من النجاح في التوقف عن التدخين كانوا يمتلكون مهارات تعامل أفضل مع مثل هذه المواقف، من أولئك الذين تعرضوا في نهاية المطاف إلى الانتكاس (Cohen & Lichtenstein, 1990).

وتضمنت بعض المناحي المتبعة للوقاية من الانتكاس، استخدام استراتيجية التعاقد المشروط (Contingency Contracting)، حيث يقوم المدخن بدفع مبلغ من المال تتم إعادته فقط في حال التوقف أو الامتناع عن التدخين. كما وظفت مؤسسات الاصدقاء الإرشادية الخاصة (Buddy systems)، وجلسات المتابعة المساندة (Follow-up Booster Sessions) أنظـرا (Hunt & Mattarazza, 1973)، والمتابعـة عـن طريـق الاتصـال الهاتفـي (McConnell, Biglan & Senerson, 1984) لهذا الغرض. ولكن نجاح هذه الوسائل التكنولوجية في المحافظة على الاستمرار بالامتناع عن التدخين، كان محدودا (E. Lichtenstein, 1982; G. T. Wilson, 1985).

وتختلف العوامل التي تتنبأ باستمرار الامتناع عن التدخين لفترة زمنية قصيرة، عن تلك التي تتنبأ بالاستمرار في الامتناع على المدى الطويل. فعلى سبيل المثال، وجد كل من كامارك وليشتنشتين (Kamarck & Lichtenstein, 1988)، أن الناس الذين حاولوا التوقف عن التدخين كانوا أكثر قابلية للقيام بذلك على المدى القصير، إذا كان لديهم طرق بديلة للتخفيف من القلق والضغط الذي يتعرضون له. فالمساندة الاجتماعية، والمساندة البيئية قد تكونا من أكثر العوامل المؤثرة في حدوث كل من التوقف المبدئي والوقاية من الانتكاس عند كل من الرجال والنساء (Nides et al., 1995). وتعتبر الفعالية الذاتية من أقوى العوامل التي تتنبأ بالتوقف عن التدخين؛ وكما بينت نتائج البحوث فإن القابلية لحدوث الانتكاس تكون كبيرة عندما يخبو الإحساس بالفعالية الذاتية. وبذلك فإن إجراءات التدخل التي تهتم بتقوية الفعالية الذاتية يمكن أن تساعد على تحسين معدلات الاستمرار في الامتناع عن التدخين (Shiffman et al., 2000). كما أن احتراس الفرد من التدخين، يساعد على التنبؤ بشكل أفضل في استمرار الإقلاع عن التدخين على المدى البعيد.

تناولنا في الفصل الثالث، مراحل نموذج بروشاسكا عبر النظري في التغيير (Prochaska & DiClemente, 1984a). ويبدو أن التدخين يشكل مثالا جيدا يبين مدى ملاءمة هذا النموذج في فهم سلوك الإدمان. فإجراءات التدخل

الملائمة لمرحلة معينة من مراحل التدخين ليست متسقة في تأثيرها، ولا تزود بالوقت الحاضر، بدعم كبير لمنحى المرحلة في مساعدة الناس للتوقف

عن التدخين (A. T. Herzog, Abrams, Emmons, Linnan, & Shadel, 1999; Perz, DiClemente, Carbonari,1996; Quinlan &)

.(McCaul, 2000; Stotts,DiClemente,Carbonari, & Mullen,2000; Velicer, Prochaska, Fava, Laforge,& Rossi,1999

تقييم إجراءات التدخل المتعددة الأشكال: Evaluation of Multimodal Interventions

ما مدى النجاح الذي حققته التوجهات المتعددة الأشكال في علاج التدخين؟ من الناحية العملية، فإن كل ما يمكن تصوره من الأساليب

الممكن استخدامها في جعل الناس يتوقفون عن التدخين قد تم فحصه. وتبين أن هذه البرامج حققت في العادة معدلات نجاح مبدئية مرتفعة في

جعل المدخنين يتوقفون عن التدخين. تلا ذلك العودة إلى التدخين بمعدلات مرتفعة وصلت في بعض الحالات إلى 90% (Leventhal & Leary,

1980). وتبين أن معظم الذين تعرضوا للانتكاس كانوا من اليافعين، ومن لديهم مستويات عالية من الاعتمادية على النيكوتين، وإحساس متدن

بالفعالية الذاتية، ومخاوف أكبر من التعرض للسمنة في حال توقفوا عن التدخين، وممن قاموا بمحاولات سابقة أكثر للإقلاع عن التدخين، وممن

تعرضوا لزلات أكثر (في مناسبات قاموا فيها بتدخين سيجارة أو اثنتين) (Ockene et al., 2000).

ومع أن الوقاية من الانتكاس تشكل كما هو واضح مظهراً حيوياً، من المظاهر المميزة لبرامج التوقف عن التدخين الناجحة، إلا أنه لم يتم

تحديد منحى معين تميز بفعاليته في التعامل مع مشكلة الانتكاس، أو الحفاظ على الاستمرار في الامتناع عن التدخين، أو التقليل من العودة إلى

التدخين مرة ثانية (J. S. Baer & Marlatt, 1991; Center for the Advancement of Health, 2000). وأن ما يمكن حدوثه من انتكاسات يقل

إلى أقصى درجة، عندما تكون إجراءات التدخل في التدخين شديدة التركيز، وعند استخدام العلاج الدوائي المساند (Pharmacotherapy)، وعند توفر

الإرشاد عن طريق الهاتف. ومع ذلك، فإن تطبيق إجراءات التدخل هذه يكون مكلفا، ولذلك فإنها لا تصل إلا إلى فئة محدودة جداً من المدخنين

(Ockene et al., 2000).

إن التدخلات السريعة التي يقوم بها الأطباء، وغيرهم من مختصي الرعاية الصحية، لدى قيام المرضى بالمراجعات المنتظمة للطبيب، يمكن

أن تساعد في ضبط حدوث الانتكاس. ولكن هذه النصائح نادرا ما تقدم في الوقت الحاضر من قبل مختصي الرعاية الصحية (Ockene et al.,

2000). كما أن تثقيف الناس بالمخاطر التي تنشأ عن الانتكاس، وبحقيقة أن الهفوات لا تعتبر مؤشراً على الفشل أو انحلال في القدرة على التحكم،

يمكن أن يقلل من الإحساس بانعدام الشجاعة، التي يمكن أن يشعر بها كثير من الأفراد، عندما يعودون للتدخين ثانية.

ومع أن معدلات الانتكاس تقود إلى الإحساس بالتشاؤم فيما يتعلق بالتدخين، فإن من المهم أن نضع في الاعتبار، عند الحكم على البرامج

المعدة لمعالجة التدخين، الآثار التراكمية لهذه البرامج، وعدم التعامل مع كل برنامج بمعزل عن البرامج الأخرى (J. S. Baer & Marlatt, 1991).

فأي جهد يتم للتوقف عن التدخين قد يؤدي إلى نجاح بمعدل 20%. ولكن تنوع الجهود الموجهة للتوقف عن التدخين قد تمكن المدخن من

النجاح في ترك التدخين بحيث يصبح من المدخنين السابقين (Lichtenstein & Cohen, 1990).

وفي حقيقة الأمر، فإن مئات الآلاف من المدخنين السابقين تمكنوا من التوقف عن التدخين بنجاح، مع أن هذا النجاح لم يحدث بالضرورة منذ المحاولة الأولى. وتتضمن العوامل التي تتنبأ في الاستمرار بترك التدخين التعليم المستمر بعد التخرج من المرحلة الثانوية، والتفكير التأملي بخصوص التوقف عن التدخين، ووجود الاستعداد للتوقف عن التدخين عند البدء في تطبيق إجراءات التدخل، وامتلاك شعورا قويا بالفعالية الذاتية (Self-Efficacious) (Rosal et al., 1998). وتبدو البرامج المنظمة للتوقف عن التدخين أقل نجاحاً من حقيقتها، نظراً لأن الفرد قد يقوم مع مرور الوقت بعدد من الإجراءات الناجحة، كما قد تتقوى دافعيته مما يساعده على النجاح.

من هو الشخص الذي يتمتع بقدرة أفضل لحث الناس على ترك التدخين؟

Who is Best Able to Induce People to Stop Smoking?

هل هناك وسيلة تعتبر أكثر كفاءة لحث الناس على ترك التدخين؟ وهل يكون الشخص، على سبيل المثال، أكثر ميلاً للتوقف عن التدخين إذا حثه المعالج النفسي أو الطبيب على التوقف عن التدخين؟

إن الناس الذين يقصدون المعالج النفسي للتوقف عن التدخين لا يحققون نتائج أفضل من أولئك الذين يسعون للعلاج باتباع برامج علاجية أخرى. ومع ذلك فإن التوصيات التي يقدمها الأطباء، تحقق نجاحاً أفضل بكثير (E. Lichtenstein et al., 1996). فالمدخنات من الحوامل، على سبيل المثال، اللواتي يطلب منهن الطبيب التوقف عن التدخين، أكثر ميلاً للتوقف مما لو حدث ذلك في وقت آخر من مراحل حياتهن (L. J. Solomon, Secker-Walker, Skelly, & Flynn, 1996). كما أن المرضى الذين لديهم أعراض أمراض القلب والشرايين التاجية (Coronary Heart Disease-CHD)، أكثر ميلاً للتوقف عن التدخين عندما يبلغهم الطبيب أن عليهم أن يقوموا بذلك (Ockene, 1992). وحتى التوصيات التي يقدمها الأطباء تكون أكثر فعالية إذا تضمنت تنفيذ إجراءات أخرى في التدخل، أو تحويلا للالتحاق ببرنامج ترك التدخين. إن المرضى الذين يودعون في المستشفيات يكونون أكثر ميلاً للتوقف، لأنه لا يسمح لهم بالتدخين أثناء وجودهم بالمستشفى، كما أن طبيعة هذه الخبرة يمكن أن تقودهم إلى التغلب على الصعوبة الأولى (R. E. Glasgow, Stevens, Vogt, Mullooly & Lichtenstein, 1991).

مكان العمل: Work Site

يعتقد بأن إجراءات التدخل التي تتم في موقع العمل تمثل جهوداً يمكن أن تكون ناجحة في حمل المدخنين على ترك التدخين. وبالتحديد فإن المساندة التي يتيحها زملاء العمل يجب أن تزيد من نجاح مثل هذه البرامج. ومع ذلك وحتى اللحظة الحالية، فإن التدخلات التي تتم عبر بيئة العمل لا يبدو، من ناحية جوهرية، بأنها أكثر فعالية من برامج التدخل الأخرى (Hymowitz, Campbell & Feuerman, 1991)، كما لا تساعد بيئة العمل في الاستمرار بالتوقف عن التدخين مع مرور الوقت (Sorenson et al., 1998).

البرامج التجارية والمساعدة الذاتية: Commercial Programs and Self-help

تقدم العيادات التجارية التي تستخدم الاستراتيجيات المعرفية السلوكية (Cognitive-Behavioral Techniques) للتوقف عن التدخين، خدمات عديدة واسعة. ومع أنها تعلن دائماً عن معدلات نجاح عالية، إلا أن هذه التقييمات قد تستند فقط إلى قيم إحصائية مضللة تعتمد على رصد حالات التوقف التي تتم على المدى القصير، وليس على المدى البعيد. لذا فإن التقييم المستمر لهذه البرامج الشائعة بين عامة الناس يعتبر أمرا في غاية الأهمية.

وقد تم تطوير عدد من أساليب المساعدة الذاتية (Self-Help Aids)، والبرامج التي يمكن أن يستخدمها المدخنون من أجل التوقف عن التدخين من تلقاء أنفسهم. ومن ضمن هذه الأساليب علكة النيكوتين، ولصقات النيكوتين، إضافة إلى برامج المساعدة الذاتية المكثفة التي تزود بتعليمات خاصة للإقلاع عن التدخين. كما تم تصميم برامج تلفزيونية خاصة يمكن للأفراد أن يشتركوا بها على بعض المواقع من أجل مساعدتهم في الإقلاع عن التدخين والمحافظة على قرارهم بالامتناع عنه (R. F. Valois, Adams & Kammerman, 1996). ومع أنه من الصعب تقييم برامج المساعدة الذاتية بشكل رسمي، إلا أن الدراسات تبين أن هذه البرامج تحقق معدلات نجاح أولية متدنية في التوقف عن التدخين. ولكن معدلات النجاح في الاستمرار في الإقلاع عن التدخين لفترات بعيدة المدى لدى اتباع أساليب المساعدة الذاتية يكون مرتفعاً وشبيهاً بما يمكن أن يتحقق لدى اتباع إجراءات التدخل السلوكية المكثفة. ونظراً لأن تكلفة برامج المساعدة الذاتية أقل من البرامج الأخرى، فإنها تمثل مصدرا له أهميته في مقاومة مشكلة التدخين (Curry, 1993).

المنحى الصحي الجماهيري: Public Health Approach

تعمد إجراءات التدخل التي تستند في مساعيها في تقليل التدخين إلى توجه جماهيري صحي، إلى توظيف وسائل الإعلام التي تبث الحملات الإعلامية على المستوى المجتمعي، وإلى توظيف التدخلات السلوكية الموجهة للفئات الأكثر تعرضاً للمخاطر، كأولئك الأفراد المعرضين لمخاطر أخرى تجعلهم أكثر قابلية للإصابة بأمراض القلب والشرايين التاجية CHD. وهذا النوع من التدخل كما سبق وأوضحنا لدى مناقشة أسلوب التدخل الذي يتم على مستوى المجتمع، يكون في الأغلب مكلفاً، كما أن تأثيره استناداً على النتائج التي بينتها عمليات المتابعة الطويلة الأمد، يكون محدوداً على المدى البعيد.

ما العوامل التي تجعل العدول عن التدخين أمرا في غاية الصعوبة؟

Why is Smoking So Hard to Change?

كما بينا سابقا، يعتبرالتدخين سلوكا منيعا جدا يصعب تغييره. فعلى الرغم من تمكن الكثيرين من التوقف بشكل مبدئي عن التدخين، إلا أن معدلات الانتكاس عالية جداً. وهناك عدة مشاكل تساهم في زيادة صعوبة تعديل سلوك التدخين. فالمدخنون من ناحية مبدئية يقاومون إجراءات التدخل لأنهم يفتقرون إلى المعرفة لما يحملون من اتجاهات يضحون بسببها بصحتهم (Health-Compromising Attitudes). كما ان المدخنين أقل إلماماً واهتماماً بالنتائج الصحية التي تترتب على قيامهم بالتدخين من غير المدخنين (e. g., McCoy et al., 1992). ولأن الإدمان على النيكوتين غالباً ما يبدأ في مرحلة مبكرة من المراهقة، فإن المراهقين قد يستخدمون النيكوتين بطرق ومواقف اجتماعية تجعل من الصعب تعديل سلوك التدخين، بعد أن يصبح مرتبطاً بعدد واسع من النشاطات الممتعة (Gibson, 1997). كما يصبح من

الصعب أحيانا أن تتمكن إجراءات التدخل، التي توجه على المستوى الجماهيري، أن تحدد جميع العوامل التي يمكن أن تؤثر على قيام أي مدخن بالتدخين أو على استمراره بهذا السلوك، لأن أساليب التدخين إضافة لذلك، تختلف من شخص لآخر اختلافاً كبيراً (Chassin, Pressons, Pitts, & Sherman, 2000).

الإدمان: Addiction

كما أشرنا في وقت سابق، يشكل الاعتماد على النيكوتين (Dependence on Nicotine) عاملاً آخر يزيد من صعوبة الإقلاع عن التدخين عند كثير من الناس. فالأفراد يتعرضون للأعراض الانسحابية (Withdrawal) مباشرة بمجرد توقفهم عن التدخين. وهذه الأعراض تتضمن تدني معدل نبض القلب، وضغط الدم، وانخفاض درجة حرارة الجسم، ومستوى الإيبينيفرين، والنورإيبينيفرين (Epinephrine & Norepinephrine) في الدم. وهذه التغيرات تكون في الأغلب مزعجة، وتؤدي إلى عودة المدخن ثانية إلى التدخين. ويواجه المدخن الذي يتوقف عن التدخين عقبات أخرى على المدى البعيد، مثل، زيادة الوزن، وتشتت الانتباه، والإحساس بالدوار، والصداع، والإمساك، والدوخة، والتعب، وصعوبة النوم. كما أن زيادة القلق، والتشنج، والعدوانية هي جميعاً من الأعراض التي ذكر المدخنون أنهم تعرضوا لها عندما تركوا التدخين. وهذه الأعراض قد تساهم في زيادة معدلات الانتكاس (Clavel, Benhamou,& Flamant,1987).

المزاج: Mood

ونظراً لأن التدخين يبدو ناجحاً في ضبط القلق وردود الفعل تجاه الضغط، فإن ذلك يشكل سبباً آخر يؤدي إلى ارتفاع معدلات الانتكاس (Shadel & Mermelstein, 1993). كما أن التدخين من الأمور التي يصعب تغييرها لأن التدخين يحسن الحالة المزاجية. وهناك بعض الجهود العلاجية التي ظهرت لمحاكاة التأثير الذي يحدثه التدخين على الحالة المزاجية، وذلك من أجل إزالة ربط هذا الحافز بسلوك العودة إلى التدخين. فالمواد المحفزة لإطلاق السيروتونين (Serotonin) مثل الترايبتوفان (Tryptophan)، والغذاء الغني بالمواد الكاربوهيدراتية، ترقى بالحالة المزاجية، ويعتقد أنها من الممكن أن تقوم بالمساعدة في الإقلاع عن التدخين، إذا ما أدمجت مع البرامج المعدة للتوقف عن التدخين (Bowen, Spring & Fox, 1991; Spring, Wurtman, Cleason, Wurtman & Kessler, 1991).

ضبط الوزن: Weight Control

كما يساعد التدخين في المحافظة على إبقاء الوزن منخفضا، وهذا العامل يساهم في دفع المراهقات إلى البدء بالتدخين، ويزيد من صعوبة تركه من قبل كثير من الراشدين (Jeffery, Hennrikus, Lando, Murray, &liu, 2000; Nides et al., 1994).

وأحد الأسباب التي تؤدي إلى حدوث الزيادة في الوزن، بعد التوقف عن التدخين، يرجع إلى التغيير الذي يقوم به من يتوقفون عن التدخين في عاداتهم الغذائية (S. A. French, Hennrikus & Jeffery, 1996; Hatsukami, LaBounty, Hughes & Laine, 1993)، إذ يبدي هؤلاء تحولاً نحو تفضيل المواد الكاربوهيدراتية الحلوة المذاق ذات السعرات العالية. وقد يرجع هذا التحول في جزء منه، إلى الأثر الي تحدثه المواد الكاربوهيدراتية في تحسين المزاج. كما أن

النيكوتين يقود إلى تقليل مستوى الإنسولين في الدم، ويزيد من الكاتيكولامينات (Catecholamines). لذلك فقد يطور الفرد تفضيلا للحلويات لينظم هذه العمليات في غياب النيكوتين (Grunberg, 1986).

والسبب الآخر الذي يؤدي إلى زيادة الوزن بعد الإقلاع عن التدخين، يعود إلى أن التدخين يزيد من استهلاك الطاقة (Audrain, Klesges & Klesges, 1995; Hultquist et al., 1995). وهذه الأنماط من الصعب تعويضها بمجرد أن يتوقف الفرد عن التدخين. كما أن سلوك الأكل استجابة لمواقف الضغط قد يكون مسؤولاً عن تفسير بعض الزيادة التي تحدث في الوزن بعد الإقلاع عن التدخين. إذ يحل سلوك الأكل في التعامل مع الضغوط، محل التدخين الذي تم الإقلاع عنه كأسلوب ناجح سابق في مواجهة المشاكل (S. M. Hall, Ginsberg & Jones, 1986).

وليس هناك حل واضح لتجنب الزيادة في الوزن بعد الإقلاع عن التدخين. وأفضل طريقة هي تنبيه الناس إلى إمكانية حدوث هذه المشكلة بعد التوقف عن التدخين، وجعلهم يطورون عادات في التغذية، ويمارسون الرياضة، مما يساعدهم على تجنب حدوث الزيادة في الوزن (Klesges, Meyers, Klesges & LaVasque, 1989; Perkins, Levine, Marcus & Shiffman, 1997). وبالنتيجة، فعلى ما يبدو أن توقع حدوث زيادة في الوزن يعمل كعائق يحول دون قيام الفرد بالإقلاع عن التدخين (Jeffery, Boles, Strycker, and Glasgow, 1997).

وقد لا يدرك كثير من المدخنين الفوائد التي يحققها الاستمرار في الامتناع عن التدخين، كتحقيق صحة نفسية أفضل، ونشاط أكبر، ونوم أفضل، وإحساس أعلى بتقدير الذات، وبالقدرة على السيطرة على الأمور (Stewart, King, Killen & Ritter, 1995). وهذه الآثار التي تترتب عن الامتناع الناجح عن التدخين، يفضل أن تعمم على الناس، لأن مثل هذه المعرفة قد تساعد الأشخاص الذين قد يتعرضون للانتكاس لكي يتمسكوا بقرارهم في الإقلاع عن التدخين.

الأشخاص الذين يتوقفون عن التدخين من تلقاء أنفسهم:

People Who Stop on Their Own

على الرغم من الصعوبات التي يواجهها المدخنون، فقد تمكن "45" مليوناً من الأمريكيين من النجاح في الإقلاع عن التدخين (American Cancer Sociaty, 2001b). إن الدافع الذي يدفع الفرد للتوقف عن التدخين من تلقاء نفسه يحدث في العادة من منطلق الاهتمام بالصحة (Orleans, Rimer, Christinzio, Keintz & Fleisher, 1991).

كما يمتلك الأفراد الذين ينجحون في التوقف عن التدخين من تلقاء أنفسهم مهارات جيدة لضبط الذات، وثقة في قدرتهم على التوقف، وإدراكاً بأن الإقلاع عن التدخين يحقق فوائد جوهرية (R. C. Katz & Singh, 1986; J. S. Rose, Chassin, Presson & Sherman, 1996). إن توقف الأفراد عن التدخين من تلقاء أنفسهم يكون أكثر سهولة إذا توفرت لهم المساندة من خلال ارتباطهم بشبكة من العلاقات الاجتماعية مع أفراد لا يدخنون. وإذا كان تدخين الفرد خفيفا وليس شديدا (S. Cohen et al., 1989).

إن الأفراد الذين يتوقفون عن التدخين من تلقاء أنفسهم لا يملكون مع ذلك حلولاً سحرية للمشاكل التي تصاحب الإقلاع عن التدخين. فهم لا يحققون في العادة نجاحاً أفضل في المحافظة على قرارهم بالتوقف من أولئك الذين يشتركون في برامج التوقف عن التدخين. وأغلب المدخنين الذين يقلعون عن التدخين من تلقاء أنفسهم يرتكبون الهفوات أيضاً (J. R. Hughes et al., 1992). ومع ذلك فبعد بذل جهود عديدة للتوقف،

فإن كثيراً من الذين يقلعون عن التدخين من تلقاء أنفسهم ينجحون في نهاية المطاف. ويبين الجدول 5-4 قائمة بالإرشادات التي يمكن أن يتبعها أولئك الذين يرغبون بالإقلاع عن التدخين من تلقاء أنفسهم.

جدول 5-4

الإقلاع عن التدخين

فيما يلي بعض الخطوات التي يمكن مراعاتها استعدادا لليوم الذي يحدد للبدء في الانقطاع عن التدخين:

- ضع إشارة على التاريخ الذي يشير إلى اليوم الذي حددته لترك التدخين.
- أخبر أصدقاءك وأفراد أسرتك عن اليوم الذي حددته للإقلاع عن التدخين.
- استعض عن التدخين بمضغ العلكة الخالية من السكر، وعصي القرفة، والجزر، والحلويات القاسية.
- اتخذ قرارا بشأن الخطة العلاجية التي ستتبعها، وهل ستتبع العلاج الذي يستخدم بدائل النيكوتين (لصقة النيكوتين أو العلكة)؟ أم ستلتحق بصف خاص للتوقف عن التدخين؟ وإذا أردت ذلك وقع العقد الآن.
- تدرب على القول " لا، وشكرا، أنا لا أدخن."
- حدد نظاما للمساندة. وقد يكون ذلك مجموعة الصف، أو جمعية المدخنين المجهولين، أو صديقا نجح في الإقلاع عن التدخين ولديه الاستعداد لمساعدتك.
- وفي اليوم الذي حددته للإقلاع عن التدخين اتبع هذه المقترحات:
- لا تقم بالتدخين
- تخلص من جميع السجائر، والقداحات، ومنفضات السجائر، وغيرها.
- حافظ على نشاطك، وحاول المشي، وأداء التمارين، أو قم بأداء نشاطات وهوايات أخرى.
- اشرب الكثير من الماء أو العصير.
- إبدأ باستخدام علكة النيكوتين أو لصقة النيكوتين، إذا كان ذلك خيارك.
- التحق بصف التوقف عن التدخين أو اتبع خطة المساعدة- الذاتية للتوقف.
- تجنب المواقف التي تشتد فيها الرغبة للتدخين.
- قلل أو تجنب شرب الكحول
- استخدم الألفية الرباعية (The Four A's) التالية: تجنب، بدل، البدائل، النشاطات (Avoid, Alter, Alternatives, Activities) من أجل التعامل مع المواقف الصعبة.

المصدر: American Cancer Society, 2001b

الوقاية من التدخين: Smoking Prevention

نظراً لأن التدخين يقاوم إجراءات التدخل بشدة، ولأننا بدأنا بتحقيق فهم متزايد للأسباب والكيفية التي يبدأ فيها اليافعون بالتدخين، فإن الحرب على التدخين بدأت تتحول من التركيز على جعل المدخنين يتوقفون عن التدخين، إلى حماية الاشخاص الذين يمكن أن يصبحوا مدخنين من البدء بذلك (Chassin, Presson, Rose & Sherman, 1996). وتهدف **برامج الوقاية من التدخين** (Smoking Prevention Programs)، إلى وضع اليد في مرحلة مبكرة، على الأشخاص الذين يمكن أن تتوفر لديهم امكانات تجعلهم أكثر احتمالا للبدء بالتدخين، ومهاجمة الدوافع الكامنة التي يمكن أن تقود الأفراد إلى التدخين (Ary et al., 1990).

الفوائد التي تحققها برامج الوقاية من التدخين: Advantages of Smoking Prevention Programs

تحقق برامج الوقاية من التدخين فوائد عديدة. فهي تمثل هجوماً فعالاً وغير مكلف على مشكلة التدخين، وتساهم في تجنب العديد من العوامل التي تجعل من الصعب على من تطورت لديه عادة التدخين أن يقلع عنها. ومن الممكن تنفيذ برامج الوقاية من التدخين بسهولة عبر النظام المدرسي. وكل ما يتطلبه الأمر، تخصيص بعض الوقت من الحصص الدراسية، ولا يحتاج الأمر إلى تدريب العاملين للقيام بذلك. ولكن ما المحاولات التي يقوم بها الباحثون للوقاية من التدخين قبل أن يتم البدء به؟

التدخلات التي تستند إلى التأثير الاجتماعي: Social Influence Interventions

من البرامج التي طورت في مرحلة مبكرة لحماية المراهقين من التدخين ما قام بتطويره ريتشارد إيفانز ورفاقه في مدارس مقاطعة هيوستون (Evans, Dratt, Raines, & Rosenberg, 1988). حيث انطلقوا في تصميم برنامج التدخل الذي يستند إلى **التأثير الاجتماعي** (Social Influence) من الناحية النظرية إلى مبدأين. الأول، ويفيد بأن حقيقة قيام الوالدان بالتدخين، إضافة إلى ضغط الرفاق يشجع المراهقين على التدخين، كما أن الأطفال يتعلمون التدخين جزئيا عن طريق التقليد للآخرين. فعن طريق ملاحظة النماذج الذين يتضح أنهم يستمتعون بسلوك يعلمون أنه خطر، فإن مخاوف الأطفال من النتائج السلبية تقل، وتتعزز توقعاتهم حول النتائج الإيجابية التي يحققها التدخين. لذلك قدم إيفانز إيضاحاً منطقيا بين فيه أن برامج التدخل الناجحة، التي توجه للمراهقين، يجب أن تتضمن تقديم نماذج يمكن تقليدها من شخصيات لا تدخن ولها قيمة اجتماعية مرموقة.

أما المبدأ النظري الثاني الذي استند إليه نموذج التدخل الذي صممه إيفانز، فكان مفهوم **التحصين السلوكي** (Behavioral Inoculation) الذي طوره ماكجوير (W. J. McGuire, 1964, 1973). إن مفهوم التحصين السلوكي يشبه من حيث المبدأ فكرة التطعيم ضد الأمراض. فإذا تمكنا من تعريض الفرد إلى جرعات خفيفة من بعض الجراثيم، فإننا قد نمنع حدوث العدوى، لأن الجسم سيطور الأجسام المضادة التي ستقاوم تلك الجراثيم. وبنفس الطريقة، فإذا تمكنا من تعريض الأفراد إلى صيغة ضعيفة من رسالة إقناعية فإنهم قد يطورون حجة مضادة لتلك الرسالة. وبذلك فإنهم قد يتمكنون من النجاح في المقاومة إذا ما واجهوها بصورة أقوى.

وفيما يلي عرض للمكونات الثلاث لبرنامج التدخل الذي يستند إلى التأثير الاجتماعي:

1. ضرورة تنظيم المعلومات التي تتناول الآثار السلبية للتدخين بمنتهى الإحكام حتى تكون قادرة على جذب اهتمام المراهقين.

2. إعداد المواد بطريقة تعكس صورة إيجابية عن غير المدخن (وليس عن المدخن) كشخص يعكس صورة إنسان يتمتع بالاستقلالية والاعتماد على الذات.

3. توظيف جماعة الرفاق لتسهيل سلوك عدم التدخين وليس التدخين.

والآن لنتناول بالإيضاح العناصر السابقة كل على حدة.

إن أغلب المراهقين يعلمون أن التدخين سلوك خطر. ومع ذلك، فهم في الحقيقة يستمرون في التدخين، وهذا يعني أنهم يتجاهلون الكثير مما يعرفون. ولذلك فإن اختيار المواد المناسبة المضادة للتدخين يعتبر أمراً في غاية الأهمية. وفي العادة، فإن الإطار الزمني للمراهق لا يتضمن الاهتمام بالمخاطر الصحية التي تبدأ بالظهور بعد 20- 30 سنة لاحقة. لذا يرى إيفانز أن من المنطق أن تركز المواد المضادة للتدخين على السلبيات الحالية، مثل التأثيرات الضارة بالصحة، والتكلفة المادية للتدخين، والآثار الاجتماعية السيئة التي تترتب على التدخين مثل (الرفض من الآخرين)، أكثر من التركيز على المخاطر الصحية التي يحدثها التدخين على المدى البعيد.

كما أدرجت صورة غير المدخن أيضاً في المواد التي يقدمها برنامج ايفانز. وبشكل خاص، تم تطوير الأفلام وصور الحائط لتعبر عن حاجة المراهق للاستقلال بحيث تضمنت عبارات مثل "تستطيع أن تقرر بنفسك" و "هذه هي الحقائق، وبذلك تستطيع أن تتخذ القرار بنفسك". وهذه الرسائل بينت أيضاً كيف تقوم دعايات التدخين باستخدام أساليب ملائمة لمحاولة جذب الناس للقيام بالتدخين، آملين أن يقوم الطالب بمقاومة دعاية التدخين عندما يواجهها. وتضمنت هذه الرسائل أيضاً صورة للمدخن كشخص ضعيف سهل الانقياد وراء ألاعيب الدعاية.

كما أوضح ايفانز الدور المهم الذي تقوم به جماعة الرفاق بعدة طرق. أولها، تصوير الرفاق الذين يحتلون مكانة أعلى قليلاً، والقياديين الأكبر سنا، في الأفلام والملصقات (صور الحائط)، على أنهم الوسطاء الرئيسيين الذين يقومون بإجراء التدخلات. وبذلك فإنهم يعملون من خلال لعب الدور على إيضاح كيفية مقاومة ضغط الرفاق والمحافظة على قرارهم بعدم التدخين. كما قام الفيلم بعرض أساليب يمكن للمراهق أن يستخدمها في مقاومة الضغط، مثل التوبيخ، أو استخدام الضغط المضاد، كأن يقال للمدخن أو المدخنة، أنه أحمق لأنه يدمر صحته. وفي بعض الحالات يتم تعزيز الرسائل عن طريق الاتصال بقائد الشلة في مواقف تفاعلية جماعية صغيرة، وذلك بعد تعريضهم للمادة التي قدمت عن طريق الأفلام.

تقييم برامج التدخل التي تستند إلى التأثير الاجتماعي: Evaluation of Social Influence Programs

السؤال الذي يمكن طرحه في هذا السياق هو: ما مدى نجاح هذه البرامج؟ من الصعب الإجابة على مثل هذا التساؤل لعدة أسباب. فالطلبة يتعلمون كيف يرفضون السجائر، ولكن ذلك لا يقودهم إلى فعل ذلك (Elder, Sallis,

(Woodruff & Wildey, 1993). فبرامج الوقاية من السجائر تساعد أحياناً على تأخير التدخين، ولكنها لا تقلل من معدلات المدخنين الكلية بعد عدة سنوات من تقييمها. كما أن دراسة صدق التقارير الذاتية حول التدخين أمر صعب، ولا تكون ناجحة إلا عن طريق إجراء فحوص معينة مثل فحص تركيز كبريتات السيانيد في اللعاب (Saliva Thiocyanate) وتلوث الهواء بأول أكسيد الكربون (Carbon Monoxide).

وعلى الرغم من هذه الصعوبات، فإن البرامج المماثلة لتلك البرامج التي طورها إيفانز قد أستخدمت على نطاق واسع وخضعت للتقييم. وعموماً فإن النتائج التي تم التوصل إليها بينت أن برامج التدخل عن طريق التأثير الاجتماعي يمكن أن تقلل معدلات التدخين لمدة تصل إلى 4 سنوات (Murray, Davis-Hearn, Goldman, Pirie & Luepker, 1988; See also Flay, 1985; Murray, Richards, Luepker & Johnson, 1987). ومع ذلك فالتدخين بهدف التجريب قد يتأثر أكثر من التدخين المنتظم، فالذين يدخنون بهدف التجريب يقومون على الأرجح بالتوقف عن التدخين من تلقاء أنفسهم (Biglan et al., 1987; Flay et al., 1992). وما نحتاجه هو برامج تصل فائدتها إلى الأطفال لتمنع تحولهم إلى مدخنين رسميين في المستقبل. وحتى الآن، فنحن نعرف القليل عن العوامل التي يمكن أن تساعد، بدرجة أكبر، على حماية هؤلاء الأطفال من البدء بالتدخين.

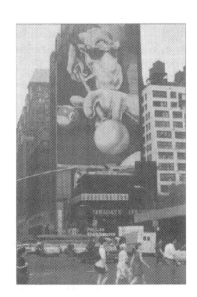

أصبح الجمل جو (Joe Camel)، مروج السجائر المتميز الذي ابتكره رينولدز (R. J. Reynolds) في طي النسيان. ففي عام 1997، أقرت المفوضية التجارية الفيدرالية بأن رينولدز قد استخدم جو ليزيد من استحسان الأطفال للجمال. ومنذ أن قدم ر. ج. رينولدز فكرة الجمل جو في عام 1987، في الولايات المتحدة، ارتفعت حصته في سوق المراهقين من أقل من 3% إلى 13%. أما حاليا، فقد وضعت التشريعات التي تحدد إعلانات التبغ، بحيث تكون عادية، وبالأبيض والأسود، وتعتمد على النص اللغوي من دون استخدام الرسوم الكرتونية أو صور جمال (Lacayo, 1996; Time, 1997).

منحى التدريب على مهارات الحياة: The Life Skills Training Approach

من الجهود الأخرى الموجهة للوقاية من التدخين في مجتمع المراهقين، ما يطلق عليه **منحى التدريب على مهارات الحياة** The Life Skills Training Approach (G. J. Botvin et al., 1992). ومن اللافت للانتباه أن هذا المنحى في الوقاية من التدخين يتعامل مع تدخين السجائر بطريقة بسيطة من الناحية الجوهرية. والأساس الذي يستند إليه في التدخل، يتلخص في أننا إذا دربنا المراهقين على تقدير الذات، وإذا تم تشجيعهم على تطوير أساليب التعامل التكيفية، وعلى المهارات الاجتماعية، فأنهم لن يشعروا بالحاجة الكبيرة إلى التدخين من أجل تدعيم صورة الذات التي يحملونها. فالمهارات التي يمتلكونها ستعزز إحساس المراهق بالفعالية. إن نتائج هذه البرامج ما زالت حتى هذا التاريخ مشجعة، مثلها

مثل برامج الوقاية من التدخين التي تستند إلى عمليات التأثير الاجتماعي (G. J. Botvin & Eng, 1982; G. J. Botvin et al., 1980, 1983). كما بينت هذه البرامج أيضاً بعض النجاح في تخفيف التدخين مع مرور الزمن (G. J. Botvin et al., 1992).

إن برامج الوقاية من التدخين ذات تكاليف عالية نسبيا، ومن الصعب تطبيقها من الناحية اللوجستية. لذا قام الباحثون بالبحث عن طرق أسهل توصل نفس الرسائل الإيجابية تقريبا. فصمموا برنامج كمبيوتر تفاعلي (CD-ROM)، لتقليل استخدام المراهقين للمواد، بحيث يستفاد من عدد من المبادىء التي تستند إليها برامج التأثير الاجتماعي، وبرامج التدريب على المهارات الحياتية. وتوجه هذه البرامج بشكل مباشر للحالات التي تتعاطى الماريجوانا. ووفق هذه البرامج، يتم تقديم صورة للطلبة توضح مهارات الرفض، والاستجابات المقبولة اجتماعيا في المواقف التي تستخدم فيها مثل هذه المواد، وتغري بتناولها خاصة، عند تقديم الماريجوانا. ففي تجربة أجريت على 74 طالبا من طلبة المدارس العامة، تبين وجود فروق ذات دلالة في قابلية المراهقين لرفض عرض لتناول الماريجوانا، والتصميم على الرفض، وفي المدركات حول المعايير الاجتماعية التي تتعلق بتعاطي الماريجوانا (Duncan, Duncan, Beauchamp, Wells, & Ary, 2000). إن هذه النتائج تقدم توقعات تفيد بإمكانية تطوير برامج تدخل في المستقبل قليلة التكاليف يمكن استخدامها في تعزيز الوقاية من تعاطي المواد.

الهندسة الاجتماعية والتدخين: Social Engineering & Smoking

"ما دام التدخين قد يضر بصحتكم، دعونا نحذره بشدة"

---- عبارة تحذيريه مكتوبة على علب السجائر في اليابان

(Time Magazine (June, 25-2001)

يعادل ما يمكن أن تحققه الهندسة الاجتماعية من نجاح في تعديل سلوك التدخين أقصى ما تستطيع أن تحققه أي من التكنيكات الأخرى لتغيير السلوك (Heishman, Kozlowski & Henningfield, 1997; R. M. Kaplan, Orleans, Perkins & Pierce, 1995). ومع أنه من غير المحتمل أن تعتبر السجائر مخالفة للقانون، إلا أن اتباع عدد من حلول الهندسة الاجتماعية، قد يجبر الناس على التقليل من التدخين. فالتعرض للمسؤولية القانونية يمكن أن يكون إحدى أكثر الطرق فعالية لتحقيق الضبط البعيد الأمد لعمليات بيع واستخدام التبغ (Kelder & Daynard, 1997). فتحويل التكاليف الناجمة عن التدخين إلى شركات التدخين عن طريق إقامة القضايا عليها، سيؤدي إلى رفع أسعار السجائر، وتقليل استهلاكها. ومن ناحية ثانية، يمكن تنظيم عملية الحصول على السجائر وتصنيفها مع المخدرات من قبل إدارة الأغذية والمخدرات (R. M. Kaplan et al., 1995).

كما يمكن أن تشكل الضرائب الباهظة إمكانية ثالثة. ذلك أن معظم المدخنين يفيدون بأنهم مستعدون لتقليل عدد السجائر التي يدخنونها إذا أصبحت باهظة التكاليف (Walsh & Gordon, 1986). ومثل هذه السلوكيات تؤثر في الأغلب على إقبال المراهقين والشباب اليافعين من ذوي الدخل المحدود على التدخين. ولا يجب أن ننسى أهمية الحظر الكامل على دعايات السجائر، وفي أقل تعديل أيضا لا بد من وجود تشريعات صارمة تحدد أماكن وكيفية الترويج أو

الدعاية للسجائر (R. M. Kaplan et al., 1995). وتركز المفاوضات المستمرة التي تجرى مع شركات الدخان، بشدة على استبعاد الدعايات التي تستهوي المراهقين، مما يقلل من عدد المدخنين من الصغار (E. M. Botvin, Botvin, Michela, Baker & Filazzola, 1991).

ويمكن التحكم بالتدخين عن طريق حظر التدخين وجعله مقتصراً في أماكن محددة (P. D. Jacobson, Wasserman, & Anderson, 1997). والمنطق الذي تستند إليه إجراءات التدخل هذه هو الضرر المعروف الذي يمكن أن يحدث لغير المدخنين بسبب استنشاق الدخان المنبعث من سجائر المدخنين، أو التدخين من الدرجة الثانية (Second- Hand Smoking) (أنظرا إيضاح 5-6). وبذلك، لا يسمح بالتدخين في الأبنية العامة، بل تخصص مناطق لغير المدخنين في المطاعم وغيرها من الأماكن العامة. وبذلك فإن المحافظة على حقوق غير المدخنين تتطلب زيادة الاستفادة من الفرص التي يمكن أن تتيحها التشريعات المختلفة.

إن بعض مؤسسات العمل قامت بتطوير برامج لمساعدة موظفيها للتوقف عن التدخين. وقامت أخرى بمنع التدخين أثناء العمل، إلا في أماكن معينة وأوقات معينة. كما أن غيرها حظرت وما زالت تضع حظرا على التدخين. وبلا شك فإن إجراءات التدخل التي تستند إلى الهندسة الاجتماعية لحظر التدخين سوف تتزايد في السنوات القادمة.

إيضاح 5-6

هل يمكن أن يتضرر غير المدخنين من استنشاق الدخان المتصاعد من المدخنين؟

Can Nonsmokers Be Harmed by Secondhand Smoke?

عملت نورما بروين (Norma Broyne) في الخطوط الجوية الأمريكية لمدة 21 عاماً. لم يحدث أن قامت نورما بالتدخين، ومع ذلك فقد أصيبت في عام 1989 بسرطان الرئة، وتم استئصال جزء من رئتيها. نتيجة لذلك، قامت بروين برفع قضية ضد شركات التدخين للحصول على 5 مليارات دولار نيابة عن 60000 من المشاركين من غير المدخنين بالرحلات الحالية والسابقة تعويضا عن الأضرار التي لحقت بهم أثناء أدائهم واجباتهم المهنية في الفترة التي سبقت العام 1990، عندما كان التدخين مسموح به في معظم الرحلات (G. Collins, 1997) .

وحتى الوقت الحاضر، فإن العلماء وصانعي القرار يفترضون بأن المدخنين لا يؤذون إلا أنفسهم. ومع ذلك فهناك مزيد من الدلائل التي تشير إلى أن الأشخاص الذين يتعرضون لاستتنشاق الدخان المتصاعد من المدخنين يتعرضون أيضاً للأذى. وهذا ما يطلق عليه التدخين السلبي (Passive Smoking)، أو التدخين من الدرجة الثانية (Secondhand Smoking). لأن ذلك يتضمن استنشاق الهواء المشبع بالدخان الذي يتصاعد عن سجائر المدخنين، والذي تبين أنه يرتبط بوجود مستويات عالية من أول أكسيد الكربون في الدم، ويقلل من وظائف الرئتين، ويزيد من معدلات الإصابة بسرطان الرئة. حيث تقدر نسبة الإصابة بسرطان الرئة بسبب التدخين من الدرجة الثانية، بحوالي 3000 آلاف حالة سنويا، في حين يصل عدد الوفيات العائدة لاضطرابات القلب الناشئة عن نفس السبب حوالي 62000 حالة، و 2700 حالة وفاة بسبب تناذر موت الرضع المفاجيء (Sudden Infant Death Syndrome)، إضافة إلى 2600 حالة أزمة جديدة (Raeburn & DeGeorge, 1997).

و الفئات التي تكون أكثرعرضة لمخاطر التدخين هما فئتي الأطفال الرضع وشركاء حياة المدخنين. ففي دراسة أجريت على 32000 امرأة من غير المدخنات أجراها باحثون من جامعة هارفارد (G. Collins,1997) ، تبين أن التعرض إلى دخان السجائر التي يدخنها الآخرون يضاعف تقريباً من مخاطر أمراض القلب. وفي دراسة أجريت في اليابان قام هرايامـا (Hirayama, 1981) بتتبع 540 زوجة غير مدخنة لأزواج مدخنين لمدة 14 عاما، حيث قاما بفحص معدل الوفيات العائدة للإصابة بسرطان الرئة. كشفت نتائج الدراسة عن معدل أعلى في الإصابة بسرطان الرئة بين زوجات الرجال الذين يكثرون من التدخين (Heavy Smokers)، مقارنة بالزوجات اللواتي كان أزواجهن يدخنون كميات قليلة من السجائر أو لا يدخنون على الإطلاق. علاوة على ذلك، فإن مقدار تعرض هؤلاء النساء لخطر الموت بسرطان الرئة تراوح ما بين ثلث إلى نصف ما كان يمكن أن يواجهوا من خطر الإصابة بسرطان الرئة لو كن هن أنفسهن من المدخنات. وحتى الكلاب التي يقتنيها أشخاص مدخنون تبين أنها أكثر عرضة للإصابة بسرطان الرئة بنسبة 50% من تلك التي يقتنيها أشخاص غير مدخنين (Reif, Dunn, Oglivie & Harris, 1992) (أنظرا جدول 5-5).

قادت خطورة التدخين السلبي إلى اتخاذ إجراءت تدخل صممت للتقليل من آثاره. فعلى سبيل المثال، أجريت محاولات في أحد البرامج للتخفيف من تدخين الرضع السلبي وذلك عن طريق التدخل بأسرهم في الأشهر الستة الأولى من حياتهم (R. A. Greenbery et al., 1994). فالبرنامج الذي استهدف أعضاء الأسرة المدخنين، وطلب إليهم التدخين في أماكن بعيدة عن الرضع حقق نجاحاً في تقليل تعرضهم للإصابة بعدوى الجهاز التنفسي.

إن الحقيقة التي تفيد بأن التدخين السلبي يمكن أن يكون ضاراً بالصحة، تدعم الفكرة بأن لغير المدخنين حقوقاً في مقابل حقوق المدخنين. ونحن نشاهد باستمرار، أن تأثير التدخين السلبي يستخدم كأساس لسن تشريعات مناهضة للتدخين. وأخيرا تمكنت نورما بروين من تحقيق ما سعت إليه في المحكمة. فشركات التبغ التي قامت بروين وزملاؤها بمقاضاتها وافقت على دفع 300 مليون دولاراً لتأسيس مركز لبحوث السرطان.

جدول 5-5 ضريبة التدخين من الدرجة الثانية

المرض	**الوفيات أو حالات الإصابة السنوية في الولايات المتحدة الناتجة عن التدخين من الدرجة الثانية**
سرطان الرئة	3000 حالة وفاة
أمراض القلب	35000-62000 حالة وفاة
تناذر وفاة الرضع المفاجيء	1900-2700 حالة وفاة
المواليد المنخفضة أوزانهم	9700- 18600 حالة
الأزمة بين الأطفال	8000-26000حالة جديدة
التهاب الشعيبات الهوائية	150000-300000 ومن بين
بين الأطفال	7500- 15000 حالة إدخال في المستشفيات توفيت ما بين 136-212 حالة

California Environmental Protection Agency, 1997

الملخص

1. السلوكيات الضارة بالصحة (Health-Compromizing Behavior) هي تلك السلوكيات التي تهدد أو تقوض الصحة الجيدة سواء كان ذلك في الوقت الحاضر أو في المستقبل.

2. يعتبر الإدمان على الكحول مسؤولا عن آلاف الوفيات في كل سنة وذلك بسبب الإصابة بتليف الكبد (Cirrhosis)، والسرطان، وتناذر الأجنة الكحولي (Fatal Alcohol Syndrome-FAS)، والحوادث التي تتصل بالسياقة تحت تأثير الكحول.

3. الإدمان على الكحول والإفراط في شرب الكحول يشملان مدى واسعاً من مشاكل سلوكية محددة لها ارتباط بحاجات فسيولوجية وسيكولوجية معينة.

4. تتدخل المكونات الجينية بالإضافة إلى العوامل الديموغرافية الاجتماعية، مثل المستوى الاقتصادي الاجتماعي، في حدوث الإدمان على الكحول. كما أن شرب الكحول يظهر محاولة لمجابهة الضغوط. وتصل هذه المشكلة إلى ذروتها في الأعمار ما بين 18-25.

5. أغلب برامج علاج الإدمان على الكحول تستخدم الاتجاهات المعرفية السلوكية الواسعة المدى. وكثير منها يبدأ بالتعامل مع المريض داخل المستشفى للتخلص من تركيز الكحول في الدم. ثم يلي ذلك استخدام الطرق المعرفية السلوكية في تعديل السلوك مثل العلاج التجنبي وأساليب الوقاية من الانتكاس.

6. أهم ما ينبيء بنجاح العلاج هو المريض نفسه. فالكحوليون الذين يعانون من مشكلة الشرب بدرجة طفيفة، ولا يتعاطون أنواعا أخرى من المخدرات، ويتمتعون بمساندة بيئية، وأمن اقتصادي، يحققون نجاحاً أفضل من أولئك الذين لا تتوفر لديهم المساندة والأمن الاقتصادي.

7. يعتبر التدخين مسؤولاً عن أكثر من 300000 حالة وفاة سنوياً في الولايات المتحدة بسبب أمراض القلب، والسرطان، والاضطرابات الرئوية. كما أن التدخين يضيف، أو يؤدي إلى إثارة عوامل أخرى ترتبط بإمكانية التعرض لمخاطر الإصابة بأمراض القلب والشرايين التاجية (CHD).

8. حاولت عدة نظريات أن تفسر الطبيعة الإدمانية على السجائر، ومنها نظرية تنظيم النيكوتين، وتلك النظريات التي تركز على دور النيكوتين كمنظم عصبي.

9. خلال العقود القليلة الماضية تغيرت اتجاهات الناس نحو التدخين بشكل جذري واتخذت طابعا سلبيا. ويرجع ذلك بدرجة كبيرة إلى وسائل الإعلام. وساعد التغير في الاتجاهات نحو التدخين إلى حماية بعض الناس من البدء في التدخين. كما دفعت آخرين إلى محاولة التوقف، وحافظت على بقاء المدخنين الذين تركوا التدخين وأصبحوا من المدخنين السابقين من التعرض للانتكاس.

10. تبدأ معظم البرامج المعدة للمساعدة في التوقف عن التدخين باستخدام علكة النيكوتين، ولصقات النيكوتين الجلدية. وتعمد أساليب الإشراط الإجرائي إلى فصل التدخين عن القرائن البيئية التي ترتبط به في العادة. وكثير

من البرامج المتعددة الأشكال تتضمن التدريب على المهارات الاجتماعية أو العلاج بالاسترخاء. وتعتبر الوقاية من الانتكاس أحد المكونات الرئيسة لهذه البرامج.

11. لا يبدو أن أياً من طرق تغيير سلوك التدخين أكثر فعالية من الطرق الأخرى. ومع ذلك، فقد يحقق الأطباء الذين يعملون مباشرة مع المرضى المعرضون للمخاطر، نجاحاً أكبر مما يمكن أن تحققه الأساليب الأخرى.

12. التدخين من السلوكيات التي تقاوم التغيير. وحتى بعد التوقف الناجح عن التدخين يتعرض أغلب الناس بعد فترة قصير للانتكاس. وتتضمن العوامل التي تساهم في حدوث الانتكاس الإدمان، وعدم توفر أساليب التعامل الفعالة للتصرف في المواقف الاجتماعية، كما أن الزيادة التي تحدث في الوزن بعد الإقلاع عن التدخين، هي أيضا من بين عوامل أخرى تسبب حدوث الانتكاس.

13. تم تطوير برامج الوقاية من التدخين لحماية الصغار من البدء بالتدخين. وكثير من هذه البرامج تستخدم أسلوب التأثير الاجتماعي، وتعلم الصغار كيف يقاومون الضغوط الممارسة عليهم من قبل رفاقهم للقيام بالتدخين. كما أن برامج أخرى تعمل على مساعدة المراهقين لتطوير مهارات التعامل مع المواقف، وتحسين صورة الذات.

14. كما استخدمت الأساليب التي تنتهجها الهندسة الاجتماعية لضبط التدخين. والمنطق الذي استندت إليه هذه الممارسات يرجع إلى ما يسببه التدخين من الدرجة الثانية من ضرر على الآخرين الموجودين في بيئة المدخن.

قائمة المصطلحات

Addiction	إدمان
Alcoholism	الكحولية
Behavioral Inoculation	التحصين السلوكي
Controlled Drinking Skills	مهارات التحكم في شرب الكحول
Craving	التوق
Detoxification	التخلص من السمية
Life Skills Training Approach	منحى التدريب على مهارات الحياة
Passive Smoking	التدخين السلبي
Physical Dependence	الاعتماد الجسمي
Placebo Drinking	الشرب الإيهامي
Problem Drinking	الشرب المشكل
Secondhand Smoke	التدخين من الدرجة الثانية (التدخين من الدخان المتصاعد من سجائر الآخرين)
Self-Help Aids	المعينات الذاتية
Smoking Prevention Programs	برامج الوقاية من التدخين
Social Influence Intervention	التدخل الذي يستند إلى التأثير الاجتماعي
Tolerance	تحمل
Withdrawal	انسحاب

الباب الثالث
الضغـــط والتعامـــل
Stress and Coping

الباب السادس

الضغـــط

Stress

الفصل السادس

الضغــط

Stress

قامت ليزا، في الليلة التي سبقت امتحان البيولوجيا، بتوقيت رنين ساعتها وذهبت لتنام. وفي تلك الليلة، حدث أن انقطع التيار الكهربائي، مما أدى إلى تعطيل ساعتها إضافة إلى الساعات الأخرى في السكن, عن الرنين. وفي الساعة 8:45، استقيظت ليزا بشكل مفاجيء، لأن صديقتها أخذت تقرع باب غرفتها بعنف لتخبرها بأن امتحانها سيبدأ في غضون خمسة عشر دقيقة. قامت ليزا بارتداء بعض الملابس على عجل وتناولت من الآلة الموجودة في السكن قطعة كعك وفنجاناً من القهوة، وذهبت مسرعة إلى غرفة الامتحان. وكانت قد تأخرت عشر دقائق عن الموعد المحدد. أمضت نصف الساعة الأولى تبحث بين البدائل وهي في غاية التشنج، محاولة إيجاد سؤال تعرف الإجابة عليه، بينما كان قلبها ما زال ينبض بشكل متسارع.

ماهية الضغط؟ What is Stress ?

تعرض أغلبنا بشكل مباشر إلى مواقف ضغط عديدة أكثر مما نهتم بتذكره. فالضغط هو أن يوقفك شرطي المرور بسبب قطع الإشارة الحمراء، وهو الانتظار لتقديم امتحان نكون غير متأكدين من أننا قمنا بالتحضير له بشكل جيد، أو أننا قمنا بدراسة المادة الصحيحة للامتحان، وهو عندما يفوتك ركوب الباص في يوم ماطر حافل بالمواعيد المهمة.

دأب السيكولوجيون، لعدة عقود، على دراسة الضغط وتأثيره على الحالة النفسية، والصحة الجسمية. وساعدت الأبحاث على التقاء الباحثين حول التعريف العام للمفهوم. فالضغط (Stress) خبرة انفعالية سلبية، يترافق ظهوره مع حدوث تغيرات بيوكيميائية، وفسيولوجية، ومعرفية، وسلوكية يمكن التنبؤ بها، ويمكن أن تؤدي إما إلى تغيير الحدث الضاغط أو إلى التكيف مع آثاره. أنظرا (A. Baum, 1995 A.).

ما المقصود بالحدث الضاغط؟ What is a Stressor?

يركز معظم الباحثون من الناحية المبدئية على الأحداث الضاغطة، ويطلقون عليها مسببات الضغط (Stressors). وهذه الأحداث تتضمن الضجيج، والاكتظاظ، والعلاقة الاجتماعية السيئة، والخضوع لعدة مقابلات من أجل البحث عن عمل، أو تغيير العمل. وقد ساعدت دراسة مسببات الضغط على تحديد بعض الظروف التي يمكن أن تحدث الضغط أكثر من غيرها، ولكن التركيز على الأحداث المسببة للضغط لا يقدم تفسيراً وافيا لخبرة الضغط. إن كل واحدة من الخبرات الضاغطة التي ذكرت أعلاه قد تكون سببا للضغط بالنسبة للبعض، ولكنها لا تكون كذلك بالنسبة إلى غيرهم. فإذا كان الضجيج صادراً عن مذياعك، وهو يقدم أحدث معزوفة لموسيقى الروك، فإنه على الأرجح لن يكون سبباً في حدوث الضغط بالنسبة إليك. ومع ذلك، فقد يكون سبباً في حدوث الضغط لجارك. وبينما يرى أحد الأشخاص أن فقدان الوظيفة يشكل مصدر ضغط شديد بالنسبة له، فإن آخراً قد يرى ذلك فرصة ليجرب العمل في حقل جديد، ويعتبر الأمر مصدر

تحد بالنسبة له وليس مصدراً للتهديد. فكيفية ادراكه للموقف الذي يمكن أن يكون ضاغطا يلعب دوراً مهماً في تقرير ما إذا كان سيعتبره مصدر ضغط أم لا.

التوافق بين الفرد والبيئة: Person-Environment Fit

معظم التعريفات المعاصرة للضغط تركز على العلاقة ما بين الفرد والبيئة. فالضغط هو ما ينشأ عن عمليات التقييم التي يقوم بها الفرد: أي تقييم ما إذا كانت إمكاناته الذاتية كافية لمواجهة مطالب البيئة. فالضغط يتقرر إذن بمدى الانسجام ما بين الفرد وبيئته (((Person-Environment Fit) (R. S. Lazarus & Folkman, 1984b; R. S. Lazarus & Launier, 1978; Pervin, 1968).

فعندما تفوق امكانات الفرد ما هو مطلوب للتعامل مع الموقف الصعب، فإنه قد يشعر بدرجة بسيطة من الضغط. ولكن إذا أدرك أن إمكاناته ستكون كافية -على الأرجح- للتعامل مع الحدث، ولكن ذلك يتطلب بذل الكثير من الجهد، فإنه سيشعر بقدر متوسط من الضغط. وعندما يدرك أن ما لديه من إمكانات لن تكون كافية بالقدر الذي يمكِّنهُ من مواجهة المطالب البيئية، فإنه سيتعرض حتماً لقدر كبير من الضغط.

فالضغط ينشأ إذن من عملية تقييم الأحداث بأنها (مؤذية، أو مهددة، أو مصدر تحد)، ومن عملية تقييم ردود الأفعال الممكنة، ومن الاستجابة لهذه الأحداث. ولمعرفة كيف وصل الباحثون إلى فهمنا المعاصر للضغط، فإن من المفيد تناول بعضاً من المساهمات المبكرة التي تمت في هذا المجال.

المساهمات النظرية في دراسة الضغط:

Theoretical Contributions to the Study of Stress

الكر أو الفر: Fight-or-Flight

أولى المساهمات التي قدمت في مجال بحوث الضغط كان الوصف الذي قدمه وولتر كانون (Walter Cannon, 1932) لاستجابة الكر أو الفر (Fight-or-Flight Response). وكما يبين كانون، فعندما تدرك الكائنات العضوية بأنها تتعرض للتهديد يتم تنبيه الجسم بسرعة ويصبح مدفوعاً بتأثير من الجهاز العصبي السمبثاوي/ الودي (Sympathetic Nervous System)، وجهاز الغدد الصماء (Endocrine System). وهذه الاستجابات الفسيولوجية تعمل على تهيئة العضوية لمهاجمة مصدر التهديد أو الهرب، وبذلك فهي تدعى استجابة الكر أو الفر.

واعتبر كانون أن استجابة الكر أو الفر من الناحية المبدئية استجابة تكيفية. لأنها تجعل العضوية قادرة على تقديم الاستجابة بسرعة عند تعرضها للتهديد. كما بين من الناحية الثانية، أن الضغط قد يسبب الأذى للعضوية، لأنه يعطل الوظائف الانفعالية والسيكولوجية، ويمكن أن يسبب مشاكل صحية مع مرور الوقت. وتحديدا، فعندما يستمر الضغط قويا فإنه يمهد الطريق لظهور المشاكل الصحية.

أعراض التكيف العامة- سيليى: Selye's General Adaptation Syndrome

تعتبر أعمال هانز سيليى (1956, 1976) حول أعراض التكيف العامة (General AdaptationSyndrome)، من المساهمات الأخرى المهمة في ميدان الضغط. ومع أن اهتمام سيليى في بادىء الأمر كان منصبا على الكشف عن تأثير الهرمونات الجنسية على الوظائف الفسيولوجية، إلا أنه أصبح مهتماً فيما بعد بالآثار الضاغطة التي تظهر نتيجة لما كان يحدثة من تدخلات. وبناء على ذلك قام بتعريض مجموعة من الفئران لمجموعة متنوعة من الضغوط طويلة الأمد، مثل: البرد الشديد، والتعب. ثم قام بملاحظة ردود أفعالها الفسيولوجية. ومما دعا إلى اندهاشه، أن جميع مسببات الضغط بغض النظر عن طبيعتها، أدت إلى حدوث النمط نفسه من ردود الأفعال الفسيولوجية. وتحديداً فإن جميعها أدت إلى تضخم قشرة الغدة الأدرينالية، وتقلص الغدة الثيموسية (الصعترية)، والغدد الليمفاوية، وتقرح المعدة، والطفح المعوي (Duodenum). وبينما كشفت أعمال كانون عن استجابات أدرينالية نخاعية (Adrenomedullary) لدى التعرض للضغط، وهي على وجه التحديد، إفراز الكاتيكولامين (Catecholamine)، فإن أعمال هانز سيليى كشفت عن استجابات أكثر تحديدا لدى التعرض للضغط، مصدرها قشرة الأدرينالية.

ومن هذه الملاحظات قام سيليى (1956) بتطوير مفهومة المعروف بأعراض التكيف العامة (GeneralAdaptation Syndrome). إذ أوضح أنه عند تعرض العضوية لمثير يسبب الضغط، فإنها تقوم بحشد إمكاناتها للعمل. والاستجابة التي تصدر عنها بحد ذاتها غير محدد (Nonspecific)، أي أنها لا تختلف باختلاف مسببات الضغط، وهذا يعني أن الفرد سيقدم نفس النمط من ردود الأفعال الفسيولوجية بغض النظر عن سبب التهديد. ومع مرور الزمن ومع تكرار أو استمرار التعرض للضغط يتعرض النظام (الجسم) إلى عوامل التمزق والاهتراء (Wear & Tear).

وتتكون أعراض التكيف العامة من ثلاث مراحل: المرحلة الأولى، وهي مرحلة التنبيه (The Alarm Stage)، وفيها تتهيأ العضوية وتصبح مستعدة لمواجهة التهديد. والمرحلة الثانية، وهي مرحلة المقاومة (The Resistance Stage)، وفيها تقوم العضوية ببذل الجهد للتعامل مع التهديد، كما يحدث في حال المواجهة. أما المرحلة الثالثة، وهي مرحة الإنهاك (Exhaustion)، وتحدث إذا فشلت العضوية في التخلص من التهديد، واستنفذت جميع مصادرها الفسيولوجية خلال محاولاتها التكيف مع الحدث. وهذه المراحل يوضحها الشكل 6-1.

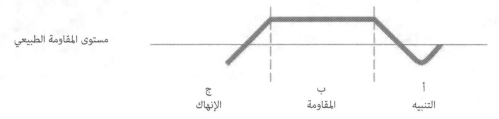

مستوى المقاومة الطبيعي
أ
التنبيه
ب
المقاومة
ج
الإنهاك

الشكل 6-1

يوضح الشكل المبين المراحل الثلاث لأعراض التكيف العامة ((GAS) عند سيليى 1974)) .

في المرحلة "أ" وهي مرحلة التنبيه، يقوم الجسم في بادىء الأمر بالاستجابة إلى المثير الضاغط (Stressor). وفي هذا الوقت تكون المقاومة ضعيفة. أما المرحلة "ب"، مرحلة المقاومة، فتحدث نتيجة استمرار الضغط للحدث الضاغط، وفيها تختفي الإشارات الجسدية المرتبطة مع ردود الأفعال التنبيهية، وتزيد المقاومة عن الحد الطبيعي. أما المرحلة "ج"، فهي مرحلة الإنهاك؛ وتنشأ من التعرض الطويل الأمد إلى الأحداث نفسها المسببة للضغط. وقد تنخفض المقاومة في هذه المرحلة إلى ما دون الحد الطبيعي مرة ثانية.

الشكل مأخوذ من كتاب الضغط بلا معاناة (Stress Without Distress by Hans Selye, M.D. Copyright © 1974 by Hans Selye, M.D. Reprinted by permission of HarperCollins Publishers, Inc)

إن التأثير المهم لنموذج سيليى في حقل الضغط ما زال ملموساً حتى الوقت الحاضر. ويعود ذلك إلى أنه يقدم نظرية عامة حول ما يصدر من ردود أفعال إزاء التعرض لمدى واسع التنوع من الأحداث الضاغطة عبر الزمن. وبذلك فهو يزودنا بطريقة في التفكير حول التفاعل بين العوامل الفسيولوجية والبيئية. ومن جهة ثانية فهو يفترض وجود علاقة فسيولوجية آلية تربط الضغط- بالمرض. وبالتحديد، فقد اعتقد سيليى أن الإنهاك والاستنزاف المستمر والطويل الأمد لإمكانات الفرد، وهي المرحلة الثانية من أعراض التكيف العامة، يكون مسؤولا عن التلف الفسيولوجي الذي يضع الأساس للإصابة بالمرض. وفي الحقيقة، فإن التعرض الدائم والمتكرر للضغط له علاقة بحدوث الاضطرابات، التي منها الأمراض القلبية الوعائية، والتهاب المفاصل (Arthritis)، وفرط ضغط الدم، والاضطرابات المتعلقة بنقص المناعة (Immune-Related Deficiencies)، وهذا ما سوف نوضحه في الفصلين الثالث عشر والرابع عشر.

الانتقادات الموجهة لأعراض التكيف العامة:

Criticism of the General Adaptation Syndrome

تعرض نموذج سيليى أيضاً لانتقادات عديدة انطلقت من مجموعة من الأسس. أولها، أن هذا النموذج لا يعطي للعوامل السيكولوجية سوى دور محدود للغاية، في حين يعتقد الباحثون حالياً بأهمية الدور الذي يلعبه التقييم السيكولوجي للأحداث في تقرير حدوث الضغط (R. S. Lazarus & Folkman, 1984b). أما النقد الثاني، فهو ينصب على الافتراض الذي يرى أن الاستجابة للضغط تتخذ طابعاً موحداً (Hobfoll,1989). وهناك مؤشرات تبين أن التعرض للأحداث الضاغطة يؤدي إلى ظهور ردود فعل هرمونية متمايزة. علاوة على ذلك، تعتمد الكيفية التي يستجيب بها الأفراد للضغط على شخصياتهم، ومدركاتهم، وبنيتهم البيولوجية (R. S. Lazarus & Folkman, 1984a; Meichenbaum, 1977; Moos, 1984). أما الانتقاد الثالث، فيهتم بحقيقة قيام سيليى بتقييم الضغط على أنه نتيجة،

مما يعني أن الضغط يكون واضحاً فقط عند المرور بالمراحل التي تتضمنها أعراض التكيف العامة. علما بأن كثيرا من الناس، في حقيقة الأمر يتعرضون للآثار المرهقة التي تنجم عن استمرار التعرض للأحداث الضاغطة أو حتى بسبب توقع حدوثها. وبالرغم من هذه المحددات والتحفظات فإن نموذج سيليي يبقى ليشكل اليوم حجر الزاوية في حقل دراسة الضغط.

وكما تمت الإشارة إليه، فإن التركيز على العوامل السيكولوجية والاجتماعية، كان غائباً في النماذج الأولى التي قدمها كانون وسيليي. ويرجع هذا الغياب في جزء كبير منه، إلى أن الأعمال الأولى في دراسة الضغط كانت تطبق على الحيوانات بهدف تحديد الإفرازات الهرمونية للغدد الصماء المصاحبة للضغط. ومع ذلك، فإن تقدم العمل وإجراء البحوث على عينات إنسانية، جعل دور العوامل السيكولوجية أكثر وضوحا.

الرعاية والمناصرة: Tend-and-Befriend

في السنوات الأخيرة بدأ اهتمام الباحثين في ميدان الضغط يتوجه إلى استجابات اللجوء الى الآخرين التي ينزع إليها الأفراد لدى تعرضهم للضغط. وبهذا المعنى فإن الكائنات العضوية سواء كانت من بني البشر أو من غير بني البشر، لا تستجيب في حال تعرضها للضغط، بالكر أو الفر، والإرهاق فحسب، ولكنها تقوم أيضا بالتجمع مع بعضها. ويبدو ذلك جليا في تجمع قطعان الغزلان، أو احتشاد إناث الفئران في تجمعات لدى تعرضها للضغط، أو في الاستجابات المتناسقة التي يقوم بها أفراد مجتمع ما عندما يتعرضون لتهديد الفيضانات، والأعاصير، أو غيرها من الكوارث الطبيعية.

ولبيان هذه المسألة قامت تايلور وزملاؤها (S.E. Taylor, Klein, et al., 2000) بتطوير نظرية حول الاستجابات التي تصدر لمواجهة الضغط، أطلقت عليها "الرعاية والمناصرة" (Tend-and-Befriend). واعتبروا أن هذه الطريقة بالاستجابة هي من سمات الإناث بشكل خاص. وتبين النظرية بأن ظهور التعاطف الطبيعي -الذي اعتقد بأن استجابة الكر أو الفر تستند إليه- قد ينتظم داخليا عند الإناث بطريقة تقودهن إلى القيام بسلوك يتخذ طابع تقديم الرعاية. كما بينوا أيضا أن الذكور والإناث يواجهون في أوقات الضغط تحديات تكيفية مختلفة، وأن الاستجابات التي تظهر في أوقات الضغط عند الإناث لا تهدف لحماية الذات فحسب، وإنما لحماية النسل أيضا. فالنسل عند جميع الأنواع لا يكون ناضجا ولا يستطيع البقاء، لو لم يتلق أفراده الاهتمام من الراشدين. وهذا الاهتمام تقوم الأمهات بتقديمه عند أغلب الأنواع (Species).

ولأن رعاية النسل، تشكل مهمة معقدة، وخاصة في أوقات التعرض للضغط، فإن نظرية "الرعاية والمناصرة"، تقترح بأن المناصرة (Befriending) تتطلب التجمع مع الآخرين والتواصل الاجتماعي لدى التعرض للضغط- وهذه قد تكون سمة تتميز بها النساء وتساعد في الحفاظ على الذات والنسل أيضاً.

وكما هو الحال بالنسبة لميكانيزم الكر أو الفر، فإن استراتيجية "الرعاية والمناصرة" قد تستند إلى أسس بيولوجية. وتحديدا فقد يكون لهرمون الأوكسيتوسين (Oxytocin)، أهمية في الاستجابات التي تصدر عن الإناث لدى تعرضهن للضغط. فالأوكسيتوسين من هرمونات الضغط، التي يتم إفرازها بشكل سريع عند التعرض لأبسط الأحداث المسببة للضغط، ويتعدل تأثيره عن طرق هرمون الإستروجين، مما يوضح الدور المهم الذي يلعبه في الطريقة التي تستجيب بها الإناث للضغوط. إن الكائنات الحية من الحيوان والإنسان التي لديها مستويات عالية من الأكسيتوسين تتميز بهدوء واسترخاء أكبر، وتكون اجتماعية أكثر، ويتخذ سلوكها طابعا أكثر أمومية. كما قد تساهم ببتيدات المورفينات الذاتية (Endogenous Opioid Peptides)، في ظهور النزعة عند الإناث إلى التجمع معاً لدى تعرضهن للضغوط.

وهناك دلائل تبين أن لدى الإناث ميلاً دائماً، أكثر من الذكور، للتجمع معاً عند التعرض للضغط (,Luckow, Reifman, & McIntosh 1998). كما تبين أيضا أن الطريقة التي تستجيب بها الأمهات للنسل أثناء التعرض للضغط تكون مختلفة عن تلك التي تصدر عن الآباء، مـما يؤيـد نظرية "الرعاية والمناصرة". إن نظرية الرعاية والمناصرة أدخلت السلوك الاجتماعي ضمن العمليات المصاحبة لحدوث الضغط إضافة إلى تقـديمها منحى حيوي سلوكي يمكن أن يفسر بعضا من الفروقات السلوكية الواضحة بين الإنـاث والـذكور في الاستجابة للضغط، فـنحن مخلوقات تميـل إلى الاجتماع بالآخرين (Affiliative)، ونستجيب للضغط بطريقة جماعية تماما كما نستجيب بشكل فردي.

التقييم السيكولوجي وخبرة الضغط:

Psychological Evaluation and the Experience of Stress

عمليات التقييم الأولية:

يؤكد لازارس، وهو أحد المؤيدين البـارزين للتفسـير السيكولوجي للضغط (R. S. Lazarus, 1968; R. S. Lazarus & Folkman, 1984b، انخراط الأفراد لدى مواجهة تغيرات في بيئاتهم بعمليات تقييم أولية (Primary Appraisal)، لكي يحددوا معنى الأحداث (أنظرا الشكل 6-2).

فقد تدرك الأحداث بأنها تقود إلى نتائج إيجابية، أو محايدة، أو سلبية. ويتم تقييم الأحداث بأنها سيئة أو يمكـن أن تكـون سيئة، بناء على ما يمكن أن تسببه من أذى، أو تهديد، أو تحد. ويختص الأذى (Harm) بتقييم للأضرار التي سببها الحدث. فعلى سبيل المثال، قد يـدرك الشخص الذي فصل لتوه من عمله وقوع الأذى بسبب ما يشعر به من فقدان لتقدير الذات (Self-Esteem)، وما يتعرض له من حرج لدى مراقبة زملائه له بصمت وهو يفرغ مكتبه.

أما التهديد (Threat)، فهو تقييم لما يمكن حدوثه من أضرار في المستقبل بسبب الحدث. وبـذلك فإن الشخص الـذي فقد وظيفتـه، يتوقع المشاكل التي يمكن أن تحدث له ولأسرته في المستقبل بسبب فقدان الدخل.

وأخيراً، فقد تقيم الأحداث من منطلق ما تسببه من تحد (Challenge)، ومن منطلـق مـا يمتلكـه الفـرد مـن امكانـات للتخفيـف مـن المشكلة، أو حتى الاستفادة من الحدث. فقد يدرك الشخص الذي فقد وظيفته، على سبيل المثال، وجود قدر معين من الأذى أو التهديد، ولكنه قـد يرى أيضا في فقدان الوظيفة فرصة لكي يجرب شيئاً جديداً.

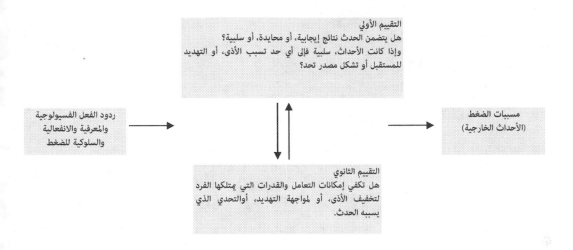

خبرة الضغط: Stress Experience

التقييم الأولي
هل يتضمن الحدث نتائج إيجابية، أو محايدة، أو سلبية؟
وإذا كانت الأحداث، سلبية فإلى أي حد تسبب الأذى، أو التهديد للمستقبل أو تشكل مصدر تحد؟
ردود الفعل الفسيولوجية والمعرفية والانفعالية والسلوكية للضغط
مسببات الضغط (الأحداث الخارجية)
التقييم الثانوي
هل تكفي إمكانات التعامل والقدرات التي يمتلكها الفرد لتخفيف الأذى، أو لمواجهة التهديد، أوالتحدي الذي يسببه الحدث.

شكل 6-2 خبرة الضغط Stress Experience

إن أهمية التقييم الأولي في حال التعرض لخبرة الضغط توضحها دراسة كلاسيكية عن الضغط أجراها سبايزمان، ولازارس، وموردكوف، ودايفيدسون (Speisman, Lazarus, Mordkoff, and ،Davidson, 1964) حيث عرض هؤلاء الباحثون، على مجموعة من طلبة الجامعة، فيلماً مخيفاً يصور الطقوس التي تقوم بها إحدى القبائل لإجراء عملية في العضو التناسلي. وقبل عرض الفيلم تم تعريضهم لواحدة من أربع ظروف تجريبية. إحدى المجموعات استمعت إلى وصف أنثروبولوجي منطقي عن الطقوس. والأخرى استمعت إلى محاضرة تقلل من التركيز على الألم الذي ينشأ لدى من يتعرض لهذه الطقوس، وتركز على شعور الإثارة الذي يتولد عنها. أما المجموعة الثالثة فقد استمعت إلى وصف يركز على الألم والصدمة التي يعاني منها من يتعرض لهذه الطقوس. وتركت المجموعة الرابعة من دون أن تعطى أية معلومات تمهيدية، ولم يصاحب الفيلم الذي عرض عليها أية أصوات. بينت نتائج قياس الاستثارة التي يحدثها الجهاز العصبي المستقل (التغيرات الجلدية، ومعدل نبض القلب)، والتقرير الذاتي، أن المجموعتين الأولى والثانية، تعرضتا لضغط أقل من المجموعة التي ركزت انتباهها على الصدمة والألم. وبذلك فإن هذه الدراسة تبين أن الضغط لا ينشأ بسبب كون الفيلم مخيفاً بحد ذاته ولكنه يعتمد على تقييم الملاحظين للموقف.

عمليات التقييم الثانوية: Secondary Appraisal Processes

تبدأ عملية التقييم الثانوي للموقف في الوقت الذي يتم به التقييم الأولي للأحداث الضاغطة. وتتضمن عملية **التقييم الثانوي** (Secondary Appraisal) إجراء تقييم للإمكانات والمصادر التي يمتلكها الفرد للتعامل مع الحدث، وما إذا كانت كافية لمواجهة الأذى، والتهديد، والتحدي الذي ينشأ عن الحدث. وتتشكل في نهاية الأمر، الخبرة الذاتية للضغط نتيجة التوازن ما بين التقييم الأولي والثانوي. فعندما يكون الأذى أو التهديد كبيراً وتكون إمكانات التعامل (Coping Abilities) مع المواقف متدنية، فإن الفرد يشعر بتهديد كبير (Tomaka, Blascovich, Kelsey & Leitten, 1993). أما عندما تكون إمكانات التعامل مع الموقف عالية، فإن الضغط يكون أقل ما يمكن. وتتعدد الاستجابات التي

يمكن القيام بها لمواجهة الضغط، وتتضمن تدخل الجوانب الفسيولوجية، والمعرفية، والانفعالية، والسلوكية. ويكون بعض هذه الاستجابات لا إرادياً (Involuntary)، في حين يحدث البعض الآخر بشكل إرادي، وتوجه الجهود شعوريا للتعامل مع الموقف المسبب للضغط.

وتتضمن ردود الفعل المعرفية إزاء الضغط نتائج عمليات التقييم، مثل المعتقدات الخاصة حول ما يحويه الحدث من أذى أو تهديد، والمعتقدات حول أسبابه أو امكانية التحكم به. كما تتضمن العمليات المعرفية الاستجابات اللإرادية للضغط، مثل الذهول، وعدم القدرة على التركيز، وتعطل أداء الواجبات المعرفية (e.g.,S. Cohen, 1980; Shaham, Singer & Schaeffer, 1992)، والأفكار التسلطية (Intrusive) والمتكررة والمرضية (Horowitz, 1975). كما تتضمن الاستجابات المعرفية أيضا، المبادرة إلى القيام بنشاطات للتعامل مع الموقف، وذلك كما سيتم توضيحه في الفصل السابع.

وتتباين ردود الفعل الانفعالية التي يمكن أن تظهر لدى التعرض للأحداث الضاغطة بشكل واسع؛ فهي تتضمن الخوف، والقلق، والاستثارة، والحرج، والغضب، والكآبة، وقد تصل إلى حد الإنكار. أما ردود الفعل السلوكية الممكنة فهي في الواقع غير محددة، وتعتمد على طبيعة الحدث المسبب للضغط. وتشكل أفعال المواجهة التي تتم لمجابهة المثيرات المسببة للضغط "الكر"، والانسحاب من الموقف المسبب للتهديد "الفر" فئتين رئيسيتين من ردود الفعل السلوكية. وسوف نقوم بتفحص طرق أخرى في سياق مناقشتنا للموضوع.

فسيولوجية الضغط: The Physiology of Stress

ترجع أهمية الضغط إلى أنه يسبب المعاناة النفسية، ولأنه يؤدي إلى حدوث تغيرات جسمية قد تنشأ عنها آثار قصيرة الأمد أو طويلة الأمد على الصحة. ويؤدي التعرض للضغط إلى تدخل كبير من قبل اثنين من أجهزة الجسم التي تتبادل التأثير. وهما الجهاز العصبي السمبثاوي المنشط لنخاع الأدرينالية SAM - (Sympathetic-Adrenomedullary)، وأجهزة الهيبوثلاموس، والغدة النخامية المنشطة لقشرة الأدرينالية (Hypothalamic-Pituitary-Adrenocortical -HPA)، وهذه المكونات التي تشكل ردود الأفعال الناتجة عن التعرض للضغط يوضحها الشكل 6-3.

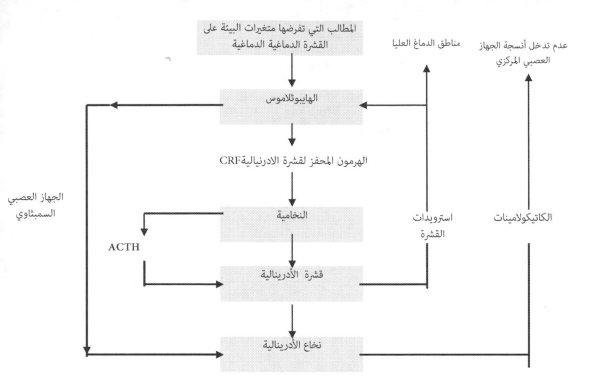

مناطق الدماغ العليا
عدم تدخل أنسجة الجهاز العصبي المركزي
الهايبوثلاموس
الهرمون المحفز لقشرة الادرنياليةCRF
الجهاز العصبي السمبثاوي
النخامية
ACTH
استرويدات القشرة
الكاتيكولامينات
قشرة الأدرينالية
نخاع الأدرينالية

الشكل 6-3 أجهزة الجسم التي تنشط لدى التعرض للضغط The Body Stress Systems

الفعالية السمبثاوية Sympathetic Activation

يتم إدراك وتصنيف الأحداث التي يواجهها الفرد بأنها مؤذية أو مهددة، بواسطة القشرة الدماغية، التي تقوم بدورها بوضع الأساس لسلسلة من ردود الأفعال التي تتقرر بفعل هذه التقييمات. إذ تنتقل المعلومات من القشرة الدماغية إلى الهيبوثلاموس/ تحت المهاد (Hypothalamus) الذي يبادر إلى القيام بواحدة من أكثر الاستجابات المبكرة لدى التعرض للضغط، وبشكل خاص استثارة الجهاز العصبي السمبثاوي/ الودي (Sympathetic) أو استجابة الكر أو الفر التي وصفت من قبل وولتر كانون.

ويؤدي تنبيه الجهاز السمبثاوي إلى استثارة نخاع الغدة الأدرينالية التي بدورها تقوم بإفراز الكاتيكولامينات (Catecholamines)، والإبينيفرين (Epinephrine)، ونورإبينيفرين (Nor-Epinephrine)، وهذه التأثيرات تؤدي إلى مشاعر الضيق (Cranked up) التي نمر بها في العادة كرد فعل على التعرض للضغط.

وتقود الاستثارة السمبثاويه إلى زيادة ضغط الدم، وتسارع ضربات القلب، وزيادة التعرق، وتضيق الأوعية الدموية الذاتية، إضافة إلى تغيرات أخرى عديدة. وكما يوضح الشكل 6-3 فإن الكاتيكولامينات تؤثر على عدد مختلف من الأنسجة، ويعتقد بأنها تحدث تغييرات في جهاز المناعة أيضا (Benschop et al., 1998).

الفعاليات الناشئة عن نشاط الهيبوثلاموس والغدة النخامية المنشطة لقشرة الأدرينالية:

The Hypothalamic-Pituitary-Adrenocortical Activation-HPA

بالإضافة إلى تنشيط الجهاز العصبي السمبثاوي، يتم تنشيط أجهزة الهيبوثلاموس والغدة النخامية المنشطة لقشرة الأدرينالية (HPA). ويعتبر هانز سيليي أول من وضع الأساس لإيضاح الآثار التي تنجم عن التعرض للضغط على الأجهزة النخامية المنشطة لقشرة الأدرينالية (HPA)، عند حديثه عن أعراض التكيف العامة (GAS)، والاستجابة الفسيولوجية غير المحددة (Nonspecific Physiological Reaction) التي تحدث عند التعرض للضغط، والتي تتضمن مراحل التنبيه، والمقاومة، والإنهاك.

ويقوم الهيبوثلاموس بإطلاق العامل المحفز لقشرة الادرينالية (Corticotrophin Releasing Factor-CRF)، الذي بدوره يستحث الغدة النخامية لإطلاق الهرمون المنشط للقشرة الأدرينالية (Adreno- Corticotropic Hormone–ACTH)، وهذا الهرمون له تأثير محفز لقشرة الأدرينالية لإطلاق هرمون جلوكوستيرويد القشرة (Glucocorticosteroids). ويعتبر هرمون الكورتيزول (Cortisol) من أكثر هذه الهرمونات أهمية. ويعمل على حفظ مخزون الكاربوهيدرات ويساعد على التخفيف من الالتهاب عند التعرض للإصابات، ويساعد الجسم على العودة إلى حالة الاستقرار بعد التعرض للضغط. كما أن نشاط أجهزة الهيبوثلاموس، والغدة النخامية المنشطة لقشرة الأدرينالية (HPA) يزيد من إفراز هرموني النمو (Growth Hormone)، والبرولاكتين اللذان تفرزهما الغدة النخامية.

كما وجد أن مستوى المورفينات (Opioids)؛ بيتا اندورفين والإنكيفالين (Beta Endorphin and Enkephalin)، يزداد في الدماغ بعد التعرض للضغط. وهذه المواد قد تلعب دوراً في تعرض جهاز المناعة للاضطراب وفي الإصابة بالاضطرابات العقلية مثل الكآبة (S. Cohen, Kessler & Gordon, 1995).

الآثار الناجمة عن التعرض الدائم للضغط: Effects of Long-Term Stress

قمنا بتقديم وصف لبعض التغيرات الفسيولوجية التي تحدث كرد فعل على إدراك الفرد لما يتعرض له من ضغوط. ولكن ماذا تعني هذه التغيرات؟ فعلى الرغم من أن التغيرات قصيرة المدى التي تحدث استجابة للضغط تهدف أساساً لإعداد الكائنات الحية للهجوم (الكر)، أو الهرب (الفر)، إلا أنه يندر ما تتطلب الأحداث المسببة للضغط هذه الأنواع من التغيرات. وبالتالي، فنحن عندما نستجيب للضغط غالباً ما نتعرض لارتفاع مفاجيء في انتشار الكاتيكولامينات. وهذا يعني عدم تحقيق الغرض الذي سعت هذه التغيرات إلى تحقيقه أصلاً.

وعلى المدى البعيد فإن زيادة إفراز الابينيفرين، ونورابينيفرين يمكن أن تقود إلى كبح وظائف الخلايا المناعية مسببة تغيرات دينامية دموية (Hemodynamic) مثل زيادة ضغط الدم، ومعدل نبض القلب. كما تؤدي إلى تغيرات بطينية غير منتظمة (Ventricular Arrhythmias)، يمكن أن تنذر بالموت المفاجيء، وعدم اتزان في المواد الكيميائية العصبية التي يمكن أن تساهم في تطور الاضطرابات العقلية. كما أن الكاتيكولامينات قد تؤثر أيضاً في البروتينات الدهنية ذات الكثافة المنخفضة (LDL) والبروتين الدهني "A" (LP-A)، والبروتين الدهني ذي الكثافة العالية (HDL)، وتؤثر كذلك في الأحماض الدهنية الحرة (Free Fatty Acids)، وهذه جميعاً قد تشكل عوامل مهمة في تطور تصلب الشرايين (Atherosclerosis).

كما وجد أن لاستيرويدات القشرة (Corticosteroids) تأثير مثبط للمناعة. وأن زيادة االكورتيزول ترتبط بانخفاض في استجابة الكريات الليمفاوية للانقسامات الخاطئة (Mitogens) وبانخفاض استجابة الخلايا الليمفاوية السامة (Lymphocyte Cytotoxicity) (Cunningham, 1981)، مما يمكن أن يعرض جهاز المناعة للمخاطر.

ويرتبط إفراز الكورتيزول لفترات طويلة الأمد أيضاً بتحطم النيورونات في قرن آمون في الدماغ (Hippocampus). وهذا التلف قد يقود إلى حدوث مشاكل في الذاكرة، والتركيز. وهذه الميكانيزمات قد تكون أحد العوامل المسببة للخرف (Senility)، الذي يحدث أحياناً في الأعمار المتقدمة. كما لوحظ أن النشاط الواضح في أجهزة الهيبوثلاموس، والغدة النخامية المنشطة لقشرة الأدرينالية (HPA)، يكون شائعاً في حالات الكآبة، ويصاحب ذلك إفراز الكورتيزول لفترة أطول لدى المكتئبين مقارنة بغيرهم من العاديين. علماً بأنه ليس واضح تماماً ما إذا كان النشاط في أجهزة الهيبوثلاموس والغدة النخامية المنشطة لقشرة الأدرينالية (HPA) سبباً لهذه الاضطرابات أو نتيجة لها. أما النتيجة الأخرى البعيدة المدى لاضطرابات الغدد الصماء التي تنتج عن النشاط المزمن في (HPA)، فهي تخزين الدهون في منطقة البطن بدلاً من الأرداف. وهذا التجمع يؤدي إلى زيادة محيط منطقة الخصر (وسط الجسم) بالنسبة إلى الأرداف، وهذه الزيادة اعتبرها بعض الباحثين مؤشراً على التعرض المزمن للضغط (Bjorntorp, 1996).

إن أدب الموضوع زاخر بالجدل بخصوص تحديد الاستجابة الفسيولوجية المؤثرة في حدوث المرض من بين الاستجابات الفسيولوجية المتعددة التي تصدر كرد فعل على الضغط المدرك. فهناك من الباحثين من اقترح (Dienstbier, 1989; Frankenhaeuser, 1991) أن النتائج الضارة بالصحة التي تترتب على نشاط أجهزة الهيبوثلاموس، والغدة النخامية المنشطة لقشرة الأدرينالية (HPA) أكثر خطورة من تلك التي تنشأ عن النشاط الذي يحدث في إفرازات الغدد الصماء السمبثاوية (SAM). فعلى سبيل المثال، بين دينستبير (Dienstbier) أن النشاط الذي يحدث في إفرازات الغدد الصماء السمبثاوية استجابة للتعرض للضغط قد لا يمهد الطريق لحدوث المرض وقد يخفف من التأثير الناجم عن نشاط (HPA). واستناداً إلى هذه المطالعة التي اقترحها دينستبير قدم بعض الباحثين تفسيراً للسبب الذي يجعل النشاط الرياضي الذي يستثير نشاط الجهاز السمبثاوي المنشط لنخاع الأدرينالية (SAM) وليس أجهزة الهيبوثلاموس، والغدة النخامية المنشطة لقشرة الأدرينالية (HPA) يشكل مصدر وقاية للصحة وليس تهديداً لها.

الفروق الفردية في النزعة التنشطية إزاء الضغط: Individual Differences in Stress Reactivity

يختلف الناس في تفاعلاتهم مع الضغط. فبعض الأفراد يظهرون ردود فعل بسيطة إزاء الأحداث الضاغطة، في حين يظهر آخرون ردود فعل شديدة. وتتضمن **النزعة التنشطية** (Reactivity) حدوث تغيرات في الاستجابة للضغط، يمكن أن تشمل استجابات الجهاز العصبي المستقل وجهاز الغدد الصماء (AutonomicNeuroendocrine)، أو الاستجابات المناعية (Immune Responses). ولا تدل النزعة التنشطية ببساطة على أن لدى بعض الناس ردود فعل سيكولوجية للضغط تفوق ما يمكن أن يصدر عن غيرهم. ذلك أن الناس يقدمون دائماً أوصافاً متشابهة لدرجات الضغط التي يتعرضون لها. إلا أنهم يظهرون أنماطاً مختلفة من التغيرات الفسيولوجية.

ويعتقد أن النزعة التنشطية خاصية لها أصول جينية، تتقرر في ضوئها طبيعة الاستجابة الفسيولوجية، التي يمكن أن تتدخل في حدوث التعقيدات الصحية على الأمدين القصير والبعيد بسبب التعرض للضغوط والتهديدات والتحديات البيئية. وقد يرجع تطورها إلى مرحلة ما قبل الولادة، أو مرحلة عمرية مبكرة. وقد يؤثر مستوى النزعة التنشطية الذي يحدث كرد فعل على الأحداث الضاغطة في زيادة القابلية للإصابة بالمرض، وذلك كما تقترح دراسة أجريت على أطفال

تتراوح أعمارهم بين 3-5 سنوات، حيث تم فحص النزعة التنشطية التي تحدث في أوعية القلب (التغير في معدل نبض القلب وضغط الدم)، أو استجاباتهم المناعية لدى تطعيمهم، أو بعد قيامهم بمهمة شاقة (ضاغطة). ثم طلب من الآباء أن يقوموا بتقديم تقرير عن عدد من الضغوط الأسرية التي تحدث خلال فترة 12 أسبوع. وتم عمل رسومات بيانية حول معدلات المرض خلال هذه المدة. بينت النتائج أن الضغط كان يرتبط مع زيادة معدلات المرض فقط، في حالات الأطفال الذين بينوا لدى فحصهم شدة في ردود الفعل المناعية، والاستجابات القلبية الوعائية. أما الأطفال الذين أبدوا نزعة تنشطية (نشاطا تفاعليا) أقل، فلم يتعرضوا لأية تغيرات مرضية لدى تعرضهم للظروف الضاغطة (,Boyce, Alkon Tschann, Chesney & Alpert, 1995).

وبينت دراسة اخرى، أن النزعة التنشطية القلبية الوعائية تنبأت بحدوث التغيرات في إنتاج الكورتيزول (Cortisol) الناجم عن التعرض للضغط لدى عينة من الشباب اليافعين الذين يتمتعون بصحة جيدة من طلبة الجامعة، أثناء قيامهم بأداء مهمة عقلية رياضية. ولوحظ أن نشاطا تفاعليا أكبر يحدث أيضاً في الخلايا الطبيعية القاتلة (Natural Killer Cell). مما يقدم دليلاً على وجود رابطة بين النشاط السمبثاوي والتغيرات المناعية (Uchino, Cacioppo, Melarkey & Glaser, 1995).

هذه الدراسات تدعوا إلى الاقتراح بأن النزعة التنشطية السيكوبيولوجية، التي تحدث لدى التعرض للضغط، تُعَدُّ عاملاً مهماً يجب أخذه في الاعتبار لدى البحث في الآثار الجسيمة التي يسببها الضغط، وما أشبه ذلك من الأمور التي تسبب المعاناة والأمراض. وكما سنبين في الفصل الرابع عشر، فإن الاختلافات في درجة النزعة التنشطية تساهم، كما يعتقد، بشكل خاص في تطور فرط ضغط الدم، وأمراض الشريان التاجي (.e.g.,V Clark, Moore, & Adams, 1998).

العمليات الفسيولوجية المسؤولة عن الرجوع إلى الحالة الطبيعية: Physiological Recovery Processes

تعتبر العمليات الفسيولوجية المؤدية للعودة إلى الحالة الطبيعية التي تلي التعرض للضغط من الأمور المهمة أيضا في دراسة فسيولوجية الاستجابة للضغط (Rutledge, Linden, & Paul, 2000). لأن عدم توفر القابلية للعودة إلى الحالة الطبيعية بسرعة، بعد التعرض للأحداث الضاغطة، قد تكون إشارة لتراكم التلف الذي سببه الضغط. وقد أولى الباحثون أهمية خاصة لاستجابة الكورتيزول، وبشكل خاص استجابات الكورتيزول التي تستمر فترة طويلة، بسبب التعرض لظروف شديدة الضغط.

ففي إحدى الدراسات المثيرة للاهتمام (Perna & McDowell, 1995)، تم تقسيم مجموعة من الرياضيين المتميزين إلى مجموعات. تعرض بعضها إلى مستويات عالية من الضغط في حياتهم، في حين تعرضت مجموعات أخرى إلى ضغوط متدنية. وتم قياس مستويات الكورتيزول لديهم بعد قيامهم بتدريبات قاسية. بين الرياضيون الذين سبق أن تعرضوا إلى مستويات عالية من الضغط وقتاً أطول للتوقف عن إطلاق الكورتيزول. بناء على ذلك اقترح الباحثون بأن الضغط يمكن أن يزيد من إمكانية التعرض للمرض والإصابة بين الرياضيين المتنافسين، بسبب التأثير الذي يحدثه في إمكانية الرجوع إلى الحالة الطبيعية.

وكما تبين الأبحاث التي أجريت على عمليات العودة إلى الحالة الطبيعية، بعد التعرض للضغط، فإن الأثر البعيد الأمد للضغط على الجسم أمر في غاية الأهمية، خصوصاً بعد أن أدركنا الآلية التي تعمل بها التغيرات الفسيولوجية التي تحدث استجابة للضغط في نشأة المرض.

التلف الناجم عن العبء المتراكم: Allostatic Load

انسجاماً مع التصور الذي قدمه سيليي، فقد تكون الاستثارة (Arousal) أول رد فعل يقوم به الجسم استجابة على الأحداث الضاغطة. ولكن هذه الاستجابة قد تقود على المدى البعيد إلى حدوث الإنهاك (Exhaustion)، مما يؤدي إلى تراكم حدوث التلف لدى العضوية. استنادا إلى هذه التصورات قام الباحثون بتطوير مفهوم التلف الناجم عن العبء المتراكم Allostatic Load (McEwen & Stellar, 1993). ويعود هذا المفهوم إلى حقيقة مفادها أن تغيرات في الوظائف الفسيولوجية تحدث في أجهزة الجسم لمواجهة المطالب التي تنشأ عن التعرض للضغط. وهذه الحالة تسمى التلف الناجم عن العبء المتراكم. ومع مرور الوقت فإن التلف الناجم عن العبء المتراكم الذي تتحمله أجهزة الجسم لدى محاولتها المحافظة على التوازن يتراكم. وهذا ما يمكن أن يعرف بالتكلفة الفسيولوجية الناتجة عن التعرض المزمن للتغيير، أو عن الزيادة في الاستجابة العصبية، أو العصبية الصماوية التي تحدث نتيجة التعرض المزمن والمتكرر للضغط.

ويمكن قياس التلف الناجم عن العبء المتراكم، الذي ينشأ في الأنظمة الفسيولوجية، بهدف التكيف مع ظروف الضغط المزمن والمتكرر، بعدد من المؤشرات (T. E. Seeman, Singer, Horwitz & McEwen, 1997). وهذه المؤشرات تتضمن انخفاضاً في مناعة الخلايا الوسيطية (Cell Mediated Immunity)، وعدم التمكن من التوقف عن إنتاج الكورتيزول الذي يطلق في حال التعرض للضغط، وعدم القدرة على ضبط التغيرات في معدل نبض القلب، والارتفاع في مستوى الإبينيفيرين، والزيادة في محيط الخصر (وسط الجسم) بالنسبة إلى الأرداف، والتقلص في حجم قرن آمون (Hippocampus) - حيث يعتقد أن حجمه يقل مع تكرار استثارة الهيبوثلاموس والغدة النخامية المنشطة لقشرة الأدرينالية (HPA) -، وضعف الذاكرة (وهي مقياس غير مباشر لقيام قرن آمون بوظيفته)، وزيادة مولد الليفين في الدم (High Plasma Fibrinogen)، وارتفاع ضغط الدم. إن كثيراً من هذه التغيرات يحدث بشكل طبيعي مع التقدم في العمر، وعندما تحدث هذه التغيرات بشكل مبكر، فإن حدوثها يكون إنعكاساً للتقلبات الفسيولوجية التي تحدث بهدف مواجهة الظروف الضاغطة والمزمنة. فالتلف الناجم عن العبء المتراكم قد يكون بهذا المعنى مسؤولاً عن تسريع حدوث الشيخوخة عند العضويات التي يكثر تعرضها للضغط.

ويمكن أن يسبب التعرض لعوامل التمزق والاهتراء (Wear and Tear) على المدى البعيد إلى الإصابة بالأمراض. فعلى سبيل المثال، وجد عدد من الباحثين (Kozena, Frantik, and Horvath, 1998)، أن استمرار، وشدة، وديمومة ردود الأفعال السيكولوجية والفيسيولوجية في المواقف الطارئة، في بيئة العمل، كان من العوامل المهمة للتنبؤ بالآثار التي تتركها ضغوط العمل على الحالة الصحية.

فالتغيرات الفسيولوجية المصاحبة للتعرض للضغط، وبشكل خاص ما توصلت إليه الأبحاث المعاصرة حول الآثار التراكمية الضارة، تعتبر من الأمور المهمة لأنها تمهد الطريق لتوضيح الكيفية التي يؤثر بها الضغط سلبا على الجسم، مما يساهم بدرجة كبيرة في التعرض للأمراض.

ما الذي يجعل الحدث ضاغطاً؟ What Makes Event Stressful?

تقييم الضغط: Assessing Stress

بعد ما اتضح لنا ما يمكن أن يقود إليه الضغط من تنوع في الاستجابات، ننتقل إلى التساؤل عن أفضل الطرق لقياسه. فالأحداث تكون ضاغطة بقدر ما تدرك بأنها كذلك. وتتنوع الاستجابات التي تصدر عن الفرد لدى التعرض للضغط؛ فتتضمن التغيرات الفسيولوجية وردود الفعل المعرفية، والانفعالية، والسلوكية. ويمكن أن تترك هذه الاستجابات عددا من العلامات أو مؤشرات الضغط (Stress Markers)، التي يمكن قياسها لتقييم درجة الضغط التي يتعرض لها الفرد.

لقد استخدم الباحثون مؤشرات عديدة لقياس الضغط. ومن هذه المؤشرات التقارير الذاتية أو الضغط المدرك، والتغير في ظروف المعيشة، والمعاناة الوجدانية. كما استخدموا المقاييس السلوكية مثل أداء المهمات تحت تأثير الضغط، ومقاييس الاستثارة الفسيولوجية مثل القابلية التوصيلية للجلد، ومعدل نبض القلب، وضغط الدم، والعلامات أو المؤشرات البيوكيماوية، وخصوصاً الارتفاع في مستوى الكورتيزول والكاتيكولاماين (A. Baum, Grunbery & Singer, 1982; Dimsdale, Young, Moore & Strauss, 1987). وقد أثبتت هذه المقاييس فعاليتها في قياس الضغط في جميع الحالات.

ومع ذلك فإن لكل نمط من أنماط المقاييس المذكورة مشكلاته الخاصة. فإطلاق الكاتيكولامين على سبيل المثال، يزداد بسبب عدة عوامل أخرى غير الضغط. كما أن أدوات التقرير الذاتي تتأثر بعدد من التحيزات، نظراً لأن الأفراد قد يرغبون بإعطاء صورة مشرقة ومرغوبة عن أنفسهم بقدر الإمكان. كما أن المقاييس السلوكية تخضع لعدد من التفسيرات. فانخفاض الأداء، على سبيل المثال، قد يرجع إلى تدني الدافعية، والتعب، والإجهاد العقلي، وغيرها من العوامل. مثل هذه الأمور دفعت الباحثين في مجال الضغط إلى استخدام أساليب متنوعة في قياسه (A. Baum et al., 1982). ومع تعدد أساليب القياس تزداد إمكانية تطوير النماذج المفسرة له.

أبعاد الأحداث الضاغطة: Dimensions of Stressful Events

كما سبق أن أوضحنا، فالأحداث لا تسبب الضغط بحكم خصائصها الموروثة، إذ أن تقييم الفرد لها هو الذي يقرر أنها مصدر ضغط أم لا، ولكن ما هي خصائص الأحداث المسببة للضغط التي تزيد من إمكانية تقييمها على أنها مثيرات ضاغطة؟

الأحداث السلبية: Negative Events

الأحداث السلبية (Negative Events) أكثر ميلاً لأن تسبب الضغط من الأحداث الإيجابية. فكثير من الأحداث يمكن أن تسبب الضغط لأنها تعرض الأفراد لأعباء إضافية، أو مشاكل ترهقهم أو تفوق إمكاناتهم. فالتسوق بمناسبة العيد، والتخطيط لعمل حفلة، والتكيف مع ظروف الترقية غير المتوقعة في العمل، والإقبال على الزواج، جميعها تشكل أحداثا إيجابية تتطلب بذل الكثير من الوقت والجهد. ومع ذلك فالأحداث الإيجابية قليلا ما يَعُدُّها الأفراد مصدر

ضغط، مقارنة بالأحداث غير المرغوبة، مثل التعرض لمخالفة سير، أو البحث عن وظيفة، أو التكيف مع فقدان أحد أفراد الأسرة بسبب الوفاة، أو الطلاق.

فالأحداث السلبية ترتبط ارتباطا كبيرا بالمعاناة النفسية، والأعراض الجسمية، إذا ما قورنت بالأحداث الإيجابية (e. g. A. H. (McFarland; Norman, Streiner, Roy, & Scott, 1980; I. G. Sarason, Johnson & Siegel, 1978; Stokols, Ohlig & Resnick, 1978). وقد يعود ذلك لأن الأحداث الضاغطة وحدها هي التي تؤثر بشكل سلبي على مفهوم الذات، وتتيح الإمكانية، لفقدان تقدير الذات أو قد تسبب فقداناً لتقدير الذات أو الإحساس بفقدان السيطرة على الأمور أو الهوية (Thoits, 1986).

وهناك استثناء واحد لهذا النمط. فالأفراد الذين يحملون نظرة سلبية عن ذواتهم، تترك أحداث الحياة الإيجابية آثاراً ضارة على صحتهم. في حين ترتبط الأحداث الإيجابية عند أولئك الذين يحملون تقديراً عالياً لذواتهم بوضع صحي جيد (J. D. Brown & McGill, 1989).

الأحداث الخارجة عن السيطرة: Uncontrollable Events

تشكل الأحداث الخارجة عن السيطرة أو تلك التي يصعب التنبؤ بها مصدر ضغط أكثر من تلك الأحداث التي يمكن السيطرة عليها أو التنبؤ بها. فالأحداث السلبية مثل الضجيج، والاكتظاظ، وانعدام الراحة يبدو أنها تمتلك من الخصائص الموروثة ما يجعلها تسبب الضغط. ولكن الأبحاث التي أجريت في ميدان الضغط، تبين باستمرار بأن الأحداث الخارجة عن السيطرة تدرك بأنها أكثر ضغطا من تلك التي يمكن التحكم بها. فعندما يشعر الأفراد بأنهم قادرون على التنبؤ، أو على تعديل أو إنهاء حدث مزعج، أو عندما يشعرون أن بإمكانهم الاستعانة بشخص له تأثيره في تحقيق ذلك، فإن شعورهم بالضغط يكون أقل، حتى لو أنهم لم يقوموا فعلاً بعمل أي شيء أزاء الحدث (Suls & Mullen, 1981; S. C. Thompson, 1981). فمثلا، يتم إدراك أصوات الضجيج التي لا تخضع للتنبؤ بأنها مصدر ضغط أكثر من تلك الأصوات التي يمكن التنبؤ بحدوثها (D. C. Glass & Singer, 1972).

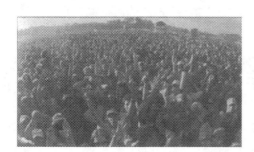

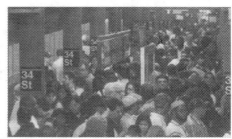

إن أحداثا كالتجمهر تدرك فقط على أنها سببا للضغط إذا قيمت كذلك. فبعض مواقف الجمهرة تجعل الناس يشعرون بالسعادة، في حين أن مواقف أخرى تكون منفرة.

إن الشعور بالقدرة على الضبط لا يعمل فقط على التخفيف من خبرة الضغط الذاتية، ولكنه يؤثر في النشاط البيوكيماوي الحادث في مواجهة الضغط. فاعتقاد الفرد بأنه قادر على التحكم بالمثير المسبب للضغط، كمستوى الضجيج

(Lundberg & Frankenhaeuser, 1976) أو الاكتظاظ (J. E. Singer, Lundberg & Frankenhaeuser, 1978)، يرتبط بانخفاض في مستوى الكاتيكولامين، أكثر مما لو كان لدى الفرد اعتقاد بأنه لا يستطيع التحكم به. كما اتضح ارتباط الضغط الذي يصعب التحكم به بانخفاض في مستوى المناعة (Brosschot et al., 1998; Peters et al., 1999).

وتبين أيضا أن الشعور بالقدرة على الضبط يؤثر في أنظمة المورفينات الذاتية (EndogenousOpioidSystem). فالأشخاص الذين يقعون تحت تأثير الضغط ويدركون بأنهم لا يستطيعون ممارسة الضبط على الأحداث الضاغطة، يظهر لديهم ارتفاع في مستوى المورفينات الذاتية. أما أؤلئك الذين يدركون بأن لديهم درجة كافية من الفعالية لتخفيف الضغط، لا يظهرون نشاطا في إطلاق المورفينات الذاتية عند التعرض للضغط (Bandura, Cioffi, Taylor & Brouillard, 1988).

وفي بعض الحالات فإن الشعور بالقدرة على الضبط، قد يؤدي في باديء الأمر، على الأقل، إلى زيادة الشعور بالضغط. إذ وجدت إحدى الدراسات بأن توفر القابلية لتوقع الأحداث الضاغطة مع توفر الشعور بالقدرة على الضبط بها يزيد، في بادىء الأمر، من الضغط المدرك، ولكنه في الوقت ذاته يزيد من القابلية للتكيف مع الحدث الضاغط (Vinokur & Caplan, 1986).

الأحداث الغامضة: Ambiguous Events

تسبب الأحداث الغامضة ضغطاً أكثر من الأحداث الواضحة. فعندما يتصف الحدث الضاغط بالغموض، فإنه لا يتيح الفرصة أمام الفرد للقيام بعمل شيء أزاءه. لأنه يدفع الفرد إلى تكريس طاقته من أجل استيضاح الموقف المسبب للضغط. وهذه المهمة تستهلك وقت الفرد وتقوض إمكاناته. ومن ناحية أخرى، فإن وضوح معالم الموقف الضاغط، يترك مجالاً أمام الفرد لكي يعمل من أجل إيجاد الحلول من دون أن يظل عالقاً في مرحلة تحديد ماهية المشكلة التي يتعرض لها. وترتبط قابلية الفرد للقيام بعمل ما من أجل مواجهة الموقف الضاغط، في العادة، مع قلة المعاناة والتفاعل بطريقة أفضل(Billings & Moos, 1984; Gal & Lazarus, 1975; Kaloupek & Stoupakis, 1985).

وكما سيتبين لنا لاحقا، فإن أهمية الوضوح لدى التعامل مع الضغط قد أوضحته بشكل خاص الأدبيات التي تناولت مسألة الضغط المهني. **فغموض الدور** (Role Ambiguity)، هو من المشاكل الشائعة التي أقر العاملون بالمعاناة منها. وهو الشعور بعدم وضوح، أو غموض المطالب المتعلقة بالدور الذي يقوم به الفرد، أي دور العمل. ويمكن أن ينشأ غموض الدور بسبب عدم وجود خطوط عريضة توضح المهام التي يطلب من الفرد القيام بها، وعدم وجود معايير تحدد مستويات الأداء المطلوب، أو بسبب تعارض المطالب؛ أي كما يحدث عندما يقوم المشرف على العمل بتوجيه الموظفين للقيام بعمل شيء ما، في حين يقوم مشرف آخر بتحديد مطالب أخرى. ويدرج غموض الدور دائماً كأحد العوامل الرئيسة المساهمة التي لها ارتباط بضغوط العمل.

العبء الزائد: Overload

يعاني الأفراد الذين تثقلهم أعباء العمل من الضغط أكثر من المكلفين بأداء مهام أقل (e. g., S., Cohen, 1978; S. Cohen & Williamson, 1988). فالأفراد الذين يقومون بمهام كثيرة في حياتهم يقرون بوجود مستويات أعلى من الضغط من أولئك الذين يقومون بمهام أقل. ومرة ثانية، فإن الأبحاث التي أجريت لدراسة مصادر الضغط

المرتبطة بالعمل تبين أن أحد الأسباب الرئيسة للضغوط المرتبطة بالعمل يرجع إلى عبء الوظيفة (Job Overload)؛ أي عندما يدرك الفرد بأن عليه القيام بالكثير من المهام في فترة زمنية وجيزة.

أي الضغوط أشد تأثيرا؟ Which Stressors ?

قد يتأثر الأفراد بالضغوط المرتبطة بالأمور المركزية في حياتهم أكثر من تأثرهم بالضغوط المرتبطة بالأمور الخارجية المحيطة. وذلك لأن الأبعاد النفسية المهمة ترتبط بميادين الحياة المركزية (Swindle & Moos, 1992). فالإجهاد المرتبط بدور الأمومة على سبيل المثال، والعائد إلى الشعور بأن الأبناء لا يحصلون على الاهتمام الذي يحتاجون إليه، يكون سبباً للمعاناة من الضغط لدى النساء العاملات اللواتي يولين هويتهن الوالدية أهمية خاصة (R.W.Simon, 1992). وقد وجد هامان ورفاقه (Hamman, Marks, Mayol & Demayo, 1985) أن أحداث الحياة السلبية التي تؤثر على العلاقات الشخصية كانت من أقوى العوامل في التنبؤ بحدوث الكآبة بين النساء اللواتي يعلقن أهمية كبيرة على العلاقات الاعتمادية، في حين أن معوقات الإنجاز تجعل النساء الأكثر استقلالية أكثر عرضة للكآبة. وانسجاماً مع هذا التصور توصلت الدراسة التي أجراها لينفيل (Linville, 1985) إلى أن الأشخاص الذين يقومون بأدوار عديدة قد يكونون أكثر تحصناً من الكآبة التي يمكن أن تنشأ عن التعرض للضغوط مقارنة بغيرهم ممن لا يقومون بأدوار عديدة.

موجز القول، فالأحداث السلبية، والخارجة عن السيطرة، والغامضة، أوتلك الأحداث الغامرة التي تمس المهام المركزية في حياة الفرد، تدرك بأنها أكثر ضغطا من تلك الأحداث الإيجابية، التي تخضع للتحكم، والواضحة، والممكن إدراتها، أو تلك التي تتعلق بمهام الحياة الهامشية.

التقييم المعرفي للموقف وعلاقته بالضغط:

Must Stress be Perceived as Such to be Stressful?

في الجزء الذي تناولنا فيه "المساهمات النظرية في دراسة الضغط"، تم التأكيد على أهمية عمليات التقييم عند التعرض للضغط، ولكننا قمنا أيضاً بتحديد خصائص معينة للأحداث الضاغطة التي يمكن أن تقود إلى حدوث الضغط. ولكن إلى أي مدى يمكن أن نعتبر خبرة الضغط ذاتية وغيرموضوعية؟ في إحدى الدراسات المهمة التي توضح أهمية هذا التمييز قامت ريبيتي (Repetti, 1993b) بدراسة مراقبي حركة النقل الجوي، وقامت بتقييم مدركاتهم الذاتية للضغط في ايام مختلفة. كما عملت على جمع قياسات موضوعية للضغط اليومي، بما في ذلك ظروف الطقس، وحجم النقل الجوي. فوجدت بأن كلاً من المقاييس الذاتية والموضوعية للضغط، تعمل بشكل مستقل في التنبؤ بالمعاناة النفسية والمعاناة الصحية.

وفي دراسة تجريبية مثيرة للاهتمام لفحص هذه النتيجة، قام كوهين وتيريل وسميث (S. Cohen, Tyrrell, andSmith,1993)، بإجراء دراسة حول الإصابة بأمراض البرد العادية لدى (394) شخصاً في حالة صحية جيدة. وطلب إلى المشاركين ملء استبانة صممت للحصول على معلومات موضوعية حول أحداث الحياة الضاغطة التي واجهوها، كما طلب إليهم تعبئة استمارة حول الضغط المدرك. ثم قام الباحثان بتعريض أفراد العينة لفيروس أمراض البرد الشائعة. فتبينوا أن كلاً من التقييم الموضوعي لأحداث الحياة الضاغطة، والضغط المدرك يتنبآن بحدوث المرض.

يقود هذا النوع من الدراسات إلى الاقتراح بأنه وعلى الرغم من أن إدراك الضغط يعتبر أمراً مهماً في حدوث المظاهر الجسمية والسيكولوجية، إلا أن القياس الموضوعي للضغط يظهر أيضاً ارتباطاً بحدوث التغيرات السيكولوجية والفسيولوجية المزعجة.

هل يستطيع الناس التكيف مع الضغط؟   Can People Adapt to Stress?

إذا اصبحت الأحداث الضاغطة إحدى مكونات البيئة الدائمة أو المزمنة، فهل سيعتاد الأفراد عليها أم أنهم سيصابون بالإجهاد المزمن؟ وهل سيتوقف تأثير هذه الضغوطات في حدوث المعاناة وفي استنزاف طاقاتهم النفسية، وفي ظهور أعراض المرض؟ إن الإجابة عن هذا السؤال تعتمد على نوع الحدث الضاغط، وعلى الخبرة الذاتية بالضغط، وعلى ماهية المؤشرات التي يتم أخذها في الاعتبار ليستدل منها على وجود الضغط.

التكيف الفيسيولوجي: Physiological Adaptation

يقترح النموذج الذي طور في وصف الضغط استنادا إلى تجارب أجريت على الحيوانات دلائل على حدوث التعود لدى التعرض للضغط المزمن. فعلى سبيل المثال، إن الفئران التي عرضت لمستوى منخفض نسبياً من المثيرات الضاغطة (Low-Level Stressors) أظهرت ميلا مبدئيا للاستجابة الفسيولوجية تلاها حدوث التعود. ولدى زيادة شدة المثير الذي استخدم لاحداث الضغط لم تبين الحيوانات أي مؤشرات تدل على حدوث التعود (Pitman, Otten Weller & Natelson, 1980; R. F. Thompson & Glanzman, 1976). كما أن الدلائل الفسيولوجية التي تم الحصول عليها من الدراسات التي أجريت على الإنسان تقترح أيضاً وجود مؤشرات للتعود مع الإجهاد المزمن. فالمستويات المتدنية من الضغط قد تؤدي إلى حدوث التعود عند أغلب الناس، ولكن مع زيادة حدة المثيرات الضاغطة، كما يقترح نموذج التلف الناجم عن العبء المتراكم، فإن الضرر الناتج عن الضغط المزمن يمكن أن يتراكم على أجهزة الجسم المختلفة.

وحديثاً، بدأ يتطلع الباحثون إلى الاستجابات المناعية التي ترتبط بالتعرض لفترات طويلة إلى الأحداث الضاغطة، للإجابة عن السؤال المتعلق بقضية التعود. وقد وجد هيربرت وكوهين (Herbert & Cohen, 1993b)، أن التعرض على المدى البعيد للأحداث الضاغطة، ارتبط بعلاقة دالة مع الزيادة في ضعف الوظيفة المناعية. يقود هذا البحث إلى الاقتراح بأن التعود الفسيولوجي قد لا يحدث، أو لا يكتمل عندما تستمر الأحداث الضاغطة لفترات طويلة، مما يؤدي تحديداً إلى تعرض جهاز المناعة إلى الإيذاء.

التكيف السيكولوجي: Psychological Adaptation

لدى معظم الناس القابلية للتكيف مع الأحداث الضاغطة (Stressors) المعتدلة أو التي يمكن التنبؤ بها. وفي بادىء الأمر، فإن أي موقف مهدد جديد يمكن أن يسبب الضغط ولكن مثل هذا الشعور يقل مع مرور الزمن (Frankenhaeuser, 1975; Stokols, Novaco, Stokols & Campbell, 1978). وحتى القرود التي تم تعريضها إلى مهمة تليها صدمة كهربائية أظهرت مؤشرات قليلة على وجود الضغط لديها بعد الجلسات القليلة الأولى التي تم تعريضها لها (J. W. Mason, Brady & Tolliver, 1968). إن الأبحاث التي أجريت بغرض دراسة أثر الضجيج البيئي (Nivison & Endresen, 1993)، وأثر الاكتظاظ (S. Cohen, Glass & Phillip, 1978)، أظهرت أيضاً أعراضاً صحية ضارة قليلة أو غير مستديمة، أو قليلاً من التأثيرات النفسية الضارة، مما قد يفيد بأن أغلب الناس يتكيفون مع الضغوطات المزمنة. فالدراسات المخبرية على سبيل المثال، التي قامت بتعريض الأفراد إلى الضجيج بينما كانوا يحاولون إنجاز بعض المهمات، وجدت أن الناس قد يقومون ببساطة بتغيير الاستراتيجيات التي يتبعونها في الإنجاز أو في تركيز

انتباههم من أجل التمكن من التكيف مع ما يمرون به من خبرات. ونتيجة لذلك فإن إنجاز المهمة قد يتعثر قليلا أو لا يتأثر على الإطلاق (D. C. Glass & Singer, 1972).

ومع ذلك فإن الأشخاص الأكثر تأثرا، وخصوصاً الأطفال، والمسنين، والفقراء، يظهرون تأثرا سلبيا لدى التعرض لهذه المثيرات الضاغطة (S. Cohen et al., 1978)؛ فقد تظهر عليهم علامات العجز، والصعوبة في إنجاز المهمات. إن أحد التفسيرات الممكنة لذلك، هو أن هذه المجموعات تمتلك في الأساس قدرات متواضعة للتحكم ببيئاتها، وقد تكون معتادة في الأصل على التعرض لمستويات عالية من الضغط، لذا فإن إضافة ضغوط بيئية أخرى، كالضجيج أو الجمهرة، قد يؤدي إلى استنزاف إمكاناتها إلى الحد الأقصى. وانسجاما مع هذا التفسير، وجد كارين ماثيوس ومعاونوه (Mathews, Gump, Block, & Allen, 1997)، أن الأطفال والمراهقين الذين يتعرضون للضغوط المتكررة أو المستمرة في حياتهم، يبدون ارتفاعا أكبر في ضغط الدم الانبساطي (Diastolic Blood Pressure) عند القيام بمهام تسبب ضغطا حادا في المختبر، مقارنة بالأطفال والمراهقين الذين كانوا أقل تعرضا للضغط في حياتهم.

وبذلك فإن الإجابة عن السؤال المتعلق بالإمكانية التي يمتلكها البشر للتكيف مع الضغوط المزمنة يمكن تلخيصها على النحو التالي : تظهر على البشر (والحيوانات) مؤشرات من الإجهاد الطويل الأمد، والتعود على الأحداث المزمنة المسببة للضغط. فأغلب الناس يستطيعون التكيف بشكل معقول مع الأحداث التي تسبب درجات بسيطة من الضغط؛ ومع ذلك، فقد يكون من الصعوبة أو يستحيل عليهم أن يتكيفوا مع الأحداث التي تسبب ضغطا شديدا. وبذلك فإن الأفراد الذين يعانون أساساً من الضغط قد يعجزون عن التكيف حتى مع الضغوط المعتدلة. وحتى عندما يحدث التكيف، فإن التغيرات الفسيولوجية التي تحدث استجابة للضغط قد تستمر. ويبين الإيضاح 6-1 فحصا لهذه القضايا عندما يتعرض لها الأطفال.

إيضاح 6-1

هل الأطفال أكثر تأثرا بالضجيج

Are Children Vulnerable "to Noise"?

مع أن الدراسات التي أجريت على الضجيج توصلت عموماً إلى بعض الآثار السلبية الطويلة الأمد التي يمكن أن يسببها الضجيج، إلا أن الأطفال كما تبين أكثر تأثراً بالضغوط التي تتسبب عن الضجيج. ففي إحدى الدراسات قام كوهين ورفاقه (S,Cohen, Glass & Singer, 1973) بفحص الأطفال الذين يعيشون في شقق في عمارات مبنية على جسور تمتد فوق طريق سريعة مكتظة بحركة السير. فتبين أن الأطفال الذين يقيمون في الشقق المعرضة لإزعاج أكبر، يعانون من صعوبات أكبر في إنجاز المهام التي تتطلب التمييز السمعي، والقراءة، من أولئك الأطفال الذين يقيمون في شقق أكثر هدوءاً. وكانت هذه الآثار تشتد مع ازدياد طول الفترة الزمنية التي يعيشها الأطفال في المساكن المزعجة. كما بينت دراسة أجريت لبيان تأثير الضجيج الناجم عن سكة الحديد، بأن الأطفال الذين يتم تعليمهم في صفوف في مدرسة ابتدائية مقابلة لخطوط سكة الحديد كانوا يجيدون القراءة بشكل أقل من الأطفال الذين يتعلمون في صفوف موجودة في الجزء الهادىء من المبنى (Bronzaft & McCarthy, 1975). وكشفت دراسة أجريت على الأطفال الذين يذهبون إلى مدارس تقع في منطقة يتعرضون فيها لضجيج الطائرات (S. Cohen, Evans, Krantz & Stokols, 1980)، عن مستوى تحصيلي أقل في انجاز المهمات المتعلقة بحل المشكلات السهلة والصعبة من أولئك الأطفال الذين لا يقيمون ولا يذهبون إلى المدارس الموجودة في منطقة حركة النقل الجوي. والأهم من ذلك، فإن الأطفال الذين يتعرضون لضجيج الطائرات كانوا

أكثر ميلاً للتوقف عن أداء المهام الصعبة، من أولئك الأطفال الذين سكنوا في المناطق المجاورة الهادئة. من الواضح إذن، أن الأطفال قد يتعرضون للعديد من المشاكل إذا تعرضوا إلى الضجيج لفترة طويلة. ومن هذه المشاكل صعوبة التعلم، والأداء المتعثر للمهمات، والافتقار إلى المثابرة لإنجاز المهمات. ولكن ما هي الاسباب التي تؤدي إلى هذه التأثيرات؟

إن أغلب الناس يتكيفون مع الضجيج عن طريق تغيير مركز انتباههم (Attention Focus). أي عن طريق إجراء تعديل على مصدر الضجيج الدخيل، ومحاولة تركيز الانتباه على المعلومات ذات العلاقة فقط. ومع ذلك، فإن الأطفال الذين نشأوا في بيئات مزعجة, قد يواجهون صعوبة في التمييز بين القرائن المناسبة وغير المناسبة وهم يحاولون استخدام استراتيجيات الانتباه. ونظراً لأنهم ما زالوا يافعين فإنهم لا يستطيعون التمييز بين الأصوات ذات العلاقة في المحادثة وتلك التي لا علاقة لها، كما يفعل الكبار. لذلك فقد يخسرون باستمرار الخبرات اللغوية المهمة التي يمكن أن تساعدهم في تطوير هذه المهارات. كما أن حاجتهم إلى تعديل العناصر اللفظية في بيئتهم تجعلهم يواجهون صعوبات أكثر في المهارات اللغوية والقراءة.

إن إدراك الحقيقة التي تفيد بأن تعرض الأطفال للضغوط لفترات طويلة تجعلهم يتوقفون بسرعة أكبر عن إتمام المهمات مقارنة بالأطفال الآخرين الذين لم يتعرضوا كثيراً لها- أمر يبعث على الخوف. فهذه النتيجة تعني أن هؤلاء الأطفال قد يتعلمون العجز، ويمرون بخبرات متكررة من الفشل في جهودهم للتحكم بالمهمات، أو جعل الآخرين يفهمونهم. ومع مرور الوقت فإنهم قد يدركون ضعفاً في العلاقة ما بين جهودهم وما تقود إليه من نتائج، وكنتيجة لذلك فقد يصبحون عاجزين. لذلك فإنهم حتى عندما ينتقلون إلى بيئات جديدة يتمكنون فيها من السيطرة على الأمور فإنهم قد لا يميزون هذا الاحتمال ويستمرون في الاستسلام بسرعة (S. Cohen et al., 1980).

والسبب الذي يجعل الأطفال أكثر تأثراً من الراشدين، بآثار العجز المتعلم (Learned Helplessness) الناجم عن التعرض للضجيج, يرجع إلى أن الأطفال قد خبروا التحكم بأمور حياتهم بشكل أقل من الراشدين. علاوة على ذلك، فإن الأطفال الذين يتعرضون إلى بيئات مزعجة بشكل مستمر، هم على الأغلب من غير البيض ومن مستويات اقتصادية اجتماعية متدنية، مما يعني تعرضهم لمصادر ضغط إضافية (G. W. Evans & Kantrowitz, 2001). ومن المحتمل أن وجود عجز إضافي في القدرة على الضبط الناجم عن التعرض لمصادر الضغط لفترات طويلة الأمد، كالتعرض للضجيج، قد يشكل العامل الحاسم في تعطيل قدراتهم على الأداء الجيد للمهام التي تتطلب تركيزا عاليا ودافعا للاستمرار.

هل يشترط تواجد الحدث الضاغط لكي يحدث الضغط؟

Must a Stressor be Ongoing to be Stressful?

هل تحدث استجابة الضغط عندما يتواجد الحدث الضاغط فقط؟ أم أن الضغط يمكن أن يحدث نتيجة توقع الحدث أو بعد التعرض لتأثير الحدث الضاغط؟ إن أحد الأمور التي تبعث على الغرابة وتسبب المعاناة للبشر هي قدرتهم على إدراك الأحداث قبل حدوثها. ونحن ندين بهذه المهارة إلى قدرتنا على التخطيط والابتكار وإجراء المحاكمات العقلية المجردة. ولكننا نجني من هذه القدرة إمكانية التعرض للقلق. وخلافاً للحيوانات الدنيا فليس من الضروري أن يتعرض البشر إلى الأحداث الضاغطة لكي يخبروا مشاعر الضيق.

توقع الضغط: Anticipating Stress

إن توقع حدوث ما يسبب الضغط يمكن أن يكون على أقل تقدير سبباً للشعور بالضيق، تماما كما يحدث لدى التعرض الفعلي للحدث الضاغط أو حتى أكثر. فلنأخذ على سبيل المثال الإجهاد الذي يترتب على توقع حدوث مجابهة مع صديق أو صديقة، أو بسبب الامتحان الذي سيقدم في اليوم التالي. فالأرق وعدم القدرة على النوم بالليل بسبب القلق مما يمكن أن ينشأ عن هذه المجابهة يشهدان على قدرة البشر على التنبؤ بوقوع ما يسبب الضيق.

في إحدى الدراسات التي توضح أهمية التوقع في التعرض لخبرة الضغط، استخدم جهاز متنقل لقياس التقلبات التي تحدث في ضغط الدم استجابة للنشاطات التي تتم خلال اليوم. وطلب في هذه الدراسة، من طلبة الطب ارتداء الجهاز في يوم محاضرات عادي لا ضغط فيه، وفي يوم يسبق تقديم امتحان مهم، وأثناء أداء الامتحان. ومع أن يوم المحاضرات وصف بأنه ذو نمط مستقر في النشاط القلبي الوعائي (Cardiovascular Activity)، إلا أن النشاط القلبي الوعائي، الذي حدث في اليوم الذي سبق تقديم الامتحان، وهو اليوم الذي يصف معاناة الطلبة من قلق الامتحان، كان مرتفعاً بنفس القدر الذي لوحظ أثناء أداء الامتحان (Sausen, Lovallo, Pincomb & Wilson, 1992). مثل هذا الوضع يعني أن توقع التعرض لحدث ضاغط يرهق الجهاز القلبي الوعائي، تماما كما يحدث في حال التعرض الفعلي للحدث.

آثار ما بعد الضغط: Aftereffect of Stress

إن آثار مابعد الضغط (Aftereffects of Stress) السلبية، مثل تدني مستوى الأداء، وانخفاض مدة تركيز الانتباه، هي أيضاً من الأمور الموثقة. وفي واقع الأمر، فإن أحد العوامل التي تجعل من الضغط سبباً في حدوث المضايقات الصحية، ومصدر تحد للباحثين في مجال علم النفس الصحي، ما يرجع إلى أن التأثير الناجم عن التعرض للضغط، يستمر دائماً لفترة طويلة حتى بعد انتهاء الحدث الضاغط. وحتى ما يسمى بآثار ما بعد الضغط، يمكن أن يكون أكثر تدميراً من الحدث الضاغط في حد ذاته. وقد لوحظت آثار ما بعد الضغط في الاستجابة لمدى واسع من الأحداث الضاغطة التي تشمل الضجيج، والمهام التي تفرض أعباء كبيرة، والصدمة الكهربائية، والبيروقراطية، والاكتظاظ، والضغط الذي يتم إحداثه في المختبر (S. Cohen, 1980). ويبين الإيضاح 6-2 حالة خاصة من حالات أثار ما بعد الضغط.

وفي عدد من الدراسات قام جلاس وسنجر (D. C. Glass & Singer, 1972) بتعريض مجموعة من الطلبة المشاركين في القيام بمهمة بسيطة، إلى ضغوط لا تخضع للتحكم، ولا يتم توقعها. وكانت على هيئة أصوات انفجارات عشوائية متقطعة لمدة 25 دقيقة. وبعد أن انتهت مدة حدوث الأصوات الفجائية، أعطي المشاركون مهام إضافية ليقوموا بتأديتها، تضمنت القيام بتركيب أحجية (Puzzle) قابلة للحل، وتصحيح بروفات طباعة (Proofreading). فتبين أن أداء المشاركين الذين تعرضوا للضجيج بشكل مستمر، كان أكثر تدنياً على هذه المهات. وهذه النتائج أكدتها أبحاث أخرى (S. Cohen et al., 1978).

وهناك بعض الدلائل التي تشير إلى ما يمكن أن يلحق من أضرار في السلوك الاجتماعي نتيجة التعرض للأحداث الضاغطة، إضافة إلى تلك الأضرار التي تصيب المهام المعرفية. حيث وجدت عدة دراسات بأن تعرض الأفراد إلى أحداث ضاغطة يمكن تجنبها، مثل الضجيج، والاكتظاظ، يجعلهم بعد انتهاء الحدث أقل ميلاً لتقديم المساعدة لتخفيف معاناة

شخص آخر. فعلى سبيل المثال، قام كوهين وسباكابان (S. Cohen, and Spacapan, 1978, Experiment 2) بإجراء دراسة على الناس الذين يقومون بالتسوق في مركز تجاري. وفي هذه التجربة، طلب من إمرأة الادعاء بأنها فقدت العدسات اللاصقة، وطلب المساعدة أمام مجموعة من الاشخاص، الذين يريدون شراء أشياء كثيرة في فترات زمنية قصيرة من مراكز تجارية مكتظة بالناس. فتبين عدم اهتمامهم بمساعدتها، مقارنة بالآخرين الذين قاموا بشراء عدد محدود من المواد، ومن أماكن تجارية أقل اكتظاظاً، وكان لديهم وقت أطول للتسوق.

إيضاح 6-2

اضطراب ما بعد الصدمة

Post-Traumatic Stress Disorder

بعد حرب فيتنام، أوردت وسائل الإعلام مجموعة من التقارير عن حوادث تتعلق بأشخاص كانوا في فيتنام، وتعرضوا لدى عودتهم ليباشروا حياتهم العادية كمواطنين، إلى استعادة بعض الخبرات التي مرت بهم أثناء المعركة من جديد. إحدى حالات المعاناة هذه، تصف قيام أحدهم بهجوم مفاجيء في أحد الأقسام التابعة لمركز تجاري، معتقداً أنه تعرض لهجوم من الفيتناميين الشماليين. حيث قام بإطلاق النار على عدد من رجال الشرطة وذلك قبل أن يتمكنوا من إصابته أثناء محاولتهم إيقافه.

فعندما يصبح الفرد ضحية لحدث يسبب ضغطاً شديداً، فإن الأعراض المترتبة على المرور بخبرة الضغط هذه، قد تستمر لفترة طويلة بعد انتهاء الحدث. وكما بينا، فإن آثار ما بعد التعرض للحدث الضاغط، يمكن أن تتضمن الاستثارة الفسيولوجية، والتشتت، وآثار سلبية جانبية أخرى تستمر لساعات بعد انتهاء الحدث المسبب للضغط. وفي حال التعرض لصدمات كبيرة (Major Trauma)، فإن آثار ما بعد التعرض للحدث الضاغط، قد تتكرر بشكل متقطع لعدة شهور أو سنوات.

© Martin Gershen/Photo Researchers

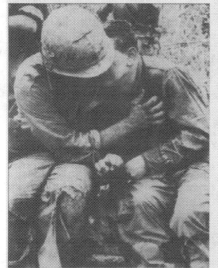

إن مثل هذه الاستجابات التي تتكرر لفترات طويلة قد وثقت في أعقاب الحروب العنيفة، مثل حرب كوريا وفيتنام (D. W. King, King, Gudanowski & Vreven, 1995). ولكنها قد تحدث أيضا كرد فعل على التعرض للاعتداء، والاغتصاب، وسوء المعاملة في الأسرة، والمواجهة العنيفة مع أحداث الطبيعة (كاالزلازل والفيضانات)، (Ironson et al., 1997)، والكوارث التكنولوجية (مثل الحوادث النووية)، (Norris, 1990) والاحتجاز كرهينة (Vila, Porche, & Mouren-Sieoni, 1999)، وغيرها من الخبرات الصادمة. كما يمكن أن يسبب التعرض للأمراض الخطيرة، والخضوع لأساليب المعالجة القاسية مثل هذه الآثار (Butler, Koopman, Classen, & Spiegel, 1999; Widows, Jacobsen,& Fields, 2000).

إن مصطلح **اضطراب ما بعد الصدمة** (Post-Traumatic Stress Distress-PTSD)، قد تم تطويره لتفسير هذه الآثار. فالشخص الذي يعاني من اضطراب ما بعد الصدمة (PTSD) يكون قد تعرض في العادة لضغوط من درجة شديدة. ومن ردود الأفعال التي تصدر استجابة على هذه الأحداث، اللامبالاة النفسية (Psychic Numbing). مثل فقدان الاهتمام بالنشاطات التي كانت ممتعة

قبل الحدث، والابتعاد عن الأصدقاء، أو تقلص العواطف، إضافة لذلك فإن الفرد يعيش من جديد مظاهر الصدمة، كما حدث مع الجندي الذي حارب في فيتنام وسبقت الإشارة إليه. وهناك أعراض أخرى منها الحذر الشديد، واضطرابات النوم، والإحساس بالذنب، وضعف الذاكرة أو ضعف التركيز، وتجنب تذكر الخبرة، والمبالغة في الإحساس بالجفلان استجابة للأصوات المرتفعة (Carlier,Voerman, & Gersons, 2000; Orr, Lasko, Shalev, & Pitman, 1995)، والشدة في الأعراض المضادة المرتبطة بأحداث ضاغطة أخرى (American Psychiatric Association, 1980).

وقد ارتبط اضطراب ما بعد الصدمة، بحدوث التغيرات المؤقتة والمستمرة في أجهزة تنظيم المناعة أيضا. فالأبحاث تشير إلى أن الناس الذين يعانون من اضطراب ما بعد الصدمة، قد يتعرضون لحدوث تغيرات في اللوزة (Amygdala) في الدماغ، وفي أجهزة الهيبوثلاموس والغدة النخامية المنشطة لقشرة الأدرينالية (HPA). كما تبين لدى من يعانون من اضطراب ما بعد الصدمة زيادة في الكورتيزول، والنورإبينيفرين، والإبينيفرين، والتوستيستيرون، ووظيفة الثيروكسين، وهذا التغير الهرموني قد يستمر لفترة طويلة من الزمن (Hawk, Dougall, Ursano, & Baum, 2000; J. W. Mason, Kosten, Southwick, & Giller, 1990; Wang & Mason,1999). كما تشير الدراسات أيضا إلى حدوث تغيرات في سمية الخلايا الطبيعية القاتلة (Natural Killer Cell Cytotoxicity) بعد التعرض لكارثة طبيعية (إعصار أندرو) (Ironson et al., 1997)، كما أن الارتفاع المزمن في خلايا "T" يعتبر من ضمن مظاهر المقاومة المرتبطة باضطراب ما بعد الصدمة (Boscarino & Chang, 1999).

ولكن من هو الشخص الأكثر قابلية لتطوير اضطراب ما بعد الصدمة؟ توصل الباحثون في عدة دراسات أجريت على خبرات وقت الحرب إلى أن الرجال الذين تعرضوا لخبرات قتال أكثر، وشاهدوا أعمالاً وحشية، وشاركوا فعلياً بالأعمال الوحشية، كانوا أكثر عرضة لتطوير اضطراب ما بعد الصدمة (N. Breslau & Davis, 1987). ووجد أن الأفراد الذين طوروا اضطراب ما بعد الصدمة قد يكونوا ممن سبق وأن تعرضوا للاضطرابات الانفعالية. ذلك أن كثيراً ممن أصيبوا بأعراض اضطراب ما بعد الصدمة كانوا يعانون من اضطرابات انفعالية في السابق (Keane & Wolfe, 1990). كما تبين أن من الممكن التنبؤ بأن من يتبعون أسلوب التجنب في التعامل (Avoidant Coping)، ومن لديهم مستويات متدنية من المساندة الاجتماعية وتاريخ من المعاناة من الضغط المزمن، وميل عام إلى السلبية، هم من بين من يتعرضون لاضطراب ما بعد الصدمة (L. D. Butler et al., 1999; Widows et al., 2000).

ولكن هل يمكن تخفيف أعراض اضطراب ما بعد الصدمة؟ أفضل الطرق في علاج اضطراب ما بعد الصدمة هي تلك التي اعتمدت برنامج تدخل متعدد الأشكال (Multimodal Intervention Program)، بحيث يستخدم العلاج الدوائي، والنفسي، والنفسي-الاجتماعي (Shalev, Bonne & Eth, 1996). ومما يساعد على تخفيف أعراض اضطراب ما بعد الصدمة، زيادة المساندة الاجتماعية، والتركيز على التعامل المتمركز حول المشكلة (Problem-Focused Coping) (Z.Solomon, Mikulincer, & Avitzur, 1988). ومع أن الجدل ما زال مستمرا بين السيكولوجيين حول طبيعة اضطراب ما بعد الصمة (N. Breslau, 1990; Robins, 1990)، إلا أن الطبيعة الديناميكية لهذه الاستجابة التي تأخذ النمط ذاته قد تساعدنا على تحقيق فهم أفضل لردود الفعل الطويلة الأمد التي تصدر عن الأفراد الذي تعرضوا لأحداث ضغط في غاية الشدة.

ومما لا يبعث على الدهشة في واقع الأمر، أن تسبب الأحداث الضاغطة آثاراً بعدية. فالتأخر في الوصول عن الموعد المحدد للامتحان، قد يسبب تسارعاً في ضربات القلب تستمر مدة نصف ساعة، مما يؤدي إلى التدخل في فعالية الأداء. وقد يترك التعرض لحدث ضاغط لفترة طويلة من الزمن آثاراً تراكمية سلبية مما يؤدي إلى استنفاذ احتياطي الفرد، وإلى تحطم مقاومته، في وقت يصبح مطلوباً منه التعامل مع هذا الحدث. وبشكل خاص فإن الأحداث الضاغطة التي لا تخضع للتنبؤ, الضبط، أكثر احتمالا لأن تخلف آثاراً مؤذية تستمر لاحقا بعد انتهاء الحدث (D. C. Glass & Singer, 1972).

كما أن الضغط ينهك الإمكانات المعرفية، والإدراكية، عن طريق تحويل الانتباه، وعن طريق استنزاف القدرات المعرفية المخصصة لأداء مهام أخرى (D. C. Glass & Singer, 1972). فعندما نكرس الانتباه لفهم حدث ضاغط، ونقوم بمراقبته، ونحاول التعامل معه، فإن هذه الجهود ستحول طاقاتنا بعيدا عن الاهتمام بمظاهر الحياة الأخرى، ويتبقى لدينا طاقة أقل للتركيز على إنجاز مهام أخرى في الحياة. وقد تبين أن هذه التكاليف المعرفية (Cognitive Costs)، تكون أكثر شدة في حال التعرض للأحداث الضاغطة التي لا تخضع للسيطرة أو التنبؤ، مقارنة بتلك الأحداث التي تخضع للسيطرة والتنبؤ بدرجة أكبر.

العجز: Helplessness

ويُعَدُّ **العجز، والعجز المتعلم** (Learned Helplessness) من التكاليف الأخرى الطويلة الأمد، التي يمكن أن تنتج عن الضغط. وقد تمت الإشارة إلى الدور الذي يلعبه الضغط في خلق الشعور بالعجز. وذلك كما يحدث عندما تدرك المطالب التي تفرضها البيئة بأنها فوق إمكانات الفرد. والفكرة التي تكمن خلف العجز المتعلم، مفادها أن الجهود المتكررة التي فشلت في ممارسة الضبط على المواقف التي لم تحقق النتائج المرغوبة تقود إلى شعور بعجز يتسع ليشمل مدى واسعاً من جوانب الحياة ويستمر لآماد بعيدة.

فعندما يتكرر تعرض الجهود الموجهة نحو التحكم بالأحداث إلى الإخفاق التام، يصبح ظهور المشاكل التي تتعلق بالدافعية أمراً ممكناً. كما أن الشخص العاجز سوف لن يتخذ أية خطوة لتغيير وضعه. وتتضمن الأضرار المعرفية حقيقة تفيد بأن الأفراد العاجزين قد يفشلون في تعلم استجابات جديدة يمكن أن تساعدهم. كما أن التكلفة الانفعالية التي تحدث نتيجة للعجز قد تؤدي إلى الكآبة.

إيضاح 6-3

الاكتظاظ في منازل الطلبة : مثال على العجز المتعلم

Dormitory Crowding: An Example of Learned Helplessness

يجد كثير من الطلبة لدى وصولهم إلى الجامعة، أن هناك عدداً كبيراً من الطلبة قد قبلوا للالتحاق بالدراسة فيها. وإذا بالغرف التي صممت لتكون غرفاً فردية تم تحويلها بشكل مفاجيء إلى غرف مزدوجة، والمزدوجة إلى ثلاثية، كما حولت الغرف المخصصة لمشاهدة التلفزيون إلى مساكن بديلة للأعداد الفائضة. من الواضح أن مثل هذه الخبرات تسبب الضغط، ولكن هل سيكون لها تأثير أبعد من ذلك التأثير العرضي الذي ذكر؟ إن البحث الذي قام بإجرائه باوم وفالينز يشير إلى وجود مثل هذه التأثيرات.

فقد قام كل من باوم وفالينز (A. Baum, Valins, 1977) بإجراء دراسة على الطلبة الذين يقيمون في الممرات الطويلة بالمنازل- مما يجعلهم في حالة مواجهة دائمة ومتكررة مع الأفراد الآخرين الذين يقيمون في غرف ذلك الطابق-، وعلى الطلبة الذين يقيمون في الطابق الثاني في الممرات القصيرة، أو في مجمع للغرف، ويضطرون إلى مواجهات أقل نسبياً مع الآخرين. قام الباحثان بأخذ كلا المجموعتين من الطلبة إلى المختبر، وتم تعريضهم إلى مواقف متنوعة من العلاقات الشخصية مع الآخرين وإلى مهام أخرى.

ولدى إجراء سلسلة من الدراسات على هؤلاء الطلبة، وجد كل من باوم وفالينز (A. Baum & Valins, 1977)، أن الطلبة الذين يقيمون في الممرات الطويلة يبدون نمطاً من السلوك يمكن اعتباره نوعا من العجز. إذ لوحظ أنهم أقل ميلاً للمبادرة بمحادثة الغرباء، ويمضون وقتاً أقل في النظر إلى الغرباء، ويتركون مسافات أطول بينهم وبين الغرباء، وكانوا أقل قابلية للتوصل إلى

اتفاق في الرأي بعد إجراء مناقشة. وأكثر ميلاً للاستسلام في مواقف اللعب التنافسي، وأقل ميلاً للدفاع عن حقوقهم عن طريق ما يوجهون من أسئلة في المواقف الغامضة. كما أن استجاباتهم على فقرات الاستبانات أكدت بأن الطلبة يشعرون بالعجز.

وقد بين كل من باوم وفالينز بأن تكرار التفاعلات الشخصية، التي لا تخضع للضبط، مع الآخرين، أدى إلى تعلم العجز. كما أن مستوى الضغط الذي تعرضوا له في الأوضاع الطبيعية في حياتهم جعلتهم يخجلون من إقامة علاقات تفاعلية مع الغرباء. وجعلتهم أقل ميلاً لتوكيد أنفسهم في المواقف الغامضة، ولعل ذلك يرجع إلى أنهم يملكون سيطرة بسيطة على بيئتهم. إن مثل هذه النتائج توضح كيف يمكن أن يسبب الضغط الناتج عن أمر بسيط، كظروف العيش، تأثيراً على الكثير من مظاهر الحياة الأخرى.

ولكن إلى أي مدى يستطيع نموذج العجز المتعلم (Learned Helplessness Model) أن يوضح بعض مواقف الضغط الشائعة؟ تصور على سبيل المثال، أنك تحاول التعامل مع علاقة رومانسية تسبب لك دائماً خيبة الأمل. وفي كل مرة تعتقد أن المشكلة قد حلت، تجد أنها عادت إلى الظهور من جديد، أو يظهر مكانها مشكلة جديدة. ويستمر الأمر إلى أن تفقد الاهتمام في نهاية الأمر بهذه العلاقة. فيقل تفكيرك فيها، وتبذل جهداً أقل لكي تجعلها تستمر. ومع تكرار الجهود الفاشلة في العلاقات، فقد تصل إلى النتيجة بأن المسؤول عن الفشل هو صعوبة التحكم في العوامل المحيطة. ونتيجة لذلك فقد تتوقف عن القيام بمحاولة إقامة علاقات جديدة بسبب توقعاتك بأن العلاقات المستقبلية ستكون مخيبة للأمل كما كان عليه الحال في السابق.

أو لنتصور أنك تحاول الحصول على نتائج جيدة في مساق جديد (كالكيمياء مثلاً)، في وقت كان الحصول على علامة جيدة فيه يشكل معضلة. وبعد بذل عدة جهود لكتابة أنواع متنوعة من التقارير، أو لدراسة المادة بطرق مختلفة، فقد تقرر أن تحذف المساق، وقد تدرس قليلاً استعداداً للامتحان، وتقرر الإقلاع عن دراسة أي مساق في الكيمياء في المستقبل، معتقداً بأنك لا تملك مواهب في هذا المجال، وإنما في مجالات أخرى غير الكيمياء. والإيضاح رقم 6-3 يقدم وصفاً لنمط العجز المتعلم الناتج عن العيش في منازل الطلبة.

كيفية دراسة الضغط: How Stress has Been Studied

سنعود الآن إلى دراسة الطرق المختلفة التي اتبعها المختصون في ميدان علم النفس الصحي في قياس الضغط وتقييم آثاره على الصحة النفسية والجسمية. وسوف نتناول على وجه الخصوص، الاسلوب الذي اتبع في قياس أحداث الحياة المسببة للضغط، والمنغصات اليومية، والاجهاد المزمن، والضغط المتسبب عن أماكن العمل والبيت.

ولدى القيام بتناول الطرق التي اتبعت في دراسة الضغط والتأثيرات الناجمة عنه، يكون من المفيد أن نتذكر إمكانية وجود تأثير مباشر للضغط على الصحة النفسية والجسمية، وذلك بسبب ما ينشأ عنه من تغيرات فسيولوجية، ونتائج غير مباشرة من خلال التأثير الذي يحدثه على السلوكيات المرتبطة بالعادات، كالعادات الضارة بالصحة (التدخين، الكحول)، أو الاستفادة من الخدمات الصحية (التأخر في العلاج، وعدم الالتزام به). أنظرا الشكل 6-4.

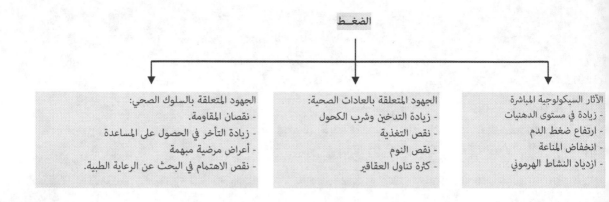

الآثار السيكولوجية المباشرة
- زيادة في مستوى الدهنيات
- ارتفاع ضغط الدم
- انخفاض المناعة
- ازدياد النشاط الهرموني
الجهود المتعلقة بالعادات الصحية:
- زيادة التدخين وشرب الكحول
- نقص التغذية
- نقص النوم
- كثرة تناول العقاقير
الجهود المتعلقة بالسلوك الصحي:
- نقصان المقاومة.
- زيادة التأخر في الحصول على المساعدة
- أعراض مرضية مبهمة
- نقص الاهتمام في البحث عن الرعاية الطبية.

شكل 6-4 المسالك التي يمكن أن يؤدي الضغط عبرها إلى الإصابة بالمرض

يوضح الشكل كيفية حدوث التأثيرات الفيسيولوجية المباشرة الناتجة عن نشاط الجهاز السمبثاوي المنشط لنخاع الأدرينالية (SAM)، وأجهزة الهيبوثلاموس، والغدة النخامية المنشطة لقشرة الأدرينالية (HPA). كما يوضح أن الضغط يمكن أن يؤثر على الصحة عن طريق السلوك- فهو أولا يؤثر بشكل مباشر في تعلم العادات الصحية، وفي التدخل في إجراءات العلاج والاستفادة من الخدمات الصحية.

المصدر: (A. Baum, 1994)

دراسة الضغط في المختبر: Studying Stress in the Laboratory

من الطرق المعاصرة الشائعة في دراسة الضغط، القيام بتعريض مجموعة من الأفراد في المختبر، لأحداث تسبب الضغط لفترة قصيرة، ثم ملاحظة التأثير الذي يحدثه الضغط عن طريق قياس ردود أفعالهم الفسيولوجية ونشاط الغدد الصماء واستجاباتهم السيكولوجية. وقد توصل الباحثون استنادا إلى **منحى الضغط الحاد** (Acute Stress Paradigm) في دراسة الضغط، إلى أن حث الناس على أداء مهام تسبب الضغط لهم (مثل العد العكسي السريع وذلك بإنقاص سبعة أرقام في كل مرة، أو ارتجال كلمة أمام جمهور من المستمعين لا يملكون حسا بالمسؤولية)، يرتبط بظهور مؤشرات على حدوث النشاط السمبثاوي، على نحو زيادة دقات القلب، ولزوجة الدم (Blood Viscocity)، وضغط الدم، وشدة الإفرازات العصبية الصماوية، وعلى زيادة نشاط أجهزة الهيبوثلاموس، والغدة النخامية المنشطة لقشرة الأدرينالية (HPA)، كزيادة إفراز الكورتيزول. ومما لا يبعث على الدهشة، أن مثل هذه المهام، تسبب أيضا معاناة سيكولوجية لفترة قصيرة المدى (e.g., Fontana, Diegnan, Villeneuve, & Lepore, 1999; Glynn, Christenfeld, & Gerin, 1999; Kirschbaum, Klauer, Filipp, & Hellhammer, 1995; S. M. Patterson, Marsland, Manuck, Kameneva, & Muldoon, 1998; Ritz & Steptoe,2000).

إن استخدام منحى الضغط الحاد، يقدم دليلا قيما لفهم أنواع الأحداث التي تسبب الضغط، وكيف تتأثر استجابة الضغط بعوامل مثل الشخصية، والمساندة الاجتماعية، ووجود ضغوطات مزمنة في حياة الفرد. فعلى سبيل المثال، يبدو أن ردود الفعل إزاء الضغوط المزمنة، من قبل أولئك الذين يعانون من الضغط المزمن، تتخذ نمطا متضخما مقارنة بتلك الاستجابات التي تصدر عن أولئك الذين لا يتعرضون لضغوط مزمنة (J. Pike et al., 1997).

كما ساعد منحى الضغط الحاد أيضا في زيادة فهمنا للكيفية التي تساهم فيها الفروق الفردية في حدوث الضغط. فالرجال والنساء الذين يمتلكون مستويات مرتفعة من العدوانية، على سبيل المثال، يبدون زيادة أكبر في ضغط الدم، والنشاط القلبي الوعائي لدى تعرضهم لضغوط المختبر، مقارنة بأولئك الذين لا يمتلكون مستويات عالية من العدوانية (M. Davis, Matthews, & McGrath, 2000). وكما سيتضح لنا في الفصل الرابع عشر فإن نزعة الأشخاص العدوانيين، إلى الاستجابة بطريقة عدوانية للضغوط المرتبطة بالعلاقات مع الآخرين، والزيادة في الاستجابات السمبثاوية التي تحدث نتيجة لذلك، يعتقد بأنها من العوامل التي تساهم في زيادة حدوث أمراض القلب والشرايين التاجية لدى هؤلاء الأفراد.

وقد قدم منحى الضغط الحاد دليلا على فائدته في إيضاح نوعية العوامل التي يمكن أن تحسن من خبرات الضغط. فمثلا، عندما يتعرض الناس إلى ضغوط المختبر الحادة في وجود أشخاص آخرين يقدمون المساندة، حتى لو كانوا من الغرباء، فإن ذلك يقلل من ردود الأفعال التي تصدر عنهم إزاء الضغط (e.g., Fontana et al., 1999; C. M. Stoney & Finney, 2000). وسوف نتناول مسألة المساندة الاجتماعية بتفصيل أكثر في الفصل السابع.

خلاصة القول، لقد أثبت منحى الضغط الحاد بأنه ذو فائدة كبيرة في التعرف على الكيفية التي تغير وتؤثر بها العوامل البيولوجية، والسيكولوجية، والاجتماعية، بعضها في البعض الآخر، في مواقف الضغط القصيرة المدى.

إحداث المرض: Inducing Disease

تتضمن إحدى الطرق الحديثة نسبيا لدراسة التأثير الذي يحدثه الضغط في عمليات الإصابة بالمرض، تعريض الأشخاص إلى الفيروسات عن قصد، وقياس ما إذا كانوا سيصابون بالمرض أم لا، ودرجة الإصابة التي يتعرضون إليها. ففي إحدى الدراسات، على سبيل المثال، قام كوهين ورفاقه (S. Cohen, Doyle, and Skoner, 1999)، بقياس مستويات الضغط النفسي لدى مجموعة من الراشدين. ثم قاموا بتعريضهم لفيروس الإنفلونزا، وعملوا بعد ذلك على قياس الأعراض التنفسية، وكمية المخاط الناتج، والإنترلويكين-6 (Interleukin-6 "IL-6")،" وهي عبارة عن بروتينات تتحكم بتكوين الدم والتفاعل المناعي"، والأنسجة التي تتكون قبل حدوث الالتهاب. وهي الأنسجة التي يعتقد بأنها تشكل حلقة وصل بين الضغط والإصابة بالمرض عبر جهاز المناعة. وكما هو متوقع، فقد تبين أن ظهور الأعراض المرضية، وتكوين الإنترلويكين-6 استجابة على وجود الفيروسات، كان أقوى لدى الأفراد الذين يعانون من الضغط، مقارنة بالأشخاص الذين تعرضوا للفيروس ولكنهم كانوا أقل تعرضا للضغوط في حياتهم.

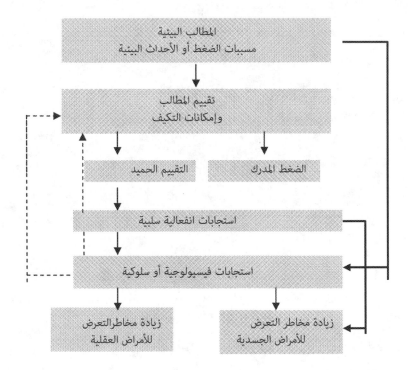

المطالب البيئية
مسببات الضغط أو الأحداث البيئية
تقييم المطالب
وإمكانات التكيف
التقييم الحميد
الضغط المدرك
استجابات انفعالية سلبية
استجابات فيسيولوجية أو سلوكية
زيادة مخاطرالتعرض
للأمراض العقلية
زيادة مخاطر التعرض
للأمراض الجسدية

الشكل 6-5 يمكن أن يؤدي الضغط إلى حدوث الأمراض الجسمية والعقلية .

أحداث الحياة الضاغطة: Stressful Life Events

يركز المنحى الآخر في دراسة الضغط تركيزا كبيرا على أحداث الحياة الضاغطة (Stressful Life Events). وهذه تتراوح ما بين الأحداث العنيفة مثل وفاة شريك الحياة، أو الفصل من الوظيفة، إلى الأحداث الحياتية العادية التي تسبب الضغط أيضا، كالانتقال إلى بيت جديد.

ولقد بين هولمز وراهي (T.H. Holmes & Rahe, 1967) وهما من الرواد في ميدان بحوث الضغط، إمكانية تعرض العضوية إلى درجة كبيرة من الضغط كلما توجب عليها التكيف بشكل كبير مع البيئة. وقد قاما بتطوير قائمة بعنوان مقياس تقدير إعادة التكيف الاجتماعي (Social Readjustment Rating Scale-SRRS)، في محاولة لقياس الضغط (أنظرا جدول 6-1). وقام الباحثان على وجه الخصوص بتحديد الأحداث التي تدفع الأفراد لإجراء تغييرات مهمة في حياتهم. ثم قاموا بتحديد النقاط التي تعكس كمية التغيير التي يجب القيام بها لدى التعرض لكل من هذه الأحداث. لذلك، وعلى سبيل المثال، إذا توفى شريك الحياة، فإن جميع مظاهر الحياة تتعطل. ولكن التعرض إلى مخالفة سير قد يؤدي إلى الضيق والانزعاج، ولكنه لا يسبب بالضرورة حدوث تغير كبير في حياة الفرد. وللحصول على درجة عن مستوى الضغط، تجمع قيم النقاط المرتبطة بالأحداث التي تعرض إليها الفرد خلال السنة التي سبقت تطبيق القائمة. ومع

أن أغلب الناس يتعرضون على الأقل لبعض الأحداث الضاغطة، فإن البعض يتعرض إلى الكثير من الضغط، وهذه المجموعة من الناس، كما يرى هولمز وريهي، يكونون أكثر عرضة للإصابة بالأمراض.

وهناك العديد من الدراسات التي استخدمت مقياس تقدير إعادة التكيف الاجتماعي "SRRS" للتنبؤ بالأمراض. فقد قام ريهي وماهان وآرثر (Rahe, Mahan & Arthur, 1970)، بتحديد الدرجات التي حصل عليها أفراد مجموعة من البحارة كانوا على وشك المغادرة في رحلة بحرية لمدة ستة أشهر على مقياس تقدير إعادة التكيف الاجتماعي. فتمكنوا من النجاح إلى حد ما في التنبؤ بمن سيصاب بالمرض وبمقدار مدة المرض. وقد أثبتت الدراسات وجود علاقة بين الدرجات على مقياس تقدير إعادة التكيف الاجتماعي، والتعرض للأمراض الحادة (e.g., Rahe et al., 1970)، وتفاقم الأمراض المزمنة (S. Adams, Dammers, Saia,Brantley, & Gaydos, 1994; Levy, Cain, Jarret, & Heitkemper, 1997; Yoshiuchi et al., 1998). وعموما فالعلاقة بين النتائج على مقياس تقدير إعادة التكيف الاجتماعي، وبين الإصابة بالأمراض علاقة بسيطة. فمقياس إعادة التكيف الاجتماعي (SRRS) يتنبأ بالمرض، ويكن ليس بدرجة كبيرة جداً.

جدول 6-1

مقياس تقدير إعادة التكيف الاجتماعي

The Social Readjustment Rating Scale-SRRS

الترتيب	أحداث الحياة	متوسط القيمة
1	موت شريك الحياة	100
2	الطلاق	73
3	الانفصال الزواجي عن الشريك	65
4	الاحتجاز بالسجن أو مؤسسة أخرى	63
5	موت أحد أفراد الأسرة المقربين	63
6	التعرض لإصابة خطيرة أو المرض	53
7	الزواج	50
8	الفصل من العمل	47
9	تسوية خلافات زوجية مع شريك الحياة	45
10	التقاعد من العمل	45
11	تغير خطير في الوضع الصحي لأحد أفراد الأسرة	44
12	الحمل	40
13	صعوبات جنسية	39
14	انضمام شخص جديد إلى العائلة (مثال: مولود جديد، تبني، شخص مسن)	39
15	تغير جذري في المهنة يتطلب إعادة التكيف	39
16	تغير جذري في الوضع الاقتصادي (مثال: إلى الأفضل أو الأسوء)	38
	وفاة صديق عزيز	37
18	تغيير العمل إلى مجال مختلف	36
19	تغيير جذري في الحوار مع الزوج (مثال: أكثر أو أقل من المعتاد بسبب تربية الأطفال أو تغيير العادات)	35
20	عمل رهن أو قرض لعقد صفقة مهمة (مثال: شراء بيت، أو مشروع عمل)	31
21	الحجز على الرهن أو القرض	30
	تغيرات كبيرة في مسؤوليات العمل (مثال: الترقية، تخفيض الرتبة، النقل)	29

23	ترك الأبن أو الإبنة البيت (بسبب الزواج، الذهاب للجامعة، غيرها)	29
24	مشاكل قانونية	29
25	إنجاز شخصي غير عادي	28
26	مباشرة الزوجة العمل أو التوقف عن العمل خارج البيت	26
27	مباشرة الالتحاق أو التوقف الدراسة	26
28	تغيير جذري في ظروف الحياة (مثال: بناء بيت جديد، تغيير الديكور، تدهور حالة البيت، تغيير الجيرة)	25
29	تغيير العادات الشخصية (الملبس، الأخلاق، العلاقات، وغيرها)	24
31	تغيير جذري في ساعات الدوام في العمل أو في ظروف العمل	20
32	تغيير مكان الإقامة	20
33	الانتقال إلى مدرسة جديدة	20
34	تغيير رئيسي في نمط الحياة العادي أو مقدار النشاط الترفيهي	19
35	تغيير رئيسي في النشاط الديني/ الذهاب إلى الكنيسة (أكثر أو أقل من المعتاد)	19
36	تغيير رئيسي في النشاط الاجتماعي (مثال: النوادي، الرقص، الأفلام، الزيارات وغيرها	18
37	عمل رهن أو أخذ قرض لشراء أشياء أقل أهمية (مثال: سيارة، تليفزيون، فريزر، وغيرها)	17
38	تغيير كبير في عادات النوم (النوم أكثر أو أقل، أو تغيير وقت النوم في النهار)	16
39	تغير كبير في عدد أفراد الأسرة المقيمين معا (مثال: أكثر بكثير أو أقل بكثير من المعتاد)	15
40	تغير كبير في عادات المأكل (استهلاك كميات أكثر أو أقل من المعتاد، أو اختلاف كبير في أوقات تناول الطعام أو ما يحيط بها)	15
41	الإجازة	13
42	عيد الميلاد	12
43	ارتكاب مخالفة قانونية بسيطة (مثال: مخالفة مرورية، مخالفة أنظمة السير، الإزعاج وغيرها)	11
30	مشاكل مع المسؤول في العمل	23

المصدر: T. H. Holmes & Rahe, 1967

إشكالية قياس أحداث الحياة الضاغطة: Problems Measuring Stressful Life Events

ما هي المشاكل التي تنشأ عن استخدام مقياس إعادة التكيف الاجتماعي (SRRS)؟ أولى هذه المشكلات ما يتعلق بغموض بعض الفقرات التي تتضمنها القائمة؛ فمثلا، "إن التعرض للإصابة أو المرض (Personal Injury or illness) قد يعني أي شيء يتراوح بين الإصابة بالإنفلونزا إلى السكتة القلبية. أما الثانية فتعود إلى أن التحديد المسبق للنقاط التي تعكس مقدار الضغط الذي يسببه كل بند، لم يأخذ في الاعتبار الفروق الفردية في الطريقة التي تدرك بها الأحداث (Schroeder & Costa, 1984). فمثلا، قد يعني الطلاق الحرية لأحد الأطراف وانهياراً في مستوى المعيشة أو تقدير الذات للطرف الآخر.

وترجع الثالثة، إلى أن مقياس إعادة التكيف الاجتماعي "SRRS" يتضمن كلاً من الأحداث الإيجابية والسلبية، كما أنه يتضمن أحداثاً يختارها الأفراد مثل، الإقبال على الزواج، وكذلك الأحداث التي يمكن أن تحدث مثل موت أحد الاصدقاء. وقد بين بعض الباحثين أمثال بيلنجز وموس (Billings & Moos, 1982) أن هذه الاختلافات لها أهميتها.

كما لا يجوز التعامل مع الأحداث بنفس الطريقة، دون الأخذ في الاعتبار عاملي التكافؤ والاختيار. وكما تبين لنا، فإن الأحداث الفجائية السيئة التي يصعب التنبؤ بها، والسيطرة عليها، يمكن أن تتنبأبحدوث المرض بشكل أفضل من الأحداث الايجابية التي يتوقع حدوثها، أو تحدث بشكل تدريجي أو يمكن التحكم بها. وفي حساب تكرار الأحداث الحياتية، فإن الباحثين لا يقومون بالعادة بتقييم ما إذا تم التغلب على هذه الأحداث بنجاح أم لا (Thoits,1994). فهناك بعض الدلائل التي تشير إلى أن الأحداث الضاغطة التي تم التغلب عليها بنجاح لا تؤدي إلى نتائج عكسية. وبالتالي، فإن هذا الدليل، أيضاً، يضعف من قدرة قوائم أحداث الحياه (Life Events Inventories) في التنبؤ بالنتائج الضارة بالصحة (R. T. Turner & Avison, 1992).

وهناك مشكلة أخرى تعود إلى أن تقييم أحداث ضاغطة معينة قد يؤدي إلى تجاهل الإجهاد المرتبط بالحياة اليومية، والإجهاد المزمن الذي هو جزء من الخبرات اليومية (Avison & Turner, 1988). كما أن الإجهاد المزمن قد يسبب معاناة نفسية وأمراضاً جسمية، ولكن ذلك يتطلب قياسه بشكل منفصل عن أحداث حياتية محددة. ومن الأمور الإضافية الأخرى، ما يرجع إلى أن بعض الناس قد يكونون أكثر ميلا للإفادة بأنهم يتعرضون لضغط أكبر في حياتهم، أو للشعور بها بشكل أشد (S. Epstein & Katz, 1992; Magnus, Diener, Fujita, & Pavot, 1993). وبذلك فإن عددا أكبر من أحداث الحياة قد يتم ذكرها من قبل الأشخاص الذين لديهم نزعة للاستجابة بشدة على ضغوطات الحياة وشدائدها. وقد تكون مقاييس أحداث الحياة غير ثابتة، لأن الناس ينسون ما يتعرضون إليه من أحداث ضاغطة، خصوصاً إذا حصلت الأحداث بفترة تزيد عن عدة أسابيع قبل القيام بالتقييم (R. C. Kessler & Wethington, 1991; Raphael, Cloitre & Dohrenwend, 1991). كما أن كثيراً من الناس لديهم نظريات خاصة بهم في تفسير أي الأنواع من الأحداث هي التي تسبب المرض، وبذلك فإنهم يحرفون المعلومات والتقارير التي يقدمونها عن الضغط والمرض من أجل تحقيق نوع من التوافق بين المعلومات التي يقدمونها.

أما الصعوبة الأخيرة في محاولة تقييم العلاقة ما بين الضغط والمرض، فتتعلق بالفترة الزمنية بين حدوث الإثنين. فمن المعتاد أن الضغط الذي يحدث على مدار عام من الزمن، يرتبط بالنوبات المرضية التي حدثت بالشهور الستة التي تلت حدوث الضغط. وبناء عليه هل من المنطقي أن نفترض بأن أزمة يناير مسؤولة عن الإصابة بأمراض البرد في يونيو؟ أو أن المشاكل المالية التي حدثت في ذلك الشهر مسؤولة عن اكتشاف ورم خبيث في هذا الشهر؟ ولاسيَّما أن الأورام الخبيثة يمكن أن تتطور دون أن يتم اكتشافها في فترة تتراوح بين 10-20 عاماً. ومن الواضح أن هذه الحالات تشكل أمثلة متطرفة، ولكنها توضح بعضاً من المشاكل التي يمكن مواجهتها في دراسة علاقة الضغط بالمرض عبر الوقت. وبسبب كل هذه العوامل فإن مقياس إعادة التكيف الاجتماعي (SRRS) لم يعد يستخدم كثيراً. وهناك أدوات أخرى متوفرة تمكنت من معالجة بعضا من هذه المشاكل (e. g. C. S., Crandall, Priesler & Aussprung, 1992; Dejong, Timmerman & Emmelkamp, 1996; Mosley et al., 1996). وكما سنبين لاحقاً هناك طرق أخرى تم تطويرها. ومع أن حدود مقياس "SRRS" أصبحت الآن واضحة، إلا أن هذه الأداة مع ذلك تمثل إنجازاً علمياً حول الطريق التي يمكن اتباعها لقياس ما اعتبر في السابق أمراً محيراً ويصعب قياسه.

إيضاح 6-4

مقياس الضغط المدرك

A Measure of Perceived Stress

نظراً لأن الناس يختلفون كثيراً بما يمكن أن يعتبرونه سبباً للضغط، فقد شعر كثير من الباحثين أن **الضغط المدرك** (Perceived Stress)، يشكل وسيلة أفضل لقياس الضغط من الأدوات التي تقيس تعرض الأفراد لأحداث معينة تسبب الضغط. ولتحقيق ذلك، قام كوهين وزملاؤه (S. Cohen, Kamarck & Mermelstein, 1983)، بتطوير أداه لقياس الضغط المدرك. وتبين الأمثلة الواردة أدناه بعضاً من فقرات هذه الأداه. لاحظا الفرق بين هذه الأداة- التي يعرضها الجدول 6.1- في قياس الضغط، وبين الأمور التي يقيسها **مقياس تقدير إعادة التكيف الاجتماعي** (Social Readjustment Rating Scale-SRRS). وحسبما توصلت إليه نتائج البحوث (e. g. Lobel, Dunkel – Schetter & Scrimshaw, 1992)، فإن الضغط المدرك يتنبأ بمدى أوسع من النتائج الصحية.

فقرات وتعليمات تطبيق مقياس الضغط المدرك:

Items and Instructions for the Perceived Stress Scale

إن الفقرات في هذا المقياس تسألك عن مشاعرك وأفكارك خلال الشهر السابق. والمطلوب منك في كل حالة أن تبين كم مرة شعرت أو فكرت بالطريقة التي تبينها الفقرة. ومع أن بعض الأسئلة متشابهة، إلا أن هناك ثمة فروق بينهم، وعليك أن تتعامل مع كل منها على أنه سؤال منفصل. وأفضل أسلوب هو الإجابة عن كل سؤال بسرعة كبيرة، أي لا داعي لأن تحسب عدد المرات التي حصل وشعرت بها بطريقة معينة، وبدلاً من ذلك أشر إلى البديل الذي يبدو أنه يقدم تقييما معقولا للحالة التي تنطبق عليك. اختر من البدائل التالية ما يلائمك لدى الإجابة عن كل سؤال.

0 = مطلقاً

1 = نادراً

2 = أحياناً

3 = كثيراً

4 = كثيراً جداً

1. خلال الشهر الماضي، كم مرة كنت فيها متضايقاً بسبب حدوث أمر غير متوقع.
2. خلال الشهر الماضي، كم مرة أحسست فيها بالتوتر والنرفزة.
3. خلال الشهر الماضي، كم مرة وجدت أنك لا تستطيع التعامل مع جميع الأشياء التي يتوجب عليك القيام بها.
4. خلال الشهر الماضي، كم مرة شعرت فيها بالغضب بسبب حدوث أشياء خارجة عن نطاق سيطرتك.
5. خلال الشهر الماضي، كم مرة وجدت نفسك تفكر في أشياء عليك أن تنجزها.
6. خلال الشهر الماضي، كم مرة شعرت فيها بأن الصعوبات تتراكم بدرجة كبيرة جداً بحيث يصعب عليك تذليلها.

الآثار اللاحقة لخبرات الحياة الضاغطة:

Delayed Effects of Stressful Life Experiences

تركز الأبحاث المعاصرة على الآثار الصحية التي يمكن أن تحدث لاحقا بسبب التعرض للضغوط، بما في ذلك دور خبرات الطفولة. ويرجع الفضل في إيقاظ الاهتمام بهذه المسألة إلى مفهوم التلف الناجم عن العبء المتراكم (Allostatic Load) في النظر إلى الضغط. حيث يبين أن الضغط الشديد، والمتكرر يسبب اضطرابا في أجهزة الضغط (StressSystem)، وتراكم المخاطر التي تهدد بالإصابة بالأمراض مع مرور الزمن.

وفي هذا السياق يبين ريبيتي ورفاقه (Repetti et al., 2002) بأن الأسر المعرضة للمخاطر (Risky families)- وهي الأسر التي يكثر فيها الصراع، أو الأسر المسيئة، والتي يقل فيها الدفء والرعاية- يعاني أبناؤها من خلل في أجهزة تنظيم الضغط (Stress Regulatory Systems). وبمقتضى ما يتطلبه التعامل مع البيئة الأسرية التي يتعرض فيها الأطفال إلى ضغط مزمن، فقد يتطور لدى أطفال هذه الأسر مبالغة في ردود الأفعال السيمبثاوية واستجابات الكورتيزول لدى مواجهة الضغوط. ونظرا لتدخل أجهزة الضغط هذه وما يحدث فيها من اضطراب في العديد من الأمراض، فليس من المستغرب أن تؤدي الضغوط الشديدة في الأعمار المبكرة إلى حدوث أضرار لاحقة. إن الدلائل التي تدعم وجهة النظر هذه قد أصبحت من الأمور المؤكدة.

ففي دراسة استخدم فيها منهج الرجوع إلى تاريخ الحالة (RetrospectiveStudy)، طلب فيليتي ورفاقه (Felliti et al., 1998)، من مجموعة من الراشدين، تعبئة استبانة حول ظروف بيئاتهم الأسرية المبكرة، تضمنت أسئلة عن مدى توفر الدفء والمساندة في الأسرة مقابل عدم الدفء، والنقد، والعدوانية، والصراع. فتبين أن الأشخاص الذين أقروا أنهم كانوا أكثر عرضة لهذه المشاكل في طفولتهم كانوا أكثر قابلية للمعاناة في مرحلة الرشد من الكآبة، وأمراض الرئة، والسرطان، وأمراض القلب، والسكري. إن بعض هذه المشاكل قد حدثت على الأقل ليس فقط بسبب الاضطرابات البيولوجية التي تنشأ عن التعرض للمشاكل، ولكن بسبب العادات الغذائية السيئة، كالتدخين، والغذاء السيء، وقلة التمرين وهي سلوكيات يستثير ظهورها مثل هذه الظروف السيئة.

وبالطبع، فإن الاستناد إلى منهج الرجوع إلى تاريخ الحالة له بعض الحدود. فالأشخاص الذين يشكون من الكآبة، على سبيل المثال، قد يكونون أكثر ميلا لاعتبار طفولتهم مليئة بالخبرات الصادمة. ومع ذلك، فإن الدلائل الموثوقة التي تم الحصول عليها من اتباع المنهج الاستطلاعي التتبعي الطولي (Prospective longitudinal Investigation)، أيدت كثيرا من هذه النتائج، أنظرا (Repetti et al., 2002) .

كما بينت أبحاث أخرى التأثير الناجم عن التعرض لضغوط الحياة في المراحل العمرية المبكرة، على زيادة القابلية للإصابة في الأمراض في المراحل العمرية اللاحقة (Lesrman, Li, Hu, & Drossman, 1998). فالرجال الذين تعرضوا لاضطراب ما بعد الصدمة (PTSD)، على سبيل المثال، بسبب خبرات القتال أثناء حرب فيتنام، تبين أنهم كانوا أكثر عرضة لخطر الإصابة باضطرابات الأجهزة الدورية، والهضمية، والعضلية الهيكلية (Musculoskeletal)، والحيوية، والعصبية، والتنفسية (Boscarino, 1997).

الضغط اليومي: Daily Stress

إضافة إلى قيام الباحثين بالعمل على دراسة أحداث الحياة الرئيسة الضاغطة، قام الباحثون بدراسة الأحداث التي تسبب ضغوطا بسيطة، أو الأحداث اليومية المزعجة (Daily Hassles)، وتأثيراتها التراكمية على الوضع الصحي والمرضي. ومن الأمثلة على هذه الأحداث المزعجة، التعرض لأزمة سير خانقة، وانتظار الدور في صف طويل، وأداء الأعمال المنزلية الروتينية، أو مواجهة صعوبة في اتخاذ قرارات بسيطة. فالمشاكل اليومية البسيطة تؤثر سلبيا على الصحة النفسية على المدى القصير وتسبب أعراضا جسدية (Bolger, Delongis, Kessler & Schilling, 1989).

وبالإضافة إلى ما يمكن أن تسببه الأحداث البسيطة من ضغوط، فإنها يمكن أن تؤدي إلى تفاقم الأوضاع الصحية الجسيمة والنفسية بعدة طرق. أولى هذه الطرق تعود إلى أن التأثير المتراكم الناجم عن الأحداث المسببة للضغوط البسيطة، قد ينهك الفرد ويجعله أكثر عرضة للمرض. ثانياً، قد تؤثر مثل هذه الأحداث على علاقة أحداث الحياة الشديدة بالأمراض. فمواجهة الفرد للأحداث الرئيسة في الوقت الذي يتعرض فيه أيضا إلى الكثير من الأحداث الثانوية، سيجعل الضغط يبدو أكبر بكثير مما لو كان الأمر غير ذلك (Monroe, 1983). فمخالفة السير التي تستدعي المثول أمام المحكمة في منتصف الصيف تعتبر أمراً مزعجاً، ولكنها ستبدو وكأنها كارثة إذا تحدد موعد المثول في خضم الأشغال في منتصف السنة الدراسية. وبالمقابل، فقد يكون لأحداث الحياة الرئيسة تأثير كبير على زيادة المعاناة، وذلك من خلال الدور الذي تلعبه في زيادة عدد المشاكل اليومية التي تسببها (Pillow, Zautra & Sandler, 1996).

ولقياس أحداث الحياة الثانوية المسببة للضغط، قام لازاراس ومعاونوه (Kanner, Coyne, Schaeffer & Lazarus,1981) بتطوير مقياس أسموه مقياس المنغصات (The Hassles Scale) ويبين الإيضاح 6-5 بعض الأمثلة التي يتضمنها هذا المقياس. وقد بينت إحدى الدراسات (Kanner et al., 1981)، التي طلب فيها من 100 شخص في منتصف العمر تعبئة مقياس المنغصات، لمدة تسعة أشهر متتابعة، وبيان الأعراض السيكولوجية التي واجهتهم من كآبة وقلق، أن هذه الأداة أكثر قدرة على التنبؤ بالأعراض مقارنة بأحداث الحياة الأكثر شدة. كما أن الأبحاث توصلت إلى وجود رابطة بين المنغصات اليومية وحدوث التدهور في الصحة الجسمية (Delongis, Coyne, Dakof, Folkman, & Lazarus, 1982)، وتفاقم الأعراض لدى الأشخاص الذين يعانون من المرض أساساً (e.g., R. L. Levy, Cain, Jarrett, & Heitkemper, 1997)، مع أن الدلائل التي تم التوصل إليها ليست متسقة (Traue & Kosarz, 1999).

أما عن الكيفية التي تتفاعل بها المنغصات اليومية مع أحداث الحياة الرئيسة المسببة للضغط، أو مع الضغط المزمن، فإن الإجابة على هذا السؤال أمر غير معروف حتى الآن. فقد تؤدي المنغصات في بعض الحالات إلى تفاقم المعاناة النفسية وذلك عندما تحدث مع وجود الضغط المزمن (Lepore, Evans & Palsane, 1991)، وفي حالات أخرى، فإن وجود الضغط المزمن قد يوقف تأثير المنغصات اليومية، وذلك لأن المنغصات تصبح واهية مقارنة مع الأحداث المسببة للضغط المزمن (McGonagle & Kessler, 1990).

معوقات قياس المنغصات: Problems with Measuring Hassles

لدى محاولة قياس المنغصات اليومية تواجهنا لسوء الحظ، بعض المشاكل، التي تظهر لدى قياس أحداث الحياة الرئيسة الضاغطة. فالأفراد الذين يتعرضون للكثير من المنغصات، ويعانون من درجة عالية من القلق، يقرون أيضا بوجود معاناة سيكولوجية أكبر (Kohn, Lafreniere & Gurevich, 1991)، مما يؤدي إلى الاعتقاد، بأن الأفراد الذين ينزعون أساسا إلى القلق والمبالغة في ردود الفعل لدى تعاملهم مع الضغط، سيستجيبون بالطريقة نفسها للمنغصات اليومية، وبذلك فإنهم يعملون على تضخيم الآثار السلبية الناتجة عن هذه المنغصات. تمشيا مع ذلك، حاول الباحثون أن يفصلوا المنغصات اليومية الموضوعية عن الأعراض السيكولوجية والجسمية (e.g., Kohn et al., 1990; R. S. Lazarus, Delongis, Folkman, & Gruen, 1985). فتبينوا نتيجة لذلك، أن المنغصات تؤدي إلى تعريض الوظائف السيكولوجية والفسيولوجية إلى المخاطر.

إيضاح 5-6

قياس المنغصات

The Measurement of Hassles

قام علماء النفس بفحص دور الضغوط البسيطة والإجهاد في تطور الأمراض. وفيما يلي أمثلة على بعض الفقرات التي يتكون منها مقياس المنغصات (Kanner et al., 1981)، لإيضاح المحاولات المبكرة التي اتبعت في قياس هذه الضغوطات والتوترات.

التعليمات:

تعتبر المنغصات مصادر توتر يمكن أن تتراوح بين مسببات الإزعاج الثانوية إلى الضغوط الشديدة، والمشاكل، أو الصعوبات. وقد تحدث هذه المنغصات مرات قليلة أو عديدة. وتبين الفقرات المدرجة أدناه عدداً من الطرق التي يشعر بها الفرد بالضيق. والمطلوب أولاً أن تقوم بتحديد المنغصات التي واجهتك في الشهر الماضي بوضع دائرة حول الرقم على يمين الفقرة، ثم تحديد مدى حدة هذه المنغصات عن طريق وضع دائرة حول الأرقام 1، أو2، أو3 على يسار الفقرات التي قمت بوضع دائرة حولها. وفي حال عدم مواجهتك للمنغصات في الشهر الماضي، لا تقم بوضع أية دائرة حول الأرقام الموجودة على يمين الفقرة.

الشدة:

1 شديدة إلى حد ما

2 شديدة بدرجة متوسطة

3 شديدة بدرجة كبيرة جداً

المنغصات:

1. وضع الأشياء في غير أماكنها أو فقدانها.	1	2	3
2. جيران مزعجون.	1	2	3
3. واجبات اجتماعية.	1	2	3
4. مدخنين لا يعملون حساباً لمشاعر الآخرين.	1	2	3
5. التفكير بالموت.	1	2	3
6. صحة أحد أفراد الأسرة.	1	2	3
7. عدم وجود المال الكافي لشراء الملابس.	1	2	3
8. الانشغال بدفع مستحقات مالية (دين).	1	2	3

مصادر الضغط المزمن: Sources of Chronic Stress

تعرضنا في وقت سابق إلى السؤال المتعلق بما يمتلكه الأفراد من إمكانات للتكيف مع الأحداث التي تسبب الضغط المزمن. فبينت الإجابة أن لدى الناس القدرة على التكيف إلى حد ما، ولكن علامات الضغط تستمر بالظهور عليهم استجابة للإجهاد الشديد المزمن الذي يواجهونه في حياتهم. فالضغط المستمر يمكن أن يؤدي إلى تفاقم الأثر الناجم عن أحداث الحياة عن طريق استنزاف إمكانات الفرد في التعامل لدى مواجهته مشاكل أخرى تتطلب المعالجة (G. W. Brown & Harris, 1978). وباستمرار يتوصل الباحثون في ميدان الضغط إلى نتيجة تفيد بأن تأثير ضغوط الحياة المزمنة في تطور المرض قد يكون أكثر أهمية من الأثر الذي تتركه أحداث الحياة الرئيسة. وهناك عدة أنواع من مصادر الإجهاد المزمن. أما عن الكيفية التي تختلف بها تأثيراتها الجسمية والنفسية، فهو أمر ما زال غير معروف.

إيضاح 6-6

موت الكابوس

الموت المفاجيء بين المهاجرين المنحدرين من جنوب شرق آسيا

Nightmare Death: Sudden Death among Southeast Asian Refugees

قامت مراكز الحكومة الفيدرالية لضبط الأمراض (Centers for Disease Control-CDC) في اتلانتا، في مستهل شهر تموز عام 1977، بإجراء استقصاء حول ظاهرة الموت الليلي الفجائي بين المهاجرين إلى الولايات المتحدة من الذكور القادمين من جنوب شرق آسيا. ففي الفترة الواقعة بين تموز 1977 وتشرين أول 1982، تم تبليغ مركز ضبط الأمراض الفيدارلية الحكومية عن 60 حالة وفاة من هذا القبيل. وقد حدثت هذه الوفيات بشكل رئيسي بين المهاجرين الهمونغ (Hmong) القادمين من لاوس، إضافة إلى حالات من المهاجرين من ماين-ياو (Mien-Yao)، وكاهمر (Khamer)، ولاو (Lao)، وفيتنام (Vietnam). وتبين أن الموت يحدث غالباً في خلال الساعات الأولى من النوم. حيث تبدأ الضحية بالغرغرة والتقلب بالفراش، ولا يمكن إيقاظها، وتموت بعد حدوث ذلك بفترة وجيزة. علما بأن تشريح الجثث لم يتمكن حتى اليوم من الكشف عن سبب محدد للموت.

وهناك عدد من الفرضيات التي قدمت لتفسير أسباب هذا الموت المفاجيء، تعرضت جميعها إلى التفاعل الذي يمكن أن يحدث بين العوامل السيكولوجية والثقافية والفسيولوجية. وترجع التفسيرات الفسيولوجية هذه الظاهرة إلى ما يمكن أن يحدث بسبب عيب جيني نادر، يؤدي إلى حدوث خلل وظيفي في منظم عمل عضلة القلب (Heart's Pacemaker). ويمكن أن تكون النظرية الجينية (Genetic Theory) صادقة، لأن هذا النمط من الموت الفجائي، كما تبين، أنه يحدث فقط بين الذكور الذين ينحدرون من سلالات عرقية معينة. كما وجد أن هذه الحالات تظهر بين عائلات معينة. ولكن، كيف ولماذا يحدث هذا الخلل؟ ولماذا يظهر تأثيره أثناء النوم؟

إن حالات الموت حدثت بين كل من القادمين الجدد، وأولئك الذين مضى على وصولهم إلى الولايات المتحدة بضعة أشهر فقط أو حتى سنوات. كما أن حوادث الموت بين القادمين الجدد إلى الولايات المتحدة كانت قد حدثت، خلال أيام قليلة أو أسابيع قليلة من قدومهم. وبينت المقابلات التي أجريت مع عائلات الضحايا تعرض الضحية أو أحد أقاربه المقربين لحلم يتنبأ بحدوث الموت. وعادة ما تؤخذ هذه الأحلام بين جماعة الهمونغ على محمل الجد. ومع أنهم يقومون بأداء الطقوس لتجنب حدوث الموت، إلا أن القلق من الأحلام قد يلعب دوراً يساهم في حدوث الموت. وقد بينت المقابلات التي تم إجراؤها مع الأفراد الذين تم إنقاذهم من الموت بأنهم كانوا

يتعرضون أثناء نومهم إلى كابوس شديد ومخيف بدرجة كبيرة، يسبب تغيرات فسيولوجية شديدة وفجائية. كما بينت المقابلات أيضاً أن حالة من الرعب الليلي كانت قد استثيرت بتأثير مشاهد معينة على التلفاز.

ولم يتبين ارتباط حالات الموت التي حدثت بين القادمين الجدد إلى الولايات المتحدة، مع أي صدمات محددة أو مثيرات سيكولوجية معينة. ومع ذلك فإن ثمة دلالات بينت تعرض هذه الحالات في الأغلب للإرهاق، والجمع بين العمل بدوام كامل مع الدراسة المسائية التي تتطلب بذل الجهد، أو الالتزام بعمل آخر. وفي بعض الحالات، فإن النوم القاتل (Fatal Sleep) حدث مباشرة بعد مشاجرة عائلية، أو بعد مشاهدة التلفزيون لساعة متأخرة أو بعد نوم متقطع.

علاوة على ذلك، فقد تبين بأن التكيف مع نمط الحياة الأمريكية كان له دور في حدوث الموت. ولعل الضحايا كانوا مثقلين بالاختلافات الثقافية، والحواجز المتسببة من عدم الإلمام باللغة، والصعوبة في إيجاد عمل، والاعتماد على المساعدات الاجتماعية، والتعرض لخبرات فيها تهديد لكرامتهم، والتعامل مع أناس يعملون بجد.

ويعتبر **موت الكابوس** (Nightmare Death) مثالاً على ما يسمى **بتناذر الموت المفاجيء** (Sudden DeathSyndrome). ويبدو أن الموت المفاجيء يرجع على الأقل إلى فئتين من العوامل. وكما تبين من الحالات التي حدثت بين هؤلاء المهاجرين القادمين من جنوب شرق آسيا. فإن ما يحدث في بادىء الأمر هو ظهور أعراض ضعف جسمي من نوع ما، كضعف في القلب مثلا، أو الإصابة بالعدوى. أما العامل الثاني فهو حدوث صدمة غير متوقعة، ولا تخضع للسيطرة، وقد تكون ناشئة في هذه الحالة عن الصدمة الثقافية لدى محاولة التكيف مع نمط الحياة الأمريكية، وعن المرور بخبرة الحلم المرعب. مثل هذه الأحداث تشكل مصدر إثارة للغاية، والعوامل المرضية المسببة (Etiology) لها جميعها تماثل تلك التي تسبب الأمراض التي ترتبط بالتعرض للضغط. إلا أن تطور المرض يحدث في العادة بشكل أسرع مما يحدث في حال تطور العلاقة ما بين الأمراض والضغوط.

المصدر: Lemoine & Mougne

اضطراب ما بعد الصدمة: Post Traumatic Stress Disorder-PTSD

أحد أنواع الإجهاد المزمن ما ينشأ عن الصدمات الشديدة، أو الأحداث الضاغطة، التي قد تخلف آثاراً يستمر تأثيرها لسنوات عديدة. واضطراب ما بعد الصدمة (PTSD)، كما تم وصفه في إيضاح 6-2، يعتبر مثالاً على هذا النوع من الضغط المزمن، وتبين كارثة لاف كانال (Love Canal) المبينة في إيضاح 6-7، مثالا على هذا النوع من الضغوط.

كما أن الإساءة الجنسية التي يتعرض إليها الأطفال، والاغتصاب، والكوارث الطبيعية، والكوارث التي تتسبب عن سلوك البشر، كالهجوم على مركز التجارة العالمي، قد تسبب آثاراً مزمنة على الصحة العقلية والجسمية تبقى تأثيراتها العنيفة التي صاحبت حدوث الخبرة الصادمة إلى ما بعد انتهاء الحدث (e. g., A. Baum, Cohen & Hall, 1993; Downey, Silver & Wortmen, 1990).

إيضاح 6-7

الضغط والكرب الناشيء عن كوارث من صنع الإنسان

Stress and Human-Made Disasters

هناك اهتمام متزايد بين الباحثين بفحص الكيفية التي يتعامل بها الناس مع الكوارث التي تعتبر من صنع الإنسان، كالتهديد الذي يسببه التلوث النووي، أو الفضلات السامة. ومع أن ردود الفعل تجاه الكوارث التى تتسبب عن صنع الإنسان متشابهة مع تلك التي تصدر في مجابهة الكوارث الطبيعية من الحرائق، والأعاصير، والفيضانات، إلا أن هناك بعض الاختلافات المهمة. فالكوارث الطبيعية تحدث في فترة زمنية محدودة على الأغلب. وتتبدد مع مرور الوقت. كما أن لدى الحكومات برامج جاهزة للتحرك بسرعة فائقة لإصلاح الآثار التي تخلفها الكوارث الطبيعية. وعلى عكس ذلك، فإن الذعر الذي ينشأ عن مكبات النفايات السامة أو عن التسريب من مصانع الطاقة النووية، قد يستمر. كما لا بد من تطوير الحلول المناسبة لمثل هذه المشكلات.

ففي دراسة أجريت في منطقة لاف كنال (Love Canal) وهي مكب للفضلات السامة، تقع بمحاذاة شلالات نياغارا، توصل الباحثون إلى أن الضرر السيكولوجي المترتب على الكارثة قد يبلغ درجة تضاهي أو تفوق مجرد الأضرار الجسمية. وكما هو الحال بالنسبة للكوراث التي هي من صنع الإنسان، مثل الحادث النووي الذي وقع في جزيرة ثري مايلز (Three Miles)، فإن المشكلة في لاف كنال، تدفع المواطنين إلى التعامل مع عدد من الضغوط المتزامنة. فهم مضطرون إلى مواجهة احتمال التعرض لأمراض تهدد الحياة. ويستند القاطنون في هذه المنطقة إلى تكرار حدوث حالات الإجهاض، وموت الأجنة، والإعاقات الولادية، واضطرابات التنفس، ومشاكل البول، والسرطان، في محاولة منهم لإقناع العلماء والمسؤولين في الحكومة بحقيقة مخاطر ما يتعرضون له من تهديدات صحية. ومن ناحية ثانية، فإن المواطنين ما زالوا غير مدركين لمقدار الأضرار التي يتعرضون لها. وذلك على عكس ضحايا الفيضانات الذين يستطيعون رؤية حقيقة ما فقدوا. وقد يمضي القاطنون في لاف كنال، معظم سنوات حياتهم يتساءلون عن الآثار التي تخلفها الأنقاض السامة على أجهزتهم، ويشعرون بالقلق أزاء ما يمكن أن تسببه هذه المخلفات من تأثيرات على أطفالهم وأحفادهم لأجيال قادمة. ومن ناحية ثالثة، يتعين على المواطنين أن يتكيفوا مع شعورهم بالعجز والغبن، لأن الحكومة قامت بفعل القليل لمساعدتهم. ونتيجة لذلك بدأ هؤلاء يشعرون بالذعر، والمعاناة الشديدة، والعدوانية. واتضح ذلك من خلال القيام بمجموعة من الممارسات، كحجز الرهائن في محاولة للضغط على الحكومة للتصرف أزاء الكارثة.

إن أغلب المواطنين الأوائل عانوا من مجموعة من المشاكل السيكوفسيولوجية (Psycho-physiological) الغامضة بما في ذلك الكآبة، وسرعة الاستثارة، والدوخة، والدوار، والضعف، والتعب، والأرق، والخدار (Numbness) في أسوء الحالات. إضافة إلى هذه الأعراض فإن التوتر الأسري كان من الأمور السائدة. إذ انفصل أكثر من 40% من الأزواج الذين رحلوا عن المنطقة عن شركائهم، أو تركوا بعضهم بسبب الطلاق بعد مرور سنتين من رحيلهم. لأن الأزواج كانوا في العادة يرغبون في البقاء في المنطقة، وإنقاذ ما يمكن من منزل الأسرة والممتلكات، في حين اختارت الزوجات أن ترحل من أجل إنقاذ الأطفال وصحتهم.

ومع أن مركز صحي مجتمع شلالات نياغارا وضع برنامجاً للتعامل مع الضغط وأعلن عن توفر هذه البرامج لمن يرغب بالاستفادة منها. إلا أن الأقلاء من سكان منطقة لاف كنال استغلوا هذه الفرصة. وفي محاولة لتفسير ذلك اقترح الباحثون عددا من الاحتمالات. أولها، إن خدمات الإرشاد تقيم من قبل هذه الفئة من الطبقة العاملة على أنها وصمة عار (Stigma)، وهي بدائل يمكن أن تستخدم فقط مع المضطربين عقلياً وليس من قبل الأشخاص الاسوياء لمساعدتهم على التعامل مع مصدر حقيقي للضغط. ثانياً، إن الإجراءات الموجهة من أجل التعامل مع الضغط يمكن أن تدرك كمؤشر بأن المشكلة ليس لها وجود في مكب النفايات، ولكنها أمر

موجود في أدمغة السكان. وعوضاً عن الاستفادة من الخدمات الصحية النفسية المتوفرة، عمل المواطنون على الحصول على المساعدة النفسية الذاتية وذلك عن طريق إجراء محادثات غير رسمية، بعضهم مع البعض الآخر، أو من خلال الجماعات المنظمة.

إن نمط الضغط الذي لاحظه الباحثون في منطقة لاف كنال، أدى إلى زيادة خوفهم من عدم إمكانية الحد من شبح الضغط في المستقبل. فهناك المئات من مكبات النفايات الكيميائية المنتشرة حول البلاد، وكثير من الكوارث الجسمية والنفسية ما زالت تنتظر لأن تكتشف. وكلما تمكن الباحثون من الكشف عن مواد سامة أخرى (كتلك التي تسببها مبيدات الأعشاب الضارة، والحوادث النووية)، كلما زاد التعرض للضغط. مثل هذا النوع من الضغوط - الذي لا نعرف بالضبط الأضرار التي تترتب على حدوثه، والذي لا يستطيع الفرد معرفة الطرق التي يمكن اتباعها لتخفيفه، بسبب عدم قيام الحكومة باتخاذ القرار للحد منه- سوف يزداد بلا شك في السنين القادمة.

المصدر (Holden, 1980)

الظروف المسببة للضغط المزمن: Chronic Stressful Conditions

ومن المصادر الأخرى التي تسبب الإجهاد والمعاناة بشكل مستمر، ذلك النوع من الضغوط المزمنة التي يصطدم بها الفرد لفترات طويلة الأمد، كتلك التي تنشأ عن العيش بظروف الفقر، أوالارتباط بعلاقة سيئة، أو الاستمرار بالعمل في مهنة تسبب ضغطاً كبيراً. ومقارنة بما أجري من أبحاث على أحداث الحياه، فإن القليل من الأبحاث قد تناولت دور الإجهاد المزمن على الصحة النفسية والجسمية. وهناك دلائل على أن الإجهاد المزمن يشكل عاملاً مهماً في حدوث المعاناة النفسية.

فمن الدراسات المبكرة التي أجريت في هذا المجال تلك الدراسة التي أجراها برلين وشولر (Pearlin &Schooler,1978) على عينة من 2300 شخص، حيث وجدا أن الأفراد الذين أقروا بأنهم يعانون من الضغط المزمن المرتبط بعلاقاتهم الزوجية. أوالوالدية، وما يؤدون من واجبات منزلية، أو وظائف، كانوا أكثر عرضة للمعاناة النفسية. كما وجد باحثون آخرون (G. W. Brown & Harris, 1978)، أن الإجهاد المزمن الذي يستمر لأكثر من سنتين، له دور في تطور الكآبة. وهناك من وجد بأن الضغوطات التي يصعب ضبطها قد تقوم بدور خطير جدا في تطور الأمراض (McGonagle & Kessler, 1990). وفي دراسة مسحية على المجتمع السكاني في تورينتو، وجد كل من تيرنر ولويد (Turner and LIoyd, 1999)، أن الكآبة التي ارتبطت مع المستوى الاجتماعي المتدني، كانت قد فسرت بالكامل من قبل الأفراد الذين يقعون في أدنى درجات السلم الاجتماعي الاقتصادي بسبب التعرض للضغط.

إن الإجهاد المزمن قد يؤثر في العلاقة بين مصادر ضغط معينة، وبين ما تتركه من آثار سلبية على الناحيتين الجسمية والنفسية للفرد. ففي دراسة أجراها بايك ورفاقه (Pike et al., 1997)، تبينوا أن الأفراد الذين اتسمت حياتهم بالتعرض للضغوط المزمنة، أظهروا تطرفا في النشاط السيمبثاوي، وتناقصا في نشاط الخلايا القاتلة، كرد فعل على الضغط الحاد الذي تم تعريضهم إليه في المختبر، مقارنة مع أشخاص كانوا أقل تعرضا للضغط في بيئاتهم. أنظرا أيضا (Lepore, Miles, & Levy, 1997). ووجد أن الضغط المزمن يرتبط بالعديد من المشاكل الصحية، بما في ذلك ولادة أطفال غير مكتملي النمو (Rini, Dunkel-Schetter, Wadhwa, & Sandman, 1999)، والقابلية لتطوير أمراض الشريان التاجي (أنظرا الفصل الثالث عشر).

الضغط المزمن والصحة: Chronic Stress and Health

من الصعب إجراء الأبحاث التي تحاول إيجاد العلاقة بين الضغط المزمن والآثار السلبية على الصحة الجسمية والعقلية، إذ يصعب دائماً أن نبين بأن ضغوطات مزمنة معينة هي العامل المؤثر في إحداث المرض. ومع ذلك فإن هناك ثروة من الدلائل التي تتسق مع الفكرة القائلة بأن الضغط المزمن يؤثر في حدوث المرض.

فالأبحاث تكشف بوضوح عن فروقات بين الطبقات الاجتماعية في الوفيات الناجمة عن جميع الأسباب، وعن فروق في معدلات حدوث أمراض معينة. وكما هو الحال بالنسبة لأغلب أنواع السرطان والأمراض القلبية الوعائية هناك دلائل تقود إلى الاقتراح بوجود علاقة بين الضغط الناتج عن الفقر، والتعرض للجريمة، وغيرها من مسببات الضغط المزمنة التي تختلف باختلاف الطبقة الاجتماعية (N. E. Adler, Boyce, Chesney, Folkman & Syme, 1993). إضافة لذلك، فإن كثيرا من الاضطرابات النفسية، كالكآبة مثلا، قد تكشف عن نمط العلاقة ذاتها (R. J. Turner & LIoyd,1999). فالأشخاص الذين ينحدرون من طبقات اجتماعية متدنية على سبيل المثال، يحتلون في العادة مهناً مكانتها الاجتماعية متدنية، مما يجعلهم أكثر عرضة للصراعات الناجمة عن العلاقات مع الآخرين، وإلى درجات أعلى من الاستثارة، مما يمكن أن يؤدي إلى زيادة المعاناة النفسية، وتغير بالمؤشرات القلبية الوعائية، إضافة إلى نتائج أخرى لها علاقة بالتعرض للضغط (K. A. Matthews et al., 2000).

وكما سنبين في "الفصل المتعلق بموضوع الضغط في مكان العمل"، فإن الضغط المزمن المرتبط بمهن معينة، وخصوصا تلك المهن التي تفرض مطالب عالية، ويصعب التحكم فيها، قد ارتبط بدرجة دالة مع تطور الأمراض القلبية الوعائية (Marmot, 1998).

معوقات دراسة الضغط المزمن: Problems in Studying Chronic Stress

من الصعب إجراء الأبحاث التي تتناول العلاقة بين التعرض للإجهاد المزمن وبين المعاناة النفسية والمرض بدرجة عالية من الدقة، وذلك لعدة أسباب. يعود أولها، إلى أن تقييم الإجهاد المزمن يتم بطريقة ذاتيةً تستند إلى بيانات تجمع بطريقة التقرير الذاتي. فهو ليس كأحداث الحياة، التي يمكن تقييمها دائماً بشكل موضوعي. وقد يصعب قياس الإجهاد المزمن بموضوعية، لأن من الصعب الجزم بشكل موضوعي ما إذا كان الإجهاد الناجم عن مصدر معين ما زال مستمراً أم لا.

ثانياً : كما هو الأمر بالنسبة لأحداث الحياة، فإن القوائم المعدة لتقييم الإجهاد المزمن قد تستطيع أيضا أن تكشف عن المعاناة النفسية والعصابية، بدلا من الكشف عن وجود الظروف الضاغطة. وأخيراً وكما سبق الإشارة إليه عند الحديث عن قياس أحداث الحياة الضاغطة، فإن القوائم المعدة لقياس أحداث الحياة قد تخلط في التقييم بين الإجهاد المزمن وأحداث الحياة الضاغطة، مما يؤدي إلى التقليل من تأثير الإجهاد المزمن على الصحة النفسية والجسمية (Avison &Turner, 1988).

بسبب هذه المشاكل التي تواجهنا لدى محاولة قياس الضغط المزمن، فإن الكثير من الأبحاث التي أجريت في هذا المجال، تركز حالياً على الضغوط المزمنة التي يمر بها الأفراد. ومن الأمثلة على ذلك ما يتعرض إليه الراشدون في مكان العمل.

الضغط في مكان العمل: Stress in the Workplace

هناك عدد هائل من الأبحاث التي أجريت لفحص الأسباب والنتائج التي يقود إليها الضغط المهني. إذ تبين وجود علاقة بين الضغط المهني والمعاناة النفسية (e. g. Revick & May, 1985) وبين النتائج الضارة بالصحة (Quick, 1999).

وتحتل الدراسات التي تتناول الضغوط المهنية أهمية خاصة، وذلك لعدة أمور: أولى هذه الأمور أنها تساعد في تحديد بعض أكثر مصادر الضغط أهمية في حياة الفرد اليومية. وثانياً، إنها تزود بدلائل إضافية حول العلاقة بين الضغط والمرض. وثالثاً، إن ضغط العمل يمكن أن يكون واحداً من مصادر الضغط التي يمكن الوقاية منها مما يتيح الفرصة للقيام بالتدخل (Sauter, Murphy & Hurrell, 1990). ومع أنه ليس من الممكن تجنب جميع الضغوط المهنية، إلا أن المعرفة بالجوانب المسببة للضغط في العمل، تزيد من إمكانية إعادة تصميم الأعمال، وتنفيذ إجراءات التدخل اللازمة للتعامل مع الضغوط المهنية.

رابعاً: إن الاضطرابات الجسمية والعقلية -كما اتضح لصانعي القرارات- يرتبط حدوثها مع زيادة التعرض للضغط (Hatfield, 1990; Sauter et al., 1990)، وهذه الاضطرابات مسؤولة عن الزيادة الهائلة في المبالغ التي تدفع لقاء الضمان الاجتماعي ولحالات الإعاقة التي يتعرض لها العاملون. وهذا بدوره جعل الاهتمام بضبط الزيادة في التكاليف من أكثر الأمور التي توليها البرامج الاقتصادية اهتمامها.

المخاطر الجسمية: Physical Hazards

يتعرض كثير من العاملين بسبب طبيعة أعمالهم لمخاطر جسمية، وكيماوية، وبيولوجية (G. W. Evans & Kantrowitz, 2001). وينشأ عن هذه المخاطر أضرار صحية جسيمة، من إصابات، وسرطانات، وأمراض في الأجهزة التنفسية والقلبية الوعائية (J. S. House & Smith, 1985).

إضافة لذلك فإن التغيير في أنماط العمل قد يؤدي إلى زوال بعض الجوانب الإيجابية الصحية التي يتم تحقيقها بسبب ممارسة المهنة. فمثلا، كانت أغلب المهن الشائعة في السابق قبل الثورة الصناعية ذات طبيعة زراعية وكانت تتيح الفرصة لممارسة النشاط الجسدي أثناء أداء المهمات المتعلقة بالعمل. وعندما انتقل الناس لأداء أعمال تتطلب الجلوس خلف المكاتب، أو إلى بيئات أخرى تتطلب بذل القليل من الجهد الجسمي انحدر معدل النشاط الجسدي الذي أصبح يبذل أثناء القيام بالعمل بشكل كبير (J. S. House & Smith, 1985). وبما أن معدل النشاط له علاقة بالحالة الصحية، فإن هذا التغيير في طبيعة المهن يزيد من احتمال التعرض للأمراض (Eichner, 1983; Rigotti, Thomas & Leaf, 1983).

وحديثا أخذت الدراسات المعاصرة تركيز اهتمامها على بعض الاضطرابات كالإصابات الناجمة عن تكرار الضغط، مثل تناذر الساعد الأنبوبي (Carpal Tunnel Syndrome)، وهو من نتائج اتباع أسلوب حياة مبرمج يتسم بكثرة الجلوس.

العبء الزائد: Overload

تعتبر الزيادة في أعباء العمل (Work Overload) عاملاً رئيسياً في حدوث الضغط المهني. فالعاملون الذين يشعرون بأنهم مطالبون بالعمل لساعات طويلة، وللقيام بأعمال صعبة للغاية في مهام عديدة متنوعة، يكونون أكثر عرضة للشعور بالضغط (Caplan & Jones, 1975)، ولممارسة عادات ضارة بالصحة (Sorensen et al., 1985)، وللمخاطر الصحية مقارنة بأولئك الذين لا يعانون من زيادة الأعباء (,Repetti 1993a).

كما أن العلاقة بين عبء العمل الزائد وسوء الأوضاع الصحية أصبحت مؤكدة تماما. ففي اليابان، وهي الدولة المعروفة بزيادة عدد ساعات العمل التي يكلف بها العمال، وبأسابيع العمل الطويلة، وندرة الإجازات، يوجد المصطلح كاروشي (Karoshi)، الذي يعني الموت بسبب العمل الزائد. ووفقاً للقانون الياباني، فإن للأسرة الحق في الحصول على التعويض، إذا استطاعت أن تثبت أن معيلها مات بسبب العمل الزائد"Karoshi" (Los Angeles Times,1993b).

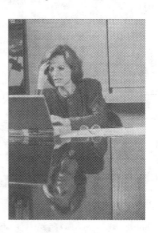

تشير الأبحاث إلى معاناة العاملين الذين يتعرضون إلى مستويات عالية من الإجهاد المهني، ويمارسون قدراً ضئيلا من الضبط على ما يؤدون من أعمال من الضغط الشديد، وقد يكونون عرضة لخطر الإصابة بأمراض القلب والشرايين التاجية.

(© Bachmann/Photo research)

ومن المهم أن نتبين، مع ذلك، بأن الزيادة في أعباء العمل، تشير إلى خبرة يمكن قياسها بطريقة ذاتية وموضوعية. فمقدار العمل الكلي الذي يؤديه الفرد- أي عدد ساعات العمل التي يؤديها في كل أسبوع، لا يرتبط بالضرورة بالصحة السيئة أو بتعريض الصحة النفسية للمخاطر (A. R. Herzog, House & Morgan, 1991). ولكن إدراك الفرد لوجود العبء الزائد في العمل، أكثر ارتباطاً بحدوث الأمراض الجسمية والمعاناة السيكولوجية.

كما أن ضغط العمل (Work Pressure)، يقود أيضاً إلى التوتر والضيق. ففي إحدى الدراسات تم مقابلة مجموعة من الرجال في الفترة ما بين 1967 و 1970 بخصوص الضغط الذي يتعرضون له أثناء أدائهم لأعمالهم. فتبين أن الأشخاص الذين يتعرضون لضغوط أكثر في العمل، كشفوا عن عدد أكبر من المؤشرات الدالة على الأمراض، وكانوا أكثر مراجعة لمراكز الخدمات الطبية. إضافة لذلك فإن عمليات المتابعة التي تمت بعد مرور عقد من الزمن بينت أن من كانوا يتعرضون إلى مستوى معتدل أو مرتفع من ضغط العمل والتوتر، تعرضوا للموت بمعدل ثلاث مرات أكثر من الفئات التي أقرت بأنها تتعرض لمستويات متدنية من ضغط العمل وتوتراته (J.S. House, Strecher, Meltzner & Robbins, 1986).

أما المسؤولية التي يفرضها العمل فهي سيف ذو حدين، فهي من الناحية الأولى تتيح للأشخاص قدراً معيناً من حرية التصرف، وهو عامل له أهميته في حدوث الضغط لدى من يؤدون مهنا متدنية. كما يمكن أن تكون المسؤولية في العمل، من الناحية الثانية، مصدر ضغط كبير لمن يتحملونها (Iwanaga, Yokoyama, & Seiwa, 2000). ويكون

الضغط أكبر عندما يتطلب العمل تحمل المسؤولية تجاه الأفراد وليس المواد. ففي إحدى الدراسات التي أجريت بهدف المقارنة بين معدلات الإصابة بالأمراض بين المسؤولين عن توجيه حركة سير الطائرات، وبين رجال طيران من الدرجة الثانية- مع أن كلتا الوظيفتين تسببان ضغطاً كبيراً، إلا أن الرجال الذين يعملون في مجال ضبط سير حركة الطائرات يتحملون المسؤولية تجاه حياة الكثير من الناس، في حين أن العاملين في المجالات الأخرى في الطيران لا يتحملون مثل هذه المسؤولية- تبين من الدراسة، أن ارتفاع ضغط الدم كان أكثر بمعدل أربع مرات بين العاملين في مجال ضبط حركة سير الطائرات. كما أن معدل الإصابة بالسكري وبقرحة المعدة كان أكثر بمعدل مرتين من المعتاد. وتم تشخيص الأمراض الثلاث في عمر أبكر بين العاملين في مجال ضبط حركة سير الطائرات. وتبين أن فرط ضغط الدم، وقرحة المعدة كانا أكثر شيوعاً بين العاملين في مجال ضبط حركة سير الطائرات في المطارات التي تكتظ بها حركة النقل الجوي (Cobb, 1976).

غموض الدور وصراع الدور: Ambiguity and Role Conflict

ومن الأمور التي تبين أيضا ارتباطها بحدوث الضغط، كل من صراع الدور، وغموض الدور. وكما بينا سابقا، فإن غموض الدور (Role Ambiguity) يحدث عندما يكون لدى الفرد فكرة بسيطة عما يتوجب عليه القيام به، ولا يوجد لديه فكرة عن المعايير التي يستند إليها في تقييم الأداء. أما صراع الدور (Role Conflict)، فيحدث عندما يتلقى الفرد معلومات متضاربة من أشخاص مختلفين عن المهام التي يتوجب عليه القيام بها أو عن المستويات التي يجب تحقيقها. فإذا تلقى أستاذ في الجامعة، على سبيل المثال، معلومات من أحد زملائه تفيد أن عليه أن يقوم بنشر عدد كبير من الأبحاث، ومن آخر بأن عليه أن ينشر عدداً قليلا، وأن يركز على النوعية الجيدة، في حين أخبره ثالث أن عليه أن يركز على تحسين تدريسه ليحصل على تقدير مرتفع، فإن الأستاذ في هذه الحالة سيتعرض لغموض الدور وصراع الدور. إن ارتفاع ضغط الدم المزمن، والتسارع في ضربات القلب، وأمراض أخرى، تبين أنها ترتبط بصراع الدور وغموض الدور (e.g., J. R. P. French & Caplan, 1973). وفي المقابل، فعندما يتلقى الناس تغذية راجعة واضحة عن طبيعة أدائهم، فإنهم يقرون بتعرضهم لمستويات ضغط أقل (S. Cohen & Williamson, 1988).

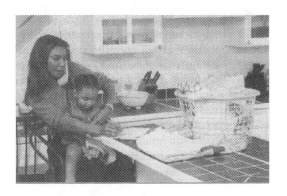

كثير من النساء يؤدين أدواراً متعددة. فهن يقمن بأدوار مهنية، إلى جانب كونهن ربات بيوت، وأمهات. ومع أن تعدد الأدوار قد يحقق لهن إحساسا أكبر بالرضى، إلا أنه قد يجعل المرأة أكثر عرضة للمعاناة من صراع الدور وعبء الدور.

(© Bachman/ Photo Researchers)

العلاقات الاجتماعية: Social Relationships

كما تبين أيضا أن عدم وجود الإمكانية لإقامة علاقات اجتماعية مشبعة في مجال العمل، يرتبطا أيضاً بضغط العمل (J. A. House, 1981) والمعاناة النفسية في مجال العمل (B. P. Buunk, Doosje, Jans & Hopstaken, 1993)، وسوء الأوضاع الصحية الجسمية والنفسية (Landsbergis, Schnall, Deitz, Freidman, & Pickering, 1992; Repetti, 1993a). فالعاملون الذين يحصلون على القليل من فرص التفاعل مع الآخرين

يكونون أقل رضاً بوظائفهم، وقد يظهر لديهم ارتفاع في مستويات الكاتيكولامابن (C. J. Cooper & Marshall, 1976).

وتبين أيضاً أن العلاقة السيئة مع المسؤول ترتبط بشكل خاص مع المعاناة في مجال العمل، وقد تزيد أيضا من مخاطر التعرض لأمراض القلب والشرايين التاجية (M. C. Davis, Matthews, Meilahn, & Kiss, 1995; Repetti, 1993a). وعلى العكس من ذلك، فإن توفر المساندة الاجتماعية لدى أولئك الذين تمكنوا من إقامة علاقات اجتماعية ايجابية من الرجال والنساء في أماكن عملهم ساعدهم في الارتقاء بأوضاعهم الصحية (Loscocca &Spitze, 1990).

كما أن تحقيق بيئة عمل تسودها المودة، يعتمد إلى حد ما، على تمتع الفرد بشخصية محببة للآخرين وودودة. ففي دراسة أجريت على العاملين في مجال ضبط حركة النقل الجوي، تبين أن الأفراد الذين كانوا غير محبوبين من قبل زملائهم في العمل، والذين لم يتوفر لديهم الكثير من المساندة الاجتماعية، كانوا أكثر عرضة للمرض والحوادث، مقارنة بأولئك الذين كانوا يستمتعون ويشاركون بأجواء اجتماعية تبعث على الرضا (Niemeryk, Jenkins, Rose & Hurst, 1987).

إن العلاقات الإجتماعية قد لا تكون مهمة في مقاومة الضغط بحد ذاته فحسب، ولكنها تشكل مصدر وقاية من ضغوط العمل الأخرى. ففي إحدى الدراسات التي أجريت على العاملين في مؤسسة حكومية، تبين بأن الزيادة في أعباء العمل يصاحبها زيادة في ضغط الدم المرتفع. ومع ذلك فقد وجد أن ضغط العمل لم يكن مرتبطا بارتفاع ضغط الدم لدى العاملين الذين كانت تربطهم مع مشرفيهم علاقات توفر لهم المساندة. فالمساندة الاجتماعية يمكن أن تقوم بدور العامل المساعد في تخفيف مطالب العمل الضاغطة، تماما كما تعمل على تخفيف الآثار المرضية التي يمكن أن يسببها الضغط على صحة الفرد(J. R. P. French, 1974; J. A. House, 1981).

الضبط: Control

كما يرتبط انعدام القدرة على التحكم بالأمور في مجال العمل بعدد من مؤشرات الضغط؛ كالزيادة في إفراز الكاتيكولامين، وعدم الرضا الوظيفي، والغياب بدون عذر، وتطور أمراض القلب والشرايين التاجية (Bosma et al., 1997). والدور الذي تلعبه عدد من هذه العوامل المهنية في تحديد علاقة الضغط بالمرض، توضحه الدراسة الكلاسيكية التي أجرتها فرانكين-هويزر (Frankenhaeuser,1975) على مجموعة من العمال السويديين في معمل نشر الخشب. شملت العينة بشكل خاص العمال الذين يعملون على تسوية أطراف الخشب (Edgers)، وعمال نشر الخشب الذين يقطعون الخشب إلى أحجام جرى تحديدها مسبقا (Sawyers)، والذين يقومون بتصنيف الخشب إلى فئات حسب درجة الجودة (Graders). وهؤلاء جميعا يقومون بأعمال مملة جداً ومتكررة، وليس لهم سيطرة على سرعة العمل الذي يقومون به، إذ يتقرر ذلك بحسب سرعة الآلة. ويبلغ طول دورة العمل 10 ثواني، وهذا يتطلب اتخاذ القرار بسرعة حول ما يجب القيام به. من هنا يتضح تماماً أن هذه المهمة تتيح الفرصة لحدوث القليل من الاتصال الاجتماعي. وجدت فرانكين-هويزر أن مستويات الكاتيكولامابن كانت عالية جداً لدى هؤلاء العاملين، مقارنة بغيرهم من العاملين في أداء مهام أخرى في المعمل، وذلك وفقا لما بينته نتائج تحليل البول التي أجريت لهم. كما وجدت أنهم يعانون من الصداع، وارتفاع ضغط الدم، والاضطرابات المعدية، والقرحة، بمعدلات عالية.

استناداً إلى هذا النوع من البحوث، قام كاراسيك ومعاونوه (Karasek, Baker, Marxer, Ahlbom & Theorell, 1981)، بتطوير نموذج للإجهاد المهني (Job Strain) بغرض استقصاء العلاقة ما بين العامل وبيئة العمل. وافترض هؤلاء الباحثون أن المطالب النفسية العالية، مع السماح بقليل من الحرية في أداء العمل (تماماً مثل السيطرة الضعيفة على العمل)، تسبب الإجهاد المهني الذي يمكن أن يؤدي بدوره إلى تطور أمراض القلب والشرايين التاجية. وقد دعمت نتائج الدراسات التي قامت بفحص هذه الفرضية وجود علاقة ما بين الإجهاد الناتج عن العمل، وما بين الإصابة بأمراض القلب والشرايين التاجية (Marmot, 1998; Pickering et al. 1996; Tsutsumi et al., 1998)، وتطور العوامل التي تزيد من خطر الإصابة بأمراض القلب، كضغط الدم (Schnall, Scwartz, Lansbergis, Warren, & Pickering, 1998)، وأعراضه (,Netterstrom Kristensen, Moller, Jensen, & Schnohr, 1998). مع ذلك فإن هذه الدلائل غير متسقة (Hlatky et al., 1995).

أما عن الكيفية التي يساهم بها ضغط العمل في حدوث أمراض القلب فهي غير معروفة، ولكن ذلك يتضمن تدخل عدد كبير من العمليات. فالمستويات العالية من ضغط العمل قد تؤدي إلى إضعاف القدرة الليفية (Fibroitic Capacity)، التي يمكن أن تنتج عن تأثير الضغط المزمن على مضادات الإنسولين (Insulin Resistance)، (Vrijkotte, Van Doornen, & de Geus, 1999). في حين أن التعرض للضغوط القصيرة المدى يكون له تأثير مؤقت فقط على النشاط الدُهني (Lipid Activity) المرتبط بالتعرض للضغوط الطويلة المدى. وقد يكون لهذا النشاط تأثير على تطور أمراض القلب والشرايين التاجية (McCann et al., 1999, Stoney. Niaura, Bausserman, & Matacin, 1999). وهناك مؤشرات تدل على ارتباط الارتفاع في ضغط الدم الذي ينذر بالإصابة بالأمراض القلبية الوعائية، بضغوط العمل.

البطالة: Unemployment

أما مصدر الضغط الأخير الذي يرتبط بموضوع العمل فيتناول التأثير الذي تحدثه البطالة من معاناة نفسية وصحية. فمن المعلوم أن البطالة تحدث آثاراً سلبية متعددة بما في ذلك المعاناة النفسية، (J.R. Reynolds,1997)والأعراض، والأمراض الجسمية (V. L. Hamilton, Broman, Hoffman & Renner, 1990)، والإفراط في تناول الكحول (R. Catalano et al., 1993)، وصعوبة في الوصول إلى الاستثارة الجنسية، وانخفاض في معدل أوزان المواليد (Catalano, Hansen, & Hartig, 1999).

ففي دراسة أجراها كيسلر ومعاونوه (R. C. Kessler, Turner, & House, 1988) على أفراد في مناطق ترتفع فيها نسبة البطالة في ميتشيغان، تبين ارتباط البطالة بارتفاع معدلات حدوث الاكتئاب، والقلق، والأمراض الجسمية. وتبين أن هذه الآثار تتقرر إلى درجة كبيرة بدرجة المعاناة الاقتصادية التي تسببها البطالة، وما تسببه من زيادة في قابلية الأفراد للتأثر بأحداث الحياة الأخرى. وفي دراسة تتبعية أخرى أجراها تيرنر ورفاقه (J. B. Turner, Kessler & House, 1991) تبين أن الأفراد الذين يحصلون على المساندة الاجتماعية، والذين تعاملوا بفعالية في مواجهة مشكلة البطالة تمكنوا من تحصين أنفسهم من الآثار السلبية المترتبة على البطالة. وتبين أن العودة إلى العمل تعمل على خلق آثار مضادة للآثار السلبية التي نتجت عن البطالة (R. C. Kessler, Turner & House, 1987).

كما أن عدم وجود ما يؤكد استمرار الفرد بالعمل، وعدم الاستقرار الوظيفي، ارتبطا أيضاً بحدوث الأمراض الجسمية (Heaney, Israel & House, 1994). فعلى سبيل المثال، كشفت دراسة تتبعية أجريت على مجموعة من

الأشخاص الذين عملوا بسلسلة من الوظائف لا يوجد بينها ارتباط، بأن هؤلاء الأشخاص كانوا أكثر عرضة للموت خلال فترة تتبعهم، مقارنة بأولئك الذين استمروا بنفس الوظيفة، أو بنفس النمط من الوظائف عبر فترة زمنية طويلة (Pavalko, Elder & Clipp, 1993). وعموماً فإن حصول الفرد على وظيفة مستقرة يشكل مصدر حماية صحي (Rushing, Ritter & Burton, 1992).

مخرجات مهنية أخرى: Other Occupational Outcomes

إلى جانب الإصابة بالأمراض فإن الأثر الناجم عن الضغط يمكن أن يتضح في مجالات أخرى مما يؤدي إلى فرض تكاليف باهظة على المؤسسة. وكثير من هذه العوامل قد تعبر عن الجهود التي يبذلها العاملون لضبط أو تخفيف الضغط، قبل أن يصل إلى مستوى يؤدي إلى الإصابة بالأمراض. فالأشخاص الذين لا تتاح لهم على سبيل المثال، فرصة المشاركة في اتخاذ القرارات المتعلقة بما يؤدونه من أعمال، يكثرون من التغيب عن العمل بدون عذر، وتغيير وظائفهم، والتأخر، وعدم الرضا الوظيفي، والتخريب، والأداء الرديء. وعموما فإن هذه المشكلة قد تصبح أسوأ (Brooks, 1999)، إذ يبادر العاملون إلى معالجة الضغط بطريقتهم ويحاولون التخفيف منه باتباع أسلوب سلبي يتمثل في رفض العمل بجد، أو الأداء وفق توقعات من يقوم بتعيينهم.

كما أن إساءة التعامل مع المواد كالإفراط في شرب الكحول، وتعاطي المخدرات، يقدم مثالاً آخر على الأسلوب المستخدم في التعامل مع الضغط المهني، والعزل من الوظيفة (E. S. Greenberg & Grunberg, 1995). ومع ذلك، فإن الأبحاث تشير بأن مثل هذه السلوكيات التي يساء فيها التعامل مع المواد، قد ترجع بشكل أكبر إلى الإحساس العام بالضعف، والغربة، ونقص الالتزام، أكثر من كونها سببا للخصائص المحددة للمهنة (Mensch , Kandel, 1988; M. Seeman, et al., 1988).

تخفيف الضغط المهني: Reducing Occupational Stress

ما هي الحلول المقترحة لمواجهة ضغوط العمل هذه؟ قام عدد من الباحثين المختصين في ميدان الضغط المهني بتقديم مقترحات للتخفيف من الضغوط المهنية (e.g. Khan, 1981; McGregor, 1967)، واشتملت هذه المقترحات على مراعاة الأمور التالية:

أولاً: ضرورة التقليل من مصادر ضغوط العمل الفيزيائة، مثل الضجيج، والإضاءة الشديدة، والاكتظاظ، والتطرف في درجات الحرارة.

ثانياً: بذل الجهود اللازمة لتخفيف المفاجآت والغموض في المهام المتوقع انجازها، وفي معايير تقييم الأداء. لأن معاناة العاملين تقل عندما يدركون ما هو مطلوب منهم، ومستوى الأداء المطلوب.

ثالثاً: مشاركة العاملين في القرارات المتعلقة بالجوانب التي تؤثر على حياتهم المهنية. فعدد من المؤسسات أعطت العاملين بعض الصلاحيات للتحكم ببعض الجوانب المتعلقة بعملهم، بما في ذلك ساعات العمل، والترتيب الذي يتبعونه في أداء المهام، مما أدى إلى زيادة الإنتاج، وتدني مستوى الغياب والتباطؤ في انجاز المهام. كما أن استخدام مجموعة العمل الأولية، واعتبارها المرجع لاتخاذ القرارات بدلاً من الاستناد إلى سلطة مركزية في المؤسسة، يمكن أن يعمل أيضا على تخفيف الضغط (Kahn, 1981; Sutton & Kahn, 1986).

رابعاً: قد يساهم جعل العمل ممتعاً ما أمكن، في تخفيف الضغط. فالعمال الذين كانوا يعملون سابقا في تجميع الأشياء، وكانت مهمتهم تجميع الأجزاء الصغيرة من المنتج، تم تدريبهم ثانية لأداء عدة مهام أو حتى لتجميع كامل قطع المنتج. وكان لبرامج التوسع (Job Enlargement) أو الإثراء هذه، أثر في زيادة الانتاجية وتحسينها وتقليل عدم الرضا الوظيفي.

خامساً: تزويد العاملين بالفرص لتطوير أو إنشاء علاقات اجتماعية سليمة، يمكن أن يعمل على تخفيف الضغط، كما قد يشكل عنصر وقاية من الآثار التي تنجم عنه (B. Buunk, 1989; Moos, 1985). كما أن توفير البيئة الاجتماعية، والفرص الترويحية في أوقات الاستراحة، ووقت الغذاء، وبعد الانتهاء من العمل خارج أوقات الدوام، يمكن أن يساهم في تحسين العلاقات الاجتماعية. ويساعد توفير الإمكانات وتعدد الفئات التي تشملها الخدمات المقدمة لتصل إلى أسر العاملين بحيث يتمكنوا من الاستفادة منها في أوقات ما بعد الدوام، وفي العطل الأسبوعية، على التقريب ما بين المؤسسة وأسر العاملين (C. J. Cooper & Marshall, 1976)، وذلك بسبب الدور الذي تلعبه المساندة الأسرية في وقاية العاملين من آثار ما يتعرضون له من ضغوط مهنية (Revicki & May, 1985).

سادساً: مكافئة العاملين على أدائهم الجيد بدلاً من التركيز فقط على عقابهم بسبب رداءة أدائهم، يساهم في رفع الروح المعنوية، ويزود بالحوافز التي تشجع العاملين على تقديم أداء أفضل في المستقبل.

وأخيراً، على الأشخاص الذين يحتلون مواقع المسؤولية والإشراف في المؤسسة أن ينتبهوا إلى المؤشرات التي تنذر بحدوث الضغط، وذلك قبل أن يتسبب الضغط في حدوث أضرار خطيرة. فعلى المشرفين مثلاً أن ينتبهوا إلى الآثار السلبية للملل، وفتور الشعور، والعدوانية بين العاملين، لأن مثل هذه الاستجابات الانفعالية غالباً ما تسبق ردود أفعال أخرى إزاء الضغط تكون أكثر حدة، مثل اعتلال الصحة، وتكرار الغياب عن العمل بدون عذر. وفي المقابل، فإن الغياب المتكرر بدون أعذار أو التأخر، قد يدل على بعض جوانب العمل التي تتطلب إعادة التصميم أو التوسع.

علاوة على ذلك، اكدت نتائج البحث علاقة ضغط العمل بالمرض، واتضح ارتباطها بعدد من العوامل المحددة في بيئة العمل. وهذه المعرفة عملت بدورها على بيان سبب إيلاء إجراءات التدخل التي يمكن تنفيذها في بيئة العمل أهمية خاصة في تقليل الضغط. وبهذا المعنى، فإن أدبيات الضغوط المهنية تزود بنموذج جيد للوقاية من الضغط. فإذا أمكن تحديد الضغوط في وقت مبكر من خلال المؤشرات الدالة على وجود المعاناة النفسية، أو المنذرة بحدوث المرض، كمستويات الكاتيكولامين، فإنه يصبح من الممكن التدخل في الضغوط التي يرتبط وجودها بحدوث الأمراض وذلك قبل أن يحدث المرض.

الجمع بين الأدوار المهنية والأسرية: Combining Work and Family Roles

تناولنا حتى الآن، في نقاشنا عن الضغوط المزمنة، العوامل المرتبطة بالوظيفة التي يشغلها الفرد. مع أن أغلب الضغط الذي يتعرض له الفرد لا يتسبب فقط عن دور واحد يؤديه في حياته، ولكنه ينشأ عن أداء مجموعة من الأدوار. فنحن أشخاص راشدون، تؤدي الغالبية العظمى منا أدواراً مهنية، ولدينا شركاء حياة، ونقوم بأدوار والدية. وكل واحد من هذه الأدوار يفرض علينا مجموعة من الالتزامات الصعبة. نتيجة لذلك، فإن كثيراً من الجهود المعاصرة ركزت على مصادر الضغط التي يمكن أن تنشأ عندما يتزامن قيام الفرد بعدد متنوع من الأدوار.

ولهذه المشاكل تأثيراً شديداً على النساء بشكل خاص. ففي الولايات المتحدة الأمريكية، مثلا، هناك عدد ضخم من النساء ممن لديهن أطفال صغار يشاركن في قوة العمل (Work Force). وهذا العدد في تزايد مستمر، ووفقا للتقديرات، فإن أكثر من نصف النساء المتزوجات ممن لديهن أطفال صغار يشاركن في قوة العمل (& Offerman

(Gowing, 1990). وقد تنامى الاهتمام بخصوص النتائج النفسية والصحية التي تترتب على الدمج بين الأدوار الأسرية، التي تتميز بمتطلباتها العالية، وبين أدوار العمل (Eckenrode & Gore, 1990; Repetti, Matthews & Waldron, 1989).

وتصبح مهمة إدارة عدد من الأدوار أكثر صعوبة عندما تتسم المسؤوليات التي تفرضها كل من الأدوار الأسرية والمهنية بالصعوبة (C. Emmons, Biernat, Teidie, Lang & Wortman, 1990). ولأن المؤسسات المهنية نادراً ما تراعي وضع الآباء الذين يعملون لديها ممن لهم أطفال، ولأن الأمهات العاملات غالباً ما يتحملن مسؤولية القيام بجزء أكبر من المهام المنزلية ومن العناية بالأطفال (C. Emmons et al., 1990; Hochschild, 1989)، فإن المسؤوليات المنزلية ومسؤوليات العمل، قد يتعارض بعضها مع البعض الآخر، مما يؤدي إلى زيادة الضغط. وتساند الدراسات التي تناولت فحص مستوى الإفرازات العصبية الصماوية (Neuroendocrine) عند النساء العاملات هذه النتيجة. كما تبين ارتفاع نسبة الكورتيزول، وزيادة النشاط القلبي الوعائي، والتوتر المنزلي، لدى النساء العاملات اللواتي لديهن أطفال في البيت، مقارنة بمثيلاتهن ممن ليس لديهن أطفال صغار (Frankenheuser et al., 1997).

التأثيرات الواقية لتعدد الأدوار: Protective Effects of Multiple Roles

على الرغم من إمكانية تعرض المرأة العاملة إلى صراع الدور (Role Conflict)، وإلى زيادة عبء الدور (Role Overload) بسبب الجمع بين الأدوار الأسرية والمهنية، فقد تبين أن لهذا الجمع آثاراً إيجابية، إضافة إلى الآثار السلبية التي تتسبب عن الجمع بين مسؤوليات العمل والمسؤوليات الأسرية (Barnett, Davidson & Marshal, 1991; Waldron, Weiss, & Hughes, 1998).

فمع أن تحمل الأعباء الصعبة في العمل، وكذلك في الأسرة، يقلل من المتعة لدى أداء كلتا المجموعتين من الأدوار. ويجعل المرأة أكثر قابلية للإصابة بالاكتئاب (K. J. Williams, Suds, Alliger, Learner & Wan, 1991). إلا أن الجمع بين أدوار الأمومة وأدوار العمل يمكن أن يكون له فائدة في الارتقاء بصحة المرأة النفسية، وفي تطويرها لمشاعر تقدير الذات، والفعالية الذاتية، والرضا عن الحياة (Gove & Zeiss, 1987; R. C. Kessler & McRae, 1982;Verbrugge, 1983). كما ارتبط الجمع بين الوظيفة والأدوار الأسرية أيضا، بالأوضاع الصحية الجيدة؛ فتضمن ذلك انخفاض في مستوى معدل التعرض لمخاطر الإصابة بأمراض الشريان التاجي (Weidner, Boughal, Connor, Pieper & Mendell, 1997).

وكما سنوضح في الفصل السابع، فإن الذي يحدد ما إذا كان للجمع بين تربية الأطفال والوظيفة نتائج سلبية أم إيجابية، هو مدى توفر مصادر أخرى؛ فالقدرة على ممارسة الضبط، ووجود نوع من المرونة في بيئة الفرد العملية (Lennon & Rosenfield, 1992)، ومستوى دخل مرتفع (Rosenfield, 1992)، وشخص يساعد في أداء الواجبات المنزلية (Krause & Markides, 1985)، وحصول الأطفال على رعاية صحية كافية (C. E. Ross & Mirowsky, 1988)، ووجود شريك حياة (J. Ali & Avison, 1997)، والحصول على المساعدة من شريك الحياة (Rosenfield, 1992)، يمكن أن تساهم جميعا في تقليل احتمال التعرض للصراع الذي ينشأ لدى محاولة أداء مطالب الأدوار المتعددة، وما ينشأ عن هذا التعدد من ضغط، وتكاليف نفسية وجسمية ترتبط بهذا التعدد (J. Glass & Fujimoto, 1994).

الرجال وتعدد الأدوار: Men and Multiple Roles

يتضمن العدد الكبير من الأبحاث التي أجريت لدراسة التأثير الذي يحدثه الجمع بين القيام بالمسؤوليات المتعلقة بالأسرة والعمل على المرأة، الإشارة إلى أن هذه المسألة ليست مهمة بالنسبة للرجال. إلا أن الحقيقة غير كذلك؛ فالرجال

والنساء يتعرضون في حقيقة الأمر إلى المعاناة والضغط بسبب العديد من الأحداث المتنوعة. وهناك من الدلائل ما يشير إلى أن الرجال أكثر تعرضا للمعاناة بسبب الضغوطات المالية، وضغط العمل، في حين أن النساء أكثر عرضة للمعاناة والضغط بسبب التغيرات السلبية في البيت (Barnett, Raudenbusch, Brennan, Pleck & Marshall, 1995; Conger, Lorenz, Elder, Simons, & Ge, 1993). ومع ذلك فإن الدراسات تقود باستمرار إلى الاقتراح بأن الرضا عن الأدوار الوالدية يعتبر أيضاً مهماً بالنسبة إلى الرجال (Barnett & Marshall, 1993).

فالجمع بين الوظيفة والزواج يعتبر مهماً بالنسبة لصحة الرجل الجسمية والعقلية (Burton,1998; Rushing, et al.,1992)، تماماً كما هو مهم بالنسبة للمرأة التي تحصل على المساعدة، وتتوفر لها المصادر الكافية. ولكن الأدوار المتعددة يمكن أن تكون سبباً للضغط والمعاناة عند الرجال أيضاً. ففي دراسة أجرتها ريبتي (Repetti, 1989) على عبء العمل، والإجهاد الناتج عن العلاقات الشخصية مع الآخرين (Interpersonal)، وكيفية تأثير ذلك في نهاية اليوم على تفاعل الأب مع أفراد أسرته، تبينت أن الآباء يميلون في نهاية اليوم الذي يكون مليئاً بالمطالب (عبء العمل المجهد) إلى الانسحاب السلوكي والعاطفي لدى تفاعلهم مع أطفالهم. كما وجدت أن صراعهم مع أطفالهم يزداد بعد تعرضهم في العمل لأحداث ضاغطة ناجمة عن تفاعلهم مع الآخرين. إضافة لذلك، فإن بعض العوامل التي تساعد على تخفيف الضغط الناجم عن تعدد الأدوار عند النساء، قد تخلق ضغطاً إضافياً لدى الرجال. فكما بينت إحدى الدراسات فإن الزيادة في مساهمة المرأة في الدخل الأسري بسبب عملها خارج المنزل، قد صاحبته زيادة في مساهمة الرجل في الأعمال المنزلية. كما ساعد ذلك على تحسن صحتها الجسمية والنفسية. في حين ترافق ذلك مع تدن في وضع الرجل الصحي من الناحيتين الجسمية والعقلية (Rosenfield, 1992). كما تبين أن العاملين من الآباء غير المتزوجين، قد يكونون أكثر عرضة للمعاناة النفسية (R. W. Simons, 1998).

وبالنسبة لكل من الرجال والنساء، فإن الأبحاث التي أجريت على الجمع بين الأدوار المتعددة، تجمع بأن الضغط ينخفض عندما يشعر الفرد أن هناك معنى لحياته. فالتأثيرات الواقية للمشاركة في ميدان العمل، والزواج، والفائدة التي تحققها المساندة الاجتماعية على الصحة، جميعها تشهد على الآثار الصحية التي تنتج عن المشاركة في الأدوار الاجتماعية (Burton, 1998). وعندما تتعرض الإمكانات والمصادر التي تضفي المعنى على الحياة إلى ما يبددها، بسبب المطالب القاسية وغير المعززة في بيئة العمل، أو بسبب العلاقات المسببة للضغط، فإن تأثير ذلك على الصحة قد يكون مدمرا (Stansfield, Bosma, Hemingway, &Marmot, 1998).

الأطفال: Children

يواجه الأطفال والمراهقون أيضاً ضغوطات من نوع خاص، يمكن ان تحيل الحياة المنزلية إلى مصدر ضغط كبير. ففي إحدى الدراسات، تم التوصل إلى أن الفشل الاجتماعي والأكاديمي الذي يواجهه الأطفال والمراهقون في المدرسة؛ كالتعرض للرفض من قبل زميل، أو مواجهة صعوبة في الدراسة والتحصيل، يؤدي إلى زيادة ذات دلالة في مطالب الطفل، وفي سلوكه المزعج في البيت، مثل القيام بالسلوكيات الاستعراضية، وإظهار الحاجة الملحة للانتباه (Reppetti &Pollina, 1994). ومما لا يبعث على الدهشة، تأثر الأطفال بعمل الآباء، والضغوطات الأسرية أيضا، كما أن ما يتعرض له الآباء يظهر تأثيره على مستوى تحصيل الطفل الأكاديمي، وسلوكه في مرحلة المراهقة (Menaghan, Kowaleski-Jones, & Mott, 1997).

إن هذه النتائج توضح حقيقة مفادها، أن تحقيق فهم كامل لتأثير الأدوار المتعددة، يتطلب توجيه الاهتمام إلى الأطفال وليس فقط إلى العاملين من الآباء.

الملخص

1. تدرك الأحداث بأنها ضاغطة عندما يعتقد الناس بأنهم لا يمتلكون الإمكانات (من وقت، ونقود، وطاقة) الكافية لمواجهة ما تفرضه البيئة من أذى، وتهديد، وتحد. كما يؤدي الضغط إلى عدة تغيرات تشمل جوانب الاضطراب في الاستجابات الانفعالية والمعرفية والفسيولوجية والأدائية.

2. اهتمت الأبحاث المبكرة التي تناولت موضوع الضغط، بالطرق التي تتبعها العضوية لحشد امكاناتها للمجابهة (استجابة الكر)، أو الهرب من المثير الذي يسبب التهديد (استجابة الفر)، واستناداً إلى هذا النموذج اقترح سيليي مفهوم **أعراض التكيف العامة** (Genaral Adaptation Syndrome-GAS) مبيناً أن ردود الفعل إزاء الضغط تمر بثلاث مراحل هي: التنبيه، والمقاومة، والإنهاك. كما وجهت البحوث الحديثة جهودا أكبر لدراسة الدور الذي تقوم به ردود الأفعال العصبية الصماوية (Neuroendocrine) في تقرير الاستجابات الاجتماعية للضغط- كالاجتماع والتواصل مع الآخرين.

3. تتضمن الاستجابات الفسيولوجية التي تحدث نتيجة التعرض للضغط تدخل الجهاز السمبثاوي المنبه لنخاع الأدرينالية (Sympathetic Adrenomedullary-SAM)، وقشرة الأدرينالية (Adrenal Cortex) التي تنشطها إفرازات الهيبوثلاموس والغدة النخامية (Hypothalamic Pituitary Adrenal Cortical-HPA). وعلى المدى البعيد فإن الاستمرار في استثارة هذه الأجهزة يمكن أن يؤدي إلى تراكم الأضرار. وتسمى هذه الحالة بالضرر الناجم عن العبء المتراكم (Allostatic Load). وهذه الحالة تمثل شيخوخة فسيولوجية مبكرة تسببها زيادة الضغوط.

4. تقرر الطريقة التي يقيم بها الحدث ما إذا كان سيعتبر مصدراً ضغط أم لا؛ فالأحداث السلبية أو التي لا يمكن السيطرة عليها أو التنبؤ بها، والغامضة، والضخمة، التي تمس الجوانب الرئيسة من الحياة، أكثر ميلاً لأن تدرك على أنها أحداث ضاغطة.

5. من العادة أن يتكيف الناس مع الضغوط البسيطة، أما الضغوط الشديدة فإنها قد تسبب مشاكل صحية وعقلية مزمنة. ويمكن أن تسبب أضراراً لاحقة، منها استمرار الاستثارة الفسيولوجية، ومعاناة نفسية، وتدن في مستوى أداء المهمات. كما تؤدي مع مرور الزمن إلى تدني مستوى الإمكانات المعرفية. وإلى جموع ضعيفة من الأطفال والشيوخ والفقراء، بشكل خاص، لديها قابليه كبيرة للتأثر السلبي.

6. تشير الأبحاث التي أجريت على أحداث الحياة الضاغطة إلى أن أي حدث يدفع الفرد لإحداث التغيير يكون سبباً في زيادة معاناته من الضغط وإمكانية الإصابه بالمرض. فالأحداث اليومية المزعجة يمكن أيضاً أن تؤثر سلباً على الصحة، تماما كما هو الأمر بالنسبة للضغط المزمن.

7. تبين الدراسات التي أجريت حول الضغوط المهنية أن المضايقات التي تنشأ عن العمل، وعبء العمل الزائد، وضغوط العمل، وصراع الدور، وغموض الدور، وعدم القدرة على إقامة علاقات مشبعة في مجال العمل، وعدم كفاية فرص التطور المهني، وعدم القدرة على ممارسة ضبط كاف في مجال العمل، والبطالة، يمكن أن تسبب زيادة في حدوث المرض، وعدم الرضا المهني، والتغيب بدون عذر، والبطء، وتغيير العمل. إن بعض هذه الضغوط، يمكن الوقاية منه أو إيقافه من خلال اتباع إجراءات معينة في التدخل.

8. يمكن أن يؤدي الجمع بين عدة أدوار في آن واحد، مثل أدوار العمل، وأدوار الحياة الأسرية، إلى صراع الأدوار، وإلى زيادة أعباء الدور. كما يمكن أن يقود ذلك إلى المعاناة النفسية وسوء الوضع الصحي. ومن ناحية ثانية، فقد يعزز مثل هذا الدمج من مشاعر تقدير الذات، والصحة النفسية. وعلى كل الأحوال، فإن الآثار التي يمكن أن تترتب على تعدد الأدوار تعتمد بدرجة كبيرة على مدى توفر إمكانات معينة مثل الوقت، والمال، والمساندة الاجتماعية، والمساعدة من الآخرين.

قائمة المصطلحات

Acute Stress Paradigm	منحى الضغط الحاد
Aftereffects of Stress	آثار ما بعد الضغط
Allostatic Load	التلف الناجم عن العبء المتراكم
Chronic Strain	الإجهاد المزمن
Cognitive Costs	التكلفة المعرفية
Daily Hassles	المضايقات اليومية
Fight-or-Flight Response	استجابة الكر أو الفر
General Adptation Syndrome	أعراض التكيف العامة
Helplessness	العجز
Learnd Helplessness	العجز المتعلم
Perceived Sress	الضغط المدرك
Person-Environment Fit	انسجام الفرد مع البيئة
Post-Traumatic Stress Disorder (PTSD)	اضطراب ما بعد الصدمة
Primary Appraisal	التقييم الأولي
Reactivity	التَّنشُطِيّة "النشاط التفاعلي"
Role Conflict	صراع الدور
Secondary Appraisal	التقييم الثانوي
Stress	ضغط
Stress Markers	مؤشرات الضغط
Stressful Life Events	الأحداث الحياتية الضاغطة
Stressors	المثيرات الضاغطة (ضواغط)
Sudden Death Syndrome	تناذر الموت المفاجىء

الفصل السابع

مهدئـــات الضغـــط

Moderators of the Stress Experience

الفصل السابع

مهدئــــات الضغــــط

Moderators of the Stress Experience

في كانون الثاني من عام 1994، ضرب زلزال بقوة 6.7 ريختر مدينة لوس أنجلوس. ترك الكثيرين بلا مأوى، كما عرض كثيراً من الناس إلى المعاناة بسبب ما لحق بممتلكاتهم ومنازلهم من تدمير وخراب، وهناك من أصيب، أو تعرض أقرباؤه أو أصدقاؤه للموت أو الإيذاء. ومع ذلك، فلم يتأثر الجميع بهذا الحدث بنفس الطريقة.

فلو أخذنا على سبيل المثال أربع أسر، ممن تعرض الجزء الأفضل من منازلهم وممتلكاتهم إلى التدمير، فإننا سنجد اختلافاً واضحاً في ردود الأفعال الصادرة عن هذه الأسر تجاه الحدث، على الرغم من أن الظروف المدمرة، كما اتضح، كانت عامة. إحدى هذه الاسر كانت قد وصلت حديثاً من المكسيك، ولم تكن قد تمكنت حتى ذلك الحين من تكوين الصداقات، أو إيجاد عمل. وكانت خسارتها لكل ما تمتلك، بعد أن اقتلعها الزلزال من مسكنها المريح، سببا في تدميرها نفسيا. ولم يعد واضحا ما يتوجب عليها القيام به. وفي الأسرة الثانية توفي مسن يعاني من مشاكل صحية في القلب بالسكتة القلبية، تاركاً خلفه زوجته العاجزة. أما الأسرة الثالثة، فقد توفرت لها الإمكانات المادية، وكان لها أقارب في المنطقة، قاموا مباشرة بالعناية بها. فتمكنت من الانتقال للإقامة بشقة أخرى ريثما تجد مسكناً آخر. وكان من أهم أولوياتها إيجاد وسيلة أخرى للعمل وكسب العيش. في حين استطاعت الأسرة الرابعة المكونة من زوجين يافعين من تجاوز الخبرة الضاغطة عن طريق الاستجابة للموقف بمرونه، حيث صمما على اتخاذ الخطوات الضرورية للبدء من جديد.

إن التقارير الشخصية التي قدمها الأفراد حول الطريقة التي استجابوا بها لهذا الحدث، تكشف عن الفروقات في تأثير الخبرة على كل منهم. فماذا توضح هذه التقارير؟ فعلى الرغم من الاختلافات الشديدة التي تساهم في تقليل حدة الضغوط، بسبب ما يتوفر لدى الأفراد من إمكانات تساعد في تخفيف وقع الخبرة؛ كالمساندة التي يقدمها الآخرون، أو طبيعة الظروف المحيطة، فإن الأفراد الذين توفرت لهم الامكانات والمصادر الوفيرة من نقود، أو المساندة الاجتماعية، وجدوا أن تأثير الخبرة الضاغطة كان أقل حدة، من أولئك الذين لم تتوفر لهم الإمكانات الكافية أو المهارات المناسبة للتعامل مع الموقف.

إننا نسمي هذه العوامل **مهدئات الضغط** (Stress Moderators)، لأنها تعمل على تعديل الكيفية التي تدرك بها الضغوط والآثار التي تخلفها. وقد يكون للعوامل المهدئة لخبرة الضغط (Stress Experience) تأثير على الضغط نفسه، وعلى العلاقة بين الضغط والاستجابات السيكولوجية، وبين الضغط والمرض، أو على درجة تدخل الخبرة الضاغطة في المظاهر الحياتية الأخرى.

في هذا الفصل سوف نبدأ باستعراض الكيفية التي تسبب بها الضغوط الأمراض، والكيفية التي تعمل بها العوامل المهدئة (Moderating Variables) من مصادر خارجية، ومساندة اجتماعية، وأنماط تعامل (Coping Styles) على زيادة أو إضعاف هذه العلاقة. ثم سنقوم بعد ذلك بتحليل العوامل المهدئة؛ من شخصية، وأنماط تعامل، وإمكانات، ومساندة اجتماعية. ثم سنهتم باستراتيجيات إدارة الضغوط التي يستخدمها الناس لتعزيز مصادرهم الذاتية أثناء محاولاتهم تدبر الأحداث الضاغطة.

الضغط والمرض: Stress and Illness

كما بينا في الفصل السادس، يؤثر الضغط في الأقل على أربعة من أجهزة الجسم وهي: الجهاز السيمبثاوي المنشط لنخاع الأدرينالية (Sympathetic-Adrenomedulary System)، والجهاز النخامي المنشط لقشرة الأدرينالية (Pituitary-Adrenocortical System)، والجهاز العصبي الهضميدي (Neuropeptide System)، وجهاز المناعة (Immune System). ويتقرر حدوث المرض بمقدار الأثر الذي يحدثه الضغط على هذه الأجهزة، كما أن الضغط قد يسبب تغيرات فسيولوجية وسيكولوجية تفضي إلى المرض. اضافة إلى أن التعب وما يليه من أوجاع يُعَدُّ من العوامل التي تنذر بحدوث الأمراض (Precursors). ومع ذلك ليس بالضرورة أن يمرض جميع الناس الذين يتعرضون للضغوط. فما هي العوامل التي تقرر من سيصاب بالمرض؟

الضعف المبدئي: Initial Vulnerability

تعتبر جوانب الضعف الجسمي أو النفسي الموجودة أساساً ذات أهمية خاصة في تحديد العلاقة بين الضغط النفسي والمرض. فالضغط قد يؤدي إلى مرض الأفراد الذين يعانون أساساً من الضعف. والرجل المسن الذي توفي في الهزة الأرضية يوضح هذه النقطة. فالهزة الأرضية لوحدها أو حالة ضعف القلب لا تكفيان فقط لحدوث السكتة القلبية، ولكن اجتماع تأثيرهما معاً كان قاتلاً.

ولإيضاح الكيفية التي يتفاعل بها الضغط مع الضعف الموجود أساسا (Initial Vulnerability) ليترك آثاره على الصحة، قام تاب وناتلسن (Tapp & Natelson, 1988) بفحص تأثير الضغط على مجموعة من حيوانات الهامستر (Hamster) - وهو نوع من القوارض الشبيهة بالجرذان- التي كانت تعاني من أمراض موروثة في القلب. فلاحظا أن تعريض الحيوانات للضغوط في مرحلة مبكرة من تطور المرض لا يؤدي إلى حدوث فشل القلب (Heart Failure). في حين أن تعريض هذه الحيوانات للضغط بعد حدوث التغيرات المرضية القلبية لديها أدى إلى حدوث الفشل. كما أن تعريض هذه الحيوانات للضغوط بعد حدوث فشل فعلي في القلب، زاد من إمكانية حدوث الوفاة بين هذه الحيوانات. كما بين نمط النتائج التي تم الحصول عليها، أن الضغط لم يشكل عبئاً إضافياً على الحيوانات التي كانت تعاني أساساً من الضعف فحسب، ولكنه بين أن تأثير الضغط تضاعف مع وجود الضعف لدى الحيوان في الأصل.

كما أن القابلية النفسية للفرد تتفاعل مع ما يواجهه من الضغط. وسبق أن بينا مثالاً على الآثار التفاعلية للضغط، في الدراسات التي تناولت تأثير الاكتظاظ والضجيج. فالاكتظاظ والضجيج عموماً، يسببان بعض الآثار الضارة بالصحة. ومع ذلك فإن تأثير هذه المصادر يكون أكبر، عندما تتعرض لهما الفئات الضعيفة من الأطفال، والمسنين، والفقراء. وفي هذه الحالات فإن القابلية أو الضعف الموجود أساساً لدى هذه الجماعات يكون ذا طبيعة نفسية اجتماعية.

السلوكيات الصحية: Health Behaviors

يمكن أن يؤثر الضغط بشكل غير مباشر على الإصابة بالمرض، وذلك عن طريق تغيير أنماط سلوك الفرد، وخصوصا الصحية منها. فإذا تناولنا على سبيل المثال، حالة رجل انفصل عن زوجته. فمن المعروف أن الانفصال، والطلاق، يعتبران من الأحداث الضاغطة الرئيسة التي تقود لحدوث تغيرات جوهرية في نمط الحياة، وإلى الاضطراب الوجداني. ولكن إذا افترضنا أن رابطة الزواج التي تجمع بين هذين الزوجين كانت من النمط التقليدي، وكانت الزوجة

هي التي تقوم بإعداد الوجبات الغذائية. ولدى حدوث الانفصال عن الزوجه، أصبح الزوج ملزماً بالاعتماد على نفسه. لذلك، فقد تسوء تغذيته وقد لا يأكل على الإطلاق. وإذا كان معتاداً على النوم مع زوجته في نفس السرير، فقد يواجه صعوبة في النوم من دون زوجته. وبسبب معاناته فقد يزيد من استهلاك الكحول أو تدخين السجائر.

إن هذا النمط من العلاقات وجدها كوهين ووليامسون (S. Cohen & Williamson, 1988) في دراستهما حول الضغط والسلوكيات الصحية. فالناس الذين أقروا بأنهم أكثر تعرضاً للضغط، أفادوا أيضا بأنهم ينامون ساعات أقل، وأقل ميلاً لتناول طعام الفطور، وأكثر استهلاكاً للكحول والعقاقير المنشطة، من أولئك الذين يتعرضون لضغط أقل. إن مقدار التغيير الذي يمكن أن يحدث في العادات الصحية نتيجة التعرض للضغط يمكن أن يؤدي إلى الإصابة بالأمراض. ويبين الشكل 7-1 التفاعل ما بين جوانب الضعف السكيولوجية والفسيولوجية الموجودة أساساً لدى الفرد، وبين تعرضه للضغط، والتغيرات السلوكية التي يمكن أن تحدث مما يؤدي الى زيادة احتمال حدوث الأمراض.

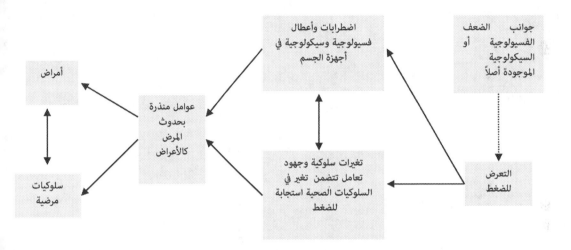

شكل 7-1 علاقة الضغط بالمرض Stress Illness Relationship

وبذلك يمكن أن يكون للضغط تأثير مباشر على الإصابة بالأمراض. وقد يتفاعل الضغط مع جوانب الضعف الموجودة أساساً، فيؤثر بشكل سلبي على العادات الصحية. ومع ذلك تظل هناك فروق فردية يتقرر في ضوئها ما إذا كان التعرض للضغط سيؤدي إلى الإصابة بالأمراض أم لا، لأن مهدئات الضغط، تساعد الأفراد على التعامل مع الضغوط بطرق مختلفة.

التعامل مع الضغط: Coping with Stress

يستجيب الناس للضغط بطرق مختلفة. فجميعنا يعرف الكثير من الناس الذين يستسلمون بيأس لمجرد حدوث أبسط خطأ في خططهم التي رسموها لأنفسهم. وبالمقابل فنحن نعرف آخرين يبدون قادرين على مواجهة النكبات والتحديات برباطة جأش، مستجمعين ما لديهم من إمكانات ذاتية واجتماعية لاحتواء المشكلة. ويتوقف التأثير الذي يمكن أن ينشأ عن احتمال التعرض لأي حدث ضاغط، بشكل رئيسي على كيفية تقييم الفرد له.

وكما بينا في الفصل السادس، فبناء على التصور الذي قدمه لازاراس للضغط، فإن أي حدث جديد، أو تغيير في البيئة يستحث الفرد على القيام بتقييمات أولية (Primary Appraisals) حول أهمية الحدث. فقد يقيم الحدث بأنه إيجابي، أو محايد، أو سلبي، وذلك وفقاً لما يمكن أن يحدثه من تأثير على الذات. فإذا تم الحكم على الحدث بأنه سلبي، فإنه سيقيم لاحقاً من حيث الأذى أو الخسارة التي أحدثها. كما يمكن أن يؤدي التعامل مع الحدث إلى الإحساس بالتهديد (Threat) المستقبلي، أو التحدي (Challenge)، أي إدراك ما يمكن أن يقود إليه من مكاسب أو نمو أو فعالية.

وفي الوقت الذي تحدث فيه التقييمات الأولية، يقوم الفرد أيضاً بإجراء تقييمات ثانوية (Secondary Appraisals) لما يمتلك من إمكانات للتعامل مع الحدث الضاغط. فالتقييم الثانوي هو ما يقوم به الأفراد لتقييم ما لديهم من إمكانات تعامل وخيارات، لتقرير ما إذا كانت ستكون كافية لتخفيف الأذى والتهديد الذي ينشأ عن الحدث (R. S. Lazarus & Folkman, 1984b).

ماهية التعامل: What is Coping

يشير التعامل (Coping) إلى عملية إدارة المطالب (الخارجية أو الداخلية) التي تقيم من قبل الفرد بأنها شاقة أو تفوق إمكاناته (.R S. Lazarus & Folkman, 1984a). فالتعامل يتكون من الجهود التي توجه نحو العمل، وتلك التي تتم على المستوى النفسي من أجل إدارة (ضبط، أو تحمل، أو تقليل، أو تخفيف) مطالب البيئة الداخلية والخارجية، والصراع بين هذه المطالب (R. S. Lazarus & Launier, 1978, P. 311).

يشتمل هذا التعريف للتعامل على عدة مظاهر مهمة. أولها، أن العلاقة بين التعامل والحدث المسبب للضغط تتسم بالديناميكية. فالتعامل يشتمل على سلسلة من التفاعلات ما بين الفرد الذي يمتلك مجموعة من الإمكانات، والقيم، والالتزامات، وما بين البيئة المحددة بمصادرها، ومطالبها، وقيودها (R. S. Lazarus & Launier, 1978). وبذلك فإن التعامل ليس مجرد فعل يقوم به الفرد في وقت معين، ولكنه مجموعة استجابات تحدث عبر الزمن، خلال التأثير المتبادل الذي يحدث بين الفرد وبيئته. فالعلاقة الرومانسية التي توشك على الانتهاء، على سبيل المثال، يمكن أن يتبعها ردود فعل متنوعة تتراوح ما بين الاستجابات الانفعالية، مثل الحزن أو النقمة، إلى اتباع إجراءات معينة، مثل توجيه الجهود نحو المصالحة، أو القيام بمحاولات لإيجاد نشاطات مسلية تشغل الفرد عن الاهتمام بالحدث. وجهود التعامل هذه تتأثر بدورها بالطريقة التي يستجيب بها الشريك المعني في العلاقة. فإذا حصل الفرد على التشجيع من الشريك فقد يقوم باستئناف جهوده من أجل المصالحة، في حين إذا واجه الشريك جهوده بالغضب والرفض، فقد يؤدي ذلك إلى ابتعاده بشكل أكبر.

أما المظهر الثاني المهم في تعريف التعامل فهو اتساعه. فالتعريف كما هو واضح يجمع عدداً كبيراً جداً من الأفعال، وردود الفعل الانفعالية لدى مواجهة الظروف الضاغطة. فهو يتضمن، إذن، الإشارة إلى ردود الفعل الانفعالية، بما في ذلك الغضب، أو الكآبة التي يمكن اعتبارها جزءاً من عملية التعامل، وكذلك الأفعال التي تتم طواعية لمواجهة الحدث. وفي المقابل، فإن عمليات التعامل يتم تعديلها عن طريق الإمكانات المتوفرة لدى الفرد. ويبين الشكل 7-2 رسماً إيضاحياً لعملية التعامل.

الشخصية والتعامل: Personality & Coping

تؤثر الشخصية التي يحملها كل فرد في مواجهة الحدث الضاغط، وفي كيفية تعامله مع ذلك الحدث. فالبعض يزيدون من حدة المواقف الضاغطة، في حين يعمد البعض الآخر الى تخفيف حدة هذه المواقف.

السلبية، والضغط، والمرض: Negativity, Stress & Illness

ينزع البعض، بسبب شخصياتهم، لإدراك الأحداث الضاغطة على أنها في غاية الضغط، مما قد يؤدي بدوره إلى التأثير على مقدار ما يتعرضون له من معاناة، وأعراض جسمية أو على معدلات إصابتهم بالأمراض. وقد ركز بعض الباحثين على حالة سيكولوجية تدعى **بالوجدانية السلبية** (Negative Affectivity)، (Watson & Clark, 1984) ومن المظاهر المميزة لها، المزاج السيء، والقلق، والكآبة، والعدوانية.

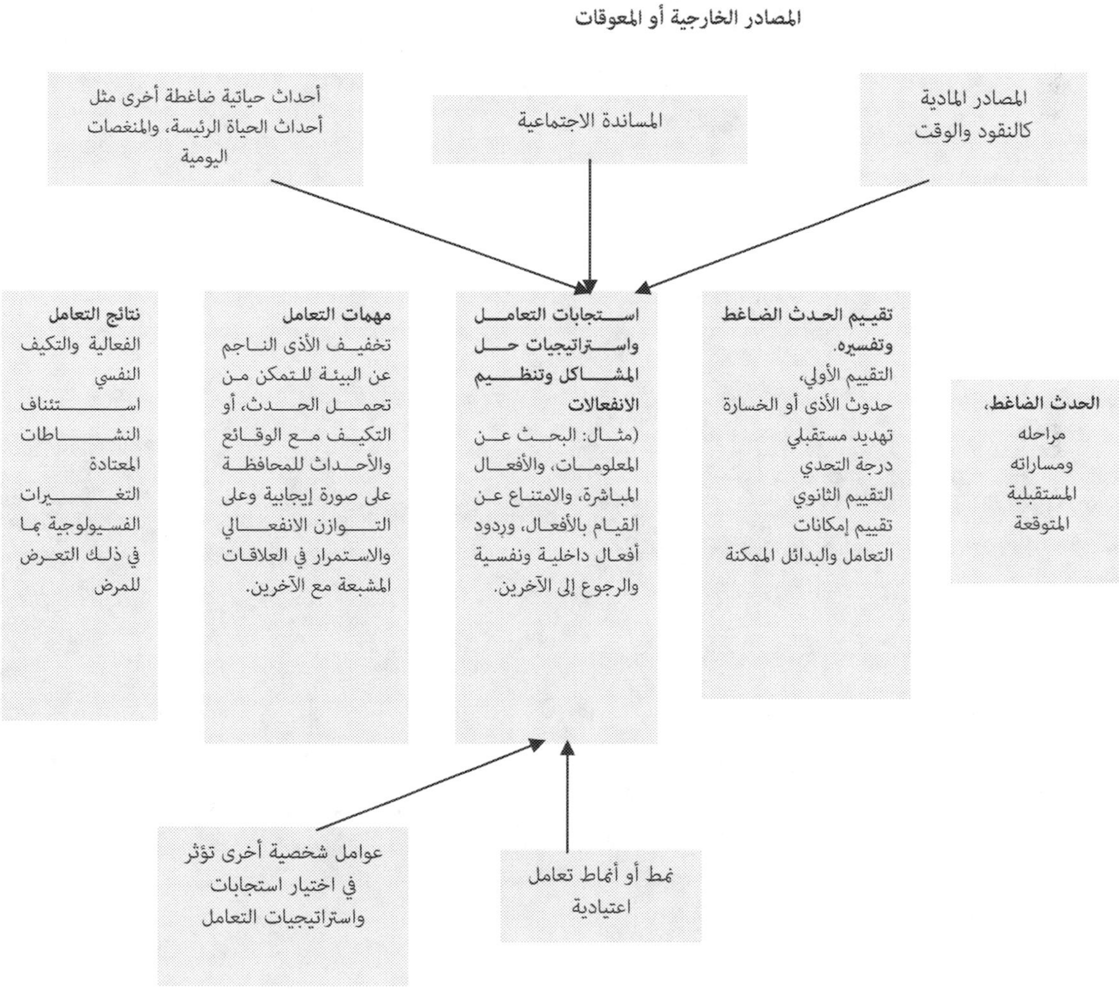

المصادر الخارجية أو المعوقات
المصادر المادية كالنقود والوقت
المساندة الاجتماعية
أحداث حياتية ضاغطة أخرى مثل أحداث الحياة الرئيسة، والمنغصات اليومية
الحدث الضاغط، مراحله ومساراته المستقبلية المتوقعة
تقييم الحدث الضاغط وتفسيره. التقييم الأولي، حدوث الأذى أو الخسارة تهديد مستقبلي درجة التحدي التقييم الثانوي تقييم إمكانات التعامل والبدائل الممكنة
استجابات التعامل واستراتيجيات حل المشاكل وتنظيم الانفعالات (مثال: البحث عن المعلومات، والأفعال المباشرة، والامتناع عن القيام بالأفعال، وردود أفعال داخلية ونفسية والرجوع إلى الآخرين.
مهمات التعامل تخفيف الأذى الناجم عن البيئة للتمكن من تحمل الحدث، أو التكيف مع الوقائع والأحداث للمحافظة على صورة إيجابية وعلى التوازن الانفعالي والاستمرار في العلاقات المشبعة مع الآخرين.
نتائج التعامل الفعالية والتكيف النفسي استئناف النشاطات المعتادة التغيرات الفسيولوجية بما في ذلك التعرض للمرض
عوامل شخصية أخرى تؤثر في اختيار استجابات واستراتيجيات التعامل
نمط أو أنماط تعامل اعتيادية

شكل 7-2 عمليات التعامل The Coping Processes

المصدر: F. Cohen & Lazarus, 1979; D. A. Hamburg & Adams, 1967; R. S. Lazarus & Folkman, 1984b; Moos, 1988; S. E. Taylor, 1983.

والأفراد الذين يتصفون بزيادة الوجدانية السلبية، يعبرون عن معاناتهم وانزعاجهم وعدم رضاهم عبر المواقف المختلفة والعديدة (Brett, Brief, Burke, George & Webster, 1990; Watson & Clark, 1984)، وهم أكثر قابلية للإفراط في شرب الكحول (Frances, Franklin & Flavin, 1986)، والإصابة بالكآبة (Francis, Fyer & Clarkin, 1986)، والقيام بمحاولات انتحارية، أو حتى الانتحار (Cross & Hirschfeld, 1986).

كما ترتبط الوجدانية السلبية بالصحة السيئة. ففي إحدى المراجعات التي أجريت للأدبيات التي تناولت علاقة عوامل الشخصية بخمسة أمراض هي: الربو (Asthma)، والتهاب المفاصل (Arthritis)، والقرحة، والصداع، وأمراض الشريان التاجي، وجد فريدمان وبوث كيولي (H. S. Friedman & Booth-Kewley, 1987)، دلائل ضعيفة، ولكنها متسقة حول العلاقة بين هذه الاضطرابات وبين الوجدان السلبي (Negative Emotion). فاقترحا بأن المعاناة السيكولوجية، التي تتضمن الكآبة، والغضب، والعدوانية، والقلق، قد تكون الاساس في تشكل الشخصية ذات القابلية العالية لتطويــر المرض (Disease-Prone)، وهي الشخصيـــة التي تجعل الأفراد مهيئين لهذه الاضطرابات أنظرا أيضاً (Scheier & Bridges, 1995). إن الوجدانية السلبية يمكن أن ترتبط أيضاً بارتفاع مستوى إفرازات الكورتيزون، وهذه الزيادة في إفرازات قشرة الأدرينالية، قد تعمل على إيجاد مسار حيوي نفسي اجتماعي (Biopsychosocial Pathway) يربط بين الوجدانية السلبية والأوضاع الصحية السيئة التي يمكن أن تترتب على وجودها (Van Eck, Berkhof, Nicolson & Sulon, 1996). كما يمكن أن تؤثر الوجدانية السلبية في التكيف مع العلاج. ففي إحدى الدراسات وجد دويتس ورفاقه (Duits, Boeke, Taams, Passchier & Erdman, 1997)، أن الناس الذين كانوا قلقين جداً أو شديدي الكآبة قبل عملية زراعة الشرايين، كانت قدرتهم على التكيف رديئة أثناء فترة النقاهة.

إضافة إلى الدلائل القوية المتوفرة في الوقت الحاضر حول الأضرار الصحية للسلبية (Negativity)، أصبح من الواضح أيضاً أن الوجدانية السلبية يمكن أن تؤدي أحياناً إلى خلق انطباع مزيف بتردي الحالة الصحية، في الوقت الذي لا يوجد أساس لذلك. كما أفاد الأفراد الذين يتصفون بارتفاع الوجدانية السلبية، بوجود معاناة كبيرة من الأعراض الجسمية، مثل الصداع، وآلام المعدة، وأوجاع أخرى، وخصوصاً عند تعرضهم للضغط (Watson & Pennebaker, 1989)، وفي أغلب الأحوال، لم يكن هناك دليل على وجود أساس للاضطراب الجسمي (Diefenbach, Leventhal, Leventhal & Patrick-Miller, 1996). فعلى سبيل المثال حصل كوهين ومساعدوه (S. Cohen, Doyle, et al., 1995) على شكوى ذاتية (سيلان واحتقان في الأنف) وعلى قياسات موضوعية (مثال ذلك الإفرازات المخاطية)، أثناء تعرض الأفراد لفيروس الجهاز التنفسي. فتبين ارتباط الوجدانية السلبية مع عدد أكبر من الشكاوي الذاتية، ولكنها لم ترتبط مع عدد أكبر من المقاييس الموضوعية للمرض.

كما تبين أن الناس الذين لديهم مستوى مرتفع من الوجدانية السلبية أكثر تعرضا للإصابة بالمرض، نظراً لأنهم أكثر ميلاً لاستعمال الخدمات الصحية في أوقات الضغط، من أولئك الناس الذين يعانون من مستويات متدنية من الوجدانية السلبية (S. Cohen & Williamson, 1991). وبذلك، فإن الأشخاص الذين يتصفون بارتفاع مزمن في الوجدانية السلبية، يكونون أكثر قابلية للإصابة بالأمراض، وإظهار المعاناة، والأعراض المرضية الجسمية، والسلوك المرضي، حتى عندما لا يكون لديهم معاناة من مرض حقيقي.

النمط التشاؤمي التفسير: Pessimistic Explanatory Style

وجد سيليجمان ورفاقه (M. O. Burns & Seligman, 1989; C. Peterson, Seligman & Vaillant, 1988)، في استقصاءاتهم لمسائل لها ارتباط بالوجدانية السلبية، دلائل حول النمط التشاؤمي التفسير (Pessimistic Explanatory Style)، تشير إلى احتمال وجود ارتباط بين هذا النمط وحدوث المرض. فعلى وجه التحديد، هناك بعض الناس الذين يتصفون بالميل إلى تفسير الأحداث السلبية من منطلق خصائصهم العامة، الداخلية، المستقرة. وعندما يقومون بذلك، فإنهم قد يمهدون السبيل للإصابة بالأمراض. ففي إحدى الدراسات قام بترسون ورفاقه (C. Peterson et al., 1988) بإجراء مقابلات مع الطلبة الذين التحقوا ببرنامج الدراسات العليا في جامعة هارفرد في الفترة الواقعة ما بين 1942 إلى 1944. حيث أجروا تحليلا لهؤلاء الطلبة عندما كانت أعمارهم 25 عاماً لمعرفة الكيفية التي اعتادوا بها تفسير الأحداث السيئة التي مرت بهم في حياتهم. واستفسروا عن الخبرات الصعبة التي واجهتهم خلال الحرب العالمية الثانية مثل مواقف القتال، والعلاقات مع المسؤولين، والمعارك التي اشتركوا فيها. كما تم الاستفسار فيما إذا كانوا يشعرون بأنهم تمكنوا من معالجة المواقف التي مرت بهم في أوقات الحرب بنجاح، أم بغير نجاح. كما تكلم بعض الرجال أيضا عن صعوبات واجهتهم لدى محاولتهم تحقيق الاستقرار بالعمل وفي العلاقات. قام الباحثون بعد ذلك بتقسيم إجاباتهم إلى قسمين. يعكس أحدها نمطاً إيجابياً، بينما يعكس الآخر نمطاً سلبياً.

ومن الأمثلة على تفسير حدث سلبي من منطلق نمط تشاؤمي، ما تم الحصول عليه من أحد الرجال الذين توفوا قبل بلوغ الخامسة والخمسين. حيث قال: "لا يبدو أنني أستطيع اتخاذ قرار ثابت يتعلق بالعمل ... ويبدو أن ذلك يعود إلى عدم وجود الاستعداد لمواجهة الحقيقة". وتفسير آخر من رجل آخر توفي قبل أن يبلغ الخامسة والخمسين. حيث بين أنه يكره العمل لأن لديه "خوف من أن يغرق في الروتين وأداء نفس العمل يوماً بعد يوم وسنة بعد أخرى". وفي المقابل، وصف أحد الرجال الأصحاء المهنة التي كان يؤديها في الجيش على النحو التالي: "إن مهنتي في الجيش كانت مليئة بالمتناقضات، ولكنها عموماً تحمل طابع مهن الجيش". كما بين رجل آخر اعتماده على ما يبذله من جهد في التعامل مع المواقف الصعبة قائلاً: "لقد حاولت أن أجد طريقي بالتحايل على الموقف ... لم يكن لدي علم أكيد بما يتوجب علي القيام به، فالموقف كان عاماً بالنسبة لنا جميعاً، نحن الضباط المبتدئين، عندما تم تكليفنا من البداية، لنقوم بدور المسؤولين عن الرجال".

يظهر الفرق بين المجموعتين من الاستجابات في قيام الرجلين الأولين بعزو الأحداث السيئة إلى ما لديهما من خصائص سلبية مستقرة، من دون أن يوجد لديهما أي أمل للخلاص. وفي المقابل، قام الرجلان الآخران بوصف الأحداث السيئة، ولكنهما عزوها إلى عوامل خارجية (هكذا هو الجيش)، أو من خلال بيان أنهما عملا ما يمكن أن يعمله أي شخص لديه نفس الإمكانات التي يمتلكانها في ذلك الوقت. إن أولئك الرجال الذين فسروا الأحداث السيئة على أساس ما يمتلكون من خصائص سلبية عامة، داخلية، ومستقرة، كانت أوضاعهم الصحية أسوأ بدرجة دالة، عندما كانت أعمارهم بين 45 إلى 60 عاماً، أي بعد مرور 20 - 35 سنة على الحرب. كما أن صحتهم العقلية والجسمية كانت أسوء عندما تم تقييمها وهم في سن الخامسة والعشرين. وبذلك فإن التشاؤم في مرحلة مبكرة من الرشد يمكن أن يشكل مصدر خطر على صحة الفرد في أواسط العمر والرشد المتأخر.

كما وجدت الأبحاث التي أجريت لبحث النمط التشاؤمي التفسير، بأن الناس الذين يتصفون بهذه الخصائص الشخصية، يمكن أن يعرضوا كفاياتهم المناعية (Immunocompetence) إلى الانخفاض. إذ وجدت دراسة أجريت على مجموعة من الأشخاص المسنين، ممن تبين أن لديهم نمط شخصية تشاؤمي التفسير، أن مستوى فعالية الخلايا المتعلقة بالمناعة

(Cell-Mediated Immunity) كان أضعف (Kamen-Siegel, Rodin, Seligman & Dwyer, 1991). وهذه الدراسة لها أهميتها لأنها تبين أولاً العلاقة المباشرة بين النمط التشاؤمي التفسير، وبين المسار البيولوجي الذي يمكن أن تكون له تأثيرات ضارة بالصحة. وهي مهمة أيضاً، لأنها أجريت على مجموعة من المسنين، وهذه الفئة تكون معرضة بشكل خاص للإصابة بالأمراض المتعلقة بالمناعة (Immune-Mediated diseases).

وكما هو الأمر بالنسبة لما يمكن أن يسببه النزوع السلبي في تفاقم الضغوط وما يرتبط بها من أمراض، فإن عوامل الشخصية الأخرى، قد تعزز القابلية للتعامل مع الضغط بفعالية. وسوف نعود الآن لبحث بعضاً من مصادر الشخصية هذه.

الصلابة (قوة العزيمة): Hardiness

في محاولاتها المبكرة لدراسة الصلابة (Hardiness)، قامت كوباسا (Kobasa, 1979) بدراسة المدراء التنفيذيين الذين يعملون في المستويات الإدارية المتوسطة، والعليا، لمعرفة لدى أي منهم تطورت الأمراض بسبب نمط الحياة الضاغط الذي كانوا يتعرضون إليه، ولدى أي منهم لم تتطور. قامت في المرحلة الأولى باستخدام مقياس تقدير إعادة التكيف الاجتماعي (Social Readjustment Rating Scale) (راجعا جدول 6-1 في الفصل السادس)، وبناءً عليه قسمت المجموعة إلى فئتين هما: المديرون التنفيذيون الذين تعرضوا إلى ضغوطات كثيرة خلال السنوات الثلاث الماضية، والمدراء الذين تعرضوا لضغوط أقل. بعد ذلك ركزت انتباهها على المجموعة التي تعرضت إلى ضغط شديد. ثم قامت بمقارنة أولئك الذين يعانون من أمراض كثيرة منهم مع أولئك الذين لديهم نسبياً القليل من الأمراض، وذلك لمعرفة ما الذي يميزهم. فوجدت بأن أولئك الذين تعرضوا إلى ضغوط شديدة ولكنهم يتمتعون بالصحة الجيدة، لديهم نمط شخصية متعدد المظاهر (Multifaceted Personality) أطلقت عليه النمط الصلب.

وتتشكل الصلابة من ثلاث خصائص. أولها الإحساس بالالتزام (Commitment) أو وجود القابلية لدى الفرد للانخراط بما يمكن أن يواجهه من مواقف. والعامل الثاني هو الاعتقاد بتوفر القدرة على الضبط (Control). وهو الإحساس بأن الشخص مسؤول عن ما يواجهه من أحداث في حياته، وأن لديه القدرة على التأثير في ظروف بيئته. أما المكون الثالث فهو التحدي (Challenge)، وهو الاستعداد لتقبل التغيير، ومواجهة أنشطة جديدة تتيح الفرصة للنمو. ومنذ أن قامت كوباسا بمبادرتها، وجد كثير من الباحثين بأن الصلابة ترتبط بالصحة الجسمية والعقلية الجيدة. (e. g. Florian, Mikulincer & Taubman, 1995; Kobasa & Puccetti, 1983; K. M. Nowack, 1989).

ولكن ما السبب الذي يجعل الأفراد الذين يتميزون بالصلابة (Hardy Individuals) يتمتعون بصحة جسمية وعقلية أفضل؟ إن شعورهم بالالتزام، والقدرة على ضبط الأمور، والاستعداد لقبول التحدي، يجعلهم يقيمون أحداث الحياة التي يمكن أن تكون ضاغطة، بطريقة أفضل من أولئك الأشخاص الذين لا يتميزون بالصلابة. ولذلك فقد يتخذون إجراءات أكثر مباشرة لمعرفة المزيد عن هذه الأحداث، ودمجها في مجريات حياتهم، وللتعلم منها ما يمكن أن يستفيدو منه في المستقبل.

كما يظهر الأفراد الذين يتميزون بالصلابة كفاءة في استخدام استراتيجيات التعامل الفعالة النشطة (Active Coping Strategies)، مثل استراتيجيات التعامل المتمركزة حول المشكلة (Problem Focused Coping)، والبحث عن المساندة الاجتماعية (Seeking of Social Support)، وهم أقل ميلاً للتعامل عن طريق التجنب (P. G. Williams, Wiebe & Smith, 1992). وبالتالي فإن الطرق المهمة التي يتبعها الاشخاص الذين يتيمزون

بالصلابة لتجنب المرض الذي يمكن أن يتسبب عن الأحداث الضاغطة هي: أولاً، عن طريق تحويل هذه الأحداث إلى أحداث تسبب ضغطاً أقل. وثانياً، عن طريق استخدام استراتيجيات تعامل ناجحة في التعامل مع الضغوط.

لقد ساعدت الأبحاث اللاحقة على زيادة فهمنا لخاصية الصلابة وتأثيرها على الإصابة بالمرض. إذ اقترح بعض الباحثين بأن الصلابة قد تعكس غياب الوجدانية السلبية (e. g., Funk, 1992). فالأفراد الذين يحصلون على درجات منخفضة على مقياس الصلابة، قد يكونون ببساطة من ذلك النوع الذي يتميز بخصائص تميل إلى إظهار نزعة وجدانية سلبية وميل إلى الكآبة، والقلق، والعدوانية (Allred & Smith, 1989; Rhodewalt & Zone, 1989)، مما يؤدي إلى زيادة الميل لدى هؤلاء الذين يتصفون بتدني الصلابة، للإفادة من وجود أعراض جسمية لديهم.

كما اقترح باحثون آخرون بان الطريقة التي تتدخل فيها خاصية الصلابة في معدلات الإصابة بالأمراض تكون غالبا عن طريق تبديل السلوك المرضي. أي أن الناس الذين يحصلون على درجات مرتفعة على خاصية الصلابة قد يعتنون بأنفسهم بشكل أفضل، وخصوصاً عندما يتعرضون إلى الظروف الضاغطة، من أولئك الذين يحصلون على درجات منخفضة على سمة الصلابة. إن الأبحاث التي ركزت على المكونات الفرعية التي تتكون منها الصلابة، قد بينت بأن توفر الإحساس بالقدرة على ممارسة الضبط الذاتي قد يكون من أهم مكونات سمة الصلابة التي تساعد في التنبؤ بصحة أفضل (S. Cohen & Edwards, 1989).

وبالرغم من أن الأسئلة التي تتناول الكيفية التي تعمل بها سمة الصلابة في تخفيف الآثار المرضية التي يسببها التوتر ما تزال قائمة، إلا أن الأبحاث التي ركزت على دراسة سمة الصلابة لها أهميتها وذلك لعدة أسباب: إذ توجه هذه الأبحاث اهتماما إلى الحالات النفسية الإيجابية التي يمكن أن يستخدمها الأفراد في مواقف الضغط، مما يساعد على حمايتهم. كما أنها تزود بالطرق المهمة لدراسة الضغط، وخصوصاً من حيث التركيز على الأفراد الذين لا يستسلمون للآثار السلبية الناتجة عنه.

التفاؤل: Optimism

إن الطبيعة التفاؤلية يمكن أن تقود أيضاً إلى التعامل بفعالية أكثر مع الضغط مما يقلل من مخاطر التعرض للمرض (Scheier & Carver, 1985). وقد قام كل من شاير وكارفر بتطوير أداة لقياس النزعة التفاؤلية، بهدف تحديد التوقعات العامة التي تقود إلى نتائج ايجابية. ويبين الايضاح 7.1 الفقرات التي يتألف منها مقياس التوجهات الحياتية (Life Orientation Test-LOT). وكما توضح الفقرات فإن بعضها يقيس التفاؤل في حين يقيس البعض الآخر التشاؤم.

ففي دراسة أجريت على طلبة المرحلة الجامعية الأولى طلب من المستجيبين تعبئـة مقيـاس التوجهـات الحياتية (LOT)، وذلك قبل نهاية الفصل الدراسي بأربعة أسابيع، فتبين أن الطلبة الذين صرحوا بأنهم في غاية التفاؤل، كانوا أقل عرضة للمضايقات الناجمة عن الأعراض الجسمية في نهاية الفصل، مقارنة بأولئك الذين حصلوا على درجات أقل على مقياس التفاؤلية. والأهم من ذلك فإن هذه العلاقة استمرت حتى بعد أن قام الباحثون إحصائيا بضبط العدد الأصلي للأعراض الجسمية التي أقر المفحوصون بوجودها لديهم.

إيضاح 7-1

مقياس التفاؤلية
The Measurement of Optimism

يختلف الأفراد بشكل جوهري في ميلهم للتفاؤل أو التشاؤم تجاه الأمور الحياتية. وقد قام كل من شاير وكارفر (Scheier & Carver, 1985) بتطوير أداة حول النزعة التفاؤلية لقياس الفروق الفردية بين الأفراد على هذه السمة. وفيما يلي عرض للفقرات المأخوذة من مقياس التوجهات الحياتية (Life Orientation Test – LOT)، والمطلوب منك أن تجيب على كل فقرة إما بالايجاب (صح) أو بالنفي (خطأ).

1. في المواقف التي يسودها الغموض عادة ما أميل إلى توقع حدوث الأفضل.
2. أجد سهولة في الوصول إلى حالة الاسترخاء.
3. إذا كان سيحدث شيء سيء بالنسبة لي فإنه سيحدث.
4. ألتفت دائماً إلى النواحي الإيجابية في الأشياء.
5. إنني دائماً متفائل بشأن مستقبلي.
6. أستمتع مع أصدقائي كثيراً.
7. من المهم بالنسبة لي أن أكون مشغولاً.
8. نادراً ما أتوقع أن تسير الأمور لصالحي.
9. نادراً ما تسير الأمور حسبما خططت لها.
10. لا أشعر بالانزعاج بسهولة.
11. أؤمن بالفكرة القائلة "ما بعد الضيق إلا الفرج".
12. نادراً ما أضع بالحسبان بأن ما سيحدث لي سيكون جيداً.

إن الفقرات التي تحمل الأرقام 2، 6، 7، 10، هي فقرات إضافية (Filler Items). وهذا يعني أنها لا تستخدم لقياس التفاؤل. أما الفقرات 1، 4، 5، 11، فهي مصاغة بطريقة تدل على التفاؤل. والفقرات 3، 8، 9، 12، يتم عكسها قبل التصحيح حيث أنها مصاغة باتجاه تشاؤمي. وبإمكانك أن تجمع علاماتك وتحدد مدى تفاؤلك.

ولكن كيف يمكن للتفاؤل أن يؤثر في الأعراض، وفي التكيف النفسي، والحالة الصحية؟ لقد قام كل من شاير ورفاقه (Scheier, Weintraub & Carver, 1986) بفحص نوعية استراتيجيات التعامل التي ترتبط في العادة مع النزعة التفاؤلية، والنزعة التشاومية. ففي دراسات أجريت على طلبة المرحلة الجامعية الأولى، طلب إليهم الإجابة على مقياس التوجهات الحياتية (LOT)، وقائمة أساليب التعامل (Ways of Coping Inventory). فوجد الباحثون ارتباطا أكبر بين التفاؤل والميل إلى استخدام استراتيجيات التعامل المتمركزة حول المشكلة، والبحث عن المساندة الاجتماعية، والتأكيد على الجوانب الإيجابية للموقف الضاغط. بينما ارتبط التشاؤم بالإنكار، والابتعاد عن مواجهة الحدث، والتركيز المباشر على المشاعر المسببة للضغط، والتخلي عن الهدف الذي يرتبط بحدوث الضغط. كما تبين أيضا

قيام المتفائلين بتقدير حجم المواقف الضاغطة بطريقة أكثر إيجابية، وكانوا أكثر ميلا إلى إجراء تقييمات ثانوية أكثر إيجابية تفيد بأن ما يمتلكون من مصادر، ستكون كافية لتخفيف التهديد (Chang, 1998).

فالتفاؤل إذن يمكن أن يساعد الناس على التعامل مع الأحداث الضاغطة وذلك عن طريق دفعهم إلى استخدام امكاناتهم بشكل أكثر فعالية. كما يمكن أن يقلل التفاؤل من الأعراض، ويحسن من القدرة التكيفية مع الأمراض، لأنه يخلق حالة معاكسه للوجدانية السلبية، فهو يعمل بشكل رئيسي على تشكيل منهج تفاؤلي يتميز بالابتهاج والإيجابية نحو الحياة (Fitzgerald, Tennen, Affleck & Pransky, 1993; Scheier, Carver & Bridges, 1994; Smith, Pope, Rhodewalt & Poulton, 1989). كما تبين أن التشاؤم يرتبط مع حدوث الكآبة في مرحلة أواسط العمر (Bromberger & Matthews, 1996) ، وبالوفاة بالسرطان بين المسنين (Schulz, Bookwala, Knapp, Scheier & Williamson, 1996).

وفي دراسة أجريت على مرضى القلب الذين تعرضوا لإجراء عملية تغيير الشرايين (Scheier et al., 1989)، وجد شاير أن التفاؤل كان عاملاً تنبؤياً قوياً بنجاح جهود التعامل مع المرض، وفي الشفاء بعد العملية. ولوحظ أن المتفائلين يميلون بشكل خاص إلى استخدام استراتيجيات تعامل متمركزة حول المشكلة، ويميلون بدرجة أقل لاستخدام استراتيجيات الإنكار. كما حققوا معدلات شفاء أسرع خلال إقامتهم بالمستشفى، ومعدلات أسرع في العودة لممارسة نشاطاتهم الحياتية الطبيعية، بعد السماح لهم بمغادرة المستشفى. وكشفت عمليات المتابعة التي أجريت لهم بعد مرور ستة أشهر، عن وجود علاقة ارتباطية قوية أيضاً بين التفاؤلية ونوعية الحياة. إذ تميز أداء المتفائلين بأنه كان أفضل (أنظرا أيضاً، Carver et al., 1993; Fitzgerld et al., 1993). كما وجدت دراسات أخرى أن التفاؤل قد أفاد الأشخاص الذين يتعرضون لإجراءات علاجية خطيرة (Curbow, Somerfield, Baker, Wingard & Legro, 1993; Mroczek, Spiro, Aldwin, Ozer & Bosse, 1993).

الضبط السيكولوجي: Psychological Control

من الأمور التي أصبحت معروفة، أن شعور الفرد بالقدرة على التحكم في الأحداث الضاغطة له دور مهم في المساعدة في التعامل بفعالية مع الضغوط (Bandura, 1977; S. E. Taylor, Helgeson, Reed & Skokan, 1991; S. C. Thompson, 1981). **فالضبط المدرك** (Perceived Control) هو اعتقاد الفرد بأنه يستطيع أن يقرر سلوكه، وأن يؤثر في بيئته وأن يحقق النتائج المرغوبة. وهو يرتبط كما هو واضح، ارتباطا كبيرا مع الفعالية الذاتية (Self-Efficacy)، التي تشير إلى مستوى أضيق من الإدراك بخصوص ما يمتلك الفرد من مقدرة للقيام بالأفعال الضرورية للحصول على نتائج محددة في مواقف محددة (Bandura, 1977). إن كلا النمطين من المدركات قد بينا بأنهما قادران على مساعدة الناس على التعامل مع مدى واسع من الأحداث الضاغطة. وكما بينا في الفصل الخامس، على سبيل المثال، فإن المهاجرين من الألمان الشرقيين إلى ألمانيا الغربية الذين وجدوا أنفسهم عاطلين عن العمل، عادوا إلى شرب الكحول ليخففوا عن أنفسهم، واستثني من بين هؤلاء تلك الحالات التي كانت تتمتع بشعور قوي بالفعالية الذاتية. إذ تبين أن هذا الشعور حصنهم من الضغط الناجم عن البطالة، وبالتالي من الإفراط في شرب الكحول.

فإدراك الفرد بأنه قادر على التحكم بحياته المهنية، وفي المهام الحياتية العامة قد يشكل مصدر حماية يقيه من اتباع نهج خطير في الحياة يؤدي إلى قيامه بسلوكيات تعرضه للمخاطر الصحية (Wickrama, Conger & Lorenz, 1995). وقد تبين استنادا إلى ما توصلت إليه استقصاءات عديدة، أن شعور الفرد بالقدرة على التحكم بالأحداث الضاغطة، يرتبط

مع الصحة الانفعالية، والتعامل الناجح مع الحدث الضاغط، ومع الصحة الجسمية الجيدة، ومع تغيير السلوك بما يساعد على الارتقاء بالصحة، وتحسن الأداء في المهام المعرفية (S. C. Thompson & Spacapan, 1991).

ويعتبر الشعور بالقدرة على الضبط أمراً مهماً بالنسبة لجميع الأفراد الذين يمرون بخبرات ضاغطة. فهو يساعد الأطفال والمراهقين كما يساعد الراشدين (Compas, Barnez, Malcarne & Worsham, 1991). وقد يكون له أهمية خاصة عند الفئات الضعيفة من المرضى، والأطفال، والمسنين، والذين يكونون أكثر قابلية للتعرض إلى المشاكل الصحية. ونظراً لأن ممارسة الضبط قد تشكل مصدر ضغط للأفراد الذين لديهم في الأساس فرصة محدودة لممارسة الضبط (S. C. Thompson & Spacapan, 1991)، فإن أي شيء يعزز الشعور بالضبط، يمكن أن يكون مفيداً لهؤلاء الأشخاص (Langer & Robin, 1976).

وللضبط السيكولوجي تأثير في غاية القوة، لدرجة أنه يستخدم بشكل واسع في إجراءات التدخل التي توجه بهدف الارتقاء بالعادات الصحية الجيدة، وفي مساعدة الأفراد على التعامل بنجاح مع الأحداث الضاغطة، كالتعرض للعمليات الجراحية، أو العلاجات الضارة بالصحة. وقد بينا في الفصلين الرابع والخامس، على سبيل المثال، كيف تؤثر الفعالية الذاتية (Self-Efficacy)، في القيام بمدى واسع من السلوكيات الصحية، بما في ذلك ممارسة التمارين الرياضية، والإقلاع عن التدخين. وسنبين في الفصل الثامن، كيف تعمل إجراءات التدخل التي تستند إلى مبادىء الضبط السيكولوجي في مساعدة الناس على التكيف بفعالية أكبر مع العلاجات الضارة بالصحة. أما الآن فمن المهم أن ندرك، أن توفر القابلية لدى الناس لإدراك أن الأحداث التي تحدث في بيئتهم المحيطة، قابلة للضبط، أو اعتبار أن جهودهم في التعامل مع الأحداث يمكن أن تحقق النجاح (Benight et al., 1997)، يساهم في تخفيف الضغط الذي يتعرضون له، ويقلل من معاناتهم كما يقلل من ردود الفعل الفسيولوجية الناجمة عن تعرضهم للضغط.

مصادر أخرى في التعامل: Additional Coping Resources

وقد يعمل تقدير الذات (Self-Esteem) العالي على تخفيف الآثار التي يخلفها الضغط على الحالة الصحية. ففي دراسة أجريت على مجموعة من الطلبة أثناء تقديم الامتحانات، ممن لديهم مستوى مرتفع من تقدير الذات، تبين أنهم كانوا أقل ميلاً للانزعاج لدى تعرضهم للضغط. وكانت هذه النتائج أكثر وضوحاً عند تعريضهم لمستويات منخفضة من الضغط، مما هو الأمر في حال تعريضهم لمستويات عالية من الضغط، تكون فيها الأحداث الضاغطة كبيرة بدرجة تعمل على طمس الفروق بين الأفراد في تقدير الذات (Whisman & Kwon, 1993). وفي دراسة أجريت على المسنين وجد أن تقدير الذات المرتفع يرتبط مع المستويات المنخفضة من الكورتيزول، والهرمون المنشط لقشرة الأدرينالية (ACTH)، لدى أدائهم مهمات فيها تحد لقدراتهم، ومن هذه المهمات على وجه التحديد، القيادة تحت ظروف تبعث على الاستثارة (Seeman et al., 1995). مما يدعو إلى الاقتراح بوجود دورة حيوية نفسية اجتماعية (Bio-Psycho-Social Route) يؤثر عبرها تقدير الذات في التعرض للمرض.

وتلعب يقظة الضمير (Conscientiousness) دوراً مخففاً للتأثيرات التي يحدثها الضغط على الإصابة بالأمراض. ففي إحدى الدراسات (H. S. Friedman et al., 1993) التي فحصت فيها تقديرات الشخصية لمجموعة من الأطفال في العامين 1921 و 1922 لمعرفة ما إذا كان بإمكان هذه التقديرات التنبؤ بمن سيعيش أكثر. وجد الباحثون أن الأطفال الذين حصلوا على تقدير مرتفع على سمة يقظة الضمير كانوا أكثر ميلاً لبلوغ سناً متقدمة (H. S. Friedman, Tucker, Schwartz, Tomlinson, Keasey et al., 1995). مما قد يعني أن الأفراد الذين يعملون

بناءً على ما يمليه الضمير الحي، أكثر نجاحاً في تجنب ما يمكن أن يؤذيهم، وقد يشير ذلك، إلى أنهم أكثر ثباتاً في ممارسة العادات الصحية الجيدة.

ويبدو أن لقوة الأنا (Ego-Strength)- جملة من المميزات الشخصية تضم الموثوقية (Dependability)، والثقة (Trust)، وتدني مستوى الاندفاعية (Impulsivity)- تأثير مهم على الحالة الصحية. ففي دراسة طولية، قامت مجموعة من الباحثين (H. S. Friedman, Tucker, Schwartz, Tomlinson-Keasey et al., 1995) بإجراء دراسة على الأطفال الذين جرت مقابلتهم في المرة الأولى عام 1947. حيث قارنوا أولئك الذين اتسمت شخصياتهم بالاندفاعية، وقلة الضبط، مع أولئك الذين تميزت شخصياتهم بوجود أنا قوية. فوجدوا أن الذين تميزوا بوجود أنا قوية في طفولتهم تمكنوا من العيش أطول. إن أحد أسباب ذلك يرجع إلى أن الأفراد الذين لديهم أنا قوية، كانوا أقل ميلاً للتدخين، أو الإفراط في تناول الكحول.

كما أن الثقة بالنفس (Self-Confident)، والنزعة إلى تبسيط الأمور، تقللان أيضاً من احتمالية حدوث المعاناة النفسية نتيجة التعرض للأحداث الضاغطة (Holahan & Moos, 1990, 1991)، ولعل ذلك يرجع إلى أن الأفراد الذين يمتلكون الثقة بالنفس، ويميلون إلى تبسيط الأمور يتعاملون مع الأحداث المسببة للضغط بفعالية أكبر (Holahan & Moos, 1990). ومع ذلك، هناك دلائل بأن الأشخاص المرحين يموتون إلى حد ما أبكر من سواهم (H. S.Friedman et al., 1993). ومع ذلك، فإن السبب الذي يجعل النزعة إلى المرح تشكل خطراً على الصحة، أمر ما زال غير واضح. فقد يكون السبب لأن الأشخاص المرحين يصبحون غير مبالين بصحتهم، أو لأن توقعاتهم بأن الأشياء سوف تحدث بطريقة جيدة تجعلهم أكثر قابلية للتأثر بشكل سلبي إذا جرت الأمور على نحو سيء. إن هذه النتائج المتناقضة التي تنشأ كما هو واضح عن امتلاك خصائص مرحة، ونزعة إلى تبسيط الأمور، تحتاج إلى مزيد من جهود البحث لإيضاحها بشكل أكبر.

وعلى النقيض من ذلك فإن الإنطوائيين، والمنعزلين اجتماعيا، والذين يحصلون على درجات عالية على سمة العصابية (Neuroticism)، أو درجات متدنية على سمة التمكن (Mastery) والفعالية الذاتية، ومن يفتقرون إلى المهارات الاجتماعية، يبدون ميلا أكبر للتعرض لمخاطر السلوك المرضي، والمعاناة السيكولوجية (S. Cohen & Williamson, 1991; Kempen, Jelicic, & Ormel, 1997)، مما يتفق مع ما توصلت إليه البحوث التي تفحصنا نتائجها حول الوجدانية السلبية.

كما تبين أن إحساس الفرد بالتماسك بين جوانب حياته المختلفة (Antonsky, 1969)، وإحساسه بوجود معنى وهدف لحياته (Visotsky, Hamburg, Goss & Lebovitz, 1961)، وتمتعه بحس النكتة (Cousins, 1979; R. A. Moody, 1978)، والثقة بالآخرين (Barefoot et al., 1998)، والحس الديني (أنظرا إيضاح7-2) جميعها سمات تشكل مصادر داخلية، يمكن أن تعزز قدرة الفرد على التعامل الفعال. وكما هو الأمر بالنسبة لبعض الأشخاص الذين يمتلكون شخصيات لديها نزعة للمرض، فإن آخرين قد يمتلكون شخصيات لديها نزعة صحية، توصف بما تتمتع به من إحساس بالضبط، وتقدير الذات، والتفاؤل، والمرونة.

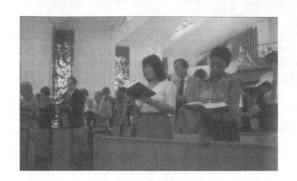

يساعد الدين على تعزيز الصحة النفسية،
وقد يمتلك المؤمنون قابلية اكبر للتعامل مع الأحداث
المزعجة.

(© Alan Oddie/PhotoEdit)

نمط التعامل: Coping Style

إضافة إلى سمات الشخصية التي تعتبر طرقاً عامة في الاستجابة عبر المواقف، فإن نمط التعامل(Coping Style)، يمثل مصدرا أكثر تحديداً للفروق بين الأفراد في الطرق التي يستجيبون بها للضغوط. **فنمط التعامل** هو نزعة عامة لتدبر الأحداث الضاغطة بطريقة محددة. وكمثال على ذلك، نحن جميعا نعرف أشخاصا يتعاملون مع الضغط عن طريق الحديث عنه بكثرة، في حين يحتفظ آخرون بمشاكلهم لأنفسهم. فأنماط التعامل، إذن، تعتبر مثل سمات الشخصية. فهي تصف بشكل عام الطريقة التي يسلك بها الفرد، ولكنها أكثر تحديداً من سمات الشخصية، لأنها كما يعتقد، تعمل بشكل أساسي، عندما تصبح الأحداث مصدر ضغط بالنسبة للفرد.

التجنب في مقابل المجابهة: Avoidance Versus Confrontation

يلجأ البعض إلى التعامل مع الحدث الذي يشكل تهديدا لهم عن طريق **نمط التعامل التجنبي (التقليل)**) Avoidant "Minimizing" Coping Style). في حين يقوم آخرون باستخدام **نمط المجابهة (اليقظة) في التعامل**) "Confrontative "Vigilant "Coping Style، وذلك عن طريق جمع المعلومات أو القيام بعمل مباشر. وليس بالضرورة أن يكون أي من النمطين أكثر فعالية في إدارة الضغط؛ إذ يبدو أن لكل منهما حسناته وعيوبه، وذلك اعتماداً على الموقف الذي تم توظيف النمط به. فاستراتيجيات المجابهة اليقظة) Vigilant Strategies)، قد تكون أكثر نجاحاً من استراتيجية التجنب في التعامل مع الأحداث الضاغطة، إذا استطاع الفرد أن يركز على المعلومات الموجودة في الموقف بدلا من التركيز على انفعالاته (Suls & Fletcher, 1985). لأن تركيز الفرد على الانفعالات السلبية التي يخبرها استجابة للأحداث الضاغطة قد يؤدي إلى تفاقم الأمر.

كما أن طول فترة التعرض للضغط، تقرر هل ستكون استراتيجيات التجنب أو المجابهة في التعامل مع الحدث ناجحة أم لا. فالأفراد الذين يتعاملون مع الضغط عن طريق التقليل من أهمية الموقف، أو تجنب الأحداث المهددة، يبدون نوعاً من التعامل الفعال مع التهديدات القصيرة المدى (e. g. Wong & Kaloupek, 1986). في حين إذا تكرر حدوث التهديد أو استمر على مدى الزمن، فإن استراتيجية التجنب لن تكون مجدية. لأن الناس الذين يلجأوون إلى استراتيجية التجنب في تعاملهم مع الضغط قد لا يبذلون الكثير من الجهد المعرفي والانفعالي لاستباق وإدارة ما يمكن التعرض إليه من مشاكل على المدى البعيد (Suls & Fletcher, 1985; S. E. Taylor & Clark, 1986).

وفي المقابل فإن الأفراد الذين يتعاملون مع الأحداث المهددة من خلال المجابهة أو اليقظة، قد يبذلون جهداً كبيراً من الناحية المعرفية والانفعالية، للتعامل مع التهديد الطويل الأمد. لذلك فهم يدفعون على المدى القصير الثمن من القلق

وردود الفعل الفسيولوجية (S. M. Miller & Mangan, 1983; T. W. Smith, Ruiz, & Uchino, 2000). وبذلك فإن الشخص الذي يتبع أسلوب التجنب، أو الذي يقلل من أهمية الأمر، قد يجيد التعامل لدى قيامه بزيارة طبيب الاسنان، ولكنه يفشل في التعامل مع الضغوط المرتبطة بأداء مهنته. وعلى النقيض منه فإن المتعامل اليقظ قد يضطرب لدى زيارته لطبيب الاسنان، ولكنه يتمكن من بذل الجهد لتقليل الضغط المرتبط بمهنته.

إيضاح 7-2

الدين، والتعامل، والعافية
Religion, Coping, and Well-Being

"لقد قمت فقط بالصلاة طوال الوقت، فمنع الـلـه حدوث ذلك الشيء، مباشرة، قبل أن يضربنا".

" شخص نجى من الإعصار"

قبل أن يبدأ الباحثون بفترة طويلة بدراسة أساليب التعامل، دأب أفراد العائلة، والأصدقاء، ورجال الدين، والمرشدون، على تشجيع الاشخاص الذين يتعرضون لأحداث صادمة أو ضاغطة للجوء إلى الـلـه ليساعدهم على النسيان، والتماس العزاء والسلوى للحصول على الراحة، والبصيرة النافذة. ويشير استطلاع جالوب (Poloma, 1988)، إلى أن غالبية الأمريكيين (94%) يؤمنون بالله، و(80%) يصلون، و(69%) ينتسبون إلى العضوية في الكنيسة، و(57%) يَعُدُّون معتقداتهم في غاية الأهمية بالنسبة لهم. فالدين يعزز شعورهم بالعافية، ويساعد الناس دائما على التعامل مع الأحداث الضاغطة (Paloutzian & Kirkpatrick, 1995)، كما قد يكون له أثر فعال على الحالة الصحية (McCullough, Hoyt, Larson, Koenig, & Thoresen, 2000) . وهو كما يبدو، إذن، يشكـل جانبـاً مهمـاً من حياة الأمريكيين، وقد يعتبـر ذو أهميـة خاصـة بالنسبة لبعض الأقليات، كالأمريكيين مـن أصـل إفريقي (Clay, 1996).

ويساعد الدين على الارتقاء بالصحة النفسية بالنسبة للكثيرين. فالناس الذين يمتلكون عقيدة دينية قوية، يقرون بوجود درجة أكبر من الرضا في حياتهم، ودرجة أكبر من السعادة الشخصية، وتأثيرات سلبية أقل لما تخلفه الأحداث الحياتية الصادمة، مقارنة بأولئك الذين ليس لهم ارتباط ديني رسمي (Ellison, 1991). ويفيد كثير من الناس بأن الدين يساعدهم في التعامل عندما يتعرضون للمواقف الحياتية الضاغطة (Koenig, George & Siegler, 1988; Palmer & Noble, 1986). فالعلاقة الدينية المنتظمة تزود الشخص بالإحساس بالهوية الجمعية (Group Identity)، من خلال إتاحة الفرصة له للانتماء إلى مجموعة من الأفراد يشاركونه في المعتقدات.

كما أن الدين قد يساعد في التعامل مع الأحداث. لأنه يزود بنظام معتقدات وبطريقة في التفكير بالأحداث الضاغطة، تجعل الناس يجدون معنى وهدفاً لما يواجهون من أحداث حتمية ضاغطة لا يمكن تجنبها (Dull & Skokan, 1995). فعلى سبيل المثال، أجريت دراسة على الآباء الذين فقدوا رضيعاً توفي بسبب تعرضه لتناذر موت الرضع المفاجىء (Sudden Infant Death Syndrome)، اتضح منها أن الدين يتضمن مكونين يساهمان في مساعدة الآباء على التعامل مع ما يتعرضون إليه من فقدان وهما: أهمية الدين كنظام عقائدي، والمشاركة الفعالة بالكنيسة- وبتحديد أدق، فقد تبين أن الأشخاص الذين كانوا نشطين في التزامهم مع الكنيسة، أدركوا أن لديهم مساندة اجتماعية أكبر. وكانوا أكثر قدرة على إيجاد معنى يرتبط بما فقدوه (McIntosh, Silver & Wortman, 1993).

وتقود بعض المعتقدات الدينية أيضاً إلى ممارسات صحية أفضل (e. g. Gorusuch, 1995)، وإلى صحة أفضل (Krause, Ingersoll-Dayton, Laing, & Sugisawa, 1999)، وعمر أطول (McCullough et al., 2000)، فمعدل الوفاة بسبب السرطان بين الجماعات الدينية الأرثوذكسية، أقل من جميع الفئات الأخرى (Dwyer, Clarke & Miller, 1990)، ولعل ذلك يرجع إلى أنهم يمنعون التدخين، وشرب الكحول، ويحدون من تعاطي المواد المسرطنة الأخرى (Carcinogens). إضافة لذلك، فقد يستفيد الأفراد الذين يعيشون بمثل هذه المجتمعات على الرغم من عدم انتسابهم بشكل رسمي إلى المؤسسة الدينية، من دون أن ينتبهوا، وذلك بسبب قلة تعرضهم للمسرطنات، ومن الرفض الاجتماعي للسلوكيات التي ترتبط بالإصابة بالسرطان، مثل التدخين، وشرب الكحول. فالدين إذن، لا يشكل جزءاً مهماً من حياة الفرد فحسب، ولكنه قد يؤدي إلى تحقيق فوائد فعلية على المستوى الصحي الجسمي، والنفسي (Seybold & Hill, 2001).

ومع ذلك يمكن أن تكون الدراسات التي أجريت حول التهديد قصير المدى، قد قللت من تقدير فشل استراتيجيات التجنب في التعامل. ففي دراسة استمرت مدة عام حول أحداث الحياة السلبية والمعاناة الانفعالية والجسمية التي تعرض لها 400 شخص من الراشدين وأبنائهم (Holahan & Moos, 1986)، تبين أن استخدام استراتيجية التجنب، أدى إلى مستويات أكبر من المعاناة، حتى عندما تم ضبط مستويات المعاناة الأولية. وبين هولاهان وموس، بأن الاستخدام المزمن لاستراتيجية التجنب، كأسلوب في التعامل، يؤدي إلى وضع الأساس النفسي لإمكانية التعرض لخطر حدوث استجابات غير ملائمة لدى مواجهة ظروف الحياة الضاغطة. وحتى عندما أفاد الأشخاص الذين يعتمدون على التجنب أو الكبت في التعامل بأنهم أقل معاناة من الضغط، اتسمت استجاباتهم الفسيولوجية بالرغم من ذلك بالشدة (Nyklicek, Vingerhoets, Van Heck, & Van Limmpt, 1998).

كما تم التوصل إلى دلالات تبين أن التعامل النشط يرتبط بمصادر تعامل أخرى. وبتحديد أكثر، وجد أن الأفراد الذين لديهم إمكانات شخصية وبيئية أكثر؛ كدخل مرتفع، وأصدقاء أكثر، ونمط علاقات مع الآخرين قائم على الثقة المتبادلة، أو وظيفة جيدة، يبدون ميلاً أكبر للاعتماد على الجهود النشطة، وميلا أقل للتجنب لدى تعاملهم مع الأحداث (Holahan & Moos, 1987).

كشف الذات (التعبير الوجداني): Disclosure

هناك العديد من الأبحاث التي أجريت بهدف دراسة التأثير الإيجابي للإفصاح عن الخبرات الانفعالية على الحالة الصحية. إذ يشك الباحثون منذ سنوات عديدة في أن تعرض الناس لأحداث صادمة في وقت لا يستطيعون عمل شيء إزاءها أو الحديث عنها، قد يؤدي إلى تفاقمها داخليا بحيث تصبح سبباً للأفكار التسلطية التي تسيطر على الفرد لسنوات عديدة أو حتى عقود (أنظرا على سبيل المثال، R. L. Silver, Boon & Stones, 1983). ذلك أن الامتناع عن التعبير عن الأحداث الصادمة يتضمن حدوث تغيرات فسيولوجية، وكلما أجبر الناس على قمع أفكارهم، وانفعالاتهم، وسلوكياتهم، ازداد نشاطهم الفسيولوجي (Pennebaker, 1997). وبالتالي، فإن القابلية لمجابهة الآخرين، أو لمواجهتهم صراحة بمدركاتهم أو مشاعرهم، قد يمنع ظهور الحاجة إلى الاستحواذ والكبت، كما قد يقلل من حدوث النشاطات الفسيولوجية المرتبطة بالحدث.

ولاختبار هذه الفرضية، طلب بينيبيكر وبيل (Pennebaker & Beal, 1986) من 46 طالباً من طلبة المرحلة الجامعية الأولى، الكتابة عن أكثر الأحداث الصادمة والمسببة للضغط في حياتهم أو عن مواضيع عرضية. ومع أن الأفراد

الذين كتبوا عن الصدمات شعروا بانزعاج أكبر مباشرة بعد أن قاموا بكتابة مقالاتهم (أنظرا أيضاً Pennebaker, Colder & Sharp, 1990)، إلا أنهم كانوا أقل ميلاً لمراجعة مركز الطلبة الصحي بسبب الأمراض في الاشهر الستة التي تلت.

وفي دراسة لاحقة وجد بينيبيكر ورفاقه (Pennebaker, Hughes & O'Heeron, 1987) تناقصاً في القابلية التوصيلية للجلد، وفي معدل نبض القلب، وضغط الدم الانقباضي (Systolic)، والانبساطي (Diastolic)، لدى الأفراد عندما يتكلمون عن الأحداث الصادمة. كما بينت دراسات أخرى تأثيرات ذات فائدة أخرى بعيدة المدى في الوظيفة المناعية بعد التفريغ الانفعالي للأحداث (e. g. Petrie, Booth, Pennebaker, Davidson & Thomas, 1995). وجميع هذه التغيرات التي كشفت عنها دراسات التفريغ الانفعالي للأحداث قد يكون لها تأثير إيجابي على الصحة على المدى البعيد.

ووجدت دراسات أخرى بحثت في الاستجابات التي تحدث نتيجة التعرض للضغوط الطبيعية، نتائج مماثلة أيضا (Pennebaker, 1997). إذ وجد بينيبيكر وأوهيرون (Pennebaker & O'Heeron, 1984)، على سبيل المثال، بأن الأفراد الذين توفي شركاء حياتهم في السنوات السابقة إما بسبب الانتحار أو بسبب حادث سيارة، كانوا أقل ميلاً للتعرض للمرض في السنة التالية كلما زاد حديثهم حول حادثة الوفاة مع الآخرين.

وهناك عدة أسباب تبين الفائدة التي يمكن أن يحققها الحديث مع الآخرين، أو الكتابة عن الحدث الضاغط، أو حسن الظن بالآخرين في التعامل مع الأحداث. فالحديث مع الآخرين يتيح للفرد الفرصة لجمع المعلومات حول الحدث، أو حول التعامل الفعال. وقد يعمل أيضاً في حصول الفرد على التعزيز الايجابي والمساندة الانفعالية من الآخرين. إضافة لذلك فقد يرتبط الحديث مع الآخرين أو الكتابة عن الحدث الصادم بتأثيرات معرفية ثابتة؛ مثل المساعدة في تنظيم الأفكار، أو التمكن من إيجاد معنى للخبرة. إن القيام بمزيد من الأبحاث، يمكن أن يساهم في الكشف عن الطرق التي يساعد فيها كشف الذات عن الخبرات في تحسين التكيف مع الأحداث الصادمة.

التعامل المتمركز حول المشكلة في مقابل التعامل المتمركز حول الانفعال:

Problem-Focused Versus Emotion-Focused Coping

يمكن تقسيم أنماط التعامل العامة إلى نوعين هما: التعامل المتمركز حول حل المشكلة (Problem-Solving Coping)، والتعامل المتمركز حول الانفعال (Folkman, Schaefer, & Lazarus, 1979; H. Leventhal & Nerenz, 1982; Pearlin & Schooler, 1978). إن جهود التعامل التي تركز على حل المشكلة (Problem Solving Efforts)، تتضمن القيام بمحاولات تهدف الى القيام بعمل شيء إزاء الظروف الضاغطة التي تشكل مصدر أذى، أو تهديد، أو تحد للفرد. أما التعامل المتمركز حول الانفعال (Emotion Focused Coping)، فيتضمن الجهود الموجهة لتنظيم الانفعالات التي تنشأ عن التعرض للحدث الضاغط.

وفي بعض الأحيان، تعمل الجهود الموجهة نحو حل المشكلة، والجهود الموجهة لتنظيم الانفعال معا. فعلى سبيل المثال، إن إنكار الفرد بأن الضغوط التي تنشأ عن العمل تسبب المعاناة، قد يمكن العاملين من جعل مستوى غضبهم اليومي متدنياً، ولكنهم يفشلون في التعامل مع الضرر المتراكم الذي تسببه هذه الضغوط. إن التعامل المتمركز حول المشكلة يظهر منذ الطفولة، في حين أن مهارات التعامل المتمركزة حول الانفعال تتطور إلى حد ما في مرحلة متأخرة من الطفولة أو المراهقة المبكرة (Compas et al., 1991).

ولكن ما الذي يقرر نوعية استراتيجيات التعامل التي يستخدمها الفرد؟ في العادة يستخدم الناس كلاً من الاستراتيجيات المتمركزة حول المشكلة، والاسترتيجيات المتمركزة حول الانفعال، في التعامل مع ما يواجهون من ضغوط. مما يبين أن كلا النمطين في التعامل يعتبر مفيداً في إدارة أكثر الاحداث سبباً للضغط (Folkman & Lazarus, 1980). ومع ذلك، فإن طبيعة الحدث تساهم أيضاً في تحديد استراتيجيات التعامل التي يجري استخدامها (e.g., Vitaliano et al., 1990)، فالمشاكل المرتبطة بالعمل، على سبيل المثال، تقود الناس في الأغلب، لاستخدام الجهود المتمركزة حول المشكلة في التعامل، مثل القيام بعمل مباشر، أو البحث عن المساعدة من الآخرين.

وعلى نقيض ذلك فإن المشاكل الصحية، تقود الناس إلى استخدام الاستراتيجيات المتمركزة حول الانفعال. ولعل ذلك يرجع إلى أن التهديد الصحي الذي يتعرض له الفرد، هو حدث يجب تحمله ولكن لا يسهل إخضاعه لفعل مباشر. وعندما يكون بالإمكان إخضاع المشاكل الصحية لجهود التعامل النشطة، فإن التعامل المتمركز حول المشكلة يكون مفيدا (e.g., Pakenham, 1999). إن المشاكل الصحية تقود الناس أيضاً للبحث عن المساندة الاجتماعية (Vitaliano et al., 1990)، في حين أن الأفراد الذين يواجهون مشاكل أسرية أكثر ميلا لاستخدام أسلوب التعامل المتمركز حول المشكلة (Vitaliano et al., 1990). إن هذه النتائج تقود إلى الاقتراح بأن المواقف التي تمكن من القيام بشيء بناء يفضل أن يستخدم فيها التعامل المتمركز حول المشكلة، في حين يفضل ببساطة استخدام التعامل المتمركز حول الانفعال في المواقف التي يفترض أن يتم تقبلها كما هي.

ولكن الفروق الفردية تؤثر أيضاً بطرق التعامل التي تستخدم بشكل مدهش. ففي دراسة حديثة أجريت على التوائم لتحديد العوامل التي تساهم في اختيار طرق التعامل (K. S. Kendler, Kessler, Heath, Neale & Eaves, 1991)، تم تحديد ثلاثة طرق عامة في التعامل هي: استراتيجية حل المشكلة، واللجوء إلى الآخرين، والإنكار. واستناداً إلى الأساس الذي تنطلق منه دراسات التوائم (أنظرا الفصل الثاني)، فإن استراتيجيات التعامل التي تستند إلى الآخرين، وحل المشكلة، لدى التعرض للضغط يمكن أن تفسر بالعودة إلى العوامل الجينية. وعلى النقيض من ذلك لم يظهر بأن استخدام الانكار يرجع إلى عوامل جينية، بل تبين أن من الممكن، إرجاع استخدام هذه الاستراتيجية إلى البيئة الأسرية التي نشأ بها الفرد في مرحلة مبكرة، مثل، أنماط التنشئة الوالدية، والنمط الاجتماعي، والتعرض للضغوط في مرحلة الطفولة. وبذلك يتضح أن العوامل الجينية قد تجعل الأفراد مهيئين للتعامل مع الأحداث الضاغطة عن طريق حل المشكلات مباشرة، أو عن طريق اللجوء للآخرين، مما يقود إلى تحقيق التكيف النفسي أو الى سوء التكيف. كما أن العوامل البيئية المبكرة التي يتعرض لها الفرد تساهم أيضاً في تعليمه كيفية التعامل مع الأحداث والمواقف (Busjahn, Faulhaber, Freier, & Luft, 1999).

استراتيجيات محددة في التعامل: Specific Coping Strategies

سؤلت إحدى السيدات التي تعاني من إصابة خطيرة بمرض السرطان عن كيفية قيامها بالتعامل مع المرض بنجاح، فقالت "لقد حاولت أن أتناول قطع التفاح البري والتوت الأرجواني في كل أسبوع". ومع أن الطريقة التي اختارتها للتكيف ليست مألوفة، إلا أن إجابتها أوضحت الأهمية التي تحققها استراتيجيات محددة يتبعها الأفراد في التعامل مع الأحداث الضاغطة.

لقد ركزت الأبحاث على استراتيجيات محددة في التعامل، أكثر من تركيزها على الأنماط العامة في التعامل التي تشمل الاستراتيجيات المتمركزة حول المشكلة، وتلك المتمركزة حول الانفعال. وسبب هذه النقلة، يرجع جزئيا إلى أن

الأبحاث الحديثة بدأت تتساءل فيما إذا كانت الاستراتيجيات العامة، التي تقيس أساليب التعامل انطلاقا من السمات التي يمتلكها الفرد قادرة حقا على التنبؤ بالكيفية التي يسلك بها الأفراد في مواقف محددة (J. E. Schwartz, Neal, Marco, Shiffman, & Stone, 1999). ومثل هذا المنحى، يزود أيضا بتحليل أكثر دقة حول الطريقة التي يتبعها الأفراد في إدارة الأحداث الضاغطة العديدة التي يواجهونها كل يوم، والتي لا يمكن حصرها.

إن أغلب هذه الأبحاث استخدمت أداة تدعى طرق التعامل (Ways of Coping). وتقيس هذه الأداة الميل إلى استخدام الأنواع المختلفة من استراتيجيات التعامل. ففي إحدى الدراسات التي أجراها فولكمان ولازاراس وزملائهما (Folkman, Lazarus, Dunkel - Schetter, Dehlongis & Gruen, 1986)، طلبوا من 85 من الأزواج من الرجال والنساء في منطقة كاليفورنيا ملء استبانة طرق التعامل. ثم قاموا بتحديد الاستراتيجيات المستخدمة. فتمكنوا من تحديد ثماني استراتيجيات مختلفة كانت على النحو التالي: التعامل بالمواجهة (Confrontative Coping)؛ وتصف الجهود العدوانية الموجهة لتغيير الموقف. مثال، "لقد صمدت وقاومت لأحصل على ما أريد". والبحث عن المساندة الاجتماعية (Seeking Social Support)؛ وتصف الجهود الموجهة من أجل الحصول على الراحة الانفعالية، والمعلومات، من الآخرين. مثال، "تكلمت مع أحد الأفراد لمعرفة المزيد عن الموقف". وحل المشكلة عن طريــق التخطيط (Planful Problem Solving)؛ مثال، "قمت بإعداد خطة عمل واتبعتها". وهذه العوامل الثلاث يتضح أنها أكثر ارتباطا ببعد استراتيجية التعامل المتمركز حول المشكلة الذي تم تحديده سابقا.

وهناك استراتيجيات محددة أخرى، تركز بشكل أكبر على تنظيم الانفعال وهي: ضبط النفس (Self Control)؛ وتصف الجهود لتنظيم مشاعر الفــرد. مثــال، "حاولت الاحتفــاظ بمشاعــري لذاتي". وعــزل الذات عــن المشكلــة (Distancing)؛ وتصف الجهود التي يقوم بها الفرد لعزل الذات عن الموقف الضاغط. مثال، "جعلت بيني وبين الحدث حاجزاً ورفضت التفكير به كثيراً". وإعادة التقييم الإيجابي (Positive Reappraisal)؛ وتصف الجهود الموجهة لإيجاد معنى إيجابي في الخبرة، وذلك من خلال التركيز على النمو الشخصي. مثال، "لقد خرجت من الخبرة أفضل مما كنت عليه". وتقبل المسؤولية (Accepting Responsibility)؛ وتشير إلى اعتراف الشخص بدوره في حدوث المشكلة. مثال، "انتقدت نفسي ووجهت اللوم لذاتي". وأخيراً الهروب أو التجنب (Escape / Avoidance)؛ وتصف هذه الاستراتيجية اللجوء إلى التمني. مثال، "تمنيت لو أن الأمر ينتهي"، والجهود الموجهة للهروب أو لتجنب الحدث عن طريق الأكل، والشرب، والتدخين، وتعاطي المخدرات، أو تناول الأدوية. ويبين الإيضاح 7.3 أمثلة على استراتيجيات التعامل التي استخدمت في مقاومة التهديد الناجم عن الإصابة بمتلازمة فقدان المناعة المكتسبة (AIDS).

بناء على ما تقدم، قام كارفر وشاير وفاينتراوب (Carver, Scheier, and Weintraub, 1989) بتطوير مقياس يدعى (COPE) أمكن عن طريقه تحديد استراتيجيات التعامل نفسها. وفي الإيضاح 7-4 عينة من الفقرات التي تشتمل عليها هذه الأداة االشائعة الاستعمال. ويفضل بعض الباحثين أن ينظروا إلى التعامل بطريقة أكثر تمحيصاً. لذلك قام ستون ونيل (A. A. Stone & Neale, 1984)، بتطوير أداة للتعامل مع الأحداث اليومية، مصممة للاستخدام في الدراسات، لمعرفة كيف يؤدي التغيير في أساليب التعامل من يوم لآخر، إلى إحداث التأثيرات على الجوانب الصحية النفسية والجسمية (A. A. Stone, Kennedy - Moore & Neale, 1995).

إيضاح 7-3

التعامل مع متلازمة فقدان المناعة المكتسبة
Coping with AIDS

لقد فتكت متلازمة فقدان المناعة المكتسبة (Acquired Immune Deficiency Syndrome-AIDS) بالعديد من الآلاف، ومازال العديد من الآلاف يعيشون أحياناً لعدة سنوات وهم يعلمون أن لديهم المرض. ومثل هذا التهديد يتطلب ويستثير عدة أنواع من التعامل، بعض منها توضحه مقتطفات اقتبست من المقابلات التي أجريت مع مرضى الإيدز (AIDS) نوردها فيما يلي.

المساندة الاجتماعية أو التماس المعلومات: Social Support or Seeking Information

إن ما لدي من علاقات اجتماعية جيدة كان له كبير الأثر في حصولي على المساندة الاجتماعية الحقيقية، من أناس مستعدين لإعطائي الوقت، ومستعدين للسير أميالا إضافية من أجلي. لقد أمضيت سنوات عديدة في تطوير ورعاية هذه الصداقات.

إن أسرتي كانت مصدر مساندة كبير جداً بالنسبة لي. وكذلك كان أحبائي في غاية المساندة، ومع هذا، لم يكن ذلك كافياً. حيث لم يتمكنوا من مساعدتي بطريقة صحيحة. لذلك حصلت على مساعدة كبيرة مكنتني من التعامل مع مرض الأيدز (AIDS) وفهمه عندما قمت باستشارة اختصاصية في المعالجة.

الفعل المباشر: Direct Action

كان همي الوحيد هو الانتقال إلى اليوم الذي يلي من دون أن أتعرض لأي اضطراب. كانت لدي رغبة قوية بأن أهزمه تماما.

كما كان همي أن لا أكون قد نقلت هذا المرض لأي أحد. لأن علاقاتي لم تكن مقتصرة على إمرأة واحدة. لذا فقد بدأت أغير من نمط حياتي تماماً.

والشيء الرئيسي الذي قمت به هو تنظيم جميع أوراقي، وكنت أجيد ذلك من قبل، ولكن عندما أصبت بالإيدز، عملت حسابي أن يكون كل شيء قد رُتب بطريقة سليمة، وكنت حريصاً كي أجعل الأمور سهلة بعد رحيلي على الشخص الذي أحب. ذلك أنه سيعاني من الحزن، ولكنه لن يكون مضطراً لأن يتعب في فرز مخلفاتي.

استراتيجيات الانشغال، والهروب أو التجنب: Strategies of Distraction, Escape or Avoidance

اعتدت الاعتماد على المخدرات بكثرة لأغير من مزاجي. ومن وقت لآخر، ما زلت أجد بأنني إذا لم أتمكن من الشعور بشكل أفضل فإنني أقوم بتدخين بعض الأعشاب، أو أشرب كأساً من النبيذ، أو أستمع للموسيقى. إن هناك نوعاً معيناً من الموسيقى التي يمكن أن تغير مزاجي بشكل جذري. أجعل الصوت مرتفع وأقوم بالرقص وأحاول أن أصفي ذهني. هناك موسيقى ديسكو قديمة كلماتها تقول "إبق بعيداً عن تفكيري أيها الشيء الذي هو أكبر من رأسي." وأنا أحاول أن أعمل ذلك الشيء نفسه حتى لا أغتاظ بسبب أشياء لا سيطرة لي عليها.

لقد كان من المهم بالنسبة لي أن أركز على شيء آخر إلى جانب الإيدز. فكان من المنطقي القيام بالتركيز على مهنتي. ونظرا لأنني أجيد كثيراً ما أقوم بعمله. وأشغل موقعاً إشرافياً، لذلك أشغلت نفسي بحل مشاكل الآخرين لكي أتمكن من نسيان مشاكلي. وأعتقد أن ذلك يشكل مصدر انشغال حقيقي بالنسبة لي.

أقوم بالسياقة، لأنني أشعر بسلام أكبر عندما أقود السيارة وأتجول بالطرقات، وأستمع إلى الموسيقى وإلى جانبي كلبي. إن ذلك في غاية الروعة.

تنظيم الانفعالات / التفريغ الانفعالي: Emotinal Regulation/Ventilation

عندما تشعر بالحزن، فإنك تقوم بالبكاء. هذا ما أقوم به مؤخراً بسبب أشياء سخيفة. ليست سخيفة تماما، بل صغيرة، خاصة عندما أتذكر بأن حياتي ستكون قصيرة وتنتهي قريباً. إن التوقعات حول أمور كنت تعتقد أنك ستنجزها، والخطط التي وضعتها، لا يبدو أنها ممكنة التحقيق بعد الآن.

أحاول أن أكون مثل سبوك في رحلة النجم (Star Trek). إنها مجرد عاطفة، وهذا ما يمكن أن يجعلك تشعر بالرضا. أحاول أن أحلل ما يحدث لي، وأنظر إليه بوصفي طرفاً ثالثاً وكأنني مراقب من القرن الخامس.

أحياناً أسمح لنفسي ببعض المشاعر السوداوية، ثم أنتزع نفسي وأقول " طيب هذا جيد، من المسموح ان تحمل هذه المشاعر، ولكن من غير المسموح لها أن تسير حياتك".

النمو الشخصي: Personal Growth

جعلني مرض الأيدز في بداية الأمر أشعر وكأنني سهم مسمم، وكأنني شخص موبوء، وليس لدي أحساس بتقدير الذات، أو الثقة بالنفس. ولذلك فإن ما كنت أسعى لتحقيقه في الواقع، هو الحصول على الثقة بالنفس واسترجاع تقديري لذاتي. ولا أعلم إذا كنت في يوم ما سأبقى لأعود وأشعر بذاتي القديمة. ولكنني اشعر بأنني قريب جداً من ذاتي القديمة.

كما صممت على جعل جميع من أعرفهم يدركون كيف أشعر أزاءهم. لقد تخليت عن بعض الأشياء الغالية على نفسي. أعدت بعضها إلى أولئك الذين قدموها لي. وحرصت على أن يكون لدى كل شخص أعرفه من أولئك الذين كانوا مهمين في حياتي، شيء مني، من الماضي. وأهم ما قمت به هو أنني أرسلت لكل منهم رسالة. مع أن تقبلها لم يكن جيداً من الجميع.

عندما يحدث لك شيء من هذا القبيل، فإنك قد تذوب وتختفي، أو قد تخرج منه أقوى مما كنت عليه في السابق. لقد جعلني المرض شخصا أقوى. وأشعر أنني قادر على التعامل مع أي شيء، لا يخيفني شيء، لا شيء على الإطلاق. فلو كنت راكباً في بوينغ 747 وقالوا أننا نسقط فإنني سأتناول، على الأغلب، مجلة لأقرأها.

التفكير الإيجابي وإعادة البناء: Positive Thinking & Restructuring

كل شخص سيموت إن آجلاً أم عاجلاً. لقد غدوت أقدر مدى جمال الأرض، والأزهار، والأشياء التي أحبها. مع أنني أعتدت التجوال متجاهلاً هذه الأشياء من حولي. أما الآن فقد أصبحت أقف وأجرب الأشياء، وأستنشق رائحة الورود باستمرار، وأقوم فقط بعمل الأشياء الممتعة بالنسبة لي.

بدأت مؤخراً في تبني اتجاهات إيجابية في أغلب الأحيان. أراقب نفسي خلال اليوم حتى أنتبه لأي شيء سلبي يمكن أن يصدر عني. وإذا حدث فإنني أقوم بتغييره، وإعادة صياغته. لذلك فأنا أقول كلمة رائع 42.000 في اليوم. وأحياناً قد لا أعنيها، ولكنني أقنع نفسي بذلك.

إن الفصل الأخير لم يكتب بعد، والمرأة البدينة لم تغن بعد. وأنا ما زلت هنا.

المصدر : G. M. Reed. 1989

التعامل والمصادر الخارجية: Coping and External Resources

لا يتأثر التعامل بالإمكانات الداخلية التي يمتلكها الفرد وحسب، مثل سمات شخصيته، وطرقه في التعامل، ولكنه يتأثر أيضاً بمصادر البيئة الخارجية (Terry, 1994). وهذه المصادر تتضمن الوقت، والمال، والتعليم، والمهنة المحترمة، والأطفال، والأصدقاء، والاسرة، ومستوى المعيشة، وتوفر الأحداث الحياتية الإيجابية، وغياب مصادر الضغوط الحياتية الأخرى (e. g., S. Cohen & Edwards, 1989; Moos, 1995).

ويُعَدُّ الاهتمام بهذه المصادر من الأمور المهمة. فأحد الباحثين في مجال الضغط (Hobfoll, 1988) عَدَّ المحافظة على مصادر البيئة بمثابة الدعامة الأساسية للضغط والتعامل. وبناءً على وجهة النظر هذه، فإن الناس يكافحون من أجل حماية وبناء المصادر البيئية، كما أن إمكانية تعرض هذه المصادر إلى الفقدان أو حدوث ذلك بالفعل يشكل التهديد. إن الضغط النفسي إذن، هو الاستجابة للموقف الذي تتعرض فيه مصادر الفرد الكامنة والفعلية إلى التهديد. والأفراد الذين يمتلكون مصادر أكثر، يتعاملون في العادة مع الأحداث الضاغطة بشكل أفضل، لأن الوقت، والدخل، والأصدقاء، ومصادر أخرى يمدونهم بمزيد من الطرق للتعامل مع الأحداث الضاغطة. فعلى سبيل المثال، يشكل الطلاق عموما، مصدر ضغط في غاية الشدة. ومع ذلك تكون معاناة من يتعرض لهذه الخبرة من النساء والرجال من ذوي الدخل الأفضل، والحاصلين على مستوى تعليم أفضل، ولديهم عدد أكبر من الأصدقاء المقربين أقل من سواهم (A. Booth & Amato, 1991). في الفصل السادس، سنتناول مثالاً آخر حول الكيفية التي تعمل بها المصادر المتوفرة في تهدئة الضغوط . وبالنسبة للنساء غير العاملات، فإن النساء العاملات اللواتي يحصلن على رعاية لأطفالهن، واللواتي يشاركهن أزواجهن في المهام المنزلية، يحققن فوائد سيكولوجية من العمل خارج المنزل، في حين أن النساء اللواتي لا يملكن مثل هذه المصادر أظهرن مستوى أكبر من المعاناة.

وقد تساءل الباحثون عما إذا كان توفر المصادر يحدث تأثيرا مباشراً من خلال تحسين إمكانات الفرد في التعامل مع الضغوط البسيطة والشديدة، أو أن توفر المصادر يشكل عامل حماية من الضغط. ووفقاً لوجهة النظر الأخيرة، فقد يكون للمصادر تأثير بسيط في تقرير مدى نجاح الفرد في التعامل مع المستويات البسيطة من الضغط، ولكنها قد تصبح مهمه لدى مواجهة المستويات العالية من الضغط.

ففي إحدى الدراسات التي أجريت لمعرفة ما إذا كان الأفراد الذين يعيشون في المدن أقل تعرضاً للتوتر أو الكآبة استجابة للضغوط عندما يتمتعون بصحة جيدة، وبتقدير ذات مرتفع، ومستوى مرتفع من المساندة الاجتماعية، ومستوى عال من التعليم (,Norris & Murrell 1984)، بينت الدراسة أن الأفراد الذين تتوفر لديهم هذه المصادر كانوا أقل ميلاً للإصابة بالكآبة نتيجة تعرضهم للضغوط. ولكن هذه الفوائد التي يحققها توفر المصادر كانت تتقلص مع تزايد مقدار الضغوط. وتقترح هذه النتائج بأن بلوغ الضغط مستويات معينة، يجعل الموقف غامراً، تصعب إدارته حتى مع توفر أفضل المصادر.

إيضاح 7-4

الصورة المختصرة من مقياس التعامل
The Brief Cope

يشتمل كل بعد من الابعاد المختلفة التي تتكون منها الصورة المختصرة من مقياس التعامل (The Brief Cope Scale)، على فقرتين تهدفان إلى التعرف على الطريقة التي تتبع في إدارة الأحداث الضاغطة. إذ يقوم الأفراد بذكر الطريقة التي يتبعونها في التعامل مع الأحداث الضاغطة عن طريق الإجابة على مقياس تدرجي يلي كل فقرة من الفقرات التي تتألف منها الأداة، يتراوح من صفر (لم يسبق لي أن قمت بذلك) إلى ثلاثة (كثيرا ما أقوم بذلك).

والمطلوب منك أن تفكربحدث ضاغط يمر بك حاليا (مشكلة مع عائلتك، صعوبة تواجهها مع شريكك في الغرفة، صعوبات في أحد المساقات) وأن تبين استراتيجية التعامل التي تستخدم.

1. التعامل النشط Active Coping

أركز جهودي من أجل عمل شيء إزاء الموقف الذي أتعرض له.

اتخذ إجراء معين لتحسين الموقف.

2. التخطيط Planning

أجرب اتباع استراتيجية معينة لما يتوجب علي القيام به.

أفكر مليا بالخطوات التي يتوجب علي اتخاذها.

3. إعادة التشكيل الإيجابي Positive Reframing

أحاول أن أرى الأمور من منظار آخر، لأجعلها تبدو أكثر إيجابية.

أحاول أن أجد شيئاً جيدا فيما يحدث.

4. التقبل Acceptance

أتقبل حقيقة الواقع الذي حدث.

أتعلم التعايش مع الأمر.

5. الفكاهة Humor

أعمل من الأمر نكتة.

أجعل الأمر يبدو مضحكاً.

6. الدين Religion

أحاول إيجاد الراحة عن طريق اللجوء إلى ديني أو معتقداتي الروحية.

أقوم بالصلاة أو التأمل.

7. استخدام المساندة الانفعالية Using Emotional Support.

أسعى للحصول على المساندة الانفعالية من الآخرين.

أسعى للحصول على الراحة والتفهم من أحد الأشخاص.

8. استخدام المساندة الوسيلية Using Instrumental Support

أحاول الحصول على النصيحة أو المساعدة من أشخاص آخرين حول ما يجب علي القيام به.

أحصل على المساعدة والنصيحة من الأشخاص الآخرين.

9. إشغال الذات Self-Distraction

أرجع للعمل أوأقوم بنشاطات أخرى لأحول تفكيري بعيداً عن الأمر.

أقوم بعمل أشياء أخرى لكي أقلل من التفكير بالأمر، مثل الذهاب إلى السينما، أومشاهدة التلفاز، أو القراءة، أو النوم،

أو التسوق.

10. الإنكار Denial

أقول لنفسي أن ذلك غير حقيقي.

أرفض الاعتقاد بأن ذلك قد حدث.

11. التنفيس Venting

أقول أشياء تجعلني أتخلص من المشاعر المزعجة.

أقوم بالتعبير عن مشاعري المزعجة.

12. استعمال المواد Substance Use

أتناول الكحول أو غيرها من المخدرات لكي أشعر بالتحسن.

أتناول الكحول أو غيرها من المخدرات لكي أنسى.

13. الامتناع عن السلوك Behavioral Disengagement

أتخلى عن التعامل مع المسألة.

أتخلى عن محاولة التعامل مع الأمر.

14. لوم الذات Self-Blame

أوجه النقد لذاتي.

أوجه اللوم لذاتي على الأشياء التي حدثت.

المصدر: Carver, 1997.

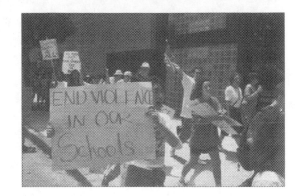

وجد الباحثون في مجال الضغط أن الفعل المباشر يقود غالبا إلى تكيف أفضل مع الأحداث الضاغطة، مقارنة بجهود التعامل الموجهة نحو تجنب المسألة أو إنكارها

ويُعَدُّ الوضع الاقتصادي الاجتماعي (Socioeconomic Status-SES) من أكثر المصادر الخارجية المؤثرة بالصحة. فالأفراد الذين يتمتعون بمستويات اقتصادية اجتماعية عالية، يكونون أقل عرضة للإصابة بالأمراض الجسمية والاضطرابات النفسية العقلية (Psychiatric Disorder)، كما تقل بينهم نسبة الوفيات الناجمه عن مختلف الأسباب المؤدية للموت والعوامل المختلفة الأخرى، بما في ذلك أنواع عديدة من السرطان، والأمراض القلبية الوعائية مقارنة بسواهم. وهذه العلاقة قوية بدرجة كبيرة. وحتى بين الحيوانات، فإن من يعيش منها بظروف أفضل، يكون أقل عرضة للإصابة بالأمراض مقارنة بتلك التي تعيش بأوضاع أدنى (e.g., S. Cohen, Line, et al., in press). ويوضح الشكل 7-3 العلاقة بين الطبقة الاجتماعية ومعدلات الوفاة أنظرا (N. E. Adler et al., 1993). إن الدراسات التي أجريت على كل من الإنسان والحيوان، بينت أن وضع الفرد النسبي في بيئتة، ومدى استقرار وضعه يرتبطان بانخفاض في الاستجابات العصبية الغدية لدى التعرض للضغط، مما يقود إلى الاقتراح بأن ذلك يمكن أن يشكل مسارات مهمة تربط الطبقة أو المكانة الاجتماعية بالنتائج الصحية المزعجة (T. E. Seeman & McEwen, 1996).

كما يؤدي وجود ضغوط حياتية أخرى إلى تهدئة استجابات التعامل، لأنها تعمل بشكل أساسي على استنزاف امكانات الفرد. فالأفراد الذين يتوجب عليهم التعامل مع مصادر ضغط عديدة في حياتهم- مثل الزواج الفاشل، وصعوبات اقتصادية، أو مشاكل صحية- يتبقى لديهم عدد أقل من المصادر التي يمكن الاستفادة منها في التعامل مع ضغوط جديدة، مقارنة بأولئك الذين لا يتوجب عليهم التعامل مع ضغوط حياتية أخرى (F. Cohen & Lazarus, 1979).

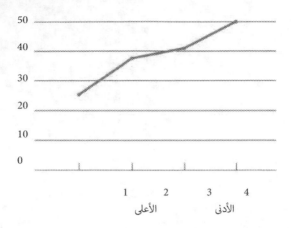

معدل الوفيات السنوي

الشكل 7-3 العلاقة بين معدلات الوفيات والطبقة الاقتصادية الاجتماعية. معدلات الوفيات السنوية لكل 1000 من الذكور.

المصدر : (Feldman, Makul, Kleinman & Coronon, Huntley, 1989)

مصادر الحصانة: Sources of Resilience

لقد تم توجيه قدر أقل من الاهتمام لدراسة إمكانية تأثير أحداث الحياة الإيجابية (Ryff & Singer, 2000)، والمزاج الجيد، وفرص الاستراحة، والاسترخاء، ومصادر الحصانة، في مساعدة الناس على التعامل بفعالية أكبر مع ضغوطات الحياة، وفي منع الأحداث الضاغطة من إحداث تأثيرات سلبية على الصحة. إن التعرض لأحداث إيجابية، وتوفر الفرصة لوصف هذه الأحداث، أو الاحتفال بها مع الآخرين، تبين أن له تأثيراً إيجابياً على كل من الحالة المزاجية المباشرة وعلى الصحة العامة (Langston, 1994).

وقد استندت إجراءات التدخل إلى ملاحظات كهذه، وصممت لتسهيل الحياة الهادفة، وتطوير العلاقات الاجتماعية الجيدة. فعلى سبيل المثال، قام مركز التقاعد الإبداعي (Center of Creative Retirement)، في نورث كارولينا (P. L. Brown, 1990) بإتاحة الفرصة للمتقاعدين لإكمال تعليمهم، وتقديم خدمات اجتماعية تطوعية. وكان كلا العرضين مصمماً بهدف تعزيز الإحساس بوجود هدف في الحياة، ورعاية استمرار النمو العقلي، وتطوير روابط ذات معنى مع الآخرين (Ryff & Singer, 2000).

وحول ما إذا كان لهذه النشاطات تأثير إيجابي على الصحة فإن الأمر لم يدرس بشكل كاف بعد. ومع ذلك، فقد تبين أن لأحد الأحداث المريحة- أخذ إجازة- تأثير مفيد على صحة مجموعة من الأفراد ممن هم في منتصف العمر ومهددين بخطر الإصابة بأمراض القلب (Gump & Matthews, 2000). وحول ما إذا كان لذلك تأثير إيجابي مماثل على مجموعات أخرى من الناس، فهو أمر يحتاج إلى المزيد من البحث. أما المصدر الآخر المهم الذي عرفت تأثيراته الصحية الإيجابية للكثيرين منا، فهو المساندة الاجتماعية.

المساندة الاجتماعية: Social Support

عُدَّتْ الروابط الاجتماعية والعلاقات مع الآخرين منذ أمد بعيد، من المظاهر الحياتية التي تبعث على تحقيق الرضا الانفعالي، ويمكن أن تقلل من تأثير الضغط، وتساعد الفرد على التعامل مع الأحداث الضاغطة، وتخفف مما يمكن أن يقود إليه الضغط من سوء الصحة (B. R. Sarason, Sarason, & Gurung, 1997).

ما المقصود بالمساندة الاجتماعية؟ What is Social Support?

تعرف **المساندة الاجتماعية** (Social Support)، بأنها الحصول على المعلومات من الأشخاص الذين يشعر الفرد نحوهم بالحب والاهتمام، والاحترام، والتقدير، ويشكلون جزءا من دائرة علاقاته الاجتماعية، ويرتبط معهم بمجموعة من الالتزامات المتبادلة، مثل الوالدين، وشريك الحياة، والحبيب، والأقرباء الآخرين، والأصدقاء، والذين يرتبط معهم بعلاقات اجتماعية ومجتمعية (دور العبادة أو النوادي) (Rietschlin, 1998)، أو حتى الحيوان الأليف (J. M. Siegel, 1993). إن الافراد الذين يحصلون على مستوى مرتفع من المساندة الاجتماعية، قد يشعرون بضغط أقل، عندما يتعرضون لخبرة ضاغطة. وقد يتعاملون معها بنجاح أكبر.

وتتخذ المساندة الاجتماعية، كما يقترح الباحثون، أشكالاً متعددة؛ فهناك المساندة التقييمية، والمساعدة المادية، والمساندة المعلوماتية، والمساندة الوجدانية (e. g. Cohen, 1988; Reis, 1984; Schwartzer & Leppin, 1991; Wills, 1991). وتتضمن **المساندة التقييمية** (Appraisal Support) مساعدة الفرد على تحقيق فهم أفضل للحدث الضاغط وللاستراتيجيات التي يجب حشدها للتعامل معه. ومن خلال تبادل التقييمات، يستطيع الفرد الذي يواجه حدثاً ضاغطاً أن يقرر مقدار التهديد الذي يسببه الحدث الضاغط ويستطيع الاستفادة من المقترحات حول كيفية إدارة الموقف.

أما **المساعدة المادية** (Tangible Assistance) فتتضمن توفير المواد المساندة، مثل الخدمات، والمساعدة المالية، والبضائع. فمثلا، إن تقديم الهدايا من الأطعمة للعائلة التي تتعرض لوفاة أحد أفرادها، يعني أن أفراد عائلة الفقيد ليس عليهم إعداد الطعام لأنفسهم، أو لزوارهم من الأقارب، في وقت لا يملكون فيه لا الطاقة، ولا الحماس للقيام بمثل هذه المهمات.

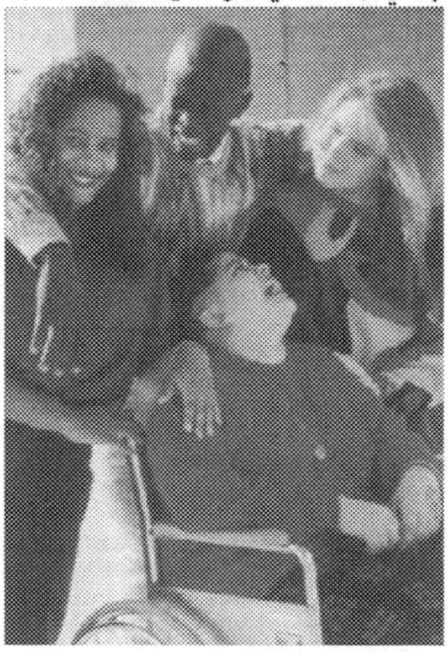

اعتبرت الفكاهة منذ القدم أسلوبا دفاعيا فاعلا في مواجهة الضغط. حيث اعتبر الكاتب نورمان كازينز أن الضحك بمثابة رياضة "هرولة داخلية" "Inner Jogging" (Cousins,1979). وقد دعمت الأبحاث الحالية هذا التصور. ففي إحدى الأبحاث، تم عرض فيلما صامتا ومسببا للضغط الشديد على مجموعة من طلبة الجامعة. ثم أعطي نصف الطلبة الفرصة لإدارة محادثة فكاهية بينما كانوا يشاهدون الفيلم، في حين أتيحت الفرصة للنصف الآخر من الطلبة إدارة حديث جدي. ولدى مقارنة كلتا المجموعتين، تبين أن مزاج المجموعة التي كانت تتناول أحاديثا فكاهية كان أفضل، وكانت أقل توترا، كما صدر عنها نشاط سيكوفيسيولجي أقل استجابة لمشاهدة الفيلم المسبب للضغط.

ويمكن أن تقوم الأسرة والأصدقاء بتزويد الفرد **بالمساندة المعلوماتية** (Informational Support) المتعلقة بالأحداث الضاغطة. فعلى سبيل المثال، إذا توجب على الفرد أن يجري فحصاً طبياً مزعجاً، فيمكن للشخص الذي تعرض لنفس الفحص أن يزوده بالمعلومات حول الطريقة التي سيتم بها الفحص بالضبط، وكم من الوقت ستستمر المضايقة بسبب الفحص، وغيرها من الأمور المتعلقة بالموضوع. ويمكن للشخص الذي يواجه صعوبات في وظيفته، أن يحصل على معلومات من زملائه في العمل، حول أفضل الطرق التي يمكن له أن يتبعها لتنظيم وقته، أو في إنجاز المهام بالشكل السليم، أو في كيفية التعامل مع رؤسائه بخصوص تغيير بعض المظاهر المتعلقة بعمله.

وفي أوقات الضغط، غالباً ما يعاني الناس من نوبات الكآبة، والحزن، والقلق، والافتقار إلى تقدير الذات. لذلك فإن الأصدقاء وأفراد العائلة الذين يقدمون المساندة للفرد، يمكن أن يزودوا **بالمساندة الوجدانية** (Emotional Support)، من خلال التركيز على الأهمية التي يحتلها الشخص في نفوسهم. كما أن الدفء والرعاية التي يزود بها الأشخاص الآخرين يمكن أن تساعده على تناول الأمر بثقة أكبر.

أثر المساندة الاجتماعية في تخفيف المعاناة النفسية:

Effects of Social Support on Psychological Distress

ما هي الفوائد التي تحققها المساندة الاجتماعية بالضبط؟ تبين نتائج البحث أن المساندة الاجتماعية تعمل بفعالية في تخفيف المعاناة النفسية من كآبة وقلق يمكن أن يشعر بهما الفرد عندما يتعرض للضغط. فعلى سبيل المثال، كشفت الدراسة التي أجريت على المقيمين في موقع بالقرب من الحادث النووي الذي وقع في جزيرة ثري مايل (Three Mile Island) عام 1979، عن أن الناس الذين يتمتعون بمستويات عالية من المساندة الاجتماعية كانوا أقل إحساساً بالمعاناة من الأشخاص الذين لم يكن لديهم سوى مستويات متدنية من المساندة. وبينت دراسات أخرى أن المساندة الاجتماعية تخفف من المعاناة النفسية (Haines, Hurlbert & Beggs, 1996; Lin, Ye, & Ensel, 1999).

وعلى النقيض من ذلك، فإن نقصان المساندة الاجتماعية في أوقات الحاجة، يمكن أن يُشكِّل بذاته مصدر ضغط شديد، وخصوصاً بالنسبة للأشخاص الذين يتميزون بوجود حاجة عالية للمساندة الاجتماعية، ولكن فرصهم في الحصول عليها قليلة. ومن هؤلاء الناس فئات المسنين، والأرامل حديثات العهد بالترمل (Dunkel-Schetter & Wortman, 1981; Glick, Weis & Parkes, 1974)، وضحايا الأحداث الحياتية الفجائية الشديدة التي لا تخضع للسيطرة.

أثر المساندة الاجتماعية في تخفيف ردود الفعل الفسيولوجية والعصبية الصماوية:

Effects of Social Support on Physiological and Neuroendocrine Responses to Stress

لقد تبين أن المساندة الاجتماعية تقلل في مختلف الظروف من ردود الأفعال الفسيولوجية والعصبية الصماوية التي تصدر استجابة للضغط. وعادة ما يستند مختصو علم النفس لدى دراسة هذه الظواهر إلى منحى الضغط الحاد (Acute Stress Paradigm). أي عن طريق أخذ الأفراد إلى المختبر، وتعريضهم لمهمات تسبب لهم الضغط (مثل العد العكسي السريع بإنقاص 13 في كل مرة، أو عن طريق تكليفهم بالحديث أمام مجموعة غير متجاوبة من المستمعين)، ثم قياس استجاباتهم السيمبثاوية، والاستجابات الصادرة عن الأجهزة الهيبوثلاموسية والنخامية المنشطة لقشرة الأدرينالية (HPA). وقد لوحظ دائما أن هذه الاستجابات كانت أكثر انخفاضاً عند وجود رفيق يقدم المساندة، مما هو الأمر في حالة عدم توفر

ذلك (Christenfeld et al., 1997). كما تبين أن مجرد وجود الاعتقاد لدى الأفراد بامكانية الحصـول على المساندة (,Uchino, & Garvey

1997)، أو لدى التفكير بالمساندة التي يحصلون عليها في العادة (Broadwell & Light, 1999)، كان يؤدي إلى نتائج مفيدة.

كما أن التأثيرات المهدئة التي تحدث بسبب المساندة التي يقدمها صديق، تكون أكبر من تلك التي تحدث عندما يقدمها شخص غريب
(Christenfeld et al., 1997). ويبدو أن مستوى الفائدة التي تحققها المساندة المقدمة لكل من الرجال والنساء تكون أكبر عندما تقدمها أنثى
من تلك التي يقدمها شخص من الذكور (Glynn et al., 1999). وكانت درجة المعاناة من الضغط أكبر لدى قيام النساء بأداء مهمة تسبب
الضغط، بحضور شخص آخر من الذكور، خاصة إذا كان هذا الشخص هو شريك الحياة. حيث كانت تبدو عليهن المعاناة بشكل أكبر مما لو قمن
بإكمال المهمة وهن لوحدهن (Kirschbaum et al., 1995). ويستثنى من ذلك عموما، الدور الذي تقوم به المساندة الاجتماعية في تخفيف
الاستجابات القلبية الوعائية، واستجابة الكورتيزول، لدى التعرض للضغوط قصيرة المدى. وكما يبين الإيضاح 7.5 فإن المساندة المقدمة حتى عبر
الفيديو لها مثل هذه التأثيرات المفيدة.

إيضاح 7-5

المساندة الاجتماعية بواسطة أفلام الفيديو
Video-Relayed Social Support

مع الزيادة في تسلل التكنولوجيا إلى مختلف مناحي حياتنا، أصبح من المحتم أن يقوم أحدهم باختبار التأثير الذي يمكن أن تحدثه المساندة المقدمة عن
طريق الفيديو. إن الإجابة على هذا السؤال تبعث على الدهشة. لأنه تبين أنها قادرة فعلا على تحقيـق ذلـك (Thorsteinsson, James, & Gregg, 1998).

ففي دراسة طلب فيها الباحث من أربعين رجلا وامرأة، من اليافعين الذين يتمتعون بصحة جيدة، أداء مهمة عن طريق الكمبيوتر. وبينما كانوا يؤدون
المهمة تم قياس معدل نبض القلب، وضغط الدم، ومستوى الكورتيزول بالدم. ثم قام بتعريض نصفهم لسماع تعليقات مساندة يعرضها شخص من الجنس نفسه عن
طريق الفيديو بينما كانوا يكملون المهمة، في حين لم يستمع الباقون إلى أية تعليقات مساندة. ومع أن أداء المشاركين في الحالتين كان من المستوى نفسه، إلا أن الذين
تلقوا المساندة عبر الفيديو أفادوا بأنهم أحسوا بوجود الدعم، وكان تقديرهم للمهمة بأنها أقل صعوبة من المجموعة التي لم تحصل على المساندة. كما أن معدل نبض
القلب، ومستوى الكورتيزول، كان أقل لدى المجموعة التي حصلت على المساندة من المجموعة الأخرى. وبذلك يمكن القول، بأن الفيديو يمكن أن يكون مصدرا تقدم
من خلاله المساندة، تماما كما هو الحال بالنسبة لتأثير الصديق الجيد، أو الشخص الغريب الذي يتسم بالمرح.

أثر المساندة الاجتماعية في تخفيف الإصابة بالأمراض وفي العادات الصحية:

Effects of Social Support on Illness & Health Habits

يمكن للمساندة الاجتماعية أن تقلل من إمكانية حدوث المرض، وأن تسرع في حدوث الشفاء لدى التعرض للمرض، وأن تقلل من
معدلات الوفيات الناجمة عن الأمراض الخطيرة (J. S. House, Landis & Umberson, 1988). وقد بينت الدراسات التي اهتمت بضبط الحالة
الصحية الأصلية، بأن الأفراد الذين لديهم علاقات اجتماعية أكثر من الناحية الكمية وأحياناً نوعية متميزة من العلاقات، تكون معدلات الوفيات
بينهم متدنية (Berkman, 1985; J.)

(J. S. House et al., 1988). إن العزلة الاجتماعية تعتبر مصدر رئيسي للتعرض للموت عند الإنسان والحيوانات (S. House et al., 1988). وبذلك تعتبر الدلالات المادية التي تدل على ارتباط المساندة الاجتماعية بتقليل خطر التعرض للموت على درجة عالية من الصحة.

وكمثال على ذلك، هناك بعض الدلائل المؤكدة التي تم الحصول عليها نتيجة مسح أجري على الراشدين من سكان منطقة الاميدا (Alameda Country) في كاليفورنيا (Berkman & Syme, 1979) حول الدور الذي تقوم به المساندة الاجتماعية في مقاومة التهديد الناجم عن المرض. حيث سؤل حوالي 7000 شخص عما لديهم من روابط مع أفراد مجتمعهم. ثم تم تتبع معدلات الوفاة بينهم على مدى 9 سنوات. بينت النتائج بأن الناس الذين كان لديهم عدد أقل من الروابط الاجتماعية والمجتمعية كانوا أكثر تعرضا للموت خلال تلك الفترة، من أولئك الذين كان لديهم روابط متعددة. فالنساء اللواتي كانت لهن روابط اجتماعية تمكنَّ من العيش أكثر من الأخريات بمعدل 2.8 سنة، وكذلك تمكن الرجال الذين لديهم روابط اجتماعية من العيش بمعدل 2.3 سنة أكثر من الآخرين. وهذه الاختلافات لم تنشأ بسبب الاختلافات في المكانة الاجتماعية الاقتصادية أو بسبب اختلاف أوضاعهم الصحية في بداية الدراسة، أو بسبب الاختلاف في ممارسة العادات الصحية.

وفي دراسة حول أمراض البرد الشائعة، قام عدد من المتطوعين الذين يتمتعون بالصحة الجيدة بتقديم تقرير عن ارتباطاتهم الاجتماعية، مثل إن كان لهم شريك حياة أم لا، ووالدين على قيد الحياة، وأصدقاء، أو شركاء عمل، وما إذا كانوا أعضاء في مجموعات اجتماعية أخرى مثل النوادي. تلا ذلك إعطاؤهم نقاط في الأنف تحتوي على واحد من نوعين من الفيروسات، وتم تتبعهم لمعرفة مدى تعرضهم للإصابة بأمراض البرد الشائعة. فلوحظ أن الأفراد الذين لديهم شبكة علاقات اجتماعية أكبر كانوا أقل ميلا لتطوير أمراض البرد القاسية (S. Cohen, Doyle, Skoner, Rabin & Gwaltney, 1997). إن المساندة الاجتماعية على ما يبدو تساعد في إبعاد أو تخفيف التعقيدات الناجمة عن التعرض للاضطرابات أو الظروف العلاجية الخطرة.

بالاضافة إلى أهمية توفر القدرة لدى الفرد على الاستمتاع بمظاهر الحياة المختلفة، فإن المساندة الاجتماعية من أفراد العائلة، والأصدقاء، تساعد في بقاء الناس في صحة جيدة. وقد تساعد على الشفاء بشكل أسرع في حال التعرض للمرض.

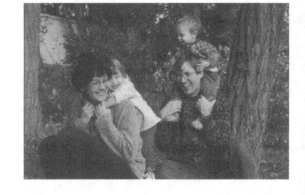

(© Frank Siteman/Rainbow)

كما أن النساء اللواتي تتوفر لهن مستويات عالية من المساندة الاجتماعية، أقل تعرضا للمضاعفات أثناء الحمل والولادة (N. L. Collins, Dunkel - Schetter, Lobel & Scrimshaw, 1993)، وأقل عرضة للإصابة بفطريات الهيربيز (VanderPlate, Aral & Magder, 1988)، كما تقل معدلات تعرضهن للذبحة القلبية (Brugn, 1965)، ويظهرن تكيفاً أفضل لدى التعرض لأمراض القلب والشرايين (Holahan, Moos, Holahan &

والسكري، وأمراض الرئة، وأمراض القلب، والروماتيزم، والسرطان (Brennan, 1997; Penninx et al., 1998; Stone, Mezzacappa, Dontone, & Gonder, 1999).

وتعزز المساندة الاجتماعية احتمالات الشفاء بين الاشخاص الذين يعانون من المرض (B. S. Wallston, Alagna, DeVellis & DeVellis, 1983). كما أنها ارتبطت مع التكيف الأفضل أو السرعة في الشفاء بعد التعرض لعملية الشريان التاجي (K. B. King, Reis, Porter & Norsen, 1993; Kulik & Mahler,1993)، وجراحة الكلى (Dimond, 1979)، ولوكيميا الطفولة (Magni, Silvestro, Tamiello, Zanesco & Carl,1988)، والسكتة (E. K. Robertson & Suinn, 1968)، والتحكم الأفضل بمرض السكري (Marteau, Bloch & Baum, 1987; L. S. Schwartz, Springer, Flaherty & Kiani, 1986)، وآلام أقل لدى مرضى الروماتيزم (R. F. DeVellis, DeVellis, Sauter & Cohen, 1986).

ومع أن تأثير المساندة الاجتماعية على الصحة مستقل عن أية تأثيرات لها علاقة بالعادات الصحية، إلا أن تأثيرها بالعادات الصحية قد اتضح بشكل مباشر (M. A. Lewis & Rook, 1999; Umberson, 1987). فالأفرد الذين يحصلون على مستويات مرتفعة من المساندة الاجتماعية، يكونون على الأغلب أكثر تقيدا بالالتزام بالنظام العلاجي الخاص بهم (A. J. Chirstensen, et al., 1992; Kulik & Mahler, 1993; B. S. Wallston et al., 1983)، وأكثر ميلا للاستفادة من الخدمات الصحية، وخصوصاً عندما يحمل أعضاء شبكة العلاقات الاجتماعية التي يرتبطون بها توجهات إيجابية نحو هذه الخدمات (Greensten, Klauber, Rindflesh, Kane & Gray, 1975; B. S. Wallston et al., 1983). ومع ذلك فقد يكون للتأثيرات الاجتماعية أثرا سلبياً على بعض العادات الصحية، وذلك كما يحدث عند قيام أحد أفراد الشلة بالتدخين، أو الإفراط في شرب الكحول، أو تعاطي المخدرات (Wills & Vaughan, 1989).

المسارات الحيوية النفسية الاجتماعية: Biopsychosocial Pathways

أقصى ما تسعى أبحاث المساندة الاجتماعية إلى تحقيقه هو تحديد المسارات الحيوية النفسية الاجتماعية التي تبين الكيفية التي يمكن أن تؤدي فيها المساندة الاجتماعية إلى تحقيق نتائج مفيدة أو ضارة بالصحة. فالدراسات تبين أن للمساندة الاجتماعية تأثيرات مفيدة على أجهزة القلب والشرايين والغدد والمناعة (T. E. Seeman & McEwen, 1996; Uchino, Cacioppo & Kiecolt-Glaser, 1996). فعلى سبيل المثال، توجد دلائل قوية تبين ارتباط المساندة الاجتماعية بضغط الدم الانقباضي (Systolic) لدى النساء العاملات، مما يدعو إلى الاقتراح بأن وجود المساندة الاجتماعية، أو إدراك وجودها، قد مكن هؤلاء النساء من تجاوز الضغوط التي يفرضها يوم عمل مرهق، من دون أن يشعرن بكثير من الاستثارة في الأجهزة السمبثاوية مقارنة بأولئك النساء اللواتي يفتقرن إلى هذه المساندة (Linden, Chambers, Maurice & Lenz, 1993). كما توصلت دراسات أخرى إلى نتائج مفيدة مماثلة حول تأثير المساندة على ضغط الدم (e.g., Carels, Blumenthal, & Sherwood, 1998). وفي حقيقة الأمر، يمكن الاعتقاد ببساطة بأن توفر المساندة الاجتماعية يقود إلى التقليل من ردود الفعل القلبية الوعائية التي تحدث استجابة للضغط، حتى لو لم تكن تلك المساندة متوفرة بالفعل (Uchino & Carvey, 1997).

كما أن تأثير المساندة الاجتماعية على الوظائف التي تؤديها الغدد الصماء أصبح واضحاً. فعلى سبيل المثال، توصلت إحدى الدراسات، التي أجريت على الرجال والنساء، بأن كمية ونوعية العلاقات الاجتماعية التي يتعرض إليها

الرجال ارتبطت ارتباطا قويا بمستويات الإيبينيفرين والنورإيبينيفرين والكورتيزول. في حين كانت الفروق أقل اتساقا في حال النساء (T. E. Seeman, Berkman, Blazer & Rowe, 1994). كما وجدت دراسات أخرى، ارتباط المساندة الاجتماعية بنقص في الاستجابات السيمبثاوية والكورتيزول لدى التعرض للضغط، مما يؤدي إلى تأثيرات ذات فائدة في حال الإصابة بعدد من الأمراض، بما في ذلك أمراض القلب والسرطان (Turner-Cobb, Sephton, Koopman, Blake-Mortimer, & Spiegle, 2000). وعموما، يمكن القول بأن المساندة الاجتماعية ترتبط بأداء أفضل في الوظيفة التي يؤديها جهاز المناعة عند الأشخاص الذين يحصلون عليها (Herbert & Cohen, 1993b).

فعلى ما يبدو إذن، أن هذه المسارات الحيوية النفسية الاجتماعية، ترتبط بشكل جلي جداً بتدني مستوى الإصابة بالمرض، والوفاة الناتجة عن الأمراض المختلفة. وهذه الروابط لها أهميتها لأنها تلعب دوراً حاسماً بين العوامل الرئيسة المسببة للموت، وخصوصاً الأمراض القلبية الوعائية، والسرطان، وأمراض التنفس.

ومن بين الأنواع المختلفة للمساندة الاجتماعية، اعتبرت المساندة التي يتم تلقيها في محيط العائلة بشكل خاص ذات تأثير فعال على الوظائف الفسيولوجية. مثل هذه النتائج لا يجوز أن تبعث على الدهشة. فبمقدار قوة الرابطة التي تجمع بين أفراد الاسرة الواحدة، بمقدار ما سيكون لها القوة لتسهيل أو تحطيم الأداء في مجالات عديدة في الحياة.

الأسس الجينية للمساندة الاجتماعية: Genetic Bases of Social Support

يتساءل الباحثون عن السبب الذي يجعل المساندة الاجتماعية في غاية الأهمية لدى التعرض للضغط. إن أحد الآثار التي تجعلها كذلك يرجع بالتأكيد إلى الفائدة الفعلية التي يقدمها الاصدقاء الحقيقيون وأفراد العائلة والمجتمع. ولكن هذه الفائدة قد ترجع إلى الاعتقاد بأن هذه المساندة متوفرة. فالأبحاث التي استخدمت التوائم كشفت عن وجود أساس جيني سواء في وجود القابلية لاعتبار المساندة الاجتماعية موجودة، أو في القابلية لانتقاء العلاقات الاجتماعية المساندة (R. C. Kessler, Kendler, Heath, Neale & Eaves, 1992). وهذه التأثيرات الجينية قد تكون مسؤولة عما اعتبر في السابق من العوامل ذات التأثيرات المحصنة من الضغط (Stress-Buffering Effects)، فعند التعرض للضغوط، تنشط النزعة الجينية التي تعمل على التوجه نحو شبكة العلاقات الاجتماعية المساندة، مؤدية إلى الاعتقاد بتوفر المساندة الاجتماعية التي تعمل على تخفيف الضغط.

تخفيف الضغط عن طريق المساندة الاجتماعية: Moderation of Stress by Social Support

ما هو الدور الذي تلعبه المساندة الاجتماعية على وجه التحديد في تخفيف الآثار الناجمة عن الضغط؟ هناك فرضيتان أخضعتا للكثير من البحث. أولاهما تفيد بأن المساندة الاجتماعية تحقق الفوائد بشكل عام خلال الأوقات التي لا يتم التعرض فيها للضغوط، تماماً كما هو في أوقات التعرض للضغط الشديد (**فرضية الأثر المباشر**- The Direct Effect Hypothesis). أما الفرضية الثانية، وتعرف **بفرضية التحصين** (Buffering Hypothesis)، وتنص على أن الفائدة التي تحققها المساندة الاجتماعية على مستوى الصحة الجسمية والصحة العقلية، تكون واضحة بشكل رئيسي في الأوقات التي يكون فيها الضغط شديداً، في حين أن تأثير المساندة الاجتماعية على الأوضاع الصحية النفسية والجسمية، يكون محدوداً في حال التعرض للضغوط الخفيفة. ووفقاً لهذه الفرضية، فإن المساندة الاجتماعية تشكل مخزوناً ومصدراً يقلل من الآثار الحادة للضغط، أو تمكن الفرد من التعامل مع الضغط بفعالية أكبر عندما يكون الضغط في أعلى مستوياته.

إن الدلائل التي تؤيد كلاً من الآثار المباشرة، والآثار المحصنة للمساندة الاجتماعية قد تجمعت من دراسات عديدة (S. Cohen & McKay, 1984; Penninx et al., 1998; Wills, 1984 ;Haberman, 1983).

وعموماً، فعندما تناول الباحثون المساندة الاجتماعية من منطلق مفاهيم الاندماج الاجتماعي (Social Integration) مثل عدد الأفراد الذين يعتبرهم الفرد أصدقاء له، أو عدد المؤسسات التي ينتمي إليها، تبينوا وجود تأثيرات مباشرة للمساندة الاجتماعية على الصحة. وعندما قاموا بإجراء تقييم، أكثر نوعية، للمساندة الاجتماعية، مثل درجة الشعور الذي يحمله الفرد بأن هناك أشخاصاً آخرين يمدونه بالمساعدة عندما يحتاج إليها، استطاعوا أن يتبينوا وجود الأثر التحصيني للمساندة الاجتماعية (J. S. House et al., 1988).

استخلاص المساندة: Extracting Support

يعتمد مدى فعالية المساندة الاجتماعية على كيفية استخدام الفرد لشبكة العلاقات الاجتماعية المساندة (Social Support Network). فبعض الناس لا يكونون فعالين في انتزاع الدعم الذي يحتاجون إليه من الآخرين. ولفحص هذه الفرضية قام عدد من الباحثين (S. Cohen, Sherrod & Clark, 1986) بتقييم الكفاية الاجتماعية، والقلق الاجتماعي، ومهارات كشف الذات (Self-Disclosure) لدى عينة من الطلبة، من أجل معرفة مدى التأثير الذي تحدثه هذه المهارات في قدرة هؤلاء الطلبة على تطوير واستخدام المساندة الاجتماعية بفعالية، ولمعرفة أهمية هذه المهارات في تقرير النتائج الايجابية للمساندة الاجتماعية في مقاومة الضغط. فتبين أن الطلبة الذين يتمتعون بكفاءة اجتماعية أعلى، وقلق اجتماعي أقل، ومهارات أفضل في كشف الذات، تمكنوا من تطوير مهارات اجتماعية أفضل. وكانوا أكثر ميلاً لتكوين الصداقات، مما أضاف إلى مصداقية الفكرة القائلة بأن استخدام المساندة الاجتماعية كأسلوب في التعامل يعكس، بشكل جزئي، اختلاف في الشخصية، والمهارات الاجتماعية، أو الكفاءة الاجتماعية، أكثر مما يعكس اختلافاً في المصادر الخارجية (R. C. Kessler, et al., 1992). فشخصية الفرد الذي يبحث عن المساندة الاجتماعية، قد تتنبأ بما يمكن أن يدرك من مساندة انفعالية، ولكنها قد لا تتنبأ بقوة في إمكانية الحصول على المساعدة المادية أو المعلومات (e. g., Dunkel-Schetter, Folkman & Lazarus, 1987).

ما أنواع المساندة الأكثر فعالية؟ What Kinds of Support are Most Effective?

لا تساهم جميع أنواع المساندة الاجتماعية في الوقاية من الضغط بنفس الدرجة. فعلى سبيل المثال، فوجود من هو أهل للثقة (الشريك أو الزوج) قد يكون أفضل مصدر للمساندة الاجتماعية (Umberson, 1987) وخاصة بالنسبة للرجال (e.g., Broadwell & Light, 1999; Wickrama, et al., 1995). كما أن الآثار المفيدة للمساندة الاجتماعية لا تكون بالضرورة تراكمية. فلو أخذنا الاصدقاء، على سبيل المثال، فإن العامل الحاسم بالنسبة للمساندة الاجتماعية الفعالة، هو أن يكون للفرد صديق حميم واحد على الأقل. ولكن وجود دزينة من الاصدقاء الحميمين، قد لا يكون له فائدة أكبر من مجرد وجود صديقين أو ثلاثة اصدقاء فقط (Langner & Michael, 1960).

وفي الحقيقة، وكما تشير الدلائل، فإن وجود الكثير من المساندة الاجتماعية أو عندما تصل إلى مرحلة بحيث تقتحم حياة الشخص فإنها قد تؤدي إلى تفاقم الضغط (Shumaker & Hill, 1991). فالمساندة الاجتماعية التي تأخذ طابعاً تحكمياً أو توجيهياً قد تحقق بعض الفوائد على السلوكيات الصحية، ولكنها تسبب بعض المعاناة النفسية (E. B.

(Fisher, La Greca, Greco, Arfken, & Schneiderman, 1997; M. A. Lewis & Rook, 1999. فعلى سبيل المثال، يجد الأفراد الذين ينتمون إلى شبكة من العلاقات الاجتماعية المكثفة (جماعة من الأصدقاء، أو جماعات عائلية بينهم تفاعل كبير، ويعرف كل واحد منهم كل شخص في المجموعة)، أنفسهم ممطرين بالنصائح، والتدخلات، في أوقات الضغط. وكما أشار الكوميدي جورج بيرنز (George Burns) "السعادة هي أن يكون لك عائلة ضخمة محبة وتشعر إزاءك بالاهتمام والرابطة القوية ولكن في مدينة أخرى".

المواءمة بين المساندة والحدث الضاغط: Matching Support to the Stressor

تؤدي الأنواع المختلفة من الأحداث الضاغطة إلى ظهور احتياجات مختلفة، وتكون المساندة الاجتماعية في غاية الفعالية عندما تكون ملائمة لسد الحاجات المقصودة التي ظهرت بسبب الضغط (Theits, 1986). انطلاقا من ذلك، يمكن اعتبار المساندة الاجتماعية الفعالة عاملا مساعداً على التكيف والتعامل الفعال مع المشاكل. فالتفهم المتعاطف (Empathetic Understanding) من قبل الأشخاص الذين يقدمون المساندة، له قيمتة، لأنه يمكنهم من تحسس نوع المساندة التي سيكون تأثيرها أكبر في مساعدة الفرد الذي يتعرض لنوع محدد من الأحداث الضاغطة. كما أن الأفراد الذين يحتاجون إلى المساندة، بالمقابل سيتمكنون من الحصول على مساندة أكثر فعالية من الآخرين، عندما تتوفر لديهم مهارات اتصال تساعدهم في التعبير عن حاجتهم إلى المساندة، وما هي نوعية المساندة التي يحتاجونها بالضبط.

كما أن إدراك المساندة الاجتماعية على أنها مصدر مساعد في عمليات التعامل، يتضمن بدوره الفكرة، بأن المساندة الاجتماعية الفاعلة قد تعتمد على المواءمة ما بين حاجات الفرد وما يتلقاه من الآخرين المتواجدين ضمن شبكة علاقاته الاجتماعية، من مساندة اجتماعية (فرضية المواءمة) (S. Cohen & McKay, 1984; S. Cohen & Wills, 1985). وتبين **فرضية المواءمة** (The Matching Hypothesis)، أن المساندة الاجتماعية لا تشكل مصدر حصانة من الضغوط، إلا إذا حققت المواءمة بين الحاجات التي تنشأ عن الحدث الضاغط وبين نوعية المساندة المتوفرة (S. Cohen & McKay 1984; S. Cohen & Wills, 1985). فإذا كان لدى شخص، على سبيل المثال، شخص آخر يستطيع فقط التكلم معه عن مشكلته، في حين أن كل ما كان يحتاج إليه هو أن يستعير سيارة لحل مشكلته، فإن تواجد الشخص الموثوق به والذي يستطيع التحدث إليه لا يجدي نفعاً في مثل هذه الحالة. أما إذا كان الشخص منزعجاً بسبب أمور تتعلق بعلاقة ما، وكان بحاجة إلى صديق للتحدث معه عن الموضوع، فإن وجود الشخص الموثوق به في هذه الحالة سيكون مصدر مساعدة في غاية الفعالية.

وبعض أشكال المساندة تكون ذات فائدة مع معظم أنواع الضغوط. فوجود شخص لدى الفرد يمكن التحدث إليه حول المشاكل التي يواجهها (المساندة التقييمية أو المعلوماتية)، أو يساعده على تبني شعوراً إيجابياً تجاه ذاته (تقدير الذات، أو تعزيز تقدير الذات)، يمكن أن يكون مصدر عون كبير للفرد، خصوصا أن مثل هذه الأمور تظهر في حالات التعرض للأحداث التي تسبب ضغطاً شديداً.

ممن تقدم المساندة ؟ ? Support from Whom

إن تقديم المساندة الاجتماعية الفاعلة ليست دائما من الأمور السهلة في شبكة العلاقات المساندة. فعندما تقدم المساندة من الشخص الخطأ فإنها قد لا تشكل مصدرا للمساعدة أو قد يتم رفضها، كما يحدث مثلاً عندما يقوم شخص غريب بالتخفيف عن طفل تائه. كما أن المساندة الاجتماعية قد تكون غير فعالة إذا كانت نوعية المساندة ليست وفقاً لما يحتاجه الشخص.

وقد تقيم الأنواع المختلفة من المساندة من الأعضاء المختلفين الذين يتصل الفرد معهم في شبكة علاقاته الاجتماعية بطرق مختلفة. فكل عضو من الأعضاء قد يكون له أمكانات فريدة لتقديم المساعدة وفق أبعاد محددة. فالمساندة الانفعالية تكون في غاية الأهمية عندما تقدم من الأشخاص الذين تربطهم بالفرد علاقة حميمة، في حين يشكل الخبراء مصدراً مهماً لتقديم النصح والمعلومات، والأمر يزداد سوءاً عندما يرغب شخص ما بالحصول على التسلية والعزاء من أحد أفراد الأسرة، ولكنه يجد بدلا من ذلك النصيحة (B. A. Benson, Gross, Messer, Kellum, & Passmore, 1991; Dakof & Taylor, 1990).

وهناك دلائل واقعية تؤكد أن المساندة الاجتماعية التي يقدمها الآباء في السنوات المبكرة من عمر الفرد، والعيش في بيئة مستقرة توفر المساندة للطفل، لها تأثيرات بعيدة المدى على إمكانات الفرد في التعامل وعلى صحته (Repetti et al., in press). فتعرض الطفل لخبرة الطلاق بين والديه وهو في مرحلة الطفولة، ينبيء بتعرضه للموت المبكر في مرحلة أواسط العمر (H. S. Friedman, Tucker, Schwartz, Martin, et al., 1995). وفي دراسة أجريت على طلبة الجامعة (Valentiner, Holahan, & Moos, 1994)، تبين أن الطلبة الذين اعتبروا أن آباءهم يقدمون لهم الكثير من المساندة، كانوا أكثر قدرة على التقييم الإيجابي للأحداث التي يمكن أن تسبب الضغط، وأكثر قابلية للتعامل بفعالية مع هذه الأحداث عند حدوثها. كما ساعدت المساندة الاجتماعية التي يقدمها آباء هؤلاء الطلبة على تحقيق التكيف الانفعالي الجيد حتى في الأوقات التي لم يكن من الممكن لهم القيام بفعل مباشر لتقليل الضغوط.

وفي دراسة طولية أجريت على مجموعة من طلبة المرحلة الجامعية الأولى في جامعة هارفرد، تبين أن الرجال الذين يعتقدون بأنهم يتمتعون بعلاقة دافئة وقوية مع آبائهم، كانوا في وضع صحي أفضل بعد 35 سنة لاحقة (Russek & Schwartz, 1997). وبالنسبة للرجال الذين أفادوا بأن علاقاتهم مع آبائهم لم تكن دافئة، كانوا أكثر ميلا في مرحلة أواسط العمر لتطوير أمراض الشريان التاجي، وفرط ضغط الدم، والقرحة، والكحولية أنظرا أيضاً، (Schwartz, Bell, & Baldwin, 1998).

العوامل المهددة للمساندة الاجتماعية: Threats to Social Support

وقد تتدخل الأحداث الضاغطة بإمكانية الاستفادة بشكل فعال من المساندة الاجتماعية. فالأفراد الذين يقعون تحت تأثير الضغط الشديد قد يعبرون باستمرار عن معاناتهم أمام الآخرين، فيدفعونهم بذلك إلى الابتعاد عنهم مما يزيد الأمر سوءا (e.g., G. E. Matt & Dean, 1993. McLeod, Kessler, & Landis, 1992)، كما أن الأشخاص الذين يعانون مثلا من الكآبة الشديدة أو المرض، يمكن أن ينفروا أصدقاءهم وأفراد أسرهم بدلاً من الاستفادة بشكل فعال من المساندة الاجتماعية التي يمكن أن يقدموها لهم (Alferi, Carver, Antoni, Weiss, & Duran, 2001; Coyne et al., 1987).

وأحياناً قد يفشل الشخص المقدم للمساندة من تقديم المساندة المطلوبة، وبدلاً من ذلك يتصرف بطريقة أبعد ما تكون عن المساندة، مما يؤدي إلى تفاقم الأحداث السلبية. وهذه التفاعلات السلبية قد تسبب آثاراً ضارة بالصحة، تفوق ما يمكن للتفاعل الاجتماعي الايجابي أن يحققه من فوائد. ففي دراسة أجريت على 120 أرملة، وجد روك (Rook, 1984) ارتباطاً دائما وكبيرا بين التفاعلات الاجتماعية السلبية وتدهور الأوضاع الصحية، أكثر من ارتباطها بالنتائج الاجتماعية الإيجابية. فالملابسات الناتجة عن التعرض لانتهاك الخصوصية من قبل الأصدقاء، والأقرباء، والتعرض

للاستغلال، وتلقي الوعود الكاذبة بالمساعدة، والتورط مع أشخاص تسببوا بحدوث الصراعات، أو الغضب، كانت من بين الأحداث التي زادت من صعوبة تحقيق التكيف السيكولوجي.

وهناك نتائج مماثلة قدمها شوستر ورفاقة (Schuster, Kessler, & Aseltine, 1990)، ففي دراسة أجروها على عينة من مجتمع ميتشيجان، تبينوا أن الكآبة قد زادت بسبب التفاعلات السلبية مع شريك الحياة، والأصدقاء المقربين، بشكل يفوق التناقص الذي حدث فيها بتأثير التفاعلات المساندة. مثل هذه النتائج تشكل تصحيحاً مهما للتأكيد العام حول الآثار الإيجابية للعلاقات الاجتماعية، وتقترح عدم التركيز في البحوث فقط على الطرق التي يمكن بها تعزيز المساندة الاجتماعية الفعالة، ولكن أيضاً على كيفية مساعدة الناس تجنب العلاقات الاجتماعية، أو المواقف الاجتماعية التي تسبب أضراراً صحية حقيقية

كما تبين وجود ارتباط بين السلوكيات العدوانية والسلبية, التي تحدث في الصراعات بين الأزواج، مع عدم انتظام الوظائف المناعية (تغيرات عكسية في الوظائف المناعية) (Kiecolt-Glaser et al. 1993)، وفي زيادة الأبينيفرين، والنورابينيفرين، ونقصان البرولاكتين (Malarkey, Kiecolt-Glaser, Pearl, & Glaser, 1994)، وزيادة الكورتيزول (kiecolt-Glaser, Newton, et al., 1996). إن هذه الدراسات مجتمعة، تشير إلى أن تكرار واستمرار الزيادة في نشاط الجهاز السمبثاوي المنشط لنخاع الأدرينالية (SAM)، والنشاط الهيبوثلاموسي النخامي المنشط لقشرة الأدرينالية (HPA) يمكن أن يكون له تأثيرات ضارة بالصحة.

تأثير الضغط على مقدمي المساندة: Effects of Stress on Support Providers

وقد يتأثر مقدموا المساندة بالأحداث الضاغطة. ومثال على ذلك هناك من اقترح من الباحثين (Wortman & Dunkel- Schetter, 1979)، بأن الضغط الذي تسببه إصابة شخص يرتبط معه الفرد بعلاقة حب أو صداقة، بالسرطان يخلق خوفاً وكراهية للسرطان، ولكنه يتزامن مع الوعي بالحاجة إلى تقديم المساندة. ومثل هذه الضغوط قد تسبب عدداً من النتائج السلبية، مثل، تجنب الاقتراب الجسدي من المريض، وتجنب فتح الحوار عن مرض السرطان، وتقليل الآثار الناجمة عنه، وتعمد افتعال الابتهاج، وهذا لا يساعد كثيرا في رفع الروح المعنوية للمريض (أنظرا أيضاً Dakof & Taylor, 1990). إن أي حدث ضاغط ينذر أو يسبب الصراع للشخص الذي يفترض أن يقدم المساندة يمكن أن يهدد المساندة الاجتماعية.

لذلك، فعندما يتعرض صديق حميم أو أحد أعضاء الأسرة، أو الشريك إلى حدث ضاغط، فإن الحدث يؤثر أيضا على أفراد الأسرة القريبين الذين يحتاجون نتيجة لذلك إلى المساندة الاجتماعية التي لا يعبرون عن الحاجة إليها (e. g., Aneshensel, Pearlin, & Schuler, 1993). وبقدر ما يترك الحدث الضاغط من آثار سلبية على أفراد الأسرة والأصدقاء، بقدر ما تتأثر قابليتهم في تقديم المساندة الاجتماعية للشخص الذي يكون في أمس الحاجة إليها (B. G. Melamed & Brenner, 1990).

فعلى سبيل المثال، إن العناية لفترة طويلة الأمد بشخص آخر، يمكن أن تسبب معاناة نفسية من مشاعر القلق والكآبة، إضافة إلى المخاطر الصحية (Schulz et al., 1995). فحوالي ثلث القائمين على رعاية المصابين بمرض الزهايمر (Alzheimer) يظهرون أعراضا إكلينيكية واضحة من الكآبة (Mintzer et al., 1992)، وتناقصا في مناعة الخلايا، وزيادة في معدلات الإصابة بالأمراض (Kiecolt-Glaser, Dura, Speicher, Trask & Glaser, 1991; Kiecolt-Glaser, Marucha, Malarkey, Mercado & Glaser, 1995; Uchino, Kiecolt-Glaser,

& Cacioppo, 1992). ومثل هؤلاء القائمين على تقديم الرعاية، قد يحتاجون هم أنفسهم إلى المساندة الاجتماعية، التي بدورها تساعد على تحسين وظائفهم الفسيولوجية والسيكولوجية.

وعموماً، فإن خصائص التأثيرات التي تتركها المساندة الاجتماعية على الضغط تبين تعقد العلاقات، مما يستدعي إجراء مزيد من الأبحاث. ومع ذلك، فقد تبين أن المساندة الاجتماعية لها فائدة في تحقيق التوازن. فهي تقلل الشعور بالضغط، وتعزز القابلية للتعامل مع الأحداث، ويمكن أن تقلل احتمالات حدوث المعاناة الجسمية والعقلية، أو المرض، وتسرع في حدوث الشفاء من المرض عندما يحدث.

تعزيز المساندة الاجتماعية: Enhancing Social Support

يتوجب على المختصين في ميدان علم النفس الصحي إذن، أن ينظروا إلى المساندة الاجتماعية على أنها مصدر مهم من مصادر الوقاية الأولية (B. H. Gottlieb, 1983). فالتعرف على الطرق التي تزيد من فعالية المساندة الاجتماعية، أو تعمل على توفيرها من أهل وأصدقاء المريض، يجب أن يَعُدُّها الباحثون من أولوياتهم. ويجب تشجيع الأفراد على التعرف على الامكانات الممكنة للمساندة الاجتماعية التي توفرها البيئة المحيطة بهم. كما يجب تعليمهم كيفية اجتذاب مصادر المساندة الاجتماعية بفعالية أكبر، وكيفية تطويرها، وذلك عن طريق الانضمام إلى المجموعـات المجتمعيـة (Community Groups)، أو المجموعات التي تشاركهم الاهتمام، أو المجموعات الاجتماعية غير الرسمية التي تلتقي بشكل منتظم. كما يمكن للمتخصصين في علم النفس الصحي أن يساهموا في تطوير آليات المساندة الاجتماعية، والكشف عن طرق تساعد على تكوين الروابط الاجتماعية، وتطوير وسائل تمكن من التعرف على الاشخاص المهمشين، ومساعدة الذين لا يستطيعون الاستفادة من هذه المصادر القيمة.

نتائج التعامل: Coping Outcomes

كما بينا، يمكن تخفيف الضغوط، أو إدارتها وإيقاف النتائج العكسية المترتبة عليها عن طريق التوظيف الناجح للإمكانات الداخلية، مثل، استراتيجيات التعامل، والمصادر الخارجية، من نقود أو مساندة اجتماعية. ولكن لا يجوز النظر إلى التعامل على أنه مجرد مجموعة من العمليات التي تحدث استجابة للمشاكل التي تنشأ عن مصدر محدد للضغط، بل يجب النظر إليه على أنه جهود تسعى لتحقيق أهداف معينة، وهذه الأهداف يمكن اعتبارها مهمات التعامل (Tasks of Coping)، وتتمركز جهود التعامل في خمس مهمات رئيسة:

1. تخفيف الظروف البيئية المؤذية وتعزيز احتمالات الشفاء.
2. التحمل أو التكيف مع الأحداث أو الواقع السلبي.
3. الحفاظ على صورة إيجابية عن الذات.
4. الحفاظ على التوازن الانفعالي.
5. الاستمرار في إقامة العلاقات المشبعة مع الآخرين.

(F. Cohen & Lazarus, 1979).

ولتحقيق الفعالية في التعامل مع المشاكل، على الفرد أن يقوم أولاً بالتعامل مع المطالب المباشرة التي يفرضها الموقف الضاغط نفسه. ثم عليه أن يحدد أي نتيجة سلبية أو مشكلة مزعجة يسببها الحدث الضاغط. فمثلا، على المرأة التي ترملت حديثاً، أن تدرك أولاً أن زوجها لم يعد يعيش معها. ثم عليها أن تتوقع التهديدات التي يمكن أن تتعرض إليها. وتتخذ الإجراءات التي تساعد في تقليل ما يمكن حدوثه من مخاطر في المستقبل؛ فيتوجب عليها أن تقوم بتقييم وضعها الاقتصادي، وتجميع قواها حتى تتمكن من استمرار أداء المهمات التي تفرضها متطلبات الحياة اليومية. كما أن على الشخص الذي يتعرض للضغط أن يحاول تقليل المعاناة النفسية التي تنشأ عن الأذى الذي يتعرض له. سواء كان مصدر هذه المعاناة هو الأذى القائم، أو ما يمكن أن يترتب عليه من ضغوطات في المستقبل. ويتوجب على المرأة التي ترملت أن تحافظ على رباطة جأشها بحيث تسيطر على مشاعر الحزن التي تنتابها. كما عليها أن تحافظ على درجة كافية من الضبط الانفعالي حتى لا تؤدي مشكلات لاحقة، مثل اكتشاف أن مدة بوليصة التأمين قد انتهت، إلى تحطيمها. وفي حال التعرض للمصائب الشديدة والكوارث، يكون على الفرد أن يحافظ تحت وطأة هذه الضغوط على احترامه لذاته. فعلى الأرمله أن تذكر ذاتها بانها شخص له قيمته وكرامته، حتى مع موت الشخص الذي كان يقوم على الأغلب بتدعيم هذه الصورة عن الذات. وأخيراً فإن على الشخص الذي يرزح تحت الضغط أن يعود إلى الحياة، وأن يحافظ على العلاقات الاجتماعية كمصدر لاستمرار المساندة. وعلى المرأة الأرملة أن تعود إلى شبكة علاقاتها الاجتماعية وأقاربها وأصدقائها حتى يتمكنوا من تخفيف وحدتها وتعاستها.

ما هية التعامل الناجح: What is Successful Coping

في أثناء مناقشتنا، أشرنا مرات عدة إلى التعامل الناجح (Successful Coping). فما الذي يشكل التعامل الناجح؟ تتضمن إحدى مكونات **نواتج التعامل** (Coping Outcomes) قياس الأداء الفسيولوجي والبيوكيميائي. وعموما، يتم الحكم على جهود التعامل مع الضغوط على أنها ناجحة، إذا تمكنت من تقليل الاستثارة، والمؤشرات الدالة على وجودها، مثل معدل سرعة القلب، والنبض، والقابلية التوصيلية للجلد. فإذا قل تركيز الكاتيكولامين (Catecholamine) واستيرويدات القشرة (Corticosteroids)، فإن الحكم على أسلوب التعامل يعد أكثر نجاحاً.

أما المعيار الثاني للتعامل الناجح، فيستند إلى قياس مدى توفر القدرة لدى الناس للعودة إلى استئناف نشاطهم الذي سبق تعرضهم للضغط، وما هي السرعة التي تمكنوا فيها من العودة. فكثير من الضغوط وخصوصاً الشديدة منها، مثل الضغوط الناجمة عن موت الشريك، أو المزمنة، كتلك الناجمة عن الضجيج الزائد، تتدخل في إنجاز نشاطات الحياة اليومية. لذلك يحكم على نجاح التعامل بمدى استطاعة الناس العودة لاستئناف نشاطاتهم الحياتية اليومية. ومع ذلك، فإن هذا المعيار يحمل نوعا من التحيز الضمني، نظراً لأن ذلك يعتمد على مدى ما اتسمت به حياة الفرد التي سبقت التعرض للحدث الضاغط بالمثالية. فليس بالضرورة أن يكون الأمر دائماً كذلك. وفي واقع الأمر، فإن تغيراً جوهرياً يمكن أن يلي التعرض للحدث الضاغط. وهذا التغيير قد يكون مؤشراً على النجاح في التعامل وليس الفشل (S. E. Taylor, 1983). فالشخص المريض الذي يجهد نفسه في العمل، ويكره مهنته في نفس الوقت، قد لا يحقق تكيفاً ناجحاً إذا عاد لموقع عمله، ولكن تغيير موقع عمله قد يعبر عن نموذج أكثر نجاحاً في التعامل.

وثالثاً، وهو المعيار الأكثر شيوعاً، حيث يقوم الباحثون بالحكم على التعامل بناء على مدى فعاليته في تخفيف المعاناة النفسية. فعند تقليل قلق الفرد أو كآبته تقيم استجابة التعامل بأنها ناجحة.

وأخيرا، يمكن الحكم على التعامل في ضوء قدرته على إنهاء، وتخفيف، أو تقليل فترة بقاء الحدث الضاغط (Harison, Aseltine, & Gore, 2000).

وباختصار، فإن الحكم على مدى نجاح التعامل يستند إلى عدد من المعايير. فالتعامل أمر معقد، ومع ذلك، فإن المعايير المتعددة للحكم على نجاحه قد تتأثر باختلاف الجهود الموجهة للتعامل. والأهم من ذلك، يعتبر التعامل أمراً مكلفاً. فهو يتطلب بذل الجهد، والتركيز، والانتباه، مما يقلل من توفر الطاقة التي يمكن أن توجه لإنجاز مهام أخرى. فعلى سبيل المثال، ففيما يحاول الشخص التعامل مع النتيجة التي تعقب إنهاء علاقة رومانسية، فإن انتباهه أو انتباهها لإنجاز العمل الأكاديمي قد يتدنى، لأن الطاقة المتوفرة لديه سوف توجه إلى إدارة الحدث الضاغط. وبالمثل فإن أحداثاً أخرى مسببة للضغط، مثل التعرض لحادث سير، يتطلب توظيف الوقت والتكاليف مما يقلل من إمكانية توفر الوقت لإنجاز أهداف أخرى، أو استئناف نشاطات مرغوبة أخرى. وحتى الوقت الحالي، فإن تكلفة التعامل (Cost of Coping) قد تلقت القليل من اهتمام الباحثين، مع أنها كما هو واضح من الأمور المهمة (S. Cohen, Evans, Stokols & Krantz, 1986).

لقد شهدت العقود القليلة الماضية خطى واسعة في مجال أبحاث التعامل. وتمكن الباحثون من تحديد الكثير من الاستراتيجيات الشائعة التي يستخدمها الناس، كما طوروا الكثير من الأدوات لقياس استراتيجيات التعامل هذه. أما ميدان بحوث التعامل التالي فسوف يتناول المسارات الحيوية النفسية الاجتماعية التي تظهر الكيفية التي تؤثر فيها جهود التعامل والإمكانات التي تساهم في إدارة الضغوط، على النواحي الصحية الجسمية والنفسية.

إدارة الضغط: The Management of Stress

إن استجابات التعامل التي يقوم بها الأفراد تكون دائماً عفوية؛ أي أن الأفراد يقومون بعمل أي شيء أصبح طبيعياً بالنسبة لهم وما تبين لهم في الماضي أنه ملائم. ولكن هذه الجهود قد لا تكون كافية أحياناً. فقد يكون الضغط الذي يتعرضون له ناتجاً عن سبب جديد غير مسبوق، أو مزمن، أو محير، بحيث لا ينجح الجهد المبذول في تخفيف الضغط.

علاوة على ذلك، وكما بينا، فإن جهود الأفراد الموجهة لضبط الضغط ليست دائماً تكيفية، وخصوصاً على المدى البعيد. فالتعامل مع الضغط المزمن من خلال الإفراط في تناول الكحول، أو تعاطي المخدرات مثلاً، قد يساعد على المدى القصير في تحقيق الراحة. ولكن وضع الفرد دائماً يزداد سوءاً عند اتباع هذه الاساليب في التعامل مع المشاكل. ذلك أن مصدر الضغط يبقى على حاله، وقد يتطور الإدمان فيسبب الفرد لنفسه مصدر ضغط جديد يفوق كل مصادر الضغط الأخرى.

لمن تقدم برامج إدارة الضغط: Who Needs Stress Management

نظراً لأن الناس كما هو واضح جداً يواجهون صعوبة في إدارة الضغوط بأنفسهم، لذا يقوم المختصون في علم النفس الصحي، بتوجيه انتباههم باستمرار إلى تطوير أساليب إدارة الضغط (Stress) التي يمكن تعليمها. ولكن من هم الاشخاص الذين يشاركون في برامج إدارة الضغط؟ بعض الناس يحصلون على المساعدة في إدارة الضغوط عن طريق معالجين مختصين في جلسات فردية يتم فيها استعراض خبرات علاجية نفسية.

ومن الطرق الأكثر انتشارا، تعليم إدارة الضغوط من خلال ورشات العمل. ففي مكان العمل، مثلا، يتم باستمرار تقديم مساقات في استراتيجيات إدراة الضغط. وتقدر معدل الخسارة في الانتاج بسبب الاضطرابات المرتبطة بالتعرض للضغوط بحوالي 17 مليار دولار سنوياً، وفي تقييم آخر قدرت الخسائر السنوية العائدة إلى الإصابة بالأمراض الناجمة عن الضغوط بـ 69 مليار دولار (J. D. Adams, 1978). مما دفع المؤسسات إلى الاهتمام بمساعدة الأفراد الذين يعملون لديها، لتحديد وإدارة مختلف مصادر الضغوط الحياتية وضغوط العمل التي يتعرضون لها (Ganster, Mayes, Sime & Tharp, 1982).

إن الناس الذين يعانون من الضغط، أو المعرضين للإصابة بالأمراض التي تشتد بتأثير الضغط، غالباً ما يتعلمون أساليب إدارة الضغوط. فبرامج إدارة الضغوط على سبيل المثال، استخدمت بنجاح في علاج الصداع الناجم عن تقلص العضلات (Holroyd Andrasik & Westbrook, 1977)، والتعامل مع آلام الصداع النصفي (Turk, Meichenbaum & Berman, 1979)، وإدارة أعراض التصلب المتعدد-Multiple Sclerosis - (C. E. Schwartz, 1999)، وضبط ضغط الدم العالي (A. P. Shapiro, Schwartz, Ferguson, Redmond & Weiss, 1977). ويبين الفصلان الرابع، والخامس، أن علاج السمنة والإدمان على الكحول، يتضمن أيضاً استخدام مهارات إدارة الضغط (U. S. Department of Health and Human Services, 1981).

وكما سنرى في الفصل الثالث عشر، فإن الافراد الذين يعانون من أعراض الأمراض القلبية الوعائية، والخناق الصدري (Angina)، والذبحة القلبية (Myocardial Infraction)، يتم تدريبهم دائماً على أساليب التعامل مع الضغط (e. g. Chesney, Eagleston & Rosenman, 1981; Roskies, 1980; Roskies et al., 1978). لأن إدارة الضغوط بكفاءة تحقق فوائد صحية واضحة في ضبط الاضطرابات المرتبطة بالضغوط. فهي لا تساهم في تخفيف العوامل الخطرة المرتبطة بأمراض القلب والشرايين التاجية (CHD) فحسب، ولكنها تعمل على التقليل من تطور هذه الأمراض (Carver & Hamphries, 1982; Chesney et al., Roskies, 1980).

وأخيراً، فإن مساقات إدارة الضغط تقدم باستمرار لمجموعات من الاشخاص الذين يعانون من أنواع محددة من المشاكل. وفي القسم الذي يتناول "الاستراتيجيات الرئيسة في إدارة الضغط"، سنقوم باختبار استراتيجيات إدارة الضغط التي تساعد الطلبة في التعامل مع الضغط الذي تفرضه الحياة الجامعية.

الأساليب الرئيسة في إدارة الضغط: Basic Techniques of Stress Management

تتضمن البرامج التقليدية المستخدمة في إدارة الضغط ثلاث مراحل. في المرحلة الأولى، يتعلم المشاركون ما هو الضغط، وكيفية تحديد مسببات الضغوط التي يتعرضون لها في حياتهم. وفي المرحلة الثانية، يكتسب المشاركون ويمارسون مهارات في التعامل مع الضغط. وفي المرحلة الأخيرة، يمارس المشاركون أساليب إدارة الضغط في مواقف ضاغطة يتم تحديدها، ويقومون بمراقبة مدى فعاليتها (Meichenbaum & Jaremko, 1983).

فالجامعة على سبيل المثال، يمكن أن تشكل مصدر ضغط شديد بالنسبة لكثير من الطلاب. فبالنسبة لبعضهم تكون المرة الأولى التي يبتعدون فيها عن البيت، ويكون عليهم التعامل مع مشكلة العيش في منازل الطلبة محاطين بالآخرين من الغرباء. وقد يكونون مضطرين إلى الاقامة في نفس الغرفة مع شخص آخر من خلفية وعادات شخصية شديدة

الاختلاف. كما أن الأصوات المزعجة، والحمامات المشتركة، وطعام المعهد، والبرنامج الأكاديمي الصارم، كل هذه الأمور تشكل خبرة جديدة بالنسبة إلى الطلبة المستجدين.

إضافة لذلك، فقد يتضح للطالب بأن الحياة الأكاديمية أصعب بكثير مما كان متوقعاً. فبينما كان في المدرسة نجماً لامعاً، فإن الجامعة تشكل موقف منافسة أشد صعوبة، لأن الطلبة يكونون في الجامعة أكثر تقارباً في المقدرة العقلية. وبالتالي، فإن العبء الذي تفرضه المساقات يكون أصعب، وتكون الدرجات في العادة أقل. ونظراً لأن الطالب كان يستطيع تحقيق أداء جيد، مع بذل القليل من الجهد نسبياً عندما كان في المرحلة الثانوية، فإن الفرصة لم تكن متاحة له في السابق لتطوير مهارات التركيز، والدراسة، أو الدافعية المطلوبة للتفوق في البيئة الجامعية. فحصوله للمرة الأولى على تقدير"ج" أو "د" أو حتى الرسوب "هـ" قد يكون سببا في توليد مشاعر العزله، واستثارة مشاعر القلق لديه.

وإذا رأى الطالب أن احتمال حدوث تطور إيجابي على وضعه في المستقبل ضعيف الاحتمال، فإن ذلك قد يزيد من قلقه، ويجد أن الجامعة تسبب له ضغطاً شديدا، مما قد يدفعه إلى تركها. ونظراً لأن الإداريين يدركون تواجد مثل هذه المشاكل، فهم يحرصون باستمرار على توفير البرامج الملائمة لتدريب طلبتهم في مجال إدارة الضغوط .

برنامج إدارة الضغط: A stress Management Program

استجابة لهذه المشكلات، قامت إحدى الجامعات بتطوير برنامج لإدارة الضغط يمكن أن يستفيد منه الطلبة الذين يواجهون الصعوبات، وذلك قبل أن يؤدي الضغط الذي تخلفة الحياة الأكاديمية إلى انسحابهم وترك الجامعة. ويدعى البرنامج، قاوم الضغط الآن (Combat Stress Now-CSN). ويقوم على أساس استخدام مراحل التعليم الثلاث، واكتساب المهارة، والممارسة.

تحديد مسببات الضغط: Identifying Stressors

في المرحلة الأولى من برنامج قاوم الضغط الآن (CSN)، يتعرف المشاركون على طبيعة الضغط، وكيف يؤدي إلى الإنهاك الجسدي (Wear & Tear). ولدى اشتراك الطلبة مع الآخرين في الحديث عن خبراتهم، فإن كثيراً منهم، يستعيدون ثقتهم بأنفسهم من خلال إدراكهم بأنهم ليسوا الوحيدين الذين يواجهون مثل هذه المشاكل، وإنما هناك الكثيرون الذين تعرضوا إلى خبرات مثيلة. ثم يتم تعليم الطلبة بأن الضغط هو عملية تقييم سيكولوجية أكثر من كونه سمة موروثة تحددها طبيعة الأحداث ذاتها. وبذلك فإن حياة الجامعة لا تشكل مصدر ضغط بحكم العامل الوراثي، ولكن ذلك يرجع إلى طريقة تقييم الفرد لها. وبناء على ما يتلقاه الطلبة من معلومات عن الضغط، وكيفية حدوثه، وتأثيراته، فإنهم يبدأون بإدراك أهمية تسلحهم بالأساليب المناسبة لإدارة الضغط. كما يبدأون بإدراك الأحداث الضاغطة بأنها أقل ضغطاً.

مراقبة الضغط: Monitoring Stress

في مرحلة المراقبة الذاتية (Self-Monitoring) من برنامج قاوم الضغط الآن (CSN)، يدرب الطلبة على ملاحظة سلوكهم عن قرب، وعلى تسجيل الأحداث التي يجدون أنها تشكل مصدر ضغط شديد. كما يقومون إضافة لذلك بتسجيل ردود الأفعال الجسمية، والانفعالية، والسلوكية التي تصدر عنهم عند التعرض لهذه الضغوط. كما يقوم الطلبة بتسجيل ما يبذلونه من جهود غير تكيفية (Maladaptive Efforts) من أجل التعامل مع هذه الأحداث الضاغطة، كالإفراط في تناول الطعام والشراب، والكحول، أو النوم، ومشاهدة التلفاز، وغيرها من الاستجابات.

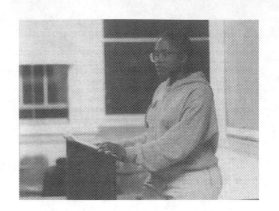

هناك الكثير من المظاهر التي تسبب الضغط في الحياة الجامعية، ومن مصادر هذه الضغوط ما ينشأ عن الحديث أمام مجموعات كبيرة من المستمعين. إن برامج إدارة الضغط، يمكن أن تساعد الطلبة على التصرف بفعالية عند التعرض لمثل هذه الخبرات

(© Susan Lapides/Design Conception).

التعرف على الأحداث التي تنذر بحدوث الضغط: Identifying Stress Antecedents

حالما يتعلم الطلبة كيفية وصف ما يصدر عنهم من استجابات عند التعرض للضغط، يتم تشجيعهم على فحص النتائج التي تترتب على هذه الخبرات. وبالتحديد يتم تعليمهم التركيز على تحديد ماهية الأحداث التي حدثت مباشرة قبل أن يتعرضوا لتلك المشاعر الضاغطة. فعلى سبيل المثال، يمكن أن يشعر بعض الطلبة بضغط الحياة الأكاديمية فقط عندما يكلفون بالحديث أمام الطلبة في الصف. وقد يشكل التفكير باستخدام الكمبيوتر على اعتبار أن ذلك يشكل أحد المتطلبات التي يفرضها مساق معين سببا رئيسيا للشعور بالضغط. وبذلك فإن التحديد الدقيق لهذه الأحداث، يمكن الطلبة من التعرف بالضبط على ما لديهم من نقاط ضعف مسؤولة عما يواجهون من ضغوط.

تجنب الحديث السلبي مع الذات: Avoiding Negative Self-Talk

كما هو الحال بالنسبة لأي برنامج في إدراة الضغط، يتم تدريب الطلبة المشتركين في برنامج قاوم الضغـط الآن (CSN) على تمييز الحديث السلبي الذي يقومون به مع الذات عندما يواجهون أحداثاً ضاغطة. لأن المحادثة السلبية مع الذات قد تساهم في حدوث المشاعر اللامنطقية التي ترسخ الضغوط (Meichenbaum, 1975). فالطلبة الذين يخشون الحديث أمام طلبة الصف، على سبيل المثال، قد يدركون كيف تساهم العبارات التي يتحدثون بها مع أنفسهم في حدوث الضغط مثل "أنا أكره توجيه الأسئلة" أو "عندما أتحدث بالصف ينعقد لساني" أو "أنسى على الأغلب ما أريد أن أقول".

الواجبات البيتية: Take-Home Assignments

إضافة إلى التمارين التي يؤديها الطلبة بالصف، من الممكن تكليفهم أيضاً بأداء واجبات بيتية. وبالتحديد، يكلف الطلبة بالاحتفاظ بمفكرة للضغط لتسجيل الأحداث التي يجدون أنها تسبب الضغط وكيفية استجابتهم لها. وبعد أن تصبح لديهم الكفاية في تحديد الأحداث الضاغطة، يتم تشجيعهم على تسجيل العبارات السلبية التي يوجهونها للذات، والأفكار اللاعقلانية التي ترافق الخبرة الضاغطة أنظرا (Ellis, 1962).

اكتساب المهارة: Skill Acquisition

كما هو الأمر بالنسبة لمعظم برامج التدريب على إدارة الضغوط، فإن الخطوة التالية من برنامج قاوم الضغط الآن (CSN)، تتضمن اكتساب مهارات التعامل مع الضغوط. وتتنوع هذه المهارات بشكل واسع، وتتضمن استراتيجيات إدارة

الضغط المعرفية السلوكية، ومهارات إدارة الوقت، وأساليب تنظيم السلوك، وسلوكيات أخرى مثل الحمية الغذائية والتمارين. وبعض هذه التكنيكات مصممة لإبعاد الأحداث الضاغطة، في حين أن بعضها الآخر موجه نحو تخفيض خبرة الضغط من غير إحداث تغيير على الحدث نفسه.

تحديد أهداف جديدة: Setting New Goals

في برنامج قاوم الضغط الآن (CSN) يبدأ الطلبة بمقاومة الأحداث الضاغطة عن طريق تحديد أهداف جديدة، والانخراط في الأحاديث الإيجابية مع الذات، وتوجيه التعليمات للذات (Self-Instruction). وتحديدا، فإن كل طالب يقوم في باديء الأمر بوضع عدة أهداف محددة يرغب في تحقيقها من أجل أن يقلل من تعرضه للضغوط المرتبط بالحياة الأكاديمية. فقد يكون الهدف الذي يرغب بتحقيقه أحد الطلبة، أن يتعلم كيف يتحدث في الصف أمام الطلبة الآخرين من دون أن يسيطر عليه قلق غامر. وقد يكون الهدف بالنسبة لطالب آخر أن يتمكن من إجراء مقابلة مع أستاذ معين في الجامعة بخصوص مشكلة معينة.

وبمجرد أن يتم تحديد الأهداف، فإن التحدي الآخر الذي يواجه الطالب يتضمن تحديد سلوكيات معينة لتحقيق هذه الأهداف. ففي بعض الحالات، يشكل التخلي عن الموقف الضاغط برمته الاستجابة المناسبة. وقد يتطلب الأمر من الطالب الذي يواجه صعوبة كبيرة في مساق الفيزياء الشديد الصعوبة، القيام بتغير هدفه المتعلق بالتخصص في هذا الميدان. وبالمقابل، فقد يشجع الطالب على تحويل مصدر الضغط إلى مصدر تحد. وبذلك فإن الطالبة التي تشعر بالرهبة من الحديث أما الطلبة الآخرين في الصف، قد تدرك بأنها لن تتمكن من أداء هذه المهمة بفعالية فحسب، ولكنها ستكون قادرة على الاستمتاع بها إذا تمكنت من إدراك الهدف البعيد المدى الذي ستحققه إذا امتلكت مهارة الحديث أمام الآخرين عندما تصبح محامية متدربة.

وقد يتوجب على الطلبة في حالات أخرى، أن يتحملوا الحدث الضاغط، في حين يكونون مضطرين ببساطة للقيام بإدارة الأمر بفعالية أكبر. فإذا شكل مساق معين باللغة الإنجليزية، مصدر ضغط شديد للطالب، وكان من متطلبات التخرج، فإن على الطالب في هذه الحالة أن يتعامل مع الموقف بأفضل ما لديه من إمكانات.

نتبين مما سبق أن تحديد الأهداف له أهميته في الإدارة الفاعلة للضغوط، وذلك لأنه يعمل أولا على إجبار الفرد على التمييز بين ما يجب تجنبه، وما يجب تحمله، وما يجب التخفيف منه من الأحداث الضاغطة. كما أنه من الناحية الثانية يجبر الفرد على أن يكون واضحا وصارما في تحديد الأهداف التي يجب التمسك بها وتحديد ما يتوجب عليه القيام به لتحقيق ذلك.

المحادثة الإيجابية مع الذات: Positive Self-Talk

بمجرد أن يتمكن الطلبة من تحديد بعض الأهداف الواقعية وتحديد بعض السلوكيات التي تسعى إلى تحقيق هذه الأهداف، يتم تعليمهم كيفية الانخراط بتوجيه التعليمات للذات (Self-Instruction)، والمحادثة الذاتية. وهناك مهارتان يمكن أن تساعدا في تحقيق هذه الأهداف. فالمحادثة الذاتية تتضمن تزويد النفس بالشجاعة. فالطالبة التي ترغب في التغلب على المخاوف المتعلقة بالإلقاء الشفوي يمكنها أن تذكر ذاتها بجميع المناسبات التي قامت فيها بالحديث بنجاح في المواقف العامة أمام الجمهور. وبمجرد أن يتم تحقيق بعض الكفاءة في التكلم بنجاح أمام الآخرين، تقوم الطالبة بتشجيع ذاتها عن

طريق إلقاء الضوء على الجوانب الإيجابية في الخبرة (مثل القدرة على جذب انتباه المستمعين، وتوضيح بعض النقاط، والتغلب على وجهات نظر بعض المعارضين).

وتتضمن مهارة توجيه التعليمات للذات، تذكير الذات بالخطوات المحددة المطلوبة لتحقيق هدف محدد. وبذلك فإن على الطالبة التي ترغب في أن تتدرب لتصبح محامية أن تعمل على إيجاد الفرص لممارسة الحديث أمام الجمهور، وأن تخطط لمكافئة ذاتها عندما تتم المحادثة بشكل ناجح. ويتوجب عليها أن تتدرب على الخطوات التي يجب اتباعها لتتمكن من الإلقاء بفعالية، في كل مرة يكون عليها القيام بذلك أمام الجمهور. بحيث تحرص على تنظم أفكارها قبل البدء بالحديث، وعلى كتابة الملاحظات، والتدرب عليها، وغير ذلك من الأمور التي تتعلق بالأمر. ومن خلال التحديد الدقيق للأفكار الرئيسة التي تود أن تتناولها، فقد تتمكن الطالبة من تقديم عرض شفوي أكثر نجاحا أمام الآخرين.

استراتيجيات معرفية- سلوكية أخرى: Other Cognitive-Behavioral Techniques

تشجع بعض برامج إدارة الضغط، اتباع طريقة التعاقد المشروط (Contingency Contracting) التي تم تناولها في الفصل الثالث. ففي برنامج قاوم الضغط الآن (CSN)، يشجع الطلبة الذين يعانون من مشكلات في دافعيتهم، على التعاقد مع الذات. وبذلك يقوم الطلبة الذين يخشون من الإلقاء الشفوي أمام الطلبة الآخرين بتحديد هدف معين، كتوجيه ثلاثة أسئلة في الصف خلال فترة أسبوع، يلي ذلك تقديم مكافأة للذات مثل حضور حفلة موسيقية، أو الذهاب إلى السينما.

وهذه الأساليب المتبعة في التحكم بالضغط تشمل مدى واسعاً من أساليب العلاج المعرفية- السلوكية التي يمكن للفرد أن يستخدمها في مقاومة الضغط، وهي: ملاحظة الذات، وتعديل نمط المحادثة الداخلية مع الذات، وتحديد الأهداف، والواجبات البيتية، والحديث الإيجابي مع الذات، وتوجيه التعليمات للذات، وإبرام التعاقدات المشروطة. وأغلب برامج إدارة الضغط تتضمن هذا المدى الواسع من الأساليب التي يمكن أن يتم الاختيار من بينها. وبهذه الطريقة يتمكن كل فرد من اختيار الأساليب الأكثر ملاءمة له أو لها. وبذلك يستطيع أن يحصن نفسه (Inoculate) من الضغط (Meichenbaum & Turk, 1982). إن هذا التدريب التحصيني من الضغط (Stress Inoculation) كما أطلق عليه كل من مايتشنباوم وتيرك، يساعد الناس على مواجهة الأحداث الضاغطة، وهم يحملون خطة واضحة في أدمغتهم، ومدى واسع من الإجراءات الممكن اتخاذها قبل أن تصبح الخبرات الضاغطة غامرة تصعب السيطرة عليها.

التدريب على الاسترخاء وإدارة الضغط: Relaxation Training & Stress Management

على الرغم من أن أغلب الاستراتيجيات التي ناقشناها قد تم تصميمها لزيادة مدركات الفرد المعرفية بخصوص طبيعة الضغط، وطريقة التحكم به، إلا أن هناك مجموعة أخرى من الاستراتيجيات - استراتيجيات التدريب على الاسترخاء (Relaxation Training Techniques)- التي صممت لتؤثر في الخبرة الفسيولوجية الناجمة عن التعرض للضغط، وذلك عن طريق تقليل درجة الاستثاره.

فالعلاج بالتدريب على الاسترخاء يتضمن التدريب على الاسترخاء التقدمي للعضلات، والتصور الموجه (Guiding Imagery)، والتأمل الذي يتجاوز حدود الخبرة (Transcendental Meditation)، والأشكال الأخرى من التأمل بما في ذلك اليوغا والتنويم المغناطيسي. وهذه الأساليب تعمل على خفض معدل النبض، والقابلية

التوصيلية للجلد، وتشنج العضلات، وضغط الدم، والالتهاب، ومستويات الدهون، واستهلاك الطاقة، ومستويات القلق والتوتر وذلك وفق ما يقدمه الأفراد من تقارير ذاتية (Lucini et al., 1997; Lutgendorf et al., 2000; Scheufele, 2000; R. H. Schneider et al., 1998; Speca, (Carlson, Goodey, & Angen, 2000).

ونظراً لأهمية الاسترخاء في تحقيق الصحة العقلية والجسمية، يتم تدريب الطلبة المشاركين في برنامج قاوم الضغط الآن (CNS) على العلاج بالاسترخاء. فيتعلمون أولاً كيف يقومون بالتحكم في تنفسهم بحيث لا يتنفسون أكثر من 6 إلى 8 مرات في الدقيقة، كما يتم تدريبهم على إرخاء العضلات في كل أجزاء الجسم بشكل تقدمي استرخاء عضلي تقدمي (Progressive Muscle Relaxation)، إلى أن ينعدم التوتر. كما يتم حثهم على تحديد مناطق محددة يحدث فيها التشنج في أوقات التعرض للضغط، كالفك الذي يطبق بإحكام، أو الكف الذي يقبض بقوة. وعندما يتشكل لدى الأفراد وعي خاص بردود الفعل هذه، فإنهم يتمكنون من إرخاء هذه الأجزاء من الجسم. ومن هنا، فعندما يشعر الطلبة بأنهم يعانون من ضغط الحياة الأكاديمية، يكون بإمكانهم أن يأخذوا استراحة لمدة 5 إلى 10 دقائق، يتنفسون خلالها بعمق ويسترخون بشكل كامل. وبذلك يستطيعون أداء مهامهم، متحررين من التوترات السابقة.

مهارات إضافية في إدارة الضغط: Supplementary Stress Management Skills

بالإضافة إلى المهارات المعرفية الرئيسة، ومهارات الاسترخاء المستخدمة في إدارة الضغط، يوجد الكثير من البرامج التي تتضمن التدريب على مهارات إضافية. وفي كثير من الحالات فإن خبرة التعرض للضغط تنشأ عن إحساس الفرد الشديد بأن عليه القيام بأشياء كثيرة في وقت قصير جداً. وبالتالي فإن كثيراً من برامج إدارة الضغط تتضمن التدريب على **إدارة الوقت** (Time Management)، وعلى التخطيط. إن برنامج قاوم الضغط الآن (CSN)، يساعد الطلبة على وضع أهداف عمل محددة لكل يوم، وتحديد الأولويات، وتجنب مضيعة الوقت، كما يعلمهم، ما يتوجب عليهم تجاهله. وبذلك فقد يتعلم الطالب أن يخصص ساعتين لأداء مهمة محددة لها أهميتها، كالدراسة مثلاً لامتحان معين. وبذلك يكون لدى الطالب وقت معين، وهدف محدد يتابع تحقيقه، ويكون أقل عرضة لتشتت الانتباه. وهناك عدد من الكتيبات البسيطة تحمل عنوان (How to)، تقدم ايضاحاً فعالاً لكيفية تنظيم الوقت من اجل ادارة الضغط.

كما أن كثيراً من برامج إدارة الضغط، تقدم إيضاحا حول العادات الصحية الجيدة، والمهارات الاجتماعية، كأساليب إضافية للتحكم بالضغط (J. D. Asams, 1978). وتتضمن هذه البرامج التدريب على عادات الأكل المناسبة، والعادات الجيدة في ممارسة التمارين، والسيطرة على الذات في المواقف الاجتماعية، والاستفادة من المساندة الاجتماعية. إن الضغط يؤثر دائماً بطريقة سلبية في عادات الأكل؛ فالأفراد الذين يتعرضون للضغط يستهلكون الكثير من السكر، والكثير من الأغذية الرديئة (Junk Food). ومن خلال معرفة طرق التحكم الفعالة بعادات التغذية، وعن طريق الاكتفاء بتناول ثلاث وجبات متوازنة يومياً، يستطيع الطالب أن يحسن من ردود أفعاله الفسيولوجية إزاء الضغط. وكذلك الأمر فإن ممارسة التمارين بانتظام تساعد على تخفيف الضغط. فالقيام بممارسة التمارين الرياضية لمدة 15 دقيقة ثلاث مرات في الأسبوع، من الأمور التي أكد قيمتها جميع المشاركين في برنامج قاوم الضغط الآن (CSN).

إن التدريب على توكيد الذات (Assertiveness) يساهم أحيانا في إدارة الضغط. فكثيراً ما يتعرض الناس إلى الضغط بسبب عدم قدرتهم على مواجهة الأشخاص الذين يساهمون في زيادة ضغوطهم. فعلى سبيل المثال، إن المشاركين من الطلبة في برنامج قاوم الضغط الآن (CSN)، الذين استطاعوا أن يحددوا أفراداً في بيئتهم يسببون لهم ضغطا خاصا، أو ما يطلق عليهم حاملو الضغط (Stress Carriers)، قد يساعد بعضهم البعض الآخر لممارسة كيفية التعامل مع هؤلاء

الأشخاص. فأحد الطلبة قد يتدرب على كيفية التعامل مع أستاذ يواجه صعوبة في التواصل معه، وقد يتدرب طالب آخر على كيفية التعامل بلباقة مع شريك له في الغرفة، يتباهى باستمرار بأدائه الجيد في الصف.

وكما بينا سابقاً، يمكن للمساندة الاجتماعية أن تحمي الفرد من التأثيرات المزعجة، التي يسببها الضغط. إلا أن الأفراد الذين يخضعون للضغط، لسوء الحظ، غالباً ما ينعزلون بدلاً من الاستفادة بشكل فعال من أولئك الذين يمكن أن يزودونهم بالمساندة الاجتماعية. فالمدير الذي يتعرض للضيق يعامل زوجته وأطفاله بحدة، والطالب الذي يواجه امتحاناً يخيفه يرفض بغضب نصيحة صديقه المناسبة. لذلك يتم تدريب الطلبة المشاركين في برنامج قاوم الضغط الآن (CSN)، على تمييز الوظائف المهمة التي تقدمها المساندة الاجتماعية في مساعدتهم على مقاومة الضغط. إذ يتم حثهم على الثقة بأصدقائهم المقربين، والبحث عن النصيحة من الأشخاص الذين يستطيعون مساعدتهم، واعتبار علاقاتهم مع الأشخاص الآخرين مصدر تعزيز إيجابي بعد أن يحققوا أهدافهم بنجاح.

ممارسة التعامل: Coping Practice

في المرحلة الأخيرة من برنامج قاوم الضغط الآن (CSN) يتم تطبيق تكنيكات إدارة الضغط عملياً. إذ يقوم المتدربون بممارسة استراتيجيات إدارة الضغط التي تعلموها، ويلاحظون مدى ما يتمتعون به من فعالية في التعامل مع المواقف اليومية. فإذا فشلت بعض الاستراتيجيات في تحقيق الهدف يتم حث المتدرب على تحديد الأسباب. ثم يعرض الطلبة خبراتهم في إدارة الضغط أمام المتدربين في موقف جمعي، حيث يقوم هؤلاء بتحليل أسباب النجاح والفشل. وقد يحتاج الطلبة إلى القيام بممارسة أكثر لبعض الأساليب، أو إلى الانتقال إلى أسلوب آخر من أساليب إدارة الضغط، إذا فشلت الجهود الأولية الموجهة للتعامل مع الحدث الضاغط. ويمكن القول بشكل عام، أن التمكن من إدارة الضغط يعتبر من الأمور المهمة في عالم يعج بمصادر الضغط. فهذه البرامج تعمل على تحقيق تحسن مؤكد في المزاج (Thayer, Newman, & McClain, 1994) وقد يكون لها تأثير مفيد كذلك على الصحة.

الملخص

1. يمكن أن يؤدي التعرض للضغط إلى تغيير العادات الصحية، وإلى زيادة امكانية سعي الفرد للحصول على الاهتمام الطبي، وزيادة تعرض النظام الفيسيولوجي إلى الاهتراء والتمزق، والتفاعل مع جوانب الضعف الموجودة أساساً مسبباً الأمراض النفسية والجسمية. إن كلاً من الضغط والأمراض المرتبطة به يتأثران بشكل جوهري بالعوامل المهدئة للضغط- وبشكل خاص، العوامل الداخلية والخارجية، والقابليات التي تؤثر في قدرة الفرد على التعامل مع الضغط.

2. يعبر التعامل عن عملية إدارة المطالب المرهقة، أو التي تفوق الإمكانات التي يمتلكها الفرد. ويتأثر التعامل بالتقييمات الأولية ("هل يشكل الحدث مصدر أذى أو تهديد أو تحد؟")، والتقييمات الثانوية ("ما هي الإمكانات التي تتوفر لدي للتعامل مع الحدث، وما مدى كفاية هذه الإمكانات؟").

3. تتأثر الجهود المبذولة في التعامل بإمكانات الفرد الداخلية، وبالمصادر الخارجية المحيطة. وتتضمن الإمكانات الداخلية نمط التعامل المفضل وغيرها من خصائص الشخصية، مثل، السلبية، والصلابة، والتفاؤل، والضبط. أما المصادر الخارجية فتتضمن، الوقت، والمال، ووجود ضغوط حياتية أخرى، والمساندة الاجتماعية.

4. تتشكل أنماط التعامل من نزعات إلى التعامل مع المواقف الضاغطة بطرق محددة. وحظي أسلوب التجنب في التعامل، في مقابل أسلوب المواجهة باهتمام خاص من قبل الباحثين. كما كشفت الأبحاث المعاصرة عن أهمية التعبير الوجداني (Emotional Disclosure) في تخفيف الضغوط.

5. يمكن أن توجه جهود التعامل نحو حل المشكلات، أو نحو تنظيم الانفعالات، كما أن أغلب الأحداث الضاغطة تستدعي استخدام كلا النمطين في التعامل تماماً، كما تستدعي استخدام استراتيجيات أكثر تحديداً.

6. يمكن أن تشكل المساندة الاجتماعية مصدراً فعالاً في أوقات الضغط، فهي تقلل من المعاناة النفسية ومن احتمالية التعرض للأمراض. ومع ذلك، فإن بعض الأحداث يمكن أن تقوض من فعالية الدور الذي تقوم به مصادر المساندة الاجتماعية.

7. تتضمن جهود التعامل في العادة، مهمات، على نحو، تخفيف الظروف البيئية الضارة، وتعزيز عمليات التكيف، وتحمل الأحداث السيئة وحقائق الحياة، والمحافظة على صورة إيجابية عن الذات، والمحافظة على التوازن الانفعالي. والاستمرار في إقامة العلاقات المشبعة مع الآخرين.

8. تعتبر جهود التعامل ناجحة عندما تقلل من مؤشرات الاستثارة الفسيولوجية، وتساعد الفرد على العودة إلى ممارسة النشاطات التي كان يؤديها قبل تعرضة للضغط، وعند تحرره من المعاناة النفسية.

9. تساعد برامج إدارة الضغط الأشخاص الذين يحتاجون إلى معونة لتطوير مهاراتهم في التعامل. وهذه البرامج تساعد الناس على التعرف على مصادر الضغط التي تواجههم في الحياة، وتطوير مهارات التعامل مع هذه الضغوط، وممارسة مهارات إدارة الضغط، ومراقبة مستوى فعاليتها.

قائمة المصطلحات

Appraisal Support	المساندة التقييمية
Avoiding (Minimizing) Coping Style	نمط التعامل التجنبي (المقلل)
Buffering Hypothesis	فرضية التحصين
Confrontative (Vigilant) Coping Style	نمط المواجهة في التعامل (اليقظ)
Coping	تعامل
Coping Outcomes	نتائج التعامل
Coping Style	نمط التعامل
Costs of Coping	تكاليف التعامل
Direct Effect Hypothesis	فرضية الآثار المباشرة
Emotional Support	المساندة الوجدانية
Hardiness	الصلابة (قوة العزيمة)
Informational Support	المساندة المعلوماتية
Matching Hypothesis	فرضية التماثل
Negative Affectivity	الوجدانية السلبية
Pessimistic Explanatory Style	النمط التشاؤمي التفسير
Social Support	المساندة الاجتماعية
Stress Carriers	حاملو الضغط
Stress Inoculation	التحصين من الضغط
Stress Management	إدارة الضغط
Stress Moderators	مهدئات الضغط
Tangible Assistance	المساعدة المادية
Time Management	إدارة الوقت

الباب الرابع

المريض في الموقف العلاجي

The Patient in the Treatment Setting

الفصل الثامن

الاستفادة من الخدمات الصحية

Using Health Services

الفئات التي تستفيد من الخدمات الصحية

إساءة استخدام الخدمات الصحية

الفصل الثامن

الاستفادة من الخدمات الصحية

Using Health Services

قبل بضع سنوات تعرض محرك الدمى المبدع جيم هنسن (Jim Henson) إلى الموت الفجائي وهو في منتصف الخمسينات. كان ذلك بسبب إصابته بالبرد أو الإنفلونزا، التي انتشرت بسرعة في أجهزة جسمه. كان هنسن يعمل لساعات طويلة. كما كان مرهقا بسبب التزامات العمل والسفر المتواصل. ومع أنه كان يعلم أن عليه أن يراجع الطبيب - وأن أعراضه كانت تزداد سوءاً - إلا أنه تجاهل الأمر. وعندما ذهب في آخر المطاف إلى المستشفى للفحص، كانت العدوى قد استشرت، بحيث لم يتمكن الأطباء من إنقاذه. صعق خبر وفاة هنسن أجيالا عديدة من الأطفال وآبائهم الذين نشأوا مع "شارع سمسم" (Sesame Street)، والذين أحبوا "الضفدع كيرمت" (Kermit the Frog)، و"أوسكار" (Oscar)، وغيرها من المبتكرات اللطيفة التي أبدعها عقل هنسن. ولم تكن الصدمة فقط بسبب النهاية الفجائية لمهنته المتميزة، ولكن بسبب الطريقة التي توفي بها.

بعد أيام قليلة تعرض ابني إلى برد وانخفاض في درجة الحرارة. ومما بعث الدهشة في نفسي استعصاء شفاء ذلك المرض بالعلاجات العادية. فأخذته بالحال إلى المستشفى وأبلغني الطبيب االذي تحلى بالصبر على الرغم من كثرة أعبائه، بأن حالة ابني جيدة تماماً، حيث أن المرض تسبب أساساً عن إصابة فيروسية، وليس هناك ما يمكن عمله غير إبقائه في البيت، وإعطائه الكثير من السوائل والراحة. وأن عليه الاستمرار بتناول العلاج بانتظام. فأحسست بسخافة ما قمت به، وأخبرت الطبيب بأنني على ما يبدو تسرعت في الحضور لمراجعته، نظراً لتأثري على الأغلب بما أصاب جيم هنسن. فابتسم، وقد بدا عليه الملل، وقال: دكتور تايلور، إنك على الأرجح الأم، جيم هنسن، رقم (30) التي راجعتنا هذا الأسبوع.

تقودنا هذه الحادثة إلى التساؤل عن ماهية الأشخاص الذين يستخدمون الخدمات الصحية، وعن سبب اعتبار هذه المسألة قضية طبية. من الواضح أن الإجابة عن هذا السؤال، تبين أن الناس يستخدمون الخدمات الطبية في حال تعرضهم للإصابة بالأمراض. ولكن كما تبين القصة أعلاه، فإن هذه القضية قد تكون أيضاً نفسية. فمتى وكيف يقرر الفرد أنه مريض؟ ومتى يتم إهمال الأعراض واعتبارها غير مهمة؟ ومتى يقرر الفرد بأن الأعراض تتطلب العلاج من قبل مختص؟ ومتى يكون حساء الدجاج والسوائل والراحة في السرير هي كل ما يحتاج إليه الأمر؟

تمييز الأعراض وتفسيرها:

Recognition & Interpretation of Symptoms

على الرغم من وجود بعض الوعي لدى الناس حول ما يحدث في داخل أجسامهم من تغيرات، إلا أن هذا الوعي قد يكون محدوداً تماما (Pennebaker, 1983). وهذا القصور في الوعي يتيح المجال الواسع للعوامل الاجتماعية والسيكولوجية لتتدخل في تمييز الأعراض وفي تفسير المرض (Petrie & Weinman, 1997).

الفروق الفردية في الشخصية: Individual Differences in Personality

تبين الملاحظات العامة أن بعض الأفراد يحافظون على مستوى نشاطهم الطبيعي متحدين الأعراض الشديدة التي يعانون منها، في حين أن هناك من يتم نقلهم إلى السرير بمجرد أن يظهر لديهم أي اضطراب جسمي بسيط. وبعض هذه الفروقات الفردية تكون ثابتة، وهذا يعني أن البعض يميل بشكل مستمر إلى ملاحظة العرض أكثر من الأشخاص الآخرين. فعلى سبيل المثال، يكون لدى الأشخاص الذين يتعاملون مع الأحداث المزعجة عن طريق استخدام آلية **الكبت** (Repression)، ميل أقل للشعور بالأعراض والآثار الجانبية التي تنشأ عن العلاج من أولئك الذين لا يستخدمون هذه الآلية (S. E. Ward, Leventhal, & Love, 1988).

ويعود المفهوم المماثل- المراقبة في مقابل التجاهل (Monitoring/Blunting)- الذي قدمه ميلر ورفاقه (S. M. Miller, Brody & Summerton, 1988)، إلى الطريقة التي يتعامل بها الناس مع التهديد. فهل تكون عن طريق مراقبة وضعهم لكي يتوصلوا إلى معلومات تتعلق بما يتعرضون إليه من تهديد، أو تكون عن طريق تجاهل ذلك. إن موقع الأفراد على هذين البعدين يؤثر في تقرير ما إذا كانوا سيستخدمون الخدمات الصحية، كما يؤثر في سرعة قيامهم بذلك. ففي إحدى الدراسات، تبين أن الأفراد الذين صنفوا على بعد المراقبة، حضروا لمراجعة الطبيب ولديهم مشكلات صحية أقل شدة من الذين صنفوا على بعد التجاهل. مع أن المجموعتين أقرتا بوجود نفس المستوى من الإنزعاج، والاضطراب الوظيفي، والمعاناة. وبعد مضي أسبوع على زيارتهم، أفاد أفراد المجموعة الذين صنفوا على بعد المراقبة، بحدوث درجة أقل من التحسن في الأعراض مما هو الأمر بالنسبة للمجموعة التي صنفت على بعد التجاهل (S.M. Miller et al., 1988). إن التفسير الممكن لذلك، قد يرجع إلى أن الذين صنفوا على بعد المراقبة كانوا يوجهون اهتماماً أكبر لأجسامهم.

وتمثل العصابية (Neuroticism) بعدا قويا من أبعاد الشخصية. ومن المؤشرات الدالة عليها، الانفعال السلبي، والوعي بالذات، والاهتمام بالعمليات الجسمية. فالأشخاص الذين يحصلون على درجات مرتفعة على مقياس العصابية، يميزون وجود الأعراض بسرعة أكبر، ويقرون بوجود هذه الأعراض بسرعة أكبر، أو يقومون بكلا الأمرين (K. W. Brown & Moskowitz, 1997; P. Feldman, Cohen, Doyle, Skoner, & Gwaltney, 1999). وقد يعود ذلك إلى ميل العصابيين القلقين إلى المبالغة في الأعراض، أو لأنهم ببساطة أكثر انتباهاً للأعراض الحقيقية (Gramling, Clawson, & McDonald, 1996; S. Ward & Leventhal, 1993). فحوالي ثلثي الأشخاص الذين ينشدون الرعاية الطبية للأعراض البسيطة، هم في حقيقة الأمر ممن يعانون من القلق أوالكآبة (e. g. Malt et al., 1997)، التي يمكن أن تحدث لأن الأعراض التي تنشأ عن هذه الاضطرابات الانفعالية يتم الاعتقاد خطأ بأنها مؤشرات على وجود مرض جسمي (G. Simon, Gater, Kisely & Peccinelli, 1996). فالعصابيون غالبا ما يعتقدون خطأ، أن لديهم أعراضا خطيرة. وتبين من نتائج بعض البحوث، أنهم يشكلون أكثر من 30% من أولئك الذين يتم تحويلهم لتصوير الأوعية الدموية والليمفاوية وتكون نتيجة الفحص سلبية (Pryor, Harrell, Lee, Califf, & Rosatti, 1983).

الفروق الثقافية: Cultural Differences

هناك اختلافات ثقافية (Cultural Differences) ثابتة في سرعة تمييز الأعراض، وفي نوعية الأعراض التي يتم تمييزها (Kirmayer & Young, 1998). ففي دراسة أجريت للمقارنة بين الإنجليز والمكسيكيين (Burnam, Timbers, and Hough, 1984)، تبين أن الإنجليز يميلون بدرجة أكبر إلى الإفادة بعدم تعرضهم إلى تكرار الأعراض، في حين أفاد المكسيكيون بأنهم أكثر عرضة لتكرار الأعراض. إن الاختلافات الثقافية في الشعور بالأعراض، والإقرار بوجودها قد عرفت منذ عقود (Zola, 1966)، ولكن الأسباب التي تكمن خلف هذه الفروقات ليست مفهومة مع ذلك بشكل كامل.

وتؤثر الفروقات في الانتباه (Attentional Differences) في الإحساس بالأعراض. فالأفراد الذين يركزون على أنفسهم (أجسامهم، وانفعالاتهم، وردود أفعالهم بشكل عام)، يكونون أسرع في ملاحظة الأعراض، من أولئك الذين يوجهون انتباههم إلى البيئة الخارجية المحيطة بهم، وإلى ما يقومون به من نشاط (Pennebaker, 1983). وبذلك فإن الأفراد الذين يؤدون وظائف مملة، ومعزولون اجتماعياً، ويلتزمون بالبقاء في بيوتهم، أو يعيشون لوحدهم، أكثر ميلاً لأن يفيدوا بوجود عدد أكبر من العيوب الجسمية لديهم من أولئك الذين يعملون بوظائف ممتعة، ولديهم حياة اجتماعية ممتعة، ويعملون خارج المنزل، ويعيشون مع الآخرين. وأحد الأسباب المحتملة لذلك، هو أن هؤلاء الآخرين يتعرضون لخبرات مسلية أكثر، وينشغلون بأنفسهم، أقل من أولئك الأشخاص الذين ينشغلون بنشاطات قليلة في حياتهم (Pennebaker, 1983).

العوامل الموقفية: Situational Factors

تؤثر العوامل الموقفية (Situational Factors) في قيام الفرد بتمييز العرض. فالمواقف المملة تجعل الفرد أكثر انتباهاً للأعراض مما هو الحال بالنسبة للمواقف الممتعة. فمثلا، يميل الأفراد إلى ملاحظة الحكة أو الوخزة في الحلق، وإلى السعال استجابة للتحسس أثناء مشاهدتهم الأجزاء المملة في الفيلم بشكل أكبر من الأجزاء الممتعة (Pennebaker, 1980). كما أن إدراك الأعراض يكون أكثر احتمالاً للحدوث في اليوم الذي يكون فيه الفرد في البيت، من اليوم الذي يكون فيه الفرد نشيطا. فالنشاط الجسدي المكثف، يحول الانتباه بعيداً عن الأعراض، في حين يزيد الهدوء من احتمالية تمييز وجود الأعراض.

إن أية عوامل موقفية، تجعل ظهور المرض أو الأعراض المرضية أكثر وضوحا، يمكن أن تزيد من إمكانية تمييز هذه الأعراض. فعلى سبيل المثال، هناك ظاهرة عامة في الكليات الطبية تعرف بظاهرة مرض طالب الطب (Medical Student's Disease). إذ يتصور كثير من الطلبة لدى دراسة كل مرض من الأمراض بأنهم مصابون به. فدراسة الأعراض تقود الطلبة للتركيز على ما يشعرون به من تعب وغير ذلك من المظاهر الداخلية. ونتيجة لذلك تبدو عليهم الأعراض التي تتفق مع المرض الذي يقومون بدراسته (Mechanic, 1972).

الضغط: Stress

كما أن الضغط (Stress) يمكن أن يعجل أو يفاقم الشعور بالأعراض. فالأفراد الذين يقعون تحت تأثير الضغط، قد يعتقدون بأنهم أكثر قابلية للإصابة بالأمراض، وبذلك يولون أجسامهم عناية أكبر. كما يمكن أن يتعرضوا لتغيرات

جسمية بسبب الضغط، مثل التسارع في ضربات القلب أو التنفس، ويفسرون هذه التغيرات على أنها أعراض مرضية (L. Cameron, Leventhal & Leventhal, 1995).

المزاج: Mood

ويؤثر المزاج (Mood) في التقييم الذاتي للوضع الصحي (Salovey, O'Leary, Stretton, Fishkin & Drake, 1991). فالأفراد الذين لديهم مزاج إيجابي، ويعتبرون أنفسهم أكثر صحة، يتذكرون عدداً أقل من الخبرات المرضية، وعددا أقل من الأعراض المرضية. في حين أن ذوي المزاج السيء يقرون بوجود أعراض مرضية أكثر، وهم أكثر تشاؤماً من نجاح أي عمل يقومون به، في تخفيف الأعراض التي يشكون منها. ويدركون أنفسهم أكثر قابلية للتعرض للأمراض في المستقبل من أولئك الناس الذين يتمتعون بأمزجة جيدة (Leventhal, Hansell, Diefenbach, Leventhal & Glass, 1996; Salovey et al., 1991). ويبدو أن هذه التأثيرات تعود إلى حقيقة مفادها أن الناس الذين لهم مزاج سيء قادرون على تذكر الخبرات التي لها علاقة بالمرض، في حين أن من لديهم مزاج جيد، أقل ميلاً للغوص في الأعماق لتذكر مثل هذه الخبرات (Croyle & Uretsky, 1987).

مختصر القول إذن، إن قدرة الفرد على تمييز الأعراض، تتقرر بالفروق بين الأفراد في الميل إلى التركيز على أجسامهم، وبالعوامل الموقفية المؤقتة، التي تحدد الوجهة التي يتخذها انتباه الفرد. فعندما يتجه انتباه الفرد إلى خارج ذاته، بسبب الانشغال بالنشاطات الجسمية التي تتطلب بذل الجهد، أو بسبب الانشغال بالأمور المسلية في البيئة، فإن الانتباه للأعراض يكون أقل احتمالاً. أما عندما يتجه اهتمام الفرد إلى داخل جسمه، ومع وجود القرائن التي توحي بوجود المرض، تزداد احتمالية قيام الفرد بالتحري عن الأعراض.

تفسير الأعراض: Interpretation of Symptoms

يعتبر تفسير الأعراض أيضاً عملية سيكولوجية معقدة. ولعل الحادثة التالية توضح ذلك. ففي مستشفى ميتروبوليتان الكبير، جاء رجل في أواخر العشرينات إلى غرفة الطوارىء، لديه أعراض التهاب في الحلق. وحضر معه 6 من أقاربه، أمه، وأبيه، وأخته، وعمته، واثنتين من بنات أخته. ونظراً لأن الحضور إلى غرفة الطوارىء يكون عادة برفقة شخص واحد فقط، ولأن التهاب الحلق لم يحدث أن استدعى الحضور إلى قسم الطوارىء، فقد ظهر الفضول لدى جميع العاملين في المركز لمعرفة سبب هذه الزيارة. وبدأ العاملون يتمتمون ويضحكون بصوت خافت مستغربين من قوة الروابط التي تجمع بين أفراد العائلة الإيطالية، وعن مدى الذعر الذي يصابون به لدى ظهور أية إشارة لوجود أي اضطراب في الحالة الصحية. ولكن أحد طلبة الطب الذي تميز بما يملكه من حس طبي مميز، عزى قدوم المريض بملابس النوم إلى قسم الطوارىء ومعه جميع أفراد أسرته إلى وجود سبب أكثر أهمية من مجرد التهاب الحلق. لذلك قام بفحصه بدقة شديدة. ولدى قيامه بإجراء المقابلة مع المريض، تبين تدريجياً أن شقيق المريض الصغير، مات قبل عام بعد أن أصيب بمرض هودجكنز (Hodgkins Disease)، وهو شكل من أشكال السرطان الذي يتضمن تطور العدوى، وتضخم العقد اللمفاوية. كما تبين أن أول الأعراض التي أصابت أخيه كانت التهاب الحلق الذي لم يهتم هو أو أفراد العائلة بعلاجه.

توضح هذه الحادثة الشديدة الأثر مدى أهمية العوامل النفسية في فهم التفسيرات التي يقوم بها الناس للأعراض التي تواجههم. فأعراض التهاب الحلق بالنسبة لهذه الأسرة لها أهمية خاصة. ولها تاريخ مهم يهيمن على الرابطة العادية التي تنشأ مع بداية الإصابة بالبرد (وهو في الحقيقة ما أصاب أخاه الصغير). والأهم من ذلك، فهي ترمز إلى فشل الأسرة

في الماضي للاستجابة بفعالية لحالة طارئة. وهو فشل صممت الأسرة على عدم التعرض إليه مرة ثانية. أما ما توضحه هذه الحالة أيضاً، وإن كان بطريقة غير مباشرة، فهو أن تاريخ الفرد، وثقافته، والعوامل الاجتماعية، جميعها تتآزر معا، لإنتاج تفسير للأعراض التي يخبرها.

الخبرة السابقة: Prior Experience

وكما هو الحال بالنسبة للأحداث السابقة، فإن تفسير الأعراض يتأثر تأثرا شديداً بالخبرات السابقة. فالتاريخ الشخصي الذي يتسم بتعرض الفرد لأعراض مرضية محددة في الماضي، يمكن أن يقود الأشخاص لعمل الافتراضات حول معنى الأعراض التي تظهر لديهم. فعلى سبيل المثال، يميل الأشخاص الذين لديهم تاريخ شخصي يتعلق بإصابتهم بمرض معين، إلى اعتبار أعراضهم أكثر انتشاراً، ويعتبرون حالتهم أقل خطورة من الأفراد الذين لا يوجد في تاريخهم المرضي ما يشير إلى تعرضهم للحالة في السابق (Jemmott, Croyle & Ditto, 1988). كما أن المعنى الذي يتخذه العرض لدى الفرد، يتأثر بمدى شيوعه بين معارف الشخص أو من هم في مستواه الثقافي (e. g. Croyle & Hunt, 1991). ويؤدي الانتشار الواسع للعوامل المهددة بخطر التعرض للمرض والاضطرابات، إلى اعتبارها أقل خطورة من العوامل النادرة الحدوث (Croyle & Ditto, 1990). ومن الحقائق المؤكدة أن الانتشار الكبير للعرض أو الحالة يمكن أن يعتبر سبباً لإيلائه اهتماماً قليلاً.

التوقعات: Expectations

تؤثر توقعات الفرد في تفسيره للأعراض. فالأفراد قد يتجاهلون الأعراض التي لا يتوقعونها، في حين قد يضخمون الأعراض التي يتوقعون حدوثها (H. Leventhal, Nerenz & Strauss, 1982). فالنساء اللواتي يعتقدن باقتراب موعد الطمث يفسرن أسباب الأعراض الغامضة التي يتعرضن إليها على أنها أعراض تسبق حدوث الطمث. وأما النساء اللواتي يعتقدن بأن موعد الطمث لم يحن بعد، فقد يتجاهلن نفس الأعراض عند حدوثها (C. McFarland, Ross & Decourville, 1989; Ruble, 1972)، "أنظرا الإيضاح 8-1".

خطورة الأعراض: Seriousness of the Symptoms

تدرك الأعراض التي تؤثر على الأجزاء المهمة جداً في الجسم، في أغلب الأحيان على أنها أكثر خطورة، وأكثر ميلاً لاسترعاء الانتباه من تلك التي تؤثر على الأعضاء الأقل أهمية في الجسم. فمثلا، يصاب الناس بالقلق عندما تتعرض أعينهم ووجوههم بشكل خاص إلى الإصابة، أكثر مما لو أثرت الأعراض على الجذع. وتعتبر الأعراض أكثر خطورة وتستدعي البحث مباشرة عن العلاج إذا أثرت على الحركة أو إذا أثرت على أحد الأعضاء المهمة. فالتعب الذي يحدث في الصدر قد يكون مؤشراً على وجود مرض في القلب (Eifert, Hodson, Tracey, Seville & Gunawardane, 1996). وعموما، فإذا تسبب العرض بالألم فإنه سيقود الفرد للبحث عن العلاج بسرعة أكبر مما لو لم يكن مسبباً للألم.

التمثيلات المعرفية للمرض: Cognitive Representation of Illness

المخططات المرضية: Illness Schemas

وتؤثر المفاهيم التي يحملها الأفراد عن الصحة والمرض، في كيفية استجاباتهم للأعراض المرضية (,H. Leventhal, Nerenz, & Steele) (1984; Orts et al., 1995; Swartzman & Lees, 1996; Turk, Rudy, & Salovey, 1986). وإن ما يطلق عليها بالتمثيلات المرضية Illness Representations)، أو المخططات (Schemas)، تشير إلى المدركات المنظمة عن المرض التي يتم اكتسابها من خلال وسائل الإعلام، ومن الخبرة الشخصية، ومن الأسرة والأصدقاء الذين تعرضوا لخبرة الإصابة بمرض معين. للمراجعة أنظرا (Croyle & Barger, 1993).

وتتراوح المخططات الذهنية المتعلقة بالمرض ما بين الغموض التام وعدم الدقة، إلى الشمولية والدقة التامة. وتنبع أهميتها من حقيقة كونها عاملا مؤثرا في سلوك الناس الوقائي، وفي ردود أفعالهم عندما يتعرضون للأعراض أو تشخص لديهم الأمراض، وفي مدى التزامهم بالتوصيات العلاجية، وتوقعاتهم بشأن مستقبل وضعهم الصحي.

إيضاح 8-1

هل يمكن أن تؤثر التوقعات في الأحاسيس؟

Can Expectations Influence Sensations?

حالة أعراض ما قبل الطمث The Case of Premenstrual Symptoms

كثير من النساء يواجهن عدداً متنوعاً من الأعراض الجسمية المزعجة قبل بدء الطمث، ومن هذه الأعراض تضخم الثديين، والمغص الحاد، والتشنج، وسرعة الاستثارة، والكآبة. وعموما، يميل الأطباء والسيكولوجيون إلى الافتراض بأن لهذه الأعراض أساس فسيولوجي، مع أن البحث الذي أجرته روبل (Ruble, 1972) يقترح احتمال وجود أساس سيكولوجي لها. وعلى وجه التحديد، يبدو أن النساء يتعرضن جزئياً لهذه الأعراض لأنهن يتوقعن حدوثها (C. McFarland et al., 1989).

ولفحص هذه الفكرة، قامت روبل باختيار عدد من المتطوعات للمشاركة في دراسة أجرتها حول الموضوع، حيث أبلغتهن بأنها تستخدم أسلوباً علمياً جديداً يمكن عن طريقه التنبؤ باليوم الذي يحدث فيه الطمث. ثم قامت بإخبار المشاركات بأن الأسلوب الذي تستخدمه، يشير إلى أن موعد الطمث سيكون خلال يوم أو يومين. وهذه المجموعة أطلقت عليها مجموعة ما قبل الطمث (Premenstrual Group). كما أخبرت جزءاً آخر من أفراد العينة بأن موعد حدوث الطمث سوف لن يكون قبل أسبوع أو 10 أيام، وأطلقت على هذه المجموعة، مجموعة ما بين الطمث (Intermenstrual Group). علما بأن موعد حدوث الطمث كان لجميع النساء بعد أسبوع تقريباً. بعد ذلك طلبت الباحثة من جميع النساء المشاركات تعبئة استمارة تبين مدى معاناتهن من الأعراض التي ترتبط باقتراب موعد الطمث.

أيدت النتائج التي تم التوصل إليها فرضية روبل بشكل كبير. فالنساء اللواتي وجهن للاعتقاد بأن موعد حدوث الطمث سيكون خلال اليوم الثاني، أو خلال اليومين القادمين، تبين من التقارير التي قدمنها، تعرضهن بدرجة أكبر للأعراض السيكولوجية، والفسيولوجية، التي تحدث في الفترة القريبة من موعد الطمث، من أولئك اللواتي أخبرن بأن موعد حدوث الطمث لن يكون قبل أسبوع أو 10 أيام. إن نتائج هذه الدراسة لا تعني بالطبع أنه لا توجد نساء يتعرضن لأية أعراض حقيقية، ولكنها تعني تحديداً، بأن شيوع وشدة أعراض ما قبل الطمث (Premenstrual Syndrome – PMS)، تقدم دليلاً يشهد على الأثر المضعف الذي يمكن أن تحدثه

التغيرات الجسمية التي تسبق الطمث على الوظائف الفسيولوجية، والسلوك (Kendler et al., 1992; Klebanov & Jemmott, 1992). وفضلاً عن ذلك، فهي تقترح بأن النساء اللواتي يعتقدن بأنهن يتعرضن للتغيرات في مرحلة ما قبل الطمث، يكن أكثر ميلا للمبالغة أو لتضخيم التقلبات الطبيعية في وضع الجسم. ومثل هذه النتائج توضح أهمية العوامل النفسية في تقرير ما يذكرن من أعراض (أنظرا أيضاً McFarland et al., 1989).

وتتضمن المخططات الذهنية التي تتشكل لدى الفـرد حـول الأمراض المعلومـات الأساسيـة المتعلقـة بالمرض (Lau & Hartman, 1983; H. Leventhal & Benyamini, 1997)؛ فهوية المرض (Identity) أو تصنيفه تشير إلى إسمه، أما عواقبه (Consequences) فتتضمن الأعراض والمعالجة التي يتطلبها، بالإضافة إلى مقدار ما يعتقد الفرد بأن للمرض تأثيراً على حياته أو حياتها. وتتعلق أسبابه (Causes) بالعوامل التي يعتقد الفرد أنها أدت إلى ظهوره، وتشير ديمومته (Duration) إلى التوقعات المتعلقة بالمدة التي يستمر فيها وجوده، ويحدد الشفاء (Cure) ما إذا كان الشخص يعتقد بإمكانية الشفاء من المرض عن طريق المعالجة المناسبة. وهذه المفاهيم المتعلقة بالمرض، يبدو أنها تتطور في مرحلة مبكرة من العمر (S. L. Goldman, Whitney - Saltiel, Granger, & Rodin, 1991).

إن معظم الناس يتعرضون لثلاث نماذج من الأمراض على الأقل (Nerenz & Leventhal, 1983):

- المرض الحاد (Acute) ويعتقد أنه يتسبب عن عوامل فيروسية أو بكتيرية، ويستمر لفترة قصيرة، ولا يترك آثاراً طويلة الأمد. وتعتبر الإنفلونزا مثال على ذلك.
- المرض المزمن (Chronic) ويتسبب عن عدة أسباب بما في ذلك العادات الصحية، ويستمر لفترة زمنية طويلة ويترك دائماً آثاراً شديدة. ومن الأمثلة على ذلك أمراض القلب.
- المرض الدوري (Cyclic) ويظهر بفترات متغيرة قد تنعدم في بعضها الأعراض، أو قد يكون هناك أعراض. مثال على ذلك الهيربيز.

وهناك تنوع واضح في الأعراض التي تنشأ عن نماذج الأمراض المختلفة التي يحملها الناس. كما أن نموذج المرض الذي يحمله الفرد يمكن أن يؤثر بشكل كبيرعلى السلوك المرتبط بذلك المرض. فقد يعتبر بعض الأشخاص، على سبيل المثال، أن مرض السكري هو حالة مزمنة تتسبب عن نظام التغذية الغني بالسكاكر، في حين قد يرده شخص آخر إلى العوامل الجينية التي تستمر طوال حياته أو حياتها، ويعتقد على الأغلب أن نتائجه مدمرة. إن هؤلاء الناس يتبعون طرقاً مختلفة في معالجة الاضطرابات التي يعانون منها، ويظهرون مستويات مختلفة من اليقظة تجاه الأعراض، ويبدون أنماطا متنوعة من المساعي العلاجية (Weinman, Petrie, Moss – Morris & Horne, 1996). فالمدركات التي يحملها الفرد عن المرض، تلعب دوراً مهما في تقرير سلوكه الصحي.

النماذج الأولية المرضية: Disease Prototypes

إضافة إلى هذه المفاهيم العامة عن المرض، يحمل الناس مدركات، حول أمراض معينة تدعى بالنماذج الأولية للمرض (Disease Prototypes)، (Bishop, Briede, Cavazos, Grotzinger & McMahon, 1987). فقد يحمل الفرد، مثلاً، نموذجاً أولياً للإصابة بمرض القلب- وهو مرض مزمن يتضمن حدوثه التدخين، والزيادة في الوزن،

وعدم القيام بممارسة النشاط الرياضي بصفتها عوامل مسببة، وألم الصدر، وخطر التعرض للسكتة القلبية بصفتها نواتج، واستمرار المرض لفترة طويلة، واحتمال أن يؤدي إلى الموت.

إن النماذج الأولية للأمراض، تساعد الناس على تنظيم وتقييم المعلومات المتعلقة بالأحاسيس الجسمية التي لا يمكن تفسيرها بدون هذه النماذج المرضية. وبذلك، فإن الشخص الذي يشعر أنه عرضة للإصابة بمرض القلب، سيقوم بتفسير ألم الصدر بطريقة تختلف تماماً عن الشخص الذي لا يحمل هذا النموذج الأولي للمرض، أو الذي لا يدرك أن لهذا العرض ارتباط بمرض القلب (Bishop & Converse, 1986). ومن الممكن للشخص الثاني أن يعتبر هذه الأعراض مؤشراً لاضطراب الهضم.

فالمدركات المنظمة حول المرض، يمكن أن تقود الناس إذن، إلى تفسير المعلومات الجديدة. وهي تؤثر بالقرارات التي يتخذها الناس في البحث عن العلاج، وتقود الأفراد إلى التغيير أو إلى الفشل في الالتزام بنظام المعالجة (H. Leventhal, Diefenbach & Leventhal, 1992)، كما أنها تؤثر في توقعاتهم المتعلقة بمستقبلهم الصحي (Bishop & Converse, 1986).

بدء العلاج: The Beginning of Treatment

يتحدد تشخيص المرض إلى حد بعيد بالمعنى الذي يتخذه العرض. وهي العملية التي لا تبدأ في عيادة الطبيب فحسب، بل في محادثات الشخص مع أصدقائه، وجيرانه، وأقربائه. وقد أسهب علماء الاجتماع في الكتابة حول شبكة المعالجة الشعبية (Lay Referral Network). وهي شبكة غير رسمية من الأصدقاء وأفراد الأسرة الذين يقدمون تفسيراتهم للأعراض قبل أن يتم البحث عن أي علاج طبي (Freidson, 1960). فقد يذكر المريض الأعراض لأفراد أسرته أو لزملائه في العمل. وهؤلاء يقومون بدورهم بتقديم وجهات نظرهم الشخصية لتفسير ما يمكن أن تعنيه الأعراض. ويتضح ذلك في قول أحدهم مثلاً "لدى جورج كذا وكذا، ولكن تبين عدم وجود قيمة لذلك" (cf. Croyle & Hunt, 1991). وقد يقدم الأصدقاء أو الأقارب النصائح بخصوص مدى توفر الحاجة للبحث عن العلاج الطبي. ويتضح ذلك في قول آخر مثلاً "كل ما حصله من مراجعة الطبيب هو الفاتورة الكبيرة". وتوصيات حول ضرورة استخدام طرق مختلفة في المعالجة في البيت ويظهر ذلك في قول آخر "إن العسل وعصير الليمون، وقليل من البراندي سيشفي هذه الأعراض".

وفي كثير من المجتمعات، تعتبر شبكة العلاقات المرجعية الشعبية هي النموذج المفضل في العلاج. إذ يمكن أن يقوم بها أحد الأشخاص المتنفذين. فقد تتصرف المرأة الأكبر سناً، والتي يكون لها كثير من الأولاد، بصفتها طبيب شعبي (Lay Practitioner). حيث يفترضون بسبب ما لديها من خبرة طويلة أنها تمتلك حكمة خاصة في المسائل الطبية (Freidson, 1960; Hayes-Bautista, 1976). وفي المجتمعات العرقية، تقوم شبكة العلاقات المرجعية أحياناً بتشكيل المعتقدات المتعلقة بالعوامل المؤدية للمرض، والشفاء، والتي تعتبر من الأمور التي تفوق القدرات الطبيعية (Supernatural)، أو الخرافية، من وجهة النظر الطبية التقليدية (Landrine & Klonoff, 1994). إضافة لذلك فإن هذه الشبكات المرجعية غالباً ما تقوم بتقديم وصفات علاجية منزلية يعتبرونها أكثر ملاءمة أو فعالية من المعالجة الطبية التقليدية.

ومن النتائج التي تقود إليها شبكة العلاقات المرجعية، استخدام كثير من الناس لطرق علاجية غير تقليدية (Unconventional Therapies) في علاج مشاكلهم الصحية. وفي الحقيقة فإن واحداً من كل ثلاثة أمريكيين

يستخدمون العلاج غير التقليدي خلال العام (D. M. Eisenberg et al., 1993)، وبذلك فإن هناك حوالي 425 مليون مراجعة يقوم بها هؤلاء لمن يقدمون لهم معالجات غير تقليدية، تبلغ تكلفتها حوالي 13.7 مليار دولار (Astin, 1998).

ولكن ما هي العلاجات التي يستخدمها الناس؟ إن أغلب العلاجات غير التقليدية تتضمن استراتيجيات الاسترخاء، وتقويم العمود الفقري باليد (Chiropractic)، والمساج، والتخيل، والعلاج الروحي، والحمية، والأعشاب الطبية، والاستهلاك الضخم للفيتامينات (Megavitamin Therapy)، ومجموعات المساعدة الذاتية، والشفاء بالطاقة، والتغذية الراجعة الحيوية، والتنويم المغناطيسي، والمعالجة المثلية (معالجة المريض بإعطائه جرعات صغيرة من دواء لو أعطي لشخص سليم لأحدث أعراض المرض ذاته (Homeopathy)، والإبر الصينية (Acupuncture). ولا تستخدم جميع هذه الطرق العلاجية بدلاً من العلاج الطبي الرسمي الذي يتم الحصول عليه عن طريق المؤسسة الطبية، فكثير منها يستخدم بالتزامن مع العلاج الرسمي التقليدي. ولكن مقدمي الرعاية الطبية لا يدركون في العادة أن مرضاهم يتبعون الرعاية التي يقدمونها لهم بعلاج غير تقليدي (Nontraditional Medicine).

إن بعض العلاجات المنزلية يمكن أن تساعد في الشفاء. وأحياناً فإن مجرد القيام بالراحة يساعد على الشفاء. وهذا الشفاء الحقيقي والواضح، يؤدي إلى الاستمرار باستخدام شبكة المعالجة الشعبية. وبالتالي فإن كثيراً من الأمراض لا تعالج بشكل رسمي من خلال المؤسسة الطبية. مع العلم أن ما نسبته 70% - 90% من السكان، يواجهون في أي وقت من الأوقات، ظروفاً طبية يمكن تشخيصها وعلاجها عن طريق المسؤولين عن تقديم الرعاية الصحية. ولكن ما نسبته ثلثين إلى ثلاثة أرباع من هؤلاء الناس لا يستشيرون أحداً (Kosa & Robertson, 1975).

الفئات التي تستخدم الخدمات الصحية: Who Uses Health Services?

تماماً كما أن المرض لا يتوزع بين أفراد المجتمع بالتساوي، فإن الأمر كذلك بالنسبة للخدمات الصحية. فالقائمون على دراسة الخدمات الصحية قاموا بتقديم وصف يوضح الفئات التي تستفيد من الخدمات، والفئات التي لا تستفيد منها. ومع أن المعاناة من الأعراض الغريبة، والأمراض الخطيرة، والعجز هي الأسباب الرئيسة التي تدفع الناس للبحث عن المساعدة (L. Cameron, Leventhal & Leventhal, 1993; R. J. Johnson & Wolinsky, 1993) إلا أن هناك عوامل أخرى لها أهميتها أيضاً.

العمر: Age

يؤثر العمر في الإقبال على استخدام الخدمات الصحية. فالأطفال الصغار جداً، والمسنون، يستخدمون الخدمات الصحية باستمرار (Aday & Andersen, 1974)؛ إذ أن هناك عدداً من الأمراض التي تصيب الأطفال وتكسبهم المناعة؛ لذلك فهم يحتاجون دائماً إلى رعاية طبيب الأطفال. في حين أن تكرار المرض واستخدام الخدمات الصحية ينحدران في مرحلتي المراهقة، والشباب المبكر. ويتزايد استخدام الخدمات الصحية مرة أخرى في مرحلة الرشد المتأخر، عندما يبدأ الأفراد بتطوير الأمراض والحالات المزمنة. فالمسنون يستخدمون الخدمات الصحية على الأغلب لأنواع عديدة من الاضطرابات التي ترتبط بعملية التقدم في السن (Wolinsky, Mosely & Coe, 1986).

الجندر أو النوع الاجتماعي: Gender

تستخدم النساء الخدمات الطبية أكثر مما يفعل الرجال (Fuller, Edwards, Sermsri & Vorakit-Phokatorn, 1993). فالحمل والولادة يساهمان في إحداث الفروق الجندرية الكبيرة- ولكن ليس جميعها- في استخدام الخدمات الصحية. وهناك عدد من التفسيرات التي تم تقديمها لبيان أسباب هذه الفروق، من ضمنها على سبيل المثال، أن لدى النساء آليات للحفاظ على التوازن، أفضل مما لدى الرجال؛ فهن يعبرن عن الشعور بالألم بشكل أكبر من الرجال، ويشعرن بالاختلافات في درجات الحرارة وينتبهن إلى الروائح بشكل أسرع من الرجال، مما يجعلهن أيضاً، أكثر إحساسا بما يمكن أن يتعرضن له من اضطرابات جسمية، وخصوصاً البسيطة منها (e. g. Leventhal et al., 1992).

أما التفسير المحتمل الآخر للفروق بين الجنسين في استخدام الخدمات الطبية، فيعود إلى اختلاف المعايير الاجتماعية التي تطبق على الرجال والنساء فيما يتعلق بالتعبير عن الألم والانزعاج. إذ يتوقع من الرجال أن يعكسوا صورة صلبة عن أنفسهم، تتضمن القدرة على تجاهل الألم، وعدم الاستسلام للمرض. في حين أن النساء لا يتعرضن لنفس الضغوط (Klonoff & Landrive, 1992).

كما تلعب العوامل الاقتصادية دوراً مهماً. فعدد أكبر من النساء يعملن بوقت جزئي أو لا يعملن، مما يجعلهن أقل حاجة لأخذ مغادرات من العمل للبحث عن العلاج، وأقل تعرضاً للخسارة في الدخل عندما يمرضن. نتيجة لذلك، فقد تستخدم النساء الخدمات الطبية بشكل أكبر. لأن البحث عن علاج للمرض يسبب تعطلاً أقل في أمور حياتهن ويفرض عليهن تكاليفاً أقل (A. C. Marcus & Siegel, 1982). ومع ذلك فإن نفس العوامل تساهم أيضا في تعرض المرأة للأمراض وفي تردي أوضاعها الصحية؛ ففرص مشاركة المرأة في قوة العمل أقل، كما أنها أقل احتمالاً للقيام بعمل جزئي، وتواجه صعوبات اقتصادية أكبر (C. E. Ross & Bird, 1994).

وتقود الدراسات الحديثة إلى الاقتراح بأن استخدام النساء للخدمات الصحية بشكل أكبر، ينبع أيضاً من أنهن يتلقين رعاية صحية مجزأة وغير متكاملة. فالرعاية الصحية تحدث بالنسبة لأغلب الرجال عبر رحلة تبدأ من الطبيب العام الذي يقوم بالفحص الجسمي وتستمر لتشمل الرعاية الوقائية الكاملة. في حين أن المرأة قد تزور الطبيب العام، أو الباطني للفحص الجسمي العام، وطبيب النساء لإجراء فحص بابا نيكولا (Pap Test)، والمختص بعلاج سرطان الثدي أو خدمات تصوير الثدي شعاعياً (Mammography) لفحص الثدي أو تصويره بأشعة x . لذلك يمكن أن تكون الخدمات التي تستخدمها النساء أكثر تجزءاً من تلك التي يستخدمها الرجال، نظراً لأن الرعاية الطبية غير منظمة، بالشكل الذي يساعد على تلبية احتياجاتهن الأساسية (Rosenthal, 1993).

الطبقة الاجتماعية والثقافية: Social Class and Culture

إن أفراد الطبقات الدنيا أقل استخداماً للخدمات الطبية من الأفراد الذين ينتمون للطبقات العليا (M. Herman, 1972)، ويرجع ذلك بشكل جزئي إلى أن أفراد الطبقات الدنيا يمتلكون مالاً أقل لإنفاقه على الخدمات الصحية. ومع ذلك فإن الفجوة بين الفقراء والأغنياء من المسنين في خدمات الرعاية والخدمات العلاجية وغيرها من الخدمات القليلة التكاليف أصبحت إلى حد ما أضيق مما كانت عليه في السابق.

والوضع الاقتصادي الرديء للأفراد الذين ينتمون إلى طبقات أدنى لا يعتبر السبب الرئيسي في الاستخدام المتدني للخدمات (L. A. Crandall & Duncan, 1981; Rundall & Wheeler, 1979). ولكن ذلك يعود

ببساطة، إلى عدم توفر خدمات طبية كثيرة للفقراء كما هو الأمر بالنسبة للأغنياء. وإذا ما توفرت الخدمات، فهي على الأغلب غير كافية ولا يوجد عدد كاف من أفراد الهيئة الطبية لتقديمها. نتيجة لذلك، فإن عدداً كبيراً من الفقراء لا يحصلون، على الإطلاق، على أي رعاية طبية منظمة، ولا يرون الطبيب إلا في الحالات الطارئة. إن الاختلاف في استخدام الخدمات الطبية بسبب الفروق في الطبقة الاجتماعية يعتبر على وجه التحديد، مصدر إشكال. لأن وضع الفقراء الصحي أسوأ من وضع الأغنيـاء الصحي. فالفقراء يمرضـون أكثر، ولفترات زمنيـة أطـول من الموسرين، كما أنهم يموتون أبكر (N. E. Adler et al., 1993). إن أكبر فجوة بين الأغنياء والفقراء هي في الخدمات الصحية الوقائية، مثل التطعيم ضد الأمراض، والتصوير الطبقي للأمراض التي يمكن معالجتها، وهي الأمراض التي تمهد الطريق للمعاناة من الأوضاع الصحية الأسوأ خلال حياة الفرد.

كما تؤثر العوامل الثقافيـة في تقرير توجـه الفـرد للبحـث عن العلاج الرسـمي (Formal Treatment) (Burnam et al., 1984). وكما أشرنا سابقاً فإن الأفراد الذين يعيشون في المناطق العرقية (Ethnic)، قد يحملون معتقدات عن المرض لا تمت بصلة إلى معتقدات المهنيين المتخصصين في المؤسسة الطبية، مما يجعل هؤلاء يلجأون إلى استخدام نظام العلاج الشعبي (Lay Referal System) بدلاً من مراجعة الجهات الطبية المختصة.

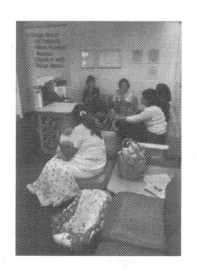

تستخدم النساء المصادر الطبية أكثر من الرجال، فهن أكثر عرضة للمرض من الرجال، كما تتطلب الرعاية الروتينية التي يتلقونها زيارة مراكز الرعاية الصحية أكثر مما يفعل الرجال. ومن الأسهل على النساء أن تستخدم دائما الخدمات االطبية، كما أنهن يتطلبن خدمات خاصة مثل تلك الخدمات المتعلقة باحتياجاتهن الجندرية أثناء فترة الحمل.

العوامل الاجتماعية النفسية: Social Psychological Factors

كما تؤثر العوامل الاجتماعية النفسية- أي ما يحمله الفرد من اتجاهات ومعتقدات حول الأعراض والخدمات الصحية في تقرير من يستخدم الخدمات الصحية. وكما بينا في الفصل الثالث، فإن نموذج المعتقد الصحي (The Health Believe Model)، يبين أن الذي يقرر من سيسعى للحصول على علاج للعرض يمكـن التنبؤ به في ضوء عاملين همـا: (1) إلى أي مدى يدرك الفرد أن العرض يشكل تهديداً لصحته. (2) وإلى أي درجة يعتقد الشخص أن فحوصا طبية معينة ستكون فعالة في تخفيف التهديد.

وهناك عدد كبير من الدراسات التي تقترح بأن إقبال الناس على استخدام الخدمات الصحية يمكن أن يفسر تماماً في ضوء نموذج المعتقد الصحي (e.g., Kirscht, 1983). وهذا النموذج يقدم تفسيراً أفضل لسلوك البحث عن العلاج لدى تطبيقه على الأفراد الذين يمتلكون المال، ويمكنهم الوصول إلى خدمات الرعاية الصحية، مما هو الأمر في حال الأفراد

الذين لا يمتلكون المال. علاوة على ذلك، إن الاستفادة من خدمات الرعاية الصحية تتأثر بعملية التنشئة الاجتماعية، وبشكل خاص بما كان يقوم به الوالدان. فكما يتعلم الأطفال والمراهقون سلوكيات أخرى من الوالدين، فإنهم يتعلمون أيضاً متى وكيف يستفيدون من خدمات الرعاية الصحية.

ومن العوامل الأخرى التي تقود الناس للبحث عن العلاج ما يتعلق بالعلاقات الشخصية. فقد تحدث أزمة في العلاقة الشخصية عندما يصبح العرض مصدر تهديد للعلاقة التي تربط المريض بأحد الأشخاص المهمين في حياته (Zola, 1973). فإذا شعر أحد الشريكين، على سبيل المثال، بالإجهاد الدائم، فإن ذلك سيسبب إزعاجاً بالطبع إلى الشريك الآخر، وسوف يصر على ضرورة قيامه بعمل شيء للتخلص من التعب المستمر. كما تتدخل العوامل الاجتماعية في استثارة الرغبة في البحث عن المساعدة. فعندما تتعرض بعض النشاطات القيمة كالإجازة أو المهنة إلى التهديد بسبب العرض، فإن الشخص يكون أكثر ميلاً للبحث عن العلاج الفوري مما لو لم يكن هناك مثل هذا التهديد. وأخيراً، فإن العقوبات الاجتماعية لها تأثير أيضاً في دفع الفرد للبحث عن العلاج، وذلك كما يحدث عندما يمارس المسؤول في العمل الضغط على فرد يعاني من الأعراض للبحث عن العلاج أو العودة إلى العمل، مثل هذا الضغط سيدفع الأخير لاستخدام الخدمات الصحية.

ويشكل استخدام الخدمات الصحية أحيانا نشاطا اجتماعيا، وقد يكون استجابة لما يمكن أن يقوم به المشاركون. ففي إحدى الدراسات، رفضت إحدى النساء المرشحات، الالتحاق في برنامج تدريبي لفحص الثدي، عندما وجدت أن نسبة كبيرة من النساء المرشحات قد رفضن الاشتراك بالبرنامج، لأنهن ذهبن مع صديقات كن غير مرشحات للالتحاق بالبرناج. فعندما علمت أن صديقاتهن غير مشاركات، رفضت هي الأخرى المشاركة أيضا (Berkanovic, Gerber, Brown, & Breslow, 1983).

فالخدمات الصحية، إذن، تستخدم من قبل أشخاص لديهم الحاجة، والوقت، والمال، والخبرة السابقة، والمعتقدات التي تميل إلى تفضيل الخدمات، وتتوفر لهم إمكانية الحصول على الخدمات (R. M. Anderson, 1995).

إساءة استخدام الخدمات الصحية: Misusing Health Services

نهض جيري مسرعاً من فراشه في الصباح، بعد سماع رنين جرس الساعة، ليذهب إلى عمله. كان جيري قد تأخر في الليلة السابقة عن الذهاب إلى النوم بسبب السهر مع بعض أصدقائه في لعب ورق الشدة، ونتيجة لذلك، لم يكن أمامه سوى 4 ساعات لينام. وبينما هو يفكر في عمله في خط التجميع (Assembly Line)، بدا له أن امكانية وصوله إلى عمله في الوقت المناسب باتت غير ممكنة. وعندما بلع لعابه لاحظ وجود بعض الوخزات الخفيفة في حلقه. ففكر في نفسه قائلاً: "إذا اتصلت وأبلغتهم بأنني مريض فسأحصل على بعض الراحة، وسيكون وضعي أفضل حتى نهاية الأسبوع". وبعد أن قام جيري بتبرير موقفه عاد لينام مرة ثانية.

من الممكن إذن، أن يساء استخدام الخدمات الصحية تماما كما يمكن استخدامها على نحو سليم. وفي هذا القسم سنتعرض إلى عدة أشكال من الإساءة في استخدام هذه الخدمات. بعض أشكال الإساءة هذه، قد يكون طفيفا، تماماً كموقف جيري عندما قرر أن يتغيب وينام بدلاً من الذهاب إلى العمل. وفي حالات أخرى تكون الإساءة أكبر. وأحد أشكال الإساءة ما يحدث عندما يبحث الناس عن علاج لمشكلة صحية غير مهمة مما يؤدي إلى زيادة أعباء المؤسسة الطبية. ونمط آخر من الإساءة ينشأ عن التأخر في البحث عن الرعاية الصحية لمشكلة يجب الاهتمام بمعالجتها.

استخدام الخدمات الصحية لعلاج الاضطرابات الانفعالية:

Using Health Services for Emotional Disturbances

يقدر الأطباء بأن حوالي ثلثي وقتهم يتم قضاءه مع مرضى يعانون من مشكلات تنبع من أساس نفسي وليس عضوي. وهذه المشكلة يواجهها الأطباء العامون أكثر من المختصين، ومع ذلك لا يخلو أي تخصص طبي من هذه المشكلة (ويواجه العاملون في مجال الخدمات الصحية الطلابية، بشكل دوري، نمطاً معيناً من هذه المشاكل، أنظرا الإيضاح 8-2). وفي أغلب الأحوال فإن هذه الشكاوى الصحية تنبع من القلق والكآبة. وهما لسوء الحظ من الاضطرابات التي تنتشر بين الناس على نحو واسع.

إيضاح 8-2

مرض طالب الجامعة

College Student's Disease

لدى قيامك بزيارة إلى مكتب الخدمات الصحية التابع لأي كلية أو جامعة، في الفترة التي تسبق الامتحانات تماما، يمكنك مشاهدة الاكتظاظ الكبير في وحدة الرعاية الصحية. كما يمكنك أن تلاحظ أن عدد حالات الإدخال يتضاعف أو يصبح أكثر من المألوف بثلاث مرات، بمجرد أن يتم الإعلان عن الامتحانات وعند البدء بها. ولكن ما سبب هذا التدفق الهائل من الطلبة؟

بعض هذه الزيادة في طلب الخدمات الصحية يرجع إلى وجود زيادة حقيقية في المرض. فالطلبة الذين يعانون من الضغط بسبب حرصهم على المذاكرة لساعات طويلة، وبسبب ما يتعرضون إليه من سوء تغذية وقلة نوم، يكونون أكثر قابلية للإصابة بكثير من الأمراض الشائعة. والأهم من ذلك فإن إصابة أي طالب بمرض معد، يمكن أن تؤدي إلى انتشار العدوى بين جيرانه من الطلبة.

وقد لا يكون بعض الطلبة مرضى بالفعل، ولكنهم يظنون ذلك. فالضغوط التي تنشأ عن الامتحانات يمكن أن تسبب عدداً من الأعراض- مثل عدم القدرة على التركيز، وقلة النوم، واضطراب المعدة- وهذه جميعاً قد يظن خطأ بأنها ناجمة عن المرض. إضافة لذلك، فإن وقت الامتحان قد يعيق الطالب من ممارسة بعض النشاطات التي تساعد على انشغاله، مما يجعل الطالب أكثر إحساسا بهذه الأعراض من الأوقات الأخرى. كما أن وجود الأعراض قد يجعل من الصعب على الطلاب القيام بالدراسة. ومن العادة أن يؤدي تعطل الفرد عن أداء النشاطات المهمة إلى دفعه للبحث عن العلاج.

وأخيراً فإن عادة التأجيل المزمنة تؤدي إلى تراكم الواجبات وأدائها في وقت ضيق، فقد يكون على الطالب أن يقوم بأداء أربع واجبات، في حين أنه لا يستطيع إكمال سوى اثنين منها فقط. إن مثل هذا الفشل الذي يواجهه الطالب سيضطره للبحث عن سبب يبرر تقصيره في أداء واجبه. وهل يوجد هناك أفضل من المرض يمكن أن يستخدم في تبرير التقصير؟ فالمرض يمكن أن يكون سبباً شرعياً لحل مشكلة التقصير، ونقصان الدافعية، وضعف النشاط، وكم هائل من مصادر الفشل الأخرى.

ولكن لماذا يتوجه الناس لاستشارة الطبيب العضوي في الوقت الذي تكون فيه طبيعة المشكلات التي يعانون منها تتطلب مراجعة اختصاصي الصحة العقلية؟ هناك عدة عوامل لذلك. فالضغط والاستجابات الانفعالية المرتبطة به يخلفان عدداً من الأعراض الجسمية (Miranda, Perez-stable, Munoz, Hargreaves & Henke, 1991)، لذا فإن الناس يستخدمون الخدمات الصحية الطبية بشكل أكبر في أوقات تعرضهم للضغط. وكما بينا سابقاً، يتم الخلط بين بعض الاضطرابات الانفعالية والجسمية. فالقلق، والكآبة، وغيرها من الاضطرابات النفسية يقترن حدوثها مع الاضطرابات الجسمية (E. g. Pennebaker, Burnam, Schaeffer & Harper, 1977). ويمكن أن يتسبب القلق في حدوث

الإسهال، واضطراب المعدة، وتعرق الأيدي، وصعوبة التنفس، وصعوبة النوم، وضعف التركيز، والاهتياج العام. كما أن الكآبة تقود إلى التعب، والصعوبة في أداء الواجبات اليومية، وفتور الهمة، وفقدان الشهية، واضطرابات النوم. وقد يظن الناس خطأً بأن اضطراب مزاجهم يرجع إلى مشكلة طبية حقيقية مما يجعلهم يبحثون عن الرعاية الطبية لدى الطبيب المتخصص في علاج الأمراض العضوية (Costa & McCrae, 1980; Mechanic, 1972; Tessler & Mechanic, 1978).

ولكن من هم هؤلاء الناس؟ إن بعض هؤلاء هم **الأصحاء القلقون** (Worried Well). وهذه الفئات هي التي تبدي قلقاً على صحتها العقلية والجسمية، ولديها ميل لأن تدرك الأعراض البسيطة وكأنها خطرة وتعتقد أن عليها إيلاء صحتها عناية فائقة، وبذلك فإن اهتمامها المتطرف بالرعاية الصحية يقودها إلى استخـدام الخدمـات الصحية بشكل أكبر (Wagner & Curran, 1984).

وأما الفئة الثانية التي تسيء استخدام خدمات الرعاية الطبية، فهي الفئة التجسيدية (التي تعبر عن المعاناة والصراع عن طريق الأعراض الجسدية) (-Somaticizers- Miranda et al., 1991) . فعندما يواجه هؤلاء خبرة تشكل تهديداً لاحترام الذات أو للشعور بالإنجاز، فإنهم يكونون أكثر ميلاً للبحث عن أسباب ذلك عن طريق المرض الجسمـي (Somaticize)، فيقنعون أنفسهم بأنهم يعانون من المرض الجسمي ويبدأون بالبحث عن العلاج.

وأما السبب الآخر الذي يدفع الناس لاستخدام الخدمات الصحية، فيرجع إلى أن الاضطرابات الجسمية تبدو أكثر قبولاً من الاضطرابات النفسية. فالرجل الذي يشعر بالكآبة من الوظيفة التي يقوم بها، واختار البقاء في البيت ليتجنبها، سيجد أن ذلك أكثر قبولاً لدى زوجته، ورئيسه في العمل، إذا ادعى المرض بدلاً من الكآبة. وهناك كثير من الناس ليسوا على استعداد للاعتراف لأنفسهم بأنهم يعانون من مشاكل نفسية، معتقدين أن من الأمور المخجلة مراجعة المختص النفسي أو حتى الاعتراف بوجود مشكلة عقلية لديهم.

كما أن المرض يحقق الكثير من الفوائد التي تدعى **بالمكتسبات الثانوية** (Secondary Gains) مثل إمكانية الراحة، والتحرر من القيام بالمهام المزعجة، والحصول على الرعاية من قبل الآخرين. حتى أن المرض في واقع الأمر، يتيح الفرصة للحصول على كثير من المعززات، بحيث يصبح من الصعب حث البعض للعودة إلى وضعهم الصحي الجيد مرة ثانية (بعض هذه العوامل يمكن أن يكون لها دور في انتشار العدوى السريعة لإحدى حالات الهستيريا المشهورة (أنظرا إيضاح 8-3).

وأخيراً فإن استخدام الخدمات الصحية بشكل غير مناسب، يمكن أن يمثل تهرباً حقيقياً من الواجب. فالشخص الذي لا يرغب في الذهاب لعمله قد يعلم تماماً بأن العذر الوحيد الشرعي المقبول الذي يمكن أن يحميه من الفصل، بسبب الغياب بدون عذر، هو المرض. علاوة على ذلك فقد يطلب من العاملين أن يقدموا الوثائق حول أسباب غيابهم من أجل أن يحافظوا على الرواتب أو ليحصلوا على أجور لقاء عجزهم، وقد يستمرون بالانتظار بدون عمل إلى أن يجدوا الطبيب المستعد لعلاج اضطراباتهم. ولسوء الحظ فإن الأشخاص الذين تم تصنيفهم بالأصحاء القلقين (Worried Well)، وأولئك الذين يلتمسون العلاج الجسدي وهم يعانون من مشاكل نفسية، أو الذين يدعون المرض لإشباع حاجات أخرى، من الصعب أن يتم التمييز بينهم وبين المرضى الذين لديهم شكوى حقيقية (Bombardier, Gorayeb, Jordan, Brooks & Divine, 1991). وأحياناً فإن هذا التمييز بينهم يعني تعريض المرضى لعدد من الفحوصات والتقييمات قبل الوصول إلى نتيجة مفادها أن ما يعانون منه له أساس نفسي وليس جسدي.

وبسبب هذه الصعوبة، يصبح من الممكن ارتكاب الأخطاء بالاتجاه المعاكس أيضاً؛ فالأفراد الذين يشكون من مشاكل صحية حقيقية، قد يفترض خطأ، بأن ما يعانون منه ليس له أساس جسدي، وإنما هو اضطراب نفسي. وتشير نتائج البحوث إلى ميل الأطباء لتفسير شكوى مراجعيهم من النساء على أساس سيكولوجي أكثر مما هو الأمر بالنسبة لمراجعيهم

من الذكور (Redman, Webb, Hennrikus, Gordon & Sanson-Fisher, 1991)، حتى عندما تبين نتائج الاختبارات الموضوعية معدلات متساوية من الاضطراب السيكولوجي بين الرجال والنساء. إن التمييز بين المصابين بأمراض حقيقية وبين من يستخدمون الخدمات الصحية لتحقيق أهداف أخرى، يمكن أن يكون عملاً مضللا ومعقداً، وذلك بسبب تحيز الأطباء، تماماً كما هو الحال بسبب قيام المرضى بإساءة التعامل مع نظام الخدمات الصحية.

إيضاح 8-3

وباء حشرة حزيران

The June Bug Epidemic

حالة عدوى هستيرية: A Case Of Hysterical Contagion

في شهر حزيران من عام 1962 انتشر وباء غامض في قسم صناعة الملابس في أحد مصانع النسيج في الجنوب. أصيب به اثنان وستون من الموظفين. تنوعت الأعراض التي تم الإبلاغ عنها من قبل العاملين بين الدوخة العادية، والخدار، والغثيان، والتقيؤ في بعض الأحيان. كما تطلب الأمر إدخال بعض المرضى إلى المستشفى، في حين سمح للبقية بالغياب عن العمل لعدة أيام.

وقد أفاد جميع العاملين من المصابين بأنهم تعرضوا مباشرة، قبل الإصابة بالأعراض، إلى لسعة من بعوضة أو حشرة صغيرة. كما بين عدد من الموظفين الذين لم يتعرضوا للإصابة بأنهم شاهدوا زملاءهم يتعرضون لتلك اللسعة قبل أن يقعوا فريسة للمرض. ومع ذلك لم تتمكن السلطات المحلية والفيدرالية التي استدعيت للتحقيق بالحادثة، من الحصول على أوصاف ثابتة عن الحشرة من الأشخاص الذين قاموا باستجوابهم. في حين كشفت التحقيقات اللاحقة الدقيقة التي أجراها علماء الحشرات، والعاملين في مجال القضاء على الحشرات، عن مجموعة صغيرة متنوعة من الحشرات، والخنافس، والبعوض، والذباب، ونوع من النمل، والعث. ولا يمكن لأي من هذه الحشرات أن يكون سبباً لإحداث تلك الأعراض التي تم الإبلاغ عنها.

لذا فإن أطباء الشركة والخبراء العاملين في مركز الخدمات الصحية العامة للأمراض المعدية، بدأوا يشكون في احتمال كون الوباء مظهراً لحالة من الهستيريا الجماعية (Mass Hysteria). لذلك افترضوا أنه على الرغم من احتمال تعرض بعض المصابين فعلاً للسعة حشرة ما، إلا أن القلق والتوتر كانا على الأغلب هما السبب في بدء ظهور الأعراض. ولدى سماع العاملين لهذا الاستنتاج، أصروا على اعتبار أن سبب المرض هو تعرضهم إلى لسعة من حشرة كانت مع المواد المشحونة من انجلترا.

ولدى الإنتقال من التفسير الطبي إلى التفسير الاجتماعي للظاهرة، قام خبراء الصحة بإلقاء الضوء على عدد من النقاط. أولها: إن الزمن الذي استغرقه الحدث ما بين أول إصابة وآخر إصابة كان أحد عشر يوماً. منها خمسون حالة من اثنتين وستين حالة (80% من الحالات) حدثت في يومين متتاليين، بعد قيام وسائل الإعلام بإثارة موضوع الإصابات المبكرة. ثانياً: إن معظم الأشخاص الذين تعرضوا للإصابة يعملون في المصنع في المكان والزمان ذاته. وتسعة وخمسون من اثنين وستين مصاباً يعملون في الفترة الأولى، منهم ثمان وخمسون يعملون معاً في منطقة عمل كبيرة واحدة. ثالثاً: إن جميع الحالات الثماني والخمسون المصابة كن من النساء اللواتي يعملن في المكان والوقت ذاته، في حين أن إمرأة واحدة فقط، واثنين من الذكور كانوا يعملون في فترة أخرى. ورجل واحد في قسم آخر. علاوة على ذلك، فإن أغلب النساء المصابات كن متزوجات ولديهن أطفال، وكن يحاولن التوفيق بين العمل والأمومة، وهو ما سبب لهن على ~~الأغلب~~ الكثير من الإرهاق.

كما تزامن حدوث الوباء مع أوقات الضغط في المصنع - إذ يعتبر شهر حزيران من الأشهر التي يكثر فيها ضغط العمل من أجل إنتاج أزياء الخريف- كما أن الحوافز التي تم تخصيصها دفعت العاملين للعمل الإضافي والإنتاج المرتفع. بالإضافة إلى أن المصنع كان حديثاً إلى حد ما، ولم تكن إدارة شؤون الموظفين والإنتاج منظمة بشكل كاف. لذا كان الجو مهيئاً لتطور مشاعر القلق الحاد بين الموظفين.

إذاً، من هم أولئك الذين كانوا أكثر عرضة للإصابة بلسعة حشرة حزيران، ولماذا؟ إنهم أولئك الذين كانوا يعانون من ضغط أكثر في حياتهم (النساء المتزوجات ممن لديهن أطفال)، وهم أولئك الذين كانوا يحاولون التكيف مع مطالب المستقبل من خلال الإنتاج العالي والعمل الإضافي. لذلك تضافرت ضغوط العمل مع التعبير الجسدي عن التعب (كالدوخان)، مسببة ظهور مجموعة من الأعراض. كما أدى تواجد الظروف المناسبة إلى ظهور ما يمكن اعتباره مرضاً؛ فالإشاعة التي انتشرت حول الشك بوجود حشرة، ومرض بعض العاملين، ساعدا على ما يبدو على تهيئة الظروف الملائمة التي أعطت شرعية للمرض، وظهور الوباء.

المصدر: أنظرا Kerckhoff & Back, 1968, Colligan et al., 1979

سلوك التأخر: Delay Behavior

في أحد الايام وبينما كانت مونيكا تأخذ حماماً، اكتشفت وجود ورم صغير في ثديها الأيسر. فقامت بتحسسه عدة مرات لتتأكد من أنها لا تتخيل، علماً بأن الورم كان موجود فعلاً. أحست مونيكا بالرعب من الأمر، وفكرت في نفسها قائلة: بأن عليها الذهاب للفحص للتأكد من ذلك. وبعد أن جففت نفسها ولبست ثيابها، تذكرت بأنها ستكون مشغولة جداً في ذلك الأسبوع، والأسبوع الذي يليه. إذ كان عليها القيام برحلة عمل إلى بالتيمور في الأسبوع القادم. لذا فإنها لن تجد أي وقت في الأسبوعين أو الأسابيع الثلاثة القادمة للذهاب إلى الطبيب من أجل الفحص.

قالت مونيكا:" إن علي الانتظار حتى الشهر القادم، حتى تستقر الأمور قليلا.

فمن أشكال إساءة استخدام الخدمات الصحية المختلفة تماما عما ذكر، ما يحدث عندما يقوم الشخص الذي يتوجب عليه البحث عن علاج لعرض مرضي بتأجيل الأمر. فالورم، وقصور التنفس المزمن، وفقدان الوعي أو الذاكرة المؤقت، واسوداد لون الجلد، وغياب لون الجلد، وآلام الصدر الوميضة، والنوبات المرضية، وآلام المعدة الشديدة، جميعها تشكل أعراضاً خطيرة يتوجب على من يتعرض لها أن يقوم بعلاجها فوراً من غير إبطاء. ومع ذلك فقد يعيش الشخص لعدة شهور، وهو يعاني من عرض أو أكثر من هذه الأعراض دون أن يبحث عن العلاج. إن هذا السلوك يدعى **بسلوك التأخر** (Delay Behavior). فعلى سبيل المثال، إن إحدى المشاكل الرئيسة التي تساهم في حدوث الزيادة في معدلات الوفيات والإعاقة، بسبب أمراض القلب، ترجع في الحقيقة، إلى تأخر المرضى في البحث عن العلاج، بدلاً من معالجتها كما يفعلون عندما يواجهون آلاماً في الجهاز الهضمي، والعضلات، وغير ذلك من الاضطرابات الأقل خطورة.

ويمكن تعريف التأخر (Delay)، بأنه الفترة التي تقع بين لحظة التعرف على المرض، وبين القيام بالحصول على العلاج. ويتكون التأخر من عدة فترات زمنية موضحة في الشكل 8.1. وهذه الفترات هي: **التأخر التقييمي** (Appraisal Delay)، وهو الوقت الذي يتطلبه الفرد ليعتبر أن العرض خطير. و**التأخر المرضي** (Illness Delay)، وهو الوقت الذي ينقضي بين التمييز بأن العرض سيؤدي إلى المرض، وبين اتخاذ القرار للبحث عن العلاج، و**التأخر السلوكي** (Behavioral Delay)، وهو الوقت المنقضي ما بين اتخاذ القرار الفعلي للبحث عن العلاج وبين القيام بذلك فعلاً (Safer, Tharps, Jackson & Leventhal, 1979). و**التأخر العلاجي** (Medical Delay)، أي التأخر في وضع البرنامج العلاجي والعلاج، وهو الوقت الذي ينقضي ما بين قيام الشخص بتحديد موعد، وبين حصوله على العناية الطبية المناسبة. ومن الواضح أن التأخر في البحث عن علاج لبعض الأعراض يعتبر أمراً ملائماً، فالرشح على سبيل المثال والتهاب الحلق البسيط يشفيان في العادة بدون الحاجة إلى علاج. ومع ذلك فإن أعراضاً أخرى تستمر باستنزاف الفرد لعدة أسابيع أو أشهر، وفي هذه الحالة يكون من غير المناسب التأخر في البحث عن العلاج.

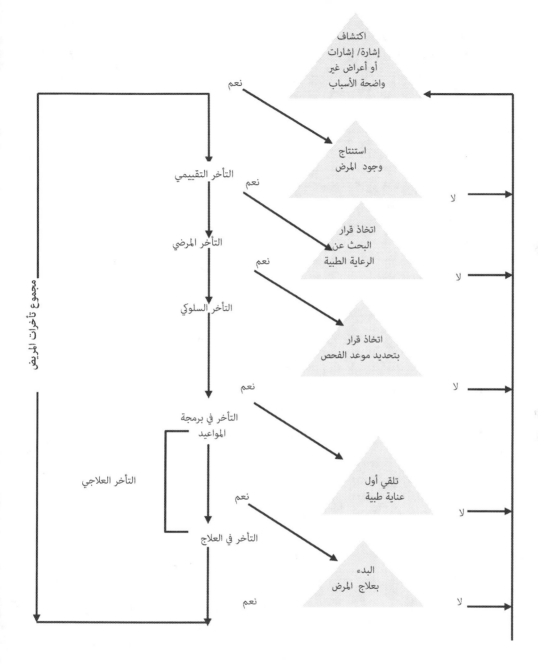

شكل 8-1 مراحل التأخير في البحث عن العلاج

تم إعـادة طباعتهـا بإذن مـن (B. L. Anderson, J. T. Cacioppo, & D. C. Roberts: Delay in seeking a cancer diagnosis:Delay stages and psychophysiological comparison processes. British Journal of Social Psychology (1995) 34, 33-52, fig. 1, p.35. ®The British Psychological Society).

من الذين يتأخرون؟ Who Delays?

بحثت أسباب التأخير بإسهاب من قبل عدد من الباحثين (Antonovsky & Hartman, 1974). ومن غير المدهش أن تتشابه صفات المتأخرين إلى حد كبير مع صفات الذين لا يستخدمون الخدمات الصحية. إن السبب الرئيسي في التأخر يتعلق بتكاليف المعالجة وخاصة بالنسبة للفقراء، فعندما لا تتوفر النقود يقوم الناس بإقناع أنفسهم بعدم خطورة الأعراض بدرجة تكفي لتبرير تكاليف العلاج (Safer et al., 1979). ويبدو أن المسنين أقل ميلاً لتأخير العلاج ممن هم في مرحلة أواسط العمر، ولاسيّما إذا شعروا أن الأعراض التي يعانون منها يمكن أن تكون خطيرة (E. A. Leventhal, Easterling, Leventhal & Cameron, 1995). والتأخير من المظاهر العامة الأكثر انتشاراً بين الناس الذين ليس لهم اتصال منتظم مع الطبيب. فمما لا شك فيه أن هؤلاء يحتاجون بالإضافة للبحث عن علاج، إلى تحمل أعباء إضافية في إيجاد الطبيب المناسب. ويشبه التأخير عدم استخدام الخدمات الصحية بشكل عام. فهو ينتشر بشكل رئيسي بين الناس الذين يبحثون عن العلاج استجابة للألم، أو الضغط الاجتماعي. والأشخاص الذين يخشون الأطباء، والفحوصات، والعمليات، والمعدات الطبية عموما، أكثر ميلاً للتأخر من أولئك الذين لا يخشون مثل هذه الأمور. والأفراد الذين يمتلكون عادات طبية سليمة هم أقل ميلاً للتأخير، ويهتمون بسرعة بالبحث عن العلاج لظرف غير عادي أو يمكن أن يكون خطيراً.

ونظراً لأن المتأخرين يشبهون إلى درجة كبيرة غير المستخدمين للخدمات الطبية، فإن من المتوقع أن نتمكن استناداً إلى نموذج المعتقد الصحي، أن نتمكن من التنبؤ بسلوك التأخير، تماما كما هو الأمر بالنسبة لسلوك الاستخدام للخدمات الطبية. إذ يستطيع هذا النموذج في واقع الأمر، أن يفسر بعضاً من سلوك التأخير (Rosenstock & Kirscht, 1979). فالناس الذين يفشلون في البحث عن علاج لأعراض يمكن أن تشير إلى وجود السرطان مثلا، هم أكثر ميلاً للاعتقاد بأن المعالجة ستكون مؤلمة للغاية (إدراك وجود عوائق أو تكاليف باهظة للمعالجة)، وللاعتقاد بأنه لا يمكن عمل أي شيء للشفاء من السرطان (الاعتقاد بتدني مستوى فعالية المعالجة) (Safer et al., 1979).

الأعراض والتأخر: Symptoms and Delaying

كما أن طبيعة الأعراض تشكل عاملاً آخر يتنبأ بحدوث التأخر. فعندما يكون العرض شبيهاً بعرض مرض آخر تبين بالسابق أنه غير خطير، فإن الفرد يتأخر في البحث عن العلاج، أكثر مما لو كان العرض جديـداً ولمرض غير مسبـوق (Safer et al., 1979). فالنساء اللواتي أصبن بأورام حميدة في الثدي في وقت سابق، على سبيل المثال، يكن أقل ميلاً لفحص الأورام التي تظهر لديهن لاحقاً للتأكد من أنها ليست سرطانية، مقارنة بالنساء اللواتي أصبن بالأورام لأول مرة. فالأعراض الواضحة تماماً، والأعراض التي لا تسبب ألماً، ولا تتغير بسرعة، ولاتعطل انتاجية الفرد، أقل تأثيراً في دفع الفرد للبحث عن علاج لها، مقارنة بالأعراض التي تكون على العكس من ذلك (Safer et al., 1979).

وقد يتأخر الفرد في البحث عن علاج للأعراض التي يكون من الممكن تحملها، ولا تستحث التنبيه. ففي حالة الإصابة بورم ملاني أسود "Melanoma" (Cassileth et al., 1988)، يواجه الناس مشكلة في التمييز بينه وبين الشامات (Moles)، مما يجعلهم يتأخرون في البحث عن العلاج، لذا فإن مثل هذا التأخير يكون مميتاً.

التأخر العلاجي: Treatment Delay

من الأمور المدهشة أن التأخر لا يتوقف على حدوث أول زيارة للطبيب، فحتى بعد استشارة الطبيب المختص، فإن أكثر من 25% من المرضى يتأخرون في أخذ العلاج الذي وصف لهم، ويتوقفون عن القيام بإكمال الفحص، أو يؤجلون المراجعة. وفي بعض الحالات، يشبع المرضى فضولهم عن المرض الذي يعانون منه بعد الزيارة الأولى للطبيب، وبعد ذلك لا يشعرون بأي خطر يهددهم. وفي حالات أخرى يحدث عكس ذلك بالضبط. فقد يشعر المرضى بخطر حقيقي يتهددهم، ولكي يتوقفوا عن التفكير بالأعراض لا يقومون باتخاذ أي إجراءات لاحقة.

تأخر المسؤول عن تقديم الرعاية: Provider Delay

يشكل التأخر الذي يحصل من قبل المختصين في ميدان الرعاية الصحية، سبباً مهماً آخر من أسباب التأخر العلاجي. ويعتبر مسؤولا عن حوالي 15% على الأقل من بين جميع سلوكيات التأخر (Cassileth et al., 1988; Greer, 1974). كما يحدث التأخر الطبي عندما لا يتم إجراء الفحص المناسب، أو عندما لا تقدم المعالجة للمريض إلا بعد أن يصبح المرض مؤكداً وواضحاً. وتحدث أغلب حالات التأخر من قبل القائمين على تقديم الرعاية الصحية، بسبب ارتكاب أخطاء من غير قصد، وهو ما يحدث في حال التشخيص الخاطيء للحالة على أنها مرض آخر، والاستمرار في إعطاء علاج غير مناسب إلى أن يتضح عدم وجود تحسن بسبب العلاج، أو لحين ظهور أعراض أخرى. ففقدان الوعي المؤقت، مثلا، يمكن أن يشير إلى عدد كبير من الأعراض التي تتباين أسبابها ما بين التعرض لضربة شمس، أو الحمية الغذائية القاسية، أو مرض السكري، أو الورم الدماغي. والمقدم للرعاية الصحية قد يختار القيام بالتحكم بالأسباب الأكثر شيوعاً قبل أن يباشر بإجراء الفحوصات الأكثر تكلفة، للكشف عن الأسباب الأقل احتمالاً. لذا فعند تطبيق التشخيص الأكثر دقه، يتضح حدوث تقصير غير مقصود. وأحياناً يتسبب التأخر الطبي عن سوء الممارسة (Malpractice). وهو ما يحدث على سبيل المثال، لدى الفشل في إجراء الفحوصات الملائمة، أو القراءة الخاطئة لنتائج الفحوص، أو الفشل في وصف العلاجات المناسبة.

ويزداد احتمال حدوث التأخر الطبي عندما ينحرف وضع المريض عن البروفيل (Profile) المتوقع لشخص عادي بالنسبة لمرض معين. فالإصابة بسرطان الثدي، على سبيل المثال، تكون أكثر شيوعاً بين النساء اللواتي يبلغن سن الـ 45 وأكثر. لذا فقد لا يتم التعامل مع ورم ظهر لدى امرأة في سن الـ 25 بقدر كاف من الاهتمام. وقد تشخص حالتها على أنها مجرد مرض كيسي ليفي (Fibrocystic Disease) -وهي حالة من التليف غير السرطانية- دون الاهتمام بأخذ عينة من النسيج لفحص إمكانية وجود أورام خبيثة. وعندما تتباين الأعراض التي يشكو منها المريض عن الصيغة المعيارية المعتمدة لمرض معين، يزداد احتمال حدوث التأخر الطبي. فالمرأة التي تشكو من آلام في الجهاز البولي مثلا، قد تشخص مباشرة على أنها مصابة بالتهاب في المسالك البوليه، أكثر من شخص آخر لديه آلام منتشرة في منطقة البطن. وعندما يشير العرض إلى أكثر من تشخيص واحد محتمل، فإن الوقت الذي ينقضي قبل أن يتم التشخيص السليم قد يطول.

المريض المدخل إلى المستشفى: The Patient in the Hospital Setting

أكثر من 32 مليون شخص يتم إدخالهم سنوياً إلى أكثر من 8500 مستشفى في أمريكا (National Center for Health Statistics, 1998). مع أن الاعتقاد الذي ساد إلى وقت قريب (ما بين 60-70 سنة مضت)، يفيد بأن الناس كانوا يَعُدُّونَ المستشفيات, في المقام الأول، أماكن يذهب إليها الناس عندما يكونون على وشك الموت (e.g., Noyes et al., 2000)، وما زال أجدادنا حتى الآن ينظرون إلى المستشفيات على انها أماكن للموت. أما الآن، وكما سنرى، فإن المستشفيات تقوم بالعديد من الوظائف العلاجية. نتيجة لذلك فإن معدل مدة الإقامة في المستشفيات انخفض بشكل دراماتيكي. والشكل رقم 8-2 يوضح ذلك. لقد كانت المستشفيات دائماً مصدر اهتمام العلماء المختصين في الميدان الاجتماعي، لأن وظائفها عديدة، ومتنوعة. فهي مراكز للرعاية، والعلاج، والتعليم، والبحث، والفحص المخبري. ونظراً لاختلاف الحاجات العلاجية فإن المستشفى يتطلب وجود العديد من المهارات المتنوعة (R. Wilso, 1963).

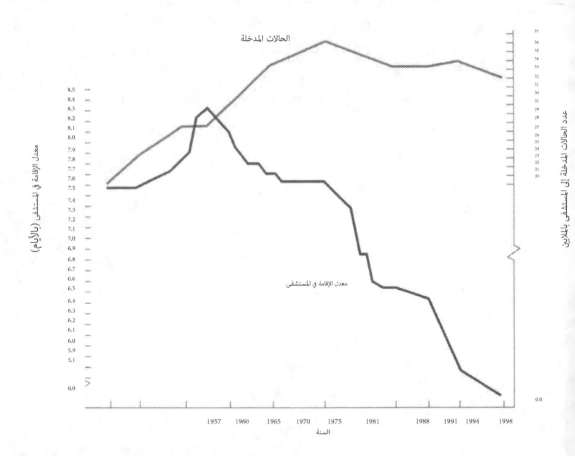

الشكل 8-2 وصلت الحالات المدخلة إلى المستشفى إلى أعلى المستويات، في حين أن مدة الإقافة في المستشفى قد انحدرت.

المصدر: (P. F. Adams & Murano, 1995; AHA Guide to the Health Care Field, 1993 Edition; American Hospital Association, 1982, 1989, 1992, 2002).

البناء الهيكلي للمستشفى: Structure of the Hospital

لا بد من تكوين تصور واضح عن تنظيم ووظائف المستشفى لكي نتمكن من فهم التأثير السيكولوجي للإدخال (Shumaker & Pequegnat, 1989)، نظراً لأن البناء الهيكلي للمستشفيات يعتمد على طبيعة البرامج الصحية المخصصة لتقديم الرعاية الصحية. فبعض منظمات الرعاية الصحية (Health Maintenance Organizations-HMOs)، وغيرها من منشآت الرعاية الصحية التي تدفع تكاليف خدماتها مسبقاً، تمتلك مستشفياتها الخاصة وتوظف طواقمها الخاصة من الأطباء. نتيجة لذلك، فإن البناء الهيكلي للمستشفى ينظم بطريقة شبيهة جداً بأي مؤسسة بيروقراطية هرمية التنظيم. تحتل فيها الإدارة قمة الهرم، ويعتبر الأطباء، والممرضون، والفنيون العاملون فيها بمثابة الموظفين.

أما في المستشفيات الخاصة فإن البناء الهيكلي السائد يختلف عما هو معتاد. حيث تتوزع السلطة على مسارين هما: المسار الطبي، ويستند على المهارات والخبرات التقنية، والمسار الإداري الذي ينظم العمل في المستشفى. ويحتل الأطباء قمة الهرم في مسار السلطة الطبية، ولهم مكانة خاصة لأنهم مسؤولون بشكل رئيسي عن علاج المرضى. وهم في العادة لا يعينون بشكل مباشر عن طريق إدارة المستشفى، بل يعملون كضيوف زائرين. وفي المقابل فإنهم يحضرون مرضاهم إلى المستشفى، لإجراء الفحوصات المخبرية، وللحصول على خدمات المستشفى. ونظراً لعدم خضوع الأطباء مباشرة لسلطة المستشفى الإدارية، فقد يحدث أحياناً تعارض ما بين مساري السلطة الطبية والإدارية. فالطبيب الأكاديمي الذي يحضر طلبته، على سبيل المثال، إلى المستشفى لرؤية المرضى، يمكن أن يسبب تعطيلاً لعمليات الرعاية التي يقدمها المستشفى. لذا فقد تتعرض العلاقة بين مساري السلطة الطبية والإدارية لبعض العقبات.

أما الممرضة فترتبط بكلتا السلطتين؛ فهي تعين من قبل المستشفى، ولكن الطبيب يعتبرها مساعدة له، لذلك فهي تخضع لكلتا السلطتين، مما يخلق تعارضاً في المطالب والاحتياجات (Coser, 1962). فعلى سبيل المثال، لو طلب الطبيب من الممرضة إحضار إحدى المعدات التي تتطلب منها أو منه مغادرة الجناح الذي تعمل به، فهل يجب على الممرضة أن تتبع التوجيهات؟ إن المسؤوليات المتعددة التي تفرضها كلتا السلطتين تخلق دائماً حالة عدم رضا وتدفع الممرضات إلى ترك العمل والتنقل.

الشفاء، والرعاية، ومحور الاهتمام: Cure, Care, and Core

يرجع الصراع الضمني الذي يحدث بين الفئات المختلفة في المستشفى بشكل مباشر إلى الأهداف التي تسعى الفئات المهنية المختلفة في المستشفى إلى تحقيقها. فشفاء المريض هو الهدف الذي يسعى الطبيب إلى تحقيقه، وعليه تقع هذه المسؤولية في العادة. وهو مسؤول عن اتخاذ أي إجراءات علاجية يمكن أن تساعد في الحفاظ على صحة المريض وشفائه. وفي المقابل، فإن رعاية المريض هي من الأهداف التي توكل إلى فريق التمريض. وهذه الرعاية تشمل الجانبين الإنساني والعلاجي. وهدف الرعاية لا يقتصر فقط على مجرد الحفاظ على صحة المريض، ولكنه يتضمن رعاية المريض بقدر المستطاع، للحفاظ على توازنه الانفعالي، وتحقيق راحته الجسمية. وفي المقابل، فإن هدف إدارة المستشفى يتمركز في الحفاظ على الأمور الجوهرية في المستشفى. وذلك لضمان سير العمل بسهولة، وتوفير المصادر، والخدمات، والعاملين (Mauksch, 1973).

وهذه الأهداف لا يتم تحقيقها دائما بشكل متناغم. فقد تصطدم الأهداف الرامية إلى تحقيق الشفاء، مع الأهداف الرامية للعناية بالمريض في المواقف التي يتطلب فيها اتخاذ قرار حول استخدام العلاج الكيماوي مع مريض لديه سرطان في

المراحل المتقدمة مثلاً. فالرامين إلى شفاء المريض يرون ضرورة إعطائه علاجاً كيمياوياً حتى لو كانت فرص الشفاء ضئيلة، في حين أن الذين يوجهون اهتمامهم نحو رعاية المريض قد يعترضون على إعطائه العلاج الكيماوي نظراً لما يسببه للمريض من معاناة جسمية وانفعالية. موجز القول، إذن، إن تعدد الأهداف التي يسعى إلى تحقيقها ذوو التوجهات المهنية المختلفة في الموقف العلاجي في المستشفى يمكن أن تكون سببا في حدوث الصراع بين المطالب على المواد وعلى كادر العاملين في المستشفى.

التنظيم الوظيفي في المستشفى: Functioning of the Hospital

تتعرض الظروف في المستشفى إلى تغيرات سريعة، ونظراً لتقلب المطالب باستمرار، فإن التنظيم الاجتماعي الذي يحدد الأدوار في الإشراف على العناية بالمريض يتعرض دائماً للنقاش (A. Strauss, Schatzman, Bucher, Erlich & Sarshim, 1963). ومع أن كل من له صلة في تقديم الرعاية للمريض، سواء من الممرضات، أوالأطباء، أو الإداريين، لديه فكرة عامة حول ما يجب القيام به، إلا أنهم يدركون تماما، بأن على كل منهم في المواقف الطارئة أن يؤدي المهام المطلوبة منه على أفضل وجه، وأن يتحلى بالمرونة الكافية لكي يستجيب بفعالية للموقف المتغير. إن برامج التلفزيون، مثل برنامج غرفة الطوارىء (Emergency Room-ER)، تمكنت من التقاط هذه الخاصية التي تميز العمل بالمستشفى، وأوضحت كيف يجب على العاملين في الحقل الطبي أن يعملوا على جذب كل شخص مؤهل للمساعدة في الموقف الطارىء.

إن الأهداف المختلفة للمختصين في المجالات المختلفة ممن يعملون في المستشفى تعكسها أنماط الاتصال التي تحدث فيما بينهم. فالحواجز المهنية (Occupational Segregation) عادة ما تكون كبيرة جداً داخل المستشفى؛ فالممرضات يتواصلن مع الممرضات، والأطباء مع الأطباء، والإداريون مع الإدرايين الآخرين. إن نقص التواصل عبر الحدود المهنية المختلفة يمكن أن يخلق المشاكل، فالأطباء يكون لديهم معرفة ببعض المعلومات التي لا تعلم بها الممرضات، في حين أن الممرضات يتفاعلن مع المرضى ويعلمن الكثير عن التقدم الذي يحرزونه من يوم لآخر. ومع ذلك، فإن الملاحظات التي يكتبنها لا يقرؤها الأطباء في أغلب الأحيان.

إحدى المشاكل المرتبطة بنقص التواصل توضحها دراسة أجريت على العدوى التي تنشأ عن الإقامة بالمستشفى والتعرض للأمراض (D'Antonio, 1999; Raven, Freeman & Haley, 1982). فمن المعروف تماماً أن العاملين في المستشفيات غالباً ما يقومون بإهمال القواعد التي وضعت للسيطرة على العدوى، مثل التوجيهات الصارمة المتعلقة بغسل الأيدي، والتعقيم، والتخلص من المواد غير الصالحة. ومن بين جميع العاملين بالمستشفى، فإن الأطباء هم الأكثر ميلاً لارتكاب مثل هذه المخالفات. وحيث أنهم يحتلون المرتبة الاعلى في هرم المؤسسة الطبية، فقد يتصرفون كنماذج ردية بالنسبة للآخرين. والأهم من ذلك، يبدو أن سلوكهم نادراً ما يصحح من قبل أولئك الذين هم أقل منهم في هرم التنظيم. فالممرضات على سبيل المثال، يذكرن أنهن يشعرن بحرية أكبر لتصحيح الممرضات الأخريات، أو المسؤولين في التنظيم، ولكنهن لا يقدمن على تصحيح الأطباء (Raven, et al., 1982). فلو كان بإمكان الأعضاء العاملين بالمستشفى أن يشعروا بحرية التواصل مع زملائهم العاملين في مختلف المستويات الوظيفية في التنظيم الهرمي في المستشفى، ولو كان لديهم شعور بالحرية لتوجيه النقد البناء، لكان بالإمكان التحكم في العدوى التي يمكن أن تنتشر في المستشفى.

إيضاح 8-4

الاحتراق النفسي لدى المختصين في ميادين الرعاية الصحية

Burnout among Health Care Professionals

يشكل الإحتراق النفسي (Burnout) أحد المخاطر المهنية التي تتطور لدى الأفراد الذين يعملون مع الفئات التي تحتاج إلى المساعدة. فهو من المشاكل التي تحدث بشكل خاص مع الأطباء والممرضات وغيرهم من العاملين مع المرضى والأفراد الذين يواجهون الموت. وهناك مؤشرات ثلاث يستدل منها على وجود هذه الظاهرة وهي: الإجهاد الانفعالي (Emotional Exhaustion)، وتشييئ العملاء والتقليل من شأنهم (Depersonalization)، والإحساس بتدني مستوى الإنتاجية في العمل. ويظهر العاملون الذين يعانون من هذه المشكلة اتجاهات ساخرة، ومشاعر قاسية تجاه الأشخاص الذين يقدمون لهم الخدمات. كما أنهم يحملون نظرة سلبية تجاه العملاء إذا ما قورنوا بزملائهم الآخرين، ويحرصون على وجود مسافة كبيرة بينهم وبين العملاء الذين يتعاملون معهم (Maslach, 1979; Shinn, Rosario, Morch & Chestnut, 1984).

والأثر الذي يتركه الاحتراق النفسي متعدد الجوانب، فهو يرتبط بالتغيب عن العمل بدون أعذار، وبتغيير العمل باستمرار، وأخذ فترات طويلة من الراحة أثناء أداء العمل. وعندما يعود العاملون الذين يعانون من الاحتراق النفسي إلى منازلهم، يكون لديهم في الغالب شعور بالتوتر، ويتعرضون لمشاحنات أكثر مع أفراد عائلاتهم. وهم أكثر ميلاً للإصابة بالأرق، والإفراط في شرب الكحول، وتعاطي المخدرات، وأكثر عرضة لتطوير الاضطرابات السيكوسوماتية (Psychosomatic Disorders). لذلك يشكل الاحتراق النفسي عبئاً كبيراً على كل من المؤسسة والفرد (P. A. Parker & Kulik, 1995).

ولكن ما هو سبب حدوث الاحتراق النفسي؟ إن الاحتراق النفسي يحدث دائماً عندما يطلب من الفرد أن يقدم خدمات لأفراد في أمس الحاجة إليها في وقت لا يستطيعون الاستفادة من هذه الخدمات. فالمشكلة قد تكون أحياناً في غاية الحدة. فعلى سبيل المثال، يمكنك أن تتصور مدى الإحباط الذي يمكن أن يشعر به الفرد عندما يحاول أن يقدم المساعدة لمريض معرض للموت دون أن تؤدي الجهود المبذولة إلى تحسين وضعه. علاوة على ذلك، فإن مثل هذه المهن تتطلب من الأفراد العاملين فيها أن يكونوا دائماً متعاطفين مع عملائهم؛ إن مثل هذا المطلب لا يعتبر منطقياً، لأن من الصعب أن يحافظ كل فرد على توجه تعاطفي طوال الوقت وإلى مالانهاية. فالمشرفون على رعاية هؤلاء الأشخاص غالباً ما يدركون أنهم يقدمون أكثر مما يحصلون عليه من مرضاهم. وقد تؤدي حالة عدم التوازن هذه إلى تفاقم حالة الاحتراق النفسي لديهم (Van YPeren, Buunk & Schaufelli, 1992). فالوقت الطويل الذي يتم قضاؤه مع العملاء، والتغذية الراجعة البسيطة، والإحساس المتدني بالقدرة على التحكم بالموقف أو النجاح، وصراع الدور، وغموض الدور، جميعها من العوامل المهنية التي تقود إلى تفاقم ظاهرة الاحتراق النفسي، أنظرا الفصل السابع (Maslach, 1979).

كما تبين أن المعدلات العالية من حالات الاحتراق النفسي أكثر حدوثاً لدى الممرضات اللواتي يعملن في ظروف ضاغطة؛ مثل العمل في وحدة العناية المركزة، والطوارىء، أو العناية بالأشخاص المقبلين على الموت (Mallett, Price, Jurs & Slenker, 1991; Moos & Schaefer, 1987). حيث يتوقع من هؤلاء الممرضات أن يتعاطفن مع المرضى، وأن يتميزن بالميل للعمل، والاهتمام به، والدفء، وتقديم الرعاية، والموضوعية. إن كثيراً من الممرضات يواجهن صعوبة في حماية أنفسهن من الألم الذي يشعرن به وهن يراقبن مرضاهن يعانون من الألم ثم يموتون. وللتعامل مع هذه الأحاسيس العاطفية فإنهن يحرصن على الابتعاد، وعمل مسافة بينهن وبين المرضى. إن الضغط الناشىء عن بيئة العمل، وما يفرضه العمل بالمستشفى من ضرورة التحرك بسرعة، والسلوك القلق الذي يظهره العاملون، تساهم جميعا في حدوث الاحتراق النفسي (P. A. Parker & Kulik, 1995).

وبما أن الاحتراق النفسي ينشأ عن الضغط، فمن غير المدهش، أن يكون مرتبطا مع التغيرات في الوظائف الفسيولوجية، والعصبية الصماوية. فهناك دلائل على التأثيرات التي يحدثها الاحتراق النفسي في عمل الأجهزة الهيبوثلاموسية - النخامية - الأدرينالية (Hypothalamic-Pituitary-Adrenal Axis)؛ حيث يظهر الأشخاص الذين يعانون من الاحتراق النفسي، ارتفاعاً في مستويات الكورتيزول بعد أن يستيقظوا في الصباح (Pruessner, Helhammer, & Kirschbaum, 1999). إضافة لذلك فقد تبين ارتباط الاحتراق النفسي بالتغير في تلاصق وتكتل الكريات الدموية البيضاء (LAA–Leukocyte Adhesiveness/Aggregation)، وبالتغيرات العكسية في المناعة (C. Lerman et al., 1999). لذلك، فمن غير المستغرب التوصل إلى المزيد من الدلائل عن الرابطة بين الاحتراق النفسي والتغيرات الفسيولوجية السلبية والعصبية الصماوية المرتبطة بالتعرض للضغط.

ولكن كيف يمكن تجنب الاحتراق النفسي؟ إن إجراءات التدخل التي يتم توجيهها إلى العاملين في المستشفى عبر برامج إدارة الضغط، يمكن أن تساعدهم على ضبط مشاعر الاحتراق النفسي التي يعانون منها، والتحكم بما يمكن أن يواجهونه من هذه المشاعر بالمستقبل (Rowe, 1999). فالاطلاع على الكيفية التي يتصرف بها الآخرون لتجنب حدوث الاحتراق، يمكن أن يقدم نموذجا جيداً يتبعه الفرد للتغلب على هذه المشاعر عندما تداهمه. وتشير الدراسات، بأن الذين يشعرون بأعراض خفيفة من الاحتراق النفسي عادة ما يبحثون عن مساعدة الآخرين. فعن طريق التنبؤ بما يحتاجون إليه، والبحث عن المساندة الاجتماعية، والنصيحة من الآخرين لمساعدتهم في تلبية احتياجاتهم، فإنهم يتمكنون من تجنب المشكلة التي يواجهها كثير من العاملين في مجال تقديم الخدمات للآخرين. وهذه الأساليب، إذن، يمكن أن تساعد على الاستفادة من الطرق التي تحدث بشكل طبيعي في تجنب الاحتراق النفسي.

وتأسيس هذا النوع من الحصانة الطبيعية، يمكن أن يكون طريقة لضبط حدوث العرض (Moos & Schaefer, 1987; Shinn et al., 1984). فالجماعات المساندة، يمكن أن تزود العاملين، في التمريض، مثلا، بالفرصة للالتقاء مع زملائهم في التمريض، لبحث المشكلات التي يواجهونها، بطريقة غير رسمية. وهذه الجماعات يمكن أن تتيح الفرصة للعاملين للحصول على المساندة الاجتماعية، وتقليل مشاعر الوحدة، والمشاركة في مشاعر الألم التي تتشكل لديهم أزاء حالات الوفاة وعملية الموت، والتنفيس عن انفعالاتهم في جو يوفر المساندة. وعن طريق ذلك، يمكن أن تساعد المجموعات المساندة على تعزيز الشعور بالانتماء إلى جماعة، وتحسن من خدمات الرعاية التي يقدمونها للعملاء إلى أقصى درجة (Duxbury, Armstrong, Dren & Henley, 1984).

فيما سبق تم التركيز على مناقشة المصادر الممكنة لحدوث الصراع، والغموض، والخلط بسبب طبيعة البناء الهيكلي للمستشفى. إن مصادر الغموض (Ambiguity) هذه، قد تؤدي جزئياً إلى ظهـــور مشكلة الاحـتراق النفــسي (Burnout Problem)، ويبين الإيضاح رقم 8-4 وصفاً لهذه المشكلة. ومع ذلك فإن الوصف يقدم صورة غير مكتملة. ففي ضوء مختلف الاعتبارات، ينجز العاملون في المستشفى العمل بمنتهى الكفاءة. وبذلك يمكن القول بأن الغموض في الهرم التنظيمي، والصراع الممكن بين الأهداف، ومشكلة التواصل، تحدث في النظام الذي يتميز بجودة الأداء.

التغييرات الحديثة في نظام الإدخال: Recent Changes in Hospitalization

هناك بدائل متعددة ظهرت حديثا لتحل محل العلاج التقليدي الذي كان يستخدم مع المرضى الذين يعانون من اضطرابات مختلفة داخل المستشفى. ومن الأمثلة على ذلك ما يسمى بالعيادة النهارية (Walk-in Clinic). وهذه العيادة تتولى علاج الحالات الأقل خطورة، كالعمليات الجراحية البسيطة التي كانت في السابق تتطلب إدخالاً. ويمكن أن تقوم بعلاج نسبة عالية من الحالات الطارئة قليلة الخطورة التي كانت غرفة الطوارىء تعج بها في الماضي. كما أن الخدمات التي تقدم في البيت والتكايا يمكن أن يستفيد منها الأشخاص الذين يعانون من أمراض مزمنة، والذين تتطلب حالاتهم تقديم

المسكنات بشكل رئيسي، والرعاية الإيوائية، أكثر من المعالجة الطبية. ونتيجة للفصل بين هذه الحالات الخفيفة، وبين الحالات الحادة التي تتطلب الرعاية بالمستشفى، حدثت زيادة في حجم الإمكانات التي يمكن توظيفها في علاج الحالات الشديدة المرض. ونظراً لأن رعاية هذه الحالات كانت تتطلب تكاليف عالية وتوفر عدد هائل من العاملين، فإن الكثير من المستشفيات لم تكن قادرة على البقاء (Boudewyns & Noben, 1985).

الضغوط الموجهة لخفض النفقات: Cost-Cutting Pressures

منذ بداية السبعينات والضغوط تتزايد بهدف احتواء نفقات الرعاية الصحية التي لا ضرورة لها. إحدى الجهود الموجهة لاحتواء التكاليف ترجمت عن طريق إيجاد **مجموعات التشخيص** (Diagnostic-Related Groups DRGs). وهو نظام في تصنيف المرضى، يعتمد عليه في تقرير طبيعة ومدة العلاج التي تتطلبها اضطرابات معينة. فالمرضى الذين يخضعون لتصنيف مجموعة التشخيص (DRG)، من المرشحين لإجراء عملية الفتق (Hernia Surgery) مثلا، يفترض أنهم يشكلون مجموعة متجانسة ذات خصائص اكلينيكية متشابهة. ويجب أن يقدم إليهم تقريباً، نفس النمط والكمية من العلاج، كما يجب أن تتساوى مدة الإقامة في المستشفى والتكاليف. إن مجموعات التشخيص، تقوم بتعريف الحالات التي تستدعي الإدخال لفترات طويلة وتلك التي لا تتطلب إلا إدخالاً لفترة قصيرة.

وإذا وقع تصنيف العناية بالمريض بين النظامين، فإن المبالغ اللازمة لتغطية الرعاية بالحالة يتم تأمينها من الفريق الثالث سواء الحكومة الفيدرالية، أو حكومة الولاية أو من شركة التأمين. وفي حالة مكوث المريض في المستشفى لفترة زمنية تزيد على المدة التي حددتها مجموعات التشخيص، يتم إخضاع الحالة للمراجعة مرة أخرى، وقد لا يتم دفع النفقات الإضافية التي تترتب على زيادة فترة الإقامة.

وهذه الطريقة تفرض ضغوطاً على المستشفى بهدف إيقاف الزيادة في الإقامة والزيادة في النفقات. وبالتالي ومع وجود مؤسسة مجموعات التشخيص، تغيرت أوضاع المستشفيات من الاكتظاظ، إلى تدني عدد النزلاء، وارتفع معدل الأسرة الفارغة إلى حوالي 70% أحياناً. وهذا الوضع بدوره، خلق ضغوطاً اقتصادية، استدعت إدخال عدد أكبر من المرضى إلى المستشفيات (Wholey & Burns, 1991) ولو لفترات قصيرة.

أما الاستراتيجية الأخرى التي اتبعت لاحتواء النفقات، والتي أثرت على عمل المستشفيات، فهي المنظمة التي تشرف على تقديم الرعاية المفضلة (Preferred Provider Organization-PPO). إذ تقوم شركات التأمين، والجهات الأخرى من الفريق الثالث الذين يقوم بتأمين الرعاية للمرضى، بتعيين المستشفى والعلاج الذي يفترض أن يقدم للمريض لقاء المبالغ التي يغطيها التأمين. كما يوجه المرضى للحصول على هذه الخدمات لأنها كما يفترض تقدم الرعاية المناسبة بأقل تكلفة. ويتوجب على المرضى الذين يرغبون بالذهاب إلى مستشفيات أخرى أن يتحملوا التكاليف الإضافية. نتجة لذلك، انخفضت نفقات العلاج كثيراً عما كانت عليه سابقاً.

كما تعرضت المستشفيات لعدد آخر من التغيرات. فهناك حوالي 45% من مستشفيات الولايات المتحدة الأمريكية يتبع حاليا لما يدعى (The Multiple Hospital System). أي نظام المستشفى المتعدد (American Hospital Association, 2002). وهذا يعني أن المستشفيات لم تعد مؤسسات مستقلة كما كانت سابقاً، ولكنها أصبحت تخضع لقواعد وأنظمة وضعتها سلطات من مستوى أعلى (Weil & Stam, 1986). وهناك تطور حديث آخر، وهو قيام حوالي 50% من المستشفيات في الولايات المتحدة بإبرام عقود جماعية لحل الصراعات بين المشتغلين في حقل التمريض والإدرايين، أو بين الأطباء والإداريين (J. A. Alexander & Bloom, 1987). إن التغيير في بنية ووظيفة

المستشفيات الذي شمل الأنظمة الخارجية، والمنافسة بين الأطباء، والنظام النقابي للخدمات الصحية، قد عمل على تبديل الحاجز التقليدي ما بين السلطة المشرفة على إدارة المستشفى وما بين الأطباء. وهناك تزايد مستمر بإشراك الإداريين في القرارات التي كانت تترك للأطباء، كما أن العكس صحيح (J. A. ALexander, Morrissey & Schortell, 1986). إن الدلائل على التأثير الكامل الذي أحدثته مثل هذه التغيرات على رعاية المرضى، وتكاليف هذه الرعاية، لم تتضح بعد.

دور المختصين النفسيين: Role of Psychologists

ومن ضمن التطورات المهمة في خدمات الرعاية التي يقدمها المستشفى، زيادة مساهمة المختصين النفسيين في رعاية المرضى. إذ زاد عدد المختصين من السكولوجيين الذين يعملون في المستشفيات خلال السنوات العشر الماضية عن الضعف. كما اتسعت الأدوار التي يقومون بها. فهم يشاركون في تشخيص المرضى وخصوصاً من خلال استخدام اختبارات الشخصية، والقدرة العقلية، والعصبية النفسية. كما يقوم السكولوجيون بتقدير المستوى الوظيفي العام للمرضى، وما لديهم من جوانب قوة وضعف يمكن أن تساعد في تشكيل الأساس للتدخل العلاجي.

كما يشارك السيكولوجيون بشكل كبير في مرحلة التحضير قبل إجراء العملية وبعدها، وفي إجراءات مساعدة وتدريب المرضى على التحكم بالألم، وزيادة الالتزام بالعلاج، والبرامج السلوكية التي تهدف إلى تعليم المرضى العناية الذاتية بأنفسهم بعد مغادرة المستشفى (Enright, Resnick, Deleon, Sciara &Tanney, 1990). كما يقومون بتشخيص وعلاج المشاكل النفسية التي يمكن أن تؤدي إلى تعقيد العناية بالمريض. ومع تطور نظام الرعاية الصحية عبر العقود القادمة، يتوقع أن يستمر الدور الذي يقوم به السيكولوجيون بالمستشفى بالتطور.

تأثير الإدخال على المريض: Impact of Hospitalization on the Patient

يأتي المريض طواعية إلى مؤسسة ضخمة تعمل على ترويعه ومضايقته، مع أنها تقوم في الوقت ذاته برعايته والعناية به. فبمجرد أن يدخل المريض للمستشفى، وبعد تبديل ملابسه العادية بملابس المستشفى، فإنه يصبح أيضاً مطالباً بالتحرر من ملابسه المفضلة المرتبطة بالأدوار الاجتماعية التي يقوم بها، ومن أسلوبه المفضل، ومن هويته التي تتقرر في ضوء عاداته أثناء تعامله مع هذا العالم. إنه يصبح خاضعاً لبرنامج زمني، ونمط من النشاطات لا يقوم هو باختيارها (R. Wilson, 1963, P. 70).

يصل المرضى إلى المستشفى قلقين حول ما يمكن أن يكون لديهم من أمراض أو اضطرابات. ويكون لديهم خلط وقلق حول ما يمكن أن يحدث لهم لدى إدخالهم إلى المستشفى. كما يكونون منشغلين بخصوص مطالب الأدوار التي سيخلفونها وراءهم من دون انجاز. فالمستشفى لا يعمل إلا القليل لتخفيف القلق، وقد لا يقوم بعمل شيء على الإطلاق. بل أنه كثيراً ما يؤدي إلى رفع درجة القلق (J. W. Mason, Sachar, Fishman, Hamburg & Handlon, 1965). ويتم الإدخال دائماً عن طريق كاتب كل ما يسأل عنه هو البرنامج، والتأمين، والنقود. ثم يرافق المريض إلى غرفة غريبة عنه، ويعطى ملابس غريبة، ويقيم مع شريك في الغرفة لا يعرفه، ويخضع لفحوص غريبة، ويعهد به تماماً لأشخاص غرباء في بيئة غامضة جميع ما يحدث فيها غير مالوف. ويتوقع من المريض أن يأتمن نفسه تماماً إلى من يشرف على رعايته. وأن يكون متعاوناً، ومطيعاً، ومحباً للمساعدة من دون أن يطالب بالحصول على اهتمام زائد. إن المريض يتعلم بأن

المستشفى منظم بطريقة تكفل تحقيق راحة العاملين فيه وليس راحته هو. كما أنه أو أنها يشعر بأنه محجوز في غرفته، وعليه التكيف مع الجديد الذي يمكن أن يكون أصعب.

وقد يبدو على نزلاء المستشفى من المرضى عدداً من أعراض الاضطراب السيكولوجي وخصوصاً القلق والكآبة. كما أن التوتر الناشيء عن الفحوص المستمرة، أو الجراحة ونتائجها يمكن أن تسبب له الأرق، والكوابيس المرعبة، وانعدام القدرة على التركيز بشكل عام. إن الإجراءات التي تعزل المريض أو تعيق حركته يمكن أن تؤدي على الأغلب إلى المعاناة السيكولوجية. كما أن العناية بالمريض يمكن ان تكون مجزأة بين جهات عديدة جداً. فعدد الأشخاص الذين يدخلون إلى غرفة المريض يومياً لإجراء الفحوصات وأخذ عينات الدم، وإحضار الطعام، والتنظيف قد يزيد عن الثلاثين. ودائماً لا يكون لدى فريق العمل الوقت الكافي لقضائه مع المريض، باستثناء تبادل التحيات، مما قد يسبب شعوراً شديدا بالعزلة لدى المريض.

وفي بعض الأوقات يشكو المرضى بمرارة بسبب انعدام التواصل مع المشرفين على علاجهم بشأن ما يعانون من اضطراب، وبشأن العلاج. وبسبب هذه المسائل، تقوم المستشفيات حاليا بتوجيه اهتمام خاص لتحسين الوضع. حيث يتم تزويد المرضى في الوقت الحاضر بنشرة توضيحية، تبين الطرق التي يتوقع اتباعها في العلاج والخبرات التي تترتب نتيجة اتباع هذه الطرق.

إن شدة المرض لدى بعض المرضى المدخلين إلى المستشفى تجعلهم غير مهتمين كثيرا في الحصول على معلومات كافية عن الاضطرابات التي يعانون منها أو العلاج الذي سيستخدم معهم. علاوة على ذلك فإن مدة الإقامة بالمستشفى كانت في السابق طويلة، أما الآن فإن إدخال المرضى للمستشفى لا يستمر سوى فترة زمنية قصيرة من أجل تلقي علاجات معينة. كما يتم تحضير المرضى مقدما لتلقي هذه العلاجات، لذا يسمح للمريض بمغادرة المستشفى بعد فترة قصيرة من الزمن. ولكن ما هي بعض الطرق التي تتبع في تحضير المرضى؟ فيما يلي سنحاول الإجابة عن هذا السؤال.

إجراءات التدخل الموجهة لزيادة الضبط في المستشفى:

Interventions to Increase Control in Hospital Settings

من ناحية جزئية، وبسبب المسائل التي تمت الإشارة إليها، فإن كثيراً من المستشفيات بدأت الآن بتنفيذ إجراءات تدخل تهدف إلى المساعدة في تهيئة المرضى لدخول المستشفى عموما، ولإجراءات الفحص التي سوف يتعرضون لها على وجه التحديد.

يمكن أن يكون المستشفى باعثا لمشاعر الوحدة والخوف، ومسببا للشعور بالعجز، والقلق، والكآبة.

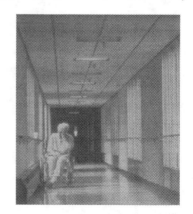

(© Jeff Greenberg/PhotoEdit)

التعامل مع الجراحة من خلال تعزيز قدرات الضبط:

Coping with Surgery through Control-Enhancing, Interventions

في عام 1958 قام السيكولوجي ايرفنغ جانيس (Irving Janis) بإجراء دراسة مهمة كان لها تأثيرات بعيدة المدى في تغيير إجراءات إعداد المرضى قبل الجراحة. إذ كان جانيس قد كلف من قبل إدارة المستشفى أن يدرس المرضى الذين تعرضوا للجراحة فيه، لمعرفة ما إذا كان بالإمكان عمل شيء لتخفيف الضغط الذي يشعر به الكثيرون منهم قبل وبعد تعرضهم للعمليات الجراحية. فكانت أولى الملاحظات التي لاحظها جانيس، وجود صعوبة في التكيف الجيد لدى المرضى الذين سيخضعون للجراحة، إذا لم يكونوا قلقين من النتائج قبل إجراء الجراحة. وقد أطلق على هذه الظاهرة **عمل القلق** (Work of Worrying)، مبيناً بأن على المرضى أن يخبروا مشاعر الخوف وفقدان السيطرة، التي ترتفع عندهم بسبب الجراحة، قبل أن يكونوا قادرين على التكيف معها.

ولأجل الحصول على فكرة أكثر وضوحاً حول العلاقة بين القلق والتكيف، قام جانيس أولاً بتقسيم المرضى إلى مجموعات وفقاً لمستويات الخوف التي يشعرون بها قبل إجراء العملية (مرتفع، ومتوسط، ومنخفض). ثم قام بعد ذلك بدراسة الكيفية التي يدركون بها، ويستخدمون بها المعلومات التي يقدمها لهم العاملون بالمستشفى، من أجل مساعدتهم على التعامل مع الآثار التي تلي الجراحة. وجد جانيس أن المجموعة التي كانت تشعر بخوف كبير بقيت عموماً خائفة وقلقة بعد الجراحة، وأظهرت عدداً من الآثار الجانبية السلبية كالقيء، والألم، واحتباس البول، وعدم القدرة على تناول الطعام. كما أظهر هؤلاء المرضى، ردود فعل غير مرغوبة بعد العملية، إذ كانوا غاضبين، أو منزعجين، أو كثيري الشكوى. ومن ضمن المجموعات الثلاث، استطاعت المجموعة التي كان لديها مستوى متوسط من الخوف أن تتعامل مع الضغط الذي يلي إجراء الجراحة بطريقة أكثر فعالية من المجموعتين الأخريين، وذلك وفقاً لما بينته المقابلات التي أجريت مع فريق العمل بالمستشفى.

وفي تفسير هذه النتائج، بين جانيس أن الفئة التي كان لديها خوف كبير قد تشبعت بمخاوفها الموجودة قبل العملية، مما جعلها تواجه صعوبة في إجراء معالجة فعالة للمعلومات التي قدمت إليها بهدف إعدادها للجراحة. وأما المجموعة التي كان لديها خوف ضعيف فلم تكن يقظة لدرجة كافية، بحيث تتمكن من فهم المعلومات ومعالجتها بفعالية. وفي المقابل، فإن المجموعة التي كان لديها مستوى متوسط من المخاوف، كانت يقظة بدرجة كافية، ولكنها لم تكن خاضعة لتأثير خوف كبير. لذا فإنها كانت قادرة على تطوير توقعات واقعية لما يمكن أن تكون عليه ردود فعلها بعد التعرض للجراحة. وعندما واجهت هذه المشاعر، وردود الفعل كان لديها توقع لما سيحدث، وكانت معدة للتعامل معه.

لقد أيدت الدراسات اللاحقة (e. g., Kiyak, Vitaliano & Crinean, 1988) بعضا من ملاحظات جانيس وليس كلها. فبينما اعتقد جانيس أن الخوف والقلق عنصران مهمان في معالجة المعلومات الخاصة بالجراحة (أنظرا أيضا Salmon et al., 1988)، فإن معظم الباحثين يعتقدون الآن بأن الأثر يتقرر مبدئياً بقيمة المعلومات التي يتم تقديمها عند الاتصال بالمرضى في مرحلة تحضيرهم قبل الجراحة (K. O. Anderson & Masur, 1983; J. E. Johnson, Lauver & Nail, 1989). وهذا يعني أن المرضى الذين يتم تحضيرهم بحرص لإجراء العملية، ولآثارها اللاحقة، سيظهرون تكيفاً لتأثيرات ما بعد الجراحة. في حين أن المرضى الذين لا يتم إعدادهم بشكل جيد للآثار اللاحقة للجراحة سوف يظهرون مستوى متدن من التكيف مع هذه الآثار.

إن مبادرات جانيس قادت إلى القيام بدراسات لاحقة في مجال التدخل. ومثال على ذلك البحث الذي أجراه إجبيرت وزملائه (Egbert, Battit, Welch & Bartlett, 1964) على المرضى الذين ستجرى لهم عمليات في الأمعاء. ففي هذه الدراسة تم تنبيه نصف المرضى بإمكانية تعرضهم إلى الألم بعد إجراء العملية، وأعطوا تمارين تنفس يمكن أن تقلل من الآلام. أما النصف الآخر من المرضى فلم يتلقوا أية تعليمات. وبعد إجراء العملية تم فحص المرضى، فتبين أن أفراد المجموعة التي تلقت التعليمات كانوا متكيفين، واحتاجوا إلى جرعات أقل من المهدءات، وكانوا قادرين على ترك المستشفى في وقت أبكر من المرضى الذين لم يتلقوا إعداداً مبكراً.

إن عدداً كبيراً من الدراسات قامت بفحص الدور الذي تلعبه المعلومات التحضيرية في التكيف للجراحة. وكانت النتائج تؤكد أن مثل هذا التحضير له أثر مفيد على المرضى. فمعظم إجراءات التدخل التي توجه لإعداد المرضى للجراحة، تزود بمعلومات حول الأحاسيس والطرق التي يمكن أن تتبع. وفي حالات أخرى تم تعليم المرضى التفكير بطريقة مختلفة بالأحاسيس التي تلي العملية (e. g. Langer, Janis & Wolfer, 1975). إن المرضى الذين تم تحضيرهم بهذه الطرق كانوا في العادة أقل تعرضا للمعاناة الانفعالية، واستعادوا قدرتهم على القيام بوظائفهم بفعالية أكبر، وتمكنوا من ترك المستشفى بوقت أبكر. حتى أن إحدى الدراسات (Kulik & Mahler, 1989)، وجدت أن الواجبات التي تعطى بعد العملية قد تزود بمعلومات تؤثر بالطريقة التي يتعامل بها المرضى مع الآثار التي تخلفها الجراحة (أنظرا الإيضاح رقم 8-5).

إيضاح 8-5

المساندة الاجتماعية والضيق الذي تسببه الجراحة

Social Support & Distress from Surgery

كثيرا ما يتعرض المرضى الذين يدخلون المستشفى بسبب أمراض خطيرة، أو لإجراء العمليات الجراحية إلى المعاناة من مشاعر القلق. واستناداً إلى نقاشنا حول المساندة الاجتماعية، فإننا نعلم أن المساندة الانفعالية التي يقدمها الآخرون، يمكن أن تقلل دائماً من المعاناة الإنفعالية عندما يتعرض الأفراد للأحداث الضاغطة. وكان لهذه الملاحظات أهميتها في مساعدة الباحثين لتطوير آلية تدخل (Intervention) مع المرضى المقيمين في المستشفى. وقد قام كل من كوليك وماهلر (Kulik & Mahler, 1989) بتطوير استراتيجية في التدخل تعتمد على المساندة الاجتماعية لاستخدامها مع المرضى الذين سيتعرضون لجراحة القلب. فوضعا مع بعض المرضى شريكاً في الغرفة كان أيضاً ينتظر إجراء عملية جراحية (حالة ما قبل العملية)، بينما وضعا مع مرضى آخرين شريكاً أجريت له الجراحة (حالة ما بعد العملية). كما وضعا مجموعة أخرى من المرضى مع شركاء سيتعرضون لعمليات جراحية، إما شبيهه بما سيجرى لهم، أو مختلفة عما سيجرى لهم.

بينت النتائج أن المرضى الذين أقاموا مع شركاء أجريت لهم الجراحة، قد استفادوا من هذا الظرف (أنظرا Kulik, Moore & Mahler, 1993). إذ تبين أن هؤلاء المرضى، كانوا أقل قلقاً قبل إجراء العملية لهم، ولم يلازموا الفراش طويلاً، بل كانوا قادرين على المشي والحركة، وتم السماح لهم بمغادرة المستشفى بسرعة أكبر من المرضى الذين وضعوا في غرف مع شركاء ينتظرون هم الآخرون إجراء الجراحة. أما المتغير الآخر (الشريك الذي سيجري عملية شبيهه في مقابل الشريك الذي يجري عملية غير شبيهة) فلم يكن له تأثير على سلوك المرضى، إلا في الحالة التي كان الشريك فيها قد تعرض لإجراء العملية الجراحية.

لكن لماذا ساعد وجود الشريك الذي أجريت له العملية في تحسين توافق أولئك المرضى الذين كانوا ينتظرون إجراء عملية لهم؟ على ما يبدو أن المرضى الذين أجريت لهم العملية كانوا قادرين على تزويد شركائهم بمعلومات عن الفترة التي تلي إجراء

العملية، عن طريق إخبارهم كيف يشعرون، وماذا يمكن للمريض أن يتوقع من نتائج بعد العملية، مقارنة بأولئك الذين لم تجر لهم العملية. ولعل الشركاء الذين أجريت لهم العملية قدموا دوراً أنموذجاً (Role Model) يوضح كيف يجب على الفرد أن يشعر، وكيف يجب أن تكون ردود فعله قبل العملية. وفي المقابل فقد يشعر الذين ينتظرون الجراحة بالارتياح، لأنهم رأوا أن وضع بعض من تعرضوا للجراحة كان جيداً بعد الجراحة.

ومهما كانت التفسيرات، فإن التواصل الاجتماعي الذي وفره وجود الشريك الذي أجريت له العملية كان له تأثير واضح على تكيف الشخص قبل أن تجرى له العملية وبعد أن أجريت له العملية. إن هذه النتائج أثارت اهتمام كثير من الباحثين. ويمكن أن توظف في تصميم آليات التدخل المستقبلية من أجل تحسين تكيف أولئك الذين يكونون في انتظار تلقي إجراءات طبية مزعجة كالجراحة (Kulik & Mahler, 1993; Kulik et al., 1993).

لقد تبين أن تحضير المرضى يحقق فائدة قصوى لدرجة دعت بعض المستشفيات إلى عرض أشرطة فيديو على المرضى لإعدادهم للإجراءات التي سوف يتعرضون لها. ففي دراسة أجراها ماهلر وكوليك (Mahler and Kulik, 1998)، تم تعريض المرضى الذين ينتظرون إجراء عملية تغيير شرايين القلب التاجية (Coronary Artery Bybass Graft) إلى واحدة من ثلاثة أشرطة فيديو بهدف تحضيرهم، في حين لم تتعرض الرابعة لأية تحضيرات. تضمن أحد الأشرطة معلومات قدمها خبراء في الرعاية الصحية؛ أما الثاني فتضمن تقديم مجموعة من خبراء الصحة، مع لقطات سريعة عن مقابلات مع مرضى قدموا تقريرا عن التقدم الذي حققوه؛ في حين قدم الشريط الثالث معلومات من خبراء في الرعاية الصحية، بالإضافة إلى مقابلات أجريت مع المرضى الذين أفادوا بأن شفاءهم تضمن حدوث "تحسنات ونكسات". بينت نتائج الدراسة بوجه عام، بأن المرضى الذين شاهدوا أشرطة الفيديو- أي من الأشرطة- شعروا أنهم معدين بشكل أفضل لمرحلة الشفاء. وأفادوا أنهم تمتعوا بمستوى أفضل من الفعالية الذاتية أثناء فترة النقاهة. وكانوا أكثر التزاما بنظام الحمية، والتمارين التي أوصوا باتباعها خلال مرحلة النقاهة.

وتم السماح لهم بمغادرة المستشفى في وقت أسرع، مقارنة بأولئك الذين لم يتم تحضيرهم عن طريق أفلام الفيديو. كما تمكنت إجراءات تدخل مثلة من تحقيق النجاح مع المرضى الذين كانوا معدين لتلقي إجراءات طبية أخرى (e. g., Doering et al., 2000).

من الواضح أن **إجراءات التدخل التي تعزز قدرة المرضى على التحكم** (Control-Enhancing Interventions) بما يمكن أن يتوقع حدوثه إثر الجراحة، يمكن أن يكون لها أثر مميز في إكساب المريض القدرة على التكيف بعد إجراء العملية، وذلك كما يستدل عليه من ردود الأفعال الانفعالية للمرضى ومن خلال المؤشرات الموضوعية، مثل كمية العلاج التي يتطلبها هؤلاء المرضى، ومدة الإقامة في المستشفى.

التعامل مع الإجراءات العلاجية الضاغطة من خلال تعزيز قدرات الضبط:

Coping with Stressful Medical Procedures through Control-Enhancing Intervention

مع أن إجراءات التدخل التي تعزز الضبط (Control-Enhancing Interventions)، كانت قد استخدمت في بادىء الأمر في المستشفيات لمساعدة المرضى للتعامل مع الآثار التي تلي التعرض للعمليات الجراحية، إلا أن استخدام هذه الإجراءات قد اتسع لمساعدة المرضى في التعامل مع الممارسات الطبية الأخرى التي قد تكون سبباً للضغط. فتوقع المريض لحدوث الجروح في أنسجته بسبب الإجراءات الطبية، غالباً ما يشكل أزمة لأولئك المرضى الذين لديهم قلق شديد

أزاء هذه الإجراءات (Auerbach & Kilmann, 1977). بناء على ذلك فإن أي تدخل يمكن أن يقلل من القلق قبل إجراء العملية وأثناءها يمكن أن يساعد في تحقيق الفوائد لكل من المرضى والفريق الطبي.

إن إجراءات التدخل التي تعزز الضبط، والمشابهة لتلك التي تستخدم في حال التعرض للجراحة، قد استخدمت مع عدد متنوع من العمليات من بينها فحص الأمعاء بواسطة المنظار الداخلي (J. E. Johnson & Leventhal, 1974)، والولادة (E. A. Leventhal, Leventhal, Schacham & Easterling, 1989)، وعمليات القرحة المعديه والمعوية (Putt, 1970)، والعلاج الكيماوي (T. C. Burish & Lyles, 1979)، واستئصال الرحم (J, E, Johnson, Christman & Stitt, 1985)، والعلاج بالأشعـة (J. E. Johnson et al., 1989)، والقسطرة القلبية (Kendall, et al., 1979)، وتنظير السيني (أي فحص السيني عن طريق استخدام منظار صغير عبر فتحة الشرج) (R. M. Kaplan, Atkins & Lenhard, 1982).

ولدى مراجعة عدد كبير من الدراسات بين كل من لودويك- روزنثال ونويفلد (Ludwick-Rosenthal & Neufeld, 1988)، أن التدخل عن طريق إعطاء المعلومات، والاسترخاء، والعلاج المعرفي السلوكي؛ كتعلم التفكير بطريقة مختلفة أزاء الإحساسات المزعجة التي تكتنف إجراء العملية، كانت جميعها ناجحة تماماً في تخفيف القلق، وفي تحسين أساليب التعامل التي يستخدمها الفرد، وفي مساعدة الأفراد على تخفيف الآثار السلبية للعمليات الجراحية بسرعة أكبر.

إن الدلائل حول أهمية الضبط السيكولوجي يجب أن لا تعامل على أنها دواء سحري لجميع الحالات المرضية والمزعجة (Schultheis, Peterson & Selby, 1987). فالأفراد الذين يمتلكون رغبة قوية لممارسة الضبط هم الذين يمكن أن يستفيدوا بشكل خاص من إجراءات التدخل التي تستند إلى تعزيز إمكانات الضبط (Control Based Intervention)، أنظرا على سبيل المثال، (Burger, 1989; Law, Logan & Baron, 1994; S. C. Thompson, Cheek & Graham, 1988). ولكن الضبط قد يتم تجنبه، إذا أدى إلى فرض مسؤوليات إضافية تزيد على ما يريد الأفراد أو يشعرون بأنهم قادرون على تحمله. كما أن الكثير من الضبط – كأن يتم تعليم الفرد على التركيز على الكثير من المعلومات والكثير من القرارات- قد يكون مصدراً كبيراً للضغط ويؤدي إلى تفاقم المعاناة والأسى المتعلق بالإجراءات الطبية. أنظرا على سبيل المثال (R. T. Mills & Krantz, 1979; S. C. Thompson et al., 1988). بناء على ذلك يمكن القول، بأن هناك حدوداً، لما يمكن أن يتحقق من نجاح، لدى استخدام آليات التدخل التي تستند إلى تطوير القدرة على الضبط لدى المرضى الذين سيتعرضون للإجراءات الطبية.

الطفل المدخل إلى المستشفى: The Hospitalized Child

هل حصل أنك أدخلت إلى المستشفى عندما كنت صغيراً؟ إذا حدث ذلك، ارجع إلى الوراء وفكر في طبيعة الخبرة التي تعرضت لها. هل كانت مخيفة ومربكة؟ هل شعرت بأنك وحيداً ومهملاً؟ أم أن الخبرة كانت أكثر إيجابية من ذلك؟ فلربما كان لدى والديك الإمكانية للمكوث معك في الغرفة، أو ربما كان هناك أطفال آخرون من حولك لتلعب معهم. ولعلك لم تتعرض لأي من هذه الخبرات، لأن الإجراءات الإدارية المتعلقة بإقامة الأطفال بالمستشفى قد تغيرت بشكل جذري خلال العقود الماضية.

ومع أنه من المعروف عموماً، أن إدخال الأفراد إلى المستشفى يجب أن يتم فقط عند الضرورة القصوى، إلا أن هذا الحرص يكون أكثر أهمية لدى العناية بالمرضى من الأطفال. إذ يصدر عن بعض الأطفال المدخلين إلى المستشفى ردود

فعل تدل على نفورهم. وهذه الاستجابات قد تتباين ما بين الكبت والسلوك الاعتمادي؛ كالانسحاب، وتبليل الفراش، والخوف الشديد، إلى الثورة ونوبات الغضب. كما أن بعض الاستجابات الإشكالية الناجمة عن إدخال الطفل إلى المستشفى، لا تكون واضحة إلا بعد عودة الطفل إلى البيت.

القلق: Anxiety

يشكل القلق أكثر الاستجابات الشائعة التي تصدر عن الأطفال كرد فعل لإدخالهم إلى المستشفى. ففي الأعمار المبكرة (2-4) سنوات، يظهر الأطفال القلق لأنهم يرغبون ما أمكن بالبقاء قريبين من أفراد أسرتهم لدرجة قد تكون معيقة. وقد يصبح الأطفال الذين تقع أعمارهم (بين 3-6) سنوات منزعجين لأنهم يشعرون، لدى إدخالهم إلى المستشفى، بأن أسرهم ترفضهم أو تتخلى عنهم، وتعاقبهم. كما قد يعبر الأطفال الذين تقع أعمارهم (بين 4-6) سنوات عن قلقهم، عن طريق تطوير مخاوف جديدة كالخوف من الظلام أو من العاملين بالمستشفى. وقد يتحول القلق أحيانا ليعبر عنه بأعراض جسمية كالصداع أو آلام المعدة. وقد يتعرض بعض الأطفال الأكبر سناً (6-10 سنوات) بشكل أكبر إلى حالة القلق العائم (Free Floating)، مما قد يجعل الطفل متوتراً وسريع الارتباك لدى مواجهة أي مسألة محددة.

وعندما تتسم ردود فعل الأطفال إزاء بيئة المستشفى بالسلبية، فإن الأسباب الممكنة لذلك قد يصعب تحديدها. فقد يكون الأطفال خائفين بسبب المرض، وقد يشعرون بأنهم مهملين وغير محبوبين، لأنهم لم يتمكنوا من الحصول على الرعاية الوالدية الملائمة في البيت، وقد يشعرون بأن بيئة المستشفى نفسها غريبة ومخيفة، أو قد يتعرضون لخبرة **قلق الانفصال** (Separation Anxiety).

إن علماء النفس ولفترة قريبة عزوا نفور الأطفال من الإدخال إلى المستشفى، كلية، إلى قلق الانفصال. إذ اقترح باولبي (Bowlby, 1969; 1973) بأن انفصال الأطفال عن أمهاتهم لفترات طويلة الأمد، يمكن أن يسبب انزعاجاً شديداً، أو حتى ردود فعل الأسى والحزن الشديد تحت بعض الظروف. ومع أن تعلق الأطفال بآبائهم أصبح من الأمور المعروفة بشكل واسع، إلا أن ما توصل إليه الباحثون حول إمكانية قيام أشخاص آخرين غير الأمهات برعاية الأطفال، جعل مسألة قلق الانفصال موضع تساؤل.

ففي إحدى الدراسات (Branstetter, 1969)، قسم الأطفال المدخلين إلى المستشفى إلى ثلاث مجموعات، سمح لأفراد المجموعة الأولى برؤية أمهاتهم فقط في ساعات الزيارة المسموح بها وفق تعليمات المستشفى الخاصة بأوقات الزيارة. أما أطفال المجموعة الثانية فكان يسمح لأمهاتهم بالبقاء معهم لفترات طويلة أثناء فترة إقامتهم بالمستشفى. في حين أوكل لأمهات بديلة مهمة الإشراف على رعاية الثلث المتبقى من الأطفال. حيث طلب إلى إحدى طالبات التمريض أو الدراسات العليا البقاء مع الأطفال، ومحادثتهم واللعب معهم لفترات طويلة. بينت النتائج أن الأطفال الذين سمح لأمهاتهم، أو لأمهات بديلة، المكوث معهم لفترات طويلة، قد أظهروا مستوى أقل من الاضطراب الانفعالي، من المجموعة التي سمح لأمهاتهم بزيارتهم فقط ضمن الأوقات المحددة للزيارة في المستشفى. تبين هذه النتائج أن العلاقة الدافئة التي تتسم بالرعاية مع الشخص المسؤول عن تقديم الرعاية، يمكن أن تحدث تغييراً في بعض الآثار السلبية الناجمة عن الإقامة بالمستشفى، وأنه من غير الضروري أن تكون الأم هي الشخص الذي يزود الطفل بهذه الرعاية أثناء فترة إقامته.

ومع ذلك، فمن الحقائق المهمة أن مسألة انفصال الطفل عن أسرته تبقى من الأمور التي يصعب على الطفل تقبلها. فبعض الأطفال قد لا يفهم سبب أخذه بعيداً عن أسرته. وقد يخطيء تفسير الأمر، معتقداً أن أمه لم تعد تريده، أو

أن ذلك نوع من العقاب على أمر سيء قام به. وإذا كان جميع أفراد الأسرة يعملون أو ملتزمون بالذهاب إلى المدرسة، ولا يستطيعون زيارة الطفل كما هو مرغوب دائماً، فإن ذلك سيؤدي إلى تفاقم مشاعر الرفض التي تتشكل لدى الطفل. كما أن بيئة المستشفى ذاتها يمكن أن تشعره بالوحدة والعزلة. إن الاضطرار إلى البقاء في السرير، وعدم السماح بالتنقل، يمنع الطفل من تفريغ الطاقة عن طريق النشاط الجسمي. كما أن الاعتمادية التي تنشأ بسبب المكوث بالسرير، والاعتماد على فريق العاملين بالمستشفى، يمكن أن يؤديا إلى النكوص. إضافة إلى احتمال شعور الأطفال الذين اقتربوا من البلوغ بالحرج أو الخجل عندما يتعرضون للكشف عن أجسامهم أمام الغرباء عند إجراء الفحوصات. وقد يتعرض الطفل أيضاً إلى فحوصات وإجراءات مربكة أو مؤلمة. علاوة على ذلك، تبين نتائج الأبحاث بأن سلوك الطفل التلقائي في التعامل مع أحداث ضاغطة كهذه، قد لا يكون بالضرورة كافيا أو مناسبا (L. Peterson, Crowson, Saldana, & Holdridge, 1999).

تهيئة الأطفال لإجراءات التدخل الطبية: Preparing Children for Medical Interventions

في القسم السابق تطرقنا إلى كيفية استخدام مبادىء **الضبط السيكولوجي** (Psychological Control)، في تصميم إجراءات التدخل التي توجه إلى الراشدين من المرضى الذين سيتعرضون لإجراءات طبية مزعجة كالجراحة. إن مبادىء الضبط السيكولوجي قد استخدمت أيضاً مع الأطفال، وبينت النتائج أن إجراءات التدخل التي تعتمد على الضبط يمكن أن تخفف من المعاناة (e.g. Jay, Elliott, Woody & Siegel, 1991; Manne et al., 1990).

ففي دراسة أجراها ميلاميد وسيجل (B. G. Melamed & Siegel, 1975)، قاما بتقسيم مجموعة من الأطفال - على وشك التعرض للجراحة - إلى مجموعتين. عرضا على إحداهما فيلماً عن أطفال آخرين أدخلوا إلى المستشفى وأجريت لهم عملية جراحية، فيما عرضا على الأخرى فيلماً ليس له علاقة بهذه الأمور. بينت النتائج أن الأطفال الذين شاهدوا الفيلم الأول، أظهروا معاناة أقل، قبل إجراء العملية وبعدها, من المجموعة التي شاهدت الفيلم الآخر. علاوة على ذلك، فإن آباء الأطفال الذين تعرض أبناؤهم إلى فيلم الجراحة، أشاروا إلى ظهور عدد أقل من السلوكيات المزعجة عند أبنائهم بعد العملية، مقارنة بما أشار إليه آباء المجموعة الضابطة. وتبين أن الأطفال الأكبر سناً قد استفادوا بشكل جيد من مشاهدة الفيلم قبل عدة أيام من إدخالهم إلى المستشفى، في حين تبين أن الأطفال الأصغر سناً يحققون فائدة أكبر إذا عرضت عليهم المعلومات مباشرة، قبل أن يتعرضوا للحدث الذي له علاقة بالأمر (B. G. Melamed, Meyer, Gee & Soule, 1976; Ferguson, 1979; L. Peterson & Shigetomi, 1981).

لقد حددت الأبحاث المظاهر التي تميز إجراءات التدخل التي يبدو أنها أكثر نجاحاً في تقليل قلق الأطفال وانزعاجهم من الإجراءات الطبية التي يمكن أن يتعرضوا لها. إذ يمكن أن تحقق استراتيجية تشتيت الانتباه (Distraction) النجاح في التعامل مع الألم، في حين أن محاولات كبت الانفعالات لا تنجح (Reid, Chambers, McGrath, & Finaley, 1997).

كما وجد أن التهيئة في مجال مهارات التعامل يمكن أن تساعد أيضا. ففي إحدى الدراسات، قام عدد من الباحثين (Zastowny, Kirschenbaum & Meng, 1986) بإعطاء الأطفال وآبائهم معلومات تصف خبرات الإدخال إلى المستشفى، والجراحة، وتدريبهم على مهارات تخفيف القلق، والتعامل، واستخدام استراتيجية المحادثة الذاتية البناءه (Constructive Self-Talk)، فتبينوا أن استخدام إجراءات التدخل المخففة للقلق، والمستندة للتدريب على مهارات التعامل، أدت إلى تخفيف خوف ومعاناة الآباء. علاوة على ذلك، فإن الأطفال الذين تعرضوا لإجراءات تدخل

تعلمهم مهارات التعامل، أظهروا عدداً أقل من السلوكيات اللاتكيفية خلال إقامتهم بالمستشفى، وعددا أقل من السلوكيات المزعجة في الأسبوع الذي سبق إدخالهم، وبعد مغادرتهم المستشفى (O'Byrne, Peterson & Seldana, 1997).

وفي تهيئة الأطفال لا يتم التركيز دائما على خبرة الإقامة بالمستشفى فحسب، ولكن التركيز يتم أيضاً على المرض بحد ذاته، وعلى العلاج (e. g., O'Byrne, et al., 1997). فعندما يدرك الطفل ماهية المرض، وكيف يبدو الأمر عندما يكون الفرد مريضاً، ومتى سيتعافى، فإن مستوى قلقه ينخفض. وعندما يزود الطفل بمعلومات عن الإجراءات الطبية، وكيف ستكون، وإلى متى ستستمر، فإنه قد يتكيف معها بشكل أكبر وأكثر نجاحا (W. C. Roberts, Wurtele, Boone, Ginther & Elkins, 1981). ويميل الباحثون حاليا إلى الاعتقاد بضرورة تزويد المرضى وحتى الأطفال منهم من مختلف الأعمار ببعض المعلومات عن العلاج، وعن الإجراءات التي ستتبع. وتشجيعهم على التعبير عن مشاعرهم وعلى طرح الأسئلة.

وكما هو صحيح بالنسبة للراشدين فإن استجابة الأطفال لإجراءات التهيئة التي تسبق إدخالهم المستشفى أو العلاج، تتأثر فيما إذا كانوا يفضلون التعامل مع الضغط عن طريق التجنب، أو عن طريق استخدام الاستراتيجيات التي تتسم باليقظة في التعامل (Vigilant Coping Strategies). فالأطفال الذين يميلون إلى التعامل اليقظ، قد يستفيدون من إجراءات التدخل أكثر من أولئك الأطفال الذين يتميزون بالميل إلى اتباع استراتيجيات التجنب في التعامل مع الضغط (Field, Alpert, Wiga-Lahr, Goldstein, & Perry, 1988; Peterson & Toler, 1986). وقد ينزعج بعض الأطفال إذا تم تعريضهم لكثير من المعلومات المتعلقة بالإجراءات التي سيتعرضون لها، وخصوصاً إذا قدمت هذه المعلومات مباشرة قبل إجراء العملية لهم (e. g. Fauste & Melamed, 1984).

وقد تظهر الحاجة إلى تنفيذ إجراءات متنوعة في تهيئة الأطفال الذين سيتعرضون لأكثر من عملية. فالأطفال المصابون بمرض السرطان، على سبيل المثال، يتعرضون لإجراء العديد من العمليات، وكثير منها يتم إعادته. ومع أن تحضير هؤلاء الأطفال يكون مهماً في الأساس، إلا أن إشغال الطفل في بعض الحالات عن الإجراءات المؤلمة يحقق نتائج أفضل فيما بعد (Manne, Bekeman, Jacobsen, Gorfinkle & Redd, 1994).

وعموما، فقد وجدت الدراسات أن مثل هذه الإجراءات في التدخل قد تكون مفيدة للأطفال، ويمكن أن تكون نتائجها أكثر فعالية في ضبط المعاناة الناجمة عن إجراءات التدخل العلاجية التقليدية، كاستخدام التخدير الموضعي (Cohen, Cohen, Blount, Schaen, & Zaff, 1999). إن بعض إجراءات التهيئة يمكن أن يقوم بها الوالدان. فإذا قام الوالدان بتحضير الطفل قبل عدة أيام من إدخاله للمستشفى، وفسرا له سبب الإدخال، وكيف سيكون الأمر، ومن سيكون هناك، وبأنهم سيكثرون من زيارته، فإن مثل هذه التهيئة قد تسهل عملية الانتقال إلى المستشفى. وخلال عملية الإدخال يمكن لأحد الوالدين، أو أحد أفراد الأسرة، أن يبقى مع الطفل حتى ينتقل إلى غرفة جديدة وينشغل في بعض النشاطات. ويمكن للأبوين اللذين يمكثان مع الطفل في المستشفى، أن يتحملا مسؤولية جزئية في تفسير الإجراءات والفحوص، نظراً لأنهما يعلمان ما يمكن أن يستوعبه ابنهما على نحو أفضل.

ويجب الانتباه إلى أن وجود الأبوين أثناء إجراء العمليات الطبية المزعجة، ليس بالضرورة أن يؤدي إلى نتائج مخففة. فليس بالضرورة أن يساعد وجود الوالدين دائماً في التخفيف من خوف الأطفال وألمهم وانزعاجهم (P. B. Jacobsen et al., 1990; Lumely, Abeles, Melamed, Pistone & Johnson, 1990; Manne et al.,

فوجود بعض الآباء، أثناء إجراء بعض الممارسات الطبية القاسية، يعرضهم للمعاناة مما يؤدي إلى تفاقم قلق الطفل (J. P. Bush, 1992). Melamed, Sheras & Greenbaum, 1986).

وعلى الرغم من ذلك، يعتبر دعم الأبوين من الأمور المهمة، وتقوم معظم المستشفيات الآن بإتاحة المجال للوالدين للمكوث فترة أطول لدى زيارة أبنائهم، ويتضمن ذلك إعطاء الوالدين الحق في الزيارة في أي وقت على مدار الأربع والعشرين ساعة. وبعض المستشفيات تسمح للأبوين بالمكوث مع الطفل في الغرفة حتى لا يشعر الطفل بالوحدة والقلق والخوف، آخذين بعين الاعتبار عدم ثبوت وجود أساس للاعتقاد بأن مثل هذه الإجراءات يمكن أن تؤدي إلى ارتفاع معدلات الإصابة بالعدوى. كما ثبت أنه لا أساس للتحفظات التي تنطلق من الاعتقاد بأن الأطفال سوف ينزعجون بسبب تكرار قدوم ومغادرة الآباء لهم.

قللت التغييرات الحديثة، في عمليات إدخال الأطفال إلى المستشفى، من كون المستشفيات أماكن لإثارة المخاوف. وهناك تزايد في إدراك المسؤولين في المستشفيات إلى حاجة الأطفال الى اللعب، مما دفعهم إلى توفير هذه الفرص فيها.

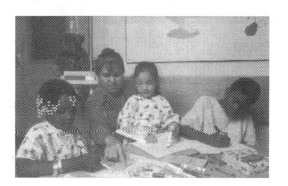

(© David Grossman/The Image Works)

وإذا لم يتوفر في المستشفى مجال لإقامة أحد الوالدين مع الطفل، أو أن الوالد لا يستطيع البقاء مع الطفل، يصبح لزاماً على المستشفى والعاملين فيه أن يبذلوا قصارى جهدهم لجعل خبرة الطفل لدى مكوثة في المستشفى مريحة ما أمكن ولا تبعث على الخوف. فالتواصل المستمر ما بين العاملين بالمستشفى والطفل يساعده على تطوير العلاقات والثقة بأشخاص معينين يمكن أن يساعدوا في نقل الطفل إلى الأماكن التي يتم فيها تنفيذ الإجراءات الطبية الغريبة. كما أن توفر نظام مساندة متعدد المصادر يمكن أن يساعد في تقليل إمكانية الانزعاج الناجمة عن أي برنامج محدد للزيارة الشخصية.

موجز القول، إن الفائدة التي يمكن أن تحققها بعض إجراءات تهيئة الطفل لدى إدخاله إلى المستشفى أصبحت من الأمور التي حققت اعترافاً واسعا. وأصبح مجال العمل مع الأطفال المقيمين في المستشفى من المواضيع التي حصلت على اعتراف واسع لما لها من فائدة في تخفيف معاناة الأطفال. فخلال فترة قصيرة حدثت تغيرات جوهرية. كما قلت نتيجة لذلك ردود الفعل السلبية التي تصدر عن الأطفال بسبب إدخالهم إلى المستشفى (Koetting, O'Byrne Peterson, & Saldana, 1997). وحديثا أصبحت المستشفيات تضم أطفالآ أكثر انشغالا، ونشيطين، ولديهم أشياء يفعلونها، وأشخاصاً يلعبون معهم على عكس ما كانت عليه الأمور قبل 25 سنة مضت.

الملخص

1. إن الكشف عن الأعراض، وتفسيرها، وفهم واستخدام الخدمات الصحية، جميعها من الأمور التي تتأثر بشدة بالعمليات النفسية.

2. يتأثر الانتباه إلى العرض بالعوامل الشخصية والثقافية، تماماً كتأثره بتركيز انتباه الفرد عليه. فتوفر النشاطات التي تشغل الفرد عن التفكير بالعرض، ومزاج الفرد، ووضوح المرض أو الأعراض، والفروق الفردية في الميل لملاحظة ما يمكن أن يشكله من تهديد، تلعب جميعها دوراً في التأثير على ملاحظة الفرد له.

3. يتأثر تفسير الأعراض بالخبرات السابقة والتوقعات التي يضعها الفرد حول إمكانية حدوثها ومعناها.

4. إن المخططات العقلية للمرض (Illness Schemas) التي تحدد نوع المرض، والنتائج التي سيؤدي إليها، وأسبابه، ومدة استمراره، واحتمالات الشفاء منه، والنماذج الأولية للمرض (Disease Prototype)، أي ما يحمله الفرد من مدركات حول مرض معين، تؤثر جميعها في الكيفية التي يقوم بها الناس بتفسير أعراضهم، وفيما إذا كانوا سيقومون بالبحث عن الرعاية الطبية.

5. يمكن أن تتدخل العوامل الاجتماعية مثل الأشخاص الذين يقومون بالعلاج من غير الأطباء، في علاقة المريض بنظام الرعاية الطبية.

6. تستخدم الخدمات الصحية بنسب متفاوتة من قبل الصغار جداً، والكبار جداً، والنساء، والأشخاص الذين ينتمون إلى طبقات اجتماعية متوسطة وعليا.

7. يؤثر نموذج المعتقد الصحي، الذي يؤكد فيما إذا كان الفرد يعتقد بوجود تهديد لصحته أو أن فحصاً طبياً معيناً يمكن أن يخفف مما يعاني منه من اضطرابات في إقبال الفرد على استخدام الخدمات الصحية. وهناك عوامل اجتماعية أخرى، كموقع الفرد في المجتمع والضغوطات الاجتماعية، تؤثر في توجه الفرد للبحث عن العلاج.

8. من الممكن أيضاً أن يساء استخدام الخدمات الصحية؛ فنسبة كبيرة من المرضى الذين يبحثون عن الرعاية الطبية لا تكون مراجعاتهم بسبب معاناتهم من الأمراض الجسمية، ولكن بسبب المعاناة من الاكتئاب والقلق. وعموماً فإن ميل الناس إلى تجاهل الأعراض الخطيرة يؤدي إلى نتائج خطيرة سببها التأخير.

9. يتشكل المستشفى من جهاز إداري معقد، يواجه صعوبات مصدرها التنظيمات الطبية المتغيرة، والظروف المالية. والمجموعات المختلفة التي تعمل بالمستشفى لديها أهداف مختلفة، تضم أهداف الشفاء، والرعاية أو أمور جوهرية أخرى. وهذه جميعها يمكن أن تتصادم. مثل هذه المشاكل يمكن أن تتفاقم بسبب وجود حواجز تعيق التواصل بين الفئات المختلفة التي تعمل بالمستشفى.

10. يمكن أن تكون الإقامة بالمستشفى مصدر خوف وهدر للكرامة (Depersonalizing Experience). كما تلقت ردود الفعل السلبية التي تصدر عن الأطفال في المستشفى اهتمام خاص من قبل الباحثين.

11. يمكن أن تساهم إجراءات التدخل التي تسعى إلى زيادة قدرة الفرد على التحكم بالظروف التي تساعد في شفائه (Control-Restoring)، وتعزز قدرته على الضبط (Control-Enhancing)، في تحسين قدرة الراشدين والصغار على التكيف مع الإدخال للمستشفى، ومع الإجراءات الطبية المسببة للضغط. وهناك دلائل علمية تثبت الفائدة التي يمكن أن يحققها تزويد المريض بالمعلومات، والتدريب على الاسترخاء، واستخدام مهارات التعامل.

قائمة المصطلحات

Appraisal Delay	تأخر التقييم
Behavioral Delay	التأخر السلوكي
Control –Enhancing Interventions	إجراءات التدخل الموجهة لتعزيز الضبط
Delay Behavior	سلوك التأخر
Diagnostic – Related Groups (DRGs)	مجموعات التشخيص
Disease Prototypes	النماذج الأولية للمرض
Illness Delay	تأخر المرض
Illness Representations (Schemas)	التمثيلات العقلية للمرض (المخططات)
Lay Referral Network	شبكة المعالجة الشعبية
Medical Delay	التأخر الطبي
Medical Student's Disease	مرض طالب الطب
Monitoring / Blunting	المراقبة/التجاهل
Preferred Provider Organizations (PPOs)	منظمات الرعاية المفضلة
Psychological Control	الضبط النفسي
Repression	الكبت
Secondary Gains	مكاسب ثانوية
Separation Anxiety	قلق الانفصال
Somaticizers	(التجسيديون) الفئات التي تعبر عن المعاناة والصراع عن طريق الأعراض الجسدية
Worried Well	الأصحاء القلقون

الفصل التاسع

العلاقة بين المريض والقائم بالرعاية الصحية

Patient-Provider Relationship

الفصل التاسع

العلاقة بين المريض والقائم بالرعاية الصحية

Patient-Provider Relationship

لكل منا تجاربه الخاصة مع الأطباء؛ أولئك الذين يحتلون مكانة مقدسة في نفوسنا، ولهم فضل كبير علينا. لكننا في الوقت نفسه، لا يمكننا إنكار ما ينتابنا من مشاعر متناقضة تجاههم بسبب ما نشاهده أو نسمعه أو نقرؤه حول بعض التشخيصات الخاطئة والمعالجات غير المثمرة، وحول افتقار بعض الأطباء إلى المشاعر الإنسانية، ناهيك عن الأثر السلبي لطوابير الانتظار المملة في العيادات والمستشفيات على حدّ سواء.

وكما هو معروف، فإن للصحة مكانتها القيّمة في نفوس الناس، إذ أنّ تمتُّع الإنسان بصحة جيدة أمرٌ حيوي لكي يتمكن من ممارسة نشاطاته المختلفة والقيام بواجبات الحياة اليومية، بينما قد تمنعنا الصحة المتردية من تحقيق أهدافنا وآمالنا في هذه الحياة. لهذا، فإن المريض ينتابه شعور بعدم الراحة وبالرغبة الملحة في التخلص من دائه اللعين بأسرع وقت ممكن. ومن هذا المنطلق، قد يبدو بديهياً أن ينتاب المريض شعور مزدوج: الإعجاب والتقدير من جهة، والتذمر والنفور من جهة أخرى.

وسنتناول في هذا الفصل مسألةً في غاية التعقيد، ألا وهي مسألة التفاعل بين المريض والقائمين بالرعاية الصحية. وسنتحدث ابتداءً عن أهمية التواصل بين الطرفين، ومن ثم سنبحث في طبيعة هذا التواصل، وفي عوامل تدهوره، وبعد ذلك، سنستعرض نتائج سوء هذا التواصل، ومنها عدم التزام المرضى ببرامج العلاج. وأخيراً، سنلقي الضوء على بعض الجهود المبذولة لتحسين عملية التواصل بين الطرفين.

ما المقصود بـ "القائم بالرعاية الصحية"؟   What is a Health Care Provider?

رغم أن الطبيب يبقى هو المسؤول الرئيسي عن تقديم الرعاية الصحية، إلا أن أعداد المرضى الذين يتلقون الرعاية الصحية الأساسية على يد عاملين من غير الأطباء تزداد يوماً بعد يوم (Hartley, 1999)، ولذلك فضّلنا في الصفحات المقبلة اعتماد مصطلح "القائم بالرعاية الصحية" (Provider) بدلاً من "الطبيب".

الممرضون بصفتهم قائمون بالرعاية الصحية: Nurses as Providers

ومن بين القائمين بالرعاية الصحية فئة الممرضين (Nurses)، وتحتاج دراسة التمريض ما بين سنتين وأربع سنوات، وتتطلب مهنة التمريض من الممرض المختص (Nurse-Practitioner) مستوى متقدماً من الخبرة والعطاء، للتمكن من تقديم الرعاية الأساسية اللازمة للمرضى. ويشارك الممرضُ الطبيبَ في تقديم الخدمات في العيادات الخاصة: فيقوم بمقابلة المرضى، ويقدّم الرعاية الطبية الروتينية الأولية لهم، ويشرح لهم سبل اتّباع العلاج الموصوف وفوائده ومضاره، ويراقب التقدم الذي يحرزه المرضى عن كثب خلال زياراتهم المتكررة، بل ويلعب دوراً مهماً في مساعدتهم على استيعاب مرضهم ومسبباته، وطرق تشخيصه وعلاجه، ويقدم لهم الإرشادات الضرورية لمساعدتهم في تقبل المرض، وكيفية التعايش معه مستقبلاً.

وقد تطورت مهنة التمريض لتشمل اختصاصات فرعية مهمة؛ فهناك ممرضو التخدير في غرف العمليات، والممرضون من القابلين القانونيين في أقسام التوليد، وممرضو الإنعاش لمرضى القلب والجراحة، وكذلك الممرضون المختصون في مجال أمراض معينة، مثل الأمراض الخبيثة والأمراض النفسية وأقسام الخداج وحديثي الولادة (LosAngeles, 1993a).

مساعدو الأطباء بصفتهم قائمون بالرعاية الصحية: Physicians' Assistants as Providers

ومن بين القائمين بالرعاية الصحية، هناك أيضاً مساعدو الطبيب (Physicians' Assistants)، الذين يقومون بالعديد من المهمات الصحية الروتينية؛ مثل توثيق المعلومات الطبية وتدوينها، وشرح برامج العلاج للمرضى. ويتم ذلك بعد أن يكونوا قد تدربوا على واحد أو أكثر من البرامج الخاصة في كليات الطب ومستشفيات التدريب الجامعية، التي تتطلب عادةً سنتين من الدراسة على الأقل في الكلية أو المعهد، وذلك بعد فترة أولية من الخبرة العملية في مجال الرعاية الصحية. إذ يتلقى مساعد الطبيب خلال السنة الدراسية الأولى الموادَّ الدراسية نفسها التي يتلقاها طالب الطب خلال السنة الأولى من الدراسة الجامعية، أمّا السنة الدراسية الثانية فيقضيها ميدانياً في المناوبة، والتي يتخللها الاتصال المباشر بالمرضى.

ومع تزايد تعقيدات الممارسة الطبية، أصبحت هناك فئات أخرى من المهنيين، كأخصائيي التغذية وعلم النفس، الذين يلعبون دوراً مهماً في ميدان الرعاية الصحية، وهذا يبين لنا أن مسألة التواصل، أو سوء التواصل، في إطار العمل الطبي، لم تعد حكراً على الطبيب وحده، بل اتسعت لتشمل كافة هذه الفئات من المختصين في مجال الرعاية الصحية.

طبيعة التواصل بين المريض والقائم بالرعاية الصحية:

Nature of Patient-Provider Communication

يهتم المريض كثيراً بنوعية العلاقة التي تربطه بالطبيب، إلا أن هنالك بعض التحفظات التي يحملها المريض بخصوص هذه العلاقة؛ حيث تتركز الانتقادات الموجهة للقائمين بالرعاية الصحية عادةً حول تدني التغذية الراجعة، واستخدامهم مصطلحات علمية مختصة ومعقدة، بحيث لا يستطيع المرضى فهمها في بعض الأحيان، وكذلك حول عدم تركيز الطبيب على المريض كإنسان له شخصيته المميزة. ولكن كيف يمكننا تقييم نوعية التواصل ما بين الطرفين؟ وهل تقتصر علاقة التواصل التي تربطهما على شعور المريض بالرضا أو عدم الرضا من طبيبه؟ إن الإجابة عن التساؤل الأخير هي "نعم"، فقد تبين أن للاتصال السيئ آثاره السلبية العديدة، وفي مقدمتها عدم التزام المرضى بتوصيات الطبيب ونصائحه.

الحكم على نوعية الرعاية: Judging Quality of Care

من الملاحظ أن أحكام الناس حول النظام الصحي وجودته لا ترتكز -في كثير من الأحيان- على مقومات موضوعية وعلمية، حتى لو كان هناك تقصيرٌ فعلي في الخدمات المقدمة، أو شيءٌ من عدم الكفاءة من قبل القائمين على تقديم هذه الخدمات (Yarnold, Michelson, Thompson, & Adams, 1998; Ben-Sira, 1976 ; Ware, Davis-Avery, & Stewart, 1978). وتأتي تلك الأحكام في الغالب نتيجة عدم دراية المرضى بالأمور الطبية ومعايير الكفاءة، وبالتالي عدم امتلاكهم ما يكفي من المعلومات أو المعايير التي تسمح لهم بالحكم بنزاهة إن كانوا قد تلقوا العلاج الملائم أم لا.

لذا، فإن حكم الناس على مستوى الرعاية الصحية ونوعيتها غالباً ما يتم بناءً على أسلوب تقديم هذه الرعاية (Ben-Sira, 1976, 1980). فعلى سبيل المثال، يتدنى مستوى رضا المرضى عن طبيبهم إذا لم يشخّص الطبيب طبيعة المرض بشكل مؤكد، حتى في الحالات المرضية العسيرة (C. G. Johnson et al., 1988). كما أنهم يحكمون بالإيجاب على كفاءة الطبيب إذا كان لطيفاً في التعامل معهم، بينما ينفرون ويحذرون من الطبيب الذي يعامل مرضاه بصورةٍ فاترة، تخلو من الود (Buller & Buller, 1987; DiMatteo et al., 1985). كل ذلك يتمّ بالرغم من عدم وجود علاقة مباشرة بين الصفة التقنية للرعاية الصحية، والأسلوب الذي اتُبع في تقديمها (e.g., Gough, 1967).

حماية المريض بوصفه مستهلكاً: Patient Consumerism

هناك عاملٌ آخر قد يؤثر بشكل كبير على العلاقة ما بين المريض والقائم بالرعاية الصحية، ألا وهو الرغبة المتزايدة لدى المريض بالمشاركة في القرارات المتعلقة بمرضه وصحته. فبينما كانت سلطة الطبيب في وقت من الأوقات تُقبل دون سؤال أو شكوى (Parsons, 1954)، نجد المرضى اليوم، ينظرون إلى الرعاية الصحية نظرة المستهلك الذي يحتاج إلى حماية (Haug, 1994). ومن المؤكد أن هنالك عدة عوامل، أدت إلى حدوث مثل هذا التغيير في العلاقة بين الطرفين. وأهمها ضرورة التزام المريض بخطة العلاج، مما يتطلب تعاونه التام ومشاركته في برنامج العلاج. ويمكن تحقيق هذه الغاية من خلال منح المريض دوراً في وضع هذه الخطة، مما يدفعه بالتالي إلى الالتزام بها.

كما أصبح يُنظر إلى أساليب الحياة، وبصورة متزايدة، على أنها سبب رئيسي من أسباب الإعاقة والمرض. ومن هذا المنطلق، فإن تعديل هذه العوامل - من خلال اتباع نظام غذائي صحي، أو الإقلاع عن التدخين، أو الامتناع عن تناول المشروبات الكحولية- لن يتم بنجاح دون التعاون التام من قبل المريض، واتخاذه المبادرة بنفسه. وقد أثبتت الدراسات أن المرضى لا يلتزمون بجدية ودقة بتغيير نمط حياتهم إن شعروا بأن ذلك يخضع لسيطرة القائمين بالرعاية الصحية وإرادتهم، وليس لسيطرة المرضى أنفسهم (Lynch et al., 1992).

وأخيراً، يمتلك الكثير من المرضى بعضَ المعلومات حول مرضهم، وخاصةً إذا تعلّق الأمر بالأمراض المزمنة. لذا، فمن المفيد للغاية استغلال دراية المريض بمرضه، للمساعدة في إنجاح برنامج العلاج؛ وذلك من خلال إيجاد تعاون مثمر بين المريض والقائمين بالرعاية الصحية. وخير دليل على ذلك تلك الفائدة العظيمة لمعرفة مريض السكّري بمرضه، والمضاعفات التي قد يتسبب بها المرض، مما يجعل المريض قادراً على السيطرة على مستوى السكّر في الدم، وتنظيم العلاج بشكل ناجح.

وهناك مثال آخر، يخص الأطفال المصابين بالربو. فقد وجد الباحثون أن التعديلات التي يقوم بها الآباء على البرنامج العلاجي لأطفالهم، والتي تأخذ بعين الاعتبار حدة المرض، وتغيراته الموسمية، وأعراضه، وآثاره الجانبية... كلها تؤدي إلى نتائج أفضل على صحة الأطفال، وتؤدي إلى السيطرة بشكل إيجابي على المرض، مقارنةً بالبرنامج العلاجي التقليدي الذي يصفه الطبيب المعالج، حتى لو كان دقيقاً وصارماً (Deaton, 1985).

ومن الواضح أن العلاقة ما بين المريض والقائم بالرعاية الصحية قابلة للتغيير، كما أنها تتأثر بعوامل مختلفة، تجعل التواصل بينهما أفضل أو أسوأ. وهنالك عدة أمور تؤدي إلى فشل عملية التواصل بين الطرفين، ومن بينها: شخصية الطبيب، وموقع عيادته، وكذلك التقلبات التي قد تطرأ على نظام الرعاية الصحية نفسه، دون أن ننسى دور السلوك الشخصي للمريض، ولبقية المشاركين في تقديم الرعاية الصحية.

المكـــان: Setting

ربما يبدو للوهلة الأولى أن عيادة الطبيب غير مناسبة على الإطلاق لتحقيق التواصل الفعال؛ فعلى الشخص المريض أن ينقل تفاصيل مرضه إلى شخص آخرغريب، وأن يجيب عن بعض الأسئلة المحددة والمباشرة، وأن يقبل بتحريات الآخرين واستفساراتهم ويتحمل فضولهم من أجل الوصول إلى تشخيص المرض. فضلاً عن أن قدرات الإنسان التعبيرية قد تتأثر وتتدنى من جراء بعض أنواع الفحوصات، وبسبب القلق والحرج، أو بسبب الألم الناجم عن المرض.

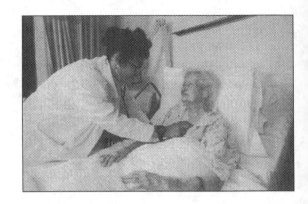

عندما يعامل الطبيب مريضه بدفء ومودة وأسلوب واثق، فإن المريض يميل إلى وصف طبيبه بالكفاءة.

(© Corbis/ Vol. # 52)

ومن ناحية أخرى، فالقائم بالرعاية الصحية يعمل تحت تأثير الضغط النفسي والجسدي، ويبذل قصارى جهده لأخذ المعلومات التي يحتاج إليها من المريض بأسرع وقت ممكن، حيث تنتظره قائمة طويلة من المرضى في قاعة الانتظار. ويزداد تعقيد المسألة بسبب ما يتلقاه المريض من علاج في المنزل، مما يقلل من حدة الأعراض، ويجعل التشخيص أكثر صعوبة للطبيب. ولا ننسى أن ما يبحث عنه الطبيب من إشارات مرضية قد لا تتفق مع رؤية المريض لوضعه الصحي ولما يعتقد بأنه أعراض مهمة، مما قد يزيد من حدة التوتر بين الطرفين.

نظام تقديم الرعاية الصحية: Structure of the Health Care Delivery System

دأبت الغالبية العظمى من الأميركيين فيما مضى، على تلقي الرعاية الصحية في العيادات الخاصة، والتي يديرها أطباء يمارسون مهنتهم مقابل أتعاب يتقاضونها بعد تقديم الخدمة مباشرة (Private, fee-for Service Care). فكل زيارة تتبعها فاتورة، يدفعها المريض نفسه من جيبه الخاص. لذا، فمن الطبيعي أن تعتمد استمرارية ممارسة الطبيب لمهنته بصورة مباشرة على حجم العمل الذي يمكن إنجازه. ومن هذا المنطلق، فالمطلوب من الطبيب أن يجتهد للمحافظة على مستوى جيد من العمل، وذلك من خلال الحرص على كسب ثقة المرضى ورضاهم (Mechanic, 1975). وبدورهم، فإن المرضى ينطلقون في تقييمهم لجودة الرعاية الصحية والقائمين عليها، من الأسلوب الذي يتم من خلاله تقديم هذه الرعاية. ولهذا، فإن الأطباء الأكثر نجاحاً في نظر المرضى هم أولئك الذين يبلون بلاءً حسناً في تلبية حاجات مرضاهم الصحية والعاطفية، أو الوجدانية.

لكن غالباً ما يكون هذا النظام من الرعاية أقل كفاءة من الناحية الفنية، وذلك لأنه يرتكز على كسب رضا المرضى من الناحية العاطفية بالدرجة الأولى. وكما سبق وأشرنا في الفصل الثامن، فبالرغم من أن المرضى يعتقدون بأن مشاكلهم مع الأطباء ترتبط بطريقة تقديم العلاج، إلاّ أن الدراسات تدل على أن زهاء ثلثي الشكاوى الطبية ضد الأطباء هي في الأساس شكاوى ذات طبيعة نفسية، أو ناجمة عن عامل وجداني. لذا، فإن بعض الأطباء يجدون أنفسهم ملزمين

بالاجتهاد لإرضاء مرضاهم، وذلك من خلال وصف أدوية لا يحتاجونها حقيقةً. بالتالي، فقد ينجم عن هـذا النـوع مـن الرعايـة الطبيـة إفراطٌ في وصف الأدوية (Freidson, 1961) .

إضافةً إلى ذلك، فإن هذا النظام لا يشجع الطبيب العام على تحويل مرضاه للعيادات المختصة؛ وذلك خوفاً من خسارته للمريض الـذي يدر عليه دخلاً مادياً. لذا، يحاول الطبيب الاحتفاظ بمريضه ليحافظ على مستوى دخله، رغم حاجة مريضه لاستشارات مختصة. وبصورة أكثر وضوحاً، فإن العامل الاقتصادي يؤدي إلى عدم تلقي المريض ما يحتاجه من الرعاية الصحية اللازمة (Freidson, 1961).

وحتى يتفادى المرضى الوقوع في مثل هذا الوضع، فقد تم تطوير نظام صحي مميز، يـتم مـن خلالـه تسـديد كلفـة الخـدمات الطبيـة مسبقاً، ويجني ثماره اليوم ما يزيد على مائة وثلاثة ملايين مواطن أميركي، وهذا ما تتبعه منظمـة الحفـاظ علـى الصـحة (Health Maintenance Organization-HMO) (Spragins, 1996). حيـث يقـوم الموظـف وصاحب العمل في مؤسسة ما بدفع مبالغ مالية شهرية متفق عليها لهذه المنظمة، بحيث يحق للموظف تلقي ما يحتاجه من الخدمات الصحية، دون أن يدفع من جيبه الخاص للطبيب أو المؤسسة العلاجية، ودون أن يتكبد أية تكلفة إضافية. وهناك نوعان من منظمات العمل: تلك التي تمتلك مؤسسـات علاجيـة خاصـة، يتلقـى الموظفـون علاجهـم فيهـا بصـورة إلزامية؛ وأخرى تمتلك شبكات طبية تتعاون معها ضمن شروط مسبقة، مقابل أتعاب متفق عليها سلفاً. حيث يمكن للموظف المنتفع هنا أن يختار أحد أعضاء هذه الشبكة دون أن يدفع مـن جيبـه نفقـات العـلاج مباشرة. ومن الأمثلـة علـى النـوع الثـاني، منظمـات مقـدم الخدمـة المفضـل (Preferred-Provider Organizations-PPOs). ويصف الجدول رقم (9-1) الفروق بين برامج الرعاية الصحية.

الجدول 9-1

أنظمة الرعاية الصحية

كيفية العمل	الاسم
يختار المشترك أحد أطباء الرعاية الأولية التابعين للمؤسسة، مقابل مبلغ بسـيط وثابـت عـن كـل زيارة يقوم بها. أما زيارة الأخصائي أو قسم الطوارىء في مستشفى تابع لشبكة المؤسسة، فتحتاج إلى موافقة مسبقة.	منظمة الحفاظ على الصحة Organization (HMO) Health Maintenance
شبكة من الأطباء التي تمنح المشتركين بها خصماً. ولا يحتاج هؤلاء عادة إلى موافقة مسبقة لزيارة أي أخصائي ضمن الشبكة.	منظمة مقدم الخدمة المفضّل Preferred-Provider Organization (PPO)
خطط تديرها شركات تأمين أو منظمات الحفاظ علـى الصحة، تسـمح للمشـتركين بالعـلاج لـدى أطباء ومستشفيات من خارج الشبكة؛ مقابل ثمن. ويحتاج المشتركون عادة الى الإحالة لزيارة أخصائي من داخل الشبكة.	خطة الخدمات المحددة Point-of-Service Plan (POS)
يختار المرضى أطباءهم ومستشفياتهم الخاصة، ويسددون الأتعاب عادة حسب الزيارات أو نوع الخدمة. كما أنهم لا يحتاجون إلى الإحالة لزيارة الأخصائي.	خطة التعويض التقليدي Traditional Indemnity Plan (TIP)

Source: American Association of Health Plans, 2001; National Committee for Quality Assurance (NCQA), 2001. المصدر.

عدم رضا المريض عن أنظمة الرعاية Patient Dissatisfaction in Managed Care : لكن هذا النظام من الرعاية الصحية لم يحظَ برضا المرضى، بل إنه تسبب في نشوء نوع جديد من عدم رضاهم عن جودة الخدمات الصحية المقدمة، وبالتالي عن طبيعة العلاقة والتفاعل ما بين المريض والقائم بالرعاية الصحية عموماً (C.E. Ross, Mirowsky, & Duff, 1982). إذ تعمل البرامج المسددة سلفاً، في الغالب، على أساس التحويل. وبتعبير آخر، فإن الطبيب الذي يعاين المريض في البداية هو الذي يشخّص علّته، وهو الذي يقرر طلب استشارة طبيب الاختصاص حسب الحالة، دون مراعاة رغبة المريض في هذه المسألة. وهكذا، نلاحظ هيمنة التوجه نحو الزميل (Colleague Orientation) بدلاً من التوجه نحو المريض (Patient Orientation) (Mechanic, 1975)، إذ أن المريض في النهاية لا يملك سلطة اتخاذ القرار، حيث أنه لا يسدد أجور الخدمات الطبية من جيبه الخاص، وبالتالي لا يوجد اهتمام حقيقي برضاه أو عدم رضاه عن هذه الخدمات. بل إن الطبيب بدوره لا يولي رضا المريض أية أهمية، لأن ما يهمه في نهاية المطاف هو كسب رضا زملائه الأطباء الذين يحولون إليه الحالات المرضية، وبناءً على توصياتهم تأتي إليه الحالات. وعليه، فمثل هذا النظام يمكن له، نظرياً، أن يحقق رعاية بنوعية عالية من التقنية، ذلك أن القائمين على الرعاية الذين يرتكبون أخطاءً كثيرة يتلقون إحالات قليلة، ولكن هناك حافزاً أقل لتقديم الرعاية التي ترضي المرضى عاطفياً (Barr, 1883).

رغم ذلك، يجب الاعتراف بمزايا هذا النظام. فالوصفات الطبية، على سبيل المثال، لا تأخذ بعين الاعتبار حاجة الطبيب لتلبية رغبات المريض العاطفية. وكذلك فإن الطبيب من جهته ملزم بالعطاء، والاجتهاد لكسب رضا زملائه، والمحافظة على سمعة مهنية جيدة، حتى يستمر في تلقي حالات جديدة.

وقد ظهرت في السنوات الأخيرة تساؤلات كثيرة حول نوعية الخدمات التي يوفرها النظام الذي تتّبعه منظمة الحفاظ على الصحة (HMO) مقارنة بأنظمة الخدمات الصحية الأخرى. فرغم فوائده الجمة، وفي مقدمتها التركيز على الكفاءة والفاعلية، وتقليص الكلفة، وتخفيف الضغط على الأطباء العاملين، وتجنب الفحوص ذات الكلفة الباهظة غير الضرورية للغاية، وتقليل فترة إقامة المريض في المستشفى ما أمكن؛ إلاّ أن هنالك من الأدلة ما يشير إلى أن نوعية الرعاية التي يقدمها هذا النظام الصحي آخذةٌ بالانحدار شيئاً فشيئاً (أنظرا الإيضاح رقم 9-1).

إيضاح 9-1

الإحباطات الناجمة عن أنظمة الرعاية

The Frustrations of Managed “Care”

مع أن العديد من المرضى يجدون في برامج الرعاية الصحية ما يبعث على الشعور بالرضا، إلا أن بعض المنتفعين يرونها مُحبطة؛ لما تستغرقه من وقت، وما تتضمنه من تطبيق تعسفي للقواعد والأحكام المتعلقة بأنواع الرعاية المُتاحة وغير المتاحة.

وقد وصفت إحدى المريضات خبرتها على النحو التالي:

لقد أحببت خطتي القديمة، ولم أكن أريد الاشتراك في أنظمة الرعاية هذه. لكن صاحب العمل لم يسمح بذلك، إذ قام بإلغاء تلك الخطة عندما وجد أن عدد الموظفين الذين انضموا إليها لم يكن كافياً.

لحسن الحظ، فأنا لست مريضة. والعلل التي أشكو منها بسيطة وتافهة نسبياً، ولا أعاني سوى من حالة مُزمنة واحدة، لكنها ليست بتلك الخطورة، وأعالجها بتناول الدواء يومياً. ولقد اكتشفت بالتدريج أن الذين يساندون أنظمة الرعاية، إنما يساندونها بحجة أنها فعالة، وأنها تقلل من أية مصروفات لا ضرورة لها. وهذا في الحقيقة يعني أن الكثير من الكلفة التي يُفترض بهم تحمّلها تحوّلت إلى كلفةٍ أتحملها أنا وأطبائي.

أما بالنسبة لمشكلتي المزمنة، فإنني أقوم بزيارة أحد الأطباء المختصين مرتين سنوياً؛ وذلك للتأكد من أن كل شيء على حاله ولم يتغير. وقد أخبرتني منظمة الرعاية الصحية التي اشتركت بها أن نموذج الإحالة يصلح لثلاثة أشهر فقط. وأنّ عليّ أن أملأ النموذج عند كل زيارةٍ أقوم بها للطبيب المختصّ. في البداية، كنت أحصل على النموذج باتصالٍ هاتفي مع مكتب الدكتور جيتكير، ثم تغير ذلك حين أصبح العاملون الغارقون في أشغالهم في عيادته يطلبون مني إرسال طلبٍ خطي بالبريد. وبدأت الكلفة التي تزعم أنظمة الرعاية أنها قللتها عليّ، بالازدياد شيئاً فشيئاً.

ثم هنالك مسألة حبة الدواء اليومية. وهي مشكلةٌ برزت عندما عزمتُ السفرَ إلى الخارج مدة شهرين في العام الماضي. فأصبحت بحاجة إلى صرف دواءٍ يكفيني ستين يوماً. ولكن حين حاول الصيدلانيّ صرف الدواء وإرسال الفاتورة إلى المؤسسة، قامت المؤسسة برفضها بحجة أنها لا تسمح بصرف الدواء لأكثر من شهر؛ ووفقاً للتعليمات، فلن تستطيع تغطية بقية كلفة الدواء قبل مرور 28 يوماً. عندها، قمت بالاتصال بالمؤسسة لشرح الموقف؛ فجاء الرد: نعتذر منكِ. لا يمكننا تغيير التعليمات، ولكن يمكنكِ تسديد بقية قيمة الدواء الآن، ثم تتقدمين بطلبٍ لاستعادة هذه القيمة فيما بعد". مما يعني مزيداً من الوقت والكلفة.

لقد تأذت ركبتي مؤخراً، فأصبحت بحاجةٍ إلى العلاج الطبيعي. ولكي يغطي التأمين معالجتي، كان لا بد من الحصول على نموذج إحالةٍ من الطبيب جيتكير. جاءت الإحالة أخيراً، لكنها لا تغطي إلا ثلاث زياراتٍ فقط. لقد زرت المعالج الطبيعي سبع مراتٍ حتى اللحظة، ومن الواضح أنني سأحتاج إلى أكثر من ذلك. لذا، فقد قمت بالاتصال بعيادة الطبيب مرةً أخرى في محاولةٍ مني لتأمين إحالاتٍ إضافية لزياراتٍ أخرى. فأخبروني هذه المرة أن هنالك رقماً هاتفياً خاصاً بطلبات الإحالة. وحين اتصلت بذلك الرقم، أجابني تسجيلٌ يتضمن عشر بنود من المعلومات والإجراءات التي عليّ الاختيار من بينها ما يناسبني. وبغضبٍ شديد، حاولت كتابة بعض الملاحظات والبحث عن بطاقة التأمين في محفظتي، فتركت المعلومات. لم تأتني أية إحالة إلى عيادة العلاج الطبيعي، لذا، فإنني ما أزال عرضةً لاحتمالات تسديد أتعابها. إن البيروقراطية تزداد أكثر فأكثر، ولم يعد بإمكاني التحدث إلى أشخاصٍ حقيقيين في عيادة الطبيب.

قد أكون بلا نقود؛ وإذا لم يفهم العاملون لدى الدكتور جيتكير رسالتي المسجّلة، أو لم يتذكروا تغطية نفقات العلاج، فإن ذلك قد يأتي بأثر رجعي. كما أن تكاليف العلاج الطبيعي قد تكون غير مسددة بعد، إذ لا يمكن تقاضي رسوم العلاج قبل وصول نماذج الإحالة. وفي أحد الأيام، وبينما كانت المعالِجة تقوم بمعالَجة ركبتي، أخبرتني أن التأمين يحاول باستمرار تخفيض الرسوم التي تتقاضاها عن معالجتي، مما جعلها تقلل من زمن الجلسة العلاجية الواحدة، لتصبح 45 دقيقة بدلاً من ساعةٍ كاملة.

في الحقيقة، وبينما تفاخر أنظمة الرعاية الصحية بحجم الرعاية التي توفرها، وما توفره من كلفةٍ على المرضى، نجد أن الرعاية التي يحصل عليها الأعضاء المشتركون بها هي في الواقع أقل، وكلفتها أعلى، وتستغرق زمناً أطول (C. Thomas, 1995, 00 11-12).

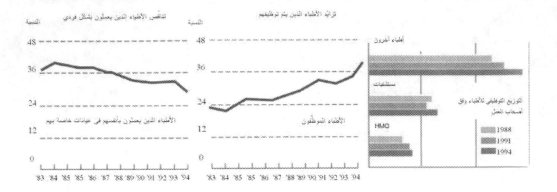

الشكل 9-1 نسب الأطباء في أنواع مختلفة من الممارسة

(Source: Bianco & Schine, 1997)

فعلى سبيل المثال، وجدت إحدى الدراسات أن المرضى من المسنين والفقراء بشكل خاص، لا يحصلون على الرعاية المطلوبة في ظل نظام منظمة الحفاظ على الصحة (HMO)، مقارنةً بالمرضى الذين يتلقون الخدمات الصحية التقليدية والتي يدفعون تكاليفها بأنفسهم. ويعزو الباحثون ذلك إلى أن نظام التأمين التقليدي يمنح المريض خيارات أوسع من الأطباء، ولا يفرض عليهم قيوداً صارمة (Ware et al., 1996). كما أظهر التقييم الواسع للمؤسسات الطبية من نوع منظمة الحفاظ على الصحة (HMO) الذي أجرته جهات مستقلة ومحايدة، أن نوعية الرعاية المقدمة كانت تتراوح ما بين "مُرْضية لكن بصعوبة" إلى "ممتازة" حسب المؤسسة أو المركز (Spragins, 1996). مما يعني أن الرعاية التي تقدمها مؤسسات من هذا النوع ليست ضماناً لأفضل معايير الرعاية الصحية المُقدّمة.

وقد تساهم منظمة الحفاظ على الصحة (HMO) في تقليل مستوى الرعاية الطبية بطرق أخرى. فعندما يُطلب من القائم بالرعاية الصحية أن يعاين أكبر عدد ممكن من المرضى، ستكون النتيجة قوائمَ طويلةً من الانتظار، ووقتاً قصيراً للمعاينة، وربما تتفاقم مشكلات المريض في ظل الانتظار الطويل، وخاصةً عندما تستدعي حالته استشارة عددٍ من أطباء الاختصاص. وفي كل استشارة جديدة، يجد المريض أنه من غير المتاح له بناء علاقة شخصية مع أيٍّ من هؤلاء الأطباء، وسيتولد لديه شعور بفقدان التواصل أو الاستمرارية في الرعاية من قبل القائم بالرعاية الصحية.

وفي هذا السياق، فقد بينت دراسة عامة شملت 170 ألف مريض ممن ينتفعون من منظمة الحفاظ على الصحة (HMO)، أن هناك شعوراً عاماً بعدم الرضا لدى المشتركين بالتأمين (Freudenheim, 1993) نتيجة للقيود التي تفرضها مثل هذه الأنظمة (Curbow, 1986). لكن، ولكي نكون منصفين وموضوعيين، يجب علينا الاعتراف بأن برامج التأمين الجماعي المسددة مسبقاً لا تؤدي جميعها إلى مثل هذه الصورة الكئيبة (Davis et al., 1986; Iverson & Parker, 1985)، فمنظمة الحفاظ على الصحة (HMO)، وشعوراً منها بمسؤولياتها واهتماماً بما يُبديه المرضى من تحفظات، قامت بخطوات من شأنها التخفيف من طوابير الانتظار الطويلة، والسماح للمريض باختيار الطاقم العلاجي الذي يرغب به، وبإمكانيّة متابعة حالته لدى الطبيب نفسه في الزيارات اللاحقة؛ إذ أن التغيير المستمر يؤدي إلى تدني مستوى الرضا العاطفي لدى المريض، ولا يمنحه المستوى المطلوب من الرعاية (Freidson, 1961).

الفئات التشخيصية ورعاية المرضى Drug-Related Groups and Patient Care : في الفصل الثامن، تناولنا الفئات التشخيصية، وهي عبارة عن ارشادات عامة في رعاية المرضى من فئات تشخيصية معينة. والنقطة المهمة هنا، هي أن هذه التصنيفات يمكن أن تقود إلى زيادة كفاءة الرعاية وفعاليتها، مما يؤدي إلى التقليل من كلفة هذه الرعاية. ولهذا النظام التشخيصي عدة تأثيرات على الرعاية الطبية: فهو أولاً، وبسبب ما يتضمنه من تعزيز ضمني للمؤسسة الطبية في تحرياتها ومعالجاتها للمشكلات الطبية المتزامنة، يمثل حافزاً لليقظة في الممارسات التشخيصية. كما أن من صالح الأخصائي الممارس الكشف عن جميع المشكلات والعيوب لدى المريض وذلك قبل البدء بالمعالجة. والفائدة الأخرى المفترضة للنظام التشخيصي، هي أنه يتبنى ضمنياً محكاً بيولوجي- طبي في تقرير كيفية معالجة المرض ومدة هذه المعالجة. لكن، في الحقيقة، يعتبر النظام التشخيصي مؤشراً ضعيفاً في التنبؤ بمدى حاجة المريض للخدمات ومدة بقاؤه في المستشفى. فبينما نجد المريض "س" يتحسن من مجرد البقاء لمدة يومين في المستشفى، نرى المريض "ص"، الذي يعاني من نفس المشكلة، يحتاج إلى أربعة أيام وذلك بسبب بعض المضاعفات أو غياب المساعدة في المنزل (مرحلة ما بعد الرعاية). وأخيراً، يمكن للنظام التشخيصي أن يقلل من فعالية المعالجة، من حيث أنه قد يولد ميلاً إلى إطلاق سراح المريض قبل إنهاء المدة المقررة للعلاج. وهكذا، فمع أن لهذا النظام تأثير إيجابي على نوعية الرعاية (كالاهتمام بالعملية التشخيصية)، إلا أنه من ناحية أخرى قد يضعف من مستوى الرعاية أيضاً.

وباختصار، يمكننا أن نتوصل إلى استنتاجٍ مفاده أن تغيير هيكلية نظام الرعاية الصحية من الخدمات التي يتم دفع أتعابها مباشرةً إلى نظام يعتمد طرفاً ثالثاً مثل منظمة الحفاظ على الصحة (HMO)، يمكن أن يترك، ومن دون قصد، آثاراً سلبيةً على عملية التواصل بين المريض والقائم بالرعاية، وأن يؤدي إلى الحد من الخيارات الممنوحة للمريض. بل إن نظام التحويل لأطباء آخرين من اختصاصات مختلفة، قد يؤدي في النهاية إلى شعور الطبيب المعالج بعدم حاجته للاجتهاد لإرضاء مريضه. ومع أن منظمة الحفاظ على الصحة (HMO) يمكنها تحسين المستوى الفني للرعاية الصحية، إلاّ أن تحويل المرضى للزملاء قد يؤثر على مستوى التفاعل معهم وعلى نوعيته أيضاً. إضافة إلى أن البحث عن استراتيجيةٍ لتقليل تكلفة العلاج، يؤدي في النهاية إلى زيادة القيود المفروضة على الخيارات الممنوحة للمريض، وربما يقلل من جودة الرعاية التي يتلقاها.

تغييرات في فلسفة تقديم الرعاية الصحية:Changes in the Philosophy of Health Care Delivery

طرأت في الآونة الأخيرة تغييرات جذرية في أساليب التعامل مع الرعاية الصحية، مما كان له أثر كبير في نمط التعامل ما بين المريض والقائم بالرعاية الصحية. فكما رأينا، لم يعد للطبيب ذلك الدور المهيمن الذي كان يحتلّه في الماضي، وأصبح العنصر النسائي يحتل حيزاً كبيراً بين مقدّمي الرعاية الصحية، مما أدخل نمطاً جديداً لا مكان فيه للتسلط والسيطرة، وشهدت الرعاية الصحية بدورها ولادة أنظمة جديدة من الخدمات، كمنظمة الحفاظ على الصحة (M. S. Goldstein et al., 1987). كما أظهرت دراسات عديدة تغييراً في مشاعر الأطباء تجاه مرضاهم، بحيث أصبح طلبة الطب يميلون إلى بناء علاقة متوازنة، تتساوى فيها الحقوق والواجبات مع مرضاهم (Lavin et al., 1987). لقد أصبحت المسؤوليات التي كانت يوماً ما حكراً على الأطباء، مشتركةً بين عدة هيئات، بما فيها منظمات إدارة الرعاية الصحية والمرضى.

حركة الصحة الشاملة والرعاية الصحية Holistic Health Movement and Health Care : إضافةً إلى ذلك، شاعت مؤخراً في البلدان الغربية طرقٌ جديدة للعلاج، لا تمت للطرق التقليدية بصلة، مثل التأمل والتغذية الحيوية الراجعة وفلسفة الصحة الشاملة (والتي تنظر إلى الصحة الإيجابية على أنها حالةٌ ينبغي تحقيقها، لا على أنها مجرد غياب المرض). وهذه النظرة تدرك دور التأثيرات النفسية والروحية في تحقيق الصحة الجيدة، كما تمنح المريض قدراً لا بأس به من

المسؤولية في مجابهة المرض، والتعاطي مع أمور صحته، وذلك من خلال سلوكياته واتجاهاته ومعتقداته الروحية (Astin, 1998).

والصحة المتكاملة، أو الشاملة، تؤكد على أهمية التثقيف الصحي والمساعدة الذاتية والشفاء الذاتي. فهناك مثلاً تأكيد على استخدام التدخل الطبيعي الذي لا يعتمد على التقنية العالية، والذي يتضمن أساليب من أصول غير غربية؛ مثل استخدام العقاقير المستخلصة من الأعشاب، والعلاج بالوخز بالإبر، والعلاج بالتدليك والمساج، والشفاء الروحي، والعلاج بالرقص. وأهم ما في هذا التوجه هو ما يُحدثه من تغيير في نمط العلاقة ما بين القائم بالرعاية الصحية والمريض، بحيث يجعلها أكثر انفتاحاً ومساواةً وتبادلاً ومشاركة، إذ يركّز على العامل العاطفي أو الوجداني في تنمية تلك العلاقة (M. S. Goldstein et al., 1986).

وتدريجياً، شمل التغيير فيما يخص طريقة التعامل مع المرضى شريحةً أوسع من الأطباء، حتى أولئك الذين لا يتبعون النظام الذي يقوم على فكرة الصحة الشاملة. وشيئاً فشيئاً، أصبح الأطباء يميلون إلى منح المريض قدراً من المسؤولية الذاتية في التعامل مع مرضه، وغدت العلاقة التي تربط الطرفين تتسم بالتوازن والمساواة، إلى حدٍّ ما.

وبدأ العديد من الأطباء يدركون، وبصورة متزايدة، أن العلاجات البديلة غير التقليدية تدر على المرضى فوائد جمة وتحقق النتائج المتوخاة (M. S. Goldstein et al., 1986). وقد لوحظ أن الاتجاهات الشمولية في الصحة النفسية، وما صاحبها من تطور على صعيد حركة حقوق الإنسان، أثرت على بعض شرائح المجتمع أكثر من غيرها، إذ ما يزال أبناء الطبقة غير الميسورة مستقبلين سلبيين للخدمات الطبية (Cockerham et al., 1986). ومع أن الطب ووسائل الإعلام بذلا أقصى الجهود لتعزيز فكرة "نمط الحياة الصحي" وترويجها، إلا أن الجهود المماثلة لتشجيع حركة حقوق المستهلك فيما يتعلق بالعلاقة بين المريض والقائم بالرعاية الصحية، لم تعطِ ثمارها بالدرجة نفسها (Cockerham et al., 1986).

مساهمة القائم بالرعاية الصحية في التواصل الخاطىء:

Providers' Behaviors that Contribute to Faulty Communication

عدم الإصغاء Not Listening: ليس من الصعب إفشال الاتصال بين المريض والطبيب، فالوسائل متعددة وسهلة، وعلى رأسها سلوك الطبيب نفسه، عندما يهمل، مثلاً، مبدأ الإصغاء لمريضه. وقد بينت إحدى الدراسات أنه في 23% من الاستشارات، لا يستطيع المريض الانتهاءَ من طرح أعراضه وبثّ شكواه للطبيب، بينما يتدخل الطبيب ليقاطع المريض قبل نهاية كلامه في 69% من الحالات، وبوجه عام، بعد ثماني عشرة ثانية من بداية كلام المريض (Beckman and Frankel, 1984).

ووفقاً للباحثين، فإن سياسة مقاطعة الطبيب لكلام المريض لا تمنع المريض من معرفة أعراضه المرضية فقط، بل وتؤثر في النهاية على التوصل لتشخيص سليم؛ إذ أن الطبيب الذي يعتمد هذه السياسة لا يمنح المريض الفرصة الكافية لتقديم المعلومات التي قد تكون مهمةً عن حالته.

استخدام المصطلحات العلمية Use of Jargon: وهناك عامل مهم آخر في سوء الاتصال بين المريض والطبيب، يتمثل في استخدام الطبيب للمصطلحات العلمية والمتخصصة، التي يجهلها المرضى ولا يستطيعون فهمها أو تحليل معانيها المعقدة في كثيرٍ من الأحيان (Samora, Saunders, & Larson, 1961).

ويعتقد بعضهم أن استخدام الطبيب لألفاظٍ ومصطلحات معقدة أمام المرضى ينبع من رغبته في إشاعة جوٍّ من الاضطراب لديهم، بحيث يمنعهم من توجيه أسئلة، أو يهدف إلى إخفاء شعور داخلي لديه بالارتباك وعدم تمكّنه من تشخيص العلة بوضوح ودقة. لكن ليس من الموضوعية لوم الطبيب في جميع الحالات، فهو يستخدم المصطلحات العلمية التي تلقنها من أساتذته، والتي اعتاد استخدامها مع زملائه، لدرجة أنه ينسى أحياناً أنه يخاطب المرضى لا زملاءه، وأن هؤلاء المرضى لا يدركون ما تعنيه هذه المصطلحات بالضرورة. بعبارة أخرى، قد ينسى الطبيب أن المريض بحاجة للغة أكثر بساطة، لكي يفهم أقوال طبيبه، واستيعابه لما يشكو منه من أعراض، وما يحتاجه من طرقٍ تشخيصية وعلاجية مناسبة.

ولكن قد يكون الطبيب أحياناً غير قادر على إدراك ما يمكن للمريض أن يفهمه من موسوعة المعلومات والمصطلحات التي يوصلها إليه، وأحياناً لا يتمكن الطبيب من إيجاد مصطلحاتٍ بسيطة، تتناسب مع مستوى وعي المريض، رغم قناعته أن ما يشرحه للمريض معقد، ولا يمكن استيعابه بسهولة.

لكن السؤال الذي يطرح نفسه في هذا السياق، هو: هل المريض بحاجة لمعرفة سائر المعلومات المتعلقة بمرضه؟ وإذا كان الجواب بالإيجاب، فما هي الطريقة المثلى لإيصال المعلومات إليه، وما هي طبيعة هذه المعلومات التي يجب أن يزوده الطبيب بها؟

استخدام اللغة الطفولية Baby Talk: من ناحية أخرى، قد يسيء الطبيب الحُكمَ على قدرة المريض على فهم جوانب مرضه وعلاجه، فيذهب إلى النقيض من ذلك تماماً، مستخدماً تفسيرات مفرطة البساطة، أو لغةً طفولية (Baby Talk). ومثل هذه التفسيرات يمكن أن تولد شعوراً لدى المريض بالقصور والضعف والعجز.

وتكمن الحقيقة، فيما يتعلق بما يمكن للمريض فهمه، بين هذين النقضين: بين اللغة الفنية المعقدة، واللغة المبسطة الطفولية. وعادةً ما يستخف الطبيب بقدرة المريض على فهم المعلومات المتعلقة بمسببات المرض وتشخيصه وتطوره وطرق علاجه (McKinley, 1975; Waitzkin, 1985). ففي دراسة مبتكرة، تتبّع ماكينلي (McKinley, 1975) أطباء قسم التوليد في أحد المستشفيات أثناء زياراتهم للقسم، وراقب المصطلحات والمفردات الطبية التي يستخدمونها أثناء مناقشاتهم للأمراض مع المرضى. وبعد تصنيفه لأكثر المصطلحات أو المفردات استخداماً من قبل الأطباء، قام الباحث بدراسة وتقييم معرفة المرضى بتلك المفردات، ومن ثم قام بمقارنة المستوى الفعلي لاستيعاب المرضى لهذه المعلومات والمستوى الذي قدّره الأطباء لهم، فكانت المفاجأة أن معرفة المرضى بالمفردات الطبية كانت بمستوىً عالٍ، والأهم من ذلك أنها كانت أعلى مما توقعه الأطباء لهم. وحسب تحليل ماكينلي لهذه النتائج، فإن سلوك الأطباء يعكس ظاهرة "لوم الضحية" (Blame the Victim) ، ووضعها في موقع المتخوف وغير الذكي، بل والعاجز عن فهم مرضه.

وتشير الدراسات إلى أن المريض يلجأ إلى تثقيف نفسه ليتعلم هذه المصطلحات الطبية الفنية، بل إن المرضى يتعايشون مع مرضهم ويتعاونون مع الطبيب بشكل كبير، وذلك بالرغم من غياب التفسيرات الكافية حول المرض من قبل القائمين بالرعاية الصحية.

التعامل مع المريض بصفته ليس إنساناً Nonperson Treatment: ويُعتبر أسلوب تعامل الطبيب مع المريض كحالةٍ مَرَضية وليس كشخص، أو "تشييء" المريض والتقليل من شأنه (Depersonalization of the Patient)، من العوامل الرئيسة التي أدت إلى تدني نوعية العلاقة بين المريض والقائم بالرعاية الصحية (Kaufman, 1970).

ويعتقد بعضهم أن تعامل الطبيب مع المريض بهذا الأسلوب ربما لا يكون متعمداً، أو أنه يهدف إلى إبقاء المريض في حالة من الهدوء، بحيث يقوم الطبيب بالفحوصات المطلوبة دون أن يرهقه المريض بأحاديث "غير مفيدة" وبأسئلة

"مزعجة". إذ يجد الطبيب نفسه مرتاحاً للغاية إذا ما تمكن من فحص المريض بتريث وهدوء، بل إنه سيكون سعيداً إذا ما ترك المريضُ لـه جسده ليفحصه، تماماً كما يترك سيارته بين يديّ الميكانيكي، ويعود لاحقاً لاسترجاعها دون أن يزعج الطبيب بشكواه وأسئلته أثناء المعاينة.

فكم هي شبيهةٌ حالة الطبيب مع مريضه بحالة الميكانيكي مع السيارة، ولكن بفارق جوهري؛ أن الميكانيكي لا يلازمه صاحب السيارة خلال الفحص، ولا يلاحقه بالأسئلة ويزعجه بالاستفسارات. ويزعم جوفمان (Goffman, 1961) بأن الطبيب يواجه الموقف عموماً، بالتظاهر وكأن المريض غير موجود: إذ يستقبل المريض بالتحية الاعتيادية ويودعه بالطريقة نفسها، إلا أن الأمور تتم ما بين التحية والوداع، كما لو لم يكن للمريض وجود ككائن بشري، بل كقطعة أمتعة خلّفها صاحبها وراءه (ص. 341-342).

ولظاهرة "التشييء" هذه فوائدها في بعض المواقف، كلحظات الضغط الشديد، حيث تساعد في إضفاء جو من الهدوء على تصرفات المريض، مما يسمح للطبيب بالتركيز في أداء عمله. لكن المؤكد أيضاً أن عدم التعامل مع المريض كشخص قد يؤدي إلى آثار سلبية. إذ يستخدم الفريق الطبي أثناء جولاته وزياراته للمرضى في أقسام المستشفى مصطلحات فنية مختصة أو ملطفة، أثناء مناقشته للحالات دون اكتراث لوجود المريض المستلقي بجسده على سرير المرض، مما يثير الارتباك في نفس المريض، ويجعل الشكوك تنتابه وهو يصغي للمناقشة دون مشاركة، وكأنه غير موجود على الإطلاق. وفي سياق متصل، استنتجت إحدى الدراسات أن نسبة مضاعفات أمراض القلب تزداد بعد جولات الأطباء على أقسام المرضى (Jarvinen, 1955).

ولا يجب أن ننسى أن العاطفة تلعب دوراً مهماً في مهنة الطب، وأن الطبيب في الأساس إنسان يتفاعل مع مشاكل مرضاه وهمومهم، ولهذا فليس من السهل على الإطلاق أن يعمل باستمرار وتفكيره مشغول بأن أي إجراء يقوم به قد يكون له تأثيره على مستقبل المريض وحياته. لذا، فإن التعامل مع المريض انطلاقاً من الأسلوب اللاشخصي قد يوفر للطبيب الحماية العاطفية في بعض الحالات الحساسة، ويُبعد عنه، ولو مؤقتاً، شبح المسؤولية الذي يسيطر عليه معظم الوقت، والذي يفرض عليه بالتالي معاناة نفسية كبيرة، خصوصاً إنْ فارق أحد مرضاه الحياة، أو أصيب آخر بعجز أو شلل خلال العلاج، فقطار الحياة يجب أن يستمر، وعلى الطبيب أن يواصل مشواره المهني في علاج المرضى، رغم كل هذه التحديات التي تواجهه.

ويلعب العنصر الوجداني دوراً أساسياً في تفاعل المريض مع طبيبه خلال الاستشارة الطبية، وخلال تطور الحالة المرضية أيضاً (J. A. Hall et al., 1993). فقد وجدت إحدى الدراسات مثلاً أن الحالة النفسية لبعض النساء تنقلب وتتأثر جذرياً إن قام طبيب مرتبك بالتصريح لهن عن تشخيص مَرَض خطير، فمنهنّ من تصاب بارتفاع معدل نبضات القلب أو يسيطر عليها القلق، ولا تتذكر كل ما قاله الطبيب لها، وذلك بنسبة تفوق مثيلاتها لدى النساء اللاتي تتلقين التشخيص نفسه من طبيب لا تبدو عليه علامات القلق (D. E. Shapiro et al., 1992).

التعامل مع المرضى بصفتهم أنماط Stereotypes of Patients : وهناك عامل آخر له تأثيره السلبي على الاتصال بين الطبيب والمريض، يتمثل في مواجهة الطبيب حالاتٍ من المرضى أو الأمراض التي لا يجد في نفسه رغبة في معالجتها، أو التعامل معها ومتابعتها. فالاتجاهات الازدرائية نحو المرضى لها انعكاساتها السلبية على المريض، وقد تقضي على عملية التواصل والعلاج بأكملها (Morgan, 1985; Shnielkin et al., 1988). وكما هو معروف، يقل مستوى الأداء الإكلينيكي للأطباء، بما يتضمنه من معلومات أو دعم أو كفاءة، حين يتعاملون مع مرضى من السود والمكسيكيين، أو مع فئات من المرضى من ذوي الدخل المتواضع، والمستوى الاجتماعي والاقتصادي الأقل حظاً، مقارنة

مع المرضى الميسورين والأغنياء، حتى عندما تتم عملية الرعاية الصحية ضمن المؤسسة نفسها (Bartlett et al., 1984;Epstein et al., 1985, (Hooper et al., 1982; C. E. Ross et al., 1982; Waitzkin, 1985; Wasserman et al., 1984

كما وجدت الدراسات أن العديد من الأطباء يحملون أفكاراً سلبية مسبقة عندما يتعاملون مع مرضى من كبار السن (Ford & Sbordone, 1980; Najman, Klein, & Munro, 1982; Haug & Ory, 1987)، وأنهم لا يمنحونهم العناية المماثلة للآخرين في أقسام الطوارئ أو في أقسام التمريض، عندما يصيبهم مرض مزمن أو شديد الخطورة على حياتهم (J. Roth, 1977). وتتفاقم هذه المشكلات إذا ما رافقتها صعوبات في الاتصال مع هؤلاء المرضى (من كبار السن)، كضعفٍ في حاسة السمع أو النطق (Haug & Ory, 1987; Morgan, 1985)، والغريب أن الشعور متبادل بين الطرفين، حيث أن 54% فقط من المرضى الذين تتجاوز أعمارهم 65 عاماً لديهم ثقة عالية بطبيبهم.

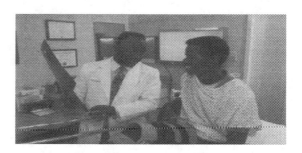

غالباً ما يكون المرضى أكثر ارتياحاً حين يكون تفاعلهم مع أطباء مشابهين لهم.

(© Bob Daemmrich/ Stock Boston)

وقد تشكل الجنسانية (Sexism) مشكلة أخرى من مشاكل الممارسة الطبية. فهناك، على سبيل المثال، مصاعب أكثر في العلاقة بين الأطباء الذكور والمرضى من الإناث. وقد استنتجت الدراسات أن وقت الزيارة لدى الطبيبات أطول مقارنة بالأطباء الذكور، وأنهن يكثرن من الأسئلة والاهتمام، ويظهرن إيجابيةً ودعماً أكبر في سلوكهن اللفظي وغير اللفظي، كالابتسام وعلامات الاستحسان (J. A. Hall et al. 1994). كما وجدت الدراسات أن التطابق الجندري يعزّز الألفة (Rapport) بين المريض والطبيب، ويزيد من المكاشفة والانفتاح، الأمر الذي يعزز التواصل بينهما (Levinson et al., 1984; C. S Weisman & Teitelbaum, 1985)، لكن المستغرب هو أن الأطباء، ذكوراً وإناثاً، يفضلون كلاهما المرضى من الذكور (Hall et al., 1993).

وفي دراسة تجريبية حول الاتجاهات التي يحملها الأطباء نحو مرضاهم من الذكور والإناث، وُجد أنه يُنظر إلى حالة المرضى من الإناث على أنها أقل خطورة، وأنهن أقل حاجةً للفحوص والمتابعة الطبية. كما وجد أن الأطباء أثناء معالجتهم للمرضى الإناث، كانوا أكثر لجوءاً للوصفات الدوائية والتقييم النفسي. هذا يدل، وبكل وضوح، على أن التنميط (Stereotyping) له أثره على أنواع الاستدلالات والتوصيات الطبية التي يتوصل إليها الطبيب (V. L. Wilcox, 1992).

وأخيراً، فإن المرضى الذين كانوا يبحثون عن علاج للاكتئاب والقلق، أو أشكال أخرى من الاضطراب النفسي يثيرون لدى الأطباء ردود فعل سلبية. وذلك بسبب الصعوبات الجمة في التواصل معهم، وحاجتهم لقضاء وقت أطول في كل زيارة. كما أن الأطباء يميلون بشكل عام إلى التعامل مع المرضى المصابين بحالات مرضية بسيطة وعابرة، أكثر من أولئك الذين تبدو حالتهم المرضية مستعصية ومزمنة، وتحتاج عناية أكبر (J. A. Hall et al., 1993). إذ يعتبر الأطباء أن الحالات المزمنة تتسم بالغموض، وتثير كثيراً من التساؤلات، وتتطلب جهداً أكبر ووقتاً أطول للتكهن بطبيعتها، وبإمكانية تطورها في المستقبل (R. N. Butler, 1978).

مساهمات المريض في التواصل الخاطىء:

Patients' Contributions to Faulty Communication

بعد بضعة دقائق فقط من مناقشتهم لحالتهم المرضية مع الطبيب، وُجد أن ثلث المرضى لم يتذكروا تشخيصهم، وحوالي نصفهم لم يفهموا تفاصيل مهمة حول مرضهم أو علاجه (Golden & Johnston, 1970). ويعود جزء من هذا العجز في تذكر المعلومات إلى الاتصال الخاطئ، ولكن جزءاً آخر منه يعزى إلى عوامل لها علاقة بالمريض نفسه. وهكذا، بينما يشكو المريض من التفسيرات الفنية الطبية، نجد الطبيب يشكو من أن تفسيراته تدخل من أذن وتخرج من الأخرى، حتى عندما تكون واضحة ودقيقة.

خصائص المريض Patient Characteristics: هناك عدة عوامل من جهة المريض تساهم في ارتباك التواصل بينه وبين القائم بالرعاية الصحية. فالمرضى العصابيون كثيراً ما يبالغون في أعراضهم (e.g., Ellington & Wiebe, 1999). ومثل هذا النمط من السلوك يمكن أن يعيق من قدرة الطبيب على الفهم، أو على الحكم الفعّال على حالة المريض. ومن تلك العوامل أيضاً، قلق المريض (Graugaard & Finset, 2000). فعندما يقلق المريض، يتردى مستوى الفهم لديه، إذ يؤدي القلق إلى صعوبة في التركيز وفي معالجة المعلومات المدخلة، وحتى بعد تلقي هذه المعلومات، فإن التأثير المشتِّت للقلق، ربما يجعل الاحتفاظ بها صعباً. ولأن القلق يكون مرتفعاً عادةً أثناء زيارة الطبيب، فليس من المستغرب ألا يحتفظ المريض سوى بالقليل من المعلومات. لذلك، فإن التركيز المباشر على شكاوى المريض من شأنه أن يخفف من تأثير القلق على التواصل الفعال (Graugaard & Finset, 2000).

ومع تقدم العمر، تزداد المشكلات الطبية عادةً عند المسنين، بينما تقلّ قدرتهم على عرض شكواهم بفاعلية، وعلى متابعة التعليمات العلاجية. حيث وُجِد أن 40% من المرضى ممن هم فوق الخمسين، يواجهون صعوبة في فهم التعليمات المتضمَّنة في الوصفة الطبية. وبالتالي، قد تبرز الحاجة إلى مزيدٍ من الوقت والعناية لإيصال المعلومات المهمة للمرضى المسنين.

مستوى المعرفة لدى المريض Patient Knowledge: هناك عوامل أخرى تؤثر في قدرة المريض على فهم المعلومات والاحتفاظ بها، منها مستوى معرفة المريض وخبرته بالمرض. إذ أن بعض المرضى غير قادرين على فهم حتى أبسط المعلومات حول حالتهم (M. S. Davis, 1966). يُضاف إلى ذلك ما هنالك من فروقٍ اجتماعية واقتصادية بين الأطباء والمرضى، والتي قد تُسهم في إضعاف التواصل بينهما (Waitzkin, 1985). وفي المقابل، فإن المرضى الذين كانت لديهم خبرة سابقة بالمرض، وتلقوا تفسيراً واضحاً لمرضهم وكيفية معالجته، أو الذين عرفوا أن مرضهم ليس خطيراً، أظهروا تشويهاً أقلّ في معلوماتهم. أما المرضى الذين يُعتبر المرض جديداً بالنسبة لهم، ولديهم القليل من المعلومات حوله، فقد أظهروا أعلى درجات التشويه في فهمهم وتفسيرهم لحالتهم (DiMatteo & DiNicola, 1982).

اتجاهات المريض إزاء الأعراض Patient Attitudes Toward Symptoms: ومن المهم للغاية أن نعي اتجاهات المريض نحو الأعراض التي يشكو منها، ونتذكر أن أولويات المريض تختلف عن أولويات الطبيب. إذ يركز المريض على ما يؤلمه ويزعجه ويقلق راحته، ويتدخل في أنشطته وفعالياته؛ بينما لا يهتم الطبيب، في الغالب، بالأعراض بقدر اهتمامه بالمرض الكامن وراءها، ومدى خطورته وإمكانية علاجه. لذا، قد لا يركز المريض على ما يركز عليه الطبيب، وقد يعتقد أن الطبيب لم يشخص مرضه بصورة جيدة، أو أنه لم يستمع حقاً لأقواله أو شكواه (Korsh & Negrete, 1972; Young, 1980).

وربما يزود المريضُ القائمَ على رعايته بمعلومات خاطئة حول تاريخه الطبي أو شكواه الراهنة. فقد يخجل أحياناً من تاريخه الطبي (كالإجهاض مثلاً) أو عاداته وممارساته الصحية (كالتدخين مثلاً)، وكثيراً ما يتم حجب مثل هذه المعلومات المهمة عن الطبيب (L. Smith, Adler, & Tschann, 1999).

ولأن المريض يخشى أن يكون مصاباً بمرض خطير، فربما يمتنع لاشعورياً عن إعطاء المعلومات المفيدة للطبيب، أو قد يعطيه إشارات خاطئة حول مشكلته الحقيقية. حيث وجد أن حوالي ثلثي المرضى يسعون طلباً للمواعيد الطبية بسبب خوفهم من أنهم مصابون بأمراض خطيرة، كالسرطان أو أمراض القلب (Reader, Pratt, & Mudd, 1957). وقد تأتي استجابة الطبيب لتؤيد اعتقادهم بأنه لن يخبرهم بالحقيقة، إذا ما كانوا مصابين بعلة خطيرة. ومن جهة أخرى، يَفترض الطبيب أن المريض الذي لا يسأل لا يريد المعلومات حقاً؛ لذا فلن يتبرع الطبيب بها (Duff & Hollingshead, 1968). وقد يخاف المريض أحياناً من توجيه الأسئلة للطبيب لاعتقاده بأنه لن يحصل على إجابات صادقة (Greer, 1974).

المظاهر التفاعلية لمشكلة التواصل: Interactive Aspects of the Communication Problem

يمكن لنوعية التفاعل بين الطبيب والمريض أن تديم مشكلات الاتصال بينهما (J. A. Hall, Rotter, Katz, 1988). ومن المشكلات الرئيسة في هذا السياق، فشل توفير التغذية الراجعة اللازمة للطبيب أثناء التفاعل، وبالتالي عدم معرفته بمدى فاعلية الاتصال (Sicotte, et al., 1996).

إذ تتطلب العملية بالتحديد معاينة الطبيب للمريض، تشخيصه لمرضه، التوصية بالعلاج، ثم متابعة المريض. وعندما لا يعود المريض للمراجعة، فهنالك عدة احتمالات ممكنة: فربما يكون المريض قد شُفي بالعلاج، أو أن حالته قد ساءت فقرر البحث عن العلاج في مكان آخر، ويمكن أن يكون العلاج قد فشل لكن المريض تحسّن على أية حال، أو أنه قد توفي. وفي ضوء عدم معرفة الطبيب بحدوث أيّ من هذه البدائل، فلن يعرف مدى تأثير النصح الذي قدمه، أو نسبة النجاح الذي حققه في العلاج.

ومن الطبيعي أن تكون مصلحة الطبيب متمثلةً باعتقاده أن التشخيص كان سليماً، أو أن المريض قد سمع نصيحته وأن المرض قد شُفي. لكنه في الواقع، ربما لن يعرف أبداً ما حدث لمريضه بالفعل.

وقد يواجه الطبيب صعوبةً في معرفة فيما إذا كان قد بنى علاقة مُرضِية مع المريض أم لا؛ فالعديد من المرضى حذرون نسبياً في تعاملهم مع الطبيب، فبدلاً من الشكوى إلى الطبيب مباشرة إذا كانوا غير راضين عنه، فإنهم يغيّرونه ويذهبون إلى آخر. وهكذا، فإن الطبيب أمام توقف المريض عن مراجعته، لا يعرف فيما إذا كان المريض قد رحل عن المنطقة، أو أنه تحول إلى طبيب آخر. وعندما يحصل الطبيب على تغذية راجعة، فإن احتمال كونها سلبية يفوق احتمال كونها إيجابية. فالمرضى الذين تفشل معالجتهم أقرب إلى العودة للطبيب من المرضى الذين نجحت معالجتهم (Rachman & Phillips, 1978).

وهنا لا بد من الإشارة إلى أمرين في غاية الأهمية: الأول أن التعلم يتعزّز بالتغذية الراجعة الإيجابية أكثر من السلبية؛ فالتغذية الراجعة الإيجابية تخبر الفرد بأن ما يفعله صحيح، بينما السلبية تخبره بما عليه أن يتوقف عن فعله، وليس بالضرورة أن تُعلِمه بما عليه أن يفعله بدلاً من ذلك. إن الأطباء يحصلون على التغذية الراجعة السلبية أكثر من حصولهم على الإيجابية، ومثل هذا الموقف لا يساعد على التعلّم.

ويتمثّل الأمر الثاني في أن التعلم يحدث فقط من خلال التغذية الراجعة، ولكن في حالة الطبيب، فإن نقص التغذية الراجعة هو القاعدة. ومن الواضح أنه من الصعب جداً بالنسبة للطبيب أن يعرف ما إذا كان الاتصال كافياً أم أنه لم يكن كذلك. وعليه، فمن الصعب عليه معرفة كيف يقوم بتغييره. لذلك فلا عجب في أنه عندما يعرض علماء الاجتماع أرقامهم وإحصائياتهم حول ضعف الاتصال أو التواصل بين الأطباء والمرضى، فإن لسان حال كلٍّ من الأطباء يقول وبكل ثقة: "ليس أنا"، وذلك لأنه في الحقيقة ليس هناك أساس لاتهام الذات.

نتائج ضعف الاتصال بين المريض والقائم بالرعاية الصحية:

Results of Poor Patient – Provider Communication

لا مفر من الاعتراف بأثر مشكلات الاتصال على الصحة؛ فالمرضى غير الراضين أقل ميلاً لاستخدام الخدمات الطبية مستقبلاً (E. Ross & D. M. Duff, 1982; Ware et al., 1978)، كما أنهم أكثر ميلاً للبحث عن خدمات تلبي احتياجاتهم العاطفية بدلاً من حاجاتهم الطبية (Eisenberg et al., 1993; Ware et al., 1978)، وعن خدمات تضع التفاعل الوجداني في المقدمة، حتى لو كان ذلك على حساب الرعاية الفنية الكفؤة.

كذلك وُجد أن المرضى غير الراضين كانوا أقل ميلاً للحصول على فحوصات طبية، وأكثر ميلاً لتغيير أطبائهم والتقدم بالشكاوى الرسمية (Hayes-Bautista, 1976; Ware et al., 1978). وعليه، يبدو أن عدم الرضا عن التفاعل ما بين المريض والطبيب، لا يدفع فقط باتجاه المجازفة التي تؤدي إلى تجنب الخدمات الطبية مستقبلاً؛ وإنما يشكّل أيضاً معضلةً لمؤسسات الرعاية الصحية نفسها.

وفيما يتبقى من هذا الفصل، سنركز على المشكلة الطبية الأكثر تأثيراً على الرعاية الصحية، وهي عدم التزام المريض بالبرنامج الطبي، كما سنبحث أيضاً في ظاهرة دعاوى سوء الممارسة الطبية.

عدم الالتزام بالبرنامج العلاجي: Nonadherence to Treatment Program

تناولنا في الفصول الثالث والرابع والخامس الالتزام ببرامج وأنظمة العلاج في إطار السلوك الصحي، وأشرنا إلى صعوبة تعديل أو تغيير عادات ضارة بالصحة كالتدخين وتعاطي الكحول، أو إتباع اسلوب حياة صحي من خلال تخفيض الوزن، وتغيير الحمية، وسلوكيات صحية أخرى.

وفي هذا الفصل، سنتناول دور المؤسسات الصحية. والأهم، دور القائم بالرعاية الصحية في تعزيز الالتزام. ففي القرن السابع عشر قام الكاتب المسرحي الفرنسي موليير (Moliere) بوصف العلاقة بين الأطباء والمرضى فيما يتعلق بالتوصيات العلاجية، وذلك في الحوار التالي:

"**الملك**: هل لديك طبيب؟ وماذا يفعل؟

موليير: نتحادث سيدي، يعطيني نصائح لا أتبعها فأتحسن" (Treue, 1988, as cited in Koltun and Stone, 1986).

وعندما لا يتبنى المرضى السلوكيات والمعالجات التي يوصي بها القائم بالرعاية الصحية، فهذا يعني عدم الالتزام (Nonadherence) (Kaplan & Simon, 1990). وتتراوح تقديرات عدم الالتزام ما بين 15% و 93% من مجموع المرضى (R. B. Haynes, McKibbon, & Kanani, 1996; Kaplan & Simon, 1990).

ففي برامج العلاج بالمضادات الحيوية قصيرة المدى، وهي من أكثر الوصفات شيوعاً، يُقدر أن ثلث المرضى على الأقل لا يتقيدون بها بشكل كافٍ (Rapoff & Christopherson, 1982)، كما أن 50% إلى 60% من المرضى لا يلتزمون بمواعيدهم التي يتم تحديدها لغايات تعديل سلوكياتهم الوقائية (DiMatteo & DiNicola, 1982)، وما نسبته 20% إلى 80% من المرضى ينسحبون من برامج تعديل أساليب الحياة، التي يتم إعدادها خصيصاً من أجل معالجة مشكلات مثل التدخين أو البدانة (J. M. Dunbar & Agras, 1980; Turk & Meichenbaum, 1991). ومن أصل 750 مليون وصفة جديدة تُحرر كل سنة، هناك حوالي 520 مليون منها لا يتم الالتزام بها جزئياً أو كلياً (Buckalew & Sallis, 1986).

وفي دراسة على أطفال عولجوا لالتهابات الأذن، قُدِّر بأن 5% فقط من الوالدين تقيدوا ببرنامج الدواء بشكل تام (Mattar, Markello, Yaffe, 1975). وفي الحقيقة، فإن تدني مستوى الالتزام يقود العديد من الباحثين إلى الاعتقاد بأن فوائد الكثير من الأدوية لا تتحقق، وذلك في ضوء مستويات الالتزام الراهنة عند المرضى(Haynes et al., 1996).

قياس الالتزام Measuring Adherence: والحصول على أدلة ثابتة حول عدم الالتزام ليس بالأمر السهل (Turk & Meichenbaum, 1991). ففي إحدى الدراسات التي حاولت قياس مدى الالتزام باستخدام عقار الثيوفيلين (Theophylline) من قبل مجموعة من المرضى المصابين بأمراض القلب (Chronic Obstructive Pulmonary Disease-COPD)، وجد أن الأرقام والنسب تباينت بين تقارير الأطباء (78%)، وما أظهرته لوائحهم (62%) ، وما بينته التسجيلات المصورة لزيارات المرضى(69%) ، وتقارير المرض(59%) (Gerbert et al., 1988). والجدير بالذكر أن الدراسة لم تَقِس ما إذا كان المرضى يتناولون الدواء بصورة صحيحة أم لا.

ويُستخدم تعداد حبوب الدواء (أي كمية الدواء المتبقية في علبة الدواء بعد انتهاء المريض من العلاج) كمقياس موضوعي لعدم الالتزام، لكن هذا الأسلوب يبدو عرضةً لعدة أشكال من التحيز. فالمرضى قد ينقلون حبوب الدواء أو بعضها من علبة الدواء، وربما يتناولون ما تبقى من الدواء من علاجٍ سابق. إضافةً إلى ذلك، فحتى في الحالات التي نعرف منها بشكل ثابت كمية ما تناوله المرضى من حبوب الدواء، فإننا لا نعرف فيما إذا كانوا قد تناولوها بالشكل الصحيح، أي بالكمية والوقت الصحيحين (Turk & Meichenbaum, 1991).

أمّا قياس الالتزام من خلال قيام الأطباء باستجواب مرضاهم، فهو طريقة يمكن أن تقودنا إلى تقديرات مزيفة وغير ثابتة (R. M. Kaplan & Simon, 1990; Turk & Meichenbaum, 1991). حيث أن معظم المرضى يعرفون بأنه يفترض بهم الالتزام، لذا فقد تكون إجاباتهم زائفة، حتى يظهروا بالمظهر الملتزم والمتعاون (Turk & Meichenbaum, 1991; H. P. Roth, 1987).

ونتيجةً لذلك، لجأ معظم الباحثين إلى طرق غير مباشرة لقياس الالتزام؛ مثل مواعيد المتابعة أو التحويلات التي التزم بها المريض بالفعل، لكن حتى هذه المقاييس يمكن أن تكون متحيزة. ومن الطرق الأخرى التي اعتقد العديدون بأنها أكثر ثباتاً، تم اللجوء إلى بعض الفحوص الطبية مثل فحص البول أو الدم، لكن هذه الطرق مكلفة وغير عملية. وأخيراً، فقد تكون نتائج العلاج طريقةً علمية فعالة لقياس عدم الالتزام، ولكن ليس هناك ما يكفي من البينات للدلالة على وجود علاقة فعلية بين مدى الالتزام ونتائج العلاج.

إذن، وباختصار، هناك العديد من العوامل التي تؤدي إلى عدم وضوح العلاقة بين الالتزام والشفاء (Turk & Meichenbaum, 1991).

أسباب الالتزام: Causes of Adherence

وإذا ما سُئل الأطباء عن أسباب عدم الالتزام، فإنهم يعزونها إلى نمط الشخصية اللاتعاونية أو الجهل أو نقص الدافعية أو النسيان لدى المرضى (M. S. Davis, 1968a; W. C. House, Pendelton, & Parker, 1986). ولكن في الحقيقة، فإن جميع الجهود التي بُذلت في التعرف على أنماط المرضى غير الملتزمين، لم يحالفها النجاح (R. H Kaplan & Simon, 1990; Meichenbaum & Turk, 1987). والشيء المؤكد الوحيد الذي يمكن اعتباره سبباً مباشراً لعدم الالتزام، هو الاتصال الخاطىء.

الاتصال الجيد :Good Communication هناك عدة عوامل يمكنها أن تؤدى إلى عدم الالتزام، وجميعها تتعلق بالتواصل (Communication). وتتضمن هذه العوامل اتخاذ المريض بالفعل قراراً لا رجعة فيه، يتضمّن رغبته الفعلية بالالتزام، ومدى فهمه لطبيعة العلاج والإجراءات المزمع اتباعها لإنجاح مهمة العلاج. إضافةً إلى مدى رضاه العاطفي عن علاقته بطبيبه، وردود فعله تجاه البرنامج العلاجي، بما في ذلك عدم الالتزام الخلاق (Creative Nonadherence) وردة الفعل(Reactance) الناجمة عن الشعور بفقدان السيطرة أو المبادرة، وتصنيف الذات(Self-Labeling) ضمن فئة ما، وعوامل شخصية واجتماعية وديمغرافية متعددة أخرى.

وتتمثل الخطوة الأولى التي تضمن الالتزام، في قرار المريض الانصياعَ للبرنامج العلاجي طبقاً لما يصفه الطبيب. لكن الأطباء يميلون للاعتقاد أن المرضى سوف يلتزمون حتماً بإرشاداتهم ونصائحهم، دون أن يدركوا بأن العامل الكفيل بضمان ذلك يتمثل بتصميم المريض واتخاذه قراراً قطعياً بهذا الشأن. فالمريض ليس طرفاً سلبياً في إنجاح العلاج والالتزام، وإنما له كامل الحرية في اتخاذ القرارات التي يجدها ملائمة لوضعه ومنسجمة مع قناعته.

ويتحدد مدى استعداد المريض لمتابعة العلاج بما يلي:

1. إدراكه لمدى خطورة المرض. فإذا اعتقد المريض بأن مرضه خطير، فسوف يشعر بضرورة التزامه بالعلاج. بينما لن يكون الشعور مماثلاً إن عرف أن مرضه عابر، وليس خطراً على مستقبله.

2. مقارنة كلفة العلاج بفوائده. فإذا كان العلاج باهظ الكلفة، وسينتج عنه أوجاع وآثار جانبية، وسيخل بالحياة اليومية للمريض، ويسبب له الضيق والإزعاج، فإن التزام المريض بالعلاج سيكون ضعيفاً.

أمّا الخطوة الثانية التي تسمح بتحقيق درجة عالية من الالتزام، فتتمثل في فهم المريض لما هو مطلوب منه، وللإجراءات التي سيشملها برنامج العلاج. أما إذا لم يفهم المريض هذه الإجراءات، فإنه لن يتبعها ويطبقها بدقة حتماً (Hanenstein, Schiller, and Hurley, 1987; Stanton, 1987). وحسب لي (Ley, 1988)، يكون الالتزام في أعلى درجاته عندما يحصل المريض على وصف كامل للمرض ومسبباته وكيفية علاجه، بأسلوبٍ مبسطٍ وخالٍ من المصطلحات العلمية والطبية المعقدة، والتعليمات المكتوبة والمكررة لضمان استيعابها (DiMatteo & DiNicola, 1982). ويعرض الإيضاح (9-2) بعض الطرق التي يمكن من خلالها التقليل من أخطاء الالتزام.

إيضاح 9-2

التقليل من أخطاء الالتزام

Reducing Error in Adherence

مركز تطوير الصحة وتحسينها هو مؤسسة غير ربحية، تهدف إلى نشر الوعي حول كيفية تأثير العوامل النفسية والاجتماعية والسلوكية والاقتصادية والبيئية في الصحة والمرض. ومن بين اهتمامات هذا المركز، تسليط الضوء على ظاهرة تدني مستويات الالتزام بالعلاج من قبل المرضى بصورة عامة، والأخطاء التي يمكن أن تحدث إذا لم يكن الأطباء واعين بأنماط سلوك المرضى، من حيث إساءة الاستعمال للأدوية وغيرها.

ومن بين التوصيات التي يقترحها المركز للتعامل مع هذه المسألة:

1. اعتبار محو الأمية عند البالغين أولوية وطنية.
2. طباعة جميع الوصفات على لوحة للإعلانات.
3. الاحتفاظ بسجل طبي الكتروني لكل مريض، يتم فيه تدوين كل ما يتعلق بتاريخه الطبي، وجعله متاحاً لكلٍّ من الطبيب والمريض.
4. الطلب من الصيادلة تزويد المرضى بالتعليمات والإرشادات عند صرف الدواء لهم.
5. وضع قائمة شطب تحتوي على فقرات يجيب عنها كلا الطبيب والمريض قبل كتابة الوصفة الطبية.

البرنامج العلاجي Treatment Regimen: ولخصائص البرنامج العلاجي تأثيره أيضاً على درجة التزام المريض (R. B. Haynes, 1979a) . ويبدو أن رضا المريض له أهميةٌ فائقة في التنبؤ بالالتزام أيضاً. إذ تشير الدلائل إلى أن المريض يلتزم التزاما عالياً بالعلاج عندما يكون راضياً، وعندما يلمس بأن توقعاته بشأن الرعاية الصحية بدأت تتحقق، وكذلك عندما يتحلى طبيبه بالدفء والاهتمام، ويجيب عن استفساراته دون غضب أو تسرع (Sherbourne, Hays, Ordway, DiMatteo, & Kravitz, 1992; DiMatteo et .al., 1993).

بينما تَبيّن أن الالتزام يقل عندما يستغرق العلاج زمناً طويلاً، وخصوصاً إذا كان يتطلب إجراءات معقدة، أو يعرقل أسلوب الحياة الذي اعتاد عليه المريض، ويتطلب منه تغيير عاداته الشخصية؛ مثل التوقف عن التدخين أو الامتناع عن تناول المشروبات الكحولية، أو تغيير نظامه الغذائي ومستوى نشاطه (DiMatteo & DiNicola, 1982; Turk & Meichenbaum, 1991). وكما يبيّن الإيضاح 9-3 ، قد تتوقف على هذه المعالجات أحياناً حياة المريض. بينما وُجد أن الالتزام بالمواعيد الأولى والحصول على الفحوص الطبية يرتبطان بمعدلات التزام عالية عند المرضى (J. Alpert, 1964; for a review, see Dimatteo & DiNicola, 1982).

إيضاح 9-3

موانع البروتيز: كابوس الالتزام

Protease Inhibitors An Adherence Nightmare?

كان المصابون بالإيدز في السابق يعتقدون أن الموت أصبح على الأبواب. أما اليوم، أصبحت تتوفر لهم أنواع من المعالجة التي تطيل من حياتهم- وهي معالجة على شكل موانع البروتيز. والبروتيز عبارة عن إنزيم ضروري لتكاثر فيروس الإيدز. وعند تناول موانع البروتيز بانتظام، فإنها لا توقف انتشار الفيروس فحسب، وإنما تؤدي في بعض الحالات إلى زوال أي أثر لهذا الفيروس في مجرى الدم.

لكن تناول موانع البروتيز بانتظام هو المشكلة. فهذه الموانع فيها من الصفات ما يجعل الالتزام بها أمراً صعباً. فالعديد منها ينبغي تناوله أربع مرات يومياً. وعدم الالتزام بإحدى الجرعات الأربع، كفيل بجعل العلاج غير ناجح مطلقاً. ويتطلب العديد منها أيضاً وضعه في الثلاجة، مما يستدعي من المريض أن يبقى قريباً من الثلاجة طيلة النهار. وهو أمر غير عملي بالنسبة لبعض المرضى. فالمرضى المنحدرون من الطبقات الوسطى، والمستقرين في حياتهم وعملهم، ويتمتعون بشبكة اجتماعية داعمة؛ يمكنهم المحافظة على مستوى جيد من الالتزام. أما بالنسبة للفقراء والمشردين، والذين لا يعملون، ولا يمتلكون حتى الثلاجة، فإن الالتزام سيكون صعباً بالتأكيد. إضافة إلى ذلك، يمكن لعوامل القلق وتعاطي المخدرات ووجود أعراض ذهانية، أن تزيد من تعقيد هذه المسألة.

ولموانع البروتيز آثارها الجانبية غير السارة، بما فيها الإسهال والشعور بالغثيان، والتي تؤدي بدورها إلى درجة عالية من عدم الالتزام. ورغم أنها تمثل اكتشافاً يطيل من حياة الفرد، إلا أن استخدامها يواجه العديد من التحديات والصعوبات أحياناً.

ويرتفع الالتزام ليصل إلى نسبة تقارب 90%، عندما يدرك المريض أن نصائح الطبيب تهدف بالدرجة الأولى إلى تحسين وضعه الصحي العام، من خلال حمله على استخدام الأدوية مثلاً، بينما تقل النسبة لتصل إلى 76% إذا تطرقت النصائح لمواضيع مهنية، مثل إلزام المريض بالتوقف عن العمل لفترة من الوقت على سبيل المثال، وتصل النسبة إلى معدل أدنى يقارب 66% إذا كانت طبيعة النصائح اجتماعية أو نفسية، كتجنب المواقف الاجتماعية الضاغطة على سبيل المثال (Turk & Meichenbaum, 1989).

وتؤدي بعض الإجراءات المعقدة للعناية بالذات إلى تحقيق أدنى مستوى من الالتزام، كما هو الحال فيما يخص مرض السكّري مثلاً، والذي يتطلب من المصابين استخدام حقن الإنسولين، ويلزمهم بمراقبة التغييرات التي قد تطرأ على معدل الجلوكوز في الدم، واتباع نظام غذائي معين يسمح بالسيطرة على استهلاك السكّريات والنشويات، إضافة إلى ضرورة ممارسة التمارين الرياضية بانتظام، والاجتهاد في إدارة الضغوط النفسية (Turk & Meinchenbaum,1991).

من الذي يلتزم؟ Who Adheres?

وهناك بعض الخصائص الديموغرافية التي قد تلعب دوراً في تحقيق المستوى المطلوب من الالتزام. فالنساء وكبار السنّ يظهرون درجة عالية من الالتزام باتباع العلاج، كما أن معرفة المريض بتوفر ما تتطلبه صحته من طرقٍ للرعاية والعناية تدفعه إلى تحسين مستوى التزامه (P. J. Bush & Osterweis, 1978)، كما تبين الدراسات أن عدم الالتزام ينتج أيضاً عن عوامل اجتماعية ولغوية وثقافية (Samora et al., 1961).

فقد وجد مثلاً أن الأطباء الذين لا يرتاحون للتعامل مع أفراد لا يماثلونهم، قد يتبنون اتجاهاً أكثر رسميةً من المعتاد، مما يخلق مناخاً يمنع هؤلاء المرضى من توجيه الأسئلة أو الاستفسارات (M. S. Davis, 1968b).

كما تَبين أيضاً أن الاستراتيجيات التجنبية في التكيف تؤدي إلى إضعاف مستوى الالتزام بالعلاج، فقد أظهرت الدراسات الطولية أن المرضى المصابين بالاكتئاب، وأولئك الذين يلجؤون إلى استراتيجيات تجنّبية في تكيفهم، يكونون في الحقيقة أقل التزاماً بتوصيات أطبائهم وبتطبيق العلاج (Sherbourne et al., 1992; Carney et al., 1995).

ومن بين العوامل الأخرى المتعلقة بالمريض نفسه، والتي تؤدي إلى نتائج سلبية على مستوى التزامه، يتوجب التركيز بشكل خاص على عوامل الضغط النفسي في الحياة اليومية. ومن أمثلة ذلك عدم توفر الوقت أو المال، أو وجود صعوبات خاصة في الحياة الشخصية والعائلية، كعدم الاستقرار وكثرة الصراعات والخلافات العائلية (M. S. Davis, 1967). وبالمقابل، فإن الأفراد الذين يستمتعون بحياتهم أكثر دافعية للالتزام بالعلاج بشكل عام (Irvine, Baker, et al., 1999).

عدم الالتزام الخلّاق Creative Nonadherence: يوصف أحد أشكال عدم الالتزام بـ"عدم الالتزام الخلاق" (Creative Nonadherence)، أو عدم الالتزام الذكي (Intelligent Nonadherence) (Weintraub, 1976). وذلك لأنه يتطلب إجراء تعديل أو إضافة على برنامج علاجي معين. فقد يقوم مريض فقير بتخفيف عدد الجرعات وكميتها، لكي يكفيه العلاج مدةً أطول، أو كي يُبقي على كمية منه بحيث يتمكن هو شخصياً أو أحد أفراد أسرته من الاستفادة منه في المستقبل.

وقد يأتي عدم الالتزام الخلاق أيضاً كاستجابة لشكوى أو ارتباك يتعلق بالبرنامج العلاجي نفسه، كما أن عدم معرفة عيار الجرعة الدوائية قد يقود بعضهم إلى عدم تناولها كلياً خوفاً من تجاوز الكمية التي يتطلبها الجسم، إضافةً إلى أن هناك من يتوقفون عن تناول الدواء بسبب ما لحق بهم منه من أعراض جانبية غير سارة. وقد أظهرت إحدى الدراسات حول عدم الالتزام لدى المسنين أن 73% من حالات عدم الالتزام كانت مقصودة وغير عفوية (J. K. Cooper, Love, & Raffoul, 1982).

وقد ينشأ عدم الالتزام الخلاق أيضاً نتيجةَ نظريةٍ، أو وجهة نظر خاصة لدى المريض حول المرض وعلاجه، فقد يرى المريض مثلاً أن الطبيب قد تجاهل أو أهمل أحد أعراض المرض التي تستحق الاهتمام بنظره، فيلجأ إلى استخدام دواء إضافي من الممكن أن يتسبب بتفاعلات مع أدوية أخرى، أو يتفاعل مع الدواء الذي وصفه له الطبيب بطريقة غير متوقعة، وربما تكون خطرة.

كما أنه قد يحدث أن يقوم مريض بإجراء تعديلات على عيار الجرعة المطلوبة، على اعتبار أنه طالما كانت أربع حبوب يومياً تكفي لمدة عشرة أيام، فإن ثماني حبوب من الدواء نفسه في اليوم ستكون كافية لتحقيق نتائج أسرع خلال فترة قصيرة تعادل خمسة أيام. وربما يكون أحد دوافع سلوك المجازفة هو التغلب على الإحساس بفقدان السيطرة، الذي يصاحب المرض في أغلب الحالات (Meichenbaum, 1989 Turk &). وفي الحقيقة، يرى بعض الباحثين أن ظاهرة عدم الالتزام قد تكون أيضاً ردة فعلٍ من قبل المريض لإعادة تأكيد سيطرته على العلاقة بينه وبين الطبيب (Hayes-Bautista, 1976).

إن الأشخاص الذين يشعرون أن حريتهم قد أصبحت مقيدة بصورة تعسفية بفعل عامل خارجي، قد يمرون بخبرة نفسية تدعى بالتنشطية (Reactance)، وتتسم هذه الحالة بظهور مشاعرالغضب، وربما يصاحبها محاولات لاستعادة الحرية المهددة. وبالنسبة لبعض المرضى، فقد يكون العامل المحرض على مثل هذا التأثير السيكولوجي هو المرض نفسه بكل بساطة، أو حتى تصرفات الطبيب أحياناً. ولهذا السبب فقد يكون جزءٌ من عدم الالتزام بمثابة محاولة لاستعادة الحرية المفقودة (William, Rodin, Ryan, Grolnick, & Deci, 1998).

من الواضح أن هناك العديد من الأمراض والمعالجات التي تتضمن تهديد الفرد بفقدان حريته، خصوصاً عندما يتعلق الأمر بأنشطة ذات قيمة عالية بالنسبة للأشخاص الذين يعانون من المرض الحاد، والذين تصبح كل أنشطتهم تقريباً مهددة، حتى ولو كان ذلك التهديد مؤقتاً (J. W. Brehm, 1966; Wortman & Brehm, 1975). والعديد من برامج العلاج تلزم المرضى عادةً بالتخلي عن نشاطات بالغة الأهمية بالنسبة لهم، كالأكل والشرب والتدخين، مما يدعو بعضهم للاعتقاد أن فرض مثل هذه القيود يعني أنهم فقدوا السيطرة على ما يحيط بهم.

ويمكن لرد الفعل السيكولوجى هذا أن يعزز تهديداً آخر، كما هو الحال عندما يطلق الشخص على نفسه لقب "المريض" أو صفة "المرض" (Self-Labeling). وتمثل هذه الظاهرة مشكلة عسيرة لدى المرضى المزمنين، وبوجه الخصوص المصابين منهم بأمراض القلب المزمنة التي تتطلب منهم، ليس فقط إحداث تغيير في نمط حياتهم، وإنما في شخصياتهم أيضاً، فتكون النتيجة بالنسبة لهم أنهم يتذكرون بأنهم مرضى كلما تناولوا حبة دواء، أو أحجموا عن تدخين سيجارة. لذا، وفي هذا الإطار، لا يصبح من السهل علينا فهم سبب عدم التزام بعض المرضى بنصح الطبيب فقط، بل وفهم تحدّيهم له بصورة علنية أيضاً (G. Williams et al., 1998).

ومن الواضح أن المرضى لا يستجيبون كلهم بهذه الطريقة لما يعتقدونه فقداناً لحريتهم، ولكن احتمالات حدوث ذلك تزداد عند إدراكهم أن هذه القيود على حريتهم تُفرض بصورة تعسفية (J. W. Brehm, 1966).

ما يمكن أن نستنتجه في هذا السياق إذن، هو أن ظاهرة عدم الالتزام ليست أمراً نادراً، بل يمكن اعتبارها سلوكاً شائعاً، ومعقداً أيضاً. ويتضمن الجدول (9-2) عدداً من العوامل التي تسهم في عدم الالتزام عند بعض المرضى.

وكما يظهر الجدول، فقد ينجم عدم الالتزام عن التواصل الضعيف بين المريض والقائم بالرعاية الصحية، أو عن طبيعة البرنامج العلاجي نفسه، أو عن عوامل تتعلق بالمريض نفسه مثل الطبقة الاجتماعية التي ينتمي إليها، أو المعتقدات التي يتبناها ويتبعها حول صحته بوجه الخصوص. ويمكن أن يمثل عدم الالتزام أيضاً ردَّ فعل خلاقاً لفقدان السيطرة، وعليه فإن محاولات التقليل من عدم الالتزام يجب أن تأخذ بعين الاعتبار جميع هذه العوامل، لأن التعامل مع ظاهرة عدم الالتزام ليس بالأمر السهل أو البسيط كما يعتقد بعضهم.

الاتصال بين المريض والقائم بالرعاية ودعاوى سوء الممارسة:

Patient-Provider Communication & Malpractice Litigation

لا تقتصر المشكلات الناجمة عن ضعف الاتصال بين المريض والقائم بالرعاية الصحية، على عدم الرضا وعدم الالتزام فقط، فدعاوى سوء الممارسة من المشكلات التي تنجم عن ذلك أيضاً. وقد ازدادت هذه الدعاوى خلال العقود الأخيرة الماضية بشكل لم يسبق له مثيل. ولعل نسبة من هذه الحالات تُعزى إلى الزيادة الهائلة في مستوى تعقيد المجال الطبي،

حيث ازداد استخدام الأطباء للتقنية الطبية الحديثة بصورة مبالغة، ربما بسبب حماسهم لهذه التقنيات عند بداية ظهورها ورغبتهم في تجريبها. لكن الاستخدام المفرط لها قد يؤدي إلى إيذاء المريض؛ إما لأن المعالجة ليست ضرورية، أو لأن مثل هذه التقنيات تحمل آثاراً جانبية غير معروفة (Halberstam, 1971; Illich, 1976).

ومع أن أكثر أسباب دعاوى سوء الممارسة شيوعاً هي الإهمال وعدم الكفاءة ، إلا أنه يلاحظ تزايد ذكر أسباب أخرى من قبل المرضى ترتبط بالتواصل الضعيف. ومن أمثلة ذلك عدم معرفة المريض الكافية بالعلاج. وفي دراسة مبكرة أجراها بلوم عامي (1957 و 1960 (Blum, 1957, 1960)، وُجد أن أكثر الدعاوى القضائية التي أقيمت كانت ضد الأطباء الذين أظهروا خوفاً من مرضاهم، وشعوراً بعدم الأمن معهم، أو إزدراءً في أسلوب تعاملهم معهم. كما وجد أن المرضى الذين أحسوا أن شكواهم الطبية أُهملت وتم تجاهلها من قبل الطبيب، كانوا أكثر استعداداً لتقديم الدعاوى، ربما بدافع الثأر لما تلقوه من سوء معاملة.

جدول 9-2

بعض محددات الالتزام بأنظمة العلاج والرعاية

	اتباع النظام العلاجي المقرر	المواظبة على اتباع العلاج المقرر
الخصائص الاجتماعية		
العمر	صفر	+
الجنس	صفر	صفر
التعليم	صفر	صفر
الدخل	صفر	صفر
الخصائص السيكولوجية		
معتقدات حول تهديد الصحة	+	+
معتقدات حول كفاءة الإجراء	+	+
المعرفة بالتوصيات والأهداف	+	+
الاتجاهات العامة تجاه الرعاية الطبية	صفر	صفر
المعلومات العامة حول الصحة والمرض	صفر	صفر
الذكاء	صفر	صفر
القلق	-؟	-
الضبط الداخلي	صفر؟	صفر
الاضطراب النفسي	-	-
الإطار الاجتماعي		
الدعم الاجتماعي	+	+
العزلة الاجتماعية	-	-
استقرار الجماعة الأولية	+	+
متطلبات الموقف		
الأعراض	+	+

تعقيدات الإجراء	-	-
مدة الإجراء	-	-
التدخل بإجراءات أخرى	-	-
التفاعل مع أنظمة أخرى للرعاية الصحية		
مدى الملاءمة والقرب	+	+
استمرارية الرعاية	+	+
المصادر الشخصية للرعاية	+	+
لرضا العام	صفر	صفر
التفاعل الداعم	+	+
(+) العامل يشجع على الالتزام، (-) العامل يعمل ضد الالتزام، (صفر) العامل بلا تأثير، **(؟) العامل غير معروف التأثير.**		

(Source: Adapted from Kirscht & Rosenstock, 1979, p.215)

تحسين الاتصال بين المريض والقائم بالرعاية الصحية والتقليل من عدم الالتزام:

Improving Patient-Provider Communication and Reducing Nonadherence:

نستنتج مما سبق، أن تحسين عملية التواصل يجب أن تمنح أولوية قصوى في أجندة علماء النفس والقائمين على الرعاية الصحية، ويمثل تعليم أساليب التواصل الفعّال إحدى أهم الوسائل الكفيلة بمواجهة هذه المشكلة أنظرا على سبيل المثال (Shattuck, 1907).

تدريب القائمين بالرعاية على التواصل: Teaching Providers How to Communicate

هناك طرقٌ متعددة لمعالجة عدم الالتزام، منها تحسين مستوى الخدمات الصحية، وتقليل مدة الانتظار في العيادات والمستشفيات، وإعطاء المرضى مواعيد دقيقة. كما أن بعض المؤسسات الصحية تلجأ إلى تنظيم دورات يشارك فيها الأطباء، وسائر القائمين بالرعاية الصحية، بهدف تحسين قدراتهم التواصلية مع المرضى. ولا يجب نسيان أهمية منح الأسرة نصيباً من المشاركة، وتحميلها جزءاً من مسؤولية تنفيذ البرنامج العلاجي. كما ويستطيع المريض أن يتعلم من الآخرين، وأن يستمد الدعم العاطفي من المحيطين به.

وفي سعيها للتعرف على نمط الشخصية الفعالة في التواصل، لم تكشف الدراسات سوى عن مؤشر واحد ثابت يتعلق بمستوى حساسية الطبيب وعمق اهتمامه بالناس (Gough, Hall, & Harris, 1963)، مما يوحي بأن حساسية الطبيب تُعدّ مسألة دافعية أكثر منها مسألة مهارة. وعليه، فيمكن اعتبار أي طبيب تتوفر لديه الرغبة الحقيقية شخصاً فعالاً في تواصله مع المريض.

ومن الحواجز التي تقف أمام التواصل الفعال ما يعتقده بعضهم من أن التواصل يمكن أن يتدخل بالكفاءة أو يؤثر عليها، كونه يجعل الطبيب حساساً أكثر من اللازم في تعامله مع المريض، ويجعله يهدر وقتاً ثميناً في بذل جهود ثانوية غير ضرورية، تهدف إلى بناء علاقة حميمة مع المريض، بدلاً من مواجهة مشكلاته الصحية وإيجاد الحلول المناسبة لها.

كما تشير الدلائل إلى أنه كلما طالت فترة التدريب لطلبة كلية الطب، أصبحوا أكثر تهكماً وسخرية، مما يعتبره بعضهم دلالةً على أن التدريب الطبي يطمس شعور الحساسية من عقول الطلبة بدلاً من أن يزيد من فعالية التواصل (J. M. Eisenberg, Kitz, & Webber, 1983).

ويؤمن الدارسون أن الاتصال المتمركز حول المريض يمثل إحدى الطرق المهمة في تحسين الحوار بين المريض والقائم بالرعاية الصحية. فهذا النوع من الاتصال يجعل المريض طرفاً مباشراً في عملية اتخاذ القرارات الطبية، وبالتالي يبتعد الطبيب عن دوره التقليدي، وينظر للمرض والمعالجة كما يراهما المريض، وبذلك يضمن تعاونه في عمليتي التشخيص والعلاج. وتبيّن الأبحاث أنه من الممكن تعليم الأطباء هذه الطرق والأساليب (Langewitz, Eich, Kiss, & Wossmer, 1998). وهذا المنحى لم ينجح في تحسين التواصل فحسب، بل إنه كان فعالاً بصورة خاصة مع الحالات الصعبة أيضاً، مثل تلك التي تظهر درجات عالية من القلق (M. Sharpe et al., 1994).

وتعتبر مراعاة القواعد البسيطة في اللياقة جزءاً من التدريب الواقعي على مهارات الاتصال، ويمكن أن تصبح هذه القواعد جزءاً من الروتين الطبي، حيث أنها لا تتطلب سوى جهد ضئيل، مثل استقبال المريض بالتحية، ومخاطبته باسمه، وإرشاده إلى مكان جلوسه، وشرح أهداف الإجراء الطبي، ووداعه باسمه أيضاً، وغيرها من السلوكيات الروتينية البسيطة التي لا تأخذ سوى بضع ثوان من وقت الطبيب، لكن تأثيرها كبير في نفوس المرضى، لما تحمله من مضامين إيجابية كثيرة؛ كالدفء والدعم وإضفاء لمسة العلاقة الشخصية، ولمساهمتها في تعزيز التواصل بين الطبيب والمريض (DiMatteo & DiNicola, 1982).

وفي الجانب التدريبي، ينبغي طرح مساقات للتدريب على مهارات الاتصال، ضمن أطر أقرب ما تكون إلى المواقف الفعلية التي تُستخدم فيها مثل هذه المهارات. كما أن التدريب الذي يتضمن الاتصال المباشر بالمرضى، والإشراف المؤهل، والتغذية الراجعة المباشرة، أثبت فاعليته وجدواه مع طلبة الطب والتمريض (e.g., H. Leigh & Reiser, 1986). والجدير بالذكر هنا، أن العديد من هذه المساقات يتضمن تصوير التفاعلات بين الطلبة والمرضى على أشرطة يتم عرضها لاحقاً وتقييمها، وشرح الجوانب الإيجابية والسلبية فيها (e.g., Levenkron, Greenland, & Bowlby, 1987). كما وتستخدم بعض البرامج التدريبية أشرطة معدة خصيصاً لهذه الغاية أنظرا (Jason, Kagan, Werner, Elstein, & Thomas, 1971; Kagan, 1974).

إلى جانب ذلك، فإن للتواصل غير اللفظي أهميته في خلق الأجواء الإيجابية والدافئة والداعمة، وبإمكانه تعزيز التقارب والتعاطف والمشاركة بين الطبيب ومريضه، وإبعاد الفتور العاطفي بينهما. فالانحناء للأمام، والاتصال البصري المباشر مثلاً، يمكن أن يعزز أجواءً داعمة، بينما الانحناء للخلف وتجنب الاتصال البصري المباشر، والتباعد الكبير في الوضع الجسدي، يمكن أن يوحي بالمسافة وعدم الارتياح (DiMatteo, Friedman, & Taranta, 1979). كما أن مقدرة الطبيب على معرفة معنى السلوك غير اللفظي للمريض وفهمه، ترتبط أيضاً بدرجة أعلى من التواصل والالتزام (DiMatteo et al., 1986).

وعند تعلم مثل هذه المهارات الأساسية، ينبغي ممارستها حتى تصبح تلقائية بالنسبة للقائم على الرعاية الصحية. وعند هذه النقطة بالتحديد، يمكن تدريبه على أمور أكثر تعقيداً، مثل التدرب على كيفية التعامل مع مشاعر الذنب أو العيب التي يحملها المريض إزاء أعراضه المَرَضية، وتعلّم ما تعنيه الأعراض بالنسبة له، وذلك لفهم ردود أفعاله بصورة أفضل.

تدريب المرضى Training Patients: كما تشمل التدخلات التي ترمي إلى تحسين التفاعل بين القائم بالرعاية الصحية والمريض، تعليم المرضى مهاراتٍ تمكنهم من الحصول على أفضل المعلومات من الأطباء (Greenfield,Kaplan, Ware, Yano, & Frank, 1988). فعلى سبيل المثال، في دراسة قامت بها ثومبسون وزملاؤها، طُلب من النساء اللواتي شاركن بالدراسة أن تضع كل منهن قائمة من ثلاثة أسئلة ترغب بتوجيهها لطبيبها أثناء زيارتها له. وبالمقارنة مع مجموعةٍ ضابطة، وجد أن النساء اللواتي أعددن قوائم الأسئلة مسبقاً وجّهن للطبيب أسئلة أكثر، كما أنهن كن أقل قلقاً من زميلاتهن في المجموعة الضابطة (S. C. Thompson, Nanni, & Schwankovsky, 1990). وفي دراسة أخرى، أضافت الباحثة وزملاؤها بعداً آخر، وهو أن تتلقى بعض النساء المشاركات في الدراسة من أطبائهن تشجيعاً على توجيه الأسئلة. فوجد الباحثون أن النساء في كلتا المجموعتين أكثرن من توجيه الأسئلة التي رغبن في توجيهها، كما أظهرن شعوراً أكبر بالسيطرة الشخصية، وبالرضا عن زيارتهن للعيادة. إذن، يتضح من هاتين الدراستين أن إعداد المريض للأسئلة مسبقاً، ومعرفته أن الطبيب منفتح أو متقبل للأسئلة، أمور من شأنها أن تساعد على تحسين التواصل بين الطرفين أثناء الزيارات الطبية للعيادة، مما يؤدي إلى رضا المريض بدرجةٍ أكبر. وعليه، فإن عملية تحسين التواصل بين المريض والطبيب لا تتجه نحو التدخل مع الأطباء لتدريبهم على مستويات أفضل من مهارات الاتصال فقط، وإنما نحو التدخل مع المرضى أيضاً لتدريبهم على أساليب إيصال احتياجاتهم، واستخلاص المعلومات التي يريدونها أثناء زياراتهم للطبيب.

التقليل من عدم الالتزام: Reducing Nonadherence

تكتسب مسألة التقليل من عدم الالتزام أهمية كبيرة، عند الحديث عن أهمية الدور الذي يلعبه تغيير أسلوب الحياة في تحسين الصحة وتجنب المرض. وغالباً ما يصعب استيعاب الحديث عن مثل هذه القضايا من قبل الأطباء الأكبر سناً. فإرشاد المرضى حول القضايا التي تتعلق بتعزيز الصحة وتغيير العادات الصحية، لم يكن جزءاً من النشاطات التقليدية للطبيب، لكنه يلقى مزيداً من التشجيع في الوقت الحاضر. فقد أصبح الأطباء اليوم يدركون أن تعديل سلوك المريض فيما يتعلق بتعاطي الكحول، وتغيير الحمية الغذائية المتبعة، وممارسة التمارين بانتظام، وتخفيض مستويات الكولسترول؛ كلها من الأهداف المهمة لمرضاهم، بما فيهم المراهقون واليافعون (,Wechsler, Levine, Idelson, Rothman & Taylor, 1983). ولأن هذه التغييرات في نمط الحياة تشير إلى تلك السلوكيات التي تُظهر مستويات متدنية من الالتزام، فإن تدريب الأطباء على التواصل الفعال بغرض تغيير هذه السلوكيات وزيادة الالتزام بالعلاج، أصبح من الأهداف المهمة والأساسية. أما استراتيجيات التقليل من عدم الالتزام فكثيرة ومتنوعة (Roter, et al., 1998).

إيضاح 9-4

تحسين الالتزام بالعلاج

يُعدّ عدم الالتزام بالعلاج مشكلةً طبية شائعة، ويمكن أن تعزى أسبابه إلى التواصل غير الجيد بين الطبيب والمريض. وفيما يلي بعض نتائج الأبحاث التي يمكن أن تساعدنا في إيجاد أفضل السبل لتحسين مستوى الالتزام.

1. الاستماع للمريض.
2. الطلب من المريض تكرار ما يتوجب عليه القيام به.
3. تحرير الوصفة العلاجية ببساطة ووضوح.
4. تقديم تعليمات واضحة حول برنامج العلاج، ويُفضّل أن تكون مكتوبة.
5. الاستعانة باللاصق الموجود على غلاف علبة الدواء، وبالروزنامة لتذكير المريض بموعد علاجه.
6. الاتصال بالمريض في حال تخلفه عن موعده.
7. وصف برنامج العناية بالذات، بحيث ينسجم مع البرنامج اليومي للمريض.
8. التركيز في كل زيارة على أهمية الالتزام.
9. تخصيص جزء من الزيارات المتكررة لمسائل الالتزام.
10. الثناء في كل زيارة على ما يبذله المريض من جهود في مجال الالتزام.
11. العمل على توسيع دائرة المشاركة، لتشمل شريك المريض أو أسرته أو أصدقائه.
12. تزويد المريض بالتعليمات والنصائح في بداية عرض المعلومات.
13. التأكيد على أهمية التعليمات والنصائح أمام المريض وأسرته.
14. استخدام كلمات وعبارات قصيرة.
15. استخدام تصنيفات واضحة كلما كان ذلك ممكناً.
16. تكرار الأشياء والمعلومات كلما كان ذلك مُجدياً.
17. إعطاء المريض نصحاً دقيقاً ومفصلاً.
18. التعرف على هموم المريض، وعدم حصر المناقشة بجمع المعلومات الطبية.
19. محاولة استكشاف توقّعات المريض حول مرضه وعلاقته بالطبيب، وإذا كانت لديه مصاعب، فمن الضروري تسهيلها بالطرق المبسطة.
20. توفير المعلومات الكافية حول تشخيص المرض وأسبابه.
21. تبنى اتجاه ودي مع المريض بدلاً من الاتجاه الرسمي.
22. تجنب المصطلحات الطبية المعقدة.
23. تخصيص بعض الوقت للحديث حول موضوعات غير طبية.

المصدر: (Haynes, Wang, & da-Mota-Gomes, 1987; Ley, 1977).

فعلى مستوى الرعاية المؤسسية مثلاً، هناك عدة تدخلات يمكن أن تعزز الالتزام. فبطاقات التذكير البريدية، أو الاتصال عبر الهاتف لتذكير المرضى بالعودة للعيادة وتقليل فترات الانتظار، يمكنها أن تقلل من النسب العالية لتغيب المرضى عن الحضور للعيادة (Friman et al., 1986; P. D. Mullen & Green, 1985).

وللإسلوب المتبع في عرض البرنامج العلاجي تأثيره على مستوى الالتزام. فالتوصيات العلاجية ينبغي أن تكون مكتوبة كلما كان ذلك ممكناً. كما يجب التحقق من مدى فهم المريض لطبيعة العلاج، وتذكره له. ولعل تزويد المريض بمعلومات مكتوبة تتضمن وصفاً للعلاج، ومستوى الجرعات، والآثار الجانبية المحتملة يمكن لها أن تحسن من مستوى التزامه بالعلاج (Peck & King, 1982). كذلك يعتبر استخدام روزنامة دوائية، وطريقة خاصة في حفظ الأدوية، وساعة توقيت أو منبه، من بين الوسائل التي يمكن أن تساعد على زيادة الالتزام (R. B. Haynes, 1979b) .

كما أن لهيبة الطبيب ومكانته وسلطته الشخصية دورها وأثرها في غرس الالتزام لدى المريض، والتي تجعل المريض يتقبل أقوال الطبيب ونصائحه بصدق واحترام. كما يمكن للطبيب مساعدة المريض على اتخاذ القرار بالالتزام بالنظام العلاجي، وذلك من خلال إبراز حسناته، والتقليل من ذكر ما يمكن أن يصاحبه من مآخذ، والتركيز على مآخذ عدم الالتزام (J. H. Brown & Raven, 1994).

ويستطيع الطبيب، بما يتمتع به من علاقةٍ خاصة بمريضه وما يوفره من خصوصية، أن يتعمق في البحث عن أسباب ما يمكن أن يبديه المريض من مقاومة وتردد تجاه العلاج والنصائح. فإن عرف الطبيب كيف يدخل إلى قلب المريض وأسراره، فسوف ينفتح المريض على طبيبه، ويبوح له بما يقلقه أو يسبب له الحرج (Pbert, et al., 1999). ويلخص الجدول (9-3) الأسباب التي تزيد من فعالية الطبيب في تغيير سلوك المريض.

جدول 9-3 العوامل التي تمكِّن الطبيب من تغيير السلوك بفاعلية

1. تمتُّع الطبيب بمصداقية عالية كمصدر للمعرفة فيما يخص المسائل الطبية التي تواجه مريضه.
2. قدرة الطبيب على جعل النصائح الطبية بسيطة وتتناسب مع حاجات المريض ونقاط ضعفه.
3. قدرة الطبيب على مساعدة المريض على الالتزام من خلال توضيح إيجابيات العلاج، وسلبيات عدم الالتزام به.
4. امتلاك الطبيب لعلاقة خاصة بمريضه وخصوصية في التفاعل (وجهاً لوجه)، مما يسهّل عملية الانتباه للتعليمات، وانتزاع الالتزام من المريض، وتحديد مصادر المقاومة لديه.
5. توفير مسحة شخصية للتفاعل، مما يُمكن الطبيب من بناء القوة والمرجعيه، وذلك من خلال التواصل مع المريض بدفء واهتمام.
6. قدرة الطبيب على الحصول على تعاون أفرادٍ آخرين من أسرة المريض، مما يساهم في تعزيز درجة الالتزام لدى المريض.
7. قدرة الطبيب على مراقبة المريض، ولو جزئياً، ورصد مدى التقدم الذي يحرزه بين زيارة وأخرى.

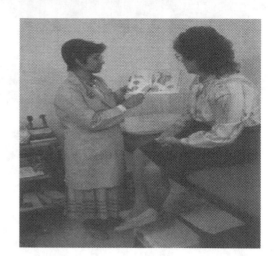

حين تكـون نصـائح الطبيـب المتعلقـة بأسـلوب حيـاة المـريض واقعيـةً وملموسة، فمن الأرجح أن يلتزم المريض بها.

(© Bob Daemmrich/ The Image Works)

باختصار إذن، يمكننا القول إن ظاهرة عدم الالتزام تشكل معضلة طبية كبيرة، يمكننا مواجهتها من عدة زوايا، وفي وقت واحد، من خلال وسائل متعددة. وأهم هذه الوسائل على الإطلاق هو تعديل إجراءات المؤسسة العلاجية في متابعة المرضى ومعاينتهم، ووضوح برامج العلاج، وزيادة المهارة عند الطبيب في تواصله مع مريضه.

الأثر الإيهامي كوسيلة للشفاء: Placebo as Healer

لنلاحظ معاً كيف أن:

- استنشاق عقارٍ عديم الفائدة يؤدي إلى تحسن عمل الرئة لدى 33% من الأطفال المصابين بالربو.
- حساسية الجلد تظهر لدى الأفراد الذين تعرضوا إلى مواد سامة يُفترض بها توليد مثل هذه الحساسية، لكنها في الحقيقة تكون زائفة.
- تحسّن نمو الشعر في رؤوس ما نسبته 42% من الرجال الذين عانوا من الصلع، إثر تناولهم عقاراً إيهامياً.
- قيام الجراحة من نوع (Sham Knee) بتخفيف الألم كالجراحة الحقيقية تماماً (Blakeslee, 1998).

إن كل ما ذكر أعلاه من وقائع مدهشة يعزى إلى عاملٍ واحد، ألا وهو الأثر الإيهامي. وحتى الآن، تركزت طروحاتنا على الآثار السلبية في تناولنا للتفاعل بين المريض والمعالج، وتأثير الوضع الطبي بمختلف جوانبه على المريض. وسنحاول في هذا الجزء أن ننظر في طريقة أخرى مهمة للتفاعل، يتمخض عنها آثار إيجابية وتعزيز للصحة، ألا وهي "العلاج بالطريقة الإيهامية".

في المراحل المبكرة الأولى من تاريخ الطب، كان هناك القليل من العقاقير أو العلاجات التي تحقق فوائد جسمية حقيقية (A. K. Shapiro, 1960). لذلك، تم علاج كثيرٍ من المرضى في تلك الأيام بطرقٍ غريبة ومتنوعة، لكنها لم تكن فعالة غالباً. فالمصريون القدامى على سبيل المثال، عولجوا بدم السحلية وروث التمساح وأسنان الخنزير وحافر الحمار، وباللحوم العفنة ودقيق الذباب (Findley, 1953)، وهذه الطرق ليست غير فعالة فقط، بل وتؤدي أيضاً إلى مضاعفات وعواقب خطيرة. فإذا لم يستسلم المريض أمام المرض ومخاطره، فمن المحتمل أن يموت جراء العلاج نفسه!

وفي العصور الوسطى، أصبحت العلاجات أقل خطراً، لكنها لم تكن أكثر فاعلية، فقد عولج الأوروبيون الأوائل مثلاً بمساحيق قرون وحيد القرن وبحصاة الترياق (التي كان يفترض بأنها دموع غزال لسعته أفعى)، ومسحوق المومياء المصرية (A. K. Shapiro, 1960). ومع أنه بإمكاننا أن نجد "بعض" المنطق في "بعض" حالات المعالجة هذه، لكن لا

ينبغي أن ننسى أن المرضى كانوا في القرنين السابع عشر والثامن عشر يتعرضون لإراقة الدم، والتجميد، والتقيؤ المتكرر بقصد الشفاء.

ورغم أن الشفاء بفعل هذه الأساليب القديمة يعدّ أمراً أشبه بالمعجزة، إلا أن المرضى كانوا يظهرون بعض التحسن بفضل بعض الممارسات العلاجية الغريبة وغير الفعالة. فقد كان الأطباء عبر العصور موضع احترام وتبجيل، حتى عندما كانت أساليبهم العلاجية غير فعالة.

كيف يمكننا إذن تفسير نجاح مثل هذه المعالجات؟ وكيف يمكننا تفسير هذا الإيمان بفاعلية الأطباء؟ المرجح هو أن هذه الأساليب ما هي سوى أمثلة على الأثر الإيهامي، وعلاوةً على ذلك، استمر هذا الأثر بالقوة نفسها، حتى عندما أصبح الطب اليوم يمتلك أساطيل من التقنيات الطبية العالية، ومن الأعداد الهائلة من المعالجات الفعالة.

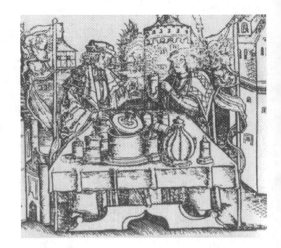

لوحة تعود إلى القرن السادس عشر؛ تبين طريقة تحضير الترياق الذي يُفترض أنه مضادّ للسمّ. وإذا ما صادفت هذه المعالجة أيّ نجاح، فإن الفضل في ذلك يعود إلى الأثر الإيهامي (متحف فيلادلفيا للفنون).

(Philadelphia Museum of Art)

ماهية التأثير الإيهامي: What is a Placebo?

العلاج الإيهامي هو أي إجراء طبي يترك أثراً في المريض بسبب قصده العلاجي وليس بسبب طبيعته، سواءً كان ذلك إجراءً كيميائياً أو عضوياً (Liberman, 1962, p.761). ويمكن لأي إجراء طبي، سواءً أكان عقاراً أم جراحة أم علاجاً نفسياً، أن يكون له تأثيره الإيهامي، وأن يكون له دوره الريادي في تخفيف حدة الألم والقلق. فهناك العديد من المرضى الذين اختفت أعراضهم وتحسنت صحتهم بعد تلقيهم عقاقير لا تحتوي على أي فعالية علمية، أو بعد خضوعهم لإجراءات طبية هي في الواقع وهمية وغير مُجدية.

وفوق كل ذلك، فإن الأثر الإيهامي يتجاوز حدود النتائج الإيجابية لمواد غير نافعة أو فعالة. إذ أن الكثير من فعالية الأساليب العلاجية الفعلية يمكن أن يُعزى أيضاً إلى عوامل إيهامية. ففي إحدى الدراسات لبيتشر (Beecher,1959)، تم حقن عدد من المرضى الذين يشكون من الألم إمّا بمادة المورفين، أو بعلاج إيهامي، ومع أن مفعول المورفين يفوق بكثير مفعول بقية العقاقير المستخدمة بهدف التخفيف من الألم، إلاّ أن العلاج الإيهامي أظهر نجاحاً ملموساً أيضاً في التخفيف من آلام المرضى بنسبة قاربت 35% من مجموع الحالات التي شملتها الدراسة.

كما أظهرت دراسة أخرى أن المورفين فقد 25% من فاعليته في تخفيف الألم عندما لم يعرف المرضى مسبقاً بأن الحقنة التي تلقوها هي في الحقيقة مادة مخففة للوجع، بالتالي لم يتم تهيئتهم مسبقاً للشعور بتأثير المخدر.

وحول مفعول العلاج الإيهامي، يقول شابيرو (Shapiro, 1964): "يمكن للأثر الإيهامي أن يكون أقوى من العقاقير الفعالة التقليدية الأخرى، بل وأن يعكس مفعولها... فنسبة ردود الفعل الإيهامية في بعض الدراسات اقتربت من 100%. كما أثبتت الدراسات أن تأثير العلاج الإيهامي يمكن أن يكون فائقاً حتى في الأمراض العضوية، بما فيها الأمراض الخبيثة التي لا تتجاوب مع العقاقير العلمية المصنوعة خصيصاً لتخفيف آلامها، والتي كان الأطباء يعتقدون بأنها الوحيدة الكفيلة بتحقيق هذا الغرض".

كيف يعمل العلاج الإيهامي؟ إن الأثر الإيهامي لا ينتج فقط عن عوامل نفسية بحتة، كما يعتقد بعضهم، بمعنى أن التحسن الذي يلمسه المريض ليس ناتجاً فقط بسبب اعتقاده بأن حالته ستتحسن. فالاستجابة الإيهامية تمثل سلسلة معقدة من الأحداث السيكولوجية، والتي غالباً ما يتمخض عنها آثار فسيولوجية. على سبيل المثال، إذا كان العلاج الإيهامي فعالاً في التخفيف من حدة القلق، فإن الجسم قد يقوم بتجديد إفرازات خاصة لها دورها المعروف في هذا المجال، مثل مادة الإيبنفرين (Epinephrine). بل أظهرت دراسات عدة أن العلاج الإيهامي يلعب دوراً في إثارة إفرازات مادة الإندورفين (Endorphine) (J. D. Levine, Gordon, & Fields, 1978). وأشارت بعض الدراسات إلى دور العلاج الإيهامي في التخفيف من الأوجاع الحادة، حتى تلك الناتجة عن أمراض مستعصية، مثل مرض السرطان (Klopfer, 1959).

ويمكن للعلاج الإيهامي في بعض الحالات أن يقود لشفاء المريض، بينما قد لا يتسبب في حالات أخرى بأي تأثير يُذكر، مما يدعو للتمعن في العوامل الحقيقية الكامنة وراء تأثير هذا العلاج، ودورها في إنجاح مفعوله.

إيضاح 9-5

السرطان والأثر الإيهامي

Cancer and the Placebo Effect

من الحالات التي يُستشهد بها للدلالة على فاعلية الأثر الإيهامي، حالة السيد رايت. وهو مريض بالسرطان طالما اعتقد أنه كان يحقن بدواء فعال للسرطان (Krebiozen)، بينما كان يُحقن في حقيقة الأمر، بالماء الخالص. وقد كانت الآثار مدهشة. فالأورام تلاشت، والسوائل في الصدر زالت، كما أصبح المريض قادراً على الحركة والانتقال، حتى أنه عاد إلى عمله في الطيران. كما بدا مثالاً للصحة. وبقي بلا أعراض على مدى شهرين. وما أن ظهر تقرير صادر عن الجمعية الطبية الأميركية يعلن أن ذلك الدواء عديم الفائدة، حتى بدأ السيد رايت يتراجع، فأدخل للمستشفى. ومع زوال إيمانه زال أمله واستسلم للمرض خلال يومين.

.(Source: Klopfer, 1959, P. 339)

سلوك القائم بالرعاية الصحية والأثر الإيهامي: Provider Behavior and Placebo Effects

تتباين فعالية الأساليب الإيهامية، تبعاً لكيفية تفاعل الطبيب مع المريض ومدى قناعته وإيمانه بقدرة هذا العلاج على شفاء المرض. فالأطباء الذين ينشرون الدفء والثقة والتعاطف حولهم، يحصلون على آثار إيهامية أكبر من تلك التي يحصل عليها أطباء يميلون إلى الفتور في العاطفة، والرسمية في التعامل. كما تزداد الآثار الإيهامية قوةً عندما يمتاز المعالج بالكفاءة، ويغمر مريضه بالطمأنينة والأمل بالتحسن، إضافةً إلى أن التريث مع المريض، وعدم التعامل معه باستعجال؛ يزيد من قوة الآثار الإيهامية أيضاً (Liberman, 1962; Shapiro, 1964).

ولقناعة الطبيب وإيمانه بقدرة العلاج على تحقيق الشفاء، دوره في فعالية الأساليب الإيهامية (A. H. Roberts, Kewman, Mercier, and Hovell, 1993)، إذ إن إبداء الطبيب لأية شكوك حول العلاج ونتائجه، مباشرة كانت أو غير مباشرة، تلميحية أو لفظية، يؤدي في غالبية الأحيان إلى التقليل من أثره الإيهامي.

وقد أظهرت الدراسات أن الأدوية الفعالة نفسها قد تفقد جزءاً لا بأس به من فعاليتها عندما يعبر الطبيب عن شكه في فعاليتها أمام المريض، فلقد انخفضت فعالية دواء الكلوربرومازين (Chlorpromazine) من 77% إلى 10% عندما أبدى الطبيب شكوكه في فعاليتها (Feldman, 1956; Volgyesi, 1954).

سمات المريض وعلاقتها بالأثر الإيهامي: Patient Characteristics & Placebo Effects

يعتقد الباحثون أنه ليس هناك نمط شخصية محدد يمتلك قابلية أكثر من غيره للتأثير الإيهامي، إلاّ أنه ما من شك في أن بعض المرضى يظهرون قابلية للتأثير أكثر من غيرهم. فالأشخاص الذين يبدون درجة عالية من التأثر تكون لديهم حاجة قوية للقبول (Liberman, 1962)، أو تدني تقدير الذات، أو التوجه الخارجي، أو القابلية للإقناع. وهذا التأثير الذي لا ينشأ عن وجود نمط معين من الشخصية قدر نشوئه نتيجة مستوى عالٍ من القلق، كفيلٍ بأن يؤدي إلى عددٍ لا بأس به من الأعراض الجسمية، مثل تسارع ضربات القلب، والعصبية، وصعوبات النوم، والتشتت. وعند تطبيق الإجراء الإيهامي، يحدث انخفاض في مستوى القلق، وربما تتلاشى الأعراض بكاملها (A. K. Shapiro, 1964; Sharpe, Smith, Barbe, 1985).

وبالرغم من أن هناك بعض الفروق الفرديّة التي تساعد على التنبؤ بالأثر الإيهامي، إلاّ أنه يجب النظر إلى هذه النتائج في إطار عدد كبير من الدراسات الأخرى، التي فشلت في إظهار مثل هذا التأثير. فالجنس والعمر والتوهم المرضي والاعتمادية والعصبية، لا تفرّق بين أولئك الذين يظهرون قابلية للتأثير وغيرهم. كذلك الحال بالنسبة لنتائج اختبارات الشخصية، مثل اختبار مينيسوتا متعدد الأوجه للشخصية (MMPI) واختبار الرورشاخ، التي لم تتنبأ حقيقةً بأية استجابات إيهامية (Liberman, 1962; A. K. Shapiro, 1964).

الاتصال بين المريض والقائم بالرعاية وعلاقته بالأثر الإيهامي:

Patient-Provider Communication and Placebo Effects

كما أشرنا سابقاً، يُعتبر التواصل الجيد بين الطبيب والمريض أمراً لا غنى عنه، إذا رغب المريض بمتابعة برنامج العلاج بنجاح، وينطبق هذا أيضاً على الاستجابة للعلاج الإيهامي. فلكي يستجيب المريض للعلاج الإيهامي، يتوجب عليه أن يفهم بأنه يُفترض بهذا العلاج أن يفعل ما يتوخاه المريض منه. وتزداد آثار العلاج الإيهامي عندما تكون العلاقة بين الطبيب والمريض قائمة على التواصل الفعال.

ومن ناحية أخرى، يمكن للعلاقة الجيدة بين المريض والمعالج أن تعزز درجة تأثير العلاج الإيهامي، فعندما يبحث المريض عن المعالجة الطبية، فهو يريد خبيراً يدله على الخلل، وعلى ما يتوجب عليه فعله. وعندما يتم تشخيص المرض ووصف العلاج الملائم له، وحتى لو كان علاجاً غير فعال وعديم الفائدة، تتكون لدى المريض بعض الدلائل الملموسة على أن طبيبه وضع أصبعه على الجرح، وقرر التدخل لمساعدته (A. K. Shapiro, 1964).

المحددات الموقفية للأثر الإيهامي: Situational Determinants of Placebo Effects

لقد وُجد أن خصائص العلاج الإيهامي، بما في ذلك المكان الذي يتم فيه، لها تأثيرها على قوة الاستجابة للعلاج. فالمكان الذي تطغى عليه المظاهر الطبية (الأدوية، الأجهزة، الزي الموحد للعاملين)، يزيد من درجة الأثر الإيهامي، أكثر من المكان الذي يفتقر لمثل هذه المظاهر.

حتى عندما يُبدي أعضاء الفريق الطبي العاملين إلى جانب الطبيب ثقتهم وقناعتهم بأن العلاج سينجح، تبيّن أن ذلك يزيد من قوة الأثر الإيهامي. كما أن شكل العلاج الإيهامي وحجمه ولونه ومذاقه وكميته، كلها محددات تؤثر في فعاليته، حيث أظهرت الأبحاث أنه كلما كان العقار قريباً في مظهره من الدواء، ازدادت فعاليته (A. K. Shapiro, 1964). وكلما كانت المعالجة تبدو طبية، وتتضمن تعليمات دقيقة وأدوية أو ما شابه، كان تأثيرها الإيهامي أقوى مقارنة بالإجراءات غير الطبية، كالتمارين أو الحمية مثلاً، والتي أظهرت تأثيراً إيهامياً ضعيفاً.

المعايير الاجتماعية والتأثير الإيهامي: Social Norms & Placebo Effects

يمكن للمعايير المحيطة بنظم العلاج أن تسهّل من التأثير الإيهامي، فالتعامل مع الدواء سلوك معياري (Sharpe et al., 1985). ولنأخذ الأميركيين على سبيل المثال، والذين يهدرون ما يزيد عن 100 بليون دولار سنوياً على الأدوية والعقاقير (National Institute for Health Care Management-NIHCM, 2000). فقد أظهرت دراسةٌ أجريت على عينة عشوائية من الراشدين غير المقيمين في المستشفيات، أن 55% منهم تلقوا علاجاً دوائياً خلال الـ24 ساعة الأخيرة، و 40% تلقوا على الأقل أحد أصناف الأدوية بصورة منتظمة (Dunnell & Cartwright, 1972). أمّا فيما يخص المرضى المقيمين في المستشفيات، فقد وجدت الدراسة أن متوسط استهلاك الأدوية كان 14 دواءً للمريض الواحد، بل إن أحد المرضى كان يتلقى 32 دواءً في اليوم، بينما لم يكن هناك أي مريض يتلقى أقل من 6 أدوية (Dunlop, 1970, cited in Rachmant & Phillips, 1978).

ويؤدي الحماس الزائد في تناول الأدوية إلى تعرض عديدٍ من المرضى إلى إصابات خَطِرة، وإلى مضاعفات قاتلة أحياناً، فالأدوية تتسبب بآثار جانبية سلبية أو إعاقات لدى أكثر من 77 ألف أميركي كل عام. وتصل كلفة علاج المضاعفات الناتجة عن تعاطي الأدوية إلى بليون ونصف البليون دولار في العام الواحد، بينما تقدر الكلفة العامة الإجمالية لآثار العقاقير السلبية على المجتمع بحوالي 47 بليون دولار سنوياً (Bales et al., 1997; Classen, Pestotnik, Evans, LIoyd, & Burke, 1997; Lesar, Briceland, & Stein, 1997).

ونتيجة إيمان المرضى بفوائد الأدوية وقدرتها على الشفاء، يستمر مسلسل استهلاك الأدوية دون تباطؤ أو فتور، رغم ما ينتج عنه من مضاعفات كل يوم. ونتيجةً لاعتقاد الناس بأن العقاقير والأدوية لها كل هذا القدر من الفعالية، فلا عجب إذن إن حققت العلاجات الإيهامية هذا المستوى من التأثير (A. H. Roberts et al., 1993).

وقد لا يعي بعضهم أن هنالك عقاقير غير فعالة وعديمة الفائدة، فإذا تناول أحدهم فيتامينات وبقي بصحة جيدة، اعتقد بأن الفضل يعود لهذه الفيتامينات السحرية؛ وإذا أصيب شخص بعارضٍ طبي وتناول دواءً غير نافع وتحسّن، فسوف يعزو ذلك إلى الدواء؛ أمّا إذا تناول مريض أحد الأدوية ولم تتحسن حالته، فربما يفترض أنه أخطأ في الدواء فيغيره، حتى يجد الدواء الصحيح. ويستمر المرضى في تعاطي الأدوية على هذا المنوال، بناءً على اعتقاداتهم واستنتاجاتهم الشخصية، التي توحي لهم بنجاح ما اختاروه، أو ما تم اختياره لهم من أدوية.

القابلية لتعميم الآثار الإيهامية: Generalizability of Placebo Effects

إلى أي مدى يمكن تعميم الأثر الإيهامي؟ من الواضح أن الأثر الإيهامي يحقق أقصى درجات نجاحه عندما لا يكون هناك خلل في الأنسجة. وتقدّر الدراسات بأن حوالي 65% أو أكثر من الأعراض التي يقوم الأطباء بمعاينتها هي عاطفية الأصل (A. K. Shapiro, 1978)، ولهذا فإن أي إشارة أو تلميح أو اهتمام من قِبَل الطبيب، يمكن أن يكون لها تأثيرها على الحالة العاطفية للمريض، وزوال الأعراض المرتبطة بها.

ومن ناحية أخرى، لا يقتصر تأثير العلاج الإيهامي على حبوب الدواء والعقاقير وحدها، فمعظم الإجراءات الطبية، مهما كانت طبيعتها، لها تأثيراتها الإيهامية أيضاً (N. E. Miller, 1989). فعلى سبيل المثال، أظهر العديد من مرضى الجراحة تحسناً ملموساً ناتجاً عن الجراحة كمبدأ، لكن ليس نتيجةً للإجراءات الفعلية التي قام بها الأطباء خلال العملية الجراحية (Beecher, 1959).

وللطب النفسي وعلم النفس الإكلينيكي تأثيرهما الإيهامي أيضاً. إذ يشعر بعض المرضى بالتحسن لمجرد معرفتهم بأن الطبيب النفسي أو الأخصائي النفسي، قد توصل إلى معرفة سبب مشكلتهم، حتى عندما لم يكن هذا السبب هو السبب الفعلي لما يعانون منه.

ولا يجب أن يُنظر إلى الأثر الإيهامي على أنه بمثابة خدعة طبية أو استجابة نفسية خالصة من قبل المريض، فهذا الأثر يستحق بجدارة الاهتمام والتقدير من العاملين في مجالات الرعاية الصحية؛ فهو يحقق النجاح في غياب العلاج الحقيقي الفعال (A. H. Roberts et al., 1993)، كما أنه يزيد من كفاءة علاجات تُعدّ آثارها الحقيقية متواضعة، ويقلل -في الوقت نفسه- من مشاعر الألم والضيق إلى درجة كبيرة.

فقد كان العلاج الإيهامي العامل الأكبر في نجاح فاعلية الأدوية في الماضي، ويمكن اعتباره اليوم في العديد من الحالات سبب نجاح بعض الأدوية. ولهذه الأسباب مجتمعة، ينبغي أن يستحق العلاج الإيهامي منّا كل الاهتمام والتشجيع (N. E. Miller, 1989).

الاثر الإيهامي بوصفة أداة منهجية: Placebo as a Methodological Tool

لقد اكتسبت الاستجابة الإيهامية قوةً ومكانةً جعلتها أداة تقييم لكل دواء أو عقار جديد يدخل السوق. ويسمى المنهج المستخدم في تقييم هذه الأدوية بأسلوب التعمية المزدوجة (Double-blind Experiment). وفي تجارب التقييم هذه، يعطي الباحث نصف مجموعة من المرضى عقاراً حقيقياً يفترض بأنه يشفي المرض أو يخفف من أعراضه، بينما يتلقى النصف الآخر من المجموعة عقاراً إيهامياً.

وسميت هذه الطريقة بهذا الاسم لأن كلاً من الباحث والمريض لا يعرف فيما إذا كان المشارك في التجربة قد تلقى العقار الحقيقي أم الإيهامي. وتدوَّن النتائج بصيغة رموز (Coded) يعتمدها الباحث في قياس فعالية العلاج.

ويمثّل الفرق بين فعالية العقار الحقيقي وفعالية العقار الإيهامي مقياساً لمدى فاعلية العقار. هذا، وتعتبر مقارنة العقار الحقيقي بعقار آخر إيهامي مسألة جوهرية في التقييم الدقيق لنجاح العقار. فقد تبدو العقاقير ناجحة بصورة مضخمة أكبر مما هي عليه فعلياً بأربعة أو خمسة أضعاف، لو لم يتم تقييمها من خلال مقارنتها بعلاج إيهامي آخر (N. M. Miller, 1989; A. K. Shapiro, 1964).

الملخص

1. يقيس المرضى مدى الرعاية الصحية التي يتلقونها بناءً على نوعية التفاعل القائم بينهم وبين القائمين على تقديم هذه الرعاية، وعلى المستوى الفني الذي تتمتع به هذه الرعاية.

2. هناك العديد من العوامل التي تُضْعف من عملية التواصل الفعال بين المريض وطبيبه. فغالباً ما ينصّب اهتمام القائمين على تخطيط أنظمة الرعاية الصحية الجيدة، على توفير الرعاية الصحية الفعالة بدلاً من الرعاية الدافئة والداعمة. أمّا الآن، فقد أخذت الجهود التي تستند إلى توجه صحي شمولي تهتم بالعمل على توفير رعاية صحية تتسم بكونها أكثر إنسانية.

3. يسهم القائم بالرعاية الصحية في خلق جو من التواصل الضعيف مع المرضى من خلال عدم إصغائه لشكوى مرضاه، وبسبب لجوئه للمصطلحات والتفسيرات الفنية، وتأرجحه بين التفسيرات الفنية واللغة الطفولية في مخاطبة المرضى، وكذلك من خلال مزاجه السلبي أو توقعاته السلبية، وتعامله مع المريض وكأنه مجرد شيء ما، (Depersonalization)، لا باعتباره إنساناً.

4. يسهم المريض بدوره في خلق نوع من التواصل الضعيف مع طبيبه، وذلك حين لا يكون على دراية بتفاصيل مرضه وعلاجه، وعندما يشعر أن الطبيب لا يقوم بتزويده بالمعلومات الصحيحة، أو عندما لا يتقيد بمتابعة توصيات العلاج. ويعدُ قلق المريض، وتدني مستوى تعليمه، وعدم خبرته بالمرض، ونقص معلوماته حول أعراض مرضه، من العوامل الجوهرية التي تؤثر في درجة التواصل الفعال مع الطبيب.

5. في ضوء غياب التغذية الراجعة المتعلقة بمدى اتّباع المريض للتعليمات، أو مدى نجاح العلاج، يكون من الصعب على القائم بالرعاية الصحية التعرف على مشكلات التواصل مع المريض، وتصويبها.

6. ضعف التواصل هو أحد أهم العوامل التي تقود إلى عدم الالتزام بالعلاج.

7. يكون الالتزام متدنياً عندما لا تبدو التوصيات دقيقة ومفهومة، أو عندما تكون من النوع الذي يتطلب بعض التغييرات في أسلوب الحياة، أو القيام بإجراءات معقدة من أجل العناية بالذات. وكذلك عندما يكون المريض قد شكّل تفسيراً لطبيعة المرض أو العلاج، بصورة تتناقض مع الوضع الحقيقي.

8. لكن الالتزام بالعلاج يزداد عندما يتخذ المريض قراراً بذلك، وعندما يشعر بأن الطبيب مهتمٌ به، وعندما يستوعب بدقة ما يتوجب عليه القيام به، وعندما يتلقى تعليمات واضحة ومكتوبة بذلك.

9. لوحظ تدني مستوى التواصل في حال وجود دعاوى قضائية ضد الطبيب تتعلق بسوء التعامل والممارسة.

10. تشتمل الجهود الهادفة لتحسين التواصل على التدرب على مهارات الاتصال، والاستفادة بأقصى درجة ممكنة من الدور الفعال لخبرة الاختصاصي. وقد تبيّن أن طريقة الاتصال المباشرة وجهاً لوجه بين المريض والطبيب تعزز من مستوى الالتزام بالعلاج.

11. العلاج الإيهامي هو أيُّ إجراء طبي يؤثر في المريض دون أن يعود الفضل في ذلك إلى طبيعته الحقيقية أو إلى خصائصه. ويمكن القول إن نجاح معظم العلاجات الطبية يعود في جزء منه إلى الأثر الإيهامي.

12. يتعزز الأثر الإيهامي عندما يُبدي الطبيب قناعته بالعلاج، وتكون توقعاته إيجابية، وحين تطغى المظاهر الطبية على جميع الأشياء الموجودة في مكان المعالجة.

13. يُعتبر العلاج الإيهامي أداة منهجية نافعة وفعالة أيضاً في تقييم آثار العقاقير والعلاجات الأخرى.

قائمة المصطلحات

Adherence	الالتزام
Colleague Orientation	التوجه للزملاء
Creative Nonadherenc	عدم الالتزام الخلاق
Double-Blind Experiment	تجارب التعمية المزدوجة
Health Maintenance Organization (HMO)	منظمة الحفاظ على الصحة
Holistic Health	الصحة الشاملة
Managed Care	الرعاية المدبرة
Nonadherence	عدم الالتزام
Nurse-Practitioners	الممرضون-المهنيون
Patient Orientation	التوجه للمريض
Physicians' Assistants	مساعدو الأطباء
Placebo	الإيهامي
Placebo Effect	الأثر الإيهامي
Placebo-Prone Personality	الشخصية المعرّضة للتأثير الإيهامي
Private, fee-for-Service Care	تقاضي الأتعاب الخاصة على أساس الزيارة

الفصل العاشر

الألـــم وإدارتـــه

Pain And Its Management

دلالة الألم

قياس الألم

الألم والشخصية

الفصل العاشر

الألـــم وإدارتـــه

Pain and Its Management

نهض "جيسي" في الصباح الباكر، بينما أشعة الشمس تتسلل عبر نوافذ شقته الجديدة. إنها شقته الأولى، وقد ولّد لديه إحساسه بالاستقلالية شعوراً بالرضا والراحة. كان أمس يوماً شاقاً عليه وعلى أصدقائه الذين ساعدوه في نقل حاجياته التي تراكمت طيلة سنوات دراسته الجامعية. إذ قاموا بذلك عبر السلالم الضيقة التي تؤدي إلى الطابق الثاني من العمارة، حيث شقته. وعلى الرغم من كل التعب الذي لاقوه، إلا أنهم كانوا يشعرون بالرضا والارتياح.

وأثناء تجوله في أرجاء شقته الجديدة، شعر جيسي بآلام حادة في ظهره، اعتبرها ناجمةً عن حمل كلّ تلك الصناديق الثقيلة. وحاول الجلوس والنهوض، فأحس بأن عضلاته مشدودة. وقد ظنّ أن ما حدث قد أدى إلى إحياء آلامٍ تعود إلى إصابات قديمة تعرّض لها خلال ممارسته رياضة كرة القدم قبل سنوات طويلة.

لم تكن هذه هي المرة الأولى التي يشعر فيها بهذه الآلام؛ فقد انتابته في أوقاتٍ سابقة، إلا أنها كانت تستجيب لبعض التمارين والمسكّنات. ولحسن حظ جيسي، فإنه ما يزال شاباً، كما أن آلامه قصيرة المدى. ولكن بالنسبة للعديد من الأشخاص، تكون هذه الآلام مزمنة؛ أي أنها طويلة المدى، ومن الصعب معالجتها. في الحقيقة، تُعتبر آلام الظهر المزمنة من أكثر الأسباب المؤدية إلى الإصابة بالعجز والإعاقة في الولايات المتحدة الأميركية.

يؤدي الألم عادةً إلى تدنّي مستوى نشاط الفرد، وإلى تراجع في قدراته الحركية. ويشكل هذا التحول عنصراً هاماً من خبرة الألم؛ كما تميل ردود الأفعال الانفعالية لمن يعانون من الآلام المزمنة إلى القلق والاكتئاب. وهي ردود فعل تعتبر جزءاً لا يتجزأ من خبرة الألم، كما سنرى لاحقاً.

دلالة الألم: Significance of Pain

وقد تبدو معالم الألم ودلالاته واضحة وبديهية؛ فهو موجع، وقد يصل إلى درجة من الشدة، يهيمن معها على الحاجات الأساسية للفرد. لكن الألم قد يتجاوز ما يسببه من عطل أو خلل، كما أن له أهميته على مستوى التعامل مع الحياة اليومية بكل ما يتخللها من مهام وأنشطة. ومع أننا عادةً ما نفكر بالألم على أنه حدث غير عادي، إلا أننا نعيش مع الكثير من الآلام البسيطة طيلة الوقت. ولعل مثل هذه الآلام ضرورية لبقائنا؛ فهي تزودنا بالتغذية الراجعة المتعلقة بوظائفنا الجسمية، والتي نستفيد منها لاشعورياً في العديد من صنوف التكيف البسيط: كتغيير الوضع الجسدي أثناء اليقظة أو النوم، أو الاتكاء، أو تشابك القدمين أو الساقين، وأوضاع جسمية أخرى كثيرة.

وللألم أيضاً نتائجه الطبية التي لا يمكن إغفالها، فهو أكثر الأعراض التي تدفع المرء إلى البحث عن العلاج، (أنظرا الفصل الثامن). هذا مع العلم أن العلاقة بين الألم وشدة الأعراض قد تكون ضعيفة. فالأورام السرطانية مثلاً، نادراً ما تسبب الألم (في المراحل المبكرة من المرض على الأقل)، مع أنها ذات أهمية كبيرة وخطيرة من الناحية الطبية. وقد يكون الألم سبباً لسوء الفهم بين المريض وطبيبه؛ فالألم بالنسبة للمريض هو المشكلة، لكنه نتاجٌ للمرض من وجهة نظر الطبيب.

وفي واقع الأمر، لا يعتبر الألم مهماً بالنسبة للكثير من الأطباء الممارسين، كما أننا لا نجده يلقى الاهتمام الكافي ضمن العديد من مناهج المعاهد الطبية.

ومع أن الطبيب الممارس يركز اهتمامه عادةً على الأعراض، التي قد تكون أكثر دلالة من وجهة نظرٍ طبية، إلا أن المريض قد يشعر أن عدم حصوله على اهتمامٍ كاف هو أحد مشكلاته الرئيسة. وكما رأينا في الفصل التاسع، قد لا يتبع المريض توصيات طبيبه؛ خاصةً إذا شعر بأن تشخيصه كان خاطئاً، أو أن الأعراض الرئسية التي يشعر بها أهملت.

وكما أن له دلالاته الطبية، فللألم أيضاً دلالاته السيكولوجية. فعند سؤال المريض حول أكثر الأشياء التي تخيفه فيما يتعلق بالمرض والعلاج، غالباً ما تكون إجابته: الألم. كما أن خوفه من عدم التخفيف من معاناته يثير لديه شعوراً بالقلق، ربما أكثر مما تثيره الجراحة أو فقدان أحد الأطراف، أو حتى الموت. وفي حقيقة الأمر، يعدّ الفشل في التخلص من الألم من أكثر الأسباب التي تدفع المرضى إلى طلب التخدير، أو المساعدة على الانتحار (Cherny, 1996).

ولا تكتمل مناقشة معاني الألم ودلالاته دون أخذ مدى انتشاره وكلفته بعين الاعتبار. ففي الولايات المتحدة الأمريكية، يقدر أن هناك 15% من الراشدين ممن يعانون من آلام الظهر المستمرة، و20 مليوناً يعالجون يومياً من التهاب المفاصل، و40 مليوناً يعانون من الصداع المزمن، و8 ملايين يعيشون مع آلام السرطان المزمنة. وفي الولايات المتحدة وحدها، يُنفق سنوياً ما لا يقل عن 100 بليون دولار على عقاقير الآلام المؤقتة التي يتم شراؤها بدون وصفة طبية مثل الآلام التي تصاحب الرشح والصداع والأمراض البسيطة الأخرى. كما يُقدر استهلاك العالم من المسكنات حوالي 7.7 بليون دولار، ويزداد بمعدل 7% سنوياً (Arnst, 1999).

الطبيعة الغامضة للألم: Elusive Nature of Pain

يعتبر الألم من أكثر الظواهر التي يكتنفها الغموض، فهو في الأساس خبرة سيكولوجية، وتعتمد درجة الإحساس به وبما يسببه من عجز بشكل كبير على طريقة تفسيره. ولقد كان هوارد بيتشر واحداً من أوائل الأطباء الذين أدركوا أهمية ذلك (Beecher, 1959). فأثناء الحرب العالمية الثانية، حيث كان يعمل في الخدمة العسكرية، لاحظ بيتشر العديد من إصابات الحرب، والذي لفت انتباهه أثناء معالجته للجنود أن ربعهم فقط طلبوا المورفين؛ على الرغم من إصاباتهم البليغة والمؤلمة. وعندما عاد إلى عيادته الخاصة في مدينة بوسطن، عالج بيتشر إصابات مشابهة عند المدنيين. وبالمقارنة مع العسكريين، فإن 80% من المدنيين عانوا من الألم الشديد وطلبوا المورفين. ولتفسير هذا التناقض، استنتج بيتشر أن معنى الألم بالنسبة للفرد يحدد إلى حد كبير خبرته بهذا الألم. فبالنسبة للجندي في المعركة، تعني الإصابة أنه ما يزال حياً، وأنه سيعود إلى الوطن. أما بالنسبة للمدني، فالإصابة تمثل تدخلاً غير مرحب به في حياته ونشاطه اليومي.

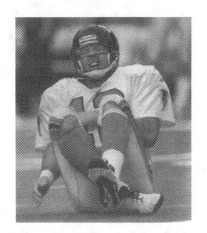

يعدّ الألم إشارةً مهمة على حدوث ضرر في الأنسجة، وهو يستوجب الحد من نشاط الجسم

ويتأثر الألم إلى حد كبير بالإطار الذي يحدث فيه. ففي مجال الرياضة مثلاً، هنالك الكثير من الإصابات التي تحدث في الملاعب، لكننا نلاحظ أن المصابين يواصلون لعبهم على الرغم من إحساسهم بالألم. إذ إن الإثارة السمبثاوية تقلل من الحساسية للألم (Fillingham & Maixner, 1996; Zillman, de Wied, King-Joblonski, & Jenzowsky, 1996). بالمقابل، نجد أن الضغط والضيق النفسي- ربما يستثير خبرة الألم (J. Burns, Wiegner, Derleth, Kiselica, & Pawl, 1997; P. Martin & Seneviratne, 1997; Porter et al., 1998). أضف إلى ذلك أن الذين لا يشغلهم أمر عن التفكير بألمهم، ربما يحسون به بشكل حاد (Pennebaker, 1983).

وللألم أيضاً بُعد ثقافي مهم. ورغم عدم وجود فروق إثنية أو عرقية في القدرة على تمييز المثيرات المؤلمة، إلا أننا نجد الأفراد من بعض الثقافات يشكون من الألم بصورة أسرع، ويستجيبون للألم بدرجة أكبر من الأفراد في ثقافات أخرى (Edwards & Fillingham, 1999; Zatzick & Dimsdale, 199). وقد تكون هذه الفروق العرقية والثقافية مستمدة من الفروق في المعايير الثقافية المتعلقة بالتعبير عن الألم، وفي بعض الحالات من الفروق في ميكانيزمات الألم (Sheffield, Biles, Orom, Maixner, & Sheps, 2000). ويُظهر التوضيح 10-1 مثالاً على هذه الأنواع من الفروق الثقافية. ومن الجدير بالذكر أن هناك فروقاً جندرية أيضاً فيما يتعلق بخبرة الألم، حيث تظهر النساء حساسيةً أكبر تجاه الألم (Charles, Gatz, Pederson, & Dahlberg, 1999; Fillingham et al., 1997).

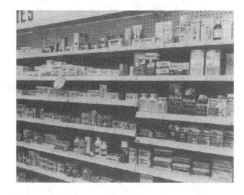

يُنفَق حوالي 100 مليار دولار سنوياً في الولايات المتحدة الأميركية وحدها على الأدوية التي تقلل من آلام الأمراض الخفيفة.

قياس الألم: Measuring Pain

ثمة عائق يقف أمام علاج الألم، يتمثل في صعوبة وصفه بموضوعية. إذ بالإمكان التدليل على وجود ورم سرطاني بكل يسر- ووضوح، كما يمكن رؤية كسر في العظم من خلال صورة الأشعة. لكن الألم ليس له مثل هذه الدلائل أو الخصائص الموضوعية.

إيضاح 10-1

منظور عبر ثقافي للألم

A Cross-Cultural Perspective on Pain

يولد الأطفال في جميع المجتمعات، لكن خبرة الولادة تختلف من ثقافة إلى أخرى، وكذلك الأمر بالنسبة للألم المرتبط بها (Jordan, 1983). فعند النساء في المكسيك، تعني كلمة المخاض (Labor) الحزن والألم (Dolor)، كما أن توقع الإنجاب قد يؤدي إلى الكثير من الخوف. والغريب في الأمر هو أن هذا الخوف وتوقع الألم غالباً ما يترجم إلى خبرات مؤلمة وتعقيدات أكثر مما هو في الواقع بالنسبة للنساء اللواتي لا يحملن مثل هذه المخاوف والتوقعات (Scrimshaw, Engle, & Zambrana, 1983).

ونجد الأمر مختلفاً في ثقافة الياب (Yap) في جنوب المحيط الهادىء، والتي تتعامل مع عملية الولادة كحدث يومي. والنساء في مجتمع الياب يواصلن أعمالهن الاعتيادية إلى حين بداية المخاض، فيتوقفن عندها عن العمل للولادة التي تتم بمساعدة امرأة أخرى أو أكثر. ويعقب الولادة فترة من الراحة القصيرة تعود بعدها المرأة إلى مزاولة أعمالها المعتادة. ويُذكر أن المشكلات أو التعقيدات الصحية أثناء فترة الحمل عند النساء في هذا المجتمع تكون متدنية جداً (Kroeber, 1948).

ليس هناك علاقة بسيطة ومباشرة بين توقعات الألم وخبرة الولادة. لكن التوقعات تلعب دوراً مهماً في تجربة الولادة. وتعتبر الثقافة والطقوس والعادات مصدراً رئيسياً لمثل هذه التوقعات. كما أن المعنى المرتبط بالخبرة يحدد إلى حد كبير فيما إذا كانت تُدْرَك من قبل المرأة كخبرة مؤلمة أم لا. وبالنسبة للعديد من النساء، فإن فرح الولادة يمكن أن يطغى على الألم المرتبط بالخبرة.

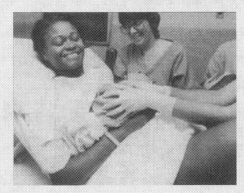

(© Martha Taloor/ Working Images Photographs)

التقارير اللفظية Verbal Reports : وعليه، فإن أحد حلول مشكلة قياس الألم هو أن نستعين بذلك الكم الهائل من المفردات العامة التي يستخدمها الأفراد في وصفهم للألم. ويستخدم الأطباء الممارسون عادةً هذا المصدر من المعلومات في محاولاتهم لفهم شكاوى المرضى. فالألم النابض مثلاً له مضامين مختلفة عن الألم الناري والحاد، أو الألم البطيء والمستمر. وقد طور بعض الدارسين استباناتٍ تقيس الألم (e.g., Melzack & Togersen, 1971).

ومن هذه الاستبانات، استبانة ماك-جيل للألم (McGill Pain Questionaire)، التي تتألف من 75 صفةً مصنفة إلى 20 مجموعة، تعكس الجوانب المختلفة لخبرة الألم. تزودنا مثل هذه المقاييس بمؤشرات حول طبيعة الألم ونوعه وكذلك شدته. كما طُورت مقاييس تتناول العناصر النفسية-الاجتماعية في الألم؛ كالخوف من الكلفة، أو التصور الكارثي للألم (McNeil & Rainwater, 1988; Osman et al., 2000). مثل هذا المزيج من المقاييس، يمكن أن يساعد القائمين على العلاج في الحصول على صورة أشمل لأبعاد الألم عند المريض.

سلوك الألم Pain Behavior : وهناك مقاييس أخرى للألم، ركـزت عـلى قيـاس سـلوك الألم. وهـو سـلوك يعـبر عـن وجـود آلامٍ مزمنـة، كالحركة المشوهة أو الوضع الجسمي المشوه، أو إبداء المشاعر السلبية، أو التعبـيرات التـي تظهـرعلى الوجـه، أو تعبـيرات تعكـس عـدم الراحـة أو الأنين، أو تجنب الفعالية أو النشاط (Turk, Wack, & Kerns, 1985). ولعل تحليل سلوك الألم يزودنا بأساسٍ لقياس مدى الخلل الذي يولّده الألم في حياة فئاتٍ معينة من المرضى. كأن يفرق مثلاً بين مرضى آلام أسفل الظهر ومرضى الصداع المـزمن مـن حيـث طريقـة تعـاملهم مـع المـرض. ولأن سلوك الألم قابل للملاحظة والقياس، فقد ساعد التركيز عليه في تحديد خصائص أنواع مختلفة من متلازمات الألم (Pain Syndromes). إذ ينظر إلى الألم الآن على أنه حدث بيولوجي-نفسي-اجتماعي معقّد، له مكوناته النفسية والسلوكية والفسيولوجية (Kroner & Herwing et al., 1996).

قوائم الألم Pain Inventories: وقد أدى التأكيد على الجوانب الجسدية والنفسية والسلوكية للألم، إلى الدفع باتجاه تطوير قوائم دقيقة ومتطورة في قياس خبرات الألم، ساعدت مختصّي علم نفس الإكلينيكي الصحي كثيراً في مجالات التشخيص والعلاج، فقد طور تيرك ورودي مثلاً (Turk & Rudy, 1987) أداة متعددة المحاور لقياس الألم (Multiaxial Assessment of Pain-MAP)؛ تضم معلومات نفسية واجتماعية وسلوكية، من شأنها أن تساعد في مجال تشخيص كبار السن وعلاجهم، وعدة أدوات للحصول على تقارير من الوالدين حول خبرات الألم عند أبنائهم (Bijttebier & Vertommen, 1999). وتكمن أهمية هذا المنحى في القياس أنه يعي أهمية إدراك المريض للألم، كما أنه ينطلق من إدراك الألم على أنه خبرة معقدة؛ فهو ليس مجرد رد فعل لتلف جسمي، بل نتيجةٌ لما يولده الألم من آثار نفسية وسلوكية.

إيضاح 10-2

أَلم الأطراف الكاذب

Phantom Limb Pain

تاريخ حالة:

لقد ازدادت إصابات عصب الكتف شيوعاً بسبب كثرة استخدام الدراجات النارية، التي عادة ما تتجاوز سرعتها مهارة سائقها. فعند اصطدامها بحاجز، يرتطم السائق بالأرض بسرعة تساوي السرعة التي كان يقود الدراجة بها. وأشد حالات الإصابة الناجمة عن هذه الحوادث، التمزق الذي يصيب جذور الحبل الشوكي، والذي لا يمكن إصلاحه. في بريطانيا وحدها، تجاوزت هذه الحالات عام 1979، مئة حالة.

س. أ، في الخامسة والعشرين من عمره، طيار في سلاح الجو، أصيب في حادث. وبعد 8 أشهر، شفي تماماً من جروحه وكدماته وكسوره. لم تكن لديه إصابة بالرأس. كان يقظاً، ذكياً، ومنشغلاً بالدراسة وبإعداد نفسه لمهنة جديدة. ونتيجة للحادث اصبحت ذراعه الأيمن مشلولةً تماماً من الكتف فأسفل، وغدت عضلات ذراعه نحيلة. بالإضافة إلى ذلك، أصبحت أطرافه فاقدة للحس. وعند سؤاله، يقول س. أ. إنه يحس بكامل ذراعه، لكن هذا الإحساس لا علاقة له بذراعه الحقيقية. وهذه الذراع الكاذبة بدت له وكأنها تمتد عبر صدره، بينما ذراعه الحقيقية المشلولة كانت تتدلى إلى جانبه. كما أن الذراع الكاذبة لم تكن تتحرك، والأصابع مشدودة في قبضة متشنجة والأظافر مغروزة في راحة اليد. وبدا وكأن الذراع بأكملها تشتعل فيها النيران. لم يكن هنالك ما يساعده على التخلص من حالته هذه، ولم يكن من وسيلة أمامه في السيطرة على الألم، إلا الانشغال كلياً بالعمل.

(Source: Melzack & Wall, 1982, pp. 21-22)

فسيولوجية الألم: Physiology of Pain

تُعتبر النظرة إلى الألم على أنه خبرة مكونة من عناصر نفسية وسلوكية وحسية، نظرةً مفيدة وبناءة في فهم تلك المسارات متشعبة الجوانب، والمستقبلات التي تتضمنها خبرة الألم.

وتُعتبر خبرة الألم ميكانيزماً وقائياً، يفضي إلى الشعور أو الوعي بتلف في الأنسجة. هذا مع أن الفرد أثناء خبرة الألم أبعد ما يكون عن وعي كهذا. وبعكس الأحاسيس البدنية الأخرى، تصاحب خبرةَ الألم استجابات دافعية وسلوكية، كالانسحاب والانفعال الشديد كالبكاء أو الخوف؛ وهي جزءٌ لا يتجزأ من خبرة الألم، وبدأت تكتسب أهمية خاصة في تشخيصه وعلاجه.

وقد ميز العلماء بين ثلاثة أنواع من إدراك الألم: الأول آلي (Mechanical Nociception)، وهو الإدراك الناجم عن حدوث تلف ميكانيكي (Mechanical Damage) في أنسجة الجسم. والثاني حراري (Thermal Damage) وهو الألم الناجم عن التعرض للحرارة. أما الثالث فهو متعدد الأشكال (Polymodal Nociception)، وهو عبارة عن تصنيف عام، يشير إلى الألم الذي يطلق ردود أفعال كيميائية جراء تلف الأنسجة.

عند حدوث إصابة، تعمل النهايات العصبية الطرفية على تحسسها أولاً، ثم تستجيب بإطلاق نواقل كيميائية إلى الحبل الشوكي، تُمرَّر مباشرة إلى البناء الشبكي والثلاموس، فإلى القشرة الدماغية. ثم تقوم هذه المناطق الدماغية بدورها بتحديد موقع الإصابة؛ فترسل رسائلها عبر العمود الفقري، وتقود إلى تقلصات عضلية يمكن أن تساعد على منع الألم ومنع التغيرات في الوظائف الجسمية الأخرى؛ كالتنفس على سبيل المثال. أي أن الدماغ يقوم بتفسير هذه الأحاسيس أثناء انتقالها من النهايات العصبية الطرفية إلى القشرة الدماغية؛ مما يؤدي إلى إدراك الألم.

وهناك نوعان من الألياف العصبية الطرفية، يشتركان في إدراك الألم: ألياف صغيرة من نوع دلتا (A)، وهي ألياف نخاعية تنقل الألم الحاد؛ وألياف عصبية صغيرة من نوع دلتا (C)، وهي ألياف غير نخاعية تنقل الألم البطيء. وتتميز الألياف النخاعية بأنها تزيد سرعة الانتقال. وعليه، فالآلام المفاجئة والشديدة تصل إلى القشرة الدماغية بصورة متسارعة أكثر من الآلام التي تنقلها الألياف البطيئة دلتا (C).

وتدخل الألياف العصبية الطرفية إلى العمود الفقري من خلال الأظفار الظهرية، وتتحدد النواحي الحسية للألم، بشكل كبير، بنشاط ألياف دلتا (A)، التي تسقط على مناطق معينة من الثلاموس والمناطق الحسية من القشرة الدماغية.

ويبدو أن الجوانب الدافعية والوجدانية في خبرة الألم تتأثر بصورة أكبر بألياف دلتا (C)، التي تسقط على مناطق مختلفة من الثلاموس والهيبوثلاموس والقشرة الدماغية. وتتغير الأحاسيس من خلال الأظفار الظهرية في العمود الفقري، ومن خلال المسارات النازلة من الدماغ أيضاً، والتي تفسر خبرة الألم. فخبرة الألم إذن يحددها التوازن في نشاط الألياف العصبية، والذي يعكس نمط الإثارة وشدتها. وللموصلات العصبية أيضاً تأثيرها في انتقال الألم، كما أن المواد الكيميائية الأخرى في الجسم لها تأثيرها أيضاً. وأخيراً، تشترك عمليات القشرة الدماغية في الأحكام المعرفية المتعلقة بالألم؛ بما فيها تقييم معناه. إذ تُعتبر الميكانيزمات النفسية والعصبية المتضمنة في البعد الوجداني للألم جزءاً مهماً من خبرة الألم. ويتكوّن البعد الوجداني للألم من مشاعر غير سارة وعواطف سلبية، ترتبط بمشاعر قلق مستقبلية. ويسمّي الباحثون مشاعر القلق هذه بـ"الانفعال الثانوي" (Price, 2000).

هذا وتتفاعل شدة الإحساس بالألم مع الفترة التي يستغرقها الألم، في التأثير على المشاعر غير السارة المدركة، وفي الانفعال الثانوي الناجم، وذلك من خلال شبكة مركزية من الأبنية الدماغية التي تقوم بمعالجة المعلومات المدركة. حيث يتم، على مستوى القشرة الدماغية، دمج المعلومات المدركة داخل إطار الخبرة المؤلمة، مما يسهم في إثارة العواطف القوية التي يمكن أن تفاقم الألم (Meagher, Arnau, & Rhudy, 2000). فخبرة الألم الكلية إذن هي ذلك النتاج المعقد الناجم عن تفاعل هذه العناصر جميعها (أنظرا الشكل 10-1).

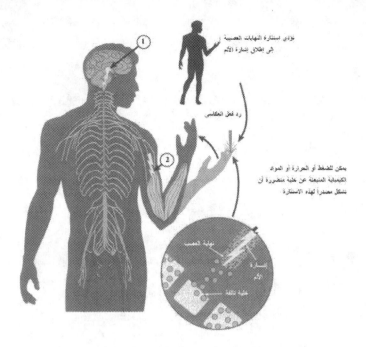

الشكل 1-10 خبرة الألم (The Experience of Pain)

تذهب الإشارة إلى الحبل الشوكي، ثم تمرّ فوراً إلى عصب حركي (1) مرتبط في هذه الحالة بعضلة في الذراع. مما يسبب فعلاً انعكاسياً لا يتعلق بالدماغ. لكن الإشارة تصعد أيضاً إلى الثلاموس مروراً بالحبل الشوكي (2)، وهناك يتم إدراك الألم.

الأسس العصبية الكيماوية للألم وآليات كبحه:

Neurochemical Bases of Pain and its Inhibition

يتمتع الدماغ بقدرته على التحكم بمقدار الألم الذي يحس به الفرد؛ وذلك بإيصال الرسائل التي تمنع وصول إشارات الألم عبر الحبل الشوكي. ولعل الدراسة التي تمثل نقطة تحول في إثبات هذه الفرضية هي تلك التي أجراها د. ف. رينولدز (D. V. Reynolds, 1969)، حيث ثبت بالتجربة أن الإثارة الكهربائية لمنطقة معينة من دماغ الجرذ، استطاعت أن تُحدث درجة عالية من فقدان الإحساس عند هذا الحيوان، فلم يحس بالآلام المصاحبة للجراحة في البطن. وقد ساعدت نتائج رينولدز على حث العلماء للنظر في الأسس العصبية الكيميائية لمثل هذا التأثير. وفي عام 1972، استطاع آكيل وزملاؤه (Akil, Mayer, & Liebeskind, 1972, 1976) الكشف عن وجود ما يسمى بـ"الأفيونات الذاتية" (Endogenous Opioids).

ما هو الأفيون الذاتي؟ إن المخدرات الأفيونية (Opiates)، بما فيها الهيروين والمورفين، هي مخدرات مصنّعة من نوعٍ من النبات، للمساعدة على التحكم بالألم. أما الأفيونات الذاتية -وهي مواد شبه أفيونية يفرزها الجسم- فتمثل جهازاً داخلياً ذا أساس عصبي كيميائي منظم للألم. وهناك عدة أجزاء من الدماغ والغدد التي تفرز مثل هذه المواد.

ويتكون الأفيون الذاتي من ثلاث فئات عامة، وهي أشبه ما تكون بالعائلات الثلاث: إندورفينات بيتا (Beta-Endorphins)، التي تفرز أحماضاً في الجهاز الطرفي وجذع المخ؛ والبرونكفالينات (Proenkephalins)، وهي أحماض تتوزع على الجهاز العصبي المركزي والغدد الصماء والخلايا العصبية؛ والبرودينورفينات (Prodynorphins)، التي توجد

في الأحشاء الداخلية ومؤخرة الغدة النخامية والمخ. ولكل واحدة من هذه العائلات أشكالها المختلفة والمتباينة من حيث قوتها وخصائصها الصيدلانية ومستقبلاتها (Akil et al., 1984). فالأفيون الذاتي الواحد مثلاً قد يكون مستقبلاً لإندورفينات بيتا، ولا يكون كذلك للبرونكفالينات أو للبرودينورفينات. مما يجعلنا نستنتج بأن هذه الأفيونات في غاية التعقيد.

وتُعتبر الأفيونات الذاتية مادة عصبية كيميائية مهمة، يُنظر إليها على أنها جهاز طبيعي لإخماد الألم في الجسم. ولعله من الواضح أن هذا النظام الذاتي لإخماد الألم أو كفه لا يعمل دائماً؛ إذ إن هنالك عوامل محددة تستثيره. وتشير الأبحاث إلى أن الضغوط هي أحد هذه العوامل. فالضغوط الحادة، كتلك التي تنجم عن توجيه صدمة لقدم الجرذ مثلاً، تقود بصورة ثابتة إلى عدم الإحساس بالألم؛ وتسمى هذه الظاهرة بفقدان الإحساس المرتبط بالضغوط (Stress-Induced Analgesia-SIA). وقد كشفت الأبحاث أن هذه الظاهرة يصاحبها زيادة في إفراز الأفيونات الذاتية في الدماغ (Lewis et al., 1984). وكما رأينا في الفصل السادس، تشير الأبحاث إلى أن هذه الأفيونات الذاتية تُفرَز عند الإنسان أيضاً في استجابته للضغوط.

ورغم أن الأفيونات الذاتية تعمل على كف الألم، وخصوصاً تحت ظروف ضاغطة، فإن الباحثين ما يزالون لا يعرفون بالضبط جميع الوظائف التي تقوم بها. كما أن هذه الأفيونات يمكن أن توجد في الغدد الأدرينالينية والنخامية والهيبوثلاموس، مما يعني أنها تشترك في مختلف الاستجابات الجسمية للضغوط. كما أن هناك من النتائج ما يشير إلى أن هذه الأفيونات تشترك في الوظيفة المناعية، وفي السيطرة القلبية الوعائية كذلك (Akil et al., 1984; Holaday, 1983). بالتالي، قد يمثل إفراز هذه الأفيونات إحدى الطرق التي تُضْعِف الضغوطُ بها الوظيفةَ المناعية (أنظرا الفصل 14).

إضافةً إلى كل ذلك، قد يكون إفراز الأفيونات الذاتية أحد الميكانيزمات التي تكمن وراء أساليب ضبط الألم (Bolles & Fauselow, 1982). وقد بُذلت مؤخراً جهود بقصد توظيف الأفيونات الذاتية كعلاج طويل المدى للآلام المزمنة. وكشفت هذه الجهود أن هذه الأفيونات لم تظهر نجاحاً في التخفيف من الآلام غير السرطانية، إلا أنها قد تكون ناجحة في التخفيف من آلام السرطان (Turk & Fernandez, 1990). ومن المتوقع أن تشهد هذه الأفيونات تطورات في مجال التطبيق الإكلينيكي في المستقبل.

قضايا إكلينيكية في إدارة الألم: Clinical Issues in Pain Management

لقد تصدّى البشر تاريخياً للألم من خلال الأدوية والجراحة، ولكن مع تزايد أهمية الدور الذي تلعبه العوامل النفسية في الإحساس بالألم ومعالجته، أصبح لعلماء النفس مكانتهم المهمة في تدبر الألم. ونتيجةً لذلك، بدأت الأساليب ذات البعد السيكولوجي تُستخدم بشكلٍ متزايد يوماً بعد يوم. وتشمل هذه الأساليب تقنيات متعددة، منها: التغذية الحيوية الراجعة، والاسترخاء، وتشتيت الانتباه والأخيلة، والتنويم المغناطيسي، والوخز بالإبر، وأساليب معرفية أخرى.

الألم الحاد والألم المزمن: Acute Versus Chronic Pain

هناك نوعان من الألم الإكلينيكي: الألم الحاد (Acute Pain) والألم المزمن (Chronic Pain). ينجم النوع الأول عن إصابات محددة تؤدي إلى إحداث تلف في الأنسجة، مثل الجروح والكسور في الأطراف. وهو قصير المدى عادةً، ومن المعروف أنه يستمر لفترة قد تصل إلى ستة أشهر، ويولد لدى الفرد شعوراً بالقلق، يدفعه إلى البحث عن العلاج بإلحاح. وباستخدام الأدوية، أو عند بداية شفاء الإصابة، فإن الألم الحادّ يخفّ، ويزول القلق كذلك (Bond, 1979).

أنماط الألم المزمن Types of Chronic Pain: أما الألم المزمن، فيبدأ عادةً بنوبة حادة، لكنه يختلف عن الألم الحاد في أنه لا يخف بالعلاج أو بمرور الزمن. وهناك عدة أنواع من الألم المزمن، فهناك الألم المزمن الحميد، الذي يستمر عادةً لستة أشهر أو أكثر ويصعب علاجه نسبياً وتتباين شدته، وقد يمتد ليشمل عدة مجموعات عضلية. ومن الأمثلة عليه آلام أسفل الظهر المزمنة، والأعراض المرافقة لآلام عضلة الوجه. ثم هناك الألم الحاد المتكرر(Recurrent Acute Pain)، الذي يتضمن سلسلة من نوبات الألم المتقطعة، التي تكون حادة من حيث طبيعتها، لكنها مزمنة من حيث استمرارها لفترات تتجاوز ستة أشهر. ويعتبر الصداع النصفي وتشنج عضلات الوجه، من الأمثلة الشائعة على هذا النوع من الألم. وهناك الألم المزمن المستفحل (Chronic Progressive Pain)، الذي يدوم لفترات طويلة، وتزداد شدته مع الوقت. وهو يرتبط عادةً بالأمراض الخبيثة أو الانحلالية، كالتهاب المفاصل أو السرطان.

ويُقدّر في الولايات المتحدة الأميركية، أن هناك ما يزيد عن مئة مليون أميركي يعانون من الألم المزمن في أي وقت من الأوقات (C. Hall, 1999). وهذا الألم ليس موجوداً بالضرورة في كل لحظة، إلا أن طبيعته المزمنة تجعله محور حياة الفرد، وموضوعاً لقلقه وانشغاله وتفكيره (Fordyce, 1976).

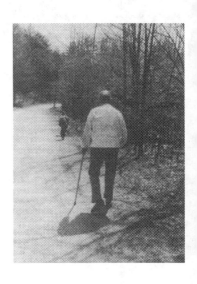

يعاني أكثر من 90 مليون أميركي (معظمهم من كبار السن) من الأمراض المزمنة. ©

(Michael Weisbrot at Family)

مقارنة بين الألم الحاد والمزمن Acute Vs. Chronic Pain : لماذا هذا التمييز بين الألم الحاد والألم المزمن؟ وما أهمية هذا التمييز في مجال التدخل الإكلينيكي؟ هنالك عدة أسباب للتمييز: أولاً، لكل منهما بروفيل سيكولوجي مختلف؛ فالألم المزمن يحمل في الغالب طابعاً من الضيق أو الكرب السيكولوجي، الذي يجعل عملية تشخيصه وعلاجه أكثر تعقيداً. إن إدراك الألم على أنه يتدخل بأنشطة مرغوبة، وأن الفرد لا سيطرة له عليه، غالباً ما يؤدي إلى الاكتئاب (Maxwell, Gatchel, & Mayer, 1998). فالاكتئاب والقلق، وكذلك الغضب، هي من الظواهر الشائعة بين مرضى الآلام المزمنة، مما قد يفاقم من حالة الألم والسلوكيات المرتبطة به (J. W. Burns, 1997; M. Kessler, Kronstorfer, & Traue, 1996; Lautenbacher, Spernal, Schreiber, & Krieg, 1999; Plehn, Peterson, & Williams, 1998).

ويطوّر بعض المرضى المصابين بالألم المزمن استراتيجيات تدبر منحرفة، كتبنّي اتجاهٍ كارثي نحو المرض، أو الانغماس في أفكار وتمنيات بعيدة عن الواقع، أو الانسحاب الاجتماعي، والتي يمكن أن تجعل المعالجة أكثر تعقيداً (Hassinger, Semenchuk, & O'Brien, 1999). وعند معالجة هذه المسائل النفسية بفاعلية، فإن هذا بحد ذاته كفيل بالتخفيف من حدة الألم المزمن (Fishbain, Cutler, Rosomoff, & Rosomoff, 1998). ويُذكر في هذا

السياق أن مجرد استمرار الألم المزمن يمكن أن يؤدي إلى العجز الكلي تقريباً، على مدى فترة المعالجة (Groth-Marnat & Fletcher, 2000).

ثانياً، إن معظم أساليب السيطرة على الألم التي سنتعرض لها في هذا الفصل تعمل بفعالية في حالة الألم الحاد، ولكنها أقل نجاحاً في حالة الألم المزمن، الذي يتطلب أساليب ذات صبغة فردية متعددة. ثم ثالثاً، يتضمن الألم المزمن مستوىً معقداً من التفاعل ما بين العناصر الفسيولوجية والنفسية والاجتماعية والسلوكية، أكثر مما هي الحال في الألم الحاد. لذا، فلا عجب أن تدبّر الألم المزمن عادةً ما يكون أكثر تعقيداً. فمرضى الألم المزمن كثيراً ما يشعرون بالمكافآت الاجتماعية؛ المتمثلة بالاهتمام الذي يتلقونه من الأهل والأصدقاء، أو حتى الموظفين، وهي مكافآت أو مكاسب ثانوية يمكن أن تعمل على تعزيز سلوكيات الألم (Osterhaus, Lange, Linssen, & Passchier, 1997).

وتعتبر المكونات النفسية والاجتماعية جزءاً أساسياً من خبرة الألم، وتؤثر في نجاح برامج إدارة الألم (e.g., J. W. Burns, 2000). وهذا يعني أن برامج إدارة الألم المزمن معقدة، وعلينا ألا نفكر بأن هذا الألم مجرد ألم يستمر لفترات طويلة من الزمن، وإنما هو خبرة فسيولوجية وسيكولوجية وسلوكية تتكشف بالتدريج، وتتطور لتصبح مع الوقت مجموعة أعراض متزامنة (Flor, Birbaumer, & Turk, 1990).

من الذي يصبح مريضاً مزمناً؟ Who Becomes a Chronic Pain Patient?

بالطبع، فإن كل مرضى الآلام المزمنة كانوا قبل ذلك مرضى يعانون من آلام حادة. فما الذي يجعل بعضهم يتحول؟ قد يفترض المرء بأن شدة الألم هي التي تحدد مثل هذا التحول للألم المزمن، ولكن يبدو أن العجز الوظيفي يلعب الدور الأهم. فالمرضى الذين يتدخل الألم في نشاطاتهم الحياتية يتحولون إلى خبرة الألم المزمن (Epping-Jordan et al., 1998). هناك أيضاً ما يشير إلى أن مرضى الألم المزمن يخبرون الألم بحدّة أكثر مما هي الحال عليه عند الأفراد الذين لا يصبحون مرضى مزمنين، وذلك بسبب الحساسية الزائدة لدى مرضى الألم المزمن تجاه المثيرات المزعجة، وضعف الأجهزة المنظمة للألم لديهم، والمستوى العام من الضيق النفسي الذي ينتابهم (Hassinger et al., 1999; Maixner et al., 1997).

وبعكس الألم الحاد، يُعالَج الألم المزمن بطرق متعددة؛ منها ما يستخدم من قبل المرضى أنفسهم، ومنها ما يستخدم من قبل الأطباء. ويتفاقم الألم المزمن نتيجة أي معالجات سابقة غير مناسبة، أو سوء تشخيص، أو وصفات طبية غير ملائمة (Kouyanou, Pither, & Wessely, 1997).

وقد ينبثق الألم المزمن عن استعدادٍ للاستجابة لأذى جسدي، باستجابات عضوية معينة؛ كتوتر الفكّين، وتشنج عضلات الوجه، أو تغير الأوضاع الجسدية. وقد تتفاقم هذه الاستجابات بفعل الضغوط النفسية؛ فألم الفكين أو ألم الظهر المزمن مثلاً، قد تثيره عوامل العجز في المواجهة والتكيف مثلاً، مما يزيد من أعراض الألم، ويؤدي إلى ظهور أنماط سلوكية تصاحب عادةً محاولات الفرد للتكيف مع الألم؛ مثل تكرار طلب الاجازات والغياب عن العمل، أو تدني النشاط في المنزل. وهكذا يصبح مرضى الآلام المزمنة أكثر عرضة للضغوط، مما يضعف من قدراتهم على التكيف أكثر فأكثر.

الألم المزمن وأسلوب الحياة Lifestyles of Chronic Pain: وفي الوقت الذي يكون فيه المريض قد عولج بدرجة كافية، يكون التفاعل الدينامي بين العناصر الفسيولوجية والسيكولوجية والاجتماعية والسلوكية قد أخذ مداه، وجعل من عملية التحول والتغيير في أسلوب الحياة، عمليةً صعبة وشاقة(Flor, Birbanmer & Turk, 1990). وربما يؤدي الألم المزمن إلى خلل كلّي في حياة الفرد؛ إذ قد يترك المريض عمله، ويتخلى عن نشاطاته الترويحية، وينعزل عن

أسرته وأصدقائه، ويصبح الالم محور حياته كلها (Fordyce, 1976; Jackson, Lizzi, & Lafreniere, 1996; Linton & Buer, 1995). فعادةً ما تتدنى حياة المريض الاجتماعية والترويحية، وقد يجد صعوبة في القيام بأبسط مهام العناية بالذات. وبما أن دخل المريض غالباً ما ينخفض، فمن المرجح أن يتراجع مستواه المعيشي، وربما يجد نفسه بحاجة إلى العون والمساعدة من قبل مؤسسات الدولة، كما يصبح أسلوب حياته متمركزاً حول خبرة الألم ومعالجته، وقد يفتقر إلى ليلة نوم هنيئة لأشهر أو سنوات (M. T. Smith, Perlis, Smith, Giles, & Carmody, 2000). كذلك تصبح طموحاته المهنية والشخصية مهمشة، وتصبح حياته خاضعة لهيمنة الآلام المزمنة (Karoly & Ruchlman, 1996). ومن المشكلات التي تواجه المريض الذي يعاني من الألم المزمن، فقدانه التدريجي لتقدير الذات.

وقد يتلقى بعض المرضى تعويضاً، لأن الألم كان ناجماً عن إصابة كحادث سيارة على سبيل المثال. ومثل هذا التعويض يمكن أن يزيد من إدراك المريض لمعاناته، وحجم الإعاقة الناجمة عنها، وكذلك الأمر بالنسبة لدرجة تدخل الألم في حياته اليومية، ومستوى الضيق النفسي الذي يشعر به (Ciccone, Just, & Bandilla, 1999; Groth-Marnat & Fletcher, 2000).

ويلقي الألم المزمن بظلاله على العلاقات الزوجية والأسرية الأخرى؛ حيث أن له تأثيره السلبي على التواصل داخل الأسرة. كما يصاحبه تدهور في العلاقات الجنسية. ومما يثير السخرية، أن ما يمكن أن يلقاه المريض من دعم واهتمام إيجابي، قد يؤدي به إلى زيادة في التعبير عن الألم والإعاقة (Ciccone et al., 1999; Turk, Kerns, & Rosenberg, 1992).

وقد يشكل الألم المزمن تهديداً للعلاقات الاجتماعية أيضاً، وينجم عن ذلك تدنٍّ في مستوى الاتصال الاجتماعي يسهم في انكفاء المريض وانهماكه بذاته. مما يؤدي أيضاً إلى نشوء السلوك العصابي، بما يتضمنه من اهتمام زائد بالأعراض الجسمية والانفعالية (Bond, 1979). كما أن مرضى الألم كثيراً ما يواجهون مواقف ازدرائية واتجاهات تحط من قدرهم من قبل الأطباء والقائمين بالرعاية الصحية، ومثل هذه الخبرة يمكن ان تزيد أيضاً من الاستجابات النفسية السلبية للألم (Marbach, Lennon, Link, & Dohrenwend, 1990). فالعديد من مرضى الألم المزمن مكتئبون إكلينيكياً، كما أن عدداً كبيراً منهم أيضاً حاول الانتحار أو فكر به.

سلوكيات الألم المزمن Chronic Pain Behaviors: والألم المزمن يقود إلى سلوكيات يمكن أن تعمل على إدامة خبرة الألم. فعلى سبيل المثال، يقوم مرضى الألم المزمن عادةً بإجراء تغييرات رئيسة في بيئتهم ونشاطاتهم. فقد يتجنبون الأصوات العالية أو الإضاءة الساطعة، أو يقللون من نشاطهم البدني، أو يتجنبون الاتصال الاجتماعي. وهذه التعديلات في أسلوب حياتهم تصبح جزءاً من مشكلة الألم (e.g. Fordyce, 1988; Philips, 1983). وقد تستمر هذه السلوكيات فتتدخل في المعالجة الناجحة (Philips, 1983). إن معرفة أنماط السلوك التي يسلكها الفرد، ومعرفة فيما إذا كانت مستمرة بعد معالجة الألم، وتحديد كيفية إزالتها، هي عوامل مهمة بالتأكيد في المعالجة الكلية لخبرة الألم.

وكثيراً ما يتحمل مرضى الآلام المزمنة اعباءً مالية كبيرة، ويخضعون لأنواع من المعالجات المتطرفة، كالجراحة مثلاً (Fordyce, 1976). وهذه المعالجات غالباً ما تكون سبباً في تفاقم خبرة الالم بالنسبة لهؤلاء المرضى. كما أنهم كثيراً ما يستهلكون كميات كبيرة من المسكّنات، التي ربما لا تكون فعالة بدرجة كافية وتكون سبباً في إحداث العديد من الآثار الجانبية السلبية، على نحو الإدمان وعدم القدرة على التركيز. وقد تستخدم مواد تجميد العصب للتخفيف من الألم، وهذه أيضاً تؤدي إلى آثار جانبية، على نحو فقدان الإحساس، وشلل الأطراف، والفشل في السيطرة على المثانة. وحتى حين

تكون هذه ناجحة، فالألم لا يلبث عادةً أن يعود خلال فترة قصيرة من الوقت. علاوة على ذلك، يمكن لأعراض المرض أن تستثير الألم، الناجم عن التقيؤ وفقدان السيطرة على المثانة، التي يمكن أن تصاحب حالات السرطان المستفحلة.

ويشكل الألم المزمن مشكلة كبيرة، ليس بسبب ما يولّده من ضيق ومعاناة للمريض فحسب، وإنما بسبب ما يترتب عليه من كلفة اقتصادية أيضاً؛ فالألم المزمن الذي لا يُعزى إلى أسباب جسمية واضحة، يعتبر في الوقت الحاضر أكثر أسباب الهدر في مجال العمل في الولايات المتحدة الأميركية (Rosenthal, 1992). لذا، كثيراً ما يواجه العاملون في ميدان الرعاية الصحية والمختصون في علم النفس إلحاحاً في طلب تحديد أسباب الألم ومدى القصور أو الإعاقة لدى العامل، وإمكانات تأهيل العاملين الذين يشكون من الآلام (Turk & Rudy, 1991b). لكن مثل هذه الحالات تكون معقدةً في العادة، خصوصاً عندما يصعب التعرف على الأسباب الجسمية للألم.

وفي خضمّ سعيهم الدؤوب للتعرف على الأسباب، يلجأ العديد من هؤلاء المرضى إلى نظام إدارة الرعاية الصحية، مما يزيد الكلفة على أصحاب العمل، في حين يكون هناك من المرضى من يمكن معالجته بنجاح، لكنه يُحرَم من هذا بسبب الفشل في العثور على أسباب فسيولوجية للألم. وهكذا، تتسع دائرة الكلفة والضغوط النفسية والفوضى لتشمل حياة المريض بأكملها، وليس مكان عمله فحسب.

الألم والشخصية: Pain and Personality

نظراً للدور الذي تلعبه العوامل النفسية في خبرة الألم، وما يمكن أن يقوم به الألم من وظيفة بالنسبة للشخص، فقد حاول الباحثون التحقق من فرضية وجود مجموعة من السمات الشخصية التي تهيئ بعض الأفراد للألم المزمن (Pain-Prone Personality).

وكما تشير الأبحاث، فإن القول بمثل هذه الفرضية هو تبسيطٌ شديد للمسألة؛ فالألم نفسه ربما يؤدي إلى تغييرات في الشخصية، ناتجة عن الألم وليست سبباً له. ثم إن خبرات الألم الفردية عادةً ما تكون على درجة من التنوع والتباين والتعقيد، بحيث يتعذر تفسيرها من خلال بروفيل شخصي واحد. هذا مع أن التوصل إلى بروفيلات نفسية لفئات مختلفة من مرضى الألم يمكن أن يكون ذا فائدة في العلاج عموماً.

وهكذا، فمع أننا لا ننظر لهذه البروفيلات من منطلق الفرضية الشخصية، إلا أنه يبقى من المفيد التعرف على أنواع المشكلات التي يمكن أن تطورها أنماط معينة من المرضى الذين يعانون من الألم.

وفي دراستهم لهذه الخصائص، استخدم الباحثون أشكالاً متنوعة من أدوات قياس الشخصية، خصوصاً قائمة مينيسوتا متعددة الأوجه لقياس الشخصية (Minnesota Multiphasic Personality Inventory-MMPI)، وهي استبانة مطولة تقيس الأعراض النفسية والجسمية عند المريض، وتزودنا بأربعة عشر مقياساً، كل منها يقيس بعداً في الشخصية. وقد استطاعت هذه القائمة أن تميز بثبات عالٍ بين أنواع مختلفة من مرضى الألم، مما يجعلها أداة تشخيصية مهمة بيد الأطباء العاملين في هذا المجال (Johansson & Lindberg, 2000). ففيما يتعلق بالمرضى الذين عانوا من الألم الحاد، ارتفعت درجاتهم بصورة خاصة على مقياسين من مقاييس مينيسوتا (MMPI)، هما: توهم المرض (Hypochondriasis) (الاهتمام الزائد بالصحة الجسمية)، والهستيريا (Hysteria) (التطرف في السلوك العاطفي والمبالغة في الأعراض). وأظهر مرضى الألم الحاد أيضاً، في بعض الحالات، ارتفاعاً على مقياس الهوس (Mania) الذي يعكس الانفعال الشديد والقلق الذي نجده في خبرة الألم الحاد.

أمـا مرضـى الألم المزمن، فقـد أظهـروا ارتفاعاً في الدرجات على ثلاثـة مقاييـس فرعية من اختبار مينيسـوتا (MMPI)، هـي: تـوهم المرض، الهستيريا، والاكتئاب (Depression). ويشار لهذه المجموعة من العوامل الثلاثة عادةً بـ"المثلث العصابي" (Neurotic Triad)؛ وذلـك لأنهـا تتكرر في بروفيلات الشخصية للمرضى العصابيين.

ويعكس الاكتئاب مشاعرَ اليأس وفقدان الأمل، التي غالباً ما تصاحب خبرات الألم طويلة الأمد، والتي لا تستجيب للعلاج. فـالألم وحـده ليس كافياً لتطوير الاكتئاب، لكنه يؤدي إلى تـدني مستوى نشـاط الفـرد وإحساسـه بالسـيطرة، مـما يقـود إلى الاكتئـاب (Nicassio, Radojevic, Schoenfeld-Smith, & Dwyer, 1995). والاكتئاب بدوره يغذي خبرة الألم؛ فهـو يثـير الألم نفسـه، أو يزيـد مـن احـتمالات حـدوث السـلوكيات المرتبطة بالألم، كترك العمل (Linton & Buer, 1995).

ولبروفيل الشخصية أبعاده في معالجة الألم، ففي معالجة مرضى الألم الاكتئابيين ينبغـي أن نتجـه للاكتئـاب المـزمن واضـطرابات التفكـير الناجمة عنه، بالإضافة إلى الألم نفسه (Ingram, Atkinson, Slater, Saccuzzo, & Garfin, 1990).

وربما تكون بروفيلات اختبار مينيسوتا (MMPI) مفيدة في التعرف على بعض الأفراد الذين يؤدي الألم بالنسبة لهم وظيفـةً أو خدمـة. كما أشارت الأبحاث إلى أن المرضى الذين أظهروا ارتفاعاً في الدرجات على المثلث العصابي، إضافةً إلى ارتفاع عـلى مقيـاس فرعـي آخـر -كالفصـام أو الانحراف السيكوباثي أو البارانويا- ربما يعانون من ألم يعزى إلى اضطرابات في تكوين الشخصـية السـابق لـلألم للمراجعـة أنظـرا (Bradley, 1983). وربما يعاني هؤلاء من الألم أقل مما يدعون، كما أنهم ربما يتكيفون لأنماط حياة مزمنـة تفتقـر للمصـداقية (Bradley & Van der Heide, 1984). في المقابل، ربما يعاني مرضى الألم المزمن الذين يُظهرون ارتفاعاً على المثلث العصابي فقط، ولا يُظهرون أي ارتفاع آخر على بروفيـل اختبـار مينيسـوتا (MMPI)، من ألم شديد، أو على الأقل من ألم تستثيره العواطف.

وبينما تركز بعض الأبحاث على منحى الشخصية في تناولها للفروق الفردية، نجد منحىً واعداً آخر ينطلق من فرضية وجـود أنمـاط مـن الاستجابات الفسيولوجية للضغوط، التي تحرض بدورها حزماً معينة من العضلات، وتفاقم الألم فيها. إذ يُظهر المرضى في مواجهتهم للضغوط نشاطاً عضلياً في منطقة الوجه، يزيد عن النشاط الاعتيادي (Kapel, Glaros, & McGlynn, 1989). وتشير أبحـاث أخـرى إلى وجـود أنمـاط مميـزة مـن تـدفق الـدم في الـرأس، عنـد أولئك المهيئين للـتقلص العضـلي أو الصـداع النصـفي في استجابتهم للضـغوط (S. N. Haynes, Gannon, Bank, Shelton, & Goodwin, 1990). إن المعرفة بهذه الأنماط المميزة، وبكيفية عمل الضغوط على تحريضـها، مـن شـأنها أن تزودنـا بالامكانـات التـي تسهل التعامل مع الألم. كما ان تدريب المرضى للتعرف على مصادر الضغوط في حياتهم، وفي اللجوء إلى طرق التعامـل المناسـبة، أمـورٌ تسـاعد عـلى إبطال الاستجابات البدنية النمطية للضغوط.

أساليب السيطرة على الألم: Pain Control Techniques

هناك العديد من أساليب السيطرة على الألم التـي تُستخدم بهـدف الـتحكم بـالألم أو التخفيـف منـه. ومعظـم هـذه الأسـاليب تصـلح للسيطرة على الآلام الحادة، ولا تصلح بنفس الدرجـة للسـيطرة عـلى الآلام المزمنـة. وتحقـق بعـض هـذه الأسـاليب أثرهـا بشـكل رئيسي بـالطرق الكيميائية أو الجسمية. وقد بقيت هذه الطرق هي السائدة حتى فترة قريبة؛ وهي تضم الإجراءات الصيدلانية، والجراحية، والإثارة الحسية.

وحديثاً، ازداد الاعتماد على الأساليب التي تأخذ البعد النفسي بالاعتبار. وتضم هذه الأساليب تقنيات متعددة تشمل التغذية الراجعة، والاسترخاء، والتنويم والأخيلة الموجهة وغيرها من الأساليب المعرفية. وعند التمييز بين الاثنين من المهم أن نتذكر أنه ليس هناك من حد فاصل في تدبّر الألمين؛ الجسمي والنفسي.

ما المقصود بالسيطرة على الألم؟ يشير هذا المفهوم إلى عدة عوامل؛ فقد تعني السيطرة أن المريض لم يعد يشعر بالألم الذي كان يشعر به في ذلك الموضع، ويمكن أن تعني أن الشخص يشعر بإحساس ما لكنه ليس ألماً، كما قد تعني أن الشخص يشعر بالألم ولكنه لا يعيره اهتماماً، أو أن الألم ما يزال موجوداً، لكن الشخص قادر على تحمله. ولا يمكننا عادةً التمييز بين هذه الاحتمالات الأربعة. ومع ذلك، فمن الواضح أن بعض أساليب السيطرة على الألم تكون فعالة، لأنها تزيل الإحساس بالألم كلياً (كما هي الحال في الكفّ على مستوى الحبل الشوكي)، بينما تنجح أساليب أخرى لأنها تخفف الألم، ليصبح مجرد إحساس فقط (كطرق السيطرة الحسية)، وهناك أيضاً أساليب أخرى ناجحة، لأنها تمكّن المريض من احتمال الألم بفعالية أكثر (كما هي الحال في العديد من المناحي النفسية).

السيطرة على الألم بالطريقة الصيدلانية: Pharmacological Control of Pain

الطريقة التقليدية والأكثر شيوعاً في السيطرة على الألم هي استخدام الأدوية والعقاقير، خاصةً المورفين الذي يُعتبر، منذ عقود، أكثر مسكنات الألم شيوعاً (Melzack & Wall, 1982). وللمورفين -المشتق من الأفيون- أضراره؛ فهو يقود إلى الإدمان، ويتسم بدرجة تحمل عالية، وبالتالي فهو يتطلب جرعات أكبر لكي يحدث التأثير نفسه. ونتيجةً لذلك، سعى الباحثون والأطباء إلى البحث عن بدائل أخرى ليس لها آثار جانبية.

إن أي عقار يمكنه التأثير في الموصلات العصبية يُعدّ مرشحاً بصفته عقار مخفف للألم، وبعض العقاقير مثل المخدر الموضعي يمكن أن تؤثر في انتقال الألم من المستقبلات الطرفية إلى الحبل الشوكي. ويُعتبر وضع المخدر على جرح في الجسد مثالاً على ذلك. كذلك يمثّل الحقن بالعقاقير -كتلك التي تخدر الحبل الشوكي وتمنع انتقال الألم عبره- أسلوباً آخر. ويمكن أن يتم التخفيف من الألم أيضاً من خلال عقاقير تؤثر في ميكانيزمات الضبط المركزي في الدماغ. فمضادات الاكتئاب مثلاً تستخدم في مواجهة الألم، ليس فقط بالتخفيف من القلق وتحسين المزاج، وإنما أيضاً بالتأثير في المسارات النازلة من الدماغ، والتي تخفف من الألم. ومن هذه الناحية، غالباً ما تكون مضادات الاكتئاب فعالة في التخفيف من الألم عند مرضى الألم الاكتئابيين، كما هي فعّالة مع مرضى الألم الذين لا يُظهرون أية أعراض إكلينيكية من نوع الاكتئاب.

ويمكن اعتبار السيطرة الدوائية خطَّ الدفاع الأول ضد الألم، وغالباً ما تكون هذه السيطرة كافيةً وناجحة في تدبر الألم الحاد. بالإضافة إلى ذلك، فإنها تُستخدم مع أساليب أخرى في تدبر الألم المزمن. وأكثر ما يشغل بالَ الأطباء والمختصين فيما يتعلق بالسيطرة الدوائية للألم، هو احتمالات الإدمان. وعلى ما يبدو، يُعتبر هذا التخوف في الوقت الحاضر أخف مما كان عليه في السابق، حيث أن نسبة الذين يدمنون على المخدرات بعد العمليات الجراحية مثلاً، قليلةٌ جداً. وحتى الاستخدام طويل المدى لهذه العقاقير، كالذي يحدث في حالات التهاب المفاصل، لا يقود إلى نسب إدمان عالية. ومع ذلك، يُمارس حرص شديد في استخدام هذا النوع من العقاقير، بحيث يبقى المرضى بعيدين عن مخاطر الإدمان قدر الإمكان.

على أية حال، يبقى القلق حول احتمالات الإدمان كبيراً جداً، لدرجة تدفع بالمجتمع الطبي إلى التقليل من استعمال الأدوية حتى من قِبَل من هم بحاجة للدواء. وتحتل هذه المسألة في الوقت الحاضر أهمية كبرى، كما تعتبر من أكثر القضايا التي تثير جدلاً بين أوساط الباحثين والمهنيين على حدٍّ سواء.

إيضاح 10-3

إدارة الألم.. أم لا؟!

Managing Pain..........Or Not

يثير تدبر الألم في إطار المستشفيات جدلاً واسعاً. حيث يُلاحَظ لدى العديد من الأطباء والمختصين بعض المخاوف حول إدمان المرضى على مسكّنات الألم إذا ما تناولوها بكثرة أثناء إقامتهم في المستشفى (L. A. Rose, De Vellis, Howard, & Mutran, 1996). ونتيجة لذلك، كثيراً ما نجد المرضى يعانون من عدم توفر الدواء الكافي، وبالتالي يصبح الألم مشكلتهم الكبرى. في السنوات الأخيرة، دعا العديد من العلماء والدارسين في مجال الألم إلى إعادة النظر بهذه السياسات. إذ إن نسبة الإدمان بين مرضى المستشفيات الذين يتلقون مسكنات الألم ضمن برامج قصيرة المدى هي نسبة قليلة جداً. فالإدمان بكل بساطة ليس عامل خطورة بالنسبة لمعظم الأفراد. وفوق ذلك، لنقرأ ما كتبته هذه الفتاة إلى محرر مجلة "التايم" (Time) حول هذه المشكلة بالذات:

"توفي والدي عام 1994 بعد صراع طويل مع المرض. لقد تعب قلبه في النهاية، وكان المورفين هو ذلك العقار الرائع الذي سمح له بالراحة والتنفس بسهولة ويسر. لم يعد يقلق حول الموت (كما كان لعدة سنوات)، وذلك لأنه تحسن ذهنياً وعاطفياً وجسمياً. وعندما دنت ساعته، توفي بسلام.

وعندما أجريت لي عملية جراحية قبل عدة سنوات، طلبت من طبيبي أن يعطيني مسكّناً للألم أثناء العملية، وذلك للحد من آلام ما بعد الجراحة. وطبيبي لم يفعل ذلك فحسب، وإنما أعطاني مضخة المورفين لأتحكم أنا بها وأحدد كمية العلاج الذي أحتاجه. لكن الأهم من ذلك هو أنني كنت أسيطر، ولو جزئياً، على فترة نقاهتي، كما أنني لم أصبح مدمنة، وغادرت المستشفى بأسرع مما كان متوقعاً".

هذا النص لا يشير إلى حالة استثنائية أو غير عادية، فالأطباء والمختصون يكتشفون يوماً بعد يوم أن الدواء المناسب للألم ليس فيه مخاطرة كما كان يُعتقد في السابق، وأن المرضى يمكنهم المشاركة، بفاعلية ومسؤولية، في التحكم بكميات الدواء الذي يتلقونه.

السيطرة على الألم بالجراحة: Surgical Control of Pain

وللسيطرة على الألم بالجراحة تاريخها الطويل أيضاً، وتتضمن المعالجة الجراحية إجراء قطعٍ في ألياف الألم وبنقاط متعددة من الجسم، بحيث لا يصل الإحساس بالألم. إذ تحاول بعض الأساليب الجراحية أن تعطل وصول الألم من الجهاز الطرفي إلى الحبل الشوكي، بينما تعمل أساليب أخرى على منع تدفق إحساسات الألم من الحبل الشوكي صعوداً إلى الدماغ.

وعلى الرغم من نجاح الأساليب الجراحية في بعض الأحيان في تخفيف الألم مؤقتاً، إلا أن آثارها عموماً محدودة المدى، ناهيك عن عوامل الخطورة والآثار الجانبية المحتملة والكلفة الباهظة للجراحة (Melzack & Wall, 1982). إذ إن للجهاز العصبي قدرة عالية على التجديد، فنبضات الألم التي يتم منعها من خلال الجراحة تجد طريقها للدماغ عبر مسارات عصبية أخرى مختلفة.

وفوق ذلك، هناك ما يدل على أن الجراحة يمكن في النهاية أن تجعل المشكلة أسوأ؛ وذلك لأنها تؤدي إلى تلف في الجهاز العصبي، وهذا التلف نفسه يمكن أن يكون سبباً رئيساً للألم المزمن. وهكذا، بينما كانت المعالجة الجراحية للألم شائعة

نسبياً في وقت من الاوقات، نجد أن شكوك الأطباء والمختصين اليوم تتزايد بخصوص فعاليتها، حتى كوسيلة أخيرة للعلاج.

السيطرة على الألم بالطريقة الحسية: Sensory Control of Pain

وإحدى أقدم الوسائل التي عرفها الإنسان للسيطرة على الألم، تلك التي تُعرف بـ"الإثارة المضادة" (Counterirritation). وهي طريقة حسية، تتضمن منع الألم في جزء من الجسم، عن طريق إحداث الإثارة في جزءٍ آخر. وقد ازداد إدخال هذه الطريقة ضمن عملية علاج الألم (M. Zimmerman, 1979). ومن أمثلتها إثارة العمود الظهري (Dorsal Column) (Nashold & Friedman, 1972)، ويتم ذلك بوضع مجموعة صغيرة من الأقطاب الكهربائية (Electrodes) قرب النقطة التي تدخل منها الألياف العصبية القادمة من منطقة الألم إلى الحبل الشوكي. فعندما يحس الشخص بالألم يقوم بإرسال إشارة إشعاعية تحمل مثيراً كهربائياً بسيطاً لتلك المنطقة من العمود الفقري، وهكذا يمنع الألم.

وبصورة عامة، حققت الأساليب الحسية بعض النجاح في التخفيف من خبرة الألم، إلا أن تأثيرها محدود المدى، مما يعني أنها قد تكون مناسبةً لتخفيف الألم الحاد المؤقت، أو كجزء من برنامج عام لمعالجة الألم المزمن.

ومؤخراً، بدأ خبراء ادارة الألم يلتفتون بشكل متزايد للتمارين، والطرق التي تزيد من حراك المريض. حيث كان يعتقد سابقاً أن قلة نشاط المريض، الذي يعاني من آلام الظهر أو المشكلات العصبية (مثل عرق النسا)، وبقاءه هادئاً وبعيداً عن بذل الجهد، هو الأفضل. أما في السنوات الأخيرة، فقد طرأت تغييرات جوهرية على هذا الاعتقاد، حيث يتم حث المرضى على التحرك باستمرار، على أمل المحافظة على وظائفهم كلما كان ذلك ممكناً. وقد أظهر هذا المنحى نجاحاً، خصوصاً مع المرضى الأكبر سناً، في المساعدة على التحكم بالمضايقات الناجمة عن الاضطراب في الجهاز العضلي-الهيكلي.

أما الأساليب النفسية في ادارة الألم، فإنها تتطلب التعلم والمشاركة الفعالة من جانب المريض، وذلك بعكس الأساليب الدوائية والجراحية والحسية. لذلك فهي أكثر فاعلية في ادارة الآلام البطيئة التي يمكن توقعها والإعداد لها، مقارنةً بالآلام المفاجئة الشديدة أو غير المتوقعة. وكما رأينا، فقد عمد الإنسان تاريخياً إلى التصدي للألم من خلال الأدوية والجراحة، إلا أن تزايد الاعتراف بدور الجوانب النفسية في الإحساس بالألم ومعالجته، منح علماء النفس مكانةً حيوية خاصة في ادارة الألم. وقد لجأ هؤلاء إلى تقنيات متعددة، منها التغذية الحيوية الراجعة، والاسترخاء، والتنويم، والتشتيت، والأخيلة الموجهة، والوخز بالإبر، والأساليب المعرفية الأخرى.

التغذية الحيوية الراجعة: Biofeedback

تهدف هذه الأساليب إلى السيطرة على العمليات الجسمية، وهي تُستخدم في علاج عدد من المشكلات الصحية بما فيها الضغط النفسي- (أنظرا الفصل 6) وفرط ضغط الدم (أنظرا الفصل 13)، بالإضافة إلى السيطرة على الألم.

وتتكون التغذية الراجعة من عدد كبير من التقنيات التي تقدم تغذية راجعة بيولوجية-فسيولوجية للمريض حول عمليات جسميه لا يكون عادةً واعياً بها. ويُعتمد في هذا الإجراء على عمليات الإشراط الإجرائي. فنحدد أولاً وظيفة جسمية معينة كهدف للتغذية الراجعة، مثل ضغط الدم (Blood Pressure) أو معدل ضربات القلب، ثم نتتبعها من خلال آلة، ونمرر المعلومات حول هذه الوظيفة إلى المريض، كأن نحول معدل ضربات القلب إلى نغمة، بحيث يمكن للمريض

سماع ضربات قلبه، ومعرفة ما إذا كانت سريعة أم بطيئة. بعد ذلك، يقوم المريض ببذل جهده من أجل تغيير العملية الجسدية. وبالمحاولة والخطأ، والتغذية الراجعة المستمرة الصادرة عن الآلة، يتعلم المريض الأفكار أو السلوكيات التي يمكن أن تعدل من الوظيفة الجسمية المُستهدفة. وبذا، يصبح المريض فاعلاً في السيطرة على وظيفة كانت في السابق تحت سيطرة الجهاز العصبي الطرفي. وحالما يحصل المريض على الإشارات الجسمية الضرورية للسيطرة على معدل ضربات القلب، تنتفي الحاجة إلى الجهاز الذي يترجم ضربات القلب إلى نغمات، ولا يعود المريض بحاجةٍ إليه (Turk et al., 1979). وقد استُخدمت التغذية الحيوية الراجعة في معالجة عدة اضطرابات مزمنة، بما فيها مرض رينود (Reynaud) (وهو اضطراب يصيب القلب والشرايين، حيث تضيق الشرايين الصغيرة في الأطراف مما يحد من تدفق الدم)، وآلام المفاصل (Turk, Zacki, & Rudy, 1993)، وفرط ضغط الدم.

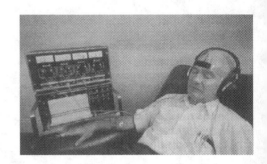

تم استخدام التغذية الحيوية الراجعة بنجاح في معالجة حالات الصداع التي يصاحبها توتر العضلات، والصداع النصفي، ومرض رينود. إلا أن الدلائل تشير إلى أن تقنيات الاسترخاء الأخرى الأقل كلفةً تعمل بالكفاءة نفسها.

هذا، وقد استُخدم مبدأ التغذية الحيوية الراجعة بنجاح في السيطرة على الألم، وخصوصاً الصداع الناجم عن التوتر، والصداع النصفي. بيد أن الدراسات التي اكتشفت أن التغذية الحيوية الراجعة مفيدة في خفض توتر العضلات والصداع، والتقليل من شدة الصداع النصفي، وجدت أيضاً أن العلاج بالاسترخاء يؤدي إلى النتائج نفسها، ولكن بكلفة أقل وبيسر وسهولة في التطبيق (Blanchard et al., 1980; C. Bush et al., 1985). كما أنه لا يُعرف تماماً سبب نجاح التغذية الحيوية الراجعة، إذ قد تكون آثارها الإيجابية ناجمةً عن شيء آخر غير التغيير في العملية نفسها أو الهدف، كالاسترخاء أو الإيحاء أو الإحساس المعزز بالسيطرة والتأثير الإيهامي (Turk et al., 1979).

ومع أن التغذية الحيوية الراجعة قد تكون فعالة حين تستخدم مع معالجات أخرى ومع مرضى معينين، إلا أنها تُعتبر باهظة التكاليف ومعقدة، وربما تكون هناك معالجات أخرى أبسط، وبالفاعلية نفسها (A. H. Roberts, 1987).

أساليب الاسترخاء: Relaxation Techniques

تم استخدام أساليب الاسترخاء مع مرضى الألم بشكل واسع، سواء وحدها أو مع غيرها من أساليب السيطرة على الألم (e.g., R. J. Jacobson, 1938; Wolpe, 1958). وقد طورت هذه الأساليب في الأصل لمعالجة الاضطرابات ذات الصلة بالقلق (Davidson & Schwartz, 1976). ولقد عُرف الاسترخاء في مجال تعزيز عمليات ادارة الضغوط (أنظرا الفصل 6). ولعل أحد مبررات تعليم المرضى أساليب الاسترخاء، هو تمكينهم من التعامل مع الضغوط والقلق بنجاح، بالإضافة إلى تخفيف خبرة الألم. علاوة على ذلك، يمكن للاسترخاء أن يؤثر في الألم مباشرة. فالتخفيف من توتر العضلات أو تحويل تدفق الدم الذي يمكن أن ينجم عن الاسترخاء، قد يخفف من الألم المرتبط بهذه العمليات الفسيولوجية.

وتركز استراتيجيات الاسترخاء على الانتقال بالفرد إلى حالة أقل استثارةً، يمكن بلوغها من خلال تعليمات تقود إلى استرخاء كل جزء من أجزاء الجسم، والسيطرة على التنفس بتشجيع المريض على التنفس العميق والطويل، مما يقلل من مستوى الإثارة. والذي يَعرف كيفية التدرّب على عمليات الولادة الطبيعية، يدرك أهمية هذه الأساليب المستخدمة في ادارة الألم أثناء الولادة.

ويمكن اللجوء للتأمل (Meditation) كبديل للاسترخاء. وفي هذه العملية، يحاول الفرد تركيز انتباهه بشكل تام على مثير بسيط وثابت لا يتغير. ويزودنا الإيضاح 10-4 بمثالين على استخدام الاسترخاء في السيطرة على الألم. أما فيما يتعلق بمدى نجاح استراتيجيات الاسترخاء، فتدلّ الدراسات على أن التأمل لا يبدو ناجحاً، وذلك لأنه لا يحقق حالة الاسترخاء بشكل ثابت (D. S. Holmes, 1981). وقد يقود التدريب على الاسترخاء بشكل عام إلى نجاحات متواضعة في التخفيف من الآلام الحادة (Turk et al., 1979)، كما أنه قد يكون مفيداً في معالجة الألم المزمن، حين يُستخدم مع طرق أخرى في السيطرة على الألم (Weisenberg, 1977). ولعل بعض الآثار الفسيولوجية المفيدة للاسترخاء تُعزى إلى إطلاق الأفيونات الذاتية (Endogenous Opioid)، كما يبدو أن هناك بعض الآثار الإيجابية للاسترخاء على أداء جهاز المناعة (McGrady et al., 1992; Van Rood, Bogaards, Goulmy, & von Houwelingen, 1993).

إيضاح 10-4

استخدام الاسترخاء في التغلب على الألم

Using Relaxation to Combat Pain

فيما يلي تاريخ الحالات لمرضى عولجوا بالاسترخاء، بقصد التخفيف من الألم، الذي لم يستجب، في بعض الحالات، لأية أساليب أخرى في السيطرة .

الحالة (1): رجل في الخامسة والستين من العمر، يعمل مرمم مداخن وأبراج، أُدخل إلى المستشفى لإجراء بعض الفحوص لمعرفة طبيعة الآلام الشديدة والمتزايدة التي تنتابه بشكل متقطع في صدره منذ أكثر من عشر سنوات. وقد كشفت التقارير الطبية عن وجود التهاب في المريء. فلجأ المريض للاسترخاء بشكل متكرر، وذلك من أجل الراحة والتخفيف من الأوجاع. ويقول: "عندما أدخل في حالة من الاسترخاء، أنسى آلامي كلياً". وعلى مدى ستة أشهر، وجد المريض أن الاسترخاء كان مفيداً للغاية وقد عبر عن ذلك قائلاً "إذا ما بدأتُ بالاسترخاء فوراً حال شعوري بالألم، فإنني أستطيع إيقافه قبل أن يستفحل". وعادة ما كان المريض يستخدم الاسترخاء لمدة 10-15 دقيقة، يدخل بعدها مباشرة في نوم عميق.

الحالة (2): رجل في الثانية والعشرين من العمر، أدخل إلى المستشفى عقب إصابته برصاصة في البطن والورك. وطوال ثلاثة أشهر قضاها في المستشفى عانى من الألم الشديد الذي استطاع التخلص منه جزئياً بالجراحة. كان يشعر بالقلق والاكتئاب وحدّة الطبع، وبالذعر أحياناً. تراجعت شهيته للطعام، مما جعله يفقد وزنه أكثر فأكثر. وكان المريض يستخدم الاسترخاء وينام. حينما لا يكون الالم شديداً وقد قال "أبقى هناك مسترخياً ما أمكنني البقاء-ربما لثلاثين دقيقة. لكن المشكلة أنني أنام". وعلى إثر ذلك، بدا أن هنالك تحسناً ملحوظاً في مزاجه العام، كما أنه بدأ يأكل بشكل منتظم.

(Source: A. P. French & Tupin, 1974, 283, 285).

التنويم: Hypnosis

وهو واحد من أقدم الأساليب التي استُخدمت لادارة الألم، ومن أكثر الأساليب التي أُسيء فهمها. وقد استُخدم التنويم بديلاً للتخدير أثناء الجراحة، منذ أوائل القرن التاسع عشر (Hilgard & Hilgard, 1975). وتشير المراجع الطبية القديمة والكشوفات الأنثروبولوجية والوثائق التي تؤرخ طقوس الشفاء عبر الثقافات، إلى مثل هذا الاستخدام الطبي للتنويم. ويعتمد التنويم على عدة أساليب في التخفيف من الألم (Barber, 1965; Hilgard, 1978). إذ يُعدّ الاسترخاء عنصراً مهماً في التنويم، يمكنه وحده أن يخفف من الألم. ثم هناك الإيحاء بأن التنويم يقلل من الألم، والذي يمثل عنصراً آخر. وأثناء الغشية (Trance)، يتم توجيه المريض للتفكير بالألم بطريقة مختلفة؛ فالمعنى الذي يرتبط بالألم يؤثر في حدوثه. وأخيراً يُعطى المريض مسكّناً للألم عند خضوعه لعمليات مؤلمة تحت التنويم. وهكذا، تعزى الآثار الجانبية للتنويم -في جزء منها على الأقل- إلى مجموعة آثار مركبة، تضم الاسترخاء وإعادة التفسير والتشتيت والعقاقير. ولعل الجدل فيما إذا كان التنويم مجرد حصيلة هذه الأساليب، أم أنه يضيف للخبرة حالة من التحول في الوعي، لم يأتِ من فراغ، وهي مسألةٌ، على العموم، لم تُحلّ بعد.

وبصرف النظر عن ميكانيزمات عمل التنويم، فإن فاعليته في تدبر بعض الآلام الحادة تبدو ثابتة (Linden, 1994). فهو يُستخدم بفعالية في السيطرة على الآلام الحادة التي تُعزى إلى حالات مثل الجراحة، والولادة، وعمليات طب الأسنان، والحروق، والصداع. كما أنه أثبت فاعلية في ادارة الآلام التي تعزى للأساليب المخبرية (Hilgard, 1978)، وأحرز بعض النجاح في معالجة الآلام المزمنة، كتلك التي تعزى إلى السرطان (Kogan et al., 1997)، وغالباً ما يتم استخدامه مع أساليب أخرى.

الإبر الصينية: Acupuncture

لقد وُجد الوخز بالإبر في الصين منذ أكثر من ألفي سنة. وفي العلاج بوخز الإبر، يتم غرز إبر طويلة ورفيعة في مناطق معينة من الجسم، يعتقد نظرياً بأنها تؤثر في تلك المناطق التي يعاني المريض فيها من الاضطراب. ومع أن الهدف الرئيسي للوخز بالإبر هو الشفاء من المرض، إلا أنه يستخدم أيضاً في ادارة الألم، وذلك لتأثيره التخديري. وفي واقع الأمر، إن نسبة لا بأس بها من المرضى في الصين، يخضعون للجراحة تحت تأثير التخدير الناجم عن الوخز بالإبر وحده. ويكون هؤلاء عادة واعين تماماً، وقادرين على الحديث، بينما إجراءات الجراحة مستمرة (Melzack, 1973).

أما كيف يسيطر الوخز بالإبر على الألم، فهو أمرٌ ليس معروفاً تماماً. ولكن، من المرجح أن الوخز بالإبر يعمل جزئياً كوسيلة حسية في السيطرة على الألم (Anderson, 1979). ويعتقد الباحثون أيضاً أن الوخز بالإبر له هذا التأثير لأنه يرتبط بأساليب أخرى في السيطرة على الألم، قائمة على أساس نفسي، خصوصاً اعتقاد المرضى بفاعليته، وتوقّعاتهم بأنه سيساعد على التخفيف من الألم. فالاعتقاد بأنه سيخفف من الألم يخفف من القلق، وهذا بدوره يؤدي إلى حالة من الاسترخاء. كما أن ما يسبق الوخز بالإبر من تهيئة وإعداد للمريض، كثيراً ما يقلل من خوفه، ويزيد من احتماله للألم (أنظرا الفصل التاسع).

وعملية الوخز بالإبر، وكذلك عملية غرزها، هي مشتتة للانتباه بعيداً عن الألم (Melzack & Wall, 1982). بالإضافة إلى ذلك، يتلقى المرضى الذين يتم وخزهم بالإبر عقاقير من أنواع مختلفة، تخفف بدورها من خبرة الألم أيضاً.

وأخيراً، من المحتمل أن يصاحب الوخز بالإبر إطلاق الإندورفينات (Endorphins) التي تعمل على التخفيف من خبرة الألم. فقد وجد أنه حين حُقن المرضى الذين يوخزون بالإبر بالنالوكسون (Naloxone) (وهو أفيون طبيعي مضاد يعمل على كف تأثير الإندروفينات)، انخفضت فاعلية الوخز بالإبر في التخفيف من الألم (D. J. Mayer, Price, Barber, & Rafii, 1976; for a review, see Anderson, 1979).

ومن حيث الفاعلية، فإن الوخز بالإبر، يمكن أن يقلل من بعض أنواع الألم قصير المدى، لكنه قد لا يكون بالفاعلية نفسها مع حالات الألم المزمن (e. g., Bakal, 1979; T. M. Murphy, 1976). ومما يحد من تقييم فاعلية أسلوب الوخز بالإبر، عدم شيوعه ونقص الدراسات العلمية الرصينة التي تتناوله. ونتيجةً لذلك، يُنظر أحياناً إلى هذه المعالجات غير التقليدية ببعض الشك والريبة من قبل القائمين على إدارة الرعاية الصحية، وبالتالي فإنها لا تبدي استعداداً لتسديد التكاليف المترتبة على اللجوء إلى مثل هذه الأساليب (J. Lee, 2000).

التشتيت: Distraction

يُلاحظ أحياناً أن المنهمكين في نشاط ما، كالرياضة أو المناورة العسكرية، يغفلون عن إصابة مؤلمة لحقت بهم. وهذا مثالٌ على أسلوب شائع في السيطرة على الألم، يعرف بالتشتيت. فمن خلال تركيز انتباه الفرد على مثير بعيد، أو تشتيته من خلال نشاط آخر مكثف، يمكننا إبعاد انتباهه عن الألم.

وهناك نوعان مختلفان من الاستراتيجيات العقلية في السيطرة على الألم. يتمثل الأول بتشتيت انتباه الفرد من خلال التركيز على نشاط ما، ويزودنا الأطفال بأمثلة عديدة تصف كيفية تعاملهم مع الحوادث الضاغطة أو المؤلمة (Bandura, 1991). (مثال على ذلك، الطفل الذي ينشغل بالنشيد الوطني، بينما هو يجلس على كرسي طبيب الأسنان ينتظر أمراً يثير في نفسه الخوف الشديد).

أما النوع الثاني من الاستراتيجيات العقلية في السيطرة على الحوادث الضاغطة، فهو التركيز مباشرة على الحادث، ولكن مع إعادة تفسير الخبرة (مثال: الطفل الذي يجلس على كرسي طبيب الأسنان، ويدعي أن الطبيب هو العدو، بينما هو عميل سري يقوم الطبيب بتعذيبه للحصول على ما لديه من أسرار، وإن أي صوت يصدر عنه يمكن أن يكشف عن بعض هذه الأسرار).

ويُعدّ التشتيت أسلوباً ناجحاً في السيطرة على الألم، خصوصاً الألم الحاد (e. g., L. Cohen, et al., 1999). ففي إحدى الدراسات، تم تعريض 38 من مرضى الأسنان لواحدة من الحالات التالية: ثلث الحالات أتيح لهم سماع الموسيقى أثناء القيام بإجراءات العلاج، والثلث الآخر أتيح لهم سماع الموسيقى، ولكن مع الإيحاء بأن الموسيقى ستساعد على التخفيف من توترهم، اما الثلث الأخير فلم يتاح له سماع الموسيقى. بينت النتيجة أن مجموعتي المرضى الذين سمعوا الموسيقى شعروا بتوتر أقل من المجموعة الثالثة (R. A. Anderson, Baron, & Logan, 1991). وربما يترك التشتيت آثاراً إيجابية، من خلال إحداث تعديل في الذاكرة المتصلة بالألم (Christenfeld, 1997). كما يبدو أنه أكثر فاعلية في حالات الألم البسيط، ومحدود الفاعلية في الحالات المزمنة، ذلك أن المريض لا يستطيع تشتيت نفسه لزمن غير محدود. ويكون التشتيت فعالاً حين يُستخدم مع أساليب أخرى في السيطرة على الألم، حيث وجد ماكول ومونسون وماكي (McCaul, Monson, & Maki, 1992) أن التشتيت وحده كان يفتقر لخواصه المهدئة.

أساليب التعامل: Coping Techniques

في الآونة الأخيرة، تزايد استخدام التدريب على أساليب التعامل في مساعدة مرضى الآلام المزمنة. ففي إحدى الدراسات، وُجد أن تدريباً مختصراً على مهارات التعامل المعرفية، بما فيها التشتيت وإعادة تفسير الألم، استطاع أن يعزز استراتيجيات التعامل مع الألم لدى مجموعة من مرضى الخلايا المنجلية (Sickle-Cell)، كما أنه ساعد على التقليل من الزيارات الطبية التي يقوم بها المرضى (Gil et al., 2000). وفوق ذلك، وُجد أن مهارات التعامل هذه قللت من إدراك الاشخاص للالم الناجم عن امراض الظهر والعنق (Mercado, Carroll, Cassidy, & Cote, 2000).

ولكن هل هناك أساليب تعامل فعالة بصورة خاصة في إدارة الألم؟ يبدو أن الجواب يعتمد على الفترة التي استمر فيها الألم. ففي دراسات شملت مجموعتين من المرضى المزمنين وغير المزمنين، وجد الباحثون أن غير المزمنين كانوا أقل قلقاً واكتئاباً وألماً حينما لجؤوا إلى استراتيجيات التجنب، بدلاً من استراتيجيات الانتباه. إذ يبدو أن ابعاد الالم قصير المدى عن أذهاننا وعدم إعارته أي اهتمام يشكل إجراءً فعالاً (Mullen & Suls, 1982).

في حين وُجد أن الانتباه المباشر للألم بدلاً من تجنبه لدى المرضى المزمنين ادى إلى نتائج اكثر فعالية؛ اذ أن الانتباه المباشر مكّنهم من حشد مصادرهم وامكاناتهم للتقليل من الألم أو السيطرة عليه(J. A. Holmes & Stevenson,1990). هذه الدراسات تشير إلى أنه بالإمكان تدريب مرضى الألم على استراتيجيات مختلفة في التعامل، سواء كانت بالتجنب أو بالانتباه، تبعاً للمدة الفعلية أو المُتوقّعة لآلامهم (J. A. Holmes & Stevenson, 1990).

الأخيلة الموجهة: Guided Imagery

استخدمت الأخيلة الموجهة في السيطرة على بعض الآلام الحادة، وحالات عدم الارتياح (e.g., Lyles, Burish, Krozely, & Oldham, 1982). وفي هذا الأسلوب، يُوجه الفرد إلى تخيل مشاهد تبقى في ذهنه أثناء الخبرة المؤلمة. ويبدو أن اللجوء للأخيلة يكون مفيداً عندما تستغرق الأخيلة تفكير الإنسان بأجمعه، وعندما تكون الآلام خفيفة أو متوسطة الحدة. ويستخدم بعض المختصين الأخيلة الموجهة كوسيلة للاسترخاء (Horan et al., 1976)، كأن يتخيل المريض مشهداً هادئاً ومفرحاً يبقيه في ذهنه ويركز عليه بشكل تام. إذ تقود هذه العملية إلى حالة من الاسترخاء، وتشتّت انتباه المريض عن الألم أو مصدر الإزعاج. وقد أظهرت هذه الأساليب نتائج إيجابية في مجال التقليل من الألم.

وباستخدام الأخيلة الموجهة كوسيلة للاسترخاء، يمكن السيطرة على الآلام البطيئة أو المتوقعة والإعداد لها، كالولادة؛ أو الآلام الناجمة عن الإجراءات الطبية، كالعلاج بالأشعة.

وهناك تخيل من نوع آخر مختلف تماماً يتخذ فيه المريض موقفاً مناقضاً تماماً للتخيلات الهادئة، حيث تتسم تخيلات المريض بالمواجهة، وتتضمن أخيلةً عدوانية فيها تصدٍّ وتحدٍّ ومشاهد مليئة بالأفعال والدراما. ومع أن الأخيلة الاسترخائية أكثر استخداماً من الأخيلة العدوانية، إلا أن الأخيرة أظهرت فعاليتها، خصوصاً عندما استُخدمت بالاشتراك مع العلاج الكيماوي.

ولكن ما الذي تفعله الأخيلة الموجهة؟ مع أن الهدف من الاخيلة العدوانية تحسين فعالية العلاج (e.g., Simonton & Simonton, 1975) – وهو أسلوب يثير الجدل-، إلا أن استخدام الأخيلة العدوانية قد يحسّن أيضاً من مستوى تعامل المريض مع الآثار المزعجة للمرض أو العلاج. فحين يكون الجسم في حالة من الاهتياج أو الإثارة، يمكن

عندها كفّ الألم (Melzack & Wall, 1982). بالإضافة إلى ذلك، يمكن للأخيلة العدوانية أن تكون مشتتة للانتباه، وتزوّد المريض بشيء يركز عليه بدلاً من الألم.

ومما يثير الاهتمام، ملاحظة أن هذين الشكلين المتعارضين من الأخيلة قد يُحققان بعض الفوائد في السيطرة على الألم، وذلك من خلال الطرق نفسها. فكلاهما يمكن أن يؤدي إلى حالة مزاجية إيجابية (استرخاء أو إثارة)، تسهم في التقليل من الألم، كما أن في كليهما عنصرَي تركيز الانتباه والتشتيت؛ أحدهما يتضمن تركيز الانتباه على مثير واحد ثابت، والآخر يتضمن تحويل الانتباه إلى مشهد نشط ودرامي.

وبالنسبة لفاعلية الأخيلة الموجهة، فهي تستخدم عادة بالاشتراك مع أساليب أخرى، ومساهمتها الخاصة في التقليل من الألم ليست معروفة بعد. وإذا كان لديها ما تسهم به في السيطرة على الألم، فعلى الأرجح أن يكون ذلك في معالجة الألم الحاد والبطيء.

أساليب معرفية أخرى للسيطرة على الألم:

Other Cognitive Techniques to Control Pain

تهتم المعالجات المعرفية بهواجس الأشخاص الذين يعانون من الألم. وقد حاول علماء النفس مؤخراً التوسعَ في تلك الخرسانة من الأساليب المعرفية والسلوكية في السيطرة على الألم. ولهذه الأساليب أهداف عدة (Flor & Turk, 1989; Keefe, Dunsmore, & Burnett, 1992). فهي أولاً، تشجع المرضى على إعادة فهم المشكلة أو تفسيرها؛ من مشكلةٍ صعبة إلى مشكلة يمكن ادارتها. والأساس المنطقي هنا هو أن مشكلة الألم يجب أن تكون قابلة للتعديل لكي يكون للأساليب المعرفية والسلوكية أثرها الفعال. وثانياً، يجب أن تتولد القناعة لدى المريض بأن في مقدوره تعلم المهارات الضرورية للسيطرة على الألم، وهذا من شأنه أن يعزز توقعاته بنجاح تدريبه (Gil et al., 1996).

وثالثاً، يتم تشجيع المريض على إعادة النظر في دوره في عمليات تدبر الألم، من مستقبلٍ للألم بسلبية، إلى فرد فاعل ونشط، قادرٍ على المساهمة في السيطرة على الألم. إن لهذه الأفكار والمفاهيم أثرها المهم في التخفيف من الألم، وقد تعزز من مشاعر الفعالية الذاتية (Self-Efficacy)، حيث تسمح الزيادة في مثل هذه المشاعر للمرضى بتوجيه انتباههم إلى أمور غير آلامهم. فعندما يكون الفرد واثقاً من مجابهته لما يمكن أن يداهمه من زيادة في الألم، يكون أقل استغراقاً في التفكير في ألمه، وبالتالي تقل معاناته المُدرَكة.

رابعاً، يتعلم المريض مراقبة أفكاره ومشاعره وسلوكياته، وذلك لكسر أو نقض معتقداته اللاتكيفية، التي تشكلت استجابةً للألم. خامساً، يتم تعليم المريض كيف يستخدم السلوك الظاهر أو السلوك الداخلي (الحديث الذاتي) من أجل التوصل إلى استجابات تكيفية لمشكلة الألم. وهذا التدريب على المهارات قد يشمل التغذية الحيوية الراجعة والاسترخاء مثلاً.

وسادساً، يُشجّع المريض على عزو نجاحاته لجهوده الذاتية؛ فمن خلال العزو الداخلي للنجاح، يبدأ المريض بالنظر إلى نفسه على أنه عنصر كفؤ وفعال في التغيير، وأنه في وضع أفضل لرصد أية تغييرات يمكن أن تحدث في الألم. وأخيراً، فكما أن منع الانتكاس يعتبر جزءاً مهماً من تغيير العادات الصحية، كذلك الأمر بالنسبة للسيطرة على الألم (Turk & Rudy, 1988). حيث يمكن تعليم المرضى كيف يتعرفون على المواقف التي يرجح أن تثير الألم لديهم، وتطوير طرق بديلة في ادارة الألم، بدلاً من الاستمرار في استخدام سلوكيات الألم السابقة، كالانسحاب من الاتصال الاجتماعي.

وتبدو الأساليب المعرفية-السلوكية واعدةً إلى حدٍّ ما (Keefe et al., 1992)؛ ولأنها تعزز إدراكات من نوع الفعالية الذاتية بصورة خاصة، فإنها أساليب تلاقي نجاحاً في العادة. وتكمن أهمية الفعالية الذاتية في أنها تقود المريض إلى اتخاذ خطواتٍ يكون بأمس الحاجة إليها لمواصلة السيطرة على الألم، لأن مثل هذه الإدراكات يمكن أن تقود إلى منع حالة الاكتئاب التي كثيراً ما تُلاحَظ عند مرضى الآلام المزمنة. وقد تكون هناك فوائد فسيولوجية للفعالية الذاتية (e.g., Elliot, Trief, & Stein, 1986)، حيث تشير الأدلة إلى أن أثر الفعالية الذاتية على خبرات الألم يمكن أن يستثير إفرازاتٍ تعمل بمثابة مضادات طبيعية للألم (إندورفينات ذاتية) على مستوى الجسم (Bandura, O'Leary, Taylor, Gauthier, & Gossard, 1987; Bandura et al., 1988).

إدارة الآلام المزمنة: برامج إدارة الألم:

Management of Chronic Pain: Pain Management Programs

ولكن، ماذا بالنسبة لمرضى الآلام المزمنة؟ كما أشرنا سابقاً، ليس هناك أسلوب واحد وحاسم في السيطرة على الألم المزمن. لذلك كثيراً ما نجد مرضى الآلام المزمنة يجربون الأساليب المختلفة، ليجدوا في النهاية أنها ليست ذات جدوى.

وحتى قبل أربعة عقود خلت، لم يكن متوفراً أمام المريض الذي يعاني من الألم المزمن إلا القليل من السبل العلاجية فيما عدا إدمانه على المورفين، أو مسكّنات الألم الأخرى، وبعض العمليات الجراحية الناجحة بصورة مؤقتة. أما الآن، فقد طُوِّر نمط متناسق من التدخلات المختلفة لعلاج الألم المزمن.

وتندرج هذه الأنواع من التدخلات العلاجية تحت ما يسمى بـ"برامج إدارة الألم" (Pain Management Programs)، والتي تجمع بين سائر الأساليب المعروفة في مجال السيطرة على الألم، وتوفرها للمريض. ولقد تطورت هذه البرامج بشكل كبير خلال العقدين الماضيين. ففي البداية كان العديد منها داخلياً (Inpatient)، ويتضمن محاولات للتقليل من استخدام عقاقير الألم، واستعادة مهارات الحياة اليومية، وذلك على مدى أسابيع متعددة. أما في السنوات الأخيرة، فمعظم الجهود في هذا المجال تركزت على البرامج الخارجية (Outpatient)، وذلك لأنها أكثر نجاحاً وأقل كلفة.

ولقد تأسس أول برنامج لإدارة الألم عام 1960 في جامعة واشنطن بمدينة سياتل، على يد الطبيب جون بونيكا (John Bonica). وفي الوقت الحاضر هنالك العديد من العيادات المنتشرة في الولايات المتحدة الأمريكية، ذات البرامج متعددة التخصصات (Interdisciplinary)، والتي تضم أشخاصاً من ذوي الخبرة في المجالات العصبية والمعرفية والسلوكية والسيكودينامية (Rains, Penzien, & Jamison, 1992). وبالتالي فهي تقدّم برامج تقوم على مشاركة كلٍّ من الطبيب، ومختص علم النفس الإكلينيكي، والطبيب النفسي، والمعالج الطبيعي، إضافةً إلى ما تقدمه ميادين مثل علم الأعصاب، وعلم المفاصل، وجراحة تقويم الأعضاء، والطب الباطني، والطب الطبيعي، من خدمات استشارية. إن هدف هذه البرامج هو تمكين المرضى من تخفيف آلامهم لأقل درجة ممكنة، وزيادة مستويات نشاطهم، والتقليل من إدراكهم للإعاقة، ودفعهم للعودة إلى عملهم، وممارسة حياة أكثر نشاطاً وإشباعاً، حتى وإن لم يتسنَّ لهم التخلص من الألم بشكل تام (Vendrig, 1999).

التقييم الأولي: Initial Evaluation

في البداية، يخضع المريض لتقييمٍ دقيق من حيث الألم وسلوك الألم عنده، ويبدأ هذا التقييم عادةً بالقياس الكيفي والكمي للألم، بما في ذلك موقعه، وخصائصه الحسية، وشدته، والمدة التي يستغرقها، إضافةً إلى بدايته وتاريخه. ثم يتم قياس الجوانب الوظيفية، وما لحق بالعمل أو بحياة الأسرة من قصور. كما أن استكشاف كيفية مواجهة المريض للألم وتكيفه معه في الماضي يساعد على وضع أهداف العلاج للمستقبل. فالمرضى الذين تعودوا على الانسحاب من الأنشطة الاجتماعية استجابة للألم مثلاً، ربما يكونون بحاجة إلى زيادة مشاركتهم في الأنشطة الاجتماعية أو في حياتهم العائلية.

ويتم تقييم معظم المرضى أيضاً من حيث وظائفهم الانفعالية والعقلية؛ فقد يكون العديد منهم في ضيق شديد، وقد يعانون من اضطرابات عاطفية أو معرفية في حياتهم. لذلك، كثيراً ما تشكل عملية تطبيق الاختبارات بقصد قياس الأعراض النفسية وسلوك المرض ودرجة القصور النفسي-الاجتماعي، جزءاً مهماً من هذه المرحلة في ادارة الألم. وتتوفر أنواع كثيرة من الاختبارات التي تساعد خبراء ادارة الألم على الوصول إلى بروفيل شامل لكل مريض على حدة (Rains et al., 1992).

المعالجة الفردية: Individualized Treatment

وعند الانتهاء من وضع البروفيل المتعلق بما يعاني منه المريض من ألم، وتأثير هذا الألم على حياته، يوضع له برنامجاً خاصاً به لإدارة الألم. وتكون مثل هذه البرامج عادةً محددة البناء، ولها جدول زمني، وتحتوي على أهداف عيانية، وقواعد، ونهايات؛ بحيث يكون لكل مريض أهدافه الخاصة التي ينبغي عليه تحقيقها. وتضم هذه الأهداف عادةً تخفيف شدة الألم، وزيادة النشاط الجسمي، وتقليل الاعتماد على الأدوية، وتحسين الأداء النفسي-الاجتماعي، والعودة إلى العمل، والتقليل من الحاجة إلى اللجوء إلى خدمات الرعاية الصحية. وفي اللحظة التي يتم فيها بلورة أهدافه الفردية، يوقّع المريض عقداً مع المختص، يوضح فيه بالضبط ما عليه إنجازه وما هو مُتوقّع منه. ويُعدّ مثل هذا الإجراء ضماناً لبقاء المريض على مستوىً كافٍ من الدافعية للاستمرار بالبرنامج (Rains et al., 1992).

عناصر برامج إدارة الألم المزمن: Components of Chronic Pain Management Programs

وتشترك برامج ادارة الألم في عدة خصائص؛ فهي تعلّم المريض وتزوده بفهم كامل حول طبيعة حالته. وغالباً ما تتم عملية التعلم هذه في مواقف جماعية، وتشمل موضوعات وعناوين مثل مناقشة آثار الأدوية، والتدرب على توكيد الذات أو المهارات الاجتماعية، وكيفية التعامل مع صعوبات النوم، والاكتئاب الناجم عن الألم، والإجراءات غير الدوائية في السيطرة على الألم كالاسترخاء والتشتيت، والتحكم بالوزن والغذاء، وما إلى ذلك من شؤون التعامل اليومية. وتتضمن مثل هذه البرامج عادةً التدريب على الاسترخاء والتمرين، وعناصر أخرى كالتغذية الحيوية الراجعة المتعلقة بالحرارة وبالصداع المرتبط بتقلص العضلات، أو تمارين التمدد لمرضى آلام الظهر. وبما أن العديد من مرضى الألم يعانون من الضيق الانفعالي والاكتئاب والقلق وسهولة الإثارة، فغالباً ما يتجه العلاج الجماعي إلى مساعدة هؤلاء المرضى في السيطرة على الاستجابات الانفعالية.

وقد تستهدف برامجُ ادارة الألم أيضاً الإدراكاتِ اللاتكيفية، التي ربما تَظهر استجابةً للألم المزمن. وفي ضوء ما يمكن أن يتضمنه تاريخ المريض من فشلٍ في العلاج، فكثيراً ما يطور المريض نظرة كارثية وإدراكات سلبية ومشوهة حول ألمه، وحول قدراته في التغلب عليه، أو التكيف معه (Ukestad & Wittrock, 1996).

وهناك بعض الأدلة على أن المرضى الذين يعانون من الآلام المزمنة يستجيبون للألم بطرق مختلفة، من حيث الحدة أو الشدة، وذلك تبعاً لمدى استعداد كل منهم للألم المزمن، مع العلم أنه ليس واضحاً إن كانت ردود الأفعال هذه سبباً لخبرة الألم المزمن، أم نتيجةً لها (Hatch et al., 1992). وتحتاج ردود الأفعال هذه إلى التعامل معها بشكل منظم من خلال أساليب التعامل المعرفية والسلوكية (Turk, 1994).

مشاركة الأسرة: Family Involvement

وتتم العديد من برامج ادارة الألم على مستوى العائلة، بحيث تَجمع ما بين العلاج الأسري والمعالجات الأخرى. فمن ناحية، كثيراً ما ينعزل مرضى الآلام المزمنة عن أسرهم، ولكن من ناحية أخرى، فإن محاولات الأسرة مساندة المريض يمكن لها أحياناً - وعن غير قصد- أن تعزز سلوكيات الألم لديه. لذا، فالعمل مع الأسرة للتقليل من هذه الأنماط غير المجدية من السلوك، يغدو ضرورياً ولا يمكن إغفاله (Turk et al., 1992).

منع الانتكاس: Relapse Prevention

وأخيراً، لا بد من الإشارة إلى أن هذه البرامج لا بد أن تتضمن نشاطات تهدف إلى المتابعة ومنع الانتكاس، وذلك لكي لا يتراجع المريض بعد مغادرته العيادة الخارجية. وكما هي الحال في المعالجات الأخرى، يعتبر عدم الالتزام ببرنامج علاج الألم من المشكلات الشائعة بين مرضى الألم. وقد تصل نسبة حدوث التراجع أو الانتكاس عند مرضى الألم المزمن بعد نجاحهم المبدئي إلى مدىً مرتفع (30 %-60%) (Turk & Rudy, 1991a). وفي بعض الآلام على الأقل، يبدو أن الانتكاس يرتبط بصورة مباشرة بعدم الالتزام؛ لذلك فإن استخدام الأساليب التي تعمل على منع الانتكاس، وتعزز الالتزام، من شأنها المساعدة في الحفاظ على مستويات أفضل من تخفيف الألم في مرحلة ما بعد العلاج (Turk & Rudy, 1991a).

تقييم برامج إدارة الألم: Evaluation of Pain Management Programs

وقد أثبتت برامج إدارة الألم نجاعتها في السيطرة على الآلام المزمنة؛ فالدراسات التي قارنت بين ثلاث مجموعات: المجموعة التي تلقت المعالجات السلوكية، والمجموعة التي تلقت المعالجات غير السلوكية، والمجموعة التي لم تتلقّ أية معالجات؛ بينت -وبحسب تقارير المرضى- أن المعالجات السلوكية استطاعت التقليل من الألم (Center for the Advancement of Health, 2000e; Haythornthwaite, Lawrence, & Fauerback, 2001; Keefe et al., 1992).

وتأخذ برامج إدارة الألم المزمن في اعتبارها أهميةَ ذلك التفاعل المعقّد بين العوامل الفسيولوجية والنفسية والسلوكية والاجتماعية، بحيث تمثل بالفعل منحى حيوياً-نفسياً-اجتماعياً (Biopsychosocial) في ادارة الألم. كما أن التحسّن في الأبعاد النفسية الاجتماعية، يأتي نتيجة لبرامج تدبر الألم أيضاً (V. Stevens, Peterson, Maruta, 1988).

ومع تزايد أهميته، ومدى تعقيده وكلفته، أصبح الألم يُعامَل بجدية أكثر كمسألة طبية مهمة بحد ذاتها، بدلاً من اعتباره مجرد أعراض مزعجة أو غير مريحة كما كان الأمر في الماضي (Turk, 1994).

والجدير بالذكر أن برامج ادارة الألم أعطت أملاَ للآلاف من المرضى ممن كانوا يعانون من الآلام الشديدة في الماضي، ولم يجدوا ما يعينهم عليها. وهذه البرامج لا تعدنا أو تؤملنا بعالم خالٍ من الآلام فحسب، وإنما تضع لنا أهدافاً نبيلة وسامية، تتمثل في تعزيز السيطرة الذاتية على هذه الآلام، وحياة حرة من الإدمان والاكتئاب.

الملخص

1. يمثل الألم جانباً مهماً من جوانب المرض، وهو واحد من أهم الأعراض التي يتركز اهتمام المريض عليها، والتي تدفعه للبحث عن العناية الطبية. ومع ذلك، غالباً ما يعطى الألم أهمية ثانوية من قبل مختصو الرعاية الصحية.

2. الألم خبرة ذاتية، ولذلك نجد أن من الصعب دراسته. فهو خبرة تتأثر، وبدرجة كبيرة، بالإطار المحيط بها.

3. ولجعله خبرةً موضوعية، طور الباحثون المختصون بالألم استبانات تقيس أبعاد الألم، كما طوروا مناهج لقياس سلوك الألم.

4. تتحكم الألياف العصبية الطرفية الصغيرة من نوع دلتا (A) بالألم السريع، والحاد، والموضعي؛ بينما تتحكم الألياف العصبية الطرفية من نوع دلتا (C) بالألم البطيء، والحارق، والموجع، والذي يدوم لفترات طويلة. كما أن لعمليات الدماغ العليا تأثيرها في خبرة الألم، وذلك من خلال ميكانيزم السيطرة المركزية.

5. تركزت الاكتشافات العصبية الكيماوية الحديثة التي ساهمت في فهم الألم، حول اكتشاف الببتيدات الأفيونية الذاتية (Endogenous Opioids) المنظمة لخبرة الألم.

6. يُعتبر الألمُ الحاد قصيرَ المدى، محدداً بالأصابة أو المرض، بينما لا يخفّ الألم المزمن مع العلاج ومرور الوقت. وهناك ما يزيد عن 100 مليون أميركي يعانون من الألم المزمن الذي يمكن أن يؤدي إلى اضطراب في حياتهم. والألم المزمن معقد من حيث العلاج، وذلك لأن له أبعاده الوظيفية والسيكولوجية. فهو كثيراً ما يُعزَّز عن غير قصد.

7. لم تنجح حتى الآن الجهود الرامية إلى الكشف عن نمطٍ من الشخصية مهيأ للألم أكثر من غيره. لكن، مع ذلك، تشير الصفحة النفسية لاختبار مينيسوتا (MMPI)، إلى أن مرضى الآلام المزمنة ترتفع درجاتهم على مقاييس "المثلث العصابي" (Neurotic Triad).

8. تعتبر الأدوية (المورفين مثلاً)، والجراحة، والإثارة الحسية، أساليب رئيسة في السيطرة على الألم. لكن المعالجات ذات المضامين السيكولوجية، بما فيها التغذية الحيوية الراجعة، والاسترخاء، والتنويم، ووخز الإبر، والتشتيت، والأخيلة الموجهة، أصبحت تضاف إلى هذا المخزون من أساليب السيطرة على الألم بصورة متزايدة. ومع أن هذه الأساليب بسائر أشكالها تصادف بعض النجاح على الأقل، إلا أن طريقة تأثيرها لا تُعرف تماماً لغاية هذه اللحظة.

9. هذا، وقد أثبتت الأساليب المعرفية-السلوكية مؤخراً أنها الأكثر نجاحاً في خلق إحساس بالفعالية الذاتية في معالجة الألم.

10. غالباً ما يُعالج الألم المزمن من خلال برامج علاجية منظمة ومنسقة وموجهة نحو ادارة الألم، والتخلص من سلوكياته، وإعادة بناء أسلوب حياة فاعل. وتُستخدم هذه البرامج، في سعيها لتطوير برامج علاجية فردية، مزيجاً من التقنيات في إطار منحى حيوي-نفسي-اجتماعي (Biopsychosocial Approach) متكامل للألم.

قائمة المصطلحات

Accupuncture	الإبر الصينية
Acute Pain	الألم الحاد
Biofeedback	التغذية الحيوية الراجعة
Chronic Benign Pain	الألم المزمن الحميد
Chronic Pain	الألم المزمن
Chronic Progressive Pain	الألم المزمن المستفحل
Counterirritation	الإثارة المضادة
Distraction	التشتيت
Endogenous Opioid Peptides	ببتيدات(بروتينات) الأفيون الذاتية
Guided Imagery	الأخيلة الموجّهة
Hypnosis	التنويم
Nociception	إدراك الألم
Pain Behaviors	سلوكيات الألم
Pain Control	السيطرة على الألم
Pain Management Programs	برامج إدارة الألم
Pain-Prone Personality	الشخصية المهيأة للألم
Recurrent Acute Pain	الألم الحاد المتكرر

الباب الخامس

إدارة الأمراض المزمنة

Management of Chronic Illness

الفصل الحادي عشر: إدارة الأمراض المزمنة والمميتة.

الفصل الحادي عشر

إدارة الأمراض المزمنة والمميتة

Management Of Chronic And Terminal Illness

استراتيجيات التعامل والأمراض المزمنة

الفصل الحادي عشر

إدارة الأمراض المزمنة والمميتة

Management Of Chronic And Terminal Illness

شهدت السنوات الأخيرة زيادةً ملحوظة في نسبة الإصابة بالربو، خصوصاً بين الأطفال والمراهقين. ولا يعرف العلماء تماماً سبب هذه الزيادة، لكن لا يخفى على أحد ما تخلفه هذه الإصابات من تعقيدات عند الشباب (Gregerson, 2000)؛ فالحذر المستمر من حدوث نوبة الربو، والخوف مما يمكن أن تتطلبه من جهد أو نشاط، والحرص على تناول الأدوية باستمرار، وعمليات الاستنشاق، كل ذلك يصبح جزءاً من الحياة اليومية للمصاب بالربو. ومن الواضح أن العوامل النفسية الاجتماعية لها دورها المهم والمؤثر في التكيف مع هذا المرض، فهي تساعد في الإجابة عن أسئلة على نحو: ما هي الأسباب المباشرة لحدوث نوبات الربو؟ وماذا يعني أن يصاب الإنسان بمرض مزمن في وقت مبكر من حياته؟

في الولايات المتحدة الأميركية، يعاني حوالي 50% من الأفراد من حالة أو أخرى من حالات المرض المزمن، ويصل ما يُصرف على الرعاية الطبية للمصابين بهذه الاضطرابات المزمنة إلى ثلاثة أرباع ميزانية الخدمات الصحية (Hoffman, Rice, & Sung, 1996). ولا تشمل هذه النسبة دور رعاية المسنين.

كما تشير الأرقام إلى أن 90% من الزيارات الطبية المنزلية، و83% من الوصفات الطبية، و80% من أيام الاقامة في المستشفيات، و66%من الزيارات للأطباء، و55% من الزيارات لأقسام الطوارئ، هي من نصيب المرضى المزمنين. وهذه الحالات غير محصورة بكبار السن، فهناك ما يزيد عن ثلث هذه الحالات تتراوح أعمارهم ما بين 18 و44 سنة، ولديهم على الأقل حالة مزمنة واحدة.

والحالات المزمنة تضم مدىً واسعاً يبدأ بالحالات البسيطة مثل فقدان السمع جزئياً، ويمتد ليصل إلى حالات خطيرة تهدد الحياة مثل أمراض السرطان والقلب والسكري. ففي الولايات المتحدة الأميركية مثلاً يصيب التهاب المفاصل بمختلف أشكاله 43 مليون شخص (Centers for Disease Control and Prevention, 2000b)، ويعاني من السرطان 13 مليون شخص (American Cancer Society, 2000)، ويعاني من السكري 16 مليون شخص (American Diabetes Association, 1999)، وأكثر من 5,4 مليون يعانون من الجلطة الدماغية (American Heart Association, 2001b). وهناك حوالي 14 مليون شخص لهم تاريخ من نوبات القلب أو آلام الصدر (American Heart Association, 2001b). وما يقارب من 50 مليون فرد مصابين بفرط ضغط الدم (American Heart Association, 2001b)، وهناك مثلهم أيضاً يعانون من ضغط الدم المرتفع (American Heart Association, 2001b).

أما المعلومة الإحصائية التي تزيد الفزع، فهي أن معظمنا -في وقت أو آخر- سيطور مرضاً مزمناً واحداً على الأقل، يكون في النهاية سببَ وفاته. وهكذا، فالاحتمال كبيرٌ بأن الواحد منا في وقت من الأوقات في حياته سيتلقى نبأ من طبيبه مفاده أن حالته مزمنة، وأنه ليس بالإمكان شفاؤها، وكل ما يمكن عمله هو تدبرها فحسب.

وسنتناول في هذا الفصل بعض المشكلات ذات الصلة بالمرض المزمن. نبدأ أولاً بنوعية الحياة وكيفية قياسها، ثم نتناول ردود فعل المريض السيكولوجية للحالة المزمنة، بما فيها من إنكار وقلق واكتئاب. وبعدها ننظر في الجهود التلقائية

للمريض في التعامل مع المشكلات وردود الفعل الانفعالية الناجمة عنها، ومفهومه حول مرضه وكيفية إدراكه له ومحاولات التكيف معه. ثم نتناول أخيراً بعض جوانب التأهيل بما فيها البدني والمهني والاجتماعي، مقترحين بعض الاستراتيجيات العامة فيما يتعلق ببرامج التأهيل الشاملة. فالجهود الفردية ليست دائماً ناجحة في حل المشكلات المرتبطة بالمرض المزمن. وعليه، فإن الجزء الأخير من هذا الفصل سيركز على بعض التدخلات العلاجية الفعالة مع مشكلات محددة يخبرها المريض المزمن.

ما المقصود بنوعية الحياة؟   Quality of life

لم يُنظر إلى نوعية الحياة على أنها مسألة ذات أهمية سيكولوجية إلا في وقت متأخر نسبياً. ولسنين عديدة، ظلت نوعية الحياة تقاس بالفترة التي يبقى فيها المريض على قيد الحياة، وبوجود المرض دون أي اعتبار للعواقب النفسية والاجتماعية الناجمة عن المرض والعلاج (S. E. (Taylor & Aspinwall, 1990.

والواقع أن المعايير الطبية ضعيفة الارتباط بتقييمات المريض أو محيطه الأسري المتعلقة بنوعية الحياة. ففي دراسة مشهورة حول فرط ضغط الدم، وجد أنه على الرغم من أن 100% من الأطباء ذكروا أن نوعية حياة مرضاهم تحسنت مع الاستعمال المنتظم لدواء ضغط الدم، إلا أن نسبة من أيد ذلك من المرضى لم تتجاوز 50%، ولم يؤيده أيٌ من المحيطين بالمريض (Jachuck, Brierley, Jachuck, & Willcox, 1982). إضافة إلى ذلك، تشير العديد من الأبحاث إلى أن المرضى يدركون بعض الأمراض ومعالجتها على أنها قدرٌ أسوأ من الموت، وذلك لأنها تهدد جوانب أو نشاطات حيوية ومهمة في حياتهم (Ditto, Druley, Moore, Danks, & Smucker, 1996).

في ضوء مثل هذه الدراسات، أصبح يُفترض الآن أن لنوعية الحياة عناصرها التي تشمل: الوظائف الجسمية، والوضع النفسي، والوظائف الاجتماعية، والأعراض ذات الصلة بالمرض والعلاج (Coons & Kaplan., 1992; see also Power, Bullinger, Harper, & The World Health Organization Quality of Life Group, 1999; Schwartz, Kaplan, Anderson, Holbrook, & Genderson, 1999).

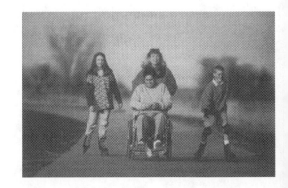

في العقد الماضي، بدأ الباحثون يعتبرون الأداء النفسي الاجتماعي على أنه جانب مهم من جوانب نوعية الحياة لدى المرضى المزمنين والمقعدين. (© Corbis/ Vol. # 135)

كما بدأ الباحثون، في العقد المنصرم، بالاهتمام بالوظائف النفسية الاجتماعية باعتبارها جوانب مهمة في تقرير نوعية الحياة لدى المرضى ذوي الإعاقات أو الذين يعانون من أمراض مزمنة. واستجابةً لهذه المحكّات المتعددة لنوعية الحياة، طُورت عدد من المقاييس التي تتمتع بالثبات والصدق، واستخدمت بشكل واسع. فهناك مثلاً بروفيل أثر المرض (Sickness Impact Profile-SIP) الذي يقيس الأداء في ثلاثة جوانب: الجانب الجسمي، والجانب النفسي-الاجتماعي، وجانب آخر (النوم والطعام والترفيه) (Bergner, Bobbitt, Carter, & Gilson, 1981). وتعتبر

درجات هذا البروفيل حساسة للتغيرات التي تطرأ على الأمراض المزمنة أو المعالجات. ثم هناك "قائمة نشاطات الحياة اليومية" (Activities of Daily Living-ADL)، التي تزودنا بدرجات مستقلة حول ست وظائف (الاستحمام، وارتداء الملابس، واستخدام الحمّام، والحركة والانتقال، وضبط النفس، والطعام) (S. T. Katz, Ford, Moskowitz, Jackson, & Jaffee, 1983). أما الأداة الأخرى واسعة الاستخدام، فهي "قائمة راند للمسح الطبي" (RAND 36-Item Health Survey) (RAND Health Services Program, 1992)، التي تقيس الأداء الجسمي والأداء الاجتماعي، وقيود الدور التي تُعزى إلى المشكلات الانفعالية، والصحة النفسية، والحيوية، والألم، والإدراك العام للصحة (VanderZee, Sanderman, Heyink, & de Haes, 1996) (أنظرا الجدول 11-1).

جدول 11-1

نوعية الحياة لدى أفراد المجتمع الأميركي ولدى جماعات من المرضى المزمنين

إن نظرةً إلى درجات الأشخاص العاديين في المجتمع الأميركي تدلنا على مدى تأثير كل حالة من الحالات المزمنة على الأداء في كل مجال من المجالات المذكورة. فالألم وفقدان الحيوية مثلاً، هي مشكلات تواجه من يعاني من الصداع النصفي. كما يصاحب حالات التهاب المفاصل العظمي ضعف النشاط الجسمي المرتبط بأداء الدور، بينما يعمل السكري على إضعاف الصحة العامة... إلخ. والنقطة المهمة هنا، هي أنه باستثناء النواحي التي تتأثر مباشرة بالمرض، فإن نوعية الحياة لدى المرضى المزمنين، تُعتبر بشكل عام أفضل مقارنةً بآثار الاكتئاب الإكلينيكي، الذي هو اضطراب انفعالي.

	الوظائف الجسمية	الدور الجسمي	الألم الجسمي	الصحة العامة	الحيوية	الوظائف الاجتماعية	الدور الانفعالي	الصحة النفسية
عدد سكان الولايات المتحدة	92,1	92,2	84,7	81,4	66,5	90,5	92,1	81,0
الاكتئاب الإكلينيكي	81,8	62,8	73,6	63,6	49,0	68,5	47,8	53,8
الصداع النصفي	83,2	54,0	51,3	71,1	50,9	70,1	66,5	66,4
فرط ضغط الدم	89,5	79,0	83,8	72,6	67,2	92,1	79,6	77,3
الالتهاب العظمي المفصلي	81,9	66,5	69,7	70,4	57,0	90,1	85,5	76,5
السكري نمط (2)	86,6	76,8	82,8	66,9	61,4	89,4	80,7	76,6

المصدر: (Ware, 1994).

بالإضافة إلى ذلك، هناك مقاييس لنوعية الحياة طورت من أجل أمراض معينة كالسرطان، مثل قائمة المشكلات ذات الصلة بالسرطان (e.g., the Cancer Inventory of Problem Situations) أنظرا (Schag, Heinrich Aadland, & Ganz, 1990)، ومقياس الأداء لكارنوفسكي (Klarnovsky Performance Scale) أنظرا (Grieco & Long, 1984).

هناك عدة أسباب: أولاً، إن تحديد تأثير المرض على النشاط المهني والاجتماعي والشخصي للمريض وعلى حياته اليومية، من شأنه أن يزودنا بأساس مهمّ للمعالجات التي تصمم لغايات تحسين نوعية الحياة (Devins et al., 1990; Maes, Leventhal, & DeRidder, 1996).

ثانياً، يمكن لمقاييس نوعية الحياة أن تساعد في تحديد نوع المشكلات التي تنشأ لدى المرضى المصابين بأمراض من نمط معين. فقد تكشف مثل هذه المقاييس عن وجود صعوبات جنسية مرتبطة بأنواع معينة من السرطان، بينما تكشف أن الاكتئاب يرتبط بأنواع أخرى من السرطان. ومما لا شك فيه أن معلومات كهذه ستساعد على بلورة المعالجات المطلوبة (Schag & Heinrich, 1986).

ثالثاً، تتناول هذه المقاييس تأثير المعالجات على نوعية الحياة؛ ففي العناية بالسرطان مثلاً، قد نحتاج إلى تقييم فيما إذا كانت المعالجة مؤذية أكثر من المرض نفسه أم لا، أو فيما إذا كانت تزيد من معدلات بقاء المريض أم لا، أو فيما إذا كانت لها آثار جانبية سلبية أم لا (Aaronson et al., 1986). وفي هذا السياق، استطاعت مقاييس نوعية الحياة قياس أثر المعالجات غير السارة، والتعرف على بعض المتغيرات التي تضعف من التزام المريض بتلك المعالجات.

أما رابعاً، فمن الممكن استخدام المعرفة بنوعية الحياة في المقارنة بين المعالجات؛ فمثلاً إذا كانت معدلات الحياة الناجمة عن اتباع اسلوبين في المعالجة متساوية، وكان هذان الاسلوبان يختلفان في تأثيرهما على نوعية الحياة، فيمكننا عندها اختيار الاسلوب الذي يكون له أدنى تأثير على نوعية الحياة.

وأخيراً، يمكن للمعلومات المتعلقة بنوعية الحياة أن تساعد أصحاب القرار على اختيار العلاجات التي تزيد من فرص البقاء، وتتيح للمريض في الوقت نفسه أفضل نوعية حياة ممكنة. كما يمكن لها أن تزودهم بفرص الموازنة بين كلفة العلاج وجدواه من جهة، ونوعية الحياة من جهة أخرى (R. M. Kaplan, 1985; R. M. Kaplan & Bush, 1982; Lubeck & Yelin, 1988).

إن لهذا الاهتمام بالمسائل التي تتعلق بنوعية الحياة فائدته الكبيرة، إذ يساعد على تحديد بعض الجوانب التي تتطلب اهتماماً أو تدخلاً علاجياً معيناً، عند التشخيص بمرض مزمن.

الاستجابات الانفعالية للمرض المزمن:

Emotional Responses to Chronic Illness

مما لا شك فيه أن هنالك العديد من الأمراض المزمنة التي تترك آثاراً بالغة في مختلف نواحي حياة المريض (T. C. Burish & Bradley, 1983; Maes et al., 1996; S. E. Taylor & Aspenwall, 1990). وكما هي الحال في الأمراض الحادة، هناك مرحلة أولية مؤقتة تضطرب فيها كل أنشطة الحياة. إلا أن المرض المزمن قد يتطلب إحداث تغييرات دائمة في الأنشطة الجسمية والمهنية والاجتماعية. أضف إلى ذلك، يتوجب على من يعانون من مرض مزمن أن يتوحدوا من الناحية النفسية مع الدور المرضي إذا ما أرادوا التكيف مع اضطراباتهم.

وبعد تشخيصهم بمرض مزمن، كثيراً ما يواجه المرضى أزمةً تتخللها حالةٌ من عدم التوازن الجسمي والنفسي- والاجتماعي، حيث يكتشفون أن أساليبهم الاعتيادية في التكيف مع المشكلات ليست فعالة. وعندما لا تستجيب المشكلات المصاحبة للأمراض المزمنة لجهود التعامل (CopingEfforts)، عندها تكون النتيجةُ مبالغةً في الأعراض

ودلالاتها، وفي محاولات التعامل غير الواضحة أو المحددة، وفي الاتجاهات العصابية، وسوء العواقب الصحية. وقد يسيطر القلق والخوف والاكتئاب بشكل مؤقت (Cheng, Hui, & Lam, 1999; Drossman, Leserman, Li, Keefe, Hu, & Toomy, 2000; Epker & Gatchel, 2000).

وفي النهاية، تمرّ مرحلة الأزمة، ويبدأ المريض شيئاً فشيئاً يدرك كيف سيغير المرض المزمن حياته. وفي هذا الوقت، قد تظهر صعوبات بعيدة المدى تتطلب جهداً تأهيلياً مستمراً، وهي صعوباتٌ يمكن أن تقع ضمن فئات عامة من التأهيل الجسمي، والتأهيل المهني، والتأهيل الاجتماعي والمسائل النفسية.

في الجزء التالي سنتعرض أولاً للمسائل الانفعالية وعلاقتها بالتعامل مع المرض المزمن، ثم نلتفت بعد ذلك لبعض المسائل العامة في التأهيل.

الإنكار: Denial

يشكل التشخيص بمرضٍ مزمن في أغلب الأحيان صدمةً كبرى بالنسبة للفرد؛ حيث يتغير فجأة كل شيء في حياته، بدء من البسيط (ماذا يمكن أن يفعل غداً) إلى المعقد (ماذا يمكن أن يفعل بقية حياته). إذ أن التشخيص المبدئي قد يربك الشخص لدرجةٍ تجعله عاجزاً عن الإدراك الفوري لعمق التغيير المطلوب. وقد تمتد حيرته من التساؤل حول من سيذهب إلى محل تنظيف الملابس صباحاً، إلى التساؤل حول الفائدة من العودة للدراسة، أو الانتقال إلى بيت جديد، أو إنجاب طفل آخر، أو التخطيط لرحلة طويلة.

وقد يحتاج المريض إلى أيام، أو ربما أسابيع، للإجابة عن كثير من هذه التساؤلات التي تتعلق بحياته الراهنة والمستقبلية، وكيف يضعها ضمن نظام أولويات مناسب، فكل لحظةٍ قد تحمل في طياتها خطةً تحتاج إلى تعديل. كما أن كثرة المسائل التي يجد المريض أن عليه النظر فيها قد تجعله يبدو عاجزاً عن الاستجابة للمعالجة، أو فهم المدى والحدود التي تتطلبها. أما أبرز العواطف التي تصاحب حالة الارتباك والإحساس بالضياع عادةً، فهي الإنكار والقلق، وقد يسيطر الاكتئاب فيما بعد على الحالة الوجدانية للشخص.

ويُعتبر الإنكار وسيلة دفاعية، يتجنب الشخص من خلالها حقيقة المرض وأبعاده. فقد يتصرف وكأن المرض ليس بالشدة التي هو عليها، أو أنه سوف يزول خلال فترة وجيزة، أو أن آثاره بعيدة المدى لا قيمة لها. وفي الحالات الأكثر تطرفاً، قد ينكر المريض أن لديه مرضاً بالرغم من كل المعطيات الواضحة حول التشخيص. فالإنكار إذن هو حالة من المنع اللاشعوري لإدراك واقع المرض وأبعاده، وهو رد فعل شائع للمرض المزمن عند مرضى القلب (Krantz & Deckel, 1983) والجلطات الدماغية (Diller, 1976) ومرضى السرطان (Meyerowitz, 1983).

لطالما اعتُبر الإنكار في الماضي وسيلةً دفاعية بدائية غير ناجحة، وقناعاً يحجب الألم مؤقتاً، لكن علماء النفس يدركون الآن إيجابياته، إلى جانب إدراكهم لسلبياته. فمتى يكون الإنكار إيجابياً، ومتى يكون سلبياً؟ يبدو أن الإجابة تعتمد على تلك المرحلة من المرض التي يُظهر فيها المريض الإنكار، وعلى المحكّ الذي يستخدمه المختص في قياسه للتكيف (Meyerowitz, 1983).

وربما يكون لإنكار مضمون الأعراض أثره في عرقلة السعي إلى العلاج المناسب (D. A. Matt, Sementilli, & Urish, 1988). كما أن للإنكار دوره في تأخير أو تأجيل السلوك عند مرضى السرطان والقلب.

على أية حال، يمكن للإنكار أن يشكل حمايةً للفرد بعد التشخيص مباشرة، وأثناء المرحلة الحادة من المرض. فقد يبعده الإنكار عن إدراك حجم المشكلات الناجمة عن المرض، في وقت لا يكون فيه المريض قادراً على مواجهتها

(Hackett & Cessem, 1973; Lazarus, 1983). وقد وُجد في إحدى الدراسات على مرضى القلب، أن الإنكار قد ارتبط بفترات أقل من الإقامة في وحدات العناية المركزة، وبإشارات أقل على وجود خلل وظيفي في القلب (M. N. Levine et al., 1988). وكشهادة على قيمته في التخفيف من التوتر، وُجد أن الإنكار يمكن أن يصاحب مستويات متدنية من استيرويدات القشرة (Corticosteroids) (J. L. Katz, Weiner, Gallagher, & Hellman, 1970) كما أنه قد يقلل من الأعراض غير السارة، والآثار الجانبية للمعالجة (S. E. Ward et al., 1988)، ويمكنه أن يحجب الشعور بالفزع المرتبط بالألم المزمن إلى أن يتكيف المريض مع التشخيص، ويفهم ما يمكن أن يفرضه المرض من قيود على حياته، بصورة واقعية.

أما أثناء مرحلة التأهيل، فقد يكون للإنكار آثاره السلبية؛ خصوصاً إذا تدخل بقدرة المريض على استيعاب المعلومات الضرورية التي ستكون جزءاً من المعالجة أو من برنامج الادارة الذاتية. فالدراسات التي أشارت إلى وجود فوائد أولية للإنكار عند مرضى القلب (M. N. Levine et al., 1988)، أظهرت كذلك أن المرضى الذين كانوا على درجة عالية من الإنكار كانوا أقل تكيفاً مع المرض في السنة التي تلت خروجهم من المستشفى. كما أنهم كانوا أقل التزاماً ببرنامج العلاج، واحتاجوا إلى فترة أطول من الإقامة مرة أخرى في المستشفى. مما يعني أن الإنكار قد يتدخل في قدرة المريض على مراقبة حالته ومتابعتها بنجاح. فعندما يكون المريض بصدد المشاركة الفاعلة في برنامج علاجي, وتقييم نشاطه بواقعية، والالتزام بالدواء وأية تغيرات أخرى في أسلوب حياته؛ فإن الإنكارُ قد يشكل مصدر إعاقة كبير (Garrity et al., 1976). أما بالنسبة للمرضى الذين ليس عليهم اتباع برنامج علاجي محدد، فيمكن للإنكار أن يساهم في تحصينهم نفسياً، ويجعلهم قادرين على استئناف حياتهم العادية بسرعة (Hackett & Cessem, 1973; Meyerowitz, 1983).

وبشكل عام، يمكن للإنكار أن يكون مفيداً من حيث أنه يمكّن المريض من ضبط استجاباته الانفعالية للمرض. ولكنه من ناحية أخرى، قد يتدخل في قدرة المريض على الرصد الدقيق لحالته، والمبادرة في البحث عن العلاج، أو متابعة حالته بصورة مسؤولة.

القلق: Anxiety

القلق استجابةٌ شائعة تظهر مباشرة بعد تشخيص المرض، حيث تخور قوى العديد من المرضى، ويحسّون بالعجز إزاء ما يمكن أن ينطوي عليه المرض المزمن من تغير في حياتهم ومن احتمالات الموت. وقد يظهر القلق على فترات متقطعة أثناء المرض (Hughes, 1987; Popkin, Callies, Lentz, Colon, & Sutherland, 1988). فمع كل وخزة ألم في الصدر، يخاف المريض من حدوث نوبة قلبية أخرى. ويصبح مريض السرطان حساساً ويقظاً باستمرار لأية تغيرات في حالته الجسمية، وكلّ ألم - مهما كان بسيطاً - يثير خوفه من حدوث انتكاسة.

ويُنظر إلى القلق على أنه مشكلة، ليس لأنه بطبيعته يبعث على الضيق والتوتر والشدة فحسب، وإنما لأنه قد يؤثر في قدرة المريض على القيام بوظائفه. فالمريض القلق من علاج مزعج، قد ترهقه الشدة الانفعالية وتستنزف طاقاته قبل بدء العلاج (P. D. Jacobsen et al., 1995)، ومريض كهذا ستكون قدرته على التكيف للعلاج أقل من الشكل المطلوب. وعادةً ما يكون مرضى السرطان الذين على درجة عالية من القلق، أقل تكيفاً للعلاج الإشعاعي (Graydon, 1988)، وأقل استفادة من المعالجات السلوكية الموجهة للتقليل من الضغوط التي تصاحب العلاج الكيماوي (M. P. Carey & Burish, 1985). كما لوحظ تدني ضبط الجلوكوز وزيادة الأعراض لدى مرضى السكري الذين يعانون من

القلق (Lustman, 1988). كذلك وجد أن مرضى القلب القلقين لم يعودوا إلى عملهم في المواعيد المقررة (Maeland & Havik, 1987b).

وهناك عدة أنواع من الحوادث التي ثبت أنها تزيد من مستوى القلق عند المرضى المزمنين. إذ يكون القلق عالياً عادةً عندما يكون الفرد بانتظار نتائج فحوصه، أو عند تبليغه بالتشخيص الطبي لحالته، أو عندما يكون بانتظار إجراءات طبية رئيسة، أو عندما يتوقع آثاراً جانبية سلبية للعلاج (e. g., B. L. Andersen, Karlsson, Anderson, & Tewfik, 1984; Jacobsen et al., 1995).

ويرتفع القلق أيضاً عندما يتوقع الفرد تغيراً جوهرياً في نمط حياته نتيجة المرض أو علاجه، أو عندما يشعر بالاعتمادية على أخصائيي الصحة، أو عند توقعه عودة النوبة المرضية أنظرا (D. W. Scott, 1983; Welch-McCaffrey, 1985; Taylor & Aspinwall, 1990)، أو حين يفتقر للمعلومة الصحيحة حول طبيعة مرضه أو علاجه. والمحزن في الأمر أن هذا الموقف الأخير ليس نادر الحدوث (e. g., M. Marks, Sliwinski, & Gordon, 1993). ومع أن القلق الذي يُعزى للمرض مباشرةً قد يقل مع الوقت، إلا أن القلق حول احتمال ظهور مضاعفات، والأبعاد المُستقبلية للمرض، وأثره على نواحٍ حيوية من حياة الفرد مثل العمل والترويح، ربما يزداد مع الوقت (Christman et al., 1988). وعليه، فقد نحتاج إلى تقييم مثل هذا القلق ومعالجته.

الاكتئاب: Depression

يعتبر الاكتئاب من ردود الفعل الشائعة والمرهقة عند المرضى المزمنين. فحوالي ثلث مجموع هؤلاء المرضى يعانون من أعراض الاكتئاب، فيما يعاني ربعهم من الاكتئاب الشديد (G. Rodin & Voshart, 1986; L. Moody, McCormick, & Williams, 1990). ومع أن الدلائل تشير إلى أن الاكتئاب يحدث في المراحل المتأخرة من عملية التكيف مقارنةً بالإنكار والقلق الشديد، إلا أنه يمكن أيضاً أن يحدث على فترات متقطعة. وتشير الدراسات إلى أن الاكتئاب كثيراً ما يصاحب جلطات الدماغ والسرطانات وأمراض القلب، وأمراضاً مزمنةً أخرى أنظرا (Taylor & Aspinwall, 1990).

والاكتئاب هو رد فعل متأخر للمرض المزمن؛ وذلك لأن المريض كثيراً ما يحتاج إلى بعض الوقت حتى يستوعب أبعاد الحالة التي يعاني منها. فأثناء المرحلة الحادة من المرض وعقب التشخيص مباشرة، يكون على المريض اتخاذ قرارات ملحّة: فقد يدخل المستشفى أو ينتظر المعالجة، أي أن هنالك القليل من الوقت للتأمل في مرضه وما ينجم عنه من تداعيات. ومع نهاية المرحلة الحادة من المرض، تبدأ أبعاده تأخذ مداها.

ولا تكمن أهمية الاكتئاب فيما يتسبب به من ضيق ومعاناة فحسب، وإنما فيما يمكن أن يخلفه من آثار في الأعراض واحتمالات تأهيل المريض أو شفائه (e. g., S. G. Adams, Dammers, Saia, Brantley, & Gaydos, 1994; J. J. W. Schaeffer, et al., 1999). حيث وجد مثلاً أن الاكتئابيين من مرضى الجلطات الدماغية تطول فترة إقامتهم في المستشفى، وأن نسبة من يغادر منهم إلى دور العناية (Nursing Homes) أكبر مقارنةً بغيرهم من المرضى (Cushman, 1986). فضلاً عن أن دافعيتهم للتأهيل تكون أقل (S. C. Thompson, Sobolew-Shubin, Graham, & Janigian, 1989)، كما أنهم أقل محافظة على ما يحرزونه من تقدم خلال التأهيل (Sinyor et al., 1986)، وأقل استعادةً لنوعية الحياة السابقة لإصابتهم بالجلطة الدماغية (Niemi, Laaksonen, Kotila, & Waltimo, 1988).

والاكتئاب شائع جداً بين المرضى الذين يعانون من اضطراب الأمعاء، مما يعقد المعالجة (Trikas, et al., 1999). كذلك وُجد أن مرضى التهاب المفاصل الذين يعانون من الاكتئاب الشديد كانوا أكثر ميلاً للتفكير الكارثي، والتعميم والتفسير السلبي لوضعهم (T. M. Smith, Peck, Milano, & Ward, 1988). كما وُجد أن احتمالات عودة مرضى القلب إلى العمل بعد سنة من خروجهم من المستشفى كانت أقل، واحتمالات عودتهم للمستشفى أكبر (Stern, Pascale, & Ackerman, 1977).

وتشير الدراسات إلى ارتباط الاكتئاب الناجم عن المرض والعلاج، بحوادث الانتحار بين فئات المرضى المزمنين (الإيدز والسرطان ومرضى الكلى) وكبار السن. فعلى سبيل المثال، وُجد أن واحداً من كل ستة من المصابين باضطراب الكلى طويل المدى، وفوق الستين من العمر، يتوقف عن العلاج، مما يؤدي إلى وفاته (Neu & Kjellstrand, 1986). كما أن معدل الانتحار بين مرضى السرطان يزيد عن معدله بين غيرهم من المرضى بمرّة ونصف المرّة (J. Marshall, Burnett, & Brasure, 1983)، وربما كان الأهم من كل ذلك، هو أن الاكتئاب يعتبر عامل خطورة قوياً في الوفاة بين المرضى المزمنين (Herrmann, Brand-Driehorst, Kaminsky, Leibing, Staats, & Ruger, 1998; Wulsin, Vaillant, & Wells, 1999). وبعكس القلق الذي يظل بين مد وجزر طيلة فترة المرض المزمن، نجد الاكتئاب يأخذ شكل رد الفعل طويل المدى؛ حيث يمتد في العديد من الأمراض إلى سنة أو أكثر بعد بداية المرض (Lustman, Griffith, & Clouse, 1988; Meyerowitz, 1980; R. G. Robinson & Price, 1982).

وقد يشكل قياس الاكتئاب عند المريض المزمن مشكلة؛ فالعديد من العلامات الجسمية للاكتئاب، كالتعب وقلة النوم وفقدان الوزن، قد تكون نفسها علامات للمرض أو آثاراً جانبية للمعالجة. فإذا كانت الأعراض الاكتئابية تُعزى للمرض أو للعلاج، فقد لا تكون دلالاتها واضحة، وبالتالي قد يبقى الاكتئاب دون علاج (Massie & Holland, 1987). وقد وجدت إحدى الدراسات لمرضى الجلطات الدماغية الاكتئابيين أن ثلثهم فقط أُحيلوا من أجل معالجة الاكتئاب (Lustman & Harper, 1987). وتبدو هذه المسألة مشكلة حقيقية بصورة خاصة في الأمراض التي تصيب وظائف الدماغ، كالسرطان والجلطة الدماغية والسكري والإيدز والصرع (J. S. House, 1987; Massie & Holland, 1987; Primeau, 1988).

ومن الصعوبات الأخرى أمام التشخيص والعلاج المناسبين، غياب معايير تشخيص الاكتئاب عند مثل هؤلاء المرضى (G. Rodin & Voshart, 1986). ففي كثيرٍ من الحالات يبقى الاكتئاب دون علاج، وذلك لسبب بسيط، وهو أن الكثير من الناس يفترضون بأن شعور المريض بالاكتئاب بعد تشخيصه بمرض مزمن هو أمر متوقع وطبيعي (Greer, 1987; R. G. Robinson, 1986). إن اعتقاد الشخص الذي يقوم على رعاية المريض المزمن بأن الاكتئاب أمر متوقع وأنه نتيجة منطقية للمرض، ربما يؤدي إلى حرمان المريض من المعالجة النفسية المثمرة.

ما هي العوامل التي تساعد على التنبؤ بالاكتئاب عند المريض المزمن؟ أولاً، يزداد الاكتئاب بازدياد شدة المرض (Cassileth et al., 1985; Dakof & Mendelsohn, 1986; L. Moody et al., 1990). حيث يمكن من خلال شدة الألم أو مدى الإعاقة أو العجز، بصورة خاصة، التنبؤ بالاكتئاب (e. g., R. J. Turner & Noh, 1988; Wulsin et al., 1999). وربما يكون هناك علاقة تبادلية بين القصور الجسمي من جهة، والاكتئاب من جهة أخرى؛ أي أن حالة القصور الجسمي تسهم في الاكتئاب الشديد، وهذا بدوره يزيد من درجة العجز أو الإعاقة.

وقد يرتبط الاكتئاب بعوامل أخرى غير تلك المرتبطة بالمرض؛ فالمرضى المزمنون الذين يعيشون خبرات حياتية سلبية، أو ضغوطاً اجتماعية، أو يفتقرون للدعم الاجتماعي، يعانون من مستويات أعلى من الاكتئاب (Bukberg

، Penman, & Holland, 1984; S. Murphy, Greed, & Jayson, 1988; S. C. Thompson et al., 1989). وتشير الأدلة إلى أن العوامل الجسمية قد تتنبأ بالاكتئاب بصورة أفضل في المراحل المبكرة من المرض المزمن، بينما تدل العوامل السيكولوجية على حالة الاكتئاب بصورة أفضل في مراحله المتأخرة. فعلى سبيل المثال، دلت إحدى الدراسات التي تناولت مرضى الجلطة الدماغية على أن موقع التلف الذي خلفته الجلطة تنبأ بالاكتئاب في الأشهر الستة الأولى، في حين كانت عوامل القصور المعرفي، والعجز الجسمي، والدعم الاجتماعي، والتغير في صورة الجسم وتقدير الذات، والآثار المزاجية السلبية للعقاقير العلاجية، هي المحددات الأقوى أثراً في حدوث الاكتئاب فيما بعد (Morris & Raphael, 1987).

هل هناك مراحل للتكيف الانفعالي؟ Are there Stages of Emotional Adjustment?

لقد قاد ظهور أنماط من الاستجابات الانفعالية الشديدة عند العديد من المرضى المزمنين -والتي قد يظهر بعضها مبكراً، وبعضها الآخر متأخراً- بعضَ الباحثين إلى التفكير باحتمالية وجود سلسلة من المراحل في تكيف المريض مع المرض المزمن. لكن محاولات البرهنة على وجود مثل هذه المراحل باءت بالفشل (Silver & Wortman, 1980). فمع أن الإنكار على سبيل المثال، يبدو شائعاً في المراحل المبكرة من المرض، إلا أنه قد يظهر أيضاً في فترات متقطعة من عملية التكيف. كذلك الأمر بالنسبة للاكتئاب؛ فمع أنه لا يظهر عادةً إلا بانتهاء المرحلة الحادة من المرض، إلا أننا نجد أن بعض من يشكون من الأمراض الحادة مكتئبين أيضاً. وهذا يعني أن ردود الفعل الانفعالية لا تحدث تبعاً لنسق متتابع ومحدد مسبقاً، وإنما قد تعاود الحدوث عبر العملية التكيفية بأكملها.

مسائل شخصية في المرض المزمن: Personal Issues in Chronic Disease

وإذا كنا نريد أن نفهم طبيعة التغيرات في الاستجابة للمرض المزمن بصورة تامة، فإن هذا يتطلب أن نأخذ بالاعتبار الذاتَ (Self)، ومصادر القوة والمرونة فيها أو سهولة تكيفها، وكذلك نقاط ضعفها. فالذات من المفاهيم الأساسية في علم النفس. وينظر علماء النفس إلى مفهوم الذات (Self-concept) على أنه المشاعر والاتجاهات والمعتقدات الثابتة التي يحملها الفرد تجاه صفاته وخصائصه. أما تقدير الذات (Self-Esteem)، فهو عبارة عن التقييم العام والكلي لمفهوم الذات؛ فيما إذا كان شعور الفرد إيجابياً أو سلبياً حول تلك الصفات أو الخصائص في ذاته. ويحمل الأفراد عادة مفهوماً ثابتاً للذات، وكذلك الأمر بالنسبة لتقدير الذات.

ومع ذلك، يمكن أن تؤدي حوادث معينة، كالمرض المزمن مثلاً، إلى تغيرات عنيفة ومتطرفة في مفهوم الذات وتقدير الذات. والعديد من هذه التغيرات مؤقتة، وبعضها ثابت، كالتدهور العقلي الذي يصاحب بعض الأمراض (أنظرا الإيضاح 11-1). إن مفهوم الذات مفهومٌ مركب، يتألف من مجموع تقييمات الذات للعديد من نواحي حياة الفرد، والتي يمكن لبعضها أن تكون ذات صلة بالعمليات المرضية. وتشمل هذه النواحي مفهوم الجسم (Body-image)، والإنجاز (Achievement)، والوظيفة الاجتماعية (Social Functioning)، والذات الخاصة (Private Self).

إيضاح 11-1

مستقبل الخوف Future of Fear

بإمكان مولي كابلن (Mollie Kaplan) العودة بذاكرتها إلى ما قبل نصف قرن، حين كانت في الثانية عشرة من العمر، وقابلت زوجها، صموئيل، في حفلة عيد القديسين في برونكس (Bronx) (إحدى ضواحي نيويورك). ما لا تستطيع تذكره هو ما إذا تناولت فطورها هذا الصباح أم لا، ولذلك فهي أحياناً تأكل مرتين. لم تعد مولي تطبخ كثيراً لأنها لا تتذكر فيما إذا أضافت الملح أم لا. "إنه أمر محبط، فأنا لم أعد قادرة على القراءة كالسابق، لأنني إذا ما توقفت عن القراءة لبرهة من الوقت، وعدت لأستأنف القراءة، لا أعرف إلى أين وصلت". مولي كابلن هي ضحية مرض الزهايمر. وهو يأتي، بعد القلب والسرطان، والجلطة الدماغية، كرابع سبب من أسباب الوفاة عند الكبار في الولايات المتحدة الأمريكية. فهو يحصد من الأرواح في كل عام ما يزيد عن مئة ألف شخص، كما يعاني منه أكثر من 47% من كبار السن (85 سنة فما فوق). وتتضمن أعراض الزهايمر (الذي سمي باسم العالم الذي اكتشفه عام 1906؛ أليوس الزهايمر Alois Alzheimer) التفاقم التدريجي لضعف الذاكرة والعمليات المعرفية الأخرى (اللغة)، والتغير في الشخصية، وبالتالي فقدان القدرة على القيام بالوظائف. أما تغير الشخصية، فيشمل العدوانية، والانسحاب، والضحك في وقتٍ غير مناسب، والهياج، والبارانويا. وإذا لم تكن مولي تتمتع بشيء، فهي على الأقل تتمتع بحس بالفكاهة والروح المرحة. وعندما تُسأل عن أي شيء في الماضي القريب، فغالباً ما تجيب: "من يتذكر؟ أنت تتكلم مع شخص لديه الزهايمر". إن هذا ليس بالأمر المضحك بالنسبة لصموئيل (زوجها) الذي هو الآن في الرابعة والستين، وما يزال يحب المرأة التي قابلها قبل حوالي نصف قرن، حيث يقول: "لن تعرف حقيقة هذا الأمر حتى تجرّبه. لم أفكر أبداً أن هذا سيحدث لي. الناس يقولون لي: شارك في جماعات المساندة، وأنا أقول: حسناً، لكن ماذا يفترض بمولي أن تفعل بينما أكون مع الجماعة؟" (D. Larsen, 1990, pp. E1, E8).

يظهر من هذه العبارات أن الضغوط التي يشكلها الزهايمر على المريض والقائمين على رعايته، كبيرة. فبالنسبة للمريض، يتزايد شعوره بالضيق، ويصبح غير قادر على القيام بأبسط المهام الروتينية، أو تذكر نشاط كان قد أتمّه للتو، فيصل إلى درجة من الإحباط والاكتئاب لم يعهدها من قبل. وبالنسبة للقائم على رعايته، فهو يواجه العبء العاطفي والمادي الذي قد يصل إلى مستوى كبير، كما هي الحال عندما تلجأ العائلة أحياناً إلى وضع المريض في منزل للرعاية.

(Source: D. Larsen, 1990)

الذات الجسمية: The Physical Self

ومفهوم الجسم (Body-Image) هو إدراك الفرد وتقييمه لوظائفه الجسمية ومظهره. وتشير الدراسات التي أُجريت على المرضى في المستشفيات إلى أن مفهوم الجسم يتدنى أثناء المرض. والتقييم السلبي لا يشمل الجزء المصاب فقط، وإنما مفهوم الجسم كله (Schwab & Hameling, 1968). والتغيرات في صورة الجسم في حالة المصابين بأمراض حادة تكون قصيرة المدى، بينما في حالة المرضى المزمنين، فإن التقييمات السلبية قد تبقى مدة أطول. على أن معظم الباحثين الذين درسوا مفهوم الجسم، يعتقدون أن التكيف في النهاية يتم، مع أن العملية قد تستغرق عاماً أو أكثر.

وربما يكون الاستثناء الأكثر بروزاً هو حدوث تشوهات الوجه. فالمصابون بالتشوهات قد لا يقبلون التغيير في مظهرهم أبداً. ويبدو أن هناك سببين يجعلان تشوهات الوجه تؤدي إلى تبدلات حادة في مفهوم الجسم. فالوجه أولاً، غالباً ما يرتبط بالشخصية، وحين يصيب الوجه أي تشوه، فإن المريض نفسه، ومن حوله أيضاً، يرون أن طبيعة الفرد ككل قد تشوهت (S. A. Richardson, Goodman, Hastorf, & Dornbusch, 1961). وثانياً، لا يمكن حجب

تشوهات الوجه بقناع ما: فهي مكشوفة لكل المارة الذين قد يتصرفوا لاإرادياً باشمئزاز، أو يشيحون بوجوههم عن الشخص المصاب. ومن الأمثلة على التأثير العنيف لتشوهات الوجه، حالة السيدة دوفر:

قبل إصابتها بالتشوه (بتر نصف أنفها)، عاشت السيدة دوفر مع إحدى بناتها المتزوجات. وقد كانت معروفة بشخصيتها المستقلة، والدافئة، والودودة، وتستمتع بالسفر والتسوق وزيارة الأقارب. لكن تشوه وجهها أدى إلى تغير واضح في نمط حياتها. ففي أول سنتين أو ثلاث، كانت نادراً ما تخرج من منزل ابنتها، مفضلةً البقاء في غرفتها، أو الجلوس في الحديقة الخلفية للمنزل. "لقد كنت حزينة وقانطة"، هكذا تقول السيدة دوفر؛ "فقد أُغلق الباب على حياتي" (F. Goffman, 1963, p. 12).

وثمة استثناء آخر، يتمثل بأمراض الجلد التي تترك ندباً وآثاراً باقية، كداء الصدفية (Psoriasis)، الذي يمكن أن يؤثر على نوعية الحياة على المدى البعيد (Fauerbach et al., 2000). فالمصابون بمثل هذه الأمراض تُقلقهم الوصمة (Stigma) من قبل الآخرين، وكنتيجة لذلك، قد يجدون أن علاقاتهم بالآخرين تتعرض للشدة والزعزعة (Leary, Rapp, Herbst, Exum, & Feldman, 1998).

وتعتمد درجة التهديد الذي يشكله المرض المزمن لمفهوم الجسم، على عوامل عديدة، بما فيها مفهوم الفرد عن جسمه في السابق، وحجم التلف الجسمي أو الندبة، ومستوى النشاط الممكن بعد المرض أو الإصابة. فمن الصعوبة بمكان تقبّل التدهور في المظهر أو فقدان الحركة الجسمية، إذا كانت هذه الجوانب تحتل قيمة خاصة في حياة الفرد. كذلك الأمر بالنسبة للمعالجات التي تترك آثاراً واضحة أو تغيرات في المظهر. فهي أيضاً تشكل صعوبةً من حيث التكيف. فعلى سبيل المثال، في معالجة سرطان الثدي، أظهرت الدراسات أن تكيف النساء النفسي أفضل بعد إزالة ورم من الثدي منه بعد استئصال الثدي أنظرا (S. E. Taylor et al., 1985).

وعندما يهدد المرضُ الوظيفةَ الجنسية -كما يحدث في الجلطة الدماغية أو الشلل أو بعض السرطانات أو أمراض القلب- فإن صورة الجسم تتأثر أيضاً. كما أن شدة المرض ووجود أعراض شديدة، تؤثر بشكل واضح على مفهوم الجسم ونوعية الحياة الكلية (L. Moody et al., 1990).

هذا، ويمكن تحسين مفهوم الجسم لدى الشخص الذي يعاني من تشوه دائم أو إعاقة شديدة، وذلك من خلال التأكيد على جوانب أخرى في مظهره وصحته. فقد لاحظ الباحثون أحياناً زيادة تلقائية في التمارين البدنية، وتحسناً في نواحٍ أخرى من المظهر الجسمي أو الصحة، كرد فعل للمرض (S. E. Taylor, Wood, & Lichman, 1983).

الذات الإنجازية: The Achieving Self

وتُعتبر الذات الإنجازية (The Achieving Self) - على صعيد النشاطات المهنية واللامهنية- من الجوانب المهمة الأخرى بالنسبة لتقدير الذات ومفهوم الذات. فبينما يستمد الكثير من الناس شعورهم بالرضا من عملهم أو مهنتهم، نجد بعضهم الآخر يستمتع بهواياته ونشاطاته الترويحية (Kahn, 1981). وبقدر ما يشكّله المرض المزمن من تهديد لهذه النواحي المهمة من حياة المريض، بقدر ما يكون أثره سلبياً على الذات ومفهومها. والعكس صحيح أيضاً، فعندما لا يتعرض عمل المريض أو هواياته للتهديد أو الضمور، تبقى مصادر الإشباع الأساسية في حياته قائمة، يستمد منها اعتباراً للذات، وتكتسب معاني جديدة بالنسبة له.

الذات الاجتماعية: The Social Self

وقد رأينا كيف أن الذات الاجتماعية (The Social Self) بما تتطلبه من إعادة بناء، هي أحد الجوانب المهمة في التكيف بعد المرض المزمن، وكيف أن التفاعل مع العائلة والأصدقاء يمكن أن يكون من أهم وأخطر مصادر اعتبار الذات. فالإمكانات والمصادر الاجتماعية المتاحة للمريض المزمن، من شأنها أن تزوده بالمعلومات والخدمات والدعم العاطفي، وهي جوانب هو بأمسّ الحاجة إليها. كما أن انهيار هذا النظام الداعم له انعكاساته الخطيرة على الجوانب العملية والعاطفية من حياة المريض، وعلى فرص شفائه أيضاً. وربما لهذا السبب يعتبر التخوف من توقف هذا الدعم من بين أكبر هموم المرضى المزمنين، وأكثرها شيوعاً. لذا، فمشاركة الأسرة في عمليات التأهيل، هي من بين الأمور التي تلقى تشجيعاً بصورة واسعة.

الذات الخاصة: The Private Self

وتتوتر الذات الخاصة (The Private Self) أيضاً بفعل المرض المزمن. إذ أن الأمراض المزمنة قد تولّد الحاجة للاعتماد على الآخرين، وبالتالي فإن تدني استقلالية المريض، وما يشكله من ضغوط وأعباء على الآخرين يمثل تهديداً للذات (van Lankveld, Naring, van der Staak, van't Pad Bosch, & van de Putte, 1993).

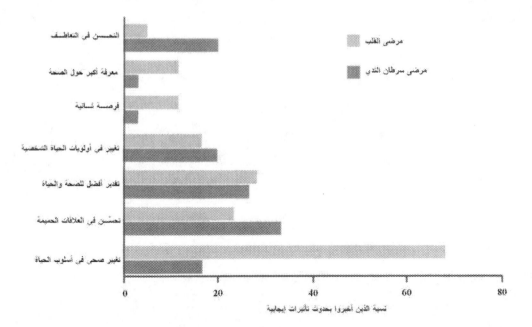

الشكل 11-1: يُظهِر التغيرات الحياتية الإيجابية التي يخبرها مرضى القلب والسرطان كاستجابةٍ لمرضهم. والمثير للانتباه هو أن معظم الفوائد التي وردت في تقارير المرضى كانت تتعلق بأسلوب الحياة، مما يعكس حقيقة أن مرض القلب قابل للتغيير مع تغيُّر العادات الشخصية الصحية. وعلى العكس من ذلك، فقد أقر مرضى السرطان بتغير أكبر في العلاقات الاجتماعية ومعنى الحياة بالنسبة لهم؛ ربما لأن السرطان قد لا يتأثر بصورة مباشرة بتغيير العادات الصحية كما هو الحال في مرض القلب، ولكن يمكنه أن يتأثر بإيجاد معنىً آخر لأنشطة الحياة المختلفة (المصدر: Petrie, Buick, Weinman, & Booth, 1997).

هذا، ويمكن التنبؤ بالتكيف للمرض المزمن من خلال تلك الجوانب المنبثقة عن هوية المريض: طموحاته، وأهدافه، ورغباته، وتطلعاته للمستقبل. فمن بين الأسباب التي تعيق التكيف للمرض المزمن أحياناً، ضياع أحلام المريض

ومشاريعه الحياتية. على أن تشجيع المريض على مناقشة مثل هذه الصعوبات ربما يكشف عن طرق ومسارات أخرى بديلة قادرة على تحقيق غايته، وإيقاظ القدرة لديه على تكوين طموحات وأهداف وخطط جديدة للمستقبل.

التعامل مع المرض المزمن: Coping with Chronic Illness

على الرغم من حقيقة أن غالبية المرضى المزمنين يعانون على الأقل من بعض ردود الفعل السيكولوجية السلبية كنتيجة للمرض، إلا أن معظم هؤلاء لا يبحثون عن العلاج النفسي لأعراضهم بأية صورة من الصور. وعوضاً عن ذلك نجدهم يعودون إلى مصادرهم وإمكاناتهم الذاتية والاجتماعية، لحلّ مشكلاتهم والتخفيف من ضيقهم النفسي. كيف يتم ذلك؟

استراتيجيات التعامل والأمراض المزمنة: Coping Strategies and Chronic Illnesses

والجدير بالذكر أن التعامل مع التشخيص بالأمراض المزمنة يشبه من نواحٍ كثيرة التعامل مع ضغوط الحياة الشديدة (Maes et al., 1996). فتقييم المرض المزمن بأنه مصدر تهديد وتحدٍّ، من شأنه أن يقود المريض إلى القيام بمحاولات تهدف إلى التعامل من أجل التكيف أنظرا الفصل السابع؛ (R. S. Lazarus & Folkman, 1984a, 1984b). وفي إحدى الدراسات (Dunkel-Schetter, Feinstein, Taylor, & Falke, 1992) سُئِل مرضى السرطان حول أكثر النواحي التي تشكل ضغطاً نفسياً بالنسبة لهم، فكشفت النتائج عن أن الخوف وغموض المستقبل كانا أكثرها شيوعاً (41%)، يتبعهما ما يفرضه السرطان من قيود على القدرات الجسمية للمريض وعلى مظهره وأسلوب حياته (24%)، ثم ادارة الألم (12%). بعد ذلك طُلب من المرضى أن يذكروا استراتيجيات التعامل التي استُخدمت في مواجهة هذه المشكلات، فذُكرت خمس استراتيجيات هي: المساندة الاجتماعية/الحل المباشر للمشكلات (SocialSupport/Direct Problem Solving) (مثل: تحدثت مع أحدهم كي أعرف أكثر حول الوضع)، الإقصاء (Distancing) (مثل: لم أدع المرض ينال مني)، الهروب المعرفي/التجنب (Cognitive Escape/Avoidance) (مثل: تمنيت لو أختفي من الموقف كله)، التركيز الإيجابي (Positive Focus) (مثل: خرجت من الموقف بأفضل مما دخلت فيه)، والهروب السلوكي/التجنب (Behavioral Escape/Avoidance) (مثل محاولة تجنب الموقف من خلال الطعام أو الشراب أو النوم) (Felton & Revenson, 1984).

إن الاستراتيجيات التي يمكن التعرف عليها من خلال هذه الدراسات، لا تختلف في جوهرها عن تلك التي تُستخدم في التعامل مع الأحداث الضاغطة الأخرى (أنظرا الفصل السابع). وأبرز ما يفرق بينهما هو أن المريض المزمن يذكر القليل من الاستراتيجيات النشطة أو الفاعلة (كحل المشكلات أو المواجهة)، والكثير من الاستراتيجيات السلبية (كالتركيز الإيجابي والهروب/التجنب). وفي مرحلة ما بعد النوبة القلبية مثلاً، قد تظهر أساليب المواجهة وحل المشكلات أثناء محاولات المريض تغيير عاداته الصحية وأسلوب حياته على أمل التقليل من عوامل الخطورة.

ولكن هل هناك استراتيجيات محددة تسهّل عملية التكيف النفسي عند المريض المزمن؟ كما هي الحال في التعامل مع الأحداث الضاغطة الأخرى، يرتبط استخدام الأسلوب التجنبي بازدياد المعاناة النفسية، مما يجعله من عوامل الخطورة في الاستجابة السلبية للمرض (e. g., Heim, Valach, & Schaffner, 1997). كما يمكنه أن يفاقم من عملية المرض نفسها. بالمقابل، وُجد أن التعامل النشط يتنبأ بالتكيف الجيد مع التصلب المتعدد (Multiple Sclerosis) (Pakenham, 1999). كما أن المرضى الذين ينشطون في سعيهم للحصول على المعلومات المتعلقة بحالتهم، يكونون أقدر

على التعامل معها (e. g., A. J. Christensen, Ehlers, Raichle, Bertolatus, & Lawton, 2000). وفي دراسة أخرى، ارتبط سوء التكيف بالقدرية والتقبل السلبي، والانسحاب، ولوم الآخرين ولوم الذات، والسعي نحو نسيان المرض. كما ارتبط السلوك التجنبي بضعف السيطرة على الجلاسيميا(Glycemia) عند تلك الفئة من مرضى السكري التي تعتمد على الأنسولين (Frenzel et al., 1988).

في الوقت نفسه، كشفت الأبحاث عن وجود ارتباط بين مستويات متدنية من الشعور بالضيق النفسي من جهة، ونمط المجابهة الإيجابي للضغوط النفسية ومستويات عالية من الضبط الداخلي (Burgess, Morris, & Pettingale, 1988)، وكذلك اعتقاد الفرد بقدرته الشخصية على ممارسة السيطرة على المرض، من جهة أخرى (Affleck et al., 1987; S. E. Taylor et al., 1991). وربما يكون تكيف الأفراد الذين يلجؤون إلى استراتيجيات متعددة مع ضغوط المرض المزمن، أفضل من تكيف أولئك الذين يعتمدون أسلوباً واحداً من أساليب التعامل. ولعل ذلك يعود إلى أن استراتيجيات التعامل تكون أكثر فاعلية عندما تتناسب مع نوع المشكلة أو المشكلات التي يواجهها المريض. فالمريض الذي يتمتع بمثل هذه التعددية في استراتيجيات التعامل، يكون أقدر على عمليات المواءمة من ذلك الذي لا يملك سوى أسلوب واحد للتعامل (R I. Collins, Tylor, & Skokan, 1990). على كل حال، تحتاج هذه المسألة إلى المزيد من البحث (أنظرا الفصل السابع).

إذن، فمسألة تحديد استراتيجيات التعامل الاكثر فعالية في ادارة الأمراض المزمنة، هي مسألة معقدة؛ وتعتمد على أيٍّ من جوانب الموقف الضاغط يحاول الفرد التكيف معه، وبأي مرحلة من مراحل عملية التكيف. وعلى الرغم من هذا الحرص الشديد في فهمنا لطبيعة هذه المسألة، يمكننا أن نستنتج بصورة عامة أن التعامل النشط مع المرض يرتبط بالتكيف الجيد، بينما يرتبط النمط التجنبي بسوء التكيف. حتى مجرد ادراك الفرد لذاته على أنه شخص يجيد التعامل، يمكن أن يحسّن من التعامل مع المرض المزمن (Leake, Friend, & Wadhwa, 1999).

معتقدات المرضى حول المرض المزمن: Patients' Beliefs About Chronic Illness

يقتضي تكيف الفرد مع مرضه المزمن أن يدمج بين مرضه وحياته بطريقة أو بأخرى؛ فكل الأمراض المزمنة تقريباً تتطلب بعض التغيير في أنشطة المريض وفي مستوى تكيفه. فمرضى السكري مثلاً، عليهم ضبط غذائهم، وربما أخذ حقن الإنسولين اليومية أيضاً. وحتى حين لا يكون السرطان نشطاً، فعلى المرضى الذين أُصيبوا به أن يظلوا يقظين لأية إشارة تنذر بعودة المرض. كذلك الأمر بالنسبة لمرضى الجلطة الدماغية والقلب، الذين لا بد لهم من إجراء تغييرات جوهرية في حياتهم اليومية، نتيجةً للقصور الجسمي والنفسي الناجم عن المرض. فالمريض غير القادر على دمج مرضه المزمن بحياته ربما يكون مريضاً عاجزاً، وقد يكون أيضاً عاجزاً عن الالتزام ببرنامجه العلاجي. وعليه، يمكن القول إن تطوير إحساس واقعي بالمرض وبالقيود التي ينطوي عليها وبنمط العلاج الذي يتطلبه، تشكل جميعها عناصر أو عمليات مهمة في التكيف مع المرض المزمن.

معتقدات حول طبيعة المرض Beliefs About the Nature of the Illness: وثمة مشكلة يمكن أن تظهر أثناء عملية التكيف مع المرض المزمن، تتمثل في تبني المريض نموذجاً غير مناسب لمرضه، خصوصاً النموذج الحاد (Acute Model) (أنظرا الفصل 8). فمريض ضغط الدم مثلاً قد يعتقد خطأً أنه إذا شعر بتحسن فلا حاجة به للدواء، وذلك بحجة أن المشكلة تحت سيطرته، وتبعاً لذلك يتوقف عن مراقبة حالته أو متابعتها (Nerenz, 1979; Ringler, 1981).

وعليه، فمن المهم بالنسبة للقائمين على تقديم الرعاية الصحية، أن يتحروا عن طبيعة فهم المريض لمرضه، وعن وجود أية ثغرات أو سوء فهم في معرفته للمرض، مما قد يعيق ادارته الذاتية (Heijmans & deRidder, 1998).

معتقدات حول أسباب المرض Beliefs About the Cause of the Illness: ومن بين المعتقدات التي يحملها المريض ذات الصلة بتكيفه بعيد المدى، هي إدراكه لأسباب المرض، واعتقاده بإمكانية السيطرة عليه. فالمريض -سواءً كان مرضه مزمناً أو حاداً- كثيراً ما يطور نظرياته الخاصة حول مرضه وكيف جاء (Affleck, Tennen, Croog, & Levine, 1987; A. Ali et al., 2000). وتتضمن هذه النظريات عدداً من الخواطر والأفكار حول مسائل كثيرة ومتنوعة، تبدأ بالضغوط والإصابة الجسمية والبكتيريا المسببة للمرض، وتنتهي بالقدر وإرادة الخالق. وربما الأهم من ذلك، لمن يوجه المريض لومه بالنسبة للمرض: هل يلوم ذاته؟ شخصاً آخر؟ البيئة أو المجتمع؟ أم يلوم القدر؟

ويعدّ لوم الذات في المرض المزمن أمراً شائعاً؛ حيث ينظر المريض إلى نفسه على أنه هو الذي جلب المرض لنفسه نتيجة أفعاله. ومثل هذه النظرة قد تكون صحيحة في بعض الحالات. فالعادات الصحية السيئة، مثل التدخين، الغذاء غيرالمناسب، وقلة التمرين، يمكن لها أن تسبب أمراضاً عديدة؛ كأمراض القلب والجلطات الدماغية والسرطان. ولكن في حالات أخرى، لا يكون هنالك مبرر للوم الذات، حيث يمكن أن يُعزى المرض إلى عيب وراثي مثلاً.

ما هي تبعات لوم الذات؟ في الواقع -ولسوء الحظ- ليست هناك إجابة أكيدة عن هذا السؤال. إذ يشير بعض الباحثين إلى أن لوم الذات قد يؤدي إلى الشعور بالذنب، أو اتهام الذات، أو الاكتئاب. إذن، يرتبط لوم الذات بسوء التكيف؛ وذلك لأن المريض يميل إلى التركيز على تلك الأشياء التي كان يجدر به فعلها، أو كان يمكن له فعلها لمنع المرض. من ناحية أخرى، هناك من الأبحاث ما يشير إلى أن لوم الذات ربما يكون تكيفياً؛ فهناك عدد من الحالات التي تبيّن أن شعور المريض بالمسؤولية عن مرضه يرتبط بتكيف أفضل (في حالات إصابة العمود الفقري مثلاً). فعزو المرض لمصدر ذاتي قد يعكس محاولة المريض أخذ زمام المبادرة في السيطرة على المرض، ومثل هذه المشاعر ربما تكون تكيفية في تعامله مع المرض وفهمه له (Bulman & Wortman, 1977). هذا، وتشير بعض الأبحاث إلى أنه من الصعب اعتبار لوم الذات أسلوباً تكيفياً أو لا تكيفياً بشكل مطلق (Schulz & Decker, 1985; S. E. Taylor et al., 1984a)، فقد يكون لوم الذات تكيفياً تحت ظروف معينة، بينما لا يكون كذلك تحت ظروف أخرى غيرها.

كذلك تناولت الأبحاث متغيراً مهماً آخر، وهو اعتقاد المريض بالسيطرة على المرض وعلاقة ذلك بالتكيف. بعبارة أخرى، ما أثر أنماط العزو على التكيف للمرض؟ لغاية الآن، ليس هناك ما يشير إلى وجود علاقة ما بين عزو المرض للحظ أو لعوامل البيئة من جهة، وبين التكيف مع المرض من جهة أخرى (Affleck et al., 1987; Bulman & wortman, 1977; S. E. Taylor et al., 1984a; Turnquist, Harvey & Andersen, 1988). لكن هناك ما يشير إلى أن لوم الآخرين أسلوبٌ لا تكيفي (Affleck et al., 1987; S. E. Taylor et al., 1984a)؛ فإرجاع المرض لضغوط سببها أفراد من العائلة أو الزوج/الزوجة أو الزميل في العمل، قد يعبر عن عدائية وصراعات لم تحل، ويمكن لأمرٍ كهذا أن يتدخل في عملية التكيف مع المرض.

معتقدات حول مدى السيطرة على المرض Beliefs About the Controllability of the Illness: وتشير الأبحاث أيضاً إلى أن المرضى الذين يعتقدون أن لهم سيطرة على مرضهم، هم في وضع أفضل من أولئك الذين لا يرون أنفسهم بهذه السيطرة. كما ويطوّر المرضى عدداً من المعتقدات حول السيطرة على المرض: فبعض مرضى السرطان قد يعتقدون أنهم قادرون على منع عودة المرض من خلال العادات الصحية الجيدة أو بمحض الإرادة. وقد يعتقد مرضى آخرون أنه يمكنهم السيطرة على مرضهم، عن طريق الالتزام بالعلاج وبتوصيات الطبيب (Helgeson, 1992). بالطبع،

قد تكون مثل هذه المعتقدات حول السيطرة دقيقة، وقد تكون غير دقيقة. إن اتّباع المريض لبرنامجه العلاجي يتضمن ممارسة فعلية للسيطرة على المرض، أما مجرد الاعتقاد بإمكانية السيطرة على المرض من خلال تبني اتجاه إيجابي، فربما يكون صحيحاً، وربما لا يكون.

ذكرنا في فصول سابقة أن مشاعر الضبط الذاتي ربما تكون مفيدة للأداء العقلي الجيد. وكما أشرنا في الفصل الثامن، فإن المعالجات التي تسعى إلى خلق مشاعر الضبط، كثيراً ما تكون ناجحة في تعزيز التكيف الجيد، وتقليل الإثارة الفسيولوجية، والتخفيف من الشعور بالضيق الانفعالي الناجم عن المرض أو عن معالجته.

ولكن ما هي الدلائل على أن الاعتقاد بالضبط والإحساس بالفعالية الذاتية يساهمان في التكيف مع المرض وعلاجة؟ تشير بعض الدراسات إلى أن مرضى السرطان الذين اعتقدوا أنهم يسيطرون على مرضهم تكيفوا للمرض بصورة أفضل ممن لم يكن لديهم مثل هذا الاعتقاد (Helgeson, 1992; Taylor et al., 1984a; S. C. Thompson, Nanni, & Levine, 1994). وقد توصلت مجموعة أخرى من الباحثين إلى نتائج مشابهة لهذه في دراساتهم لمرضى التهاب المفاصل (Tennen, Affleck, Urrows, Higgins, & Mendola, 1992)، ومرضى فقدان المناعة (الإيدز) (S. E. Taylor et al., 1991)، ومرضى إصابات الحبل الشوكي (Schulz & Decker, 1985)، والمرضى المصابين باحتشاء القلب (Helgeson & Fritz, 1999). كما يتبين أن المرضى الذين يكونون في حالة جسمية أو نفسية اجتماعية متدنية، يكون تكيفهم أسهل حين يدركون أنهم يسيطرون على مرضهم (S. C. Thompson, Sobolew-Shubin, Galbraith, Schwankovsky, & Cruzen, 1993). وهكذا، فالضبط الذاتي لا يساعد في التعامل مع الاضطرابات الحادة ومعالجتها فحسب، وإنما في التعامل مع التدهور بعيد المدى، والناجم عن المرض المزمن (Schiaffino & Revenson, 1992).

في الحقيقة، هناك من الأدلة ما يشير إلى أن خبرة الضبط أو الفعالية الذاتية ربما تطيل الحياة؛ فمرضى القلب الذين كانت توقعاتهم فيما يتعلق بالفعالية الذاتية كبيرة، عاشوا مدةً أطول من الذين كانوا يفتقرون لمثل هذه التوقعات (R. M. Kaplan, Ries, Prewitt, & Eakin, 1994). كما أشارت بعض الدراسات إلى أن محاولات تعزيز مشاعر الضبط عند مرضى القلب تركت آثاراً إيجابية (e. g., Cromwell, Butterfield, Brayfield, & Curry, 1977). ويصف التوضيح 11-2 دراسةً تتناول هذه القضايا بتوسع. هذا، ومن الجدير بالذكر أن مشاعر الضبط لم تكن دائماً تكيفية في التعامل مع الأمراض المزمنة؛ فكما تدل بعض الدراسات، عندما كانت السيطرة الفعلية متدنية، فإن محاولات الحث عليها لم تكن ناجحة دائماً، بل إنه قد تكون لها آثاراً عكسية أيضاً (T. G. Burish et al., 1984; Tennen et al., 1992; Toshima, Kaplan, & Ries, 1992).

إيضاح 11-2

العزو السببي، مشاعر الضبط، والشفاء من أمراض القلب التاجية

Causal Attributions, Feelings of Control, & Recovery from Myocardial Infarction

تدل الدراسات التي أُجريت على مرضى القلب، على مدى أهمية المسائل المتعلقة بعزو أسبـــاب المرض والشعور بالضبط (Bar-On, 1986, 1987). ففـي إحدى الدراسات، سئل المرضى عن معتقداتهم المتعلقة باسباب إصابتهم بالنوبة القلبية، وعن الإجراءات الصحية التي سيتخذونها نتيجةً لهذه النوبة. وبعد عـدة أشـهر، تم قياس عملهم ووظائفهم الاجتماعية. فوُجد أن المرضى الذين كانوا يَعزُون سبب النوبة القلبية إلى عوامل يمكن تعديلها، وتقع ضمن سيطرتهم الشخصية (كالضـغوط والتدخين)، كانوا أكثر فاعلية في أخذ زمام المبادرة والتخطيط النشط لعملية الشفاء (كتغيير طبيعة عملهم مثلاً، أو البدء بممارسة التمارين)، وكـذلك العـودة إلى العمـل واستئناف نشاطهم. بالمقابل، وُجد أن المرضى الذين عزوا النوبة القلبية إلى عوامل خارجيـة تتجـاوز سـيطرتهم الشخصيـة (كـالحظ السـيئ أو القـدر مـثلاً)، كـانوا أقـل مشاركةً وفاعلية في المساهمة بعملية الشفاء، أو العودة إلى لعمل، أو استئناف نشاطاتهم (cf. Affleck et al., 1987).

من جهته، بحث بار-أون ودريمان (Bar-On & Dreman, 1987) في عمليات العزو هذه عند مجموعة من شركاء مرضى القلب، فوجد في غالـب الأحيـان أنه عندما كان العزو عند الشريك مشابهاً للعزو عند المريض، كان التأهيل قصير المدى يحقق تقدماً. لكن عندما كان عزو المريض يتجه إلى عوامـل خارجيـة، أو خارجـة عن السيطرة، أو نحو إنكار المرض، كان التأهيل طويل المدى يحرز تقدماً حين يكون نمط العزو عند الشريك غير مشابه لعزو المريض. وفي هذه الحال، يكون نمط العـزو لعوامل داخلية وخاضعة للسيطرة مضاداً لنزعة الإنكار عند المريض، ويدفعه باتجاه إدراك الاشياء التي يمكنه القيام بها للتقليل من خطورة حدوث نوبـة قلبيـة أخـرى. إن هذه النتائج تشير بقوة إلى أن ادراك المريض أن الحالة المرضية قابلة للتعديل وتحت سيطرته الشخصية، يعزز من عملية الشفاء من المرض المزمن بصورة اكبر (cf. Affleck et al., 1987). وفوق ذلك كله، وجد أن هذا النوع من الإدراك يعد من المؤشرات المهمة في التنبؤ بنجاح إعادة تأهيـل المـرضى، وأكـثر أهميـة مـن المـؤشرات الجسدية التقليدية التي يستخدمها الأطباء في التنبؤ بنتائج التأهيل (Bar-On, 1986, 1987).

التأهيل والمرض المزمن: Rehabilitation & Chronic Illness

في طريقه إلى الشفاء، يواجه المريض المزمن عدداً من المسائل التي تتطلـب المواجهـة بأسـلوب حـل المشـكلات. وتشـمل هـذه المسـائل صعوبات جسمية ذات صلة بالمرض، وصعوبات مهنية، وصعوبات متعلقة بالعلاقات الاجتماعية، ومسائل شخصية ذات صلة بـالمرض المـزمن. وقـد تصبح بعض هذه المشكلات شديدة، بحيث تؤدي بالمريض إلى دخول المستشفى (الشكل 11-2). لكن مـن الشـائع أن تُعـالَج هـذه المشـكلات مـن خلال الرعاية الداخلية قصيرة المدى أو المعالجة الخارجية. ويمكن أن تكون مشاركة المريض فعالةً في تدبر حالته المرضية المزمنـة؛ وذلـك لأنـه يملـك المعرفة بنشأتها، وأعراضها، وتطورها عبر الزمن. إذ تُعتبر مشاركته حيوية بالنسبة لفاعلية المعالجة، وذلك لأن برامج المعالجة المعقدة وبعيدة المدى التي غالباً ما يوصى بها للمريض المزمن، تتطلب المشاركة النشطة والملتزمة من قبل المريض نفسه (Center for the Advancement of Health, 1999). لننظر الآن في بعض هذه المسائل.

المشكلات الجسمية المصاحبة للمرض المزمن:

Physical Problems Associated with Chronic Illness

التأهيل الجسمي Physical Rehabilitation: يعتبر التأهيل الجسمي من المسائل المهمة للمريض المزمن؛ فالعجز المزمن يـؤدي إلى القلق الشديد والضيق النفسي، كما يمكن أن يؤدي إلى التفكير بالانتحار أيضاً. وبالتالي، فإن أية إجراءات يمكـن اتخاذهـا لتحسـين مستوى نشاط المريض واستقلاله الجسمي وقدرته على تدبر مهام الحياة اليومية، سيكون لها آثارها الإيجابية؛ ليس فقط على مستوى أدائه اليـومي، وإنما علـى مستوى تكيفه النفسي الاجتماعي أيضاً (Zautra, Maxwell, & Reich, 1989).

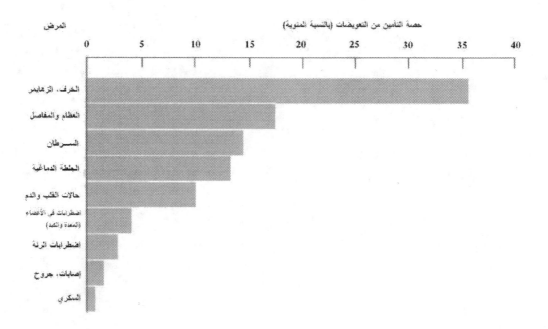

الشكل 11-2: من يستفيد من الرعاية طويلة المدى؟ لعل هذا النوع من برامج رعاية المرضى المزمنين، هو الأكثر كلفة من بين كل أشكال العلاج المتوفرة. فمن يستفيد منها؟ الإحصائيات المبينة أعلاه مأخوذة من جون هانكوك، وهي تُعتبر ممثلة للأفراد المنتسبين للتأمين. ففي عام 1996 وصل معدل كلفة السنة الواحدة في دور رعاية المسنين إلى 40 ألف دولار للشخص الواحـد (Source: John Hancock Financial Services, Cited in Buisness Week, 1996a).

أهداف التأهيل الجسمي Goals of Physical Rehabilitation: ويتضمن التأهيل الجسمي للمرضى المزمنين أو المعوقين عـادةً عـدة أهداف، منها: تعلّم استعمال الجسم بأقصى درجة ممكنة، تعلم الإحساس بالتغيرات في البيئة المحيطة بما يسمح بـإجراء أنماط التكيف الجسمي المناسب، تعلم مهارات جديدة في التدبر الجسمي، تعلم البرنامج العلاجي اللازم، وتعلم كيفية تنظيم الطاقة الجسمية والنفسية. وعلى المريض أن يطور القدرة على قراءة الإشارات البدنية أو الجسمية التي تنذر ببداية الأزمة، ومعرفة كيفية الاستجابة لهـذه الأزمة، والمحافظـة علـى البرنامـج العلاجـي المطلـوب (Gartner & Reissman, 1976). فالتمارين وحدها يمكن أن يكون لها آثار إيجابية كبيرة في التخفيف مـن أعـراض الأمـراض المزمنة، بما فيها السكري، وأمراض القلب التاجية (Emery, Schein, Hauck, & MacIntyre, 1998)، والتهـاب المفاصـل، كـما أن التمـرين يُعتبر عنصراً أساسياً في برامج شفاء مرضى القلب.

ويمكن التمييز بين نوعين من المشكلات التي تصاحب المرض المزمن: مشكلات تظهر نتيجة للمرض نفسه، وأخرى تظهر نتيجة للعلاج. ويضم النوع الأول مدىً واسعاً من المشكلات، منها الألم الجسمي كآلام الصدر عند مرضى القلب، أو المشقة التي يعاني منها مريض السرطان، أو الألم المزمن الذي يصاحب التهاب المفاصل (van Lankveld et al., 1993). كما وتعتبر صعوبات التنفس المصاحبة للجهاز التنفسي- والتغيرات الأيضية المرتبطة بالسكري والسرطان، والصعوبات الحركية التي تنجم عن إصابات العمود الفقري من بين المشكلات الجسمية التي لا يُستهان بها. وقد يرتبط بالجلطات الدماغية حدوث قصور معرفي يتمثل بعيوب في اللغة والذاكرة والتعلم. وهكذا، ففي العديد من الحالات تفرض العواقب الجسمية المرتبطة بالمرض المزمن قيوداً شديدة على حياة الفرد.

كذلك، قد ينجم عن العلاج صعوبات كثيرة على مستوى الوظائف الجسمية؛ إذ يواجه مرضى السرطان الذين يخضعون للعلاج الكيماوي أحياناً إحساساً بالغثيان والتقيؤ وفقدان الشعر، وتغير لون الجلد، وتغيرات جسمية أخرى غير جذابة أو مريحة. كذلك الأمر بالنسبة للذين يتلقون العلاج الإشعاعي وما يواجهونه من حروق جلدية ومشكلات معوية واضطرابات أخرى مؤقتة (Nail, King, & Johnson, 1986). هذا، وقد يقود العلاج الكيماوي إلى تغير في التذوق، وأحياناً إلى اضطراب فقدان الشهية العصبي (Grunberg, 1985). كما يمكن أن يصاحب علاج فرط ضغط الدم بالأدوية عدداً من الآثار الجانبية غير السارة، بما فيها النعاس وزيادة الوزن والعجز الجنسي. كما أن اختلال الوظيفة الجنسية الناجم عن المرض أو المعالجة قد يحدث عند مرضى ضغط الدم والقلب والسرطان (Anderson, Anderson, & de Prosse, 1989a, 1989b). هذا بالإضافة إلى القيود التي تفرض على أنشطة مرضى القلب، بما فيها تغيير نمط الغذاء، والتوقف عن التدخين، وممارسة التمارين، والتي يمكن أن تشمل سائر جوانب الحياة (نجد بروفيلاً لمثل هذا المرض في التوضيح 11-3). ولا ننسى أن نذكر هنا أن هناك من المرضى من ينظر إلى العلاج على أنه سيئ تماماً كالمرض، سواءً بسواء، وذلك بسبب ما يفرضه على المريض من قيود وعدم ارتياح. بالإضافة إلى ذلك، قد يحتاج المريض إلى تعلم كيفية مراقبة أعراضه، وذلك لكي يقدّر بدقة متى يستخدم الدواء، أو يخضع لتدخلٍ علاجي (Rietveld & Brosschot, 1999).

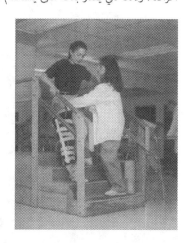

يركز التأهيل الجسمي على تمكين الأفراد من استخدام أجسامهم بأقصى قدرٍ ممكن، وتعلّم المهارات الجسمية واتّباع برنامج علاجي متكامل.

(© MEDNET/ Photo Take)

تطوير برنامج تأهيل شامل Developing a Comprehensive Program: ويأخذ التأهيل الجسمي الشامل بالاعتبار كلّ هذه العوامل ذات الصلة بالمرض والعلاج. فقد يحتاج بعض المرضى إلى استحداث برامج في ادارة الألم؛ للتخفيف من المشقة وحالة عدم الارتياح، أو إلى أطراف اصطناعية إثر عمليات البتر الناجمة عن السكّري، أو إلى التدرب على استخدام أجهزة وأدوات تُعِين على التكيف، مثل الكرسي المتحرك والعكاز في حالات الإصابة بالعمود الفقري أو تصلب العضلات، أو إلى الجراحة التجميلية للتشوهات الناجمة عن السرطان ومعالجته، أو إلى المعالجات

السلوكية لتحسين المهارات الحركية أو التخفيف من الارتعاشات الناجمة عن مرض باركنسون. وهنالك أمراضٌ قد تضعف الأداء المعرفي، كالجلطة الدماغية والسكري وارتفاع ضغط الدم، مما يتطلب التدخل الفعال للحد من تأثيرها (Zelinski, Crimmins, Reynolds, & Seeman, 1998).

وكما يتضح من هذه الأمثلة، فكثيراً ما يتطلّب المرض المزمن عدداً من التقنيات المساعدة تتضمن استخدام أدوات وأنواع من التدريبات، تمكّن الأفرادَ الذين يعانون من الإعاقات من أداء مهامّهم اليومية المتعلقة بالعيش المستقل. ولسوء الحظ، فإن هذه التقنيات لا تتوفر دائماً لأفراد المجتمع بالتساوي. فالمرضى الذين يتمتعون بالعناية الطبية الجيدة، وببرامج التأمين الجيدة، يمكنهم تلقي مثل هذه المساعدة؛ بينما المرضى من ذوي الدخل المحدود، والذين يفتقرون إلى التأمين الطبي والنوعية الجيدة من العناية، سيكون من الصعب عليهم الحصول عليها (Seelman, 1993). وعليه، فإن واحدة من المهمات التي تواجه العاملين في مجال التأهيل الجسمي، هي جعل مثل هذه التقنيات متوفرة أكثر للذين يحتاجونها.

بالإضافة إلى التأهيل الجسمي، قد تبرز الحاجة إلى التعرف على العوامل التي يمكن أن تسهم في تكرار نوبات المرض أو زيادة شدته. فمثلاً، أظهرت الضغوط النفسية ارتباطاً بأمراض كالسكري (Surwit, Schneider, & Feinglos, 1992)، والقلب أنظرا (Krantz, 1980)، وفرط ضغط الدم (Harrel, 1980)، والسرطان (Visintainer, Volpicelli, & Seligman, 1982)، والتصلب المتعدد (Mei-Tal, Meyerowitz, & Engel, 1970)، ومرض كرون (Crohn's disease) (Garrett, rantley, Jones, & McKnight, 1991). هذا، وقد أصبحت برامج تدبر الضغوط تدخل -بشكل متزايد- ضمن برامج المعالجة الجسمية للعديد من المصابين بهذه الأمراض المزمنة.

إيضاح 11-3

متلازمة التعب المزمن واضطرابات وظيفية أخرى

Chronic Fatigue Syndrome and other Functional Disorders

أصبح اهتمام أخصائيي علم النفس الصحي يتجه مؤخراً، وبصورة متزايدة، نحو الاضطرابات الجسمية الوظيفية، التي تتسم بوجود الأعراض والمعاناة والقصور، لكن دون وجود تلف أو عطل في الأنسجة. باختصار، لا نعرف لماذا يعاني الأفراد من مثل هذه الاضطرابات.

وتشمل الاضطرابات الجسمية الوظيفية متلازمةَ التعب المزمن، وهياج الأمعاء، والحساسية الكيميائية، وإصابات الضغوط المتكررة، والتعقيدات الناجمة عن السيليكون المستخدم في عمليات زراعة الثدي، ومتلازمة حرب الخليج، والآلام وغيرها. وتنتشر هذه الاضطرابات بين النساء أكثر من الرجال، ومن الشائع أن يكون لدى من يعاني منها تاريخٌ من الاضطراب الانفعالي، خصوصاً القلق والاكتئاب. ويمكن القول بأن الصعوبة في فهم أسباب هذه الاضطرابات، توازيها صعوبةٌ في علاجها.

وبسبب تدخلها السافر في حياة الأفراد، فعادةً ما يصاحب هذه الاضطرابات الكثير من مظاهر الضيق النفسي بما فيها الاكتئاب، حتى أن أعراض المرض يُساء تشخيصها أحياناً بالاكتئاب.

ومما يزيد من تعقيد معالجة الاضطرابات الجسمية الوظيفية، التداخل في الأعراض والآثار المترتبة عليها (Endicott, 1998; Wessely et al., 1999). فالعديد من هذه الاضطرابات يتسم بالانتفاخ في البطن مثلاً، أو الصداع والتعب. ومن بين العوامل الأكثر شيوعاً في نشوئها، وجود التهابات فيروسية سابقة، وكثرة الأحداث السلبية الضاغطة في الحياة (e. g., Theorell, Blomkvist, Lindh, & Evengard, 1999). ولكن ما الذي يمكن أن يساعد هؤلاء المرضى في التعامل مع اضطراباتهم المرهقة

هذه؟ رغم أن المساندة الاجتماعية قد تساعدهم كما هو الحال بالنسبة لكل الحالات المزمنة، إلا أن السلوك المساند، خصوصاً من قبل أشخاص مهمين لدى المريض، قد يفاقم من المرض وذلك من خلال تعزيز دور المريض (Schmaling, Smith, & Buchwald, 2000). وكما هو الحال بالنسبة لمعظم الاضطرابات المزمنة، فإن إعادة التفسير الإيجابي لإحساس الفرد بالفعالية الذاتية، تشير إلى تكيف نفسي أفضل مع المرض، بينما ترتبط استراتيجيات التجنب والتفريغ الانفعالي بسوء التكيف والقصور.

كيف تتم معالجة هذه الاضطرابات؟ بشكل عام، تتضمن المعالجة الجمع بين التدخلات الدوائية لمعالجة الأعراض، مثل صعوبات النوم والآلام, والتدخلات السلوكية بما فيها التمارين والعلاج المعرفي- السلوكي وأية جهود تبدو فعالة في تحقيق بعض النجاح (e.g., Rossy et al. 1999). على أية حال، تتنوع الأساليب بتنوع المشكلات (L. W. Mason, Goolkasain, & MacCain, 1998). ويمكن القول بإيجاز، إن الاضطرابات الجسمية الوظيفية شائعة وعنيدة ومعيقة ومكلفة. ويُعتبر الاهتمام بالأعراض الطبية، وبمظاهر الضيق النفسي الاجتماعي في آن واحد، من الأمور الجوهرية للعلاج الناجح.

الالتزام Adherence: من ناحية أخرى، تتصدى برامج التأهيل الجسمي لمشكلة في غاية الخطورة والتعقيد، وهي مشكلة الالتزام (Adherence) بالبرامج الطبية بعيدة المدى، وقد يُستعان بالمعالجات السلوكية والمعرفية لمساعدة المريض على الالتزام بالبرنامج الطبي. فقد يُدرَّب مريض السكري مثلاً على كيفية التعرف على ما يطرأ على الأعراض أو معالجتها من تغيرات. وفي الواقع تتسم معالجة المرض المزمن بمستوى عالٍ من عدم الالتزام؛ فهي عادةً عملية معقدة، تتطلب زمناً طويلاً، وتتدخل في العديد من أنشطة المريض المرغوبة أو الإيجابية أو ذات الصلة بأسلوب حياته (Turk & Meichenbaum, 1991).

أضف إلى ذلك أن العلاقة بين هذه المعالجات ونتائجها ما تزال غير مؤكدة. فمرضى القلب مثلاً عليهم التوقف عن التدخين والتخفيف من وزنهم وممارسة التمارين وتقليل مستوى الكولسترول وتغيير كمية وجباتهم الغذائية في آن واحد. ومع ذلك، فالعلاقة ما بين هذه التغييرات ومستوى الخطورة قد تكون ضعيفة (e. g., Bulmenthal & Emery, 1988). وفوق ذلك كله، فإن الالتزام بناحية واحدة من نواحي هذه المعالجات المعقدة ليس ضماناً للالتزام بالنواحي الأخرى منها.

وللآثار الجانبية الناجمة عن العلاج دورها أيضاً في عدم الالتزام، وهذه مشكلة تُلاحَظ بصورة خاصة في علاج فرط ضغط الدم (Love et al., 1989; I. L. Richardson et al., 1987, S. E. Taylor, Lichtman, & Wood, 1984b). من ناحية أخرى، يمكن التغلب على الميل نحو عدم اتباع المعالجات غير السارة، من خلال مساعدة المريض على إدراك أن العلاج يمثل إجراء ربما يبقي على حياته.

وأولى الخطوات المهمة لضمان الالتزام بالمعالجة، تتم عبر التعليم والتوعية المناسبة؛ إذ لا يدرك بعض المرضى مدى أهمية العلاج في قيامهم بوظائفهم بنجاح. فقد يعتقد المريض مثلاً أن التمارين الرياضية قرارٌ اختياري، وليست أمراً جوهرياً في استعادته لوظائفه الجسمية. فالتعليم المناسب في مثل هذه الحالات يصبح إذن من الأمور الأساسية.

كما يعد الاعتقاد بالفعالية الذاتية (Self-Efficacy) من المحددات الضرورية للالتزام بالعلاج عند المرضى المزمنين (Stretcher et al., 1986)؛ فتوقّع السيطرة على الصحة المقترن بالمعرفة بالعلاج هما من بين العوامل التي يمكن أن تنبىء بالالتزام عند مرضى فرط ضغط الدم (Stanton, 1987) ومرضى السكري (Grossman, Brink, & Hauser, 1987)، ومرضى الكلى (M. S. Schneider, Friend, Whitaker, & Wadhwa, 1991) على حدٍّ سواء.

وأحياناً يستخدم المرضى عدم الالتزام الخلاق (Creative Nonadherence)، والذي يمكن أن يحدث لأن المريض المزمن يعرف مرضه جيداً، ربما أفضل من بعض العاملين في المجال الطبي، وبذلك فهو يتكيف مع علاجه بوحي من التغذية الراجعة الداخلية. ومع ذلك قد يؤدي عدم الالتزام الخلاق إلى عدد من الأخطاء. فاستخدام معالجات لم تثبت فعاليتها أو غير تقليدية، قد ينجم عنه مشكلات في تفاعل المريض مع أدويته الموصوفة. وبالتالي، فإن الحوار المستمر حول المعالجات الإضافية أو التعديلات في العلاج بين القائم على تقديم الرعاية والمريض، يصبح أمراً جوهرياً (R. M. Kaplan, 1990). وقد تحدثنا في الفصل التاسع عن الالتزام بشكل موسع.

وبإيجاز، يتطلب التأهيل الجسمي الفعال أن يؤخذ بالاعتبار سائر العوامل ذات الصلة بالمرض والعلاج التي يمكن أن تؤثر في مستوى الأداء لدى المريض. ويتطلب تجميع كل مهارات المختصين، بمن فيهم المعالجون الطبيعيون ومختصو علم النفس الصحي، وذلك لضمان توفر أكثر الطرق فاعلية في تحقيق الأهداف العلاجية. وقد تبرز الحاجة إلى الجمع التوفيقي ما بين التدخلات العلاجية الجسمية والسلوكية والمعرفية، من أجل تطوير البرنامج التأهيلي الأمثل والملائم لكل مريض بشكل فردي، بحيث يعزز الالتزام ويسمح بالسيطرة ما أمكن على مواطن العجز، والآثار الجانبية الناجمة عن العلاج. ولعل العنصر الأساسي والمهم في كل هذه البرامج، هو دور المريض الفعال كمشارك في عملية التأهيل. فالتأهيل ليس شيئاً يتم فعله للمريض. إنه شيء يتم فعله بتعاون المريض التام ومشاركته الفعالة. وهذا النوع من المساعدة المبرمجة، حين يكون فعالاً، يمكن أن يكون ذا تأثير إيجابي هائل على المريض المزمن. فهي لا تساعده على استئناف أنشطته الحياتية اليومية فحسب، ولكنها قد تساهم أيضاً في التخفيف من الاضطرابات الانفعالية المرتبطة بالمرض (Emery et al., 1998).

لسوء الحظ، ما يزال هذا المنحى البرامجي في التأهيل الجسمي يمثّل الاستثناء وليس القاعدة. فالجهود التربوية والسلوكية والمعرفية المنظمة، والتي تعمل على إشراك المريض، جهودٌ نادرة. إن التأهيل الجسمي الشامل هدفٌ ما نزال نسعى لتحقيقه. ويحتل مختصو علم النفس الصحي مكانة مهمة وأساسية في الجهد المتنامي لتحقيق مثل هذه البرامج على أرض الواقع.

قضايا مهنية في الأمراض المزمنة: Vocational Issues in Chronic Illness

ينجم عن الأمراض المزمنة العديد من المشكلات في النواحي المهنية من حياة المريض، إذ ربما يحتاج المريض إلى تغيير عمله، أو تقليصه، أو تأطيره ضمن مجالات أضيق. فالبائع الذي اعتاد بيع بضاعته من خلال التجوال بسيارته مثلاً، قد يغير أسلوب عمله؛ فيستعين بالهاتف إذا ما شُخّص بالصرع. كذلك الأمر بالنسبة للمريض الذي يعاني من الإصابة بالعمود الفقري، والذي يتعلم مهارات جديدة تسمح له بالعمل جالساً بعد أن كان يعمل متحركاً. ويبين التوضيح (11-4) هذا النوع من التغيير الخلاّق في العمل.

إيضاح 11-4

الصرع والحاجة إلى إعادة تصميم العمل

Epilepsy and the Need for a Job Redesign

أصيب كولين س. (Colin S.) بالتهاب في النخاع الشوكي وهو في مرحلة الرضاعة. وعلى الرغم من نجاته، إلا أن الطبيب كان قلقاً من احتمال إصابته بتلف دائم في الدماغ. في المدرسة، بقي كولين طالباً عادياً حتى الحادية عشرة من عمره تقريباً، عندما بدأت تنتابه فترات من فقدان الوعي. بدايةً، اعتقد أهله أن هذه عبارة عن مظاهر سلوكية لبداية المراهقة. ولكن عندما تبين بأن كولين لا يتذكر هذه الفترات، ويغضب حين يسأله أحد عنها، قاموا بأخذه إلى الطبيب. وبعد المعاينة الدقيقة، تبين أن كولين يعاني من الصرع.

بعد ذلك بفترة قصيرة، أصبحت فترات فقدان الوعي (المعروفة بنوبات الصرع الصغيرPetit Mal Seizures) شديدة ومتكررة، وبعدها بدأ كولين يعاني من نوبات الصرع الكبير(Grand Mal Seizures)، التي تتضمن تشنجات شديدة ومخيفة. قام الأطباء بتجريب عدة أدوية حتى استطاعوا السيطرة على النوبات بنجاح. وقد كانت الأدوية فعالة لدرجة أن كولين استطاع الحصول على رخصة للسواقة، ومرت خمس سنوات دون أن تنتابه أية نوبة. بعد انتهائه من المرحلة الثانوية والجامعة، اختار كولين الخدمة الاجتماعية كميدان عمل له، وأصبح عمله يتطلب القيام بزيارات منزلية، مما استدعى الاعتماد على قدرته في قيادة السيارة. كذلك تزوج كولين، وأصبح هو وزوجته يعيلان طفليهما الصغيرين.

في باكورة الثلاثينيات، بدأت النوبات تنتاب كولين مرة أخرى. في البداية، واجه هو وزوجته الأمر باعتباره أمراً غير جدّي، وأن الحالة سرعان ما ستتحسن. إلا أنهما ما لبثا أن أدركا أن الصرع لم يعد تحت السيطرة. فأصبح الصرع -والحالة هذه- يمثل تهديداً لدخل الأسرة، لأن كولين لم يعد قادراً على الاحتفاظ بعمله كمختص في الخدمة الاجتماعية. بالإضافة إلى ذلك، وفي ضوء وقف رخصته في قيادة السيارة، سوف تكون فرصته في إيجاد وظيفة أخرى أمراً صعباً. وفي حالة القلق هذه، ذهب كولين لمقابلة صاحب العمل، وهو المدير المسؤول عن المركز.

بعد المشاورات، قرر مدير كولين عدم الاستغناء عنه، وذلك لأنه أصبح مختصاً مهماً بالنسبة للمركز. وقاموا بإعادة تصميم عمله بحيث يكون عملاً مكتبياً بدلاً من كونه ميدانياً، فلا يتطلب استخدام السيارة. ومن خلال هذا التغيير في طبيعة مسؤولياته، والتركيز على التقييم الأولي للحالات بدلاً من الزيارات الميدانية ومراقبة الحالات عن كثب، استطاع كولين أن يبقي على مهاراته التي ناضل في سبيل تعلمها، واستغلالها بأفضل صورة ممكنة. وقد استجاب مديره لهذا التغيير بتعاطف وتفهم نادرين. فليس كل ضحايا الصرع أو المرض المزمن يلقون مثل هذه الفرصة التي لقيها كولين من صاحب عمله (Mostofsky, 1998).

هذا ويواجه الكثير من المرضى المزمنين -كمرضى القلب والسرطان والإيدز- تمييزاً في العمل؛ فنسبة من يُطرد منهم أو يُسرّح من العمل أكثر من غيرهم بخمسة أضعاف. وعند عودتهم إلى وظائفهم، كثيراً ما يُنقل هؤلاء إلى وظائف أخرى أدنى من وظائفهم الأصلية، ولا ينالون ما يستحقون من الترقية التي ينالها سواهم، كما أنهم لا يتلقون التأهيل أو التدريب اللازمين للوظائف المتقدمة، وذلك بحجة أنهم غير جديرين بـ"الاستثمار" (Time, 1996).

ونظراً لما يمكن أن يواجهه المرضى من مشكلات كهذه، فإن أية صعوبات تتعلق بالعمل يجب تقييمها في المراحل المبكرة من عملية الشفاء. وعندها، يمكن لخدمات الإرشاد الوظيفي وإعادة التدريب والنصح حول سبل تجنب هذه الممارسات التمييزية أو التصدي لها، أن تبدأ على الفور. ويركز التوضيح (11-5) على بعض مختصي الرعاية الصحية الذين يتعاملون مع مثل هذه المشكلات.

وأخيراً، لا ننسى ما يتضمنه الجانب المهني من صعوبات مالية، تترك أثرها الهائل على المريض والأسرة. فهناك من المرضى من لا يكون مشمولاً بالتأمين الصحي الكافي لتلبية احتياجاته الطبية. وفي بعض الحالات، عندما تتأثر أوضاع المريض في العمل، أو يتوقف عن العمل، فإنه قد يفقد التأمين كلياً، مما يُلقي على كاهله عبئاً مالياً كبيراً.

إيضاح 11-5

من يعمل مع المريض المزمن؟

Who Works with the Chronically Ill?

هناك فئات متنوعة من أصحاب المهن ممن هم معنيون بتأهيل المرضى المزمنين. والعديد من هؤلاء هم أطباء وممرضون ومختصون نفسيون. إلا أن هنالك عدداً آخر من المدربين فنياً للتعامل مع جوانب معينة من تأهيل مثل هؤلاء المرضى.

المعالجون الطبيعيون Physical Therapists:

يتلقى مختصو العلاج الطبيعي تدريبهم عادةً إما على مستوى الدراسة الجامعية الأولى، أو على مستوى أكثر تقدماً، وهو الدراسات العليا (الماجستير)، وكلاهما يسمح لهم بالحصول على رخصة للعمل في هذا المجال. وفي الولايات المتحدة الأميركية وحدها، هناك حوالي 120 ألف مختص مرخّص في العلاج الطبيعي، يعملون في المستشفيات، ودور الرعاية، ومراكز التأهيل، والمدارس الخاصة بالأطفال المعوقين جسدياً (U. S. Department of Labor, 1998). ويقوم مختصو العلاج الطبيعي بمساعدة الأفراد الذين يعانون من صعوبات في العضلات أو الاعصاب أو المفاصل، أو من أمراض في العظام، أو من الإصابات؛ وذلك بهدف التغلب على إعاقاتهم. وهم يعملون بشكل أساسي مع ضحايا الحوادث، ومع الأطفال من ذوي الإعاقات، وكبار السن.

والمعالجون الطبيعيون مسؤولون أيضاً عن تطبيق وتفسير الاختبارات التي تقيس قوة العضلات أو النمو الحركي أو القدرات الوظيفية أو الكفاءة في جهاز التنفس أو الدورة الدموية. وبناءً على نتائج هذه الاختبارات، يكون بإمكانهم وضع برامج العلاج الفردي، التي تهدف عادة إلى زيادة القوة والاحتمال والتناسق الحركي. كما يتولى المعالجون الطبيعيون مسؤولية تقييم وتعديل هذه البرامج في ضوء الأهداف العلاجية. بالإضافة إلى ذلك، فإنهم يقومون بمساعدة المرضى على تعلم استخدام الأدوات التكيفية، بحيث يتعودون على طرق جديدة في أداء مهمات قديمة. فقد يستخدمون الحرارة والبرودة والضوء والماء والكهرباء والتدليك، للتخفيف من الألم، والتحسين من مستوى وظائف العضلات.

المعالجون المهنيون Occupational Therapists:

يتعامل المعالجون المهنيون مع الأفراد الذين يعانون من الإعاقات الانفعالية أو الجسمية، بهدف تحديد مهاراتهم وقدراتهم وجوانب القصور لديهم. ويقوم هؤلاء المعالجون بتقييم القدرات الحالية للمرضى، ومساعدتهم على وضع الأهداف، والتخطيط للبرامج العلاجية، بالاشتراك مع أعضاء الفريق المهني؛ وذلك من أجل بناء تلك المهارات وتطويرها. كما ويساعدون المرضى على استعادة توازنهم الجسمي والعقلي والانفعالي، وتعلم الروتين اليومي (كالمأكل والملبس والكتابة واستخدام الهاتف) وإعدادهم لتولي القيام بعمل ما. كما يضعون لهم الخطط التعليمية والمهنية والترويحية ويشرفون عليها، وذلك لمساعدتهم على تحقيق مستوى أعلى من الكفاية الذاتية.

أما بالنسبة للمرضى الذين يتعامل معهم المعالجون المهنيون، فيشملون أطفالاً يتلقون برامج حِرفية، وبالغين عليهم تعلم مهارات جديدة، كالطباعة أو استخدام الأدوات بمختلف أنواعها. بالإضافة إلى ذلك، يقوم هؤلاء بتعليم المرضى القيام بأعمال إبداعية، كالرسم والحياكة وصناعة الجلد وغيرها من الأنشطة المهنية التي تساعد على الاسترخاء، وتوفير وسائل الترويح المفيدة والنافعة للمرضى المقيمين في المستشفيات. ويتلقى المعالجون المهنيون تدريبهم عادةً من خلال برامج تدريب خاصة بالعلاج المهني تابعة للجامعات. وكمختصي العلاج الطبيعي، عليهم الحصول على ترخيص رسمي لمزاولة عملهم.

مختصو التغذية Dietitians:

يعمل العديد من مختصي التغذية، والبالغ عددهم في الولايات المتحدة 54 ألفاً، مع مرضى مزمنين (U. S. Dept. of Labor, 1998). ومع أن كثيراً منهم يعملون كإداريين، ويطبقون مبادىء التغذية في مجال التخطيط للوجبات في مؤسسات كالمستشفيات والجامعات والمدارس، نرى غيرهم يعملون مع المرضى المزمنين لمساعدتهم على تخطيط برامج خاصة بهم في الحمية الغذائية، وتبنيها. ويقوم هؤلاء بشكل خاص بتقدير الاحتياجات الغذائية للمرضى، والإشراف على تحضير الوجبات وتقديمها، وتوجيه المرضى حول متطلبات حميتهم الغذائية وأهميتها، واقتراح الطرق الكفيلة بتحسين مستوى التزامهم بالنظام الغذائي بعد مغادرتهم المستشفى. كما يتعامل بعض هؤلاء مع مرضى السكري، ومع المرضى الذين يعانون من اضطرابات ناجمة عن السمنة، لأن كلاهما بحاجة إلى ضبط أنواع الأغذية والسعرات الحرارية المسموح بها.

ويحصل مختصو التغذية على الترخيص المطلوب بعد إكمال 4 سنوات من الدراسة الجامعية الأولى، والخضوع إلى برنامج في التدريب الإكلينيكي، يتم عادةً تحت إشراف مختصين مؤهلين.

مختصو الخدمة الاجتماعية Social Workers:

يقوم مختصو الخدمة الاجتماعية بمساعدة الأفراد والعائلات على التعامل مع مشكلاتهم من خلال تقديم العلاج والإحالة للمراكز الأخرى، والمشاركة في الخطط الاجتماعية. ويتم تدريب مختصي الخدمة الاجتماعية الطبية لمساعدة المرضى وعائلاتهم في التعامل مع العديد من المشكلات الاجتماعية التي قد تتطور خلال المرض أو اثناء عملية الشفاء. ويعمل هؤلاء في المستشفيات والعيادات ومراكز الصحة النفسية المجتمعية ومراكز التأهيل ودور الرعاية.

وقد يقوم مختص الخدمة الاجتماعية الطبية بمساعدة المريض على فهم حالته بصورة أعمق، وعلى كيفية التعامل مع استجاباته الانفعالية للمرض، كالاكتئاب أو القلق، وذلك من خلال العلاج. كما يمكنه مساعدة المريض اليائس وأسرته على إيجاد المصادر التي يحتاجها لحل مشاكله. فمثلاً، إذا كانت المريضة ربة منزل مسؤولة عن مهام الطبخ والتنظيف وتنظيم أنشطة العائلة، يمكن للمختص مساعدة الأسرة في الحصول على مساعدة مؤقتة للقيام بهذه المهمات. وإذا كان المريض بحاجة إلى إعادة تدريب مهني بعد مرض مزمن، فإن المختص الاجتماعي يمكنه مساعدته في العثور على المراكز المناسبة، أو تطوير سبل كفيلة بجعل ذلك ممكناً. وإذا ما احتاج المريض إلى الانتقال من المستشفى إلى مركز آخر معين كمركز للتأهيل أو إحدى دور الرعاية، فان المختص الاجتماعي غالباً ما يقوم بتلك الترتيبات.

وقد تم توظيف ما يقارب 604 آلاف مختص اجتماعي في عام 1998، عمل ثلثاهم لدى الحكومات المحلية (الولايات) أو الحكومة الفيدرالية. وكانت أقل درجة أكاديمية تؤهلهم للعمل في هذا المجال هي البكالوريوس. وهناك بعض المواقع، التي يتطلب العمل فيها الحصول على درجة الماجستير. وفي هذا السياق، هناك حوالي400 جامعة معتمدة في مختلف أنحاء الولايات المتحدة الأميركية، تقدم برامج على مستوى البكالوريوس في الخدمة الاجتماعية، وحوالي 125 جامعة تقدم برامج على مستوى الدراسات العليا (U. S. Dept. of Labor, 1998).

مشكلات التفاعل الاجتماعي في المرض المزمن: Social Interaction Problems in Chronic Illness

يمكن للأمراض المزمنة أن تتطور بحيث تؤدي إلى خلق مشكلات للمريض على صعيد التفاعل الاجتماعي. وقد يواجه المريض عقب التشخيص صعوبةً في إعادة بناء علاقاته الاجتماعية السوية، فقد يشكك فيما يبديه الآخرون من مشاعر تجاهه، معتبراً أنها نابعة من الشفقة أو ربما من رفض، لكنه في الوقت ذاته يتصرف -دون قصد منه- بطرق تثير مثل

هذه المشاعر؛ فقد ينسحب كلياً من علاقاته بالآخرين، أو ينخرط كلياً في نشاطات اجتماعية قبل أن يكون مستعداً لها بشكلٍ كافٍ.

الاستجابات السلبية من الآخرين Negative Responses from others: والمرضى ليسوا وحدهم المسؤولين عما ينجم عن التفاعل مع الآخرين من صعوبات، فالمعارف والأصدقاء والأقارب لهم نصيبهم من الصعوبات أيضاً في التكيف مع التغيرات التي تطرأ على حالة المريض. فهناك من الأفراد من يحمل أفكاراً نمطية ازدرائية تجاه فئات من المرضى المزمنين، كالمصابين بالسرطان أو الإيدز مثلاً (Fife & Wright, 2000). وتكون ردود فعل هؤلاء تجاه المرضى بأسوأ صورها عندما يعزى سبب الإصابة بالمرض إلى إهمال المريض أو عدم محاولته مواجهة مرضه (Schwarzer & Weiner, 1991).

هذا، وقد دلت الدراسات على أن التناقض الوجداني (Ambivalence) من أهم ردود الأفعال تجاه ذوي الإعاقات المزمنة. فقد نجد من معارف المريض من يُظهر الدفء والمودة على المستوى اللفظي، لكن إيماءاته وتعبيراته الجسدية وكل سلوكه غير اللفظي يعبر عن الرفض والنفور (Wortman & Dunckel-Schetter, 1979). ويواجه المريض المصاب حديثاً عادةً صعوبةً في تفسير هذه السلوكيات والتصرف إزاءها.

وفي محاولةٍ لفهم ما يصيب العلاقات الاجتماعية من تغيرات سلبية بعد الإصابة بالأمراض المزمنة، يقترح ورتمان ودنكل- شاتر (Wortman & Dunckel-Schetter, 1979) التفسير التالي: يخلق المرض المزمن كالسرطان مثلاً، الخوف والنفور لدى أفراد الأسرة المحيطين بالمريض، ولكن في الوقت نفسه، يصاحب هذا الشعور وعيهم بحاجة هذا المريض إلى دعمهم ومساندتهم. وربما يؤدي هذا التوتر أو الصراع إلى نتائج سلبية عديدة، كتجنب المريض جسدياً، أو تجنب الاتصال به أو الحديث عن المرض، أو التقليل من أثره والتظاهر بالمرح أو الانشراح. وتحت مثل هذه الشروط أو الحالات تقل المساندة الاجتماعية دون شك (Varni, Setoguchi, Rappaport, & Talbot, 1992)، كما أن العلاقات بالأشخاص في الدائرة الاجتماعية الأوسع تتأثر بهذه الطرق السلبية، أكثر من العلاقات بالأشخاص المقربين من المريض (Dakof & Taylor, 1990).

ومع ذلك، قد يتأثر الأشخاص الحميمون بحالة الشخص المريض. كأن يشعرون بالتوتر والضيق (e. g., P. N. Stein, Gordon, Hibbard, & Sliwinski, 1992) أو الإنهاك بسبب آلامه المستمرة، أو بسبب عجزه واعتماديته على شريكه (S. L. Manne & Zautra, 1990). بالإضافة إلى ذلك، قد يشعرون بالعجز عن توفير مساندة قد يكونون هم أنفسهم بحاجة إليها ولا يستطيعون تلبيتها (e. g., Horwitz, Reinhard, Howell-White, 1996). هذا، وما تزال هنالك حاجة لمزيد من البحث من أجل التعرف على العوامل التي قد تتدخل في توفر المساندة الاجتماعية، أو في الاستفادة منها.

وعندما يرغب المريض المزمن في كشف الذات عن مرضه لأشخاص من خارج أفراد الأسرة، فعليه أن يفكر ملياً قبل اتخاذ قرار كهذا. وإذا ما قرر ذلك، فعليه أن يختار أفضل السبل للقيام بذلك، نظراً لأن بعض الأمراض، خصوصاً السرطان، والإيدز، والصرع، قد تقود إلى استجاباتٍ سلبية من الآخرين.

التأثير على الأسرة Impact on Family: ومن شأن التعامل مع مشكلات الأسرة وتسويتها، أن يساعد المريض على وضع أساسٍ لبناء أشكال أخرى جديدة من الاتصال الاجتماعي. وحيث أن الأسرة هي الجماعة الأولى التي يتفاعل معها المريض، فهي من هذه الزاوية بمثابة عالمٍ صغير؛ يجرب فيه المريض أساليبه في التكيف مع هذا العالم، ويلاحظ ردود فعله نحوه. إذ يمكن للطرق الفعالة التي يطورها المريض في التعامل مع أفراد الأسرة والأصدقاء وضمن أطر معينة، أن

تُعمَّم على مهاراته في التعامل مع الآخرين في المواقف الاجتماعية الأخرى. ثمّة مقولةٌ في هذا الشأن، مفادها أن الأفراد لا يطورون الأمراض المزمنة، وإنما العائلات هي التي تفعل. وتستند هذه المقولة إلى الاعتقاد أن العائلة تشكل نظاماً اجتماعياً (Minuchen, 1977)، وبالتالي فإن الاضطراب في حياة فرد من أفرادها يؤثر في حياة الأفراد الآخرين حتماً (Aneshensel, Pearlin, & Schuler, 1993). ولعل من أهم التغيرات التي تنتج عن المرض المزمن، هي تزايد اعتمادية المريض على مَن حوله (الزوج أو الزوجة، أو الآباء، أو الأبناء. . . إلخ). وبالتالي فقد تشعر الأسرة بأنها فقدت السيطرة على حياتها، وقد تواجه صعوبات في التكيف مع هذه التغيرات (Compas, Worsham, Ey, & Howell, 1996). كما أن أدوار الأفراد داخل العائلة تواجه ضغوطاً من سائر الأنواع، فيتولى بعضهم مسؤوليات إضافية، ويدرك بعضهم الآخر أن أدواراً جديدة أصبحت تلقى عليهم، وربما تقلل من نشاطاتهم الترويحية وغيرها (Pavalko & Woodbury, 2000; Quittner et al., 1998; S. Williams, Shaffer, & Schulz, 1998).

وإزاء ذلك، ربما يواجه أفراد الأسرة صعوبة في مواكبة المسؤوليات المُستجدة والتكيف معها، وإذا ما استنفدت إمكانياتهم، فسيكون من الصعب عليهم استيعاب أية مهام أخرى جديدة (Dahlberg, 1977). وعند الأطفال، قد تؤدي مثل هذه التغيرات المفاجئة والمسؤوليات الجديدة إلى أشكال من الاضطراب في السلوك، كالنكوص (تبليل الفراش)، التسرب من المدرسة، والانحراف الجنسي، وتعاطي المخدرات، والتمرد، والعدائية تجاه باقي أفراد الأسرة.

وعلى الرغم مما قد يترتب على وجود مريض مزمن في العائلة من ضغوط وتوترات، إلا أن ذلك لا يعني كارثة حتمية. فليس هناك مثلاً ما يشير إلى أن نسبة الطلاق عند هذه الأسر تكون أعلى، أو أن هذه الأسر أقل تماسكاً أو ترابطاً (Litman, 1974). لا بل أظهرت بعض هذه الأسر تقارباً أكثر من ذي قبل، نتيجة للمرض المزمن (Masters, Cerreto, & Mendlowitz, 1983).

دور مقدمي الرعاية Caregiving Role: وكثيراً ما تكون الرعاية التي تقدم للمريض المزمن غير منتظمة (Stolberg, 1999b) . فالمراكز والمؤسسات التي تتكفل بتقديم الخدمات الرعائية المطلوبة قليلة. ونتيجة لذلك، غالباً ما يقع العبء في تقديم هذه الخدمات المكثفة على أفراد الأسرة. ويشترك أفراد من الجنسين في تقديم هذه الرعاية. هذا مع العلم أن دور المرأة هو الأكثر شيوعاً في هذا المجال.

والرعاية قد تكون على فترات متقطعة أو مكملة في حالات المرضى الذين يساهمون بفاعلية في ادارة مرضهم (مثل مرضى السرطان والقلب)، أو تكون مكثفة لفترة من الزمن إلى حين أن يتحسن المريض (مثل مرضى الجلطة الدماغية)، أو تزداد مع زيادة المرض بحيث يصبح المريض في حالة من الاعتمادية التامة على الآخرين (مثل حالات السرطان المستفحلة، الزهايمر، باركنسون..الخ). وعليه، ليس مفاجئاً أن يتعرض القائم على الرعاية من أفراد الأسرة للاكتئاب أو تراجع الصحة أو ضعف المناعة (-Glaser, Sheridan, Malarkey, MacCallum, & Kiecolt Glaser, 2000; Mills, Yu, Ziegler, Patterson, & Grant, 1999) ، أو الإصابة بالعدوى وحتى الموت (Schulz & Beach, 1999).

والقيام بالرعاية عملية يمكن أن تؤدي إلى توتر العلاقة بين المريض والشخص القائم على تقديمها. فالمرضى لا يقدرون دائماً الرعاية التي يتلقونها، وربما يستاؤون من حقيقة أنهم بحاجة إلى المساعدة. وقد يسهم تعبيرهم عن هذا الاستياء في ما نراه من اكتئاب وتوتر لدى القائمين بالرعاية (Newsom & Schulz, 1998). وهذه الحالة من القلق والاكتئاب قد تؤثر بدورها في صحتهم (e.g., Shewchuk, Richards, & Elliott, 1998). ولعل توفر مشاعر الضبط الذاتي واستخدام استراتيجيات تعامل فعالة من شأنهما أن يساعدا هؤلاء المرضى على التكيف بصورة

أفضل (e.g., K. A. Christensen, Stephens, & Townsend, 1998; Goode, Haley, Roth, & Ford, 1998).

التأثير على الناحية الجنسية Impact on Sexuality: وتؤدي بعض الأمراض المزمنة، كأمراض القلب والجلطة الدماغية والسرطان، إلى تدني النشاط الجنسي. وقد يُعزى ذلك أحياناً إلى طبيعة المرض نفسه، وأحياناً أخرى يمكن إرجاعه إلى عوامل نفسية (مثل فقدان الرغبة، والخوف من عودة الحالة المزمنة، أو العجز الجنسي). وقد تزيد مثل هذه الصعوبات من الضغوط التي يمكن أن ترزح تحتها العلاقة الزوجية؛ بسبب الاعتمادية الزائدة عند المريض. يُضاف إلى ذلك ما يُلاحَظ لدى المريض في كثير من الأحيان من تغيرات في المزاج، كزيادة القلق أو الاكتئاب، والتي بدورها تؤثر سلباً على أفراد الأسرة الآخرين (Compas et al., 1994).

الجندر وتأثير المرض المزمن Gender and the Impact of Chronic Illness: من ناحية أخرى، هناك من الدلائل ما يشير إلى أن المرأة المصابة بمرض مزمن، تعاني من نقص المساندة الاجتماعية أكثر من الرجل. فقد كشفت إحدى الدراسات أن المرأة تتلقى مساندة أقل، وقد يعزى ذلك إلى أن احتمالات ارتباطها بعلاقة زواجية تكون أقل، ويتدنى هذا الاحتمال أكثر بعد الإصابة (Kutner, 1987). وكما تدل الدراسات، فالزواج يحمي الرجل -وليس المرأة- من اللجوء إلى العناية المؤسسية بعد الإصابة بالجلطة الدماغية (Kelly-Hayes et al., 1988)، كما أن الفترة التي يقضيها المتزوجون من المرضى الرجال في دور الرعاية، أقل من الفترة التي تقضيها النساء (Freedman, 1993). كذلك وجد ستيرن وزملاؤه (Stern et al., 1977) أن احتمالات زواج النساء بعد الإصابة بالنوبة القلبية كانت أقل، كما أن التنبؤ بمرضهن كان أسوأ من الرجال. ونظراً لما يمكن أن تواجهه المرأة المريضة من انخفاض في نوعية الحياة وفي مستوى الدخل، ومن زيادة في العجز أو الإعاقة، فإن صعوبة الحصول على المساندة الاجتماعية من شأنها أن تزيد مثل هذه الفروق.

التغيرات الإيجابية في الاستجابةً للمرض المزمن: Positive Changes in Response to Chronic Illness

في بداية هذا الفصل، تناولنا نوعية الحياة، وقد استعرضنا التغيرات السلبية الناجمة عن المرض المزمن، وكيف نحسّن منها. وقد أغفلنا حقيقة أن المرض المزمن يمكن أن يؤدي إلى نتائج إيجابية، مثلما يؤدي إلى نتائج سلبية (S. E. Taylor, 1983; 1989).

فمع أن الأبحاث ركزت على العواطف السلبية الناجمة عن الأمراض المزمنة، إلا أن هناك كثيراً من الأفراد المصابين بهذه الأمراض يبدون ردود أفعال إيجابية (Ryff & Singer, 1966). كالفرح (S. M. Levy, Lee, Bagley, & Lippman, 1988) والتفاؤل (Scheier et al., 1986). وقد تعزى هذه الحالة إلى شعور المريض المزمن بأنه قد نجا من الموت إلى حد ما، أو إلى كونه أعاد ترتيب أولوياته، فوجد معنى لنشاطات حياتية جديدة أبسط.

وبصرف النظر عن أسباب حدوثها، فإن هذه الاستجابات الإيجابية تؤدي وظيفةً بناءة في عملية الشفاء، كما أنها تعني أن على المختص في علم النفس الصحي أن يهتم بما تشكله هذه العواطف الإيجابية من حماية للمريض، وتجعله -وبالطريقة نفسها- يسعى إلى فهم العوامل المؤدية إلى استجابات عاطفية سلبية (e. g., Leedham, Meyerowitz, Muirhead, & Frist, 1995; K. J. Rose, Derry, & McLachlan, 1995; Shifren, 1996; S. E. Taylor, 1983).

ففي إحدى الدراسات على مرضى السرطان (R. L. Collins et al., 1990)، وُجد أن أكثر من 90% من المرضى أشاروا إلى حدوث تغيرات إيجابية في حياتهم نتيجةً للسرطان، بما فيها قدرتهم على تقدير قيمة كل يوم من أيام عمرهم، والتطلع إلى إنجاز بعض الأشياء في حياتهم بدلاً من تأجيلها. كما أبدى بعضهم جهداً أكبر واهتماماً أعمق بالعلاقات مع الآخرين، وكانوا أكثر وعياً بمشاعر الآخرين وأكثر تعاطفاً معهم.

وتشير تقارير بعض المرضى المزمنين إلى حصولهم أيضاً على فوائد من مرضهم (Mohr et al., 1999). فقد وجدت إحدى الدراسات أن 46% من مرضى القلب لم تتغير حياتهم بسبب المرض، كما أن 21% أعلنوا أن حياتهم أصبحت أسوأ، ولكن 33% منهم شعروا أن حياتهم بصورة عامة تحسنت. بالإضافة إلى ذلك، فقد شعر نصف المرضى بمتعة وسعادة أكثر في حياتهم، وزيادة في قيمة عائلاتهم وهواياتهم وصحتهم (Laerum, Johnsen, Smith, & Larsen, 1987; Waltz, 1986). وهنالك دراسة أخرى أظهرت أن مرضى التصلب المتعدد استفادوا من مرضهم، حيث شعروا أن علاقاتهم أصبحت أعمق، كما تعزز تقديرهم للحياة، وزادت اهتماماتهم الروحية (Mohr et al., 1999). فاكتشاف معنى في مرض مزمن، واللجوء إلى التعامل الديني، يمكن أن يحسن من التكيف للمرض المزمن (Calhoun, Cann, Tedeschi, & McMillan, 2000).

ولدى مقارنة مرضى السرطان بعينة من الأفراد العاديين، وُجد أن نوعية الحياة لدى مرضى السرطان كانت أفضل من نوعية الحياة عند المجموعة العادية (Danoff, Kramer, Irwin, & Gottlieb, 1983; Tempelaar et al., 1989; see also Cassieth et al., 1984).

كيف يستطيع الشخص الذي يعاني من مرض مزمن، وفي ظل كل ما ينجم عن هذا المرض من آثار ونتائج خطيرة وأزمات وصدمات انفعالية شديدة، أن يدير الموقف ويحقق مستوىً عالياً من البقاء النوعي؟ فعندما يواجه الفرد حدث سلبي -كالمرض المزمن- نراه غالباً ما يسعى للتقليل من آثاره السلبية إلى حدودها الدنيا (S. E. Taylor, 1983 , 1989; see S. E. Taylor & Brown, 1988). وعندما يصادف معلوماتٍ أو ظروفاً مؤذية أو مؤلمة، نجده يحاول التقليل من أثر مضمونها السلبي عليه، معتبراً أنها لا تشكل تهديداً له. وحين تكون الآثار السلبية بدرجة يصعب إنكارها، فسوف يحاول المريض إبعادها والتخفيف من أثرها بالبحث عن إيجابيات الحدث، والمكاسب المتحققة فيه. وهنا، يعيد الأفراد ترتيب أولوياتهم ومعتقداتهم بطريقة تجعلهم قادرين على استخلاص بعض الفوائد والمعاني والعبر من هذا الحدث (Schaefer & Moos, 1992). ويصف الايضاح (11-6) مثل هذه الحالة.

إيضاح 11-6

حالة المريض الثمل بمرضه

"Intoxicated by My Illness"

عندما تدرك أن حياتك مهددة، فإن بإمكانك إما أن تتجه نحو المعلومة التالية، أو تتركها. وبالنسبة لي، فقد اتجهت لها. لم يكن ذلك اختياراً، وإنما تغييراً أوتوماتيكياً واتفاقاً ضمنياً بين جسمي وعقلي. ظننت أن الوقت ينذرني بأن لدي أخيراً زمناً محدداً قبل أن أغادر الحياة. لم يكن الأمر أنني صدقت أن السرطان سوف يقتلني، فرغم أنه قد انتشر إلى حد تجاوز البروستات، فإنه يمكن السيطرة عليه بواسطة الإشعاعات أو المعالجة الهرمونية. والذي صدمني هو الوعي المخيف بأنه لا بد من أن يأتي يوم، يحدث فيه شيء ما، فيفسد علي تقدمي في مواجهة المرض. إنه ليس بالأمر السار أن يدرك الفرد للمرة الأولى أن حياته ليست أبدية.

عندما علم أصدقائي بالخبر، تفاجأوا لأنهم وجدوني مبتهجاً، وتحدثوا عن شجاعتي. لكن هذا الأمر ليس فيه شجاعة، بالنسبة لي على الأقل. وكل ما أستطيع قوله إنها مسألة رغبة وتمنٍّ. فأنا أتمنى أن أعيش وأكتب وأعمل كل شيء. والتمني بحد ذاته هو نوع من الخلود. وبينما كنت دائماً أعاني من مشكلة التركيز، أشعر الآن أنني أكثر تركيزاً.

في المراحل الأولى من مرضي، لم أستطع النوم أو التبول أو التبرز؛ لقد كنت في محنة. ولكن عندما غيّر طبيبي كل هذا، وعاد كل شيء ليعمل ثانية، لم أصدق متعتي وسعادتي. وبصرخة فرح، أدركت كم هو جميل مجرّد أن تعمل هذه الوظائف لديّ. وجسدي، الذي غدا في آخر عقد أو عقدين جسماً مألوفاً وفاقداً لوهجه، شعرت وكأنه وُلد من جديد.

وعندما ألقي بنظري إلى الأمام، أحس أنني رجل خرج من غفوته الطويلة، ليجد المساء ممتداً أمامه. ويذكرني هذا بالشاعر الإيطالي دانونزو (D'Annunzio) الذي قال لدوقة التقاها في حفلة في باريس: "تعالي، لنمضي ليلة معمقة ومؤثرة، ولم لا؟ فأنا أرى قمة التوازن في حياتي، وكل التصورات تراودني الآن كشال جميل يُلقى على آلة بيانو فخمة".

(Source: Broyard, 1989, New York Times Co.).

عندما يكون المريض المزمن طفلاً: When the Chronically Ill Patient is a Child

يشكل المرض المزمن مشكلة خاصة بالنسبة للمرضى من الأطفال. فالأطفال لا يفهمون تماماً طبيعة تشخيصهم وعلاجهم، وبالتالي نجدهم كثيراً ما يرتبكون في تعاملهم مع المرض وعلاجه (Strube, Smith, Rothbaum, & Sotelo, 1991). ونظراً لعجز الأطفال عن متابعة برامجهم العلاجية وحدَهم، نجد في الغالب أن مسؤولية الأسرة في المشاركة في عمليات التشخيص والعلاج أكبر في حالة المرضى الأطفال منها في حالة المرضى الراشدين (A. e. g., M. Gross, Eudy, & Drabman, 1982). ومثل هذا الاعتماد المتبادل قد يخلق إشكاليات في التفاعل بين الوالدين والطفل، وقد يقلل من الالتزام بالتوصيات العلاجية (e. g., S. L. Manne, Jacobsen, Gorfinkle, Gerstein, & Redd, 1993).

وكثيراً ما يتعرض الأطفال لأساليب علاجية تؤدي بهم إلى العزلة، وتثير لديهم الرعب (Kellerman, Rigler, & Siegel, 1979)، وكل هذه العوامل من شأنها أن تولد صعوبات في التكيف لدى كل من: الأطفال والآباء (E. J. Silver, Bauman, & Ireys, 1995).

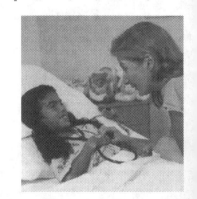

إن حاجة الأطفال إلى معرفة المعلومات المتعلقة بمرضهم، وضبط الممارسات المرتبطة به، وبسائر أنشطة حياتهم، كانت دافعاً لتبني التدخلات التي من شأنها السماح لهم بالمشاركة في رعاية أنفسهم. (© Photo Disk/ Vol. # 40)

ومع أن العديد من الأطفال يتكيفون مع هذه التغيرات الحادة بنجاح، إلا أن جزءاً منهم يفشل في تحقيق مثل هذا التكيف. فقد يظهر بعضهم أنواعاً من المشكلات السلوكية بما فيها التمرد والانسحاب، وقد يعاني بعضهم من تدني اعتبار الذات؛ إما لشعور الطفل أن المرض هو بمثابة عقاب له على سلوك سيئ كان قد ارتكبه، أو لشعوره بالنقص وعدم التكامل نتيجة المرض. كما أنه ليس من غيرالشائع أن يبدي بعض الأطفال عدم التزامٍ بالعلاج، وتدنياً في مستوى

التحصيل الدراسي، وأنواعاً أخرى من السلوك النكوصي، كتبليل الفراش والنوبات الانفعالية. وهذه المشكلات قد تتفاقم إذا لم يكن لدى أفراد الأسرة أساليب فعالة في التواصل وحل المشكلات (Manne et al., 1993; Mattsson, 1977; Minuchin et al., 1978).

وهناك عدة عوامل يمكن أن تزيد من قدرة الطفل على التعامل مع المرض، منها: تحلّي الوالدين باتجاهات واقعية تجاه المريض وتجاه معالجته، تحرّرهما من الاكتئاب، وإحساسهما بسيطرة الطفل على المرض (Timko, Stovel, Moos, & Miller, 1992). كذلك لوحظ تحسن في تكيف الأطفال عندما كانوا يتلقون التشجيع على المشاركة في العناية الذاتية، وعندما كانت القيود المفروضة عليهم بحدود الواقع، كما ثبتت جدوى تشجيعهم على الدوام المدرسي والنشاط الجسمي بصورة معقولة. وقد دلت الدراسات على أن احتفاظ الوالدين بهدوئهما وقت الأزمات، وممارسة درجة كافية من الضبط الانفعالي، وتفهمهما لحالة الطفل، هي من بين العوامل التي تساهم بشكل إيجابي في أداء الطفل المريض.

وعندما تعجز الأسرة عن تقديم المساعدة لطفلها المصاب بمرض مزمن، وتكون أساليب التواصل داخل الأسرة غير فعالة، تبرز الحاجة إلى التدخل العلاجي. فالعلاج الأسري والتدريب على البرامج العلاجية يمكن له أن يحسّن من مستوى أداء الأسرة. وقد يحتاج كل من الوالدين والأطفال إلى معالجة مستقلة، فليس بالضرورة دائماً أن تكون نظرة كل من الطرفين إلى المرض واحدة (Strube et al., 1991). وعليه، فالمعالجات الموجهة للوالدين وللأطفال، كل على حدة، يجب أن تكون بالحدود التي تكون فيها فعالة، وبالمدى الذي يكمل بعضها البعض الآخر.

التدخلات النفسية والمرض المزمن: Psychological Interventions and Chronic Illness

كما رأينا، يُحقق معظم المرضى المزمنين تحسناً في نوعية الحياة بعد تشخيصهم بالمرض ومعالجته. وفي الحقيقة، إن كثيراً من الأفراد الذين لا يعانون من الألم أو المرض المستفحل، يحققون نوعية حياةٍ ذات مستوىً عالٍ أو أفضل مما كانت عليه قبل المرض. ولكننا مع ذلك رأينا أن هناك آثاراً سلبية تنجم عن المرض المزمن، منها القلق والاكتئاب واضطراب العلاقات الشخصية المتبادلة. ولذلك حرص علماء نفس الصحة على إيجاد الطرق التي يمكن من خلالها التخلص من هذه المشكلات. وعليه، لا بد من اعتبار قياس مثل هذه العواطف أو الانفعالات جزءاً لا يتجزأ من رعاية الأمراض المزمنة. فالباحثون والإكلينيكيون بحاجة إلى تطوير طرق وأساليب كفيلة بمساعدتهم على التعرف على الأفراد المعرضين للإصابة باضطرابات انفعالية. فالمرضى الذين لديهم تاريخ من الاكتئاب أو الاضطرابات النفسية الأخرى قبل بداية مرضهم المزمن، هم عرضة للإصابة بالاضطرابات الانفعالية، وبالتالي ينبغي تقييمهم لغايات التدخل المبكر (Goldberg, 1981; Morris & Raphael, 1987). ولتحقيق هذا الغرض طُوّرت أساليب علاجية متنوعة للتعامل مع المشكلات التي تصاحب الأمراض المزمنة.

التدخلات الصيدلانية: Pharmacological Interventions

ومن الأساليب التي استُخدمت في علاج الاكتئاب المصاحب للأمراض المزمنة، مضادات الاكتئاب (Antidepressants)، حيث بينت الدراسات فاعليتها في معالجة حالات الاكتئاب الرئيسي، التي تصاحب مرض السرطان (Evans et al., 1988). ومع ذلك، هناك محاذير من استخدامها مع المرضى من كبار السن. كذلك، هناك العديد من المرضى الذين لا يلتزمون بالطريقة التي يصفها الطبيب لتناول العلاج (Evans et al., 1988).

العلاج الفردي: Individual Therapy

كما واستُخدم العلاج النفسي الفردي (Individual Psychotherapy) -وهو الأكثر شيوعاً- في معالجة التداعيات أو التعقيدات النفسية والاجتماعية الناجمة عن المرض المزمن. على أن هناك فروقاً مهمّة بين العلاج النفسي الموجه للأمراض الطبية، وذلك الموجه للاضطرابات النفسية (Wellisch, 1979)؛ فالعلاج النفسي مع الحالات الطبية ليس مستمراً، وإنما يرتبط بالأزمات أو النوبات. فعلى سبيل المثال، المشكلات التي قد تواجه الفتاة المراهقة، على سبيل المثال، بعد أن عولجت أمها من سرطان الثدي، قد لا تحدث مباشرة، وإنما قد تتطور على مدى الأشهر اللاحقة (Lichtman et al., 1984). كذلك يشكل الانتكاس أو التدهور أزمة لدى المريض، ربما تحتاج إلى اهتمام المعالج النفسي، كحالة مريض القلب الذي أُصيب بنوبة ثانية، أو مريض السرطان الذي أُصيب بورم خبيث آخر.

كما يُعتبر التعاون بين الطبيب وأفراد الأسرة من الأمور الضرورية في هذا النمط من العلاج النفسي. فمن موقعه المهمّ والحساس، يعلم المرشد أو المختص النفسي بحالة المريض الجسمية الراهنة. ولأن المشكلات التي يواجهها المريض سوف تكون لها آثارها على مختلف نشاطات أفراد العائلة، فإن هؤلاء لا يكونون في الغالب مشتبكين مع ما ينجم عن المرض من مشكلات.

ويتطلب العلاج النفسي مع الحالات الطبية، احترام دفاعات المريض أكثر مما هي الحال في العلاج النفسي التقليدي. حيث يكون واحد من أهم أهداف المعالج في العلاج النفسي التقليدي هو تحدي دفاعات المريض التي يمكن أن تشكل عائقاً أمام فهم المريض الكافي لمشكلاته، بينما في العمل مع الحالات الطبية تقوم هذه الدفاعات بحماية المريض مما يمكن أن ينجم عن المرض من تعقيدات. وأخيراً، لا بد للمعالج الذي يعمل مع الحالات الطبية، من الفهم الشامل للحالة المرضية وأساليب علاجها، إذ يمكن أن يؤدي المرض، وكذلك العلاج، إلى مشكلات نفسية (كالاكتئاب الذي يُعزى إلى العلاج الكيماوي مثلاً). كما أن المعالج النفسي الذي يجهل هذه الحقائق، ربما يصل إلى تفسيرات خاطئة.

تدخلات العلاج النفسي المختصر: Brief Psychotherapeutic Interventions

تقع التدخلات العلاجية قصيرة المدى التي تُستخدم في التخفيف من الانفعالات الشديدة، ضمن مدى واسع من أنماط التواصل مع المختصين في العلاج النفسي قصير المدى. فالكثير من التدخلات المعلوماتية المختصرة يمكن تقديمها على أساس وقائي، وضمن الأطر الطبية المختلفة. كما أن تزويد المريض وأسرته بالمعلومات حول ما يمكن توقعه أثناء عمليات التشخيص والعلاج، يمكن أن يعمل على تخفيف الكثير من القلق لديهم، أو حتى منع حدوثه (Egbert et al., 1946; Maguire, 1975). فالتأكيد للمريض بأن القلق عبارة عن استجابة طبيعية لضغوط المرض المزمن (Welch-McCaffrey, 1985)، وأن الاكتئاب هو من الآثار الشائعة لبعض الأمراض، كالجلطة الدماغية (Goodstein, 1986; Robinson, 1986)، قد يخفف من قلق المريض وأفراد أسرته فيما يتعلق باستجابتهم للمرض. وهذا النوع من التواصل بين المختصين والمرضى يمكن له أن يحسن من عملية تقييم وجود اضطراباتٍ مزاجية، كما يمكن أن يحسن من انسياب المعلومات أو تدفقها (Holland & Massie, 1987).

لقد تزايد إقبال علماء النفس على الأساليب العلاجية قصيرة المدى ومحددة الخطوات، وذلك في محاولتهم تطوير طرق مقننة واقتصادية، تستهدف أكبر عدد من الناس وبأقل فترة من الزمن (VanDulman, Fennis, & Bleijenberg, 1996). فقد قارن تلتش وتلتش (Telch & Telch, 1986) بين التدريب الجماعي على مهارات

التعامل، والعلاج الجماعي المساند لمجموعة من مرضى السرطان. فوجدا بعد ستة أسابيع أن مرضى مهارات التعامل أظهروا توتراً انفعالياً أقل وحيوية أكثر من مجموعتي العلاج الجماعي أو اللاعلاج. كما أن مجموعة التدريب على مهارات التعامل أحست بكفاءة ذاتية عالية وبمشكلات أقل. ولعل نجاح أسلوب مهارات التعامل يُعزى إلى طبيعته المحددة والموجهة نحو تعزيز الإحساس بالضبط.

ومع أن معظم التدخلات العلاجية ركزت بالتحديد على مهارات التعامل، إلا أننا نجد أن هناك أساليب جديدة، تُستخدم في محاولة تحسين استجابة المريض الانفعالية والسلوكية للمرض المزمن. وهذه تشمل أساليب مثل العلاج بالموسيقى أو الفن أو الرقص. أنظرا على سبيل المثال (Pacchetti et al., 2000)

تعليم المرضى: Patient Education

كما وُجد أن برامج تعليم المرضى التي تتضمن التدريب على مهارات التعامل، فعالة في تحسين أداء فئات متعددة من المرضى المزمنين، بمن فيهم مرضى القلب والسرطان والجلطات الدماغية. وقد وُجد أن مثل هذه البرامج تزيد من المعرفة بالمرض، وتقلل من القلق، وتزيد من شعور المريض بوجود هدف ومعنى لحياته (Brantley, Mosley, Bruce, McKnight, & Jones, 1990; J. Johnson, 1982). كما وُجد أنها تقلل من الألم والاكتئاب (Lorig, Chastain, Ung, Shoor, & Holman, 1989). وتحسّن من ادارة الموقف (Lacroix, Martin, Avendano, & Goldstein, 1991)، وتزيد من الالتزام بالعلاج (Greenfield et al., 1988)، وترفع من مستوى الثقة بالقدرة على تدبر الألم، والآثار الجانبية الأخرى(J. C. Parker et al., 1988) وذلك بالمقارنة مع مرضى على قائمة الانتظار لم يشاركوا بأية برامج من هذا النوع. ومع ذلك، ما نزال بحاجة إلى مزيد من الأبحاث للتعرف على تلك الفئات التي تلجأ للإنكار كوسيلة للتعامل والتكيف (Welch-McCaffrey, 1985)، أو التي يكون التنبؤ بحالتها غير إيجابي (Telch & Telch, 1986).

وتمثّل شبكة الإنترنت وسيلة مثيرة في مجال توفير هذه الأنواع من التدخلات العلاجية، وبصورة مجدية. فالمعلومات حول الأمراض يمكن عرضها بطريقة واضحة وبسيطة. حتى المعلومات المتعلقة بمهارات التعامل مع الآثار الجانبية للمعالجة، يمكن نشرها عبر مواقع ملائمة على الإنترنت لاستخدام المرضى وأسرهم (Budman, 2000).

الاسترخاء والتمارين: Relaxation and Exercise

ويُستخدم التدرب على اساليب الاسترخاء بشكل واسع فى علاج المرضى المزمنين؛ فهو يقلل من القلق والشعور بالغثيان الناجم عن العلاج الكيماوي، ويقلل من الألم عند مرضى السرطان (M. P. Carey & Burish, 1988). وقد ثبت أن الجمع بين الاسترخاء وادارة الضغوط ومراقبة ضغط الدم كان مفيداً في معالجة ضغط الدم الأساسي (Agras, Taylor, Kraemer, Southam, & Shneider, 1987). أما التمارين، فقد استُخدمت بشكل واسع مع مرضى القلب، حيث أدت إلى تحسن في لياقتهم الجسمية وفي نوعية حياتهم (Blumenthal & Emery, 1988). أما فيما يتعلق بالأثر المباشر للتمارين على مزاج المريض، فلم تكن النتائج حاسمة بهذا الشأن.

تدخلات المساندة الاجتماعية: Social Support Interventions

كما أشرنا في الفصل السابع، يبدو أن المساندة الاجتماعية أحد المصادر المهمة للذين يعانون من المرض المزمن. فالمرضى الذين يتمتعون بعلاقات اجتماعية جيدة، من الأرجح أن يكون تكيفهم للمرض إيجابياً أيضاً. وقد وُجدت مثل هذه العلاقة لدى العديد من المرضى من بينهم مرضى السرطان (Neuling & Winefield, 1988)، ومرضى التهاب المفاصل (Goodenow, Reisine, & Grady, 1990)، ومرضى الكلى (K. Siegel, Mesagno, Chen, & Christ, 1987)، ومرضى إصابات العمود الفقري (Schulz & Decker, 1985). وهناك الكثير من الدلائل التي تشير إلى أن المساندة الاجتماعية يمكن أن تؤثر ايجابياً في النتائج الصحية بما يعزز الشفاء ويزيد من احتمالية طول العمر (A. J. Christensen, Wiebe, Smith, & Turner, 1994; Grodner et al., 1996; R. M. Kaplan & Toshima, 1990; V. L. Wilcox, Kasl, & Berkman, 1994; see chapter 7).

لكن مصادر المساندة الاجتماعية، يمكن أن تتهدد بفعل المرض المزمن. وبالتالي، ربما تحتاج العديد من التدخلات إلى الاهتمام بمسائل المساندة الاجتماعية. ويحتاج المرضى إلى الوعي بمصادر المساندة الاجتماعية المتوفرة في بيئتهم الاجتماعية، وتعليمهم كيفية استخدام هذه المصادر بفعالية (Silverstein, & Litwak, 1993). فعلى سبيل المثال، يمكن حثّ المرضى على الانضمام إلى جماعة من الجماعات أو الفعاليات المجتمعية أو الاجتماعية.

كما تعتبر المساندة الأسرية للمريض المزمن أمراً في غاية الأهمية؛ ليس لأنها تعزز الأداء الجسمي والعاطفي للمريض فحسب، وإنما لأنها تعزز التزامه بالعلاج أيضاً (Davis & Eichhorn, 1963; B. S. Wallston et al., 1983). فأفراد الأسرة لا يقومون بتذكير المريض بنشاطات هو بحاجة إلى ممارستها، ولكنهم يربطون العلاج بنشاطات موجودة مسبقاً، وبالتالي تزداد احتمالات الالتزام بالعلاج؛ كما هو الحال بالنسبة للأسرة التي تمارس الركض صباحاً ومساءً كل يوم مثلاً. وفي بعض الأحيان قد تحتاج الأسرة إلى التوجيه كي تتجنب تصرفات يمكن أن تصدر منها بحسن نية، فالعديد من الأسر مثلاً تشعر بأن عليها تشجيع المريض على المرح، الأمر الذي يمكن أن يكون له آثاره السلبية غير المقصودة، كالشعور بعدم القدرة على مشاركة الآخرين محنهم وهمومهم. فأحياناً -وفي مراحل معينة من المرض- قد تكون أنواع من المساندة مُلائمة أكثر من غيرها، كالمساندة العملية الملموسة (اصطحاب المريض من المركز الطبي وإليه)، بينما في مراحل أخرى قد تكون المساندة العاطفية هي الأكثر ملاءمة وأهمية. لذلك قد يحتاج الأقارب والأصدقاء إلى المساعدة في التمييز بين السلوكيات التي تشكل مساندة، وتلك التي لا تشكل مساندة بالنسبة للمريض. وأحياناً قد يكون للمعلومات البسيطة تأثيرها الإيجابي الكبير في مساعدة أفراد الأسرة على توفير المساندة الاجتماعية للمريض المزمن (Dakof & Taylor, 1990; Martin, Davis, Baron, Suls, & Blanchard, 1994). وفي إحدى الدراسات على زوجات مجموعة من المرضى الذين عانوا من نوبات قلبية، تبين أن الغالبية منهن يفتقرن للمعلومات حول أمراض القلب، ويواجهن صعوبة في إيجاد الفرصة المواتية للاستفسار، مما ينجم عنه شعورٌ بالتوتر والضيق (D. R. Thompson & Cordle, 1988). ولعل تدخلاً قصير المدى موجهاً لتوعية الأهل والأصدقاء بالمرض، يمكن أن يوضح مثل هذه المواقف.

جماعات المساندة: Support Groups

وتمثل جماعات المساندة الاجتماعية مصدراً آخر بالنسبة للمريض المزمن. بعض هذه الجماعات يشكّلها ويقودها المعالج، وبعضها الآخر يقودها المريض نفسه. وتبحث هذه الجماعات قضايا ذات اهتمام مشترك، وكثيراً ما تزود المريض بمعلومات ذات قيمة حول نجاحات الآخرين في التعامل مع المشكلات التي تنجم عن المرض، فتزوده بفرص مشاركة

الآخرين عواطفهم وخبراتهم (B. H. Gottlieb, 1983; 1988). ويمكن أن تلبي جماعات المساندة الاجتماعية حاجة الأسرة -وكذلك الفريق القائم على تقديم الرعاية الصحية- للمساندة الاجتماعية. ومع أن هذا كان يتم تقليدياً وجهاً لوجه، فتتبادل الجماعة المعلومات بصورة مباشرة، إلا أن تطوراً جديداً بدأ يظهر في هذا المجال، وهو تقديم المساندة الاجتماعية وتلقيها عبر الإنترنت (الإيضاح11-7).

إيضاح 11-7

المساعدة عبر الإنترنت

Help on the Web

لم يُخفِ جانيت وبيتر بيرنهايمر سعادتهما بمولودهما الجديد، لكنهما علما على الفور أنه مصاب بتليف المثانة (Cystic Fibrosis). وأدركا أثناء صدمتهما الكبيرة أنه لم يكن لديهما أية فكرة بأنهما يحملان جينات كامنة لهذا المرض، فحاولا أن يجمعا أكبر قدر من المعلومات حوله.

واستطاع طبيب البلدة أن يزودهما ببعض المعلومات، ولكنهما علما من خلال بعض المقالات في الجرائد، أن هناك تطورات جديدة في هذا المجال. أضف إلى ذلك، أنهما بحاجة إلى مساعدة في التعامل مع السعال وصعوبات التنفس والأعراض الأخرى، وذلك حتى يكون بإمكانهما توفير أفضل رعاية ممكنة لطفلهما الصغير.

توجه الزوجان إلى الإنترنت، فوجدا أن هناك موقعاً للآباء الذين لديهم أبناء يعانون من هذا المرض. ومن خلال المحادثات فيه، تعلما الكثير حول هذا المرض. كما وجدا أن بإمكانهما الحصول على مقالات تزودهما بمعلومات إضافية عنه، والحديث عبر الإنترنت مع آباء آخرين حول أفضل سبل التعامل مع الأعراض، والاستفادة من فرصة مشاركة الآخرين مشاعرهما وأحاسيسهما، والتي ينبغي عليهما التعامل معها يومياً (Baig, 1997).

يتضح مما سبق أن الإنترنت يمثّل، وبشكل متزايد، مصدراً للمعلومات والمساندة الاجتماعية بالنسبة للمريض المزمن. ومواقع الإنترنت جيدة بمستوى جودة المعلومات التي تحويها بالطبع. ومع أن هناك قدراً من المجازفة، الا أن معظم هذه المواقع تعد بعناية دقيقة. ومن بين المواقع المتوفرة موقع (WebMD)، وهو مكرس للمعلومات الصحية. لقد خلقت هذه المواقع على الإنترنت فرصاً كبيرة للمرضى المزمنين ولأسرهم، للحصول على المعلومات والمساندة الاجتماعية، التي لم تكن موجودةً في السابق، مما ساعد على الجمع بين أناس كانوا في الماضي معزولين عن بعضهم بعضاً، ومكّنهم بالتالي من حل مشكلاتهم عبر مشاركة الآخرين فيما يواجهون من خبرات.

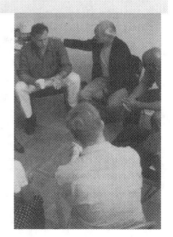

يمكن لجماعات المساندة الاجتماعية أن تلبي تلك الاحتياجات التي لم يتم إشباعها من قبل الأسرة والأصدقاء. كما أنها تمكّن المرضى من مشاركة خبراتهم الشخصية مع الآخرين. (©

David Harry Stewart/ Getty Images)

وبالمقارنة مع مرضىً على قوائم الانتظار، وآخرين لم يشاركوا مطلقاً؛ فقد أثبتت جماعات الدعم فاعليتها. وقد تبين ذلك من الدراسات على مرضى التهاب المفاصل (e. g., Bradley et al., 1987)، ومرضى السرطان (e. g., Telch & Telch, 1986)، ومرضى القلب (e. g., Dracup, 1985)، كما أثبتت جماعات المساعدة الذاتية فوائدها، خصوصاً فيما يتعلق بالتعامل مع الوصمة الاجتماعية المرتبطة ببعض الأمراض المزمنة، كالسرطان أو الصرع (Droge, Arntson, & Norton, 1987)، كما وجد أنها قد ساعدت على تطوير الدافعية اللازمة للالتزام بالبرامج العلاجية (Storer, Frate, Johnson, & Greenberg, 1987).

وقد تشجّع جماعات المساندة الالتزامَ لعدة أسباب. فعلى المريض أولاً أن يلتزم بتغيير سلوكه أمام الآخرين. وهذا الأمر من شأنه أن يحسن من التزامه بالعلاج (Cummings, Becker, Kirscht,& Levin,1981; Janis, 1983). ويمكن للمريض ان يتعلم أثناء تفاعله مع الجماعة أساليب استخدمها الآخرون للنجاح في تقوية الالتزام، وتبنّوها في تصدّيهم للمشكلات. ثم إن المساندة العاطفية والتشجيع الذي يوفره أفراد عانوا من مشكلات مشابهة، يمكنها أيضاً أن تشجعه على الالتزام. كما أن هناك من الدراسات ما يشير إلى أن مشاركة مرضى السرطان في جماعات المساندة الاجتماعية، ساعدت في تحسين وضعهم الصحي (Spiegel & Bloom, 1983).

ومع أنها معروفة بتدني الكلفة، وبأنها الاختيار الملائم في معالجة العديد من أنواع المشكلات، إلا أن جماعات المساعدة الذاتية في الوقت الحاضر لا تصل إلا إلى عدد قليل من المرضى المزمنين (S. E. Taylor, Falke, Shoptaw, & Lichtman, 1986). بالإضافة إلى ذلك، يبدو أنها جذابة بشكل خاص للمتعلمات من النساء البيض، واللواتي ينتمين إلى الطبقة الوسطى.

باختصار، تتوفر للمريض المزمن في تصدّيه لمشكلاته المعقدة، عدة أساليب من العلاج النفسي وتشمل هذه الأساليب: التدخل في الأزمات (Crisis Intervention)، والعلاج الأسري (Family Therapy)، والعلاج الفردي (Individual Therapy)، والعلاج الجمعي (Group Therapy)، أو جماعات المساندة (Support Group). ولكل من هذه الأساليب خصائصه ومزاياه، التي قد تلائم أنواعاً من المشكلات أكثر من غيرها. أما الدراسات التي أُجريت حول فاعلية هذه الأساليب، فتدل، في مجملها، على ما لها من تأثير إيجابي وثابت.

وعلى الرغم من التقدم في رعاية المريض المزمن، واتساع فهمنا للمسائل النفسية-الاجتماعية التي يواجهها هذا المريض، إلا أن الرعاية الطبية والنفسية الاجتماعية له ما تزال غير منتظمة. وبالتالي، على أنظمة الرعاية أن تبادر إلى توسيع قاعدة المناحي السلوكية والنفسية لتحسين الصحة عند المريض المزمن. مما يتطلب توفير تدريبٍ أفضل في هذه النواحي للأطباء والعاملين في الميادين الصحية. كما أن هذه الأساليب بحاجة إلى تطوير، وإلى مراقبة مدى نجاحها أيضاً (Center for the Advancement of Health, 1999).

الملخص

1. في مرحلة ما، تصل نسبة الحالات المزمنة -التي تتطلب الرعاية الطبية - في المجتمع، إلى 50% من مجموع السكان. ومع ذلك، لم يتجه الاهتمام إلى نوعية الحياة من خلال التركيز على المظاهر النفسية والاجتماعية، إلا حديثاً. ومن شأن مؤشرات نوعية الحياة أن تبين المشكلات التي تصاحب الأمراض ومعالجتها، كما أن من شأنها أن تساعد على صياغة قرارات وسياسات تتعلق بمدى فاعلية المعالجة، والموازنة بين الكلفة والفاعلية (الجدوى).

2. على الرغم مما ينتاب المريض المزمن، في كثير من الأحيان، من مشاعر الإنكار، أو القلق، أو الاكتئاب طويل المدى، إلا أنه كثيراً ما يتم تجاهل هذه المشاعر من ناحية تشخيصية، أو يجري خلطها بأعراض المرض ذاته أو بعلاجه، أو يُنظر إليها على أنها سوية، وبالتالي فإنها لا تخضع للتدخل العلاجي.

3. يصاحب القلق، وبصورة ثابتة، العديدَ من الإجراءات الطبية المتعلقة بالمرض، مثل انتظار نتائج الفحوص الطبية، أو الخضوع للفحوصات الدورية. ويزداد الاكتئاب بازدياد شدة المرض، أو الألم، أو العجز الناجم عن المرض.

4. على الرغم من الصعوبات، يتمكن معظم المرضى من ادارة أمراضهم المزمنة، تماماً كما يديرون الأحداث الأخرى الضاغطة في حياتهم. والتعامل النشط والفعال، إلى جانب جهود التعامل المتعددة، قد يكون أكثر نجاحاً من أساليب التجنب، أو التدبر السلبي، أو استخدام استراتيجية واحدة فقط في التعامل.

5. هذا، ويطور المرضى أيضاً مفاهيمهم الخاصة حول المرض، أسبابه، والسيطرة عليه. وترتبط السيطرة المدركة على المرض و/أو معالجته، بالتكيف الجيد عند المريض.

6. وتتركز خدمات التأهيل حول المشكلات الجسمية، خصوصاً ما يتعلق باستعادة الوظائف الجسمية، والالتزام بالمعالجة، وإعادة التدريب المهني، والاستشارات المالية، والتأمين الصحي، والمساندة الاجتماعية.

7. يحقق غالبية المرضى المزمنين بعض النتائج الإيجابية، كما يحققون نتائج سلبية. وربما تحدث النتائج الإيجابية لأن المرضى يعوضون ما فقدوه في نواح أخرى من حياتهم، وفي ما يضعونه من قيمة في هذه النواحي.

8. يشمل التدخل العلاجي مع المرض المزمن: التدخلات الدوائية، والعلاج الفردي، والعلاج النفسي المختصر الموجّه لحلّ الأزمات أو تقديم المعلومات، والاسترخاء والتمارين، والمساندة الاجتماعية، وجماعات المساندة. وبالرغم من قلة استخدامها، تمثل جماعات المساندة مصدراً مهماً من مصادر التدخل العلاجي مع المرضى المزمنين.

قائمة المصطلحات

Body Image	صورة الذات
Denial	الإنكـار
Depression	الاكتئـاب
Dietitians	مختصو الحمية الغذائية
Occupational Therapists	المعالجون المهنيون
Patient Education	تعليم المرضى
Physical Rehabilitation	التأهيل الجسمي
Physical Therapists	المعالجون الطبيعيون
Quality Of Life	نوعية الحياة
Self-Concept	مفهوم الذات
Self-Esteem	تقدير الذات
Social Workers	الأختصاصيون الاجتماعيون
Support Groups	جماعات المساندة

الفصل الثاني عشر

الأبعاد النفسية للأمراض المستفحلة والمميتة

Psychological Issues in Advancing and Terminal Illness

مسائل نفسية في الأمراض المستفحلة

إدارة الأمراض المميتة لدى الأطفال

الفصل الثاني عشر

الأبعاد النفسية للأمراض المستفحلة والمميتة

Psychological Issues in Advancing and Terminal Illness

في لقائه الأول مع طلبة مدرسةٍ ثانوية في إحدى المناطق، بدأ المدير حديثه للطلبة المجتمعين بهذه العبارة: "انظروا حولكم، انظروا يمنةً، انظروا يسرةً، انظروا أمامكم، انظروا خلفكم. بعد أربع سنوات من الآن، سيكون واحد منكم في عداد الموتى". ذهل معظم الطلبة لهذه العبارة، ولكنّ واحداً منهم في الصفوف الخلفية اختلق جلبةً، وفجأةً سقط أرضاً في مشهدٍ أراد أن يسخر به من تنبؤات المدير. وكان هو ذلك الشخص؛ فبعد أسبوعين من حصوله على رخصة السواقة، اصطدمت سيارته بجدارٍ صخري، فدارت بسرعة كبيرة من دون أي سيطرة.

بالطبع، لم يقرأ المدير المستقبل، وإنما استند إلى الإحصائيات التي تقول إن المراهقين يموتون أيضاً، وبالذات نتيجةَ الحوادث. ويندُر أن يصل أي منا سن الثامنة عشرة دون أن يسمع بوفاة شخص واحد على الأقل، سواء أكان هذا الشخص زميل دراسة في الثانوية، أم أحد الجدّين، أم صديقاً للعائلة.

الموت عبر فترات الحياة: Death Across the Life Span

يروى أن الممثل الكوميدي وودي ألن (Woody Allen) قال في عيد ميلاده الأربعين: "سأحظى بالخلود، ليس بأعمالي، ولكن بعدم موتي". معظمنا تساورهم هذه الرغبة في العيش إلى الأبد. ولكن الحياة تنتهي بالموت لا محالة. وقبل مئة سنة فقط، كان الناس يموتون بصورة رئيسة من الأمراض المُعدِية، مثل السل، والأنفلونزا، والالتهاب الرئوي. أما اليوم، فهذه الأمراض تنتشر بدرجة أقل بكثير من السابق، بسبب التقدم الهائل في الصحة العامة وتقنيات الطب الوقائي التي تطورت في القرن العشرين. فبالمعدل، يتوقع الناس في الولايات المتحدة الأميركية، أن يعيشوا 76.7 سنة (Center for Disease Control and Prevention, 2001b). وعندما يأتي الموت، فهو غالباً ما ينشأ عن مرض مزمن، مثل أمراض القلب والسرطان، وليس عن اضطرابات حادة، كما يظهر في الجدول 12-1. وتشير هذه الحقيقة إلى أنه بدلاً من مواجهة موت سريع غير متوقع، فقد يعرف الأميركي العادي السببَ الذي سيموت جرّاءه خلال 5 سنوات أو 10 سنوات أو أكثر.

ويقتضي فهم الأبعاد النفسية المرتبطة بالموت والوفاة القيامَ بجولة، بل وجولة قاتمة، مع الموت نفسه. فما هي أسبابه في كل مرحلة من مراحل العمر؟ وما هي أشكاله؟

الجدول 12-1

الأسباب الرئيسة للوفيات في الولايات المتحدة الأميركية لعام 1998

السبب	عدد الوفيات
أمراض القلب	724859
السرطان	541532
الجلطة الدماغية	158448
أمراض الرئة	112584
الحوادث*	97835
ذات الرئة والإنفلونزا	91871
السكري	64751
الانتحار	30575
التهاب الكلى	26182
أمراض الكبد	25192

* تشمل حوادث السيارات وكل الحوادث الأخرى بما فيها الغرق والسقوط وحوادث الدراجات الهوائية وتحطم الطائرات

(Source: Vital Statistics System, 2000)

الجدول 12-2

الأسباب الرئيسة للوفيات في العالم لعام 1999

السبب	عدد الوفيات
أمراض القلب	16970000
السرطان	7065000
عدوى تنفسية (حادةعليا/سفلى)	4039000
أمراض تنفسية	3575000
الحوادث*	3412000
الإيدز (HIV/AIDS)	2673000
أسباب مرتبطة بالولادة	2356000
أمراض الإسهال	2213000
أمراض هضمية	2049000
السل	1669000

* تشمل حوادث السيارات وكل الحوادث الأخرى بما فيها التسمم والسقوط والحرائق والغرق

.(Source: World Health Organization, 2001)

الموت في مرحلة الرضاعة والطفولة: Death in Infancy or Childhood

بالرغم من أن الولايات المتحدة الأميركية إحدى أكثر الدول تقدماً من الناحية التكنولوجية، إلا أن معدل وفيات الرضع فيها مرتفع (7.2 لكل 1000) (Center for Disease Control and Prevention, 1999b)، وهو أعلى من المعدل في دول أوروبا الغربية. ورغم أن هذه الأرقام تمثل انخفاضاً كبيراً في معدل وفيات الرضع خلال العقد الأخير (من 10 لكل 1000)، فما يزال احتمال وفاة الرضع الأميركيين من أصل أفريقي يساوي ضعف احتمال وفاة الرضع البيض خلال السنة الأولى من عمرهم (Henifin, 1993; M. McGinnis et al, 1992).

إلام نعزو هذه الإحصائيات المزعجة؟ تتمتع الدول التي لها معدل وفيات رضع أدنى من الولايات المتحدة الأميركية، ببرامج طبية وطنية تقدم خدمات رعاية الأمومة خلال الحمل، وهي برامج مجانية أو ذات كلفة متدنية. والولايات المتحدة الأميركية هي الوحيدة بين الدول المتقدمة التي تخلو من مثل هذه البرامج. وعندما يموت رضيع قبل الأوان أو عند الولادة، فكثيراً ما يُعزى ذلك إلى الرعاية السيئة السابقة للولادة (Prenatal Care) بالنسبة للأم.

ومما يدهش، أنه مع تحسن التقنيات الإنجابية، فإن التباين العرقي في معدل وفاة الأطفال ازداد فعلاً، مما يعكس استمرار عدم المساواة في الوصول إلى مصادر الرعاية الصحية، وفي توزيع حصصها وخدماتها (Henifen, 1993). وربما يقلل توفر الرعاية الصحية لكل الأميركيين من احتمالية عدم المساواة هذه، الأمر الذي سيكون له تأثيره في انخفاض المعدل الإجمالي لوفيات الرضع.

وتُعَدّ التشوهات الخَلْقية (Congenital Abnormalities)، ومتلازمة موت الرضيع الفجائي (-Sudden Infant Death Syndrome SIDS) من أسباب الموت الرئيسة في السنة الأولى من حياة الرضّع. وما تزال أسباب متلازمة موت الرضيع الفجائي غير معروفة تماماً -فالرضيع يتوقف عن التنفس ببساطة - لكن الدراسات الوبائية تشير إلى أن هذه المتلازمة تحدث على الأغلب في بيئة تقطنها الطبقات الأدنى (الفقيرة)، وفي حالة تدخين الأم أثناء حملها (R. R. Robinson, 1974)، وعند وضع الطفل على بطنه أو جنبه. ومع أن متلازمة موت الرضيع الفجائي تبدو رحيمة بالنسبة للطفل، حيث أنها تسبب موت الطفل بهدوء، إلا أن الأمر ليس كذلك بالنسبة لبعض الآباء. فالارتباك ولوم الذات والشك عند من يجهلون هذه الظاهرة، قد يشكل عبئاً نفسياً كبيراً على الوالدين (Downey et al., 1990). كما أن الروايات الإخبارية (الإعلامية)، التي تسهب في عرض بعض الحالات التي تُعزى فيها وفاة الأطفال إلى متلازمة موت الرضيع الفجائي، وكانت في الحقيقة جرائم قتل، لم تساعد آباء مثل هؤلاء الأطفال على مواجهة الأزمة بشكل جيد. وقد يصعب الفصل بين متلازمة موت الرضيع الفجائي وجرائم القتل، مما يقود إلى تعقيدات قانونية وعاطفية (R. Nowack, 1992). وقد وُجِد أن تكيف أمهات أطفال متلازمة موت الرضيع الفجائي، يكون أفضل إذا كان لديهن أطفال آخرون، وعندما لا يوجّهن اللوم لأنفسهن لوفاة الرضيع، وإذا أتيح لهن الاتصال بالرضيع قبل وفاته (H. A. Graham, Thombson, Estrada, Yonekura, 1987).

لقد ثبت الآن أن وضع الرضيع في أثناء النوم له علاقة وثيقة بمتلازمة موت الرضيع الفجائي، وقد أدت هذه المعرفة إلى تدني حدوثها بشكل كبير. ويموت الآن من الأطفال الأميركيين بهذه المتلازمة حوالي 30% أقل مما سبق، بعد أن تم إرشاد الآباء ليضعوا أطفالهم على ظهورهم عوضاً عن بطونهم في أثناء النوم، وقد ساهم هذا في إنقاذ أكثر من 1500 حياة طفل سنوياً (New York Times, 1995).

أما بعد السنة الأولى من العمر، فالسبب الرئيس للوفيات بين الأطفال تحت سن 15 سنة هو الحوادث. حيث تبين أن الحوادث مسؤولة عن 40% من مجموع الوفيات في هذه الفئة. وتتمثل الحوادث خلال الطفولة المبكرة غالباً في التسمم العرضي، والإصابات، والسقوط داخل المنزل. وفي السنوات اللاحقة من العمر، فإن حوادث المركبات تكون المسبب الرئيس للوفاة بالحوادث (National Center for Injury Prevention and Control, 1998). ومما يدعو إلى التفاؤل، أن نسبة الوفيات بالحوادث المنزلية وحوادث المركبات قد انخفضت إلى حد كبير في السنوات الأخيرة (M. McGinnis et al., 1992)، ويعود ذلك إلى تزايد الاهتمام بأسباب وفاة الأطفال، وتطور التكنولوجيا الوقائية؛ مثل مقاعد الأطفال الخاصة بالمركبات.

ويعتبر السرطان، خصوصاً سرطان خلايا الدم البيضاء أو اللوكيميا (Leukemia)، السبب الرئيس الثاني للوفيات عند الأطفال الذين تتراوح أعمارهم بين سنة و15 سنة، ونسبته في ازدياد مستمر. واللوكيميا شكل من أشكال السرطان الذي يصيب نقيّ العظم (Bone Marrow) الذي ينتج أعداداً كبيرة من خلايا الدم البيضاء، فتكون النتيجة فقرَ الدم بصورة مخيفة، ومضاعفات أخرى. وقبل زهاء 30 عاماً، كان تشخيص اللوكيميا بمثابة شهادة وفاة للطفل. أما الآن، وبفضل التقدم في العلاج، بما في ذلك المعالجة الكيماوية وغرس نقيّ العظم (Bone Marrow Transplant)، فإن ما يزيد عن 70% من ضحايا اللوكيميا يتغلبون على المرض (M. McGinnis et al., 1992). ولكن، لسوء الحظ، قد تكون هذه الأساليب، خصوصاً غرس نقيّ العظم، بالغة الألم، وتنتج عدداً من الآثار الجانبية البغيضة. ومع ذلك، أعطت مثل هذه الأساليب مرضى اللوكيميا وأسرهم أملاً فقدوه زمناً طويلاً. ويطرح الإيضاح 12-1 بعض المسائل التي يواجهها ضحايا اللوكيميا في الطفولة.

إيضاح 12-1

دمج أطفال اللوكيميا

Mainstreaming the Leukemic Child

في وقت من الأوقات كان تشخيص الطفل باللوكيميا يعني الموت المحتّم. أما الآن، يعيش أطفال كثيرون سبق أن أصيبوا بهذا المرض، حياة طويلة وكاملة؛ ويعيش بعضهم فترات متقطعة من المرض والمعالجة، وآخرون من دون أية أعراض مرضية. ولأن الكثير من أطفال اللوكيميا يتمتعون بفترة هدأة (remission) (فترة خالية من الأعراض)، فإنهم يُدمَجون في مجتمعاتهم بدلاً من رعايتهم في مرافق علاجية، كما كان الحال في السابق أنظرا (Michael & Copeland, 1987).

ورغم أن هناك العديد من الإيجابيات في دمج أطفال اللوكيميا، إلا أن ثمّة بعض الصعوبات المرتبطة بها أيضاً. فربما يبدو هؤلاء مختلفين عن غيرهم من الأطفال. وقد يكونون نحيلين شاحبين، ويتساقط شعرهمّ (صلعان)، نتيجة للمعالجة، خصوصاً الكيماوية منها. وقد تكون طاقتهم ضئيلة للقيام بالنشاطات البدنية، وربما يحتاجون بين الحين والآخر إلى العودة إلى المستشفى لتلقي العلاج. ولأن اللوكيميا أحد أشكال السرطان، ويرتبط سابقاً بالوصمة الاجتماعية، وبالموت المحتم، فإن هذا يجعله مزعجاً للعديد من الناس الذين يجهلون ما يتعلق به. وعليه، قد يتطلب دمج طفل اللوكيميا إعداداً حذراً ومدروساً وحساساً وكافياً.

وقد طور أحد مستشفيات الأطفال الكبرى برامج عديدة لمثل هذا الدمج، هدفها الرئيس العمل مع العائلة كلها (الطفل المريض ووالداه وأشقاؤه)، وتعديل بيئة الطفل الكلية (البيت والمدرسة) لجعل الانتقال (الدمج) يتم بيسر وسهولة. ويتم تنفيذ خطوات عديدة عندما يكون الطفل في طور المرض الحاد. حيث يقوم المستشفى بتوفير فندق إقامة لعائلات الأطفال الذين يخضعون للعلاج بالأشعة، لكي يكون الأبوان قريبين من الطفل طيلة المعالجة. فهناك مطبخ مشترك، وغرفتان للطعام والجلوس، مما يسمح للآباء باللقاء

وتبادل المعلومات والحديث عما يقلقهم. وهناك أيضاً برامج ترويحية قام بتطويرها أخصائيون مدربون في نشاطات المرضى، حتى يستطيع الطفل المريض اللعب، والتخلّص من الهواجس حول المرض ومعالجته في الوقت نفسه. فالألعاب التي يكون موضوعها الطبيب والمريض، وألعاب الجسم والصورة مثلاً، ربما تنبئ عن وجود مشكلات في التكيف. وألعاب كهذه تساعد الطفل في البدء بالانتقال إلى الحياة الطبيعية. ويمكن للأشقاء ممن لديهم صعوبة في التكيف مع مرض أخيهم أو أختهم، أن يشاركوا في غرف الألعاب، ويعملوا على إزالة ما يشوشهم في هذا السياق.

وهناك تدخلات موجهة للأهل، تساعدهم على فهم حالة طفلهم المصاب باللوكيميا. ويستطيع الآباء المشاركة في برامج تثقيفية، أعدت لتبديد مخاوفهم، وتعليمهم كيفية توفير الرعاية اليومية المنزلية، وتمكينهم من مساعدة الطفل حتى يتكيف مع المرض. وهناك خط هاتفي خاص، يشجع الوالدين على اقامة شبكة اتصال مع أهالي أطفال اللوكيميا الآخرين.

ويعمل المتخصصون بنشاطات المرضى أيضاً مع المدارس، لتيسير عودة الطفل المصاب إلى البيئة المدرسية. وبعد لقاءات مع الطفل وعائلته للكشف عن المشكلات والضغوط المحتملة، يجتمع المختص مع مدير المدرسة والمعلمين وممرضة المدرسة، وغيرهم من العاملين لتثقيفهم حول مرض الطفل واحتياجاته، ومساعدتهم في جعل الطفل مرتاحاً في الجو المدرسي. وقد يجتمع الأخصائي مع أطفال آخرين في صف الطفل المصاب، ليخبرهم عن المرض، ويبدد أية مخاوف تساورهم حوله. وربما يقدّم شرحاً في الصف حول اللوكيميا ومعالجتها. وتساعد هذه الخطوات على التعامل مع أطفال اللوكيميا بشكل سوي.

ومما يدعو للدهشة، أن بعض التدخلات التي تساعد الأطفال على الانخراط في الحياة السوية، تتضمّن تعريضهم لأطفال آخرين مصابين باللوكيميا. فمثلاً، ينظم المستشفى مخيمات صيفية لأطفال اللوكيميا وآخرين مصابين بالسرطان أو اضطرابات الدم. والهدف الأساسي هو تكوين صورة ذاتية إيجابية. بل إن كثيراً من المشرفين والقائمين على هذه التدخلات، كانوا هم أنفسهم مصابين باللوكيميا، وبهذا يمثّلون نماذجَ حية إيجابية بالنسبة للأطفال المصابين.

إن هذا التأهيل الشامل يقدم مثالاً يثير الإعجاب حول ما يمكن إحرازه عندما يتمكن الجهد الواعي من التصدي لجميع الاحتياجات النفسية والاجتماعية للمصابين بمرضٍ مزمن.

ويمكننا القول بصورة عامة إن معدل الوفيات قد انخفض بالنسبة لمعظم أسباب الوفيات عند الأطفال والرضع. والعامل الوحيد الذي لم يتراجع خلال العقد الأخير هو المتمثل بحوادث القتل، التي ارتفعت نسبتها حوالي 13% منذ عام 1978 (HcGinnis et al., 1992).

لا تكتمل مناقشة وفاة الأطفال إلا إذا فهمنا كيف يطور الطفل مفهومه عن الموت (ChildrenUnderstanding of Death). حيث أن فكرة الطفل حول الموت تتطور ببطء تماماً. فمعظم الأطفال حتى سن الخامسة، يفكرون بالموت على أنه نوم عميق. وهم في هذه السن غالباً ما يكونون فضوليين تجاه الموت أكثر من كونهم خائفين أو حزانى. ويعود ذلك جزئياً إلى عجزهم عن فهم الموت على أنه أمرٌ نهائي، ويتعذر العودة منه. ولكن، ينظر الأطفال إلى الشخص المتوفى على أنه ما يزال موجوداً، يتنفس ويأكل، وإنما في صورة مختلفة، مثلما تفعل سنو وايت في فيلم "الجميلة النائمة" (Sleeping Beauty)، وهي تنتظر أميرها (Bluebond-langer, 1977).

وقد تتطور فكرة الموت على أنها نهائية بين سن الخامسة والتاسعة، مع أن معظم الأطفال في هذه السن لا يفهمون الموت فهماً بيولوجياً. ويأخذ الموت بالنسبة لبعض هؤلاء الأطفال صبغة شخصانية بصورة أشكال وهمية مثل الأشباح أو الشياطين. وقد يعتقدون أن الموت يحدث لأن كائناً خارقاً للطبيعة يأتي ليأخذ الشخص بعيداً. وفكرة الموت بأنها ظاهرة كونية وحتمية، قد لا تتطور قبل سن التاسعة أو العاشرة. ففي هذه المرحلة، يتكون لدى الطفل فهم جزئي

للعمليات المتصلة بالموت (مثل الدفن وإحراق جثث الموتى)، ويعرف أن الجسم يتحلّل، ويدرك أن من يموت لا يمكنه العودة إلى الحياة (Blueboud- Langner, 1977; Kastenbaum, 1977).

الموت في سن الشباب: Death in Young Adulthood

عند سؤالهم عن رأيهم في الموت، يتخيل معظم الشباب على الفور صدمة (Trauma) أو حادثاً مروعاً. وهذا الإدراك واقعي إلى حد ما. فمع أن معدل الوفيات بين المراهقين منخفض عموماً (حوالي 0.93 لكل 1000 شاب في سن 15-24)، إلا أن السبب الرئيس للوفيات في هذه الفئة العمرية يعزى لإصابات غير مقصودة، غالباً ما تكون متصلة بحوادث المركبات (M. McGinnis et al., 1992; National Center for Injury Prevention and Control, 1998). وتشكل جرائم القتل السبب الرئيس الثاني للوفيات، وهو السبب الرئيس للوفاة بين الشباب السود. وفي الحقيقة، إن معدل جرائم القتل بين الشباب السود في سن 15-24 ازداد أكثر من 60% منذ عام 1978، وهذه النسبة تتجاوز سبعة أضعاف مثيلاتها لدى الشباب البيض (National Vital Statistics System, 2000). ويشكل الإيدز السبب الرئيس الثالث للوفاة في هذه الفئة العمرية، بينما يأتي الانتحار، وغالباً بالأعيرة النارية، في المرتبة الرابعة. أما السرطان فهو مسؤول عن معظم الوفيات الباقية في هذه الفئة العمرية.

بعد وفيات الأطفال، تعد وفيات الشباب فاجعة كبرى. فالشباب حصيلة سنوات من التنشئة الاجتماعية والتعليم، وهم مقبلون على تكوين أسرهم ومستقبلهم الخاصين. لذلك، تبدو وفاة الشباب مأساة حقيقية، لأن حياتهم كما يبدو قد تبدّدت، ولأنهم حرموا فرصة النمو والنضج معاً (Kalish, 1977).

ومن الطبيعي أن يشعر الشاب بالصدمة والحنق والظلم عندما يشخص لديه مرض مميت، كالسرطان. وغالباً ما يواجه الفريق الطبي صعوبات في التعامل مع المرضى من هذه الفئة. فهم في الغالب يشعرون بالغضب في معظم الأوقات؛ ولأنهم يتمتعون بصحة جيدة من النواحي الأخرى، فقد يواجهون فترة احتضار مستمرة وطويلة. وبعكس كبار السن، يمتلك الشباب ببساطة نصيباً أدنى من العوامل البيولوجية التي تسبب الوفاة، لذا فإنهم لا يستسلمون بسرعة للمضاعفات مثل التهاب الرئة أو الفشل الكلوي. وأصعب من يمكن التعامل معهم عاطفياً هما الأب أو الأم لشباب مصابين بمرض مميت. لذلك، ليس مدهشاً أن يشعر هؤلاء الآباء أنهم سُلبوا الفرصة ليروا أبناءهم وهم يكبرون وينضجون، ويحققون أمنياتهم وأهدافهم في الحياة، كالشباب الآخرين.

الموت في منتصف العمر: Death in Middle Age

يبدأ الموت في منتصف العمر، يأخذ أبعاداً واقعية أكثر، وأحياناً مخيفة، وذلك لأنه يصبح أكثر انتشاراً وشيوعاً، ولأن الناس يعانون من مشكلات صحية مزمنة قد تقتلهم في النهاية. ويُعتقد أن أزمة منتصف العمر (Midlife Crisis) (J. Conway, 1978; Gould, 1972; Shechy, 1974) التي شاعت بين الناس والتي ربما تحدث في الأربعينات أو بداية الخمسينات من العمر، تنجم جزئياً عن إدراك تدريجي بأن الموت أصبح وشيكاً. وقد تختبر بوفاة أحد الوالدين أو المعارف أو الأصدقاء، أو بعلامات جسدية تدل على كبر السن (Kasteabaum, 1977). وربما يظهر الخوف من الموت رمزياً، كخوف من فقدان المظهر الجسدي أو الحيوية الجنسية أو القدرة الرياضية، أو يتركز الخوف على عمل الفرد: كأن يدرك أن عمله أصبح بلا معنى، وأن أحلام الشباب والطموحات، لن تتحقق أبداً. ولعل التغيرات المفاجئة في حياة الفرد التي تظهر أحياناً استجابة لهذه الأزمة، كالطلاق، أو الزواج ثانيةً من فتاة أصغر منه بكثير، أو التغيير الجذري في العمل؛ قد

يُنظر إليها جزئياً على أنها محاولة لتأجيل الموت (Gould, 1972). ويقدم الإيضاح 12-2 مثالاً مناسباً على مثل هذه الخبرة.

إيضاح 12-2

مواجهة مع الموت

A Confrontation with Mortality

قد يدفع الاتصال الشخصي بالموت، الفرد إلى إعادة تقييم مسار حياته، لا بل أحياناً إلى تغيير جذري في حياته. في المقتطفات التالية من كتابها "رحلات"، تصف جيل شيهي (Gail Sheehy, 1974, pp. 2-3, 5) الظروف التي قادت إلى أزمتها الشخصية الخاصة:

"في منتصف الثلاثينيات من عمري، أصبت، ومن دون إنذار، بانهيار عصبي. لم يخطر في ذهني أبداً أني، وأنا في قمة سعادتي، سأحتاج إلى كل ما لدي من قوة وإرادة، فقط لكي أبقى متماسكة. كنت أتحدث مع صبي من إيرلندا الشمالية، حيث كنت آنذاك في مهمة للمجلة التي أعمل بها، عندما أصابته رصاصةٌ فجرت وجهه. بهذه السرعة تغير الحال. فقد كنا في مسيرة للحقوق المدنية، حين واجهتنا مجموعة من الجنود على أحد الحواجز، بالغاز المسيل للدموع والرصاص المطاطي. ثم ما لبثوا أن بدأوا يحشون بنادقهم بالذخيرة الحية ويصوبونها في كل اتجاه. عندها شاهدت بأم عينيّ ذلك الصبي، وقد أصابته الرصاصة في وجهه فمزقته، ولم يبق منه إلا عظمٌ مطحون. "يا إلهي.. هذه ذخيرة حية". حاولت أن أجمع أشلاء وجهه، لكنني لم أستطع. لقد كنت أعتقد لغاية تلك اللحظة أن كل شيء يمكن رتقه أو ترميمه. وحين كنت في الطائرة عائدة إلى بلدي، لم أستطع أن أكتب حول ما حدث للمجلة، حيث أنني لم أستطع مواجهة حقيقة موتي.

هزني صوتٌ متطفل في داخلي قائلاً: استيقظي. لقد انقضى نصف حياتك. ماذا بشأن ذلك الجزء منك الذي يتوق إلى العودة إلى البيت، وإنجاب طفل آخر؟ وقبل أن أبادر بالجواب، بادرني بشيء طالما قمت بتأجيله: "ماذا حول الجانب الآخر منك، الذي يريد أن تكون له مساهمته في هذا العالم؟ هل الكلمات والكتب والمسيرات والتبرعات تكفي؟ لقد كنت ممثلةً ولست مشاركة. والآن، إنني في الخامسة والثلاثين".

إن مواجهة المرء لحسابات الحياة للمرة الأولى ليس بالأمر البسيط. إنه، بكل بساطة أمر مخيف.

(Source: From " Passages " by Gail Sheehy, 1974, 1976, Penguin Books USA, Inc.).

إن السبب الرئيس للموت المبكر (Premature Death) في مرحلة الرشد -أي قبل سن 75 عاماً- هو الموت الفجائي الذي يُعزى إما إلى نوبات قلبية أو إلى جلطات دماغية. وفي مؤتمر للسرطان، دهش الأعضاء المشاركون عندما سمعوا المتحدث الرئيس للمؤتمر يتمنى للجميع الوفاة بنوبة قلبية. والمعنى الذي أراده المتحدث هو أن الموت المفاجىء والسريع موتٌ يخلو من الألم، بالمقارنة مع الموت البطيء والمؤلم كالذي يأتي بسبب السرطان. وعندما سئل الحضور عن نوع الموت الذي يختارونه لأنفسهم، فقد اختار معظمهم الموت المفاجىء الخالي من الألم أو التشوهات. ومع أن المأخذ على الموت المفاجىء هو أنه لا يسمح للفرد بالاستعداد للرحيل، إلا أنه من نواحٍ أخرى يسهل عليه الرحيل بكرامة؛ فلا يواجه حالة التدهور أو التحلل الجسدي، ولا الألم أو فقدان السيطرة العقلية. هذا بالإضافة إلى أن الموت المفاجىء يعتبر من نواحٍ أخرى رحمة للأسرة. فلا تعيش الأسرة المعاناة العاطفية الناجمة عن رؤية المريض يتراجع جسمياً ونفسياً ولا تتفاقم أعباؤها

المالية. أما المجازفة في الموت المفاجىء، فتتمثل في عدم اختيار تلك اللحظة، التي قد لا تأتي في الوقت المناسب. فالأسرة قد لا تكون مهيأة مالياً للتعامل مع الموقف، وقد يشعر بعض أفراد الأسرة بالغربة، حين يأتي الموت على حين غرة، وقبل أن تسوى صراعاتهم.

وفي الآونة الأخيرة، انخفض معدل الوفيات بين الأفراد من فئة منتصف العمر، وذلك جراء تدني الإصابة بالسرطان بنسبة تصل إلى 60%. ويُعزى هذا الانخفاض بشكل رئيس إلى الانخفاض في نسبة الإصابة بسرطان الرئة الناجم عن التدخين. كما تدنت نسبة الإصابة بأمراض القلب والجلطات الدماغية في العقدين الأخيرين. فمنذ عام 1979، لوحظ انخفاض في معدل وفيات الأفراد بعمر 25-65 سنة بنسبة 25% (جدول12-1) (M. McGinnis et al., 1992).

الموت في مرحلة الشيخوخة: Death in Old Age

إن الموت ليس بالأمر الهيّن في أي وقتٍ أو مرحلة من مراحل العمر أو الحياة. لكنه في الشيخوخة ربما يكون أسهل. فكبار السن بصورة عامة أكثر استعداداً لمواجهة الموت من صغار السن. حيث يكون المسن قد فكر بالموت وقام ببعض التحضيرات الأولية، وشاهد أصدقاء له أو أقارب يعبرون هذا الطريق، وأتيحت له فرصة التعبير عن استعداده للموت. كذلك يكون كبير السن قد تكيّف مع بعض التغيرات، كالتراجع في مظهره، وعجزه عن تحقيق بعض أهدافه، والانسحاب من بعض النشاطات بسبب ضعف طاقته (Cumming, 1964).

وتُعزى وفاة كبار السن عادةً إلى أمراض انحلالية، كالسرطان والجلطة الدماغية والقلب، أو بسبب التدهور الجسمي العام الذي يجعلهم عرضة للإصابة بالأمراض المعدية أو للفشل في عمل بعض أجهزة الجسم. ومع أنه ليس من السهل التكيف مع الأمراض الانحلالية، إلاّ أن الموت الفعلي بالنسبة لكبير السن قد يكون أسهل. فالمرحلة الأخيرة من المرض تكون بصورة عامة أقصر بالنسبة له، وذلك لأن هناك عوامل وأسباباً بيولوجية أخرى تساعد على اقتراب النهاية. وكفئة عمرية، ربما يكون لكبار السن فرصة أفضل للموت بكرامة.

لقد بدأ علماء النفس الصحي البحثَ في العوامل التي يمكن أن تتنبأ بمعدل العمر عند الوفاة بين كبار السن. فلماذا يعيش بعضهم للسبعينات من العمر، بينما يعيش غيرهم حتى التسعينات أو أكثر؟ من الواضح أن هناك أمراض جديدة، وحالات كانت موجودة سابقاً لكنها ازدادت سوءاً، قد تفسّر الكثير من هذه الفروق (J. Rodin & McAvay, 1992). في الوقت نفسه، لا يمكننا استثناء ما طرأ على العوامل النفسية والاجتماعية من تغيرات. إذ أن تدني الشعور بالرضا عن الحياة، والإحساس بالاكتئاب، يشيران إلى تراجع في الصحة عند كبار السن (J. Rodin & McAvay, 1992). كما تشكل العلاقات الأسرية الحميمة، حمايةً لكبير السن، خصوصاً عندما يكون للوالد المترمل علاقته الحميمة بأبنائه الراشدين (Silverstein & Bengtson, 1991). من الواضح أن للعوامل النفسية الاجتماعية دورها المهم، ليس في نوعية الحياة فحسب، وإنما في حالَتَي الصحة والمرض عبر مسيرة الحياة كلها أيضاً.

في ضوء هذه النتائج، تركزت الأهداف الصحية بالنسبة لكبار السن في الوقت الحاضر، على تحسين نوعية الحياة أكثر من تقليل نسبة الوفيات. ففي الولايات المتحدة الأميركية مثلاً، تشير الإحصائيات إلى أن نسبة الوفيات في عمر 65 سنة فما فوق قد تدنّت، كما وأصبحت القيود على النشاطات اليومية لهذه الفئة العمرية أقل مما كانت عليه قبل 15 سنة. لكن الصورة في المناطق الأخرى من العالم مختلفة. حيث يعيش المسن في العديد من البلدان حياة أطول (بمعدل 64 سنة في بلدان العالم الثالث)، ولكن انتشار الأمراض المزمنة في تلك البلدان، خصوصاً الأمراض الناجمة عن التدخين، وسوء

التغذية، والخمول الحركي، وسوء تعاطي الكحول؛ يرتبط بتدني مستوى نوعية الحياة عند العديد من كبار السن (New York Times, 1997) (جدول 2-12).

وقد يحدث تحسن في هذه الصورة مع تزايد الاهتمام بالأمراض، وبأهمية تعزيز نوعية الحياة، وإعطائها الأولوية ضمن سياساتنا الصحية. ومع انتهاء زمن جيل الطفرة (ما بعد الحرب العالمية الثانية)، وتقدم أطفال هذا الجيل بالعمر في العقدين القادمين، فإن الحاجة إلى التقليل من الأمراض والتحسين من نوعية الحياة ستكون ملحّة بصورة أكبر، وذلك لكي لا يستنفد هؤلاء ذلك الكم الهائل من مصادر الرعاية الصحية دون مبرر.

وفي الختام، لا يفوتنا الإشارة إلى حقيقة مثيرة للاهتمام حول كبار السن، وهي أن النساء يعشن عادة أطول من الرجال. حيث تعيش النساء بالمعدل لغاية 80 سنة، بينما يبلغ معدل ما يعيشه الرجال 74 سنة فقط (National Vital Statistics, 2001). ويبين الإيضاح 12- 3 بعض أسباب هذه الفروق. أما الجدول 12-3، فيزودنا بطريقة حساب العمر الشخصي للفرد بشكل تقريبي.

إيضاح 12-3

لماذا تعيش النساء أطول من الرجال؟

Why Do Women Live Longer than Men?

في الولايات المتحدة الأميركية، تعيش النساء بمعدل 6 سنوات أكثر من الرجال. وهذا الفرق مساوٍ تقريباً لما هو موجود في معظم الدول الصناعية والمتقدمة. وفي الدول النامية فقط، التي لا تكون تقنيات الولادة فيها قد تطورت بعد، تموت الكثير من النساء فيها أثناء الولادة، ويعيش الرجال أطول من عمر النساء.

ما هي الأسباب التي تجعل النساء يعشن أطول من الرجال؟ تقول إحدى النظريات، إن الحالة البيولوجية للنساء بصورة عامة، أفضل مقارنةً بالرجال. ومع أن الأجنة من الذكور أكثر من الأجنة من الإناث، إلا أن الوفيات أو الإجهاضات بين الأجنة من الذكور أعلى منها مقارنةً بمثيلاتها من الإناث. وتستمر هذه الفروق في نسبة الوفيات خلال مرحلة الرضاعة، حيث يبقى معدل وفيات الذكور أعلى منه لدى الإناث.

في الحقيقة، إن معدل الوفيات عند الذكور أعلى من معدلها عند الإناث في سائر مراحل العمر. وعليه، فمع أن المواليد الذكور أكثر من المواليد الإناث، إلا أن من يعيش من الإناث حتى العشرينات من العمر أكثر من الذكور. أما الميكانزم البيولوجي الذي يجعل النساء يعشن عمراً أطول من الرجال، فطبيعته ليست معروفة تماماً حتى الآن (Verbrugge, 1989a, 1989b). ربما تكون بعض العوامل جينية وراثية، وبعضها الآخر هرمونية. فكروموسوم "X" عند المرأة، على سبيل المثال، قد يشكل حماية لها من بعض الأمراض، التي يبقى الرجال معرضين للإصابة بها (Holden, 1987). كما قد يشكّل الإستروجين (Estrogen) والبرولاكتين (Prolactin) حمايةً للنساء أيضاً من الإصابة ببعض الأمراض الخطرة، بما فيها أمراض القلب.

وهناك سبب آخر لوفاة الذكور بأعداد أكثر من الإناث في جميع الأعمار، وهو أن الذكور بشكل عام يميلون إلى المجازفة والسلوك الخَطِر. ولعل التدخين هو أحد الأشكال الرئيسة للسلوك الخطر، الذي يفسر حوالي 40% من الفروق في الوفيات بين الرجال والنساء. فالتدخين بالطبع عامل خطورة للإصابة بأمراض رئيسة وخطيرة، كأمراض الشرايين والقلب والسرطان وانتفاخ الرئة، والتي تعتبر جميعها أسباباً مباشرة للوفاة. والرجال معرضون للضغوط المهنية أكثر من النساء، حيث نجدهم يشغلون أعمال خطرة كأعمال البناء والأمن والإطفاء. كذلك يستهلك الرجال الكحول أكثر من النساء، مما يعرضهم لأمراض الكبد. هذا بالإضافة إلى تعاطيهم

للمخدرات. كما أن الرجال يشتركون في أنشطة خطرة أيضاً أكثر من النساء، كأشكال الرياضة الخطرة، واستخدام الأسلحة النارية كنشاط ترويحي. وبالتالي، فإن قربهم من هذه الأسلحة يجعلهم أكثر استخداماً لها في عمليات الانتحار؛ وهي كما نعلم وسيلة أكثر فاعلية من الوسائل المفضلة لدى النساء (كالسم مثلاً). كذلك يستخدم الرجال المركبات والدراجات النارية أكثر من النساء، مما يسهم بتلك النسبة العالية من الوفيات التي تعزى للحوادث (Waldron & Johnston, 1976; Wingard, 1982).

هناك نظرية ثالثة تزعم أن المساندة الاجتماعية توفر الحماية للمرأة أكثر من الرجل. فمن ناحية، يتضح أن الزواج تعود فوائده على الرجل أكثر من المرأة من حيث إطالة أمد الحياة. ولكن في الواقع، لا يخدم الزواج المرأة إلا قليلاً من هذه الناحية. كما أنه لا يؤدي وظيفة وقائية. إذ أن النساء يشاركن في النشاطات الجماعية، ولهن من الصداقات ما هو أكثر من الرجال. وهذا يشكل مساندة لهن. وقد تبقي المساندة الاجتماعية الضغط بمستوى أدنى وتحد من عمليات الاحتراق التي يتعرض لها الرجال خصوصاً ممن ليس لهم علاقات حميمة (S. E. Taylor et al., 2000). وليس معروفاً حتى الآن دور هذه العوامل في إطالة عمر الإناث.

ولكن ما مدى صحة هذه النظريات؟ وأيّها الأصحّ؟ هناك من الأدلة ما يشير إلى أن كلاً منها يسهم في تفسير بعض الفروق بين الجنسين في نسبة الوفيات. ولا نعرف إلى أي حد يمكن للعوامل التي عملت على حماية المرأة من الوفاة المبكرة في الماضي أن تستمر. إذ أن التغيرات في دور المرأة في المجتمع قد تقلص من الإيجابيات التي تتمتع بها من ناحية فرص الحياة الأطول (J. Rodin & Ickovics, 1990). كما أن التدخين الذي لم تكن نسبة انتشاره عالية بين النساء في الماضي، قد بدأ يترك أثره الآن على صحتها. وستكشف لنا العقود القادمة أكثر فيما إذا كانت التغيرات التي أصابت دور المرأة والرجل، وعرضتهما لخبرات وأنشطة وعوامل خطورة متماثلة، ستؤدي إلى معدلات وفيات متماثلة أيضاً، أم لا.

مسائل نفسية في الأمراض المستفحلة: Psychological Issues in Advancing Illness

مع أن الموت بالنسبة للعديد من الناس يأتي فجأة، إلاّ أن معظم الذين يعانون من أمراض خطيرة أو مستفحلة يدركون بأنهم يموتون قبل موتهم الفعلي بفترة من الزمن. فالأمراض المستفحلة يصاحبها عادةً وعي تدريجي بالموت، ونتيجة لذلك تبرز عدة مسائل طبية ونفسية تواجه المريض (S. M. Levy, 1983).

الجدول 12-3

كم سنةً ستعيش؟ How Long Will You Live?

هذا دليل تقريبي لحساب عمرك الذي من المتوقع أن تعيشه. فمعدل الحياة بالنسبة للذكور 67 سنة، وللنساء 75 سنة. اكتب معدل حياتك المتوقع. فإذا كنت في الخمسينات أو الستينات من عمرك، عليك أن تضيف 10 سنوات للرقم الأساسي، لأنك برهنت عن قدرتك على البقاء. وإذا كنت فوق الستين ونشيطاً أضف سنتين أخريين:

توقع الحياة الأساسي (Basic Life Expectancy)

صف كيف تنطبق عليك كل فقرة من الفقرات التالية، ثم أضف أو اخصم عدد السنوات المناسب من المتوقع للحياة.

1. **تاريخ العائلة:**

أضف 5 سنوات إذا كان أجدادك قد عاشوا لعمر 80 أو أكثر.

اخصم 4 سنوات إذا كان أي من الوالدين أو الأجداد أو الأخوة أو الأخوات قد توفي بالنوبة القلبية أو الجلطة الدماغية قبل الخمسين.

اخصم سنتين إذا توفي أي منهم بهذه الأمراض قبل سن الستين.

اخصم 3 سنوات لكل حالة سكري أو اضطراب في الغدة الدرقية، أو سرطان في الثدي أو في الجهـاز الهضـمي، أو ربـو، أو اضـطراب مـزمن في التـنفس بـين الوالدين أو الأجداد.

2. **الحالة الاجتماعية:**

   إذا كنت متزوجاً وذكراً، أضف 10 سنوات؛ وإذا كنتِ متزوجة وأنثى، أضيفي 4 سنوات.

   إذا كنت فوق سن 25 وغير متزوج، اخصم سنة واحدة عن كل عقد لم تكن فيه متزوجاً.

3. **الحالة الاقتصادية:**

   اخصم سنتين إذا كان دخل أسرتك فوق 400 ألف دولار سنوياً.

   اخصم 3 سنوات إذا كنتَ فقيراً معظم سنوات حياتك.

4. **الحالة الجسمية:**

   اخصم سنة لكل 10 باوندات من الوزن الزائد.

   اخصم سنتين عن كل إنش زائد في وسطك عن صدرك.

   أضف 3 سنوات إذا كنت فوق سن الأربعين، ووزنك ليس زائداً.

5. **التمرين:**

   للهرولة المنتظمة والمعتدلة (3 مرات بالأسبوع)، أضف 3 سنوات.

   للركض المنتظم والطويل (3 مرات بالأسبوع)، أضف 5 سنوات.

   اخصم 3 سنوات إذا كان عملك يتسم بالخمول، أضف 3 سنوات إذا كان عملك يتطلب النشاط.

6. **الكحول:**

   أضف سنتين إذا كنت تشرب الكحول بصورة خفيفة (1-3 أقداح في اليوم).

   اخصم 5-10 سنوات إذا كنت تشرب الكحول بصورة كبيرة (أكثر من 4 أقداح في اليوم).

   اخصم سنة واحدة إذا كنت ممتنعاً كلياً عن الشرب.

7. **التدخين:**

   اخصم 8 سنوات إذا كنت تدخن علبتين أو أكثر من السجائر.

   اخصم 4 سنوات إذا كنت تدخن علبةً أو اثنتين من السجائر.

   اخصم سنتين إذا كنت تدخن أقل من علبة واحدة من السجائر في اليوم.

   اخصم سنتين إذا كنت تدخن الغليون أو السيجار بشكل منتظم.

8. **الاستعداد العام:**

   أضف سنتين إذا كنت شخصاً معقولاً وعملياً.

   اخصم سنتين إذا كنت شخصاً عدوانياً، متوتراً، وتنافسياً.

   أضف 1 – 5 سنوات إذا كنت سعيداً وراضياً عن حياتك بشكل أساسي.

9. **التعليم:**

   أقل من الثانوية، اخصم سنتين.

   4 سنوات من الدراسة بعد الثانوية، أضف سنة واحدة.

   5 سنوات أو أكثر من الدراسة بعد الثانوية، أضف 3 سنوات.

10. البيئة:

إذا كنت قد عشت معظم سنوات حياتك في بيئة ريفية، أضف 4 سنوات.

اخصم سنتين إذا عشت معظم سنوات حياتك في بيئة المدينة.

11. النوم:

النوم أكثر من 9 ساعات في اليوم يعني أن تخصم 5 سنوات.

12. درجة الحرارة:

أضف سنتين إذا كانت درجة حرارة بيئتك بصورة عامة في حدود لا تزيد عن 20 درجة مئوية.

13. الرعاية الصحية:

أضف 3 سنوات إذا كنت تقوم بالفحوص الطبية بانتظام.

اخصم سنتين إذا كنت تمرض بشكل متكرر.

المعالجة المستمرة والمرض المستفحل: Continued Treatment and Advancing Illness

كثيراً ما تحتاج الأمراض الخطيرة أو المستفحلة إلى معالجة مستمرة، ينجم عنها آثار جانبية بغيضة ومنهكة للمريض (Levy, 1983). فعلاج السرطان بالأشعة أو بالمعالجة الكيماوية مثلاً، قد يؤدي إلى الشعور بالضيق والغثيان والتقيؤ والإسهال المزمن، وفقدان الشعر وتغير لون الجلد والتعب وفقدان الطاقة. كذلك الأمر بالنسبة للجراحة التي كثيراً ما يلجأ إليها الطبيب مع هذه الحالات. فالمريض الذي تصل نسبة السكري لديه إلى درجة مستفحلة، قد يتطلب بتر بعض أطرافه أو أصابع قدميه، وذلك بسبب صعوبة سريان الدم عبر شرايينه، مما يسبب الغرغرينا. ومريض السرطان الذي يستفحل عنده المرض، قد يحتاج إلى استئصال عضو من أعضاء جسمه، كالرئة أو جزء من الكبد. ومن يعاني من مرض الكلى الانحلالي، قد يخضع لعملية زراعة، على أمل أنها ستمنع استفحال المرض، أو تحدّ من تدهور الحالة الصحية.

قد يخضع العديد من المرضى للجراحة أو للمعالجة الكيماوية بصورة متكررة، كمحاولة يائسة للنجاة. ومع تكرار هذه المحاولات، فإن الجسم يطور مقاومةً لأية معالجة إضافية. فالمريض الذي يخضع لعمليات جراحية متتالية، ربما يشعر بأن جسمه يتحلّل شيئاً فشيئاً؛ والذي يتعرض لجولات متكررة من العلاج الكيماوي، قد يشعر باليأس من جدوى أية معالجة جديدة. إذ يبدو أن كل إجراء علاجي يحمل في طياته تهديداً جديداً بالموت، وتأكيداً على أن المرض لم يتم إيقافه. وفي العديد من الحالات، فإن مجرد التعرض لمثل هذه المعالجات، يمكن أن يؤدي إلى الإنهاك وإلى الشعور بالضيق والاكتئاب (McCorkle, 1973). لذلك تأتي مرحلة يصبح فيها السؤال حول الاستمرار في العلاج أمراً في غاية الجدية. وفي بعض الحالات ربما يكون رفض المريض للعلاج دلالة على شعوره بالاكتئاب وفقدان الأمل. ولكن في كثير من الحالات، يكون قرار المريض هذا مبنيّاً على تفكير ملي، واختيار مدروس.

هل هناك حق بالموت؟ Is There a Right to Die?

وفي الآونة الأخيرة، حظيت هذه القضايا بأهمية كبيرة من قبل الهيئات التشريعية والاجتماعية. ففي عام 1990، أقر مجلس النواب الأميركي قانون حق المريض في تقرير مصيره (Patient Self-Determination Act)، الذي يقضي بأن تتبنى مؤسسات الرعاية الصحية سياسات وإجراءات صريحة ومعلنة، بخصوص المعالجة عن طريق الأجهزة المساندة للحياة (Life- Support System). وتنص هذه السياسات بشكل واضح على أن للمريض الحق في الاختيار بين البقاء

على قيد الحياة بالوسائل الطبية، أو رفض ذلك. ومن بين الاتجاهات الاجتماعية المهمة التي أثرت في الرعاية الطبية، تلك التي تمثّلت في حركة المطالبة بحق المريض في الموت، والتي عزّزت إصراراً متزايداً على أن الموت اختيار شخصي، وخاضع لإرادة الفرد وسيطرته الشخصية. ولعل كتاب ديرك همفري (D. Humphry, 1991) "المخرج النهائي" (Final Exit)، الذي ظهر بقوة وتصدّر رفوف المكتبات، هو بمثابة دليلٍ يوضح للمريض كيفية الانتحار، ويساعد المريض المحتضر على الانتحار، مما يعيد للمريض حقه في الموت بكرامة، وفي الوقت الذي يختاره. وقد تقبل المجتمع الأميركي هذه الأفكار بصورة متزايدة في العقود الأخيرة. ففي استفتاء لجالوب (Gallup) أجري عام 1975، اعتقد 41% فقط من الأفراد أن للمريض الحق الأخلاقي في إنهاء حياته إذا كان يعاني آلاماً مبرحة ولا أمل لديه في التحسن. أما في عام 1990، فقد قفزت النسبة إلى 66%. وفي هذا الاستفتاء نفسه وجد أن 84% من الأميركيين اختاروا وقف العلاج إذا كانت حياة المريض متوقفة كلياً على التقنيات الطبية، وعلى الأجهزة المساندة للحياة (Ames, Wilson, Sawhill, Glick and King, 1991).

ومع ذلك، ولغاية الآن، ليس هنالك اتفاق حول المعيار الذي يمكن من خلاله قبول هذا النوع من المساعدة على الانتحار، إذا ما طلب المريض ذلك (Pfeifer and Brigham, 1996). كما أن العديد من الناس ينظرون لهذه الحركة باهتمام شديد(e.g., Byock, 1991). وإلى حين تتوفر خدمات الرعاية الشاملة، وتصبح الرعاية ذات النوعية الجيدة واقعاً ملموساً لكل المرضى المصابون بمرض مستفحل وأسرهم، يظل الانتحار بمساعدة الطبيب ظاهرة ناجمة عن حاجات غير مشبعة أو ملباة للمريض، وليس خياراً حقيقياً من جانبه.

مسائل أخلاقية وقانونية Moral and Legal Issues: إن السؤال الذي يمكن طرحه في هذا السياق يتعلق بدور القائم على الرعاية الصحية في مثل هذه المواقف. ذلك أن الثقافة المجتمعية السائدة ما تزال في حالةٍ من الانقسام الشديد حول مسألة الموت الرحيم، أي وضع حد لحياة الشخص الذي يعاني من آلام المرض الخطير أو المستفحل. إن الكلمة اليونانية "Euthanasia" تعني "good death" (Pfeifer and Brigham, 1996). ومن الشائع أن يطلب المريض الموت الرحيم أو المساعدة على الانتحار عندما يشعر بالضيق الشديد، والمعاناة الناجمة عن عدم استجابته لمحاولات التخفيف من آلامه (Cherny, 1996).

ومع أن هذا الأمر غير قانوني في الولايات المتحدة الأميركية، إلا أن الأطباء يمارسونه في هولندا، وضمن شروط محددة وضيقة في بلدان أخرى (عندما يكون طلب المريض طوعياً والألم لا يُحتمل) (Simons, 2000). ويصف الإيضاح 12-4 حالةً كهذه. كما يُعتقد أن الموت الرحيم يمارَس في الولايات المتحدة، ولكن بهدوء ودون ضجيج (R. Nowack, 1992).

إيضاح 12-4

الاستعداد للموت: الانتحار بمساعدة الطبيب

Ready to Die: The Question of Assisted Suicide

فرانس سوارتو، البالغ من العمر 64 عاماً، هو الرئيس السابق لشركة فوكر للطيران، وأحد رجال الأعمال الهولنديين المرموقين، ودّع مواطنيه قبل عدة أسابيع وداعاً غير مألوف. لقد أصيب فرانس بسرطان الحنجرة. وهو المدير التنفيذي لشركة كبرى، والذي وُصف مرة بالمقاول الشاب "الذي يعمل بجد واجتهاد، ويعاقر الخمر حتى الثمالة، ويجيد مطاردة النساء". لقد قرر إيقاف علاجه المؤلم، وتخلى عن عملية جراحية بإمكانها إنقاذ حياته، لكنه سيصبح مقعداً بعدها. وقد قال فرانس في مقابلة متلفزة: "أريد أن أضع حدّاً

لذلك بنفسي". وفعلاً، بعد ذلك بثلاثة أيام، وضع فرانس حدّاً لحياته بمساعدة طبيبه. وقد تحدثت زوجته عن الموقف قائلة: "كانت ليلته الأخيرة في البيت هادئة". صمتت، ثم تابعت: "لقد أعطى نفسه ربع ساعة أخرى، حيث شرب كأسه الأخير ودخن سيجارةً، ثم قال: لنباشر عملنا".

لقد تميز فرانس بالشجاعة، لكن الانفتاح على مسألة الموت الطوعي يعدّ تقليداً هولندياً. ففي الوقت الذي بقي فيه الموت الرحيم والموت بمساعدة الطبيب من الموضوعات المحرمة في أوروبا، ومدار جدل وخلاف واسعين في الولايات المتحدة الأميركية، شهدت هولندا عقدين من المناظرات والندوات والبحوث المتعلقة بهذا الموضوع، وهي الدولة التي لها سجلاً براجماتي في التعامل مع العديد من القضايا الاجتماعية الشائكة، كالمخدرات والإجهاض. وما يزال القتل الرحيم يعتبر جريمةً يُعاقب عليها القانون الهولندي بالسجن إلى مدة قد تصل إلى 12 سنة. لكن في الحقيقة، لقد تسامحت هولندا مع هذه الممارسة لأكثر من عقد من الزمن، كما ارتفع عدد الحالات بشكل ملحوظ في السنوات الخمس الأخيرة.

هل وجدت هولندا طريقة إنسانية ومقنعة في التعامل مع تلك الآلام والمعاناة التي لا تطاق، والتي غالباً ما تصاحب المراحل النهائية من الحياة؟ أم أن هذه ليست سوى سياسة للقتل المسعور؟ (Branegan, 1997, P. 30). أما في الولايات المتحدة الأمريكية، فقد بدأت هذه القضايا تنال الاهتمام الذي تستحقه في الآونة الأخيرة (Time, Inc. 1997).

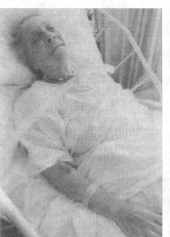

يجد العديد من المرضى المصابين بأمراض مميتة أنفسهم خاضعين لتدخلاتٍ علاجية متكررة، لدرجةٍ تؤدي إلى شعورهم بالإنهاك ورفض أية معالجة إضافية.

هذا، وقد ظهرت أساليب أخرى في وضع حدٍّ للحياة، لقيت اهتماماً أيضاً في بعض الأوساط. وهي سلبية أكثر من سابقتها. ومن هذه الأساليب تلك التي تقوم على أساس يمكن المريض من كتابة "وصية حياة" (living will)، يطلب فيها عدم استخدام أية أجهزة غير عادية للابقاء على حياته، في حال أصبح عاجزاً عن اتخاذ هذا القرار بنفسه. وهذه الوصية، التي تُوقَّع أمام شهود، تُنفَّذ عادةً عندما يتم تشخيص المريض بمرض خطير ومستفحل. ومع ذلك، هناك من الدراسات ما يشير إلى أن الأطباء يتجاهلون مثل هذه الرغبة، فيطيلون بذلك من آلام مرضاهم ومعاناتهم (Seneff, Wagner, Zimmerman & Knans, 1995). ويعرض الإيضاح 12-5 وجهة نظر ابنة أحد المرضى، حول بعض هذه المسائل التي تتعلق بأبيها الذي يحتضر.

إيضاح 12-5

الموت: وجهة نظر ابنة

Death: A Daughter's Perspective

أبي يغط في نومه. وأنا جالسةٌ أحاول كتابة شيء ما، أعرف أنه حاضر في ذهني، لكنه ما يلبث أن يختفي بعيداً فلا أجده، تماماً كالحياة التي تنتهي أمام عيني. وكما كشفت الفحوص الطبية، فإن أبي يعاني من السرطان في جمجمته. لم أره منذ تسعة أشهر، عندما كان هذا الأمر ما يزال سراً، ثم بعد أشهر قليلة، بدأت أعراض الصداع والتهاب المفاصل والخرف تظهر عليه. كما أصبح الورم السرطاني مؤلماً إلى درجة يصعب تحملها، وازدادت الفحوص الطبية للأمعاء والمثانة والدم. وأثناء فحوصاته الأخيرة، أدخلوا إبرةً مفرغة داخل الورم، فتكاثرت الخلايا السرطانية وتفاقمت، مما استدعى إجراء عملية جراحية، صاحبها إعطاؤه مضادات كيماوية.

أمام هذه الصورة المتردية لحالته الصحية، والإجراءات العلاجية المعقدة والمؤلمة، بقي لدى أبي ما يكفي من اليقظة الذهنية ليصرخ بصوت عالٍ: "اتركوني. لا أريد مزيداً من هذا العلاج، أنا في الخامسة والسبعين من العمر وقد عشت حياة جيدة، وهذا هو الوقت الذي يجب أن أرحل فيه بطريقتي". لكن قراره هذا لم يلقَ أية موافقة أو تأييد من قبل الفريق المعالج.

إن الموت ليس أمراً سهلاً تحت جميع الظروف. لكن أبي، على الأقل، لن يعاني من الحقن والأنابيب والآمال الزائفة. كما أننا لن نعاني من كل ذلك الادعاء وتمثيل الأدوار، واليأس من مراقبة من نحبهم يتعذبون دون جدوى. وفي النهاية، فقد تعلمت أن الموت أمرٌ شخصي- بين الأهل والأبناء، بين الأزواج والزوجات، بين الجيران والأصحاب، وبين الله الخالق، والإنسان الذي يحتضر. هنا تصل الأمور إلى نقطة تصبح فيها المسألة ليست شأناً يخصّ المحاكم أو الجمعيات المهنية والطبية، أو حتى الحكومة، وإنما شأن شخصي بحت. وأنا أكتب الآن بصورة علنية فقط لأنها كلمة يجب أن تُقال، وكان أبي سيوافق عليها بكل تأكيد.

(Source: Death Is a Personal Matter. Carol Littlebrant, January 12, 1976. Newsweek).

إن ما أصبح يحيط بالموت من قضايا أخلاقية وقانونية ومهنية معقدة، يمثل تطوراً جديداً نسبياً في مجتمعنا المعاصر. ولعل أحد العوامل التي أدت إلى إثارة مثل هذه القضايا، ذلك التقدم الكبير الذي شهدته تقنيات الرعاية الصحية. فالعقاقير، وأساليب الإنعاش المختلفة، والتنفس الاصطناعي، وغسيل الكلى، والتغذية، وزراعة الأعضاء، والمضادات الحيوية، وغيرها من الأساليب المساندة للحياة، لم تكن موجودة قبل 20 أو 30 سنة (Kapp, 1993). لكن فهمنا لكيفية استخدام هذه التقنيات بصورة مناسبة، لم يكن بمستوى التقدم الذي شهدته. فهناك أولاً عدم مساواةٍ في توفير هذه التقنيات (Henifin, 1993)، إذ نجد أولاً أن الميسورين من المرضى يتمتعون بالتأمين الصحي الكافي، الذي يسمح لهم باستخدام هذه التقنيات بسهولة ويسر. ثم ثانياً، ما نزال نجهل مدى كلفة استخدام مثل هذه التقنيات مقارنةً بجدواها، فهي غالباً ما تكون ذات كلفة عالية، مما يستوجب وضع تعليمات تنظم عملها، فتحدد الحالات التي تُستخدم معها هذه الأجهزة، ووقت استخدامها أيضاً (Kapp, 1993). وأخيراً، ما يزال هناك خلاف حول دور الفرد في اختيار الوقت الذي ينهي به حياته، والأسلوب الذي يفعل ذلك بواسطته، والدور الذي يلعبه الطبيب أو المختص في مساعدة المريض على القيام بذلك. وهذه القضايا وغيرها ستزداد أهميتها خلال العقود القليلة القادمة، خصوصاً مع تقدم مجتمع الطفرة بالعمر.

تغيرات في مفهوم الذات لدى المريض (Changes in the Patient's Self-Concept): وكما أن على المريض المزمن أن يشارك في نشاطات صحية جديدة، والقيام بمراقبة حالته الجسمية ومتابعتها، فكذلك الحال بالنسبة للمريض الذي يعاني من مرض مستفحل، حيث يتوجب عليه أيضاً تعديل توقعاته ونشاطاته وفقاً لحالته المرضية. والفرق بين هذا وذاك، هو أن المريض المصاب بمرض مستفحل كالسرطان أو السكري، تكون الحياة بالنسبة له عبارة عن عملية إعادة تكيف مستمرة في توقعاته ونشاطاته، وذلك من أجل زيادة دور المريض وتوسعته.

ويمكن أن تتفاقم مشكلات دمج المرض بحياة المريض، بسبب ما يمكن أن ينشأ عن عملية الدمج هذه من صعوبات بالنسبة لمفهوم الذات (Change in Self Concept) الراهن. فمع استفحال المرض، تقل قدرات المريض وفاعليته بصورة متزايدة (Liegner, 1986-1987). فقد يصبح من الصعب عليه السيطرة على وظائفه البيولوجية والاجتماعية. كأن يفقد السيطرة على عمليات التبول، أو يسيل لعابه باستمرار، أو يحدث تشوه في تعبيرات وجهه، أو يصاب بالارتعاش. وقد يعاني المريض من فترات من الألم أو التقيؤ أو التدهور السريع في المظهر، نتيجة للانخفاض الحاد في الوزن، أو نتيجة لضغوط العلاج، أو الاستنزاف الناجم عن المرض. وقد يهدّد المريضَ أيضاً ما يصيبه من نكوص عقلي، أو عدم القدرة على التركيز. وربما تُعزى هذه الظواهر إلى طبيعة المرض المستفحل نفسه، أو إلى الآثار الجانبية للمهدئات ومسكنات الألم.

مسائل ذات صلة بالتفاعل الاجتماعي Issues of Social Interaction: وقد يتسع التهديد الموجه لمفهوم الذات المنبثق عن فقدان الوظائف العقلية والبدنية، ليشمل التفاعل الاجتماعي (Issues of Social Interaction) أيضاً. ومع أن هؤلاء المرضى بحاجة للاتصال الاجتماعي، إلاّ أنهم ربما يخافون مما يمكن أن تسببه مظاهر التدهور العقلي والجسمي من اضطرابٍ للآخرين (R. G. Carey, 1975). وقد يؤدي ذلك إلى انسحاب المريض اجتماعياً، مما يحد وبالتدريج من عدد زواره، واقتصارهم على دائرة ضيقة من أفراد العائلة (Hinton, 1967). هذا، ويمكن للأسرة والأصدقاء المساهمة في التخفيف من مشكلة الانسحاب عند المريض، وذلك من خلال تهيئة الزوار مسبقاً لحالة المريض، فتبقى ردود أفعالهم ضمن حدود السيطرة. وربما يمكنهم منع مَن لا يستطيع السيطرة على عواطفه من زيارة المريض.

إن بعض أشكال الانفكاك من العالم الاجتماعي ربما تكون سوية، وربما تمثل شعوراً بالحزن جرّاء خوف المريض من فقدان الأسرة والأصدقاء بشكل نهائي (R. D. Abrams, 1966). وهذه الفترة من الحزن الاستباقي قد تُفاقِم من صعوبات الاتصال، حيث يتعذر على المريض التعبير عن محبته ومودته للآخرين، بينما هو يستعد للرحيل عنهم.

وفي حالات أخرى، ربما يكون سبب الانسحاب هو الخوف مما يمكن أن يسببه المريض من كآبة للآخرين، أو تخوّفه من أن يصبح عبئاً عاطفياً عليهم. وقد يشعر المريض بالذنب لاستحواذه على هذا القدر الكبير من وقت الأسرة واهتمامها، واستنزافه لطاقاتها ومصادرها المالية. ولذلك نراه ينسحب لكي لا يشكّل عبئاً أكبر عليهم (R. G. Carey, 1975). وفي مثل هذه الحالات قد تزداد احتمالات سوء الفهم، كأن تعتقد الأسرة خطأً أن المريض يرغب بالعزلة، فتنصاع لرغبته هذه، بدلاً من التنسيق مع باقي الأطراف (كالأصدقاء والفريق الطبي) لإخراج المريض من وحدته، ومنع احتمالات وقوعه فريسة الاكتئاب الشديد (R. D. Abrams, 1966; Hinton, 1967). وهناك سبب آخر للانسحاب، يعزى إلى شعور المريض بالموت الوشيك، وما يسببه هذا الشعور من مرارة وامتعاضٍ واستياءٍ من الأحياء

الأصحاء. وفي مثل هذه الحالة، يجدر بالأسرة أن تتفهم وضع المريض، وأن تنظر إلى هذا الشعور على أنه طبيعي، وأنه عادةً ما يتقلّص شيئاً فشيئاً، ويزول مع مرور الزمن.

لذا، تبدو التفاعلات الاجتماعية خلال المراحل النهائية من المرض معقدة، ويتخللها انسحاب تدريجي من قبل المريض. ولمعرفة كيف نستجيب لهذا الانسحاب عند المريض، علينا أن نفهم بالضبط طبيعة الأسباب التي أدت إلى هذا السلوك (Hinton, 1967).

مسائل ذات صلة بالاتصال Communication Issues: وطالما ظلّ التنبؤ بحالة المريض (Prognosis) إيجابياً، يبقى الاتصال (Communication) مفتوحاً. لكن مع تراجع الحالة وتطرف العلاج، فإن الاتصال يبدأ بالانهيار (Kastenbaum and Aiesenberg, 1972; Kübler-Ross, 1969; Livingston and Zimet, 1965, Payne and Krant, 1969). فحين يتم سؤال الفريق الطبي عن حالة المريض، قد نجده يراوغ ويميل إلى الغموض. كما قد تتباين مشاعر أفراد الأسرة عند محاولتهم الحصول على معلومات من الفريق الطبي، من المرح والتفاؤل، إلى الخوف والارتباك. على أن الاحتمال المتزايد لانهيار الاتصال عند استفحال المرض، يمكن إرجاعه إلى عدة عوامل:

أولاً: الموت نفسه ما يزال من المحرمات في كثير من المجتمعات (Schoenberg, Carr, Peretz and Kutscher, 1970, 1977)، فهو من الموضوعات التي نتجنبها في أحاديثنا بصورة عامة، كما أن الأبحاث التي تناولته قليلة (Schulzl, 1978). وحتى حين تواجه الأسرة هذا الحدث، فإننا نجد أفرادها يحاولون تحمل الأسى والحزن الناجم عنه وحدهم. ويبقى عدم التطرق إلى الموت، هو الأمر المناسب والمقبول، الذي يتواطأ عليه العديد من الناس.

ثانياً: ينهار الاتصال لأن كل طرف مشارك، سواءً كان الفريق الطبي أو المريض نفسه أو الأسرة، يفترض أن الأطراف الأخرى لا ترغب بالحديث عن الموت. أضف إلى ذلك، أنه ربما يكون لكل طرف أسبابه الشخصية في عدم الرغبة بالحديث عن الموت. فبعض المرضى لا يرغبون في سماع الأجوبة عن أسئلتهم التي لم تُسأل، وذلك لأنهم يعرفون الإجابات، لكنهم يخشون مواجهتها وترسيخها بصورة نهائية. كما أن أفراد الأسرة قد يرغبون في تجنب مواجهة مشاعر الذنب الناجمة عن حث المريض على زيارة الطبيب في وقت مبكر، أو شعورهم أنهم لم يبذلوا كل الجهد الممكن. أما الفريق الطبي، فقد يخاف من التعامل مع مشاعر الغضب لدى العائلة أو المريض، وما يمكن أن يكون قد تولّد لديهم من إحباطات، نتيجةَ شعورهم بعدم كفاية الجهد المبذول من قبل الفريق الطبي.

مسألة المعالجات غير التقليدية: The Issue of Nontraditional Treatment

مع تدهور صحته وتراجع تواصله مع الآخرين، ينصرف المريض عن الرعاية الطبية التقليدية شاعراً باليأس والغضب، فيقع ضحية معالجات بديلة ومريبة من خارج نظام الرعاية الصحية. ولكن، ما الذي يدفع ببعضهم نحو إجراءات غالباً ما تكون مكلفة، وغير مريحة، وغير مناسبة، وغير نافعة؟ قد يصل بعض المرضى إلى حالة من التوتر والارتباك التي تجعلهم يفقدون القدرة على مواجهة احتمالات الموت، فيسخّرون كل ما لديهم ولدى أسرهم من وفرة ماليّة، على أمل حدوث معجزة الشفاء. بالنسبة لبعضهم الآخر، قد يعبّر الانصراف إلى الطب البديل عن تدهور في العلاقة مع أنظمة الرعاية الصحية، والرغبة في الحصول على رعايةٍ أكثر تفاؤلاً وإنسانية. لذلك، فالمريض الذي يكون على درجة عالية من الوعي والرعاية، تكون احتمالات لجوئه إلى المعالجات البديلة أقل بالتأكيد.

إن ما يُوجَّه للطب البديل وغير التقليدي من انتقادات شديدة، لا يعني عدم استفادة بعض المرضى منه. فالعلاج الإيهامي وحده قد يقود إلى الشفاء في بعض الحالات، كما أشرنا في الفصل التاسع. لكن هذه الحالات نادرة نسبياً، ولا تبرر الكلفة العالية، والمشقة التي تتخلل مثل هذه المعالجات البديلة.

ومع أن العلاج غير التقليدي يُعتبر من قبل بعضهم علاجاً واعداً، إلاّ أن معظم المرضى يتقبلون وضعهم في النهاية. فكيف يواجه هؤلاء مثل هذه المعرفة؟

مراحل التكيف مع الموت: Stages in Adjustment to Dying

أصبحت فكرة وجود سلسلة من المراحل في تكيف الفرد للموت، من الأفكار الشائعة في الحديث عن الموت (Falek and Britton, 1974; B. G. Glaser, 1972; Kübler-Ross, 1969; Pattison, 1967) ومن بين الصيغ المختلفة التي طُوّرت في هذا الشأن، تبقى صياغة كوبلر_روس هي الأوسع تأثيراً، والأكثر منطقية.

نظرية المراحل الخمس لكوبلر_روس: Kubler-Ross Five-Stage Theory

تعتقد كوبلر_روس أن الإنسان، في تكيفه مع احتمالات الموت، يمرّ بخمس مراحل، هي: الإنكار (Denial)، والغضب (Anger)، والمقايضة (Bargaining)، والاكتئاب (Depression)، ثم التقبل (Acceptance).

الإنكار Denial: الإنكار هو رد الفعل الأولي المتوقع من الشخص عند معرفته بأنه مصاب بمرض خطير. وربما تأخذ استجابته الفورية لهذا التشخيص صوراً مختلفة من الإنكار، كأن يعتقد أنه لا بد من أن خطأً قد وقع في التشخيص، أو أن نتائج فحوصه اختلطت مع نتائج فحوص شخص آخر، وأن التشخيص سيتم تصويبه في الحال. عند معظم الناس، قد تستمر هذه الحالة من الصدمة والإنكار بضعة أيام فقط. وبذلك يكون الإنكار في المراحل المبكرة من التكيف للمرض طبيعياً ومفيداً (R. S. Lazarus, 1983)، لكنه يستمر أحياناً لفترة أطول، وعندها يتطلب الأمر علاجاً نفسياً. فالإنكار المتطرف قد يعبر عن شعور بالرعب، وعدم القدرة على مواجهة حقيقة المرض، أو احتمال الموت. لكن هل من المفيد للمريض أن يكون قادراً على إنكار الموت؟ قد يعطي الإنكار انطباعاً بأنه وسيلة حماية ناجحة للذات يقيها من واقع مؤلم. إلاّ أنه في نهاية المطاف، يبقى وسيلة دفاعية بدائية وغير ناجحة (A. D. Weisman, 1972)، فالإنكار مجرد واجهة أو قناع للقلق ليس إلا. كما أن المريض الذي يلجأ إلى الإنكار، غالباً ما يكون من النمط الذي يميل إلى الجمود والضبط الزائد، بحيث أن أي تصدع بسيط يحدث في دفاعياته قد يؤدي إلى الانهيار التام لتلك الواجهة أو ذلك القناع. في الحقيقة، قد يتسلل الواقع إلى داخل المريض لدقائق أو ساعات، مما يجعله ضعيفاً وخائفاً وهستيرياً. فالإنكار طويل المدى إذن، نمطٌ دفاعي قد يتطلّب اللجوء إلى العلاج النفسي، كي يخرج المريض منه.

الغضب Anger: يقلّ الإنكار عادةً، لأن المرض نفسه كفيل بأن يخلق ظروفاً تفرض على المريض مواجهتها. إذ توجد قراراتٌ مهمة يجب اتخاذها فيما يخص العلاج في المستقبل، ومن سيقوم على رعاية المريض، وأين؟ حينها، وحسب رأي كوبلر_روس، تبدأ المرحلة الثانية وهي مرحلة الغضب. "لماذا أنا؟" من بين كل هؤلاء الناس "الأسوأ طبعاً" و"الأغبى" و"الأكبر سناً" و"الأقل نفعاً" و"الأكثر شراً؟".. "لماذا أصاب "أنا؟".

قد يوجه المريض استياءه هذا وغيظه نحو أي شخص معافى، سواء كان هذا الشخص أحد العاملين في المستشفى، أو أحد أفراد أسرته، أو أحد أصدقائه. وعندما لا يستطيع التعبير عن غضبه مباشرة بالصراخ أو التعبير الصريح عن ضيقه

وانزعاجه، فربما يفعل ذلك بطريقة غير مباشرة، كالاستهزاء من الموت، أو السخرية من نفسه، ومن تدهور مظهره وقدراته، أو التلميح إلى تلك الأمور الجميلة والمثيرة التي لا يقوى على القيام بها، والتي ستتم طبعاً، ولكن بعد مماته. والغضب هو من أقسى وأشد الاستجابات التي على الأسرة والأصدقاء مواجهتها والتعامل معها. ومن واجب الأسرة أن تعمل مع المعالج على تفهم حقيقة مشاعر المريض، وأنها -أي الأسرة- ليست موضوعَ غضبه، وأن ما حدث له هو قضاءٌ وقدر. إن الأسرة بحاجة إلى أن تدرك أن غضب المريض يمكن أن يتجه نحو أي شخص تربطه علاقة حميمة به، خصوصاً أولئك الذين يمكنه أن يكون على طبيعته معهم، ولا يحتاج إلى أن يتصرف بحذر شديد إزاءهم، كأفراد الأسرة أو الأصدقاء.

المقايضة Bargaining: في هذه المرحلة يتخلّى المريض عن غضبه لصالح استراتيجية أخرى مختلفة: مقايضة السلوك الجيد بالصحة الجيدة. وهذه المقايضة كثيراً ما تتخذ شكل التعاقد مع "الله"، حيث يقبل المريض القيام بالأعمال الحسنة، أو التخلي عن أنانيته، مقابل الأمل بالصحة أو بالحياة الأطول. فالظهور المفاجىء لمثل هذه الأعمال الخيّرة، أو بوادر السلوك الإيجابي، ربما يكون إشارة إلى أن المريض يحاول تحقيق مثل هذه المقايضة أو "الصفقة".

الاكتئاب Depression: يمكن اعتبار الاكتئاب (وهو المرحلة الرابعة في نموذج كوبلر_روس) محاولةً للتكيف مع حالة فقدان السيطرة، حين يدرك المريض أن ما يمكنه فعله هو قليل جداً. ويصاحب هذا الإدراك تدهور في الأعراض، ودلالات حسيّة على صعوبة الشفاء. وفي هذه المرحلة، قد يشعر المريض بالغثيان وصعوبة التنفس والتعب. وقد يواجه المريض صعوبة في تناول الطعام، أو ضبط عمليتي التبول والتبرز، أو تركيز انتباهه، أو التخلّص من الألم وعدم الارتياح. وتنظر كوبلر-روس لمرحلة الاكتئاب باعتبارها فترة "حزن استباقي" (Anticipatory Grief)، أي الحزن من احتمال الموت. ويحدث الحزن على مرحلتين: الأولى، عندما يدرك المريض أنه بدأ يفقد نشاطات وصداقات كانت ذات قيمة له في الماضي، ثم يبدأ بتوقع فقدان مزيدٍ منها في المستقبل. ومع أنها مرحلة مؤلمة وغير سارة، إلاّ أنها مع ذلك مرحلة تؤدي وظيفةً مهمة بالنسبة للمريض، وهي إعداده لما هو آتٍ. لذا، فقد يكون من الحكمة عدم التدخل في الاكتئاب فوراً، بل ينبغي أن ندعه يأخذ مداه، لفترة وجيزة من الزمن على الأقل (Kübler-Ross, 1969).

بالطبع، هذه النصيحة يجب أن لا تشمل الاكتئاب المرضي (Pathological Depression). فالمريض الذي يهيمن عليه الحزن بصورة دائمة لا يستجيب عادة للمثيرات الاجتماعية من حوله، ويكون غير قادر على الأكل، وغير مهتم بأي نشاط. وفي مثل هذه الحالات، على المعالج النفسي أن يتدخل، كما أن عليه التمييز بين مظاهر الاكتئاب النفسي، ومظاهر التدهور الجسمي الفعلي الذي يصاحب الأمراض المستفحلة، حيث يفقد المريض الطاقة التي تمكّنه من القيام ببعض الأنشطة. وفي هذه الحالة، فإن ما يحتاجه المريض ليس معالجاً نفسياً، وإنما مرافقاً أو شخصاً يمكنه الاعتماد عليه في تلبية حاجاته الأساسية.

التقبل Acceptance: يكون المريض في المرحلة الخامسة ضعيفاً إلى درجةٍ لا يقوى معها على الغضب، ويكون قد تعود على فكرة الموت إلى درجة تجعله عاجزاً عن الشعور بالاكتئاب. بالمقابل يبدو منهكاً ومستسلماً أو مسالماً، ولذلك نجد بعض المرضى يستغلون هذا الوقت لإنجاز بعض الأعمال، مثل توزيع الممتلكات الشخصية، أو وداع بعض الأصدقاء وأفراد الأسرة.

تكتسب نظرية كوبلر_روس أهميتها من أنها استطاعت الإحاطة بمدى واسع من ردود الفعل للموت، ومن أنها ساعدت على إبراز الحاجات الإرشادية للمرضى في المراحل النهائية من حياتهم. وفوق ذلك كله، استطاعت أن تخترق جدار الصمت الذي يحيط بالموت، فجعلته موضوعاً خارج حدود المحرمات، وضمن إطار البحث العلمي والاهتمام الإنساني.

تقييم نظرية كوبلر_روس: Evaluation of Kubler-Ross Theory

لكن يؤخذ على هذه النظرية أنها لم تحدد مراحل الموت. حيث يتباين المرضى من حيث تتابع المراحل التي يمرون بها. فلا يمر جميعهم بالمراحل نفسها، حيث أن بعضهم يمر بمراحل معينة ولا يمر بأخرى، بينما قد يمر بعضهم بمرحلةٍ ما أكثر من مرة. وقد تنتاب المريضَ كلُّ تلك المشاعر المرتبطة بهذه المراحل. فالمريض المستسلم قد يشعر بالغضب أو الاكتئاب أحياناً. والمريض الغاضب قد يلجأ إلى الإنكار أيضاً. كذلك الحال بالنسبة للمريض المكتئب، الذي قد يأمل بانقشاع الغيوم في اللحظات الأخيرة (Schulz and Aderman, 1974; A. D. Weisman, 1972). ومع أن كوبلر- روس أدركت هذه المآخذ؛ أي أن مراحلها لا تتخذ نمطاً واحداً محدداً؛ إلاّ أن المتحمسين لنظريتها ولسوء الحظ لا ينتبهون لهذه النقطة. فالممرض والطبيب والمختص النفسي والاجتماعي وغيرهم من العاملين، يتوقعون أن يمر المرضى بهذه المراحل بتتابع واحد أو نظام واحد، وعندما لا يحدث ذلك يُبدون انزعاجهم، وكأنهم أصبحوا يفترضون أن هناك طريقة واحدة صحيحة للموت (Liss- Levinson, 1982; Pattison, 1967; R. L. Silver and Wortman, 1980). كما أن نظرية كوبلر-روس لم تعترف بأهمية القلق الذي يمكن أن يتخلّل جميع مراحل الموت. والقلق، كما نعلم، هو أكثر الاستجابات شيوعاً بعد الاكتئاب (Hinton, 1967; Schulz & Anderman, 1974). وأكثر ما يخافه المريض هو فقدان السيطرة على الألم؛ فقد يرحب بالموت، بل يسعى إليه من أجل التخلص من الألم (Hinton, 1967). كما أن الأعراض الأخرى، مثل صعوبات التنفس والتقيؤ، قد تؤدي أيضاً إلى القلق، مما يزيد من حالة التدهور الجسمي والعقلي لدى المريض.

هل يعني هذا أن نظرية كوبلر-روس خاطئة، بينما غيرها من نظريات المراحل صحيحة؟ أم أن المسألة هي أنه من غير المناسب الحديث عن مراحل للموت؟ تكمن الإجابة في أنه ليس هناك نموذج واحد للمراحل، يمكن تطبيقه بشكل تام على عملية الموت (Schulz and Adreman, 1974). فالموت في النهاية عملية معقدة وفردية؛ لا تخضع لأية قواعد، كما أن ثوابتها قليلة.

الإدارة النفسية للمريض في مراحله النهائية:

Psychological Management of the Terminally Ill

الفريق الطبي والمريض في مراحله النهائية: Medical Staff and the Terminally Ill Patient

هناك ما لا يقل عن مليون وثلاثمائة ألف أميركي يتوفون في المستشفيات كل سنة. وفي البيئة المؤسسية، يفقد الموت صبغته الشخصية (Depersonalized) ويتشرذم (Fragmented). فبقاء المريض في المستشفى هدفه في معظم الأحيان مواصلة العلاج على أمل الشفاء؛ وبذلك يخضع المريض لإجراءات طبية مؤلمة، في وقت يكون فيه بأدنى درجات احتماله لها. ومع أن هذه الإجراءات قد تقود فعلياً إلى استعادة المريض لصحته، إلاّ أنها كثيراً ما تؤدي إلى إطالة عملية الموت. ونظراً لافتقار أقسام المستشفى لأعداد كافية من العاملين، فإنها لا توفر الدعم العاطفي الذي يحتاجه المريض. كما أن تعليمات المستشفيات كثيراً ما تضع قيوداً على عدد الزوار والوقت الذي يقضونه إلى جانب المريض في المستشفى. وبالتالي تقلل من الدعم الذي يمكن لأفراد الأسرة أو الأصدقاء توفيره للمريض. وبما أن الألم هو أحد الأعراض الرئيسة للمرض، فقد لا يحصل المريض على الدواء الكافي لآلامه في خضم انشغال العاملين في المستشفى. بالإضافة إلى ذلك، ما يزال يلاحَظ بعض التحيز ضد معالجة الآلام بالعقاقير، مما يعرّض المريض لممارسات طبية، تحرمه من الدواء الكافي لمعالجة

آلامه (Turk and Feldman, 1992a, 1992b). وهكذا، تصبح عملية الموت في إطار المؤسسات الطبية، خبرةً طويلة ووحيدة وآلية، ومؤلمة وغير إنسانية أيضاً.

لهذه الأسباب مجتمعةً، يكون للفريق الطبي أهمية خاصة بالنسبة للمريض. إذ يعتمد المريض على الفريق الطبي كثيراً في نشاطه الجسمي، وربما لا يمكنه القيام بأبسط المهمات كالعناية بأسنانه أو تغيير وضعه في الفراش، من غير مساعدة هذا الفريق. هذا بالاضافة إلى اعتماده الكلي على الفريق الطبي من أجل معالجة آلامه. فأعضاء الفريق الطبي فقط هم الذين يرون المريض بشكل منتظم، وهم الوحيدون الذين يعرفون حالته الجسمية الفعلية، وعليه، فهم المصدر الوحيد للمعلومات الدقيقة والواقعية المتعلقة به وبمرضه. كما أنهم هم الذين يدركون مشاعر المريض الحقيقية. فالمرضى كثيراً ما يظهرون للأسرة والأصدقاء واجهة تخفي وراءها حقيقة الألم الذي يعيشونه. لذلك نجد المريض يرحب بالتواصل مع الفريق الطبي، لأنه يستطيع أن يكون صريحاً ومنفتحاً معه. كما يعتبر أفراد الفريق الطبي مهمون بالنسبة للمريض، وذلك لأنهم حساسون لواحد من أكثر الأمور الشخصية خصوصية بالنسبة للمريض، ألا وهو الموت.

وتُعتبر رعاية الحالات المستفحلة من أصعب الأمور التي تواجه الفريق الطبي، وأقل أشكال الرعاية الجسمية إثارة لاهتمامه، وذلك لأنها غالباً ما تكون موجهة لراحة المريض وليس لشفائه (Benoliel, 1977). فهي تتضمن الكثير من خدمات الوصاية غير السارة، كالإطعام والتنظيف والتغسيل... إلخ. والأهم من ذلك كله، ما تشكله هذه الرعاية من استنزاف عاطفي لأعضاء الفريق الطبي. وهذا ما يقود إلى ظاهرة الاحتراق النفسي؛ نتيجة رؤية المريض تلو الآخر يموتون، رغم كل الجهود التي تُبذل من أجلهم (Maslach, 1997). ونتيجةً لذلك، هناك عدة صعوبات يمكن أن تعترض عمليات التواصل والرعاية المطلوبة للمريض المحتضر. فقد يتوارى العاملون خلف نمط من التعامل، يميل إلى الكفاءة والفاعلية منه إلى الدفء والدعم والتعاطف، وذلك للتخفيف من آلامهم الشخصية. ويميل الطبيب بصورة خاصة نحو توفير وقته وجهده لمرضى يمكنهم الاستفادة من خدماته. لذلك، نرى الأطباء يمضون وقتاً أقل مع مرضاهم الذين في المراحل النهائية من حياتهم. وقد ينظر هؤلاء المرضى لمثل هذا السلوك على أنه تخلٍّ عنهم، مما يترك أشد الأثر في نفوسهم. ولذلك يعتبر استمرار دور الطبيب بالرعاية على شكل زيارات قصيرة ومتواصلة، أمراً إيجابياً. فالطبيب يستطيع توضيح وتفسير ما يطرأ على المريض من تغيرات جسمية مربكة، كما يمكنه التخفيف من قلقه بتزويده بالمعلومة الواقعية، حول ما يطرأ من تطورات على حالته. وبالإضافة إلى ذلك، يمكن للمريض والطبيب أن يشتركا باتخاذ بعض القرارات الخاصة بأية معالجات طبية إضافية، كاستخدام الأجهزة المساندة للحياة أو صياغة الوصية... إلخ.

ومع ازدياد قلق المريض حول وضعه، تزداد حاجته للمزيد من المعلومات. وعلى الفريق الطبي هنا اتباع سياسة التواصل التي تؤكد على الانفتاح اللبق (Liegner, 1986-1987)، فيتعامل مع الأعراض الجديدة بأسلوب هادئ وواثق وداعم وواقعي، يستطيع من خلاله التخفيف من قلق المريض.

ومن أكثر الجوانب إثارةً للجدل فيما يتعلق بطبيعة التفاعل بين المريض والفريق الطبي خلال المراحل النهائية للمرض، ما يتعلق بالمعلومات التي ينبغي على المريض معرفتها حول مرضه. فقد ساد الاعتقاد في وقت من الأوقات بأن المريض لا يرغب بمعرفة حقيقة أن مرضه مميت، مع أن الأبحاث دلت لاحقاً أن مثل هذا الاعتقاد لا أساس له. ومع ذلك يبقى التباين كبيراً في المواقف فيما يتعلق بهذه المسألة وحجم المعلومات التي ينبغي تزويد المريض بها. ففي دراسة حديثة أجريت في الولايات المتحدة الأمريكية، أظهرت النتائج أن 69% من الأمريكيين من أصول أوروبية اعتقدوا بأنه يجب على المريض أن يعرف وضعه المرضي، مقابل 63% من الأمريكيين من أصول إفريقية، و48% من الأمريكيين من أصول مكسيكية، و35% فقط من الأمريكيين من أصول كورية (Blackhall, Murphy, Frank, Michel & Azen,

1995). وبينما يعتقد 65% من الأميركيين الأوروبيين أن من حق المريض أن يتخذ قراره بشأن استخدام الأجهزة المساندة للحياة، نجد 41% فقط من الأميركيين المكسيكيين، و28% من الأميركيين الكوريين يتفقون مع ذلك.

لأفراد الفريق الطبي دورٌ مهم جداً في المراحل النهائية من حياة للمريض، لأنهم يرونه بشكل منتظم، ويزودونه بالمعلومات الواقعية، ويستجيبون لرغباته الشخصية الأخيرة. (© David M. Grossman)

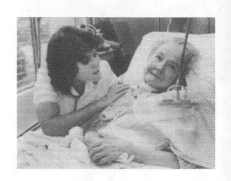

باختصار، للفريق الطبي دور مهم في المراحل النهائية من حياة المريض؛ دور يمكن أن يوصف بأنه معزِّز، لكنه ضاغط بدرجة عالية أيضاً. لقد استطاع الطبيب النفسي آفري وايزمن (Avery Weisman, 1972, 1977)، بعد عمل استغرق العديد من السنوات مع مرضى في المراحل النهائية من حياتهم، صياغةَ مجموعة من الأهداف التي تفيد الفريق الطبي في عمله مع هؤلاء المرضى، وهذه الأهداف هي:

1. **الموافقة المسبقة** (Informed Consent):

على المريض أن يعرف طبيعة حالته وعلاجها، وأن يشارك إلى حدًّ ما في معالجة نفسه.

2. **التصرف الآمن** (Safe Conduct):

على الطبيب وباقي العاملين في الفريق الطبي أن يكونوا بمثابة موجهين للمريض عبر هذه المرحلة الجديدة والمخيفة من حياته.

3. **الاهتمام بنوعية البقاء** (Significant Survival):

على الطبيب وباقي العاملين في الفريق الطبي مساعدة المريض على استغلال الوقت المتبقي بأفضل طريقة ممكنة.

4. **الحزن الاستباقي** (Anticipatory Grief):

يجب مساعدة المريض، وكذلك أفراد أسرته، على التعامل مع شعورهم المتوقَّع بالفقد والاكتئاب.

5. **الموت بصورة ملائمة ووقتٍ ملائم** (Timely and Appropriate Death):

يجب أن يُسمح للمريض بأن يموت متى أراد، وكيفما أراد، بقدر الإمكان. ويجب السماح له بالموت بكرامة.

الإرشاد الفردي مع المريض في مراحله النهائية:

Individual Counseling with the Terminally Ill

يحتاج العديد من المرضى إلى فرصة الحديث عن مشاعرهم تجاه أنفسهم، وحياتهم، وأسرهم، وتجاه الموت. كما يحتاج هؤلاء أيضاً إلى فرصة يستعيدون من خلالها الإحساس بالسيطرة على حياتهم (Sobel, 1981). ولا يستطيع الفريق الطبي عادةً تكريس هذا القدر من الوقت المطلوب لمثل هذا الدعم. نتيجة لذلك، أصبح العلاج النفسي للمريض في المراحل الأخيرة من حياته، خياراً يستعان به بشكلٍ متزايد (Sobel, 1981).

ويختلف علاج المرضى هنا عن العلاج النفسي العادي من عدة نواحٍ. فهو أولاً، ولأسباب واضحة، علاجٌ قصير المدى. كذلك يختلف هذا العلاج في بنيته وشكله عن العلاج النفسي التقليدي (Pattison, 1967). إذ يجب أن تعتمد طبيعة الزيارات وتوقيتها على رغبة المريض ومستوى طاقته، وليس على برنامج ثابت للمواعيد. كما أن موضوعات العلاج تحددها ولو جزئياً أولويات المريض. وإذا برزت مسألة يتبين أن المريض لا يرغب بمناقشتها، فيجب احترام رغبته قدر الإمكان. وقد يحتاج المريض في المرحلة النهائية من حياته إلى المساعدة في تسوية العديد من المسائل التي لم تحل، أو الأعمال التي لم يتسنّ له إنجازها. فهناك العديد من الإجراءات التي يحتاج إلى اتخاذها، والتحضيرات التي ينبغي عليه إتمامها، والتي تخص أفراد الأسرة، خصوصاً الأطفال. ومن خلال الإرشاد يستطيع المعالج مساعدة المريض على التكيف مع حاجته للقيام بمثل هذه الترتيبات، وحاجته أحياناً إلى الإدراك بأن بعض الأشياء قد تبقى دون إنجاز (R. D. Abrams, 1966). هذا، ويشير بعض الدارسين المهتمّين بالموت (Thanatologists)، إلى أن المعالجات السلوكية والمعرفية السلوكية تُعتبر فعالة في معالجة المرضى في مراحلهم الأخيرة (Sobel, 1981). فالاسترخاء العضلي مثلاً، يمكن أن يخفف من الشعور بالضيق وعدم الارتياح، ويخلق لديهم شعوراً متجدداً بالسيطرة. كما يمكن للأحاديث الذاتية الإيجابية التي تركز مثلاً على إنجازات المريض في حياته، أن تقلل من الاكتئاب لديه.

ويشكل علاج المرضى في المراحل النهائية تحدياً كبيراً، ومصدراً للإنهاك العاطفي بالنسبة للمعالج، الذي يصبح طرفاً في علاقة حميمة مع أشخاصٍ لم يبق لهم على هذه الأرض سوى فترة وجيزة. أضف إلى ذلك أن الإرشادات أو التعليمات المتوفرة للأخصائي الإكلينيكي الذي يعمل مع هؤلاء المرضى، ضئيلةٌ في الواقع. ومع ذلك يمكن لهذه الجهود أن تكون مهمة بالنسبة للمريض، إذ أنها تساعده في هذه المراحل الأخيرة من مرضه على وضع حياته ضمن إطارها المناسب، قبل وفاته. فيمكن لأيٍّ من المرضى أن يجد معنى لبقائه من خلال أبنائه أو الأعمال التي خلفها، أو من خلال انتقاله إلى حياة أخرى فيها وحدةٌ مع الخالق (Lifeton, 1977). وهكذا، يمكن لهذه الأسابيع القليلة الأخيرة السابقة للموت، أن تساعد المريض على بلورة معنىً كلي للحياة.

العلاج الأسري مع المرضى في مراحلهم النهائية:

Family Therapy with the Terminally Ill

في بعض الأحيان، قد يكون العلاج الأسري هو الخيار الأفضل. فالموت لا يحدث في فراغ، وغالباً ما يكون خبرةً عائلية. وبالتالي، يمكن لهذا العلاج أن يكون الطريق الأمثل في التعامل مع العديد من المسائل الناجمة عن الأمراض المميتة: كالتواصل، والخطط والقرارات ذات الصلة بالموت، والحاجة إلى إيجاد معنى للحياة، بينما يقوم المريض في الوقت نفسه، بعملية انسحابه أو انفصاله بصورة مناسبة. وقد يحتاج المعالج أحياناً إلى الالتقاء بأفراد الأسرة كلٍّ على حدة. فقد يكون تكيف كلّ من الأسرة والمريض للمرض مختلفاً. بمعنى أن العائلة قد تبقى متشبثة بآمالها، بينما يستسلم المريض لفكرة الموت. بالإضافة إلى ذلك، قد تتعارض حاجات المريض مع حاجات الأفراد من حوله الذين هم بحاجة إلى مواصلة حياتهم اليومية، وفي الوقت نفسه الاستمرار بتقديم المساندة له. ويمكن للمعالج هنا أن يساعد أفراد الأسرة على الموازنة بين حاجاتهم وحاجات المريض.

وهناك صراعات أخرى يمكن أن تبرز وتحتاج إلى تدخل علاجي. فإذا انسحب المريض من علاقاته مع بعض أفراد الأسرة ولم ينسحب من غيرها، قد تزداد احتمالات سوء الفهم داخل الأسرة، وتسود عوامل التوتر والانفعالات السلبية التي يمكن أن تصبح أساساً للصراعات. وقد يكون من الصعب على المريض وأفراد الأسرة التعبير عن مشاعرهم تجاه بعضهم بعضاً، فيساعدهم المعالج على تجاوز ذلك. فهذا هو الوقت المناسب للتقارب والمشاركة بالنسبة للعديد من الأسر.

ادارة الأمراض المميتة لدى الأطفال:

Management of Terminal Illness in Children

تعتبر رعاية الأطفال الذين يعانون من الأمراض المميتة، من أصعب أنواع الرعاية وأكثرها مشقة. فمن الصعب تقبّل موت الأطفال. كما أن هذا الأمر يشكل مصدراً للألم النفسي بالنسبة للفريق الطبي، إضافةً إلى أن آلام الأطفال الجسمية، تضيف معاناة أخرى إلى معاناتهم. وأكثر أسباب الوفاة عند الأطفال، هو مرض اللوكيميا. وهو ليس مؤلماً من حيث كونه مرضاً فقط، بل ومن حيث معالجته أيضاً، التي تتضمن زراعة نقي العظم. بالإضافة إلى ذلك، يجد الفريق الطبي نفسه يتعامل مع طفل مرتبك وخائف، وكذلك مع والدين أشد ارتباكاً وخوفاً وتعاسةً (Whittam, 1993).

لهذه الأسباب، لا يتلقّى الأطفال المعلومات الصريحة والواضحة عن حالتهم، كما يتلقاها المرضى من كبار السن (Spinetta, 1974). كما أن أسئلتهم قد لا تلقى الأجوبة، وقد يدفع الفريق الطبي بالطفل ووالديه إلى تفاؤل زائف، محاولاً تجنّب آلام مواجهتهم بحقيقة المرض. ولكن، إلى أي مدى يعتبر ذلك سلوكاً دفاعياً؟ قد يكون من السهل تبرير عدم إعطاء الطفل المعلومات الصحيحة حول حالته وطبيعة العلاج الذي ينتظره، على اعتبار أنه ما يزال طفلاً ولن يستوعبها، أو أنها ستخيفه. ولكن الواقع يشير إلى أن الأطفال يعرفون عن حالتهم أكثر مما نعتقد (Spinetta, 1974, 1982). وكما تشير أعمال بلوبوند-لانجر (Bluebond-Langner, 1977) مع الأطفال المصابين باللوكيميا، فإن الأطفال يستخدمون العديد من الإشارات التي توحي بها أساليب المعالجة المستخدمة معهم، أو تصدر عن الأشخاص من حولهم، للاستدلال على حالتهم. ومع تدهور حالتهم الجسمية تتشكل أفكارهم حول الموت، ويدركون قرب حدوثه.

من الصعب، في كثير من الأحيان، معرفة ما يمكن أن يُقال للطفل. فبعكس كبار السن، قد لا يعبر الأطفال عمّا يدور في خلدهم من أسئلة ومعلومات بصورة مباشرة؛ وإنما بطرق عديدة غير مباشرة. كأن يرغب الطفل في إقامة حفلة عيد ميلاده مبكراً، أو يتوقف فجأة عن الحديث حول خططه للمستقبل.

وفي بعض الحالات، يعبر الطفل عن تخيلاته حول الموت من خلال اللعب الرمزي بالدمى (كدفن الدمية أو إقامة الطقوس الجنائزية) (Bluebond-Langner, 1977, Spinetta, 1974; Spinetta, Kung & Schawartz, 1976)، وبعض هذه المشكلات يتطلب الإرشاد. وفي تعامله مع الطفل، قد يسترشد المعالج بما يصدر عن الطفل من إشارات لمعرفة متى يحادثه؛ فيتحدث فقط عندما يرغب الطفل بالحديث، وبالموضوعات التي يريد الطفل الحديث عنها.

وفي كثير من الحالات، لا يكون الإرشاد ضرورياً للطفل وحده فحسب، وإنما للعائلة بأسرها أيضاً. فقد يوجه كلا الوالدين اللوم إلى نفسه، وتضطرب ديناميات الأسرة جرّاء مرض الطفل. وقد يشعر الأطفال الآخرين في الأسرة بالإهمال أو الحرمان من الرعاية، فيعتريهم الارتباك وتشوش الأفكار، والشعور بالاستياء من وضعهم الجديد في الأسرة. وقد يواجه كلا الوالدين صعوبةً في التعامل مع هذا الوضع، وفي الحصول على معلومات صحيحة حول طبيعة معالجة الطفل المريض وتطور حالته (Barbarin and Chesler, 1986). والمعالج الذي يعمل مع الأسرة، قادرٌ على أن يسلط الضوء على مثل هذه الصعوبات.

باختصار إذن، يمكن القول إن العمل مع الأطفال المصابين بأمراض مميتة لا يختلف بصورة جوهرية عن العمل مع كبار السن، ولكنه أصعب. فمع كبار السن يمكن تقديم المعلومة الصحيحة والإجابات الحقيقية والصادقة. ومما يزيد صعوبةَ الاتصال مع الأطفال أحياناً، تلك الخواطر والمعلومات والتساؤلات التي يحملونها، والتي تكون عبارة عن مزيج من ردود فعلهم نحو المستشفى من ناحية، ونحو الوالدين والفريق الطبي وما يصدر عنهم من استجابات عاطفية من ناحية ثانية، ونحو

أفكار كثيرة غامضة وناقصة حول الموت والمرض من ناحية ثالثة. وتعبر هذه الأفكار والمفاهيم عن نفسها في كثير من الأحيان من خلال تخيّلات مؤلمة. ومع هذا، كثيراً ما يُظهر الأطفال نضجاً مثيرّاً للدهشة؛ فيجدون في عملية الموت، على صعوبتها، معنى لأنفسهم ولأسرهم.

البدائل الرعائية للمستشفى: Alternatives to Hospital Care

سبق وأن أشرنا إلى بعض المشكلات التي تعتري الرعاية داخل المستشفى. وحيث أن هذه الرعاية تركز على راحة المريض أكثر من شفائه، وهي مؤلمة عاطفياً وتتطلب من الاهتمام الشخصي ما يتجاوز إمكانيات المستشفى، فقد أدى ذلك كله إلى البحث عن بدائل أخرى للعلاج (Cassileth and Donovan, 1983). وقد تمخّض عن ذلك نمطان من الرعاية شهدا انتشاراً متزايداً هما: الرعاية في النّزل (Hospice Care)، والرعاية في المنزل (Home Care).

الرعاية في النزل: Hospice Care

في العقود الثلاثة الأخيرة، ظهرت الرعاية في النزل، كنمط من الرعاية للمرضى في المراحل النهائية من المرض. والفكرة من وراء هذا النمط من الرعاية، هي تقبل الموت بطريقة إيجابية، والتركيز على التخفيف من المعاناة، لا على الشفاء من المرض (Wall, Rodriguez and Saultz, 1993). ويتم تصميم النزل بطريقة توفر للمريض وأفراد عائلته الراحة والهدوء والدعم العاطفي (Plumb and Ogle, 1992).

ففي أوروبا العصور الوسطى، كان النزل مكاناً يوفر الرعاية والراحة للمسافرين. وانسجاماً مع هذه الفكرة، جاء هذا النمط من الرعاية، ليمثل فلسفةً خاصة في التعامل مع الموت، وفي نظام رعاية المرضى في المراحل النهائية من عمرهم. وكما سنرى، فإن هذه الرعاية تتوفر أيضاً في المنزل (Rhymes, 1991)، ولكنها تتوفر بصورة شائعة في مواقع مستقلة، مرتبطة بمستشفيات تسمى بـ"النزل" (Hospices). وفي هذا النمط من الرعاية تتوقف عادة المعالجات المؤلمة، وتُستبدل بها الرعاية التي تعنى بالأعراض، كالتخفيف من الآلام ومعالجة الغثيان. فالأهم هي الراحة النفسية للمريض (Dush, 1985; Kastenbaum, 1979; Saunders, 1977)، وتشجيع المريض ما أمكن على إضفاء الصبغة الشخصية على المكان، وذلك بإحضار أمتعته وأشيائه الشخصية، بحيث تعكس الغرفة التي يشغلها المريض شخصيته واهتماماته. كما يرتدي المريض ملابسه الخاصة، ويختار الأنشطة التي يفضّلها، حتى تكون بيئته ونمط حياته شبيهين بما كان موجوداً في منزله. فالرعاية في النزل، كما يتضح لنا، تتجه بصورة رئيسة نحو تحسين نظام المساندة الاجتماعية الخاص بالمريض، فلا تعود القيود على زيارات الأسرة والأصدقاء قائمة، كما يتم تشجيع أفراد الأسرة على قضاء أيام بأكملها مع المريض، فيتناولون الطعام معه، ويشاركونه نشاطاته اليومية. ويدرب العاملون على التفاعل مع المريض بأسلوب دافئ ومتعاطف، ويتم توفير العلاج الفردي المناسب له، إلى جانب العلاج الأسري الذي يتصدى لمشكلاته النفسية والاجتماعية، مثل صعوبات التواصل والاكتئاب. كما توضع برامج تتيح للمريض فرص العلاج الجماعي، وفرص مناقشة الأفكار أو المسائل المشتركة مع غيره من المرضى (Kastenbaum, 1979; Saunders, 1977). فالاتصال الحر والصادق واحدٌ من أهم أهداف هذا النمط الرعائي (L. H. Aikenand Marx, 1982; Young-Brockopp, 1982).

وقد واكب هذا النمط من الرعاية تخوفٌ من أن عملية نقل المريض إلى مؤسسة متخصّصة بتهيئته للموت، سيسبب الكآبة وعدم الارتياح له ولأفراد أسرته. لكن ثبت بالتجربة أنه لا مبرر لمثل هذه المخاوف.

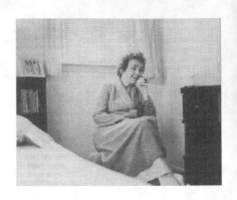

يمكن للرعاية في النّزل أن تكون بديلة للرعاية في المستشفى أو المنزل، وهي تزود المريض بالمعالجة التي تلبي احتياجاته، دون أي عناء أو ضغوط يمكن أن تنجم عن الرعاية المنزلية.

(© Toni Michaels/ The Image works)

الرعاية المنزلية: Home Care

أما بالنسبة للرعاية المنزلية، فقد شهدنا في السنوات الأخيرة اهتماماً أكبر بها من قبل المرضى في نهاية حياتهم. ويبدو أن هذا النمط من الرعاية هو المفضل لعدد لا بأس به من المرضى، وصلت نسبتهم في إحدى الدراسات إلى 50% (Mor and Hiris, 1983). كما أن ارتفاع كلفة بقاء المريض في المستشفيات المختصة لفترات طويلة من الزمن، جعل شريحة كبيرة من الناس عاجزة عن إدخال مرضاها إليها، ومما يزيد من صعوبة هذه المسألة وتعقيدها، أن بعض برامج التأمين لا تغطي كلفة مثل هذه الرعاية الداخلية.

ومع أن الرعاية المنزلية قد تساعد على حل العديد من الصعوبات العملية، إلاّ أن السؤال حول نوعية هذه الرعاية يبقى ماثلاً أمام أعيننا. فهل يستطيع المريض الحصول على الرعاية الفعالة في المنزل كما هو الحال في المستشفى؟ لقد جاءت إجابة الباحثين عن هذا السؤال إيجابية، ولكنها مشروطة بأن يبقى هناك تواصل منتظم بين الفريق الطبي وأفراد الأسرة، وبأن تكون الأسرة مدرّبة تدريباً كافياً (Rutman and Parke, 1992). وتبرز أهمية الأبعاد النفسية بشكل متزايد كأسباب مشروعة للرعاية المنزلية. فبعكس بيئة المستشفى الآلية والجافة والخالية من المسحة الشخصية، تعتبر بيئة المنزل مألوفة ودافئة ومريحة. فالمريض محاط بأشيائه الشخصية، وبأسرة محبة، وليس بفريق من العاملين المهنيين. كما أن فرصة اتخاذه قرارات بسيطة حول أشياء مثل نوع اللباس ونوع الطعام تبقى متاحة له. وعليه، فإن أهم الإيجابيات النفسية للرعاية المنزلية، هي أنها تتيح للمريض الاحتفاظ بالسيطرة الشخصية، كما أنها توفر له المساندة الاجتماعية.

ومع أن الرعاية المنزلية غالباً ما تكون مريحة نفسياً للمريض، إلاّ أنها يمكن أن تشكل ضغوطاً شديدة على العائلة (Aneshensel, Pearlin, and Schuler, 1993; Stets and Hanson, 1992). وحتى الأسرة التي تتمكن من تخصيص ممرض أو ممرضة طيلة الوقت، فإن هذا لن يعفيها من أن يكرس أحد أفرادها نفسه للاهتمام بالمريض والعناية به. وفي ضوء التزامات العمل ومتطلبات الحياة اليومية، فلربما يكون من الصعب على أيٍّ من أفراد الأسرة القيام بهذه المهمة. كما أن التواصل المستمر مع المريض قد يشكل موقفاً ضاغطاً أيضاً. وكثيراً ما نجد أفراد الأسرة يتنازعهم صراع بين الرغبة في إبقاء المريض حياً، والرغبة في إنهاء معاناته. والرعاية المنزلية، من ناحية أخرى، تعطي الأسرة فرصة المشاركة الوجدانية، وبقائها متماسكة في وجه هذه الفترة الحرجة والخطيرة من حياتها. وقد تعوّض هذه الفوائد عن الضغوط الأخرى، حيث تشير الدراسات إلى أن الأسر، بالرغم من كل ما تمثله الرعاية المنزلية من ضغوط نفسية عليها، ما تزال تفضل هذا النمط من الرعاية على الرعاية المؤسسية الداخلية (Aitken-Swan, 1959; Malkin, 1976; Wilkes, 1965).

إيضاح 12-6

الاتجاهات الثقافية نحو الموت وطقوسه

Cultural Attitudes Toward Death and Death-Related Ceremonies

تتفاوت الاتجاهات الثقافية نحو الموت بشكل واسع (Gergen, Gergen, & Stroebe, 1992 Pickett, 1993; M. Stroebe,). فبينما تخاف بعض الثقافات من الموت، نجد ثقافات أخرى لا تخشاه، وتعتبره جزءاً طبيعياً من الحياة. ووفقاً لذلك، فقد طورت كل ثقافة لنفسها طقوساً تتعلق بالموت تعكس معتقداتها الخاصة بها. وفيما يلي بعض الأمثلة.

الموت، ضمن الثقافة اليابانية التقليدية، رحلةٌ من عالم إلى آخر. فعندما يموت الشخص، فهو يذهب إلى عالم أصفى وأنقى وأطهر؛ عالم غالباً ما يوصف بأنه جميل ومزيّن بالذهب والفضة، وبالمعادن الأخرى الثمينة. أما طقوس الموت، فوظيفتها مساعدة الروح على القيام بهذه الرحلة. وعليه، فالطقوس والمراسيم التي تتم بمساعدة الكاهن، تكون من أجل تحقيق هذا الهدف. يبدأ الحدث الجنائزي بخدمة تقدم بجانب السرير (لحظة الموت)، وأثناء ذلك، يبدأ الكاهن بمواساة العائلة. ثم تبدأ الخدمة التي تليها وهي اليوكان (Yokan)، أي غسل الموتى. ويتبع الجنازة خدمات تكريمية، تتضمن تقديم الطعام لكل الذين تجشموا عناء السفر لتقديم الواجب. وعند انتهاء فترة الحداد، تُقام حفلة ختامية للأصدقاء والأقرباء، وهي طريقتهم في إعادة المحزونين والنادبين إلى المجتمع (Kubler-Ross, 1975).

أما سكّان جزيرة أندامان (Andaman)، الذين يقطنون خليج البنغال، فهم يواجهون الموت، أسوةً بالعديد من المجتمعات، بالبكاء الطقوسي. حيث يلتمّ الأصدقاء والأقارب مع النادبين أثناء الجنازة، للبكاء والتعبير عن علامات الحزن والأسى. وتعتبر طقوس البكاء هذه تعبيراً عن الروابط بين الأفراد ضمن المجتمع، وإعادة تأكيد الروابط التي يزعزعها الموت بصورة تعسفية. ويتم فصل النادبين عن محيطهم الاجتماعي فترةً قصيرة بعد الموت، يصبحون مرتبطين خلالها وجدانياً بعالم الموتى. وفي نهاية فترة الحداد يعود النادبون ليندمجوا مع باقي أفراد المجتمع (Radcliffe-Brown, 1964).

في الهندوسية، وهي الديانة الرئيسة في الهند، لا يُنظر إلى الموت كشيء منفصل عن الحياة، أو على أنه نهاية لها. إنه بالأحرى، يُعتبر استمراراً للحياة، وعنصراً مكملاً لها. ولأن الهندوس يؤمنون بتناسخ الأرواح، فهم يعتقدون أن الولادة يتبعها الموت، والموت يتبعه الانبعاث، وفي كل لحظة يولد المرء، ويموت ثانية. وعليه، فالموت مثل أي تحول في الحياة. وهذا يجعل الهندوس يعتقدون أن الشخص يجب أن يواجه الموت بهدوء وتأمل. وهم يؤمنون أن الموت هو الحقيقة الرئيسة في الحياة، وهو علامة على أن كل الرغبات الدنيوية عبث ودون جدوى. وحين لا يخاف الفرد الموت أو عندما يتمناه، يكون قادراً على السموّ فوق الحياة والموت، ويحقق النيرفانا؛ أي الوحدة مع المطلق. إن الفرد، أثناء قيامه بذلك، يتحرر من الخوف من الموت، ويصبح الموت بمثابة الرفيق بالنسبة له (Kubler- Ross, 1975).

كيف يمكن أن تنظر الثقافات الأخرى لاتجاهات الأميركان نحو الموت، إذا ما شاهدوا طقوسهم المتعلقة بالموت؟ إنهم سيجدون أن أغلبية الوفيات تحدث في المستشفيات دون حضور الأهل أو الاقرباء. وعندما تحدث الوفاة، يتم على الفور نقل الشخص المتوفى دون مساعدة الأهل المفجوعين، الذين لا يرونه إلا بعد أن يقوم القائمون على تجهيز الجنازات بعملهم. وفي بعض الحالات، تُحرَق الجثة بعد فترة قصيرة من الوفاة. ويتولى مكتب الخدمات الجنائزية -الذي يعمل بأجر- جميع الإجراءات، وينظّم جميع مسائل البروتوكول. أما الثقافات الفرعية للمجتمع الأميركي، فنجد أنها في الغالب تخصص وقتاً لتقبل العزاء، وإقامة الصلاة التذكارية، ثم انتقال الجميع لحضور مراسم الدفن أو الرماد.

ويُتوقع عادة إظهار بعض علامات الحزن أو العاطفة، وهذا قد يشكل ضغوطاً على بعض المشاركين، وعلى أفراد العائلة أيضاً. وهنا، فإن أية درجة من فقدان السيطرة على العاطفة، تفرض على الفرد المشارك الانسحابَ من مراسم العزاء، أو يتم حثّه على ذلك من قبل الآخرين. وقد يتبع المراسم لقاءٌ قصير في بيت ذوي الفقيد، يعود بعدها هؤلاء إلى بيوتهم (Huntington & Metcalf, 1979).

مشكلات الأحياء الباقين: Problems of Survivors

يعتبر موت أحد أفراد الأسرة من أكثر الأحداث المروّعة والبغيضة والمقلقة في حياة الإنسان. فبالنسبة لكثير من الناس، يبدو موت شخص قريب أكثر ترويعاً من موت الفرد نفسه أو مرضه (Kalish & Reynolds, 1976). وحتى حين يكون الموت متوقعاً أو، في بعض الحالات، مرغوباً، يظل من الصعب على الأحياء التكيف معه بنجاح.

لقد سبق وأن تحدثنا عن بعض الطرق التي من خلالها يمكن مساعدة الأسرة على الإعداد للموت. فالعلاج الأسري، والانضمام إلى أحد برامج النزل، والتواصل مع فريق طبي حساس والتفاعل معه، كلها أساليب تساعد على تهيئة الأسرة للموت. أما البرامج التي تساعد الأسرة على الإعداد للحياة بعد وفاة فرد من أفرادها، فهي قليلة. فقد يُنظر إلى مثل هذه التحضيرات على أنها سابقة لأوانها، وتفتقر إلى الحساسية والذوق. ومع هذا، وفي هذا الوقت بالذات، تبقى الأسرة بحاجة إلى أكبر مساعدة ممكنة (Feifel, 1977). إن الأسابيع القليلة التي تسبق وفاة المريض، غالباً ما تكون فترةً محمومة بالنشاطات؛ إذ تزداد الزيارات للمستشفى، وتبدأ الإجراءات القانونية أو الجنائزية، وكذلك ترتيبات اللحظات الأخيرة، بما فيها نقل المريض إلى مكان آخر. وتبقى الأسرة منشغلة بأعمال كثيرة عليها القيام بها. وحتى بعد وفاة المريض، يبقى هنالك الكثير من الأعمال (Raether & Slater, 1977)؛ كترتيب الجنازة والإعداد للشعائر والطقوس التي تتبعها، ابتداءً بالدفن، وانتهاءً بعودة أفراد الأسرة إلى حياتهم العادية، والتخطيط للأيام المقبلة (Feifel, 1977).

الأحياء الباقون من الكبار: The Adult Survivors

وغالباً ما يكون لدى الأحياء الباقين من الكبار، الكثير من الوقت والقليل من النشاط عدا الحزن. فالمرأة التي ترمّلت وهي في الستين من عمرها أو أكثر، مع ما تعاني منه من مشكلات جسمية (Kastenbaum, 1977)، قد تجد نفسها أمام مهمات جديدة لم تتعود عليها من قبل. إضافةً إلى أن إمكانيات الأسرة ومواردها، قد تكون قليلة أو محدودة. لذلك نجد بعض الباحثين النفسيين يتجهون بصورة متزايدة نحو الاهتمام بتلك المشكلات والصعوبات التي تواجه الشخص المحزون (N. Stein, Folkman, Trabasso, & Richards, 1997; R. S. Weiss & Richards, 1997).

ويتضمن الحزن، الذي هو استجابةٌ نفسية لفقد شخصٍ عزيز، الشعورَ بالفراغ الذي يتخلّله الانشغال بتخيل الشخص المتوفى، والشعور بالذنب تجاهه، والاتجاه العدائي نحو الآخرين. وكثيراً ما يظهر الأشخاص الثكالي الشعور بالضجر وعدم القدرة على التركيز (Glick et al., 1974; Parkes and Weiss, 1983; W. Stroebe and Stroebe,1987). ولأن الموت غالباً ما يكون متوقعاً منذ فترة من الزمن، فغالباً ما نجد أن الباقين من الأحياء لا يحتاجون إلى وقت طويل للعودة إلى حياتهم الطبيعية. ويتم تشجيع الأرامل من قبل الأصدقاء على الخروج من سوداويتهن، ومزاولة حياتهن الطبيعية. وفي بعض الحالات أو الثقافات، لا يلبث موضوع الزواج من جديد أن يُطرح خلال أسابيع بعد موت الشريك (Glick et al., 1974). ومع هذا، قد يستمر الحزن الطبيعي لعدة أشهر، وتبقى نسبة كبيرة من الأرامل -نساءً ورجالاً- يعانون من الاضطراب لسنوات عدة بعد موت شريكهم (Silver & Wortman,1980). أما السؤال: هل

يعني التكيف أن يشعر الفرد بالحزن، أم أن يتجنبه؟ لقد حظي الحزن باهتمام خاص في الآونة الأخيرة، وبعكس ما يحذر منه علماء النفس، وهو أن تجنّب العواطف غير السارة يمكن أن يؤدي إلى صعوبات في التكيف، هناك من الأبحاث ما يشير إلى أن التجنب العاطفي (Bonanno et al., 1995) أو التقييم الإيجابي (Cstein et al., 1997)، يقود بالفعل إلى تكيف أفضل. حيث تشير الأبحاث إلى أن الذين يجترون فقدهم وحزنهم يحصلون عادة على مساندة اجتماعية أقل، ويعانون من مستويات أعلى من الضغوط، ويكونون أكثر عرضة للاكتئاب (Nolen- Hoeksema, Parker, and Larson, 1994). وتشير الملاحظات الإكلينيكية إلى أن الحزن يتفاقم بصورة خاصة عند الرجال، وعند الذين كان فقد شريكهم مفاجئاً وغير متوقع (W. Stroebe & Stroebe, 1987). وفي الحقيقة، يعتبر الترمل، خصوصاً بالنسبة للرجال، مؤشراً قوياً للاكتئاب. وبالنسبة للأرامل من النساء، تُعتبر الضغوط المالية العامل المهم لشعورهنّ بالاكتئاب. أما الرجال، فيبدو أن العامل الحاسم في الضغوط عندهم يرتبط بإدارة شؤون المنزل (Umberson, Wortman, & Kesseler, 1992). وكما سنرى في الفصل الرابع عشر، فإن الشعور بالفقدان يمكن أن يقود إلى تغييرات سلبية في جهاز المناعة، وزيادة احتمالات التعرض للإصابة بالمرض والموت (Janson, 1986; Osterweis, 1985; Stroebe & Stroebe, 1987). كما لوحظ أن الزيادة في تعاطي الكحول والمخدرات، وعدم القدرة على العمل، من بين الظواهر الشائعة عند هؤلاء (Aiken & Marx, 1982).

هذا، وقد دلّت الأبحاث على أن برامج الإرشاد يمكن أن تساعد المحزونين على تجاوز هذه الاستجابات السلبية (Aiken & Marx, 1982).

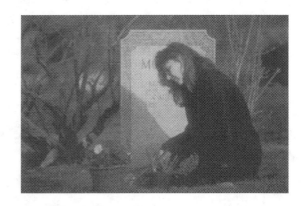

يتضمن الحزن على وفاة شخصٍ عزيز شعوراً بالفراغ الداخلي، والانشغال بأفكارٍ تدور حول المتوفى، والإحساس بالذنب على وفاته. وكثيراً ما يجهل الآخرون عمق هذه الحالة من الحزن، والفترة التي يستغرقها الشخص لتجاوزها.

الأحياء الباقون من الصغار: The Child Survivors

أما بالنسبة للأحياء الباقين من الأطفال، فإن عملية تفسير موت أحد الوالدين أو الأشقاء، قد يكون من الأمور الصعبة (Corr & Corr, 1985; J. W. Ross, 1985). فكما أسلفنا، يكون إدراك الطفل للموت ناقصاً؛ فربما لا يفهم الموت على أنه أمر نهائي، وأنه من المتعذّر عكسه أو تغييره. ونتيجةً لذلك، قد يستمر الطفل في توقع عودة هذا الشخص، مما يسبب الاضطراب له ولأفراد الأسرة الآخرين. وحتى عندما يدرك الطفل بأن هذا الشخص المتوفى لن يعود، فإنه على الأغلب لا يفهم السبب في ذلك. فقد يعتقد إمّا أن المتوَفّى كان يقصد الرحيل، أو أنه رحل لأن الطفل كان "سيئاً". وقد يحتاج الأمر للإرشاد كي نساعد الطفل على إدراك أن استنتاجاته هذه غير صحيحة.

ويثير موت الأشقاء نوعاً خاصاً من التعقيدات عند الطفل. فقد يمر الطفل في وقت أو آخر بخبرات أو مواقف، يتمنى فيها موت شقيق له. وإذا حدث أن مات الشقيق فعلاً، فقد يشعر الطفل أنه هو السبب. وتزداد احتمالات ظهور مثل هذه المشكلة إذا مرض الشقيق فترةً من الزمن قبل موته. فيزداد احتمال عدم حصول الطفل، أثناء تلك الفترة، على

الاهتمام الكافي، وبالتالي شعوره بالنشوة المؤقتة عندما لم يعد شقيقه المريض مصدراً للمنافسة (Lindsay & McCarthy, 1974). وردود فعل كهذه، عادةً ما تكون مؤقتة، وربما تُفاقِم من مشاعر الأسى والحزن لدى الطفل، ومن شعوره بالذنب فيما بعد (Binger, 1973; Gogan, Koocher, Foster, & O'Malley, 1977; Sourkes, 1980). وفي مساعدة الطفل للتكيف مع وفاة أحد الوالدين أو الأشقاء، من الأفضل أن لا ننتظر حتى تحدث الوفاة فعلاً، وإنما يجب تهيئته لهذه الوفاة؛ ربما بالاستعانة بتشبيهات مثل موت حيوان أليف في البيت، أو موت زهرة (Bluebond- Langner, 1977). وينبغي الإجابة عن أسئلة الطفل حول الموت بصدقٍ ما أمكن. ولكن من دون تفاصيل زائدة أو غير مرغوبة. وفي جميع الأحوال، فإن تزويد الطفل بما هو في حدود سؤاله، وفي الوقت المناسب، هو السلوك الأمثل.

التوعية والتثقيف بالموت: Death Education

يعتقد بعض المربّين والباحثين أن إحدى الطرق المهمة في تكيف الناس مع الموت، هي تثقيفهم وتوعيتهم بالموت في وقت مبكر من حياتهم، وقبل أن تكون لهم خبرة شخصية معه (Leviton, 1977).

ويُعتبر الموت من المواضيع المحرمة، كما ويحيط به الكثير من سوء الفهم، كالاعتقاد أن الشخص الذي يشارف على الموت يفضّل العزلة ولا يرغب بالحديث عن الموقف. ولهذه الأسباب، تعقد دورات وحلقات بحث ومساقات حول الموت، بما فيها تطوع الطلبة الجامعيين للعمل مع المرضى. فبهذا المنحى، يمكنهم التخلص من الأوهام، وتعزيز الفهم الواقعي لما يمكن فعله لمساعدة المريض (Schulz, 1978). والمشكلة التي يمكن أن تواجه هذه المساقات، هي أنها قد تجذب طلبة من ذوي الميول الانتحارية، فتشجعهم على تعلم ما يمكن اعتباره في عداد أساليب تدمير الذات. وفي مثل هذه الحالة، يُوصَى بمواجهة مثل هذه المشكلة منذ البداية، ودون تأجيل، وذلك على أمل منع حدوثها.

وتبقى المساقات الجامعية هي الأسلوب المنظم الوحيد لحد الآن في تعليم الناس. ومن خلال هذا النوع من التعليم، يمكننا بناء اتجاهات وتوقعات واقعية حول ما يمكن للطب الحديث تحقيقه فيما يخص الرعاية التي يحتاجها ويريدها المريض في المراحل النهائية من مرضه، قبل وفاته.

الملخص

1. تختلف أسباب وفاة الإنسان تبعاً لدورة الحياة: ففي مرحلة الرضاعة، تعزى معظم الوفيات إلى التشوهات الخَلْقية وما يسمى بمتلازمة موت الرضيع الفجائي (Sudden Infant Death Syndrome-SIDS). وما بين السنة الواحدة و15 سنة من العمر، تتغير أسباب الوفاة لتأخذ شكل الحوادث وأمراض اللوكيميا. وفي بداية مرحلة الرشد، غالباً ما تكون الوفيات ناتجة عن حوادث المركبات، والقتل، والانتحار، والسرطان، والإيدز. ويصبح الموت المفاجيء بسبب النوبة القلبية أكثر أسباب الوفاة شيوعاً في مرحلة الرشد. أما في الشيخوخة، فتُعزى الوفيات إلى النوبة القلبية، والجلطة الدماغية، والسرطان، والتحلل الجسمي.

2. ويتغير مفهوم الموت أيضاً على مدى الحياة. ففي البداية، يفهم الطفل الموت على أنه نوم عميق، ثم بعد ذلك ينظر إليه على أنه شبح يأتي ليأخذ الشخص بعيداً. وفي النهاية، يقترب الطفل من فهم الموت على أنه مرحلة بيولوجية يستحيل عكسها أو إلغاؤها. أما التكيف مع الموت أو التصالح معه، فيبدأ، كما يعتقد الكثيرون، مع مرحلة الرشد.

3. تثير الأمراض المستفحلة العديد من القضايا النفسية، بما فيها مشاعر عدم الارتياح التي تصاحب المعالجة، والتردد بين استمرار المعالجة أو التوقف عنها. كما أصبحت مسائلُ مثل كتابة وصية الحياة (Living Will) الوصية بمنع استخدام الأجهزة المساندة للحياة Life- (Support Systems) ، والموت الرحيم (Euthanasia) من المسائل التي تثير اهتماماً واسعاً، في ميادين الطب والقانون وعلم النفس.

4. يتغير مفهوم الذات لدى المريض باستمرار، وذلك استجابةً لتطور حالة المرض لديه، وتغيرات مظهره، ومستوى طاقته وسيطرته على العمليات الجسمية، ودرجة يقظته الذهنية. وعليه، تعتبر قضايا التواصل محوراً رئيساً للتدخل العلاجي هنا.

5. تعتبر نظرية كوبلر_روس من أهم ما كُتِب حول الموت. حيث تحدد سلسلة من المراحل التي يمر عبرها الانسان الذي يواجه الموت. وهذه المراحل يمكن التنبؤ بها؛ وتبدأ بالإنكار، فالغضب، فالمقايضة، فالاكتئاب، ثم التقبل. وقد أظهرت الأبحاث أن المرضى لا يمرون عبر هذه المراحل بتتابع واحد، وإنما هي عبارة عن ظواهر تصف ردود أفعال الأفراد الذين يتوقعون الموت، إلى حد ما.

6. وفي إطار المعالجة النفسية لحالات المرض المميت، تقع معظم المسؤولية على عاتق الفريق الطبي. فهذا الفريق هو الذي يستطيع توفير المعلومات، وهو الذي يزود المريض بالطمأنينة والدعم الاجتماعي عندما لا يكون الآخرون قادرين على القيام بذلك.

7. يجب توفير الإرشاد النفسي للمصابين بالأمراض المميتة، وذلك لأن العديد من هؤلاء بحاجة إلى تطوير منظور ما لحياتهم. لذلك، يعتبر العمل على تطوير الطرق والوسائل التي تكفل تدريب المختصين في هذا المجال، إحدى الأولويات التعليمية. كذلك، قد تبرز الحاجة للعلاج الأسري، وذلك للتخفيف من صعوبات الأسرة، ومساعدة أفرادها على التكيف مع مشكلة الانفصال، ورحيل أحد أفرادها.

8. ويعتبر الإرشاد مع المرضى من الأطفال مهماً بصورة خاصة، وذلك لأن كلاً من الوالدين والأطفال يعاني من مشاعر الارتباك والتشوش والخوف. وقد تحتاج الأسرة إلى المساعدة من أجل تطوير أساليب تعامل فعالة.

9. وتعتبر الرعاية في النزل والرعاية في المنزل بدائل للرعاية في المستشفى، بالنسبة للمرضى في المراحل النهائية من حياتهم. وقد ثبت أن لهذه الأنواع من الرعاية فوائدها النفسية، وتأثيرها الإيجابي.

10. ومن سمات الحزن، شعور الشخص بأنه فارغ أو خاوٍ، وانشغاله بتخيّل الشخص المتوفى، وشعوره بالذنب تجاهه، والشعور بالعداء تجاه الاخرين، والضجر وعدم القدرة على التركيز. ولا يدرك العديد من الأفراد مدى الزمن الذي يستغرقه هذا الحزن.

قائمة المصطلحات

Clinical Thanatology	علم الموت الإكلينيكي
Death Education	التوعية والتثقيف بالموت
Authanasia	الموت الرحيم
Grief	الحزن على موت شخص ما
Home Care	الرعاية المنزلية
Hospice Care	الرعاية في النزل
Infant Mortality Rate	معدل وفيات الرضّع
Living Will	وصية الحياة
Palliative Care	الرعاية للتخفيف من المرض
Premature Death	الموت المبكر
Stages of Dying	مراحل الموت
Sudden Infant Death Syndrome (SIDS)	متلازمة موت الرضيع المفاجئ
Symbolic Immortality	الخلود الرمزي
Terminal Care	رعاية المرضى في المراحل النهائية
Thanatologists	العلماء المختصون بالموت

الفصل الثالث عشر

أمراض القلب، فرط ضغط الدم، الجلطة الدماغية، السكري

Heart Disease, Hypertension, Stroke and Diabetes

أمراض القلب التاجية

ما هي أمراض القلب التاجية؟

إدارة أمراض القلب

فرط ضغط الدم

كيف يتم قياس فرط ضغط الدم؟

ما هي أسباب فرط ضغط الدم؟

عوامل الشخصية وفرط ضغط الدم

علاج فرط ضغط الدم

الجلطة الدماغية

عوامل الخطورة في الجلطة الدماغية

السكري

أنواع السكري

الفصل الثالث عشر

أمراض القلب، فرط ضغط الدم،

الجلطة الدماغية، السكري

Heart Disease, Hypertension, Stroke and Diabetes

لم تكن إصابة "أبو جواد" بالنوبة القلبية مفاجئة لجواد وباقي أفراد الأسرة. فقد ازداد وزن "أبو جواد" في الآونة الأخيرة، وارتفع مستوى ضغط الدم عنده، كما بدأ يعاني من أعراض السكري. وكل هذه تعد عوامل تنذر بخطر (Risk Factors) الإصابة بأمراض القلب. ولحسن الحظ، كانت نوبة "أبو جواد" القلبية خفيفة، فبعد فترة قصيرة من الاقامة بالمستشفى، ما لبث أن عاد إلى منزله ليبدأ برنامجه التأهيلي. حيث أصبحت جوانب عديدة من حياته تتطلب بعض التغيير. فعلى الرغم مما يمارسه من حرص فيما يتعلق بمسألة الغذاء، إلا أنه أصبح الآن بحاجة إلى ما هو أكثر من ذلك؛ فعليه أن يتبع برنامج حمية دقيق. وبعد أن كان يكتفي بمشاهدة برامج الرياضة مسترخياً على كرسيه المريح، وجد نفسه مضطراً لممارسة التمارين البدنية. أما السيجارة التي كانت تشكل مصدر متعته الرئيسي، فلم تعد كذلك.

إن التكيف مع الأمراض المزمنة ليس عمليةً سهلة. إذ يتطلب تغييرات جوهرية في نمط الحياة، ربما يصعب على الفرد تحقيقها في بعض الأحيان. سنتناول في هذا الفصل أربعة أنواع رئيسة من الأمراض المزمنة هي: أمراض القلب، وفرط ضغط الدم، والجلطة الدماغية، والسكري. وجميع هذه الأمراض لها صلة بجهاز الدورة الدموية و/أو جهاز الأيض. لذلك، تجمع برامج التكيف ما بين العديد من السمات المشتركة المصاحبة للمشكلات الناجمة عن هذه الأمراض. أضف إلى ذلك، أن هذه الأمراض، وبسبب انتشارها الواسع، تصيب أعداداً كبيرة من الأفراد، خصوصاً كبار السن الذين يعانون من أكثر من مرض مزمن في آن واحد.

أمراض القلب التاجية: Coronary Heart Disease

تعتبر الأمراض التي تصيب شرايين القلب السبب الأول للوفيات في الولايات المتحدة الأميركية، حيث تشكل الوفيات الناتجة عنها ما نسبته 40% من عدد الوفيات. ومن الجدير بالذكر أن هذه الأمراض لم تكن سبباً رئيساً للإصابة بأمراض القلب والوفاة قبل بدايات القرن العشرين؛ ففي العقود الماضية كانت معظم الوفيات تعزى للأمراض المعدية، ولم يكن الكثير من الناس يعيشون فترات من الزمن تكفي للإصابة بأمراض القلب. إلا أن أمراض شرايين القلب ما لبثت أن أصبحت مرض العصر. حيث تعزى جزئياً إلى التغيرات في غذاء الإنسان، وتدني نشاطه البدني في الحياة المعاصرة. وبفضل هذه العوامل، اخذت أمراض القلب تتزايد مع بدايات القرن العشرين ثم بدأت تستقر مؤخراً. ومع ذلك تُقدّر الحالات الجديدة التي يتم التعرف عليها سنوياً في الولايات المتحدة وحدها بحوالي مليون ونصف المليون حالة. ومن أهم الظواهر الواجب التنبه إليها في هذا السياق، هي أن نسبة كبيرة مما مجموعه 500 ألف حالة وفاة سنوية، هي وفيات مبكرة، تحدث قبل الخامسة والسبعين من العمر بفترة لا بأس بها (American Heart Association, 2000b). وإضافة إلى ارتفاع معدل الوفيات التي تعزى لها، غدت أمراض القلب بدورها أحد الأمراض المزمنة الرئيسة.

ونظراً لانتشارها الواسع والمتزايد، وتأثيرها على فئات الشباب والراشدين، فقد حظي البحث في أسبابها وطرق علاجها بأولوية عالية في مجال دراسة الصحة.

ما هي أمراض القلب التاجية؟   What is CHD?

أمراض القلب التاجية (Coronary Heart Diseases-CHD) هي الأمراض التي تعزى إلى تضيق الشرايين التاجية التي تزود القلب بالدم. وكما رأينا في الفصل الثاني من هذا الكتاب، فعندما تصاب الشرايين بتضيق أو انسداد، فإن هـذا يـؤدي إلى إعاقـة تـدفق الأكسـجين والغـذاء للقلب بصورة جزئية أو كلية. وعادةً ما يؤدي النقص المؤقت للأكسجين والغذاء، إلى شعور الإنسان بألم منتشر في كل انحاء الصدر والذراع. وهذا ما يسمى بالذبحة الصدرية (Angina Pectoris)، وحين يكون هذا النقص شديداً، فإنه يؤدي إلى جلطة قلبية (Myocardial Infarction).

وتنتشر أمراض القلب بوجه خاص بين الرجال وكبار السن. ويعتبر العامل الوراثي أحد أهم العوامل المهـددة بالإصابة بـأمراض القلـب التاجية. ويمكن في هذه الحالة أن يُصاب الفرد بالمرض في مرحلة مبكرة من عمره (Boyce, Alkon et al., 1995)، وأن تتفاقم آثار المـرض بفعـل عوامل خطورةٍ أخرى ذات صلة بنمط حياة الفرد، ومدى تعرضه للضغوط النفسية. أما عوامل الخطورة هذه فتشمل ارتفاع ضغط الدم، والسكري، والتدخين، والبدانة، وارتفاع مستوى الدهنيات، وتدني مستوى النشاط البدني (American Heart Association, 2000a).

دور الضغط النفسي: Role of Stress

تركز الأبحاث الحديثة على الضغوط النفسية وأساليب الفرد في التعامل معها، لمـا لهـا مـن دور مهـم في تطـوير أمـراض القلـب. وتركـز الأبحاث خاصة على أهمية العدائية (Hostility) والضغوط المزمنة، والنزعة التنشطية القلبية الوعائية (Cardiovascular Reactivity) وانعكـاس آثارها على القلب والأوعية الدموية. إضافة إلى ذلك، يمكن للضغوط الحادة والعواطف السـلبية، ونوبـات الانـدفاع المفاجئـة (Brody, 1993) أن تؤدي إلى حوادث سريرية مفاجئة، كالنوبة القلبية. كما يمكن للعدائية ولردود الفعل المتطرفة للضغوط أن تتفاعل مع عوامل خطورة أخرى، مثـل ارتفاع مستوى الكولسترول، مما يؤدي إلى زيادة درجة الخطورة على القلب (Lombardo & Carreno, 1987).

ومن المعروف أن الأشخاص من ذوي المستوى الثقافي والاجتماعي المتـدني، خاصـةً الـذكور مـنهم، أكثـر عرضـةً للإصابة بـأمراض القلـب التاجية (Gump, Mathews, & Raikkonen, 1999; Adler et al., 1994)، بل وأقل حظـاً حتـى في الشفاء منهـا؛ وذلك نتيجـةً للضغوط التـي يتعرضون لها، ولانخفاض مستوى التوعية لديهم (Ickovics, Viscoli, & Horwitz, 1997). كمـا تجـدر الإشارة إلى أن عوامل الخطـورة المـذكورة سابقاً لا تفسر وحدها أكثر من نصف الحالات المرضية المشخصة، وأنه لا بد من البحث عن عوامل خطورة أخرى لتفسير إصابة الأشخاص بالمرض، في مرحلة مبكرة من العمر (أنظرا الشكل 13-1).

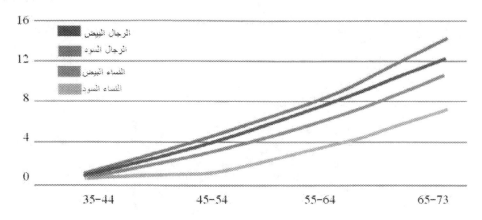

الشكل 13-1 المعدل السنوي لنوبات القلب التي تحدث للمرة الأولى تبعاً للعمر والجنس والعرق في الولايات المتحدة الأميركية، بين عاميّ 1987 و 1994 (Source: American Heart Association, 2000).

وكما أشرنا سابقاً، فإن أمراض القلب هي أمراض العصر والحداثة والتحوّل الصناعي والتكنولوجي (أنظرا الإيضاح 13-1). وكما رأينا في الفصل السادس، فهناك علاقة بين الضغوط المهنية ونسبة حدوث هذه الأمراض (Repetti, 1993b). فقد دلّت الأبحاث على وجود عدد من المتغيرات المرتبطة بالعمل، والتي تزيد من عوامل الخطورة؛ مثل وجود متطلبات عمل كبيرة، مع تدني الإحساس بالسيطرة والضبط، وعدم التطابق أو الانسجام بين مستوى التعليم والمهنة، وتدني الشعور بالأمان الوظيفي، وضغوط العمل الشديدة، وتبني استراتيجيات تعامل تعتمد اليقظة الدائمة في العمل، خاصةً عند من يعملون في مجالات ذات خطورة بدنية عالية (Siegrist, Peter, Runge, Cremer, & Seidel, 1990; see also Falk, Hanson, Isaacsson, & Ostergren, 1992).

كما أن الضغوط التي تعزى إلى عدم الاستقرار الاجتماعي ترتبط بنسبٍ أعلى من الإصابة بأمراض القلب. وتشير الأبحاث إلى أن نسبة حدوث أمراض القلب في البلدان الصناعية والنامية أعلى من نسبة حدوثها في البلدان غير النامية، كما تشير إلى أن نسبة حدوثها بين جماعات المهاجرين أعلى منها بين الأفراد من السكان الأصليين. كما دلّت الدراسات على أن نسبة الإصابة بين ذوي الحراك المهني والسكني والاجتماعي أعلى من نسبة الإصابة بين الأفراد الأقل حراكاً (Kasl & Berkman, 1983). ويبدو أن الرجال المتزوجون من نساء من مستويات تعليمية مرتفعة أو يشغلن مهن راقية أكثر عرضة للإصابة بامراض القلب (Frankish & Linden, 1996).

إيضاح 13-1

هل يمكن للدقيقة في مدينة نيويورك أن تكون قاتلة؟

Can a New York Minute Be Fatal?

تشير الأرقام إلى أن معدل الوفيات بسبب أمراض القلب بين سكان مدينة نيويورك مرتفع بصورة غير عادية. فما السبب في ذلك؟ هل هي الضغوط؟ والطرفة القائلة إن "الدقيقة في نيويورك لا تتجاوز الـ 20 ثانية"، تعني ضمنياً أن القاطنين في هذه المدينة يتعرضون دوماً للضغوط المزمنة، ويعيشون في بيئة مليئة بالضغوط. فهل يقلل هذا من فرص تمتعهم بالصحة فعلاً؟

وللإجابة عن هذا السؤال، قام كريستنفيلد وزملاؤه (Christenfeld, Glen, Phillips, & Shrira, 1999) بدراسة جميع شهادات الوفاة التي صدرت في الولايات المتحدة في السنوات العشر الأخيرة، وقاموا بالبحث بصورة خاصة في ثلاث مجموعات: المقيمون في مدينة نيويورك الذين توفوا في المدينة، وغير المقيمين الذين كانوا يزورون المدينة، وسكان نيويورك الذين كانوا في سفر خارج المدينة. فوُجد أن معدل الوفيات بين المقيمين في مدينة نيويورك كان أعلى من عدد الوفيات المتوقعة بنسبة 155%، وبين الزوار بنسبة 134%، بينما كان معدل الوفيات بين سكان نيويورك الذين توفوا خارج المدينة أعلى من العدد المتوقع بنسبة 80% فقط.

والسؤال هنا، ترى، هل يمكن أن يكون العيش في نيويورك سبباً في قتلك فعلاً؟ الجواب: "نعم"..هكذا يبدو الأمر!

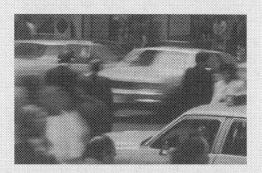

أمراض القلب التاجية لدى المرأة: Women and CHD

رغم أن الدراسات التي تناولت أمراض القلب التاجية لدى النساء أقل منها لدى الرجال، فإن أمراض القلب والشرايين تعتبر في طليعة أسباب الوفاة بين النساء في الولايات المتحدة ومعظم البلدان النامية. فهي تشكل ما نسبته 34% من الوفيات عند النساء. لكن اللافت للنظر أن الأبحاث أظهرت أن معدل الوفيات المبكرة نتيجة أمراض القلب والشرايين كان أقل بكثير لدى النساء منه لدى الرجال (أنظرا الشكل13-2).

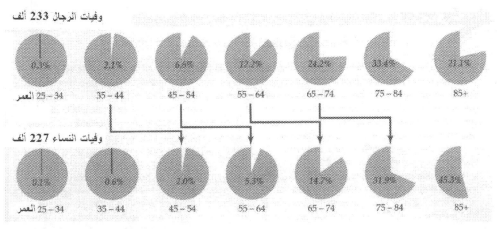

الشكل 13-2 نسبة الوفيات الناجمة عن النوبات القلبية في الولايات المتحدة في عام 1998 تبعاً للفئة العمرية. لقد تسببت نوبات القلب بوفاة أكثر من 460 ألف من الأميركيين؛ نصفهم من الرجال والنصف الآخر من النساء. يذكر أن المرأة حال حرمانها من الإستروجين تصبح عوامل الخطورة لديها مساوية تماماً لعوامل الخطورة لرجل يصغرها بعشر سنوات.

ويبدو أن النساء الأصغر سناً يتمتعن بالوقاية من الإصابة بأمراض القلب التاجية مقارنة بالرجال. ولعل أحد أسباب ذلك يعود إلى ارتفاع مستوى البروتينات الدهنية HDL (High-Density Lipoprotein) التي ترتبط بارتفاع مستوى الإستروجين لدى النساء، في مراحل ما قبل انقطاع الطمث، والتي تساعد في الوقاية من أمراض القلب، إضافةً إلى الدور الذي يلعبه هرمون الإستروجين في التقليل من مستوى الإثارة في الجهاز العصبي السمبثاوي، مما يوفر وقايةً من أمراض القلب (K. Mathews & Rodin, 1992). ومن ناحية أخرى، إن تفاعل النساء مع الضغوط الخارجية على مستوى الغدد الصماء والعمليات الايضية أقل منه مقارنةً بالرجال، وهذا يفسر انخفاض نسبة أمراض القلب لدى النساء قبل انقطاع الطمث (K. Mathews, Davis, Stoney, Owens, & Caggiula, 1991).

ومن المعروف علمياً أن هرمون الإستروجين يقلل من خطورة الإصابة بأمراض القلب، ولهذا تزداد نسبة الإصابة بهذه الأمراض بعد انقطاع الطمث (K. Mathews, Wing, Kuller, Meilahn, & Plantinga, 1994). وعليه، فإن من شأن العلاج بالإستروجين أن يقلل من عوامل الخطورة عند النساء في هذه المرحلة (Kuller, Gutai, Meilahn, Mathews, & Plantinga, 1990). لكن يجب أن لا ننسى في الوقت نفسه أن وزن النساء في هذه الفترة من العمر يزداد، ويرافق هذه الزيادة ارتفاع في ضغط الدم وفي الدهنيات، مما يشكل عوامل أخرى للإصابة بأمراض القلب (Wing, Mathews, Kuller, Meilahn, & Plantinga, 1991).

إن العلاج بالإستروجين قد يقلل من احتمالات الإصابة بأمراض القلب عند النساء، ربما من خلال الزيادة في الاستجابة الباراسمبثاوية للضغوط، أو انخفاض هذه الاستجابة أو كليهما معاً (Burleson et al., 1998). ومع أن بداية الإصابة بأمراض القلب التاجية تتأخر عادة عند النساء عنها عند الرجال بحوالي 15 سنة، إلا أنها تبقى السبب الأول للوفاة بين النساء أيضاً. وعموماً، فإن عدد النساء اللواتي يتوفين نتيجة أمراض القلب يفوق عدد الرجال.

وبالرغم من هذه الحقيقة، هناك القليل من الأبحاث التي أجريت على أمراض القلب التاجية عند النساء. ويعتقد العديد من الباحثين أن هذه الفجوة تعود إلى التحيز الجنسي (Sexism) في توزيع المخصصات ودعم الأبحاث على الرجال مقابل النساء، والاهتمام بمشكلات "الذكور" أكثر من مشكلات "الإناث" (Altman, 1991). ويحدث هذا التحيز للرجال على مستوى عوامل الخطورة كما يحدث على مستوى المعالجة. فأمراض القلب عند الرجال تُشخص مبكراً، وتعالج بجرأة أكثر مما هي الحال بالنسبة للنساء (e.g., Gan et al., 2000). ونتيجة للوعي المتزايد بهذا التحيز على المستوى القومي، بدأت الأبحاث مؤخراً تتجه نحو بلورة محددات الخطورة السلوكية لهذه الأمراض لدى النساء، وكذلك عوامل نجاح معالجتها (Roan, 1993).

إن نقص الأبحاث حول أمراض القلب التاجية عند النساء لا يعني نقص معرفتنا حول أمراض القلب عندهنّ ومعالجتها فحسب، وإنما يعني وجود نقص في المعلومات حول هذه الأمراض لدى وسائل الإعلام أيضاً. الأمر الذي يقلل من معرفة النساء بصحتهن ويشوهها (S. Wilcox & Stefanick, 1999).

كما تشير الأبحاث إلى أن عوامل الخطورة في أمراض القلب عند النساء هي نفسها نسبياً عند الرجال. وكما هو الحال بالنسبة للرجال، فإن النساء الأكثر نشاطاً من الناحية البدنية، والأكثر التزاماً بالتمارين، واللواتي يتمتعن بمستوى أقل من الكولسترول (Cholesterol) وثلاثي الجليسرايد (Triglyceride) في الدم (Owens, Mathews, Wing, & Kuller, 1990) أقل عرضة للإصابة بأمراض القلب. كذلك الحال بالنسبة لتأثير المساندة الاجتماعية (M. C. Davis & Swan, 1999). أما بالنسبة لخصائص العمل، فلم يُعرف أثرها بعد في التنبؤ بالإصابة بأمراض القلب عند النساء كما هي الحال عند الرجال (Riese, Houtman, Van Doornen, De Geus, 2000). (أنظرا الإيضاح 13-2 الذي يناقش عوامل أخرى يمكن أن تؤثر في نسب الإصابة بأمراض القلب عند الرجال والنساء).

هل يمكن للخصائص الذكرية والأنثوية أن تؤثر على صحة الفرد؟

Can Male and Female Qualities Affect Your Health?

في خضم أبحاثهم حول عوامل الخطورة التي تزيد من احتمال حدوث أمراض الشرايين التاجية، درس العلماء العوامل المحتملة حسب الجنس. وبدأوا يدركون حديثاً احتمال وجود خصائص شخصية ترتبط بالذكورة والأنوثة، يمكن أن تفسر التباين في درجات التعرض لمخاطر الاصابة بالأمراض بين الجنسين. وعلى وجه الخصوص، ركزت الأبحاث على سمة التوجه نحو الذات في مقابل التوجه نحو الآخرين، وعلى سمة التوجه نحو الآخرين لدرجة إقصاء الذات. فوُجد أن الرجال عادةً يحققون درجات أعلى من النساء على مقاييس التوجه للذات. ولطالما ارتبطت هذه السمة بالصحة النفسية والجسدية الجيدة في عدد من الدراسات (1996 ; Helgeson & Lepore, Helgeson & Fritz, Helgeson, 1993; 1997)، بالإضافة إلى ارتباطها بمستويات أقل من الضيق النفسي. أما التوجه نحو الآخرين حيث التركيز على العلاقات مع المحيط الاجتماعي، فيعكس توجهاً رعائياً إيجابياً نحو الآخر، وهذا أعلى عادةً عند النساء منه عند الرجال. أما بالنسبة لعلاقة ذلك بالصحة النفسية والجسدية الجيدة، فهي علاقة بسيطة. كما أن تضحية الفرد بذاته وعدم تركيزه على حاجاته، طالما ارتبطت بنتائج سلبية على الصحة. فالمشاركة أعلى عند النساء منها عند الرجال، لكنها ترتبط وبصورة ثابتة بصحة نفسية وجسدية أقل (Fritz, 2000; Helgeson & Fritz, 1998).

لقد جاءنا الكثير مما تعلمناه حول أمراض القلب عند النساء من دراساتٍ إكلينيكية طويلة الأمد، كدراسة صحة الممرضات (Nurses Health Study) التي بدأت عام 1976، وشارك فيها عدد كبير من الممرضات تجاوز 120 ألف ممرضة، والمبنية على دراسة السيرة الطبية وأسلوب الحياة. وقد قدمت هذه الدراسة سبباً للتفاؤل الحذر حول العلاقة بين الأمراض القلبية والمرأة. فرغم امتدادها لأكثر من 25 عاماً، لم توضح هذه الدراسة بالتحديد نسبة النساء اللواتي تعرضن للإصابة بأمراض القلب. وقد عُزي ذلك إلى توقف عدد كبير من النساء عن التدخين، واستبدال النظام الغذائي السابق بنظام صحي أكثر. إضافة إلى تلقي بعضهنّ لعلاجات هرمونية، لها دورها في الوقاية من الإصابة بأمراض القلب (C. M. Stoney, Owens, Guzick, & Mathews, 1997). كما بينت الدراسة أن الإصابة بأمراض القلب كانت قليلة جداً لدى النساء اللواتي التزمن بالإرشادات والتوصيات الطبية، مثل ممارسة التمارين الرياضية والتوقف عن التدخين واتباع نظام غذائي صحي (& Stampfer, Hu, Manson, Rimm, Willett, 2000). وأوضحت الدراسة أيضاً أن احتمالية الإصابة بالأمراض القلبية الوعائية ترتفع مجدداً مع زيادة مستوى البدانة عند الفئات الأكثر عرضةً للإصابة، كالنساء الأكبر سناً (Hu et al., 2000)، مما يُعتبر بمثابة شهادة على دور العادات الصحية الجيدة في تفادي التعرض لأمراض القلب.

النزعة التنشطية القلبية الوعائية، العدائية، وأمراض القلب التاجية:

Cardiovascular Reactivity, Hostility, and CHD

نمط السلوك (Type A Behavior (A: في محاولاتهم التعرف على عوامل الخطورة السيكولوجية وعلاقتها بالأمراض القلبية الوعائية، استطاع العلماء السلوكيون التعرف بدايةً على أسلوب سمي بنمط السلوك (A). وقام طبيبان مختصان بأمراض القلب، هما فريدمان وروزنمان (Friedman & Rosenman, 1974)؛ بصياغة سمات هذا النمط، باعتباره أسلوباً سلوكياً وعاطفياً، يتسم بالسعي العدواني الموصول، لتحقيق المكاسب والإنجازات السريعة، ومجابهة

الآخرين، قوى أو أفراداً، بطريقة تتسم بالتنافس الشديد. ويتميز السلوك من نمط "أ" بثلاثة عناصر، هي: العدائية، الإحساس بضغط الوقت وإلحاحه، والسعي للإنجاز عبر التنافس. ويطلق على الذين لا ينطبق عليهم السلوك من النمط (A) صفة النمط (B). ويمكن لنمط السلوك (A) أن يكون عامل خطورةٍ في الإصابة بالأمراض القلبية الوعائية، وذلك لأن الأفراد من هذا النمط يشبهون الأفراد الذين لديهم القابلية للإصابة بالأمراض التاجية (Coronary-Prone). وعلى سبيل المثال، فإن الأفراد من نمط (A) يعيشون حياتهم بإيقاع سريع، ويعملون لساعات أطول ومن غير قيود، مقارنةً بالأفراد من نمط (B). فهم غير صبورين، وقليلو الاحتمال لأي سلوك بطيء من قبل الآخرين، كما أنهم ميالون للتحدي والمنافسة مع الآخرين، وربما يعانون من حالة من العداء العام (Free-Floating Hostility) (Rosenman, 1978). أما علاقاتهم بالآخرين فهي عادة ما تكون متوترة وصعبة، ويعتريها مشكلات في التعامل مع المواقف التي تتطلب عملاً متأنياً ودقيقاً، وتركيزاً واسعاً في الانتباه (K. Mathews, 1982).

خطورة العدائية: Importance of Hostility

يرى الباحثون أن بعض نواحي النمط السلوكي (A) تمثّل خطورةً أكثر من غيرها للإصابة بأمراض القلب. فالغضب والعدائية، على وجه التحديد، يشكلان عامل خطورة للإصابة بهذه الأمراض أكثر من أي بعد آخر من ابعاد هذا النمط السلوكي (Gallacher, Yarnell, Sweetnam, Elwood, & Stansfeld, 1999; R. B. Williams, Barefoot, & Shekelle, 1985) كما أن النزوع للتعبير عن الغضب ليس مؤشراً محتملاً للإصابة بأمراض القلب فقط (Gallacher et al., 1999)، بل وللتعرض لجلطة القلب أيضاً (Moller et al, 1999).

ويتحدث العلماء عن نوع معين من العدائية، يتمثل في التهكم والشك والشعور بالغيظ والغضب المتكرر والمعاداة وعدم الثقة بالآخرين. فالأفراد من ذوي الاعتقادات السلبية تجاه الآخرين، بما فيها النظر إلى الآخرين على أنهم مصدر تهديد وعداوة لهم، يظهرون غالباً درجة عالية من العدوانية اللفظية والسلوك المعادي. والأفراد الذين يتسمون بدرجة عالية من العدائية والشك، سيجدون عادةً صعوبة في انتزاع المساندة الاجتماعية من البيئة المحيطة، والذين هم بأمس الحاجة إليها (Benotsch, Christensen, & McKelvey, 1997)، أو ربما يفشلون في استغلال المساندة الاجتماعية المتاحة بفاعلية (Lapore, 1995) (أنظرا الإيضاح 13-3).

إيضاح 13-3

العدائية والأمراض القلبية الوعائية

Hostility and Cardiovascular Disease

ينظر إلى العدائية على أنها تشكل العامل النفسي في نشوء الأمراض القلبية الوعائية. وقد استخدم في العديد من الدراسات مقياساً خاصاً لقياس العدائية، هو مقياس كوك ميدلي (Cook & Medley, 1954). وفيما يلي بعض بنوده؛ حيث تعني الإجابة بـ"نعم" وجود نسبة عالية من العدائية.

1. لا أحد يعنيه كثيراً ما يحدث لي.
2. كثيراً ما ألتقي بأناس يفترض أنهم خبراء، لكنني أكتشف أنهم ليسو أحسن حالاً مني.
3. لدى بعض أفراد أسرتي عادات تزعجني كثيراً.

4. كثيراً ما كنت أتلقى أوامر من أشخاصٍ أقل مني معرفة.

5. أشعر بالفشل عندما أسمع بنجاح شخص ما أعرفه جيداً.

6. كثيراً ما يخيب الناس أملي.

7. ربما من الأفضل والأكثر أمناً أن لا يثق المرء بأحد.

8. كثيراً ما شعرت بأن أناساً ليست لي معرفة بهم ينظرون إليّ بعين ناقدة.

9. أميل إلى أن أكون حذراً مع من يظهر مودةً أكثر من المتوقع.

10. كثيراً ما تثير طريقتي في التصرف سوء الفهم لدى الآخرين.

وتؤدي العدائية الممزوجة بالدفاعية، بوجه خاص، إلى تغيرات قلبية وعائية سلبية (Helmers & Krantz, 1996)، فالأفراد العدائيون والدفاعيون في الوقت نفسه (أي الذين لا يعترفون بأية نواحٍ ذاتية غير مرغوبة اجتماعياً) يظهرون أكبر قدر من الارتباط ما بين الاستجابة القلبية الوعائية وأمراض القلب التاجية (Helmers & Krantz, 1996).

من هو العدائي؟ Who's Hostile?

يظهر الرجال بشكل عام عدائية أكبر مقارنةً بالنساء، مما يفسر، جزئياً، تزايد مستويات الخطورة لديهم للإصابة بأمراض القلب التاجية (K. Mathews, Owens, Allen, & Stoney, 1992). كما دلت الدراسات على أن هناك درجات أعلى من العدائية بين الأفراد من غير البيض، ومن الفئات الاجتماعية-الاقتصادية الأقل حظاً (Barefoot, 1992; Siegman, Townsend, Civelek, & Blumenthal, 2000)، مما يدفع إلى التكهن بأن هناك عاملاً وراثياً في العدائية، بالإضافة إلى وجود عوامل أسرية (e.g., Carmelli, Chesney, Ward, & Rosenman, 1985; T. W. Smith et al., 1987). لكن ليس هناك اتفاق بين الدراسات والأبحاث على نظرية موروثية العدائية (Cates, Houston, Vavak, Crawford, & Uttley, 1993). ويمكن قياس العدائية بثبات لدى الشباب اليافعين، كما يظهر استقراراً في الدرجات لدى الأولاد، ولكن ليس لدى البنات (Woodall & Matthews, 1993).

عوامل تطورية: Developmental Antecedents

ربما تعكس العدائية توجهاً اعتراضياً أو مضاداً ينشأ في مرحلة الطفولة تجاه الآخرين، وينجم عن الشعور بعدم الأمن تجاه الذات، والشعور السلبي نحو الناس (Houston & Novak, 1991). وينسجم هذا الاستنتاج مع ما أشارت إليه بعض الأبحاث من أن هناك ممارسات في التنشئة تعزز العدائية، خاصة التدخلات المتواصلة في حياة الطفل من قبل الوالدين، واتجاهاتهم العقابية نحوه، وعدم تقبلهم له، إضافةً إلى الخلافات وسوء المعاملة. فالبيئة العائلية غير المساندة للطفل، وغير المتقبلة له، والمليئة بالصراعات، من شأنها أن تعزز نشوء العدائية لدى الأبناء (K. A. Mathews, Woodall, Kenyon, & Jacob, 1996). كما ترتبط العدائية المبكرة بعوامل خطورة معينة للإصابة بأمراض القلب الوعائية في فترات لاحقة (K. Mathews, Woodall, & Allen, 1993). والسؤال الذي يطرح نفسه هو: هل تسري العدائية في العائلة؟ وإذا كانت كذلك، فهل تعزى إلى عوامل وراثية، أم بيئية؟ في الحقيقة، يبدو أن العدائية تسري في العائلة، وأن كلاً من العوامل الوراثية والأسرية البيئية تفسر هذه الحقيقة (Weidner et al., 2000).

التعبير عن العدائية أو إخفاؤها: Expressing Vs. Harboring Hostility

يتساءل الباحثون إن كان الضرر الناجم عن العدائية يعود لكونها حالة نفسية أم لكونها تعبيراً؟ وتشير الأبحاث إلى أن التعبير عن الانفعالات العدائية، كالغضب والتهكم، ربما يرتبط بصورة أكثر ثباتاً بزيادة الاستجابة القلبية الوعائية، مقارنةً بحالات الغضب أو العدائية (Siegman & Snow, 1997). فلدى الرجال من مستوى اقتصادي-اجتماعي متدنٍّ مثلاً، ارتبط التعبير الظاهر عن الغضب بحدوث أمراض القلب التاجية، بينما لم تعكس سمة الغضب، أو الشعور بالغضب دون التعبير عنه، وجودَ مثل هذا الارتباط (Mendes de Leon, 1992).

وفي دراسة أخرى (J. W. Burns & Katkin, 1993)، تم وضع مجموعةٍ من الرجال والنساء في مواقف يتعرضون فيها إما للمضايقة أو التقييم من قبل شخص آخر، ووُجد أن الرجال الذين عبروا عن غضبهم أثناء حالة المضايقة، أظهروا قدراً ملحوظاً من النشاط القلبي الوعائي، خصوصاً ذوو العداء المزمن منهم؛ مقارنةً بالنساء. ومع أن قمع الغضب والاتجاهات العدائية ارتبطت بتصلب الشرايين عند النساء (K. Mathews, Owen, Kuller, Sutton-Tyrrell, & Jansen-McWilliams, 1998)، إلا أن العلاقة بين الأسلوب العدائي والمحافظة على الاستجابة القلبية الوعائية للضغوط، ربما لا تكون ثابتة عند النساء كما هي عند الرجال (K. W. Davidson, Hall, & MacGregor, 1996; Engebretson & Mathews, 1992).

العدائية والعلاقات الاجتماعية: Hostility and Social Relationship

يتسم الأشخاص العدائيون بدرجات عالية من الصراع على مستوى العلاقات الشخصية المتبادلة، وبحصولهم على قدر متدن من المساندة الاجتماعية. ففي إحدى الدراسات التي تناولت استراتيجيات التفاوض بين الزوجين، وجد أن الأزواج الذين سجلوا عدائية عالية، أظهروا ارتفاعاً أكبر في معدل ضغط الدم كرد فعل للتفاعل الزواجي الضاغط وللتهديد؛ بينما لم ينطبق ذلك على الزوجات (T. W. Smith & Gallo, 1999).

وقد يكون الأفراد العدائيون أنفسهم سبباً في حدوث مواجهاتٍ أو لقاءاتٍ ضاغطة، على مستوى العلاقات الشخصية المتبادلة، أو أنهم هم الذين يسعون إليها في حياتهم اليومية، مما يؤدي إلى إضعاف شبكة المساندة الاجتماعية المحيطة بهم. لكن الباحثين غير مقتنعين تماماً بأن عامل الخطورة في الإصابة بأمراض القلب التاجية ناجم عن نقص في المساندة الاجتماعية نتيجة العدائية، أو عن الغضب العدائي نفسه، أو حتى عن النشاط القلبي الوعائي الكامن الذي قد تعكسه العدائية.

العدائية والنزعة التنشطية: Hostility and Reactivity

يعتقد بعض أختصاصي علم النفس الصحي أن العدائية تمثل مظهراً اجتماعياً للنشاط القلبي الوعائي، والاستجابة السمبثاوية المبالغ بها لظروف ضاغطة. ومن بين الدلائل على هذه العلاقة، الاستنتاج بأن الاستجابة القلبية الوعائية في المواقف الاجتماعية تفسر العلاقة بين العدائية ونشوء أمراض القلب التاجية(Guyll & Contrada,1998). فمن الواضح أن لكلٍّ من العوامل البيولوجية والاجتماعية والنفسية أهميتها الخاصة هنا. وقد تجلت عملية التفاعل بين هذه العوامل في الاستجابة للضغوط المخبرية (Houston, 1988)، وللاستفزازات المرتبطة بالعلاقات الشخصية المتبادلة (Suls & Wang, 1993). كما أظهرت الدراسات أن العدائية المزمنة يصاحبها ردود فعل فسيولوجية واضحة في الاستجابة للضغوط الناجمة عن العلاقات الشخصية المتبادلة (Guyll & Contrada, 1998). وأظهرت الدراسات

أيضاً أنه عند استفزازهم، في مواقف مثيرة للغضب، أظهر الأشخاص العدائيون ارتفاعاً في معدل ضغط الدم لفترات أطول (Fredrickson et al., 2000).

وهناك من النتائج ما يشير إلى أن الأفراد من نمط السلوك (A) يظهرون مقاومة ضعيفة للنشاط السمبثاوي عند تعرضهم للضغوط، مما يدل على أن ردود فعلهم ازاء الضغوط ليست أكبر فحسب، ولكنها تستمر مدةً أطول (Fukudo et al., 1992). وتدل الأبحاث أيضاً على أن العدائيين، في مواجهتهم للضغوط، يحتاجون إلى فترات أطول لاستعادة حالتهم الفسيولوجية السابقة (Suarez, Shiller et al., 1997). كما يبدو أنهم يظهرون أنماطاً من النشاط المناعي الذي يمكن أن يساهم أكثر في نشوء أمراض القلب والتسريع بها، وذلك استجابة للنشاط السمبثاوي (R. B. Williams et al., 1997). على أن وجود مثل هذه النزعات التنشطية لا يقلل من أهمية أثر بيئة الطفولة في نشوء العدائية، أو دور التنشئة الاجتماعية أو الصراعات البين-شخصية في استثارتها. وعليه، فإن العلاقة بين العدائية والنزعة التنشطية يمكن النظر إليها على أنها عملية حيوية نفسية اجتماعية (biopsychosocial).

الميكانزمات التي تربط بين النزعة التنشطية والعدائية:

Mechanisms Linking Reactivity and Hostility

كيف يمكن للنشاط القلبي الوعائي الزائد وللعدائية في مواقف الصراع أن يعززا أمراض القلب؟ للتوصل إلى معرفة وجود مثل هذه العلاقة، قام الباحثون بدراسة التغيرات في الأوعية الدموية. فارتفاع ضغط الدم مثلاً يسبب تضيّق الشرايين الواقعة في المناطق الطرفية من القلب لدى بعض الأفراد، ويزيد في الوقت نفسه من معدل ضربات القلب. ولهذا، يزيد معدل ضخ الدم عبر أوعيتهم المتقلصة. مما قد يؤدي إلى تمزق الشرايين التاجية، وحدوث تصلب في الشرايين. لأن التباين في ضخ الدم قد يؤثر سلباً على أنسجة الشرايين التاجية، مما قد يساعد على تشكيل طبقة متكلسة على جدار هذه الشرايين (Sloan, Shapiro, Bagiella, Myers, & Gorman, 1999).

كذلك، قد تساهم ردود الفعل الهرمونية بدورها في تطور أمراض القلب التاجية (Dembroski & Williams, 1989; Haft, 1974; L. Wright, 1984)، فالكاتيكولامينات (Catecholamines) تترك أثراً كيميائياً مباشراً على الأوعية الدموية. إذ إن الارتفاع أو الانخفاض في مستواها قد يؤدي إلى حدوث تغيرات مستمرة في ضغط الدم، مما يقلل من مرونة هذه الأوعية. وتشير أبحاث حديثة إلى دور ببتيدات الأفيونات الذاتية (Endogenous Opioid-Peptides) في العلاقة بين العدائية والاستجابة القلبية الوعائية للضغوط أيضاً (Bruehl et al., 1996). كما ترتبط العدائية بزيادة تنشيط الصفائح الدموية (Platelet Activation) لدى المرضى المصابين بأمراض القلب التاجية، والتي يمكن أن تكون سبباً في حدوث ظواهر ثانوية لها صلة بأمراض القلب (Markovitz, 1998) وارتفاع معدل الدهنيات في الدم (Richards, Hof, & Alvarenga, 2000).

العواطف السلبية، عوامل الخطورة، وأمراض القلب التاجية:

Negative Emotions, Risk Factors, and CHD

يمارس الأشخاص العدائيون أنماطاً من السلوك ذات خطورة صحية عالية، تعزز احتمالات الإصابة بأمراض القلب التاجية. كما أن الأفراد من ذوي العدائية العالية أكثر استهلاكاً للكافيين والكحول والسجائر، وأكثر وزناً، وإصابةً بارتفاع معدل الدهنيات في الدم، ومعدل ضغط الدم Greene, Houston, & Holleran, 1995; Lipkus,)

Barefoot, Williams, & Siegler, 1994; Siegler, Peterson, Barefoot, & Williams, 1992). كما ارتبطت العدائية الظاهرة التي يتم التعبير عنها، بمستويات أعلى من الكولسترول، المنخفض الكثافة (LDL) بشكل خاص لدى كلٍّ من الرجال والنساء (Houston, Dujovne & 1991)، وبمستوى أدنى من الالتزام بالعلاج (A. J. Christensen, Wiebe, & Lawton, 1997). وتشير الدراسات إلى أن الأشخاص من ذوي الاستجابة القلبية الوعائية العالية يعودون إلى التدخين خلال فترة قصيرة بعد محاولاتهم التوقف عنه (Swan, Ward, Jack, & Javitz, 1993).

وبالإضافة للعدائية، هنالك حالات انفعالية أخرى تساهم في نشوء أمراض القلب التاجية، مثل مشاعر اليأس والقنوط الصامت التي لا تقل خطراً عن التدخين. وفي مراجعة شاملة للأبحاث والدراسات، وجد بوث_كيولي وفريدمان (Booth-Kewley & Friedman, 1987) أن هناك ارتباطاً قوياً بين أمراض القلب التاجية وكلٍّ من الاكتئاب والقلق والعدائية والعدوان والغضب أنظرا ايضاً (Musselman & Nemeroff, 2000). وتؤيد الأبحاث أيضاً وجود صلة قوية بين الاكتئاب والنوبات القلبية (Pratt et al., 1996)، وبين اليأس والنوبات القلبية أنظرا (Everson et al., 1996; Adler & Mathews, 1994; Markovitz, Mathews, Wing, Kuller, & Meilahn, 1991). لكن ميكانزم العلاقة الثابتة بين الاكتئاب من جهة، وتفاقم أمراض القلب التاجية وعوامل الخطورة من جهة أخرى، ليس معروفاً بوضوح حتى الآن.

كذلك يرتبط التعامل اليقظ (Vigilant Coping) (البحث المزمن عن مصادر التهديد في البيئة المحيطة) بعوامل خطورة في الإصابة بأمراض القلب (Gump & Mathews, 1998). كما أن للقلق علاقة بالوفاة القلبية المفاجئة، وقد يعود ذلك إلى كون القلق يقلل من السيطرة على معدل ضربات القلب (L. L. Watkins, Grossman, Krishnan, & Sherwood, 1998).

وقد بدأ الباحثون في الآونة الأخيرة بالبحث عن العلاقة بين السيطرة الاجتماعية، والإصابة بأمراض القلب. فالسيطرة الاجتماعية تعكس نمطاً معيناً من السلوك، يسعى للسيطرة على التفاعلات الاجتماعية، وذلك من خلال المنافسة اللفظية والكلام السريع، والنزوع إلى مقاطعة الآخرين والقفز فوق استجاباتهم قبل أن تتاح لهم فرصة إنهاء كلامهم. وتشير الأبحاث إلى وجود علاقة بين السيطرة الاجتماعية ومعدلات الوفاة (Houston, Babyak, Chesney, Black, & Ragland, 1997)، خاصةً فيما يتعلق بأمراض القلب التاجية.

كما ركزت الدراسات على إيجاد علاقة بين الإنهاك (الذي يمثل حالةً ذهنية تتصف بالتعب الشديد والشعور بالوهن والاغتمام والخيبة) من جهة، وسرعة الغضب والانفعال، والإصابة بالنوبة القلبية من جهة أخرى (Appels & Otten, 1992; Bages, Appels, & Falger, 1999). واستنتجت هذه الدراسات أن تزامُن الإنهاك مع عوامل خطورة أخرى، يمكنه أن يؤدي إلى حدوث نوبة قلبية، ومضاعفة فرصة حدوث نوبة جديدة في المستقبل (Kop, Appels, Mendes de Leon, de Swart, & Bar, 1994). ودلت الأبحاث على أن الحالة الذهنية للمريض، والمتمثلة بالإنهاك والاكتئاب قُبيل العمليات الجراحية للأوعية، تزيد من احتمال حدوث التهابات بعد الجراحة (Appels, Bar, Bar, Bruggeman, & De Baets, 2000).

لكن ما يزال هناك الكثير لنتعلمه حول أنماط عوامل الخطورة المرتبطة بالأمراض القلبية الوعائية، وحول العوامل البيئية والاجتماعية التي تساهم في تحديد الاستجابات القلبية الوعائية للضغوط، خاصةً بالنسبة لكيفية تباينها وفق الجنس والعرق. وتُعتبر هذه الفروق ذات أولوية عالية بالنسبة للأبحاث في المستقبل، خصوصاً فيما يتعلق بالنساء والأقليات

(أنظرا الإيضاح 13-4 لمعرفة الدور الذي يلعبه الإنترنت بصورة متزايدة فيما (Saab et al., 1997; Vogele, Jarvis, & Cheeseman, 1997) يتعلق بالمعلومات حول الأمراض القلبية الوعائية).

إيضاح 13-4

أمراض القلب التاجية والإنترنت

Coronary Heart Disease and the Web

استطاع عصر الحاسوب أن يحسّن، وبصورة متزايدة، من عملية تشخيص أمراض القلب ومعالجتها. وعلى مدى سنوات طوال، تحمّل الاطباء عناء تكوين قاعدة معلوماتية تزوّدهم بالتفاصيل حول آلاف الحالات من مرضى القلب. فجامعة ديوك (Duke University) مثلاً، لديها بنك من المعلومات، يشتمل على معلومات تفصيلية حول آلاف المرضى الذين أصيبوا بنوبات قلبية، بما فيها العمر والتاريخ العائلي، ومستوى الإنزيمات، وغيرها من المعلومات التي يمكنها أن تساعد على بلورة نوع العلاج الذي ينبغي أن يتلقاه المريض، وعلى التنبؤ باستجابته له (Ramos, 1996). ومن هذه القاعدة المعلوماتية، يحصل الممارسون والباحثون على صورة أوضح حول العوامل التي يمكن لها التنبؤ بالنوبة القلبية، وحول كيفية التعرف على عوامل الخطورة في وقت مبكر، ومعالجتها بطريقة فعالة. إضافةً إلى ذلك، وكما هو الحال في العديد من ميادين علم النفس الصحي، يشهد مجال تشخيص أمراض القلب وعلاجها تقدماً متزايداً، بدرجةٍ تصبح فيها المراجع والكتب قديمةً حتى قبل صدورها. لذلك، تزودنا الحواسيب ومواقع الإنترنت بأحدث المعلومات، الأمر الذي من شأنه أن يزيد من فرص حصول المريض على أفضل العلاجات الممكنة، مهما كان نوعها.

(© Bill Lai/ The Image works)

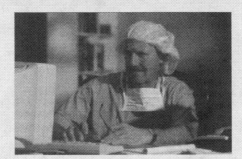

تعديل السلوكيات التي تشكل عوامل خطورة بالإصابة بأمراض القلب التاجية:

Modification of CHD Risk Related behavior

ونظراً لأن اكتشاف أمراض القلب والعلاج المبكر لها يمثل أفضل وسيلة للشفاء، فقد عززت الأبحاث تركيزها على مبدأ الوقاية والاهتمام بالأشخاص الذين تزيد لديهم عوامل الخطورة التي تجعلهم عرضة للإصابة بأمراض القلب. ومن هذا المنطلق، يركز الأطباء والباحثون اليوم على الدور الذي يلعبه اتباع نظام غذائي صحي في علاج الأشخاص المصابين بارتفاع مستوى الدهنيات، وكذلك على دور البرامج التي تهدف إلى المساعدة على التوقف عن التدخين، وعلى أهمية التمارين الرياضية في تعديل أنماط السلوك، وتحسين مستوى الأداء الفسيولوجي والسيكولوجي (Blumenthal et al., 1988; Blumenthal, Mathews et al., 1991). كما بدأ الباحثون يتطلعون الى أساليب التدخل التربوية كوسيلة لمساعدة الأفراد على تطوير القدرة على ضبط عوامل الخطورة. وكما رأينا سابقاً، فإن خطورة الإصابة بأمراض القلب تزداد لدى النساء في سن اليأس وبعد انقطاع الطمث. لذا، يركز الأطباء اليوم لدى هذه الفئة من النساء على أهمية

التمارين الرياضية، والنظام الغذائي السليم، باعتبارهما استراتيجيتين واعدتين في التخفيف من خطورة الإصابة بأمراض القلب (Simkin-Silverman et al., 1995).

تعديل العدائية: Modifying Hostility

لقد برهنت الدراسات الحديثة على وجود علاقة بين العدائية والإصابة بأمراض القلب التاجية، مما يستدعي اتخاذ إجراءات معينة، وبوجه الخصوص القيام بالإجراءات العلاجية التي تهدف إلى الحد من مشاعر الغضب والعدائية، مما يقلل من معدل الإصابة بأمراض القلب التاجية.

وركزت بعض هذه الإجراءات على تدريب أولئك الذين يميلون إلى الغضب على أساليب الاسترخاء والتنفس العميق والتأمل، لتقليل مستوى الإثارة التي يعانون منها. وقد وجد أن التدرب على الاسترخاء لم يقلل من الاستجابات القلبية الوعائية أثناء الضغوط فحسب، وإنما أدى إلى التقليل من ارتفاع ضغط الدم أثناء فترة الشفاء (English & Baker, 1983). كما لجأت برامج أخرى إلى تعديل أساليب الكلام عند الأفراد العدائيين، كوسيلة لادارة الاستجابة للضغوط، خصوصاً عند الغضب أو الضيق. واتجهت الأساليب المعرفية، كاستعمال التخيّل، إلى تغيير إدراك الناس للضغوط، كما اتجهت برامج أخرى إلى تغيير مفهوم النجاح وأساليب تحقيقه، وذلك بالابتعاد عن التنافس المستمر، وتدريب الناس على تغيير نمط السلوك (A)؛ كالكلام السريع العنيف، أو الميل للاستجابة العدائية، أو العدوانية وسرعة نفاد الصبر في مواقف الإحباط؛ وتشجيعهم على التركيز على البيئة واستجاباتهم لها، واستبدالها باستجاباتٍ أقل إيذاءً بها (Siegman, Dembroski, & Grump, 1992).

ادارة أمراض القلب: Management of Heart Disease

يُقدر عدد الأشخاص الذين يُصابون بالنوبة القلبية في الولايات المتحدة الأميركية وحدها، قرابة نصف مليون حالة سنوياً، يلاقي ربعهم حتفه في الساعات الأولى من بداية الأعراض، وثلثهم يموتون في الأسابيع القليلة التي تلي النوبة. ويعزى ارتفاع معدلات الوفاة والعجز عقب النوبات القلبية، إلى تأخر المرضى عدة ساعات أو حتى أيام قبل الاستشارة وطلب العلاج، إذ إن بعضهم ليسوا قادرين على مواجهة الحقيقة بأن ما يعانونه هو نتيجة لإصابتهم بنوبة قلبية، بينما ينظر بعضهم الآخر إلى الأعراض على أنها بسيطة، وأنها ستزول وحدها دون علاج.

ويعتبر المسنّون والأميركيون من أصول إفريقية أكثر شرائح المرضى الذين يستشيرون الطبيب بصورة متأخرة. كذلك تشمل هذه الشرائح أولئك الذين يصابون بنوبة قلبية أثناء النهار، أو أثناء وجود أحد أفراد الأسرة، والمرضى الذين يصابون بأزمة جديدة من النوبات القلبية، والذين تكون البيئة من حولهم على مستوى عالٍ من التشتيت. والمثير للاستغراب أن وجود تاريخ تراكمي من حدوث الذبحة الصدرية أو الإصابة بالسكري، لم يعجل من البحث عن العلاج، وإنما زاد من تأجيل عملية البحث هذه (Dracup & Moser, 1991).

إذن، فإحدى القضايا النفسية الاجتماعية المطروحة بالنسبة للنوبة القلبية، هي: كيف نحسن من سلوكيات البحث عن المعالجة، والتقليل من فترات التأجيل الطويلة التي كثيراً ما يمارسها المرضى؟ إذ يحتاج المرضى من ذوي الخطورة العالية للإصابة بنوبات تاجية حادة، وأفراد عائلاتهم كذلك، للتدريب على معرفة إشارات حدوث مثل هذه الحوادث الطارئة والحادة، وذلك لتجنب أي تأخر أو تأجيل يمكن أن يضعف فرص الشفاء طويل الأمد.

وأثناء المرحلة الحادة من المرض، يتم إدخال المريض عادةً إلى وحدة العناية بالقلب في أحد المستشفيات، حيث تتم مراقبة عمل القلب بصورة مستمرة. وأثناء ذلك، فإن العديد من المرضى يشعرون بالقلق بينما هم يواجهون احتمالات عودة النوبة، ويشاهدون أداء القلب بكل وضوح من خلال الأجهزة الموضوعة أمامهم. هذا، ومن المعروف أن مرضى القلب في المرحلة الحادة من المرض، يواجهون الموقف بالإنكار، وبهذا يكونون متحررين من القلق نسبياً أثناء هذه الفترة.

ويعود معظم ضحايا النوبة القلبية إلى منازلهم بعد المستشفى. وهنا، يبرز عدد من المسائل التأهيلية، على كل من المدى البعيد والقريب. وتبدأ عملية التكيف الانفعالي لخبرة النوبة القلبية فوراً. فقد يحدث توقف القلب خلال احتشاء عضلة القلب، مما يقتضي- إنعاشه بالأساليب الاصطناعية. ويعاني ضحايا حالات توقف القلب من عدد من الصعوبات النفسية، والتي تشمل الأحلام المزعجة أو الكوابيس، والقلق المزمن، والاكتئاب، وتدني توقعات استعادة الصحة والنشاط.

ما المقصود بتأهيل مرضى القلب؟   What is Cardiac Rehabilitation?

بعد تجاوز المرحلة الحادة من المرض، يبدأ تشجيع المريض وحثه لكي يكون أكثر نشاطاً. وعندها تبدأ برامج التعليم والتدريب والعلاج، والتي تشتمل على موضوعات مثل البرنامج الطبي، وعوامل الخطورة الصحية، والحمية الغذائية، والتمارين، والعمل، والضغوط الانفعالية. وهذه البرامج تسمح بتهيئة المريض للخروج من المستشفى.

ويعرّف التأهيل في هذا الإطار على أنه العملية النشطة والتراكمية التي يحقق المريض من خلالها وضعاً جسمياً وطبياً ونفسياً واجتماعياً وانفعالياً ومهنياً واقتصادياً أمثل (Dracup, 1985). ويهدف التأهيل إلى التخفيف من الأعراض ومن شدة المرض، والحد من تفاقم المرض وتطوره، وتدعيم التكيف النفسي والاجتماعي. أما الفلسفة الكامنة وراء التأهيل، فهي اعتقاد المتخصصين بأن مثل هذه الجهود من شأنها أن تحد من تطور المرض، وأن تقلل من احتمالات تكرار حدوث النوبة القلبية، ومن خطورة حدوث الوفاة المفاجئة.

ويعتمد نجاح برامج التأهيل على تعاون المريض، والتزامه بالجهود الرامية إلى تغيير سلوكه ونمط حياته. ولعل أحد الأهداف الأساسية لمثل هذه البرامج، يتمثل باستعادة المريض للإحساس بالسيطرة أو الكفاءة الذاتية. وفي غياب إحساس كهذا، فإن البرامج التأهيلية لـن تحقق أي نجاح يُذكر (e.g., Helgeson & Fritz, 1999; Sullivan, LaCroix, Russo, & Katon, 1998). وعليه، فالإحساس بالكفاءة الذاتية يعتبر مـن الأمور الحساسة، خاصةً فيما يتعلق بالشفاء والعلاج والتقيد بمرحلة التأهيل (Bastone & Kerns, 1995; Bock et al., 1997). لقد أصبح واضحاً أن معتقدات المريض حول المرض ترتبط بدرجة عالية من الثقة بمدى نجاح العلاج، فقد وجدت هليسون وزملاؤها (;Helgeson, 1999 Helgeson & Fritz, 1999) أن مرضى القلب الذين استجابوا لعلاج مرضهم بتفاؤل، وحافظوا على تقديرهم لذواتهم، وثقتهم بأنفسهم والإحساس بالسيطرة على المرض، تدنّت مستويات خطورة تعرضهم لحادث جديد، كما كان تكيفهم النفسي للمرض أكثر إيجابية.

أما عناصر البرامج التأهيلية لمرضى القلب، فتشمل العلاج بالتمارين مع بعض الإرشاد النفسي، مثل ذلك الـذي يُقدم مـن خـلال فـرق المساندة، والإرشاد الغذائي، والتوعية بأمراض القلب التاجية (Dracup et al., 1984).

العلاج بالأدوية   Treatment by Medication: يتم الشروع بعلاج أمراض القلب التاجية فوراً بعد التشخيص. وتعزى نسبة كبيرة مـن حالات الوفاة التي تم تفاديها إلى العقاقير المذيبة لتجلّطات الـدم، وإلى الإجراءات الطبية الجراحية، وبرنـامج التأهيـل الـذي يتبعهـا (Altman, 1997).

ويبدأ الاستعداد لبرنامج التأهيل عادة بتعريف المريض بالأدوية التي يجب عليه تناولها للسيطرة على ارتفاع ضغط الدم وأوجاع القلب. وغالباً ما يشمل هذا البرنامج تناول المريض لأدوية الحصر البائية (Beta-Blockers). والتي تقاوم زيادة نشاط الجهاز العصبي السمبثاوي الذي قد يؤدي إلى حدوث اضطرابات في دقات القلب. وربما تنجم عن هذه الأدوية بعض الآثار الجانبية غير السارة كالضعف الجنسي، مما يستوجب المراقبة من قبل الطبيب المعالج، وربما يستدعي هذا تناولها على فترات متقطعة، أو اللجوء إلى أدوية بديلة أخرى فعالة.

ونتيجةً لذلك، تم تطوير التدخلات التي تعلّم مرضى القلب أساليب التعامل مع الضغوط، والتي يمكن استخدامها في الحالات التي تكون فيها موانع بيتا (Beta-Blockers) غير مرغوبة، أو غير عملية، أو لأي سبب لا يكون فيه من الحكمة استخدامها طبياً (Gatchel, Gaffney, & Smith, 1986). ويوصف الأسبرين للمساعدة على منع التجلطات في الدم، وذلك من خلال كبح أحد الإنزيمات التي تعمل على تجمع الصفائح الدموية. وقد دلت الأبحاث على أن تناول نصف حبة أسبرين يومياً يقلل من الإصابة بالنوبات القلبية بمستوى ذي دلالة لدى الرجال، بينما ستظهر الأبحاث قريباً إذا ما كان الأسبرين مفيداً للنساء أيضاً أم لا (Aldous, 1994).

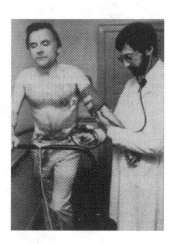

يزودنا فحص الجهد بمؤشر مهم ومفيد حول أداء القلب عند المريض في مراحل الشفاء.

الحمية الغذائية ومستوى النشاط Diet and Activity Level: يهدف الالتزام بالحمية الغذائية إلى التقليل من مستوى الكولسترول عند المريض المتعافي من النوبة القلبية. وتشمل تعليمات الحمية عادةً التوقف عن التدخين، وتخفيف الوزن، وتفادي تناول الكحول بكمية كبيرة، إضافة إلى التمارين الرياضية التي تتضمن السير والركض، واستخدام الدراجات الهوائية وغيرها ثلاث مرات بالأسبوع لمدة 30-45 دقيقة (DeBusk, Haskell, Miller, Berra, & Taylor, 1985). ويبدو أن التمارين لا تحسّن من أداء القلب والشرايين فحسب، وإنما تساعد على الشفاء النفسي- ومنع حدوث الانتكاسات في المستقبل (Kugler, Dimsdale, Hartley, & Sherwood, 1990).

ويتلقّى المريض أيضاً تعليمات حول استئناف نشاطه والعودة إلى نمط حياته السابق، عندما تسمح حالته بذلك في أقرب فرصة؛ لضمان استمرار الدخل والمحافظة على العمل، ومنع حدوث أية مشكلات اقتصادية للمريض وأهله (R. B. Williams et al., 1992). ويعرض الإيضاح 13-5 المشكلات التي يخبرها أحد المرضى إثر عودته للعمل بعد الإصابة باحتشاء عضلة القلب. وعلى أية حال، ينصح المرضى الذين يتضمن عملهم ضغوطاً كبيرة بالخضوع إلى تأهيل وظيفي للعمل لمدة أقل، وتولي مسؤوليات أقل ضغطاً. هذا وتشير التقارير إلى أن مستوى الالتزام عند المرضى في هذا المجال ليس كافياً لسوء الحظ. ولعل أحد أسباب ذلك، هو أن النصح بالتقليل من النشاط في العمل، لا يكون واضحاً أو محدداً في أغلب الأحيان.

إيضاح 13-5

عودة مريض القلب إلى عمله

The Heart Patient Returns to Work

كثيراً ما تكون تجربة المرضى الذين أصيبوا بالنوبة القلبية صعبة عند عودتهم إلى أعمالهم. فربما يكون قد تم تحذيرهم من القيام بنشاطات معينة، خاصة ما يتصل منها بالضغوط التي ترهق الجهاز العصبي السمبثاوي. وفيما يلي، عرضٌ لحالة رجل، يوضح كيف تعامل مع هذا التحذير وما نجم عن ذلك من مضاعفات:

أبلغ الطبيب مريضه بأنه يستطيع القيام بجميع أنشطته الاعتيادية، باستثناء رفع الأشياء الثقيلة أو حملها. وفي الأسابيع الأولى من عودته إلى العمل، وجد المريض تعاطفاً من زملائه، وسادت بينه وبينهم علاقة ودية. كان الرجل يستدعي أحد زملائه في بداية الأمر وعند الحاجة كي يرفع عنه صندوقاً ثقيلاً أو أكثر، فيلبي النداء ويهب لمساعدته بكل رضا. بعد ذلك تغيرت النغمة في المكتب، وبدأ الشعور بالاستياء والامتعاض ينتشر بين الذين كانوا يضطرون للتوقف عن أعمالهم من أجل مساعدة زميلهم في رفع تلك الصناديق الثقيلة التي يكلفهم بحملها. فتغيرت علاقته بهم وبدأ يشعر أنه دخيلٌ عليهم، لكنه مع ذلك استمر بالالتزام بتعليمات طبيبه في تجنب رفع الأشياء الثقيلة خوفاً من المخاطرة بصحته أو حياته. لكن بين الحين والآخر كانت تنتابه آلام بسيطة في الصدر وصعوبات في التنفس، فيتذكر بأنه ليس الرجل الذي كان.

وذات يوم، طلب من زميلٍ له رفع أحد الصناديق الثقيلة، فكانت المفاجأة عندما أجابه: "لماذا لا تذهب وتموت، أيها الكسول اللعين". إن الحلول المتاحة لهذا المريض محدودة. حيث من الصعب على شخص في الخامسة والخمسين من العمر أن ينتقل إلى دائرة أخرى، كون الشركة التي يعمل لديها صغيرة. كما أن الانتقال إلى وظيفة أخرى غير ممكن لأسباب كثيرة، من أهمها قلة فرص العمل، وضغوط البحث عن عمل، وتغيير مكان العمل، والتكيف لعمل جديد. كما أصبحت محاولات كسب ود العمال الآخرين وتعاونهم غير مجدية، حيث أدت عوامل البغضاء والمنافسة وعدم الانسجام الشخصي، إلى إعاقة أي تقارب بينه وبينهم. لذا، أصبح توليه رفع الصناديق بنفسه أسهلَ الحلول، ولكن إلى أي مدى يمكنه الاستمرار في ذلك؟ وما هو تأثير ذلك على قلبه؟ بالتالي، أصبح قلقه حول صحته وحياته وعائلته واحتمالات موته، يطغى على مختلف جوانب حياته (Croog, 1983, pp. 300-301).

إدارة الضغط Stress Management: وتعتبر عمليات ادارة الضغوط النفسية أحد أهم عناصر تأهيل مرضى القلب، وذلك لأن بامكانها أن تعجل الإصابة بنوبات قلب مميتة (Jiang et al., 1996). وإذا كان بإمكان الأطباء إخضاع المرضى المتعافين من النوبات القلبية إلى فحوص تقيس استجاباتهم للتمارين الجسدية، كاختبارات الجهد على سبيل المثال، فإنه من الصعب، لا بل من غير الممكن، قياس استجاباتهم للضغوط العقلية. وبما أن نقص الدم أو عدم تدفقه في الشرايين أو ما يسمى ب" الإقفارية "(Ischemia) قد ينجم عن ضغوط عقلية أو جسمية، فإن الضغوط العقلية قد تصبح عاملاً مهماً آخر يضاف لاختبار الجهد، وذلك كواحدٍ من عوامل الخطورة التي يمكن أن يواجهها مريض القلب مستقبلاً (Sherwood & Turner, 1995).

وعلى الرغم من غياب القياس الدقيق والمنظم للضغوط العقلية في برامج تأهيل مرضى القلب، إلاّ أن هذا لا يقلل من أهمية إدراك الحاجة إلى ادارة هذه الضغوط. لذلك، وبالرغم من صعوبة التطبيق، يتم حثّ المرضى دائماً على تجنّب المواقف الضاغطة في العمل أو المنزل أو غيرهما. لكن ما نسبته 50% من المرضى يدعون بأنهم غير قادرين على

تعديل الضغوط في حياتهم. ومشكلات كهذه يمكن حلها باستخدام طرق كتلك التي يعرضها الفصل السادس (برامج ادارة الضغط)، بشكل رئيس.

نعم، يتم تعليم المريض كيف يتعرف على الأحداث الضاغطة، وكيف يتجنب الأحداث الضاغطة كلما كان ذلك ممكناً. لكن ماذا يمكنه أن يفعل فيما يتعلّق بالضغوط التي يتعذّر تجنبها؟ يجدر التنبيه إلى أن التدرّب على أساليب معينة، كالعلاج الاسترخائي، يحسن من القدرة على ادارة الضغط (P. A. Cole, Pomerleau, & Harris, 1992).

ولكن، هل هذه البرامج فعالة؟ لقد كشفت مراجعة حديثة لـ37 نوعاً من أنواع التدخل (التي شملت التعليم والتثقيف الصحي، وادارة الضغط)، وجود تأثيرات إيجابية قوية. وقد أدت هذه البرامج إلى انخفاض معدل الوفيات بنسبة تصل إلى 34%، وانخفاض حدوث النوبات القلبية مجدداً بنسبة 29%. كما وُجد أن لها تأثيرات مفيدة على معدل ضغط الدم والكولسترول ووزن الجسم، والامتناع عن التدخين وممارسة التمارين الرياضية والالتزام بالحمية الغذائية (Dusseldorp, van Elderen, Maes, Meulman, & Kraaij, 1999).

هذا، وتتجه المعالجات الحديثة إلى التقليل من عوامل الخطورة التي يعتقد بأن لها صلة بأمراض القلب. لذلك ابتُكِرت برامج لمعالجة العدائية بمعدل جلسة أسبوعياً ولمدة شهرين (Gidron & Davidson, 1996)، ولأن الغضب لا يشكل فقط عامل خطورة في حدوث أمراض القلب، وإنما يرتبط بحدوث نوبات قلبية جديدة أيضاً (Mendes de leon, Kop, de Swart, Bar, & Apples, 1996)، فقد وضعت البرامج العلاجية ضمن أولوياتها التركيز على قدرة المريض على التعامل مع مشاعر الغضب.

وتشكل مشاعر الاكتئاب والقلق واحدة من المشكلات التي تواجه برامج التأهيل (Holahan, Moos, Holahan, & Brennan, 1995; Lesperance, Frasure-Smith, & Talajic, 1996). فالدرجات العالية من الاكتئاب، أو القلق، تؤدي إلى تدني مستويات التباين في معدل ضربات القلب لدى المرضى مقارنةً بأشخاص أصحاء، مما يشير إلى حدوث تبدلات مع مرور الزمن، على مستوى الجهاز العصبي المستقل (Krittayaphong et al., 1997). ولا تكمن أهمية هذه الحالات الانفعالية في تأثيرها السلبي بنوعية الحياة فقط، وإنما في أنها تتنبأ أيضاً بتدني فرص الشفاء (e.g., Denollet & Brutsaert, 1998; Grossi, Perski, Feleke, & Jakobson, 1998; Mayou et al., 2000)، وبزيادة الوفيات بين مرضى القلب (e.g., Barefoot et al., 2000). كذلك، فإن العوامل النفسية، كالاكتئاب مثلاً، تحدّ من الاستجابة للمعالجة بالأدوية (Rutledge, Linden, Davies, et al., 1999). وعندما تم علاج مرضى القلب بالطرق المعرفية-السلوكية للتخفيف من الاكتئاب، ترك ذلك أثراً إيجابياً، أدى إلى التقليل من عوامل استفحال المرض وتطوره، ومن معدل ضربات القلب أيضاً (Carney et al., 2000).

تقييم عمليات تأهيل مرضى القلب Evaluation of Cardiac Rehabilitation: ويعدّ التأهيل في الوقت الحالي جزءاً لا يتجزأ من رعاية المرضى الذين سبق وأن تعرضوا لنوبة قلبية، أو أدخلوا المستشفى بسبب مرض في القلب. فقد أظهرت 130 دراسة أُجريت بهدف تقييم برامج ادارة أمراض القلب أن التدخلات التي استهدفت الوزن، والتخفيف من ضغط الدم، والامتناع عن التدخين، وتغيير نوعية الحياة، أثبتت نجاحاً في التقليل من مخاطر الإصابة بالمرض، ومن احتمالات الوفاة بسبب أمراض القلب (Center for the Advancement of Health, 2000d). كما أظهرت دراسات التقييم أن إضافة المعالجات النفسية الاجتماعية لبرنامج تأهيل مرضى القلب، من شأنها أن تقلل من الضغوط النفسية، ومن احتمالات حدوث نوبة قلبية جديدة، أو الوفاة عقب نوبة حادة (e.g., Ketterer et al., 2000; Linden, Stossel, & Maurice, 1996).

ومن الواضح أن إحدى مصاعب عملية الشفاء من النوبة القلبية تتمثل بحاجة المرضى إلى تغيير العديد من العادات الصحية في آن واحد. وكما ذكرنا مراراً وتكراراً، فإن مستوى الالتزام بتغيير أسلوب الحياة يكون متدنياً في الغالب، ويزداد تدنيه أكثر عندما يتطلب الأمر من المريض تغيير عدد من العادات الصحية في وقت واحد. وفوق ذلك كله، تبقى مشاركة المريض النشطة والفعالة في برنامج التأهيل شرطاً أساسياً من شروط نجاح هذا البرنامج.

إن تعديل عوامل الخطورة بالنسبة لمرضى القلب، رجالاً كانوا أو نساءً، يمكن أن يساعد في الحد من الضرر الذي يعقب النوبة القلبية. فالتوقف عن التدخين يقلل من احتمالات حدوث أمراض القلب التاجية، بينما لم يؤد التحول إلى سجائر أخفّ من حيث النيكوتين والقار، إلى تحسن وضع المرضى. وأظهرت الأبحاث أن فوائد علاج ضغط الدم المرتفع ثابتة لا تقبل النقاش، بينما علاج ضغط الدم المعتدل لم يحقق أية نتائج حاسمة. وللتقليل من الكولسترول تأثير ايجابي، حيث وجد أن انخفاض 1% في نسبة الكولسترول، يقابله انخفاض 2% في نسبة الإصابة بالمرض (Criqui, 1986). كذلك تشير الأبحاث إلى أن تعديل الأساليب السلوكية في ادارة الضغط قد يُقلل أيضاً من خطورة تكرار النوبات عند الرجال على الأقل (M. Friedman et al., 1986). وفي ضوء زيادة احتمالات التقليل من مقدار التلف من خلال التدخلات التأهيلية، فإن دور أخصائي علم النفس الصحي في مجال البحث حول هذه التدخلات يغدو في غاية الأهمية، ولا غنى عنه.

مشكلات المساندة الاجتماعية Problems of Social Support: ينطبق على مرضى القلب ما ينطبق على المصابين بأمراضٍ أخرى. فالمساندة الاجتماعية يمكن أن تساعد هؤلاء المرضى في التوصل للشفاء والتقليل من الضيق وعدم الارتياح، والتخفيف من أعراض القلب، خاصةً في الأشهر التي تلي الخروج من المستشفى (Kulik & Mahler, 1993; Elizur & Hirsh, 1999). وقد كشفت إحدى الدراسات أن نسبة المتوفين من مرضى القلب ممن ليس لهم شريك حياة أو شخص مؤتمن خلال الشهور الستة الأولى بعد إصابتهم بالنوبة القلبية، تعادل ضعف نسبة من توفوا من المتزوجين أو الذين لهم أصدقاء حميمون (Case, Moss, Case, McDermott & Eberly, 1992; Collijn, Appels, & Nihhuis, 1995). ومن خلال المساندة الاجتماعية التي يتلقاها المريض أثناء فترة إقامته في المستشفى، يمكننا أن نتنبأ بالأعراض الاكتئابية خلال فترة الشفاء. والاكتئاب، كما نعلم، يمثل عامل خطورةٍ في معدل الوفيات المرتبطة بأمراض القلب التاجية (Brummett et al., 1998). كما أظهرت الدراسات أن العلاقة الزوجية لها أهميتها الخاصة، ذلك أن المرضى من غير المتزوجين الذين يفتقرون إلى شخص يأتمنونه، يكونون عرضة للوفاة المبكرة أكثر من المرضى الذين يتمتعون بالمساندة الاجتماعية (R. B. Wiiliams et al., 1992).

إلا أن هناك العديد من العوامل التي يمكن أن تقف عائقاً أمام إمكانية تلقي المساندة الاجتماعية. فمرضى القلب يفتقرون للاستقلالية، وتعمل النوبة القلبية على التقليل من طاقتهم الجسمية، ويتفاجأ العديد منهم بدرجة الإعاقة الناجمة عنها، مما قد يؤدي إلى الشعور بالخجل واليأس وتدني تقدير الذات. كما أن ما يتخلل الحياة الزوجية من صراعات حول تغيير نمط الحياة، يمكن أن يؤدي إلى نزاعات بين الزوجين (Croog & Fitzgerald, 1978; Michela, 1987). فقد يجد المريض صعوبة في الانصياع لقيود الحمية الغذائية والتمارين، بينما يكون الشريك متحفزاً بقوة لمساعدته على الإذعان. ويمكن أن تفاقم التفاعلات الضاغطة حول الحاجة لتعديل النشاطات اليومية، من الإحساس بالاعتمادية، كما تثير مشاعر الكآبة.

وقد ينظر الشريك العاطفي إلى المريض على أنه اعتمادي وسريع الانفعال، بينما يرى المريض شريكه على أنه يتدخل في شؤونه، ويكرس لديه الحماية الزائدة. ولسوء الحظ، فكلما كان الشريك فعالاً في مساعدة المريض على التكيف

وتحقيق الشعور بالكفاءة الذاتية، ازداد شعور الشريك بالضيق وعدم الارتياح (Coyne & Smith, 1991). وتشير التقارير إلى أن أزواج أو زوجات من تعرضوا لنوبات قلبية، يظهرون أعراضاً نفسية شديدة؛ كالكوابيس أو الأحلام المزعجة، والقلق المزمن حول وضع المريض ومستقبله (Skelton & Dominian, 1973). ومع أنه لا يوجد ما يثبت أن النوبات القلبية تفرق بين الزوجين، إلا أنه لا يوجد ما يثبت أنها تقرب بينهما بالضرورة. فالموقف صعب على الطرفين، وعلى كل من له صلة بالمريض أيضاً. لذا، وقد يتطلب الموقف توفير الإرشاد الزواجي أو العلاج الأسري، من أجل تفادي التوتر والإجهاد الزواجي.

وهناك ظاهرة مزعجة قد تنجم عن النوبة القلبية تسمى عدم مصداقية تقييم قدرات مرضى القلب (Cardiac Invalidism)، وهي تتلخص في أن المريض وشريكه ينظران إلى قدرات المريض على أنها أقل مما كانت عليه قبلاً. وقد دلّت الدراسات على أن الزوجات اللواتي اكتفين بالمعلومات حول حالة الزوج، وملاحظة أدائه فقط على جهاز الركض، كانت تقديراتهن لحالة الزوج أقل، مقارنة بالزوجات اللواتي شاركن فعلاً بالأداء على جهاز الركض، إذ أظهرن زيادة في إدراكهن لقدرات المريض وكفاءته. إذن، فالزوجات اللواتي اكتفين بالمعلومة والملاحظة فقط، استمر إدراكهن للزوج بأنه أكثر عجزاً وقصوراً (C. B. Taylor, Bandura, Ewart, Miller & DeBusk, 1985).

بالرغم من هذه المشكلات، يبقى بإمكان الأسرة أن تلعب دوراً مهماً في الرعاية والمتابعة. وكما أشرنا في وقت سابق، فإن إحدى أكبر مخاوف المريض تتمثل باحتمال حدوث نوبة أخرى، مما يتطلب تهيئة المريض -دون تخويفه- لمثل هذه الاحتمالية. وذلك من خلال توعيته وتوعية أسرته بطرق التعرف على أعراض النوبة القلبية والتنبؤ بحدوثها، وتمييزها عن شكاوى جسمية أخرى بسيطة، وكذلك من خلال تفعيل نظام الطوارىء بما فيه من فائدة للمريض، كي يتلقى الاستشارة والعلاج الملائم دون تأخير.

وفي هذا السياق، ينبغي تدريب أفراد الأسرة على أساليب إنعاش مريض القلب وإسعافه (Cardio Pulmonary Resuscitation-CPR). إذ أن حوالي 70% من حالات الموت المفاجىء بسبب النوبات القلبية تحدث في المنزل وليس في مكان العمل. ورغم ذلك، فإننا نلاحظ قلة برامج تدريب أفراد الأسرة على هذه الأساليب الإسعافية أو انعدامها، مما يدعو للمناداة بتوفير أكبر قدر ممكن من هذه البرامج لأسر مرضى القلب (Dracup, Guzy, Taylor & Barry, 1986; Nolan et al., 1999).

وكما سبق وأشرنا، فإن للاعتقادات التي يحملها المريض حول المرض والعلاج والشفاء، أهميتها في تكيفه مع مرضه، ومنحه الكفاءة الذاتية والضبط الذاتي، مما يساهم في تحسين صحته النفسية والبدنية، وتقبل متطلبات برامج التأهيل، كالحمية والتمارين.

فرط ضغط الدم: Hypertension

يحدث فرط ضغط الدم حين تتدفق كميات كبيرة من الدم عبر الشرايين، فتضغط بشدة على جدرانها، كما أنه يحدث استجابةً لمقاومة الشرايين الصغرى في الجسم لتدفق الدم. وقد يؤدي تكرار فرط ضغط الدم إلى تصلبٍ في الجدران الرئيسة للشرايين، وحدوث أضرار في أنسجتها وخلاياها.

ويمثل فرط ضغط الدم مشكلة طبية خطيرة، وذلك لعدة أسباب: ففي الولايات المتحدة الأمريكية وحدها، هناك على الأقل 58 مليون شخص يعانون من فرط ضغط الدم. وتقدر نسبة الوفيات السنوية من فرط ضغط الدم بحوالي 960

ألف وفاة. إضافةً إلى ذلك، يعتبر فرط ضغط الدم عاملاً من عوامل الخطورة لحدوث اضطرابات أخرى عديدة، مثل اضطرابات القلب، والفشل الكلوي، وجلطات الدماغ (American Heart Association, 2001b).

كما أن عدم علاج فرط ضغط الدم يمكن أن يؤثر سلباً على الوظائف المعرفية للفرد، مما يؤدي إلى حدوث مشكلات في التعلم والذاكرة والانتباه والتفكير المجرد، والمرونة العقلية ومهارات معرفية أخرى. وتكتسب هذه المشكلات دلالة خاصة عند المرضى من فئة الشباب (Waldstein et al., 1996). لذلك، فمن الضروري للغاية أن يتم تشخيص فرط ضغط الدم وعلاجه بصورة مبكرة، تفادياً للمضاعفات.

كيف يتم قياس فرط ضغط الدم؟   How Is Hypertension Measured?

يحدد فرط ضغط الدم بمستويات ضغط الدم الانقباضي وضغط الدم الانبساطي كما يقيسها المضغاط (Sphygmomanometer). وكما أشرنا في الفصل الثاني، فإن ضغط الدم الانقباضي هو عبارة عن ذلك النشاط الناجم عن انقباض تجاويف القلب. وهو حساس لكميات الدم المتدفقة من القلب ولقدرة الشرايين على التمدد من أجل احتواء هذا الدم. أما الضغط الانبساطي، فيمثل مستوى الضغط في الشرايين عندما يكون القلب مسترخياً؛ وهو مرتبط بمدى مقاومة الأوعية الدموية لتدفق الدم.

وللضغط الانقباضي قيمة أكبر في تشخيص فرط ضغط الدم. حيث يعرف ضغط الدم البسيط بضغط انقباضي (Systolic Pressure)، ويتراوح ضغط الدم البسيط بصورة ثابتة ما بين 140 و159؛ ويتضمن ضغط الدم المتوسط درجة ثابتة من الضغط تقع ما بين 160 و179 ؛ بينما يعني ضغط الدم الشديد درجة ثابتة من الضغط تتعدى الـ 180.

كذلك يُظهر الأفراد المعرضون لارتفاع ضغط الدم بطئاً في استعادة وضعهم السليم بعد الاستثارة السمبثاوية. وهذا يعني أنه إذا ما ارتفع ضغط الدم لديهم (كما يحدث استجابة لموقف ضاغط) فإنه يبقى هكذا لفترات أطول مما هو الحال بالنسبة للذين لا يعانون من ضغط الدم المرتفع، أو الذين يخلو تاريخهم العائلي من فرط ضغط الدم (Gerin & Pickering, 1995). فارتفاع ضغط الدم، إذن، يتصف على ما يبدو باستجابة أعلى للضغوط، وبعودة أبطأ للوضع السليم.

ما هي أسباب فرط ضغط الدم؟   What Causes Hypertension?

ينتج حوالي 5% من حالات فرط ضغط الدم عن فشل الكلى في تنظيم ضغط الدم. لكن 90% تقريباً منها تكون من نوع ضغط الدم الجوهري (Essential)، الذي لا تُعرف أسبابه.

وقد تمكن العلماء من التعرف على بعض عوامل الخطورة التي تسبب فرط ضغط الدم، فالرجال قبل سن الخمسين معرضون للإصابة بفرط ضغط الدم أكثر من النساء، بينما يكون ارتفاع ضغط الدم أكثر انتشاراً بين النساء بعد هذه السن. وتكون عوامل الخطورة في الأمراض القلبية الوعائية أعلى بين الأقليات منها بين البيض في الولايات المتحدة مثلاً، ويبدو أن هذه الزيادة تعزى بشكل كبير إلى تدني المستويات الاجتماعية الاقتصادية. فقد وجدت الدراسات مثلاً أن لدى النساء من أصول مكسيكية وإفريقية مستويات أعلى من ضغط الدم مقارنة بالنساء البيض، إضافة إلى زيادة مسرفة في الوزن وفي معدل السكري، مصحوبة بمستوى أقل من النشاط البدني؛ وجميعها عوامل تساعد على الإصابة بأمراض شرايين القلب (Winkleby, Kraemer, Ahn, & Varady, 1998).

وتلعب العوامل الوراثية دوراً مهماً في الإصابة بفرط ضغط الدم أنظرا (T. W. Smith et al., 1987). فإذا كان أحد الوالدين مصاباً بفرط ضغط الدم، تصل احتمالية الإصابة لدى الأبناء إلى 45%؛ وإذا كان كلاهما مصاباً، ترتفع احتمالات إصابة الأبناء لتصل إلى 95%. ويمكن لضغط الدم المفرط عند الأطفال أن يتنبأ بارتفاع ضغط الدم لديهم مستقبلاً (Sallis, Dimsdale, & Caine, 1988; Sherman, Cordova, Wilson & McCubbin, 1996). وكما هي الحال في أمراض القلب، فقد دلت الأبحاث على أن هناك استعداداً وراثياً لزيادة نشاط الجهاز العصبي السمبثاوي، خصوصاً إذا حدثت كرد فعل على أحداث ضاغطة (DeQuattro & Lee, 1991; Everson, Lovallo, Sausen, & Wilson, 1992; Jeffery, 1991). وهناك أيضاً من الأدلة ما يشير إلى أهمية الاستعداد الوراثي في مجال النشاط السمبثاوي لدى الأفراد الذين لم يطوروا شخصياً ارتفاعاً في ضغط الدم، ولكن لديهم تاريخٌ عائلي لذلك. وقد دلت الدراسات على أن هؤلاء الأشخاص يظهرون استعداداً فسيولوجياً على مستوى شرايين القلب في الاستجابة لضغوطٍ فعلية أو متوقعة، رغم أنهم لم يطوروا اضطراب ضغط الدم المرتفع بعد (Jorgensen & Houston, 1981).

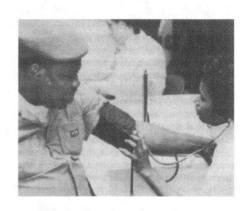

ارتفاع ضغط الدم لا ترافقه أية أعراض. وبالتالي، سيبقى المريض جاهلاً بإصابته بالمرض ما لم يقم بفحصٍ منتظم، أو يشارك في برامج معينة لضغط الدم. (© David M. Grossman)

وقد تكون العوامل الانفعالية جزءاً من عوامل الخطورة للإصابة بفرط ضغط الدم. فقد وجد أن الانفعال السلبي يتنبأ بتطور فرط ضغط الدم (Jonas & Lando, 2000)، وأن النزعة إلى الغضب (Harburg et al., 1973; E. H. Johnson, Schork, & Spielberger, 1987)، ومشاعر عدم الثقة والشك والارتياب (R. B. Williams, 1984)، والسعي المتواصل في مواجهة احتمالات خسارة عالية (James, Hartnett, & Kalsbeek, 1983)، ترتبط أيضاً بتطور فرط ضغط الدم. كما ويمكن للبيئة الأسرية أن ترسّخ مشاعر الغضب المزمن، والإصابة لاحقاً بفرط ضغط الدم (Ewart, 1991). مما يؤكد أهمية التدخل المبكر على مستوى العائلة، لمنع أو تعديل أية عيوب في الاتصال. ومع أن الكثير من الأبحاث ركزت على الرجال، إلا أن الدراسات الطولية تشير إلى أن الغضب وحالات انفعالية أخرى قد ترتبط مع الزمن بتغيراتٍ في ضغط الدم عند النساء أيضاً (Markovitz et al., 1991).

وينتشر فرط ضغط الدم بشكل خاص بين الزنوج وذوي الدخل المتدني، ومن لهم تاريخ عائلي في الإصابة بهذا المرض. ومع أن الدراسات تشير إلى دور الاختلافات العرقية في الإصابة بالمرض، إلا أن ذلك لا ينفي وجود عوامل نفسية واجتماعية لها أثرها أيضاً بالنسبة للمجموعات العرقية؛ وذلك نظراً للحياة المليئة بالضغوط التي يعيشها أفراد هذه المجموعات، ودرجات الشدة النفسية التي تفوق ما يتعرض له البيض، والزنوج من ذوي الدخل المرتفع. هذا، وتجدر الإشارة إلى أن التعرض للتمييز العنصري، بحد ذاته، قد يساعد في استثارة ضغط الدم المرتفع بين الزنوج (Armstead, Lawler, Gordon, Cross, & Gibbons, 1989).

العلاقة بين الضغط النفسي وفرط ضغط الدم:

Relationship between Stress & Hypertension

منذ سنين والعلاقة ما بين الضغوط النفسية وارتفاع ضغط الدم تثير اهتمام العلماء ودراساتهم (Henry & Cassel, 1969). إذ يرتبط ارتفاع ضغط الدم بالصراعات الاجتماعية المزمنة، وبضغوط العمل، خصوصاً حين تجتمع متطلبات العمل القاسية مع ضعف الإحساس بالسيطرة (Pickering et al., 1996). كما اتضح أن الأماكن المزدحمة ذات الضغط والضوضاء العالية، تؤدي إلى ارتفاع في معدل ضغط الدم. ثم إن الجماعات التي تهاجر من المناطق الريفية إلى المدينة، يظهر لديها معدلات أعلى من ضغط الدم. وكما لاحظنا في الفصل السادس، هناك ارتباط بين ضغوط العمل والبطالة من جهة، وارتفاع ضغط الدم من جهة أخرى (Pickering et al., 1996). وفيما يخص النساء، فقد وجد أن ارتفاع ضغط الدم يرتبط بزيادة المسؤوليات العائلية، وأن الزيادة في المسؤوليات العائلية مع ضغوط العمل لها علاقة أيضاً بارتفاع ضغط الدم لدى النساء اللواتي يشغلن مناصب رفيعة المستوى (Brisson et al., 1999).

كيف يمكننا أن ندرس العلاقة بين الضغوط وفرط ضغط الدم؟

How Do We Study Stress and Hypertension?

لقد تبنى العلماء في هذا المجال طرقاً مختلفة في البحث، تتضمن إحداها وضع الأفراد من ذوي الخطورة العالية، أو ممن شخص لديهم فرط ضغط الدم، داخل المختبر، وملاحظة طرق استجابتهم للتحديات الجسمية والعقلية الضاغطة، كالقيام بمهمات حسابية صعبة على سبيل المثال. وهنالك طرق أخرى تقوم على أساس التعرف على الظروف الضاغطة، كضغوط العمل مثلاً، ودراسة معدل الإصابة بارتفاع ضغط الدم بين القائمين بهذه الأعمال، والتعرف على مجرى ضغط الدم وتدفقه استجابةً لمتطلبات أو شروط بيئية معينة. ومن الأمثلة على استخدام مثل هذه الوسائل، نشير إلى الدراسة التي حاولت التعرف على العوامل التي تستثير ارتفاع ضغط الدم لدى عمال المطافيء(Steptoe, Roy, & Evans, 1996).

وانطلاقاً من هذا المنهج، تم اللجوء إلى نمط ثالث من الأبحاث تمثل باستخدام جهاز الرقابة المتحركة، وذلك لاختبار العلاقة بين العوامل التي تتعلق بأسلوب الحياة وارتفاع ضغط الدم، في المواقف الطبيعية وأثناء مزاولة الأفراد لحياتهم اليومية. وعند استخدام الرقابة المتحركة، يرتدي الشخص طوق على معصمه، يقيس من خلاله ضغط الدم على فترات زمنية مختلفة من اليوم. ولعل لهذا الأسلوب إيجابياته؛ فهو يزودنا بمخطط أو بروفيل لضغط الدم عند الفرد في استجابته للأحداث المختلفة، كما ويقدّم صورة عن درجات التباين في ضغط الدم على مدى اليوم (Pickering, Schwartz, & James, 1995). والجدير بالذكر، أن درجات التباين تكون مرتفعة، بشكل خاص بين المدخنين أو الذين يتعاطون المشروبات الكحولية بكميات كبيرة، أو أولئك الذين يعانون من ضغوط العمل أو غيرها من ضغوط الحياة الأخرى، مما يدعم الفكرة بأن تذبذب ضغط الدم قد يساهم في تطور ارتفاع ضغط الدم الأساسي (Pickering et al., 1995).

وتزودنا هذه الأنواع الثلاثة من الدراسات ببينات تربط الزيادة في ضغط الدم أو التباين فيه بالحوادث الضاغطة. فقد أظهرت الدراسات المخبرية التي عمدت إلى تعريض الأفراد إلى مثيرات ضاغطة، مثل الضوء الساطع أو انحباس النَّفَس لفترة طويلة، وبصورة ثابتة، حدوث زيادة في استجابات معدل ضغط الدم (Gridler et al., 1996).

وقد يختلف دور الضغوط النفسية في نشوء ضغط الدم المرتفع وتطوره، عند الأشخاص ذوي الخطورة العالية عنه عند الأشخاص الذين ليس لديهم مثل هذه العوامل. فالأشخاص الذين ليست لديهم أية إشارات سابقة على وجود ارتفاع ضغط الدم، يظهرون استجابات ضغط دم واسعة وثابتة للضغوط عندما يكون عليهم القيام باستجابة سلوكية نشطة لهذه الضغوط (Sherwood, Hinderliter, & Light, 1995)، بينما يُظهر الأشخاص من ذوي ضغط الدم الحدّي (Borderline) النمط نفسه، مع أنهم يظهرون أيضاً استجابات قلبية وعائية مبالغاً بها إزاء الضغوط، وبعمر صغير نسبياً (K.Mathews, Woodall, & Allen, 1993). وتكون استجابة ضغط الدم قوية عندما يتعرض هؤلاء لمثيرات ضغط مخبرية، مقارنة بذوي ضغط الدم الطبيعي (Tuomisto, 1997).

أما الأشخاص الذين تم تشخيص ارتفاع ضغط الدم لديهم، فقد أظهروا استجابات ضغط دم كبيرة لمدى واسع من الضغوط، سواء السلبية منها التي لا تتطلب استجابة سلوكية، أو النشطة التي تتطلب مثل هذه الاستجابة (Fredrickson & Mathews, 1990). ولعل الاستجابة لهذا المدى الواسع من المثيرات الضاغطة تنسجم مع فكرة أن النشاط السمبثاوي الزائد له دوره في تطور ارتفاع ضغط الدم.

وتشير النتائج أيضاً إلى أن العوامل التي تساعد الأفراد عادة على مواجهة الضغوط، قد لا تكون نفسها بالنسبة لذوي ضغط الدم المرتفع. فالأشخاص الذين يشعرون بالضبط الذاتي والسيطرة على الحوادث الضاغطة، يظهرون عادة نشاطاً سمبثاوياً أقل. ولا يبدو أن هذا ينطبق على ذوي ضغط الدم المرتفع. إذ يبدو أن الأفراد الذين يعانون من ضغط الدم المزمن، لديهم حساسية للضغوط أنظرا (Frederikson, Robson, & Ljungdell, 1991).

عوامل الشخصية وفرط ضغط الدم: Personality Factors & Hypertension

ساد الاعتقاد في البداية أن هناك عوامل شخصية لها علاقة بفرط ضغط الدم، أهمها القمع الشديد لعاطفة الغضب (F. Alexander, 1950; F. Dunbar, 1943). والسؤال الذي يطرح نفسه الآن: ما هي الدلائل على وجود دور للعوامل السيكولوجية في تطور فرط ضغط الدم؟ على الرغم من أن مثل هذه العوامل لا تُعتبر في الوقت الحاضر كافية لتفسير تطور ارتفاع ضغط الدم، إلا أن الأبحاث مستمرة لإيجاد علاقة بين العدائية وفرط ضغط الدم (e.g., Sommers-Flanagan & Greenberg, 1989; Dimsdale et al., 1986).

لقد ركز الباحثون في مجال دراسة ارتفاع ضغط الدم على خبرة الغضب والتعبير عنه. حيث ساد الاعتقاد بأن قمع العدائية أو الغضب الشديد يرتبط بمستويات أعلى من ضغط الدم. لكن الباحثين أشاروا مؤخراً إلى ارتباط التعبير عن الغضب بارتفاع ضغط الدم، تحت ظروف من الضغط أو المضايقة (Everson, Goldberg, Kaplan, Julkunen, & Salonen, 1998). ويتفاقم هذا الميل لارتفاع ضغط الدم أكثر بفعل تلك الضغوط البين-شخصية، التي كثيراً ما يواجهها الذين يعبّرون عن غضبهم بصورة مباشرة في العالم الاجتماعي المعاصر (Benotsch et al., 1997; Raikkonen, Mathews, Flory, & Owens, 1999; Syarez, Kuhn, Schanberg, Williams, & Zimmermann, 1998). وكما أشرنا عند حديثنا عن الأمراض القلبية التاجية، ربما تمثل العدائية المظهرَ النفسي لميل الجهاز السمبثاوي للاستجابة المبالغ بها، تحت شروط ضاغطة.

وهناك من الأدلة الحديثة ما يشير إلى أن العواطف السلبية بما فيها أعراض القلق والاكتئاب، ربما تشكل عوامل خطورة للإصابة بفرط ضغط الدم (Jonas & Lando, 2000). لكن الدراسات لا تجمع على وجود مثل هذه العلاقة بين المزاج السلبي وضغط الدم المرتفع (R. Friedman et al., 2001).

الضغط النفسي وفرط ضغط الدم لدى الأميركيين من أصول إفريقية:

Stress & Hypertension among African Americans

يعد فرط ضغط الدم مشكلة طبية بشكل خاص في المجتمعات الأميركية من أصول إفريقية، خاصة لدى ذوي البشرة شديدة السمرة. فلطالما ارتبطت هذه المجتمعات بالعديد من أنواع الضغوط بما فيها التمييز العنصري (Blascovich, Spencer, Quinn, & Steele, 2001; Fang & Myers, 2001). وقد استطاعت الأبحاث التفريق بين السود شديدي السمرة، والسود ذوي السمرة الأخف، حيث وُجد أن الفئة الأولى تتعرض إلى قدر أكبر من التمييز العنصري (Klonoff & Landrine, 2000).

وفي دراسة مبكرة أجراها هاربيرج وزملاؤه حول معدل ضغط الدم بين الرجال الزنوج (Harburg et al., 1973)، تبين أولاً، أن المستويات الأعلى من ضغط الدم توجد لدى الأفراد من المناطق ذات الضغوط الأعلى (المتّسمة بتدني المستوى الاقتصادي الاجتماعي، وازدحام السكان، وارتفاع معدلات الجريمة، والتفكك الأسري واضطراب العلاقات الزوجية، والتغيير المستمر في المنطقة الجغرافية)، وثانياً، أن مستويات ضغط الدم المرتفع كانت أعلى عند الذكور الزنوج منها عند الذكور البيض.

يتبين من هذه الدراسة بشكل عام أن المستويات الأعلى من ضغط الدم تتركز بشكل خاص لدى الرجال السود، وبوجه الخصوص أولئك الذين جاؤوا من مناطق تتسم بكثرة انفعال الضغوط، وتعاملوا مع الغضب بالقمع. وتظهر هذه الدراسة الكلاسيكية المهمة حقيقة التفاعل بين عوامل الخطورة البيئية والفردية في تطور فرط ضغط الدم. كما يبدو أن هناك فروقاً عرقية في الاستجابة القلبية الوعائية للضغوط، بالإضافة إلى عوامل ذات صلة بالتاريخ الطبي للوالدين، مما يؤثر لاحقاً في الإصابة بفرط ضغط الدم (e.g., Saab et al., 1997). لكن العوامل النفسية الاجتماعية تلعب دوراً مهماً أيضاً. فالزنوج من ذوي الدخل المتدني من الأرجح أن يعيشوا في الأحياء الفقيرة بما فيها من ظروف ضاغطة، مما يساعد على انتشار مرض فرط ضغط الدم (Fleming, Baum, Davidson, Rectanus, & McArdle, 1987; Harburg et al., 1973). كما أنه من المعروف أن ضغوط الحياة المزمنة لها أثرها في استعادة الجهاز السمبثاوي لوضعه الطبيعي بعد تعرضه لمثيرات ضاغطة (Pardine & Napoli, 1983). إضافةً إلى أن التعرض للتمييز قد يزيد من مستوى ضغط الدم بين الزنوج (Armstead, Lawler, Gordon, Cross, & Gibbons, 1989; Blascovich et al., 2001). وتعتبر البدانة، وعوامل الحمية الغذائية، ونمط التغذية المتبع، والغذاء كثير الملوحة، من عوامل الخطورة التي تساهم في الإصابة بفرط ضغط الدم (M. M. Myers, 1996)، مع أن طبيعة العلاقة بين الحمية وارتفاع ضغط الدم لم تعرف بدقة بعد (Galton, 1973; D. Shapiro & Goldstein, 1982). ومقارنةً مع البيض، ينخفض ضغط الدم لدى السود أثناء النوم بشكل أقل (Ituarte, Kamarck, Thompson, & Bacanu, 1999).

وعلى صعيد النشاط القلبي الوعائي، وُجد أن فرط ضغط الدم يرتبط بزيادة في نشاط القلب وفي إفراز الإنسولين، وبانخفاض مستويات البروتين الدهني ذي الكثافة العالية (HDL) وانخفاض الوزن. وهذه المجموعة من عوامل الخطورة ذات الصلة بعمليات الهدم والبناء والضغوط، تجعل الأميركيين السود المسنين أكثر عرضة للإصابة بأمراض القلب والاضطرابات الأيضية (الميتابولزمية)، كالسكري على سبيل المثال.

ظاهرة جون هنري: (John Henryism)

يعتبر فرط ضغط الدم عامل خطورة بالنسبة للزنوج بصورة خاصة. وقد اهتمت بعض الأبحاث بما يعرف بظاهرة "جون هنري" (John Henryism) التي تعود إلى قصة ذلك العامل الزنجي المدعو جون هنري، الذي كان يعمل في مصنع للحديد والصلب، واستطاع، في مسابقة، أن يهزم مثقاباً ميكانيكياً يعمل بواسطة البخار، إلا أنه بعد انتصاره هذا، سقط على الأرض ميتاً بفعل الإنهاك.

من هنا جاء المصطلح السابق (James et al., 1983)؛ ليشير إلى الاستعداد الشخصي للتكيف بنشاط وفاعلية مع الضغوطات النفسية الاجتماعية. حيث يصبح هذا الاستعداد قاتلاً عندما تؤول الجهود المبذولة في مواجهة الضغوط إلى الفشل. وتكون هذه الظاهرة قاتلةً بصورة خاصة بين الفئات الأقل حظاً، خصوصاً الزنوج من ذوي المستويات الأدنى من الدخل والتعليم. وتميل الأبحاث إلى تأييد وجود مثل هذه العلاقة (James, Keenan, Strogatz, Browning, & Garrett, 1992) فقد وجدت إحدى الدراسات أن بذل الجهود الكبيرة في التعامل ارتبط عند الزنوج من ذوي الوظائف العليا بفرط ضغط الدم. كما وُجِد أن النتائج نفسها تنسحب على النساء اللواتي يبذلن جهوداً كبيرة في التعامل مع الاحداث. أما الرجال البيض في مواقف مشابهة، فلم يظهروا مثل هذا الارتفاع في ضغط الدم(Light et al.,1995). وقد بيّنت الأبحاث اللاحقة أن مثل هذه العلاقات قد تنسحب على الرجال دون النساء (Dressler, Bindon, & Neggers, 1998). إذن، قد يكون هذا النمط في ادارة الضغوط مفيداً في فهم ارتفاع معدلات ضغط الدم التي تُلاحظ عند الزنوج، والرجال منهم خاصةً.

العجز في التواصل: Deficit in Communication

وتتضمن ظاهرة ارتفاع ضغط الدم وعلاجها، وجودَ عامل نفسي اجتماعي آخر يتعلق بمهارة التواصل. حيث لاحظ الباحثون وجود عجز في القدرة على التواصل بين الأفراد المعرضين للإصابة بفرط ضغط الدم، وبوجه خاص فيما يتعلق بنمط التفاعل الذي يتسم بالسلوك السلبي اللفظي وغير اللفظي (Somenchuk & Larkin, 1993). وقد تنشأ مثل هذه العيوب في التواصل، عن البيئات العائلية التي تولّد لدى الفرد شعوراً بالغضب المزمن، وتؤثر في طرق التعبير عنه. فقد يعيق الكفُّ الانفعالي التواصلَ الفعال مع الأطباء، مما يؤدي إلى الإقلال من فرص تلقي المريض للعلاج بصورة كافية (Roter & Ewart, 1992).

بإيجاز، وكما تشير الدراسات التي أُجريت حول قمع الشعور بالغضب، تبيّن الأدلة وجود أثرٍ للعوامل السيكولوجية في تطور فرط ضغط الدم. حيث وُجد أن فرط ضغط الدم يرتبط بكلٍّ من العواطف والانفعالات السلبية والدفاعية، وبالمستويات المتدنية من التعبير عن العواطف (Brownley, Light, & Anderson, 1996; Jorgensen et al., in press). أما كيفية تأثير هذه العواطف السلبية في تطور فرط ضغط الدم، وطرق تدبرها، فتعتمد على عدد من العوامل العرقية، والجندرية، والأسرية (see also Wright, Treiber, Davis, & Strong, 1996).

وكما هو الحال بالنسبة لأمراض القلب، تدل الدراسات على أن فرط ضغط الدم يصيب الرجال أكثر من النساء في الأعمار المبكرة، كما تتباين العلاقة ما بين عوامل الخطورة في فرط ضغط الدم بطرقٍ معقدة، تبعاً لعاملي الجندر والاصل العرقي للمريض (Hinderliter, & Sherwood, 1993a, 1993b). وعليه، تتمثل إحدى مهمات الباحثين

في المستقبل، بمتابعة تلك الجوانب الغامضة من ظاهرة ضغط الدم، والسعي نحو فهمها عند النساء، بشكل يضاهي فهمها عند الرجال.

علاج فرط ضغط الدم: Treatment of Hypertension

هنالك عدة طرق للسيطرة على فرط ضغط الدم، منها ما هو وقائي ومنها ما هـو علاجـي. وهنـاك مـن الأدلـة مـا يشـير إلى أن الـروابط الاجتماعية قد تشكل عازلاً ما بين الفرد وضغط الدم المرتفع. فكما تشكل المساندة الاجتماعية والتمارين عوامـل واقيـة مـن الضـغوط، فقـد تكـون أيضاً واقية من فرط ضغط الدم (Strogatz & James, 1986; Brown & Siegel, 1988; D. E. Mills & Ward, 1986). ومن الإجراءات الوقائية التي أثبتت أهميتها في تخفيف معدل ضغط الدم: تخفيف الوزن، والتقليل من المأكولات المالحة، والمشروبات الكحولية والقهوة (Lovallo et al., 2000). أما الكافيين عند الأفراد غير المصابين بفرط ضغط الدم، فلا يبدو أنه يقود إلى أية آثار لاتكيفية لاحقة تؤدي للإصابة بالمرض (P. J. Green, Kirby, & Suls, 1996).

العلاج بالعقاقير: Drug Treatment

أما العلاج الأكثر شيوعاً لضغط الدم فهو العلاج الكيماوي، أو العلاج بالعقاقير التي غدت اليوم متنوعة وعديدة ومختلفة المفعول. ومن هذه العلاجات ما يعالج زيادة إفراز الصوديوم، وذلك بزيادة إدرار البول. وهناك صنف آخر شائع من أدوية ارتفـاع الضـغط يـدعى "موانـع بيتـا" (Beta-Adrenergic Blockers)، وهي عبارة عن عقاقير تؤدي إلى تخفيض ضغط الدم، وذلك بخفـض مخرجـات القلـب وخفـض نشـاط البروتـين المسؤول عن ارتفاع ضغط الدم في الكلْية، كما أنها تستخدم للتخفيف من ضغط الدم بتخفيض التدفق السـمبثاوي مـن الجهـاز العصبي المركـزي. ومع أنه يمكن احتمال جرعات صغيرة مـن هـذه العقـاقير، إلاّ أن الجرعـات الكبـيرة لهـا آثـار جانبيـة سـلبية؛ كالاكتئـاب والضـعف الجنسي. كـما استخدمـــت الموانــــع الطرفيــــة (Peripheral Adrenergic Inhibitors) أيضــاً لاستنفـــاد الكاتيكولامينـــات (Catecholamines) مـن الدماغ ومن نخاع الغدة الكظرية (Adrenal Medula). أما الآثار الجانبية الرئيسة لهذه العقاقير، فهي الاكتئاب وعدم المبالاة بالمحيط، ومـا يـنجم عن ذلك أحياناً مـن عـدم التـزام بـالعلاج مـن قبـل المـريض. بالإضـافة إلى كـل ذلـك، استُخدمت أيضـاً موانـع ألفـا والكالسـيوم وغيرهـا Alpha-Adrenergic Blockers، Vasodilators، (Calcium Channel Blockers, Angiotension Converting Enzyme Inhibitors) في علاج فـرط ضغط الدم. وقد أظهرت هذه الأساليب نجاحاً فائقاً في التخفيف من فرط ضغط الدم، وقد تكون فعالة بشكل خاص مـع الأشـخاص الـذين لـديهم مستويات عالية من العدائية (D. Lee et al., 1992)، ولكن لسوء الحظ تصل آثارها الجانبية السلبية في غالب الأحيـان إلى درجـة تـؤثر فيهـا عـلى مستوى الالتزام بالتوصيات العلاجية (R. C. Rosen & Kostis, 1985).

لقد أصبحت المعالجة بالعقاقير موضع جدل واسع في السنوات الأخيرة. ففرط ضغط الدم هو واحد فقط من مجموعة عوامل تؤدي إلى أمراض القلب التاجية. وبعض هذه العقاقير قد يكون لها أثرٌ إيجابي في التخفيف من ضغط الدم، ولكنها تزيد من النشـاط الكـلي للجهـاز العصـبي السمبثاوي، وبالتالي تزيد من احتمالات الإصابة بأمراض القلب بدلاً من التقليل منها. وفي الحقيقـة، تشـير بعـض الأبحـاث بالفعـل إلى أن المعالجـة بالعقاقير تزيد من نشاط الجهاز العصبي السمبثاوي

بدلاً من التقليل منه. وعليه، يمكن ادارة فرط ضغط الدم بفاعلية أكثر من خـلال العـلاج الذي يُحيِّد النشـاط السـمبثاوي (D. D. - P. Lee et al., 1988).

Cognitive-Behavioral Treatments المعالجات المعرفية السلوكية:

ساهمت المآخذ على علاج فرط ضغط الدم بالعقاقير، وما أحرزه العلاج المعرفي-السلوكي من نجاحات في مجالات علم النفس الصحي، في اللجوء إلى أساليب تعديل الجوانب المعرفية والسلوكية في علاج فرط ضغط الدم. ومع أن هذه المعالجات قد لا تحل محل المعالجة بالعقاقير كلياً، إلاّ أن اللجوء إلى مستويات أدنى من العلاج بالعقاقير إذا ما اقترن بأساليب العلاج المعرفي–السلوكي، سيبرهن من دون شك على نجاح أكبر (M. S. Glasgow, Engel, & D'Lugoff, 1989).

ولدى تقييمهم لعدد من الأساليب السلوكية والمعرفية، ومدى نجاحها في التخفيف مـن ضـغط الـدم المرتفـع، وجـد البـاحثون أن هـذه الأساليب المُستخدمة، كالاسترخاء والتغذية الراجعة والاسترخاء العضلي التدريجي والتنويم والتأمل والتنفس العميق والتخيل، استطاعت التخفيف من ارتفاع ضغط الدم، وذلك بإحداث حالة متدنية من الإثارة. ومع ذلك، ما يزال التقييم الكلي لهذه الطرق يشـير إلى نتائج ايجابية متواضعة (Davison, Williams, Nezami, Bice; DeQuattro, 1991;Jacob, Chesney, Williams, Ding, & Shapiro, 1991; Nakao et al., 1997). علماً بأنها لم تُمارس من قبل المرضى بالقدر المطلوب (Hoelscher, Lichstein, & Rosenthal, 1986). هذا، وقد ثبت أن إعطاء المريض تغذية راجعة حول مدى ضعف التزامه، يمكن أن يحسن من سيطرته على ضغط الدم (Zuger, 1999).

كما استخدمت أساليب إدارة الضغوط النفسية في علاج فرط ضغط الدم. وشملت هذه الأساليب تدريب الأشخاص على التعـرف عـلى المثيرات الضاغطة في حياتهم، ووضع الخطط المناسبة للتعامل معها. كما تضمنت التدريب على أساليب تعزيز الـذات، والحديث الـذاتي، وصياغة الأهداف، وإدارة الوقت. كذلك استخدمت أساليب التغذية الراجعة للمساعدة في السـيطرة عـلى ضـغط الـدم (Nakao et al., 1997)، خصوصاً ضغط الدم المرتبط بالضغوط. كما بين التأمل نتائج واعدة في تخفيف ضغط الدم (Barnes, Treiber, Turner, Davis, & Strong, 1999). وقـد كشفت إجراءات تقييم هذه التدخلات عن نجاح متواضع في التخفيف من ضغط الدم.

في حين ثبت أن اللجوء إلى التمارين يساعد في التخفيف مـن فـرط ضـغط الـدم (Brownley, West, Hinderliter, & Light, 1996; Perkins, Dubbert, Martin, Faulstich, & Harris, 1986)، والتخفيف من الاستجابة القلبية الوعائية للضغوط، مما يـؤدي إلى ادارة الضغوط بصورة أفضل، والتخفيـف مـن مسـتوى ضغط الدم (Blumenthal, Siegel, & Appelbaum, 1991).

وبما أن للبدانة علاقة وثيقة بفرط ضغط الدم، فإن المعالجات التي تهدف إلى التقليل من الوزن يمكن أن تؤدي إلى التخفيف من ارتفاع ضغط الدم. ولكن بما أن معالجة السمنة نفسها ليست بالأمر السهل (أنظرا الفصل الرابع)، فإن الطريقـة المثلى للتوصل إلى تخفيف الـوزن ربما تكون بالجمـع بين الحمية الغذائيـة والتمارين والأساليـب السلوكيـة (Jeffery, 1991).

وبما أن صعوبات التعبير عن مشاعر الغضب تعدّ من العوامل التي تساهم في ارتفاع ضغط الدم، فإن تدريب الأفراد عـلى كيفيـة إدارة غضبهم له دورٌ مهم في نجاح العلاج. وفي الحقيقة، تشير بعض الدراسات إلى أن تدريب المريض

بفرط ضغط الدم على كيفية إدارة مواقف المجابهة من خلال أساليب سلوكية، كلعب الأدوار، يمكن أن يحسن من مهارته في ادارة مثل هذه المواقف، ويخفض من استعداده للإصابة لاحقاً بفرط ضغط الدم،) Davidson, MacGregor, Stuhr, & Gidron, 1999; Larkin & Zayfert, (1996).

تقييم التدخلات المعرفية السلوكية: Evaluation of Cognitive-Behavioral Interventions

وجد الباحثون لدى تقييمهم للأساليب السلوكية في معالجة فرط ضغط الدم، أن تخفيف الوزن والتمارين البدنية والعلاج المعرفي - السلوكي من الطرق اللادوائية الناجحة (Linden & Chambers, 1994)، إضافة إلى انها طرق غير مكلفة وسهلة التطبيق، ويمكن استخدامها دون الحاجة إلى إشراف؛ نظراً لانعدام وجود آثار جانبية سلبية لها. ويبدو أن المعالجات السلوكية تؤدي إلى نتائج أفضل بشكل خاص في حالات ضغط الدم البسيط والحدّي، بل ويمكنها في مثل هذه الحالات أن تكون بديلاً عن العلاج الدوائي.

وقد يقلل العلاج المعرفي-السلوكي من استعمال الأدوية في علاج فرط ضغط الدم) D. Shapiro, Hui, Oakley, Pasic, & Jamner, 1997)، فمن المعروف أن للعلاج بالعقاقير بعض المخاطر -كعدم القدرة على القيام بمسؤوليات العمل-، وفي مثل هذه الحالات، قد تساعد المعالجة السلوكية المعرفية على تقليل جرعات هذه العقاقير أو استبدالها بأخرى (Kristal-Boneh, Melamed, Bernheim, Peled, & Green, 1995).

ورغم النجاح الذي تحقق نتيجة استخدام المعالجات المعرفية-السلوكية، إلا أن بعض المرضى قد لا يستفيدون منها بصورة كافية، وبالمستوى المطلوب، بل وقد يكون التزامهم بتطبيقها متواضعاً. لذلك تفضّل الدراسات الحديثة الجمعَ ما بين العلاج بالعقاقير والمعالجات المعرفية السلوكية، للتوصل إلى نتائج أفضل في ادارة فرط ضغط الدم (Hoelscher et al., 1986).

المشكلات المصاحبة لعلاج فرط ضغط الدم: Problems in Treating Hypertension

المرض الخفي: The Hidden Disease

تتمثل إحدى أكبر المشكلات المصاحبة لعلاج فرط ضغط الدم، في أن هناك عدداً كبيراً من الأشخاص المصابون بفرط ضغط الدم لا يكون لديهم علم بذلك. فكثيراً ما يكون ارتفاع ضغط الدم مرضاً بلا أعراض(Hidden Disease). مما يؤدي إلى التأخر في طلب العلاج، حيث أن التشخيص لا يتم عادةً سوى عند إجراء الفحوص الطبية العامة.

ولقد لاقت حملات التوعية نجاحاً كبيراً في توعية الناس وتثقيفهم بهذا المرض وتشخيصه (M. G. Horan & Roccella, 1988)؛ إذ إن الكشف المبكر عن المرض غاية في الأهمية، ومن شأنه أن يوفر العلاج لفرط ضغط الدم في مراحله الخفيفة أو الحدية (Mild or Borderline) وقبل أن يصل إلى مستويات خطرة.

وعندما لا يتم علاج ارتفاع ضغط الدم، فإن ذلك يؤدي إلى تدني نوعية حياة الفرد، وضعف أدائه المعرفي، ونشاطه الاجتماعي. فبالرغم من أن المريض لا يشكو من أية أعراض، إلا أن حياته اليومية تتعرض لآثار سلبية) Horan & Roccella, 1988; M. A. Robins, Elias, Croog, & Colton, 1994).

وبالإضافة إلى تشخيص المرض في العيادات والمراكز الصحية، فقد ثبتت نجاعة أساليب الكشف عن المرضى في مواقع العمل (Alderman & Lamport, 1988)، وفي مواقع الخدمات المجتمعية (الوحدات المتنقلة، ودور العبادة،

والمراكز الاجتماعية أو حتى في مراكز بيع الدواء المحلية). وقد أدى انتشار برامج التشخيص هذه إلى التعرف المبكر على الأفراد الذين يعانون من ارتفاع ضغط الدم، وعلاجهم في مرحلة مبكرة.

الالتزام بالعلاج: Adherence

أما المشكلة الرئيسة الثانية التي تواجه محاولات ادارة فرط ضغط الدم فتتمثل بارتفاع مستويات عدم الالتزام بالعلاج، والناتج بصورة رئيسة عن عدم وجود أعراض للمرض، مما يؤدي إلى عدم اتباع العلاج بصورة منتظمة. بالإضافة إلى ذلك، تعود حالات عديدة من عدم الالتزام إلى المعتقدات الشخصية الخاطئة التي يحملها المريض، حول مرضه وطريقة تعامله معه، مما يضعف التزامه بنظام العلاج، ويعرضه للمخاطر الصحية (D. Meyer, Leventhal, & Gutmann, 1985). أما السبب الآخر في عدم الالتزام بالعلاج، فيتمثل في وجود آثار جانبية سلبية للأدوية، مثل: الدوخة، وعدم القدرة على التركيز، والضعف الجنسي. مما يفسر أن العديد من مرضى ضغط الدم المرتفع غير مستعدين لمقايضة إيجابيات العقاقير بآثارها الجانبية المزعجة، خاصة عندما يكون مرضهم بلا أعراض.

فما الذي يمكن عمله للتقليل من مشكلة عدم الالتزام؟ من الواضح أن أحد الحلول الممكنة يتمثل في توعية المريض بطبيعة المرض وبخطورته، رغم عدم وجود أعراض له، وبأهمية معالجته والسيطرة عليه (R. S. Zimmerman, Safer, Leventtal & Baumann, 1986). وقد يكون من الضروري أيضاً أن نوضح للمريض خطأ نظرياته حول ضغط الدم. لكن ولسوء الحظ، فقد لا تكون الاستجابة للمعلومات الجديدة دائماً بالمستوى المطلوب (Baumann, Zimmerman, Leventhal, 1989; Brondolo, Rosen, Kostis, & Schwartz, 1999).

وتشير الدراسات إلى أن المرضى الجادين في الحفاظ على صحتهم بوضع جيد والسيطرة على مستوى ضغط الدم لديهم، يكونون في الغالب على معرفة أوسع ببرامج العلاج، ويتمتعون بمساندة اجتماعية أكبر، كما أن استجابتهم لبرنامج العلاج تكون عادةً أفضل من استجابة غيرهم (Dunbar-Jacob, Dwyer, & Dunning, 1991; Stanton, 1987).

الجلطة الدماغية: Stroke

بينما كانت السيدة لي فيليبس، التي تبلغ من العمر 62 سنة، تقوم بالتسوق في إحدى متاجر سان دياغو الكبيرة بصحبة زوجها اريك، شعرت بتشنج في الجانب الأيمن من وجهها، والتواء في فمها. ثم ما لبث أن تجّهم وجهها الشاحب بصورة مرعبة. وفجأة شعرت بالضعف. توقف اريك قائلاً "ماذا تفعلين، وما هذه المزحة التي تحاولين أن تمزحيها معي"؟ فتمتمت لي بكلام مضطرب ومشوش:"ليس الأمر كذلك". فبادرها اريك:"لنذهب إلى المستشفى على الفور". إن كل ما أرادته لي في تلك اللحظة هو أن تذهب إلى بيتها وتستلقي على فراشها. إلا أنه، ولحسن حظها، كان زوجها قد طلب سيارة الإسعاف. إن لي واحدة من 730.000 اميركي يصاب بالجلطة الدماغية كل سنة (Time Inc., 1997).

تشكل الجلطة الدماغية السبب الثالث المباشر للوفيات في الولايات المتحدة الأميركية. وهي تنجم عن اضطراب تدفق الدم إلى الدماغ. وتحدث بعض الجلطات عندما يضطرب تدفق الدم إلى مناطق معينة من الدماغ، كما يحدث في حالات فرط ضغط الدم أو تصلب الشرايين، الذي عادة ما يسبب تلفاً في الأوعية الدموية الدماغية، مما يؤدي إلى أن تصبح المنطقة المصابة بالتلف مكاناً لتخثر الدم، أو تشكل انسداداً في الدورة الدموية، مما يعيق تدفق الدم.

كما يمكن أن تنجم الجلطة الدماغية عن نزيف دماغي نتيجةَ تمزقٍ في الأوعية الدموية للدماغ. فعندما يتسرب الدم إلى الدماغ، تصبح هناك مساحات كبيرة من الأنسجة العصبية المعرضة للتلف والموت. إن الجلطات الدماغية مسؤولة عن حوالي 10% من مجموع الوفيات، كما أن نسبة الوفيات خلال الشهر الأول من الإصابة تصل إلى حوالي 30%. أما الذين يبقون أحياء، فيعانون من قصورٍ أو عطل جسمي دائم. وفي الولايات المتحدة الأميركية، تصل حالات الإصابة بالجلطة الدماغية إلى 600 ألف حالة سنوياً، بينما يعاني خمسة ملايين من المصابين بعطلٍ عصبي، ومن مشكلات معرفية وانفعالية مهمة (American Heart Association, 2001b). ويعرض الجدول 13-1 قائمة بالإشارات التي تنذر بالجلطة الدماغية.

جدول 13-1 الإشارات الخمس التي تنذر بحدوث الجلطة الدماغية

يمكن لأيٍّ من الأعراض التالية أن تكون إشارة للجلطة الدماغية، وتستدعي مراجعة الطبيب فوراً:

1. النمنمة المفاجئة أو الضعف في الوجه أو الذراع أو الساق خاصة في جانب واحد من الجسم.
2. التشوش المفاجىء، والصعوبة في الفهم أو النطق.
3. الصعوبة المفاجئة في المشي، والدوار، وفقدان التوازن أو التآزر الحركي.
4. الصعوبة المفاجئة في الرؤيا بعين واحدة، أو بكلا العينين.
5. الصداع الشديد المفاجىء دون سبب واضح.

(Source: American Heart Association, 2000a).

وقد تؤدي الجلطة الدماغية إلى حدوث أضرار حادة، بل، وللوفاة أثناء الصحوة أيضاً. وقد اكتشف الباحثون أن الأسبرين يمكن أن يقلل من احتمالية حدوث الجلطة بدرجة كبيرة، ومن تكرار حدوثها بنسبة الثلث (Chen et al., 2000). فللأسبرين فائدته الفورية، المتمثلة في منع تخثر الدم. وكما رأينا في الجزء المتعلق بأمراض القلب التاجية، فإن الأسبرين يقلل من خطورة الإصابة بالنوبات القلبية، لذا يعده البعض بالنسبة لبساطته وسهولة الحصول عليه، معجزة القرن.

عوامل الخطورة في الجلطة الدماغية: Risk Factors for Stroke

وتتداخل عوامل الخطورة في الإصابة بالجلطة الدماغية بشكل كبير مع عوامل الإصابة بأمراض القلب. ويُعزى بعض هذه العوامل إلى الوراثة، بينما يعزى بعضها الآخر إلى نمط الحياة. ولكن توجد عوامل أخرى غير معروفة. وعوامل الخطورة التي يمكن تعديلها هي فرط ضغط الدم، وأمراض القلب، والتدخين، وارتفاع نسبة خلايا الدم الحمراء، ونوبات فقر الدم المؤقتة الناجمة عن انسداد الشرايين الطارئ المؤقت، والتي تعتبر بمثابة جلطات دماغية صغيرة، تؤدي إلى الشعور المؤقت بالضعف وعدم الاتزان في الحركة، وفقدان الإحساس بأحد جانبي الجسم أو الأطراف، وفقدان مؤقت للبصر في عين واحدة بشكل خاص، وفقدان مؤقت أو صعوبة في الكلام أو في فهم الكلام (Am. Heart Ass., 2000a).

وتزداد احتمالات الإصابة بالجلطة الدماغية مع العمر، وتكون نسبة حدوثها لدى الرجال في مراحل عمرية مبكرة أعلى منها لدى النساء، كما أنها تحدث بنسبة أعلى عند المصابين بالسكري مقارنةً بغيرهم. كما أن الإصابة السابقة بالجلطة، أو وجود تاريخ عائلي من الإصابة بالجلطات الدماغية، أمورٌ من شأنها أن تزيد من احتمالات الإصابة. ويدرك الممارسون في ميدان الصحة، وبصورة متزايدة، أهمية العوامل النفسية الاجتماعية في الجلطة الدماغية. إذ يُعتبر الاكتئاب مثلاً مؤشراً للجلطة الدماغية لدى فئات المجتمع كافةً، ويعتبر مؤشراً بشكل خاص لدى النساء البيض والأميركيين السود

(Jonas & Mussolino, 2000). ويوضح الشكل 13-3 معدلات الإصابة بالجلطة الدماغية تبعاً للعمر، والجندر، والعرق.

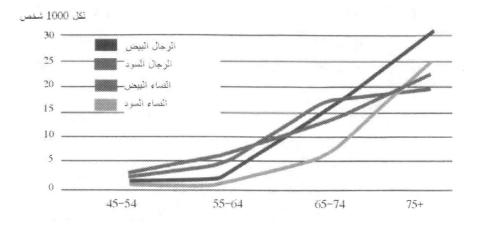

لكل 1000 شخص

الرجال البيض
الرجال السود
النساء البيض
النساء السود

45-54   55-64   65-74   75+

الشكل 13-3 المعدل السنوي للإصابة بالجلطة الدماغية للمرة الأولى أو المتكررة تبعاً للعمر والجنس والعرق، في الولايات المتحدة الأميركية للأعوام 1987-1994 (American Heart Association, 2000)

النتائج المترتبة على الإصابة بالجلطة الدماغية: Consequences of Stroke

تؤثر الجلطة الدماغية في كافة نواحي حياة الفرد؛ الشخصية والاجتماعية والمهنية والجسدية (S. C. Thompson, et al., 1989). ومع أن معظم ضحاياها من أعمار متأخرة، إلاّ أنها قد تصيب الأفراد الأصغر سناً أيضاً. ويمكن لذوي الإصابة البسيطة بالجلطة الدماغية، أن يعودوا إلى عملهم خلال بضعة اشهر، لكن العديد من المصابين لا يستطيعون العودة إلى العمل، ولو بصورة جزئية للمراجعة أنظرا (& W. A. Gordon Diller, 1983; Krantz & Deckel, 1983). أي أن الجلطات الدماغية تقود حتماً إلى زيادة الاعتماد على الآخرين، ولو لفترة من الوقت، مما يؤثر على العلاقات الأسرية والاجتماعية بصورة عميقة.

المشكلات الحركية: Motor Problems

ويتبع الجلطة الدماغية على الفور صعوبة في الحركة تحدث في الجانب المقابل لذلك الجانب الذي أصيب من الدماغ؛ فالنصف الأيمن من الدماغ يتحكم بالجانب الأيسر من الجسم، بينما يتحكم النصف الأيسر بالجانب الأيمن منه. ويصبح من الصعب أو المستحيل على المريض أن يحرك ذراعه أو ساقه في الجانب المتأثر بالإصابة. وهذا ما يجعله بحاجة إلى المساعدة على المشي- وارتداء الملابس والقيام بالنشاطات الجسمية الأخرى. ويمكن التخفيف من بعض هذه المشكلات إلى حد كبير عن طريق العلاج الفيزيائي أو الطبيعي (W. A. Gordon & Diller, 1983).

المشكلات المعرفية: Cognitive Problems

وفيما يتعلق بالصعوبات المعرفية التي يواجهها ضحايا الجلطة الدماغية، فهي تعتمد على موقع الإصابة، وعلى أيٍّ من جانبي الدماغ أصيب بالتلف. فالمريض الذي يصاب بعطل في الجانب الأيسر من الدماغ، قد يواجه اضطرابات في

الاتصال والكلام، كالحبسة الكلامية التي تتضمن صعوبة في فهم الآخرين، والقدرة على التعبير. كما تستتبع الإصابة في الجانب الأيسر اضطرابات معرفية، وتدنياً في الوظائف العقلية، وصعوبات في تعلم مهمات جديدة، وتأثيراً مباشراً على المهمات المعرفية التي تتطلب الذاكرة قصيرة المدى.

أما المصابون بعطل في الجانب الأيمن من الدماغ، فيصعب عليهم معالجة أو استخدام أنواع معينة من التغذية الراجعة البصرية. ونتيجة لذلك، فقد يحلق المريض من هؤلاء جانباً واحد فقط من ذقنه، أو تضع المريضة المساحيق على جانب واحد من الوجه مثلاً، وقد يأكل أحدهم الطعام الموجود في الجانب الأيمن من الصحن فقط، ويتجاهل الطعام الذي على الجانب الأيسر. كما أنه قد يجد صعوبة في قراءة الساعة، أو إدارة قرص الهاتف، أو إدراك المسافات، مما يجعله يرتطم بالأشياء من حوله أو بالجدران. وقد يشعر المريض أنه يفقد عقله بسبب عجزه عن فهم الكلمات التي يقرؤها، أو بسبب إدراكه فقط للجزء الأخير من الكلمات. وربما يعتقد بأنه يسمع أصواتاً إذا كان المتحدث يجلس في مكان يقع إلى جهة الجانب المصاب، فيسمعه دون أن يراه (W. A. Gordon & Diller, 1983). ومع أن بعض مرضى الجلطات الدماغية يكون لديهم فكرة واضحة حول مدى فداحة العطل الذي لحق بهم، وهو أمر يسبب الكآبة بحد ذاته، إلا أن بعضهم الآخر يفتقر للدقة في تقييمه لآثار الجلطة عليه، وتأثيرها على قدراته المعرفية، أو على ذاكرته، أو مزاجه (Hibbard, Gordon, Stein, Grober, & Sliwinski, 1992). وقد يقودهم سوء الإدراك هذا في كثير من الأحيان إلى أخطاء في الحكم على قدراتهم، وعلى ما يستطيعون فعله أو القيام به.

المشكلات الانفعالية: Emotional Problems

ومن الشائع أيضاً أن ينجم عن الجلطات الدماغية مشكلاتٌ انفعالية. فالمرضى المصابون بعطل في الجانب الأيسر من الدماغ، كثيراً ما تتسم ردود أفعالهم للمرض بالقلق والاكتئاب، بينما يشعر المصابون بعطل في الجانب الأيمن من الدماغ بعدم الاكتراث واللامبالاة بحالتهم. ويبدو أن لهذه الفروق في الاستجابات الانفعالية أو الوجدانية أساس عصبي. فالمرضى بعطل الدماغ الأيمن، يعانون من رتابة الكلام (Aprosodia)؛ وهو اضطراب في الدماغ يتضمن صعوبة في التعبير عن العواطف وفهمها. كما يُظهر هؤلاء المرضى أيضاً صعوبات انفعالية أو مزاجية، كالكآبة التي تقبع خلف قناع من عدم الاكتراث (R. G. Robinson & Benson, 1981).

وكما رأينا سابقاً، يعتبر الاكتئاب من المشكلات الخطيرة التي يواجهها مرضى الجلطة الدماغية، وتعتمد فداحة آثاره على موقع الجلطة وحدّتها. ومع هذا، فالعوامل النفسية الاجتماعية تعتبر من المؤشرات الإضافية على درجة الاكتئاب؛ الذي يعتمد جزء منه على العلاقة ما بين المريض والقائم على رعايته، سواء كان زوجاً أو زوجة، أو أحد أفراد الأسرة الآخرين، أو الرفاق. ومن العوامل التي تزيد من درجة الاكتئاب نذكُر: الحماية الزائدة من قبل القائم على رعاية المريض، أو علاقته السيئة معه، أو نظرته السلبية للموقف، أو الظروف السيئة التي يعيش فيها المريض، أو نظرته السلبية للمستقبل، أو افتقاره لأي معنى لحياته (Thompson et al., 1989) ويمكن التقليل من حدة الاكتئاب باستخدام مضادات الاكتئاب (Hibbard, Grober, Gordon, Aletta & freeman, 1990).

وقد يواجه مريضُ الجلطة الدماغية مشكلاتٍ على صعيد العلاقات الاجتماعية؛ نظراً لتدخلها في التواصل الفعال. فقد لا تعمل عضلات الوجه بصورة مناسبة، مما يعكس مظهراً مشوهاً. وقد يقود القصور المعرفي إلى أعراض مثل فقدان الذاكرة وصعوبات التركيز، وعدد من مظاهر الخلل الاجتماعي كالتعبير غير المناسب عن الانفعالات، كما قد يظهر

ما يشبه أعراض الزهايمر، الأمر الذي قد يتمخض عنه وصمة اجتماعية، حيث يواجَه المريض بالتجنب أو الرفض من قبل زملائه وأصدقائه (S. Newman, 1984).

أنماط التدخلات التأهيلية:

Types of Rehabilitation Interventions

تتضمن عمليات تأهيل مرضى الجلطة الدماغية أربعة مناحٍ رئيسة: العلاج النفسي، بما فيه معالجة الاكتئاب؛ والتدريب المعرفي لاستعادة الأداء العقلي، والتدرب على تنمية مهارات معينة، وخلق بيئة محددة البناء ومثيرة، تتحدى قدرات المريض (Krantz & Deckel, 1983). ومع أن الإرشاد الفردي قد يفيد بعض المرضى، إلاّ أن العلاج الجمعي هو الأكثر شيوعاً (Krantz & Deckel, 1983). كما يمكن للزيارات المنزلية من قبل متطوعين أو مرشدين أن تساعد مرضى الجلطات الدماغية الذين يرزحون تحت وطأة المرض، ويعانون من تشوش التفكير والخوف، إلى درجة رفضهم الذهاب إلى مراكز العلاج.

وتتم معالجة الاكتئاب عادة بواسطة مضادات الاكتئاب، رغم ما قد يؤدي إليه ذلك في بعض الحالات من مشكلات طبية أخرى. ونتيجة لذلك، يُستخدم العلاج النفسي لمساعدة المرضى على تعلم بعض الطرق في التعامل مع واقع التغيرات في ظروفهم وحياتهم، إلاّ أن التحسن عادة ما يكون بطيئاً (Hibbard, Grober, Stein & Gordon, 1992).

أما العلاج الموجه للتعامل مع المشكلات المعرفية، فيتضمن عدداً من الأهداف (Gordon & Diller, 1983). أولها، أن يعي المريض أن لديه مشكلة؛ فكثيراً ما يظنّ مريض الجلطة الدماغية أنه في وضع جيد، بينما هو في الواقع ليس كذلك. وتكمن الخطورة في توعية المريض بحقيقة وضعه الصحي بأنها قد تثبط من عزيمته أو تشعره بالفشل، مما يتطلب أن يدرك إمكانية التغلب على هذا الوضع.

هذا وقد ابتكر جوردون وزملاؤه (Gordon & Diller, 1983; Weinberg et al., 1977) عدة أساليب لمساعدة المرضى المصابين بعطل في الجانب الأيمن من الدماغ، على استعادة مجالهم البصري كاملاً. ويتضمن أحد هذه الأساليب وضع بعض النقود أمام المريض والطلب منه التقاطها كلها. هنا، سوف يلتقط المصاب بالجانب الأيمن من الدماغ النقود من الجهة اليمنى فقط متجاهلاً النقود التي على يساره. وعن طريق حث المريض على تحريك رأسه باتجاه الجانب المصاب، فسوف يرى النقود المتبقية، وعندها يمكنه التقاطها هي الأخرى.

وقد تم تحسين هذا الأسلوب من خلال إدخال آلة للتحري (Scanning Machine)، حيث يتلقى المريض تعليمات بأن يتبع ببصره مثيراً متحركاً، وعندما يتحرك المثير بالاتجاه الأيسر للمريض المصاب بعطل في الجانب الأيمن من الدماغ، فإنه يصبح خارج المجال البصري له مما يستدعي تحريك رأسه. وهكذا يتعلم المريض، وبسرعة، أن يدير رأسه كي يتمكّن من التقاط كل المعلومات عندما تتحرك آلة التحري نحو الجهة اليسرى من مجاله البصري.

هناك الكثير من المهمات التي تستخدم أساليب في التحرّي، مثل إخفاء الأعداد ثم عرضها، إلى أن يستطيع المريض استخدام مجاله البصري بكامله، ويصبح قادراً بالتدريج على الاستغناء عن الآلة. ومن خلال هذه الأساليب، يستعيد الكثير من مرضى الجلطات الدماغية العديد من قدراتهم.

إن التأهيل المعرفي عملية بطيئة، كما أن إعادة التدريب على المهارات السابقة يجب أن تسير بصورة منتظمة، بدءاً بالمشكلات السهلة، ثم بالانتقال إلى المشكلات الأصعب، وهكذا. على أن الممارسة تعتبر أساسية في اكتساب كل مهارة من هذه المهارات (Gordon & Hibbard, 1992).

السكري: Diabetes

يحتلّ السكري المرتبة الثالثة بين الأمراض المزمنة في الولايات المتحدة الأميركية، ويُعدّ أحد الأسباب الرئيسة للوفاة. وهناك قرابة 6% تقريباً من سكان الولايات المتحدة مصابون بالسكري. ومن بين 157 مليون فرد مصاب بالسكري، هناك 5.4 مليون حالة تبقى غير مشخصة (Centers for Disease Control and Prevention,1998). ويكلف السكري حكومة الولايات المتحدة الأميركية 98 بليون دولار سنوياً، سواءً كان ذلك من جراء الكلفة الطبية المباشرة، أو بسبب الخسارة في العمل.

وفي العقود ألاربع الأخيرة، زادت نسبة الإصابة بالسكري بمعدل ستة أضعاف، حيث يتم تشخيص 800 ألف حالة جديدة سنوياً (Centers for Disease Control and Prevention, 1999a). ويُقدر عدد الأطفال المصابين بالسكري في أميركا بحوالي 700 ألف طفل، بينما يقدر عدد الوفيات جراء السكري ومضاعفاته بحوالي 195 ألف حالة سنوياً (Centers for Disease Control and Prevention, 1999a). ويتسبب السكري سنوياً بـ 28 ألف حالة فشل كلوي، و 24 ألف حالة فقدان بصر، و56 ألف حالة بتر أطراف، كما يساهم في 77 ألف حالة وفاة من الوفيات الناجمة عن أمراض القلب كل سنة. هذا، وإن عدد حالات السكري في ازدياد، حيث تبلغ نسبة الزيادة سنوياً 7% تقريباً، مما يجعل السكري إحدى المشكلات الصحية التي تزداد أهمية وخطورة سنة بعد أخرى. ويصوّر الشكل 13-4 مضاعفات السكري.

والسكري حالة عجز مزمن في العمليات الأيضية، ينجم عن افراز كميات غير كافية من الإنسولين أو استخدامه بصورة صحيحة. فخلايا الجسم، كي تقوم بوظائفها، تحتاج إلى الطاقة. والمصدر الرئيس لهذه الطاقة هو الجلوكوز؛ وهو السكر الناتج عن هضم الأطعمة التي تحتوي على النشويات (Carbohydrates)، فيجري في الدم مزوداً الخلايا بالطاقة التي تحتاجها.

ويتم إفراز هرمون الإنسولين من خلايا بيتا في البنكرياس، التي ترتبط بالمستقبلات الواقعة على أطراف الخلية، وتعمل بصورة أساسية كمفتاح يسمح للجلوكوز بالدخول إلى الخلايا. وعندما لا يكون إفراز الإنسولين كافياً، أو تتطور المقاومة للإنسولين (أي أن الجلوكوز لم يعد يُستخدم من قبل الخلايا)، يبقى الجلوكوز في الدم بدلاً من دخوله للخلايا، مما ينجم عنه حالة تسمى هيبوجلاسيميا (Hypoglycemia). فيحاول الجسم التخلص من الجلوكوز الزائد، في الوقت الذي لا تتلقى فيه الخلايا ما تحتاجه من الجلوكوز، فترسل بإشاراتها للهيبوثلاموس بأن ثمة حاجة للطعام.

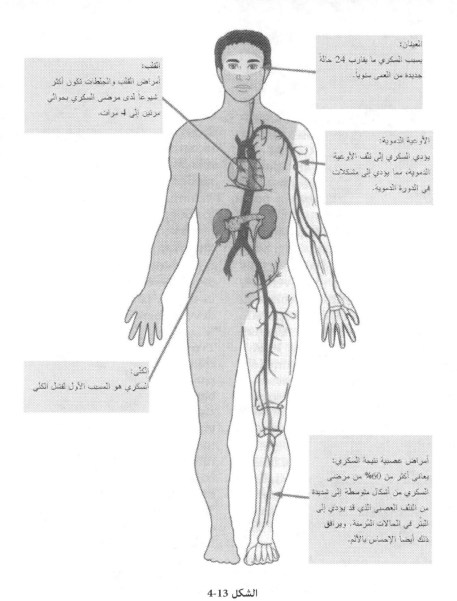

العينان:
بسبب السكري ما يقارب 24 حالة جديدة من العمى سنوياً.
القلب:
أمراض القلب والجلطات تكون أكثر شيوعاً لدى مرضى السكري بحوالي مرتين إلى 4 مرات.
الأوعية الدموية:
يؤدي السكري إلى تلف الأوعية الدموية، مما يؤدي إلى مشكلات في الدورة الدموية.
الكلى:
السكري هو المسبب الأول لفشل الكلى
أمراض عصبية نتيجة السكري:
يعاني أكثر من 60% من مرضى السكري من أشكال متوسطة إلى شديدة من التلف العصبي الذي قد يؤدي إلى البتر في الحالات المزمنة. ويرافق ذلك أيضاً الإحساس بالألم.

الشكل 13-4

المضاعفات الصحية الكثيرة والمكلفة والخطيرة التي يمكن أن تنجم عن مرض السكري

أنواع السكري: Types of Diabetes

وهناك نوعان رئيسان من مرض السكري: يسمى الأول بالنمط "I" المعتمد على الإنسولين (Insulin-Dependent Diabetes)، أما النمط الثاني "II" فيدعى غير المعتمد على الإنسولين. ويظهر النمط الأول عادةً في مرحلة مبكرة من الحياة نسبياً، وبنسبة أكبر لدى البنات ما بين الأعمار 5 و 6 سنوات أو ما بين 10 و 13 سنة. وأكثر الأعراض المبكرة شيوعاً هي التبول المتكرر، والعطش غير العادي، والشرب المفرط للسوائل، وانخفاض الوزن، والتعب، والضعف، وسرعة الهياج، والغثيان، والرغبة القهرية للطعام (خصوصاً الحلويات)، والإغماء. وتُعزى هذه الأعراض إلى محاولة الجسم البحث عن مصادر للطاقة، فيستمد غذاءه مما يحتويه في داخله من الدهنيات والبروتينات، وإذا لم تُعالج الحالة، فسينجم عنها غيبوبة. والنمط الأول هو الأخطر، وبفارق كبير عن الثاني، ولحسن الحظ فإنه لا يشكل سوى 10% فقط من كل حالات السكري. ويُعالج النمط الأول بشكل رئيسي من خلال الحقن المباشر بالإنسولين، ولهذا سمي

بالسكري المعتمد على الإنسولين (Amer. Diabetes Assoc., 1999). وهذا النمط عرضة لحدوث مشكلتين: نقص السكر في الدم (Hypoglycemia) (حين يكون مستوى السكر في الدم متدنياً جداً)، وزيادة السكر في الدم (Hyperglycemia) (حين يكون مستوى السكر في الدم عالياً جداً). .وتنتج حالة نقص السكر عن زيادة الإنسولين، مما يسبب الهبوط الزائد في سكر الدم، ويصبح الجلد شاحباً ورطباً، ويشعر الفرد بالعصبية وبالضيق والانزعاج والتشوش، ويكون التنفس سريعاً وضحلاً، واللسان رطباً وفاقداً للإحساس وفيه وخز خفيف، ويشعرالشخص بالجوع، وربما بالألم، ويكون معدل السكر في البول قليلاً أو معدوماً، ويجب تناول شيء ما يحتوي على السكر فوراً؛ وإلا أصيب المريض بغيبوبة.

وفي حالة زيادة السكر في الدم (Hyperglycemia)، يشعر الفرد بالخمول والنعاس، ويصبح التنفس عميقاً وثقيلاً، ويكون الجلد جافاً، وقد يصاب المريض بالقيء وبجفاف اللسان، ولكن نادراً ما يشعر المريض بالجوع، إلا أنه قد يشعر بالعطش وبآلام في البطن. ويمكن الكشف عن وجود كميات كبيرة من السكر في البول. وقد تتطلب زيادة السكر في الدم تدخلاً طبياً فورياً، لأنها قد تؤدي إلى غيبوبة، مما قد يستدعي دخول المستشفى.

أما النمط الثاني من السكري "II"، فيحدث عادة بعد سن الأربعين، وهو أقلّ وطأةً من النمط الأول المعتمد على الإنسولين. وفيما يتعلق بالنمط الثاني، هناك الكثير مما هو معروف حول آليات حدوثه. فالتمثيل الغذائي للجلوكوز يتضمن توازناً دقيقاً بين إفراز الإنسولين واستجابته. وعند اختلال هذا التوازن، تصبح الطريق ممهدة لتطور النمط الثاني من مرض السكري؛ حيث تفقد الخلايا الموجودة في العضلات والدهون والكبد بعضاً من قدرتها على الاستجابة بصورة كاملة للإنسولين، وهي حالة تدعى "مقاومة الإنسولين" (Insulin Resistance). واستجابة لمقاومة الإنسولين هذه، يزيد البنكرياس من إفرازه للإنسولين بصورة مؤقتة. وعند هذه النقطة، تتوقف الخلايا التي تفرز الإنسولين، فيحدث تناقص في إفراز الإنسولين، ويصبح التوازن بين عمل الإنسولين وإفرازه غير منتظم، مما يؤدي إلى النمط الثاني "II" من السكري (Alper, 2000). وتشمل أعراضه زيادة مرات التبول، والتعب، وجفاف الفم، والضعف الجنسي، والحيض غير المنتظم، وفقدان الإحساس، والتهاب الجلد واللثة، والتهاب الجهاز البولي، والآلام، وتشنجات الساقين والقدمين أو الأصابع، والتئام الجروح أو الخدوش بشكل بطيء، وكذلك الحكة الشديدة والنعاس.

وفي النمط الثاني من السكري "II"، يمكن للجسم إفراز الإنسولين، ولكنه قد لا يكون كافياً، أو أن الجسم غير حساس له. وغالبية مرضى النمط الثاني "II" هم من ذوي الوزن الزائد (90%)، وتزداد نسبة الإصابة به لدى النساء والأفراد من ذوي مستوياتٍ اجتماعية واقتصادية متدنية مقارنةً بغيرهم (Amer. Diabetes Assoc. 2000). كما أنه يعتبر من الأمراض التي تزداد احتمالات الإصابة بها مع تقدّم العمر، حيث أن هناك ما يزيد عن 18% من الأفراد من سن 65 عاماً أو أكثر يعانون من السكري، مقارنة بـ 8% بالنسبة للأفراد من سن 20 إلى 64 عاماً (Centers for Disease Control and Prevention, 1999a). ويصيب السكري في الولايات المتحدة الأمريكية الأقلياتِ بصورة خاصة، حيث تكثر نسبته لدى الأميركيين الإفريقيين بمعدل 1.7 مرة مقارنة بالبيض، ولدى الأميركيين من أصول اسبانية برتغالية أكثر بمرتين، أما بين الهنود الحمر (السكان الأصليين) فتصل نسبة المصابين بالسكري إلى 50% من تعداد السكان (American Diabbetes Association, 1999). ويزداد السكري من النمط الثاني "II" بشكل مضطرد، وذلك بسبب تزايد أساليب الحياة التي تتطلب الجلوس لوقتٍ طويل وتؤدي إلى السمنة، وهي تشكل عوامل خطورة في تطور هذا الاضطراب. ويتضمن الجدول 13-2 قائمةً بعوامل الخطورة في الإصابة بالسكري من النمط الثاني "II".

جدول **13-2** عوامل الخطورة في الإصابة بالسكري من النمط الثاني

أنت معرض للإصابة بالسكري من النمط الثاني إذا: • كنتَ زائد الوزن. • كنتَ قليل التمرين. • كان لديك ضغط دم مرتفع. • كان أحد اشقائك أو والديك مصاباً بالسكري. • كان لديك طفلٌ يزن 4 كغم عند الولادة. • كنت أحد أفراد الجماعات العرقية ذات الخطورة العالية؛ كالأميركيين من أصل إفريقي أو لاتيني، أو الأميركيين الأصليين أو الآسيويين، أو من الجزر الباسفيكية.

(Source: American Diabetes Association, 1999).

الأبعاد الصحية للسكري: Health Implications of Diabetes

يمثل السكري مشكلة صحية رئيسة، بسبب المضاعفات التي يمكن أن تنجم عنه. إذ يرتبط هذا المرض بتصلب الشرايين وانسدادها، الذي يُعزى إلى تراكم تكلسات الدم، ولذلك، هناك نسبة عالية من مرضى شرايين القلب التاجية مصابون بالسكري.

والسكري سبب رئيسي لضعف البصر وفقدانه عند الكبار، كما أن 50% من مرضى السكري يعانون من الفشل الكلوي. وقد يصاحب السكري أيضاً عطلٌ في الجهاز العصبي في الأطراف، بما في ذلك الألم وفقدان الحس، وفي الحالات الشديدة قد يصبح بتر الأطراف ضرورياً. وكنتيجة لهذه المضاعفات، يكون معدل حياة مرضى السكري أقصر من معدل حياة غير المصابين بهذا المرض. وقد يؤدي السكري أيضاً إلى تفاقم صعوبات أخرى على مستوى الوظائف النفسية والاجتماعية، مما يساهم في نشوء اضطرابات في الأكل (Carroll, Tiggemann, & wade, 1999)، واختلال الوظيفة الجنسية عند الرجال والنساء على حدٍّ سواء (Spector, Leiblum, Carey, & Rosen, 1993; Weinhardt & Carey, 1996)، وإلى الشعور بالاكتئاب (Talbot, Nouwen, Gingras, Belanger, & Audet, 1999). كما أنه قد يؤدي إلى عطل في الجهاز العصبي المركزي، الأمر الذي يمكن أن يؤثر على الذاكرة (L. A. Taylor & Rachman, 1988)، وخصوصاً بين كبار السن (Mooradian, Perryman, Fitten, Kavonian, & Morley, 1988).

الضغط والسكري: Stress and Diabetes

تشير الأبحاث إلى أن مرضى كلا الصنفين من السكري، النمط "I" والنمط "II"، حسّاسون لآثار الضغوط النفسية (Gonder- Fredrick, Carter, Cox, & Clarke, 1990; Halfard, Cuddihy, & Mortimer, 1990)، التي يمكن لها أن تعجّل من حدوث النمط الأول لدى الأفراد الذين تكون جيناتهم مصابة (Lehman, Rodin, McEwen & Brinton, 1991). كما أن الأشخاص من ذوي الخطورة العالية للإصابة بالسكري يزداد لديهم معدل

السكر في الدم بشكل غير طبيعي لدى تعرضهم للضغوط، وحين تقترن هـذه الاستجابة بخبرات مـن الضغط المؤقت أو طويـل المدى؛ فإنها قـد تساهم في تطور المرض (Esposito-Del Puente et al., 1994). وتعمل الضغوط على تفاقم كلا النمطين بعد اكتشاف المرض (Surwit & Shneider, 1993; Surwit & Williams, 1996).

وكما أن الضغوط تساهم في نشوء أمراض القلب التاجية وتطورها، وفي ارتفاع ضغط الـدم أيضاً، فإن الغضب والعدائيـة قـد يرتبطان بدورهما بزيادة مستويات الجلوكوز (Vitaliano, Scanlan, Krenz, & Fujimoto, 1996). ومع أن الميكانزم الـدقيق الـذي يمكن في ضوئه أن نفسر الدور الذي تلعبه الضغوط في تفاقم مرض السكري لم يتم تحديده بعد، إلا أنه من الواضح أن التمثيل الغـذائي للجلوكوز يتأثر بالضغوط. فالجلوكوز يزود الخلايا بالطاقة، كما أن الإنسولين مسؤول عن اختزان هذا الجلوكوز. ولكن عندما تتوفر هرمونات الضغوط، مثل الكورتيزول، يكون الإنسولين أقل فاعلية في تسهيل عملية اختزان الجلوكوز تلك؛ مما قد يؤدي إلى زيادة إفراز الإنسولين. وعندما يزداد معدل الإنسولين، يرتفع ضغط الدم ومعدل ضربات القلب أيضاً، وحين يصاحب هذه العمليات زيادة في الأكل وقلة في النشاط، فإن هذا يمكن أن يقود إلى السمنة، مما يسبب زيادةً في مقاومة الإنسولين، وزيادةً في إفرازه. وجميع هذه العوامل التي تـدعى تناذرالتمثيل الغـذائي(Metabolic Syndrome) ترتبط بارتفاع ضغط الدم ومعدل السكري، وارتفاع معدل الدهنيات والإصابة بالتهاب المفاصل، كما وجد أنها تمثل خطورة عالية بين كبار السن، خاصة الأميركيون من أصل إفريقي (Waldstein et al., 1999). ويبدو أن العدائية تعزز بدورها تناذر التمثيل الغذائي، عند كبار السن من الـذكور عـلى الأقـل (Niaura et al., 2000).

وهناك على الأقل 14 دراسة تكشف عن وجود صلة مباشرة بين الضغوط وضعـف السيطـرة عـلى السكـري (& Brand, Johnson, Johnson, 1986; Hanson & Pichert, 1986). ولا تُعزى هذه الصلة إلى أية فروق تتعلق بمـدى الالتـزام بـالعلاج (Hanson et al., 1987)، أو بجهود التعامل (Frenzel et al., 1988)، أو ببرنامج الإنسولين أو الحمية أو التمرين (Hanson & Pichert, 1986)، مع أن الضغوط بإمكانها أن تؤثر سلباً على الالتزام والحمية (Balfour et al., 1993; Halford et al., 1990).

وكما تؤثر النزعة التنشطية للجهاز العصبي السمبثاوي في تطور أمراض القلب التاجية وفرط ضغط الدم، فإن هذه النزعة على ما يبدو لها دور في حدوث التغيرات الفسيولوجية المرضية التي تؤدي إلى نشوء النوع الثاني من مرض السكري. لذلك وكما هو الحال في مجال أمراض القلب وارتفاع ضغط الدم، فإن التقليل من نشاط الجهاز العصبي السمبثاوي يمكن أن يكون مفيداً في التعامل مع النمط الثاني من مرض السكري.

مشكلات الادارة الذاتية للسكري: Problems in Self-management of Diabetes

تعدّ الادارة الذاتية النشطة مفتاح النجاح في السيطرة على السكري. وبوجه الخصوص لدى مرضى النمط الثاني؛ حيث يمكن إحداث أثرٍ من خلال تغيير أسلوب حياتهم. مما يؤدي إلى تحسـين مسار المـرض وتفـادي مضاعفاتـه (Tuomilehto et al., 2001). والمعالجة المثالية في الوقت الحاضر هي المعالجة المتمركزة حول المـريض، أو الموجهـة للمريض، لا للطبيب. فضبط السكري يقتضي- مراقبة المريض بشكل حثيث لمستويات الجلوكوز في جسمه يومياً، والتصرف فوراً إذا ما اقتضى الأمر. بالإضافة إلى ذلك، فإن الحمية المناسبة، والتمرين، وضبط الـوزن، والسيطرة على الضغوط، كلها تعتبر عناصر أساسية لأي برنامج ادارة ذاتي يسعى إلى ضبط السكري.

وفي الدرجة الأولى، يكون الهدف من علاج مرضى السكري هو المحافظة على المستوى الطبيعي للسكر في الدم، وتفادي المضاعفات. ويتم تنظيم السكر في الدم عادةً من خلال الحقن المنتظم بالإنسولين، والحمية الغذائية، والسيطرة على الوزن، والتمرين. وغالباً ما يكون الحقن بالإنسولين -بشكل منتظم- العلاج المفضل للمرضى من النمط الأول، بينما يتم استخدام الحمية وضبط الوزن والتمرين والأدوية في ادارة كلا النمطين من السكري. وعندما يتم ضبط مستويات الجلوكوز بفاعلية من خلال هذه الطرق، فإننا نكون قللنا من احتمالات ظهور أمراض أخرى مرتبطة بالسكري؛ مثل أمراض العيون، والكلى، والأعصاب، والشرايين، وذلك بنسبة تزيد عن 50% (National Institute on Diabetes and Digestive and Kidney Disorders, 1999).

إن ما يثير الدهشة، هو أن الكثير من مرضى السكري -خصوصاً من النمط الثاني- لا يدركون حقيقة المخاطر الصحية التي قد يواجهونها. فقد وُجد من خلال استفتاءٍ حديث أن ثلث المرضى المشخصين بمرض السكري فقط كانوا يدركون أن أمراض القلب هي من بين المضاعفات الخطيرة لهذا المرض (New York Times, 2001)؛ مما يعطي دلالة واضحة على أهمية التوعية والتثقيف في التعامل مع هذا المرض الخطير.

ويتضمن التدخلُ على مستوى الحمية الغذائية تقليلَ السكر والنشويات، كما يقتضي ضبط عدد السعرات الحرارية اليومية، بالإضافة إلى أن الطعام يجب أن يكون بحسب نظام الوجبات، وليس بناءً على الرغبة أو الشهية. ونظراً لكون البدانة تشكل عبئاً على نظام الإنسولين؛ يجب حث المريض على المحافظة على وزنه الطبيعي والمواظبة على التمارين، وذلك لحرق كمية السكريات الفائضة، والمحافظة على الوزن المعتدل يصبح امراً واجباً (Feinglos & Surwit, 1988).

الإلتزام (Adherence): ولسوء الحظ، فإن الالتزام بهذه البرامج يكون متدنياً في العادة، فقد وجد فريق من الباحثين أن:

- 80 % من مرضى السكري كانوا يستعملون الإنسولين بصورة غير صحيحة.
- 58 % منهم أخطأوا في تناول الجرعات.
- 77 % كانت فحوصاتهم للسكر في البول غير دقيقة.
- 75 % لم يتبعوا طريقة ثابتة في تناول الوجبات وانتظامها.
- 75 % لم يأكلوا الطعام الصحيح أو المطلوب.

(Watkins, Roberts, Williams, Martin, & Coyle, 1967; Wing, Nowalk, et al., 1986)؛ بينما لم تتجاوز نسبة من اتبعوا التوصيات العلاجية بشكل سليم 15% من مجموع المرضى.

ما هي أسباب معدلات الالتزام المتدنية؟ في محاولتهم للتعرف على أسباب عدم الالتزام، لم يتبين للعلماء وجود شريحة معينة أو نمط معين من الأشخاص يمكن تسميتهم بالمرضى غير الملتزمين، وإنما بدا ضعف الالتزام مرتبطاً بعوامل ظرفية؛ كالضغوط النفسية والضغوط الاجتماعية المتعلقة بالأكل (Goodall & Halford, 1991). ولقد تبين أيضاً أن الأفراد الذين يمتلكون مهارات ضبط الذات يحققون سيطرة أفضل في ضبط الجلوكوز، وذلك بفضل حسن التزامهم ببرنامج العلاج (Peyrot, McMurry, & Kruger, 1999). واتضح أن طبيعة البرامج العلاجية المعقدة نفسها، قد تلعب دوراً سلبياً في التزام الفرد بالدرجة المطلوبة، وفي سيطرته الذاتية، واتباعه الحمية والتمارين، وتغيير نمط حياته. وكما أشرنا في الفصل الثالث، فإن مستوى الالتزام بالتوصيات التي تتعلق بتغيير نمط أو أسلوب الحياة يكون ضعيفاً في العادة.

ولعل أحد أسباب ضعف الالتزام هذا، ينبع من كون التوصيات والإرشادات تدخل في إطار النصح أو المشورة، وتخضع لاختيارات الفرد وآرائه حول العلاج ورغباته، وهناك سبب آخر يتعلّق بصعوبة الالتزام بالحمية والتمارين، والتي هي من العادات الصحية التي يصعب اتباعها بصورة منتظمة. فالحد من السعرات الحرارية، وتجنب الأطعمة المرغوبة، والانخراط في برنامج للتمرين، كل ذلك قد يبدو للمريض وكأنه عقاب ذاتي؛ وكثير من المرضى غير مستعدين للقيام به طوعياً.

أضف إلى ذلك، أن العديد من مضاعفات مرض السكري لا تظهر بوضوح قبل 15-20 سنة من بداية المرض. لذلك، فإن انعدام المضاعفات في البداية يؤدي إلى عدم زرع الخوف في نفوس المرضى وتقيدهم بالعلاج والنصائح. فالمريض لا يشعر بالأعراض، كما أنه لا يشعر بأنه يرتكب خطأ تجاه صحته ونفسه. لذا، فمن النادر وغير العادي أن ينتكس المريض عن قصد، وإنما الشائع هو أن ينسى القيام بسلوكيات معينة ينبغي عليه القيام بها بصورة منتظمة (Kirkley & Fisher, 1988).

ومن المشكلات الأخرى ذات الصلة بعدم الالتزام، نذكر عدم مراقبة المريض لمستوى السكر في الدم بشكل منتظم (Wysocki, Green, & Huxtable, 1989). وبدلاً من ذلك، نرى مرضى السكري -كما مرضى ارتفاع ضغط الدم- يعتمدون على الشعور والحدس (Hampson, Glasgow, & Toobert, 1990)، بل ويتركون للمزاج دوراً في التلاعب بحكمهم على تقدير معدل السكر في الدم (Gondor- Freckrick, Cox, Bobbitt, & Pennebaker, 1986). وكما هو الحال في حالات ارتفاع ضغط الدم، فلم تتوصل برامج التدريب والتوعية إلى بناء تقديرات دقيقة لدى المريض بمستويات السكر في الدم (Diamond, Massey, & Covey, 1989).

تحسين مستوى الإلتزام Improving Adherence: ويتأثر عدم الالتزام بالبرنامج العلاجي بمستوى معرفة المريض بالمرض، وبالمعتقدات الصحية التي يحملها. فالعديد من مرضى السكري لا يمتلكون المعلومات الكافية حول فوائد الجلوكوز واستخدامه، وضبط التمثيل الغذائي للإنسولين. وقد لا يدرك المريض المبررات الحقيقية لما يفعله أو لا يفعله. كما أن المرضى الذين لا يشعرون بمخاطر المرض بصورة كافية، يُظهرون سيطرة ضعيفة على مستوى التمثيل الغذائي، أما أولئك الذين لديهم شعور قوي بالكفاءة الذاتية فيحققون سيطرة أفضل (S. B. Johnson, Tomer, Cunningham, & Henretta, 1990; Kavanaugh, Gooley, & Wilson, 1993)، مما يعطي دلالة واضحة على دور التثقيف في السيطرة على المرض.

ويتحسن الالتزام عندما يشترك المريض والطبيب في وضع الأهداف العلاجية. ففي دراسة تناولت عدم الالتزام لدى الآباء في تنظيم مستويات السكر لدى اطفالهم المصابين بالسكري من النمط الأول، وجد أن اهتمام هؤلاء كان يتجه في الغالب نحو تجنب نقص السكر في الدم، وهو تهديد قصير المدى، بينما تركز اهتمام الأطباء على تهديدات طويلة المدى تتعلق بتعقيدات السكري والحاجة إلى تحقيق مستويات مستقرة من الجلوكوز في الدم. إن مثل هذا الاختلاف في الأهداف يفسر الكثير من ابتعاد المرضى أو أسرهم عن الأهداف المرجوّة من البرامج العلاجية (Marteau, Johnston, Baum, & Bloch, 1987).

هل تحسّن المساندة الاجتماعية من التزام مرضى السكري بالبرنامج العلاجي؟ بشكل عام، فإن المساندة تحسّن من الالتزام، ولكن قد لا ينطبق هذا التعميم كثيراً على مرضى السكري. ومع أن المساندة الاجتماعية يمكن أن يكون لها فوائدها في التكيف مع المرض، إلا أن المشاركة النشطة ضمن شبكة من العلاقات الاجتماعية غالباً ما تُعرّض مريض

السكري لأنماط مختلفة من الحميات والإغراءات لتناول أطعمة تضر بأدائه (R. M. Kaplan & Hartwell, 1987; Littlefield, Rodin, Murray, & Craven, 1990)، مما يجعل النتائج المتعلقة بآثار المساندة الاجتماعية مختلطة.

وكما هو الحال بالنسبة للأمراض المزمنة الأخرى، فيتوجب على مريض السكري لعب دور فعال أقوى في علاجه، وبالتالي فإن أي تدخل يركز على تحسين الإحساس بالكفاءة، والقدرة على تنظيم السلوك باستقلالية، كفيل بتحسين مستوى الالتزام وضبط الجلوكوز (Senecal, Nouwen, & White, 2000).

إن مختصي علم النفس الصحي، والقائمين على وضع السياسات الصحية، يدركون بصورة متزايدة أن مرض السكري يشكل مشكلة صحية عامة رئيسة، لهذا فإن الخطط الصحية الحديثة تبذل جهوداً فعالة للتصدي لعوامل الخطورة التي تؤدي للإصابة بالسكري، كالبدانة (Glasgow et al., 1999).

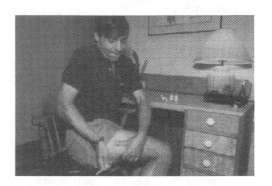

يعتمد تدبر مرض السكري من النمط الأول إلى حد كبير على مراقبة مستوى الجلوكوز والحَقْن المنتظم بالإنسولين. ومع ذلك، فهنالك الكثير من المراهقين الذين لا يلتزمون ببرامج العلاج.

(© Arlene Collins / The Image works)

التدخل العلاجي مع مرضى السكري: Interventions with Diabetics

تنوعت اجراءات التدخل المعرفية السلوكية التي تم استخدامها مع مرضى السكري بهدف تحسين مستوى التزامهم بالنظام العلاجي، ركز بعضها على مساعدة المرضى على تعلم طرق الحقن الذاتي أنظرا (Wing, Nowalk, et al., 1986)، بينما ركز بعضها الآخرعلى تدريب المرضى على قياس مستويات السكر في الدم بفاعلية (Wing, Epstein, Nowalk, Scott, et al., 1986). وكنتيجة للعلاقة ما بين الضغط والسكري (e.g., Herschbach et al.,1997)، وجه بعض السلوكيين اهتمامهم باتجاه دراسة أثر بعض برامج ادارة الضغط على مستوى السكر في الدم. ويظهر الإيضاح 13-6 مثالاً على التصدي للضغط كوسيلة للسيطرة على السكري.

ومن شأن التحكم بالوزن أن يحسّن من السيطرة على معدل السكر في الدم، ويقلل من الحاجة إلى الدواء (Wing, Nowalk, Koeske, & Hagg, 1995). وقد برهنت بعض الأساليب السلوكية على درجة من النجاح في السيطرة على الوزن (Wing, Epstein, Nowalk, Scott, et al., 1986).

وكما هي الحال في معظم برامج تخفيض الوزن، نلاحظ حدوث انتكاسة بعد النجاح الأولي، مما يدفع المريض للعودة إلى عاداته السيئة، واستعادة ما فقده من وزن (Wing, Blain, Marcus, Epstein, & Harvey, 1994). لذلك، فالتركيز على الاحتفاظ بما توصل إليه المريض من نجاحات، ومنع حدوث الانتكاسات، من الأمور الجوهرية التي لا بد منها في هذا السياق.

أما تأثير الضغط الاجتماعي فيما يتعلق بالطعام، فيتركز بالدرجة الأولى على مستوى الالتزام لدى المرضى بداء السكري، مما دفع الباحثين للتركيز على التدريب على المهارات الاجتماعية، ومهارات حل المشكلات كوسيلة لادارة هذا المرض (Glasgow, Toobert, Hampson, & Wilson, 1995). وكما يتم تدريب المدخن على مقاومة الضغوط

الاجتماعية، فكذلك الحال بالنسبة لمريض السكري، الذي يتلقن كيفية مقاومة هذه الضغوط (Glasgow, Engel, & D'Lugoff, 1989; Goodall & Halford, 1991; Toobert & Glasgow, 1991).

وتتضمّن الادارة الفاعلة للسكري تغيير نواحٍ كثيرة من سلوكيات المريض. وكما رأينا سابقاً، فمن الصعب في بعض الأحيان تنفيذ برامج تهدف إلى معالجة عدة عادات صحية في آن واحد. لذا، فإن معالجة السكري تتضمن الجمع بين كل أساليب التنظيم الذاتي، كالقياس الدقيق للسكر في الدم، والحقن الذاتي، والتعزيز الذاتي، وضبط الحمية، وادارة الضغط، وممارسة التمارين، وتعلم المهارات الاجتماعية، ومهارات حل المشكلات (Goodall & Halford, 1991; Jenkins, 1990a; Wing, Epstein, Nowalk, & Lamparski, 1986). ولعل دمج جميع هذه العناصر في برنامج واحد متكامل من التنظيم الذاتي كفيل بتحسين مستوى الالتزام بهذا البرنامج (Glasgow et al., 1989). وتشير الدلائل إلى أن المعالجات المكثفة تحظى بنجاح أكبر مقارنةً بالبرامج العلاجية الأقل كثافة، فيما يتعلق بالسيطرة على الوزن والمحافظة على الالتزام بالعلاج لفترة طويلة.

ومن تعقيدات السكري، حدوث الاكتئاب الذي غالباً ما يصاحبه. فمع زيادة أعراض السكري، وتعاظم تدخله في مختلف أنشطة الحياة، قد يصبح المريض مكتئباً (Talbot et al., 1999)، وخصوصاً في ظل ضعف السيطرة على الجلوكوز، وضعف الالتزام ببرنامج علاج السكري أيضاً (Lustman et al., 1997). ونتيجة لذلك، كثيراً ما يكون الاكتئاب موضوعَ علاجٍ وعرضاً من أعراض السكري في آن واحد.

إدارة الضغط والسيطرة على مرض السكري

Stress Management and Control of Diabetes

تعاني السيدة جولدبيرج من داء السكري من النمط الثاني منذ مدة. حيث تم تشخيصها من قبل طبيبها قبل 10 سنوات ولم تكن قد بلغت الأربعين بعد. وقد قامت بمراعاة حميتها الغذائية، وممارسة التمارين الرياضية، وسيطرت على معدل السكر في الدم، باستخدام حبوب الدواء. لكنها في الأشهر القليلة الأخيرة، بدأت تفقد سيطرتها هذه، رغم استمرارها بالحمية والتمارين. فقد ارتفع مستوى الجلوكوز في الدم بصورة كبيرة. فقامت السيدة جولدبيرج بمراجعة طبيبها، الذي سألها إذا ما تغير شيء في أسلوب حياتها خلال الأشهر الماضية. فأخبرته بأن المدير المسؤول عنها في العمل أعطاها مسؤوليات أخرى إضافية مرهقة، مما جعلها تواجه صعوبات في النوم، وتتهيب من الذهاب إلى العمل في الصباح. أخبرها الطبيب أن ارتفاع السكري في الدم لديها قد يكون بسبب هذه الضغوط الإضافية في العمل، واقترح عليها أن تحدّث مديرها، علّه يخفف عنها بعض هذه المسؤوليات الجديدة؛ وذلك عوضاً عن القيام بتغيير الأدوية. ولحسن الحظ، تفهّم المدير وضعها، وسمح لها بالقيام بهذه الأعمال بمشاركة أحد الزملاء. وخلال عدة أسابيع، لم تعد السيدة جولدبيرج تخاف من عملها، وتحسنت سيطرتها على معدل السكر بشكل ملحوظ.

وتدل هذه الحالة على أهمية البيئة المحيطة بمريض السكري، وتؤكد على أهمية معرفة الطبيب بنمط حياة المريض في عملية العلاج. حيث أن ذلك يؤدي إلى تفادي تغيير الدواء في بعض الأحيان.

(Source: Feinglos & Surwit, 1988, p. 29)

مشكلات خاصة بادارة مرض السكري عند المراهقين:

Special Problems of Adolescent Diabetics

يشكل علاج السكري عند المراهقين مشكلة خاصة (S. B. Johnson, Freund, Silverstein, Hansen, & Malone, 1990)، حيث يواجه المرضى من المراهقين مسائل تتعلق باستقلاليتهم، وتطور مفهوم الذات لديهم. والسكري، بما يفرضه من قيود، لا ينسجم مع مثل هذه المتطلبات النمائية. فقد يرى المراهق في القيود التي يفرضها الوالدان على طعامه، محاولةً للسيطرة عليه، كما قد يعتبر الحاجة إلى متابعة الحمية وضرورة التنبّه لحقن الإنسولين ومراقبتها، على أنها تعليمات وقواعد مفروضة عليه من الخارج. بالإضافة إلى ذلك، فإن أي اختلاف عن الأقران في ضوء ثقافة المراهقين، قد يقود إلى الوصمة الاجتماعية. وعليه، فقد يُهمِل المراهق المريض بداء السكري الرعاية الصحيحة، وذلك لتجنّب الاختلاف عن غيره من المراهقين، وخوفاً من رفضهم له (Turk & Speers, 1983).

العلاقة مع الأسرة: Relations with Family

ولا تقتصر مشكلات ادارة النمط الأول من السكري ومعالجته، بين المراهقين على صعوبات خاصة بالمريض نفسه، تتعلق بتقبل القيود التي يفرضها المرض، وإنما قد تشمل أفراد الأسرة أيضاً، بما في ذلك الوالدان، اللذان قد يتصرفان بطرق تفشل الجهود الموجهة لادارة المرض. فقد يعامل الوالدان ابنهما المراهق معاملة الطفل مثلاً، وقد يضعان قيوداً على أنشطته، فتقتصر ـ على ما هو ضروري؛ مما يؤدي إلى تعزيز طفولته واعتماديته. ومن ناحية أخرى، قد يحاول الوالدان إقناع المراهق بأنه سويّ مثل رفاقه، فلا يلبث المراهق أن يدرك بأنه ليس كذلك.

ويمكن للبيئة العائلية أن تلعب دوراً مهماً في السيطرة على مرض السكري، والالتزام بعلاجه. حيث وُجد، في إحدى الدراسات، أن مستوى السيطرة عند مجموعة من المراهقين قد تحسّن، بعد أن نجح العلاج الأسري في تغيير بعض أساليب الاتصال لديهم، وحل بعض الصراعات (Minuchin et al., 1978). وقد لا تتطلب الادارة العائلية الفاعلة للمراهقين المصابين بالسكري علاجاً أسرياً، إذ تشير الدراسات إلى أن المشاركة الفاعلة للوالدين في مهمات ادارة السكري، كمساعدة أبنائهم المراهقين على مراقبة مستوى السكر في الدم، أدت إلى تحسن في السيطرة على العمليات الأيضية المتعلقة بالمرض (B. Andersen et al., 1997).

الالتزام: Adherence

يقع على عاتق علماء النفس الصحي تطوير اجراءات التدخل الكفيلة بتحسين الالتزام، والتكيف، والسيطرة فيما يتعلق بالنمط الأول من السكري (R. E. Glasgow & Anderson, 1995; Nouwen, Gingras, Talbot, & Bouchard, 1997; Talbot, Nouwen, Gingras, Gosselin, & Audet, 1997). ويستطيع المتخصص في علم النفس الصحي بشكل خاص، المساعدة في تحديد وبلورة المشكلات التي تعيق تحقيق السيطرة على السكري (R. E. Glasgow & Anderson, 1995)، وفي التعرف على العوامل النفسية والاجتماعية، التي تضعف عمليات علاج السكري (Talbot et al., 1997).

وبذلك يترتب على المتخصص في علم النفس الصحي دور مهم في مجال ادارة مرض السكري، وذلك من خلال تطوير أفضل السبل في تعليم برامج العلاج، وضمان الالتزام، وتطوير الطرق الفعالة في ادارة الضغط، ومساعدة المراهقين من مرضى السكري في التغلب على العوامل الشخصية والاجتماعية، التي تشكل تهديداً للاستقلالية والالتزام نتيجة المرض.

الملخص

1. تعتبر أمـراض القلب التاجيـة (Coronory Heart Disease-CHD) السبـب الأول للوفيـــات في الولايات المتحدة الأميركية. ولهذا المرض علاقة بأسلوب الحياة. وتشمل عوامل الخطورة التي تؤدي للإصابة به: تدخين السجائر، والبدانـة، وارتفـاع مستوى الكولسترول في الدم، وانخفاض مستوى النشاط الجسمي، والضغوط المزمنة، والعدائية.

2. ترتبط الإصابة بأمراض القلب التاجية بالعدائية وبفرط النزعة التنشطية مع مواقف الضغط، وبالعودة البطيئة لحالة الهـدوء بعـد الأزمة. وقد يكون للاستجابات القلبية الوعائية المبالغ بها إزاء الضغوط أساسٌ وراثي، كما أنها قد تكون ناتجـة عـن ردود فعـل متطرفـة لضغوط البيئة على المستوى العصبي-الغدي.

3. أدت الجهود التي تبذل من أجل تعديل النزعة التنشطية الشـديدة ازاء الضغط والعدائيـة -وذلـك عـن طريق التـدريب عـلى الاسترخاء وإدارة الضغط- إلى نتائج واعدة في التخفيف من نسبة الإصابة بالمرض، أو الوفاة الناتجة عن أمراض القلب التاجية.

4. تتجه برامج تأهيل مرضى القلب نحو رفع مستوى نشاطهم الجسمي والطبي والنفسي والاجتماعي والعاطفي والمهني والاقتصادي. وتشمل هذه البرامج: التوعية بالمرض، والمعالجة بالأدوية، والإرشاد الغذائي، والتمارين، وإدارة الضغط، والمشاركة في الإرشاد النفسي و/أو جماعات المساندة الاجتماعية (ضمن ظروف معينة).

5. يواجه مريض القلب عادةً صعوبات في التعامل مع الجوانب المتعلقة بتخفيف الضغط، وقد تتعرض العلاقة الزوجية للتوتر من جراء ذلك في بعض الأحيان، نتيجةً للتغييرات التي يخضع لها المريض وشريكه بفعل برامج التأهيل.

6. يبلغ عدد المصابون بفرط ضغط الدم في الولايات المتحدة الأميركية وحدها حوالي 60 مليون شخص. ومعظم هذه الحالات لا يُعرف سببها، بالرغم من أن غالبيتها تُعتبر حالات عائلية وراثية. ويعد الزنوج المنحدرون من مستويات اقتصادية واجتماعية متدنيـة، الأكثر استعداداً للإصابة بهذا المرض.

7. يظهر المرضى المصابون بفرط ضغط الدم ردود فعلٍ قوية تجاه الأحداث الضاغطة. كما يمكن أن يكون للعدائية ولأساليب الفرد في التعامل مع الضغوط، كالقمع الشديد لمشاعر الغضب، دورها في تطور المرض.

8. توجد عقاقير عديدة متنوعة لعلاج ارتفاع ضغط الدم. كما استخدمت المعالجات المعرفيـة-السـلوكية في علاجه، بما فيهـا أسـاليب إدارة الضغط، بهدف السيطرة على المرض، والتخفيف من جرعات الدواء.

9. أكبر مشكلتين تقفان عائقاً أمام السيطرة على ارتفاع ضغط الدم، هما ارتفاع معدلات عدم تشخيص المرض، وعدم الالتـزام بـالعلاج. ولعل غياب الأعراض الواضحة لهذا المرض يفسر هاتين المشكلتين. أضف إلى ذلك، أن تدني معدلات الالتزام بالعلاج يبرره أيضاً مـا يـنجم عـن العلاج بالعقاقير من آثار جانبية مزعجة وسلبية. لكن تطور العلاجات الحديثة وتنوعها، يجعل مـن السهولة تغيير عـلاج معيـن في حـال حدوث المضاعفات.

10. الجلطة الدماغية حالة تنجم عن اضطراب في تدفق الدم للدماغ. وقد تسبب خللاً في كل نواحي الحياة لـدى الفرد. ويصاحب الجلطة الدماغية بوجه خاص صعوباتٌ في الحركة، وضعف في الوظائف المعرفية، واكتئاب.

11. أما التدخل العلاجي مع مرضى الجلطة الدماغية، فيتضمن العلاجَ النفسي عادةً، بما في ذلك معالجة الاكتئاب، والتـدريب المعـرفي بهـدف استعادة الوظائف العقلية، وبناء المهارات، وتوفير أجواء بيئية تتحدى قدرات المريض؛ لكن العلاج الجوهري يتمثل بالعلاج الطبيعي.

12. يحتل مرض السكري المرتبة الثالثة من حيث الانتشار في الولايات المتحدة الأميركية. والسكري الناتج عن اضطراب في إفراز الإنسولين، أو ما يسمى بالنمط الأول "I"، يظهر عادة في الطفولة، وهو أشد وطأةً من السكري غير المعتمد على الإنسولين، أو ما يسمى بالنمط الثاني "II"، والذي يظهر عادة بعد سن الأربعين. ومن المعروف أن الضـغوط مـن شـأنها أن تفـاقم مـن مشكلة السيطرة عـلى هـذا المـرض بنمطيه.

13. يعد برنامج العناية الذاتية بالسكري من البرامج المعقدة إلى حدّ ما، ويتضمن قيـاس السكر في البـول، واستعمال الإنسـولين (في النـمط الأول)، وتناول أطعمة محددة، والأكل بفترات منتظمة، والتمرين بانتظام. ويذكر أن مستوى الالتزام بهذا البرنامج عـادة ما يكون ضعيفاً.

14. يمكن للتدخل العلاجي أن يحسن من مستوى الالتزام، خاصة إذا كانت مختلف عناصر البرنامج العلاجي مـرتبط بعضها ببعض بصورة منطقية، وذلك للوصول إلى العناية الذاتية الفاعلة. ويعتبر التـدريب عـلى المهـارات الاجتماعيـة ذات الصلة بالسكري، ومهـارات حـل المشكلات، من العناصر ذات الأهمية الخاصة في البرنامج العلاجي.

قائمة المصطلحات

Cardiac Invalidism	عجز قلبي نفسي
Cardiac Rehabilitation	تأهيل قلبي
Cardiopulmonary Resuscitation (CPR)	الإنعاش من الأزمة القلبية
Coronary Heart Disease (CHD)	أمراض القلب التاجية
Diabetes	السكري
Hypertension	فرط ضغط الدم
Ischemia	احتباس الدم في الشرايين (الإقفارية)
John Henryism	ظاهرة "جون هنري"
Metabolic Syndrome	التناذر الأيضي
Stroke	الجلطة الدماغية
Type A Behavioral Pattern	نمط السلوك (أ)

الفصل الرابع عشر

المناعة النفسية العصبية، متلازمة نقص المناعة المكتسبة (الإيدز)، السرطان، التهاب المفاصل

Psychoneuroimmunology, Aids, Cancer, And Arthritis

علم المناعة النفسية العصبية

جهاز المناعة

الإيدز

التعامل مع فيروس نقص المناعة البشرية والإيدز

السرطان

العوامل النفسية الاجتماعية والسرطان

التكيف مع السرطان

المشكلات النفسية الاجتماعية والسرطان

التعامل مع السرطان

التهاب المفاصل

التهاب المفاصل الروماتزمي

التهاب المفاصل الرثوي

الفصل الرابع عشر

المناعة النفسية العصبية، متلازمة نقص المناعة المكتسبة (الإيدز)، السرطان، التهاب المفاصل

Psychoneuroimmunology, Aids, Cancer, And Arthritis

نتناول في هذا الفصل موضوع المناعة، ونستعرض العوامل التي تؤثر فيها، والمواقف التي يمكن أن تعمل على إضعافها. إذ تُعتبر الضغوط النفسية ومشكلات المساندة الاجتماعية من أهم العوامل التي تسبب ضعف قدرة الجسم على مقاومة الإصابة بالمرض.

ورغم أن جهاز المناعة لم يحظَ لسنوات طويلة باهتمام العلماء، إلا أن التقدم الهائل في مجال البحث على مدى العقدين الأخيرين، أدى إلى ازدهار علم المناعة النفسية العصبية (Psychoneuroimmunology) الذي أصبح يعتبر من أهم العلوم الطبية. ويختص هذا العلم بأنماط التفاعل ما بين عمليات التكيف السلوكية والعصبية والغددية والمناعية (Ader, 1995). وسنستعرض في هذا الفصل التطور المتزايد الذي يشهده هذا الميدان، ومن ثم سنقف بالتفصيل عند الأنواع الثلاثة من الأمراض التي يعتقد بأنها مرتبطة أكثر من غيرها بالجهاز المناعي في الجسم؛ وهي : الإيدز، والسرطان، والتهاب المفاصل.

علم المناعة النفسية العصبية: Psychoneuroimmunology

جهاز المناعة: The Immune System

كما سبق وأشرنا في الفصل الثاني، يمثّل جهاز المناعة الجهاز الرقابي في الجسم؛ أي الجهاز الذي يقوم بحماية الجسم من أشكال الالتهاب والحساسية، ومن أمراض السرطان، واضطرابات المناعة الأخرى. وتتلخص الوظيفة الرئيسة لجهاز المناعة في التمييز ما بين جسم الإنسان وأي عنصر غريب يمكن أن يغزوه، حيث يفترض أن يقوم بمهاجمته والتخلص منه.

وتُعرف أعضاء الجهاز المناعي الرئيسة التي تقوم بهذه الوظيفة، بالأعضاء الليمفاوية (Lymphoid Organs)؛ والتي تضم الغدة الصعترية (Thymus)، والعقد الليمفاوية (Lymph nodes)، والطحال (Spleen)، واللوزتين (Tonsils)، والزائدة الدودية (Appendix)، ومجموعة الأنسجة اللمفاوية في الأمعاء الدقيقة (Peyer's Patches)، والنخاع (Bone Marrow)؛ الذي يفرز ثلاثة أنماط من خلايا الدم البيضاء؛ وهي : كريات الدم البيضاء متعددة النويات (Polymorphonuclear Granulocytes-PMN)، والخلايا البلعمية أحادية النواة (Mononuclear Phagocytes) التي تبتلع الاجسام الغريبة، والكريات الليمفاوية (Lymphocytes)، وهي خلايا طبيعية قاتلة Natural Killer (NK)) وخلايا "T" و "B". إضافة إلى الحبيبات متعددة الأشكال (PMN)، أي الخلايا الدوّارة التي تعمل على تمييز الأجسام المضادة، فتحتويها وتدمرها. كذلك الأمر بالنسبة للخلايا البلعمية أحادية النواة، التي تقوم أيضاً بالتعرف على الكائنات الغريبة وتدميرها. أما الكريات الليمفاوية فهي الخلايا الذي تهاجم الخلايا المصابة بالفيروس وتدمرها. ويوضح الشكل 14 -1 التفاعل بين الكريات الليمفاوية والخلايا البلعمية.

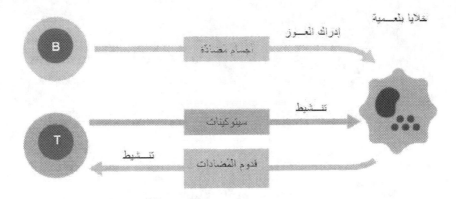

الشكل 14-1 التفاعل بين الكريات اللمفاوية والخلايا البلعمية

وتفرز الخلايا البلعمية البائية "B" أجساماً مضادة، تلتصق بالخلايا المريضة ومنتجاتها، مما يساعد على تمييزها من قبل الخلايا البلعمية. ومن ثم تقوم السايتوكينات (Cytokines)، التي تفرزها الخلايا التائية "T"، بتنشيط الخلايا البلعمية، لتقوم بدورها بتدمير ما تحتويه من مواد وإفرازات، كما أنه بإمكان الخلايا البلعمية أن تنتج بدورها مولدات مضادة لخلايا "T" مما يعمل على تنشيطها وتفعيلها (Brostoff & Male Roitt, 1998). وكما سبق ونوهنا في الفصل الثاني، هناك نوعان أساسيان من المناعة الأخلاطية (Humoral Immunity): الأول هو المناعة التي تتوسطها الكريات اللمفاوية من نوع "B"، والتي تحمي الجسم من البكتيريا، وتحيّد السموم التي تفرزها هذه البكتيريا، وبالتالي تمنع عودة الالتهاب الفيروسي. أما النوع الثاني، فهو المناعة التي تتوسطها الخلايا التي تتضمن الكريات اللمفاوية من نوع "T" من الغدة الصعترية، وهي بالتحديد خلايا (Tc)، التي تفرز مواد سامة تدمّر الخلايا المصابة بالفيروس. أما الخلايا المساعدة (Helper T (TH))، فتقوم بالحفاظ على أداء الخلايا "Tc" و "B"، وكذلك الخلايا البلعمية (وذلك من خلال إفرازها أصنافاً متنوعة من الليمفوكينات Lymphokines)؛ التي يبدو أنها تقوم أيضاً بوظيفة أخرى تتمثل في كف النشاط المناعي. ويبيّن الشكل 14-2 عناصر الجهاز المناعي.

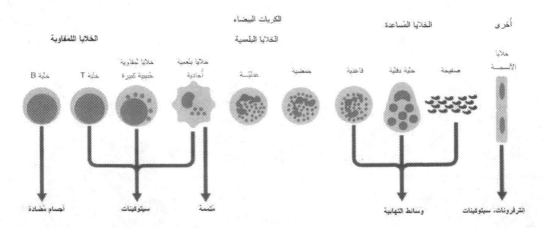

الشكل 14-2 عناصر الجهاز المناعي (Roitt, Brostoff & Male, 1998)

تقييم الكفاءة المناعية: Assessing Immunocompetence

هناك عدة مؤشرات لتقييم أداء جهاز المناعة، وأهمها على الإطلاق قياس كمية عناصر الجهاز المناعي في الدم، وقياس أداء خلايا المناعة. وتتضمن الأمثلة على المؤشر الأول حصر عدد الخلايا من نوع "T" و "B" و "NK"، أما المؤشر الثاني، فيتمثّل في قياس كمية الكريات اللمفاوية الدوّارة، أي مستوى مضادات الأجسام في الدم.

أما تقييم أداء الخلايا، فيتضمن فحص مستوى نشاطها وانتشارها وتحولاتها والسّميّة فيها، ومن أشكال القياس الشائعة في هذا المجال: قياس قدرة الكريات اللمفاوية على قتل الخلايا المهاجمة، وقدرة الكريات اللمفاوية على إعادة الإنتاج عند إثارتها كيماوياً، وقدرتها على إنتاج مضادات الأجسام، وقدرة بعض خلايا الدم البيضاء على احتواء الجزيئات الغريبة. كما أن قدرة الجسم على إنتاج مضادات للفيروسات الكامنة تعتبر مقياساً للأداء المناعي، وكذلك الأمر بالنسبة لإنتاج مضادات الجسم استجابة للقاحات التطعيم، والذي يُعتبر أيضاً مقياساً للأداء المناعي الجيد (A. L. Marsland, Cohen, Rabin, & Manuck, 2001).

وعندما تدل المؤشرات على أن الجهاز المناعي يعمل بفعالية، فإن حالة الكفاءة المناعية تكون متوفرة (Immunocompetence)، أمّا حين تدل هذه المؤشرات على وجود اضطراب أو انخفاض في أداء جهاز المناعة دون المستوى المعتاد، فهذا يعني حدوث حالة من ضعف المناعة (Immunocompromise).

ولكل واحدة من مؤشرات الأداء المناعي وظيفتها الخاصة، وبالتالي فهي لا ترتبط عادة ببعضها بعضاً، فقد يتأثر أحد المؤشرات بحادث ضاغط، بينما لا يتأثر مؤشرٌ آخر به. وفي الحياة اليومية، توجد العديد من الأنشطة والحوادث التي تؤثر على جهاز المناعة، مما يجعل العلاقة ما بين الحدث الضاغط والأداء المناعي يكتنفها الغموض. فالكحول والمخدرات والغذاء والوضع الصحي العام والتدخين والكافيين والنشاط الجسدي وأسلوب النوم وتناول الأدوية، كلها يمكن أن تؤثر على جهاز المناعة، وهذه العوامل كفيلة -في حال انعدام السيطرة عليها- بتعزيز العلاقة ما بين الضغط وضعف المناعة، تماماً مثلما يمكن أن تزداد مثل هذه السلوكيات استجابة للضغط (Kiecolt-Glaser & Glaser, 1988). بالإضافة إلى ذلك، فقد تتأثر النتائج بعوامل أخرى، مثل توقيت إجراء فحص الدم، والمختبر الذي يتم فيه إجراء التحاليل.

الضغط والوظيفة المناعية: Stress & Immune Functioning

على الرغم من كثرة الصعوبات المنهجية التي تواجه الأبحاث في علم نفس المناعة، إلا أن الدراسات أشارت إلى وجود العديد من الأحداث الضاغطة الشائعة، التي يمكن أن تؤثر في جهاز المناعة بطريقة سلبية. وقد أُجريت الأبحاث في البداية على الحيوانات، وبينت بالفعل وجود قدرة للأحداث الضاغطة التي يمكن احداثها في الموقف التجريبي على تغيير مستوى المناعة وجعل الحيوان عرضة للإصابة بالأمراض. فتعريض الفئران للأصوات العالية أو الصدمة الكهربائية أو الانفصال عن الأم، أمثلة على الأحداث الضاغطة التي بإمكانها أن تترك آثاراً سلبية على جهاز المناعة (Moynihan & Ader, 1996).

كذلك، فقد أظهرت الأبحاث التي أُجريت على الإنسان نتائج وآثاراً مشابهة (Cohen & Herbert, 1996). ففي دراسة معروفة، وجد إشيغامي (Ishigami, 1919) نقصاً في الخلايا البلعمية أحادية النواة في خلايا الدم البيضاء لدى مرضى السل، عندما كانوا في حالة من الهياج الانفعالي، مما يشير إلى أن الأداء المناعي يتدنى أثناء فترات الهياج الانفعالي.

ويؤيد الكثير من الأبحاث اليوم هذه النتيجة، فلدى مراجعة 38 دراسة أُجريت حول العلاقة بين الضغط والمناعة لدى الإنسان (Herbert & Cohen, 1993a)، استنتج الباحثون أن هناك الكثير من الدلائل التي تشير إلى وجود علاقة بين الضغط وتدني مؤشرات الأداء المناعي، سواءً في فاعلية الخلايا الطبيعية القاتلة "NK" أو في عدد خلايا "T" المعروفة بـ "CD4" و "CD8" (Ironson et al., 1997).

وقد تنخفض المناعة على مستوى الخلايا لدى بعض الأشخاص خلافاً لغيرهم جراء تأثير الضغوط النفسية. فقد وجدت الدراسات المخبرية التي أُجريت على أشخاص سليمين تم تعريضهم طوعاً لاحداث ضاغطة، أن ردود الفعل قد ازدادت حدةً فقط عند أولئك الذين كانت ردود فعلهم للضغوط على مستوى شرايين القلب عالية أيضاً (Manuk, Cohen, Rabin, Muldoon & Bachen, 1991). وهذا ينسجم مع الفكرة القائلة إن هناك مساراً مهماً لجهاز المناعة، عبر الإثارة السمبثاوية في الاستجابة للضغوط (Cacioppo et al., 1995; Dhabhar et al., 1995; Redwine et al., 1996).

كما تم البحث في العلاقة بين المنغّصات اليومية (daily hassles) والمناعة. وقد ركزت إحدى الدراسات بوجه خاص على مجموعة من الأشخاص الذين يعانون نقصاً حاداً في الخلايا القاتلة الطبيعية. ووجدت أن العاملَين الرئيسين الكفيلَين بالتنبؤ عن العلاقة بين المنغّصات اليومية وضعف المناعة، أو نقص الخلايا القاتلة الطبيعية، هما العمر وشدة المنغّصات. كما وُجد أنه كلما أدرك الفرد خطر هذه المنغّصات ودرجة تهديدها له، انخفض نشاط الخلايا القاتلة "NK" بشكل مزمن (S. M. Levy, Herberman, Simons, et al., 1989).

ويمكن للضغوط المتوقَّعة أيضاً أن تُضعف جهاز المناعة. ففي دراسة طولية دامت ستة أشهر، وأُجريت على مجموعة من المرضى المعرضين للالتهابات التناسلية المتكررة، وُجد أن عدد الأحداث الضاغطة قد ارتبط بانخفاض نسبة الخلايا المساعدة "T_H"، وهي الخلايا التي تعزز أداء خلايا "T_C"، وغيرها. ومما يثير الاهتمام أن الضغوط المتوقع حدوثها قد ارتبطت هي أيضاً بانخفاض في نسبة هذا النوع من الخلايا (Kemeny, Cohen, Zegans, & Conant, 1989). ويبيّن الإيضاح 14-1 تأثير الضغوط الأكاديمية في الجهاز المناعي.

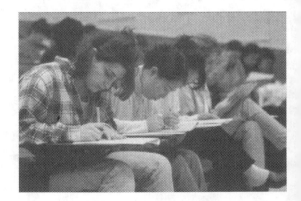

تُظهر الدراسات أن الامتحانات والضغوط الأخرى في الحياة الأكاديمية، يمكن لها أن تؤثر سلباً على أداء جهاز المناعة.

إيضاح 14-1

الضغط الأكاديمي والأداء المناعي

Academic Stress and Immune Functioning

نظراً للضغوط الناجمة عن تأثير المدرسة وأهمية معرفة كيفية التعامل معها، فقد أجريت الكثير من الأبحاث الأساسية حول موضوع الضغوط وتأثيراتها، وذلك بفضل مشاركة الطلبة في الأبحاث العلمية، والتي تنبع عن شغف ورغبة، علماً بأنهم قد لا يشعرون بالطمأنينة لو عرفوا مسبقاً بأن الدراسات تدل على وجود علاقة وطيدة بين الخبرة الأكاديمية، كالامتحانات على سبيل المثال، وأداء أعضاء مثل القلب والأوعية الدموية، أو حتى جهاز المناعة أيضاً (e.g., Gerritson, Heijnen, Wiegant, Bermond, & Frijda, 1996; R. Glaser et al., 1992; Vedhara & Nott, 1996).

فقد أظهرت دراسة أجريت على مجموعة من طلاب كلية الطب، أن عدد الخلايا من نوع "T" و "T_H" و "NK"، قد انخفض أثناء فترة الامتحانات، إضافةً إلى حدوث انخفاض حاد في نشاط الأجسام المضادة وفي استجابة الكريات الليمفاويه، وكذلك فيما يخص كمية الهرمون الذي تفرزه كريات الدم البيضاء والذي يمنع من تكاثر الفيروسات.

كما ايدت دراسات أخرى عديدة لاحقة هذه النتائج (L. Cohen, Marshall, Cheng, Agarwal, & Wei, 2000; R. Glaser et al., 1992; Tomei, Kiecolt-Glaser, Kennedy, & glaser, 1990)، حيث تبين أنه حتى الأطفال البالغون من العمر 5 سنوات، أظهروا ارتفاعاً في معدل الكورتيزول، إضافةً إلى تغيّرات أخرى في مؤشرات المناعة لديهم، بعد التحاقهم برياض الأطفال مباشرة (Boyce, Adams, et al., 1995)، وبطبيعة الحال، لا يمكن استبعاد وجود تأثيرات لاحقة على الصحة جراء هذه التغيرات المناعية.

نستنتج مما سبق، أنه قد يكون للضغوط المدرسية دون شك تأثيرها على جهاز المناعة، لكن هل هذه التغيرات الناجمة عن هذا التأثير، حتمية ولا مفر منها؟ وهل يمكن للإنسان تجنبها عند استجابته للضغوط؟ ففي دراسة على طلبة السنة الأولى في كلية الحقوق، وجدت سيجرستروم (Segerstrom) وزملاؤها أن الطلبة الذين كانوا متفائلين حول قدراتهم في ادارة ضغوط دراسة الحقوق، وبذلوا جهوداً إيجابية وفعالة في مواجهتها، أظهروا تحسناً نفسياً ومناعياً يفوق ذلك الذي أظهره الذين فشلوا في ذلك، مما يدل بوضوح على أن التعامل الإيجابي والفعال كفيل بأن يعوض عن الآثار السلبية للضغط على الجهاز المناعي.

وهل يمكن القول إن ضعف المناعة الذي نراه في الأبحاث التي تناولت الضغط، ينسحب فعلاً على عوامل الخطورة في الصحة؟ الإجابة تبدو "نعم" (G. F. Solomon, Segerstrom, Grohr, Kemeny, & Fahey, 1997). حيث تشير بعض الدراسات إلى أن الأطفال، وكذلك كبار السن، حين يتعرضون للضغط، يكونون أكثر عرضة للإصابة بالالتهابات والأمراض، كالرشوحات والإنفلونزا والالتهابات الجلدية الفيروسية والتناسلية والجدري (S. Cohen & Herbert, 1996; S. Cohen et al., 1993; Kiecolt-Glaser & Glaser, 1987). كما ودلت الدراسات التي أجريت على المرضى الذين يعانون من التهاب في الجهاز التنفسي على أن الضغط النفسي يمكن أن يتنبىء بظهور أعراض المرض الشديد وزيادة إفراز السايتوكينات (S. Cohen, Doyle, Skoner, 1999)، كذلك تبين أن للضغوط النفسية أثرها على الجهاز المناعي حيث يمكن أن تتدخل أيضاً في عمليات الشفاء من الجروح والجراحة (Kiecolt-Glaser, Page, Marucha, MacCallum, & Glaser, 1998). ويستعرض الإيضاح 14-2 اضطرابات المناعة.

إيضاح 14-2

اضطرابات المناعة

Autoimmune Disorders

عند تعرضه لاضطرابٍ في نظامه المناعي، يقوم جهاز المناعة بمهاجمة أنسجة جسمه باعتبارها قد تعدّت عليه. وتتضمن الأمراض ذات الصلة بالمناعة أكثر من 80 مرضاً، باعتبار أن كل عضو من أعضاء الجسم معرض للإصابة بمثل هذه الأمراض، وأكثر هذه الأمراض شيوعاً مرض جريفز (Graves Disease)، الذي ينتج عن زيادة في إفرازات هرمونات الغدة الدرقية والتهاب الكبد المزمن، ومرض التصلب المتعدد (Multiple Sclerosis)، الذي يسبب تدمير الغشاء الميلاني الذي يحيط بالأعصاب، مسبباً عدداً من الأعراض العصبية، ومرض اللوبس (Lupus)، وهو عبارة عن التهاب في الأنسجة الموصلة، قد يؤثر على أجهزة متعددة في الجسم، وكذلك مرض التهاب المفاصل (Rheumatoid Arthritis)، حيث يقوم الجهاز المناعي بمهاجمة الأنسجة المحيطة بالمفاصل والتسبب في التهابها، إضافة إلى النمط الأول "I" من مرض السكري.

وتتفاوت هذه الحالات، من البسيطة المزعجة إلى الشديدة المستفحلة حتى المميتة. ورغم عدم معرفة الأسباب بشكل دقيق، إلا أن 80% من هذه الحالات تصيب النساء، وقد يكون ذلك متعلقاً بالتغيرات الهرمونية المتصلة بهرمون الإستروجين في الجسم، أو قد يكون له صلة بهرمون التستوستيرون الذي يتوفر لدى المرأة بكميات قليلة جداً، والذي قد يساعد في الحماية من أمراض المناعة (Angier, 2001). وهناك نظرية ثالثة لتفسير إصابة النساء، ترى أن الأم وجنينها يتبادلان خلال الحمل خلايا جسمية شبيهة بخلايا الأم، والتي بإمكانها البقاء في جسم الأم لسنوات طويلة؛ مما قد يؤدي إلى نوع من التشويش على عمل الجهاز المناعي، الذي قد يهاجم كلا النوعين من الخلايا: الخلايا المتبقية من الجنين، وخلايا الأم المشابهة لها.

ولأن لأمراض المناعة صلةً فيما بينها، فإن احتمالات معاناة المريض من أكثر من حالة مرضية تكون عالية نسبياً. ولكون هذه الأمراض في تزايد مستمر، وتميل لأن تكون وراثية، فإن فهم مسبباتها وأساليب معالجتها سيصبح من الأولويات المهمة بالنسبة للعلماء والقائمين على تقديم الرعاية الصحية، في السنوات المقبلة.

الوجدان السلبي والأداء المناعي: Negative Affect and Immune Functioning

تؤدي الضغوط إلى حدوث تغيرات سلبية في الحالة الانفعالية، كالاكتئاب أو القلق (S. Cohen & Herbert, 1996; Irwin, 1999)، مما قد يؤدي إلى ضعف جزئي في الأداء المناعي. ويعتبر الاكتئاب أحد العوامل الرئيسة في العلاقة بين الضغوط وضعف المناعة (S. Cohen & Herbert, 1996; Herbert & Cohen, 1993b)، وقد وجد كل من هيربرت وكوهين لدى مراجعتهما لعدد من الأبحاث حول العلاقة بين الاكتئاب الإكلينيكي والمناعة، أن الاكتئاب ارتبط بتغيرات عدة في خلايا المناعة أنظرا (Cohen, & Herbert, 1999). وقد وُجد بأن هذه التغيرات تزداد حدةً لدى كبار السن والمرضى المقيمين في المستشفيات. وتشير الأبحاث بما لا يقبل الشك إلى أن العلاقة بين الاكتئاب وضعف المناعة علاقة مباشرة وطردية؛ فكلما اشتدت كآبة الفرد ضعفت المناعة عنده. كذلك، هناك من الأدلة ما يشير إلى أن بعض الآثار السلبية للاكتئاب على المناعة، ربما يتوسطها اضطرابات في النوم (e.g., Cover & Irwin, 1994)، لكن الآثار الصحية بعيدة المدى للعلاقة بين الاكتئاب والأداء المناعي، لم تُعرَف بعد.

الضغط، الأداء المناعي، والعلاقات الشخصية المتبادلة:

Stress, Immune Functioning, and Interpersonal Relationships

تدل الأبحاث حول المناعة لدى الإنسان والحيوان على أهمية الدور الذي تلعبه العلاقات الشخصية المتبادلة في هذا المجال (S. Cohen & Herbert, 1996). كما يؤدي الانفصال المبكر للفئران عن الأم إلى إضعاف المناعة لديها، بسبب تأثيره السلبي على غذائها، كما يؤدي إلى اضطراب عمل الهيبوثلاموس وإلى تأخر نضج جهاز المناعة لديها (Ackerman et al., 1988).

وتدل الأبحاث أيضاً على أن اضطراب العلاقات الشخصية المتبادلة الناجم عن الحزن المرتبط بالوفاة، خاصة لدى الذين أصيبوا بالاكتئاب كرد فعل للحزن (Bertrop et al., 1977; Zisook et al., 1994)، أو نتيجةً للشعور بالوحدة (Glaser, Kiecolt- Glaser, Speicher, & Hollidy, 1985)، أو لاضطراب العلاقة الزوجية (Kiecolt- Glaser et al., 1987)، أو لاضطراب العلاقات الاجتماعية وما ينجم عنها من نقص في المساندة الاجتماعية، يؤدي إلى ضعف جهاز المناعة.

وترتبط الاضطرابات الزوجية والصراعات أيضاً بالتغيّر السلبي في المناعة. ففي دراسة أجراها كيكولت-جلاسر وزملاؤه عام 1987، وُجد - وفق مقاييس المناعة المتعارف عليها- أن النساء اللواتي انفصلن عن أزواجهن لمدة عام أو أقل، يُظهرن أداءً أضعف من مجموعة أخرى مشابهة من النساء المتزوجات (Kiecolt-Glaser et al., 1987)، كما أن مستوى الاكتئاب والشعور بالوحدة يزداد بشكل ملحوظ لدى النساء المنفصلات حديثاً عن أزواجهن أو المطلقات. ومن الجدير بالذكر، أن نتائج مشابهة قد وُجدت لدى الرجال الذين كانوا عرضة للانفصال أو الطلاق (Kiecolt-Glaser et al., 1988).

كما وجد أيضاً أن الصراعات بين الزوجين، حتى القصيرة في مداها، بإمكانها أن تترك أثراً ملحوظاً على الجهاز المناعي، ففي دراسة قام بها كيكولت- جلاسر وزملاؤه للكشف عن العلاقة بين سلوك حل المشكلات والأداء المناعي لدى تسعين رجلاً من المتزوجين حديثاً. طلبوا فيها من كل زوج وزوجة قضاء ثلاثين دقيقة من الزمن في مناقشة مشكلاتهم الشخصية، فوجدوا أن مؤشرات الأداء المناعي كانت أضعف لدى الذين أظهروا سلوكيات سلبية أو عدائية أثناء المناقشة، مقارنة بالآخرين (أنظرا ايضاً G. E. Miller, Dopp, Myers, Stevens, & Fahey, 1999)، وذلك رغم أن المتزوجين حديثاً، بشكل عام، يتمتعون بمستوى عالٍ من الصحة الجسمية والنفسية، ويمتلكون قدرة عالية على التكيف.

هذا وقد أظهرت دراسة لاحقة تأثيراً مشابهاً لدى الرجال الذين مضى على زواجهم 42 سنة بالمتوسط، مما يوحي بأنه ليس هناك ما يحمي الأزواج مما قد ينجم عن الصراعات الزوجية من آثار سلبية على المناعة، حتى في الزواج طويل الأمد (Kiecolt-Glaser et al., 1997).

وقد رأينا في الفصل الحادي عشر ما يمكن أن تشكله رعاية الآخرين من ضغوط. لهذا ركزت الدراسات على موضوع أثر الرعاية على جهاز المناعة، وبوجه الخصوص لدى من يقومون برعاية أحد الأصدقاء أو أحد أفراد الأسرة ممن يعانون من أمراض مزمنة، كالإيدز أو الزهايمر (e.g., Esterling, Kiecolt-Glaser, & Glaser, 1996; Kiecolt-Glaser, Glaser, Gravenstein, Malarkey, & Sheridan, 1996). وقد وجدت إحدى الدراسات أن القائمين على رعاية أناس مصابين بمرض الزهايمر، كانوا أكثر كآبة من الآخرين، ولديهم مستويات أعلى من المضادات

الجسمية (EBV)، التي تعتبر مؤشراً على تدني مستوى الضبط المناعي الناجم عن نشاط فيروسي كامن، وكذلك على تدني معدل الخلايا المناعية "T" و "T_H"، ولم تثبت الدراسة وجود علاقة مباشرة بين تدني مستوى المناعة، وعوامل مثل الغذاء أو تعاطي الكحول أو استهلاك الكافيين أو قلة النوم.

كذلك وجدت دراساتٌ أخرى أن للضغوط المرتبطة بتقديم الرعاية آثارها السلبية على سرعة التئام الجروح (Kiecolt-Glaser et al., 1995)، وعلى مستوى تنظيم الجهاز العصبي السمبثاوي (P. J. Mills et al., 1997)، وعلى أداء الخلايا الطبيعية القاتلة (Esterling et al., 1996)، وكذلك على ردود فعل الفرد للقاح الإنفلونزا (Kiecolt-Glaser et al., 1996).

وتشير هذه الدراسات إلى أن الضغوط الشديدة وطويلة المدى، كتلك الناجمة عن تقديم الرعاية لكبار السن بشكل خاص، ربما تجعل القائمين على تقديم الرعاية عرضةً لمزيد من المشاكل الصحية، وخصوصاً إذا أخذنا بعين الاعتبار أن زوال الموقف الضاغط وتوقف الرعاية، لا يعني أن تغييرات نظام المناعة ستعود إلى وضعها الطبيعي فيما بعد (Esterling, Kiecolt-Glaser, Bodnar, & Glaser, 1994).

ورغم التركيز الخاص على التغيرات السلبية للأداء المناعي الناجمة عن الضغوط أو العلاقات الاجتماعية المتصارعة، إلاّ أن ذلك لا يجب أن ينسينا الدور المهم الذي يمكن أن تلعبه المساندة الاجتماعية في حماية الأفراد من التغير السلبي في المناعة، استجابةً للضغوط.

فقد أظهرت الدراسات على الحيوان، على سبيل المثال، أن انتماء القرود لجماعتها من شأنه أن يحميها من تدني الاستجابات الليمفاوية للانقسامات الخلوية (Mitogens) التي تستثيرها الضغوط المزمنة عادةً (S. Cohen, Kaplan, Cunnick, Manuck, & Rabin, 1992). وفي دراسة أجراها س. م. ليفي وزملاؤه(S. M. Levy et al., 1990) على مجموعة من النساء المصابات بسرطان الثدي، وُجد أن إدراك المريضة للمساندة الاجتماعية يساعد على حماية نشاط الخلايا المناعية الطبيعية القاتلة في استجابتها للضغوط، ووجد بشكل خاص أن ميلها للبحث عن المساندة الاجتماعية والإحساس بالدعم العاطفي الجيد من شريكها، أو من شخص آخر تربطها به علاقة حميمة، أو من الطبيب، جميعها ترتبط بمستوى عالٍ من نشاط الخلايا الطبيعية القاتلة.

التعامل ومصادر التعامل بصفتها عوامل مهدئة تتوسط العلاقة بين الضغط النفسي والأداء المناعي:

Coping and Coping Resources as Moderators of the Stress-Immune Functioning Relationship

كما رأينا في الفصل السابع، يمكن لأساليب حل المشكلات وادارة الضغط والاسترخاء أن تخفف من الضغط وآثاره السلبية على الصحة. إذ تشير الأبحاث أن باستطاعة هذه الأساليب أن تتوسط العلاقة بين الضغط وجهاز المناعة، وأن تؤدي في النهاية إلى التخفيف من حدة الضغط.

التفاؤل Optimism: وفي دراسة أجراها سيجرستروم وزملاؤه عام 1998، وُجد أن التفاؤل واستراتيجيات المواجهة الفاعلة تحمي الإنسان من الضغط النفسي، وقد تبين في إحدى التجارب بأن المتفائلين يلجؤون للأساليب التجنبية في تكيفهم أقل من غيرهم، ويشعرون بدرجة أقل من الضيق، كما وُجد أن التشاؤم والتدبر التجنبي واضطراب المزاج، هي أساليب ترتبط بانخفاض في خلايا المناعة "NK" وخلايا "T"، مما يشير إلى أن للتفاؤل والتدبر تأثيراً مهماً في العلاقة بين الضغوط والأداء المناعي (Segerstrom, Taylor, Kemeny, & Fahey, 1998).

الفعالية الذاتية والضبط الشخصي Self-Efficacy and Personal Control: كما تشير الدراسات إلى أن الفعالية الذاتية والقدرة على التحكم بمواقف الضغط، ترتبط بمستوى أعلى من المناعة تحت تأثير الضغط النفسي، وأن بإمكان هذه التغيرات أن تحدث بواسطة طرق مختلفة (Bandura, 1989)؛ مثل إدراك الفعالية الذاتية، الذي قد يقلل من الخبرة الضاغطة نفسها، وكذلك من النزعة للاكتئاب في وجه الضغوط، أو قد يخلق توقعاً على مستوى الجهاز العصبي المركزي المرتبط بردود فعل المناعة. إذ تشير الدلائل من المختبر التجريبي إلى أن الذين تعرضوا لمثيرات ضاغطة وأدركوا على أنها ضمن سيطرتهم، أظهروا تغييرات في مستوى المناعة أقل من أولئك الذين تعرضوا لمواقف ضاغطة مشابهة، واعتبروها خارج سيطرتهم، فكانت النتيجة تعرضهم لآثار سلبية أكثر (Sieber et al., 1992).

أمّا الشعور الذاتي بالضبط، والإحساس بالقدرة على مواجهة الضغوط وادارتها، والشعور بالرضا عن القدرة الذاتية، فقد ارتبطت كلها بمعدلات أعلى لخلايا المناعة "B". وقد أظهرت الدراسات نتائج مشابهة عندما أُجريت على مجموعات إكلينيكية تعاني من اضطرابات ذات صلة بالمناعة، كالتهاب المفاصل (Zautra, Okun, Roth, & Emmanual, 1989).

وتعتبر التمارين أيضاً من أساليب التعامل ذات الصلة بالعلاقة بين الضغط والمناعة، حيث وجد بأنها تنشط إندورفينات بيتا "Beta-Endorphins"، وتستثير الخلايا المناعية الطبيعية القاتلة (S. Cohen & Herbert, 1966; Fiatarone et al., 1988). وعليه، فمن الضروري الأخذ بالاعتبار أهمية التمارين الرياضية، ودورها بصفتهاعوامل مخففه من تأثير الضغط على الأداء المناعي.

تدخلات تعزيز الكفاءة المناعية: Interventions to Enhance Immunocompetence

حاول عدد من الباحثين التأكد من صحة دور التدخلات في إدارة الضغوط، وأثرها في التخفيف من تأثير الأحداث الضاغطة على الجهاز المناعي. وقد رأينا في الفصل السابع، كيف أن عمليات الكشف عن العواطف والتعبير عنها، تعزز من الحالة الصحية والمزاجية عند الذين يعانون من الصدمات. ففي إحدى الدراسات التي أجراها بينيبيكر وزملاؤه (Pennebaker, Kiecolt-Glaser, & Glaser, 1988)، قام خمسون طالباً جامعياً بالكتابة لمدة عشرين دقيقة يومياً، وعلى مدى أربعة أيام متتالية، حول نوعين من المواضيع: مواضيع سطحية لا تحظى بأهمية خاصة في حياتهم، ومواضيع تتعلق بخبراتهم الشخصية في بعض المواقف المؤلمة. فكانت النتيجة أن درجة الاستجابة كانت أقوى لدى الطلاب الذين كتبوا حول مواقف مؤلمة أو مزعجة مقارنة بالآخرين.

ويمكن للاسترخاء أيضاً أن يخفف من تأثير الضغط النفسي على الجهاز المناعي، ففي دراسة أُجريت على مجموعة من كبار السن، تم توزيع المشاركين على ثلاث فئات: فئة التدريب على الاسترخاء، وفئة الاتصال الاجتماعي، وأخيراً فئة لم تتلقَّ أي تدخل يذكر (Kiecolt-Glaser, Glaser et al., 1985). فأظهرت النتائج أن المشاركين في مجموعة الاسترخاء قد أظهروا مستويات من النشاط في الخلايا الطبيعية القاتلة بعد التدخل أعلى منها قبل التدخل، كما أنهم أظهروا مستويات أعلى من المضادات الجسمية للمرض الجلدي الفيروسي (نمط 1)، مما يوحي بأن هناك ما يعزز القدرة المناعية للخلايا المرتبطة بالتدخل الاسترخائي.

وفي دراسة على مجموعة من المرضى المصابين بالورم الجلدي القتاميني الخبيث (Melanoma)، وجد أن المرضى الذين تلقوا تدريباً على الاسترخاء ومهارات حل المشكلات واستراتيجيات التعامل الفعالة، أظهروا بعد ستة أشهر من انتهاء التدخل، نشاطاً ومعدلاً أعلى من الخلايا المناعية الطبيعية القاتلة، ونسبةً أقل من خلايا "T_H" مقارنة بمجموعة

أخرى. كما وُجد أن الذين تلقوا التدخل، كانوا أقل عرضة لتكرار حدوث الورم (Fawzy, Kemeny, et al., 1990; Fawzy et al., 1993). كذلك، أظهرت بعض الدراسات الأخرى نتائج مشابهة ناجحة مع أشخاص يعانون من المرض الجلدي الفيروسي (نمط 2) (S. Cruess, Antoni, Cruess, et al., 2000).

وبشكل عام، فإن الأدلة على تأثير التدخلات النفسية على الاستجابة المناعية عند الإنسان ما تزال متواضعة. فقد أظهر التدخل بالتنويم آثاراً إيجابية ثابتة، بينما أظهرت تدخلات إدارة الضغوط والتدخلات بالكتابة، كتلك التي صاغها بينيبيكر نجاحاً متفرقاً، في الوقت الذي أثبت فيه الاسترخاء نجاحاً متواضعاً في إحداث تغير في المناعة. مما يعني أن للتدخلات النفسية بشكل عام تأثيراً نافعاً وإيجابياً، لكنه يبقى محدوداً (G. E. Miller & Cohen, 2001).

مسارات الضغط في تقويض المناعة:

Pathways from Stress to Immunocompromise

في ضوء ما سبق، لم يعد هناك أدنى شك على وجود علاقة بين الضغط النفسي والجهاز المناعي. لقد اجتهد الباحثون من أجل التوصل لاستكشاف المسارات البيولوجية التي تسمح بحدوث مثل هذه العلاقة، فكانت نتائج الأبحاث أن المحور "HPA" هو أحد أهم هذه المسارات؛ فاستيرويدات القشرة (Corticosteroids) لها تأثير على المناعة (Friedman & Irwin, 1995)، كما أن الإثارة السمبثاوية تلعب دوراً مهماً في هذا المجال؛ إذ أن الكاتيكولامينات (Catecholamines) (الإبنفرين Epinephrine والنورإبنفرين Norepinephrine)، إضافة إلى عدد آخر من الهرمونات مثل الأندروجين (Androgen) والإستروجين (Estrogen) والبروجستيرون (Progesterone)، قد تؤثر سلباً على المناعة، رغم أنه يمكنها تعزيز قدرة الإنسان على المقاومة في بعض الظروف الخاصة، وتحت شروط محددة. وهناك أصناف أخرى من الهرمونات، مثل هرمونات البرولاكتين (Prolactin) والنمو، لها تأثير إيجابي على مستوى المناعة (e.g., Friedman & Irwin, 1995).

ولا بد من التنويه في هذا السياق، إلى التأثير السلبي الذي قد تلعبه القشرة الدماغية على نظام المناعة، والذي ربما قد يفسر سبب إفراز الببتيدات العصبية (Neuropeptides) مثل بيتا-اندورفين (Beta-Endorphins) (S. M. Levy, Fernstrom, et al., 1991; Morley, Key, & Solomon, 1988).

الضغط وتطور الجهاز المناعي: Stress and the Developing Immune System

بالإضافة إلى الدور التنظيمي العصبي-الغددي للأداء المناعي، فإن أثر الضغوط على تطور الجهاز المناعي يستحق الدراسة الواسعة، لأن هذا الجهاز قد يكون عرضة بشكل خاص لتأثير الحالات النفسية السلبية، كالضغوط والاكتئاب والحزن، بصورة دائمة وبأشكال تستمر حتى مرحلة الرشد (Schleifer, Scott, Stein, & Keller, 1986).

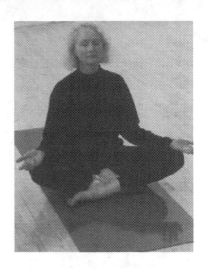

من شأن التدريب على الإسترخاء أن يخفف من الأثر السلبي للضغوط على الجهاز المناعي. (© Photo Disc/ Vol. # 16).

أعراض متلازمة نقص المناعة المكتسبة (الإيدز):   AIDS

لمحة تاريخية موجزة عن مرض الإيدز: A Brief History of AIDS

لم يتوصل الباحثون إلى معلومات دقيقة حول تاريخ ظهور مرض الإيدز (Acquired Immune Deficiency Syndrome-AIDS)، لكن الأرجح أن بدايته قد تعود لأوائل السبعينيات من القرن الماضي، في منطقة وسط إفريقيا، قبل أن ينتشر بشكل متسارع عبر دول أخرى مثل زائير وأوغندا وبعض الدول في إفريقيا الوسطى.

ومما ساعد على انتشار فيروس الإيدز، ازدياد الممارسات الجنسية خارج العلاقة الزوجية، وعدم استخدام الواقي، وارتفاع نسبة الإصابة بالأمراض التناسلية. وربما تكون بعض العيادات الطبية قد ساهمت عن غير قصد في انتشار الإيدز، وذلك بسبب عدم عنايتها بأدوت التطعيم والحقن وعدم تعقيمها. ومن إفريقيا انتقل هذا المرض ببطء إلى أوروبا وهاييتي، ومنها إلى الولايات المتحدة الأميركية. ويبين الشكل 3-14 معدّلات انتشار الإيدز بين البالغين في العالم في نهاية عام 1999.

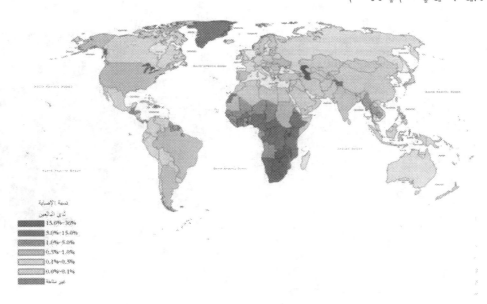

الشكل 3-14 معدلات انتشار الإيدز بين البالغين في العالم في نهاية العام 1999.

وفي متلازمة نقص المناعة المكتسبة يكون الفيروس ارتجاعياً (فيروس نقص المناعة البشرية (Human Immunodeficiency Virus-HIV)، يهاجم جهاز المناعة وخلايا "T_H" بصورة خاصة. وينتقل الفيروس عبر خلايا تحتوي على سوائل جسمية، خصوصاً السائل المنوي والدم، وتتباين الفترة بين الإصابة بالفيروس وظهور الأعراض إلى حد كبير، حيث تظهر الأعراض لدى بعضهم بسرعة كبيرة، بينما تمكث كامنة لسنوات طوال لدى آخرين. وعليه، فقد تكون نتيجة الفحوص الطبية إيجابية (+HIV) عند شخص لا يشكو من أية أعراض مرضية، وتُعدّ هذه المرحلة من أخطر مراحل المرض، حيث أن الفيروس ينتقل لأشخاص آخرين، وبحرية، بسبب غياب الأعراض التي تشكك بوجود المرض.

كيف ينتقل فيروس نقص المناعة البشرية (HIV)؟ قد ينتقل السائل الجسمي عند متعاطي المخدرات عبر اشتراكهم بحقنة واحدة تؤدي إلى انتشار الفيروس، كما ينتقل الفيروس بين اللوطيين من الرجال من خلال الممارسات الجنسية، وبوجه الخصوص تلك التي تتضمن انتقال السائل المنوي وعدم استخدام الواقي. أمّا في الممارسات الجنسية الغيرية، فينتقل الفيروس بواسطة الجماع، وتكون النساء هنا عرضةً أكثر من الرجال. كما وتزداد احتمالات الإصابة بالإيدز مع زيادة عدد الأشخاص الذي يعاشرهم الشخص جنسياً. وبالتالي، تعتبر مثل هذه السلوكيات والممارسات من بين عوامل الخطورة أيضاً (بالإمكان العودة للجدول 14-1 لمعرفة أسباب انتقال العدوى).

وبعد انتقاله، ينمو الفيروس بصورة متسارعة. وخلال الأسابيع القليلة الأولى من الإصابة بالعدوى، ينتشر في جميع أنحاء الجسم. وفي هذه المرحلة بالتحديد يصيب الفيروس بصورة أساسية نوعين، من خلايا المناعة: خلايا "T_H"، والخلايا البلعمية أحادية النواة الكبيرة. وتكون الأعراض في هذه المرحلة خفيفة يصاحبها انتفاخ في الغدد وبعض الأعراض الشبيهة بأعراض الانفلونزا الخفيفة. وقد يخمد الالتهاب بعد ثلاثة إلى ستة أسابيع، ويدخل المريض مرحلة خالية من الأعراض يكون نمو الفيروس خلالها بطيئاً، لكن بإمكان العدوى أن تنتقل للآخرين في هذه الفترة الخطرة. وترتفع كمية الفيروس عادة تدريجياً، فتضعف جهاز المناعة، حيث تقضي على خلايا "T_H"، وتجعل الجسم عرضةً لأشكال من العدوى الانتهازية التي تقود إلى التشخيص بالإيدز. وأكثر أشكال العدوى الانتهازية شيوعاً والناجمة عن ضعف المناعة هي ذات الرئة والأورام الخبيثة مثل سرطان كابوسي (Kaposi's Sarcoma). وفي مراحل مبكرة يظهر المريض شذوذاً في الاستجابات القلبية والعصبية الغدية للضغط (Starr et al., 1996)، كما تصبح الإسهالات المزمنة والهزال وآلام الجهاز العظمي وضعف البصر من بين المضاعفات المحتملة لهذا المرض.

أمّا بالنسبة للنساء المصابات بالإيدز، فإن أكثر الأعراض شيوعاً هي الإصابة بالالتهابات النسائية. ومن هنا تنشأ صعوبة تشخيص المرض، لأن الالتهابات النسائية أمر كثير الحدوث لدى النساء وليست قصراً على مرض الإيدز وحده. ولهذا يتأخر التشخيص في أغلب الأحيان لدى النساء، ولا تنعم المرأة المصابة بالمعالجات التجريبية المبكرة، التي تعطي أفضل النتائج وتعود بالفائدة على المصابات.

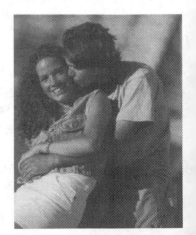

تُعدّ احتمالية انتقال فيروس الإيدز إلى مجتمع المراهقين عالية، إلا أن قلةً من الدلائل تشير إلى تغيير المراهقين لممارساتهم الجنسية استجابة لتهديد الإيدز.

الجدول 14-1 كيف ينتقل الإيدز؟ (الحالات تبعاً لنمط انتقال العدوى)

الولايات المتحدة الأمريكية	العالم	
8 %	70-75 %	العلاقات الجنسية الغيرية
51 %	5-10 %	العلاقات الجنسية المثلية
7 %		الجنسية المثلية وتعاطي المخدرات بالوريد
25 %	5-10 %	تعاطي المخدرات بالحقن بالوريد
1 %	3-5 %	الانتقال بالدم
8 %	0- 17 %	أخرى

Source : Centers for Disease Control and Prevention, 1996

أمّا معدل التغير الناجم عن الإصابة بالإيدز، فيتباين بين الأفراد بشكل واسع. فالأميركيون من ذوي الدخل المتدني، أي بوجه الخصوص من هم من أصل إفريقي ومكسيكي، يتطور لديهم الإيدز بصورة أسرع من الأميركيين البيض، إلا أن السبب في ذلك ليس معروفاً بدقة حتى اليوم. لكن من المحتمل أن ظاهرة انتشار تعاطي المخدرات من خلال الحقن بالوريد (IV) تلعب دوراً رئيساً في تكاثر المرض لدى هذه الفئات من المجتمع، التي تستسلم لمضاعفات المرض خلال فترة لا تتجاوز السنة، وذلك لأسباب تعزى إلى نمط حياتهم وسوء صحتهم العامة.

أمّا بالنسبة للأشخاص من الفئات الاجتماعية والاقتصادية الأكثر حظاً، فإن فرص بقائهم تكون أطول، لأنهم أقدر على الاستفادة من الأدوية التجريبية ويعتنون بصحتهم بشكل أفضل، مما يعطي دلالة واضحة على التأثير الكبير الذي تلعبه العوامل الاجتماعية والاقتصادية في طول فترة تطور المرض ما بين الإصابة بفيروس الإيدز (HIV+) والتشخيص بالإيدز وسرعة تدهور المريض ووفاته بعد تشخيصه به.

ويقود الإيدز أيضاً إلى تعقيدات في الجانب العصبي. فالأعراض المبكرة الناجمة عن العطل الذي يصيب الجهاز العصبي المستقل تشبه أعراض الاكتئاب، بما فيها النسيان وصعوبة التركيز والتخلف النفسي الحركي وتدني مستوى اليقظة، وكذلك الانسحاب واللامبالاة وعدم الاهتمام بالعمل وفقدان الرغبة الجنسية. وفي المراحل المتقدمة من المرض، يعاني المريض من الارتباك والتشتت وفقدان التوجه، ومن النوبات والعته الشديد والغيبوبة والموت. ويختلف ظهور اضطرابات الجهاز العصبي المستقل من مريض لآخر، حيث بإمكانها أن تظهر بصورة مبكرة لدى بعضهم، بينما لا تظهر سوى متأخرة لدى بعضهم الآخر (U. S. Department of Health and Human Services, 1986). وقد أدّى هذا التباين إلى

جدل واسع حول إمكانية احتفاظ مرضى الإيدز ببعض الوظائف الحساسة، كقيادة الطائرات مثلاً، وذلك لأن القصور المعرفي يصبح جزءاً لا يمكن إغفاله من وضعهم الإكلينيكي (Mapou, Kay, Rundell, & Temoskok,1993).

وقد أدى التقدم العلمي في الآونة الأخيرة إلى ابتكارعقاقير، تسمى موانع البروتيز (Protease Inhibitors)، والتي تمثل بالنسبة للخبراء في المرض أهم تطور في مجال معالجة الإيدز منذ اكتشافه، بحيث نجحت هذه العقاقير لدرجة أن فيروس الإيدز لم يعد يشاهد في مجرى الدم. لكن الصعوبة هنا هي أن تعاطيها يتطلب توفر شروطٌ خاصة مهمة وأساسية لنجاحها، وذلك من حيث دقة مواعيد تناولها، وعدد الجرعات اليومية. وهذا ما يجعلها تتدخل أحياناً في النشاط اليومي للمريض، مما يؤدي في النهاية إلى التأثير على مدى إلتزامه بالعلاج (Catz, Kelly, Bogart, Benotsch, & McAuliffe, 2000).

ومن أهم فوائد العقاقير الحديثة لعلاج الإيدز، أنها أتاحت الفرصة لمرضى الإيدز لكي يمارسوا حياتهم العادية. الأمر الذي جعلها تحظى باهتمام المرضى وتعاونهم، وذلك لآثارها النفسية والاجتماعية الإيجابية (Kelly, Otto-Salaj, Sikkema, Pinkerton, & Bloom, 1998).

ويقدر عدد المصابين بفيروس الإيدز في العالم بأربعة وثلاثين مليون شخص، وتقدر الوفيات الناتجة عن الإيدز منذ اكتشافه عام 1981، بحوالي 19 مليون شخص (UNAIDS, 2000). وتبلغ نسبة حَمَلة الفيروس بين البالغين في 52 بلداً من بلدان العالم 1% من السكان، بينما تصل النسبة في بلدان الصحراء الإفريقية إلى حد مرتفع للغاية، يتراوح ما بين 33% و 50% من عدد السكان. ويتزايد انتشار المرض بشكل كبير في بعض البلدان الآسيوية، مثل تايلاند والهند، بينما يقدر عدد المصابين بفيروس الإيدز في الولايات المتحدة الأمريكية ما بين 650 ألف و900 ألف شخص (National Institute of Allergy and Infection Diseases, 1999). كما وتصل كلفة رعاية هؤلاء إلى 6.7 بليون دولار سنوياً، أي بما معدله 20 ألف دولار لكل مريض (Bozzette et al., 1998). وعلى الرغم من أن أعداد المصابين بالإيدز كانت في تصاعد مستمر (Holmberg, 1996)، إلاّ أن الوفيات الناجمة عنه في الولايات المتحدة الأمريكية انخفضت في السنوات الثلاث الأخيرة، وذلك للمرة الأولى منذ بدأت مراكز الضبط والوقاية بمتابعة المرض عام 1981 (Centers for Disease Control & Prevention-CDC) (Holmberg, 1996). وحسب التقديرات، فإن معدل الإصابة بالمرض في الولايات المتحدة الأمريكية وحدها، يقارب 40 ألف حالة جديدة سنوياً. ويعود تزايد فرص الأمل بنجاح العلاج إلى موانع البروتيز.

إيضاح 14-3

بروفيل المريض "صفر"

A Profile of Patient Zero

مع بداية السبعينيات من القرن الماضي، أخذ يظهر بين جماعات المثليين جنسياً بعض حالات الورم الخبيث المعروف بسرطان كابوسي (Kaposi's Sarcoma)، وكذلك بعض حالات الالتهاب الناجمة عن العدوى. ومع بداية عقد الثمانينيات من القرن نفسه، استطاعت مراكز السيطرة على الأمراض (Centers for Disease Control-CDC) دمج مجموعة الاضطرابات هذه تحت مسمى واحد، هو متلازمة نقص المناعة المكتسبة.

ومع زيادة ظهور هذه الاضطرابات، بدأ القائمون على إدارة مراكز السيطرة بتتبع الحالات المُصابة، وذلك بقصد اكتشاف وجود صلات مشتركة محتملة بينها. ولم يَخفَ على أحد منهم آنذاك أن اسماً واحداً قد بدأ يتكرر ذكره بين المصابين بالمرض، وهذا الاسم هو: جيتان دوجاس (Gaetan Dugas). وقد عُرف جيتان بجاذبيته ونشاطه الجنسي، وكان يعمل مضيفاً على إحدى خطوط الطيران الفرنسية- الكندية. وقد سهّلت طبيعة عمله ونزعته الجنسية، عمليةَ انتشار فيروس الإيدز على أوسع نطاق ممكن. وكان جيتان رجلاً محبوباً؛ فشعره الناعم وملامح وجهه وابتسامته الجذابة، ولباسه الأنيق ونبرة صوته وجاذبيته دفعت به ليصبح الرجل الأكثر جاذبية لدى سائر أوساط المجتمع المثلي في مدينة سان فرانسيسكو.

لم يشعر جيتان على الإطلاق أنه مصاب بالسرطان، لكن بعد قيامه بالفحوص والتحاليل، وبعد إجراء بعض العمليات الجراحية لإزالة بعض الأورام الأرجوانية من وجهه، تأكد الأطباء من أنه مصاب بالإيدز. وكان جيتان متخوفاً في بداية الأمر، لكنه كان يعزّي نفسه بالشعور بالثقة بنفسه، مصمماً على أنه سينجح في إلحاق الهزيمة بالمرض في النهاية. وقام جيتان بتوفير كل الظروف التي تتيح له الحصول على كل ما يرغب به. لكن أحد مراكز السيطرة تمكن من إلقاء القبض عليه، وإرغامه على الاعتراف بحقيقة طبيعة نشاطه الجنسي المفرط؛ حيث وصل معدل علاقاته السنوية إلى ما يقارب 250 علاقة جنسية. لكنه لم يكن مدركاً لحقيقة أنه كان السبب في نقل العدوى لمئات من الأشخاص المثليين، الذين كانوا يشاركونه لهوه وسهره طوال حوالي عشر سنوات، حيث بلغ عدد شركائه أكثر من 2500 شريك جنسي.

وعلى الرغم من كل المحاولات لحثه على التوقف عن نشاطه الجنسي، إلاّ أنه كان يصر على الاستمرار بعلاقاته كسابق عهده، زاعماً أنه لا يوجد قوة على الأرض تستطيع منعه من ممارسة ما يريد. ورغم تعنته وعناده، إلاّ أن جيتان تعاون أخيراً مع العاملين في مراكز السيطرة، وزودهم بأسماء العديد من محبيه ومعجبيه وأرقام هواتفهم. وقد أدت اعترافات جيتان إلى الكشف عن بؤر الإيدز في سان فرانسيسكو ومجتمعات مثلية أخرى.

وفي عام 1982، اكتشف علماء الأوبئة أول 40 حالة من أصل 248 كان لها علاقة مباشرة بجيتان. حيث ارتبط اسمه بـ9 حالات من مدينة لوس أنجيلوس، و 22 حالة من مدينة نيويورك، وثماني حالات من مدن أميركية أخرى. وأصبح واضحاً أن احتمال الإصابة بالمرض بطريق الصدفة كان صفراً. فباشرت مراكز السيطرة بتكثيف اتصالاتها مع سلطات سان فرانسيسكو، للاستفسار عن قانون يمكن بموجبه إلقاء القبض على جيتان ومنعه من ممارسة نشاطه الجنسي، لكن المفاجأة كانت في عدم وجود قانون يخولهم القيام بذلك. وفي هذه الأثناء بدأت الإشاعات تتناقل خبر وجود حالات إصابة بالإيدز في شارع كاسترو المعروف، وتعالت أصوات تحذر من أن أي شخص يقوم بتوريط نفسه بعلاقات جنسية كهذه، سيكون مصيره الإصابة بداء الإيدز وسيكون الموت من نصيبه.

وفي النهاية أصبح جيتان معروفاً بين الجماعات المثلية، وحاول بعضهم ثنيه عن إقامة علاقات جنسية مع أشخاص مجهولي الهوية، وبعد معاناة مع المرض دامت أربع سنوات، كان الموت بانتظار جيتان ليقتلعه عام 1984. وحسب مصادر تابعة لمراكز

السيطرة على الأمراض في الولايات المتحدة الأمريكية، فإن جيتان كان بمثابة الشخص الذي أدخل الإيدز إلى الولايات المتحدة الأمريكية، رغم أن أشخاصاً آخرين كانوا مصابين بالمرض في الوقت نفسه. أي أن جيتان كان من ضمن الذين تسببوا بانتشار الإيدز، بل ويمكن اعتباره من الذين لعبوا دوراً رئيساً في انتشار المرض في أرجاء الولايات المتحدة.

وخلال المراحل الأولى من تطور الإيدز في الولايات المتحدة الأميركية، كانت الفئتان الرئيستان المعرضتان للإصابة بالمرض هما الرجال المثليون جنسياً ومتعاطو المخدرات بالوريد. ومع أن هذان الفريقان ما زالا يشكلان النسبة الأكبر من حالات الإيدز، إلاّ أن نسبة المصابين من الزنوج من ذوي الدخل المتدني، والمكسكيين، والاشخاص من أقليات أخرى، في تزايد مستمر. ونجد من بين سائر هذه الفئات أن المراهقين والشباب هم الأكثر تعرضاً للإصابة بالإيدز، وذلك لكونهم يمارسون النشاط الجنسي أكثر من غيرهم، ويتميزون بتنوع المعاشرة الجنسية. كما ويعتبر الهاربون من منازلهم، أطفالاً أو مراهقين، من أكثر الفئات تعرضاً للإصابة بالإيدز؛ وذلك لأنهم كثيراً ما يقايضون النقود بالجنس.

ويشير تقرير حديث لمراكز السيطرة على الأمراض (CDC) إلى أن عدد حالات الإصابة بالإيدز ازداد بشكل كبير بين النساء، خاصة النساء من الأقليات العرقية، بحيث غدت النساء اليوم يُشكّلن ما نسبته 20% من حالات الإيدز (Holmerg, 1996). ورغم أن النساء من السود والمكسيكيين يُشكّلن 19% فقط من مجتمع النساء في الولايات المتحدة، إلا أنهن في مجال الإصابة بالإيدز يشكلن ما نسبته 73% من الحالات المَرَضية لدى النساء (Holmerg, 1996). ويجدر التنويه إلى أن حالات الإيدز منذ عام 1991 تزداد بصورة ملحوظة بين الأشخاص من عمر 50 سنة وأكثر.

التدخل للحد من انتشار الإيدز: Intervention to Reduce the Spread of AIDS

ينظر الخبراء إلى أساليب مكافحة عوامل الخطورة في السلوك والحدّ منها على أنها أفضل طرق السيطرة على انتشار الإصابة بفيروس الإيدز. وتتركز هذه التدخلات على الحد من الممارسات التي تتضمن انتقال السوائل الجسمية. فالامتناع عن الممارسات الجنسية الخطرة، واستخدام الواقي، وعدم استخدام حقن مشتركة في تعاطي المخدرات بالوريد، هي من بين الأنماط السلوكية الرئيسة التي ركزت عليها هذه التدخلات.

وفي ضوء تنوع الفئات المعرّضة للإصابة بالإيدز (المراهقون، والجنسيون المثليون، والنساء ذوات الدخل المتدني، والأقليات)، فإن التدخلات المكثفة القائمة على قاعدة مجتمعية (Community-Based Interventions)، والموجهة نحو الفئات ذات الخطورة العالية، من المرجح أن تكون الأكثر فعالية.

التعليم Education: تبدأ معظم التدخلات الهادفة لتخفيف وطأة مرض الإيدز وانتشاره، بتوعية الجماعات المستهدفة حول عوامل الخطورة، وذلك من خلال تزويدها بالمعرفة والمعلومات اللازمة عن المرض وطرق انتقاله. إذ تشير الدراسات إلى أن لدى بعضهم درجة عالية من الأوهام والخزعبلات حول الإيدز، كالمبالغة في ردود أفعالهم فيما يتعلق بالاتصال العرضي مع حملة الفيروس. ولكن ردود أفعالهم للخطورة الجنسية الناجمة عن السلوك الجنسي العرضي والفشل في استخدام الواقي تكون دون المستوى. بالإضافة إلى ذلك، يبدو أن الناس ينظرون إلى فيروس الإيدز على أساس من

التمييز الاجتماعي، كما لو كان الأذى الناجم عن الجرثومة يعتمد على طبيعة العلاقة التي تربط هذا الشخص مع الشخص الذي يحمل الجرثومة. فجرثومة الشريك الحميم يُنظر إليها وكأنها أقل تهديداً من الجرثومة التي يحملها أشخاص غير معروفين أو مألوفين للشخص المعني، أو الذين لا تربطهم به علاقة مودة ومحبة (Nemeroff, 1995).

وبصورة عامة، يمكن القول إن الرجال المثليين جنسياً يمتلكون مستوى جيداً من المعلومات حول الإيدز، ويأتي بعدهم بمستوى أقل بكثير المراهقون الغيريون، بينما تفتقر بعض الفئات المعرضة للإصابة ومن ذوي الخطورة، إلى المعلومات الضرورية، بل والأولية، حول المرض (LeBlanc, 1993). كما أظهرت الدراسات التي أُجريت على المرأة الحامل غير المتزوجة من داخل المدن، أنها لا تملك سوى معلومات ضئيلة حول الإيدز وحول الممارسات الجنسية غير الآمنة، بل وتجهل السلوكيات الجنسية والحياتية السابقة والحالية للشريك، وهذا ما يجعلها عرضة للمخاطر والإصابة بالمرض (Hobfoll, Jackson, Lavin, Britton, & Shepherd, 1993; see also D. A. Murphy, Mann, O'Keefe, & Rotheram-Borus, 1998).

وللتعليم أو التوعية أهمية خاصة في إدارة المراحل ذات الخطورة العالية في النشاط الجنسي للشخص. فقد وجد ماين وزملاؤه أن الرجال الذين يجتازون فترة حزن على فقدان شريك كانوا أكثر انخراطاً في النشاط الجنسي غير الآمن في الأشهر اللاحقة (Mayne, Acree, Chesney, and Folkman,1998). كذلك الأمر فيما يتعلق بالرجال الذين أصبح لديهم شريك أساسي جديد، حيث وجد أنّهم أكثر ميلاً لممارسة سلوكيات جنسية خطرة، وبالتالي فإن التوعية في مثل هذه الفترات الحرجة من النشاط الجنسي، تحتل مكانة خاصة في الحد من الإصابة بالمرض وانتشاره.

ومع زيادة نسبة الإصابة بالإيدز بين النساء، غدت المسائل المتعلقة بالحمل تكتسب أهمية خاصة. فالعديد من النساء يفتقرنَ إلى معرفة كيفية انتقال فيروس الإيدز للطفل الرضيع، وبالتالي يكون قرارهنّ فيما يتعلق بعملية الحمل غير مبني على قدر كافٍ من المعرفة السليمة. وتدل الدراسات على أن حوالي 15-30% فقط من الأطفال الرّضّع الذين يولدون من أمهات يحملن فيروس الإيدز سوف يصابون بالفيروس، ويمكن تخفيض هذه النسبة لتصبح من 4% إلى 8% بواسطة استخدام العلاج بالـ(AZT)، ولهذا فإن التعليم والتوعية فيما يتعلق بفيروس الإيدز وبطرق انتقال المرض خلال الحمل، تعتبر من الأولويات التربوية المهمة (D. A. Murphy et al., 1998).

ما مدى نجاح التدخلات التعليمية أو التربوية؟ عند مراجعة 27 دراسة منشورة تم من خلالها تزويد المرضى بالإرشاد ونتائج الأبحاث حول مرض الإيدز، وجد أن هذا النوع من التعليم كان وسيلة فعالة في الوقاية الثانوية للمصابين بفيروس الإيدز، وذلك من حيث التقليل من السلوكيات التي يمكن أن تؤدي إلى انتقال المرض للآخرين، بينما لا يمكن اعتبار هذه الطريقة بمثابة استراتيجية وقائية أولية فعالة للمشاركين من غير المصابين (Weinhardt, Carey, Johnson, & Bickman, 1999).

ولعل التدخلات التي تأخذ بعين الاعتبار المستوى الثقافي والموجهة لجماعات معينة، تصيب الهدف بصورة أفضل. إذ تشير الدراسات إلى أن عملية تزويد الجماعات ذات الخطورة العالية (مثل الأميركيين من أصل إفريقي والذكور والمراهقين في أواسط المدن) بالمعلومات الكافية، قد أثبتت فاعليتها في تغيير سلوك المشاركين، خصوصاً لدى المجتمعات التي تفتقر إلى المعلومات (Jemmott, Jemmott; and Fong, 1992). وقد أثبتت الدراسات أنه عندما تم توزيع عينة من المراهقين بشكل عشوائي على جماعات تجريبية وضابطة بهدف التقليل من السلوكيات الخطرة، وجد أن التدخلات الملائمة ثقافياً التي أجراها أميركيون من أصل إفريقي، وباستخدام مواد تم تطويرها خصيصاً للمراهقين من داخل المدن، كانت أكثر نجاحاً على مدى فترة امتدت إلى ثلاثة أشهر. إذ جاءت تقارير المراهقين الذين تعرضوا لهذا التدخل، لتبين حالات أقل من الجماع، وعدداً أقل من

الشركاء الجنسيين، واستخداماً أكثر للواقي، واتصالاً جنسياً أقل عبر الفم، مقارنة بالمراهقين الذين لم يخضعوا لعمليات التدخل.

ومع تقدم الأبحاث حول المعالجات التي تعمل على إطالة حياة المصابين بفيروس الإيدز، أصبحت المعرفة بمعالجات الإيدز تكتسب أهمية متزايدة. فقد أظهرت الدراسات المسحية أن تلك المعالجات الفعالة المضادة للفيروس، قللت من التوتر والضيق النفسي عند جماعة المثليين الجنسيين (Rabkin, Ferrando, Lin, Sewell, & McElhiney, 2000)، لكن هذا التفاؤل ربما يولد بشكل غير مباشر زيادةً في السلوك الخطر، وذلك لأن المعالجات الجديدة من شأنها أن تقلل من قلق هذه الجماعات حول الممارسات الجنسية الآمنة (Vanable, Ostrow, McKirnan, Taywaditep, & Hope, 2000). وكما يبدو فإن الاتصال الجنسي الفموي غير المحمي في تزايد بين فئات الجنسيين المثليين ذات الخطورة العالية (Kalichman, Kelly, & Rompa, 1997). كما أن الجهل بخطورة الإصابة بعدوى فيروس الإيدز من شريك بمستوى فيروسي منخفض، ربما يزيد من الممارسات ذات الخطورة (Kalichman, Nachimson, Cherry, & Williams, 1998). وعليه، يبقى التعليم من الأولويات الجوهرية في التدخل مع الجماعات ذات الخطورة العالية.

المعتقدات الصحية Health Beliefs: إن معرفة تفاصيل المرض، تسمح لنا فقط بامتلاك الأساس الذي تبنى عليه أساليب التدخل الفعال. فإضافةً إلى المعرفة، من واجب الفرد أن ينظر لنفسه على أنه قادر على التحكم بسلوكه أو نشاطه المرتبط بالخطورة (Forsyth & Carey, 1998)؛ إذ يرتبط إحساس الفرد بالفعالية الذاتية (Self-Efficacy) بالالتزام باستخدام الواقي بنسبة أكبر بين الرجال المثليين وبين المراهقين الأميركيين من أصل إفريقي (Jemmott, Jemmott, Spears, Hewitt, & Cruz-Collins, 1992)، وبين النساء الأميركيات من أصل إفريقي ومن أميركا اللاتينية (Nyamathi, Stein, & Brecht, 1995)، وبين الطلبة الجامعيين (O'leary, Goodhardt, Jemmott, & Boccher-Lattimore, 1992; Wulfert & Wan, 1993; see Forsyth & Carey, 1998).

كذلك، ترتبط الفعالية الذاتية بممارسة الجنس مع أعداد أقل من الشركاء، وبوجه الخصوص إذا كانوا من غير المعروفين أو الغرباء (Aspinwall et al., 1991; Wulfert, Wan, & Backus, 1996).

تظهر الغالبية العظمى من حالات الإيدز المبكّرة لدى الذكور الشاذين جنسياً. وقد قام مجتمع الشواذ بجهود كبيرة تستحق الثناء للتقليل من السلوكيات التي تزيد احتمالات الخطورة.

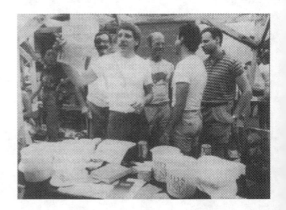

هذا، وقد أظهر نموذج المعتقد الصحي (أنظرا الفصل الثالث) قدرةً محدودة على التنبؤ بالسلوك الجنسي المتعلق بعدد الشركاء، وبعدد غير المعروفين بالنسبة للشخص (Aspinwall et al., 1991)، وكذلك الأمر بالنسبة لاستخدام الواقي (Abraham, Sheeran, Spears, & Abrams, 1992). أمّا نظرية الفعل المدروس (أنظرا الفصل الثالث) فقد أثبتت نجاحاً أكبر، وذلك لأن المعايير الاجتماعية ما تزال مهمة بالنسبة للعديد من الجماعات المعرضة للإصابة بالإيدز،

خصوصاً من المراهقين (Winslow, Frozini, & Hwang, 1992). ولدى دراسة بعض هذه الجماعات، وُجد أن الذين كانت لديهم اتجاهات إيجابية نحو الواقي واستخدامه، عبروا عن النية لاستعماله خلال الأشهر المقبلة. كما وُجد أن الخوف من الإيدز، وشعور الفرد بأنه معرض للإصابة، وشعوره بالسيطرة فيما يتعلق باستخدام الواقي، جميعها عوامل أدت إلى التنبؤ باستخدام الواقي (Jemmott, Jemmott, and Hacker, 1992).

استهداف النشاط الجنسي Targeting Sexual Activity: من الضروري أن تراعي أساليب التدخل التي تتصدى للسلوكيات الجنسية المرتبطة بالإصابة بالإيدز ديناميات الجنس والخبرات الجنسية السابقة. إذ إن النشاط الجنسي من أكثر الجوانب خصوصية في حياة كل فرد، وبالتالي، فإن المعرفة بكيفية ممارسة الجنس الآمن، والاعتقاد بالقدرة على فعل ذلك، قد لا يُترجم بالضرورة إلى عملية تغيير فعلية في السلوك، في حال كان السلوك الجنسي التلقائي جزءاً من الهوية الشخصية للفرد. فبالنسبة للعديد من الجنسيين المثليين، على سبيل المثال، من الضروري أن يكون الشخص الجنسي المثلي حراً في ممارسة ما يريد من السلوك الجنسي. وبالتالي، فإن تعديل النشاط الجنسي قد يشكل تهديداً لهويته ولأسلوب حياته (L. Mckusick, Horstman, & Coates, 1985). وفي إحدى دراساته، وجد ماكوزك أن الرجال الذين يمارسون الجنس للتخلص من التوتر، أو بهدف التعبير عن هويتهم المثلية، كانوا أكثر تورطاً في ممارسة الجنس المثلي دون استخدام الواقي؛ كما وجد أنه حتى الرجال الذين استخدموا الواقي بنسبة عالية، يمكن لسلوكهم الجنسي الخطر أن يتباين مع الوقت، ومع تغير الظروف الشخصية (Mayne et al., 1998).

وتعتبر الممارسات الجنسية السابقة مؤشراً مهماً على خطورة السلوك المرتبط بالإيدز، فكلما زادت خبرات الأفراد الجنسية، قاموا بتطوير أساليب جنسية متكاملة ومتوائمة مع نمط حياتهم. وينطبق هذا بشكل خاص على الأشخاص الذين اكتسبوا الخبرة بمعاشرة عدد واسع من الشركاء، خصوصاً من الغرباء وغير المعروفين، ومن الذين لم يستخدموا الواقي في السابق؛ حيث وُجد أنهم يميلون للاستمرار بالتصرف دون تغيير سلوكهم. ربما لأن هذا السلوك أصبح متوائماً مع نمطهم الجنسي (Aspinwall et al., 1991; van der Velde & Van der Pligt, 1991).

إيضاح 14-4

الممارساة الجنسية الآمنة: الواقي السحري

Safe Sex: The Magic Condom

في مشهد دعائي تلفزيوني حديث، نشاهد لقطة تجمع رجلاً وامرأة يداعبان بعضهما بعضاً، ويهمان لخلع ملابسهما والدخول إلى مضجعهما. وقبل المضي قدماً وإجراء أي اتصال جنسي، تهمس المرأة بأذن الرجل: "هل أجريت مؤخراً فحصاً للدم؟" فيجيب الرجل: "الشهر الماضي، وكانت النتيجة سلبية". ثم يتساءل الرجل: "وماذا بالنسبة لك؟"، فتجيب المرأة: "نتائجي أيضاً سلبية"، وتضيف: "هل معك واقٍ؟"، فيجيب الرجل: "نعم، وقد وضعته في مكانه". فيبدأ عندها الاثنان عملية المضاجعة.

يمثل هذا المشهد التلفزيوني الأسلوب الهوليوودي في عرض سبل الاتصال الجنسي الآمن. لكن السؤال هنا: كيف جاء الواقي السحري للرجل في هذه الدعاية؟ هل وضعه وهو في سيارة الأجرة قبل وصوله إلى الشقة؟ أم أنه قد قام بوضعه أثناء تحضير الشراب في المطبخ؟ قد تبدو هذه المشاهد الهوليوودية للممارسة الجنسية الآمنة بسيطة وعادية لا تثير القلق، لكنها ليست كذلك في حقيقة الأمر. فالخطوة الأولى والأهم تتمثل بإدراك الشخص لأهمية ممارسة الجنس الآمن، أي إدراكه لاحتمالات التعرض للإصابة بالإيدز أو أية أمراض تناسلية معدية أخرى. إذ رغم الانتشار المتسارع للإيدز بين أوساط الشباب وصغار السن، خصوصاً السود

والمكسيكيين، إلا أن مستوى معرفة هؤلاء بالجنس بصورة عامة وبالإيدز بصورة خاصة تبقى متواضعة، وخصوصاً بين الفئات الأقل اندماجاً بالثقافة (Marin & Marin, 1990).

إن دفع الشباب لاتباع الخطوات الصحيحة من أجل ممارسة آمنة للجنس يعتبر من المشكلات الكبرى. ولهذا يركز المرشدون في هذا المجال على أهمية فكرة سؤال الشريك حول تاريخه الجنسي. لكن ما يحصل على أرض الواقع، هو قيام العديدين بعدم ذكر الحقيقة من أجل التقليل من خطورة احتمالية الإصابة بالإيدز (Cochran & Mays, 1990). وما يثير الاستغراب هو أن الذين يسألون مثل هذه الأسئلة على أمل التقليل من احتمالات الإصابة بالفيروس، هم في الواقع الأقل استخداماً للواقي (Cochran & Mays, 1990)، مثلهم مثل العديد من المراهقين الذين يمارسون سلوكيات تتسم بالخطورة العالية، مع أشخاص لا يستخدمون الواقي بصورة منتظمة (Biglan, et al., 1990)، كونهم يعتبرون استخدام الواقي أمراً غير مستساغ (B. E. Collins & Aspinwall, 1989).

إن الجوانب المهمة التي أغفلتها برامج هوليوود الدعائية، هي تلك المتعلقة بالأبعاد البين-شخصية والعملية لاستخدام الواقي، وهي التي قد تشكل حواجز أمام استخدامها. وعليه، من الواضح أن ما يتطلبه الجنس الآمن يتجاوز مجرّد عملية توجيه سؤالين أو أكثر لتتحقق الوقاية المطلوبة بعدها. فالتدخلات الرامية إلى زيادة الممارسة الجنسية الآمنة بحاجة لأن تتعامل مع عدة جوانب، فهنالك المعرفة الجنسية بالأمراض التي يمكن أن تنتقل عن طريق الاتصال الجنسي- كالإيدز، وهنالك الاتجاهات التي يحملها الأفراد نحو الوقاية الجنسية وعلاقة ذلك بثقافتهم، ناهيك عن إدراك الشباب لوجود الواقي نفسه، ولدوره أيضاً.

هذا، وقد ركزت بعض أساليب التدخل على تحسين المهارات المرتبطة بالنشاط الجنسي، فاللقاءات الجنسية، خاصة مع شركاء جدد، غالباً ما تكون متسرعة وحسّية وشهوانية وغير لفظية، وهي شروط لا تساعد في الغالب على المناقشة العقلانية للممارسات الجنسية الآمنة والتصدي لمثل هذه المسائل. ولقد ابتكر المتخصصون في علم النفس الصحي أساليب تتضمن ممارسة ما يسمى بـ"المهارات الجنسية التفاوضية" (Miller, Bettencourt, DeBro, & Hoffman, 1993). ففي إطار الأساليب المعرفية-السلوكية، تم تعليم الرجال المثليين كيفية ممارسة سياسة ضبط الذات في العلاقات الجنسية، وكيفية مقاومة الضغوط للمشاركة في نشاط جنسي عالي الخطورة، وذلك من خلال النمذجة، لعب-الدور، والتغذية الراجعة. وهذا ما سمح لهؤلاء الأشخاص أن يكتسبوا مهارةً في التعامل مع العلاقات الجنسية ذات الخطورة العالية، واستخدام الواقي أيضاً (Kelly, Lawrence, Hood, Brasfield, 1989).

وتعتبر مهارات التفاوض الجنسي مهمة بشكل خاص في التدخل مع المراهقين، فأحد أسباب تورط الشابات في الممارسة الجنسية غير الآمنة، يعزى إلى الإكراه على الممارسة الجنسية من قبل الشباب. فتعليم الطرفين مهارات التفاوض الجنسي، خصوصاً تعليم الشابات كيفية مقاومة محاولات الممارسة الإكراهية، من الأمور المهمة للغاية في هذا المجال (M. P. Carey, 1999).

وقد تكون التدخلات ناجحة إذا ركزت على الظروف التي تعيق الممارسات الجنسية الآمنة بصورة مباشرة. فقد بيّن ساندرسون (1999) أنّه عندما عُرض على مجموعة من الطلبة الجامعيين أشرطة فيديو تعرض مهارات اتصال، مثل إقناع الشريك الجنسي- باستخدام الواقي، وأخرى تعرض مهارات فنية، كاستخدام الواقي بالطريقة الصحيحة والمناسبة؛ وُجد أن أشرطة المهارات الفنية ارتبطت بصورة خاصة بزيادة الكفاءة الذاتية فيما يتعلق باستخدام الواقي، بينما وُجد أن الرسائل التي ركزت على كلا النوعين من المهارات كانت الأكثر نجاحاً في تغيير السلوك (Sanderson, 1999).

وقد يكون النشاط الجنسي الخطر جزءاً من أسلوبٍ حياتي كامل أهم وأشمل من حيث جوانب خطورته؛ يتضمن تدخين السجائر مثلاً، أو تعاطي الكحول والمخدرات، أو ممارسة أعمال ونشاطات غير اجتماعية (B. C. Leigh, Schafer, & Temple, 1995; J. Stein, Newcomb, & Bentler, 1994). لكن، ولسوء الحظ، فإن مثل هذه النشاطات قد تكون جاذبة لاستخدام الواقي، أو مانعة له. فقد وجدت إحدى الدراسات مثلاً، أن فكرة بناء علاقة مع شريك جديد قد تقلّل من إدراك الخطورة (Blanton & Gerrard, 1997)، وأن تعاطي الكحول قد يقلل من الاستخدام الفعال للواقي (C. M. Gordon et al., 1997).

يضاف إلى ذلك، أن اتجاهات المراهقين نحو الواقي تعدّ سلبية بشكل عام (B. E. Collins & Aspinwall, 1989)، فهم ينظرون نحو مستخدمي الواقي كما لو كانوا أشخاصاً غير مرغوبين. ومن هذا المنطلق، فإن تغيير أنماط السلوك المرتبطة بالإصابة بالإيدز لدى المراهقين يتطلب التصدي لمعايير الرفاق حول الجنس؛ وذلك من خلال تعزيز نشاطهم الجنسي الآمن، ومنحهم الإحساس بالكفاءة فيما يخص جهودهم من أجل ممارسة آمنة للجنس (Mckusick, Coates, Morin, Pollack, & Hoff, 1990). وهنالك من الدلائل ما يشير إلى أن التدخل الذي يتناول مهارات التفاوض حول استخدام الواقي بصورة مباشرة وبأسلوب يراعي هذه الديناميات؛ بإمكانه أن يكون فعالاً مع المراهقين، سواءً كانوا من السود أو من البيض (Jemmott & Jones, 1993; M. Z. Solomon & De Jong, 1989).

الإفصاح Disclosure: ويعتبر الباحثون أن عدم الإفصاح بالمعلومات الحقيقية حول الإيدز، والكذب حول ما يمتلكه الشخص من عوامل خطورة للإصابة بالمرض، كعدد الشركاء الجنسيين، يعدّ من الحواجز الرئيسة التي تحول دون السيطرة على انتشار الإصابة بفيروس الإيدز (Kalichman, Roffman, Picciano, & Bolan, 1998)، كما أنه من المرجح أيضاً أن الذين لا يفصحون عن وضعهم الفيروسي لشركائهم، لا يستخدمون الواقي أثناء الجماع الجنسي (DeRosa & Marks, 1998).

ويرتبط عدم الإفصاح للشريك بمستوى متدنٍّ من الفعالية الذاتية، وهذا دليل واضح على أن التدخلات التي تركز على الفعالية الذاتية، يجب أن تتناول عمليات الإفصاح أيضاً (Kalichman & Nachimson, 1999). وكما أظهرت الدراسات، فإن للإفصاح بعض الفوائد والنتائج الصحية الإيجابية، حيث وُجد أن الذين أفصحوا عن وضعهم لأصدقائهم لديهم مستويات أعلى من خلايا (CD4)، مقارنة بالذين اختاروا عدم الإفصاح (B. F. Sherman, Bonanno, Wiener, & Battles, 2000).

ويتأثر سلوك الإفصاح بالعوامل الثقافية، والدليل على ذلك أن القيم العائلية كما هو متعارف عليه تاريخياً تعتبر جزءاً مهماً من الثقافة المكسيكية، وأن هذه القيم لها آثارها الصحية على السلوك المتعلق بالخطورة الجنسية. ولكن الأمور قد تختلف في حالات الإصابة بفيروس الإيدز؛ حيث تقف الرغبة في حماية أفراد العائلة عائقاً أمام الإفصاح (H. R. C. Mason, Marks, Simoni, Ruiz, & Richardson, 1995; Szapocznik, 1995). فقد يعني عدم الإفصاح أيضاً أن الشباب المُصابين لن يستطيعوا الحصول على المساندة الاجتماعية التي هم بحاجة إليها من قبل عائلاتهم (H. R. C. Mason et al., 1995).

اجراءات التدخل المعرفية-السلوكية Cognitive-Behavioral Interventions: لقد استُخدمت التدخلات المعرفية-السلوكية في إدارة الضغط لدى بعض الجماعات المصابة بفيروس الإيدز، بمن فيهم الرجال المثليون والنساء الأميركيات من أصل إفريقي (N. Schneiderman, 1999). ووجدت الدراسات أنه بإمكان هذه التدخلات

أن تقلل من الضيق والتوتر، وأن تحجب الآثار النفسية والمناعية المترتبة على المعرفة بوجود الفيروس، وأن تؤدي إلى تحسين الرقابة على الإصابة بأمراض طفيلية، كالأمراض الجلدية. هذا بالإضافة إلى أن التحسن على مستوى التكيف النفسي قد يؤخر بدوره من تقدم فيروس الإيدز، وبالتالي المساهمة في التوصل إلى مستوى صحي أفضل.

كما أُجريت مراجعة رئيسة للدراسات الهادفة إلى التقليل من النشاط الجنسي وتعزيز القدرة على التفاوض فيما يخص استخدام الواقي، وذلك من خلال استخدام التدخلات السلوكية لدى بعض فئات المجتمع التي تمثل خطورة للإصابة بالإيدز، مثل المراهقين والرجال المثليين والغيريين، والنساء من سكان المدن والطلبة الجامعيين والمرضى العقليين الراشدين. ووجد الباحثون في هذه المراجعة أن هذه التدخلات كانت مفيدة في التقليل من السلوكيات والمغامرات الخطرة (Kalichman, Carey, & Johnson, 1996).

ولم تكتف العديد من البرامج بالتدخلات التعليمية أو التربوية وحدها، بل وأدخلت مكونات أخرى دافعية لهذه البرامج، وذلك من أجل زيادة اندفاع الجماعات المعرضة للإصابة، أو ما يسمى بجماعات الخطورة، لتغيير سلوكها.

ويشير التدريب في مجال الدافعية (Motivation Training) إلى حالة من الاستعداد للتغيير من خلال المساعدة على تطوير أهداف سلوكية للتغيير، أو التعرف على جوانب عدم الانسجام بين أهداف المصابين وسلوكهم الراهن، وتنمية إحساسهم بكفاءتهم الذاتية من حيث القدرة على التغيير. ومما يساعد في تعزيز العنصر الدافعي؛ توفير أسلوب متعاطف من قبل المعالج، واتباعه سياسة عدم إصدار الأحكام. وتشير الأبحاث إلى أن إضافة مثل هذا العنصر الدافعي للتدريب التربوي والمهاراتي، يساهم في تعزيز فاعلية التدخلات الهادفة للتقليل من خطورة الإصابة بالإيدز (Carey et al., 1997, 2000).

تعاطي المخدرات Drug Use: وفيما يخص متعاطي المخدرات بالوريد، فمن الضروري أن يركز التدخل على تقليل التعامل بأية أدوات ملوثة، وكذلك تغيير نمط النشاط الجنسي، فالمعلومات حول طرق انتقال الإيدز، وأهمية تغيير الحقن واستبدالها، وضرورة استخدام الحقن المعقمة، يمكنها التقليل من أساليب الحقن الخطرة بين المتعاطين (Des Jarlais, 1988). كما وأن بإمكان المعالجة بالميثادون (Methadone Maintenance Treatment) أن تساعد في التقليل من انتشار الإيدز، وذلك من خلال تقليل تكرار الحقن أو التعامل بحقن مشتركة، وكذلك التقليل من السلوكيات الصحية الخطرة عبر استخدام الواقي والإقلال من عدد الشركاء الجنسيين (Lollis, Strothers, Chitwood, & McGhee, 2000)، مع ضرورة التلميح إلى أن البرامج المعرفية-السلوكية التي قد تكون فعالة مع بعض الفئات، قد لا تكون كذلك مع فئة المتعاطين بالوريد؛ بسبب افتقارهم للقدرة على ضبط نزعاتهم.

برامج الوقاية من فيروس الإيدز HIV Prevention Programs: دخلت البرامج الوقائية اليوم إلى صفوف المدارس العامة؛ لتحذير المراهقين من مخاطر الممارسات الجنسية غير الآمنة، وللمساعدة على خلق ممارسات جنسية سليمة. ومع أن الدلائل تشير إلى أن المراهقين يحاولون البقاء بعيداً عن رفاقهم المصابين بفيروس الإيدز، وأنهم يتجهون لإجراء فحص مخبري في حال احتكاكهم بأحد هؤلاء (Gump & Kulik, 1995)، فإن الأبحاث ما تزال تحاول معرفة أي من هذه البرامج يمتلك القدرة على النجاح أكثر من غيره. فعندما يأتي الإعلان عن الإصابة بالإيدز من شخصيات مرموقة في المجتمع، فإن الرغبة بالحصول على معلومات أكثر حول الإيدز والاهتمام به تزداد (Zimet et al., 1993)، مما يدل على أن التوقيت والاستخدام الفعال لمثل هذه التصريحات، يمكنهما أن يساعدا على تشجيع الناس على الفحص، والتقليل من ممارسة السلوكيات الخطرة.

وتَستخدم التدخلات الحديثة في المدارس الأشرطةَ المصورة للوقاية من الإيدز، بهدف تدريب الطلبة على مهارات الاتصال واستخدام الواقي، وقد دلت النتائج على أن لهذه التدخلات دورها الفعال في التقليل من السلوك الجنسي الخطر (Sanderson, 1999).

وقد يساعد نموذج المرحلة في تغيير السلوك (Stage Model) في توجيه التدخلات نحو زيادة استخدام الواقي، فوجود فجوات في معرفة بعض الأفراد بالإيدز أو بسلوكهم الشخصي أو سلوك شركائهم، قد يعرضهم للمخاطر (Hobfoll et al., 1993). لذلك قد يستفيد هؤلاء من تدخلات قائمة على قاعدة معلوماتية تنقلهم من مرحلة ما قبل العزم (Precontemplation) إلى مرحلة العزم (Contemplation) فيما يتعلق بالممارسات الجنسية الآمنة. لكن في المقابل، فإن الانتقال من العزم إلى الإعداد (Preparation)، أو من الإعداد إلى العمل (Action)، قد يتطلب تدريباً محدداً في مهارات التفاوض المتعلقة باستخدام الواقي، بحيث يتابع الفرد التزامه بتجنب أية ممارسات جنسية خطرة أثناء لقاءات جنسية معينة (cf. Catania, Kegeles, & Coates, 1990). ومن المتوقَّع أن تركز الأبحاث بصورة أكبر في السنوات القادمة على مثل هذه الأنماط من التدخل.

وقد تحتاج الجهود الرامية إلى منع السلوكيات الخطرة، لا إلى استهداف الممارسات الجنسية ذات الخطورة العالية فحسب، بل وإلى تفادي سلوكيات أخرى غيرها يمكن أن تؤدي إلى تسهيل حدوث مثل هذه الممارسات أيضاً. ومن بين هذه السلوكيات تعاطي الكحول والمخدرات. فالأفراد الذين يدركون في الأحوال العادية خطورة الانجراف خلف مثل هذه الممارسات الجنسية، قد تضعف سيطرتهم على أنفسهم تحت تأثير المخدرات أو الكحول (C. M. Gordon & Carey, 1996; B. C. Leigh & Stall, 1993).

ومن الجدير بالذكر أن هذه التدخلات ربما تحتاج إلى أن تتجاوز جهود تحسين مهارات التفاوض الجنسي وتحسين الممارسات الجنسية الآمنة لتأخذ بعين الاعتبار المعايير التي تحيط بالنشاط الجنسي. فأي تدخل يحبذ إقامة الفرد لعلاقات طويلة الأمد، أو يدفعه للتقليل من انخراطه في علاقات جنسية قصيرة الأمد، يمثل وسيلة وقائية جيدة (Pinkerton & Abramson, 1993).

التعامل مع فيروس نقص المناعة البشرية والإيدز:

Coping with HIV+ Status and AIDS

هناك الآلاف من الأشخاص الذين تكشف فحوص الدم بصورة عفوية عن إصابتهم بالفيروس، لكنهم لا يطورون الإيدز في المستقبل. ويعتقد معظم خبراء الصحة بأن غالبية هؤلاء سيطورون مرض الإيدز مع مرور الزمن. وعليه، فإن هؤلاء سيعيشون على الأرجح في عالم من الترقب والقلق والخوف وعدم اليقين، والتهديد الذي يتربص بهم.

ولكن، كيف يتعامل هؤلاء الأشخاص مع الإصابة بهذا الفيروس يا ترى؟ تتمثل الاستجابة الأولى بالزيادة قصيرة المدى في الضيق النفسي، كما يبادر هؤلاء إلى التقليص من السلوكيات الخطرة المرتبطة بالإصابة بالفيروس. ولكن مع مرور الزمن، تعود الاستجابة النفسية الاجتماعية إلى درجتها المتواضعة السابقة (Doll et al., 1990). ومع أن الأفراد المصابين بصورة عامة يواجهون تهديد الإيدز بثبات وتماسك (e.g., Blaney, Millon, Morgan, Eisdorfer, & Szapocznik, 1990)، إلاّ أن فئةً منهم تكون ردة فعلهم على التشخيص بالاكتئاب الشديد وبالأفكار الانتحارية (Kelly, Murphy, Bahr, et al., 1993).

والآن وقد أصبح الإيدز مرضاً مزمناً بعد أن كان مرضاً حاداً؛ فقد برز في الواجهة عدد من المسائل النفس اجتماعية. فعلى مرضى الإيدز أن يتعاملوا مع مخاوف المجتمع المحيط بهم وتعصبه ضدهم، خصوصاً الذين يحملون مخاوف مرضية من المثليين (Homophobia) (Kunkel & Temple, 1992)، نتيجة لذلك، يلقي العديد من الناس باللوم على ضحايا الإيدز أنفسهم، ويحمّلونهم مسؤولية إلحاق الأذى بأنفسهم وإصابتهم بالمرض، خصوصاً إذا كانوا من المثليين (B. L. Andersen, 1992) أو من متعاطي المخدرات بالوريد (Hunter & Ross, 1991). والسؤال الذي يطرح نفسه الآن: ما هي العوامل التي تعزز إمكانات نجاح التعامل مع الإيدز؟ فيما يلي بعض هذه العوامل.

الضبط Control: إن إدراك المرء لذاته وقدراته، وبأنه يمتلك السيطرة على المثير الضاغط، ترتبط عادةً بتكيف أفضل مع هذا المثير. كما لوحظ في حالات الأمراض المزمنة والمستفحلة الأخرى أن الإحساس بالضبط الذاتي، أو بالفعالية الذاتية، يعتبر غايةً في الأهمية للتكيف مع مرض الإيدز (Benight et al., 1997; Rotheram-Borus, Murphy, Reid, & Coleman, 1996; S. E. Taylor et al., 1991; S. C. Thompson et al., 1994).

المساندة الاجتماعية Social Support: وهي بدورها في غاية الأهمية بالنسبة لمرضى الإيدز. وتكتسب أهميتها خاصة مع قرب انتهاء الأجل (Carstensen & Fredrickson, 1998). ففي إحدى الدراسات، وُجد أن المساندة العاطفية والعملية والمعلوماتية لمرضى الإيدز، كان لها أكبر الأثر في التخفيف من الاكتئاب؛ كما وجد أن المساندة المعلوماتية كان لها أثر كبير أيضاً، وبوجه الخصوص، في عزل الضغوط المرتبطة بأعراض الإيدز (Hays, Turner, & Coates, 1992; K. Siegel, Karus, & Raveis, 1997).

وللانفتاح على أفراد الأسرة والتحدث معهم حول الإيدز أهميته أيضاً. لكن على الرغم من أهمية الدور الذي يمكن أن تقوم به الأسرة في مساعدة مرضى الإيدز، إلاّ أننا نجد هؤلاء المرضى أحياناً، وفي الوقت الذي تنتابهم فيه الكآبة وتزداد فيه أعراض الإيدز لديهم؛ يفتقرون، ولسوء الحظ، للمساندة الأسرية التي يحتاجونها (H. A. Turner, Hays, & Coates, 1993). وتدل مثل هذه النتائج على أن زيادة المساندة الاجتماعية الطبيعية وتوفيرها لمرضى الإيدز، يجب أن تكون من الأولويات الرئيسة لخدمات الصحة النفسية.

النساء المصابات بفيروس الإيدز Women and HIV: أما النساء المصابات بفيروس الإيدز، خصوصاً اللواتي تظهر عليهنّ أعراض المرض، فإن حياتهن تكون مضطربة ومشوشة في أغلب الأحيان. فالعديد من هؤلاء النساء ليس لديهن عمل أو شريك حياة، وتعتمد نسبة كبيرة منهن على برامج المعونة الاجتماعية والطبية، كما يتعاطى العديد منهن المخدرات.

وقد يبدو لبعض الأشخاص أن الإصابة بالفيروس هي المشكلة الكبرى، بينما المعضلة الرئيسة في الواقع، تتمثل بضمان تأمين الطعام والمأوى للعائلة. كذلك، فقد بدأت مسائل أخرى إضافية بالظهور مع تزايد عدد ضحايا الإيدز بين النساء، تتعلق بالأطفال ورعايتهم. فتحمّل الأم عبء رعاية الأطفال، خاصة فيما يتعلق بتأمين الرعاية لهم بعد وفاتها، تعدّ من بين أهم الضغوط النفسية الواجب دراستها بشكل منظم.

وعلى الرغم من التقدم الذي تم إحرازه في معالجة الإيدز، وعلى الرغم من اكتشاف العديد من المصادر التي تساعد المرضى على مواجهة المرض بنجاح، إلاّ أن الكثير من المصابين يعانون من تدهور صحتهم وتفاقم الأعراض. ويعتبر الاكتئاب من أكثر المتغيرات النفسية المصاحبة لهذه التغيرات، ويصاحب الاكتئاب عادةً تغيراتٌ في الأعراض

الجسمية، وزيادة في عدد الأيام التي يلزم فيها المريض فراشه، كما ويصاحبه أيضاً الشعور بعدم كفاية المساندة الاجتماعية (K. Siegel et al., 1997)، إضافةً إلى التعب (Ferrando et al., 1998). وفي إحدى الدراسات التي صُمّمت للتخفيف من هذا الاكتئاب، شارك عدد من الرجال المثليين المصابين بالفيروس في برنامج معرفي-سلوكي لادارة الضغط، فوُجد أن هذا البرنامج قد ساعد على زيادة مهارات التعامل الإيجابية لديهم، والقدرة على استخلاص المساندة الاجتماعية أيضاً، وكلاهما يرتبط بتحسن في العافية النفسية وبنوعية الحياة (S. K. Lutgendorf et al., 1998).

العوامل النفسية الاجتماعية المؤثرة في تحديد مسار الإيدز:

Psychosocial Factors that Affect the Course of AIDS

استطاعت الدراسات في السنوات الأخيرة تزويدنا بأدلة قاطعة، تثبت أن للعوامل النفسية الاجتماعية تأثيرها في نسبة التراجع المناعي الناجم عن الإيدز. ففي إحدى الدراسات على مجموعة من الرجال المثليين المصابين بالفيروس، وُجد أن مسار تطور المرض عند الذين عانوا من ضغوط شديدة، كان أكثر تسارعاً منه عند الذين تلقوا مساندة اجتماعية أكبر (Leserman et al., 1999).

كما وجدت دراسات عديدة أخرى أن المعتقدات السلبية حول الذات والمستقبل، ارتبطت بتراجعٍ في خلايا "T" المساعدة (CD4)، وببدء الإيدز عند الأفراد المصابين بالفيروس (Segerstrom, Taylor, Kemeny, Reed, & Visscher, 1996). كذلك وجد أن التوقعات السلبية حول مسار المرض يمكن أن تؤدي إلى تسارع تطور المرض (Byrnes et al., 1998; Reed, Kemeny, Taylor, & Visscher, 1999; Reed, Kemeny, Taylor, Wang, & Visscher, 1994).

وفي الجانب الإيجابي، وُجد أن قدرة الإنسان على إيجاد معنى لخبراته، تبطئ من تراجع الخلايا المناعية (CD4)، وتقلل من الوفيات المرتبطة بالإيدز (Bower, Kemeny, Taylor, & Fahey, 1997)، كما أظهر المتفائلون سلوكيات صحية أكثر من المتشائمين، مثل الالتزام بالدواء (Mann, 2001)، كذلك وُجد أن التفاؤل يساعد المصابين بالفيروس على تحمل الضغوط الإضافية بصورة أفضل (S. Cruess, Antoni, Kilbourn, et al., 2000).

هذا، وقد ربطت الأبحاث أيضاً الكف النفسي (Psychological Inhibition) بالمرض الجسمي أو بمسار تطور للمرض، ويبدو أن هذا الارتباط ينطبق على المصابين بفيروس الإيدز أيضاً. فقد وجدت إحدى الدراسات أن المرض كان أكثر تسارعاً عند أولئك الذين أخفوا هويتهم الجنسية المثلية، مقارنة بالمثليين الأكثر انفتاحاً (S. W. Cole, Kemeny, Taylor, Visscher, & Fahey, 1996). ومن المعروف أن الكف النفسي يقود إلى تحولات في الجهاز العصبي السمبثاوي، من حيث إثارته ووظيفته المناعية، والتي يمكن أن تفسر تلك الفروق في الصحة الجسمية بين المصابين. ويمكن أن يفسر ذلك أيضاً ما للإفصاح عن الإصابة بالفيروس من فوائد على مستوى الخلايا المناعية (CD4). والاستثناء لذلك ما وجده بعض الباحثين من نتائج إيجابية للسلوك التجنبي في إبطاء تراجع الخلايا المناعية (CD4)، ولعل ذلك يعزى إلى ما شكله التعامل التجنبي من حماية للمريض من التوتر النفسي (Mulder, de Vroome, van Gruensven, Antoni, and Sandfort, 1999).

ويمكن أن يكون للاكتئاب والحزن على فقدان الشريك آثارهما السلبية على الجهاز المناعي لدى الرجال المصابين بفيروس الإيدز (M. E. Kemeny et al., 1994)، ولدى النساء أيضاً (Ickovics et al., 2001).

إن الأبحاث التي تربط عوامل نفسية اجتماعية بمسار تطور المرض، كالمعتقدات حول المرض واستراتيجيات التعامل ومصادر المساندة الاجتماعية، هي أبحاث مثيرة للاهتمام بشكل خاص؛ ليس لأنها توضح العوامل التي قد تساعد على بقاء المصابين بفيروس الإيدز على قيد الحياة فقط، وإنما لأنها تزودنا أيضاً بفرضيات حول كيفية تأثير العوامل النفسية والاجتماعية على مسار المرض (S. E. Taylor et al., 2000).

السرطـــــــان: Cancer

السرطان عبارة عن مجموعة من الأمراض التي تزيد عن المائة مرض، يجمع بينها عدد من العوامل المشتركة. وينجم السرطان عن خلل في المادة الوراثية الجينية (DNA)، التي تمثل في خلايا الإنسان الجزءَ المسؤول عن السيطرة على نمو الخلايا وتكاثرها. فخلايا جسم الإنسان تتكاثر بشكل منتظم وبطيء، لكن في حالة السرطان، يحدث خللٌ في المادة الوراثية الجينية (DNA)؛ مما يؤدي إلى تسارع زائد في نموها وانتشارها. ومن المعروف أن الخلايا السرطانية، بعكس خلايا الجسم الأخرى، لا تفيد الجسم؛ وإنما تستنزف طاقاته وإمكاناته.

ويأتي السرطان بعد أمراض القلب ليشكّل السبب الثاني الرئيس للوفيات في الولايات المتحدة الأميركية، وفي معظم البلدان النامية (الجدول 14-2). فبين الاعوام 1900 و 1990، تزايدت نسبة الوفيات بالسرطان بصورة تدريجية وملحوظة، ولكن في السنوات الأخيرة من القرن العشرين شهدنا تراجعاً في معدل الوفيات بنسبة 3%، خاصة في مجال سرطان الرئة الذي يُعتبر التدخين من أهم مسبباته. ويعزى هذا التراجع في معدل الوفيات من السرطان إلى تحسن وسائل العلاج (Brody, 1996a)، لكن نسبة انتشار السرطان ما تزال عالية جداً، مما يدعو إلى الاجتهاد في تطوير أساليب التشخيص المبكر والعلاج، لتحسين سبل التعامل مع هذا المرض والشفاء منه.

لماذا تصعب دراسة السرطان؟ Why Is Cancer Hard to Study?

هناك عدة عوامل تجعل من دراسة السرطان عملية صعبة. فبعض السرطانات يرتبط حدوثها بنوع معين من الكائنات (Species-Specific). فالفئران على سبيل المثال، تصاب بالسرطان بنسبة أكبر من القردة. وحتى السرطان الذي يصيب أكثر من نوع، فإنه قد يصيب كلاً منها بطريقة مختلفة، فسرطان الثدي عند الكلاب مثلاً يختلف كثيراً عنه لدى الإنسان. وبالتالي، يصبح من الصعب استخدام الحيوان للتجارب كنموذج لفهم العوامل التي تؤثر في تطور بعض السرطانات ومسارها عند الإنسان.

الجدول 14-2

مناطق الجسم الرئيسة التي تُصاب بالسرطان والوفيات الجديدة- تقديرات عام 1999

(Source: The American Cancer Society, Inc., 1999)

حالات السرطان وفق منطقة الجسم والجنس		وفيات السرطان وفق منطقة الجسم والجنس	
الذكور	**الإناث**	**الذكور**	**الإناث**
البروستاتا 179.300	الثدي 175.000	الرئة والقصبات 90.900	الرئة والقصبات 68.000
الرئة والقصبات 94.000	الرئة والقصبات 77.600	البروستاتا 37.000	الثدي 43.300
القولون والشرج 62.400	القولون والشرج 67.000	القولون والشرج 27.800	القولون والشرج 28.800
المثانة البولية 39.100	طبقة الجسم الرحمي 37.400	البنكرياس 13.900	البنكرياس 14.700
الخلايا الأولية دون العقد اللمفاوية 32.600	المبيض 25.200	الخلايا الأولية دون العقد اللمفاوية 13.400	المبيض 14.500
الورم القتاميني الجلدي الخبيث 25.800	الخلايا الأولية دون العقد اللمفاوية 24.200	سرطان خلايا الدم البيضاء 12.400	الخلايا الأولية دون العقد اللمفاوية 12.300
جوف الفم 20.000	الورم القتاميني الجلدي 18.400	المريء 9.400	سرطان خلايا الدم البيضاء 9.700
الكلية 17.800	المثانة البولية 15.100	الكبد 8.400	طبقة الجسم الرحمي 6.400
سرطان خلايا الدم البيضاء 16.800	البنكرياس 14.600	المثانة البولية 8.100	الدماغ 5900
البنكرياس 14.000	الغدة الدرقية 13.500	المعدة 7.900	المعدة 5.600
جميع المناطق 923.800	**جميع المناطق 589.000**	**جميع المناطق 291.100**	**جميع المناطق 272.000**

كما أن العديد من السرطانات تمر بمراحل من النمو غير المنتظم، مما يزيد من صعوبة تحليلها ودراستها. فالأورام السرطانية تُقاس من خلال الفترة التي تستغرقها حتى يتضاعف حجمها، وهذه عملية قد تأخذ ما بين 23 يوماً إلى 209 أيام، وبذلك فقد يحتاج ورماً معيناً ما بين سنتين وسبعة عشر سنة، حتى يصبح حجمه كافياً ليتمكن الطب من اكتشافه (Fox, 1978).

وهناك تباين واضح في الإصابة بالسرطان حتى لدى النوع الواحد. فنجد فئاتٍ داخل النوع الواحد عرضة للإصابة بنوع من السرطان، بينما تكون فئاتٌ أخرى عرضة للإصابة بنوع سرطاني آخر. وعليه، فقد يتعرض للمادة المسرطنة نفسها ثلاثة أفراد من العائلة نفسها، لكن كلاً منهم يطوّر ورماً سرطانياً مختلفاً عن الآخر، وبأوقات مختلفة، أو ربما قد يطوّر أحدهم ورماً سرطانياً، بينما يخلو منه الاثنان الباقيان.

من الذي يصاب بالسرطان؟ بروفيل معقد: Who Gets Cancer? a Complex Profile

من المعروف أن العديد من أمراض السرطان تنتقل وراثياً، إلاّ أن الطريقة التي تتوزع من خلالها الأمراض السرطانية بين السكان (بروفيل السرطان) معقدة للغاية.

فقد دلت الدراسات الحديثة على وجود أساس وراثي لسرطانات القولون والثدي، مما يساعد في تقييم عوامل الخطورة لدى العديد من أفراد العائلة. ولكن دراسة تاريخ العائلة لا تعطي دائماً دلالة على وجود استعداد جيني موروث للسرطان. فإلى جانب الجينات، هناك العديد من السمات التي يتم توارثها في العائلة عبر التنشئة الاجتماعية، كالحمية الغذائية، ونمط الحياة التي قد تؤثر في نسبة حدوث مرض ما (P. Lichtenstein et al., 2000).

وتشير الدراسات إلى أن بعض السرطانات لها أصول عرقية. ففي الولايات المتحدة الأميركية مثلاً، وُجد أن نسبة الرجال من العرق الأنجلوساكسوني المصابين بسرطان المثانة تبلغ ضعفيّ نسبة المصابين من الجماعات الأخرى، وكذلك الأمر فيما يتعلق بالورم القتاميني الخبيث (Malignant Melanoma). كما وجد أن معدلات سرطان الرئة كانت الأكثر انخفاضاً بالنسبة للنساء والرجال من أصول إسبانية، فيما وجد أن سرطان عنق الرحم الاجتياحي كان في أعلى مستوياته عند النساء من أصول إسبانية. ويحتل سرطان البروستات بين السود المرتبة الأولى بين سائر أنواع أمراض السرطان الأخرى. أمّا الأميركيون من أصل ياباني، فلديهم قابلية أكثر للإصابة بسرطان المعدة. بينما أولئك المنحدرون من أصل صيني، فلديهم نسبة عالية من الإصابة بسرطان الكبد. أما سرطان الثدي فهو شائع جداً بين سكان شمال أوروبا، بينما يندر نسبياً بين الآسيويين (World Health Organization, 1995-1996).

ولبعض أصناف السرطان صلة بالمستوى الثقافي. فعلى سبيل المثال، نجد بين أفراد الجالية اليابانية المقيمة في الولايات المتحدة الأميركية، أن النساء اللواتي مكثن في أميركا لفترة أطول وانخرطن كثيراً في الثقافة الأميركية، معرّضاتٌ أكثر من الأخريات للإصابة بسرطان الثدي (Wynder et al., 1963). وربما يكون هذا الاستعداد مرتبطاً إلى حد كبير بتغيرات في الغذاء أو الحمية.

كذلك تتغير احتمالية الإصابة ببعض أنواع السرطان تبعاً للمكانة الاجتماعية والاقتصادية. فسرطان الثدي في الولايات المتحدة مثلاً، يصيب النساء البيض والسود بدرجة متقاربة الى حد ما، لكن تبين أن نسبة الإصابة تزداد لدى النساء السود اللواتي ترقين في السلم الاجتماعي الاقتصادي، بحيث ترتفع احتمالية إصابتهن لتصل للمستوى نفسه لدى النساء البيض من المستوى الاقتصادي نفسه (Leffal, White, & Ewing, 1963).

ويظهر الشكل 14-4 توزيع السرطان بسائر أشكاله، حسب الجماعات العرقية التي تقطن الولايات المتحدة، وكذلك من حيث نسبة حدوثها وعدد الوفيات.

وفيما يتعلق بالنوع الاجتماعي أو الجندر، فالمتزوجون، خصوصاً الرجال، يصابون بالسرطان بنسبة تقل عنها لدى غير المتزوجين، مع استثناء وحيد يخص سرطانَي البروستات وعنق الرحم، اللذين يحدثان بنسبة أعلى لدى المتزوجين. ويعتقد الباحثون أن الأثر الوقائي للزواج لم يتم فهمه بشكل دقيق حتى الآن، لكنه قد يكون مرتبطاً بالمساندة الاجتماعية التي يوفرها الزواج، وبانتظام العادات الصحية، وكذلك بعوامل أخرى لم يتم التعرف عليها بعد.

كما تلعب الحمية دوراً في تطور مرض السرطان. إذ أن السرطانات أكثر شيوعاً بين الأفراد الذين يعانون من سوء التغذية المزمنة، وبين أولئك الذين يستهلكون نسباً عالية من الدهون، والذين يستخدمون بعض المحسنات التي تضاف للأطعمة، مثل نيترات الصوديوم، والبوتاسيوم، والكحول (American Cancer Society, 1977).

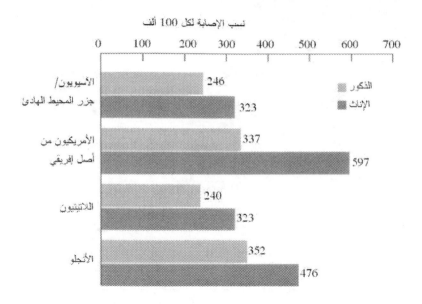

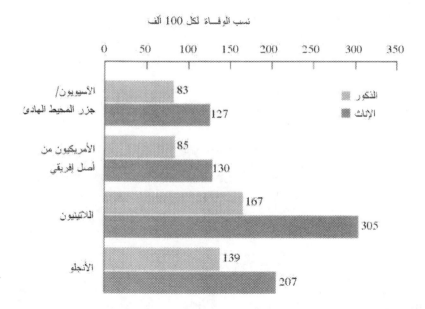

الشكل 14-4 متوسط حالات الإصابة بالسرطان بكافة أنواعه ونسبة الوفيات الناجمة عنه في الولايات المتحدة الأميركية تبعاً للأصول العرقية (American Cancer Society, 2001).

العوامل النفسية الاجتماعية والسرطان: Psychosocial Factors and Cancer

يتضح مما سبق، أن العوامل النفسية والاجتماعية يمكنها التأثير على مرض السرطان بطرق عدّة. فللعوامل السلوكية، مثل التعرض للمواد المسرطنة كالتبغ، تأثيرها على نشوء المرض، وكذلك الحال بالنسبة للمتغيرات النفسية الاجتماعية، التي قد يكون لها أثرها أيضاً، لكن بطريقة غير مباشرة، وذلك من خلال استهلاك الدهون أو التعرض للضغوط (S. M. Levy, 1983).

كذلك، يمكن للعوامل النفسية الاجتماعية أن تؤثر في تطور المرض حتى بعد بدايته، فالاستجابة العاطفية للفرد، أو مدى استعداده لمكافحة المرض على سبيل المثال، تعتبر من المؤشرات التي تتنبأ بتقدم السرطان وتطوره. وللعوامل السلوكية أيضاً تأثيرها غير المباشر على تطور السرطان، وذلك من خلال متغيرات معينة، مثل الفشل في الالتزام بحمية تقاوم السرطان، أو عدم الالتزام بالمعالجة، أو الفشل في اتباع أساليب الكشف المبكر عن السرطان (Levy, 1983).

سبق وأشرنا إلى العديد من العوامل ذات العلاقة بنشوء السرطان وتطوره، بما في ذلك عوامل الخطورة؛ كالتدخين واستهلاك الكحول أو الحمية (الفصلان الرابع والخامس)، والمتغيرات التي تعزز التأخر السلوكي في العلاج وعدم الالتزام بنظام المعالجة (الفصلان الثامن والتاسع). وسنحاول في هذا الفصل التركيز بصورة أكبر على دور الشخصية والضغط في نشوء مرض السرطان وتطوره.

هل هناك شخصية لديها القابلية لتطوير السرطان"؟

Is There a Cancer-Prone Personality?

اهتم العلماء والباحثون بالدور الذي تلعبه شخصية الإنسان في تطور السرطان منذ عدة قرون (LeShan & Worthington, 1956). وحاولت الأبحاث الأولية ربط بعض أنواع السرطان بأشكال معينة من الشخصية، وكان بعض الباحثين في الماضي يربطون بين سرطان الثدي من جهة، وصراعات تتعلق بالأمومة والأنوثة، ونزعات ماسوشية تتضمن عدم القدرة على إطلاق العواطف السلبية، وكذلك مشاكل عدائية لم يتم حلها تجاه الأم، من جهة أخرى (Renneker & Cutler, 1952).

وقام بعض الباحثين بإجراء دراسات من نوع جديد، معتمدة رؤيا مختلفة كلياً عن الدراسات السابقة، وتناولت فكرة وجود شخصية ذات استعداد للإصابة بالسرطان. فلقد سادت، ولعقود طويلة، فكرةٌ معينة لدى بعضهم، تتبنى وجود أنماط معينة من الشخصية تكون مهيأة للإصابة بالسرطان أكثر من غيرها؛ كالنمط سهل الانقياد والخانع، والنمط الذي يميل إلى كبت عواطفه كي لا تتدخل بأدائه لوظائفه الاجتماعية والعاطفية. وقام الكوميدي الأميركي وودي ألن (Woody Allen) في فيلمه الشهير "مانهاتن" بالتعبير عن هذه الفكرة، حيث قال: "لا أستطيع التعبير عن غضبي، وهذه إحدى المشاكل التي أواجهها، لكني بدلاً من ذلك سأطور سرطاناً".

فالشخص المهيأ للإصابة بالسرطان يتميز بمعاناته من الكف، وبأنه محافظ اجتماعياً واذعاني وقهري ومكتئب، إضافة إلى أنه شخص لا يواجه صعوبة في التعبير عن توتره وغضبه أو قلقه فقط، وإنما نجده يظهر بمظهر الشخص المبتهج والمغتبط وهادئ الطبع والمطيع والسلبي (Bahnson, 1981; Renneker, 1981). وحسب باهنسون، فإن مرضى السرطان يلجؤون إلى ميكانزمات دفاع معينة كالإنكار والكبت، ويعبرون عن عواطفهم بصورة غير سوية (Bahnson, 1981)، فما يسمى بالنمط "C"، أو النمط ذي الاستعداد للسرطان، يوصف بأنه يستجيب للضغوط بالاكتئاب واليأس والاحتفاظ بالعواطف السلبية ولجمها (Phipps & Srivastava, 1997; Temoshok, 1987).

لقد عانت الدراسات التي تناولت سمات الشخصية وعلاقتها بالسرطان من عدد من المشكلات المنهجية، بحيث بات من الصعب تحديد فيما إذا كان لمرض السرطان ارتباط مباشر بعوامل الشخصية هذه، أم أن هذه العوامل تتطور كنتيجة للسرطان؟ أي بما معناه، هل هي السبب، أم النتيجة؟ لقد كشفت بعض الأبحاث عن وجود ارتباط إيجابي بين الاكتئاب والسرطان (e.g., Dattore, Shontz, & Coyne, 1980; Persky, Kempthorne-Rawson, Shekelle, 1987)، وعن وجود صلة، ولو أنها متواضعة، بين نشوء السرطان واستخدام الإنكار أو استراتيجيات

الكبت (McKenna, Zevon, Corn, & Rounds, 1999)، بينما فشلت دراساتٌ أخرى في التعرف على أية مؤشرات نفسية اجتماعية تتنبأ بالسرطان (e.g., Joffres, Reed, & Nomura, 1985; Keene, 1980).

وهناك من الأدلة اليوم، ما يشير إلى وجود ارتباط بين العوامل النفسية الاجتماعية وتطور بعض السرطانات، إلاّ أن هذا الارتباط متواضع. أما ما أشارت إليه بعض الأبحاث عن وجود علاقة وطيدة بين سمات الشخصية ونشوء السرطان، فهي ما تزال موضعاً للتساؤل حتى يومنا هذا (McKenna et al., 1999).

الضغط والسرطان Stress and Cancer: قام بعض الباحثين بتناول العلاقة بين الضغط والسرطان، وفق منهج يركز على الضغط الذي يتسبب عن الأحداث الرئيسة في الحياة، وعلاقته بتطور السرطان. والدراسات التي أُجريت على الحيوان اشارت إلى وجود مثل هذه الصلة. فالحيوانات التي تعرضت لضغوط الازدحام مثلاً أظهرت نسبة أعلى من الإصابة بالأورام الخبيثة (e.g., Amkraut & Solomon, 1977). أما بالنسبة للإنسان، فلا يوجد دراسات علمية عميقة تجعلنا نجزم بوجود مثل هذه العلاقة بين الضغط الناجم عن أحداث لا يمكن التحكم بها والسرطان (McKenna et al., 1999; Sklar & Anisman, 1981).

ويُعتقد أيضاً أن نقص المساندة الاجتماعية بشكل خاص يؤثر في نشوء السرطان وتطوره. فغياب الروابط العائلية خلال مرحلة الطفولة، يعتبر من المؤشرات التي يمكنها التنبؤ بالعديد من الأمراض المزمنة، مثل ارتفاع ضغط الدم وأمراض القلب التاجية (Felitti et al., 1998; Grassi & Molinari, 1986; Shaffer, Duszynski, & Thomas, 1982). كما ارتبط عدم ارتباط الشخص بشبكة من العلاقات الاجتماعية المساندة بنسبة أعلى من الإصابة بالسرطان (Thomas & Duszynski, 1974)، وبتسارع تطور المرض أيضاً (Reynolds & Kaplan, 1986; Worden & Weisman, 1975).

وأظهرت إحدى الدراسات الطولية التي أُجريت في كاليفورنيا حول العوامل المرتبطة بحدوث السرطان ومعدل الوفيات والتحليل المستقبلي للمرض، أن عوامل الخطورة التي تؤدي للوفاة بسبب السرطان كانت أعلى، بل وبمستوى ذات دلالة، لدى النساء اللواتي عانين طويلاً من العزلة الاجتماعية (Kaplan & Reynolds, 1988). لكن دراسات أخرى أشارت إلى عدم وجود مثل هذه العلاقة بين المساندة الاجتماعية والسرطان أنظرا (Joffres et al., 1985)، ومن هذا المنطلق يمكننا القول إن علاقة السرطان بالمساندة الاجتماعية تبقى غير مقنعة وغير مثبتة علمياً بشكل دقيق.

العوامل النفسية الاجتماعية وأثرها في تحديد مسار السرطان:

Psychosocial Factors and the Course of Cancer

حاول الباحثون أيضاً الربط بين عوامل الشخصية وسير مرض السرطان، أي بما معناه درجة تقدم المرض مع الزمن. فوجدوا أن تسارع المرض بدرجة تؤدي إلى الموت المبكر، يزداد بصورة خاصة لدى المرضى الخنوعين وغير العدوانيين، بينما ارتبط بطؤ مسار المرض أو الأداء المناعي الأفضل، بدرجة كبيرة في حالات المرضى الذين يميلون إلى المواجهة والمقاومة والشعور بالغضب تجاه المرض والأطباء (Derogatis et al., 1979; Levy et al., 1985; Pettengale et al., 1977; Rogentine et al., 1979).

ووُجد أن التجنّب، أو عدم القدرة على مواجهة المرض وأبعاده، يرتبط بتطوره وتسارعه (Epping-Jordan, Compas, & Howell, 1994). كذلك الأمر بالنسبة للاكتئاب، سواءً كان ذلك بشكل مباشر(Temoshok, 1987)، أو من خلال تفاعله مع عوامل خطورة أخرى، كالتدخين على سبيل المثال (Linkins & Comstock, 1988).

وبالإضافة للاكتئاب، فقد أظهرت بعض الدراسات أن توقعات المريض السلبية حول مستقبل مرضه ووضعه الصحي، ارتبطت بتسارع المرض عند مجموعة من مرضى السرطان من الشباب (Schulz et al., 1996). كما وجد أن التوقعات السلبية تؤثر في تبكير تاريخ الوفاة عند المرضى المشخصين بالإيدز (Reed et al., 1994)، أو المصابين بفيروس نقصان المناعة المكتسبة. ومع ذلك، يبقى عامل التشاؤم حول المستقبل، يستحق المزيد من الاهتمام والدراسة.

وبشكل عام، يمكن القول إن الدلائل على وجود علاقة بين العوامل النفسية الاجتماعية وتطور السرطان تُعتبر أكثر تقبلاً لدى الباحثين من محاولة ربط العوامل النفسية الاجتماعية بنشوء المرض. وفي كلتا الحالتين هناك حاجة لإجراء المزيد من الأبحاث.

آليات العلاقة ما بين الضغط، والتعامل، والسرطان:

Mechanisms Linking Stress, Coping, and Cancer

ترى، ما هي الصلة بين الأحداث الضاغطة والسرطان؟ هناك من الباحثين من يعتقد بوجود علاقة بالجهاز المناعي، حيث أن باستطاعة المناعة الخليوية، والخلايا الطبيعية القاتلة (NK) بصورة خاصة، أن تقوم بوظيفة الرقابة في الجسم والقضاء على الخلايا السرطانية، والخلايا المصابة بالفيروس.

ويمكن للضغط النفسي أن يحد من قدرة الخلايا القاتلة (NK) في القضاء على الأورام السرطانية (e.g., Glaser, Rice, Speicher, Stout, & Kiecolt-Glaser, 1986; Locke, Kraus, & Leserman, 1984). وتدلّ هذه النتيجة على أهمية نشاط الخلايا القاتلة في المحافظة على بقاء بعض مرضى السرطان على قيد الحياة، وبوجه الخصوص مرضى سرطان الثدي المبكر (S. M. Levy, Herberman, Lippman, d'Angelo, & Lee, 1991). وإجمالاً، فإن الكفاءة المناعية تتدنى لدى مرضى السرطان، كما أن نجاح العلاج والشفاء يعتمد بدوره على نجاح أساليب تعزيز المناعة لديهم (G. F. Solomon, Amkraut, & Kasper, 1974).

وبدأ الباحثون أيضاً باستكشاف المسارات التي يمكن أن تؤثر من خلالها أساليب التعامل على سير مرض السرطان. فوجدوا أن الإنترلوكين ((Interleukin-6 (IL-6)، كان مؤشراً على تقدم المرض في أمراض السرطان النسائية (S. K. Lutgendorf, Anderson, Sorosky, Buller, & Lubaroff, 2000). أمّا المسارات التي من خلالها تؤثر الضغوط في ظهور السرطان وتطوره، فسيبقى من موضوعات البحث المهمة والحيوية، وربما سيظل كذلك لعقود طويلة قادمة أيضاً.

التكيف مع السرطان: Adjusting to Cancer

يؤدي السرطان إلى وفاة حوالي 542 ألف شخص سنوياً في الولايات المتحدة الأمريكية (Centers for Disease Control and Prevention, 2000a)، وتقدّر الدراسات أن واحداً من بين أربعة أشخاص يطوّر خلال حياته مرضاً سرطانياً. هذا بالإضافة إلى الآثار النفسية والاجتماعية الهائلة التي يخلفها السرطان. حيث يقدر أن هناك عائلتين من كل ثلاث عائلات سيصاب أحد أفرادها بالسرطان، تاركاً أثره على بقية أفراد العائلة. فثلث ضحايا السرطان يعيشون على الأقل خمس سنوات بعد تشخيصهم بالسرطان، مما يخلق العديد من المسائل التكيفية بعيدة المدى.

هذا بالإضافة إلى أن العديد من المسائل التي تناولناها في الفصلين الحادي عشر والثاني عشر ـ في إطار الأمراض المزمنة والمستفحلة أو الخطيرة، هي أيضاً ذات أهمية وصلة بالخبرة السرطانية. وسنكتفي هنا بتسليط الضوء على بعض المسائل الإضافية.

وللسرطان آثاره وتبعاته الجسمية والنفسية الخطيرة (Physical Limitations). وتنجم الصعوبات الجسمية عادة عن الألم والضيق الناجمين عن السرطان، خاصة في المراحل المتقدمة والنهائية من المرض. فقد يؤدي السرطان إلى هبوط في قدرة جهاز المناعة على التنظيم، وهذا ما يجعل المريض عرضة لأمراض ومضاعفات أخرى، بما فيها التهابات مجرى التنفس. وهي مشكلات صحية يمكن أن تقلل من نوعية الحياة (Anderson, Kiecolt-Glaser, & Glaser, 1994). إضافة إلى ذلك، لا يجب تجاهل ما قد يسببه المرض والعلاج أيضاً من تعبٍ وإرهاق، مما يشكل إحدى الشكاوى الرئيسة عند مرضى السرطان (Andrykowski, Curran, & Lightner, 1998).

وقد ينجم عن العلاج بدوره صعوباتٌ ومضاعفات ترتبط به (Treatment-Related Problems)؛ فقد يُعالج بعض المرضى بالجراحة، وربما يخلق استئصال الأعضاء مشكلات تجميلية، كما هو الحال في سرطانات الثدي والرأس والعنق التي تستدعي إزالة جزء من المنطقة المصابة. والقلق حول صورة الجسم (body image) لا يحدث نتيجة تغيُّر المظهر بعد الجراحة فقط، وإنما بسبب اعتبارات أخرى أيضاً، تتعلق بالإحساس بأن جسد الإنسان لم يعد مكتملاً وقادراً على القيام بوظائفه بشكل سوي، وهذا ما يمكن أن يزيد من تعقيد ردود أفعال المريض تجاه العلاج (Carver et al., 1998).

وفي بعض الحالات المرضية الأخرى، قد يتم استبدال أجهزة اصطناعية بأعضاء حيوية في الجسم، كجهاز التبول أو الكلام. ومن الشائع أيضاً أن ينجم عن الجراحة آثار جانبية، فعلاج سرطان الثدي بالجراحة وإزالة جزء من الألياف العضلية المحيطة القريبة، قد يؤدي إلى ترهل أو انتفاخ في تلك المنطقة مما يحد من حركة الذراع، كما أن الجراحة التي تؤدي إلى استبدال الجزء السفلي من القولون، قد ينتج عنها فقدان السيطرة على إحدى وظائف الجسم الحيوية الحساسة.

ويمكن للمتابعة العلاجية أن تستنزف طاقة مريض السرطان. فالعديد من المرضى الذين يخضعون للعلاج الكيماوي يصابون بالغثيان والتقيؤ نتيجة لهذا العلاج، أو لتأثيره النفسي عليهم. وقد يطور بعض المرضى استجابات الغثيان الإشراطية لمثيرات عديدة مرتبطة بالموقف العلاجي؛ مما يؤثر، ولفترة قد تمتد طويلاً بعد انتهاء المعالجة، على نوعية حياة المريض (C. L. Cameron et al., 2001). وبسبب ارتباط العلاج الكيماوي بالأشخاص الذين يتولون مهمة العلاج، وبالأمكنة التي يتم فيها العلاج، وبظروف العلاج بحدّ ذاتها؛ فقد يطور المرضى استجابات الغثيان الإشراطية هذه تجاه المستشفى والأطباء والممرضين العاملين به (Jacobsen, Bovgierg, Schwartz, et al., 1993). مما يؤدي أحياناً إلى آثار جانبية غير متوقعة، تكون نتيجتها على المدى البعيد التقليل من الالتزام بالعلاج (Love, Cameron, Colnnell, & Leventhal, 1991).

وتشير الأبحاث إلى أن المرضى قد يطورون أيضاً كفاً إشراطياً على المستوى المناعي، وذلك استجابةً للاقتران المتكرر ما بين المستشفى والعاملين ومثيرات أخرى من جهة، والآثار التي تعمل على كف الجهاز المناعي الناجمة عن العلاج الكيماوي من جهة أخرى (Lekander, Furst, Rotstein, Blomgren, & Fredrikson, 1995)، الأمر الذي قد يكون له آثاره السلبية على مسار السرطان.

إن أهمية هذه المشكلات لا تنبع فقط من تأثيرها المباشر على المرض والمريض، لكن من بعض نتائجها التي تولد بدورها مشكلات إضافية أخرى في التكيف النفسي للمريض، وما يترتب على ذلك من احتمالات حدوث الاكتئاب (Given et al., 1993).

المشكلات النفسية الاجتماعية والسرطان: Psychosocial Problems and Cancer

قد ينجم عن مرض السرطان العديد من المشكلات في التكيف النفسي للمريض، وذلك بسبب كونه مرضاً مزمناً تدوم آثاره لفترة طويلة، وقد تنتهي بموت المريض خلال فترة غير محددة من تطور المرض. فطبيعة المرض وطرق علاجه تفرض قيوداً على نشاطات المريض الاعتيادية، وهذا ما قد يولد العديد من الاستجابات النفسية الاجتماعية الأخرى، إضافةً إلى الاكتئاب (Williamson, 2000). وسواءً كان الاكتئاب طويل المدى أو على فترات متقطعة، فهو يعّد من أكثر الصعوبات الناجمة عن مرض السرطان. والاكتئاب لا يقلل في حد ذاته من نوعية الحياة فحسب، وإنما قد تكون له آثاره السلبية على الصحة الجسمية أيضاً، بما فيها تفاقم السرطان (B. L. Andersen et al., 1994).

هذا، وقد تبين أن مشكلات التكيف تكون بأقصى درجاتها عند النساء اللواتي سبق وأن تعرضن لضغوط حياتية أو اللواتي لم يكنّ يتمتعن بالمساندة الاجتماعية (L. D. Butler et al., 1999)، ومع أن مرضى السرطان قد لا يختلفون عن غيرهم من غير المصابين بالمرض من حيث الضيق والكرب النفسي؛ إلاّ أنهم أكثر عرضة للاكتئاب (van't Spijker, Trijsburg, & Duivenvoorden, 1997).

المشكلات المتعلّقة بالمساندة الاجتماعية Problems with Social Support: وعلى الرغم من تلقي مرضى السرطان لقدر كبير من المساندة العاطفية من قبل العائلة والأصدقاء، إلاّ أن مسألة المساندة الاجتماعية قد تصبح مشكلة جدية بالنسبة لهؤلاء المرضى. وذلك نظراً لما قد تحمله العلاقات الحميمة أحياناً من نواح سلبية، تؤثر في تكيف المريض النفسي السلبي بدرجة تتجاوز ما يمكن أن تقدمه المساندة العاطفية من فوائد (Manne, Taylor, Dougherty, & Remeny, 1997).

والدعم الفعال لمرضى السرطان ليس مهماً فقط بسبب ما يجنيه المريض من تحسن في درجة تكيفه مع المرض، وإنما لأنه قد يحسّن من الاستجابات المناعية للسرطان أيضاً. وإذا كان هناك بعض الشكوك حول أهمية المساندة الاجتماعية في حياة مرضى السرطان، فقد أظهرت دراسة حديثة حقيقة فوائده (Lai et al., 1999)؛ حيث وجدت أن المرضى المتزوجين تمكنوا من البقاء بدرجة تفوق المرضى من غير المتزوجين أو من المنفصلين عن شركائهم أو المطلقين أو الأرامل.

وفي محاولة لمعرفة طبيعة الدعم الذي يقدمه المقربون ومدى تأثيره على مستقبل مرضى السرطان وحياتهم، وُجد أن الانخراط في حواراتٍ مع المريض حول السرطان، وإيجاد الطرق البناءة لحل المشكلات كانت مفيدة للغاية. بينما اتضح أن انزواء المريض وابتعاده عن الآخرين، بل وإخفاءه عن المجتمع، كلها أمورٌ تزيد من درجة قلقه وتخوفه (Hageoorn et al., 2000).

ومن المشكلات الاجتماعية الشائعة أيضاً في مجال المساندة الاجتماعية، ما يتعلق بالوضع الخاص لأطفال المرضى المصابين بمرض سرطاني، فصغار السنّ منهم يواجهون الأمور بإبداء قلق أو توتر وضيق تجاه وضع الوالد المُصاب (Compas et al., 1994)، إلا أن الأبناء الأكبر سناً يجدون أنفسهم بصورة مفاجئة أمام مسؤوليات جديدة ملقاة على عاتقهم، وقد يستجيب بعضهم للموقف الجديد بالتمرد، بينما قد يكون رد فعل بعضهم أحياناً توجيه اللوم والمسؤولية

للوالدين لقيامهما بتعريض أبنائهما لمخاطر الإصابة بالمرض، وخصوصاً إذا كان للسرطان بعدٌ وراثي (Lichtman et al., 1984).

العلاقات الزوجية والجنسية Marital and Sexual Relationships: وليس من المستغرب أن تضطرب العلاقات الزوجية بعد التشخيص بالسرطان (Ybema, Kuijer, Buunk, DeJong, & Sanderman, 2001)، وبوجه الخصوص الجانب الجنسي ـ منها. كما أن المخاوف المتعلقة بصورة الجسم، والقلق حول ردود فعل الشريك، تمثل جوانب ضعفٍ نفسية اجتماعية، خاصة عندما يكون هناك تشوهات جراحية، كما هي الحال في سرطان الثدي (Spencer et al., 1999). إذ تدل التجربة على أن تقنيات المحافظة على الثدي واستئصال أجزاء منه فقط (Lumpectomy) تقود إلى تكيف نفسي وزواجي وجنسي واجتماعي، أفضل من حالات الاستئصال الكلي للثدي (Mastectomy) (Moyer, 1997).

إذن، يمكن أن تتأثر الوظيفة الجنسية بشكل مباشر بالعلاج الجراحي أو الكيماوي، أو بشكل غير مباشر نتيجة القلق والاكتئاب، اللذين غالباً ما يقللان من الرغبة الجنسية (Anderson, Woods, Copeland, 1997). إذ تؤثر أمراض السرطان المرتبطة بشكل مباشر بالجهاز التناسلي لدى الجنسين بصورة أكبر على الوظيفة الجنسية، مما يدل على أن أنواعاً مختلفة من السرطان تقود إلى أنواع مختلفة من المشاكل في حياة المرضى (Moyer & Salovey, 1996).

التكيف النفسي والعلاج Psychological Adjustment and Treatment: ومن الجدير بالذكر أن ردود الفعل السيكولوجية السلبية تكون أكثر حدة في الحالات المرضية التي تتطلب علاجاً جذرياً "متطرفاً"، أو عندما يكون استيعاب المريض للمرض أو لطرق العلاج، أو لكليهما، ضعيفاً. حيث تشير الدلائل إلى أن بعض الأطفال الذين توصلوا للشفاء الكامل من مرض سرطان الدم قد عانوا لسنوات طويلة من اضطرابات نفسية (Somerfield, Curbow, Wingard, Baker, & Kazak, in press).

تقديم الذات لدى مرضى السرطان Self-Presentation of Cancer Patients: وقد يواجه المرضى من ذوي الحالات المزمنة اضطراباً في النواحي المهنية من حياتهم (Somerfield et al., 1996). كما لوحظ وجود حالات من التمييز ضدهم على مستوى العمل. وكذلك يواجه بعضهم صعوباتٍ على مستوى التفاعل الاجتماعي، وذلك نتيجة للتحولات التي تحدث في مظهرهم الجسمي، أو لما يحدث من اضطراب في نشاطهم الاجتماعي والترويحي (Goffman, 1963).

يمكننا أن نلخص ما سبق بالقول: إن بإمكان مرض السرطان أن يولد مشكلات كثيرة ومتنوعة، بما فيها العجز الجسدي والخلافات العائلية والزوجية والصعوبات الجنسية، وكذلك مشكلات متعلقة بالنظرة إلى الذات، إضافة إلى الاضطرابات على الصعيد الاجتماعي والترويحي، والضيق النفسي العام.

التعامل مع السرطان: Coping with Cancer

تبدو بعض استراتيجيات التعامل مع المشكلات المرتبطة بمرض السرطان فعالة. ففي دراسته لـ 603 من المرضى المصابين بالسرطان، استطاع دانكل-شيتر وزملاؤه (Dunkel-Schetter et al., 1992) التعرف على خمسة أنماط من التعامل مع هذه المشكلات: السعي للمساندة الاجتماعية واستخدامها، التركيز على ما هو إيجابي، إقصاء الذات، التجنب أو الهروب المعرفي، والتجنب أو الهروب السلوكي. فالتكيف من خلال المساندة الاجتماعية والتركيز على ما هو إيجابي

وإقصاء الذات، هي أنماط لها علاقة وطيدة بمستويات أقل من الضيق الانفعالي الناجم عن السرطان. وينطبق الامر على المرضى الذين كانوا يظهرون مستويات عالية من التفاؤل (J. E. Epping-Jordan et al., 1999).

أمّا المرضى الذين تعاملوا مع مشكلاتهم المتصلة بالسرطان من خلال استراتيجيات التجنب-الهروب المعرفي والسلوكي، فقد أظهروا ضيقاً انفعالياً أكبر أنظرا ايضاً (J. E. Epping-Jordan et al., 1999). وعندما تعامل الشريك مع مرض شريكه بمثل هذه الأساليب التجنبية، ازدادت درجة الضيق النفسي عند المريض (Ben-Zur, Gilbar, & Lev, 2001).

وعلى الرغم من المشكلات النفسية الاجتماعية المرتبطة بالسرطان، فقد استطاع العديد من المرضى التكيف بنجاح مع ما أحدثه السرطان من تغيرات رئيسة في حياتهم، فيما عدا الاكتئاب (Reaby & Hort, 1995)، إذ لا يختلف حجم المشكلات النفسية التي يشكو منها مرضى السرطان عنه لدى غير المصابين بالسرطان، وهذه المشكلات حتماً أقل وطأةً مما هي عليه لدى الفئات التي تعاني من الاضطرابات النفسية (van't Spijker et al., 1997).

وفي الحقيقة، فقد تغيرت جوانب كثيرة من حياة بعض مرضى السرطان نحو الأفضل، بحيث سمحت لهم خبرتهم السرطانية بالنمو والشعور بالرضا، وتحقيق علاقات شخصية لا يتسنى لهم تحقيقها في الأحوال العادية (Fromm, Andrykowski, & Hunt, 1996; S. E. Taylor, 1983). وقد تبين أن هذه الخبرة قد تقلل من هرمونات الضغوط، مثل الكورتيزول، مما ينعكس إيجاباً على عمل الجهاز المناعي (D. G. Cruess, Antoni, McGregor, et al., 2000).

ويمكن لبعض أشكال التكيف الإيجابي مع الخبرة السرطانية أن تؤدي إلى تعزيز الشعور بالضبط أو الفعالية الذاتية، فالمرضى الذين يشعرون بالسيطرة الشخصية على المرض ومعالجته، وعلى نشاطاتهم اليومية، هم من أكثر المرضى نجاحاً في التعامل مع السرطان (Newsom, Knapp, & Schulz, 1996; S. E. Taylor et al., 1991). إذ أن السيطرة على ردود الفعل الانفعالية والأعراض الجسمية، تحتل أهمية خاصة في التكيف النفسي الاجتماعي (S. C. Thompson et al., 1993).

أنماط التدخل التأهيلية: Types of Rehabilitative Interventions

يمكن بصورة عامة تصنيف أشكال التأهيل لدى مرضى السرطان ضمن ثلاث فئات: الصيدلانية، والسلوكية، والعلاج النفسي.

التدخلات الصيدلانية Pharmacologic Interventions: فيما يخص الجانب الصيدلاني، يتركز التأهيل على واحد من أربعة أنواع من المشاكل: الغثيان والتقيؤ الناجم عن العلاج الكيماوي؛ وفقدان الشهية العصبي وغيرها من الصعوبات الأخرى ذات الصلة بالطعام؛ بالإضافة إلى اضطراباتٍ انفعالية، كالاكتئاب والقلق (Jacobsen, Bovbjerg, & Redd, 1993)؛ والآلام.

إذ تُعالج حالة الغثيان والتقيؤ عادةً بالعقاقير، كالثورازين والفاليوم والكومبازين، التي ثبت نجاحها في هذا المجال. وقد أثبتت الماريجوانا نجاحاً في مواجهة حالة الغثيان والتقيؤ المصاحبة للعلاج الكيماوي. كما وجد أن حالة فقدان الشهية العصبي عولجت بنجاح من خلال المكملات الغذائية (DietarySupplements)، التي أثبتت تفوقاً في فعاليتها على منشطات الشهية التقليدية. أمّا حالات الاكتئاب والقلق، فيمكن السيطرة عليها من خلال أصناف مختلفة من العقاقير، مثل

الفاليوم. وأخيراً، فإن الحد من الآلام يمكن تحقيقه بالعقاقير الفعالة أيضاً، كالمورفين والميثادون ومضادات القلق والاكتئاب (Holland & Rowland, 1981).

التدخلات السلوكية Behavioral Interventions: وفيما يتعلق بالتدخلات المعرفية السلوكية (Behavioral-Cognitive Interventions)، فهي ترتكز على مكافحة الضغوط، والآلام، وضبط الشهية، والحد من فداحة الآثار الجانبية للعلاج الكيماوي والإشعاعي، وبقية علاجات السرطان (Holland & Rowland, 1981; Spiegel & Bloom, 1983). وفي دراسة استُخدمت فيها التدخلات المعرفية-السلوكية لادارة الضغوط عند مجموعة من النساء اللواتي تم اكتشاف سرطان الثدي لديهن حديثاً، تبين أن هذه التدخلات نجحت في الحد من زيادة الاكتئاب، وضاعفت من قدرة النساء على اكتشاف جوانب إيجابية في خبرتهن (Antoni et al., 2001). كما استطاعت هذه التدخلات التوصل إلى تخفيف مستويات الكورتيزول لديهن، مما قد يتمخض عنه نتائج إيجابية على تطور المرض لاحقاً (D. G. Cruess, Antoni, McGregor, et al., 2000).

وأوصى المختصون في الآونة الأخيرة باستخدام التمارين كأحد أساليب التدخل العامة في تحسين نوعية الحياة، بعد الإصابة بالسرطان. ولدى مراجعة 24 دراسة تجريبية، وجد أن للتمارين الجسمية تأثيرها الإيجابي على نوعية حياة المرضى، بما فيها الأداء الجسمي والحالة الانفعالية (Courneya & Friedenreich, 1999)

والآلام بدورها تعدّ مشكلة، بل معضلة، للمرضى والأطباء على حد سواء. فنظراً لكثرة ترددها وشيوعها في حالات الأمراض السرطانية، ولما تجلبه للمرضى من قلق واكتئاب، فإنها تساهم في مضاعفة حدة القلق والاكتئاب، التي تمثل جانباً سلبياً روتينياً في حياة هؤلاء المرضى. ومع أن المسكّنات تلعب دوراً أساسياً في معالجة آلام السرطان، إلاّ أن الأساليب السلوكية أصبحت تحتل حيزاً مهماً من الاستراتيجيات العلاجية الحديثة (M. Davis, Vasterling, Bransfield, & Burish, 1987)، مثل العلاج بالاسترخاء والتنويم، وطرق إعادة التقييم المعرفي والأخيلة البصرية، التي برهنت بجدارة على فاعليتها في معالجة الآلام المرتبطة بالسرطان (Turk & Fernandez, 1990).

ويُبدي المختصون منذ سنوات اهتماماً كبيراً بشكاوى المرضى، ويجتهدون في علاجها والتخفيف منها. إذ لم يكن الأطباء في السابق يعيرون انتباهاً كافياً لمشاعر المرضى في مجالات عديدة، مثل التعب والشعور بالغثيان وصعوبة التنفس، والأهم من ذلك كله، الألم الذي يمثل أكبر الصعوبات التي يواجهها هؤلاء المرضى (Grady, 2000).

ولأن العلاج الكيماوي (Chemotherapy) يشكل أكثر الآثار الجانبية العلاجية استنزافاً لطاقة مريض السرطان، فقد ركز العلاج السلوكي أيضاً على مساعدة المريض على التعامل مع العلاج الكيميائي ومضاعفاته المحتملة. فبالإضافة إلى ما يمكن أن ينجم عن هذا العلاج من غثيان وأعراض جانبية جسمية أخرى، فقد تتولّد لدى المرضى أشكال من الارتباطات الإشراطية ومشاعر الضيق الانفعالي تجاه العلاج الكيماوي، سواء كان ذلك نتيجة لتوقع آثاره السلبية، أو لأنه قد تسبب بالفعل بمثل هذه الآثار.

وقد أثبتت طرق التشتيت المعرفي (Cognitive Distraction)، مثل ألعاب الفيديو وغيرها، نجاحاً فائقاً في التخفيف من نفور الأطفال من الخضوع للعلاج الكيماوي، وأظهرت قدرة فعالة في التخفيف من درجة الغثيان والقلق لديهم (Redd et al., 1987). ولا تقتصر النتائج الإيجابية للتشتيت المعرفي على صغار السن وحدهم، بل تتعداهم لتشمل الكبار أيضاً (Vasterling, Jenkins, Trope, & Burish, 1993). أمّا التغذية الحيوية الراجعة، فكانت آثارها في التعامل مع العلاج الكيماوي محدودة (Burish & Jenkins, 1992).

وقد كان لأسلوبي الاسترخاء والأخيلة الموجهة (Relaxation and Guided Imagery) أثرهما المهم في السيطرة على الآثار الجانبية للعلاج الكيماوي (Carey & Burish, 1988)، حتى عندما كانا يُستخدمان بصورة مختصرة لإعداد المرضى للخضوع لهذا العلاج (Burish, Snyder, & Jenkins, 1991; Burish & Trope, 1992).

وتتطلب هذه الأساليب تشجيع المرضى على معرفة فوائدها، والتدرب على ممارستها في المنزل قبل جلسات العلاج، على أمل أن يتيح لهم الإشراط المضاد التعامل مع الموقف بنجاح أكبر. وقد أثبتت الدراسات أن المرضى الذين استخدموا هذه الأساليب، كانوا أقل شعوراً بالقلق والغثيان أثناء العلاج الكيماوي، وأقل إثارةً على المستوى الفسيولوجي، كما أظهروا درجة أقل من الكآبة والقلق بعد العلاج.

يعاني الكثير من مرضى السرطان الذين يخضعون للعلاج الكيماوي من صعوبات مختلفة، كالشعور بالغثيان والقيء. وهناك ما يدل على أن الاسترخاء والأخيلة الموجّهة أساليب من شأنها أن تخفف من هذه الصعوبات.

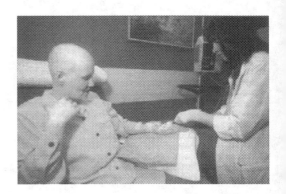

هل تستطيع السيطرة على سرطانك؟ ربما تكون قد قرأت حول تلك التدخلات التي تساعد مرضى السرطان في السيطرة على المرض، من خلال عمليات مثل الاسترخاء والأخيلة الموجهة. حيث أشار سيمونتون وسيمونتون (1975) مثلاً إلى أن مرضى السرطان يمكنهم منع إعادة حدوث السرطان باستخدام الأخيلة (Simonton & Simonton, 1975). فقد ذكرا كيف أن أساليب التخيل البصري للخلايا البيضاء وهي تلتهم خلايا السرطان المريضة وتدمرها، يمكن أن يكون لها تأثيرها في الحد من انتشار السرطان. ولكن لا توجد أدلةٌ في الوقت الحاضر تدعم هذا الاعتقاد.

تدخلات العلاج النفسي Psychotherapeutic Interventions: أما العلاج النفسي، فإنه، وبعكس الأساليب الصيدلانية والسلوكية التي ركزت بشكل رئيسي على التقليل من حالة عدم الارتياح الجسمي والآثار الجانبية الأخرى المرتبطة بالسرطان ومعالجته، يسعى بأشكاله المختلفة، بما فيها العلاج النفسي الفردي والعلاج الجمعي والعلاج الأسري وأساليب الدعم، لتلبية الاحتياجات النفسية الاجتماعية والمعلوماتية لمرضى السرطان.

إن المرضى الذين ينشدون العلاج الفردي بعد تشخيصهم بالسرطان، هم أشخاص يواجهون مشاكل خاصة يمكن تلخيصها بما يلي: (1) القلق بدرجة عالية والاكتئاب أو الأفكار الانتحارية، (2) الخلل في وظائف الجهاز العصبي المركزي نتيجة للمرض والعلاج كضعف القدرة على التركيز، (3) مشكلات محددة تنشأ كنتيجة للمرض أو لأساليب التعامل أو ديناميات الأسرة، (4) مشكلات نفسية موجودة سابقاً، لكنها تفاقمت بسبب تشخيص المرض.

ويتّبع العلاج الفردي مع مرضى السرطان نموذج التدخل الموجّه للأزمات (Crisis Intervention)، وليس نموذج العلاج النفسي المكثف. إذ يحاول المعالج التركيز على قضايا محددة يواجهها مريض السرطان، بدلاً من محاولة القيام بتحليل طويل المدى للشخصية، وسبر أغوارها، من خلال العلاج الفردي المكثف. ولعلّ من بين أكثر المسائل شيوعاً والتي تظهر أثناء العلاج الفردي، هي ظاهرة الخوف من عودة الأعراض أو الألم أو الموت، والخوف من فقدان أعضاء من الجسم

كنتيجة لعمليات جراحية إضافية. إضافةً إلى الأضرار التي قد يلحقها المرض بالنشاطات الحيوية للمريض، وبالصعوبات المحتملة التي قد يواجهها في مكان العمل، والمشكلات على صعيد العلاقات الاجتماعية، وكذلك مشكلات التواصل مع العائلة.

وكما أشرنا سابقاً، فإن للسرطان تأثيره المؤكد والملموس على بقية أفراد العائلة، فالمساندة العاطفية من قبل الأسرة مطلوبة، وتعزز من جودة التكيف النفسي (Helgeson & Cohen, 1996; Mesters et al., 1997)، ولكن ليس بمقدور كل العائلات التواصل بحرية وانفتاح. لذا، قد يكون العلاج الأسري(Family Therapy) الوسيلة التي يتمكن أفراد الأسرة من خلالها من مشاطرة بعضهم بعضاً مشكلاتهم، وعرض الصعوبات التي يواجهونها.

وهناك أسبابٌ أخرى تدعو إلى ضم أفراد الأسرة للعلاج، وأهمها أن الأسرة يمكنها بالتأكيد مساعدة المريض على التكيف مع المرض، لكن يمكنها أيضاً إجهاض قدرته على التكيف أيضاً. ولذلك فإن بمقدور الأسرة من خلال توفيرها للمساندة الاجتماعية تسهيل عملية التكيف عند المريض، بينما يؤدي الخوف والانسحاب إلى خلق صعوبات إضافية. ومن المشكلات التي تبرز عادةً أثناء العلاج الأسري، ما يتعلق بالأطفال؛ خصوصاً المراهقين وما قد يتعرضون له خلال فترة المرض، من تغير في الأدوار وزيادة الاعتمادية، ناهيك عن المشكلات الخاصة المتعلقة بالوظيفة الجنسية (Wellisch, 1981).

خدمات السرطان Cancer Services: توصل الباحثون لابتكار عدة برامج لخدمة المرضى في تكيفهم مع المشكلات الناجمة عن السرطان، ويحظى عدد من هذه البرامج برعاية الجمعية الأميركية للسرطان (American Cancer Society). ومن بين هذه البرامج: "الوصول بمرضى سرطان الثدي إلى الشفاء"، و"جماعات مرضى سرطان العظام". ويركز البرنامج الأخير على تزويد المرضى بخبرات علاجية فردية أو جماعية، يناقش فيها المرضى مشاكلهم المشتركة.

أمّا برنامج "الوصول بمرضى سرطان الثدي إلى الشفاء"، فيتبنّى منهج الإرشاد الذي يعتمد على الزملاء، حيث يقوم مرضى سابقون، حققوا مستويات عالية من التكيف، بتقديم النصح لمرضى تم تشخيص مرضهم حديثاً، وقد أثبت هذا النوع من الدعم التعليمي والمعلوماتي جدوى فائقة في تعزيز التكيف النفسي لمرضى السرطان (Helgeson & Cohen, 1996).

أمّا مجموعات المساعدة الذاتية (Self-help)، والتي يشارك المرضى بعضهم بعضاً همومهم العاطفية، فهي متوفرة أيضاً للعديد من مرضى السرطان (Helgeson & Cohen, 1996)، ومع أنها لا تجذب في الوقت الحاضر سوى فئة محدودة من مرضى السرطان، إلا أنها تبدو مفيدة لمن خاضوا تجربتها، ولعل ذلك يعود إلى قيام هذه الجماعات بتقديم منظومة من أساليب التكيف للمريض، يستطيع أن يختار من بينها المهارات التي تتناسب مع حالته ومشكلاته (S. E. Taylor et al., 1986; Wortman & Dunkel-Schetter, 1979).

وبشكل عام، تبيّن أن النساء اللواتي يواجهن مشاكل عسيرة ناجمة عن المرض، ويفتقرن إلى المصادر الذاتية والمساندة الاجتماعية، استفدن كثيراً من جماعات المساندة الاجتماعية. بينما النساء اللواتي يمتلكن مستوى عالياً من المساندة الاجتماعية، كانت فائدتهن من هذه الجماعات قليلة (Helgeson, Cohen, Schulz, & Yasko, 2000).

إن قضاء بعض الوقت مع أفراد لديهم المشكلات نفسها، ويتمتعون بالتكيف الجيد، يمكن أن يلبي حاجات المريض للمعلومات وللمساندة الاجتماعية (Stanton, Danoff-Burg, Cameron, Snider, & Kirk, 1999). إضافةً إلى ذلك، يمكن أن يكون لمثل هذه الأساليب العلاجية فوائد صحية غير متوقعة. فهناك من الدلائل ما يشير إلى أن المساندة الاجتماعية ربما تطيل من عمر مرضى سرطان الثدي (S. M. Levy, Herberman, Lee, Lippman, &

d'Angelo, 1989)، حيث وجد أن مريضات سرطان الثدي اللاتي شاركن في لقاءات أسبوعية ضمن جماعات المساندة الاجتماعية، استطعن العيش لمدة أطول ممن لم يشاركن في هذه الجماعات (Spiegel, Bloom, Kraemer, & Gottheil, 1989).

والجدير بالذكر أن هذه النتائج لم تتغير، حتى عندما تم رصد عدة مؤشرات للمرض أنظرا ايضاً (Fawzy, Cousins, et al., 1990; Fawzy, Kemeny, et al., 1990). ولعل نجاح هذا التدخل يعزى إلى مساعدته في سيطرة المرضى على الألم بصورة أكثر فاعلية، والتخفيف من درجة كآبتهم، مما يسمح لهم بالتجاوب بشكل أفضل ضد المرض.

وختاماً، يمكن القول إن هناك مجموعة حافلة من أساليب العلاج النفسي التي استُخدمت مع مرضى السرطان لتعزيز نوعية حياتهم. وتحتوي هذه الأساليب على وسائل معلوماتية وتعليمية وإرشادية، إضافة إلى الأساليب المعرفية-السلوكية، التي تهدف إلى تدبر الآثار الجانبية للعلاج الكيماوي، وغيره من العلاجات.

كما يجب عدم إغفال الفوائد التي يجنيها مرضى السرطان جراء اتباع أساليب المساندة الاجتماعية، والتي من شانها مساعدتهم على فتح قنوات الاتصال التي يحتاجون إليها للحصول على المعلومات ومشاطرتها، وقد أظهرت هذه الأساليب نجاحاً كبيراً في تحسين الوظائف النفسية الاجتماعية لدى مرضى السرطان.

التهاب المفاصل: Arthritis

تعرفنا في الفصل الثاني على مجموعة من الأمراض التي تعرف بأمراض المناعة الذاتية، وهي حالات يتعامل فيها الجسم مع أنسجته بطريقة خاطئة، فيقوم بمهاجمتها كما لو كانت مادة غريبة عليه. وأكثر هذه الأمراض شيوعاً التهابات المفاصل، ولهذا سنقوم بدراستها نظراً لعلاقتها بالمناعة من جهة، ولكونها واحدة من أكثر الأمراض المزمنة شيوعاً على الإطلاق.

ويشير مصطلح "التهاب المفاصل" إلى أكثر من ثمانين مرضاً، تهاجم المفاصل أو الأنسجة الموصلة الأخرى. وفي الولايات المتحدة الأمريكية وحدها، هناك أكثر من 43 مليون أميركي مصاب بالتهاب المفاصل، لدرجة تستدعي العناية الطبية. وتتوقع الدراسات أن يصل هذا الرقم إلى 60 مليوناً بحلول عام 2025، وذلك نتيجة ارتفاع نسبة المسنين بين السكان ("Arthritis," 2001). ومع أنه من النادر أن يؤدي التهاب المفاصل بشكل مباشر إلى وفاة المريض، إلاّ أنه يعتبر اليوم ثاني أكثر الأمراض المزمنة انتشاراً في الولايات المتحدة بعد أمراض القلب، وهو يكلف الخزينة الأمريكية قرابة خمسة عشر بليون دولار سنوياً؛ ما بين تكاليف استشارات الأطباء، ونفقات المستشفيات، ومصاريف العلاج. ناهيك عن الخسائر الباهظة المتمثلة بأيام العمل الضائعة، وفقدان الأجور بسبب المرض ("Arthritis," 2001).

وتعتمد حدة المرض والتكهن بتطوره على مكان الإصابة بالالتهاب. فدرجة التأثر بالمرض تتراوح ما بين الخفيفة والعابرة، والشديدة والمزمنة؛ التي قد تؤدي إلى العجز عن ممارسة النشاطات الاعتيادية، حتى البسيطة منها. ويمكن تقسيم التهاب المفاصل إلى ثلاثة أنواع، هي: التهاب المفاصل الروماتيزمي، التهاب المفاصل الرثوي، ومرض النقرس.

التهاب المفاصل الروماتزمي: Rheumatoid Arthritis

يصيب التهاب المفاصل الروماتزمي حوالي 1-2% من سكان الولايات المتحدة الأمريكية ("Rheumatoid Arthritis," 2001). ويعتبر أخطر الأنواع من حيث تأثيره على جسم الإنسان وتعطيل وظائفه (McCracken, 1991). ويصيب هذا المرض بصورة رئيسة الفئة العمرية من 40 سنة إلى 60 سنة، إلا أنه يمكن أن يصيب كافة الأعمار، وحتى الأطفال أيضاً.

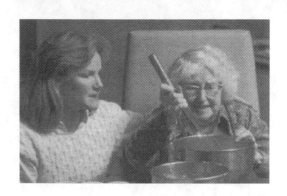

هنالك تقريباً 1-2% من سكان الولايات المتحدة الأميركية مصابون بالتهاب المفاصل الروماتزمي، وهو شائع بين النساء المسنّات بشكل خاص. ومن المشكلات التي يواجهها هؤلاء، نجد الإحباط الناجم عن الشعور بعدم القدرة على القيام بأبسط الأشياء، والحاجة إلى الاعتماد على الآخرين.

ويؤثر المرض عادة على المفاصل الصغيرة في اليدين والقدمين، وكذلك الرسغ والركبة والكاحل والعنق. وفي الحالات الخفيفة، يصاب مفصلٌ أو اثنان فقط، ولكن الالتهاب ينتشر في بعض الأحيان ليلحق الأذى بمفاصل عدة في الوقت نفسه. أمّا في الحالات الشديدة، فقد يمتد الالتهاب ليلحق الضرر بعضلة القلب والأوعية الدموية، والأنسجة الواقعة تحت الجلد.

وقد ينجم التهاب المفاصل الروماتزمي عن عمليات المناعة الذاتية، فقد تهاجم قوى جهاز المناعة -التي يفترض بها حماية الجسم من الغزاة- الأغشيةَ الرقيقة المحيطة بالمفاصل، مما يسبّب الالتهاب والتصلب والألم. وإذا لم يتم السيطرة على الالتهاب مبكراً، فقد تتعرض خلايا العظم والأنسجة العضلية المحيطة بالمفصل إلى التلف كلياً.

والجدير بالذكر أن الشفاء الكلي من هذا المرض يحصل في قرابة نصف الحالات، بينما النصف الآخر تقريباً يبقى مصاباً بالتهاب المفاصل بدرجات متفاوتة، والأكثر خطورة أن العجز الشديد يكون من نصيب حوالي 10% من المرضى.

وتعتبر الآلام وضعف النشاط وحاجة المريض للاعتماد على الآخرين، من التداعيات الرئيسة لالتهاب المفاصل الروماتزمي (Van Lankveld et al., 1993).

وبالاضافة إلى ذلك، وبما أن التهاب المفاصل الروماتزمي يصيب كبار السن بصورة رئيسة؛ فإنهم غالباً ما يعانون من حالات مرضية مزمنة أخرى، مثل ضعف البصر الذي يمكن أن يتفاعل مع التهاب المفاصل، فيؤدي إلى تفاقم درجة العجز (Shifren, Park, Bennett, & Morrell, 1999; Verbrugge, 1995). ومن الغني القول إن إحدى المعضلات التي يواجهها المصابون بالتهاب المفاصل الروماتزمي، تتمثل في إصابتهم بالاكتئاب (Evers, Kraaimaat, Geenen, & Bijlsma, 1997).

هذا، وما تزال أسباب التهاب المفاصل الروماتزمي غير معروفة بالتحديد حتى يومنا هذا. وفي حقبة من الزمن، اعتقد علماء النفس بوجود نمط من الشخصية ذات الميل للإصابة بالتهاب المفاصل الروماتيزمي. والشخصية المقصودة هنا هي تلك التي تتسم بالنزعة للكمال، والاكتئاب، وعدم القدرة على التعبير الانفعالي، خصوصاً التعبير عن الغضب. إلاّ أن الأبحاث الحديثة تلقي بظلال الشك على احتمالية أن تسبب هذه الصورةُ النفسية التهاب المفاصل (C.A. Smith, Wallston, & Dwyer, 1995). لكن المؤكد لعلماء النفس اليوم، أن التشوهات المعرفية ومشاعر اليأس نفسها، يمكن أن تُفاقم من حالة الاكتئاب، ومن استجابات انفعالية أخرى لالتهاب المفاصل (T. W. Smith, Christensen, Peck, Ward, 1994).

وقد يكون للضغوط النفسية دورٌ في تطور المرض وفي استثارته. فهناك دراسات تشير إلى أن الاضطراب في العلاقات الشخصية المتبادلة قد يسهم في تطور المرض (K. O. Anderson, Bradly, Young, McDaniel, &

(Wise, 1985 أو في سيره) (Affleck, Tennen, Urrows, & Higgins, 1994; Zautra, Burleson, Matt, Roth, & Burrows, 1994).

ويبدو أن جهاز المناعة يتوسط التهاب المفاصل الروماتيزمي والضغوط. وذلك بقدر ما أظهرته الأبحاث من الاستجابات القوية للضغوط لدى بعض المرضى مقارنة بما أظهرته جماعات أخرى (e.g., Harrington, et al., 1993; Timko, Baumgartner, Moos, & Miller, 1993; Zautra, Okun, et al., 1989; Zautra et al., 1994).

معالجة التهاب المفاصل الروماتزمي: Treatment of RA

وتشمل معالجة مشكلات التهاب المفاصل الروماتزمي: تناول الأسبرين الذي يخفف من الالتهاب والألم، والراحة، والتمارين المناسبة التي يجب أن تتم تحت إشراف اختصاصيين. ومن النادر أن تحتاج الحالة إلى تدخّل جراحي، لكن قد تتطلب بعض الحالات المتقدمة والحرجة دخول المستشفى، خصوصاً إذا وصلت شدّة الألم إلى مرحلة غير محتملة، أو إذا تفاقمت الأعراض إلى درجة عسيرة.

وينصح الأطباء المرضى بإجراء التمارين من أجل تمكينهم من السيطرة على تيبّس المفاصل وتصلبها (& Weggoner Lelieuvre, 1981). لكن ولسوء الحظ، فغالباً ما يكون التزام المرضى بالتمارين ضعيفاً، كما هو الحال في معظم المعالجات بالتمارين.

وقد تزايد استخدام الاختصاصيين النفسيين للأساليب المعرفية-السلوكية في معالجة التهاب المفاصل الروماتزمي (McGacken, 1991). وتشمل هذه الأساليب تعليم المريض مهارات ادارة الضغط والألم، والسيطرة على أعراض المرض. وكذلك تزويد المريض بنشرات وكتب وتعليمات، تتضمن معلومات مفيدة حول الادارة الذاتية لالتهاب المفاصل. إذ تهدف المعالجة المعرفية-السلوكية إلى زيادة إدراك المريض لفعاليتة الذاتية فيما يتعلق بالمرض. وتشير النتائج إلى أن درجة الألم والالتهاب تقل حدتها عند المريض إذا تحقق له ذلك، وأن أداءه النفسي- الاجتماعي يتحسن أيضاً، وهو تحسّنٌ يرتبط بدرجة الكفاءة الذاتية (O'Leary, Shoor, Lorig, & Holman, 1988).

وبسبب ما قد ينتج عن التهاب المفاصل الروماتزمي من آثار جانبية، تتمثل باليأس من السيطرة على المرض، وعدم القدرة على تخفيف الآلام الناجمة عنه، فإن أي تدخل يهدف إلى تعزيز الشعور بالكفاءة الذاتية سيكون له آثاره الإيجابية على التكيف النفسي للمريض (Schiaffino & Revenson, 1992; C. A. Smith & Wallston, 1992). وقد وصف أحد المرضى شعوره قائلاً: "لقد انتقلت من التفكير بالالتهاب الروماتزمي على أنه ذاك العبء المخيف الذي فُرض علي، إلى التفكير به على أنه شيء يمكنني السيطرة عليه وتدبره، وقد قمت في الواقع بإعادة تعريف المرض". وكما تشير هذه الملاحظة، يمكن للتفاؤل أن يقود المريض إلى التكيف بفاعلية أكثر (Brenner, Melamed, & Panush, 1994).

وكما هو الحال في كافة التدخلات المعرفية-السلوكية، يلجأ بعض المختصين إلى العودة إلى الماضي واستخدام طرق وعادات قديمة. وعليه، تُستخدم استراتيجيات منع الانتكاس للمحافظة على ما تحقق من تغيرات سلوكية، وزيادة الشعور بالفعالية الذاتية، والتفاؤل الناجم عنه. ويجب أن تكون هذه الاستراتيجيات جزءاً مهماً من التدخلات المقدّمة لمرضى الالتهاب الروماتيزمي (Keefe & Van Horn, 1993).

أمّا مدى نجاح هذه الأساليب المعرفية-السلوكية بصورة عامة في مساعدة المرضى على ادارة الألم بما فيها التغذية الحيوية الراجعة، وتمارين الاسترخاء، ومهارات حل المشكلات؛ فيبقى في الحقيقة متواضعاً (Keefe & Caldwell, 1997)، كما أن التنسيق بين هذه الأساليب المعرفية-السلوكية والمعالجات بالعقاقير من أجل التوصل للسيطرة على الآلام، يشكّل أكثر المناحي شمولية في الوقت الراهن (Zautra & Manne, 1992).

التهاب المفاصل الروماتزمي عند الأحداث: Juvenile RA

لا بد في الختام من الإشارة إلى شكل آخر من أشكال التهاب المفاصل الروماتزمي، وهو ما يسمى بالتهاب المفاصل الروماتزمي عند الأحداث (Juvenile RA)، والذي تشبه أسبابه وأعراضه ما سبق وعرضناه فيما يخص كبار السن، لكن الضحايا في هذه الحالة هم من الأطفال ما بين سنتين وخمس سنوات من العمر. حيث تظهر أعراض المرض وتتطور عندهم على فترات حتى سن البلوغ، لكن المرض يبقى نادراً ويصيب الفتيات أكثر من الأولاد، بنسبة تصل إلى أربعة أضعاف. ويتماثل غالبية المصابين من الأطفال للشفاء بفضل العلاج، لكن هنالك شكلٌ من أشكال المرض الروماتزمي، يمكنه تعطيل الحدث بشدة، والتسبب بمشكلاتٍ نفسية وجسمية بليغة؛ بما فيها عدم القدرة على الالتحاق بالمدرسة، وضعف المشاركة بالنشاطات الاجتماعية (Billings, Moos, Miller, & Gottlieb, 1987).

وتعتبر المساندة الاجتماعية من قبل العائلة من المسائل الجوهرية أيضاً في إنجاح العلاج ومساعدة الطفل في التكيف مع المرض بنجاح.

التهاب المفاصل الرثوي: Osteoarthritis

يصيب التهاب المفاصل الرثوي (Osteoarthritis) قرابة 4% من سكان الولايات المتحدة الأميركية ("Osteoarthritis,"2001)، وما أن يصبح الفرد بعمر 65، حتى تزداد احتمالية الإصابة بشكل او بآخر من أشكال التهاب المفاصل الرثوي بنسبة تصل إلى 50%.

وينشأ المرض عندما تبدأ البطانة الناعمة للمفصل، والمسماة بـ"الغضروف المفصلي"، بالتشقق والتلف لأسباب عديدة. ويصيب المرضُ المفاصلَ التي تحمل وزناً كمفصل الورك والركبة والعمود الفقري، ومع تدهور حالة الغضروف، يصاب المفصل بالتهاب ويتصلب ويصبح مؤلماً.

ويصيب المرض العديد من كبار السن وبعض الرياضيين. وكما هو الحال فيما يخص الأشكال الأخرى من التهاب المفاصل، تتطلب الأعراض الشديدة معالجات جزئية، يمكن لها أن تترك آثاراً سلبية على نوعية حياة المرضى ورفائها (Hampson, Glasgow, & Zeiss, 1994).

ويمكن التعامل مع التهاب المفاصل الرثوي من خلال العناية الذاتية والمعالجة المناسبة. وتتضمن هذه المعالجة المحافظة على وزن مناسب، وممارسة التمارين الرياضية المناسبة، وتناول الأسبرين. وفي بعض الأحيان، قد تتطلب حالة المريض ودرجة المعاناة استخدام مسكّن أقوى للألم، أو بعض الأدوية المضادة للالتهاب، أو حتى في الحالات العسيرة المتقدمة مركب الستيرويد (Steroids).

ومن الجدير ذكره أن من يتكيف مع الألم عن طريق التعامل الفعال والتلقائي، يكون أكثر قدرةً على التكيف (Keefe et al., 1987).

النقرس: Gout

أمّا النقرس (Gout)، وهو النوع الثالث من أنواع التهاب المفاصل، فيصيب حوالي مليون أميركي، وهو شائع بين الذكور أكثر من الإناث، حيث تقارب نسبة الإصابة لدى الذكور 90% من مجموع الحالات ("Gout," 2001). وتنجم هذه الحالة عن زيادة الحامض البولي في الجسم، نتيجة عجز الكلى عن التخلص من الحامض الموجود في البول، والذي ينتهي بتشكيل بلّورات تستقر في المفاصل.

ويعتبر إصبع القدم الكبير أكثر مناطق الجسم تعرضاً للإصابة؛ وذلك لأن كمية الدم التي يتزود بها قليلة، فلا تُحمل بلورات الحامض البولي بعيداً، فيصبح المفصل ملتهباً مما يسبب ألماً شديداً. وقد تستقر البلورات هذه أحياناً في الكلية نفسها مما يسبب إصابة الإنسان بالفشل الكلوي.

أمّا السبب الحقيقي والدقيق لاستفحال الحامض البولي، فليس معروفاً تماماً. ويعتقد بعضهم أن هناك مكوناً وراثياً (Genetic Component)، يلعب دوراً في التعرض للمرض. كما يمكن للضغوط وبعض أنواع الأطعمة أن تتسبب به، إضافة إلى الدور الذي تلعبه عوامل العدوى، وبعض المضادات الحيوية ومُدرات البول.

ويمكن تدبر النقرس من خلال السيطرة على تناول الكحول وبعض الأطعمة، والمحافظة على وزن مناسب، وممارسة التمارين وتناول السوائل. واستخدام الأسبرين لا يفيد في مرض النقرس؛ لأنه يبطئ من عملية زوال الحامض البولي. وفي حالاتٍ عديدة، تستخدم مضادات الالتهاب أو العقاقير التي تسيطر على ميتابولزم الحامض البولي. ويمكن بالطبع السيطرة على المرض، لكنه يمكن أن يقود إلى الوفاة إذا بقي دون علاج؛ وذلك بسبب الأضرار الخطيرة التي يُلحقها بالجسم، مثل الفشل الكلوي، وارتفاع ضغط الدم، وأمراض القلب التاجية، والجلطة الدماغية (Kunz, 1982; National Health Education Committee, 1976; Rubenstein & Federman, 1983).

إذن، يعتبر التهاب المفاصل المرض المزمن الثاني من حيث الشيوع والانتشار. ومع أنه من النادر أن يقود إلى الوفاة، إلاّ أنه يسبب آلاماً شديدة وضيقاً وتوتراً، ويولد العديد من المشكلات المتعلقة بالعلاج. وتركز برامج العناية الذاتية الهادفة للتخلص من الآلام على اتباع حمية غذائية مدروسة، وممارسة التمارين. فالعادات الصحية ومسائل الالتزام التي سبق وأن تناولناها بإسهاب في فصول هذا الكتاب، تعتبر من الأمور الجوهرية في التعامل مع التهاب المفاصل بفاعلية.

الملخص

1. جهاز المناعة هو الجهاز الذي يشرف على الجسم ويراقبه، وهو الذي يحمي الجسم من أية عناصر غريبة يمكن أن تغزوه. ويتضمن عدداً من العمليات المعقدة التي تؤلف المناعةَ على مستوى الدم، وعلى مستوى الخلية.

2. وكما تشير الدراسات، فإن بإمكان المثيرات الضاغطة، كالامتحانات على سبيل المثال، أو العلاقات الشخصية المتبادلة الضاغطة، أن تُضْعف من أداء جهاز المناعة.

3. كذلك يمكن للعواطف السلبية، كالاكتئاب والقلق، أن تُضْعف من أداء جهاز المناعة. ويمكن لأساليب التعامل أن تخفف من أثر التغيرات السلبية الناجمة عن الضغط على الجهاز المناعي.

4. اجتهدت الدراسات لتقييم تشكيل استجابات المناعة الشرطية المحتملة، والتدخلات العلاجية، كالاسترخاء وإدارة الضغط، كجهود إكلينيكية يمكن توخيها من أجل زيادة الأداء المناعي في وجه الضغط.

5. تنجم متلازمة نقص المناعة المكتسبة (AIDS)، التي اكتشفت في الولايات المتحدة الأمريكية عام 1981، عن فيروس نقص المناعة (HIV)، وهو مرض يتسم بظهور أمراض طفيلية غريبة ومعدية ناتجة عن ضعف الجهاز المناعي، خاصة على مستوى خلايا "T" المُساعدة (Helper T_H cells).

6. في الولايات المتحدة الأمريكية، يعتبر الرجال المثليون الذين يتعاطون المخدرات بالوريد الأكثرَ عرضة للإصابة بالإيدز. وقد لوحظ حديثاً انتشاره بين بعض الأقليات، وخصوصاً النساء. ومن شأن المبالغة في النشاط الجنسي الغيري بين الشباب والمراهقين، أن تزيد من عوامل الخطورة لديهم.

7. تُعتبر الوقاية الأساسية المتمثلة باستخدام الواقي، والسيطرة على تنوع الشركاء في المعاشرة الجنسية، من الأساليب الرئيسة في الحد من انتشار الإيدز. وتركز التدخلات في مثل هذه الحالات على توفير المعرفة والمعلومات، وزيادة الكفاءة الذاتية المدركة، وتغيير معايير الأنداد حول الممارسات الجنسية، والتواصل عبر استراتيجيات التفاوض الجنسي.

8. يبقى العديد من مرضى الإيدز بلا أعراض لفترات طويلة، وقد تعمل التمارين وأساليب التعامل الفاعلة على إطالة هذه الفترة. وهناك بعض أنواع العقاقير التي تدعى موانع البروتيز (Protease Inhibitors) تَعِدُ مرضى الإيدز والمصابين بالفيروس بحياة أطول وأفضل، وأكثر رفاهية.

9. والإيدز نفسه يخلق العديد من المشكلات الجسمية والنفسية، التي تُضْعِف المريض وتزيد من وهنه. ولعل من المهمات النفسية الاجتماعية الرئيسة التي يواجهها مرضى الإيدز، هي التعامل نفسياً مع احتمالات قصر الحياة، والتعاطي مع ردود الأفعال السلبية للآخرين، وتطوير الاستراتيجيات الكفيلة بتعزيز الصحة الجسمية والانفعالية. وقد تم تطوير العديد من أشكال التدخل التي ساعدت في تحقيق هذه المهمات.

10. يضم السرطان أكثر من مائة مرض، تتميز جميعها بوجود خلل في الحامض النووي (Deoxyribonucleic-DNA)، والنمو السريع للخلايا وانتشارها. وقد حاول العلماء ربط العوامل النفسية الاجتماعية بنشوء السرطان وتطوره؛ حيث أشارت بعض الأبحاث إلى وجود بعض العوامل، كاليأس والاكتئاب والكبت الشديد للعواطف، التي تؤدي إلى تطور المرض وتقدمه. إلا أن الدلائل ليست حاسمة حتى اليوم.

11. قد يؤدي السرطان إلى مدى واسع من المشكلات الجسمية والنفسية الاجتماعية، بما فيها التشوهات الناجمة عن الجراحة والحاجة إلى استخدام الأعضاء الصناعية، والوهن المرتبط بالمعالجات الكيماوية، والتجنب أو الرفض على مستوى العلاقات الاجتماعية المحيطة بالمريض، والاضطرابات المهنية، والاستجابات النفسية السلبية كالاكتئاب. وقد استخدم بعض الباحثين أساليب التدخل العلاجي النفسي- والسلوكي بنجاح في معالجة هذه المشكلات.

12. يصيب التهاب المفاصل 37 مليون فرد في المجتمع الأميركي وحده. ويُعدّ التهاب المفاصل الروماتزمي أشد الأنواع التي تعيق أداء المريض لوظائفه وحركته. هذا، ومن شأن الضغوط أن تؤدي إلى تفاقم المرض.

13. أثبتت الأبحاث أن التدخلات العلاجية التي تتضمن أساليب معرفية-سلوكية، تساعد على التعامل مع الألم بفاعلية، وتزيد من إدراك المصابين لما يتمتعون به من فعالية ذاتية. وقد برهنت هذه التدخلات على نجاحها في التخفيف من بعض الصعوبات النفسية الاجتماعية، والآلام التي تصاحب عادةً التهاب المفاصل.

قائمة المصطلحات

Acquired Immune Deficiency Syndrome (AIDS)	متلازمة نقص المناعة المكتسبة
Gout	النقرس
Human Immunodeficiency Virus (HIV)	فيروس نقص المناعة البشرية
Immunocompetence	الكفاءة المناعية
Immunocompromise	المقايضة المناعية
Osteoarthritis	التهاب المفاصل الرثوي
Rheumatoid Arthritis (RA)	التهاب المفاصل الروماتزمي

الباب السادس

نحو المستقبل

Toward the Future

الفصل الخامس عشر: علم النفس الصحي: تحديات المستقبل.

الفصل الخامس عشر

علم النفس الصحي: تحديات المستقبل

Health Psychology: Challenges for the Future

الفصل الخامس عشر

علم النفس الصحي: تحديات المستقبل

Health Psychology: Challenges for the Future

لقد حقق مختصو علم النفس الصحي تقدماً كبيراً، خلال العقود الثلاثة الماضية. وعليه، هذا الفصل الختامي من الكتاب، كما سنرى، سوف يسلط الضوءَ على بعض الإنجازات التي حققها هذا الميدان في مجال البحث، وعلى المسارات والاتجاهات التي يمكن أن يتخذها مستقبلاً. كما سيتطرق إلى بعض المسائل العامة، التي تواجه علم النفس الصحي، والتي يُعزى بعضها إلى ميدان الطب. فمع التغيرات التي تشهدها الممارسات الطبية وأنماط المرض وطرق العلاج، نشهد أيضاً تغيرات في ميدان علم النفس الصحي. أماّ التحديات الأخرى، فهي تنبع من داخل هذا الميدان وتمثل توجهات للمرحلة المقبلة في مجالَي البحث والممارسة.

الإرتقاء بالصحة: Health Promotion

بفضل الدور الذي لعبته الأبحاث ووسائل الإعلام في تركيزها على عدد من عوامل الخطورة البارزة والمهمة، كالتدخين والحمية الغذائية والتمارين، حقق المجتمع مكاسب كبيرة في تغيير عاداته الصحية. حيث توقف العديد من الأفراد عن التدخين، وانخفض تناولهم للأطعمة المشبعة بالكولسترول والدهون. ومع أن معدّل استهلاك الفرد للكحول بقي على حاله دون تغيير، إلاّ أن معدّل ممارسة التمارين قد ارتفع. كما أصبح من الواضح أن الأفراد في معظمهم يعرفون أن عليهم ممارسة أنماطٍ سلوكية تعزز الصحة الجيدة، واستطاع العديد منهم تغيير أنماط سلوكهم هذه بجهدهم الذاتي. بالطبع، لا نتوقع أن ينجح الجميع في هذا المسعى. وعليه، سيبقى هناك دائماً ما يمكن لعلم النفس الصحي أن يقدمه في مجال تعزيز الصحة.

إجراءات التدخل الفعالة والاقتصادية: Efficient, Cost-Effective Interventions

ما الذي يمكننا توقعه مستقبلاً في مجال الإرتقاء بالصحة؟ سوف نشهد تزايداً في محاولات التعرف على أكثر العناصر فاعلية في برامج تغيير السلوك، وذلك لكي نقوم بدمجها في معالجات فعالة ومجدية، يمكن إيصالها إلى أكبر عدد ممكن من الناس. ويمكننا بصورة خاصة أن نتوقع بناء أساليبٍ علاجية موجهة إلى عامة الناس، وذلك على صعيد المجتمعات المحلية، وأماكن العمل، والمدارس. فمن خلال الوصول إلى الناس في مواقع سكنهم وعملهم، ودمج أساليب تغيير السلوك الصحي مع ما هو متوفر من مصادر وإمكانات في المجتمع، يمكننا الاقتراب من هدفنا الأساسي، وهو تعديل سلوك معظم الأفراد بأكثر الطرق فاعلية وجدوى.

التركيز على الفئات المعرّضة للإصابة: Focus on those at Risk

ومع تقدم الأبحاث الطبية في مجال التعرف على عوامل الخطورة في نشوء الأمراض المزمنة وتطورها، فإن مواصلة الجهود الرامية إلى تحديد الفئات المعرضه للإصابة، يصبح أمراً في غاية الأهمية، وتزداد أهميته يوماً بعد يوم. فالأفراد الذين يتم تشخيصهم في مراحل مبكرة بأنهم عرضة للإصابة بمرض معين، يكونون بحاجة إلى أن يتعلموا كيف يتعاملون مع هذا

الوضع، وكيف يغيرون من أي سلوك يمكن أن يزيد من احتمالات تعرضهم للمرض. وفي كلتا المَهمّتين، يمكن لعلماء النفس الصحي تقديم مساعدة كبيرة. فدراسة الأفراد المعرضين للإصابة بأمراض معينة يمكن أن تفيد أيضاً في التعرف على عوامل خطورة إضافية للإصابة بمختلف أنواع الأمراض المزمنة. فليس كل من هو عرضة للإصابة بمرض ما سيُصاب به فعلاً، ومن خلال دراسة من يطور هذا المرض، ومن لا يطور هذا المرض، يمكن للباحثين التعرف على تلك العوامل المباشرة أو المعزّزة للمرض.

الوقاية: Prevention

إن منع نشوء بعض العادات الضارة بالصحة هو أحد الأولويات المهمة لعلم النفس الصحي. فكما أشرنا سابقاً، تُعتبر المراهقة منفذاً للعديد من الحساسيات والصراعات وجوانب الضعف والعادات الصحية الرديئة، لذلك يصبح إغلاق هذه المنافذ أمراً في غاية الأهمية. فبرامج المناعة السلوكية (Behavioral Immunization) أصبحت متوفرة الآن لتوجه إلى العديد من المجالات، كالتدخين وسوء استعمال العقاقير، وبعض الحالات من اضطراب الأكل والحمية. إذ أن تعريض تلاميذ الصفين الخامس والسادس الابتدائي إلى برامج تتضمن حملات مناهضة التدخين والمخدرات، حقق نجاحاً في حماية بعض المراهقين من مثل هذه العادات. وتشير النتائج كذلك إلى أن برامج المناعة السلوكية ضد عادات صحية أخرى، بما فيها الممارسات الجنسية الآمنة، والحمية، واستخدام حزام الأمان، والسيطرة على تعاطي الكحول، هي برامج واعدة أيضاً. وبالنسبة لبعض العادات، فقد نحتاج للبدء في وقت مبكر، فنبادر إلى طرح برامج سلوكية في مجال طب الأطفال لتعليم الوالدين كيف يقللان من مخاطر وقوع حوادث المنزل، أو كيف ينفذان احتياطات السلامة أثناء قيادة السيارات أو استخدام وسائل النقل الأخرى، وكيف يغرسان في أطفالهما عاداتٍ صحية جيدة، كالتمارين والحمية المناسبة، وإجراء الفحوص الطبية، والتطعيم المنتظم، والعناية المنتظمة بالأسنان.

التركيز على كبار السنّ: Focus on the Elderly

إن محاولتنا التركيز على الوقاية عند الأطفال يجب أن لا تحجب عنا أهمية تعزيز الحاجات الصحية للأكبر سناً أيضاً، بما فيهم كبار السن. فالشيخوخة المتسارعة التي نشهدها اليوم، تعني أن المجتمعات الغربية ستشهد خلال العشرين سنة القادمة، أكبر تجمع للمسنين في التاريخ. وهذا المجتمع إما أن يكون صحياً ونشطاً، أو مريضاً وخاملاً، يشكل عبئاً على الخدمات الطبية والنفسية (Koretz, 2000). وعليه، فإن التخطيط المناسب وتطوير أساليب العلاج الضرورية، سوف يسمح لنا بإعانة المسن على تحقيق أعلى مستوى من الأداء، وذلك من خلال برامج تؤكد على الحمية والتمارين، والعادات الصحية الأخرى.

الجهود الموجهة لإعادة التركيز على الإرتقاء بالصحة:

Refocusing on Health Promotion Efforts

في ضوء ما تقدم، تصبح إعادة النظر في الجهود الرامية إلى تعزيز الصحة أمراً ضرورياً. ففي الماضي، كان الاهتمام ينصبّ على الوقاية من أمراض تعتبر الأسباب الرئيسة للوفيات. ومن حيث الجوهر، كان التأكيد على معدلات الوفيات أكثر من التأكيد على الأمراض وانتشارها (R. M. Kaplan, 1989). ومع أن تخفيض معدل الوفيات، خصوصاً المبكرة منها، يعتبر من الأولويات المهمة، إلاّ أنه سيبقى هناك دائماً عشرة أسباب رئيسة للوفاة (Becker, 1993). لذلك تصبح

مسألة إعادة تركيز الجهود على المسألة المتعلقة بمدى انتشار الأمراض مهمة لعدد من الأسباب. وأحد هذه الأسباب هو الكلفة. فالأمراض المزمنة مكلفة جداً من حيث المعالجة، خصوصاً حين تدوم لسنوات، أو حتى لعقود. فحالاتٌ كالتهاب المفاصل الروماتزمي والتهاب المفاصل العظمي مثلاً، قد يكون تأثيرها قليلاً على مستوى معدل الوفيات، ولكن تأثيرها كبيرٌ ورئيس على مستوى أداء المجتمع ورفائه، خصوصاً مجتمع كبار السن. إن إبقاء الأفراد بأحسن صحة، ولأطول فترة ممكنة من الزمن، من شأنه أن يساعد على تخفيض عبء الكلفة العالية للأمراض المزمنة؛ فيزداد عدد السنوات التي يتمتع بها الفرد بصحة جيدة إلى أقصى حد ممكن، ويكون الفرد خلالها متحرراً من أعباء المرض المزمن، الأمر الذي يقود من دون شك إلى نوعية حياة أفضل. ففي ضوء إتاحة الفرصة للفرد لحياة أطول، تصبح الحياة الخالية من المرض هدفاً مهماً، كما تصبح أساليب التدخل النفسية التي تهدف إلى تحسين الآثار النفسية الاجتماعية للمرض المزمن، أيضاً غاية في الأهمية.

وعليه، فإن أولويات المستقبل ينبغي أن تشتمل على تطوير تدخلات يمكن لها أن تتصدى -في وقت واحد- إلى أكثر من عامل خطورةٍ سلوكي بمفرده، والتصدي إلى القضية الصعبة المتمثلة باستمرار جودة الحالة الصحية، ودمج التدخلات الفردية مع السياسات الصحية والبيئية الأوسع، التي تدعم الجهود الفردية، وتعمل على ترسيخها (Orleans, 2000).

لكن الجهود التي تُبذل لتأجيل المرض أو العجز حتى مراحل متأخرة من الحياة، سوف لن تنجح دون الالتفات للفروق الاجتماعية الاقتصادية الواسعة في مجال الصحة والرعاية الصحية، خصوصاً عند متوسطي العمر وكبار السن. حيث أن أحد أهم عوامل الخطورة في الإصابة المبكرة بالمرض والعجز والوفاة هو تدنّي الوضع الاجتماعي الاقتصادي. كما وُجد أن عاملي اليُسْر والتعليم ارتبطا بغنى المصادر النفسية والاجتماعية للأفراد، وبتدني معدلات الوفاة والعجز عبر مختلف المراحل العمرية (Kubzansky, Berkman, Glass, & Seeman, 1998). وينسحب أثر الوضع الاجتماعي الاقتصادي على كلا الجنسين (McDonough, Williams, House, & Duncan, 1999) وعلى سائر الأعمار، مع أن أثره يقل ويصبح ضيقاً مع اقتراب نهاية الحياة (Beckett, 2000). وحتى في الأمراض التي يطورها الأفراد من كلتا الطبقتين، الدنيا والعليا، فإننا نجد أن معدل الوفيات يكون أعلى عند الطبقة الأقل حظاً (Leclere, Roger, & Peters, 1998). ومن بين عوامل الخطورة العديدة المرتبطة بالوضع الاجتماعي الاقتصادي، نذكر: تعاطي الكحول، والتدخين، والدهنيات، ومشاعر الضبط، والفعالية الذاتية، والسعادة. ولكل من هذه المتغيرات تأثيرعلى الصحة (Kubzansky et al., 1998).

ويحاول مختصو علم النفس الصحي استكشاف الفروق العرقية في الصحة بشكل متزايد. فصحة الإفريقيين الأميركيين مثلاً هي أسوأ بشكل عام وفي كل الأعمار، وفوق ذلك كله، لا يبدو أن هذه الصورة في تحسُّن. كما أن الفجوة في توقع الحياة بين الإفريقيين الأميركيين والبيض، تبقى كبيرة بفارق يزيد عن ست سنوات(R. N. Anderson, 2001). كذلك الأمر بالنسبة للفروق في معدل وفيات الأطفال الرضع ومعدل الإصابة بالأمراض المزمنة، خصوصاً فرط ضغط الدم، حيث وجد أن الأميركيين من أصول إفريقية يسجلون نسباً أعلى من هذه الحالات مقارنة بالبيض. على أن بعض الفروق العرقية في الصحة تُعزى على الأغلب إلى حقيقة أن الإفريقيين الأميركيين هم في المتوسط في وضع اجتماعي اقتصادي أدنى، وبالتالي، فهم يخضعون لتلك الأنواع من الضغوط التي تصاحب عادة المستويات الاجتماعية الاقتصادية المتدنية. ويزداد اعتقاد اختصاصيي علم النفس الصحي بأن بعض هذه الفروق في جوهرها، هي وليدة الضغوط العنصرية نفسها.

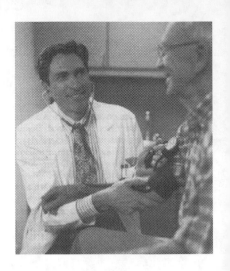

سوف تنال الحاجات الصحية للمسنين اهتماماً أكبر مستقبلاً، مع ازدياد عددهم بين السكان؛ خصوصاً فيما يتعلق بمساعدتهم على تحقيق مستويات أفضل من الأداء عن طريق التدخلات التي تقوم على الحمية والتمارين، وسوى ذلك من العادات الصحية.

(© Richard Price/ Getty Images)

هناك أيضاً فروق اجتماعية اقتصادية وعرقية، في مجال تقديم المعالجة الطبية (Dimsdale, 2000). وما دامت الرعاية الصحية المتوفرة للشرائح الفقيرة من المجتمع لا توازي تلك المتوفرة لشريحة الأغنياء، فإن نسبة الإصابة بالأمراض، لن تقل بدرجة ذات دلالة من خلال الجهود العلاجية (J. S. House et al., 1990). وسنعود إلى هذه المسالة لاحقاً.

تعزيز الحصانة في التكيف: Promoting Resilience

إن جهود تعزيز الصحة في المستقبل يجب أن تضع وزناً أكبر على العوامل الإيجابية التي يمكن أن تقلل من الأمراض أو معدل الوفيات. فمع أن القضاء على أمراض القلب والسرطان، على سبيل المثال، قد يطيل من حياة الفرد لعدة سنوات، فإن الزواج بحد ذاته يمكن أن يضيف عشر سنوات لحياة الرجل، وأربع سنوات لحياة المرأة. مما حدا ببعض الباحثين إلى قولٍ لا يخلو من السخرية، يتلخّص في أن المختص في علم النفس الصحي يستطيع أن يحقق قفزة كبيرة بالتركيز على الزواج كعاملٍ يرتبط بالصحة، فيبادر إلى فتح مكاتب للزواج (W. J. McGuire, 1984).

لقد تركزت معظم أبحاث اختصاصيي علم النفس الصحي على عوامل الخطورة في الأمراض المزمنة متجاهلين الخبرات الإيجابية التي يمكن أن تحمي بعض الأفراد من الإصابة ببعض هذه الأمراض (Ryff & Singer, 1998). فدراسة كيفية تقليل الأفراد تلقائياً من مستويات الضغوط عليهم مثلاً، وكيف يجدون فرصاً للراحة والتجديد والاسترخاء، قد توفر قاعدة من المعلومات الضرورية للتدخلات الفعالة. كما أن مصادر الفرد الذاتية (كالإحساس بالتفاؤل أو الضبط) قد تشكل بحد ذاتها حمايةً ضد المرض المزمن. ولكن، هل يمكن تعليم مثل هذه الفعاليات؟ تشير الأبحاث الحديثة إلى أنه بالإمكان تعليمها للأفراد (e. g., Mann, 2001). وعموماً، فإن هذه الإمكانيات وغيرها من الاحتمالات ستكون موضوع بحثٍ وتقصٍ في العقود القليلة القادمة.

الارتقاء بالصحة جزءاً من الممارسة الطبية: Promotion as a Part of Medical Practice

ولا يمكن لأي فلسفة حقيقية في الإرتقاء بالصحة أن تأخذ مداها الذي تستحق على مستوى التطبيق، ما لم يصبح التركيز على الإرتقاء بالصحة جزءاً لا يتجزأ من الطب والممارسة الطبية (Orleans, 2000). وعلى الرغم من التقدم الذي أُحرز في هذا المضمار، فما يزال أمامنا شوطٌ كبير للوصول إلى نظام من الرعاية الصحية، يتجه حقيقةً نحو الإرتقاء بالصحة.

وكما أشرنا في الفصل الثالث، ما نزال نفتقر إلى العمليات التشخيصية التي تُمكّننا من التعرف على السلوكيات الصحية الوقائية على مستوى الفرد لنجعلها أهدافاً لنا. وإذا كان الفحص السنوي الذي يجريه العديد من الأفراد يتضمن مراجعة بسيطة لمسائل وعادات صحية معينة يمكن للفرد أن يركز عليها، فإن هذه الخطوة على الأقل ستنبّه كل فردٍ منّا إلى الأهداف الصحية التي يجب الاهتمام بها، واتخاذ الخطوات الفعلية الضرورية بشأنها. والجدير بالذكر أن العديدين يفشلون في اتخاذ هذه الإجراءات الصحية البسيطة، لأنهم بذلك يبقون على ممارسة عاداتهم الضارة بالصحة سراً. فمقالات الصحف وبرامج التلفاز التي تدور حول الصحة والإرتقاء بها تبقى غير شخصية، لذلك قد نهنئ أنفسنا بأننا لا ندخن، ولكننا في الوقت نفسه لا نقر بعاداتنا السيئة في الغذاء والنوم. إن للأطباء مكانتهم في نفوس الأفراد، وهم الأقدر على الإقناع عندما يفشل غيرهم. وتقديم النصح بتغيير أساليب الحياة المقترن باقتراحات محددة، يمكنه أن يسلط الضوء على بعض المخاطر؛ وبشيء من التحفيز، يمكن له أن يجعل الأفراد أكثر تقبلاً للتدخلات العلاجية. فالرجل الذي يعمل في مهنة تنطوي على ضغوط مرتفعة مثلاً، يمكن حثه على ممارسة أساليب ادارة الضغط، ويمكن إعطاؤه برنامجاً يساعده على التوقف عن التدخين، وبرنامجاً زمنياً يذكّره بإجراء فحوصاته بشكل منتظم. والفتاة التي تعودت التهام السندويشات بين الحصص الدراسية، يمكن تزويدها بالمعلومات حول حاجتها للحمية الصحية، والخطوات التي تستطيع اتخاذها لتحسين نمط غذائها الحالي، وذلك بتناول أنواع أخرى من الأطعمة. ولسوف نشهد في المستقبل دمجاً أكبر لأساليب الوقاية ضمن ممارسات الأطباء اليومية مع مرضاهم، سواء المتعافين منهم أو غير المتعافين.

التغيير الاجتماعي لتحسين الصحة: Social Change to Improve Health

وفي تطويرنا لبرامج الإرتقاء بالصحة، يجب أن لا ننسى حقيقة أن تغيير السلوك الصحي للفرد وحده، لا يكفي لتحسين الصحة العامة للمجتمع. إن ما نحتاجه هو أن يقترن التغير الفردي بالتغير الاجتماعي (Slater & Carlton, 1985). ومع أن الولايات المتحدة الأميركية تنفق على الرعاية الصحية أكثر من أي بلدٍ في العالم (أنظرا الشكل 15-1)، إلاّ أنها مع ذلك لا تتمتع بأعلى معدلات حياة أو أدنى معدلات وفاة بين الأطفال الرضع. فقد أفرز النظام السياسي والاقتصادي للمجتمع الأميركي تعددية واسعة في الظروف التي يعيش الأفراد في ظلها، والكثير منهم يعيش في بيئات غير صحية في طبيعتها (S.E Taylor, Repetti, & Seeman, 1997)؛ بيئات تهدد الشعور بالأمان، وتضعف تكوين الروابط الاجتماعية؛ بيئات مليئة بالصراعات والنزاعات والعنف وأشكال سوء المعاملة. فالعديد من الأشخاص، خصوصاً الذين يعيشون في مستويات اقتصادية واجتماعية متدنية، يعيشون في أحياء غير آمنة مليئة بالنزاعات، وبالتالي فهم عرضةٌ للضغوط بشكل دائم (N. E. Adler et al., 1993). ولقد ارتبطت الشروط الاجتماعية المولّدة للصراعات أو النزاعات الاجتماعية وضعف السيطرة، بتطوير أمراض القلب التاجية. كما قد تنشأ العدائية والكآبة لدى من يعيشون بشكل مزمن في بيئات ضاغطة، تنطوي بدورها على عوامل خطورة صحية.

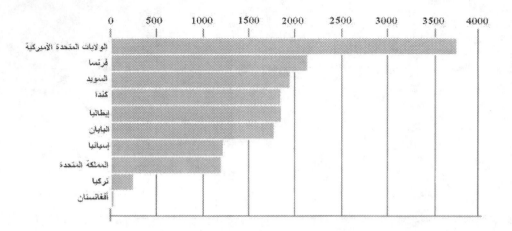

الشكل 15-1 الإنفاق على الصحة: مقارنة بين عدد من الدول (WHO, 2000)

تؤثر مواقف الحياة الضاغطة، بما فيها من ضجيجٍ واكتظاظٍ سكاني وجريمة، على بعض الفئات المعرضة للخطورة العالية، كالأطفال والمسنين والفقراء. لذا، ينبغي على الأبحاث أن تركز بشكل أكبر على تلك التدخلات التي تهدف إلى التخفيف من آثار مثل هذه الحالات.

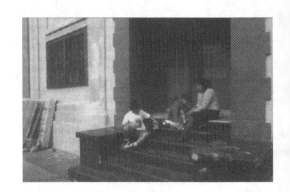

(© Michael Neuman/ Photo Edit)

وفي المقابل، توفر البيئة الصحية لأفرادها الأمان وفرص الدمج الاجتماعي، كما تتيح للأفراد فرصة الإحساس بالسيطرة الشخصية على الواجبات والنشاطات المهمة في حياتهم. وعندما نخرج من حيّزنا الفردي ونتعمق أكثر في دراسة الشروط الاجتماعية المحيطة، فإن عوامل الخطورة الفردية والشروط الاجتماعية التي تنتمي إليها تتضح للمختص في علم النفس الصحي. وعليه، يمكننا القول إنه ما دامت هناك فروق اجتماعية اقتصادية تؤثر على مدى توفر الرعاية الصحية الجيدة، فإن الفروق الصحية التي تعزى إلى الطبقة الاجتماعية لن تتغير بدرجة كبيرة، فهناك ما يقارب 42 مليون أميركي لا يتمتعون بالتأمين الصحي (U.S. Bureau of the Census, 2001). إن الفلسفة الحقيقية للإرتقاء بالصحة يجب أن لا تتضمن إعادة توجيه الممارسة الطبية لقضايا الإرتقاء بالصحة والوقاية الأساسية فحسب، وإنما جعل الرعاية الصحية على مستوى العلاج والوقاية متوفرة لأفراد المجتمع كافةً.

الجندر والصحة: Gender and Health

ومما يخلق فجوة أخرى مهمة، سواء في مجال الرعاية الصحية أو البحث، ما يتعلق بمسألة النوع الاجتماعي (الجندر) (K. A. Matthews et al., 1997). وكما توضح إحدى المقالات: فإن الدراسات التي تجرى على النساء تتناول الجوانب التي تميزها عن الرجل -الثدي والجهاز التناسلي" (Meyerowitz & Hart, 1993). وعليه، فقد حظيت جوانب مثل الثديين، والمبيضين، والسرطانات التناسلية الأخرى، بالكثير من العناية. ولكن هناك العديد من الجوانب الأخرى التي لم تلق مثل هذا الاهتمام. ولعل القول إن النساء يعشن بمعدل 7 سنوات أكثر من الرجال، هو مبرر ضعيف لمثل هذا التمييز. ومع هذا، فإن النساء يمرضن أكثر من الرجال، كما أن معدل الوفيات بين النساء أخذ يرتفع في

السنوات الأخيرة (J. Rodin & Ickovics, 1990)، ولعل السبب في ذلك يعود إلى زيادة تعاطي النساء لمواد كالسجائر والكحول، ولمشاركتهن المتنامية أيضاً ضمن إطار القوى العاملة. فضلاً عن أن المرأة لا تتمتع بالتأمين الصحي بالمستوى الذي يتمتع به الرجل، وبالتالي فإن التأمين لا يغطي بعض أساسيات الرعاية الطبية، كالفحوص التي تجرى للكشف عن سرطان عنق الرحم، والتي هي جزء من الفحوص النسائية. تحصل المرأة على التأمين من خلال عمل زوجها أكثر مما تحصل عليه من خلال عملها، ولكن وبسبب عدم استقرار الزواج، فإن تغطيتها بالخدمات التأمينية تصبح غير مستقرة أيضاً. وتصبح المشكلة أكبر عندما نتحدث عن المرأة الأميركية من أصول إفريقية (M. H. Meyer & Pavalko, 1996).

فالمرأة، وفق هذا السياق، ليست مشمولة في الدراسات التي تتناول العديد من الأمراض الرئيسة، وذلك بسبب التباين الهرموني الذي يُعتقد أنه يؤدي إلى غموض النتائج، أو بسبب خوف شركات الدواء مما يمكن أن تتركه العقاقير التجريبية من آثار أو مضاعفات على الإنجاب، ومخاطر ذلك على الأطفال في المستقبل (S. E. Taylor et al., 2000). وتُجرى معظم الأبحاث التي تتعلق بأمراض القلب على الرجال، وباستثناء السرطانات التناسلية، فغالباً ما يتم تجاهل النساء في دراسات السرطان.

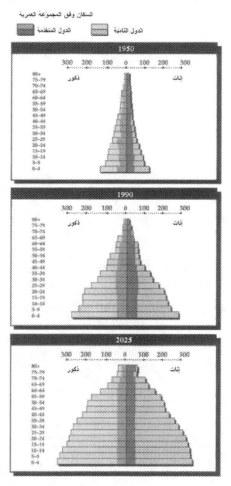

الشكل 15-2 الأمور كما ستصبح عليه مستقبلاً. هذه الأرقام تمثل الماضي والحاضر والمستقبل لسكان العالم، رجالاً ونساءً، في البلدان المتقدمة والنامية. ولعل أهم ما يمكن ملاحظته من هذه الأرقام هو النمو السكاني الهائل المتوقع في السنوات العشرين القادمة. وتبيّن النظرة المتفحصة أن معظم هذا النمو السكاني سيكون في الدول النامية، مما سيؤدي إلى خلق مدىً واسع من المشكلات الصحية

(Source: The Economic Newspaper Group, Inc., 1996).

والآن، أصبح هناك تشريع يعالج هذا الاتجاه في البحث (Ezzel, 1993). وينبغي على مثل هذه الدراسات أن تشمل المرأة لعدة أسباب (K. A. Matthews et al., 1997)؛ فقد تكون عوامل الخطورة عند المرأة مختلفة عنها لدى الرجل، وربما تكون أكثر أو أقل خبثاً. فبعض الأبحاث تشير مثلاً إلى أن التدخين يضر بالنساء أكثر من الرجال بمرتين أو ثلاث (Taubes, 1993). ويعزى ذلك إلى الاختلافات البيوكيماوية بينهما. كما إن هناك تبايناً في ردود الفعل الفسيولوجية للضغوط لدى الرجال والنساء (A. Baum & Grunberg, 1991). وبالتالي، فقد تختلف أعراضهم، وقد تختلف بدايات المرض نفسه لديهم، وكذلك ردود الفعل تجاه العلاج وجرعات الدواء. فمثلاً، تزداد خطورة الإصابة بأمراض القلب التاجية عند النساء بعد انقطاع الحيض، وهي خطورة يمكن التعويض عنها باستخدام علاج هرموني تعويضي (K. A. Matthews, Kuller, Wing, Meibhn & Plantinga, 1996).

هذه الأبحاث التي كشفت عن مثل هذه العلاقات لم تظهر إلاّ حديثاً، وما لم يتم البحث في صحة المرأة بشكل منتظم، ودراسة ما يمكن أن يميزها من عوامل خطورة، وما يصيبها من تغيرات على مدى الحياة. فسيبقى مستوى التعامل مع المرأة متخلفاً عن مستوى التعامل مع الرجل، سواء من حيث مستوى هذه الأمراض، أو من حيث طبيعتها.

الضغط النفسي وإدارته: Stress and Its Management

شهدت الأبحاث المتعلقة بالضغط النفسي تقدماً كبيراً في العقدين الأخيرين. فقد تمّ التعرف على آثاره الفسيولوجية والمعرفية والدافعية والسلوكية. بالإضافة إلى ذلك، فقد ازداد فهمنا للقنوات البيولوجية والنفسية والاجتماعية، التي يؤثر الضغط من خلالها على وظائف الجسم، ويجعله أكثر عرضة للإصابة بالمرض. كما تم حسم الجدل القائم حول ما إذا كان الضغط فعلياً هناك في الخارج أم "في رؤوسنا". فمن ناحية، يأتي الضغط نتيجةً للتقييم النفسي للحدث أو الموقف. ومن ناحية أخرى، تكون بعض الأحداث والمواقف أكثر ضغطاً وشدةً من غيرها؛ كتلك الأحداث والمواقف التي لا يتوقع حدوثها أو السلبية أو الغامضة التي لا تخضع للسيطرة.

كما تمّ تحقيق تقدّم كبير في الأبحاث المتعلقة بالضغوط البيئية والمهنية. فالمثيرات الضاغطة، كالضجيج والازدحام، لا تُظهِر آثاراً سلبية ثابتة، ولكنها على ما يبدو تؤثر بصورة سلبية في الفئات القابلة للتأثّر. وعليه، فقد حظيت الحاجات الصحية عند الأطفال وكبار السن والفقراء، بأولوية خاصة في دراسة الضغوط وسبل تخفيضها. وفي مجال الضغوط المهنية، استطاع الباحثون التعرف على العديد من خصائص العمل المرتبطة بالضغط النفسي. ونتيجةً لذلك، تم تطوير العديد من التدخلات المتعلقة بمكان العمل، والتي تهدف إلى إعادة تصميم المهام للتخفيف من الضغط النفسي المتصل بها.

ومع ذلك، فإن الطبيعة الديمغرافية للضغط النفسي قد تبطل ما يمكن أن يُمنَح من امتيازات في موقع العمل (Hochschild, 1989)؛ سواء كان ذلك في مجال رعاية الأطفال، أو في مجال العناية بالوالدين، حيث تقع هذه المهام غالباً على عاتق المرأة.

وتفرض هذه الاتجاهات ضغوطاً شديدة على المرأة. وهي ضغوط تتزايد في العديد من المجتمعات. وإحدى نتائج ذلك، تعرض المرأة للمرض أكثر من الرجل (Verbrugge, 1985, 1990). عموماً، فإن مثل هذه النتائج الصحية وغيرها، وايجاد الحلول الفعالة لها، هي مسائل ما تزال بحاجة إلى جهود متواصلة أنظرا (Repetti, Mathews, & Waldron, 1989).

أين تتجه الأبحاث المتعلقة بالضغط النفسي؟ Where Is Stress Reaserch Headed?

ما الذي يمكن توقعه مستقبلاً في هذا السياق؟ على الأبحاث أن تركز على تلك الفئات المعرضة للاضطرابات ذات الصلة بالضغط النفسي، وذلك للتخفيف من الظروف الضاغطة المحيطة بها. والنظرية المتعلقة بكيفية تكيف الأفراد للأحداث الضاغطة بنجاح، يمكن ترجمتها إلى أساليب تدخل تساعد أولئك غير الناجحين في النجاح في ادارة الضغط النفسي (S. E. Taylor, 1989).

إن العديد من الإنجازات في الأبحاث المتعلقة بالضغط النفسي تأتي من أبحاث تتعلق بالجوانب النفسية والفسيولوجية له، خصوصاً ما يرتبط منها بالعلاقة ما بين الضغط النفسي والتأثيرات الناجمة عن سيترويدات القشرة، والتباين في طبيعة نشاط الجهاز العصبي السمبثاوي، والعوامل المؤثرة في إطلاق المورفينات الذاتية (Endogenous Opioid Peptide)، وصلتها بجهاز المناعة. من خلال هذه الدراسات، يمكننا أن نفهم، وبصورة أفضل، المسارات التي يؤثر الضغط النفسي من خلالها سلباً على الصحة.

على إن أحد أهم الإنجازات في الأبحاث التي تناولت الضغط النفسي، يتمثل في اكتشاف ما يمكن أن تشكله المساندة الاجتماعية من حصانة. فقد بينت دراسات أساليب التدخل العلاجي مع المرضى المزمنين والمصابين بالإعاقات وغيرهم، ما للمساندة الاجتماعية من آثار إيجابية على الجوانب الجسمية والنفسية. مما يشير إلى أننا بحاجة إلى المزيد من العمل، لمساعدة الأفراد على الاستفادة أكثر من هذا المصدر المهم. حيث، علينا أولاً أن ننظر للمساندة الاجتماعية على أنها مصدر للوقاية الأولية. إن مساعدة الأفراد على بناء روابط اجتماعية، يعتبر من الأمور الحساسة والمهمة في هذا الوقت من تاريخنا الاجتماعي. فالزيادة في ظاهرة الأسرة التي يعمل فيها كلا الوالدين (Two-job Family)، وارتفاع نسبة الذين يعيشون وحدهم بسبب الطلاق أو العزوبية، هي من العوامل التي قد تقلل من فرص الحصول على المساندة الاجتماعية. كذلك الحال بالنسبة للأسر التي تقلل من الإنجاب ولا تعيش في إطار العائلة الممتدة، وتقلّ مشاركتها في الأندية والجمعيات، وتتضاءل فرص تواصلها الاجتماعي بعيد المدى. وحتى رؤية الأطفال لوالديهم، والوقت الذي يقضونه معهم، أصبح أيضاً أقل من ذي قبل. لا بل وبدلاً من الوالدين، أصبحت هذه العلاقات والروابط تتجه نحو العاملين الذين يقومون على رعاية الأطفال (Scarr, Phillips, & McCartney, 1989). إن دعم وتعزيز أنظمة المساندة الاجتماعية في التصدي لهذه الاتجاهات التي تعزل الأفراد بعضهم عن بعض، يجب أن يكون من بين أهم أولويات الوقاية.

إضافةً إلى ذلك، ينبغي تعليم الناس كيفية توفير المساندة الاجتماعية للآخرين. فنحن نعرف أن العلاقات التي تتسم بأنها صعبة وضاغطة، يمكن أن تؤثر سلباً في الصحة الجسمية والنفسية للفرد؛ وأن العلاقات الاجتماعية الإيجابية يمكن أن تساعد على الوقاية من مثل هذه الآثار. إن تعليم الأفراد ما يمكن أن يشكل مساندة اجتماعية فعالة يمكن أن يكون إحدى الفرص التعليمية أو التربوية المهمة للمستقبل.

وجماعات المساعدة الذاتية (Self-help Groups) هي إحدى الطرق المتاحة لتوفير المساندة الاجتماعية لأولئك الذين يفتقرون لها. ففي الولايات المتحدة الأميركية وحدها، هنالك ما يقارب 8-10 ملايين من الأفراد الذين يستعينون بهذه الجماعات لمواجهة مشكلاتهم (R. C. Kessler, Mickelson, & Zhao, 1997). فهي تتيح للأفراد، داخل هذه الجماعات، مناقشة مشكلاتهم المشتركة، وتبادل المساعدة على حلها. هذه الجماعات أصبحت متوفرة بشكل متزايد لتلك الفئة من الآباء الذين على وشك الطلاق، أو فقدان أحد أطفالهم، أو مواجهة حوادث ضاغطة أخرى. وإذا كان لهذه

الجماعات أن تصبح أداة أو وسيلة للمساندة الاجتماعية في المستقبل، فينبغي تطوير الطرق والأساليب التي من شأنها أن تزيد من جاذبيتها وجدواها.

استخدام الخدمات الصحية: Use of Health Services

يعتبر الإصلاح في مجال الرعاية الصحية من أكثر القضايا الملحّة التي تواجه الولايات المتحدة الأميركية (Dasche, Cohen, & Rice, 1993). فهناك ثلاث مشكلات أساسية يعاني منها نظام الرعاية الصحية في الولايات المتحدة: ارتفاع كلفة الرعاية الصحية، وتحيز نظام الرعاية بصورة فادحة لصالح الأغنياء، وسوء استخدام المنتفعين لخدمات الرعاية الصحية (R. M. Kaplan, 1991a).

بناء المستهلك الأفضل: Building Better Consumers

تشير الأبحاث، على مدى العقود، إلى أهمية التمييز بين فئتين من الأفراد: فئة تعاني من المرض فحسب، وأخرى تعالج من المرض. فهناك من الأسباب المالية أو الثقافية، ما يجعل فرص العلاج المناسب غير متاحة بالنسبة للعديد من المرضى. أضف إلى ذلك، أن العديد من هؤلاء المرضى، حتى وإن أتيحت لهم فرصة تلقي العلاج، إلا أنهم لا يشعرون بالرضا عن مستوى الخدمات المقدمة إليهم، وغالباً ما يكون لشكواهم أبعادها السيكولوجية التي تثير الاهتمام. وبالتالي، غدت عملية بناء المستهلك الواعي والمسؤول واحدة من أهم الأولويات في مجال الرعاية الصحية.

وتتزايد الحاجة يوماً بعد يوم لمشاركة أكبر من قبل المرضى في رعاية أنفسهم، ومراقبة أعراضهم ومعالجاتهم في إطار علاقةٍ أقرب إلى الشراكة (Partnership)، مع طبيبهم أو مع القائمين على رعايتهم. فليست هناك أية جدوى من تشخيص الحالة بصورة صحيحة، ووصف الدواء أو العلاج المناسب لها، إذا كان المريض لا يستطيع الالتزام بالتوصيات العلاجية، أو إذا كان لا يريد ذلك. وفوق ذلك، فمع زيادة أهمية السلوك الصحي على مستوى الوقاية الأولية والثانوية، فإن حقيقة فشل 97% من المرضى في الالتزام بالتوصيات المتعلقة بتغيير أساليب حياتهم، تكتسب دلالة أخرى إضافية.

وتشير الاتجاهات السائدة داخل ميادين الرعاية الطبية إلى أن مشكلة التواصل بين المريض والقائمين على رعايته، ستسوء أكثر بدلاً من أن تتحسن. فالخصوصية التي كانت تتسم بها علاقة المريض بطبيبه، وكذلك الممارسات التي كانت تتمركز حول المرضى، استُبدِلَت بها اليوم خدمات مدفوعة مسبقاً، وممارسات تتمركز حول الزملاء الأطباء. وكما أشرنا في الفصلين الثامن والتاسع من هذا الكتاب، فإن هذه التغييرات البنيوية يمكنها أن تحسّن من نوعية الرعاية الطبية، ولكن على حساب نوعية التواصل.

وفي بعض المجتمعات كالمجتمع الأميركي، يضاف إلى هذه الصعوبات ما يعانيه التواصل من واقع أن النسبة الكبيرة من المستفيدين من هذا النوع من الخدمات هم من الفئات الفقيرة، ومن خلفيات تعليمية متدنية، ومن الفئات الناطقة بغير الإنجليزية. وأوضاع كهذه من شأنها أن تحرم المريض من الشعور بالسيطرة، مما يولد لديه القلق والكآبة وضعف الدافعية، كما يساهم في تفاقم حالته المرضية. وهكذا، سيكون للمختص النفسي في المستقبل دوراً أكبر في مجالات بناء وتطوير الخدمات الصحية.

احتواء كلفة الرعاية الصحية: Containing Costs of Health Care

يفترض الاستخدام المناسب للخدمات الصحية ضرورة إحداث تغييرات مستمرة ومتزايدة في بنائها وتقنياتها وكلفتها. فالطب أصبح على مستوى عالٍ من التقنية، وهذه التقنية مكلفة. ومع أن واضعي السياسات عادةً ما يعتبرون أن المرضى هم القوّة الدافعة لهذا التطور التكنولوجي، إلا أن هذا في الحقيقة ليس صحيحاً. فمعظم الاستفتاءات تشير إلى أن المرضى قد يبحثون عن تقنية علاجية عالية، لكنها أقل كلفة، خاصةً في المراحل النهائية من المرض (Schneidman, Kronick, Kaplan, Anderson, & Langer, 1992)، وأن الاستخدام الزائد للتكنولوجيا قد يُعزى أكثر إلى رغبة الأطباء في توفير أفضل أنواع الرعاية الممكنة.

إن العجز في الموازنة المخصصة للرعاية الصحية على المستوى الفيدرالي قد أضاف البلايين من الدولارات إلى الدَّين العام. كما أن عدم قدرة الحكومة على تغطية كلفة الأفراد غير الخاضعين للتأمين، والزيادة في كلفة الرعاية الطبية وبرامج العون الطبي، كلها ساهمت في الزيادة المطردة للكلفة (Kerry & Hofschire, 1993). ولعل هذه العوامل هي التي أدت إلى تدقيقٍ أكبر في جوانب الرعاية الصحية من قبل الحكومة في السنوات الأخيرة، وإلى انتشار الحركة المتوجهة نحو إدارة خدمات الرعاية الصحية على المستوى المؤسسي.

ولعل هذا الأمر الأخير يشكل في الحقيقة أكبر تغيير على مستوى الرعاية الصحية؛ فقد أصبحت هناك منظمات الحفاظ على الصحة (HMOs)، التي تقوم على إدارة الرعاية الصحية، بعيداً عن برامج التأمين الصحية التقليدية. وهي منظمات تحركها دوافع الربح والتقليل من الكلفة، مما يؤدي إلى خلق علاقة غير مريحة بين عالم الأعمال وعالم الطب. فالأطباء المنتسبين لهذه المنظمات لا يضعون بالضرورة مصلحة المريض في المكانة الأولى، إذا ما دفعتهم الضغوط الإدارية باتجاه تخفيض الكلفة. وسوف نرى في المستقبل الآثار المترتبة على هذا التغيير، وأبعاده على الرعاية الصحية (Koop, 1996).

إدارة المرض الخطير: Management of Serious Illness

ولأن المرض المزمن غدا مشكلة صحية رئيسة، فإن آثاره الجسمية والمهنية والاجتماعية والنفسية، أصبحت موضع اهتمام متزايد. ومع أن عدداً من البرامج التي تتعامل مع أنواع من المشكلات الخطيرة، قد تم تطويرها، إلا أن الجهود المبذولة للآن ما تزال تفتقر إلى التنظيم، ولم تصل إلى الغالبية من المرضى المزمنين.

تقييم نوعية الحياة: Quality-of-life Assessment

لذا، فالهدف الرئيس لمختص علم النفس الصحي في السنوات القادمة، يتجه نحو تطوير برامج لتقييم نوعية الحياة لدى المريض المزمن، وكذلك تطوير أساليب علاجية ذات جدوى، وذلك لتحسين نوعية الحياة لدى الغالبية من المرضى المزمنين. ويُعتبر التقييم المبدئي أثناء المرحلة الحادة من المرض مهماً، كما أن تقييم حاجات المريض بصورة منتظمة، وعلى المدى الطويل، يمكن أن يساعد في التعرف على ما يمكن أن ينشأ من مشكلات (كالقلق والاكتئاب) قبل أن تتفاقم وتسبب اضطرابا تاماً في حياة المريض، مما يشكل بالتالي كلفة إضافية لنظام الرعاية الصحية.

وفي ضوء العلاقة ما بين حالات نفسية اجتماعية كالاكتئاب والعدائية من جهة، ونشوء والأمراض المزمنة وتفاقمها من جهة أخرى، فقد أصبح من أولى الأولويات في هذا الميدان، تطوير التدخلات النفسية الموجهة لمثل هذه

الحالات. فليس هناك تدخل يمكنه أن يؤثر بقوة في صحة المريض أو في بقائه، إذا كان هذا التدخل فاشلاً في تحسين الأداء النفسي للمريض (B. H. Singer, 2000).

إدارة الألم: Pain Management

ولعل من بين الإنجازات في مجال معالجة المرض المزمن، ذلك التقدم الذي أُحرز في مجال ادارة الألم. ولقد شهدت السنوات الأخيرة تحولاً من الاعتماد على أساليب دوائية وجراحية باهظة الثمن في السيطرة على الألم، إلى أساليب أخرى تفضّل الطرق المعرفية-السلوكية، كأساليب التغذية الحيوية الراجعة، والاسترخاء. وقد جلب هذا التغير معه تحولاً في مسؤولية السيطرة على الألم من الطبيب الممارس، إلى ادارة مشتركة ما بين المريض والطبيب. ولعل تعزيز الإحساس بالسيطرة لدى مرضى الآلام المزمنة يمثل علاجٌ بحد ذاته، كما تدلل على ذلك الأبحاث المتعلقة بالفعالية الذاتية.

وقد يحتاج علماء النفس إلى الاشتراك في الجدل الذي يدور حول الطب البديل. فالأشخاص المعافون والقلقون على صحتهم، وكذلك المرضى، يعالجون أنفسهم بطرق غير تقليدية كطب الأعشاب، والمعالجات المثلية(Homeopathy) (معالجة الداء بإعطاء المصاب جرعات صغيرة من دواء لو أعطي لشخص سليم لأحدث عنده مثل أعراض المرض المعالج)، والوخز بالإبر، وسوى ذلك من المعالجات، التي لم تخضع بعد للتجارب أو الاختبارات. وقد يكون أثرها نفسياً أكثر من كونه أي شيء آخر. وليس المقصود من انخراط علماء النفس في هذا المجال تقييم هذه الطرق والوسائل البديلة، وإنما المساعدة على تطوير التدخلات التي يمكن أن تتصدى لتلك الحاجات النفسية، التي تلبيها مثل هذه المعالجات (L. Smith, 1997).

الالتزام: Adherence

وكما أن ادارة بعض الأمراض المزمنة يتضمن إنجازات، فهو لا يخلو أيضاً من ثغرات في المعرفة. ولعل إحدى المهمات الرئيسة التي تبقى على عاتق القائمين على الرعاية الصحية، هي التعرف على أفضل الطرق في كيفية تحقيق الالتزام بأهداف علاجية متعددة في وقت واحد. أي كيف نحث المريض على ضبط غذائه، والتوقف عن التدخين، وادارة الضغط، والقيام بالتمارين، كل ذلك في آن واحد. وكيف نعظّم انصياع المريض لنظام علاجي معقد وغير مريح، كالذي يُستخدم في معالجة أمراض كارتفاع ضغط الدم أو السكري؟ إن اكتشاف الأجوبة عن مثل هذه الأسئلة يعتبر واحداً من أهم تحديات المستقبل.

الرعاية في المراحل النهائية: Terminal Care

لقد شهد العقدان الأخيران تغيرات في الاتجاهات نحو الأمراض المستعصية. والأبحاث في ميدان علم النفس الصحي، هي بمثابة السبب والنتيجة لمثل هذه التغيرات في الاتجاهات، في الوقت الذي نجد فيه المختصين الإكلينيكيين في علم النفس الصحي، يوجهون اهتمامهم نحو حاجات المصابين بالأمراض المستعصية، والثغرات التي ما تزال موجودة في مجال رعايتهم النفسية. ولعل ظهور مرض الإيدز أضاف وزناً إلى هذه المسائل، وأضفى عليها أهمية خاصة. فبعد ما يزيد عن عقد من الملاحظة لآلاف من المرضى بالإيدز يموتون في ريعان الشباب، استطاع البحث الطبي أن يكشف الآن عن أمل بحياة أفضل وأطول لهؤلاء من خلال موانع البروتيز (Protease Inhibitors). ومع زيادة انتشار الأمراض المزمنة، والزيادة في نسبة الشيخوخة، بدأت بعض المسائل الأخلاقية التي تحيط بمسألة الموت تكتسب أهمية خاصة. وإذا لم يستطع

ميدان الطب، والميادين القريبة منه، بما فيها علم النفس الصحي، حل مثل هذه المسائل بما فيها الانتحار بمساعدة الطبيب (Assisted Suicide)، وحق المريض بالموت، والموت الرحيم (Euthanasia)، والدور المنوط بالعائلة ومسؤوليتها في اتخاذ القرار، عندما ستُعرَض الحلول من الخارج، ومن خلال المحاكم.

إن ما نشهده من تحول سكاني باتجاه الشيخوخة، يشكل تحدياً كبيراً لمختصي علم النفس الصحي، وذلك من حيث ما يفرضه هذا التحوّل من حاجة لتقدير طبيعة وحجم المشكلات الصحية المتوقعة في العقود القادمة. فما هي الأوضاع المعيشية التي ستشهدها هذه الأعداد المتزايدة من المسنين؟ وما هي الموارد الاقتصادية التي ستكون متوفرة لهم؟ كيف ستؤثر هذه الموارد في عاداتهم الصحية، ومستواهم الصحي، وقدرتهم على الوصول إلى العلاج؟ ثم كيف يمكننا تقييم ومتابعة الرعاية في مراكز العلاج الداخلية، كدور رعاية المسنين، لكي نتحصن ضد مخاطر سوء المعالجة؟

التقدّم بالسن بين أفراد المجتمع: The Aging of the Population

ومع ما تشهده المجتمعات المعاصرة من زيادة في أعداد المسنين بين السكان، يمكننا توقع ارتفاع نسبة الحالات المزمنة، كالتهاب المفاصل وفقدان السمع والبصر وصعوبات التبول والتبرز وسواها، وليس فقط الحالات التي تشكل خطراً على الحياة وتهددها. لذلك، يتوجب على بعض الجهود المبذولة للسيطرة على هذه الاضطرابات، أن تركز بالضرورة على الوقاية. فمثلاً، قد ترتفع نسبة حالات فقدان السمع لدى الأجيال من المراهقين الذين عايشوا موسيقى الروك الصاخبة، وواكبوها في الخمسينيات والستينيات من القرن الماضي، والذين هم الآن في الخمسينات والستينات والسبعينات من عمرهم. وفي حالة التهاب المفاصل، يمكن لمختص علم النفس الصحي، تطوير أساليب سلوكية للتخفيف من الألم، مفضّلة على الممارسات الراهنة، بما فيها استخدام العقاقير، وما ينجم عنها من آثار جانبية. وهذه مجرد أمثلة على أنواع المشكلات التي يواجهها مختص علم النفس الصحي، نتيجة التحول في النمط العمري للسكان، والتحول في نشاطات الأفراد الترويحية، وأساليب قضاء وقت الفراغ.

اتجاهات للمستقبل: Trends for the Future

طبيعة الممارسة الطبية المتغيرة: The Changing Nature of Medical Practice

يستجيب علم النفس الصحي باستمرار لما يحدث من تغيرات على صعيد الاتجاهات الصحية والممارسة الطبية. فمع ارتفاع نسبة المسنين بين السكان يكتسب سرطان البروستات مثلاً، أهمية أكبر، كواحد من أسباب الوفيات خصوصاً بين الرجال المسنين. كما أن فهمنا للآثار التي تتركها مثل هذه الحالة على مفهوم الفرد لذاته نفسياً وجنسياً، يصبح من المسائل المهمة، خصوصاً أن معظم المعالجات المتوفرة تؤدي إلى ضعف الوظيفة الجنسية.

إن من بين العوامل التي جعلت من ميدان علم النفس الصحي ميداناً حيوياً، تلك القضايا النفسية والاجتماعية المهمة التي برزت نتيجة التغير في أنماط المرض، لصالح المزمن منها أكثر من الحاد. ومع ذلك، فقد يتغير وجه هذا الميدان مرة أخرى مع التغير في أنماط الأمراض المُعْدية. فمع أن القرن الماضي استطاع أن يحقق قدراً لا بأس به من السيطرة على الأمراض المعدية، إلاّ أن الأمراض المزمنة تبقى مشكلة صحية عامة على مستوى العالم، وتبقى مسؤولة عن 13 مليون حالة وفاة كل سنة. علاوةً على ذلك، فإن التغيرات في المجتمع وفي التكنولوجيا وفي الأحياء الدقيقة نفسها، أصبحت تؤدي إلى ظهور وتطوّر أمراض جديدة، وأمراضٍ كانت تحت السيطرة في يوم من الأيام، ومشكلات ذات صلة بالمقاومة التي

تبديها بعض الأمراض لعقاقير كانت فعالة في الماضي. ولعل أحد الأمثلة على ذلك، والذي قد يثير اهتمام اختصاصيي علم النفس الصحي، هو محاولة الناس تعلم كيفية التعامل مع المضادات الحيوية تعاملاً سليماً وعدم إساءة استخدامها (M. L. Cohen, 2000). وقد ينبثق عن مثل هذا الاتجاه المهم والخطير، دور أكبر لعلم النفس الصحي.

ومع التطور التكنولوجي، أصبح التبرع بالأعضاء قضية مهمة بالنسبة لاختصاصيي علم النفس الصحي (Radecki & Jaccaed, 1997; Shih et al., 2001)، فهناك حالياً في الولايات المتحدة وحدها ما يزيد عن 49 ألف شخص ينتظرون التبرع بأعضاء من متبرعين، وهذا الرقم لا يشمل جميع الذين يمكنهم الاستفادة من مثل هذا التدخل (United Network for Organs Sharing Bulletin, 1996). ولعل هذا النقص في الأعضاء البشرية يشير إلى أننا قد نكون أمام مجال يمكن أن يكون لأختصاصيي علم النفس الصحي دور كبير فيه. إذ أن المختص النفسي قادرٌ على مساعدة المرضى في مناقشة رغباتهم في التبرع بأعضائهم مع أفراد أسرهم، ومساعدتهم على اتخاذ هذا القرار (Burroughs, Hong, Kappel, & Freedman, 1998). وعلى ما يبدو، هناك فجوة لدى العديد من الناس بين الرغبة في التبرع بأعضائهم، والالتزام الفعلي بذلك. وهنا بالذات يمكن للاختصاصي النفسي أن يسهّل مثل هذه العملية (Amir & Haskell, 1997). وثمة مثالٌ آخر على الاتجاهات الطبية التي فجّرت حركة بحث وجدل واسعتين داخل علم النفس الصحي، يتّضح في ما حدث من تزايد في الاهتمام بفحص عوامل الخطورة المتعلقة بعدد من الأمراض الشائعة نسبياً. فالفحوصات التي تهدف إلى التعرف على الموروثات الجينية لأمراض مثل هنتنجتون (Huntington)، وسرطان الثدي، وسرطان القولون، أصبحت الآن إما متوفرة، أو أنها ستكون كذلك خلال فترة وجيزة من الوقت (V. A. Mckusick, 1993).

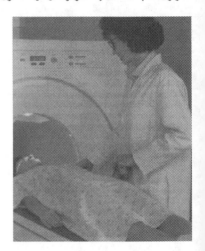

كثيراً ما تثير التقنياتُ الطبية المعقدة خوفَ المرضى ورهبتهم. ولكن عندما يتلقى المريض شرحاً وافياً حول طبيعة هذه الأجهزة والآلات وحول وظائفها، فإن ذلك كفيلٌ بالمساعدة على التخفيف من قلقه وخوفه.

(© Corbis/ Vol. # 40)

هذا، ويقوم عدد من الباحثين بدراسة تلك الأسباب التي تجعل بعض الأشخاص، عند معرفتهم باحتمالات الإصابة، يقللون من أهمية عوامل الخطورة، بينما يزداد حذر بعضهم الآخر، فيتخذون إجراءات وقائية فعالة، أو يراقبون أنفسهم بصورة أفضل (e.g. Croyle & Jemmott, 1991; Croyle & Lerman, 1993) ومن بين عوامل الخطورة التي تتطلب الدراسة والاهتمام، تلك التي تنبثق عن ظروف بيئية أو حوادث تقنية (Baum & Fleming, 1993; Vaughan, 1993). فدراسة الإطار الذي تتطور فيه عوامل الخطورة أو تحدث فيه تلك الحوادث، ودراسة العوامل التي تحدد مدى النجاح في التعامل مع هذه العوامل؛ من المسائل المهمة في التخفيف من الآثار النفسية والصحية إلى حدها الأدنى.

تأثير التكنولوجيا (Impact of Technology): والمفارقة هنا أنه مع زيادة تعقيد تقنيات الرعاية الطبية، زاد دمج الجوانب النفسية والروحية للشفاء، خصوصاً تلك التي تنبثق عن التقاليد الشرقية. فطرق العلاج غير التقليدي والاسترخاء، أصبحت أساليب مساندة للمؤسسات الصحية، وذلك لأنها عادةً أقل كلفة، لكنها في الوقت نفسه فعالة، في معالجة الاضطرابات ذات الصلة بالضغوط، بما فيها الحالات الصعبة كضغط الدم العالي.

وتثير التطورات الحديثة للتكنولوجيا الطبية بعض الأسئلة المعقدة حول استخداماتها، إذ أصبحت الجوانب التقنية الطبية المعقدة، تثير بحد ذاتها، الخوف لدى العديد من المرضى (Tangri & Levitin, 1993). على أن شرح أهداف هذه التقنيات، واستخدام التدخلات التي من شأنها تعزيز السيطرة عند المرضى وتمكينهم من الشعور بأنهم مشاركون فعالون في المعالجة، يمكن له أن يقلل من خوفهم وقلقهم (Juengst, 1993).

لنأخذ زراعة الأعضاء كمثال. ففي الوقت الحاضر ليس هناك كميات كافية من الأعضاء القابلة للزراعة، وبالتالي يصبح من المهم التفكير بكيفية توفير مثل هذه الأعضاء، وبأولويات الانتفاع منها. إن مثل هذه المسائل الأخلاقية وغيرها لم نكن لنَسمع بها قبل عشرين سنة، لكنها الآن أصبحت تثير جدلاً واسعاً في أوساط المجتمع الطبي (Prottas, 1993; Radecki & Jaccard, 1997).

على أن أخلاقيات زراعة الأعضاء البشرية لا تكاد تُذْكَر مقارنةً بتلك المسائل الأخلاقية التي تثيرها التطورات التكنولوجية الحديثة، في ميدان التكاثر البشري. فما هي أبعاد الاستنساخ البشري؟ وما هي الأخلاقيات التي تحكم استخدام حياةٍ في خلق أخرى؟ فقد أصبح الآن بالإمكان نقل البويضة من أجنة إناثٍ مجهضة، إلى نساء لا يستطعن الإنجاب بأنفسهن (G. Kolata, 1994). وما هي المسائل النفسية-الاجتماعية التي تثيرها مثل هذه المعضلة؟ إن على علم النفس الصحي أن يبدأ بتوقع العديد من هذه القضايا الخلافية، وذلك كي يساعد على وضع خطط أو برامج عمل يدرس من خلالها القضايا النفسية الاجتماعية والأخلاقية التي ستنبثق عنها.

ومع تزايد نظم الرعاية الصحية، تكتسب التكنولوجيا الطبية ومدى توفرها أهمية متزايدة. وفي هذا المجال، تبرز مسألتان تتعلقان بماهية الظروف التي يمكن في ضوئها تأمين التقنيات الطبية باهظة الثمن (Butter, 1993; Pentz, 1993)، وبالقيم التي ستحكم عملية تحديد الفئات التي يمكن أن تنتفع من هذه التقنيات (Jennings, 1993)؟

نماذج التدخل الشامل Comprehensive Intervention Models: وثمة تيار آخر من داخل ميدان الطب بدأ يؤثر في علم النفس الصحي، وهو المتمثل في التحرك باتجاه نماذج التدخل الشامل. ففي الوقت الحاضر، هناك عدد من النماذج التي تركز على الخبرات الطبية والنفسية وتنسق فيما بينها في بعض مجالات الممارسة الطبية، كبرنامج إدارة الألم (Pain Management Program) الذي يجمع كل المعالجات المتوفرة للألم ويستفيد منها في وضع برامجه الفردية. وثمّة نموذجٌ آخر يتمثل بالنزل (Hospice) الذي يوفر كل التقنيات المسكّنة وتقنيات المعالجة النفسية للمريض في مواجهة الموت. ثم هناك أيضاً التنسيق ما بين برامج التأهيل الداخلية (Residential) والخارجية (Outpatient) للمصابين بأمراض القلب التاجية، والذي يتعامل مع عادات صحية متعددة في آن واحد. هذا ولسوف نشهد في السنوات القادمة تدخلات مشابهة مع أمراض مزمنة أخرى، كالسرطان والإيدز.

وحتى هذه اللحظة، فقد اتجهت معظم نماذج التدخل الشامل نحو أمراض معينة، لكن الباحثين يسعون وبصورة متزايدة نحو استخدام هذه النماذج في التصدي المنظم لعوامل الخطورة أيضاً (Abrams et al., 1996). فدمج البعد الوقائي للرعاية الصحية أمر جوهري، إذا أردنا أن نجابه مشكلة المرض المزمن. وتوظيف وسائل الاتصال الجماهيري،

ومشاريع حماية الشباب، وبرامج المعلومات والتعليم، والحلول المنبثقة عن الهندسة الاجتماعية، والنظم الضريبية في التصدي لمشكلات مثل التدخين وتعاطي الكحول، وسوء استعمال المخدرات، قد يمثل إضافات نحن بأمسّ الحاجة إليها في اعداد البرامج التي تركز بصورة رئيسة على المخاطر الصحية. إن التنسيق في إدارة خدمات الصحة العامة، على مستوى المؤسسات والمجتمع المحلي مع إدارة الصحة الفردية والمرض للأشخاص الذين يعانون من المرض، يظهر في الشكل 3-15.

ومع أن التدخل الشامل مع مشكلات صحية معينة، يمكن أن يقدم أفضل نوعيات الرعاية، إلا أنه ذو كلفة عالية. فبعض المستشفيات قامت بإلغاء وتفكيك مراكز إدارة الألم التابعة لها مثلاً، وذلك لقلة المخصصات. وبالتالي، فلكي تستمر نماذج التدخل الشامل، في تقديم هذه النوعية العالية من الرعاية، علينا أن نوجه اهتمامنا صوب جدوى هذه الخدمات وكلفتها، جنباً إلى جنب مع فاعلية العلاج.

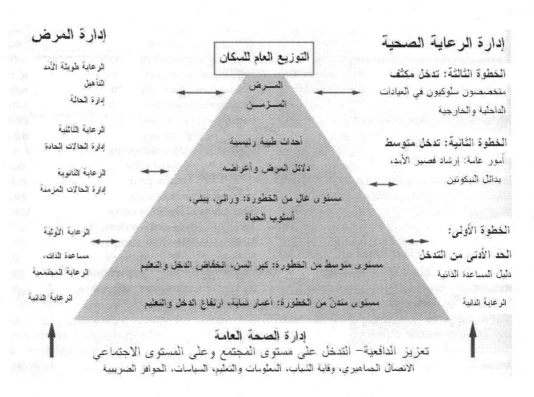

الشكل 3-15 هرم رعاية التدخل العلاجي وأنماطه ومستوياته (D. B. Abrams et al., 1996).

التوثيق المنظم لفعالية المعالجة: Systematic Documentation of Treatment Effectiveness

يُعد توثيق مدى فعالية التقنيات العلاجية لعلم النفس الصحي، من بين الأهداف المستقبلية/المهنية المهمة لهذا العلم. فنحن نعرف أن تقنياتنا السلوكية والمعرفية والنفسية ناجحة وفعالة، ولكننا يجب أن نجد الطرق المناسبة، التي يمكننا بواسطتها إيصال هذا النجاح للآخرين. فهذه المسألة اكتسبت أهمية خاصة في السنوات الأخيرة في ضوء زيادة حدة الجدل، حول مدى ما يمكن لمؤسسات التأمين الصحي تغطيته من معالجات سلوكية ونفسية (Sheriden, 1999). لذلك، فإن عمليات تطوير أساليب مقنعة في قياس مدى نجاح هذه المعالجات وفاعليتها، أصبحت تحتل مكانة مهمة.

كما أشرنا، فإن إحدى أهم القوى الرئيسة التي تواجه علم النفس الصحي، وكل الميادين التي لها مساهماتها في ميدان الطب السلوكي، تتمثل في تنامي كلفة خدمات الرعاية الصحية، وما يصاحب ذلك من ضغوط لاحتواء هذه الكلفة (Sheriden, 1999) (أنظرا الشكل 15-4). هذا الواقع غير المريح يؤثر على ميدان علم النفس الصحي من نواحٍ عديدة، فهو يجعله حذراً باستمرار، ومتنبهاً لحدود البحث والعلاج. فبينما تبدو أساليب الرعاية الصحية الفعالة، من أهم أهداف هذا الميدان، إلاّ أن احتمالات دمجها بالرعاية الصحية، سوف تتأثر بجدواها وكلفتها.

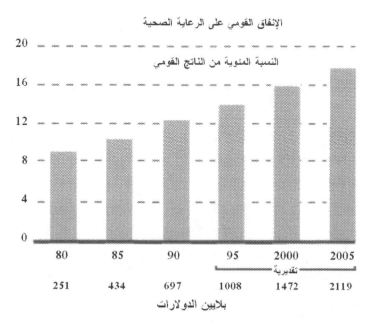

الشكل 15-4 يبين كلفة الرعاية الصحية في الولايات المتحدة. على الرغم مما قادت إليه أنظمة الرعاية الصحية من إبطاء في نمو كلفة الرعاية الصحية، إلا أنها ما تزال تستهلك حصةً متزايدة من مجموع الناتج القومي (Buisness Week, 1997).

وكما يشير ميلر (N. E. Miller, 1992)، فإن الحافز لشمول المختصين النفسيين ضمن برامج ونظم الرعاية الصحية، يكتسب قوة بقدر ما يمكن أن يؤدي إليه من تخفيض في مدة العلاج وزيادة في جني الأرباح.

إن الضغوط باتجاه تقليل الكلفة، قد توجه ميدان علم النفس الصحي إلى الاهتمام بالأبحاث التي ترمي إلى إخراج الناس من نظام الرعاية الصحية كلياً. فمن جانب الممارسة الإكلينيكية، تشمل التدخلات جماعات المساعدة الذاتية، والإرشاد بين النظراء، وبرامج التدبر الذاتي (e.g. Kirschenbaum, Sherman, & Penrod, 1987)، وطرقاً أخرى غير مكلفة لتوفير الخدمات لأشخاص قد يبقون دون رعاية، من دونها. كذلك تُعتبر أساليب الاسترخاء والتدخلات المعرفية-السلوكية، أمثلة على الأساليب الأقل كلفة والبديلة للتدخلات القائمة على التغذية الراجعة المكلفة، في معالجة الألم والتقليل من الضغوط (Blanchard et al., 1988).

فالدور الذي تلعبه العوامل الاقتصادية في ميدان علم النفس الصحي له فوائده، كما أن له مخاطره. فمن ناحية، لا يستطيع الميدان السعي وراء أهدافه العلمية والإكلينيكية دون أي اعتبار للتكلفة. في الوقت نفسه، يمكن لمسألة الكلفة أن تعيق المهمات العلمية والعلاجية التي ينشدها هذا الميدان، وذلك لأنه يسقِط من حساباته بحث تلك الجوانب، التي لا تبدو

ذات جدوى في المدى القريب. كما أن ضعف الاهتمام النسبي، بقضايا إعادة التأهيل بالمقارنة مع التركيز الشديد على أبحاث الوقاية الأساسية، يمكن اعتباره أحد نتائج مثل هذه الضغوط أو أحد ضحاياها.

وهناك العديد من أساليب التدخل، التي يمكن أن توفّر من المخصصات والموارد الطبية الشيء الكثير. وتوثيق مثل هذه الحقائق يجب أن يكون من أولى أولوياتنا. فما هي بعض أشكال التوفير هذه؟ إن أساليب التدخل التي تهدف إلى تعزيز الشعور بالضبط عند من هم بانتظار إجراءات طبية غير سارة، لها انعكاساتها الإيجابية الواضحة على الجدوى الطبية. فمثل هذه الأساليب يمكن أن تقلل من اعتماد المريض على الأدوية، ومن عدد الشكاوى أيضاً، كما أنها تتطلب وقتاً أقل من قبل العاملين، وتؤدي إلى مغادرة المريض المبكرة للمستشفى. لذلك، فإن تدريب الأطباء على التواصل الفعال يمكن أن يحسّن من مستوى رضا المريض عن الرعاية الطبية، ويعزّز من تعاونه. ففي المرحلة التي سبقت تطبيق التقنيات السلوكية في السيطرة على الألم، كان من المعروف أن مريض الألم المزمن يخضع لعمليات جراحية متعددة، ويتناول أدوية كثيرة ومكلفة، ويسعى دوماً للبحث عن الاستشارات والآراء الطبية، ويظل يتلقى الرعاية الصحية لسنوات عديدة دون نجاح. وعليه، فإن تركيز وجود هذه التقنيات في مراكز معالجة الألم واستخدام الطرق السلوكية في الإدارة الفعالة للألم، قد يساعد على تجنب مثل هذه الكلفة العالية. كذلك الأمر بالنسبة للعديد من المشكلات التي تُعزى إلى أساسٍ نفسي (R. M. Kaplan, 1991b). ويُظهر الشكل (15-5) الانخفاض في عدد الزيارات الطبية الناجم عن تدخلات علم النفس الصحي. كما يبين مدى انخفاض المعالجات الناجم عن التدخلات الطبية السلوكية والإكلينيكية (Am. Psych. Society, 1996).

الشكل 15-5

انخفاض المعالجات نتيجةً للتدخلات الطبية السلوكية

المعالجـــة	الانخفاض في عدد مرات العلاج
المجموع الكلي للزيارات	%17 -
زيارات لأمراض بسيطة	%35-
زيارات لطبيب الأطفال/أمراض حادة	%25-
زيارات لمكتب الطبيب لحالات الربو الحاد	%49-
زيارات لمكتب الطبيب لحالات التهاب المفاصل	%40-
أقسام الجراحة القيصرية	%56-
التخدير أثناء الولادة	%85-
معدل الإقامة في المستشفى لمرضى الجراحة (بالأيام)	%1.5-

مسائل عالقة: Remaining Issues

ليس بإمكان علم النفس الصحي تحقيق هذه المكاسب وحدَه. وما دام علم النفس الصحي يوجد فقط داخل أقسام علم النفس، فإنه سيبقى في برجه العاجي، ومنفصلاً عن الرعاية الطبية. إن دمج علم النفس الصحي بالمناهج الطبية، وتطوير أقسام الطب السلوكي ضمن معاهد الطب التقليدي (Agras, 1992, Williams & Kohout, 1999)، ودمج الطب السلوكي بمؤسسات الرعاية الصحية، كالمستشفيات والعيادات، هي من الطرق المهمّة والكفيلة بتحقيق التقدم لهذا الميدان والتأثير في أنماط الرعاية الصحية وسياساتها (Carmody & Matarazzo, 1991). وبزيادة قيام المختصين في علم النفس الصحي بهذه الأدوار يوماً بعد يوم.

ويقوم مختصو علم النفس الصحي بدور مهم أيضاً على المستوى الدولي (Hamburg & Sartorius, 1989; Weis, 1992). فهناك تباين كبير بين البلدان في مدى انتشار الأمراض المختلفة. فالفقر وتدني مستوى التعليم ونقص مصادر الرعاية الصحية، تساهم جميعها في ارتفاع نسبة الإصابة بالأمراض المُعدِية الحادة. وبينما تنخفض نسبة التدخين في الولايات المتحدة، فإنها ترتفع في العديد من البلدان النامية. وبينما تزداد نسبة ممارسة التمارين في الولايات المتحدة الأميركية، نجد شعوب البلدان الآخذة في التحضّر تفتقر لفوائد التمرين، التي تصاحب عادة أساليب الحياة الأقل خمولاً.

إن الدور الذي يمكن للمختصين في علم النفس الصحي القيام به في هذا المجال، تؤيده وتدعمه حقيقة أن علماء النفس والعلماء السلوكيين، هم الأكثر تأهيلاً من غيرهم لفهم أهمية تباين المعايير والتوقعات الثقافية ودلالاتها، وكيف تعمل المؤسسات الاجتماعية، وما يمكن أن تلعبه بعض الاتجاهات والسلوكيات الثقافية من دور في ممارسات الرعاية الصحية وسياساتها (Jenkins, 1990b). ففي المعركة من أجل الارتفاع بمستوى الرعاية الصحية العالمية، يبدو، إذن، أن مختصي علم النفس الصحي، في موقع يؤهلهم للقيام بمساهمات جوهرية ودائمة.

والتنبؤ بالمستقبل ليس دائماً بالمهمة السهلة. فبعض التيارات أو الاتجاهات التي نشهدها لازدياد أعداد الطاعنين في السن تكون أبعادها واضحة وجليّة، بينما أخرى في ميدان علم النفس الصحي تبقى محيرة وغامضة، وليس من السهل التنبؤ بأبعادها. وتُعتبر الحركة الموجّهة نحو أنظمة الرعاية الصحية، أكثر الأمثلة وضوحاً، على مثل هذه الاتجاهات.

كيف تصبح مختصاً في علم النفس الصحي؟ Becoming a Health Psychologist

ماذا عليك أن تفعل لكي تصبح مختصاً في ميدان علم النفس الصحي؟ وما هي بالضبط الخبرة التي تحتاجها؟

المرحلة الجامعية الأولى: Undergraduate Experience

كطالب في مرحلتك الجامعية الأولى، وترغب في مواصلة دراستك الجامعية في ميدان علم النفس الصحي، يحسن بك القيام بعدة أشياء. أولاً، حاول أن تأخذ ما أمكنك من مساقات علم النفس الصحي المطروحة، وهذه المساقات قد تضم موضوعات كالعادات الصحية، والضغوط النفسية وتدبرها، والصحة السليمة. ثانياً، أسِّس قاعدة عريضة من مساقات علم النفس المتوفرة، كعلم النفس الفسيولوجي والعلوم العصبية أو فسيولوجيا الإنسان. فالإلمام بالأسس البيولوجية لعلم النفس الصحي، يُعتبر من الأمور المهمة والحساسة لمن يخوض غمار هذا الميدان. ويُستحسن أن يقضي الطالب أوقات الصيف بصورة فعالة وإيجابية. فيبحث عن مختص نفسي يقوم بأبحاثه في علم النفس الصحي، أو يحاول الحصول على منحة بحث، وإن لم يتوفر له ذلك، فعليه أن يتطوع للحصول على مثل هذه الخبرة، إذ إن اكتسابها في البحث يُعتبر أفضل الوسائل الممكنة في إعداد الطالب. بالطبع، فإن مثل هذه الفرص تعتبر صعبة المنال، وقد لا تكون متوفرة في المكان الذي تكون فيه. وبدلاً من ذلك، يمكن للطالب البحث عن عمل في معهد طبي، أو مستشفى يستطيع من خلاله الاتصال بالمرضى وبالقائمين على الرعاية الطبية. وفي هذه الحال عليه أن ينتهز فرصته هذه فيسأل أسئلته المتنوعة والكثيرة، ويحاول أن يعرف لماذا يقوم الممرضون بما يقومون به من ممارسات، ولماذا يوصي الأطباء بما يوصونه من علاجات، ويعرف لما لم يتم اخضاع هذا المريض لهذه المعالجة الجسمية، بينما يخضع آخر لمعالجة من نوع آخر. وكطالب جامعي، قد لا يستطيع الحصول على الموقع أو المكان الذي يريد، لكنه قادر على الاستفادة منه بأقصى درجة باعتبار ذلك فرصة للتعلم.

مرحلة الدراسة العليا: Gradute Experience

وإذا ما قرّر الطالب أن يواصل دراسته في ميدان علم النفس الصحي، فإن عليه أن يحصل على درجة الدكتوراة. وعند هذه النقطة، عليه أن يقرر فيما إذا كان يرغب بالبحث أم بالممارسة الإكلينيكية (أي الاتصال المباشر بالمرضى)، أم بكليهما؟ وإذا كان اهتمامه يكمن بالبحث، فإلى أي نوع من الأبحاث يميل؟ هل يميل إلى دراسة بيولوجيا العدوى أو انتقالها؟ أم يميل إلى دراسة أثر المساندة الاجتماعية على الصحة؟ أم إلى البحث في طرق زيادة التمرين أو تغيير الحمية؟ عليه أن يحاول ما أمكنه تحديد اهتمامه بوضوح. وذلك لأنه سيحتاج إلى اختيار فرع من فروع علم النفس. وستكون خياراته بين علم النفس الفسيولوجي وفيه يكون التركيز أكثر على النواحي البيولوجية والعصبية لعلم النفس الصحي؛ وعلم النفس الاجتماعي الذي ينظر في العمليات الاجتماعية والنفسية التي تدخل في تبني السلوكيات الوقائية، أو تدبر الضغوط، أو التكيف مع الأمراض المزمنة؛ وعلم النفس الصحي الإكلينيكي، وفيه يكون الاتصال المباشر بالمرضى في بؤرة اهتمام الطالب؛ أو علم نفس النمو الذي ينظر في صحة الأطفال، والعوامل المؤثرة فيها. وعموماً، قليلة جداً هي البرامج الأكاديمية التي لا تتطلب من طالب علم النفس الصحي، اختياراً واحداً أو أكثر من هذه التخصصات الفرعية.

وخلال سنوات الدراسة العليا التي قد تمتد إلى أربع سنوات، وإذا كان اهتمامك ينصبّ على الأبحاث، فستحتاج إلى مساقات في مناهج البحث والإحصاء. وقد تحتاج إلى مساق في علم الأوبئة، وهي مادة تطرحها كليات الصحة العامة. وعلى الطالب أن يأخذ المواد التي يميل إليها، وأهمها الخبرة العملية. وعليه أن يعمل مع مختص علم النفس الصحي على مشاريع بحث أو مشاريع إكلينيكية، وأن ينخرط في الميدان بحيث يكتسب خبرة ليس فقط في إطار مختبرات الجامعة، وإنما في المستشفيات والعيادات، ومختلف مواقع خدمات الرعاية الصحية أيضاً. إذا كان الطالب مهتماً بالتمارين، فليذهب إلى مراكز اللياقة؛ وإذا كان يرغب بفهم كيف يتكيف الفرد مع الإيدز، فلينضمّ إلى منظمة تطوعية محلية تتعامل مع مثل هذه الخدمات؛ أما إذا كان اهتمامه يتجه نحو كبار السن، فليذهب إلى مراكزهم ومؤسساتهم. كذلك يعتبر التدريب على البحث تحت إشراف مختص خبير في علم النفس الصحي من المسائل الجوهرية، لكن في الوقت نفسه، لا بديل عن الخبرة العملية والتبصر الذي يكتسبه الطالب، عندما يعمل في الميدان.

وإذا كان الاهتمام يتجه نحو العمل الإكلينيكي والاتصال بالمرضى، فعلى الطالب أن يلتحق ببرنامج إكلينيكي يضم مواد وخبرات عملية في العلاج، بما فيها المعالجات المعرفية-السلوكية، والاتصال بالمرضى، وأن لا ينحصر بأفراد لديهم مشكلات طبية، وإنما أفراد يعانون من اضطرابات نفسية أيضاً، كالاكتئاب والوساوس والأفعال القهرية والقلق، وغيرها من المشكلات السلوكية. ويتوجب على الطالب إتمام سنة إقامة في مستشفى أو عيادة طبية أو مؤسسة صحية، وذلك حسب ميوله واهتماماته.

ويشارك الطالب أثناء التدريب في مرحلة الدراسات العليا، في عدد من المشروعات، ويقوم بمشروع بحث رئيسي، يكون بمثابة أطروحة للدكتوراة قد يستغرق سنة أو أكثر لإتمامه، وعند هذه النقطة يصبح الطالب أمام مفترق طرق. فإما أن يختار علم النفس الإكلينيكي بكل ما يتطلبه هذا المجال من تدريب وإقامة وشروط ترخيص قبل البدء بالممارسة، أو يختار البحث والتدريس، وهذا يفتح أمام الطالب الخريج مجالات بحث واسعة، يركز فيها على دراسة أمراض بعينها مثل السرطان وأمراض القلب، أو دراسة الضغوط وأساليب التعامل، أو التركيز على العادات الصحية وكيفية تعديلها، أو العمل في المختبرات الجامعية.

مرحلة ما بعد الدراسة العليا: Postgraduate Work

بعد إتمامه الدراسة العليا، يمكن للخريج أن يدخل سوق العمل، أو يحصل على تدريب إضافي يأخذ شكل "بحوث ما بعد الدكتوراه" (Postdoctoral Research). ويختارالعديد من مختصي علم النفس الصحي الحصول على مثل هذا التدريب وذلك لأن التدريب في مجال علم النفس الصحي في الوقت الحاضر غير موحد عبر الجامعات. فعلى سبيل المثال، قد يتلقى الخريج تدريباً ممتازاً في مجال دراسة الضغوط وعمليات ادارتها، لكنه يبقى مفتقراً إلى المعرفة بالعادات الصحية. كذلك، قد يزوده البرنامج بقدرهائل من فرص الاتصال بالمرضى، ولا يزوده إلا بالقليل من المعرفة في مجال العلوم العصبية. إن وجود مثل هذه الفجوات هو دليل على أهمية نوع التدريب الذي يجب أن يبحث عنه الخريج في مرحلة ما بعد الدكتوراه.

وفي مرحلة ما بعد الدكتوراه، يتم التدريب عادة في مختبر أو مكان غير ذلك الذي أكمل فيه الطالب دراسة الدكتوراه، ويكون تحت اشراف عالم خبير يستشهد بأعماله وأبحاثه. وبعد سنة أو سنتين من التدريب في هذا المختبر، يكون المتدرب قد أصبح مهيئاً لدخول سوق العمل.

العمل: Employment

ما نوع العمل الذي يقوم به مختص علم النفس الصحي؟ حوالي 45% من المختصين في هذا المجال يتجهون إلى مواقع العمل الأكاديمي أو إلى التدريس في معاهد طبية (الجمعية النفسية الأميركية، 1996). وفي مواقعهم الأكاديمية، يتولى هؤلاء تعليم طلبة المرحلة الجامعية الأولى، وطلبة الدراسات العليا، وكذلك الأطباء والممرضين، وغيرهم من العاملين في مجال الرعاية الصحية. هذا مع العلم أن معظم المختصين في المواقع الأكاديمية، يقومون بإجراء الأبحاث التي تسعى للكشف عن العوامل ذات الصلة بالصحة أو المرض. فقد يقوم هؤلاء بدراسة العوامل ذات الصلة بالإصابة بالإيدز، أو الضغوط التي يواجهها الأفراد الذين يحاولون الجمع ما بين متطلبات العمل، ومسؤوليات تنشئة الأطفال، والعناية بذويهم من المسنين. كما قد يساعد هؤلاء على تطوير أساليب تدخّل تساعد الأفراد على تدبر هذه الضغوط وغيرها من ضغوط الحياة اليومية، بصورة أكثر فاعلية. كما أنهم قد يعملون مع الفئات المعرّضة للإصابة ببعض الأمراض، كأمراض القلب، ومساعدتهم على التخفيف من التدخين، أو التقليل من الوزن، أو الالتزام بتطبيق برنامج للتمرين.

إذ إن حوالي 35% من المختصين في علم النفس الصحي يعملون مع المرضى في المستشفيات أو المراكز العلاجية الأخرى. كما يقوم العديد منهم (حوالي 28%) من خلال عياداتهم الخاصة بتقديم العلاج وخدمات الصحة النفسية لأفراد يعانون من مشكلات صحية. فقد أثبتت الأساليب المعرفية السلوكية قصيرة المدى فعاليتها في تعديل العادات الصحية، والسيطرة على الألم، وتدبر الآثار الجانبية للمعالجة. فقد يقوم الإكلينيكي بمساعدة المريض الذي يعاني من الصداع المزمن على تطوير برنامج للضبط الذاتي مبني على الاسترخاء، وذلك للسيطرة على الألم؛ أو يساعد المريض بالسرطان من خلال العلاج النفسي الفردي على التخلص من نوبات الاكتئاب؛ بينما قد يعمل مختص آخر مع الأسرة، لوضع برنامج للعناية الذاتية لمراهق من أفرادها مصاب بالسكري أنظرا (Belar, 1997).

كذلك، قد يعمل مختص علم النفس الصحي، وبشكل متزايد، كموظف في العديد من الأماكن (Keita & Jones, 1990)، وبتقديم الاستشارة في العديد من المجالات، فقد يقدم النصح لأصحاب العمل في كيفية وضع نظام للرعاية الصحية، يوفر أفضل العناية، وبأقل كلفة. وقد يوضع برنامج للمديرين التنفيذيين، لتدريبهم على كيفية تدبر

الضغوط، أو برنامج للموظفين يعنى بالتمارين، أو برنامج يساعدهم على تخفيف وزنهم. وقد يقدم المختص في علم النفس الصحي المشورة للحكومات، حول سبل تخفيض كلفة الرعاية الصحية (Kelty et al., 1989)، أو يقدم النصح للمؤسسات التي تقوم بتقديم الخدمات الصحية، حول كيفية تحسين مستوى رضا المرضى عن الخدمات التي تقدمها هذه المؤسسات، أو سبل التخفيف من سوء استخدامها. باختصار، يقدم المختصون في ميدان علم النفس الصحي، مدى واسعاً من الخدمات لجماعات كثيرة ومتنوعة من أصحاب العمل (الجدول 15-1).

هذا، وقد تزايد عدد المختصين في علم النفس الصحي في الولايات المتحدة الأميركية، وغيرها من البلدان، بشكل سريع. فمنذ نشوء هذا الميدان قبل عشرين عاماً تقريباً، زاد عدد برامج التدريب والتخصص فيه زيادة كبيرة. وقد قام هؤلاء بدور حيوي ومهم في مجال البحث الطبي والخدمات الصحية. وأصبحت الفرص، أمام هذا المختص الغرّ، غير محدودة (الجدول 15-2).

جدول 15-1

أين يعمل المختصون في علم النفس الصحي؟

المكـــان	النسبة
الكليات والجامعات	% 24.9
المعاهد الطبية	% 15.9
مواقع أكاديمية أخرى	% 3.00
مدارس ومواقع تعليمية أخرى	% 1.00
العيادات الخاصة	% 27.4
المستشفيات والعيادات	% 17.4
أخرى	%11.00
عن الجمعية النفسية الأميركية (APA)، 1996.	

جدول 15-2

ما الذي يقوم به المختصون في علم النفس الصحي؟

المجـــال	النسبة
البحث	% 57.1
التعليم	% 58.6
الصحة/خدمات الصحة النفسية	% 71.5
الخدمات التربوية	% 20.9
الإدارة/عام وخاص	% 20.4
أخرى	% 36.6
عن الجمعية النفسية الأميركية (APA)، 1996.	

الملخص

1. بالبحث والممارسة، استطاع علم النفس الصحي أن يتعرف على العادات الضارة بالصحة والعادات الصحية الخاطئة والمعقدة، وعلى كيفية تعديلها. ومن ضمن أولويات النهوض بالصحة مستقبلاً، تعديل أكثر عوامل الخطورة فداحة، ودمج أكثر العناصر فاعلية وجدوى في برامج تغيير السلوك، واستمرار البحث عن أفضل أساليب التدخل العلاجي.

2. ستستمر التدخلات العلاجية المتبعة في علم النفس الصحي في تركيزها على الأفراد المعرضين للإصابة باضطرابات معينة، ومنع نشوء العادات الضارة بالصحة ، وتطوير التدخلات الفعالة على مستوى النهوض بالصحة لدى الأفراد المسنين. وينبغي على الجهود الرامية إلى النهوض بالصحة أن لا تهتم بمعدلات الوفيات فحسب، وإنما بتقليل الإصابة بالمرض، وبأهمية تعزيز نوعية الحياة أيضاً.

3. مع تطور الاتجاه نحو النهوض بالصحة في ميدان الطب، ازدادت إمكانات التدخل المشترك بين المختصين النفسيين والأطباء الممارسين من خلال وسائل الإعلام المختلفة، ومن خلال المجتمعات المحلية والمراكز والعيادات الطبية.

4. تكون برامج الارتقاء بالصحة فعالة إذا لم تقتصر على عمليات التغيير السلوكي فحسب، وإنما على عمليات التغيير الاجتماعي، المتمثلة بتوفير نوعية عالية من الرعاية الصحية لكل شرائح المجتمع، بما فيها النساء والأفراد من خلفيات اقتصادية واجتماعية متدنية.

5. ستستمر الأبحاث المتعلقة بالضغط النفسي في التركيز على الأفراد المعرضين للإصابة بالمرض، وعلى تلك العوامل الاقتصادية والثقافية، التي من شأنها زيادة الضغوط على فئات معينة من المجتمع كالأطفال والمسنين والفقراء والنساء.

6. يمكن في المستقبل تحقيق العديد من الإنجازات المهمة في مجال بحوث الضغط، بحيث تكون مستمدة من دراسة الطرق والمسارات التي من خلالها تخلف الضغوط آثارها السلبية على الصحة.

7. يعتبر الاستخدام المناسب للخدمات الصحية هدفاً مستقبلياً مهماً في علم النفس الصحي. كما أن مسائل الاتصال تعتبر ضرورية في التقليل من كلفة الخدمات الصحية، والاستخدام غير المناسب لهذه الخدمات، وقيام دعاوى سوء الممارسة، وضعف الالتزام بالتوصيات العلاجية، سواء على صعيد الأدوية والعقاقير، أو على صعيد أسلوب الحياة.

8. ستشهد إدارة الأمراض المزمنة مستقبلاً تركيزاً أكبر على نوعية الحياة والطرق الملائمة في قياسها. كما أنها ستركز على وسائل تمكين المرضى من الموت براحة وهدوء. وستظل المسائل الأخلاقية المتعلقة بالمساعدة على الانتحار، وحق المريض بالموت، ودور الأسرة في اتخاد القرار بالموت، والقتل الرحيم، تحظى باهتمام كبير.

9. ومن الأهداف المستقبلية أيضاً، التعرف على قضايا الصحة وأسلوب الحياة التي ستنجم عن تقدم السكان بالعمر. كما سيبقى التنبؤ بالأمراض، وتطوير التدخلات الكفيلة بمعالجة آثارها السلبية، أهدافاً للبحث في الوقت الحاضر.

10. يحتاج علم النفس الصحي إلى الاستجابة إلى ما يطرأ من تغييرات على الممارسة الطبية، بما فيها التغيرات في ديمغرافية الأمراض (كالعمر مثلاً). كما أن التغيرات في ميدان الطب ستخلق تحديات للمختصين في علم النفس الصحي، من حيث توقع آثار التدخلات التكنولوجية المعقدة، وتهيئة المرضى لاستخدامها.

11. من الأهداف المستقبلية المهمة لعلم النفس الصحي، التوثيق المنظم لفعالية العلاج، ولجدوى التدخلات العلاجية مقارنةً بكلفتها، واستمرار الجهود الرامية للبحث عن سبل تقليل كلفة الخدمات الصحية. بالإضافة إلى ذلك، سيبرز دور مهمّ لمختصي- علم النفس الصحي، على مستوى الرعاية الصحية العالمية.

12. يمكن لعلم النفس الصحي أن يشكل مهنة حيوية لأي شخص قادر على الحصول على التعليم الضروري، وعلى الخبرات البحثية والميدانية اللازمة.

قائمة المصطلحات

Behavioral Immunization	المناعة السلوكية
Comprehensive Intervention Models	نماذج التدخّل الشامل
Cost Containment	احتواء الكلفة
Cost-Effectiveness	جدوى الكلفة
Treatment Effectiveness	فعالية المعالجة

T

المصطلحـــات

Terms

المصطلحات

انتهاك قرار التوقف Abstinence Violation Effect

إحساس الفرد بفقدان القدرة على الضبط بسبب قيامه بانتهاك القواعد التي فرضها على نفسه، مثل اتخاذ القرار بعدم التدخين أو شرب الكحول.

تناذر نقص المناعة المكتسبة Acquired Immune Deficiency Syndrome (AIDS)

نقصان المناعة الإنساني (HIV) ويستند تشخيص التلف المتزايد في جهاز المناعة بسبب التعرض لفيروس الإيدز على وجود واحدة أو أكثر من مصادر العدوى المحددة.

الإبر الصينية Acupuncture

أسلوب في العلاج وضبط الألم، طور في الصين، يتضمن غرز إبر طويلة في مناطق محددة من الجسم من أجل تقليل حالة الانزعاج أو الألم في منطقة مستهدفة.

الاضطرابات الحادة Acute Disorders

أمراض أو مشاكل صحية تحدث عبر فترات زمنية قصيرة وتنشأ بسبب التعرض للعدوى، وهي أمراض يمكن الشفاء منها.

الألم الحاد Acute Pain

ألم قصير الأمد، ينشأ عن التعرض لإصابة محددة.

توجه الضغط الحاد Acute Stress Paradigm

طريقة مخبرية تتضمن تعريض الفرد إلى ضغوط متوسطة (مثل تكليفه بالعد العكسي السريع بإنقاص 7 في كل مرة)، وبذلك يمكن تقييم التغيرات الانفعالية، والفسيولوجية، والغدية الصماوية الناتجة عن الضغط.

الإدمان Addiction

حالة من الاعتمادية الجسمية أو النفسية على مادة تتطور عند تعاطي المادة لفترة من الزمن.

الالتزام Adherence

مدى إلتزام المريض بالنصائح المتعلقة بالصحة أو المرض.

الغدد الأدرينالية Adrenal Glands

غدتان صغيرتان واحدة فوق كل كلية وهما من الغدد الصماء، تفرزان عدة هرمونات، بما في ذلك الكورتيزون، والإبينيفرين، والنورإبينيفرين، وهي من الهرمونات التي تطلق استجابة للتعرض للضغط.

التمارين الهوائية Aerobic Exercises

تمارين تمتاز بشدتها وطول أمدها، وما تتطلبه من جهد عال يعتقد بأنها تساهم في حدوث اللياقة القلبية الوعائية وغيرها من الأمور الإيجابية. ومن الأمثلة عليها العدو، وقيادة الدراجة، والجري، والسباحة.

تأثيرات ما بعد الضغط Aftereffects of Stress

تدني في مستوى الأداء والانتباه يحدث بعد انتهاء الحدث الضاغط، ويعتقد بأن ذلك ينشأ عن الإستنزاف الفسيولوجي، والانفعالي، والمعرفي الذي يحدث استجابة للأحداث الضاغطة.

الكحولية Alcoholism

حالة من الاعتمادية الجسمية على الكحول تتميز باتباع سلوك نمطي في الشرب، والشرب للحفاظ على مستوى معين من الكحول في الدم، وتزايد في تكرار وشدة السلوك الانسحابي، وشرب الكحول في ساعات مبكرة من النهار وفي منتصف الليل، والإحساس بانعدام التحكم بسلوك الشرب مع استمرار التوق لتناول الكحول.

العبء المتراكم Allostatic Load

تراكم الآثار الضارة نتيجة التعرض للضغط، وتزامن حدوثها مع الوجود المسبق للمخاطر على الأجهزة البيولوجية المنظمة لاستجابات التعرض للضغط.

الذبحة الصدرية Angina Pectoris

حالة من الألم الصدري يحدث بسبب حرمان أنسجة عضلات القلب من الحصول على كمية كافية من الأكسجين أو لأن ثاني أكسيد الكربون والفضلات الأخرى تعيق وصول الدم والأكسجين إلى القلب.

فقدان الشهية العصبي Anorexia Nervosa

حالة تنشأ عن الحمية الشديدة والتمرين مما يؤدي إلى انخفاض وزن الجسم إلى ما دون المستوى المقبول، وغالباً ما تنتشر هذه الظاهرة بين الفتيات في سن المراهقة.

تأخر التقييم Appraisal Delay

الوقت الذي ينقضي ما بين تمييز وجود العرض والإقرار بخطورته.

المساندة التقييمية Appraisal Support

عملية مساعدة الفرد على تفسير الحدث الضاغط بشكل أكثر إيجابية وتحديد الإمكانات والمصادر واستراتيجيات التعامل التي يفترض أن يقوم بتوظيفها في مواجهة الحدث. ومن خلال التقييمات يستطيع الشخص الذي يواجه الحدث الضاغط، تحديد مدى التهديد الذي يشكله الحدث، مما يساعده على الاستفادة من المقترحات التي تمكنه من إيقاف الجوانب الضاغطة للحدث.

التدريب التوكيدي Assertiveness Training

الأساليب التي تهدف إلى تدريب الناس كيف يتصرفون بحزم ملائم في المواقف الاجتماعية. وهي من الأساليب التي تتضمنها برامج تعديل السلوك، على افتراض أن بعض العادات السيئة الضارة بالصحة، مثل الإفراط في تناول الكحول أو التدخين، تطورت جزئياً لضبط الصعوبات التي يواجهها الفرد في اتخاذ مواقف تتسم بتوكيد الذات.

تصلب الشرايين Atherosclerosis

من الأسباب الرئيسة لأمراض القلب، وتنشأ عن تضيق جدران الشرايين بسبب تكون الترسبات التي تقلل من تدفق الدم عبر تلك الشرايين إلى القلب مما يعيق من وصول المواد الغذائية إلى خلاياه.

المعرضون للمخاطر الصحية At Risk

حالة من الضعف إزاء مشاكل صحية معينة قد تكون عائدة إلى العوامل الوراثية، أو الممارسات الصحية، أو البيئة الأسرية.

المناعة الذاتية Autoimmunity

حالة يقوم فيها جهاز المناعة في الجسم بمقاومة أنسجته الرئيسة.

نمط التعامل التجنبي (التقليلي) Avoidant (Minimizing) Coping Style

النزعة للتعامل مع الأحداث المسببة للتهديد عن طريق الانسحاب، وتقليل أهميتها، أو تجنبها، وعلى الرغم من الاعتقاد بأن هذه الطريقة تحقق الفائدة على المدى القصير، إلا أنها لا تكون فعالة على المدى الطويل في الاستجابة للضغط.

الفروض السلوكية Behavioral Assignments

نشاطات بيتية يطلب من العميل ممارستها بنفسه كجزء من برنامج التدخل العلاجي المتكامل في تعديل السلوك.

التأخر السلوكي Behavioral Delay

الوقت المنقضي بين اتخاذ القرار للبحث عن العلاج وبين القيام بذلك فعلاً.

التحصين السلوكي Behavioral Immunization

برامج يتم تصميمها بهدف تحصين الناس ضد العادات الضارة بالصحة، وذلك عن طريق تعريضهم لرسائل إقناعية بسيطة في محاولة لإقناعهم عدم القيام بممارسات ضارة بالصحة، وتزويدهم في نفس الوقت بأساليب يمكنهم استخدامها في الاستجابة بفعالية لهذه الجهود.

التغذية الحيوية الراجعة Biofeedback

طريقة يتم وفقها تزويد الفرد بمعلومات محددة بشكل مستمر أو بتغذية راجعة حول كيفية حدوث عملية فسيولوجية محددة، وبذلك يتمكن الفرد من معرفة كيفية تعديل تلك العملية والتحكم فيها.

النموذج الحيوي الطبي Biomedical Model

وجهة النظر التي تعتبر أن المرض يمكن أن يفسر على أساس وجود انحراف في العمليات الجسمية، مع إهمال تأثير العمليات النفسية والاجتماعية في حدوث المرض، وهو النموذج الذي ساد الممارسات الطبية حتى وقت قريب.

النموذج الحيوي النفسي الاجتماعي Biopsychosocial Model

وجهة النظر التي تعتبر أن العوامل الحيوية والنفسية والاجتماعية تتدخل جميعها في تقرير الحالات الصحية والمرضية.

ضغط الدم Blood Pressure

قوة ضغط الدم على جدران الأوعية الدموية.

صورة الجسم Body Image

المدركات والتقييمات التي يحملها الفرد إزاء جسمه، وما يتعلق بوظائفه الجسمية، ومظهره.

الفحص الذاتي للثدي Breast Self-Examination (BSE)

الممارسة الشهرية التي تقوم بها المرأة لتفحص الثديين للكشف عن التغيرات في أنسجتها، وهي من الطرق الرئيسة للكشف عن سرطان الثدي.

العلاج المعرفي السلوكي الواسع المدى Broad-Spectrum Cognitive-Behavior Therapy

استخدام مجموعة واسعة من إجراءات التدخل المعرفية السلوكية لتعديل سلوك الفرد الصحي.

فرضية التحصين Buffering Hypothesis

الفرضية التي تعتبر أن مصادر التعامل تفيد بشكل رئيسي في ظروف الضغط الشديد وليس بالضرورة عند التعرض لظروف الضغط البسيط.

الشره المرضي Bulimia

أعراض اضطراب في الأكل يتسم بالتناوب ما بين الأكل بنهم والتخلص من الأكل عن طريق اتباع أساليب مثل القيء أو الحمية القاسية.

العجز القلبي النفسي Cardiac Invalidism

حالة نفسية يمكن أن تنشأ بعد الإصابة بالنوبة القلبية أو التشخيص بأمراض القلب التاجية، تتضمن إدراك المريض أو شريكه بأن قدراته وإمكاناته أقل مما هي عليه بالواقع.

التأهيل الخاص بمرضى القلب Cardiac Rehabilitation

برنامج تدخل يتم تصميمه لمساعدة مرضى القلب على الوصول إلى وضعهم الجسمي والطبي والنفسي والاجتماعي والعاطفي والمهني والاقتصادي الأمثل، وذلك عقب الإصابة بمرض في القلب أو بنوبة قلبية.

الإنعاش من الأزمة القلبية Cardiopulmonary Resuscitation (CPR)

الطريقة التي من خلالها يمكن إعادة القلب والرئتين إلى القيام بوظائفهما بعد حالة من فقدان الوعي يتخللها توقف في النبض أو الفشل الكلوي.

الجهاز القلبي الوعائي Cardiovascular System

الجهاز المسؤول عن نقل الأكسجين والغذاء لأجزاء الجسم، وأخذ ثاني أكسيد الكربون والفضلات الأخرى إلى الكليتين للتخلص منها، ويتكون من القلب والأوعية الدموية والدم.

الكاتيكولامينات Catecholamines

الموصلات العصبية، وتتكون من الابينفرين والنورابينفرين، وهي التي تحافظ على استمرار التأثيرات الناتجة عن نشاط الجهاز العصبي السمبثاوي، ويتم إطلاقها بكميات كبيرة في أوقات التعرض للضغط.

المخيخ Cerebellum

أحد أقسام الدماغ الخلفي مسؤول عن تنظيم الحركات العضلية الإرادية، والحفاظ على التوازن، وعلى تناسق حركة العضلات وأوضاع الجسم.

القشرة الدماغية Cerebral Cortex

الجزء الرئيسي من الدماغ المسؤول عن الذكاء والذاكرة وتفسير الإحساسات وتحديد مواقعها.

الألم المزمن الحميد Chronic Benign Pain

ألم يدوم عادةً لستة أشهر أو أكثر، ولا يستجيب نسبياً للعلاج، ويتباين من حيث الشدة، وقد يشمل زمر مختلفة من العضلات. ومن الأمثلة على هذا النوع من الألم آلام أسفل الظهر المزمنة ومتلازمة آلام الوجه.

الأمراض المزمنة Chronic Illness

الأمراض التي تستمر لفترة طويلة ولا تتوقف ولا يمكن الشفاء منها في العادة.

الألم المزمن Chronic Pain

الألم الذي قد يبدأ بعد التعرض لإصابة ولا يستجيب للعلاج ويستمر عبر الزمن.

الألم المزمن المتزايد Chronic Progressive Pain

ألم يدوم يدوم لفترة تتجاوز ستة أشهر، وتزداد شدته مع الزمن، وعادةً ما يصاحب الاضطرابات الإنحلالية أو الخبيثة.

الإجهاد المزمن Chronic Strain

خبرة ضاغطة عادية لكنها مستمرة بفعل الجوانب الضاغطة من الحياة.

الإشراط الكلاسيكي Classical Conditioning

اقتران مثير مع منعكس غير شرطي (طبيعي) مما يؤدي مع مرور الزمن إلى اكتساب المثير الجديد القدرة على استدعاء استجابة شرطية، واستثارة نفس السلوك. وهي العملية التي يتم فيها إشراط استجابة أوتوماتيكية مع مثير جديد.

الدراسة الإكلينيكية للموت Clinical Thanatology

الممارسة الإكلينيكية المتمثلة بإرشاد المرضى في مراحلهم النهائية على أسس من المعرفة العلمية بطبيعة ردود أفعالهم نحو الموت.

العلاج المعرفي-السلوكي Cognitive-Behavior Therapy

استخدام مبادىء نظرية التعلم لتعديل المدركات والسلوكيات المرتبطة بالسلوك المراد تعديله. وتستخدم التوجهات المعرفية-السلوكية لتعديل العادات الضارة بالصحة، مثل التدخين، والتغذية السيئة، والإفراط في شرب الكحول.

التكاليف المعرفية Cognitive Costs

أحد مناحي دراسة الضغط التي تؤكد على الأعباء التي تفرضها الأحداث الضاغطة على الإمكانات الإدراكية والمعرفية، وما ينشأ عنها من تشتيت للانتباه، أو استنزاف للمصادر المعرفية اللازمة لإنجاز مهمات أخرى.

إعادة التنظيم المعرفي Cognitive Restructuring

طريقة في تعديل المونولوجات (الحوارات الداخلية) في المواقف التي تسبب الضغط، حيث يدرب العملاء على ملاحظة ما يقولون لأنفسهم في المواقف التي تستثير الضغط ثم تعديل مدركاتهم بطريقة تساعد على تحقيق تكيفهم.

التوجه للزملاء Colleague Orientation

توجه الطبيب لكسب تعاون واحترام وتقدير زملائه تعززه إجراءات أنظمة الرعاية الصحية التي لا تتضمن التغطية المباشرة من قبل المريض لكلفة العلاج.

نموذج التدخل الشامل Comprehensive Intervention Model
نموذج يقوم على الجمع والتنسيق بين الخبرات الطبية والنفسية مما يجعل كافة الكفاءات والتقنيات المتوفرة متاحة للمريض. ولعل برامج إدارة الألم هي خير مثال على مثل هذا النموذج في التدخل.

نمط التعامل بالمواجهة (اليقظ) Confrontative (Vigilant) Coping Style
الميل للتعامل مع الأحداث عن طريق مواجهتها بصورة مباشرة ومحاولة تطوير حلول للمشكلة، وقد يكون هذا الأسلوب من أكثر أساليب التعامل فعالية، مع أن اتباع هذا الأسلوب قد يصاحبه بعض المعاناة.

التعاقد المشروط Contingency Contracting
طريقة يقوم بها الفرد بعمل عقد مع شخص آخر كالمعالج يحيث يتم تفصيل المكافآت والعقوبات ليترافق تقديمها مع التزامه بالأداء أو عدم الأداء في اتجاه الهدف السلوكي المراد الوصول اليه.

إجراءات التدخل المعززة للضبط Control-Enhancing Intervention
إجراءات التدخل التي توجه للمرضى الذين ينتظرون العلاج من أجل تعزيز مدركاتهم المتعلقة بالقدرة على التحكم بهذه المعالجات.

مهارات التحكم بالشرب Controlled Drinking Skills
التدريب على تمييز مستوى الكحول بالدم من أجل التحكم بمقدار ما يتم تناوله من المشروب، وقد يتضمن ذلك مهارات التعامل مع المواقف التي تزيد من مخاطر الإفراط في استهلاك الكحول. أنظر أيضاً الشرب الإيهامي (placebo drinking) .

الهستيريا التحويلية Conversion Hysteria
وجهة نظر تعود جذورها إلى فرويد تفترض وجود صراعات لاشعورية معينة خلف أعراض الاضطرابات الجسمية الدالة على الصراع المكبوت. وهي وجهة نظر لم تعد سائدة في ميدان علم النفس الصحي.

التعامل Coping
العملية التي ترمي إلى إدارة المطالب التي تقيم بأنها مرهقة أو تفوق إمكانات الفرد.

نتائج التعامل Coping Outcomes
التأثيرات المفيدة التي يعتقد بأنها تنتج عن التعامل الناجح، وتتضمن تخفيف الضغط، والتكيف معه بنجاح أكبر، والحفاظ على التوازن الانفعالي، وتكوين علاقات مرضية مع الآخرين، والحفاظ على تصور أيجابي عن الذات.

نمط التعامل Coping Style
الطريقة التي يفضلها الفرد في التعامل مع المواقف الضاغطة.

مرض انسداد الشريان التاجي Coronary Heart Disease (CHD)
مصطلح عام يشير إلى الأمراض التي تتسبب عن تصلب الشرايين، وذلك بسبب تضيق الشريانات التاجية، وهي الأوعية التي تزود القلب بالدم.

البحث الترابطي Correlational Research
طريقة في البحث تتضمن قياس مجموعتين من المتغيرات وتقرير فيما إذا كان هناك علاقة ارتباطية بينهما أم لا، فدراسة العلاقة بين التدخين والإصابة بسرطان الرئة تعتبر مثالاً على مثل هذه الأبحاث الترابطية.

احتواء الكلفة Cost Containment
الجهود الموجهة نحو تقليل أو تخفيض نفقات الرعاية الصحية.

جدوى الكلفة Cost-Effectiveness
التقييم الرسمي والمنظم لمدى فعالية إجراءات التدخل بالنسبة لتكاليفها وتكاليف إجراءات بديلة أخرى في التدخل.

كلفة التعامل Cost of Coping
الاستنزاف الذي تتعرض له الإمكانات الداخلية والخارجية بسبب المحاولات التي يتم اتباعها في إدارة الأحداث الضاغطة.

الاستثارة المضادة Counterirritation
وسيلة لضبط الألم تتضمن كبح الألم في جزء من الجسم وذلك من خلال إستثارة منطقة أخرى مجاورة.

الضبط الذاتي الداخلي Covert Self-Control
التحكم بأحداث خاصة أو تعديلها، كالأفكار مثلاً، وذلك من خلال مبادئ التعزيز والتعليمات الذاتية.

التوق Craving
رغبة شديدة للانخراط بسلوك أو بتناول مادة ما كالكحول أو التبغ، والتي يبدو أنها تتسبب بشكل جزئي عن تشكل علاقة شرطية بين الاعتمادية الجسمية وقرائن بيئية معينة ترتبط بالسلوك.

عدم الالتزام الخلاق Creative Nonadherence
تعديل النظام العلاجي أو الزيادة عليه بناءً على نظرية أو قناعة ذاتية يحملها الفرد حول الاضطراب أو معالجته.

المنغصات اليومية Daily Hassles
أحداث يومية ثانوية ضاغطة، يعتقد أن لها تأثير تراكمي في زيادة إمكانية التعرض للمرض.

التثقيف حول ظاهرة الموت Death Education

برامج تصمم بهدف تعليم الاشخاص ومساعدتهم على تشكيل فهم واقعي حول الموت والاحتضار، والتخفيف من حالة الخوف والفزع المصاحبة لما يتبعوه من أساليب لتجنب الموت.

سلوك التأخر Delay Behavior

التأخر في البحث عن العلاج لأعراض تم تمييزها.

الإنكار Denial

آلية دفاعية تتضمن انعدام القابلية لإدراك أحداث خارجية تسبب التهديد، أو التعامل معها. ويعتقد بأنها من الاستجابات المبكرة التي تصدر عن الفرد الذي يشخص لديه مرض مزمن أو مميت.

الاكتئاب Depression

أحد اضطرابات المزاج العصابية أو الذهانية التي تتضمن أعراضها الحزن وانعدام النشاط وصعوبة التفكير والتركيز، وزيادة واضحة أو انخفاض شديد في الشهية للطعام أو النوم، وشعور بالغم واليأس، مع ما يرافق ذلك من أفكار انتحارية أو محاولات الانتحار.

التخلص من التسمم الكحولي Detoxification

التوقف التدريجي عن تعاطي الكحول ويتم عادة تحت إشراف طبي.

السكري Diabetes

اضطراب مزمن يعجز فيه الجسم عن تصنيع أو استخدام الإنسولين بالشكل الملائم.

الفئات التشخيصية Diagnostic-Related Groups (DRGS)

نظام في تصنيف المرضى يتم وفقه تحديد طبيعة ومدة العلاج الذي يتطلبه اضطراب ما، ويستخدم من قبل جهة ثالثة لتقرير مقدار التعويض الذي سيتم دفعه في حال زيادة التكاليف.

مختصو التغذية Dieticians

أشخاص مدربون ومؤهلون (ليديهم ترخيص لممارسة المهنة) يطبقون مبادئ التغذية وإدارة الغذاء في إعداد الوجبات الغذائية في المؤسسات التي يدخل فيها المرضى كالمستشفيات، أو في إعداد وجبات الأشخاص الذين يحتاجون للمساعدة في إعداد واتباع نظام غذائي خاص.

فرضية الأثر المباشر Direct Effects Hypothesis

الافتراض بأن مصادر معينة في التعامل مثل المساندة الاجتماعية، تحقق فوائد نفسية وصحية لدى التعرض للظروف الضاغطة الشديدة والخفيفة.

المثير التمييزي Discriminative Stimulus

مثير بيئي له القدرة على إظهار سلوك معين، مثال على ذلك، فقد تعمل رؤية الطعام كمثير تمييزي للقيام بالأكل.

النماذج الأولية للمرض Disease Prototypes

مفاهيم منظمة حول أمراض معينة تستند إلى أسبابها واستمراريتها وأعراضها وعلاجها، ويعتقد أنها توجه عملية تفسير الفرد للأعراض.

تشتيت الانتباه Distraction

طريقة في ضبط الألم قد تتضمن التركيز على مثير لا علاقة له بالألم أو إعادة تفسير خبرة الألم، أو إعادة توجيه الانتباه بهدف تخفيف الألم.

تجربة التعمية المزدوجة Double-Blind Experiment

إجراء تجريبي لا يعرف فيه الباحث أو المريض فيما إذا كان المريض قد تلقى المعالجة الحقيقية أم الوهمية إلا بعد الاطلاع على رموز معينة تبين ذلك. وهو إجراء يصمم للتقليل من احتمال أن تقود التوقعات بالنجاح إلى زيادة الأدلة على النجاح.

المساندة العاطفية Emotional Support

مؤشرات يتلقاها الفرد من الآخرين تدل على حبهم وتقديرهم واهتمامهم به، ويعتقد بأنها من مظاهر المساندة الاجتماعية التي لها قيمتها في أوقات الضغط.

جهاز الغدد الصماء Endocrine System

أحد أجهزة الجسم، يتكون من غدد صماء لاقنوية، تقوم بإفراز الهرمونات مباشرة في الدم لاستثارة أعضاء معينة، كما أنها تؤثر في أداء الجهاز العصبي لوظائفه.

المورفينات الذاتية Endogenous Opioid-Peptides

مواد مسكنة للألم شبيهة بالمورفين يقوم الجسم بإنتاجها.

علم الأوبئة Epidemiology

العلم الذي يهتم بدراسة مدى تكرار وانتشار وأسباب الأمراض المعدية وغير المعدية في مجتمع معين، معتمداً بذلك على استقصاء البيئة المادية والاجتماعية. وعليه، فإن المختص في علم الأوبئة لا يكتفي بتحديد من لديه أنواعاً معينة من السرطان فحسب، وإنما يحاول تحديد أسباب ظهور أنواع معينة من السرطان في مناطق جغرافية محددة أكثر من غيرها.

علم أسباب الأمراض Etiology

العلم الذي يهتم بتحديد أسباب الأمراض ومنشؤها.

الموت الرحيم Euthanasia

إنهاء حياة شخص ما يعاني من أمراض مؤلمة ومميتة بهدف إنهاء معاناته.

التجريب Experiment

إحدى طرق البحث العلمي التي يقوم الباحث فيها بتعريض مجموعة من الأفراد يتم اختيارها بطريقة عشوائية لظرفين مختلفين أو أكثر، ويبدل في المعالجات التي يعرض الأفراد إليها في كل حالة، ثم يعمل على قياس التأثير الناتج عن هذا التغيير.

تأثير الخوف Fear Appeals

الجهود التي توجه لتغيير الاتجاهات عن طريق استثارة الخوف من أجل خلق الدافع لتغيير السلوك، ويستخدم تأثير الخوف في محاولة لجعل الأفراد يغيرون عاداتهم الضارة بالصحة.

استجابة الكر أو الفر Fight or Flight Response

الاستجابة التي تنتج لدى التعرض للتهديد بسبب الاستثارة الجسمية السريعة التي تحدث بتأثير من الجهاز العصبي السمبثاوي وجهاز الغدد الصماء لمهاجمة المثير الذي يسبب التهديد أو الهرب منه. وكان وولتر كانون (1932) أول من وصف هذه الاستجابة.

متلازمة التكيف العام General Adaptation Syndrome

تشير إلى طريقة العضويات في الاستجابة للضغط. وقد أوضح هذه الخطوات هانز سيليي. وتشمل هذه المتلازمة مراحل ثلاث: أولها مرحلة التعبئة العامة للجسم التي يتم فيها استثارة نشاط الجهاز السمبثاوي، ومرحلة المقاومة وفيها تقوم العضوية ببذل الجهود للتعامل مع التهديد، ومرحلة الإنهاك التي تحدث إذا لم تنجح العضوية في تخفيف التهديد وعند تعرضها لاستنزاف إمكاناتها الفسيولوجية.

النقرس Gout

شكل من أشكال التهاب المفاصل الناجم عن تراكم حامض اليوريك في الجسم مما يولد حبيبات تلتصق بالمفاصل. وأكثر الأعضاء تأثراً بها إصبع القدم الكبير.

الحزن Grief

رد فعل الفرد لفقدان أو موت شخص عزيز يتسم بالشعور بالحرمان والخواء، والإنشغال أحياناً بالمتوفي، والشعور بالذنب تجاه وفاته، والعدائية نحو الآخرين، وعدم القدرة على التركيز، بالإضافة إلى أعراض نفسية وجسمية أخرى.

التصور الموجه Guided Imagery

أسلوب في الاسترخاء وضبط الألم، يقوم الفرد أثنائه باستحضار صورة يبقيها في مخيلته لدى تعرضه لخبرة مؤلمة أو ضاغطة.

الصلابة (قوة العزيمة) Hardiness

خاصية يتسم بها الفرد من مظاهرها الشعور بالالتزام، والإيمان بالقدرة على ضبط الذات، والاستعداد لمواجهة التحدي، ويعتقد بأن هذه السمة تشكل مصدراً مفيداً في التعامل مع الأحداث الضاغطة.

الصحة Health

غياب المرض أو العجز، مع توافر حالة متكاملة من التوازن الجسمي والعقلي والاجتماعي، ويعتقد علماء النفس الصحي بأن الصحة حالة يمكن تحقيقها وليست مجرد غياب المرض.

السلوكيات الصحية Health Behaviors

السلوكيات التي يتبعها الأفراد للارتقاء بصحتهم وتعزيزها، كممارسة التمارين أو تناول الغذاء الصحي.

نموذج المعتقد الصحي Health Belief Model

نظرية في تفسير السلوكيات الصحية، يتم على أساسها التنبؤ فيما إذا كان الفرد سيمارس عادة صحية معينة، وذلك عن طريق معرفة الدرجة التي يدرك بها الفرد وجود تهديد صحي ما، ويدرك أن ممارسة صحية معينة ستكون فعالة في التخفيف من ذلك التهديد.

العادة الصحية Health Habit

سلوك يرتبط بالحالة الصحية، مستقر تماماً وغالباً ما يتم أداءه بشكل أوتوماتيكي، مثل القيام بربط حزام الأمان أو تنظيف الأسنان بالفرشاة.

مركز الضبط الصحي Health Locus of Control

إدراك الفرد بأن صحته تخضع لتأثير الضبط الذاتي، وضبط الآخرين الذين يملكون السلطة مثل الأطباء، أو أنها تتقرر بفعل عوامل خارجية بما في ذلك عوامل الصدفة.

منظمة الحفاظ على الصحة Health Maintenance Organization (HMO)

مؤسسة تقوم على تقديم خدمات الرعاية الصحية مقابل رسوماً شهرية محددة، يتلقى المريض من خلالها الخدمات التي يحتاجها دون أية كلفة إضافية، أو بكلفة متدنية جداً.

الارتقاء بالصحة Health Promotion

فلسفة عامة تؤكد على مبدأ أن الصحة مسألة شخصية تنشأ عن ممارسات تراكمية، وهي طريقة تسعى لمساعدة الناس على زيادة ضبط العوامل التي تتعلق بصحتهم، وتساعد على تحسينها. وقد يتحقق الارتقاء بالصحة نتيجة الجهود التي يبذلها الفرد، أو عبر التعامل الفعال مع المؤسسة الطبية، أو ساسة صحية محددة ومتفق عليها.

علم النفس الصحي Health Psychology

أحد فروع علم النفس المختص في فهم التأثيرات النفسية على الصحة والمرض، وردود الأفعال التي تصدر إزاء هذه المؤثرات، إضافة إلى تحديد الأسس النفسية والتأثيرات الناجمة عن السياسات الصحية، والإجراءات الصحية في التدخل.

العجز Helplessness

اعتقاد الفرد بأنه لا يمتلك القوة لإحداث التغيير في بيئته.

النظرة الشمولية للصحة Holistic Health

فلسفة تنظر للصحة على أنها حالة ايجابية يتطلب تحقيقها أسلوب حياة نشط وفعال، وترتبط عادة بممارسات صحية غير تقليدية.

الرعاية المنزلية Home Care

نمط من الرعاية بالمرضى في مراحلهم النهائية. ومع أنه قد يشكل عبئاً على الأسرة، إلا أنه يبقى النمط المفضل بالنسبة للغالبية من المرضى في هذه المرحلة.

النزل Hospice

مؤسسة تتكفل برعاية المرضى في مراحلهم النهائية وتشجع على توفير الرعاية ذات الصبغة الشخصية التي تتسم بالدفء والمواءمة بين حاجات المريض والبيئة المحيطة.

الرعاية النزلية Hospice Care

رعاية بديلة للمستشفى أو المنزل. وهي نمط من الرعاية يوفر الدفء والراحة الشخصية التي يحتاجها المريض في مراحلة النهائية.

فيروس نقص المناعة الإنساني Human Immunodeficiency Virus (HIV)

الفيروس المسؤول عن تطور مرض الإيدز AIDS

فرط ضغط الدم Hypertension

ارتفاع كبير في ضغط الدم، ينشأ عندما تزداد كمية الدم التي تمر عبر الأوعية الدموية بشكل كبير، مما يؤدي إلى زيادة الضغط على جدران الأوعية الدموية، ويعتبر أحد العوامل الخطيرة التي تسبب العديد من المشاكل الصحية، بما في ذلك أمراض الشريان التاجي.

التنويم المغناطيسي Hypnosis

أحد الأساليب المتبعة في إدارة الألم، ويتضمن الاسترخاء والإيحاء وتركيز الانتباه والانشغال.

الهيبوثلاموس Hypothalamus

أحد أقسام الدماغ الأمامي، مسؤول عن تنظيم توازن الماء وضبط الجوع والرغبة الجنسية، ويساعد في تنظيم وظائف القلب وضغط الدم والتنفس، وله دور رئيسي في تنظيم عمل جهاز الغدد الصماء، الذي ينظم إطلاق الهرمونات بما في ذلك الهرمونات التي لها علاقة بالتعرض للضغط.

تأخر المرض Illness Delay

الوقت الذي ينقضي بين تمييز العرض الذي يشير إلى وجود المرض وبين اتخاذ القرار للبحث عن العلاج.

التمثيلات المرضية (المخططات) Illness Representation, (Schemas)

مجموعة من المعتقدات المنظمة حول مرض معين أو نوع من الأمراض، ويتضمن ذلك طبيعة المرض، وأسبابه، ونتائجه.

المناعة Immunity

مقاومة الجسم للإصابة الناجمة عن أحد العضويات المهاجمة، يتم اكتسابها من الأم عند الولادة، ومن الإصابة بالأمراض، أو عن طريق التطعيم والتلقيح.

الكفاءة المناعية Immunocompetence

الدرجة التي يعمل بها الجهاز المناعي بفاعلية.

الضعف المناعي Immunocompromise

الدرجة التي تتدنى بها استجابة الجهاز المناعي إما بسبب الانخفاض في عدد الخلايا أو الانخفاض في مستوى أدائه.

معدل وفيات الرضع Infant Mortality Rate

عدد الوفيات من الرضع من كل 1000 رضيع.

المساندة المعلوماتية Informational Support

تقديم المعلومات للفرد الذي يتعرض للضغط من قبل الأصدقاء أو أفراد الأسرة وغيرهم من الأشخاص الآخرين الذين يرتبط معهم في شبكة العلاقات الاجتماعية. ويعتقد بأن هذه المساندة تساهم في التخفيف من المعاناة والآثار السلبية التي يتركها التعرض للضغط على صحة الفرد.

عدم تدفق الدم عبر الشرايين (الاقفارية) Ischemia

حالة يطلق عليها تعبير "احتشاء عضلة القلب" ينجم عنها تضيق في الشرايين التاجية مما يعيق من عملية تدفق الدم للقلب، وغالباً ما يصاحبها آلام في الصدر.

ظاهرة "جون هنري" John Henryism

ميل في الشخصية لاتباع أسلوب يتسم بالتعامل النشط مع الضغوط النفسية والاجتماعية قد يؤدي في حالات الفشل إلى هلاك الفرد. وهي متلازمة لوحظت بشكل خاص بين الزنوج من مستويات الدخل المتدنية المعرضين للإصابة بفرط ضغط الدم.

غسيل الكلى Kidney Dialysis

طريقة تتبع من أجل تصفية الدم وإزالة المواد السامة والسوائل الفائضة من الدم لدى المرضى الذين لا تقوم كلاهم بوظيفتها على نحو سليم.

شبكة المعالجة غير الرسمية Lay Referral Network

شبكة غير رسمية تتشكل من الأسرة والأصدقاء، تقوم بمساعدة الفرد في تفسير وعلاج الاضطراب قبل أن يتجه للبحث عن العلاج الطبي الرسمي.

العجز المتعلم Learned Helplessness

الاستجابة بطريقة تنم عن العجز ليس فقط في المواقف البيئية التي خبر بها الفرد شعوراً بالعجز، وإنما في مواقف بيئية جديدة من الممكن له أن يقدم فيها استجابات تكيفية.

منحى التدريب على مهارات الحياة Life-Skills-Training Approach

برنامج وقائي، يستند إلى الاعتقاد بأن التدريب على تقدير الذات ومهارات التعامل يؤديان إلى تعزيز صورة الذات بدرجة تجعل من التدخين أمراً غير ضروري ولا يتسق مع أسلوب الحياة.

إعادة التوازن في أسلوب الحياة Lifestyle Rebalancing

إحداث تغيير في أسلوب الحياة بالاتجاه الصحي، ويتضمن في العادة القيام بالتمرين، وإدارة الضغط، والغذاء الصحي. ويعتقد أن هذا التغيير يساهم في الوقاية من الانتكاس بعد إحداث تعديل ناجح في العادة الضارة بالصحة كالتدخين أو تناول الكحول.

وصية الحياة Living Will

وصية يقوم الشخص المصاب بمرض مميت بكتابتها قبل أن يتعرض لفقدان وعيه، يبين عدم موافقته على استخدام الأجهزة المساندة للبقاء على قيد الحياة في حال تعرض لفقدان الوعي وأصبح عاجزاً عن اتخاذ مثل هذا القرار.

البحوث الطولية Longitudinal Research

إحدى طرق البحث التي تتضمن قيام الباحث بتتبع مجموعة من الأفراد وإجراء قياساته المتعددة وملاحظته لهم لفترة من الزمن.

الجهاز الليمفاوي Lymphatic System

جهاز التنقية في الجسم، ويعتقد بأنه مسؤول عن الوظيفة المناعية.

إدارة الرعاية الصحية Managed Care أنظر((Health Maintenance Organization (HMO))

فرضية المواءمة Matching Hypothesis

الافتراض بأن المساندة الاجتماعية المقدمة تكون قادرة على مساعدة الفرد بقدر ما تساهم في إرضاء الحاجات التي يسعى إلى إشباعها.

التأخر الطبي Medical Delay

التأخر في علاج الأعراض التي تنتج عن مشاكل في المؤسسة الطبية كأخطاء التشخيص، وضياع نتائج الفحوص، وما شابه ذلك من أمور.

مرض طلبة الطب Medical Students' Disease

إعادة تصنيف أعراض التعب والإرهاق كمرض معين ناجم عن دراسة ذلك المرض، ويسمى مرض طالب الطب لأن طلبة الطب الذين يفرطون في العمل يكونون أكثر قابلية للإصابة بمثل هذه التصنيفات.

التناذر الأيضي Metabolic Syndrome

نمط من عوامل الخطورة يتعرض لها المصابون بمرض السكري المزمن، ومرضى القلب وضغط الدم، تتصف بالسمنة وزيادة مساحة الخصر (وسط الجسم) بالنسبة إلى الأرداف، ومقاومة الإنسولين. وتتفاقم أعراض التناذر الأيضي مع تدني مستوى النشاط، والإفراط في تناول الطعام، والتقدم في السن، والعدوانية.

علاقة العقل بالجسد Mind-Body Relationship

وجهة النظر الفلسفية المتعلقة بما إذا كان العقل يعمل بمعزل عن الجسد أم لا، والتوجه الذي ينطلق منه علم النفس الصحي هو أن كلاً من الجسد والعقل مترابطان لا يمكن الفصل بينهما.

النمذجة Modeling

التعلم عن طريق ملاحظة شخص آخر يؤدي سلوكاً معيناً.

المراقبة في مقابل التجاهل Monitoring/Blunting

درجة اليقظة التي يتسم بها أسلوب التعامل الذي يتبعه الفرد مع تهديدات البيئة ودرجة انتباهه في مقابل تجاهلة للمثيرات والمعلومات في بيئته المحيطة.

معدل انتشار الوباء (الوبائية) Morbidity

عدد الحالات التي أصيبت بالمرض في فترة زمنية معينة. وقد يعبر عنها بعدد الحالات الجديدة (الحدوث) أو بالعدد الكلي للحالات التي حدثت (الانتشار).

معدل الوفيات Mortality

عدد حالات الوفاة الناجمة عن أسباب محددة.

النوبة القلبية Myocardial Infarction (MI)

نوبة قلبية تحدث نتيجة لتخثر الدم في الشرايين التاجية مما يعيق وصول الدم للقلب.

الوجدانية السلبية Negative Affectivity

إحدى متغيرات الشخصية التي تتميز بالمزاج السلبي، ويتضمن ذلك القلق، والكآبة، والعدوانية، ويعتقد بأنها من العوامل التي تتدخل فيما يخبره الفرد من أعراض، وفي قيامه بالبحث عن العلاج الطبي، واحتمال التعرض للمرض.

الجهاز العصبي Nervous System

أحد أجهزة الجسم، مسؤول عن إيصال المعلومات من الدماغ إلى بقية أجزاء الجسم، ومن مختلف أنحاء الجسم إلى الدماغ، ويتكون من الجهاز العصبي المركزي (الدماغ والنخاع الشوكي) والجهاز العصبي المحيطي (الذي يتألف من الأعصاب الأخرى المتبقية في الجسم).

الناقلات العصبية Neurotransmitters

المواد الكيميائية التي تقوم بتنظيم عمل الجهاز العصبي.

إدراك الألم Nociception

إدراك الألم.

عدم الالتزام Nonadherence

عدم الانصياع للتوصيات العلاجية المتعلقة بتعديل عادة ضارة بالصحة أو حالة مرضية ما.

آليات مناعية غير محددة Nonspecific Immune Mechanisms

مجموعة استجابات مناعية ضد التهاب أو مرض ينجم عن هجوم فيروسي أو بكتيري.

المختصون بممارسة التمريض Nurse-Practitioners

الممرضون الذين يتلقون تدريباً خاصاً في مجال الرعاية الأولية، بالإضافة إلى ميدان التمريض، مما يمكنهم من تقديم الرعاية الطبية الاعتيادية للمرضى.

السمنة Obesity

الزيادة في تراكم دهون الجسم، ويعتقد بأنها تساهم في حدوث العديد من الاضطرابات الصحية، بما في ذلك الأمراض القلبية الوعائية.

المعالجون المهنيون Occupational Therapist

أفراد يتم تدريبهم وترخيصهم للعمل مع الأشخاص الذين يعانون من إعاقات انفعالية أو جسمية، وذلك من أجل تحديد مستوى مهاراتهم، ووضع البرامج التأهيلية الكفيلة بتطويرها.

الإشراط الإجرائي Operant Conditioning

إقتران سلوك تلقائي هادف مع مثير جديد من خلال عمليتي التعزيز أو العقاب.

التهاب المفاصل الرثوي Osteoarthritis

نوع من التهاب المفاصل الذي ينجم عن اهتراء في الغضاريف المفصلية، وذلك بسبب الاستخدام المفرط لهذه المفاصل. كما قد ينجم عن الإصابة وغيرها من العوامل الشائعة بين الرياضيين وكبار السن.

سلوكيات الألم Pain Behaviors

انماط سلوكية تنشأ استجابة للألم كالتغيب عن العمل أو تعاطي المخدرات.

ضبط الألم Pain Control

القدرة على التخفيف من مشاعر الألم، أو التعبير عنه، أو الإنشغال الوجداني به، أو عدم القدرة على تحمله، أو ما يرتبط به من سلوكيات.

برامج إدارة الألم Pain Management Programs

برامج تتضمن التنسيق بين الجهود العصبية والمعرفية والسلوكية والسيكودينامية لتعديل الألم المزمن. ومثل هذه البرامج لا تؤدي إلى تدبر الألم وإدارته فحسب، ولكن إلى أسلوب حياة المريض المتمركز حول الألم.

الشخصية المهيئة للألم Pain-Prone Personality

مجموعة من السمات الشخصية التي تهيء الفرد وتجعله عرضه للمرور بخبرة الألم.

الرعاية الملطفة Palliative Care

الرعاية الموجهة نحو راحة المريض وليس شفائه أو التحسين من حالته المرضية، وعادة ما تكون جزءاً من رعاية المرضى في مراحلهم النهائية.

الجهاز العصبي الباراسمبثاوي/ شبيه الودي Parasympathetic Nervous System

أحد أقسام الجهاز العصبي، مسؤول عن تنظيم الوظائف الاسترخائية في الجسم، وعن الحفاظ على الطاقة، وعن تخفيف التأثيرات الناجمة عن نشاط الجهاز العصبي السمبثاوي/الودي.

التدخين السلبي Passive Smoking

استنشاق غير المدخنين للدخان المنبعث من سجائر المدخنين، ويعتقد بأنه يتسبب في حدوث مشاكل صحية مثل الإلتهاب الشعبي وانتفاخ الرئة (أمفيزيما) وسرطان الرئة.

تثقيف (تعليم) المرضى Patient Education

برامج معدة لتزويد المرضى بالمعلومات اللازمة حول مرضهم، والعلاج المناسب لهم، وتدريبهم على أساليب تدبر مرضهم، وما يصاحب ذلك من قيود.

التوجه للمرضى Patient Orientation

توجه أساسي لدى الأطباء نحو الرعاية النفسية والطبية للمريض، تعززه أنظمة الرعاية التقليدية التي تتضمن تسديد الرسوم مباشرة من قبل المريض مقابل الخدمات الرعاية المقدمة له.

الضغط المدرك Perceived Stress

إدراك الحدث بأنه سبب للضغط (ضاغط) بغض النظر عن خصائصه الموضوعية.

توافق الفرد مع البيئة Person-Environment Fit

الدرجة التي تتكامل بها حاجات وإمكانات الفرد مع متطلبات ومصادر البيئة.

نمط التفسيرالتشاؤمي Pessimistic Explanatory Style

نزعة مزمنة لتفسير الأحداث السلبية في ضوء الخصائص الداخلية المستقرة في النفس، وإلى عزو الأحداث الإيجابية إلى العوامل الخارجية المتغيرة والمحددة، ويعتقد بأن هذه النزعة تساهم في زيادة احتمال التعرض للأمراض.

البلعمة Phagocytosis

عملية قيام الخلايا البلعمية (الآكلة) بهضم الأجسام الغريبة ومحاولة إبعادها.

الاعتمادية الجسمية Physical Dependence

الحالة التي يتكيف فيها الجسم على تناول مادة تسبب الإدمان، بحيث تتأثر قدرة الجسم على القيام بوظائفه الطبيعية بوجود هذه المادة.

التأهيل الجسمي Physical Rehabilitation

برامج من النشاطات الموجهة لمساعدة المرضى المزمنين أو المعوقين على استخدام أجسادهم لأقصى درجة ممكنة، والتعرف على التغيرات في أنفسهم وبيئتهم، وذلك للقيام بالمواءمة الجسمية المناسبة، وتعلم المهارات الجسمية والتدبرية الضرورية، ومواصلة العلاج، وتعلم كيفية التحكم بطاقاتهم والاستفادة منها.

المعالجون الطبيعيون Physical Therapists

أخصائيون مدربون ومرخصون لمساعدة المرضى المصابين بأمراض عصبية أو مفصلية أو عضلية في التغلب قدر الإمكان على جوانب قصورهم أو عجزهم.

مساعدو الأطباء Physicians' Assistants

خريجو برامج تدريبية تمتد لسنتين، يتدربون خلالها على القيام بالرعاية الصحية الروتينية، وتدريب المرضى على كيفية اتباع برامجهم العلاجية، والقيام بتسجيل أو تدوين المعلومات الطبية.

الغدة النخامية Pituitary Gland

وهي من الغدد الصماء التي تقع عند قاعدة الدماغ وتحت سيطرته، تفرز الهرمونات المسؤولة عن نمو أعضاء الجسم وتطورها.

الأسلوب الإيهامي Placebo

معالجة طبية تحدث تأثيراً في المريض ليس بفعل خصائصها، وإنما بفعل القصد منها، وما يترتب على ذلك من أثر نفسي.

الشرب الإيهامي Placebo Drinking

تناول مشروبات غير كحولية في مواقف اجتماعية يقوم فيها الآخرين بتناول الكحول.

التأثير الإيهامي Placebo Effect

تأثير طبي ايجابي ناجم عن معالجة وهمية.

الشخصية القابلة للتأثير الإيهامي Placebo-Prone Personality

مجموعة من الخصائص الشخصية التي يعتقد بأنها تهيئ الأفراد للتأثير الإيهامي.

الصفيحات Platelets

أقراص صغيرة توجد في دم الفقاريات تساهم في تجلط الدم.

اضطراب ما بعد الصدمة Post-Traumatic Stress Disorder (PSTD)

ينشأ تناذر اضطراب ما بعد الصدمة بعد تعرض الفرد إلى مواقف ضغط شديدة. ومن المؤشرات الدالة عليه التبلد الانفعالي وتكرار التعرض للمظاهر المرتبطة بالصدمة، والاستجابات الحادة إزاء الأحداث الضاغطة وغيرها من المظاهر مثل فرط التيقظ واضطرابات النوم والشعور بالذنب وتعطل الذاكرة والقدرة على التركيز.

منظمة مقدم الخدمة المفضل Preferred Provider Organization (PPO)

شبكة من المختصين المنتسبين لمؤسسة طبية، يتم الاتفاق معهم على تقاضي مبالغ محددة مسبقاً مقابل تقديم خدمات طبية معينة.

الموت المبكر Premature Death

الموت الذي يحدث قبل سن ال 75.

التقييم الأولي Primary Appraisal

المدركات التي يشكلها الفرد عن بيئة جديدة أو متغيرة من حيث أنها مفيدة أو عادية أو ضارة، ويعتقد بأنها الخطوة الأولى في التعامل مع الضغط.

الوقاية الأولية Primary Prevention

اتخاذ الإجراءات اللازمة لمقاومة العوامل المهددة بخطر حدوث المرض وذلك قبل أن تتاح للمرض فرصة التطور.

نظام الرسوم مقابل الخدمة Private, Fee-for-Service Care

حالات التعاقد الشخصي مع الأطباء لقاء خدمات يؤدونها للمريض، ويقوم المريض نفسه بتسديد قيمتها.

الشرب المشكل Problem Drinking

عدم التحكم في سلوك شرب الكحول (الشرب غير المنضبط) مما يؤدي إلى حدوث مشاكل اجتماعية، ونفسية، وطبية حيوية. ومع أن شارب الكحول المشكل قد يظهر بعض الإشارات المرتبطة بالكحولية، إلا أن الشرب المشكل عادة ما يعتبر مرحلة تسبق الإدمان، وعرضاً أقل خطورة منه.

البحوث الاستطلاعية التتبعية Prospective Research

استراتيجية في البحث تتضمن قيام الباحث بتتبع الأشخاص لمدة من الزمن، وذلك لفحص العلاقة بين مجموعة من المتغيرات والنتائج المترتبة عن تأثير هذه المتغيرات. فعلى سبيل المثال، يمكن للأبحاث التتبعية أن تتيح للباحث فرصة التعرف على العوامل المهددة بخطر الإصابة بالأمراض التي يمكن أن تتطور في مرحلة عمرية لاحقة.

الضبط النفسي Psychological Control

ما لدى الفرد من مدركات حول قدرته على تخفيف أو استبعاد أو ايقاف الآثار الناجمة عن حادث مزعج كالتعرض لعملية جراحية.

الطب النفسي الجسمي (السيكوسوماتي) Psychosomatic Medicine

أحد مجالات الطب النفسي ذات الصلة بعلم النفس الصحي، تطور في أوائل القرن العشرين، وذلك لدراسة ومعالجة أنواع معينة من الأمراض يعتقد أنها ناشئة عن صراعات عاطفية، مثل القرحة المعدية، فرط ضغط الدم، والربو. ويستخدم هذا المصطلح الآن على نطاق واسع ليشير إلى منحى في دراسة الأمراض، وكذلك المشكلات المرتبطة بالصحة، من حيث جذورها النفسية والجسمية.

نوعية الحياة Quality of Life

أقصى درجات الأداء التي يحققها الفرد في قيامه بوظائفه النفسية والجسمية والمهنية والاجتماعية، وتعتبر مؤشراً هاماً للشفاء من المرض.

المحاولة الإكلينيكية العشوائية Randomized Clinical Trial

نوع من الدراسات التجريبية تسعى إلى معرفة تأثير متغير ما (مثل عقار أو علاج) على مجموعة من الأشخاص يتم اختيارهم بطريقة عشوائية من مجتمع واسع، ويتم توزيعهم إلى مجموعة ضابطة وأخرى تجريبية على أساس عشوائي. والهدف هو تقرير الفعالية الإكلينيكية والتأثيرات الدوائية الناجمة عن العقار أو الطريقة المستخدمة.

المفاعلة Reactance

حالة نفسية تنشأ حين يشعر الفرد بأن حرياته مقيدة بفعل عامل خارجي، وهي حالة يعتقد أنها تساهم في عدم التزام الفرد بالعلاج، وفي بعض ردود الأفعال النفسية السلبية لدى المريض تجاه وجوده في المستشفى.

التنشطية Reactivity

النزعة للاستجابة فسيولوجياً عند تعرض الفرد للضغط، ويعتقد أن لهذه النزعة أساس وراثي. والتنشطية العالية قد تكون سبباً في التعرض للإصابة بعدد من الأمراض المرتبطة بالتعرض للضغط.

الألم الحاد المتكرر Recurrent Acute Pain

آلام تتضمن سلسلة متقطعة من نوبات الألم الحاد، ولكنه مزمن من حيث استمراره لأكثر من 6 أشهر. ومن الأمثلة على هذا الألم: الصداع النصفي، الآلام المرتبطة بتقلص عضلات الوجه، والآلام المرتبطة بالفك.

الوقاية من الانتكاس Relapse Prevention

مجموعة أساليب مصممة للوقاية من الانتكاس (العودة إلى العادات الضارة بالصحة بعد أن تم تعديلها)، ويشمل ذلك التدريب على مهارات التعامل في المواقف التي تهدد بخطر حدوث الانتكاس، وفي مجال إعادة التوازن في نمط الحياة.

التدريب الاسترخائي Relaxation Training

من الطرق التي تساعد في الوصول إلى الاسترخاء، ويتضمن ذلك التدريب الاسترخائي العضلي، والتنفس العميق، والتصور الموجه وأشكال التأمل الأخرى والتنويم المغناطيسي.

الجهاز الكلوي Renal System

أحد أجزاء النظام الأيضي. وهو مسؤول عن تنظيم سوائل الجسم والتخلص من الفضلات، عن طريق التخلص من الماء الفائض، والأملاح الفائضة، والفضلات الناجمة عن العمليات الأيضية للمواد الغذائية.

الكبت Repression

وسيلة دفاعية يكون الفرد فيها غير قادر على التعامل مع قلقه، وذلك بسبب ما تشكله بعض الأحداث من تهديد له، فيدفع بها إلى اللاشعور. وكأسلوب تعامل، يتضمن الكبت تجاهل الحدث الذي يشكل التهديد أو عدم التعامل معه بشكل تام.

جهاز التنفس Respiratory System

من أجهزة الجسم مسؤول عن أخذ الأكسجين وطرد ثاني أكسيد الكربون، وتنظيم التركيب النسبي للدم.

البحوث الاسترجاعية Retrospective Research

استراتيجية في البحث تتناول علاقة العوامل أو الظروف السابقة التي تعرض لها الفرد بأوضاعه الحالية. حيث يتم وفق هذه الطريقة مقابلة الأشخاص الذين يشكون من مرض معين، والاستفسار عن سلوكياتهم الصحية في مرحلة الطفولة أو عن الأخطار التي تعرضوا لها، وذلك لتحديد الظروف التي قد تقود إلى المرض, في مرحلة الرشد, على سبيل المثال.

التهاب المفاصل الروماتزمي Rheumatoid Arthritis

أحد اشكال التهاب المفاصل الناجم عن عمليات المناعة الذاتية التي تهاجم المفاصل الصغيرة لليد أو القدم أو الرسغ أو الركبة أو الكاحل أو الرقبة فتؤدي إلى حدوث عطل فيها.

صراع الدور Role Conflict

صراع بين الأدوار الاجتماعية أو المهنية ينجم عن تناقض المعايير التي يتقرر في ضوئها سلوك الفرد.

التقييم الثانوي Secondary Appraisal

قيام الشخص بتقييم إمكاناته في التعامل، والمصادر التي تتوفر لديه، والحكم على مدى كفايتها في مواجهة الأذى أو التهديد أو التحدي الذي يتسبب عن حدث جديد أو عن ما يمكن أن يتعرض له من تغيير.

مكاسب ثانوية Secondary Gains

فوائد يجنيها المريض من مرضه تشمل الراحة، والتخلص من القيام بالمهام والواجبات، والاعتماد على الغير، والحصول على اهتمامهم ورعايتهم.

التدخين من الدرجة الثانية (غير المباشر) Secondhand Smoke

التدخين من الدخان المنبعث من سجائر الآخرين (أنظر التدخين السلبي).

مفهوم الذات Self-Concept

مجموعة متكاملة من المعتقدات والمدركات يحملها الشخص حول خصائصه النوعية ومظاهر شخصيته.

الضبط الذاتي Self-Control

الحالة التي يتعلم فيها الشخص، الذي يرغب بتعديل سلوكه، كيفية تعديل العوامل التي تسبق وتتبع السلوك المستهدف.

الفعالية الذاتية Self-Efficiency

إدراك الفرد بأنه قادر على أداء عمل معين.

تقدير الذات Self-Esteem

التقييم العام الذي يحمله الفرد إزاء ما لدية من خصائص ومزايا.

أدوات المساعدة الذاتية Self-Help Aids

عبارة عن مواد يمكن استخدامها من قبل الفرد نفسه دون مساعدة من المعالج، وذلك للمساعدة في تعديل عادة شخصية كالتدخين أو أية عوامل أخرى تشكل خطراً على الصحة.

المراقبة الذاتية، الملاحظة الذاتية Self-Monitoring, Self-Observation

تقييم تكرار حدوث سلوك مستهدف بالتغيير، والأحداث التي تسبق وتلي حدوثه.

التعزيز الذاتي Self-Reinforcement

مكافأة الذات أو عقابها بانتظام لزيادة أو تقليل حدوث سلوك مستهدف.

المحادثة الذاتية Self-Talk

حوار داخلي يقول الأشخاص أثناءه لأنفسهم أشياء قد تمنعهم أو تساعدهم من القيام بالعادات الصحية المناسبة مثل القول "أستطيع التوقف عن التدخين" (حديث ايجابي مع الذات) أو "سوف لن أتمكن من عمل ذلك"، (حديث سلبي مع الذات).

قلق الانفصال Separation Anxiety

الشعور بالخوف أو المعاناة الشديدة, ينشأ عن الانفصال عن شخص مهم، وعادة ما تكون الأم.

نظرية النقطة المحددة مسبقاً Set Point Theory of Weight

الفكرة القائلة بأن لكل فرد وزن مثالي، ليس من الممكن تعديله بدرجة كبيرة.

برامج الوقاية من التدخين Smoking Prevention Programs

برامج تصمم من أجل منع الأفراد من البدء بالتدخين. وهي تختلف عن تلك البرامج التي تحاول مساعدة الأفراد على التوقف عن التدخين بعد أن يكونوا قد أصبحوا مدخنين.

الهندسة الاجتماعية Social Engineering

تغيير نمط أو أسلوب الحياة الاجتماعية عن طريق التشريعات. مثل تنقية المياه في مصادرها (عن طريق الهندسة الاجتماعية) عوضاً عن الاعتماد على الجهود الفردية.

التدخل عن طريق التأثير الاجتماعي Social Influence Intervention

إجراءات منع التدخين التي تستند إلى مبادىء التعلم الاجتماعي في محاكاة السلوك، وإلى التحصين السلوكي لحث الناس للتوقف عن التدخين، بحيث يتم تعريض الأفعال إلى نماذج من زملاء أكبر سناً يقومون بتقديم رسائل مضادة للتدخين، بعد أن تعرضوا إلى ضغوط مزيفة من زملائهم للقيام بذلك.

التنشئة الاجتماعية Socialization

عملية تعلم وتعليم اجتماعي يتعلم خلالها الأفراد المعايير والقواعد والمعتقدات المرتبطة بأسرهم ومجتمعهم. ويعتبر الوالدين والأسرة من أكثر المصادر المؤثرة في التنشئة الاجتماعية.

التدريب على المهارات الاجتماعية Social-Skills Training

التكنيكات التي يتم وفقها تعليم الأشخاص أساليب الاسترخاء والتفاعل المريح في المواقف الاجتماعية، وتعتبر دائماً من ضمن برامج تعديل السلوك، على افتراض أن السلوكيات الضارة بالصحة، مثل تناول الكحول، او التدخين قد تتطور في جزء منها بهدف ضبط القلق الاجتماعي.

المساندة الاجتماعية Social Support

ما يقدمه الآخرون للفرد من معلومات تبين له مقدار ما يكنون له من مشاعر الحب والاهتمام، والتقدير، وبأنه أحد الأعضاء المتفاعلين في شبكة العلاقات الاجتماعية، والمشاركين في تبادل الالتزامات والواجبات الاجتماعية.

مختصو الخدمة الاجتماعية Social Workers

الأشخاص الحاصلون على التدريب والإعداد الكافي في مجال مساعدة المرضى وعائلاتهم للتعامل مع المشكلات عن طريق تزويدهم بالعلاج، وإحالتهم، وإلحاقهم في الخطط الاجتماعية. ومن حيث الأساس، يقوم اختصاصيو الخدمة الاجتماعية الطبية بمساعدة المرضى وأسرهم على الانتقال المريح من الحالة المرضية إلى الشفاء.

التجسيديون Somaticizers

الأشخاص الذين يعبرون عن المعاناة والصراع عن طريق الأعراض الجسدية.

الآليات المناعية المحددة Specific Immune Mechanisms

مجموعة من الاستجابات المناعية تعمل ضد ما يمكن التعرض اليه من هجوم فيروسي أو بكتيري.

مراحل الموت Stages of Death

نظرية طورتها العالمة كوبر-سميث تزعم أن هناك خمس مراحل للتكيف مع الموت هي: الإنكار، والغضب، والمقايضة، والاكتئاب، والتقبل. وهي حسب ما يعتقده البعض تنطبق على بعض الأفراد فقط.

تدخلات ضبط المثير Stimulus-Control Interventions

تدخلات تصمم لتعديل السلوك، تتضمن إزالة مثير تمييزي يستثير السلوك المراد تغييره واستبداله بمثير تمييزي آخر جديد يستثير السلوك المرغوب.

الضغط Stress

تقييم الأحداث على أنها سبباً للأذى أو التهديد أو التحدي. وتقييم الفرد لإمكاناته الذاتية لدى الاستجابة على هذه الأحداث. فالأحداث التي تدرك على أنها مرهقة أو تفوق إمكانات الفرد، تقيم بأنها ضاغطة.

ناقلو الضغط Stress Carriers

الأشخاص الذين يسببون الضغط للآخرين دون أن يرتفع بالضرورة مستوى ضغطهم.

الأكل المرتبط بالضغط Stress Eating

القيام بالأكل استجابة للضغط. ذلك أن حوالي نصف عدد البشر على وجه التقريب يكثرون من تناول الطعام استجابة لما يتعرضون إليه من ضغوط.

التحصين ضد الضغط Stress Inoculation

العملية التي يتم وفقها تحديد الأحداث الضاغطة في حياة الفرد، وتعلم مهارات التعامل معها، بحيث يتمكن الفرد من توظيف مهارات التعامل هذه عندما يتعرض لهذه الأحداث.

إدارة الضغط Stress Management

برنامج للتعامل مع الضغط فيه يتعلم الأفراد كيف يقيمون الأحداث الضاغطة، ويطورون مهارات التعامل مع الضغط، ويتدربون على استخدام هذه المهارات.

مؤشرات الضغط Stress Markers

تغيرات فسيولوجية، وردود فعل انفعالية أو استجابات معرفية يعتقد بأنها تشير إلى كمية الضغط الذي يتعرض له الفرد، لأن من غير الممكن قياس الضغط مباشرة.

مهدئات الضغط Stress Moderators

المصادر والإمكانات الداخلية والخارجية وجوانب الضعف التي تؤثر في الكيفية التي يشعر بها الفرد بالخبرة الضاغطة وتأثيرها.

أحداث الحياة الضاغطة Stressful Life Events

الأحداث التي تجبر الفرد على إحداث تغييرات في حياته.

مسببات الضغط Stressors

الأحداث التي تدرك على أنها مصادر للضغط.

السكته الدماغية Stroke

الحالة التي تنشأ عن اضطراب في تدفق الدم إلى الدماغ. وغالباً ما يصاحب ذلك خلل في الجوانب الجسمية والعقلية المعرفية، والموت في الحالات الشديدة.

تناذر الموت الفجائي Sudden Death Syndrome

موت مفاجيء، يعتقد بأنه يتسبب عن مزيج من عوامل الضعف البيولوجي الموجودة أساساً لدى الفرد وأحداث غير متوقعة تسبب ضغطاً شديداً، ينتج عنها إحساساً شديداً بفقدان الأمل والعجز.

تناذر موت الرضع الفجائي Sudden Infant Death Syndrome(SIDS)

سبب شائع للموت بين الرضع يتوقف فيه الرضيع ببساطة عن التنفس.

جماعة المساندة Support Group

مجموعة من الأفراد تلتقي بصورة منتظمة، يجمعها عادة اهتمام مشترك أو مشكلة مشتركة. والجماعة من شأنها أن تساعد الفرد على التعامل والتكيف لأنها تزوده بفرص ثمينة تتمثل بالمشاركة وتبادل المعلومات مع أفراد يعانون من مشكلات مشابهة.

الخلود الرمزي Symbolic Immortality

الإحساس بالخلود والتأثير في العالم من خلال ما يخلفه الفرد من أبناء، أو ما يتركه من أعمال، او من خلال انتقاله للآخرة وهو في وحدة مع الخالق.

الجهاز العصبي السمبثاوي Sympathetic Nervous System

أحد أقسام الجهاز العصبي مسؤول عن مد الجسم بالطاقة اللازمة للمواجهة والتصرف.

نظرية الأنساق Systems Theory

وجهة النظر التي تعتبر أن جميع مستويات التنظيم في أي نظام يرتبط بعضها بالبعض الآخر ارتباطاً هرمياً. كما أن التغير الذي يحدث في أي مستوى يصاحبه حدوث تغير في المستويات الأخرى.

المساعدة المادية Tangible Assistance

المساعدة المادية التي تقدم من شخص لآخر، كالخدمات والمساعدات المالية، او على شكل سلع.

اللحظات المناسبة للتعليم Teachable Moment

الفكرة القائلة بأن أوقاتاً معينة تكون أكثر فعالية لتعليم ممارسات صحية معينة من أوقات أخرى، فالحمل يشكل لحظة مناسبة لحمل المرأة على التوقف عن التدخين.

الرعاية في المراحل النهائية Terminal Care

الرعاية الطبية للمرضى في مراحلهم النهائية.

الفحص الذاتي للخصي Testicular Self-Examination

الممارسة التي تهدف إلى تفحص الخصي لتقصي وجود اي تغيرات في الأنسجة المكونة لها، وتعتبر هذه الطريقة من الطرق الرئيسة للكشف المبكر عن سرطان الخصية.

الثلاموس Thalamus

أحد أقسام الدماغ الأمامي، مسؤول عن تمييز المثيرات الحسية ويعمل على توزيع النبضات العصبية الحسية على الأجزاء المختصة لتفسيرها في القشرة المخية.

العلماء المختصون بدراسة الموت Thanatologists

العلماء المختصون بدراسة الموت من النواحي الطبية والقانونية، والحالات المؤثرة في الأجسام الميتة.

نظرية السلوك المقصود Theory of Planned Behavior

وهي مشتقة من نظرية الفعل السببي. وتبين وجهة النظر هذه أن المقاصد السلوكية للفرد وسلوكياته يمكن فهمها إذا عرفنا اتجاهاته إزاء السلوك، والمعايير الذاتية المتعلقة بالسلوك، والسيطرة المدركة التي يمكن ممارستها على هذا السلوك.

إدارة الوقت Time Management

مهارات تهدف إلى تعلم كيفية استثمار الوقت بفعالية أكبر بحيث يتمكن الفرد من تحقيق أهدافه.

التحمل Tolerance

عملية تكيف مستمرة تحدث في الجسم بسبب تناول مادة معينة مما يؤدي إلى ظهور تزايد مستمر في الحاجة إلى جرعات أكبر وأكبر من هذه المادة للحصول على الآثار نفسها. وهذه النتائج هي من الخصائص التي تظهر دائماً في حال الإفراط في تناول مادة معينة، ويشمل ذلك الكحول والمخدرات.

النموذج عبر النظري في تغيير السلوك Transtheoretical Model of Behavior Change

تحليل لعملية تغيير السلوك الصحي ينطلق من المراحل والعمليات التي يمر بها الفرد من أجل إحداث تغيير ناجح وطويل الأمد في السلوك. وهذه المراحل هي: مرحلة ما قبل العزم، العزم، الإعداد، العمل، والاحتفاظ. ويعتمد التغير السلوكي والاتجاه الناجح في كل مرحلة على ملاءمة إجراءات التدخل. فالمواد الموجهة لتغيير الاتجاه، على سبيل المثال، تساعد في نقل الناس من مرحلة ما قبل العزم إلى العزم، في حين تساعد استراتيجيات الوقاية من الانتكاس على الانتقال من مرحلة العمل إلى مرحلة الاحتفاظ.

فعالية المعالجة Treatment Effectiveness

التوثيق الرسمي والمنظم لمدى نجاح التدخل العلاجي.

نمط الشخصية "A" Type A Behavior

نمط انفعالي وسلوكي لدى الفرد يتسم بالعدوانية والكفاح الذي لا يتوقف لتحقيق إنجاز أكبر وأكبر في وقت محدود، فتراه ينخرط في كثير من الفعاليات التنافسية والعدوانية مع الآخرين، مما يجعله عرضة للإصابة بأمراض القلب التاجية. ويبدو أن العدوانية بشكل خاص هي ما يميز هذا النمط من الأشخاص، وهي التي تشكل العامل المهدد لخطر التعرض لهذه الأمراض.

منفذ ضعف Window of Vulnerability

الحقيقة التي ترى أن لدى الناس في أوقات معينة قابلية أكبر للتعرض لمشاكل صحية محددة. فالمراهقة المبكرة على سبيل المثال تشكل منفذ ضعف للبدء في التدخين.

الانسحاب Withdrawal

الأعراض النفسية والجسمية غير السارة التي تظهر عند توقف الشخص عن تعاطي المادة التي أدمن عليها جسمياً. وتشمل هذه الأعراض: القلق، والتوق للمخدر أو الكحول، والهلاوس، والشعور بالغثيان، والصداع، والارتعاش.

الأصحاء القلقون Worried Well

الأفراد المتحررون من المرض ولكنهم مع ذلك يبدون اهتماماً بحالتهم الجسمية ويميلون إلى الاستخدام المستمر وغير الملائم للخدمات الطبية.

الحمية غير المستقرة (نظام ال "يو-يو" في الحمية) Yo-Yo dieting

حالة مزمنة من التناوب بين الالتزام بالحمية والرجوع عنها، مما يؤدي إلى حالة من زيادة الوزن ونقصانه بالتعاقب. ومع الزمن، يصبح الذين يتبعون هذا النوع من الحمية عرضة للإصابة بالسمنة، وذلك بسبب ما يحدث من تغير في العمليات الأيضية.

R

المراجــــــع
References

المراجـــع

Aaronson, N. K., Calais de Silva, F., Yoshida, O., van Dam, F. S. A M., Fossa, S. D., Miyakawa, M., Raghavan, D., Riedl, H, Robinson, M. R. G., & Worden, J. W. (1986). Quality of life assessment in bladder cancer clinical trials: Conceptual, methodological and practical issues. Progress in Clinical and Biological Research, 22, 149-170.

Abel, G. G., Rouleau, J. L., & Coyne, B. J. (1987). Behavioral medicine strategies in medical patients. In A Stoudemire & B. S. Fogel (Eds.), Principles of medical psychiatry (pp. 329-345). Orlando, FL: Grune & Stratton.

Abraham, C., Sheeran, P., Spears, R, & Abrams, D. (1992). Health beliefs and promotion of HIV-preventive intentions among teenagers: A Scottish perspective. Health Psychology, 11, 363-370.

Abraham, S., Collins, G., & Nordsieck, M. (1971). Relationship of childhood weight status to morbidity in adults. Public Health Reports, 86, 273-284.

Abrams, D. B., Orleans, C. T., Niaura, R. S., Goldstein, M. G., Prochaska, J. O., & Velicer, W. (1996). Integrating individual and public health perspectives for treatment of tobacco dependence under managed health care: A combined stepped-care and matching model. Annals of Behavioral Medicine, 18, 290-304.

Abrams, R. D. (1966). The patient with cancer: His changing patterns of communication. New England Journal of Medicine, 274, 317-322.

Adams, J. D. (1978). Improving stress management: An action-research based 00 intervention. In W. W. Burke (Ed.), The cutting edge. La Jolla, CA: University Associates.

Adams, P. F., & Murano, M. A., (1995, December). Current estimates from the National Health Interview Survey, 1994 (Vital and Health Statistics, ser. 10, 193). Washington, DC: National Center for Health Statistics.

Adams, S. Jr., Dammers, P., Saia, T., Brantley, P., & Gaydos, G. (1994). Stress, depression, and anxiety predict average symptom severity and daily symptom fluctuation in systemic lupus erythematosus. Journal of Behavioral Medicine, 17, 459-477.

Aday, L. A., & Andersen, R. (1974). A framework for the study of access to medical care. Health Services Research, 9, 208-220.

Adelman, RC., & Verbrugge, L. M. (2000). Death makes news: The social impact of disease on newspaper coverage. Journal of Health and Social Behavior, 41, 347-367.

Adkins, L. (1984). Hospice care for terminally ill children. Child Welfare, 63, 559-562.

Adler, N., & Matthews, K. A., (1994). Health and psychology: Why do some people get sick and some stay well? Annual Review of Psychology, 45, 229-259.

Adler, N. E., Boyce, T., Chesney, M. A., Cohen, C., Folkman, S., Kahn, R. L., & Syme, L. S. (1994). Socioeconomic status and health: The challenge of the gradient. American Psychologist, 49, 15-24.

Adler, N. E., Boyce, W. T., Chesney, M. A., Folkman, S., & Syme, L. (1993). Socioeconomic inequalities in health:

No easy solution. Journal of the American Medical Association, 269, 3140-3145.

Affleck, G., Tennen, H, Croog, S., & Levine, S. (1987). Causal attribution, perceived control, and recovery from a heart attack. Journal of Social and Clinical Psychology, 5, 339-355.

Affleck, G., Tennen, H., Pfeiffer, C., & Fifield, C. (1987). Appraisals of control and predictability in adapting to a chronic disease. Journal of Personality and Social Psychology, 53, 273-279.

Affleck, G., Tennen, H, Urrows, S., & Higgins, P. (1994).

Person and contextual features of daily stress reactivity: Individual differences in relations of undesirable daily events with mood disturbance and chronic pain intensity. Journal of Personality and Social Psychology, 66, 329-340.

Affleck, G., Tennen, H, Urrows, S., Higgins, P., Abeles, M., Hall, C., Karoly, P., & Newton, C. (1998). Fibromyalgia and women's pursuit of personal goals: A daily process analysis. Health Psychology, 17, 40-47.

Agras, W. S. (1992). Some structural changes that might facilitate the development of behavioral medicine. Journal of Consulting and Clinical Psychology, 60, 499-504.

Agras, W. S., Berkowitz, R. I., Arnow, B. A., Telch, C. F., Marnell, M., Henderson, J., Morris, Y., & Wilfley, D. E. (1996). Maintenance following a very-low-calorie diet. Journal of Consulting and Clinical Psychology, 64, 610-613.

Agras, W. S., Kraemer, H. C., Berkowitz, R. I., Korner, A. F., & Hammer, I. D. (1987). Does a vigorous feeding style influence early development? Journal of Pediatrics, 110, 799-804.

Agras, W. S., Rossiter, E. M., Arnow, B., Schneider, J. A., Telch, C. F., Raeburn, S. D., Bruce, B., Perl, M., & Koran, I. M. (1992). Pharmacologic and cognitive-behavioral treatment for bulimia nervosa: A controlled comparison. American Journal of Psychiatry, 149, 82-87.

Agras, W. S., Schneider, J. A., Arnow, B., Raeburn, S. D., & Telch, C. F. (1989). Cognitive-behavioral and response-

prevention treatments for bulimia nervosa. *Journal of Consulting and Clinical Psychology, 57, 215-221.*

Agras, W. S., Taylor, C. B., Kraemer, H. C., Southam, M. A., & Schneider, J. A., (1987). Relaxation training for essential hypertension at the worksite: II. The poorly controlled hypertensive. *Psychosomatic Medicine, 49, 264-273.*

Aiken, I. H, & Marx, M. M. (1982). Hospices: Perspectives on the public policy debate. *American Psychologist, 37, 1271-1279.*

Ajzen, I., & Fishbein, M. (1980). *Understanding attitudes and predicting social behavior.* Englewood Cliffs, NJ: Prentice-Hall.

Ajzen, I., & Madden, T. J. (1986). Prediction of goal-directed behavior: Attitudes, intentions, and perceived behavioral control. *Journal of Experimental Social Psychology, 22, 453-474.*

Akil, H., Mayer, D. J., & Liebeskind, J. C. (1972). Comparaison chez le Rat entre l'analgesie induite par stimulation de la substance grise periaqueducale et l'analgesie morphinique. *C. R. Academy of Science, 274, 3603-3605.*

Akil, H., Mayer, D. J., & Liebeskind, J. C. (1976). Antagonism of stimulation-produced analgesia by naloxone, A. narcotic antagonist. *Science, 191, 961-962.*

Akil, H., Watson, S. J., Young, E., Lewis, M. E., Khachaturian, H, & Walker, J. M. (1984). Endogenous opioids: Biology and function. *Annual Review of Neuroscience, 7, 223-255.*

Alagna, S. W., & Reddy, D. M. (1984). Predictors of proficient technique and successful lesion detection in breast self-examination. *Health Psychology, 3, 113-127.*

Alborn, M. (1997). *Tuesdays with Morrie.* New York: Doubleday.

Albright, C. I., Altman, D. G., Slater, M. D., & Maccoby, N. (1988). Cigarette advertisements in magazines: Evidence for a differential focus on women's and youth magazines. *Health Education Quarterly, 15, 225-233.*

Alderman, M. H., & Lamport, B. (1988). Treatment of hypertension at the workplace: An opportunity to link service and research. *Health Psychology, 7(Suppl.), 283-295.*

Aldous, P. (1994). A hearty endorsement for aspirin. *Science, 263, 24.*

Alexander, F. (1950). *Psychosomatic medicine.* New York: Norton.

Alexander, J. A., & Bloom, J. R. (1987). Collective bargaining in hospitals: An organizational and environmental analysis. *Journal of Health and Social Behavior, 28, 60-73.*

Alexander, J. A., Morrissey, M. A., & Shortell, S. M. (1986). Effects of competition, regulation, and corporatization on hospital-physician relationships. *Journal of Health and Social Behavior, 27, 220-235.*

Alexandrov, A., Isakova, G., Maslennikova, G., Shugaeva, E., Prokhorov, A., Olferiev, A., & Kulikov, S. (1988). Prevention of atherosclerosis among 11-year-old schoolchildren in two Moscow administrative districts. *Health Psychology, 7(Suppl.), 247-252.*

Alferi, S. M., Carver, C. S., Antoni, M. H., Weiss, S., & Duran, R. E. (2001). An exploratory study of social support, distress, and life disruption among low-income Hispanic women under treatment for early stage breast cancer. *Health Psychology, 20, 41-46.*

Ali, A., Toner, B. B., Stuckless, N., Gallop, R, Diamant, N. E., Gould, M. I., & Vidins, E. I. (2000). Emotional abuse, self-blame, and self-silencing in women with irritable bowel syndrome. *Psychosomatic Medicine, 62, 76-82.*

Ali, J., & Avison, W. (1997). Employment transitions and psychological distress: The contrasting experiences of single and married mothers. *Journal of Health and Social Behavior, 38, 345-362.*

Allison, D. B., Fontaine, K. R, Manson, J. E., Stevens, J., & Vanltallie, T. B. (1999). Annual deaths attributable to obesity in the United States. *Journal of the American Medical Association, 282, 1530-1538.*

Allred, K. D., & Smith, T. W. (1989). The hardy personality:

Cognitive and physiological responses to evaluative threat. *Journal of Personality and Social Psychology, 56, 257-266.*

Aloise-Young, P. A., Hennigan, K. M., & Graham, J. W. (1996). Role of the self-image and smoker stereotype in smoking onset during early adolescence: A longitudinal study. *Health Psychology, 15, 494-497.*

Alper, J. (2000). New insights into Type II diabetes. *Science, 289, 37-39.*

Alpert, B., Field, T., Goldstein, S., & Perry, S. (1990). Aerobics enhances cardiovascular fitness and agility in preschoolers. *Health Psychology, 9, 48-56.*

Alpert, J. J. (1964). Broken appointments. *Pediatrics, 34, 127-132.*

Altman, I. K. (1991, August 6). Men, women, and heart disease: More than a question of sexism. *New York Times,* pp. B5, B8.

Altman, I. K. (1997, February 19). Heart-disease progress linked to treatments. *New York Times,* p. B10.

Ambrosone, C. B., Flevdenheim, J. I., Graham, S., Marshall, J. R., Vena, J. E., Glasure, J. R., Michalek, A. M., Laughlin, R., Nemoto, T., & Gillenwater, K. A., (1996). Cigarette smoking, N-acetyltransferase 2 genetic polymorph isms, and breast cancer risk. *Journal of the American Medical Association, 276, 1494-1501.*

American Association of Health Plans. (2001). *How to choose a health plan.* Retrieved from http://www.aahp. org American Cancer Society. (1997). *Cancer facts and figures1996.* Atlanta, GA: Author.

American Cancer Society. (1999). *Leading sites of new cancer cases and deaths-1999 estimates.* Retrieved June 25, 2001, from http://www.cancer.org/statistics/American Cancer Society (2000). *Cancer facts and figures 2000.* Retrieved from www.cancer.org/downloads/SII/F&FOO.pdf

American Cancer Society. (2001a). *Cancer in minorities.* Retrieved June 27, 2001, from http://www.cancer.org/cancerinfo/

American Cancer Society. (2001b). *Tobacco use: Smoking cessation.* Atlanta, GA: Author.

American Diabetes Association. (1999). *Diabetes facts and figures.* Alexandria, VA Retrieved from http://www.diabetes.org/ada/facts. asp

American Diabetes Association. (2002). *Weight loss: How you eat may be just as important as what you eat.* Retrieved from http://www.diabetes. org

American Heart Association. (2000a). *Heart and stroke a-z guide.* Dallas, IX: Author.

American Heart Association. (2000b). *Women's health statistics.* Dallas, IX: Author.

American Heart Association. (2001a). *Biostatistical fact sheet: Cigarette and tobacco smoke.* Dallas, IX: Author. Retrieved from www.americanheart. org

American Heart Association. (2001b). *2001 heart and stroke statistical update.* Dallas, IX: Author.

American Hospital Association. (1987). *Hospital statistics.* Chicago: Author.

American Hospital Association. (1989). *Hospital statistics.* Chicago: Author.

American Hospital Association. (1992). *Hospital statistics, 1992-1993.* Washington, DC: Author.

American Hospital Association. (2000). *Hospital statistics.* Chicago: Author.

American Psychiatric Association. (1980). *Diagnostic and statistical manual of mental disorders (3rd ed.).* Washington, DC: Author.

American Psychiatric Association. (1994). *Diagl10stic and statistical manual of mental disorders: DSM-IV, (4th ed.).* Washington, DC: Author.

American Psychological Association. (1996). *1993 APA directory survey, with new member updates for 1994 and 1995.* Washington, DC: American Psychological Association Research Office.

American Psychological Society. (1996, April). *APS observer: Special issue HCI report 4-Health living.* Washington, DC: Author.

Ames, K., Wilson, I., Sawhill, R. ; Glick, D., & King, P. (1991, August 26). Last rights. *Newsweek,* pp. 40-41.

Amir, M., & Haskell, E. (1997). Organ donation: Who is not willing to commit? Psychological factors influencing the individual's decision to commit to organ donation after death. *International Journal of Behavioral Medicine, 4,* 215-229.

Amkraut, A., & Solomon, G. F. (1977). From the symbolic stimulus to the pathophysiologic response: Immune mechanisms. In Z. P. Lipowski, D. R. Lipsitt, & P. C. Whybrow (Eds.), *Psychosomatic medicine: Current trends and clinical applications* (pp. 228-252). New York: Oxford University Press.

Andersen, B. I. (1992). Psychological interventions for cancer patients to enhance the quality of life. *Journal of Consulting and Clinical Psychology, 60,* 552-568.

Andersen, B. I., Anderson, B., & deProsse, C. (1989a). Controlled perspective longitudinal study of women with cancer: I. Sexual functioning outcomes. *Journal of Consulting and Clinical Psychology, 57,* 683-691.

Andersen, B. I., Anderson, B., & deProsse, C. (1989b). Controlled perspective longitudinal study of women with cancer: II. Psychological outcomes. *Journal of Consulting and Clinical Psychology, 57,* 692-697.

Andersen, B. I., Karlsson, J. A., Anderson, B., & Iewfik, H. H. (1984). Anxiety and cancer treatment: Response to stressful radiotherapy. *Health Psychology, 3,* 535-551.

Andersen, B. I., Kiecolt-Glaser, J., & Glaser, R. (1994). A biobehavioral model of cancer stress and disease course. *American Psychologist, 49,* 389-404.

Andersen, B. I., Woods, X. A., & Copeland, I. J. (1997). Sexual self-schema and sexual morbidity among gynecologic cancer survivors. *Journal of Consulting and Clinical Psychology, 65,* 1-9.

Andersen, B. L" Ho, J., Brackett, J., Finkelstein, D., & Laffel, I. (1997). Parental involvement in diabetes management tasks: Relationships to blood glucose monitoring adherence and metabolic control in young adolescents with insulin-dependent diabetes mellitus. *Journal of Pediatrics, 130,* 257-265.

Andersen, R. M. (1995). Revisiting the behavioral model and access to medical care: Does it matter? *Journal of Health and Social Behavior, 36,* 1-10.

Anderson, E. S., Winett, R. A., & Wojcik, J. R. (2000). Social-cognitive determinants of nutrition behavior among supermarket food shoppers: A structural equation analysis. *Health Psychology, 19,* 479-486.

Anderson, K. O., Bradley, I. A., Young, I. D., McDaniel, I. K., & Wise, C. M. (1985). Rheumatoid arthritis: Review of psychological factors related to etiology, effects, and treatment. *Psychological Bulletin, 98,* 358-387.

Anderson, K. O., & Masur, F. T, Ill. (1983). Psychological preparation for invasive medical and dental procedures. Journal of Behavioral Medicine, 6, 1-40.

Anderson, R. A., Baron, R. S., & Logan, H. (1991). Distraction, control, and dental stress. Journal of Applied Social Psychology, 21, 156-171.

Anderson, R. N. (2001). United States life tables, 1998. National Vital Statistics Report, 48, 1-39.

Andersson, S. A., (1979). Pain control by sensory stimulation. In J. J. Bonica, J. C. Liebeskind, & D. G. AlbeFessard (Eds.), Proceedings of the Second World Congress on Pain: Vol. 3. Advances in pain research and therapy (pp. 569-586). New York: Raven Press.

Andrews, J. A., & Duncan, S. C. (1997). Examining the reciprocal relation between academic motivation and substance use: Effects of family relationships, self-esteem, and general deviance. Journal of Behavioral Medicine, 20, 523-549.

Andrykowski, M. A., Curran, S. I., & Lightner, R. (1998). Off-treatment fatigue in breast cancer survivors: A controlled comparison. Journal of Behavioral Medicine, 21, 1-18.

Aneshensel, C. S., Pearlin, I. I., & Schuler, R. H. (1993). Stress, role captivity, and the cessation of caregiving. Journal of Health and Social Behavior, 34, 54-70.

Angier, N. (2001, June 19). Researchers piecing together autoimmune disease puzzle. New York Times, pp. 01, 08.

Antoni, M. H., Lehman, J. M., Kilbourne, K. M., Boyers, A. E., Culver, J. I., Alferi, S. M., Yount, S. E., McGregor, B. A., Arena, P. I., Harris, S. D., Price, A. A., & Carver, C. S. (2001). Cognitive-behavioral stress management intervention decreases the prevalence of depression and enhances benefit finding among women under treatment of early-stage breast cancer. Health Psychology, 20, 20-32.

Appels, A., Bar, F. W., Bar, J., Bruggeman, C., & DeBaets, M. (2000). Inflammation, depressive symptomatology, and coronary artery disease. Psychosomatic Medicine, 62, 601-605.

Appels, A., & Otten, F. (1992). Exhaustion as precursor of cardiac death. British Journal of Clinical Psychology, 31, 351-356.

Armor, D. I., Polich, I. M., & Stambul, H. B. (1976). Alcoholism and treatment. Santa Monica, CA: Rand Corporation.

Armstead, C. A., Lawler, K. A., Gordon, G., Cross, J., & Gibbons, J. (1989). Relationship of racial stressors to blood pressure responses and anger expression in Black college students. Health Psychology, 8, 541-557.

Arnst, C. (1999, March 1). Conquering pain: New discoveries and treatments offer hope. Business Week, pp. 102-110.

Arthritis: Causes, incidence, and risk factors. (2001). Retrieved June 13, 2000, from http://health.yahoo.com/health/diseases_and_conditions/disease_feed_data/arthritis

Ary, D. V., Biglan, A., Glasgow, R, Zoref, I., Black, C., Ochs, I., Severson, H., Kelly, R, Weissman, W., Lichtenstein, E., Brozovsky, P, Wirt, R, & James, I. (1990). The efficacy of social-influence prevention programs versus "standard care": Are new initiatives needed? Journal of Behavioral Medicine, 13, 281-296.

Ashley, M. J., & Rankin, J. G. (1988). A public health approach to the prevention of alcohol-related problems. Annual Review of Public Health, 9, 233-271.

Aspinwall, I. G., Kemeny, M. E., Taylor, S. E., Schneider, S. G., & Dudley, J. P. (1991). Psychosocial predictors of gay men's AIDS risk-reduction behavior. Health Psychology, 10, 432-444.

Astin, J. (1998). Why patients use alternative medicine: Results of a national study. Journal of the American Medical Association, 279, 1548-1553.

Atkins, E., Solomon, I. J., Worden, J. K, & Foster, R. S., Jr. (1991). Relative effectiveness of methods of breast self-examination. Journal of Behavioral Medicine, 14, 357-368.

Audrain, J. E., Klesges, R. C., & Klesges, I. M. (1995). Relationship between obesity and the metabolic effects of smoking in women. Health Psychology, 14, 116-123.

Auerbach, S. M., & Kilmann, P. R. (1977). Crisis intervention: A review of outcome research. Psychological Bulletin, 84, 1189-1217.

Avison, W. R, & Turner, R. J. (1988). Stressful life events and depressive symptoms: Disaggregating the effects of acute stressors and chronic strains. Journal of Health and Social Behavior, 29, 253-264.

Avlund, K, Osler, M., Damsgaard, M. T, Christensen, V., & Schroll, M. (2000). The relations between musculoskeletal diseases and mobility among old people: Are they influenced by socio-economic, psychosocial, and behavioral factors? International Journal of Behavioral Medicine, 7, 322-339.

Axelrod, S., Hall, R. V., Weis, I., & Rohrer, S. (1974). Vse of self-imposed contingencies to reduce the frequency of smoking behavior. In M. J. Mahoney & C. E. Thoresen (Eds.), Self-control: Power to the person (pp. 77-85). Monterey, CA: Brooks-Cole.

Baar, K. (1995, August 30). To eat: Perchance to lie. New York Times, p. Bl.

Babyak, M., Blumenthal, J. A., Herman, S., Khatri, P., Doraiswamy, M., Moore, K, Craighead, W. E., Baldewicz, T. T, & Krishnan, K. R. (2000). Exercise treatment for major depression: Maintenance of therapeutic benefit at 10 months. Psychosomatic Medicine, 62, 633-638.

Baer, J. S., Kivlahan, D. R, Fromme, K, & Marlatt, G. A., (1991). *Secondary prevention of alcohol abuse with college students: A skills-training approach.* In N. Heather, W. R. Miller, & J. Greeley (Eds.), Self-control and the addictive behaviors (pp. 339-356). New York: Maxwell-McMillan.

Baer, J. S., & Marlatt, G. A., (1991). Maintenance of smoking cessation. *Clinics in Chest Medicine, 12, 793-800.*

Baer, J. S., Marlatt, G. A., Kivlahan, D. R, Fromme, K., Larimer, M. E., & Williams, E. (1992). An experimental test of three methods of alcohol risk reduction with young adults. *Journal of Consulting and Clinical Psychology, 60, 974-979.*

Baer, P. E., Garmezy, I. B., McLaughlin, R. J., Pokorny, A. D., & Wernick, M. J. (1987). Stress, coping, family conflict, and adolescent alcohol use. *Journal of Behavioral Medicine, 10, 449-466.*

Bages, N., Appels, A., & Falger, P. R. J. (1999). Vital exhaustion as a risk factor of myocardial infarction: A case-control study in Venezuela. *International Journal of Behavioral Medicine, 6, 279-290.*

Bahnson, C. B. (1981). Stress and cancer: The state of the art. *Psychosomatics, 22, 207-220.*

Baig, E. (1997, February 17). The doctor is in cyberspace: Myriad sites offer feedback and support. *Business Week, p. 102E8.*

Bakal, D. A., (1979). *Psychology and medicine: Psychobiological dimensions of health and illness.* New York: Springer.

Baker, C., Whisman, M. A., & Brownell, K. D. (2000). Studying intergenerational transmission of eating attitudes and behaviors: Methodological and conceptual questions. *Health Psychology, 19, 376-38l.*

Baker, I. H., Cooney, N. I., & Pomerleau, O. F. (1987). *Craving for alcohol: Theoretical processes and treatment procedures.* In W. Miles Cox (Ed.), Treatment and prevention of alcohol problems: A resource manual (pp. 183-202). New York: Academic Press.

Baker, R. C., & Kirschenbaum, D. S. (1998). Weight control during the holidays: Highly consistent self-monitoring as a potentially useful coping mechanism. *Health Psychology, 17, 367-370.*

Baker, S. (1997, June 9). Apnea: The sleeper's worst nightmare. *Business Week, pp. 118-119.*

Bales, D. W., Spell, N., Cullen, D. J., Burdick, E., Laird, N., Peterson, I. A., Small, S. D., Sweitzer, B. J., & Leape, I. I., for the Adverse Drug Events Prevention Study Group. (1997). The cost of adverse drug events in hospitalized patients. *Journal of the American Medical Association, 277, 307-311.*

Balfour, I., White, D. R, Schiffrin, A., Dougherty, G., & Dufresne, J. (1993). Dietary disinhibition, perceived stress, and glucose control in young, Type I. diabetic women. *Health Psychology, 12, 33-38.*

Bandura, A., (1977). Self-efficacy: Toward a unifying theory of behavioral change. *Psychological Review, 84, 191-215.*

Bandura, A., (1986). *Social foundations of thought and action: A social cognitive theory.* Englewood Cliffs, NJ: Pren tice-Hall.

Bandura, A., (1989). *Perceived self-efficacy in the exercise of control over AIDS infection.* In S. J. Blumenthal, A. Eichler, & G. Weissman (Eds.), Women and AIDS. Washington, DC: American Psychiatric Press.

Bandura, A., (1991). *Self-efficacy mechanism in physiological activation and health-promotion behavior.* In J. Madden IV (Ed.), Neurobiologyj of learning, emotion, and affect (pp. 229-269). New York: Raven Press.

Bandura, A., Cioffi, D., Taylor, C. B., & Brouillard, M. E. (1988). Perceived self-efficacy in coping with cognitive stressors and opioid activation. *Journal of Personality and Social Psychology, 55, 479-488.*

Bandura, A., O'Leary, A., Taylor, C. B., Gauthier, J., & Gossard, D. (1987). Perceived self-efficacy and pain control: Opioid and nonopioid mechanisms. *Journal of Personality and Social Psychology, 53, 563-571.*

Banks, S. M., Salovey, P., Greener, S., Rothman, A. J., Moyer, A., Beauvais, J., & Spel, E. (1995). The effects of message framing on mammography utilization. *Health Psychology, 14, 178-184.*

Barbarin, O. A., & Chesler, M. (1986). The medical context of parental coping with childhood cancer. *American Journal of Community Psychology, 14, 221-235.*

Barber, T. X. (1965). Physiological effects of "hypnotic suggestions": A critical review of recent research (1960-64). *Psychological Bulletin, 63, 201-222.*

Barefoot, J. C. (1992). *Developments in the measurement of hostility.* In H. S. Friedman (Ed.), Hostility, coping, and health (pp. 13-31). Washington, DC: American Psychological Association.

Barefoot, J. C., Brummett, B. H., Helms, M. J., Mark, D. B., Siegler, I. C., & Williams, R. B. (2000). Depressive symptoms and survival of patients with coronary artery disease. *Psychosomatic Medicine, 62, 790-795.*

Barinaga, M. (1997). How much pain for cardiac gain? *Science, 276, 1324-1327.*

Barnes, V. A., Treiber, F. A., Turner, R, Davis, H., & Strong, W. B. (1999). Acute effects of transcendental meditation on hemodynamic functioning in middle-aged adults. *Psychosomatic Medicine, 61, 525-53l.*

Barnett, R. C., Davidson, H., & Marshall, N. I. (1991). Physical symptoms and the interplay of work and family roles. *Health Psychology, 10, 94-10l.*

Barnett, R. C., & Marshall, N. I. (1993). Men, family-role quality, job-role quality, and physical health. *Health Psychology, 12, 48-55.*

Barnett, R. C., Raudenbush, S. W., Brennan, R. T., Pleck, J. H., & Marshall, N. I. (1995). *Change in job and marital experiences and change in psychological distress: A longitudinal study of dual-earner couples. Journal of Personality and Social Psychology, 69, 839-850.*

Bar-On, D. (1986). *Professional models vs. patient models in rehabilitation after heart attack. Human Relations, 39, 917-932.*

Bar-On, D. (1987). *Causal attributions and the rehabilitation of myocardial infarction victims. Journal of Social and Clinical Psychology, 5, 114-122.*

Bar-On, D., & Dreman, S. (1987). *When spouses disagree: A predictor of cardiac rehabilitation. Family Systems Medicine, 5, 228-237.*

Barr, I. K. (1983). *Physicians' views of patients in prepaid group practice: Reasons for visits to HMOs. Journal of Health and Social Behavior, 24, 244-255.*

Bartlett, E. E., Grayson, M., Barker, R, Levine, D. M., Golden, A., & Libber, S. (1984). *The effects of physician communications skills on patient satisfaction, recall, and adherence. Journal of Chronic Diseases, 37, 755-764.*

Barton, J., Chassin, L., Presson, C. C., & Sherman, S. J. (1982). *Social image factors as motivators of smoking initiation in early and middle adolescence. Child Development, 53, 1499-1511.*

Bartrop, R. W., Lockhurst, E., Lazarus, L., Kiloh, L. G., & Penny, R. (1977). *Depressed lymphocyte function after bereavement. Lancet, 1, 834-836.*

Bastone, E. C, & Kerns, R. D. (1995). *Effects of self-efficacy and perceived social support on recovery-related behaviors after coronary artery bypass graft surgery. Annals of Behavioral Medicine, 17, 324-330.*

Battle, E. K., & Brownell, K. D. (1996). *Confronting a rising tide of eating disorders and obesity: Treatment vs. prevention and policy. Addictive Behaviors, 21, 755-765.*

Baum, A., (1990). *Stress, intrusive imagery, and chronic distress. Health Psychology, 9, 653-675.*

Baum, A., (1994). *Behavioral, biological, and environmental interactions in disease processes. In S. Blumenthal, K. Matthews, & S. Weiss (Eds.), New research frontiers in behavioral medicine: Proceedings of the national conference (pp. 61-70). Washington, DC: NIH Publications.*

Baum, A., Cohen, L., & Hall, M. (1993). *Control and intrusive memories as possible determinants of chronic stress. Psychosomatic Medicine, 55, 274-286.*

Baum, A., Friedman, A. L., & Zakowski, S. G. (1997). *Stress and genetic testing for disease risk. Health Psychology, 16, 8-19.*

Baum, A., & Grunberg, N. E. (1991). *Gender, stress, and health. Health Psychology, 10, 80-85.*

Baum, A., Grunberg, N. E., & Singer, J. E. (1982). *The use of psychological and neuroendocrinological measurements in the study of stress. Health Psychology, 1, 217-236.*

Baum, A., & Valins, S. (1977). *Architecture and social behavior: Psychological studies of social density. Hillsdale, NJ: Erlbaum.*

Baum, J. G., Clark, H. B., & Sandler, J. (1991). *Preventing relapse in obesity through posttreatment maintenance systems: Comparing the relative efficacy of two levels of therapist support. Journal of Behavioral Medicine, 14, 287-302.*

Bauman, K. E., Koch, G. G., Bryan, E. S., Haley, N. J., Downtown, M. I., & Orlandi, M. A., (1989). *On the measurement of tobacco use by adolescents: Validity of self-reports of smokeless tobacco use and validity of nicotine as an indicator of cigarette smoking. American Journal of Epidemiology, 130, 327-337.*

Bauman, K. E., Koch, G. G., & Fisher, L. A., (1989). *Family cigarette smoking and test performance by adolescents. Health Psychology, 8, 97-105.*

Baumann, L. J., Zimmerman, R. S., & Leventhal, H. (1989). *An experiment in common sense: Education at blood pressure screening. Patient Education Counseling, 14, 53-67.*

Becker, M. H. (1987). *The cholesterol saga: Whither health promotion? Annals of Internal Medicine, 106, 623-626.*

Becker, M. H. (1993). *A medical sociologist looks at health promotion. Journal of Health and Social Behavior, 34, 1-6.*

Becker, M. H., & Janz, N. K. (1987). *On the effectiveness and utility of health hazard/health risk appraisal in clinical and nonclinical settings. Health Services Research, 22, 537-551.*

Becker, M. H., Kaback, M., Rosenstock, I., & Ruth, M. (1975). *Some influences on public participation in a genetic screening program. Journal of Community Health, 1, 3-14.*

Beckett, M. (2000). *Converging health inequalities in later life-an artifact of mortality selection? Journal of Health and Social Behavior, 41, 106-119.*

Beckman, H. B., & Frankel, R. M. (1984). *The effect of physician behavior on the collection of data. Annals of Internal Medicine, 101, 692-696.*

Beecher, H. K. (1959). *Measurement of subjective responses. New York: Oxford University Press.*

Belar, CD. (1997). *Clinical health psychology: A specialty for the 21st century. Health Psychology, 16, 411-416.*

Belisle, M., Roskies, E., & Levesque, J. M. (1987). Improving adherence to physical activity. Health Psychology, 6, 159-172.

Belloc, N. D., & Breslow, L. (1972). Relationship of physical health status and family practices. Preventive Medicine, 1, 409-421.

Benight, C. C., Antoni, M. H., Kilbourn, K., Ironson, G., Kumar, M. A., Fletcher, M. A., Redwine, L., Baum, A., & Schneiderman, N. (1997). Coping self-efficacy buffers psychological and physiological disturbances in HIV-infected men following a natural disaster. Health Psychology, 16, 248-255.

Benoliel, J. Q. (1977). Nurses and the human experience of dying. In H. Feifel (Ed.), New meanings of death (pp. 123-142). New York: McGraw-Hill.

Benotsch, E. G., Christensen, A. J., & McKelvey, L. (1997).

Hostility, social support, and ambulatory cardiovascular activity. Journal of Behavioral Medicine, 20, 163-182.

Benowitz, N. I., Hall, S. M., Herning, R. I., Jacob, P., & Mines, A. H. (1983). Smokers of low yield cigarettes do not consume less nicotine. New England Journal of Medicine, 309, 139-142.

Benschop, R, Geenen, R, Mills, P., Naliboff, B., KiecoltGlaser, J., Herbert, T., van der Pompe, G., Miller, G., Matthews, K, Godaert, G., Gilmore, S., Glaser, R, Heijnen, C, Dopp, J., Bijlsma, J., Solomon, G., & Cacioppo, J. (1998). Cardiovascular and immune responses to acute psychological stress in young and old women: A meta-analysis. Psychosomatic Medicine, 60, 290-296.

Ben-Sira, Z. (1980). Affective and instrumental components in the physician-patient relationship: An additional dimension of interaction theory. Journal of Health and Social Behavior, 21, 170-180.

Bensley, I. S., & Wu, R. (1991). The role of psychological reactance in drinking following alcohol prevention messages. Journal of Applied Social Psychology, 21, 1111-1124.

Benson, B. A., Gross, A. M., Messer, S. C, Kellum, G., & Passmore, I. A., (1991). Social support networks among families of children with craniofacial anomalies. Health Psychology, 10, 252-258.

Ben-Zur, H., Gilbar, O., & Lev, S. (2001). Coping with breast cancer: Patient, spouse, and dyad models. Psychosomatic Medicine, 62, 32-39.

Bergner, M., Bobbitt, R. A., Carter, W. B., & Gilson, B. S. (1981). The sickness impact profile: Development and final revision of a health status measure. Medical Care, 19, 787-805.

Berk, I. E., (1991). Child development (2nd ed.). Boston, MA: Allyn & Bacon.

Berkanovic, E., Gerber, B., Brown, H. G., & Breslow, I. (1983). Some issues concerning community-based chronic disease control programs. In C. Mettlin & G. P. Murphy (Eds.), Progress in cancer control (Vol. 4, pp. 271-282). New York: Liss.

Berkman, I. F. (1985). The relationship of social networks and social support to morbidity and mortality. Tn S. Cohen & S. I. Syme (Eds.), Social support and health (pp. 241-262). Orlando, FL: Academic Press.

Berkman, I. F., & Syme, S. I. (1979). Social networks, host resistance, and mortality: A nine-year followup study of Alameda County residents. American Journal of Epidemiology, 109, 186-204.

Berkowitz, R. I., Agras, W. S., Korner, A. F., Kraemer, H. C, & Zeanah, C. H. (1985). Physical activity and adiposity: A longitudinal study from birth to childhood. Journal of Pediatrics, 106, 734-738.

Best, J. A., Thompson, S. J., Santi, S. M., Smith, E. A., & Brown, K. S. (1988). Preventing cigarette-smoking among schoolchildren. Annual Review of Public Health, 9, 161-201.

Bianco, A., & Schine, E. (1997, March 24). Doctors, Tne. Business Week, pp. 204-206, 208-210.

Biglan, A., McConnell, S., Severson, H. H, Bavry, J., & Ary, D. (1984). A situational analysis of adolescent smoking. Journal of Behavioral Medicine, 7, 109-114.

Biglan, A., Metzler, C. w., Wirt, R, Ary, D., Noell, J., Ochs, I., French, C, & Hood, D. (1990). Social and behavioral factors associated with high-risk sexual behavior among adolescents. Journal of Behavioral Medicine, 13, 245-262.

Biglan, A., Severson, H., Ary, D., Faller, C, Gallison, C, Thompson R, Glasgow R, & Lichtenstein, E. (1987). Do smoking prevention programs really work? Attrition and the internal and external validity of an evaluation of a refusal skills training program. Journal of Behavioral Medicine, 10, 159-171.

Bijttebier, P., & Vertommen, H. (1999). Antecedents, concomitants, and consequences of pediatric headache: Confirmatory construct validation of two parentreport scales. Journal of Behavioral Medicine, 22, 437-456.

Billings, A. C, & Moos, R. H. (1982). Social support and functioning among community and clinical groups: A panel model. Journal of Behavioral Medicine, 5, 295-312.

Billings, A. C, & Moos, R. H. (1984). Coping, stress, and social resources among adults with unipolar depression. Journal of Personality and Social Psychology, 46, 877-891.

Billings, A. C, Moos, R. H, Miller, J. J., III, & Gottlieb, J. E. (1987). Psychosocial adaptation in juvenile rheumatoid disease: A controlled evaluation. Health Psychology, 6, 343-359.

Binger, C. (1973). Childhood leukemia-Emotional impact on siblings. In E. J. Anthony & C. Koupernik (Eds.), The child and his family: The impact of disease and death. New York: Wiley.

Bishop, G. D., Briede, C, Cavazos, I., Grotzinger, R, & McMahon, S. (1987). Processing illness information: The role of disease prototypes. Basic and Applied Social Psychology, 8, 21-43.

Bishop, G. D., & Converse, S. A., (1986). Illness representations: A prototype approach. Health Psychology, 5, 95-114.

Bjorntorp, P. (1996). Behavior and metabolic disease. International Journal of Behavioral Medicine, 3, 285-302.

Blackhall, I. J., Murphy, S. T., Frank, G., Michel, V., & Azen, S. (1995). Ethnicity and attitudes toward patient autonomy. Journal of the American Medical AssociLltion, 274, 820-825.

Blair, S. N., Kohl, H. W., III, Paffenbarger, R. S., Clark, D. G., Cooper, K. H, & Gibbons, I. W. (1989). Physical fitness and all-cause mortality: A prospective study of healthy men and women. Journal of the American Medical Association, 262, 2395-2401.

Blalock, S. J., DeVellis, R. F., Giorgino, K. B., DeVellis, B. M., Gold, D. T., Dooley, M. J., Anderson, J. J. B., & Smith, S. I. (1996). Osteoporosis prevention in premenopausal women: Using a stage model approach to examine the predictors of behavior. Health Psychology, 15, 84-93.

Blanchard, E. B., Andrasik, F., & Silver, 8. V. (1980). Biofeedback and relaxation in the treatment of tension headaches: A reply to Belar. Journal of Behavioral Medicine, 3, 227-232.

Blanchard, E. B., McCoy, G. C, Wittrock, D., Musso, A., Gerardi, R. J., & Pangburn, I. (1988). A controlled comparison of thermal biofeedback and relaxation training in the treatment of essential hypertension: II. Effects on cardiovascular reactivity. Health Psychology, 7, 19-33.

Blaney, N. T., Millon, C, Morgan, R, Eisdorfer, C, & Szapocznik, J. (1990). Emotional distress, stress-related disruption and coping among healthy HIV-positive gay males. Psychology and Health, 4, 259-273.

Blanton, H, & Gerrard, M. (1997). Effect of sexual motivation on men's risk perception for sexually transmitted disease: There must be 50 ways to justify a lover. Health Psychology, 16, 374-379.

Blascovich, J., Spencer, S. J., Quinn, D., & Steele, C. (2001). African Americans and high blood pressure: The role of stereotype threat. Psychological Science, 12, 225-229.

Blitzer, P. H., Rimm, A. A., & Geifer, E. E. (1977). The effect of cessation of smoking on body weight in 57, 032 women: Cross-sectional and longitudinal analyses. Journal of Chronic Diseases, 30, 415-429.

Bluebond-Langner, M. (1977). Meanings of death to children. In H. Feifel (Ed.), New meanings of death (pp. 47-66). New York: McGraw-Hill.

Blum, R. H. (1957). The psychology of malpractice suits. San Francisco: California Medical Association.

Blum, R. H. (1960). The management of the doctor-patient relationship. New York: McGraw-Hill.

Blumenthal, J. A., & Emery, C. F. (1988). Rehabilitation of patients following myocardial infarction. Journal of Consulting and Clinical Psychology, 56, 374-381.

Blumenthal, J. A., Emery, C. F., Madden, D. J., Schniebolk, S., Walsh-Riddle, M., George, I. K., McKee, D. C, Higginbotham, M. B., Cobb, F. R, & Coleman, R. E. (1991). Long-term effects of exercise on psychological functioning in older men and women. Journal of Gerontology, 46, P352-361.

Blumenthal, J. A., Emery, C. F., Walsh, M. A., Cox, D. R., Kuhn, C. M., Williams, R. B., & Williams, R. S. (1988). Exercise training in healthy Type A middle-aged men: Effects of behavioral and cardiovascular responses. Psychosomatic Medicine, 50, 418-433.

Blumenthal, J. A., Matthews, K., Fredrikson, M., Rifai, N., Schneibolk, S., German, D., Steege, J., & Rodin, J. (1991). Effects of exercise training on cardiovascular function and plasma lipid, lipoprotein, and apolipoprotein concentrations in premenopausal and postmenopausal women. Arteriosclerosis and Thrombosis, 11, 912-917.

Blumenthal, J. A., Siegel, W. C, & Appelbaum, M. (1991). Failure of exercise to reduce blood pressure in patients with mild hypertension: Results of a randomized controlled trial. Journal of the American Medical Association, 266, 2098-2104.

Bock, B. C, Albrecht, A. E., Traficante, R. M., Clark, M. M., Pinto, B. M., Tilkemeier, P, & Marcus, B. H. (1997). Predictors of exercise adherence following participation in a cardiac rehabilitation program. International Journal of Behavioral Medicine, 4, 60-75.

Bolger, N., DeLongis, A., Kessler, R. C, & Schilling, E. A., (1989). Effects of daily stress on negative mood. Journal of Personality and Social Psychology, 57, 808-818.

Bolles, R. C, & Fanselow, M. S. (1982). Endorphins and behavior. Annual Review of Psychology, 33, 87-101.

Bombardier, C, Gorayeb, R, Jordan, J., Brooks, W. B., & Divine, G. (1991). The utility of the psychosomatic system checklist among hospitalized patients. Journal of Behavioral Medicine, 14, 369-382.

Bonanno, G. A., Keltner, D., Holen, A., & Horowitz, M. J. (1995). When avoiding unpleasant emotions might not be such a bad thing: Verbal-autonomic response dissociation and midlife conjugal bereavement. Journal of Personality and Social Psychology, 69, 975-989.

Bond, M. R. (1979). Pain: Its nature, analysis and treatment. New York: Longman.

Bonnet, M. H., & Arand, D. I. (1998). Heart rate variability in insomniacs and matched normal sleepers. Psychosomatic Medicine, 60, 610-615.

Booth, A., & Amato, P. (1991). Divorce and psychological stress. Journal of Health and Social Behavior, 32, 396-407.

Booth, C. S., Safer, M. A., & Leventhal, H. (1986). Use of physician services following participation in a cardiac screening program. Public Health Reports, 101, 315-319.

Booth-Kewley, S., & Friedman, H. S. (1987). Psychological predictors of heart disease: A quantitative review. Psychological Bulletin, 101, 343-362.

Boscarino, J. (1997). Diseases among men 20 years after exposure to severe stress: Implications for clinical research and medical care. Psychosomatic Medicine, 59, 605-614.

Boscarino, J., & Chang, J. (1999). Higher abnormalleukocyte and lymphocyte counts 20 years after exposure to severe stress: Research and clinical implications. Psychosomatic Medicine, 61, 378-386.

Boskind-White, M., & White, W. C. (1983). Bulimarexia: The binge/purge cycle. New York: Norton.

Bosma, H, Marmot, M. G., Hemingway, H, Nicholson, A. C, Brunner, E., & Stanfeld, S. A. (1997). Low job control and risk of coronary heart disease in Whitehall II (prospective cohort) study. British Medical Journal, 314, 285.

Botvin, E. M., Botvin, G. L. Michela, J. L., Baker, E., & Filazzola, A. D. (1991). Adolescent smoking behavior and the recognition of cigarette advertisements. Journal of Applied Social Psychology, 21, 919-932.

Botvin, G. L. Dusenbury L., Baker, E., James-Ortiz, S., Botvin, E. M., & Kerner, J. (1992). Smoking prevention among urban minority youth: Assessing effects on outcome and mediating variables. Health Psychology, 11, 290-299.

Bouchard, C, Tremblay, A., Despres, J. -P., Nadeau, A., Lupien, P. L. Thierault, G., Dussault, L. Moorjani, S., Pinault, S., & Fournier, G. (1990). The response to long-term overfeeding in identical twins. New England Journal of Medicine, 322, 1477-1487.

Boudewyns, P. A., & Nolan, W. P. (1985). Prospective payment: Its impact on psychology's role in health care. Health Psychology, 4, 489-498.

Boutelle, K. N., Kirschenbaum, D. S., Baker, R. C, & Mitchell, M. E. (999). How can obese weight controllers minimize weight gain during the high risk holiday season? By self-monitoring very consistently. Health Psychology, 18, 364-368.

Bouton, M. E. (2000). A learning theory perspective on lapse, relapse, and the maintenance of behavior change. Health Psychology 19, 57-63.

Bowen, D. L. Spring, B., & Fox, E. (1991). Tryptophan and high-carbohydrate diets as adjuncts to smoking cessation therapy. Journal of Behavioral Medicine, 14, 97-110.

Bowen, D. L. Tomoyasu, N., Anderson, M., Carney, M., & Kristat A., (1992). Effects of expectancies and personalized feedback on fat consumption, taste, and preference. Journal of Applied Social Psychology, 22, 1061-1079.

Bower, J. E., Kemeny, M. E., Taylor, S. E., & Fahey, J. L. (1997). Cognitive processing, discovery of meaning. CD 4 decline, and AIDS-related mortality among bereaved HIV seropositive men. Manuscript submitted for publication.

Bowlby, J. (1969). Attachment and loss: Vol. I. Attachment. New York: Basic Books.

Bowlby, J. (1973). Attachment and loss: Vol. 2. Separation. New York: Basic Books.

Boyce, W. T., Adams, S., Tschann, J. M., Cohen, E, Wara, D., & Gunnar, M. R. (995). Adrenocortical and behavioral predictors of immune responses to starting school. Pediatric Research, 38, 1009-1017.

Boyce, W. T., Alkon, A., Tschann, J. M., Chesney, M. A., & Alpert, B. S. (1995). Dimensions of psychobiologic reactivity: Cardiovascular responses to laboratory stressors in preschool children. Annals of Behavioral Medicine, 17, 315-323.

Boyce, W. T., Chesterman, E. A., Martin, N., Folkman, S., Cohen, E, & Wara, D. (1993). Immunologic changes occurring at kindergarten entry predict respiratory illnesses after the Loma Prieta earthquake. Journal of Developmental and Behavioral Pediatrics, 14, 296-303.

Bozzette, S., et al. (1998). The care of HIV-infected adults in the United States. New England Journal of Medicine, 339, 1897-1904.

Bradley, L. A., (1983). Relationships between the MMPI and the McGill Pain Questionnaire. In R. Melzack (Ed1 Pain measurement and assessment. New York: Raven Press.

Bradley, L. A., & Van der Heide, L. H. (1984). Pain-related correlates of MMPI profile subgroups among back pain patients. Health Psychology, 3, 157-174.

Bradley, L. A., Young, L. D., Anderson, K. O., Turner, R. A., Agudelo, C. A., McDaniet L. K, Pisko, E. L. Semble, E. L., & Morgan, T. M. (1987). Effects of psychological therapy on pain behavior of rheumatoid arthritis patients: Treatment outcome and six-month followup. Arthritis and Rheumatism, 30, 1105-1114.

Bramwell, L. (1986). Wives' experiences in the support role after husbands' first myocardial infarction. Heart and Lung, 15, 578-584.

Brand, A. H, Johnson, J. f-C & Johnson, S. B. (986). Life stress and diabetic control in children and adolescents with insulin-dependent diabetes. Journal of Pediatric Psychology, II, 481-495.

Brandon, T. H, Copeland, A. L., & Sa per, Z. L. (1995). Programmed therapeutic messages as a smoking treatment adjunct: Reducing the impact of negative affect. Health Psychology, 14, 41-47.

Branegan, J. 0997, March 17). I. want to draw the line myself. Time, pp. 30-31.

Branstetter, E. (969). The young child's response to hospitalization: Separation anxiety or lack of mothering care? American Journal of Public Health, 59, 92-97.

Brantley, P. L. Mosley, T. H., Jr., Bruce, B. K, McKnight, G. T., & Jones, G. N. (1990). Efficacy of behavioral management and patient education on vascular access cleansing compliance in hemodialysis patients. Health Psychology, 9, 103-113.

Bray, G. A., & Tartaglia, L. A., (2000). Medicinal strategies in the treatment of obesity. Nature, 404, 672-677.

Brehm, J. W. (1966). A theory of psychological reactance. Nev, ' York: Academic Press.

Brennan, P. L., & Moos, R. H. (1990). Life stressors, social resources, and late-life problem drinking. Psychology and Aging, 5, 491-501.

Brennan, P. L., & Moos, R. H. (1995). Life context, coping responses, and adaptive outcomes: A stress and coping perspective on late-life problem drinking. In T. Beresford & E. Gomberg (Eds.), Alcohol and aging (pp. 230-248). New York: Oxford University Press.

Brenner, G. E, Melamed, B. G., & Panush, R. S. (1994). Optimism and coping as determinants of psychosocial adjustment to rheumatoid arthritis. Journal of Clinical Psychology in Medical Settings, 1, 115-134.

Brescia, E. J., Sadof, M., & Barstow, J. (1984). Retrospective analysis of a home care hospice program. Omega, 15, 37-44.

Breslau, N. (1990). Stressors: Continuous and discontinuous. Journal of Applied Social Psychology, 20, 1666-1673.

Breslau, N., & Davis, G. C. (1987). Posttraumatic stress disorder: The stressor criterion. Journal of Nervous and Mental Disease, 175, 255-264.

Breslow, L., & Enstrom, J. E. (1980). Persistence of health habits and their relationship to mortality. Preventive Medicine, 9, 469-483.

Breslow, L., & Somers, A. R. (1977). The lifetime health-monitoring program. New England Journal of Medicine, 296, 601-608.

Brett, J. E, Brief, A. P, Burke, M. J., George, J. M., & Webster, J. (1990). Negative affectivity and the reporting of stressful life events. Health Psychology, 9, 57-68.

Brisson, C., LaFlamme, N., Moisan, L. Milot, A., Masse, B., & Vezina, M. (1999). Effect of family responsibilities and job strain on ambulatory blood pressure among white-collar women. Psychosomatic Medicine, 61, 205-213.

Broadstock, M., Borland, R, & Gason, R. (1992). Effects of suntan on judgments of healthiness and attractiveness by adolescents. Journal of Applied Social Psychology, 22, 157-172.

Broadwelt S. D., & Light, KC. (1999). Family support and cardiovascular responses in married couples during conflict and other interactions. International Journal of Behavioral Medicine, 6, 40-63.

Brody, J. E. (1993, December 2). Heart attack risks shown in bursts of high activity. New York Times, p. AI0.

Brody, J. E. (1996a, February 28). Good habits outweigh genes as key to a healthy old age. New York Times, p. B11.

Brody, J. E. (1996b, November 14). Decline is seen in death rates from broad range of cancers: Researchers elated by data from 1990 on. New York Times, p. A16.

Broman, C. L. (1993). Social relationships and health related behavior. Journal of Behavioral Medicine, 16, 335-350.

Bromberger, J. I., & Matthews, K. A., (1996). A longitudinal study of the effects of pessimism, trait anxiety and life stress on depressive symptoms in middle-aged women. Psychology and Aging, 11, 207-213.

Brondolo, E., Rosen, R. C., Kostis, J. B., & Schwartz, J. E. (1999). Relationship of physical symptoms and mood to perceived and actual blood pressure in hypertensive men: A repeated-measure design. Psychosomatic Medicine, 61, 311-318.

Bronzaft, A. L., & McCarthy, D. P. (1975). The effects of elevated train noise on reading ability. Environment and Behavior, 7, 517-527.

Brooks, N. (1999, September 23). Most workers who call in "sick" really aren't, study finds. Los Angeles Times, pp. C1, C5.

Brosschot, J., Godaert, G., Benschop, R, Olft M., Ballieux, R, & Heijnen, C. (1998). Experimental stress and immunological reactivity: A closer look at perceived uncontrollability. Psychosomatic Medicil1e, 60, 359-361.

Brown, G. W., & Harris, I. (1978). Social origins of depression: A study of psychiatric disorder in women. New York: Free Press.

Brown, J. D. (1991). Staying fit and staying well: Physical fitness as a moderator of life stress. Journal of Personality and Social Psychology, 60, 555-561.

Brown, J. D., & McGill, K. L. (1989). The cost of good fortune: When positive life events produce negative health consequences. Journal of Personality and Social Psychology, 57, 1103-1110.

Brown, J. D., & Sieget J. M. (1988). Exercise as a buffer of life stress: A prospective study of adolescent health. Health Psychology, 7, 341-353.

Brown, J. H., & Raven, B. H. (1994). Power and compliance in doctor/patient relationships. Journal of Health Psychology, 6, 3-22.

Brown, K. W., & Moskowitz, D. S. (1997). Does unhappiness make you sick? The role of affect and neuroticism in the experience of common physical symptoms. Journal of Personality and Social Psychology, 72, 907-917.

Brown, P. L. (1990, November 29). For some, "retired" is an inaccurate label. New York Times, pp. BI-B2.

Brown, S. L. (1997). Prevalence and effectiveness of self regulatory techniques used to avoid drunk driving. Journal of Behavioral Medicine, 20, 55-66.

Brownell, K. D. (1988, January) Yo-yo dieting. Psychology Today, pp. 20, 22-23.

Brownell, K. D. (1982). Obesity: Understanding and treating a serious, prevalent and refractory disorder. Journal of Consulting and Clinical Psychology, 50, 820-840.

Brownell, K. D. (1990). The Learn Program for weight control.

Dallas, TX: Brownell & Hager.

Brownell, K. D., Cohen, R. Y., Stunkard, A. J., Felix, M. R. J., & Cooley, B. (1984). Weight loss competitions at the work site: Impact on weight, morale, and costeffectiveness. American Journal of Public Health, 74, 1283-1285.

Brownell, K. D., & Felix, M. R. J. (1987). Competitions to facilitate health promotion: Review and conceptual analysis. American Journal of Health Promotion, 2, 28-36.

Brownell, K. D., Greenwood, M. R. C., Stellar, E., & Shrager, E. E. (1986). The effects of repeated cycles of weight loss and regain in rats. Physiology and Behavior, 38, 459-464.

Brownell, K. D., & Kramer, E. M. (1989). Behavioral management of obesity. Medical Clinics of North America, 73, 185-201.

Brownell, K. D., Marlatt, G. A., Lichtenstein, E., & Wilson, G. T. (1986). Understanding and preventing relapse. American Psychologist, 41, 765-782.

Brownell, K. D., & Napolitano, M. A., (1995). Distorting reality for children: Body size proportions of Barbie and Ken dolls. International Journal of Eating Disorders, 18, 295-298.

Brownell, K. D., & Rodin, J. (1996). The dieting maelstrom:

Is it possible and advisable to lose weight? American Psychologist, 49, 781-791.

Brownell, K. D., Steen, S. N., & Wilmore, J. H. (1987).

Weight regulation practices in athletes: Analysis of metabolic and health effects. Medicine and Science in Sports and Exercise, 19, 546-556.

Brownell, K. D., & Stunkard, A. J. (1981). Couples training, pharmacotherapy and behavior therapy in the treatment of obesity. Archives of General Psychiatry, 38, 1224-1229.

Brownell, K. D., Stunkard, A]., & McKeon, P. E. (1985).

Weight reduction at the work site: A promise partially fulfilled. American Journal of Psychiatry, 142, 47-52.

Brownell, K. D., & Wadden, T. A., (1992). Etiology and treatment of obesity: Understanding a serious, prevalent, and refractory disorder. Journal of Consulting and Clinical Psychology, 60, 505-517.

Brownley, K. A., Light, K. C, & Anderson, N. B. (1996). Social support and hostility interact to influence clinic, work, and home blood pressure in Black and White men and women. Psychophysiology, 33, 434-445.

Brownley, K. A., West, S. G., Hinderliter, A. 1., & Light, K. C. (1996). Acute aerobic exercise reduces ambulatory blood pressure in borderline hypertensive men and women. American Journal of Hypertension, 9, 200-206.

Brownson, R. C, Chang, J. C, Davis, J. R, & Smith, C. A., (1991). Physical activity on the job and cancer in Missouri. Public Health Briefs, 81, 639-640.

Broyard, A., (1989, November 12). Intoxicated by my illness. New York Times Magazine, pp. 10, 12.

Brubaker, R. G., & Wickersham, D. (1990). Encouraging the practice of testicular self-examination: A field application of the theory of reasoned action. Health Psychology, 9, 154-163.

Bruehl, S., McCubbin, J. A., Carlson, C. R, Wilson, J. E, Norton, J. A., Colclough, G., Brady, M. J., & Sherman, J. J. (1996). The psychobiology of hostility: Possible endogenous opioid mechanisms. International Journal of Behavioral Medicine, 3, 163-176.

Bruhn, J. G. (1965). An epidemiological study of myocardial infarction in an Italian-American community. Journal of Chronic Diseases, 18, 326-338.

Brummett, B. H., Babyak, M. A., Barefoot, J. C, Bosworth, H. B., Clapp-Channing, N. E., Siegler, I. C, Williams, R. B., & Mark, D. B. (1998). Social support and hostility as predictors of depressive symptoms in cardiac patients one month after hospitalization: A prospective study. Psychosomatic Medicine, 60, 707-713.

Buckalew, L. W., & Sallis, R. E. (1986). Patient compliance and medication perception. Journal of Clinical Psychology, 42, 49-53.

Buckingham, R. W. (1983). Hospice care in the United States: The process begins. Omega, 13, 159-171.

Budman, S. H. (2000). Behavioral health care dot-com and beyond: Computer-mediated communications in mental health and substance abuse treatment. American Psychologist, 55, 1290-1300.

Bukberg, J., Penman, D., & Holland, J. C. (1984). Depression in hospitalized cancer patients. Psychosomatic Medicine, 46, 199-212.

Buller, M. K, & Buller, D. B. (1987). Physicians' communication style and patient satisfaction. Journal of Health and Social Behavior, 28, 375-388.

Bulman, J. R, & Wortman, C. B. (1977). Attributions of blame and coping in the "real world": Severe accident victims react to their lot. Journal of Personality and Social Psychology, 35, 351-363.

Bundek, N. I., Marks, G., & Richardson, J. I. (1993). Role of health locus of control beliefs in cancer screening of elderly Hispanic women. Health Psychology, 12, 193-199.

Burger, J. M. (1989). Negative reactions to increases in perceived personal control. Journal of Personality and Social Psychology, 56, 246-256.

Burgess, C, Morris, T., & Pettingale, K. W. (1988). Psychological response to cancer diagnosis: II. Evidence for coping styles. Journal of Psychosomatic Research, 32, 263-272.

Burish, T. G., & Bradley, I. A., (1983). Coping with chronic disease: Research and applications. New York: Academic Press.

Burish, T. G., Carey, M. P., Walls ton, K. A., Stein, M. J., Jamison, R. N., & Lyles, J. N. (1984). Health locus of control and chronic disease: An external orientation may be advantageous. Journal of Social and Clinical Psychology, 2, 326-332.

Burish, T. G., & Jenkins, R. A., (1992). Effectiveness of biofeedback and relaxation training in reducing the side effects of cancer chemotherapy. Health Psychology, 11, 17-23.

Burish, T. G., & Lyles, J. N. (1979). Effectiveness of relaxation training in reducing the aversiveness of chemotherapy in the treatment of cancer. Journal of Behavior Therapt) and Experimental Psychiatry, 10, 357-361.

Burish, T. G., Snyder, S. I., & Jenkins, R. A., (1991). Preparing patients for cancer chemotherapy: Effect of coping preparation and relaxation interventions. Journal of COl1sLtlting and Clinical Psychology, 59, 518-525.

Burish, T. G., & Trope, D. M. (1992). Psychological techniques for controlling the adverse side effects of cancer chemotherapy: Findings from a decade of research. Journal of Pain and Symptom Management, 7, 287-301.

Burleson, M. H., Malarkey, W. B., Cacioppo, J. T., Poehlmann, K. M., Kiecolt-Glaser, J. K, Berntson, G. G., & Glaser, R. (1998). Postmenopausal hormone replacement: Effects on autonomic, neuroendocrine, and immune reactivity to brief psychological stressors. Psychosomatic Medicine, 60, 17-25.

Burnam, M. A., Timbers, D. M., & Hough, R. L. (1984). Two measures of psychological distress among Mexican Americans, Mexicans and Anglos. Journal of Health and Social Behavior, 25, 24-33.

Burns, J. W. (2000). Repression predicts outcome following multidisciplinary treatment of chronic pain. Health Psychology, 19, 75-84.

Burns, J., Wi egner, S., Derleth, M., Kiselica, K, & Pawl, R. (1997). Linking symptom-specific physiological reactivity to pain severity in chronic low back pain patients: A test of mediation and moderation models. Health Psychology, 16, 319-326.

Burns, J. W., & Katkin, E. S. (1993). Psychological, situational, and gender predictors of cardiovascular reactivity to stress: A multivariate approach. Journal of Behavioral Medicine, 16, 445-466.

Burns, J. W. (1997). Anger management style and hostility: Predicting symptom specific physiological reactivity among chronic low back pain patients. Journal of Behavioral Medicine, 20, 505-522.

Burns, M. O., & Seligman, M. E. P. (1989). Explanatory style across the life span: Evidence for stability over 52 years. Journal of Personality and Social Psychology, 56, 471-477.

Burroughs, T. E., Hong, B. A., Kappel, D. E, & Freedman, B. K. (1998). The stability of family decisions to consent or refuse organ donation: Would you do it again? Psychosomatic Medicine, 60, 156-162.

Burton, R. P. D. (1998). Global integrative meaning as a mediating factor in the relationship between social roles and psychological distress. Journal of Health and Social Behavior, 39, 201-215.

Bush, C, Ditto, B., & Feuerstein, M. (1985). A controlled evaluation of paraspinal EMG biofeedback in the treatment of chronic low back pain. Health Psychology, 4, 307-321.

Bush, J. P., Melamed, B. G., Sheras, P. L., & Greenbaum, P. E. (1986). Mother-child patterns of coping with anticipatory medical stress. Health Psychology, 5, 137-157.

Bush, P. J., & Osterweis, M. (1978). Pathways to medicine use. Journal of Health and Social Behavior, 19, 179-189.

Bushjahn, A., Faulhaber, H. D., Freier, K., & Luft, E. C. (1999). Genetic and environmental influences on coping styles: A twin study. Psychosomatic Medicine, 61, 469-475.

Business Week. (1996a, August 19). The list: Health check: Long-term-care patients, p. 4.

Business Week. (1996b, November 11). Longer life for American men, p. 26.

Business Week. (1997, April 7). The big picture: Health-care prognosis, p. 8.

Butler, L. D., Koopman, C, Classen, C, & Spiegel, D. (1999). Traumatic stress, life events, and emotional support in women with metastatic breast cancer: Cancer-related traumatic stress symptoms associated with past and current stressors. Health Psychology, 18, 555-560.

Butler, R. N. (1978). The doctor and the aged patient. In W. Reichel (Ed.), The geriatric patient (pp. 199-206). New York: HP.

Buunk, B. (1989). Affiliation and helping within organizations: A critical analysis of the role of social support with regard to occupational stress. In W. Stroebe & M. Hewstone (Eds.), European review of social psychology (Vol. 1). Chichester, England: Wiley.

Buunk, B. P, Doosje, B. J., Jans, L. G. J. M., & Hopstaken, L. E. M. (1993). Perceived reciprocity, social support, and stress at work: The role of exchange and communal orientation. Journal of Personality and Social Psychology, 65, 801-811.

Byock, I. R. (1991). Final Exit: A wake-up call to hospices. Hospice Journal, 7, 51-66.

Byrnes, D. M., Antoni, M. H., Goodkin, K, Efantis-Potter, J., Asthana, D., Simon, T., Munajj, J., !ronson, G., & Fletcher, M. A., (1998). Stressful events, pessimism, natural killer cell cytotoxicity, and cytotoxic/suppressor T. cells in HIV + Black women at risk for cervical cancer. Psychosomatic Medicine, 60, 714-722.

Cacioppo, J. T., Malarkey, W. B., Kiecolt-Glaser, J. K, Uchino, B. N., Scoutas-Emch, S. A., Sheridan, J. E, Berntston, G. G., & Glaser, R. (1995). Heterogeneity in neuroendocrine and immune responses to brief psychological stressors as a function of autonomic cardiac activation. Psychosomatic Medicine, 57, 154-164.

Calfas, KJ., et al. (1997). Mediators of change in physical activity following an intervention in primary care: PACE. Preventive Medicine, 26, 297-304.

Calhoun, L. G., Cann, A., Tedeschi, R. G., & McMillan, J. (2000). A correlational test of the relationship between posttraumatic growth, religion, and cognitive processing. Journal of Traumatic Stress, 13, 521-527.

Califano, J. A., Jr. (1979a). Healthy people: Background papers. Washington, DC: US Government Printing Office.

Califano, J. A., Jr. (1979b). Healthy people: The surgeon general's report on health promotion and disease prevention. Washington, DC: U. S. Government Printing Office.

Cameron, C. L., Cella, D., Herndon, J. E., II, Kornblith, A. B., Zuckerman, E., Henderson, E., Weiss, R. B., Cooper, M. R, Silver, R. T, Leone, L., Canellos, G. P., Peterson, B. A., & Holland, J. C. (2001). Persistent symptoms among survivors of Hodgkin's disease: An explanatory model based on classical conditioning. Health Psychology, 20, 71-75.

Cameron, L., Leventhal, E. A., & Leventhal, H. (1993). Symptom representations and affect as determinants of care seeking in a community-dwelling, adult sample population. Health Psychology, 12, 171-179.

Cameron, L., Leventhal, E. A., & Leventhal, H. (1995). Seeking medical care in response to symptoms and life stress. Psychosomatic Medicine, 57, 1-11.

Cameron, N. (1963). Personality development and psychology:

A dynamic approach. Boston: Houghton Mifflin.

Campbell, B. M., Hunter, W. W., & Stutts, J. C. (1984). The use of economic incentives and education to modify safety belt use behavior of high school students. Health Education, 15, 30-33.

Cannon, W. B. (1932). The wisdom of the body. New York: Norton.

Caplan, RD., & Jones, K. W. (1975). Effects of work load, role ambiguity, and Type A personality on anxiety, depression and heart rate. Journal of Applied Psychology, 60, 713-719.

Carels, R. A., Blumenthal, J. A., & Sherwood, A., (1998). Effect of satisfaction with social support on blood pressure in normotensive and borderline hypertensive men and women. International Journal of Behavioral Medicine, 5, 76-85.

Carey, M. P. (1999). Prevention of HIV infection through changes in sexual behavior. American Journal of Health Promotion, 14, 104-111.

Carey, M. P, & Burish, T. G. (1985). Anxiety as a predictor of behavioral therapy outcome for cancer chemotherapy patients. Journal of Consulting and Clinical Psycho logy, 53, 860-865.

Carey, M. P., Braaten, L. S., Maisto, S. A., Gleason, J. R, Forsyth, A. D., Durant, L. E., & Jaworski, B. C. (2000). Using information, motivational enhancement, and skills training to reduce the risk of HIV infection for low-income urban women: A second randomized clinical trial. Health Psychology, 19, 3-11.

Carey, M. P., & Burish, T. G. (1988). Etiology and treatment of the psychological side effects associated with cancer chemotherapy: A critical review and discussion. Psychological Bulletin, 104, 307-325.

Carey, M. P., Maisto, S. A., Kalichman, S. C., Forsyth, A. D., Wright, E. M., & Johnson, B. T. (1997). Enhancing motivation to reduce the risk of HIV infection for economically disadvantaged urban women. Journal of Consulting and Clinical Psychology, 65, 531-541.

Carey, R. G. (1975). Living with death: A program of service and research for the terminally ill. In E. KiiblerRoss (Ed.), Death: The final stage of growth. Englewood Cliffs, NJ: Prentice-Hall.

Carlier, I., Voerman, B., & Gersons, B. (2000). Intrusive traumatic recollections and comorbid posttraumatic stress disorder in depressed patients. Psychosomatic Medicine, 62, 26-32.

Carmelli, D., Chesney, M. A., Ward, M. W., & Rosenman, R. H. (1985). Twin similarity in cardiovascular stress response. Health Psychology, 4, 413-423.

Carmody, T. P., Istvan, J., Matarazzo, J. D., Connor, S. L., & Connor, W. E. (1986). Applications of social learning theory in the promotion of heart-healthy diets: The Family Heart Study dietary intervention model. Health Education Research, 1, 13-27.

Carmody, T. P., & Matarazzo, J. D. (1991). Health psychology. In M. Hersen, A. Kazdin, & A Bellack (Eds.), The clinical psychology handbook (2nd ed., pp. 695-723). New York: Pergamon Press.

Carmody, T. P., Matarazzo, J. D., & Istvan, J. A., (1987). Promoting adherence to heart-healthy diets: A review of the literature. Journal of Compliance in Health Care, 2, 105-124.

Carney, R. M., Freedland, K. E., Eisen, S. A., Rich, M. w., & Jaffe, A. S. (1995). Major depression and medical adherence in elderly patients with coronary artery disease. Health Psychology, 14, 88-90.

Carney, R. . M., Freedland, K. E., Stein, P. K, Skala, J. A., Hoffman, P, & Jaffe, A. S. (2000). Change in heart rate and heart rate variability during treatment of depression in patients with coronary heart disease. Psychosomatic Medicine, 62, 639-647.

Carroll, P, Tiggemann, M., & Wade, T. (1999). The role of body dissatisfaction and bingeing in the self-esteem of women with Type II diabetes. Journal of Behavioral Medicine, 22, 59-74.

Carstensen, L. L., & Fredrickson, B. L. (1998). Influence of HIV status and age on cognitive representations of others. Health Psychology, 17, 494-503.

Cartwright, A., (1991). Balance of care for the dying between hospitals and the community: Perceptions of general practitioners, hospital consultants, community nurses, and relatives. British Journal of General Practice, 41, 271-274.

Carver, C. S. (1997). You want to measure coping but your protocol's too long: Consider the Brief COPE. International Journal of Behavioral Medicine, 4, 92-100.

Carver, C. S., & Humphries, C. (1982). Social psychology of the Type A coronary-prone behavior pattern. In G. S. Saunders & J. Suls (Eds.), Social psychology of health and illness (pp. 33-64). Hillsdale, NJ: Erlbaum.

Carver, C. S., Pozo-Kaderman, C, Price, A. A., Noriega, V., Harris, S. D., Derhagopian, R. P, Robinson, D. S., & Moffatt, E. L., Jr. (1998). Concern about aspects of body image and adjustment to early stage breast cancer. Psychosomatic Medicine, 60, 168-174.

Carver, C. S., Pozo, C, Harris, S. D., Noriega, V., Scheier, M. E, Robinson, D. S., Ketcham, A. S., Moffat, E. L., Jr., & Clark, K. C. (1993). How coping mediates the effect of optimism on distress: A study of women with early stage breast cancer. Journal of Personality and Social Psychology, 65, 375-390.

Carver, C. S., Scheier, M. E, & Weintraub, J. K. (1989). Assessing coping strategies: A theoretically based approach. Journal of Personality and Social Psychology, 56, 267-283.

Case, R. B., Moss, A. J., Case, N., McDermott, M., & Eberly, S. (1992). Living alone after myocardial infarction: Impact on prognosis. Journal of the American Medical Association, 267, 515-519.

Cassileth, B. R, & Donovan, J. A., (1983). Hospice: History and implications of the new legislation. Journal of Psychosocial Oncology, 1, 59-69.

Cassileth, B. R, Lusk, E. J., Strouse, T. B., Miller, D. S., Brown, L. L., & Cross, P. A., (1985). A psychological analysis of cancer patients and their next-of-kin. Cancer, 55, 72-76.

Cassileth, B. R, Lusk, E. J., Strouse, T. B., Miller, D. S., Brown, L. L., Cross, P. A., & Tenaglia, AN. (1984). Psychosocial status in chronic illness: A comparative analysis of six diagnostic groups. New England Journal of Medicine, 311, 506-511.

Cassileth, B. R, Temoshok, L. Frederick, B. E., Walsh, W. P, Hurwitz, S., Guerry, D., Clark, W. H., DiClemente, R. J., Sweet, D. M., Blois, M. S., & Sagebiel, R. W. (1988). Patient and physician delay in melanoma diagnosis. Journal of the American Academy of Dermatology, 18, 591-598.

Castro, E. G., Newcomb, M. D., McCreary, C, & Baezconde-Garbanati, L. (1989). Cigarette smokers do more than just smoke cigarettes. Health Psychology, 8, 107-129.

Catalano, R, Dooley, D., Wilson, C, & Hough, R. (1993). Job loss and alcohol abuse: A test using data from the epidemiologic catchment area. Journal of Health and Social Behavior, 34, 215-225.

Catalano, R, Hansen, H., & Hartig, T. (1999). The ecological effect of unemployment on the incidence of very low birth-weight in Norway and Sweden. Journal of Health and Social Behavior, 40, 422-428.

Catania, J. A., Kegeles, S. M., & Coates, T. J. (1990). Towards an understanding of risk behavior: An AIDS risk reduction model (ARRM). Health Education Quarterly, 17, 53-72.

Cates, D. S., Houston, B. K, Vavak, C. R, Crawford, M. H., & Uttley, M. (1993). Heritability of hostility-related emotions, attitudes, and behaviors. Journal of Behavioral Medicine, 16, 237-256.

Catz, S. L., Kelly, J. A., Bogart, L. M., Benotsch, E. G., & McAuliffe, T. L. (2000). Patterns, correlates, and barriers to medication adherence among persons prescribed new treatments for HIV disease. Health Psychology, 19, 124-133.

Center for the Advancement of Health. (1999). How managed care can help older persons live well with chronic conditions. Washington, DC: Author.

Center for the Advancement of Health. (2000a). Exercising your options: The benefits of physical activity. Washington, DC: Author.

Center for the Advancement of Health. (2000b). Health behavior change in managed care: A status report. Washington, DC: Author.

Center for the Advancement of Health. (2000c). Selected evidence for behavioral approaches to chronic disease management in clinical settings. Cardiovascular disease. Washington, DC: Author.

Center for the Advancement of Health. (2000d). Selected evidence for behavioral approaches to chronic disease management in clinical settings: Chronic back pain. Washington, DC: Author.

Center for the Advancement of Health. (2000e). Selected evidence for behavioral approaches to chronic disease management in clinical settings: Depression. Washington, DC: Author.

Center for the Advancement of Health. (2000f). Selected evidence for behavioral approaches to chronic disease management in clinical settings: Diabetes. Washington, DC: Author.

Center for the Advancement of Health. (2000g). Selected evidence for behavioral risk reduction in clinical settings: Dietary practices. Washington, DC: Author.

Center for the Advancement of Health. (2000h). Selected evidence for behavioral risk reduction in clinical settings: Physical inactivity. Washington, DC: Author.

Center for the Advancement of Health. (2000i). Smoking. Washington, DC: Author.

Center for the Advancement of Health. (2001). Targeting the at-risk drinker with screening and advice. Washington, DC: Author.

Centers for Disease Control. (1989). Surgeon general's report on smoking: Reducing health consequences of smoking: 25 years of progress, 1964-1989. Washington, DC: Central Office for Health Promotion and Education on Smoking and Health, U. S. Government Printing Office.

Centers for Disease Control and Prevention. (1994). Cardiovascular disease surveillance: Stroke 1980-1989. Washington, DC: Author.

Centers for Disease Control and Prevention. (1996). National and international HIV seroprevalence surveys Summary of results. Washington, DC: Author.

Centers for Disease Control and Prevention (1997, May 23). Perspectives in disease prevention and health promotion: Smoking attributable mortality in years of potential life lost-US 1984. Morbidity and Mortality Weekly Report, 46, 444, 451.

Centers for Disease Control and Prevention. (1998). National diabetes fact sheet. Atlanta, GA. Retrieved from http://www.cdc.gov/diabetes/pubs/facts98.htm

Centers for Disease Control and Prevention. (1999a). Diabetes: A serious public health problem. Atlanta, GA Retrieved from http://www.cdc.gov/diabetes/pubs/glance.htm

Centers for Disease Control and Prevention. (1999b, July 30). National vital statistics reports. Washington, DC: Author.

Centers for Disease Control and Prevention. (2000a). 11 leading causes of death, United States: 1998, all races, both sexes. Washington, DC: Office of Statistics and Programming, National Center for Injury Prevention and Control.

Centers for Disease Control and Prevention. (2000b). Physical activity and good nutrition: Essential elements for good health. Atlanta, GA Retrieved from http://www.cdc.gov/nccdphp/dnpa/dnpaaag.htm

Centers for Disease Control and Prevention. (2000c). Preventing cardiovascular disease: Addressing the nation's leading killer. Atlanta, GA. Retrieved from http://www.cdc.gov

Centers for Disease Control and Prevention. (2001a). CDC's guidelines for school and community programs: Promoting lifelong physical activity. Retrieved June 6, 2001, from http://www.cdc.gov/nccdphp/dash/phactaag.htm

Centers for Disease Control and Prevention. (200lb, February 7). National vital statistics reports. Washington, DC: Author.

Cepeda-Benito, A. (1993). Meta-analytical review of the efficacy of nicotine chewing gum in smoking treatment programs. Journal of Consulting and Clinical Psychology, 61, 822-830.

Cerebral Palsy. (2001). Retrieved July 11, 2001, from http://health. yahoo.com/health

Champion, V. I. (1990). Breast self-examination in women 35 and older: A prospective study. Journal of Behavioral Medicine, 73, 523-538.

Champion, V. I., & Springston, J. (1999). Mammography adherence and beliefs in a sample of low-income African American women. international Journal of Behavioral Medicine, 6, 228-240.

Chang, E. C. (1998). Dispositional optimism and primary and secondary appraisal of a stressor: Controlling for confounding influences and relations to coping and psychological and physical adjustment. Journal of Personality and Social Psychology, 74, 1109-1120.

Charles, S., Gatz, M., Pederson, N., & Dahlberg, I. (1999). Genetic and behavioral risk factors for self-reported joint pain among a population-based sample of Swedish twins. Health Psychology, 18, 644-654.

Chassin, I., Presson, C. C, Pitts, S. C, & Sherman, S. J. (2000). The natural history of cigarette smoking from adolescence to adulthood in a midwestern community sample: Multiple trajectories and their psychosocial correlates. Health Psychology, 19, 223-231.

Chassin, I., Presson, C. C, Rose, J. S., & Sherman, S. J. (1996). The natural history of cigarette smoking from adolescence to adulthood: Demographic predictors of continuity and change. Health Psychology, 15, 478-484.

Chaves, r. E, & Barber, T. X. (1976). Hypnotism and surgical pain. In D. Mostofsky (Ed.), Behavioral control and modification of physiological activity. Englewood Cliffs, NJ: Prentice-Hall.

Chen, 2., Sandercock, P, Pan, P, Counsell, C, Collins, R., Liu, I., Xie, J., Warlow, C, & Peto, R. (2000). Indications of early aspirin use in acute ischemic stroke: A combined analysis of 40, 000 randomized patients from the Chinese acute stroke trial and the international stroke trial. Stroke, 31, 1240-1249.

Cheng, C, Hui, w., & Lam, S. (1999). Coping style of individuals with functional dyspepsia. Psychosomatic Medicine, 61, 789-795.

Cherny, N. I. (1996). The problem of inadequately relieved suffering. Journal of Social issues, 52, 13-30.

Chesney, M. A., Eagleston, J. R, & Rosenman, R. H. (1981). Type A behavior: Assessment and intervention. In C. K. Prokop & I. A Bradley (Eds.), Medical psychology: Contributions to behavioral medicine (pp. 485-497). New York: Academic Press.

Chilcoat, H. D., & Breslau, N. (1996). Alcohol disorders in young adulthood: Effects of transitions into adult roles. Journal of Health and Social Behavior, 37, 339-349.

Christenfeld, N. (1997). Memory for pain and the delayed effects of distraction. Health Psychology, 16, 327-330.

Christenfeld, N., Gerin, W., Linden, w., Sanders, M., Mathur, J., Deich, J. D., & Pickering, T. G. (1997). Social support effects on cardiovascular reactivity: Is a stranger as effective as a friend? Psychosomatic Medicine, 59, 388-398.

Christenfield, N., Glynn, I. M., Phillips, D. P, & Shrira, I. (1999). Exposure to New York City as a risk factor for heart attack mortality. Psychosomatic Medicine, 61, 740-743.

Christensen, A. J., Edwards, D. I., Wiebe, J. S., Benotsch, E. G., McKelvey, I., Andrews, M., & Lubaroff, D. M. (1996). Effect of verbal self-disclosure on natural killer cell activity: Moderating influence of cynical hostility. Psychosomatic Medicine, 58, 150-155.

Christensen, A. J., Ehlers, S. I., Raichle, K. A., Bertolatus, J. A., & Lawton, W. J. (2000). Predicting change in depression following renal transplantation: Effect of patient coping preferences. Health Psychology, 19, 348-353.

Christensen, A. J., Moran, P. J., & Wiebe, J. S. (1999). Assessment of irrational health beliefs: Relation to health practices and medical regimen adherence. Health Psychology, 18, 169-176.

Christensen, A. J., Smith, T. W., Turner, C. W., Holman, J. M., Jr., Gregory, M. C., & Rich, M. A., (1992). Family support, physical impairment, and adherence in hemodialysis: An investigation of main and buffering effects. Journal of Behavioral Medicine, 15, 313-326.

Christensen, A. J., Wiebe, J. S., & Lawton, W. J. (1997). Cynical hostility, powerful others, control expectancies and patient adherence in hemodialysis. Psychosomatic Medicine, 59, 307-312.

Christensen, A. J., Wiebe, J. S., Smith, T. W., & Turner, C. W. (1994). Predictors of survival among hemodialysis patients: Effect of perceived family support. Health Psychology, 13, 521-525.

Christensen, K. A., Stephens, M. A P., & Townsend, A. I. (1998). Mastery in women's multiple roles and wellbeing: Adult daughters providing care to impaired parents. Health Psychology, 17, 163-171.

Christman, N. J., McConnell, E. A., Pfeiffer, C., Webster, K. K, Schmitt, M., & Ries, J. (1988). Uncertainty, coping, and distress following myocardial infarction: Transition from hospital to home. Research in Nursing and Health, 11, 71-82.

Christophersen, E. R, Sosland-Edelman, D., & LeClaire, S. (1985). Evaluation of two comprehensive infant car seat loaner programs with l-year follow-up. Pediatrics, 76, 36-42.

Ciccone, D., Just, N., & Bandilla, E. (1999). A comparison of economic and social reward in patients with chronic nonmalignant back pain. Psychosomatic Medicine, 61, 552-563.

Clark, J. H., MacPherson, B. V., & Holmes, D. R. (1982). Cigarette smoking and the external locus of control among young adolescents. Journal of Health and Social Behavior, 23, 253-259.

Clark, M. (1977). The new war on pain. Newsweek, pp. 48-58.

Clark, V, Moore, C., & Adams, J. (1998). Cholesterol concentrations and cardiovascular reactivity to stress in African American college volunteers. Journal of Behavioral Medicine, 21, 505-515.

Clarke, V. A., Lovegrove, H., Williams, A., & Macpherson, M. (2000). Unrealistic optimism and the health belief model. Journal of Behavioral Medicine, 23, 367-376.

Clarke, V. A., Williams, T, & Arthey, S. (1997). Skin type and optimistic bias in relation to the sun protection and suntanning behaviors of young adults. Journal of Behavioral Medicine, 20, 207-222.

Classen, P. I., Pestotnik, S. I., Evans, R. S., Lloyd, J. F, & Burke, J. R. (1997). Adverse drug events in hospitalized patients: Excess length of stay, extra costs, and attributable mortality. Journal of the American Medical Association, 277, 301-306.

Clavel, F, Benhamou, S., & Flamant, R. (1987). Nicotine dependence and secondary effects of smoking cessation. Journal of Behavioral Medicine, 10, 555-558.

Clay, R. A., (1996). Religion is the backbone of Black life. APA Monitor, 27, 46.

Cleary, P. D., Hitchcock, J. I., Semmer, N., Flinchbaugh, I. H., & Pinney, J. M. (1988). Adolescent smoking: Research and health policy. The Milbank Quarterly, 66, 137-171.

Clemmey, P. A., & Nicassio, P. M. (1997). Illness selfschemas in depressed and nondepressed rheumatoid arthritis patients. Journal of Behavioral Medicine, 20, 273-290.

Cloninger, C. R. (1987). Neurogenetic adaptive mechanisms in alcoholism. Science, 236, 410-416.

Cobb, S. (1976). Social support as a moderator of life stress. Psychosomatic Medicine, 38, 300-314.

Cochran, S. D., & Mays, V. M. (1990). Sex, lies, and HIV. New England Journal of Medicine, 322, 774-775.

Cockburn, J., Gibberd, R. w., Reid, A. Z., & Sanson-Fisher, R. W. (1987). Determinants of noncompliance with short-term antibiotic regimens. British Medical Journal, Clinical Research Edition, 295, 814-818.

Cockerham, W. C., Lueschen, G., Kunz, G., & Spaeth, J. I. (1986). Social stratification and self-manage-ment of health. Journal of Health and Social Behavior, 27, 1-14.

Codori, A., Slavney, P. R, Young, C., Miglioretti, D. I., & Brandt, J. (1997). Predictors of psychological adjustment to genetic testing for Huntington's disease. Health Psychology, 16, 36-50.

Cody, R, & Lee, C. (1999). Development and evaluation of a pilot program to promote exercise among mothers of preschool children. International Journal of Behavioral Medicine, 61, 13-29.

Cogan, J. C., & Ernsberger, P. (1999). Dieting, weight, and health: Reconceptualizing research and policy. Journal of Social Issues, 55, 187-205.

Cohen, F, & Lazarus, R. (1979). Coping with the stresses of illness. In G. C. Stone, F. Cohen, & N. E. Adler (Eds.), Health psychology: A handbook (pp. 217-254). San Francisco: Jossey-Bass.

Cohen, I., Cohen, R, Blount, R, Schaen, E., & Zaff, J. (1999). Comparative study of distraction versus topical anesthesia for pediatric pain management during immunizations. Health Psychology, 18, 591-598.

Cohen, I., Marshall, G. D., Jr., Cheng, I., Agarwal, S. K, & Wei, Q. (2000). DNA repair capacity in healthy medical students during and after exam stress. Journal of Behavioral Medicine, 23, 531-544.

Cohen, M. I. (2000). Changing patterns of infectious disease. Nature, 406, 762-767.

Cohen, R. Y., Brownell, K. D., & Felix, M. R. J. (1990). Age and sex differences in health habits and beliefs of schoolchildren. Health Psychology, 9, 208-224.

Cohen, R. Y., Stunkard, A., & Felix, M. R. J. (1986). Measuring community change in disease prevention and health promotion. Preventive Medicine, 15, 411-421.

Cohen, S. (1978). Environmental load and allocation of attention. In A. Baum, J. E. Singer, & S. Valins (Eds.), Advances in environmental psychology (Vol. 2, pp. 1-29). Hillsdale, NJ: Erlbaum.

Cohen, S. (1980). Aftereffects of stress on human performance and social behavior: A review of research and theory. Psychological Bulletin, 88, 82-108.

Cohen, S. (1988). Psychosocial models of the role of social support in the etiology of physical disease. Health Psychology, 7, 269-297.

Cohen, S., Doyle, W. J., Skoner, D. P, Fireman, P, Gwaltney, J. M., Jr., & Newsom, J. T. (1995). State and trait negative affect as predictors of objective and subjective symptoms of respiratory viral infections. Journal of Personality and Social Psychology, 68, 159-169.

Cohen, S., Doyle, W., & Skoner, D. (1999). Psychological stress, cytokine production, and severity of upper respiratory illness. Psychosomatic Medicine, 61, 175-180.

Cohen, S., Doyle, W. J., Skoner, D. P, Rabin, B. S., & Gwaltney, J. M., Jr. (1997). Social ties and susceptibility to the common cold. Journal of the American Medical Association, 277, 1940-1944.

Cohen, S., & Edwards, J. R. (1989). Personality characteristics as moderators of the relationship between stress and disorder. In R. W. J. Neufeld (Ed.), Advances in the investigation of psychological stress (pp. 235-283). New York: Wiley.

Cohen, S., Evans, G. W., Krantz, D. S., & Stokols, D. (1980). Physiological, motivational, and cognitive effects of aircraft noise on children. American Psychologist, 35, 231-243.

Cohen, S., Evans, G. W., Stokols, D., & Krantz, D. S. (1986). Behavior, health, and environmental stress. New York: Plenum Press.

Cohen, S., Glass, D. C., & Phillip, S. (1978). Environment and health. In H. E. Freeman, S. Levine, & I. G. Reeder (Eds.), Handbook of medical sociology (pp. 134-149). Englewood Cliffs, NJ: Prentice-Hall.

Cohen, S., Glass, D. C., & Singer, J. E. (1973). Apartment noise, auditory discrimination, and reading ability in children. Journal of Experimental Social Psychology, 9, 407-422.

Cohen, S., & Herbert, T. B. (1996). Health psychology: Psychological factors and physical disease from the perspective of human psychoneuroimmunology. Annual Review of Psychology, 47, 113-142.

Cohen, S., & Hoberman, H. M. (1983). Positive events and social supports as buffers of life change stress. Journal of Applied Social Psychology, 13, 99-125.

Cohen, S., Kamarck, T., & Mermelstein, R. (1983). A global measure of perceived stress. Journal of Health and Social Behavior, 24, 385-396.

Cohen, S., Kaplan, J. R, Cunnick, J. E., Manuck, S. B., & Rabin, B. S. (1992). Chronic social stress, affiliation, and cellular immune response in nonhuman primates. Psychological Science, 3, 301-304.

Cohen, S., Kessler, R. C., & Gordon, I. U. (1995). Conceptualizing stress and its relation to disease. In S. Cohen, R. C. Kessler, & I. U. Gordon (Eds.), Measuring stress: A guide for health and social scientists (pp. 3-26). New York: Oxford University Press.

Cohen, S., & Lichtenstein, E. (1990). Perceived stress, quitting smoking, and smoking relapse. Health Psychology, 9, 466-478.

Cohen, S., Lichtenstein, E., Prochaska, J. O., Rossi, J. S., Gritz, E. R, Carr, C. R, Orleans, C. T., Schoenbach, V. J./Biener, I., Abrams, D., DiClemente, C., Curry, S., Marlatt, G. A., Cummings, K. M., Emont, S. I., Giovino, G., & Ossip-Klein, D. (1989). Debunking myths about selfquitting: Evidence from ten prospective studies of persons quitting smoking by themselves. American Psychologist, 44, 1355-1365.

Cohen, S., Line, S., Manuck, S. B., Rabin, B. S., Heise, E. R, & Kaplan, J. R. (in press). Chronic social stress, social status, and susceptibility to upper respiratory infection in nonhuman primates. Psychosomatic Medicine.

Cohen, S., & McKay, G. (1984). Social support, stress, and the buffering hypothesis: A theoretical analysis. In A. Baum, S. E. Taylor, & J. Singer (Eds.), Handbook of psychology and health (Vol. 4, pp. 253-268). Hillsdale, NJ: Erlbaum.

Cohen, S., Sherrod, D. R, & Clark, M. S. (1986). Social skills and the stress-protective role of social support. Journal of Personality and Social Psychology, 50, 963-973.

Cohen, S., & Spacapan, S. (1978). The aftereffects of stress: An attentional interpretation. Environmental Psychology and Nonverbal Behavior, 3, 43-57.

Cohen, S., Tyrrell, D. A. J., & Smith, A. P. (1993). Negative life events, perceived stress, negative affect, and susceptibility to the common cold. Journal of Personality and Social Psychology, 64, 131-140.

Cohen, S., & Williamson, G. M. (1988). Perceived stress in a probability sample of the United States. In S. Spacapan & S. Oskamp (Eds.), The social psychology of health (pp. 31-67). Newbury Park, CA: Sage.

Cohen, S., & Williamson, G. M. (1991). Stress and infectious disease in humans. Psychological Bulletin, 109, 5-24.

Cohen, S., & Wills, T. A. (1985). Stress, social support, and the buffering hypothesis. Psychological Bulletin, 98, 310-357.

Cole, P. A., Pomerleau, C. S., & Harris, J. K. (1992). The effects of nonconcurrent and concurrent relaxation training on cardiovascular reactivity to a psychological stressor. Journal of Behavioral Medicine, 15, 407-427.

Cole, S. W., Kemeny, M. E., Taylor, S. E., Visscher, B. R, & Fahey, J. I. (1996). Accelerated course of human immunodeficiency virus infection in gay men who conceal their homosexual identity. Psychosomatic Medicine, 58, 219-231.

Colligan, M. J., Urtes, M. A., Wisseman, C., Rosensteel, R. E., Anania, T. I., & Hornung, R. W. (1979). An investigation of apparent mass psychogenic illness in an electronics plant. Journal of Behavioral Medicine, 2, 297-309.

Collijn, D. H., Appels, A., & Nijhuis, F. (1995). Psychosocial risk factors for cardiovascular disease in women: The role of social support. International Journal of Medicine. 2, 219-232.

Collins, B. E., & Aspinwall, I. G. (1989, May). Impression management in negotiations for safer sex. Paper presented at the Second Iowa Conference on Interpersonal Relationships, Iowa City, IA.

Collins, G. (1997, May 30). Trial near in new legal tack in tobacco war. New York Times, p. AI0.

Collins, N. I., Dunkel-Schetter, C., Lobel, M., & Scrimshaw, S. C. M. (1993). Social support in pregnancy. Psychosocial correlates of birth outcomes and postpartum depression. Journal of Personality and Social Psychology, 6, 1243-1258.

Collins, R. I., Taylor, S. E., & Skokan, I. A., (1990). A better world or a shattered vision? Changes in perspectives following victimization. Social Cognition, 8, 263-285.

Compas, B. E., Barnez, G. A., Malcarne, V, & Worsham, N. (1991). Perceived control and coping with stress: A developmental perspective. Journal of Social Issues, 47, 23-34.

Compas, B. E., Worsham, N. I., Epping-Jordan, J. -A. E., Grant, K. E., Mireault, G., Howell, D. C., & Malcarne, V. I. (1994). When mom or dad has cancer: Markers of psychological distress in cancer patients, spouses, and children. Health Psychology, 13, 507-515.

Compas, B. E., Worsham, N. I., Ey, S., & Howell, D. C. (1996). When mom or dad has cancer: II. Coping, cognitive appraisals, and psychological distress in children of cancer patients. Health Psychology, 15, 167-175.

Conger, R. D., Lorenz, F. O., Elder, G. H., Jr., Simons, R. I., & Ge, X. (1993). Husband and wife differences in response to undesirable life events. Journal of Health and Social Behavior, 34, 71-88.

Connor, W. E., & Connor, S. I. (1977). Dietary treatment of hyperlipidemia. In B. M. Rifkind & R. I. Levy (Eds.), Hyperlipidemia: Diagnosis and therapy. New York: Grune & Stratton.

Conway, J. (1978). Men in mid-life crisis. Elgin, IL: Cook.

Cook, W. W., & Medley, D. M. (1954). Proposed hostility and pharasaic-virtue scales for the MMPI. Journal of Applied Psychology, 38, 414-418.

Coons, S. J., & Kaplan, R. M. (1992). Assessing healthrelated quality of life: Application to drug therapy. Clinical Therapeutics, 14, 850-858.

Cooper, C. J., & Marshall, J. (1976). Occupational sources of stress: A review of the literature relating to coronary heart disease and mental ill health. Journal of Occupational Psychology, 49, 11-28.

Cooper, J. K, Love, D. W., & Raffoul, P. R. (1982). Intentional prescription nonadherence (noncompliance) by the elderly. Journal of the American Geriatric Society, 3D, 329-333.

Cooper, M. I., Frone, M. R, Russell, M., & Mudar, P. (1995). Drinking to regulate positive and negative emotions: A motivational model of alcohol use. Journal of Personality and Social Psychology, 69, 990-1005.

Corr, C. A., & Corr, D. M. (1985). Situations involving children: A challenge for the hospice movement. The Hospice Journal, 1, 63-77.

Coser, R. I. (1962). Life in the ward. East Lansing: Michigan State University Press.

Costa, P. T., Jr., & McCrae, R. R (1980). Somatic complaints in males as a function of age and neuroticism: A longitudinal analysis. Journal of Behavioral Medicine, 3, 245-258.

Costello, R. M. (1975). Alcoholism treatment and evaluation: In search of methods. International Journal of the Addictions, 10, 251-275.

Courneya, K. S. (1995). Understanding readiness for regular physical activity in older individuals: An application of the theory of planned behavior. Health Psychology, 14, 80-87.

Courneya, KS., & Friedenreich, C. M. (1999). Physical exercise and quality of life following cancer diagnosis: A literature review. Annals of Behavioral Medicine, 21, 1 71-179.

Cousins, N. (1979). Anatomy of an illness. New York: Norton. Cover, H., & Irwin, W. (1994). Immunity and depression: Insomnia, retardation, and reduction in natural killer cell activity. Journal of Behavioral Medicine, 17, 217-223.

Cox, D. J., Tisdelle, D. A., & Culbert, J. P. (1988). Increasing adherence to behavioral homework assignments. Journal of Behavioral Medicine, 11, 519-522.

Coyne, J. C., Kessler, R. C., Tal, M., Turnbull, J., Wortman, C. B., & Greden, J. F. (1987). Living with a depressed person. Journal of Consulting and Clinical Psychology, 55, 347-352.

Coyne, J. C., & Smith, D. A F. (1991). Couples coping with a myocardial infarction: A contextual perspective on wives' distress. Journal of Personality and Social Psychology, 61, 404-412.

Crandall, C. S., Preisler, J. J., & Aussprung, J. (1992). Measuring life event stress in the lives of college students: The Undergraduate Stress Questionnaire (USQ). Journal of Behavioral Medicine, 15, 627-662.

Crandall, I. A., & Duncan, R. P. (1981). Attitudinal and situational factors in the use of physician services by low-income persons. Journal of Health and Social Behavior, 22, 64-77.

Criqui, M. H. (1986). Epidemiology of atherosclerosis: An updated overview. American Journal of Cardiology, 57, 18C-23C

Crnic, L. S. (1996). Transgenic and null mutant animals for psychosomatic research. Psychosomatic Medicine, 58, 622-632.

Cromwell, R. I., Butterfield, E. C, Brayfield, F. M., & Curry, J. J. (1977). Acute myocardial infarction: Reaction and recovery. St. Louis, MO: Mosby.

Croog, S. H. (1983). Recovery and rehabilitation of heart patients: Psychosocial aspects. In D. S. Krantz & J. S. Singer (Eds.), Handbook of psychology and health (Vol. 3, pp. 295-334). Hillsdale, NJ: Erlbaum.

Croog, S. H., & Fitzgerald, E. F. (1978). Subjective stress and serious illness of a spouse: Wives of heart patients. Journal of Health and Social Behavior, 9, 166-178.

Cross, C. K, & Hirschfeld, M. A., (1986). Psychosocial factors and suicidal behavior. Annals of the New York Academy of Sciences, 487, 77-89.

Croyle, R. T, & Barger, S. D. (1993). Illness cognition. In S. Maes, H. Leventhal, & M. Johnston (Eds.), International review of health psychology (Vol. 2, pp. 29-49). New York: Wiley.

Croyle, R. T, & Ditto, P. H. (1990). Illness cognition and behavior: An experimental approach. Journal of Behavioral Medicine, 13, 31-52.

Croyle, R. T, & Hunt, J. R. (1991). Coping with health threat: Social influence processes in reactions to medical test results. Journal of Personality and Social Psychology, 60, 382-389.

Croyle, R. T, & Jemmott, J. B., III. (1991). Psychological reactions to risk factor testing. In J. Skelton & R. Croyle (Eds.), The mental representation of health and illness (pp. 85-107). New York: Springer-Verlag.

Croyle, R. T, & Lerman, C. (1993). Interest in genetic testing for colon cancer susceptibility: Cognitive and emotional correlates. Preventive Medicine, 22, 284-292.

Croyle, R. T, Smith, K. R, Botkin, J. R, Baty, B., & Nash, J. (1997). Psychological responses to BRCA 1 mutation testing: Preliminary findings. Health Psychology, 16, 63-72.

Croyle, R. T, Sun, Y. C, & Louie, D. H. (1993). Psychological minimization of cholesterol test results: Moderators of appraisal in college students and community residents. Health Psychology, 12, 503-507.

Croyle, R. T, & Uretsky, M. B. (1987). Effects of mood on self-appraisal of health status. Health Psychology, 6, 239-253.

Cruess, D. G., Antoni, M. H, McGregor, B. A., Kilbourn, K. M., Boyers, A. E., Alferi, S. M., Carver, C. S., & Kumar, M. (2000). Cognitive-behavioral stress management reduces serum cortisol by enhancing benefit finding among women being treated for early stage breast cancer. Psychosomatic Medicine, 62, 304-308.

Cruess, D. G., Antoni, M. H., Schneiderman, N., Ironson, G., McCabe, P, Fernandez, J. B., Cruess, S. E., Klimas, N., & Kumar, M. (2000). Cognitive-behavioral stress management increases free testosterone and decreases psychological distress in HIV-seropositive men. Health Psychology, 19, 12-20.

Cruess, S., Antoni, M., Cruess, D., Fletcher, M., Ironson, G., Kumar, M., Lutgendorf, S., Hayes, A., Klimas, N., & Schneiderman, N. (2000). Reduction in herpes simplex virus type 2 antibody titers after cognitive behavioral stress management and relationships with neuroendocrine function, relaxation skills, and social support in HIV-positive men. Psychosomatic Medicine, 62, 828-837.

Cruess, S., Antoni, M., Kilbourn, K, Ironson, G., Klimas, N., Fletcher, M., Baum, A., & Schneiderman, N. (2000). Optimism, distress, and immunologic status in HIVinfected gay men following hurricane Andrew. International Journal of Behavioral Medicine, 7, 160-182.

Cullen, K, Bartholomew, L., Parcel, G. S., & Koehly, L. (1998). Measuring stage of change for fruit and vegetable consumption in 9- to 12-year-old girls. Journal of Behavioral Medicine, 21, 241-254.

Cummings, K. M., Becker, M. H, Kirscht, J. P, & Levin, N. W. (1981). Intervention strategies to improve compliance with medical regimens by ambulatory hemodialysis patients. Journal of Behavioral Medicine, 4, 111-128.

Cunningham, A. J. (1981). Mind, body, and immune response. In RAder (Ed.), Psychoneuroimmunology Cpp. 609-617). New York: Academic Press.

Curbow, B. (1986). Health care and the poor: Psychological implications of restrictive policies. Health Psychology, S, 375-391.

Curbow, B., Somerfield, M. R, Baker, F., Wingard, J. R, & Legro, M. W. (1993). Personal changes, dispositional optimism, and psychological adjustment to bone marrow transplantation. Journal of Behavioral Medicine, 16, 423-466.

Curry, S. J. (1993). Self-help interventions for smoking cessation. Journal of Consulting and Clinical Psychology, 61, 790-803.

Cushman, L. A., (1986). Secondary neuropsychiatric complications in stroke: Implications for acute care. Archives of Physical Medicine and Rehabilitation, 69, 877-879.

Dahlberg, C. C. (1977, June). Stroke. Psychology Today, pp. 121-128.

Dakof, G. A., & Mendelsohn, G. A. (1986). Parkinson's disease: The psychological aspects of a chronic illness. Psychological Bulletin, 99, 375-387.

Dakof, G. A., & Taylor, S. E. (1990). Victims' perceptions of social support: What is helpful from whom? Journal of Personality and Social Psychology, 58, 80-89.

D'Amico, E. J., & Fromme, K. (1997). Health risk behaviors of adolescent and young adult siblings. Health Psychology, 16, 426-432.

Danoff, B., Kramer, S., Irwin, P., & Gottlieb, A., (1983). Assessment of the quality of life in long-term survivors after definitive radiotherapy. American Journal of Clinical Oncology, 6, 339-345.

D'Antonio, M. (1999, October 3). The enemy within. Los Angeles Times Magazine, pp. 19-21.

Dar, R, Leventhal, E. A., & Leventhal, H. (1993). Schematic processes in pain perception. Cognitive Therapy and Research, 17, 341-357.

Dasche, T. A., Cohen, R. J., & Rice, C. L. (1993). Health-care reform: Single-payer models. American Psychologist, 48, 265-269.

Dattore, P. I., Shontz, F. C., & Coyne, L. (1980). Premorbid personality differentiation of cancer and noncancer groups: A test of the hypothesis of cancer proneness. Journal of Consulting and Clinical Psychology, 48, 388-394.

Davidson, K, MacGregor, M. W., Stuhr, J., & Gidron, Y. (1999). Increasing constructive anger verbal behavior decreases resting blood pressure: A secondary analysis of a randomized controlled hostility intervention. International Journal of Behavioral Medicine, 6, 268-278.

Davidson, K. W., Hall, P., & MacGregor, M. (1996). Gender differences in the relation between interview-derived hostility scores and resting blood pressure. Journal of Behavioral Medicine, 19, 185-202.

Davidson, K. w., Reddy, S. S. K, McGrath, P., & Zitner, D. (1996). Is there an association among low untreated serum lipid levels, anger, and hazardous driving? International J01/Tnal of Behavioral Medicine, 3, 321-336.

Davidson, R. J., & Schwartz, G. E. (1976). Psychobiology of relaxation and related states: A multi process theory. In D. Mostofsky (Ed.), Behavior modification and control of physiologic activity. Englewood Cliffs, NJ: Prentice-Hall.

Davis, C., Kaptein, S., Kaplan, A., Olmstead, M., & Woodside, B. (1998). Obsessionality in anorexia nervosa: The moderating influence of exercise. Psychosomatic Medicine, 60, 192-197.

Davis, M., Matthews, K, & McGrath, C. (2000). Hostile attitudes predict elevated vascular resistance during interpersonal stress in men and women. Psychosomatic Medicine, 62, 17-25.

Davis, M., Vasterling, J., Bransfield, D., & Burish, T. G. (1987). Behavioural interventions in coping with cancer-related pain. British Journal of Guidance and Counselling, 15, 17-28.

Davis, M. C. (1999). Oral contraceptive use and hemodynamic, lipid, and fibrinogen responses to smoking and stress in women. Health Psychology, 18, 122-130.

Davis, M. C., Matthews, K. A., Meilahn, E. N., & Kiss, J. E. (1995). Are job characteristics related to fibrinogen levels in middle-aged women? Health Psychology, 14, 310-318.

Davis, M. C., & Swan, P. D. (1999). Association of negative and positive social ties with fibrinogen levels in young women. Health Psychology, 18, 131-139.

Davis, M. C., Twamley, E. W., Hamilton, N. A., & Swan, P. D. (1999). Body fat distribution and hemodynamic stress responses in premenopausal obese women: A preliminary study. Health Psychology, 18, 625-633.

Davis, M. S. (1966). Variations in patients' compliance with doctors' orders: Analysis of congruence between survey responses and results of empirical investigations. Journal of Medical Education, 41, 1037-1048.

Davis, M. S. (1967). Predicting non-compliant behavior. Journal of Health and Social Behavior, 8, 265-271.

Davis, M. S. (1968a). Physiologic, psychological, and demographic factors in patient compliance with doctors' orders. Medical Care, 6, 115-122.

Davis, M. S. (1968b). Variations in patients' compliance with doctors' advice: An empirical analysis of patterns of communication. American Journal of Public Health, 58, 274-288.

Davis, M. S., & Eichhorn, R. L. (1963). Compliance with medical regimen: A panel study. Journal of Health and Social Behavior, 4, 240-250.

Davison, G. C., Williams, M. E., Nezami, E., Bice, T. L., & DeQuattro, V. L. (1991). Relaxation, reduction in angry articulated thoughts, and improvements in borderline hypertension and heart rate. Journal of Behavioral Medicine, 14, 453-468.

Dawson, D. A., & Thompson, G. B. (1990). Breast cancer risk factors and screening: United States, 1987 (DHHS Publication No. PHS 90-1500). Washington, DC: U. S. Government Printing Office.

Deaton, A. V. (1985). Adaptive noncompliance in pediatric asthma: The parent as expert. Journal of Pediatric Psychology, . 10, 1-14.

DeBusk, R. F, Haskell, W. L., Miller, N. H., Berra, K, & Taylor, C. B. (1985). Medically directed at-home rehabilitation soon after clinically uncomplicated acute myocardial infarction: A new model for patient care. American Journal of Cardiology, 55, 251-257.

Dejong, G. M., Timmerman, I. G. H., & Emmelkamp, P. M. G. (1996). The survey of recent life experiences: A psychometric evaluation. Journal of Behavioral Medicine, 7. 9, 529-542.

DeLongis, A., Coyne, J. C., Dakof, G., Folkman, S., & Lazarus, R. S. (1982). Relationship of daily hassles, uplifts, and major life events to health status. Health Psychology, 1, 119-136.

Dembroski, T. M., & Williams, R. B. (1989). Definition and assessment of coronary-prone behavior. In N. Schneiderman, P. Kaufmann, & S. M. Weiss (Eds.), Handbook of research methods in cardiovascular behavioral medicine (pp. 553-569). New York: Plenum Press.

Denollet, J., & Brutsaert, D. L. (1998). Personality, disease severity, and the risk of long-term cardiac events in patients with a decreased ejection fraction after myocardial infarction. Circulation, 97, 167-173.

DeQuattro, V., & Lee, D. D. -P (1991). Blood pressure reactivity and sympathetic hyperactivity. American Journal of Hypertension, 4, 6245-628S.

Derogatis, L. R, Abeloff, M., & Melasaratos, N. (1979).

Psychological coping mechanisms and survival time in metastatic breast cancer. Journal of the American Medical Association, 242, 1504-1508.

DeRosa, C. J., & Marks, G. (1998). Preventative counseling of HIV-positive men and self-disclosure of serostatus to sex partners: New opportunities for prevention. Health Psychology, 17, 224-231.

Des Jarlais, D. C. (1988). Effectiveness of AIDS educational programs for intravenous drug users. Unpublished manuscript, State of New York Division of Substance Abuse Services, New York.

Detweiler, J. B., Bedell, B. T., Salovey, P, Pronin, E., & Rothman, A. J. (1999). Message framing and sunscreen use:

Gain-framed messages motivate beach-goers. Health Psychology, 18, 189-196.

DeVellis, B. M., Blalock, S. J., & Sandler, R. S. (1990). Predicting participation in cancer screening: The role of perceived behavioral control. Journal of Applied Social Psychology, 20, 659-660.

DeVellis, R. F, DeVellis, B. M., Sauter, S. V. H., & Cohen, J. L. (1986). Predictors of pain and functioning in arthritis. Health Education Research, 1, 61-67.

DeVins, G. M., Mandin, H., Hons, R. B., Burgess, E. D., Klassen, J., Taub, K., Schorr, S., Letourneau, P. K., & Buckle, S. (1990). Illness intrusiveness and quality of life in end-stage renal disease: Comparison and stability across treatment modalities. Health Psychology, 9, 117-142.

De Vries, W. R. Bernards, N. T. M., De Rooij, M. H, & Koppeschaar, H. P. F. (2000). Dynamic exercise discloses different time-related responses in stress hormones. Psychosomatic Medicine, 62, 866-872.

DeWit, A. C. D., Duivenvoorden, H. J., Passchier, J., Niermeijer, M. F, Tibben, A., & the other members of the Rotterdam/Leiden Genetics Workgroup. (1998). Course of distress experienced by persons at risk for an autosomal dominant inheritable disorder participating in a predictive testing program: An explorative study. Psychosomatic Medicine, 60, 543-549.

Dhabhar, F. S., Miller, A. H., McEwen, B. S., & Spencer, R. L. (1995). Effects of stress on immune cell distribution: Dynamics and hormonal mechanisms. Journal of Immunology, 154, 5511-5527.

Diamond, J., Massey, K. L., & Covey, D. (1989). Symptom awareness and blood glucose estimation in diabetic adults. Health Psychology, 8, 15-26.

Dickinson, A., (1999, September 13). No school for sots: The family dinner table is the place to train your college-bound kids to think-not drink. Time, p. 85.

Diefenbach, M. A., Leventhal, E. A., Leventhal, H, & Patrick-Miller, L. (1996). Negative affect relates to cross-sectional but not longitudinal symptom reporting: Data from elderly adults. Health Psychology, 15, 282-288.

Dientsbier, R. A., (1989). Arousal and physiological toughness: Implications for mental and physical health. Psychological Review, 96, 84-100.

Diller, L. (1976). A model of cognitive retraining in rehabilitation. Journal of Clinical Psychology, 29, 74-79.

DiMatteo, M. R, & DiNicola, D. D. (1982). Achieving patient compliance: The psychology of the medical practitioner's role. New York: Pergamon Press.

DiMatteo, M. R, Friedman, H. S., & Taranta, A. (1979). Sensitivity to bodily nonverbal communication as a factor in practitioner-patient rapport. Journal of Nonverbal Behavior, 4, 18-26.

DiMatteo, M. R, Hays, RD., & Prince, L. M. (1986). Relationship of physicians' nonverbal communication skill to patient satisfaction, appointment noncompliance, and physical workload. Health Psychology, 5, 581-594.

DiMatteo, M. R, Linn, L. S., Chang, B. L., & Cope, D. W. (1985). Affect and neutrality in physician behavior: A study of patients' values and satisfaction. Journal of Behavioral Medicine, 8, 397-410.

DiMatteo, M. R, Sherbourne, C. D., Hays, R. D., Ordway, L., Kravitz, R. L., McGlynn, E. A., Kaplan, S., & Rogers, W. H. (1993). Physicians' characteristics influence patients' adherence to medical treatment: Results from the Medical Outcomes Study. Health Psychology, 12, 93-102.

Dimond, M. (1979). Social support and adaptation to chronic illness: The case of maintenance hemodialysis. Research in Nursing and Health, 2, 101-108.

Dimsdale, J. E. (2000). Stalked by the past: The influence of ethnicity on health. Psychosomatic Medicine, 62, 161-170.

Dimsdale, J. E., & Herd, J. A., (1982). Variability of plasma lipids in response to emotional arousal. Psychosomatic Medicine, 44, 413-430.

Dimsdale, J. E., Pierce, C., Schoenfeld, D., Brown, A., Zusman, R, & Graham, R. (1986). Suppressed anger and blood pressure: The effects of race, sex, social class, obesity, and age. Psychosomatic Medicine, 48, 430-436.

Dimsdale, J. E., Young, D., Moore, R, & Strauss, H. W. (1987). Do plasma norepinephrine levels reflect behavioral stress? Psychosomatic Medicine, 49, 375-382.

Dinh, K. T, Sarason, I. G., Peterson, A. V., & Onstad, I. E. (1995). Children's perceptions of smokers and nonsmokers: A longitudinal study. Health Psychology, 14, 32-40.

Dishman, R. K. (1982). Compliance/adherence in healthrelated exercise. Health Psychology, 1, 237-267.

Ditto, PH., Druley, J. A., Moore, K. A., Danks, H. J., & Smucker, W. D. (1996). Fates worse than death: The role of valued life activities in health-state evaluations. Health Psychology, 15, 332-343.

Dobbins, T. A., Simpson, J. M., Oldenburg, B., Owen, N., & Harris, D. (1998). Who comes to a workplace health risk assessment? International Journal of Behavioral Medicine, 5, 323-334.

Doering, S., Katzleberger, F., Rumpold, G., Roessler, S., Hofstoetter, B., Schatz, D. S., Behensky, H., Krismer, M., Luz, G., Innerhofer, P., Benzer, H., Saria, A., & Schuessler, G. (2000). Videotape preparation of patients before hip replacement surgery reduces stress. Psychosomatic Medicine, 62, 365-373.

Dolcini, M. M., & Adler, N. E. (1994). Perceived competencies, peer group affiliation, and risk behavior among early adolescents. Health Psychology, 13, 496-506.

Doll, J., & Orth, B. (1993). The Fishbein and Ajzen theory of reasoned action applied to contraceptive behavior: Model variants and meaningfulness. Journal of Applied Social Psychology, 23, 395-341.

Doll, L. S., O'Malley, PM., Pershing, A. L., Darrow, W. w., Hessol, N. A., & Lifson, A. R. (1990). High-risk sexual behavior and knowledge of HIV antibody status in the San Francisco City Clinic Cohort. Health Psychology, 9, 253-265.

Donaldson, S. I., Graham, J. W., & Hansen, W. B. (1994). Testing the generalizability of intervening mechanism theories: Understanding the effects of adolescent drug use prevention interventions. Journal of Behavioral Medicine, ll, 195-216.

Donaldson, S. I., Graham, J. W., Piccinin, AM., & Hansen, W. B. (1995). Resistance-skills training and onset of alcohol use: Evidence for beneficial and potentially harmful effects in public schools and in private Catholic schools. Health Psychology, 14, 291-300.

Donovan, J. E., & Jessor, R. (1985). Structure of problem behavior in adolescence and young adulthood. Journal of Consulting and Clinical Psychology, 53, 890-904.

Donovan, J. E., Jessor, R, & Costa, F. M. (1991). Adolescent health behavior and conventionality-unconventionality: An extension of problem-behavior theory. Health Psychology, 10, 52-61.

Donovan, J. E., Jessor, R, & Costa, F. M. (1993). Structure of health-enhancing behavior in adolescence: A latentvariable approach. Journal of Health and Social Behavior, 34, 346-362.

Dorgan, C., & Editue, A., (1995). Statistical record of health and medicine: 1995. Detroit, MI: Orale Research.

Downey, G., Silver, R. C., & Wortman, C. B. (1990). Reconsidering the attribution-adjustment relation following a major negative event: Coping with the loss of a child. Journal of Personality and Social Psychology, 59, 925-940.

Dracup, K. (1985). A controlled trial of couples' group counseling in cardiac rehabilitation. Journal of Cardiopulmonary Rehabilitation, 5, 436-442.

Dracup, K, Guzy, PM., Taylor, S. E., & Barry, J. (1986). Cardiopulmonary resuscitation (CPR) training: Consequences for family members of high-risk cardiac patients. Archives of Internal Medicine, 146, 1757-1761.

Dracup, K, Meleis, A., Clark, S., Clyburn, A., Shields, I., & Staley, M. (1984). Group counseling in cardiac rehabilitation: Effect on patient compliance. Patient Education and Counseling, 6, 169-177.

Dracup, K, & Moser, D. (1991). Treatment-seeking behavior among those with signs and symptoms of acute myocardial infarction. Heart and Lung, 20, 570-575.

Dressler, W. W., Bindon, J. R., & Neggers, Y. H. (1998). John Henryism, gender, and arterial blood pressure in an African American community. Psychosomatic Medicine, 60, 620-624.

Droge, D., Arntson, P, & Norton, R. (1986). The social support function in epilepsy self-help groups. Small Group Behavior, 17, 139-163.

Drossman, D. A., Leserman, J., Li, 2., Keefe, F., Hu, Y. J. B., & Toomey, T. C. (2000). Effects of coping on health outcome among women with gastrointestinal disorders. Psychosomatic Medicine, 62, 309-317.

Druley, J. A., Stephens, M. A P, & Coyne, J. C. (1997). Emotional and physical intimacy in coping with lupus: Women's dilemmas of disclosure and approach. Health Psychology, 16, 506-514.

Duff, R. S., & Hollingshead, A. B. (1968). Sickness and society. New York: Harper & Row.

Duits, A. A., Boeke, S., Taams, M. A., Passchier, J., & Erdman, RAM. (1997). *Prediction of quality of life after coronary artery bypass graft surgery: A review and evaluation of multiple, recent studies. Psychosomatic Medicine, 59, 257-268.*

Dujovne, V. F., & Houston, B. K. (1991). *Hostility-related variables and plasma lipid levels. Journal of Behavioral Medicine, 14, 555-565.*

Dull, V. T, & Skokan, I. A., (1995). *A cognitive model of religion's influence on health. Journal of Social Issues, 51, 49-64.*

Dunbar, F. (1943). *Psychosomatic diagnosis. New York: Hoeber.*

Dunbar, J. M., & Agras, W. S. (1980). *Compliance with medical instructions. In J. M. Ferguson & C. B. Taylor (Eds.), Comprehensive handbook of behavioral medicine (Vol. 3). New York: Spectrum.*

Dunbar-Jacob, J., Dwyer, K, & Dunning, E. J. (1991). *Compliance with antihypertensive regimen: A review of the research in the 1980s. Annals of Behavioral Medicine, 13, 31-39.*

Duncan, S., Duncan, T. E., & Hops, H. (1998). *Progressions of alcohol, cigarette, and marijuana use in adolescence. Journal of Behavioral Medicine, 21, 375-388.*

Duncan, T. E., Duncan, S. C, Beauchamp, N., Wells, J., & Ary, D. V. (2000). *Development and evaluation of an interactive CD-ROM refusal skills program to prevent youth substance use: "Refuse to use. " Journal of Behavioral Medicine, 23, 59-72.*

Duncan, T. E., & McAuley, E. (1993). *Social support and efficacy cognitions in exercise adherence: A latent growth curve analysis. Journal of Behavioral Medicine, 16, 199-218.*

Dunkel-Schetter, C, Feinstein, I. G., Taylor, S. E., & Falke, R. I. (1992). *Patterns of coping with cancer. Health Psychology, 11, 79-87.*

Dunkel-Schetter, C, Folkman, S., & Lazarus, R. S. (1987). *Correlates of social support receipt. Journal of Personality and Social Psychology, 53, 71-80.*

Dunkel-Schetter, C, & Wortman, C. B. (1981). *Dilemmas of social support: Parallels between victimization and aging. In S. B. Kiesler, J. N. Morgan, & V. K. Oppenheimer (Eds.), Aging: Social change (pp. 349-381). New York: Academic Press.*

Dunlop, D. (1970). *Abuse of drugs by the public and by doctors. British Medical Bulletin, 6, 236-239.*

Dunnell, K, & Cartwright, A. (1972). *Medicine takers, prescribes, and hoarders. Boston: Routledge & Kegan Paul.*

DuPont, R. I. (1988). *The counselor's dilemma: Treating chemical dependence at college. In T. M. Rivinus (Ed.), Alcoholism/chemical dependency and the college student (pp. 41-61). New York: Haworth Press.*

DuPont, R. I., & Gold, M. S. (1995). *Withdrawal and reward: Implications for detoxification and relapse prevention. Psychiatric Annals, 25, 663-668.*

Durel, I. A., Carver, C. S., Spitzer, S. B., Llabre, M. M., Weintraub, J. K., Saab, P. G., & Schneiderman, N. (1989). *Associations of blood pressure with self-report measures of anger and hostility among Black and White men and women. Health Psychology, 8, 557-576.*

Dush, D. (1985). *Psychosocial care of the terminally ill: Research and clinical issues. In K. Gardner (Ed.), Quality of care for the terminally ill: An examination of the issues (pp. 113-123). Chicago: Joint Commission on Accreditation of Hospitals.*

Dusseldorp, E., van Elderen, T., Maes, S., Meulman, J., & Kraaij, V. (1999). *A meta-analysis of psychoeducational programs for coronary heart disease patients. Health Psychology, 18, 506-519.*

Duxbury, M. I., Armstrong, G. D., Dren, D. J., & Henley, S. J. (1984). *Head nurse leadership style with staff nurse burnout and job satisfaction in neonatal intensive care units. Nursing Research, 33, 97-101.*

Dwyer, J. w., Clarke, I. I., & Miller, M. K. (1990). *The effect of religious concentration and affiliation on county cancer mortality rates. Journal of Health and Social Behavior, 31, 185-202.*

Ebbesen, B. I., Prkhachin, K. M., Mills, D. E., & Green, H. J. (1992). *Effects of acute exercise on cardiovascular reactivity. Journal of Behavioral Medicine, 15, 489-508.*

Eckenrode, J., & Gore, S. (Eds.). (1990). *Stress between work and family. New York: Plenum Press.*

Edwards, R, & Fillingim, R. (1999). *Ethnic differences in thermal pain responses. Psychosomatic Medicine, 61, 346-354.*

Egbert, I. D., Battit, C. E., Welch, C. E., & Bartlett, M. K. (1964). *Reduction of postoperative pain by encouragement and instruction of patients. A study of doctorpatient rapport. New England Journal of Medicine, 270, 825-827.*

Eichner, E. R. (1983). *Exercise and heart disease. American Journal of Medicine, 75, 1008-1023.*

Eifert, G. H., Hodson, S. E., Tracey, D. R, Seville, J. I., & Gunawardane, K. (1996). *Heart-focused anxiety, illness beliefs, and behavioral impairment: Comparing healthy heart-anxious patients with cardiac and surgical inpatients. Journal of Behavioral Medicine, 19, 385-400.*

Eisenberg, D. M., Kessler, R. C, Foster, C, Norlock, E. E., Calkins, D. R, & Delbanco, T. I. (1993). *Unconventional medicine in the United States: Prevalence, costs, and patterns of use. New England Journal of Medicine, 328, 246-252.*

Eisenberg, J. M., Kitz, D. S., & Webber, R. A. (1983). Development of attitudes about sharing decision-making: A comparison of medical and surgical residents. Journal of Health and Social Behavior, 24, 85-90.

Eiser, J. R, van der Plight, J., Raw, M., & Sutton, S. R. (1985). Trying to stop smoking: Effects of perceived addiction, attributions for failure, and expectancy of success. Journal of Behavioral Medicine, 8, 321-342.

Eiser, R, & Gentle, P. (1988). Health behavior as goaldirected action. Journal of Behavioral Medicine, 11, 523-536.

Ekkekakis, P, Hall, E. E., VanLanduyt, I. M., & Petruzzello, S. J. (2000). Walking in (affective) circles:

Can short walks enhance affect? Journal of Behavioral Medicine, 23, 245-275.

Elder, J. P, Sallis, J. E, Woodruff, S. I., & Wildey, M. B. (1993). Tobacco-refusal skills and tobacco use among high-risk adolescents. Journal of Behavioral Medicine, 16, 629-642.

Elizur, Y., & Hirsh, E. (1999). Psychosocial adjustment and mental health two months after coronary artery bypass surgery: A multisystemic analysis of patients' resources. Journal of Behavioral Medicine, 22, 157-177.

Ellington, I., & Wiebe, D. (1999). Neuroticism, symptom presentation, and medical decision making. Health Psychology, 18, 634-643.

Elliott, D. J., Trief, P. M., & Stein, N. (1986). Mastery, stress, and coping in marriage among chronic pain patients. Journal of Behavioral Medicine, 9, 549-558.

Ellis, A. (1962). Reason and emotion in psychotherapy. New York: Lyle Stuart.

Ellison, C. G. (1991). Religious involvement and subjective well-being. Journal of Health and Social Behavior, 32, 80-99.

Emanuel, E. J., Fariclough, D., Clarridge, B. C., Blum, D., Bruera, E., Penlye, W. C., Schnipper, I. E., & Mayer, R. J. (2000). Attitudes and practices of Us. oncologists regarding euthanasia and physician-assisted suicide. Annals of Internal Medicine, 133, 527-532.

Emery, C. F., Schein, R. I., Hauck, E. R., & MacIntyre, N. R. (1998). Psychological and cognitive outcomes of a randomized trial of exercise among patients with chronic obstructive pulmonary disease. Health Psychology, 17, 232-240.

Emmons, C., Biernat, M., Teidje, I. B., Lang, E. I., & Wortman, C. B. (1990). Stress, support, and coping among women professionals with preschool children. In J. Eckenrode & S. Gore (Eds.), Stress between work and family (pp. 61-93). New York: Plenum Press.

Emmons, c. -A., Joseph, J. G., Kessler, R. C., Wortman, C. B., Montgomery, S. B., & Ostrow, D. G. (1986). Psychosocial predictors of reported behavior change in homosexual men at risk for AIDS. Health Education Quarterly, 13, 331-345.

Endicott, N. A. (1998). Chronic fatigue syndrome in psychiatric patients: Lifetime and premorbid personal history of physical health. Psychosomatic Medicine, 60, 744-751.

Engebretson, T. O., & Matthews, K. A. (1992). Dimensions of hostility in men, women, and boys: Relationships to personality and cardiovascular responses to stress. Psychosomatic Medicine, 54, 311-323.

Engel, B. T. (1986). Psychosomatic medicine, behavioral medicine, just plain medicine. Psychosomatic Medicine, 48, 466-479.

Engel, C., Jr., Liu, X., McCarthy, B., Miller, R., & Drsano, R. (2000). Relationship of physical symptoms to posttraumatic stress disorder among veterans seeking care for Gulf War-related health concerns. Psychosomatic Medicine, 62, 739-745.

Engel, G. I. (1977). The need for a new medical model: A challenge for biomedicine. Science, 196, 129-136.

Engel, G. I. (1980). The clinical application of the biopsychosocial model. American Journal of Psychiatry, 137, 535-544.

English, E. H., & Baker, T. B. (1983). Relaxation training and cardiovascular response to experimental stressors. Health Psychology, 2, 239-259.

Ennett, S. T., & Bauman, K. E. (1991). Mediators in the relationship between parental and peer characteristics and beer drinking by early adolescents. Journal of Applied Social Psychology, 21, 1699-1711.

Ennett, S. T., & Bauman, K. E. (1993). Peer group structure and adolescent cigarette smoking: A social network analysis. Journal of Health and Social Behavior, 34, 226-236.

Enright, M. F., Resnick, R., DeLeon, P. H., Sciara, A. D., & Tanney, F. (1990). The practice of psychology in hospital settings. American Psychologist, 45, 1059-1065.

Epel, E. S., McEwen, B., Seeman, T., Matthews, K., Catellazzo, G., Brownell, K., Bell, J., & Ickovics, J. (2000). Stress and body shape: Stress-induced cortisol secretion is consistently greater among women with central fat. Psychosomatic Medicine, 62, 623-632.

Epilepsy Foundation. (2001). Epilepsy rate among Texas adults unexpectedly high: CDC report shows major impact on living. Retrieved from http://www.efa.org/epusa/medial nOl1801.html

Epker, J., & Ga tchel, R. J. (2000). Coping profile differences in the biopsychosocial functioning of patients with temporomandibular disorder. Psychosomatic Medicine, 62, 69-75.

Epping-Jordan, J., Williams, R., Pruitt, S., Patterson, T., Grant, I., Wahlgren, D., Slater, M., Webster, J., & Atkinson, J. (1998). Transition to chronic pain in men with low back pain: Predictive relationships among pain intensity, disability, and depressive symptoms. Health Psychology, 17, 421-427.

Epping-Jordan, J. -A., Compas, B. E., & Howell, D. C. (1994). Predictors of cancer progression in young adult men and women: Avoidance, intrusive thoughts, and psychological symptoms. Health Psychology, 13, 539-547.

Epping-Jordan, J. E., Compas, B. E., Osowiecki, D. M., Oppedisano, G., Gerhardt, C., Primo, K., & Krag, D. N. (1999). Psychological adjustment in breast cancer:

Processes of emotional distress. Health Psychology, 18, 315-326.

Epstein, A. M., Taylor, W. C., & Seage, G. R. (1985). Effects of patients' socioeconomic status and physicians' training and practice on patient-doctor communication. American Journal of Medicine, 78, 101-106.

Epstein, I. H., Kilanowski, C. K., Consalvi, A. R., & Paluch, R. A. (1999). Reinforcing value of physical activity as a determinant of child activity level. Health Psychology, 18, 599-603.

Epstein, L. H., Saelens, B. E., Myers, M. D., & Vito, D. (1997). Effects of decreasing sedentary behaviors on activity choice in obese children. Health Psychology, 16, 107-113.

Epstein, L. H., Valoski, AM., Vara, L. S., McCurley, J., Wisniewski, L., Kalarchian, M. A., Klein, K. R, & Shrager, L. R. (1995). Effects of decreasing sedentary behavior and increasing activity on weight change in obese children. Health Psychology, 14, 109-115.

Epstein, L. H., Valoski, A., Wing, R. R, & McCurley, J. (1994). Ten-year outcomes of behavioral family-based treatment for childhood obesity. Health Psychology, 13, 373-383.

Epstein, S., & Katz, L. (1992). Coping ability, stress, productive load, and symptoms. Journal of Personality and Social Psychology, 62, 813-825.

Ernsberger, P., & Koletsky, R. J. (1999). Biomedical rationale for a wellness approach to obesity: An alternate to a focus on weight loss. Journal of Social Issues, 55, 221-260.

Esposito-Del Puente, A., Lillioja, S., Bogardus, C., McCubbin, J. A., Feinglos, M. N., Kuhn, C. M., & Surwit, R. S. (1994). Glycemic response to stress is altered in euglycemic Pima Indians. International Journal of Obesity, 18, 766-770.

Estabrooks, P. A., & Carron, A. V. (1999). Group cohesion in older adult exercisers: Prediction and intervention effects. Journal of Behavioral Medicine, 22, 575-588.

Esterling, B. A., Kiecolt-Glaser, J. K., Bodnar, J. C., & Glaser, R. (1994). Chronic stress, social support, and persistent alterations in the natural killer cell response to cytokines in older adults. Health Psychology, 13, 291-298.

Esterling, B. A., Kiecolt-Glaser, J. K., & Glaser, R. (1996). Psychosocial modulation of cytokine-induced natural killer cell activity in older adults. Psychosomatic Medicine, 58, 264-272.

Evans, G. W., & Kantrowitz, E. (2001). Socioeconomic status and health: The potential role of suboptimal physical environment. John D. and Catherine T. MacArthur Research Network on Socioeconomic Status and Health. Retrieved from http://www.macses. ucsf. edu/

Evans, R. I., Dratt, L. M., Raines, B. E., & Rosenberg, S. S. (1988). Social influences on smoking initiation: Importance of distinguishing descriptive versus mediating process variables. Journal of Applied Social Psychology, 18, 925-943.

Evers, A. W. M., Kraaimaat, F. W., Geenen, R, & Bijlsma, J. W. J. (1997). Determinants of psychological distress and its course in the first year after diagnosis in rheumatoid arthritis patients. Journal of Behavioral Medicine, 20, 489-504.

Everson, S. A., Goldberg, D. E., Kaplan, G. A., Cohen, RD., Pukkala, E., Tuomilehto, J., & Salonen, J. T. (1996). Hopelessness and risk of mortality and incidence of myocardial infarction and cancer. Psychosomatic Medicine, 58, 113-121.

Everson, S. A., Goldberg, D. E., Kaplan, G. A., Julkunen, J., & Salonen, J. T. (1998). Anger expression and incident hypertension. Psychosomatic Medicine, 60, 730-735.

Everson, S. A., Lovallo, W. R, Sausen, K. P, & Wilson, M. F. (1992). Hemodynamic characteristics of young men at risk for hypertension at rest and during laboratory stressors. Health Psychology, 11, 24-31.

Ewart, C. K. (1991). Familial transmission of essential hypertension: Genes, environments, and chronic anger. Annals of Behavioral Medicine, 13, 40-47.

Ezzel, C. (1993). Drug companies told to assess effects of drugs in women. Journal of NIH Research, 5, 37-38.

Faden, R. R, & Kass, N. E. (1993). Genetic screening technology: Ethical issues in access to tests by employers and health insurance companies. Journal of Social Issues, 49, 75-88.

Falek, A., & Britton, S. (1974). Phases in coping: The hypothesis and its implications. Social Biology, 21, 1-7.

Falk, A., Hanson, B. S., Isacsson, C., & Ostergren, P. (1992).

Job strain and mortality in elderly men: Social network support and influence as buffers. American Journal of Public Health, 82, 1136-1139.

Fang, C. Y., & Myers, H. F. (2001). The effects of racial stressors and hostility on cardiovascular reactivity in African American and Caucasian men. Health Psychology, 20, 64-70.

Farkas, A. J., Pierce, J. P., Gilpin, E. A., Zhu, S. -H., Rosbrook, B., Berry, C., & Kaplan, R. M. (1996). Is stage-of-change a useful measure of the likelihood of smoking cessation? Annals of Behavioral Medicine, 18, 79-86.

Fauerbach, J. A., Heinberg, L. J., Lawrence, J. W., Munster, A. M., Palombo, D. A., Richter, D., Spence, R. J., Stevens, 5. S., Ware, L., & Muehlberger, T. (2000). Effect of early body image dissatisfaction on subsequent psychological and physical adjustment after disfiguring injury. Psychosomatic Medicine, 62, 576-582.

Faust, J., & Melamed, B. G. (1984). Influence of arousal, previous experience, and age on surgery preparation of same day surgery and in-hospital pediatric patients. Journal of Consulting and Clinical Psychology, 52, 359-365.

Fawzy, F. I., Cousins, N., Fawzy, N. W., Kemeny, M. E., Elashoff, R, & Morton, D. (1990). A structured psychiatric intervention for cancer patients, I: Changes over time in methods of coping and affective disturbance. Archives of General Psychiatry, 47, 720-725.

Fawzy, F. I., et al. (1993). Malignant melanoma: Effects of an early structured psychiatric intervention, coping, and affective state on recurrence and survival six years later. Archives of General Psychiatry, 9, 681-689.

Fawzy, F. I., Kemeny, M. E., Fawzy, M. W., Elashoff, R, Morton, D., Cousins, N., & Fahey, J. (1990). A structured psychiatric intervention for cancer patients, II:

Changes over time in immunological measures. Archives of General Psychiatry, 47, 729-735.

Feder, B. J. (1997, April 20). Surge in teen-age smoking left an industry vulnerable. New York Tim. es, pp. 1, 14.

Federspiel, J. F. (1983). The ballad of Typhoid Mary. New York: Dutton.

Feifel, H. (Ed.). (1977). New meanings of death. New York: McGraw-Hill.

Feinglos, M. N., & Surwit, R. S. (1988). Behavior and diabetes mellitus. Kalamazoo, MI: Upjohn.

Feldman, J., Makuc, D., Kleinman, J., & Cornoni-Huntley, J. (1998). National trends in educational differentials in mortality. American Journal of Epidemiology, 129, 919-933.

Feldman, P, Cohen, S., Doyle, W., Skoner, D., & Gwaltney, J. (1999). The impact of personality on the reporting of unfounded symptoms and illness. Journal of Personality and Social Psychology, 77, 370-378.

Feldman, P. E. (1956). The personal element in psychiatric research. American Journal of Psychiatry, 113, 52-54.

Felitti, V. J., Anda, R. F, Nordenberg, D., Williamson, D. F, Apitz, A. M., Edwards, V., Koss, M. P, & Marks, J. S. (1998). Relationship of childhood abuse and household dysfunction to many of the leading causes of death in adults. American Journal of Preventive Medicine, 14, 245-258.

Felton, B. J., & Revenson, T. A. (1984). Coping with chronic illness: A study of illness controllability and the influence of coping strategies on psychological adjustment. Journal of Consulting and Clinical Psychology, 52, 343-353.

Ferguson, B. F. (1979). Preparing young children for hospitalization: A comparison of two methods. Pediatrics, 64, 656-664.

Fernandez, E., & Turk, D. C. (1992). Sensory and affective components of pain: Separation and synthesis. Psychological Bulletin, 112, 205-217.

Ferrando, S., Evans, S., Goggin, K, Sewell, M., Fishman, B., & Rabkin, J. (1998). Fatigue in HIV illness: Relationship to depression, physical limitations, and disability. Psychosomatic Medicine, 60, 759-764.

Fiatarone, M. A., Morley, J. E., Bloom, E. T, Benton, D., Makinodan, T, & Solomon, G. F. (1988). Endogenous opioids and the exercise-induced augmentation of natural killer cell activity. Journal of Laboratory and Clinical Medicine, 112, 544-552.

Field, T, Alpert, B., Vega-Lahr, N., Goldstein, S., & Perry, S. (1988). Hospitalization stress in children: Sensitizer and repressor coping styles. Health Psychology, 7, 433-445.

Fielding, J. E. (1978). Successes of prevention. Milbank Memorial Fund Quarterly, 56, 274-302.

Fielding, J. E. (1991). The challenge of workplace health promotion. In S. M. Weiss, J. E. Fielding, & A. Baum (Eds.), Perspectives in behavioral medicine (pp. 13-28). Hillsdale, NJ: Erlbaum.

Fife, B. 1. . & Wright, E. R. (2000). The dimensionality of stigma: A comparison of its impact on the self of persons with HIV/AIDS and cancer. Journal of Health and Social Behavior, 41, 50-67.

Fifield, J., McQuinlan, J., Tennen, H., Sheehan, T. J., Reisine, S., Hesselbrock, V., & Rothfield, N. (2001). History of affective disorder and the temporal trajectory of fatigue in rheumatoid arthritis. Annals of Behavioral Medicine, 23, 34-41.

Fillingham, R. B., & Maixner, W. (1996). The influence of resting blood pressure and gender on pain responses. Psychosomatic Medicine, 58, 326-332.

Fillingim, R, Maixner, W., Girdler, S., Light, K, Harris, B., Sheps, D., & Mason, G. (1997). Ischemic but not thermal pain sensitivity varies across the menstrual cycle. Psychosomatic Medicine, 59, 512-520.

Findley, J. C., Kerns, R, Weinberg, I. D., & Rosenberg, R. (1998). Self-efficacy as a psychological moderator of chronic fatigue syndrome. Journal of Behavioral Medicine, 21, 351-362.

Findley, T. (1953). The placebo and the physician. Medical Clinics of North America, 37, 1821-1826.

Finney, J. W., Lemanek, K. I., Brophy, C. J., & Cataldo, M. F. (1990). Pediatric appointment keeping: Improving adherence in a primary care allergy clinic. Journal of Pediatric Psychology, 15, 571-579.

Finney, J. W., & Moos, R. H. (1992). The long-term course of treated alcoholism, II: Predictors and correlates of 10-year functioning and mortality. Journal of Studies on Alcoholism, 53, 142-153.

Finney, J. w., & Moos, R. H. (1995). Entering treatment for alcohol abuse: A stress and coping method. Addiction, 90, 1223-1240.

Fishbain, D., Cutler, R, Rosomoff, H., & Rosomoff, R. (1998). Do antidepressants have an analgesic effect in psychogenic pain and somatoform pain disorder? A meta-analysis. Psychosomatic Medicine, 60, 503-509.

Fishbein, M., & Ajzen, I. (1975). Belief, attitude, intention, and behavior: An introduction to theory and research. Reading, MA: Addison-Wesley.

Fisher, E. B., La Greca, A. M., Greco, P, Arfken, C., & Schneiderman, N. (1997). Directive and nondirective social support in diabetes management. International Journal of Behavioral Medicine, 4, 131-144.

Fisher, I., Soubhi, H., Mansi, O., Paradis, G., Gauvin, I., & Potvin, I. (1998). Family process in health research: Extending a family typology to a new cultural context. Health Psychology, 17, 358-366.

Fisher, W. A., Fisher, J. D., & Rye, B. J. (1995). Understanding and promoting AIDS-preventive behavior: Insights from the theory of reasoned action. Health Psychology, 14, 255-264.

Fitzgerald, T. E., Tennen, H., Affleck, G., & Pransky, G. S. (1993). The relative importance of dispositional optimism and control appraisals in quality of life after coronary artery bypass surgery. Journal of Behavioral Medicine, 16, 25-43.

Fitzgibbon, M. L., Stolley, M. R, Avellone, M. E., Sugerman, S., & Chavez, N. (1996). Involving parents in cancer risk reduction: A program for Hispanic American families. Health Psychology, 15, 413-422.

Fitzgibbon, M. L., Stolley, M. R, & Kirschenbaum, D. S. (1993). Obese people who seek treatment have different characteristics than those who do not seek treatment. Health Psychology, 12, 342-345.

Flay, B. R. (985). Psychosocial approaches to smoking prevention: A review of findings. Health Psychology, 4, 448-488.

Flay, B. R, Koepke, D., Thomson, S. J., Santi, S., Best, J. A., & Brown, K. S. (1992). Six year follow-up of the first Waterloo school smoking prevention trial. American Journal of Public Health, 68, 458-478.

Flay, B. R, McFall, S., Burton, D., Cook, TO., & Warnecke, R. B. (1993). Health behavior changes through television: The roles of de facto and motivated selection processes. Journal of Health and Social Behavior, 34, 322-335.

Fleming, R, Baum, A., Davidson, L. M., Rectanus, E., & McArdle, S. (1987). Chronic stress as a factor in physiologic reactivity to challenge. Health Psychology, 6, 221-237.

Fleming, R, Baum, A., Gisriel, M. M., & Gatchel, R. J. (1982, September). Mediating influences of social support on stress at Three Mile Island. Journal of Human Stress, 14-23.

Fleming, R, Leventhal, H., Glynn, K, & Ershler, J. (989). The role of cigarettes in the initiation and progression of early substance use. Addictive Behaviors, 14, 261-272.

Flor, H., Birbaumer, N., & Turk, D. C. (1990). The psychology of chronic pain. Advances in Behavior Research and Therapy, 12, 47-84.

Flor, H., & Turk, D. C. (1989). Chronic back pain and rheumatoid arthritis: Predicting pain and disability from cognitive variables. Journal of Behavioral Medicine, 11, 251-265.

Florian, V., Mikulincer, M., & Taubman, O. (995). Does hardiness contribute to mental health during a stressful real-life situation? The roles of appraisal and coping. Journal of Personality and Social Psychology, 68, 687-695.

Folkman, S., & Lazarus, R. S. (1980). An analysis of coping in a middle-aged community sample. Journal of Health and Social Behavior, 21, 219-239.

Folkman, S., Lazarus, R. S., Dunkel-Schetter, C., DeLongis, A., & Gruen, R. J. (1986). Dynamics of a stressful encounter: Cognitive appraisal, coping, and encounter outcomes. Journal of Personality and Social Psychology, 50, 992-1003.

Folkman, S., Schaefer, C., & Lazarus, R. S. (1979). Cognitive processes as mediators of stress and coping. In V. Hamilton & D. M. Warburton (Eds.), Human stress and cognition: An information processing approach (pp. 265-298). London, England: Wiley.

Fontana, A., Diegnan, T, Villeneuve, A., & Lepore, S. (1999). Nonevaluative social support reduces cardiovascular reactivity in young women during acutely stressful performance situations. Journal of Behavioral Medicine, 22, 75-91.

Ford, C. V, & Sbordone, R. J. (1980). Attitudes of psychiatrists toward elderly patients. American Journal of Psychiatry, 137, 571-575.

Fordyce, W. E. (1976). Behavioral methods in chronic pain and illness. St. Louis, MO: Mosby.

Fordyce, W. E. (1988). Pain and suffering: A reappraisal. American Psychologist, 43, 276-283.

Foreyt, J. P., Scott, L. W., Mitchell, R. E., & Gotto, A. M. (1979). Plasma lipid changes in the normal population following behavioral treatment. Journal of Consulting and Clinical Psychology, 47, 440-452.

Forsyth, A. D., & Carey, M. P. (998). Measuring self-efficacy in the context of HIV risk reduction: Research challenges and recommendations. Health Psychology, 6, 559-568.

Foshee, V, & Bauman, K. E. (1992). Parental and peer characteristics as modifiers of the bond-behavior relationship: An elaboration of control theory. Journal of Health and Social Behavior, 33, 66-76.

Foster, G. D., Wadden, T. A., Kendall, P. C., Stunkard, A. J., & Vogt, R. A., (1996). Psychological effects of weight loss and regain: A prospective evaluation. Journal of Consulting and Clinical Psychology, 64, 752-757.

Foster, G. D., Wadden, T. A., & Vogt, RA (1997). Body image in obese women before, during, and after weight loss treatment. Health Psychology, 16, 226-229.

Foster, G. D., Wadden, T. A., Vogt, R. A., & Brewer, G. (997). What is a reasonable weight loss? Patients' expectations and evaluations of obesity treatment outcomes. Joul'llal of Consulting and Clinical Psychology, 65, 79-85.

Fox, B. H. (1978). Pre morbid psychological factors as related to cancer incidence. Journal of Behavioral Medicine, 1, 45-134.

Frances, R. J., Franklin, J., & Flavin, D. (1986). Suicide and alcoholism. Annals of the New York Academy of Sciences, 487, 316-326.

Francis, A., Fyer, M., & Clarkin, J. (1986). Personality and suicide. Annals of the New York Academy of Sciences, 487, 281-293.

Frankenhaeuser, M. (1975). Sympathetic-adrenomedullary activity behavior and the psychosocial environment. In P. H. Venables & M. J. Christie (Eds.), Research in psychophysiology (pp. 71-94). New York: Wiley.

Frankenhaeuser, M. (1991). The psychophysiology of workload, stress, and health: Comparison between the sexes. Annals of Behavioral Medicine, 13, 197-204.

Frankenhaeuser, M., Lundberg, u., Fredrikson, M., Melin, B., Tuomisto, M., Myrsten, A., Hedman, M., BergmanLosman, B., & Wallin, I. (1989). Stress on and off the job as related to sex and occupational status in whitecollar workers. Journal of Organizational Behavior, 10, 321-346.

Frankish, C. J., & Linden, W. (1996). Spouse-pair risk factors and cardiovascular reactivity. Journal of Psychosomatic Research, 40, 37-51.

Frasure-Smith, N., Lesperance, F, Juneau, M., Talajic, M., & Bourassa, M. G. (1999). Gender, depression, and oneyear prognosis after myocardial infarction. Psychosomatic Medicine, 61, 26-37.

Frasure-Smith, N., Lesperance, F, & Talajic, M. (1993). Depression following myocardial infarction: Impact on 6-month survival. Journal of the American Medical Association, 270, 1819-1825.

Fredrickson, B. I., Maynard, K. E., Helms, M. J., Haney, T. I., Siegler, I. C., & Barefoot, J. C. (2000). Hostility predicts magnitude and duration of blood pressure response to anger. Journal of Behavioral Medicine, 23, 229-243.

Fredrikson, M., Robson, A., & Ljungdell, T. (1991). Ambulatory and laboratory blood pressure in individuals with negative and positive family history of hypertension. Health Psychology, 10, 371-377.

Fredrickson, M., & Matthews, K. A., (1990). Cardiovascular responses to behavioral stress and hypertension: A meta-analytic review. Annals of Behavioral Medicine, 12, 30-39.

Freedman, V. A., (1993). Kin and nursing home lengths of stay: A backward recurrence time approach. Journal of Health and Social Behavior, 34, 138-152.

Freeman, A., Simon, K., Beutler, I., & Arkowitz, H. (1989). Comprehensive handbook of cognitive theory. New York: Plenum Press.

Freidson, E. (1960). Client control and medical practice. American Journal of Sociology, 65, 374-382.

Friedson, E. (1961). Patients' views of medical practice. New York: Russell Sage.

French, A. P, & Tupin, J. P. (1974). Therapeutic application of a simple relaxation method. American Journal of Psychotherapy, 28, 282-287.

French, J. R. P., Jr. (1974). Person role fit. In A McLean (Ed.), Occupational stress (pp. 70-79). Springfield, IL: Charles C. Thomas.

French, J. R. P., Jr., & Caplan, R. D. (1973). Organizational stress and the individual strain. In A. J. Marrow (Ed.), The failure of success. New York: Amacon.

French, S. A., & Jeffery, R. W. (1994). Consequences of dieting to lose weight: Effects on physical and mental health. Health Psychology, 13, 195-212.

French, S. A., Hennrikus, D. J., & Jeffery, R. W. (1996). Smoking status, dietary intake, and physical activity in a sample of working adults. Health Psychology, 15, 448-454.

Frenzel, M. P, McCaul, K. D., Glasgow, R. E., & Schafer, I. C. (1988). The relationship of stress and coping to regimen adherence and glycemic control of diabetes. Journal of Social and Clinical Psychology, 6, 77-87.

Freudenheim, M. (1993, August 18). Many patients unhappy with HM.O.'s. New York Times, pp. 5, 16.

Friedman, E. M., & Irwin, M. R. (1995). A role for CRH and the sympathetic nervous system in stress-induced im-munosuppression. Annals of the New York Academy of Science, 771, 396-418.

Friedman, H. S., & Booth-Kewley, S. (1987). The "diseaseprone" personality: A meta-analytic view of the construct. American Psychologist, 42, 539-555.

Friedman, H. S., Tucker, J. S., Schwartz, J. E., Martin, I. R., Tomlinson-Keasey, C., Wingard, D. I., & Criqui, M. H. (1995). Childhood conscientiousness and longevity: Health behaviors and cause of death. Journal of Personality and Social Psychology, 68, 696-703.

Friedman, H. S., Tucker, J. S., Schwartz, J. E., TomlinsonKeasey, C., Martin, I. R., Wingard, D. I., & Criqui, M. H. (1995). Psychosocial and behavioral predictors of longevity: The aging and death of the "Termites. " American Psychologist, 50, 69-78.

Friedman, H. S., Tucker, J. S., Tomlinson-Keasey, C., Schwartz, J. E., Wingard, D. I., & Criqui, M. H. (1993). Does childhood personality predict longevity? Journal of Personality and Social Psychology, 65, 176-185.

Friedman, J. M. (2000). Obesity in the new millennium. Nature, 404, 632-634.

Friedman, M., & Rosenman, R. H. (1974). Type A behavior and your heart. New York: Knopf.

Friedman, M., Thoresen, C. E., Gill, J. J., Powell, I. H., Ulmer, D., Thompson, I., Price, V. A., Rabin, D. D., BreaU, W. S., Dixon, T., Levy, R., & Bourg, E. (1986). Alteration of Type A behavior and its effect on cardiac recurrences in post myocardial infarction patients: Summary results of the recurrent coronary prevention project. American Heart Journal, 112, 653-665.

Friedman, M. A., & Brownell, K. D. (1995). Psychological correlates of obesity: Moving to the next research generation. Psychological Bulletin, 117, 3-20.

Friedman, R., Schwartz, J. E., Schnall, P. I., Landsbergis, P. A., Pieper, C., Gerin, W, & Pickering, T. G. (2001). Psychological variables in hypertension: Relationship to casual or ambulatory blood pressure in men. Psychosomatic Medicine, 63, 19-31.

Friman, P. C., & Christophersen, E. R. (1986). Biobehavioral prevention in primary care. In N. A Krasnegor, J. Arasteh, & M. F. Cataldo (Eds.), Child health behavior: A behavioral pediatrics perspective (pp. 254-280). New York: Wiley.

Friman, P. C, Finney, J. W., Glasscock, S. G., Weigel, J. w., & Christophersen, E. R. (1986). Testicular self-examination: Validation of a training strategy for early cancer detection. Journal of Applied Behavior Analysis, 19, 87-92.

Fritz, H. I. (2000). Gender-linked personality traits predict mental health and functional status following a first coronary event. Health Psychology, 19, 420-428.

Fromm, K, Andrykowski, M. A., & Hunt, J. (1996). Positive and negative psychosocial sequelae of bone marrow transplantation: Implications for quality of life assessment. Journal of Behavioral Medicine, 19, 221-240.

Fukudo, S., Lane, J. D., Anderson, N. B., Kuhn, C. M., Schanberg, S. M., McCown, N., Muranaka, M., Suzuki, J., & Williams, R. B., Jr. (1992). Accentuated vagal antagonism of beta-adrenergic effects on ventricular repolarization: Evidence of weaker antagonism in hostile Type A men. Circulation, 85, 2045-2053.

Fuller, T. D., Edwards, J. N., Sermsri, S., & Vorakitphokatorn, S. (1993). Gender and health: Some Asian evidence. Journal of Health and Social Behavior, 34, 252-271.

Fullerton, J. T., Kritz-Silverstein, D., Sadler, G. R, & Barrett-Connor, E. (1996). Mammography usage in a community-based sample of older women. Annals of Behavioral Medicine, 18, 67-72.

Funk, S. C. (1992). Hardiness: A review of theory and research. Health Psychology, 11, 335-345.

Futterman, I. G., & Lemberg, I. (2001). Lp(a) lipoprotein-An independent risk factor for coronary heart disease after menopause. American Journal of Critical Care, 10, 63-67.

Gal, R, & Lazarus, R. S. (1975). The role of activity in anticipating and confronting stressful situations. Journal of Human Stress, 1, 4-20.

Gallacher, J. E. J., Yarnell, J. W. G., Sweetnam, P. M., Elwood, P. C, & Stansfeld, S. A., (1999). Anger and incident heart disease in the Caerphilly study. Psychosomatic Medicine, 61, 446-453.

Galton, I. (1973). The silent disease: Hypertension. New York: Crown.

Galuska, D. A., Will, J. C, Serdula, M. K, & Ford, E. S. (1999). Are health care professionals advising obese patients to lose weight? Journal of the American Medical Association, 282, 1576-1578.

Gan, S. C, Beaver, S. K, Houck, P. M., MacLehose, R. F, Lawson, H. W., & Chan, I. (2000). Treatment of acute myocardial infarction and 30-day mortality among women and men. New England Journal of Medicine, 343, 8-15.

Ganster, D. C, Mayes, B. T., Sime, W. E., & Tharp, G. D. (1982). Managing organizational stress: A field experiment. Journal of Applied Psychology, 67, 533-542.

Garfinkel, P. E., & Garner, D. M. (1982). Anorexia nervosa: A multidimensional perspective. New York: Brunner/Mazel.

Garfinkel, P. E., & Garner, D. M. (1983). The multidetermined nature of anorexia nervosa. In P. I. Darby, P. E. Garfinkel, D. M. Garner, & D. V. Coscina (Eds.), Anorexia nervosa: Recent developments in research. New York: Liss.

Garrett, V. D., Brantley, P. J., Jones, G. N., & McKnight, G. T. (1991). The relation between daily stress and Crohn's disease. Journal of Behavioral Medicine, 14, 87-96.

Garrity, T. F., McGill, A., Becker, M., Blanchard, E., Crews, J., Cullen, J., Hackett, T., Taylor, J., & Valins, S. (1976). Report of the task group on cardiac rehabilitation. In S. M. Weiss (Ed.), Proceedings of the National Heart and Lung Institute Working Conference on Health Behavior (DHEW Publication No. 76-868). Washington, DC: U. S. Government Printing Office.

Gartner, A., & Reissman, F. (1976). Health care in a technological age. In Self help and health: A report. New York: New Human Services Institute.

Gatch, C. I., & Kendzierski, D. (1990). Predicting exercise intentions: The theory of planned behavior. Research Quarterly for Exercise and Sport, 61, 100-102.

Gatchel, R. J., Gaffney, F. A., & Smith, J. E. (1986). Comparative efficacy of behavioral stress management versus propranolol in reducing psychophysiological reactivity in postmyocardial infarction patients. Journal of Behavioral Medicine, 9, 503-513.

Gauvin, I., Rejeski, W. J., & Norris, J. I. (1996). A naturalistic study of the impact of acute physical activity on feeling states and affect in women. Health Psychology, 15, 391-397.

Geersten, R, Klauber, M. R, Rindflesh, M., Kane, R. L., & Gray, R. (1975). A re-examination of Suchman's reviews of social factors in health care utilization. Journal of Health and Social Behavior, 16, 426-437.

Gemming, M. G., Runyan, C. W., Hunter, W. W., & Campbell, B. J. (1984). A community health education approach to occupant protection. Health Education Quarterly, 11, 147-158.

Gerardo-Gettens, T., Miller, G. D., Horwitz, B. A., McDonald, R. B., Brownell, K. D., Greenwood, M. R. C, Rodin, J., & Stern, J. S. (1991). Exercise decreases fat selection in female rats during weight cycling. American Journal of Physiology, 260, R518-R524.

Gerbert, B., Stone, G., Stulbarg, M., Gullion, D. S., & Greenfield, S. (1988). Agreement among physician assessment methods: Searching for the truth among fallible methods. Medical Care, 26, 519-535.

Gerin, W., & Pickering, T. G. (1995). Association between delayed recovery of blood pressure after acute mental stress and parental history of hypertension. Journal of Hypertension, 13, 603-610.

Gerrard, M., Gibbons, F. X., Benthin, A. C, & Hessling, R. M. (1996). A longitudinal study of the reciprocal nature of risk behaviors and cognitions in adolescents: What you do shapes what you think, and vice versa. Health Psychology, 15, 344-354.

Gerritson, W., Heijnen, C. J., Wiegant, V. M., Bermond, B., & Frijda, N. H. (1996). Experimental social fear: Immunological, hormonal, and autonomic concomitants. Psychosomatic Medicine, 58, 273-286.

Gibbons, F. X., & Eggleston, T. J. (1996). Smoker networks and the "typical smoker": A prospective analysis of smoking cessation. Health Psychology, 15, 469-477.

Gibbons, F. X., & Gerrard, M. (1995). Predicting young adults' health risk behavior. Journal of Personality and Social Psychology, 69, 505-517.

Gibbons, F. X., Gerrard, M., & McCoy, S. B. (1995). Prototype perception predicts (lack of) pregnancy prevention. Personality and Social Psychology Bulletin, 21, 85-93.

Gibson, B. (1997). Suggestions for the creation and implementation of tobacco policy. Journal of Social Issues, 53, 187-192.

Gidron, Y., & Davidson, K. (1996). Development and preliminary testing of a brief intervention for modifying CHD-predictive hostility components. Journal of Behavioral Medicine, 19, 203-220.

Gidron, Y., Davidson, K, & Bata, I. (1999). The short-term effects of a hostility-reduction intervention on male coronary heart disease patients. Health Psychology, 18, 416-420.

Gil, K. M., Carson, J. W., Sedway, J. A., Porter, I. S., Schaeffer, J. J. W., & Orringer, E. (2000). Follow-up of coping skills training in adults with sickle cell disease: Analysis of daily pain and coping practices diaries. Health Psychology, 19, 85-90.

Gil, K. M., Wilson, J. J., Edens, J. I., Webster, D. A., Abrams, M. A., Orringer, E., Grant, M., Clark, W. C., & Janal, M. N. (1996). Effects of cognitive coping skills training on coping strategies and experimental pain sensitivity in African American adults with sickle cell disease. Health Psychology, 15, 3-10.

Gillespie, M. (1999, March 19). Latest round in public debate over assisted suicide. Retrieved June 19, 2001, from www.gallup.com/poll/releases I.

Girdler, S. S., Hinderliter, A. I., Brownley, K. A., Turner, J. R, Sherwood, A., & Light, K. C. (1996). The ability of active versus passive coping tasks to predict future blood pressure levels in normotensive men and women. International Journal of Behavioral Medicine, 3, 233-250.

Girdler, S. S., Jamner, I. D., Jarvik, M., Soles, J. R, & Shapiro, D. (1997). Smoking status and nicotine administration differentially modify hemodynamic stress reactivity in men and women. Psychosomatic Medicine, 59, 294-306.

Given, C. W., Stommel, M., Given, B., Osuch, J., Kurtz, M. E., & Kurtz, J. C. (1993). *The influence of cancer patients' symptoms and functional states on patients' depression and family caregivers' reaction and depression.* Health Psychology, 12, 277-285.

Glaser, B. G. (1972). *Disclosure of terminal illness.* In E. G. Jaco (Ed.), Patients, physicians, and illness (pp. 204-213). New York: Free Press.

Glaser, R, Kiecolt-Glaser, J. K, Bonneau, R. H., Malarkey, W., Kennedy, S., & Hughes, J. (1992). *Stress-induced modulation of the immune response to recombinant hepatitis B. vaccine.* Psychosomatic Medicine, 54, 22-29.

Glaser, R, Kiecolt-Glaser, J. K, Speicher, C. E., & Holliday, J. E. (1985). *Stress, loneliness, and changes in herpesvirus latency.* Journal of Behavioral Medicine, 8, 249-260.

Glaser, R, Kiecolt-Glaser, J. K, Stout, J. C., Tarr, K. I., Speicher, C. E., & Holliday, J. E. (1985). *Stress-related impairments in cellular immunity.* Psychiatry Research, 16, 233-239.

Glaser, R, Rice, J., Speicher, C. E., Stout, J. C., & KiecoltGlaser, J. K. (1986). *Stress depresses interferon production by leukocytes concomitant with a decrease in natural killer cell activity.* Behavioral Neuroscience, 100, 675-678.

Glaser, R, Sheridan, J., Malarkey, W. B., MacCallum, R. C., & Kiecolt-Glaser, J. K. (2000). *Chronic stress modulates the immune response to a pneumococcal pneumonia vaccine.* Psychosomatic Medicine, 62, 804-807.

Glasgow, M. S., & Engel, B. T. (1987). *Clinical issues in biofeedback and relaxation therapy for hypertension.* In J. P. Hatch, J. G. Fisher, & J. D. Rugh (Eds.), Biofeedback (pp. 81-121). New York: Plenum Press.

Glasgow, M. S., Engel, B. T., & D'Lugoff, B. C. (1989). *A controlled study of a standardized behavioral stepped treatment for hypertension.* Psychosomatic Medicine, 51, 10-26.

Glasgow, R. E., & Anderson, B. J. (1995). *Future directions for research on pediatric chronic disease management: Lessons from diabetes.* Journal of Pediatric Psychology, 20, 389-402.

Glasgow, R. E., Stevens, V. J., Vogt, T. M., Mullooly, J. P., & Lichtenstein, E. (1991). *Changes in smoking associated with hospitalization: Quit rates, predictive variables, and intervention implications.* American Journal of Health Promotion, 6, 24-29.

Glasgow, R. E., Terborg, J. R, Strycker, I. A., Boles, S. M., & Hollis, J. F. (1997). *Take heart II: Replication of a worksite health promotion trial.* Journal of Behavioral Medicine, 20, 143-161.

Glasgow, R. E., Toobert, D. J., Hampson, S. E., & Wilson, W. (1995). *Behavioral research on diabetes at the Oregon Research Institute.* Annals of Behavioral Medicine, 17, 32-40.

Glass, D. C., & Singer, J. E. (1972). *Urban stress.* New York: Academic Press.

Glass, J., & Fujimoto, I. (1994). *Housework, paid work, and depression among husbands and wives.* Journal of Health and Social Behavior, 35, 179-191.

Glass, I. A., DeLeon, C. M., Marottoli, R. A., & Berkman, L. F. (1999). *Population based study of social and productive activities as predictors of survival among elderly Americans.* British Medical Journal, 319, 478-483.

Glenn, S. W, Parsons, O. A., & Stevens, L. (1989). *Effects of alcohol abuse and familial alcoholism on physical health in men and women.* Health Psychology, 8, 325-341.

Glick, I. O., Weiss, R. S., & Parkes, C. M. (1974). *The first year of bereavement.* New York: Wiley.

Glinder, J. G., & Compas, B. E. (1999). *Self-blame attributions in women with newly diagnosed breast cancer: A prospective study of psychological adjustment.* Health Psychology, 18, 475-481.

Glynn, L. M., Christenfeld, N., & Gerin, W. (1999). *Gender, social support, and cardiovascular responses to stress.* Psychosomatic Medicine, 61, 234-242.

Goffman, E. (1961). *Asylums.* Garden City, NY: Doubleday. Goffman, E. (1963). *Stigma: Notes on the management of spoiled identity.* Englewood Cliffs, NJ: Prentice-Hall.

Gogan, J. L., Koocher, G. P, Foster, D. J., & O'Malley, J. E. (1977). *Impact of childhood cancer on siblings.* Health and Social Work, 2, 41-57.

Goldberg, R. J. (1981). *Management of depression in the patient with advanced cancer.* Journal of the American Medical Association, 246, 373-376.

Goldberg, C. (1998, September 11). *Little drop in college binge drinking: Study finds that fraternities and sororities still lead the way.* New York Times, p. A12.

Golden, J. S., & Johnston, G. D. (1970). *Problems of distortion in doctor-patient communications.* Psychiatry in Medicine, 1, 127-149.

Goldman, M. S. (1983). *Cognitive impairment in chronic alcoholics: Some cause for optimism.* American Psychologist, 38, 1045-1054.

Goldman, S. L., Whitney-Saltiel, D., Granger, J., & Rodin, J. (1991). *Children's representations of "everyday" aspects of health and illness.* Journal of Pediatric Psychology, 16, 747-766.

Goldstein, M. S., Jaffe, D. I., Garell, D., & Berk, R. E. (1986). Holistic doctors: Becoming a non-traditional medical practitioner. Urban Life, 14, 317-344.

Goldstein, M. S., Jaffe, D. I., Sutherland, C., & Wilson, J. (1987). Holistic physicians: Implications for the study of the medical profession. Journal of Health and Social Behavior, 28, 103-119.

Gonder-Frederick, L. A., Carter, W. R, Cox, D. J., & Clarke, W. L. (1990). Environmental stress and blood glucose change in insuring insulin-dependent diabetes mellitus. Health Psychology, 9, 503-515.

Gonder-Frederick, L. A., Cox, D. J., Bobbitt, S. A., & Pennebaker, J. W. (1986). Blood glucose symptom beliefs of diabetic patients: Accuracy and implications. Health Psychology, 5, 327-341.

Goodall, I. A., & Halford, W. K. (1991). Self-management of diabetes mellitus: A critical review. Health Psychology, la, 1-8.

Goode, K. I., Haley, W. E., Roth, D. L., & Ford, G. R. (1998). Predicting longitudinal changes in caregiver physical and mental health: A stress process model. Health Psychology, 17, 190-198.

Goodenow, C., Reisine, S. I., & Grady, K. E. (1990). Quality of social support and associated social and psychological functioning in women with rheumatoid arthritis. Health Psychology, 9, 266-284.

Goodman, E., & Capitman, J. (2000). Depressive symptoms and cigarette smoking among teens. Pediatrics, 106, 748-755.

Goodstein, R. (1983). Overview: Cerebrovascular accident and the hospitalized elderly-A multi-dimensional clinical problem. American Journal of Psychiatry, 140, 141-147.

Gordon, C. M., & Carey, M. P. (1996). Alcohol's effects on requisites for sexual risk reduction in men: An initial experimental investigation. Health Psychology, 15, 56-60.

Gordon, C. M., Carey, M. P, & Carey, K. B. (1997). Effects of a drinking event on behavioral skills and condom attitudes in men: Implications for HIV risk from a controlled experiment. Health Psychology, 16, 490-495.

Gordon, J. R, & Marlatt, G. A., (1981). Addictive behaviors. In J. L. Shelton & R. L. Levy (Eds.), Behavioral assignments and treatment compliance (pp. 167-186). Champaign, IL: Research Press.

Gordon, W. A., & Diller, L. (1983). Stroke: Coping with a cognitive deficit. In I. G. Burish & L. A Bradley (Eds.), Coping with chronic disease: Research and applications. New York: Academic Press, pp. 113-135.

Gordon, W. A., & Hibbard, M. R. (1992). Critical issues in cognitive remediation. Neuropsychology, 6, 361-370.

Gorman, C. (1999, March 29). Get some sleep. Time, p. 225. Gorsuch, R. L. (1995). Religious aspects of substance abuse and recovery. Journal of Social Issues, 51, 65-83.

Gottlieb, B. H. (1983). Social support strategies: Guidelines for mental health practice. Beverly Hills, CA: Sage.

Gottlieb, B. H. (Ed.). (1988). Marshalling social support: Formats, processes, and effects. Newbury Park, CA: Sage.

Gottlieb, N. H., & Green, L. W. (1984). Life events, social network, life-style, and health: An analysis of the 1979 national survey on personal health practices and consequences. Health Education Quarterly, 11, 91-105.

Gough, H. G. (1967). Nonintellectual factors in the selection and evaluation of medical students. Journal of Medical Education, 42, 642-650.

Gough, H. G., Hall, W. B., & Harris, R. E. (1963). Admissions procedures as forecasters of performance in medical training. Journal of Medical Education, 38, 983-998.

Gould, R. (1972). The phases of adult life: A study in developmental psychology. American Journal of Psychiatry, 129, 521-531.

Gout and hyperuricemia. (2001) [Online]. Available: http://www.focusonarthritis.com/script/ main/art.asp?articlekey=374 [2001, June 24].

Gove, W. R, & Zeiss, C. (1987). Multiple roles and happiness. In F. Crosby (Ed.), Spouse, parent, worker (pp. 125-137). New Haven, CT: Yale University Press.

Grady, D. (2000a, October 12). Exchanging obesity's risks for surgery's. New York Times, pp. AI, A24.

Grady, D. (2000b, February 3). Study says children with cancer suffer more than necessary. New York Times, p. A16.

Graham, M. A., Thompson, S. C, Estrada, M., & Yonekura, M. I. (1987). Factors affecting psychological ad justment to a fetal death. American Journal of Obstetrics and Gynecologtj, 157, 254-257.

Gramling, S. E., Clawson, E. P, & McDonald, M. K. (1996).

Perceptual and cognitive abnormality model of hypochondriasis: Amplification and physiological reactivity in women. Psychosomatic Medicine, 58, 423-431.

Grassi, I., & Molinari, S. (1986). Intrafamilial dynamics and neoplasia: Prospects for a multidisciplinary analysis. Rivista di Psichiatria, 21, 329-341.

Graugaard, P., & Finset, A., (2000). Trait anxiety and reactions to patient-centered and doctor-centered styles of communication: An experimental study. Psychosomatic Medicine, 62, 33-39.

Graydon, J. E. (1988). Factors that predict patients' functioning following treatment for cancer. International Journal of Nursing Studies, 25, 117-124.

Green, J. H. (1978). *Basic clinical physiology* (3rd ed.). New York: Oxford University Press.

Green, L. W., & Cargo, M. D. (1994). The changing context of health promotion in the workplace. In M. P. O'Donnell & J. S. Harris (Eds.), *Health promotion in the workplace* (2nd ed., pp. 497-524). Toronto, Canada: Delmar.

Green, P. J., Kirby, R, & Suls, J. (1996). The effects of caffeine on blood pressure and heart rate: A review. *Annals of Behavioral Medicine, 18*, 201-216.

Greenberg, E. S., & Grunberg, I. (1995). Work alienation and problem alcohol behavior. *Journal of Health and Social Behavior, 36*, 83-102.

Greenberg, R. A., Strecher, V. J., Bauman, K. E., Boat, B. W., Fowler, M. G., Keyes, I. I., Denny, F. W., Chapman, R. S., Stedman, H. C, La Vange, I. M., Glover, I. H., Haley, N. J., & Loda, F. A., (1994). Evaluation of a homebased intervention program to reduce infant passive smoking and lower respiratory illness. *Journal of Behavioral Medicine, 17*, 273-290.

Greene, R. E., Houston, B. K, & Holleran, S. A., (1995). Aggressiveness, dominance, developmental factors, and serum cholesterol level in college males. *Journal of Behavioral Medicine, 18*, 569-580.

Greenfield, S., Kaplan, S. H., Ware, J. E., Jr., Yano, E. M., & Frank, H. J. I. (1988). Patients' participation in medical care: Effects on blood sugar control and quality of life in diabetes. *Journal of General Internal Medicine, 3*, 448-457.

Greer, S. (1974). Psychological aspects: Delay in the treatment of breast cancer. *Proceedings of the Royal Society of Medicine, 64*, 470-473.

Greer, S. (1987). Psychotherapy for the cancer patient. *Psychiatric Medicine, S*, 267-279.

Gregerson, M. B. (2000). The curious 2000-year case of asthma. *Psychosomatic Medicine, 62*, 816-827.

Grembowski, D., Patrick, D., Diehr, P, Durham, M., Beresford, S., Kay, E., & Hecht, J. (1993). Self-efficacy and health behavior among older adults. *Journal of Health and Social Behavior, 34*, 89-104.

Grieco, A., & Long, C. J. (1984). Investigation of the Karnofsky Performance Status as a measure of quality of life. *Health Psychology, 3*, 129-142.

Grodner, S., Prewitt, I. M., Jaworski, B. A., Myers, R, Kaplan, R. M., & Ries, A. I. (1996). The impact of social support in pulmonary rehabilitation of patients with chronic obstructive pulmonary disease. *Annals of Behavioral Medicine, 18*, 139-145.

Gross, AM., Eudy, C, & Drabman, R. S. (1982). Training parents to be physical therapists with their physically handicapped child. *Journal of Behavioral Medicine, S*, 321-328.

Grossi, G., Perski, A., Feleke, E., & Jakobson, U. (1998). State anxiety predicts poor psychosocial outcome after coronary bypass surgery. *International Journal of Behavioral Medicine, S*, 1-16.

Grossman, H. Y, Brink, S., & Hauser, S. T. (1987). Self-efficacy in adolescent girls and boys with insulindependent diabetes mellitus. *Diabetes Care, 10*, 324-329.

Groth-Marnat, G., & Fletcher, A., (2000). Influence of neuroticism, catastrophizing, pain, duration, and receipt of compensation on short-term response to nerve block treatment for chronic back pain. *Journal of Behavioral Medicine, 23*, 339-350.

Grunberg, N. E. (1985). Specific taste preferences: An alternative explanation for eating changes in cancer patients. In T. G. Burish, S. M. Levy, & B. E. Meyerowitz (Eds.), *Cancer, nutrition, and eating behavior: A biobehavioral perspective* (pp. 43-61). Hillsdale, NJ: Erlbaum.

Grunberg, N. E. (1986). Nicotine as a psychoactive drug: Appetite regulation. *Psychopharmacology Bulletin, 22*, 875-881.

Grunberg, N. E., & Acri, J. B. (1991). Conceptual and methodological considerations for tobacco addiction research. *British Journal of Addiction, 86*, 637-641.

Grunberg, N. E., & Straub, R. O. (1992). The role of gender and taste class in the effects of stress on eating. *Health Psychology, 11*, 97-100.

Gump, B. B., & Kulik, J. A., (1995). The effect of a model's HIV status on self-perceptions: A self-protective similarity bias. *Personality and Social Psychology Bulletin, 21*, 827-833.

Gump, B. B., & Matthews, K. A., (1998). Vigilance and cardiovascular reactivity to subsequent stressors in men: A preliminary study. *Health Psychology, 17*, 93-96.

Gump, B. B., & Matthews, K. A., (2000). Are vacations good for your health? The 9-year mortality experience after the multiple risk factor intervention trial. *Psychosomatic Medicine, 62*, 608-612.

Gump, B. B., Matthews, K. A., & Raikkonen, K. (1999). Modeling relationships among socioeconomic status, hostility, cardiovascular reactivity, and left ventricular mass in African American and White children. *Health Psychology, 18*, 140-150.

Gura, T. (1997). Obesity sheds its secrets. *Science, 275*, 751-753.

Guyll, M., & Contrada, R. J. (1998). Trait hostility and ambulatory cardiovascular activity: Responses to social interaction. *Health Psychology, 17*, 30-39.

Hackett, T. P., & Cassem, N. H. (1973). Psychological adaptation to convalescence in myocardial infarction patients. In J. P. Naughton, H. K. Hellerstein, & I. C. Mohler (Eds.), Exercise testing and exercise training in coronary heart disease. New York: Academic Press.

Haft, J. I. (1974). Cardiovascular injury induced by sympathetic catecholamines. Progress in Cardiovascular Disease, 17, 73.

Hagedoorn, M., Kuijer, R. G., Buunk, B. P., DeJong, G., Wobbes, T., & Sanderman, R. (2000). Marital satisfaction in patients with cancer: Does support from intimate partners benefit those who need it the most? Health Psychology, 19, 274-282.

Haines, V. A., Hurlbert, J. S., & Beggs, J. J. (1996). Exploring the determinants of support provision: Provider characteristics, personal networks, community contexts, and support following life events. Journal of Health and Social Behavior, 37, 252-264.

Halberstam, M. J. (1971, February 14). The doctor's new dilemma: Will I. be sued? New York Times Magazine, pp. 8-9, 33-39.

Halford, W. K., Cuddihy, S., & Mortimer, R. H. (1990). Psychological stress and blood glucose regulation in Type I. diabetic patients. Health Psychology, 9, 516-528.

Hall, A., & Crisp, A. H. (1983). Brief psychotherapy in the treatment of anorexia nervosa: Preliminary findings. In P. L. Darby, P. E. Garfinkel, D. M. Garner, & D. V. Coscina (Eds.), Anorexia nervosa: Recent developments in research (pp. 41-56). New York: Liss.

Hall, C. (1999, April 5). Living in pain affliction: For chronic pain sufferers, even hope can hurt (first of two parts). San Francisco Chronicle. Retrieved March 27, 2001, from http://www.sfgate.com/

Hall, J. A., Epstein, AM., DeCiantis, M. L., & McNeil, B. J. (1993). Physicians' liking for their patients: More evidence for the role of affect in medical care. Health Psychology, 12, 140-146.

Hall, J. A., Irish, J. T., Roter, D. L., Ehrlich, C. M., & Miller, L. H. (1994). Gender in medical encounters: An analysis of physician and patient communication in a primary care setting. Health Psychology, 13, 384-392.

Hall, J. A., Rotter, D. L., & Katz, N. R. (1988). Meta-analysis of correlates of provider behavior in medical encounters. Medical Care, 26, 657-675.

Hall, M., Baum, A., Buysse, D. J., Prigerson, H. G., Kupfer, D. J., & Reynolds, C. F. (1998). Sleep as a mediator of the stress-immune relationship. Psychosomatic Medicine, 60, 48-51.

Hall, M., Buysse, D. J., Nowell, P. D., Nofzinger, E. A., Houck, P., Reynolds, C. F., & Kupfer, D. J. (2000). Symptoms of stress and depression as correlates of sleep in primary insomnia. Psychosomatic Medicine, 62, 227-230.

Hall, S. C., Adams, C. K, Stein, C. H., Stephenson, H. S., Goldstein, M. K, & Pennypacker, H. S. (1980). Improved detection of human breast lesions following experimental training. Cancer, 46, 408-414.

Hall, S. M., Ginsberg, D., & Jones, R. T. (1986). Smoking cessation and weight gain. Journal of Consulting and Clinical Psychology, 54, 342-346.

Hamburg, D., & Sartorius, N. (1989). Health and behavior: A worldwide perspective. In World Health Organization (Ed.), Health and behavior (pp. 206-220). Cambridge, England: Cambridge University Press.

Hamburg, D. A., & Adams, J. E. (1967). A perspective on coping behavior: Seeking and utilizing information in major transitions. Archives of General Psychiatry, 19, 277-284.

Hamilton, M. K, Gelwick, B. P., & Meade, C. J. (1984). The definition and prevalence of bulimia. In R. C. Hawkins, W. J. Fremouw, & P. F. Clement (Eds.), The binge-purge syndrome (pp. 3-26). New York: Springer.

Hamilton, V. L., Broman, C. L., Hoffman, W. S., & Renner, D. S. (1990). Hard times and vulnerable people: Initial effects of plant closing on autoworkers' mental health. Journal of Health and Social Behavior, 31, 123-140.

Hamlett, K, Eaker, E. D., & Stokes, J., III. (1989). Psychosocial correlates of alcohol intake among women aged 45 to 64 years: The Framingham Study. Journal of Behavioral Medicine, 6, 525-542.

Hammen, C., Marks, T., Mayol, A., & DeMayo, R. (1985). Depressive self-schemas, life stress, and vulnerability to depression. Journal of Abnormal Psychology, 94, 308-319.

Hampson, S. E., Andrews, J. A., Barckley, M., Lichtenstein, E., & Lee, M. E. (2000). Conscientiousness, perceived risk, and risk-reduction behaviors: A preliminary study. Health Psychology, 19, 496-500.

Hampson, S. E., Glasgow, R. E., & Toobert, D. J. (1990). Personal models of diabetes and their relations to selfcare activities. Health Psychology, 9, 632-646.

Hampson, S. E., Glasgow, R. E., & Zeiss, A. M. (1994). Personal models of osteoarthritis and their relation to self-management activities and quality of life. Journal of Behavioral Medicine, 17, 143-158.

Han, S., & Shavitt, S. (1994). Persuasion and culture: Advertising appeals in individualistic and collectivistic societies. Journal of Experimental Social Psychology, 30, 326-350.

Hanson, C. I., & Pichert, J. W. (1986). Perceived stress and diabetes control in adolescents. Health Psychology, 5, 439-452.

Hanson, C. I., Henggeler, S. w., & Burghen, G. A., (1987). *Models of associations between psychosocial variables and health-outcome measures of adolescents with IODM. Diabetes Care, 10, 752-758.*

Hanson, C. I., Henggeler, S. W., Harris, M. A., Burghen, G. A., & Moore, M. (1989). *Family system variables and the health status of adolescents with insulin-dependent diabetes mellitus. Health Psychology, 8, 239-253.*

Harburg, E., Erfurt, J. C., Havenstein, I. S., Chape, C., Schull, W. J., & Schork, M. A., (1973,). *Socio-ecological stress, suppressed hostility, skin color, and Black-White male blood pressure: Detroit. Psychosomatic Medicine, 35, 276-296.*

Harnish, J. D., Aseltine, R. H., & Gore, S. (2000). *Resolution of stressful experiences as an indicator of coping effectiveness in young adults: An event history analysis. Journal of Health and Social Behavior, 41, 121-136.*

Harrell, J. P. (1980). *Psychological factors and hypertension: A status report. Psychological Bulletin, 87, 482-501.*

Harrington, I., Affleck, G., Urrows, S., Tennen, H., Higgins, P., Zautra, A., & Hoffman, S. (1993). *Temporal covariation of soluable interleukin-2 receptor levels, daily stress, and disease activity in rheumatoid arthritis. Arthritis and Rheumatism, 36, 199-207.*

Harris, M. B., Walters, I. C., & Waschull, S. (1991). *Gender and ethnic differences in obesity-related behaviors and attitudes in a college sample. Journal of Applied Social Psychology, 21, 1545-1566.*

Hartley, H. (1999). *The influence of managed care on supply of certified nurse-midwives: An evaluation of the physician dominance thesis. Journal of Health and Social Behavior, 40, 87-10l.*

Hassinger, H., Semenchuk, E., & O'Brien, W. (1999). *Appraisal and coping responses to pain and stress in migraine headache sufferers. Journal of Behavioral Medicine, 22, 327-340.*

Hastrup, J. I. (1985). *Inaccuracy of family health information: Implications for prevention. Health Psychology, 4, 389-397.*

Hatch, J. P., Moore, P. J., Borcherding, S., CyrProvost, M., Boutros, N. N., & Seleshi, E. (1992). *Electromyographic and affective responses of episodic tension-type headache patients and headache-free controls during stressful task performance. Journal of Behavioral Medicine, 15, 89-112.*

Hatfield, M. O. (1990). *Stress and the American worker. American Psychologist, 45, 1162-1164.*

Hatsukami, D., LaBounty, L., Hughes, J., & Laine, D. (1993). *Effects of tobacco abstinence on food intake among cigarette smokers. Health Psychology, 12, 499-502.*

Hauenstein, M. S., Schiller, M. R, & Hurley, R. S. (1987). *Motivational techniques of dieticians counseling individuals with Type II diabetes. Journal of the American Diabetic Association, 87, 37-42.*

Haug, M. R. (1994). *Elderly patients, caregivers, and physicians: Theory and research on health care trends. Journal of Health and Social Behavior, 35, 1-12.*

Haug, M. R, & Folmar, S. J. (1986). *Longevity, gender, and life quality. Journal of Health and Social Behavior, 27, 332-345.*

Haug, M. R, & Ory, M. G. (1987). *Issues in elderly patientprovider interactions. Research 0/1 Aging, 9, 3-44.*

Hawk, L., Dougall, I., Ursa no, R, & Ballin, A., (2000). *Urinary catecholamines and cortisol in recent-onset posttraumatic stress disorder after motor vehicle accidents. Psychosomatic Medicine, 62, 423-434.*

Hayes, D., & Ross, C. E. (1987). *Concern with appearance, health beliefs, and eating habits. Journal of Health and Social Behavior, 28, 120-130.*

Hayes-Bautista, D. E. (1976). *Modifying the treatment: Patient compliance, patient control, and medical care. Social Science and Medicine, 10, 233-238.*

Haynes, R. B. (1979a). *Determinants of compliance: The disease and the mechanics of treatment. In R. B. Haynes, D. W. Taylor, & D. I. Sackett (Eds.), Compliance in health care (pp. 49-62). Baltimore, MD: Johns Hopkins University Press.*

Haynes, R. B. (1979b). *Strategies to improve compliance with referrals, appointments, and prescribed medical regimens. In R. B. Haynes, D. W. Taylor, & D. I. Sackett (Eds.), Compliance in health care (pp. 121-143). Baltimore, MD: Johns Hopkins University Press.*

Haynes, R. B., McKibbon, K. A., & Kanani, R. (1996). *Systematic review of randomized controlled trials of the effects on patient adherence and outcomes of interventions to assist patients to follow prescriptions for medications. The Cochrane Library, 2, 1-26.*

Haynes, R. B., Wang, B., & da-Mota-Gomes, M. (1987). *A critical review of intentions to improve compliance with prescribed medications. Patient Education and Counseling, lO, 155-166.*

Haynes, S. G., Odenkirchen, J., & Heimendinger, J. (1990). *Worksite health promotion for cancer control. Seminars in Oncology, 17, 463-484.*

Haynes, S. N., Gannon, L. R, Bank, J., Shelton, D., & Goodwin, J. (1990). *Cephalic blood flow correlates of induced headaches. Journal of Behavioral Medicine, 13, 467-480.*

Hays, R. B., Turner, H., & Coates, T. J. (1992). *Social support, AIDS-related symptoms, and depression among gay men. Journal of Consulting and Clinical Psychology, 60, 463-469.*

Haythornthwaite, J., Lawrence, J., & Fauerbach, J. (2001). Brief cognitive interventions for burn pain. *Annals of Behavioral Medicine, 23,* 42-49.

Health Care Financing Administration. (2001). Table 1: National health expenditures and selected economic indicators, levels and average annual percent change: Selected calendar years 1980-2010. Retrieved June 15, 2001, from www.hcfa.gov/stats/NHE-Proj/proj2000/tables/tl.htm

Heaney, C. A., Israel, B. A., & House, J. A., (1994). Chronic job insecurity among automobile workers: Effects on job satisfaction and health. *Social Science and Medicine, 38,* 1431-1437.

Heath, A. C., & Madden, P. A F. (1995). Genetic influences on smoking behavior. In J. R. Turner et al. (Eds.) *Behavior genetic approaches in behavioral medicine.* New York: Plenum Press.

Heatherton, T. F, Herman, C. P, & Polivy, J. (1991). Effects of physical threat and ego threat on eating behavior. *Journal of Personality and Social Psychology, 60,* 138-143.

Heatherton, T. F, Herman, C. P., & Polivy, J. (1992). Effects of distress on eating: The importance of egoinvolvement. *Journal of Personality and Social Psychology, 62,* 801-803.

Heijmans, M., & deRidder, D. (1998). Assessing illness representations of chronic illness: Explorations of their disease-specific nature. *Journal of Behavioral Medicine, 21,* 485-503.

Heim, E., Valach, L., & Schaffner, L. (1997). Coping and psychosocial adaptation: Longitudinal effects over time and stages in breast cancer. *Psychosomatic Medicine, 59,* 408-418.

Heishman, S. J., Kozlowski, L. T., & Henningfield, J. E. (1997). Nicotine addiction: Implications for public health policy. *Journal of Social Issues, 53,* 13-33.

Helgeson, V. S. (1992). Moderators of the relation between perceived control and adjustment to chronic illness. *Journal of Personality and Social Psychology, 63,* 656-666.

Helgeson, V. S. (1993). Implications of agency and communion for patient and spouse adjustment to a first coronary event. *Journal of Personality and Social Psychology, 64,* 807-816.

Helgeson, V. S. (1999). Applicability of cognitive adaptation theory to predicting adjustment to heart disease after coronary angioplasty. *Health Psychology, 18,* 561-569.

Helgeson, V. S., & Cohen, S. (1996). Social support and adjustment to cancer: Reconciling descriptive, correlational, and intervention research. *Health Psychology, 15,* 135-148.

Helgeson, V. S., Cohen, S., Schulz, R, & Yasko, J. (2000). Group support interventions for women with breast cancer: Who benefits from what? *Health Psychology, 19,* 107-117.

Helgeson, V. S., & Fritz, H. L. (1999). Cognitive adaptation as a predictor of new coronary events after percutaneous transluminal coronary angioplasty. *Psychosomatic Medicine, 61,* 488-495.

Helgeson, V. S., & Lepore, S. J. (1997). Men's adjustment to prostate cancer: The role of agency and unmitigated agency. *Sex Roles, 37,* 251-267.

Helmers, K. F, & Krantz, D. S. (1996). Defensive hostility, gender and cardiovascular levels and responses to stress. *Annals of Behavioral Medicine, 18,* 246-254.

Henifin, M. S. (1993). New reproductive technologies: Equity and access to reproductive health care. *Journal of Social Issues, 49,* 62-74.

Henry, J. P, & Cassel, J. C. (1969). Psychosocial factors in essential hypertension: Recent epidemiologic and animal experimental evidence. *American Journal of Epidemiologtj, 90,* 171-200.

Herbert, T. B., & Cohen, S. (1993). Stress and immunity in humans: A meta-analytic review. *Psychosomatic Medicine, 5,* 364-379.

Herman, C. P. (1987). Social and psychological factors in obesity: What we don't know. In H. Weiner & A Baum (Eds.), *Perspectives in behavioral medicine: Eating regulation and discontrol* (pp. 175-187). Hillsdale, NJ: Erlbaum.

Herman, M. (1972). The poor: Their medical needs and the health services available to them. *Annals of the American Academy of Political and Social Science, 399,* 12-21.

Hermand, D., Mullet, E., & Lavieville, S. (1997). Perception of the combined effects of smoking and alcohol on health. *Journal of Health Psychology, 2,* 481-491.

Herrmann, C., Brand-Driehorst, S., Kaminsky, B., Leibing, E., Staats, H., & Ruger, U. (1998). Diagnostic groups and depressed mood as predictors of 22-month mortality in medical inpatients. *Psychosomatic Medicine, 60,* 570-577.

Herzog, A. R., House, J. D., & Morgan, J. N. (1991). Relation of work and retirement to health and well-being in older age. *Psychology and Aging, 6,* 202-211.

Herzog, T. A., Abrams, D. B., Emmons, K. M., Linnan, L. A., & Shadel, W. G. (1999). Do processes of change predict smoking stage movements? A prospective analysis of the transtheoretical model. *Health Psychology, 18,* 369-375.

Hibbard, M. R, Gordon, W. A., Stein, P. N., Grober, S., & Sliwinski, M. (1992). Awareness of disability in patients following stroke. *Rehabilitation Psychology, 37,* 103-120.

Hibbard, M. R, Grober, S. E., Gordon, W. A., Aletta, E. G., & Freeman, A., (1990). Cognitive therapy and the treatment of poststroke depression. Topics of Geriatric Rehabilitation, 5, 45-55.

Hibbard, M. R, Grober, S. E., Stein, P. N., & Gordon, W. A. (1992). Poststroke depression. In A Freeman & F. M. Dattilio (Eds.), Comprehensive casebook of cognitive therapy (pp. 303-310). New York: Plenum Press.

Higgins-Biddle, J. C., Babor, T. F, Mullahyl, J., Daniels, J., & McRee, B. (1997). Alcohol screening and brief intervention: "'There research meets practice. Connecticut Medicine, 61, 565-575.

Hilgard, E. R. (1965). Hypnotic susceptibility. New York: Harcourt, Brace & World.

Hilgard, E. R. (1971). Hypnotic phenomena: The struggle for scientific acceptance. American Scientist, 59, 567-577.

Hillhouse, J. J., Stair, A. W., III, & Adler, C. M. (1996). Predictors of sunbathing and sunscreen use in college undergraduates. Journal of Behavioral Medicine, 19, 543-562.

Hinton, J. M. (1967). Dying. Baltimore, MD: Penguin. Hirayama, T. (1981). Non-smoking wives of heavy smokers have a higher risk of lung cancer: A study from Japan. British Medical Journal, 282, 183-185.

Hlatky, M. A., Lam, L. C., Lee, K. L., Clapp-Channing, N. E., Williams, R. B., Pryor, D. B., Califf, R. M., & Mark, D. B. (1995). Job strain and the prevalence and outcome of coronary artery disease. Circulation, 92, 327-333.

Hobfoll, S. E. (1989). Conservation of resources: A new attempt at conceptualizing stress. American Psychologist, 44, 513-524.

Hobfoll, S. E., Jackson, A. P, Lavin, J., Britton, P. J., & Shepherd, J. B. (1993). Safer sex knowledge, behavior, and attitudes of inner-city women. Health Psychology, 12, 481-488.

Hochbaum, G. (1958). Public participation in medical screening programs (DHEW Publication No. 572, Public Health Service). Washington, DC: U. s. Government Printing Office.

Hochschild, A., (1989). The second shift: Working parents and the revolution at home. New York: Viking Penguin.

Hoelscher, T. J., Lichstein, K. L., & Rosenthal, T. L. (1986). Home relaxation practice in hypertension treatment: Objective assessment and compliance induction. Journal of Consulting and Clinical Psychology, 54, 217-22l.

Hoffman, C., Rice, D., & Sung, H. Y. (1996). Persons with chronic conditions: Their prevalence and costs. Journal of the American Medical Association, 276, 1473-1479.

Holaday, J. W. (1983). Cardiovascular effects of endogenous opiate systems. Annual Review of Pharmacology and Toxicology, 23, 541-594.

Holahan, C. J., & Moos, R. H. (1986). Personality, coping, and family resources in stress resistance: A longitudinal analysis. Journal of Personality and Social Psychology, 51, 389-395.

Holahan, C. J., & Moos, R. H. (1987). Personal and contextual determinants of coping strategies. Journal of Personality and Social Psychology, 52, 946-955.

Holahan, C. J., & Moos, R. H. (1990). Life stressors, resistance factors, and improved psychological functioning: An extension of the stress resistance paradigm. Journal of Personality and Social Psychology, 58, 909-917.

Holahan, C. J., & Moos, R. H. (1991). Life stressors, personal and social resources, and depression: A four-year structural model. Journal of Abnormal Psychology, 100, 31-38.

Holahan, C. J., Moos, R. H., Holahan, C. K, & Brennan, P. L. (1995). Social support, coping, and depressive symptoms in a late-middle-aged sample of patients reporting cardiac illness. Health Psychology, 14, 152-163.

Holahan, C. J., Moos, R. H., Holahan, C. K, & Brennan, P. L. (1997). Social context, coping strategies, and depressive symptoms: An expanded model with cardiac patients. Journal of Personality and Social Psychology, 72, 918-928.

Holden, C. (1980). Love Canal residents under stress. Science, 208, 1242-1244.

Holden, C. (1983). Hospices compared with conventional care. Science, 222, 60l.

Holden, C. (1987). Is alcoholism treatment effective? Science, 236, 20-22.

Holland, J. C., & Massie, M. J. (1987). Psychosocial aspects of cancer in the elderly. Clinics in Geriatric Medicine, 3, 533-539.

Holland, J. C., & Rowland, J. H. (1981). Psychiatric, psychosocial, and behavioral interventions in the treatment of cancer: A historical overview. In S. M. Weiss, J. A Herd, & B. H. Fox (Eds.), Perspectives on behavioral medicine. New York: Academic Press.

Hollis, J. F, Carmody, T. P, Connor, S. L., Fey, S. G., & Matarazzo, J. D. (1986). The nutrition attitude survey: Associations with dietary habits, psychological and physical well-being, and coronary risk factors. Health Psychology, 5, 359-374.

Hollon, S. D., & Beck, A. T. (1986). Cognitive and cognitivebehavioral therapies. In S. L. Garfield & A E. Bergin (Eds.), Handbook of psychotherapy and behavior change (3rd ed., pp. 443-482). New York: Wiley.

Holmberg, S. D. (1996). The estimated prevalence and incidence of HIV in 96 large U. S. metropolitan areas. American Journal of Public Health, 86, 642-654.

Holmes, D. S. (1981). The use of biofeedback for treating patients with migraine headaches, Raynaud's disease, and hypertension: A critical evaluation. In C. K. Prokop & L. A Bradley (Eds.), Medical psychology: Contributions to behavioral medicine (pp. 423-441). New York: Academic Press.

Holmes, J. A., & Stevenson, C. A Z. (1990). Differential effects of avoidant and attentional coping strategies on adaptation to chronic and recent-onset pain. Health Psychology, 9, 577-584.

Holmes, T. H., & Rahe, R. H. (1967). The social readjustment rating scale. Journal of Psychosomatic Research, 11, 213-218.

Holroyd, K. A., Andrasik, F., & Westbrook, T. (1977). Cognitive control of tension headache. Cognitive Therapy and Research, 1, 121-133.

Homme, L. E. (1965). Perspectives in psychology, XXIV: Control of coverants, the operants of the mind. Psychological Record, 15, 501-511.

Hongladrom, T, & Hongladrom, G. C. (1982). The problem of testicular cancer: How health professionals in the armed services can help. Military Medicine, 147, 211-213.

Hooper, E. M., Comstock, L. M., Goodwin, J. M., & Goodwin, J. S. (1982). Patient characteristics that influence physician behavior. Medical Care, 20, 630-638.

Hops, H, Duncan, T. E., Duncan, S. C., & Stoolmiller, M. (1996). Parent substance use as a predictor of adolescent use: A six-year lagged analysis. Annals of Behavioral Medicine, 18, 157-164.

Horan, J. J., Layng, F. C., & Pursell, C. H. (1976). Preliminary study of effects of "in vivo" emotive imagery on dental discomfort. Perceptual and Motor Skills, 42, 105-106.

Horan, M. J., & Roccella, E. J. (1988). Non-pharmacologic treatment of hypertension in the United States. Health Psychology, 7, (Supp!.), 267-282.

Horowitz, M. J. (1975). Sliding meanings: A defense against threat in narcissistic personalities. International Journal of Psychoanalysis and Psychotherapy, 4, 167-180.

Horwitz, A. V., Reinhard, S. C., & Howell-White, S. (1996). Caregiving as reciprocal exchange in families with seriously mentally ill members. Journal of Health and Social Behavior, 37, 149-162.

House, J. A. (1981). Work stress and social support. Reading, MA: Addison-Wesley.

House, J. S. (1987). Chronic stress and chronic disease in life and work: Conceptual and methodological issues. Work and Stress, 1, 129-134.

House, J. S., Kessler, R. C., Herzog, A. R., Mero, R. P., Kinney, AM., & Breslow, M. J. (1990). Age, socioeconomic status, and health. The Milbank Quarterly, 68, 383-411.

House, J. S., Landis, K. R., & Umberson, D. (1988). Social relationships and health. Science, 241, 540-545.

House, J. S., & Smith, D. A., (1985). Evaluating the health effects of demanding work on and off the job. In T. F. Drury (Ed.), Assessing physical fitness and physical activity in population-base surveys (pp. 481-508). Hyattsville, MD: National Center for Health Statistics.

House, J. S., Strecher, V., Meltzner, H. L., & Robbins, C. A. (1986). Occupational stress and health among men and women in the Tecumseh Community Health Study. Journal of Health and Social Behavior, 27, 62-77.

House, W. C., Pendelton, L., & Parker, L. (1986). Patients' versus physicians' attributions of reasons for diabetic patients' noncompliance with diet. Diabetes Care, 9, 434.

Houston, B. K, Babyak, M. A., Chesney, M. A., Black, G., & Ragland, D. R. (1997). Social dominance and 22-year all-cause mortality in men. Psychosomatic Medicine, 59, 5-12.

Houston, B. K, & Vavak, C. R, (1991). Cynical hostility: Developmental factors, psychosocial correlates, and health behaviors. Health Psychology, 10, 9-17.

Hughes, J. E. (1987). Psychological and social consequences of cancer. Cancer Surveys, 6, 455-475.

Hughes, J. R. (1993). Pharmacotherapy for smoking cessation: Unvalidated assumptions, anomalies, and suggestions for future research. Journal of Consulting and Clinical Psychology, 61, 751-760.

Hughes, J. R, Gulliver, S. B., Fenwick, J. W., Valliere, W. A., Cruser, K, Pepper, S., Shea, P., Solomon, L. J., & Flynn, B. S. (1992). Smoking cessation among self-quitters. Health Psychology, 11, 331-334.

Hultquist, C. M., Meyers, A. W., Whelan, J. P., Klesges, R. C., Peacher-Ryan, H, & DeB on, M. W. (1995). The effect of smoking and light activity on metabolism in men. Health Psychology, 14, 124-131.

Hunt, W. A., & Matarazzo, J. D. (1973). Three years later: Recent developments in the experimental modification of smoking behavior. Journal of Abnormal Psychology, 81, 107-114.

Hunter, C. E., & Ross, M. W. (1991). Determinants of health-care workers' attitudes toward people with AIDS. Journal of Applied Social Psychology, 21, 947-956.

Huntington, R, & Metcalf, P. (1979). Celebrations of death: The anthropology of mortuary ritual. New York: Cambridge University Press.

Huntington disease. (2001). Retrieved July 11, 2001, from http://health. yahoo.com/health/Diseases_and_Conditions/Disease_Feed_Data/Huntington disease/Huselid, R. F., & Cooper, M. L. (1992). Gender roles as mediators of sex differences in adolescent alcohol use and abuse. Journal of Health and Social Behavior, 33, 348-362.

Hymowitz, N., Campbell, K, & Feuerman, M. (1991). Long-term smoking intervention at the worksite: Effects of quit-smoking groups and an "enriched milieu" on smoking cessation in adult white-collar employees. Health Psychology, 10, 366-369.

Ickovics, J. R, Hamburger, M. E., Vlahov, D., Schoenbaum, E. E., Schuman, P., Boland, R. J., & Moore, J. (2001). Mortality, CD4 cell count decline, and depressive symptoms among HIV-seropositive women. Journal of the American Medical Association, 285, 1466-1474.

Ickovics, J. R, Viscoli, C. M., & Horwitz, R. I. (1997). Functional recovery after myocardial infarction in men: The independent effects of social class. Annals of Behavioral Medicine, 127, 518-525.

Iezzi, T., Archibald, Y., Barnett, P., Klinck, A., & Duckworth, M. (1999). Neurocognitive performance and emotional status in chronic pain patients. Journal of Behavioral Medicine, 22, 205-216.

Illich, I. (1976). Medical nemesis. New York: Pantheon. Ingram, R. E., Atkinson, J. H., Slater, M. A., Saccuzzo, D. P, & Garfin, S. R. (1990). Negative and positive cognition in depressed and nondepressed chronic-pain patients. Health Psychology, 9, 300-314.

Ironson, G., Wynings, C., Schneiderman, N., Baum, A., Rodriguez, M., Greenwood, D., Benight, C., Antoni, M., LaPerriere, A., Huang, H. -S., Klimas, N., & Fletcher, M. A., (1997). Posttraumatic stress symptoms, intrusive thoughts, loss, and immune function after Hurricane Andrew. Psychosomatic Medicine, 59, 128-141.

Irvine, J., Baker, B., Smith, J., Janice, S., Paquette, M., Cairns, J., Connolly, S., Roberts, R, Gent, M., & Dorian, P. (1999). Poor adherence to placebo or amiodarone therapy predicts mortality: Results from the CAMIAT study. Psychosomatic Medicine, 61, 566-575.

Irvine, J., Basinski, A., Baker, B., Jandciu, S., Paquette, M., Cairns, J., Connolly, S., Roberts, R, Gent, M., & Dorian, P. (1999). Depression and risk of sudden cardiac death after acute myocardial infarction: Testing for the confounding effects of fatigue. Psychosomatic Medicine, 61, 729-737.

Irwin, M. (1999). Immune correlates of depression. Advances in Experimental Medicine altd Biology, 461, 1-24.

Irwin, M., Mascovich, A., Gillin, J. C., Willoughby, R, Pike, J., & Smith, T. I. (1994). Partial sleep deprivation reduces natural killer cell activity in humans. Psychosomatic Medicine, 56, 493-498.

Ishigami, T. (1919). The influence of psychic acts on the progress of pulmonary tuberculosis. American Review of Tuberculosis, 2, 470-484.

Ituarte, PH., Kamarck, T. W., Thompson, H. S., & Bacanu, S. (1999). Psychosocial mediators of racial differences in nighttime blood pressure dipping among normotensive adults. Health Psychology, 18, 393-402.

Iwanaga, M., Yokoyama, H, & Seiwa, H. (2000). Effects of personal responsibility and latitude of Type A and B. individuals on psychological and physiological stress responses. International Journal of Behavioral Medicine, 7, 204-215.

Jachuck, S. J., Brierley, H., Jachuck, S., & Willcox, P. M. (1982). The effect of hypotensive drugs on the quality of life. Journal of the Royal College of General Practitioners, 32, 103-105.

Jackson, K. M., & Aiken, I. S. (2000). A psychosocial model of sun protection and sunbathing in young women:

The impact of health beliefs, attitudes, norms, and self-efficacy for sun protection. Health Psychology, 19, 469-478.

Jackson, T., Iezzi, A., & Lafreniere, K. (1996). The differential effects of employment status on chronic pain and health comparison groups. International Journal of Behavioral Medicine, 3, 354-369.

Jacob, R. G., Chesney, M. A., Williams, D. M., Ding, Y., & Shapiro, A. P. (1991). Relaxation therapy for hypertension: Design effects and treatment effects. Annals of Behavioral Medicine, 13, 5-17.

Jacobsen, P. B., Bovbjerg, D. H, & Redd, W. H. (1993). Anticipatory anxiety in women receiving chemotherapy for breast cancer. Health Psychology, 12, 469-475.

Jacobsen, P. B., Bobvjerg, D. H., Schwartz, M. D., Andrykowski, M. A., Futterman, A. D., Gilewski, T., Norton, I., & Redd, W. H. (1993). Formation of food aversions in cancer patients receiving repeated infusions of chemotherapy. Behavior Research and Therapy, 8, 739-748.

Jacobsen, P. B., Manne, S. I., Gorfinkle, K., Schorr, O., Rapkin, B., & Redd, W. H. (1990). Analysis of child and parent behavior during painful medical procedures. Health Psychology, 9, 559-576.

Jacobsen, P. B., Valdimarsdottir, H. B., Brown, K. I., & Offit, K. (1997). Decision-making about genetic testing among women at familial risk for breast cancer. Psychosomatic Medicine, 59, 459-466.

Jacobsen, P. B., Bovbjerg, D. H., Schwartz, M. D., Hudis, C. A., Gilewski, T. A., & Norton, I. (1995). Conditioned emotional distress in women receiving chemotherapy for breast cancer. Journal of Consulting and Clinical Psychology, 63, 108-114.

Jacobson, P. B., Wasserman, J., & Anderson, J. R. (1997). Historical overview of tobacco legislation and regulation. Journal of Social Issues, 53, 75-95.

Jacobson, E. (1938). Progressive relaxation (2nd ed.). Chicago: University of Chicago Press.

Jacobson, M. F., & Brownell, K. D. (2000). Small taxes on soft drinks and snack foods to promote health. American Journal of Public Health, 90, 854-857.

Jacoby, D. B. (1986). Letter to the editor. New England Journal of Medicine, 315, 399.

James, S. A., Hartnett, S. A., & Kalsbeek, W. D. (1983). John Henryism and blood pressure differences among Black men. Journal of Behavioral Medicine, 6, 259-278.

James, S. A., Keenan, N. I., Strogatz, D. S., Browning, S. R, & Garrett, J. M. (1992). Socioeconomic status, John Henryism, and blood pressure in Black adults: The Pitt County study. American Journal of Epidemiology, 135, 59-67.

Janis, I. 1. (1958). Psychological stress. New York: Wiley.

Janis, I. L. (1983). Improving adherence to medical recommendations: Prescriptive hypotheses derived from recent research in social psychology. In A Baum, S. E. Taylor, & J. Singer (Eds.), Handbook of psychology and health (Vol. 4, pp. 113-148). Hillsdale, NJ: Erlbaum.

Janson, M. A H. (1986). A comprehensive bereavement program. Quality Review Bulletin, 12, 130-135.

Janz, N. K., & Becker, M. H. (1984). The health belief model: A decade later. Health Education Quarterly, 11, 1-47.

Jarvinen, K. A J. (1955). Can ward rounds be dangerous to patients with myocardia] infarction? British Medical Journal, 1, 318-320.

Jason, H, Kagan, N., Werner, A., Elstein, AS., & Thomas, J. B. (1971). New approaches to teaching basic interview skills to medical students. American Journal of Psychiatry, 127, 140-143.

Jay, S. M., Elliott, C. H., Woody, P. D., & Siegel, S. (1991). An investigation of cognitive-behavior therapy combined with oral Valium for children undergoing painful medical procedures. Health Psychology, 10, 317-322.

Jeffery, R. W. (1991). Weight management and hypertension. Annals of Behavioral Medicine, 13, 18-22.

Jeffery, R. W. (1992). Is obesity a risk factor for cardiovascular disease? Annals of Behavioral Medicine, 14, 109-112.

Jeffery, R. W., Boles, S. M., Strycker, L. A., & G]asgow, R. E. (1997). Smoking-specific weight gain concerns and smoking cessation in a working population. Health Psychology, 16, 487-489.

Jeffery, R. W., Epstein, L. H, Wilson, G. T., Drewnowski, A., Stunkard, A. J., Wing, R. R, & Hill, D. (2000). Longterm maintenance of weight loss: Current status. Health Psychology, 19, 5-16.

Jeffery, R. W., French, S. A., & Rothman, A. J. (1999). Stage of change as a predictor of success in weight control in adult women. Health Psychology, 18, 543-546.

Jeffery, R. W., Hennrikus, D. J., Lando, H. A., Murray, D. M., & Liu, J. W. (2000). Reconciling conflicting findings regarding postcessation weight concerns and success in smoking cessation. Health Psychology, 19, 242-246.

Jeffery, R. w., Pirie, P. L., Rosenthal, B. S., Gerber, W. M., & Murray, D. M. (1982). Nutritional education in supermarkets: An unsuccessful attempt to influence knowledge and produce sales. Journal of Behavioral Medicine, 5, 189-200.

Jeffery, R. W., & Wing, R. R (1995). Long-term effects of interventions for weight loss using food provision and money incentives. Journal of Consulting and Clinical Psychologlj, 63, 793-796.

Jellinek, E. M. (1960). The disease concept of alcoholism. Highland Park, NJ: Hillhouse Press.

Jemmott, J. B., III, Croyle, R. T., & Ditto, P. H. (1988). Commonsense epidemiology: Self-based judgments from laypersons and physicians. Health Psychologlj, 7, 55-73.

Jemmott, J. B., III, Jemmott, L. S. ; & Fong, G. (1992). Reductions in HIV risk-associated sexual behaviors among Black male adolescents: Effects of an AIDS prevention intervention. American Journal of Public Health, 82, 372-377.

Jemmott, J. B., III, Jemmott, L. S., & Hacker, C. I. (1992). Predicting intentions to use condoms among African American adolescents: The theory of planned behavior as a model of HIV risk-associated behavior. Ethnicity Discussions, 2, 371-380.

Jemmott, J. B., III, Jemmott, L. S., Spears, H, Hewitt, N., & Cruz-Collins. (1992). Self-efficacy, hedonistic expectancies, and condom-use intentions among inner-city Black adolescent women: A social cognitive approach to AIDS risk behavior. Journal of Adolescent Health, 13, 512-519.

Jemmott, J. B., Ill, & Jones, J. M. (1993). Social psychology and AIDS among ethnic minorities: Risk behaviors and strategies for changing them. In J. Pryor & G. Reeder (Eds.), The social psychology of HIV infection (pp. 183-244). Hillsdale, NJ: Erlbaum.

Jenkins, c. D. (1990a). Health for all by the year 2000: A challenge to behavioural sciences and health education. The International Journal of Health Education, 9, 8-12.

Jenkins, c. D. (1990b). Model for an integrated patient motivation, management and evaluation programme for persons with diabetes mellitus. Review, World Health Organization, Geneva, Switzerland.

Jiang, W., Babyak, M., Krantz, D. S., Waugh, R. A., Coleman, R. E., Hanson, M. M., Frid, D. J., McNulty, S., Morris, J. J., O'Connor, C. M., & Blumenthal, J. A. (1996). Mental stress-induced myocardial ischemia and cardiac events. Journal of the American Medical Association, 275, 1651-1656.

Joffres, M., Reed, D. M., & Nomura, A. M. Y. (1985). Psychosocia] processes and cancer incidence among Japanese men in Hawaii. American Journal of Epidemiology, 121, 488-500.

Johansson, E., & Lindberg, P. (2000). Low back pain patients in primary care: Subgroups based on the multidimensional pain inventory. International Journal of Behavioral Medicine, 7, 340-352.

Johnson, C. G., Levenkron, J. C., Suchman, A. L., & Manchester, R. (1988). Does physician uncertainty affect patient satisfaction? Journal of General Internal Medicine, 3, 144-149.

Johnson, E. H., Schork, N. J., & Spielberger, C. D. (1987). Emotional and familial determinants of elevated blood pressure in Black and White adolescent females. Journal of Psychosomatic Research, 31, 731-741.

Johnson, J. (1982). The effects of a patient education course on persons with a chronic illness. Cancer Nursing, 5, 117-123.

Johnson, J. E. (1984). Psychological interventions and coping with surgery. In A Baum, S. E. Taylor, & J. E. Singer (Eds.), Handbook of psychology and health (Vol. 4, pp. 167-188). Hillsdale, NJ: Erlbaum.

Johnson, J. E., Christman, N., & Stitt, C. (1985). Personal control interventions: Short- and long-term effects on surgical patients. Research in Nursing and Health, 8, 131-145.

Johnson, J. G., Cohen, P, Pine, D. S., Klein, D. F, Kasen, S., & Brook, J. S. (2000). Association between cigarette smoking and anxiety disorders during adolescence and early adulthood. Journal of the American Medical Association, 284, 2348-2351.

Johnson, J. E., Lauver, D. R, & Nail, L. M. (1989). Process of coping with radiation therapy. Journal of Consulting and Clinical Psychology, 57, 358-364.

Johnson, J. E., & Leventhal, H. (1974). Effects of accurate expectations and behavioral instructions on reactions during a noxious medical examination. Journal of Personality and Social Psychology), 29, 710-718.

Johnson, R. J., & Wolinsky, F. D. (1993). The structure of health status among older adults: Disease, disability, functional limitation, and perceived health. Journal of Health and Social Behavior, 34, 105-121.

Johnson, S. B., Freund, A., Silverstein, J., Hansen, C. A., & Malone, J. (1990). Adherence-health status relationships in childhood diabetes. Health Psychology, 9, 606-631.

Johnson, S. B., Tomer, A., Cunningham, W. R, & Henretta, J. C. (1990). Adherence in childhood diabetes: Results of a confirmatory factor analysis. Health Psychology, 9, 493-501.

Jonas, B. S., & Mussolino, M. E. (2000). Symptoms of depression as a prospective risk factor of stroke. Psychosomatic Medicine, 62, 463-471.

Jonas, B. S., & Lando, J. F. (2000). Negative affect as a prospective risk factor for hypertension. Psychosomatic Medicine, 62, 188-196.

Jones, J. L., & Leary, M. R. (1994). Effects of appearancebased admonitions against sun exposure on tanning intentions in young adults. Health Psychology, 13, 86-90.

Jordan, B. (1983). Birth in four cultures. Montreal, Quebec: Eden Press.

Jorgensen, R. S., Frankowski, J. J., & Carey, M. P. (1999). Sense of coherence, negative life events and appraisal of physical health among university students. Personality and Individual Differences, 27, 1079-1089.

Jorgensen, R. S., & Houston, B. K. (1981). Family history of hypertension, gender and cardiovascular reactivity and stereotypy during stress. Journal of Behavioral Medicine, 4, 175-190.

Jorgensen, R. S., Johnson, B. T, Kolodziej, M. E., & Schreer, G. E. (1996). Elevated blood pressure and personality: A meta-analytic review. Psychological Bulletin, 120, 293-320.

Juengst, E. T. (1993). 0 veloping and delivering new medical technologies: Issues beyond access. Journal of Social Issues, 49, 210-221.

Jung, W., & Irwin, M. (1999). Reduction of natural killer cytotoxic activity in major depression: Interaction between depression and cigarette smoking. Psychosomatic Medicine, 61, 263-270.

Kabat-Zinn, J., & Chapman-Waldrop, A., (1988). Compliance with an outpatient stress reduction program: Rates and predictors of program completion. Journal of Behavioral Medicine, 11, 333-352.

Kagan, N. I. (1974). Teaching interpersonal relations for the practice of medicine. Lakartidningen, 71, 4758-4760.

Kahn, R. L. (1981). Work and health. New York: Wiley. Kalichman, S. C, Carey, M. P., & Johnson, B. T. (1996). Prevention of sexually transmitted HIV infection: A metaanalytic review of the behavioral outcome literature. Annals of Behavioral Medicine, 18, 6-15.

Kalichman, S. C, & Coley, B. (1996). Context framing to enhance HIV-antibody-testing messages targeted to African American women. Health Psychology, 14, 247-254.

Kalichm. an, S. C, Kelly, J. A., & Rompa, D. (1997). Continued high-risk sex among HIV seropositive gay and bisexual men seeking HIV prevention services. Health Psychology, 16, 369-373.

Kalichman, S. C, & Nachimson, D. (1999). Self-efficacy and disclosure of HI V-positive serostatus to sex partners. Health Psychology, 18, 281-287.

Kalichman, S. C, Nachimson, D., Cherry, C, & Williams, E. (1998). AIDS treatment advances and behavioral prevention setbacks: Preliminary assessment of reduced perceived threat of HIV-AIDS. Health Psychology, 17, 546-550.

Kalichman, S. C, Roffman, R. A., Picciano, J. F, & Bolan, M. (1998). Risk for HIV infection among bisexual men seeking HIV-prevention services and risks posed to their female partners. Health Psychology, 17, 320-327.

Kalish, R. A., (1977). Dying and preparing for death: A view of families. In H. . . Feifel (Ed.), New meanings of death. New York: McGraw-Hill.

Kalish, R. A., & Reynolds, D. K. (1976). Death and ethnicity: A psychocultural investigation. Los Angeles: University of Southern California Press.

Kaloupek, D. G., & Stoupakis, T. (1985). Coping with a stressful medical procedure: Further investigation with volunteer blood donors. Journal of Behavioral Medicine, 8, 131-148.

Kamarck, T. w., & Lichtenstein, E. (1998). Program adherence and coping stra tegies as predictors of success in a smoking treatment program. Health Psychology, 7, 557-574.

Kamen-Siegel, I., Rodin, L. Seligman, M. E. P, & Dwyer, J. (1991). Explanatory style and cell-mediated immunity in elderly men and women. Health Psychology, 10, 229-235.

Kane, R. I., Klein, S. L. Bernstein, I., Rothenberg, R, & Wales, J. (1985). Hospice role in alleviating the emotional stress of terminal patients and their families. Medical Care, 23, 189-197.

Kane, R. I., Wales, L. Bernstein, I., Liebowitz, A., & Kaplan, S. (1984). A randomized controlled trial of hospice care. Lancet, 1, 890-894.

Kanner, A. D., Coyne, J. C., Schaeffer, C., & Lazarus, R. S. (1981). Comparison of two modes of stress measurement: Daily hassles and uplifts versus major life events. Journal of Behavioral Medicine, 4, 1-39.

Kapel, I., Glaros, A. G., & McGlynn, F. D. (1989). Psychophysiological responses to stress in patients with myofascial pain-dysfunction syndrome. Journal of Behavioral Medicine, 12, 397-406.

Kaplan, G. A., & Reynolds, P. (1988). Depression and cancer mortality and morbidity: Prospective evidence from the Alameda County Study. Journal of Behavioral Medicine, 11, 1-13.

Kaplan, G. A., Seeman, T. E., Cohen, R. D., Knudsen, I. P, & Guralnik, J. (1987). Mortality among the elderly in the Alameda County Study: Behavioral and demographic risk factors. American Journal of Public Health, 77, 307-312.

Kaplan, H. I. (1975). Current psychodynamic concepts in psychosomatic medicine. In R. O. Pasnau (Ed.), Consultation-liaison psychiatry. New York: Grune & Stratton.

Kaplan, J. R, Manuck, S. B., & Shively, C. (1991). The effects of fat and cholesterol on social behavior in monkeys. Psychosomatic Medicine, 53, 634-642.

Kaplan, R. M. (1985). Quality of life measurement. In P. Karoly (Ed.), Measurement strategies in health psychology (pp. 115-146). New York: Wiley.

Kaplan, R. M. (1989). Health outcome models for policy analysis. Health Psychology, 8, 723-735.

Kaplan, R. M. (1990). Behavior as the central outcome in health care. American Psychologist, 45, 1211-1220.

Kaplan, R. M. (1991a). Assessment of quality of life for setting priorities in health policy. In H. E. Schroeder (Ed.), New directions in health psychology assessment (pp. 1-26). Washington, DC: Hemisphere.

Kaplan, R. M. (1991b). Health-related quality of life in patient decision making. Journal of Social Issues, 47, 69-90.

Kaplan, R. M. (2000). Two pathways to prevention. American Psychologist, 55, 382-396.

Kaplan, R. M., Atkins, C. I., & Lenhard, I. (1982). Coping with a stressful sigmoidoscopy: Evaluation of cognitive and relaxation preparations. Journal of Behavioral Medicine, 5, 67-82.

Kaplan, R. M., & Bush, J. w. (1982). Health-related quality of life measurement for evaluation research and policy analysis. Health Psychology, 1, 61-80.

Kaplan, R. M., & Hartwell, S. 1'. (1987). Differential effects of social support and social network on physiological and social outcomes in men and women with Type II diabetes mellitus. Health Psychology, 6, 387-398.

Kaplan, R. M., Orleans, C. T., Perkins, K. A., & Pierce, J. P. (1995). Marshaling the evidence for greater regulation and control of tobacco products: A call for action. Annals of Behavioral Medicine, 17, 3-14.

Kaplan, R. M., & Simon, H. J. (1990). Compliance in medical care: Reconsideration of self-predictions. Annals of Behavioral Medicine, 12, 66-71.

Kaplan, R. M., Ries, A. I., Prewitt, I. M., & Eakin, E. (1994). Self-efficacy expectations predict survival for patients with chronic obstructive pulmonary disease. I-lealth Psychology, 13, 366-368.

Kaplan, R. M., & Toshima, M. T. (1990). The functional effects of social relationships on chronic illnesses and disability. In B. R. Sarason, I. G. Sarason, & G. R. Pierce (Eds.), Social support: An interactional view (pp. 427-453). New York: Wiley-Interscience.

Kapp, M. B. (1993). Life-sustaining technologies: Value issues. Journal of Social Issues, 49, 151-167.

Karasek, R, Baker, D., Marxer, F, Ahlborn, A., & Theorell, T. (1981). Job decision latitude, job demands, and cardiovascular disease: A prospective study of Swedish men. American Journal of Public Health, 71, 694-705.

Karoly, P., & Ruehlman, I. S. (1996). Motivational implications of pain: Chronicity, psychological distress, and work global construal in a national sample of adults. Health Psychology, 15, 383-390.

Kasl, S. V., & Berkman, I. (1983). Health consequences of the experience of migration. Annual Review of Public Health, 4, 69-90.

Kastenbaum, R. (1977). Death and development through the lifespan. In H. Feifel (Ed.), New meanings of death (pp. 17-46). New York: McGraw-Hill.

Kastenbaum, R. (1979). "Healthy dying": A paradoxical quest continues. Journal of Social Issues, 35, 185-206.

Kastenbaum, R, & Aisenberg, R. B. (1972). The psychology of death. New York: Springer.

Katz, J. I., Weiner, H., Gallagher, T. F, & Hellman, I. (1970). Stress, distress, and ego defenses: Psychoendocrine response to impending breast tumor biopsy. Archives of General Psychiatry, 23, 131-142.

Katz, R. C., & Jernigan, S. (1991). An empirically derived educational program for detecting and preventing skin cancer. Journal of Behavioral Medicine, 14, 421-428.

Katz, R. C., & Singh, N. N. (1986). Reflections on the exsmoker: Some findings on successful quitters. Journal of Behavioral Medicine, 9, 191-202.

Katz, S. T., Ford, A. B., Moskowitz, R. W., Jackson, B. A., & Jaffee, M. W. (1983). Studies of illness in the aged: The index of ADL. Journal of the American Medical Association, 185, 914-919.

Kaufman, M. R. (1970). Practicing good manners and compassion. Medical Insight, 2, 56-61.

Kavanaugh, D. J., Gooley, S., & Wilson, P. H. (1993). Prediction of adherence and control in diabetes. Journal of Behavioral Medicine, 16, 509-522.

Kazdin, A. E. (1974). Self-monitoring behavior change. In M. J. Mahoney & C. E. Thoresen (Eds.), Self-control: Power to the person (pp. 218-246). Monterey, CA: Brooks-Cole.

Keane, T. M., & Wolfe, J. (1990). Comorbidity in posttraumatic stress disorder: An analysis of community and clinical studies. Journal of Applied Social Psychology, 20, 1776-1788.

Keefe, F. J., & Caldwell, D. S. (1997). Cognitive behavioral control of arthritis pain. Advances in Rheumatology, 81, 277-290.

Keefe, F. J., Caldwell, D. S., Queen, K. T., Gil, K. M., Martinez, S., Crisson, J. E., Ogden, N., & Nunley, J. (1987). Pain coping strategies in osteoarthritis patients. Journal of Consulting and Clinical Psychology, 55, 208-212.

Keefe, F. J., Dunsmore, J., & Burnett, R. (1992). Behavioral and cognitive-behavioral approaches to chronic pain: Recent advances and future directions. Journal of Consulting and Clinical Psychology, 60, 528-536.

Keefe, F. J., & Van Horn, Y. (1993). Cognitive-behavioral treatment of rheumatoid arthritis pain. Arthritis Care and Research, 6, 213-222.

Keene, R. J. (1980). Follow-up studies of World War II and Korean conflict prisoners. American Journal of Epidemiology, 111, 194-200.

Kegeles, S. S. (1985). Education for breast self-examination: Why, who, what, and how? Preventive Medicine, 14, 702-720.

Keita, G. P., & Jones, J. M. (1990). Reducing adverse reaction to stress in the workplace: Psychology's expanding role. American Psychologist, 45, 1137-1141.

Kelder, G. E., Jr., & Daynard, R. A., (1997). Judicial approaches to tobacco control: The third wave of tobacco litigation as a tobacco control mechanism. Journal of Social Issues, 53, 169-186.

Kellerman, J., Rigler, D., & Siegel, S. E. (1979). Psychological responses of children to isolation in a protected environment. Journal of Behavioral Medicine, 2, 263-274.

Kelly, J. A., Lawrence, J. S., Hood, H. V., & Brasfield, T. L. (1989). Behavioral intention to reduce AIDS risk activities. Journal of Consulting and Clinical Psychology, 57, 60-67.

Kelly, J. A., Murphy, D. A., Bahr, G. R., Koob, J. J., Morgan, M. G., Kalichman, S. C., Stevenson, L. Y., Brasfield, T. L., Bernstein, B. M., & St. Lawrence, J. S. (1993). Factors associated with severity of depression and high-risk sexual behavior among persons diagnosed with human immunodeficiency virus (HIV) infection. Health Psychology, 12, 215-219.

Kelly, J. A., Otto-Salaj, L. L., Sikkema, K. J., Pinkerton, S. D., & Bloom, F. R. (1998). Implications of HIV treatment advances for behavioral research on AIDS: Protease inhibitors and new challenges in HIV secondary prevention. Health Psychology, 17, 310-319.

Kelly-Hayes, M., Wolf, P. A., Kannel, W. B., Sytkowski, D., D'Agostino, R. B., & Gresham, G. E. (1988). Factors influencing survival and need for institutionalization following stroke: The Framingham Study. Archives of Physical and Medical Rehabilitation, 69, 415-418.

Kelty, M. F., Hastings, M. M., Cahn, J., Kaplan, R. M., Curbow, B., Bransfield, D. D., Gallant, S. J. A., DeLeon, P., Bryant, P., Wickram, I., & Millstein, S. G. (1989). Health policy. Health Psychology, 8, 773-775.

Kemeny, E., Hovell, M. F., Mewborn, C. R., Dockter, B., & Chin, L. (1988). Breast self-examination: The effects of prescribed frequency on adherence, accuracy, and detection ability. American Journal of Preventive Medici/1e, 4, 140-145.

Kemeny, M. E., Cohen, R., Zegans, L. S., & Conant, M. A. (1989). Psychological and immunological predictors of genital herpes recurrence. Psychosomatic Medicine, 51, 195-208.

Kemeny, M. E., Weiner, H., Duran, R., Taylor, S. E., Visscher, B., & Fahey, L. (1995). Immune system changes following the death of a partner in HIV positive gay men. Psychosomatic Medicine, 57, 549-554.

Kemeny, M. E., Weiner, H., Taylor, S. E., Schneider, S., Visscher, B., & Fahey, J. L. (1994). Repeated bereavement, depressed mood, and immune parameters in HIV seropositive and seronegative homosexual men. Health Psychology, 13, 14-24.

Kempen, G. I. J. M., Jelicic, M., & armel, J. (1997). Personality, chronic medical morbidity, and health-related quality of life among older persons. Health Psychology, 16, 539-546.

Kendler, K. S., Kessler, R. C., Heath, A. C., Neale, M. C., & Eaves, L. J. (1991). Coping: A genetic epidemiological investigation. Psychological Medicine, 21, 337-346.

Kendler, K. S., Silberg, J. L., Neale, M. C., Kessler, R. C., Heath, A. C., & Eaves, L. J. (1992). Genetic and environmental factors in the etiology of menstrual, premenstrual and neurotic symptoms: A population-based twin study. Psychological Medicine, 22, 85-100.

Kendzierski, D. (1990). Exercise self-schemata: Cognitive and behavioral correlates. Health Psychology, 9, 69-82.

Kerckhoff, A. C., & Back, K. W. (1968). The June bug: A study of hysterical contagion. New York: Appleton-Century-Crofts.

Kerry, B., & Hofschire, P. J. (1993). Hidden problems in current health-care financing and potential changes. American Psychologist, 48, 261-264.

Kessler, M., Kronstorfer, R, & Traue, H. C. (1996). Depressive symptoms and disability in acute and chronic back pain patients. International Journal of Behavioral Medicine, 3, 91-103.

Kessler, R. C., Kendler, K. S., Heath, A. C., Neale, M. C., & Eaves, L. J. (1992). Social support, depressed mood, and adjustment to stress: A genetic epidemiological investigation. Journal of Personality and Social Psychology, 62, 257-272.

Kessler, R. C., & McRae, J. A., Jr. (1982). The effects of wives' employment on the mental health of married men and women. American Sociological Review, 47, 216-227.

Kessler, R. C., Mickelson, K. D., & Zhao, S. (1997). Patterns and correlates of self-help group membership in the United States. Social Policy, 27, 27-47.

Kessler, R. C., Turner, J. B., & House, J. S. (1987). Intervening processes in the relationship between unemployment and health. Psychological Medicine, 77, 949-961.

Kessler, R. C., Turner, J. B., & House, J. S. (1988). Effects of unemployment on health in a community survey: Main, modifying, and M. diating effects. Journal of Social Issues, 44, 69-85.

Kessler, R. C., & Wethington, E. (1991). The reliability of life event reports in a community survey. Psychological Medicine, 21, 723-738.

Ketterer, M. W., Fitzgerald, E, Keteyian, S., Thayer, B., Jordon, M., McGowan, C., Mahr, G., Manganas, A., & Goldberg, A. D. (2000). Chest pain and the treatment of psychosocial! emotional distress in CAD pa tients. JOIl rnal of Behavioral Medicine, 23, 437-450.

Kiecolt-Glaser, J. K., Dura, J. R, Speicher, C. E., Trask, O.)., & Glaser, R. (1991). Spousal caregivers of dementia victims: Longitudinal changes in immunity and health. Psychoso/'natic Medicine, 53, 345-362.

Kiecolt-Glaser,). K., Fisher, L., Ogrocki, P, Stout, J. C., Speicher, C. E., & Glaser, R. (1987). Marital quality, marital disruption, and immune function. PSYc/lOsomatic Medicine, 49, 13-34.

Kiecolt-Glaser, J. K., & Claser, R. 0987). Psychosocial influences on herpesvirus liltency. In E. Kurstak, Z. J. Lipowski, & P. V. Morozov (Eds.), Vimscs, ill/l1/lIIlity, alld mClltal disorders (pp. 403-412). New York: Plenum Press.

Kiecolt-Glaser, J. K., & Glaser, R. (1988). Methodological issues in behavioral immunology research with humilns. Brain, Behavio/', alld flll/II/l//ity, 2, 67-78.

Kiecolt-Claser, J. K., Claser, R., Cacioppo, J. T, MacCallum, R. C., Snydersmith, M., Kim, C., & Malarkey, W. B. (1997). Marital conflict in older adults: Endocrinological and immunological correlates. Psychosomatic Mcdicil/c, 59, 339-349.

Kiecolt-Claser, J. K., Claser, R., Cravenstein, S., Malarkey, W. B., & Sheridan,). (1996). *Chronic stress alters the immune response to influenza virus vaccine in older adults. Proceedings of the National Academy of Science USA, 93,* 3043-3047.

Kiecolt-Glaser,). K., Glaser, R, Williger, D., Stout, J., Messick, C., Sheppard, S., Ricker, D., Romisher, S. C., Briner, W., Bonnell, G., & Donnerberg, R. (1985). *Psychosocial enhancement of im. munocompetence in a geriatric population. I-lealth Psychology, 4,* 25-41.

Kiecolt-Claser, J. K., Kennedy, S., Malkoff, S., Fisher. L., Speicher, C. E., & Glaser, R. (1988). *Marital discord and immunity in males. Psychosomatic Medicine, 50,* 213-229.

Kiecolt-Claser, J. K., Mcl!arkey, W. B., Chee, M. -A, Newton, T, Cacioppo,). T, Mao, H- Y, & Claser, R. (1993). *Negative behavior during marital conflict is associated with immunological down-regulation. Psychosornatic Medicine, 55,* 395-409.

Kiecolt-Glaser,). K., Marucha, P. T, Malarkey, W. B., Mercado, A. M., & Glaser, R. (1995). *Slowing of wound healing by psychological stress. Lallcet, 346,* 1194-1196.

Kiecolt-Glaser,). K., Newton, T, Cacioppo,). T, MacCallum, R. C., Glaser, R, & Malarkey, W. B. (1996). *Marital conflict and endocrine function: Are men really more psychologically affected than women? Journal of Conslliting and Clinical Psychology, 64,* 324-332.

Kiecolt-Claser, J. K, Page, G. C., Marucha, P. T, MacCallum, R. C., & Claser, R. (1998). *Psychological influences on surgical recovery. American Psychologist, 53,* 1209-1218.

King, A. C., Castro, C., Wilcox, S., Eyler, A. A., Sallis, J. E, & Brownson, R. C. (2000). *Personal and environmental factors associated with physical inactivity among different racial-ethnic groups of U. S. middle-aged and older-aged women. Health Psychology, 19,* 354-364.

King, D. w., King, L. A., Gudanowski, D. M., & Vreven, D. L. (1995). *Alternative representations of war zone stressors: Relationships to posttraumatic stress disorder in male and female Vietnam veterans. Journal of Abnormal Psychology, 104,* 184-196.

King, K. B., Reis, H. T, Porter, L. A., & Norsen, L. H. (]993). *Social support and long-term recovery from coronary a rtcry surgery: Effects on patients and spouses. Health Psychology, 72,* 56-63.

Kirkley, B. G., Agras, W. S., & Weiss, J. J. (1985). *Nutritional inadequacy in the diets of treated bulimics. Behavior Therapy, 16,* 287-2':1'1.

Kirkley, B. G., & Fisher, E. B., Jr. (J 988). *Relapse as a model of nonadherence to dietary treatment of diabetes. Health Psychology, 7,* 221-230.

Kirkley, B. G., Schneider,). A., Agras, W. J., & Bachman. J. A., (1985). *Comparison of two group treatments for bulimia. Journal of Consulting and Clinical Psychology, 53,* 43-48.

Kirmayer, L. J., & Young, A., (1998). *Culture and somatization: Clinical, epidemiological, and ethnographic perspectives. Psychosomatic Medicine, 60,* 420-430.

Kirschbaum, C., Klauer, T., Filipp, S., & Hellhammer, D. H. (1995). *Sex-specific effects of social support on cortisol and subjective responses to acute psychological stress. Psychosomatic Medicine, 57,* 23-31.

Kirschenbaum, D. S., Sherman, J., & Penrod, J. D. (1987). *Promoting self-directed hemodialysis: Measurement and cognitive-behavioral intervention. Health Psychology, 6,* 373-385.

Kirscht, J. P. (1983). *Preventive health behavior: A review of research and issues. Health Psychology, 2,* 277-301.

Kirscht, J. P., & Rosenstock, I. M. (1979). *Patients' problems in following recommendations of health experts. In G. C. Stone, F. Cohen, & N. E. Adler (Eds.), Health psychology-A handbook (pp. 189-216). San Francisco: Jossey-Bass.*

Kivlahan, D. R, Marlatt, G. A., Fromme, K, Coppel, D. B., & Williams, E. (1990). *Secondary prevention with college drinkers: Evaluation of an alcohol skills training program. Journal of Consulting and Clinical Psychology, 58,* 805-810.

Kiyak, H. A., Vitaliano, P. P., & Crinean, J. (1988). *Patients' expectations as predictors of orthognathic surgery outcomes. Health Psychology, 7,* 251-268.

Klebanov, P. K, & Jemmott, J. B., III. (1992). *Effects of expectations and bodily sensations on self-reports of premenstrual symptoms. Psychology of Women Quarterly, 16,* 289-310.

Klem, M., Wing, R. R, McGuire, M. T., Seagle, H. M., & Hill, J. O. (1998). *Psychological symptoms in individuals successful at long-term maintenance of weight loss. Health Psychology, 17,* 336-345.

Klepp, K-I., Kelder, S. H., & Perry, C. L. (1995). *Alcohol and marijuana use among adolescents: Long-term outcomes of the class of 1989 study. Annals of Behavioral Medicine, 17,* 19-24.

Klesges, R. C., Eck, L. H., Hanson, C. L., Haddock, C. K, & Klesges, L. M. (1990). *Effects of obesity, social interactions, and physical environment on physical activity in preschoolers. Health Psychology, 9,* 435-449.

Klesges, R. C., Meyers, A. W., Klesges, L. M., & La Vasque, M. E. (1989). *Smoking, body weight, and their effects on smoking behavior: A comprehensive review of the literature. Psychological Bulletin, 106,* 204-230.

Klohn, L. S., & Rogers, R. W. (1991). Dimensions of the severity of a health threat: The persuasive effects of visibility, time of onset, and rate of onset on young women's intentions to prevent osteoporosis. Health Psychology, 10, 323-329.

Klonoff, E. A., & Landrine, H. (1992). Sex roles, occupational roles, and symptom-reporting: A test of competing hypotheses on sex differences. Journal of Behavioral Medicine, 15, 355-364.

Klonoff, E. A., & Landrine, H. (1999). Acculturation and cigarette smoking among African Americans: Replication and implications for prevention and cessation programs. Journal of Behavioral Medicine, 22, 195-204.

Klonoff, E. A., & Landrine, H. (2000). Is skin color a marker for racial discrimination? Explaining the skin color-hypertension relationship. Journal of Behavioral Medicine, 23, 329-338.

Klopfer, B. (1959). Psychological variables in human cancer. Journal of Projective Techniques, 21, 331-340.

Kobasa, S. C. (1979). Stressful life events and health: An inquiry into hardiness. Journal of Personality and Social Psychology, 37, 1-11.

Kobasa, S. C., & Puccetti, M. C. (1983). Personality and social resources in stress resistance. Journal of Personality and Social Psychology, 45, 839-850.

Koenig, H. G., George, L. K, & Siegler, I. C. (1988). The use of religion and other emotion-regulating coping strategies among older adults. The Gerontologist, 28, 303-323.

Koetting O'Byrne, K, Peterson, L., & Saldana, L. (1997). Survey of pediatric hospitals' preparation programs: Evidence of the impact of health psychology research. Health Psychology, 16, 147-154.

Kogan, M. M., et al. (1997). Effect of medical and psychotherapeutic treatment on the survival of women with metastatic breast carcinoma. Cancer, 80, 225-230.

Kohn, P. M., Lafreniere, K, & Gurevich, M. (1990). The inventory of college students' recent life experiences: A decontaminated hassles scale for a special population. Journal of Behavioral Medicine, 13, 619-630.

Kohn, P. M., Lafreniere, K, & Gurevich, M. (1991). Hassles, health, and personality. Journal of Personality and Social Psychology, 61, 478-482.

Kolata, G. (1994, January 6). Fetal ovary transplant is envisioned. New York Times, p. 8.

Koltun, A., & Stone, G. A., (1986). Past and current trends in patient noncompliance research: Focus on diseases, regimens-programs, and provider-disciplines. Journal of Compliance in Health Care, 1, 21-32.

Koo-Loeb, J. H, Costello, N., Light, K, & Girdler, S. S. (2000). Women with eating disorder tendencies display altered cardiovascular, neuroendocrine, and psychosocial profiles. Psychosomatic Medicine, 62, 539-548.

Koop, C. E. (1996, Fall). Manage with care. Time, p. 69. Kop, W. J., Appels, A. P. W. M., Mendes de Leon, C. F., de Swart, H. B., & Bar, F. W. (1994). Vital exhaustion predicts new cardiac events after successful coronary angioplasty. Psychosomatic Medicine, 56, 281-287.

Kopelman, P. G. (2000, April 6). Obesity as a medical problem. Nature, 404, 635-643.

Koretz, G. (1997, July 14). Growing old, gracefully: Chronic disability has been waning. Business Week, p. 18.

Koretz, G. (2000, August 7). A health-cost time bomb? Aging boomers will test the system. Business Week, p. 26.

Koretz, G. (2001, January 15). Extra pounds, slimmer wages. Business Week, p. 28.

Korsch, B. M., & Negrete, V. F. (1972). Doctor-patient communication. Scientific American, 227, 66-74.

Kosa, J., & Robertson, L. (1975). The social aspects of health and illness. In J. Kosa & I. Zola (Eds.), Poverty and health: A sociological analysis. Cambridge, MA: Harvard University Press.

Kouyanou, K., Pither, C, & Wessely, S. (1997). Iatrogenic factors and chronic pain. Psychosomatic Medicine, 59, 597-604.

Kozena, L., Frantik, E., & Horvath, M. (1998). Cardiovascular reaction to job stress in middle-aged train drivers. International Journal of Behavioral Medicine, 5, 281-294.

Krantz, D. S. (1980). Cognitive processes and recovery from heart attack: A review and theoretical analysis. Journal of Human Stress, 6, 27-38.

Krantz, D. S., & Deckel, A. W. (1983). Coping with coronary heart disease and stroke. In T. G. Burish & L. A Bradley (Eds.), Coping with chronic disease: Research and applications. New York: Academic Press, pp. 85-112.

Krause, N., Ingersoll-Dayton, B., Liang, J., & Sugisawa, H. (1999). Religion, social support, and health among the Japanese elderly. Journal of Health and Social Behavior, 40, 405-421.

Krause, N., & Markides, K. S. (1985). Employment and psychological well-being in Mexican American women. Journal of Health and Social Behavior, 26, 15-26.

Kreuter, M. W., Bull, F. C, Clark, E. M., & Oswald, D. L. (1999). Understanding how people process health information: A comparison of tailored and nontailored weight-loss materials. Health Psychology, 18, 487-494.

Kreuter, M. W., & Strecher, V. J. (1995). Changing inaccurate perceptions of health risk: Results from a randomized trial. Health Psychology, 14, 56-63.

Kristal-Boneh, E., Melamed, S., Bernheim, J., Peled, I., & Green, M. S. (1995). Reduced ambulatory heart rate response to physical work and complaints of fatigue among hypertensive males treated with beta-blockers. Journal of Behavioral Medicine, 18, 113-126.

Krittayaphong, R, Cascio, W. E., Light, K. C, Sheffield, D., Golden, R. N., Finkel, J. B., Glekas, G., Koch, G. G., & Sheps, D. S. (1997). Heart rate variability in patients with coronary artery disease: Differences in patients with higher and lower depression scores. Psychosomatic Medicine, 59, 231-235.

Kroeber, A. L. (1948). Anthropology. New York: Harcourt.

Kroner-Herwig, B., Jakle, C, Frettloh, J., Peters, K., Seemann, H., Franz, C, & Basler, H. -D. (1996). Predicting subjective disability in chronic pain patients. International Journal of Behavioral Medicine, 3, 30-41.

Kubler-Ross, E. (1969). On death and dying. New York: Macmillan.

Kubler-Ross, E. (1975). Death: The final stage of growth. Englewood Cliffs, NJ: Prentice-Hall.

Kubzansky, L. D., Berkman, L. F., Glass, T. A., & Seeman, T. E. (1998). Is educational attainment associated with shared determinants of health in the elderly? Findings from the MacArthur studies of successful aging. Psychosomatic Medicine, 60, 578-585.

Kugler, J., Dimsdale, J. E., Hartley, L. H., & Sherwood, J. (1990). Hospital supervised versus home exercise in cardiac rehabilitation: Effects on aerobic fitness, anxiety, and depression. Archives of Physical Medicine and Rehabilitation, 71, 322-325.

Kulik, J. A., & Carlino, P. (1987). The effect of verbal communication and treatment choice on medication compliance in a pediatric setting. Journal of Behavioral Medicine, 10, 367-376.

Kulik, J. A., & Mahler, H. I. M. (1987). Effects of preoperative roommate assignment on preoperative anxiety and recovery from coronary-bypass surgery. Health Psychology, 6, 525-543.

Kulik, J. A., & Mahler, H. I. M. (1989). Social support and recovery from surgery. Health Psychology, 8, 221-238.

Kulik, J. A., & Mahler, H. I. M. (1993). Emotional support as a moderator of adjustment and compliance after coronary artery bypass surgery: A longitudinal study. Journal of Behavioral Medicine, 16, 45-64.

Kulik, J. A., Moore, P. J., & Mahler, H. I. M. (1993). Stress and affiliation: Hospital roommate effects on preoperative anxiety and social interaction. Health Psychology, 12, 118-124.

Kuller, L. H., Gutai, J. P., Meilahn, E., Matthews, K. A., & Plantinga, P. (1990). Relationship of endogenous sex steroid hormones to lipids and apoproteins in postmenopausal women. Arteriosclerosis, 10, 1058-1066.

Kumanyika, S. K., Van Horn, L., Bowen, D., Perri, M. G., Rolls, B. J., Czajkowski, S. M., & Schron, E. (2000). Maintenance of dietary behavior change. Health Psychology, 19, 42-56.

Kunkel, L. E., & Temple, L. L. (1992). Attitudes towards AIDS and homosexuals: Gender, marital status, and religion. Journal of Applied Social Psychology, 22, 1030-1040.

Kunz, J. R. M. (Ed.). (1982). The American Medical Association family medical guide. New York: Random House.

Kutner, N. G. (1987). Issues in the application of high cost medical technology: The case of organ transplantation. Journal of Health and Social Behavior, 28, 23-36.

Lacayo, R. (1996, September 2). Put out the butt, junior. Time, p. 51.

Lacroix, J. M., Martin, B., Avendano, M., & Goldstein, R. (1991). Symptom schemata in chronic respiratory patients. Health Psychology, 10, 268-273.

Laerum, E., Johnsen, N., Smith, P., & Larsen, S. (1987). Can myocardial infarction induce positive changes in family relationships? Family Practice, 4, 302-305.

Laforge, R. G., Greene, G. W., & Prochaska, J. O. (1994). Psychosocial factors influencing low fruit and vegetable consumption. Journal of Behavioral Medicine, 17, 361-374.

Lai, H., Lai, S., Krongrad, A., Trapido, E., Page, J. B., & McCoy, C. B. (1999). The effect of marital status on survival in late-stage cancer patients: An analysis based on surveillance, epidemiology, and end results (SEER) data, in the United States. International Journal of Behavioral Medicine, 6, 150-176.

Lamb, R, & Joshi, M. 5. (1996). The stage model and processes of change in dietary fat reduction. Journal of Human Nutrition and Dietetics, 9, 43-53.

Landrine, H., & Klonoff, E. A., (1994). Cultural diversity in causal attributions for illness: The role of the supernatural. Journal of Behavioral Medicine, 17, 181-194.

Landsbergis, P. A., Schnall, P. I., Deitz, D., Friedman, R, & Pickering, T. (1992). The patterning of psychological attributes and distress by "job strain" and social support in a sample of working men. Journal of Behavioral Medicine, 15, 379-414.

Lang, A. R, & Marlatt, G. A., (1982). Problem drinking: A sociallearning perspective. In R. J. Gatchel, A. Baum, & J. E. Singer (Eds.), Handbook of psychology and health: Vol. I. Clinical psychology and behavioral medicine: Overlapping disciplines (pp. 121-169). Hillsdale, NJ: Erlbaum.

Langer, E. J., Janis, I. I., & Wolfer, J. A., (1975). Reduction of psychological stress in surgical patients. Journal of Experimental Social Psychology, 11, 155-165.

Langewitz, W., Eich, P, Kiss, A., & Wossmer, B. (1998). Improving communication skills-A randomized controlled behaviorally oriented intervention study for residents in internal medicine. Psychosomatic Medicine, 60, 268-276.

Langner, T., & Michael, S. (1960). Life stress and mental health. New York: Free Press.

Langston, C. A., (1994). Capitalizing on and coping with daily-life events: Expressive responses to positive events. Journal of Personality and Social Psychology, 67, 1112-1125.

Lankford, T. R. (1979). Integrated science for health students (2nd ed.). Reston, VA: Reston.

Lantz, PM., Weigers, M. E., & House, J. S. (1997). Education and income differentials in breast and cervical cancer screening: Policy implications for rural women. Medical Care, 35, 219-236.

Larkin, K. T., & Zayfert, C. (1996). Anger management training with mild essential hypertensive patients. Journal of Behavioral Medicine, 19, 415-434.

Larsen, D. (1990, March 18). Future of fear. Los Angeles Times, pp. E1, E8.

Lau, R. R, & Hartman, K. A., (1983). Commonsense representations of common illnesses. Health Psychology, 2, 167-185.

Lau, R. R, Kane, R, Berry, S., Ware, J. E., Jr., & Roy, D. (1980). Channeling health: A review of televised health campaigns. Health Education Quarterly, 7, 56-89.

Lau, R. R, Quadrel, M. J., & Hartman, K. A., (1990). Development and change of young adults' preventive health beliefs and behavior: Influence from parents and peers. Journal of Health and Social Behavior, 31, 240-259.

Lautenbacher, S., Spernal, J., Schreiber, W., & Krieg, J. (1999). Relationship between clinical pain complaints and pain sensitivity in patients with depression and panic disorder. Psychosomatic Medicine, 61, 822-827.

Lavigne, J. V., Gidding, S., Stevens, V. J., Ewart, C., Brown, K. M., Evans, M., von Almen, T. K, & Weil, C. (1999). A cholesterol-lowering diet does not produce adverse psychological effects in children: Three-year results from the dietary intervention study in children. Health Psychology, 18, 604-613.

Lavin, B., Haug, M., Belgrave, I. I., & Breslau, N. (1987). Change in student physicians' views on authority relationships with patients. Journal of Health and Social Behavior, 28, 258- 272.

Law, A., Logan, H., & Baron, R. S. (1994). Desire for control, felt control, and stress inoculation training during dental treatment. Journal of Personality and Social Psychology, 67, 926-936.

Law, M. R, Frost, C. D., & Wald, N. J. (1991). By how much does dietary salt reduction lower blood pressure? British Medical Journal, 302, 811-824.

Lazarus, A. A., (1971). Behavior therapy and beyond. New York: McGraw-Hill.

Lazarus, R. S. (1968). Emotions and adaptation: Conceptual and empirical relations. In W. Arnold (Ed.), Nebraska symposium on motivation (pp. 175-266). Lincoln: University of Nebraska Press.

Lazarus, R. S. (1983). The costs and benefits of denial. In S. Bresnitz (Ed.), Denial of stress (pp. 1-30). New York: International Universities Press.

Lazarus, R. S., DeLongis, A., Folkman, S., & Gruen, R. (1985). Stress and adaptational outcomes: The problem of confounded measures. American Psychologist, 40, 770-779.

Lazarus, R. S., & Folkman, S. (1984a). Coping and adaptation. In W. D. Gentry (Ed.), The handbook of behavioral medicine (pp. 282-325). New York: Guilford Press.

Lazams, R. S., & Folkman, S. (1984b). Stress, appraisal, and coping. New York: Springer.

Lazarus, R. S., & Launier, R. (1978). Stress-related transactions between person and environment. In I. A. Pervin & M. Lewis (Eds.), Internal and external determinants of behavior (pp. 287-327). New York: Plenum Press.

Leake, R, Friend, R, & Wadhwa, N. (1999). Improving adjustment to chronic illness through strategic self-presentation: An experimental study on a renal dialysis unit. Health Psychology, 18, 54-62.

Leary, M. R, & Jones, J. I. (1993). The social psychology of tanning and sunscreen use: Self-presentationalt1lotives as a predictor of health risk. Journal of Applied Social Psychology, 23, 1390-1406.

Leary, M. R, Rapp, S. R, Herbst, K. C, Exum, M. I., & Feldman, S. R. (1998). Interpersonal concerns and psychological difficulties of psoriasis patients: Effects of disease severity and fear of negative evaluation. Health Psychology, 17, 530-536.

Leary, M. R, Tchividjian, I. R, & Kraxberger, B. E. (1994). Self-presentation can be hazardous to your health: Impression management and health risk. Health Psychology, 13, 461-470.

LeBlanc, A. J. (1993). Examining HIV-related knowledge about adults in the U. S. Journal of Health and Social Behavior, 34, 23-26.

Leclere, F. B., Rogers, R. G., & Peters, K. (1998). Neighborhood social context and racial differences in women's heart disease mortality. Journal of Health and Social Behavior, 39, 91-107.

Lee, C. (1993). *Factors related to the adoption of exercise among older women. Journal of Behavioral Medicine, 16, 323-334.*

Lee, D., Mendes de Leon, C, Jenkins, CD., Croog, S. H, Levine, S., & Sudilovsky, A. (1992). *Relation of hostility to medication adherence, symptom complaints, and blood pressure reduction in a clinical field trial of antihypertensive medication. Journal of Psychosomatic Research, 36, 181-190.*

Lee, D. D. -P., DeQuattro, V., Allen, J., Kimura, S., Aleman, E., Konugres, G., & Davison, G. (1988). *Behaviora I. versus beta-blocker therapy in patients with primary hypertension: Effects on blood pressure, left ventricular function and mass, and the pressor surge of social stress anger. American Heart Journal, 116, 637-644.*

Lee, J. (2000, November). *Easing the pain. Money, pp. 179-180.*

Leedham, B., Meyerowitz, B. E., Muirhead, J., & Frist, M. H. (1995). *Positive expectations predict health after heart transplantation. Health Psychology, 14, 74-79.*

Leffall, I. D., Jr., White, J. E., & Ewing, J. (1963). *Cancer of the breast in Negroes. Surgery, Gynecology, Obstetrics, 117, 97-104.*

Leger, D., Scheuermaier, K, Phillip, P., Pailia rd, M., & Guilleminault, C. (2001). *SF-36: Evaluation of quality of life in severe and mild insomniacs compared with good sleepers. Psychosomatic Medicine, 63, 49-55.*

Lehman, C. D., Rodin, J., McEwen, B., & Brinton, R. (1991). *Impact of environmental stress on the expression of insulin-dependent diabetes mellitus. Behavioral Neuroscience, 105, 241-245.*

Leigh, B. C, Schafer, J., & Temple, M. T. (1995). *Alcohol use and contraception in first sexual experiences. Journal of Behavioral Medicine, 18, 81-96.*

Leigh, B. C, & Stall, R. (1993). *Substance use and risky sexual behavior for exposure to HIV: Issues in methodology, interpretation, and prevention. American Psychologist, 10, 1035-1045.*

Leigh, H, & Reiser, M. F. (1986). *Comparison of theoretically oriented and patient-oriented behavioral science courses. Journal of Medical Education, 61, 169-174.*

Lekander, M., Furst, C, Rotstein, S., Blomgren, H., & Fredrikson, M. (1995). *Anticipatory immune changes in women treated with chemotherapy for ovarian cancer. international Journal of Behavioral Medicine, 2, 1-12.*

Lemoine, J., & Mougne, C. (1983). *Why has death stalked the refugees? Natural History, 92, 6-19.*

Lennon, M. C., & Rosenfield, S. (1992). *Women and mental health: The interaction of job and family conditions. Journal of Health and Social Behavior, 33, 316-327.*

Lepore, S. J. (1995). *Cynicism, social support, and cardiovascular reactivity. Health Psychology, 14, 210-216.*

Lepore, S. J., Evans, G. W., & Palsane, M. N. (1991). *Social hassles and psychological health in the context of chronic crowding. Journal of Health and Social Behavior, 32, 357-367.*

Lepore, S. J., Miles, H. J., & Levy, J. S. (1997). *Relation of chronic and episodic stressors to psychological distress, reactivity, and health problems. International Journal of Behavioral Medicine, 4, 39-59.*

Lerman, C. (1997). *Psychological aspects of genetic testing: Introduction to the special issue. Health Psychology, 16, 3-7.*

Lerman, C, Caporaso, N. E., Audrain, J., Main, D., Bowman, E. D., Lockshin, B., Boyd, N. R, & Shields, P. G. (1999). *Evidence suggesting the role of specific genetic factors in cigarette smoking. Health Psychology, 18, 14-20.*

Lerman, C, Gold, K., Audrain, J., Un, T. H, Boyd, N. R, Orleans, C. T., Wilfond, B., Louben, G., & Caporaso, N. (1997). *Incorporating biomarkers of exposure and genetic susceptibility into smoking cessation treatment: Effects on smoking-related cognitions, emotions, and behavior change. Health Psychology, 16, 87-99.*

Lerman, C, Schwartz, M. D., Miller, S. M., Daly, M., Sands, C, & Rimer, B. K. (1996). *A randomized trial of breast cancer risk counseling: Interacting effects of counseling, educationallevet and coping style. Health Psychology, 15, 75-83.*

Lesar, T. S., Briceland, L., & Stein, D. S. (1997). *Factors related to errors in medication prescribing. Journal of the American Medical Association, 277, 312-317.*

Leserman, L. Jackson, E. D., Petitto, J. M., Golden, R. N., Silva, S. G., Perkins, D. O., Cai, J., Folds, J. D., & Evans, D. L. (1999). *Progression to AIDS: The effects of stress, depressive symptoms, and social support. Psychosomatic Medicine, 61, 397-406.*

Leserman, J., Li, Z., Hu, Y., & Drossman, D. (1998). *How multiple types of stressors impact on health. Psychosomatic Medicine, 60, 175-181.*

LeShan, L. L., & Worthington, R. E. (1956). *Personality as a factor in the pathogenesis of cancer: Review of literature. British Journal of Medical Psychology, 29, 49.*

Lesperance, F, Frasure-Smith, N., & Talajic, M. (1996). *Major depression before and after myocardial infarction: Its nature and consequences. Psychosomatic Medicine, 58, 99-110.*

Lester, D. (1996). *Psychological issues in euthanasia, suicide, and assisted suicide. Journal of Social Issues, 52, 51-62.*

Leveille, S. G., et al. (1998). *Preventing disability and managing chronic illness in frail older adults: A randomized trial of community-based partnership with primary care. Journal of the American Geriatrics Society, 46, 191-198.*

Levenkron, J. C., Greenland, P., & Bowlby, N. (1987). Using patient instructors to teach behavioral counseling skills. Journal of Medical Education, 62, 665-672.

Leventhat E. A., Easterling, D., Leventhal, H, & Cameron, L. (1995). Conservation of energy, uncertainty reduction, and swift utilization of medical care among the elderly: Study n. Medical Care, 33, 988-1000.

Leventhat E. A., Hansell, S., Diefenbach, M., Leventhal, H., & Glass, D. C. (1996). Negative affect and selfreport of physical symptoms: Two longitudinal studies of older adults. Health Psychology, 15, 193-199.

Leventhal, E. A., Leventhal, H., Schacharn, S., & Easterling, D. V. (1989). Active coping reduces reports of pain from childbirth. Journal of Consulting and Clinical Psychology, 57, 365-371.

Leventhal, H. (1970). Findings and theory in the study of fear communications. Tn L. Berkowitz (Ed.), Advances in experimelltal social Psychology (Vol. 5, pp. 120-186). New York: Academic Press.

Leventhal, H., & Baker, T. B. (1986). Strategies for smoking withdrawal. Wisconsin Medical Jo/mlnl, 85, 11-13.

Leventhal, H., & Benyamini, Y. (1997). Lay beliefs about health and illness. In A Baum, C. McManus, S. Newman, J. Weinman, & R. West (Eds.), Call1bridge handbook of psychology, health, and rnedicine. Cambridge, England: Cambridge University Press.

Leventhal, H., & Cleary, P. D. (1980). The smoking problem: A review of the research and theory in behavioral risk modification. Psychological Bulletin, 88, 370-405.

Leventhal, H., Diefenbach, M., & Leventhal, E. A., (1992). Illness cognition: Using common sense to understand treatment adherence and affect cognition interactions. Cognitive Therapy and Research, ~16, 143-163.

Leventhal, H., Glynn, K., & Fleming, R. (1987). Is the smoking decision an "informed choice"? Effect of smoking risk factors on smoking beliefs. Journal of the American Medical Association, 257, 3373-3376.

Leventhal, H., & Nerenz, D. R. (1982). A model for stress research and some implications for the control of stress disorders. In D. Meichenbaum & M. Jaremko (Eds.), Stress prevention and Inanagement: A cognitive behavioral approach. New York: Plenum Press.

Leventhal, H., Nerenz, D. R., & Steele, D. J. (1984). Illness representations and coping with health threats. In A Baum & J. Singer (Eds.), A. handbook of psychology and health (Vol. 4, pp. 219-252). Hillsdale, NJ: Erlbaum.

Leventhal, H, Nerenz, D., & Strauss, A., (1982). Self-regulation and the mechanisms for symptom appraisal. In D. Mechanic (Ed.), Monograph series in psychosocial epidellliology, 3: Symptoms, illness behavior, and help-seeking (pp. 55-86). New York: Neale Watson.

Leventhal, H., Prohaska, T. R., & Hirschman, R. S. (1985). Preventive health behavior across the life span. In J. C. Rosen & L. J. Solomon (Eds.), Prevention in health psychology (Vol. 8, pp. 190-235). Hanover, NH: University Press of New England.

Leventhal, H, Safer, M. A., Cleary, P. D., & Gutmann, M. (1980). Cardiovascular risk modification by community-based programs for lifestyle change: Comments on the Stanford study. Journal of Consulting and Clinical Psychology, 48, 150-158.

Levine, J. D., Gordon, N. C., & Fields, H. L. (1978). The mechanism of placebo analgesia. Lancet, 2, 654-657.

Levine, M. N., Guyatt, G. H., Gent, M., De Pauw, S., Goodyear, M. D., Hryniuk, W. M., Arnold, A., Findlay, B., Skillings, J. R., Bramwell, V. H., Levin, L., Bush, H., Abu-Zahra, H., & Kota]ik, J. (1988). Quality of life in stage I. I breast . cancer: An instrument for clinical trials. Journal of Clinical Oncology, 6, 1798-1810.

Levinson, R. M., McCollum, K. T., & Kutner, N. G. (1984).

Gender homophily in preferences for physicians. Sex Roles, 10, 315-325.

Leviton, D. (1977). Death education. In H. Feifel (Ed.), New meanings of death. New York: McGraw-Hill.

Levy, R., Cain, K., Jarrett, M., & Heikemper, M. (1997). The relationship between daily life stress and gastrointestinal symptoms in women with irritable bowel syndrome. Journal of Behavioml Medicine, 20, 177-193.

Levy, S. M. (1983). Host differences in neoplastic risk: Behavioral and social contributors to disease. Health Psychology, 2, 21-44.

Levy, S. M., Fernstrom, L. Herberman, R. B., Whiteside, T, Lee, J., Ward, M., & Massoudi, M. (1991). Persistently low natural killer cell activity and circulating levels of plasma beta endorphin: Risk factors for infectious disease. Life Sciences, 48, 107-116.

Levy, S. M., Herberman, R. B., Lee, J. K., Lippman, M. E., & d' Angelo, T. (1989). Breast conservation versus mastectomy: Distress sequelae as a function of choice. Journal of Clinical Oncology, 7, 367-375.

Levy, S. M., Herberman, R. B., Lippman, M., D' Angelo, T, & Lee, J. (1991, Summer). Immunological and psychosocial predictors of disease recurrence in patients with early-stage breast cancer. Behavioral Medicine 17, 67-75.

Levy, S. M., Herberman, R. B., Maluish, AM., Schlien, B., & Lippman, M. (1985). Prognostic risk assessment in primary breast cancer by behavioral and immunological parameters. Health Psychology, 4, 99-1"13.

Levy, S. M., Herberman, R. B., Simons, A., Whiteside, T, Lee, J., McDonald, R., & Beadle, M. (1989). Persistently low natural killer cell activity in normal adults:]mmunological, hormonal and mood correlates. Natural Immune Cell Growth Regulation, 8, 173-186.

Levy, S. M., Herberman, R. B., Whiteside, T, Sanzo, K., Lee, L. & Kirkwood, J. (1990). Perceived social support and tumor estrogen/progesterone receptor status as predictors of natural killer cell activity in breast cancer patients. PsycllOsollIatic Medicine, 52, 73-85.

Levy, S. M., Lee, J. K., Bagley, C., & Li ppman, M. (1988). Survival hazards analysis in first recurrent breast cancer patients: Seven-year following-up, Psychosomatic Medicine, 50, 520-528.

Lewis, J. W, Terman, S. W, Shavit, Y, Nelson, L. R., & Liebeskind, J. C. (1984). Neural, neurochemical, and hormonal bases of stress-induced analgesia. In L. Kruger & J. C. Liebeskind (Eds.), Advances in pain research and therapy (Vol. 6, pp. 277-288). New York: Raven Press.

Lewis, M. A., & Rook, K. S. (1999). Social control in personal relationships: Impact on health behaviors and psychological distress. Health Psychology, 18, 63-7'1.

Ley, P. (1977). Psychological studies of doctor-patient communication. In S. Richman (Ed.), Contributions to Medical Psychology (Vol. 1). Oxford, England: Pergamon Press.

Liberman, A., & Chaiken, S. (1992). Defensive processing of personally relevilnt health messages. Personality and Social Psychology Bulletin, 18, 669-679.

Liberman, R. (1962). An analysis of the placebo phenomenon. Journal of Chronic Diseases, 15, 761-783.

Lichtenstein, E. (982). The smoking problem: A behavioral perspective. Journal of Consulting and Clinical Psychology, 50, 804-819.

Lichtenstein, E., & Cohen, S. (1990). Prospective analysis of two modes of unaided smoking cessation. Health Educational Research, S, 63-72.

Lichtenstein, E., & Glasgow, R. E. (1992). Smoking cessation: What have we learned over the past decade? Journal of Consulting and Clinical Psychology, 4, 518-527.

Lichtenstein, E., Glasgow, R. E., Lando, H. A., Ossip-Klein, D. L. & Boles, S. M. (1996). Telephone counseling for smoking cessation: Rationales and meta-analytic review of evidence. Health Education Research: Theory and Practice, n, 243-257.

Lichtenstein, P., Holm, N. V., Verkctsalo, P. K., lliadou, A., Kilprio, L. Koskenvuo, M., Pukkala, E., Skytthe, A., & Hem. minki, K. (2000). Environmental and heritable factors in the causCltion of cancer: Analyses of cohorts of twins from Sweden, Denmark, and Finland. New England Journal of Medicine, 343, 78-85.

Lichtman, R. R., Taylor, S. E., Wood, J. V., Bluming, A. Z., Dosik, C. M., & Leibowitz, R. L. (]984). Relations with children after breast Cancer: The mother-daughter relationship a T. risk. Journal of Psychosocial Oncology, 2, 1-19.

Liegner, L. M. (1986-1987). Suffering. Loss, Grief and Care, 1, 93-96.

Lierman, L. M., Young, H. M., Kasprzyk, D., & Benoliel, J. Q. (1990). Predicting breast self-examination using the theory of reasoned action. Nursing Research, 39, 97-101.

Lifton, R. J. (1977). The sense of immortality: On death and the continuity of life. n H. Feifel (Ed.), New meanings of death. New York: McGraw-Hill.

Light, K. C., Brovmley, K. A., Turner, J. R, Hinderliter, A. L., Girdler, S. S., Sherwood, A., & Anderson, N. B. (1995). Job status and high-effort coping influence work blood pressure in women and Blacks. Hypertension, 25 (Part 1), 554-559.

Light, K. C., Turner, J. R., Hinderliter, A. L., & Sherwood, A. C/Sl93a). Race and gender comparisons, I: Hemodynamic responses to a series of stressors. Health Psychology, 72, 354-365.

Light, K. C., Turner, J. R, Hinderliter, A. L., & Sherwood, A., (1993b). Race und gender comparisons, II: Predictions of work blood pressure from laboratory baseline and cardiovascular reactivity measures. Health Psychology, 12, 366-375.

Lin, N., Ye, X., & Ensel, W. (1 999). Social support and depressed mood: A structural analysis. Journal of Health a/ld Social Behavior, 40, 344-359.

Linden, W. (1994). Autogenic training: A narrative and quantitative review of clinical outcome. Biofeedback and Self-regulation, 79, 227-264.

Linden, W, & Chambers, L. (1994). Clinical effectiven ss of non-drug treatment for hypertension: A meta-analysis. Annals of Behavioral Medicine, 16, 35-45.

Linden, W., Chambers, I., Maurice, J., & Lenz, J. W. (1993).

Sex differences in social support, self-deception, hostility, and ambulatory cardiovascular activity. Health Psychology, 12, 376-380.

Linden, W., Stossel, C., & Maurice, J. (1996). Psychosocial interventions for patients with coronary artery disease. Archives of Internal Medicine, 156, 745-752.

Lindsay, M., & McCarthy, D. (1974). Caring for the brothers and sisters of a dying child. In T. Burton (Ed.), Care of the child, facing death (pp. 189-206). Boston: Routledge & Kegan Paul.

Lingsweiler, V. M., Crowther, J. H., & Stephens, M. A P. (1987). Emotional reactivity and eating in binge eating and obesity. Journal of Behavioral Medicine, 10, 287-300.

Linkins, R. W., & Comstock, G. W. (1988). Depressed mood and development of cancer. American Journal of Epidemiology, 128 (Abstract), 894.

Linton, S. J., & Buer, N. (1995). Working despite pain: Factors associated with work attendance versus dysfunction. International Journal of Behavioral Medicine, 2, 252-262.

Linville, P. W. (1985). Self-complexity and affective extremity: Don't put all your eggs in one cognitive basket. Social Cognition, 3, 94-120.

Lipid Research Clinics Program. (1984). The Lipid Research Clinics coronary primary prevention trial results: I. Reduction in incidence of coronary heart disease. Journal of the American Medical Association, 251, 351-374.

Lipkus, I. M., Barefoot, J. C., Williams, R. B., & Siegler, I. C. (1994). Personality measures as predictors of smoking initiation and cessation in the UNC Alumni Heart Study. Health Psychology, 13, 149-155.

Liss-Levinson, W. S. (1982). Reality perspectives for psychological services in a hospice program. American Psychologist, 37, 1266-1270.

Litman, T. J. (1974). The family as the basic unit in health and medical care: A social behavioral overview. Social Science and Medicine, 8, 495-519.

Littlefield, C. H., Rodin, G. M., Murray, M. A., & Craven, J. 1. (1990). Influence of functional impairment and social support on depressive symptoms in persons with diabetes. Health Psychology, 9, 737-749.

Livingston, P. B., & Zimet, C. N. (1965). Death anxiety, authoritarianism, and choice of specialty in medical students. Journal of Nervous and Medical Disease, 140, 222-230.

Lobel, M., Dunkel-Schetter, C., & Scrimshaw, S. C. M. (1992). Prenatal maternal stress and prematurity: A prospective study of socioeconomically disadvantaged women. Health Psychology, 11, 32-40.

Locke, S. E., Kraus, I., & Leserman, J. (1984). Life change, stress, psychiatric symptoms, and natural killer cell activity. Psychosomatic Medicine, 46, 441-453.

Lollis, C. M., Strothers, H. S., Chitwood, D. D., & McGhee, M. (2000). Sex, drugs, and HIV: Does methadone maintenance reduce drug use and risky sexual behavior? Journal of Behavioral Medicine, 23, 545-557.

Lombard, D. N., Lombard, TN., & Winett, R. A., (1995). Walking to meet health guidelines: The effect of prompting frequency and prompt structure. Health Psychology, 14, 164-170.

Lombardo, T, & Carreno, I. (1987). Relationship of Type A behavior pattern in smokers to carbon monoxide exposure and smoking topography. Health Psychology, 6, 445-452.

Lorber, J. (1975). Good patients and problem patients: Conformity and deviance in a general hospital. Journal of Health and Social Behavior, 16, 213-225.

Lorig, K., Chastain, R. 1., Ung, E., Shoor, S., & Holman, H. (1989). Development and evaluation of a scale to measure perceived self-efficacy in people with arthritis. Arthritis and Rheumatism, 32, 37-44.

Los Angeles Times. (1993, March 30). Three-hundred-sixty days in row not overwork.

Los Angeles Times. (1997, May 30). Jenny Craig agrees to settle ad complaint, pp. 01, 05.

Loscocco, K. A., & Spitze, G. (1990). Working conditions, social support, and the well-being of female and male factory workers. Journal of Health and Social Behavior, 31, 313-327.

Lovallo, W. R, al' Absi, M., Pincomb, G. A., Passey, R. B., Sung, B., & Wilson, M. F. (2000). Caffeine, extended stress, and blood pressure in borderline hypertensive men. International Journal of Behavioral Medicine, 7, 183-188.

Love, R. R, Cameron, I., Connell, B. 1., & Leventhal, H. (1991). Symptoms associated with tamoxifen treatment in postmenopausal women. Archives of Internal Medicine, 151, 1842-1847.

Love, R. R, Leventhal, H., Easterling, D. V., & Nerenz, D. R. (1989). Side effects and emotional distress during cancer chemotherapy. Cancer, 63, 604-612.

Lubeck, D. P., & Yelin, E. H. (1988). A question of value: Measuring the impact of chronic disease. The Millbank Quarterly, 66, 444-464.

Lucini, D., Covacci, G., Milani, R, Mela, G. S., Malliani, A., & Pagani, M. (1997). A controlled study of the effects of mental relaxation on autonomic excitatory responses in healthy subjects. Psychosomatic Medicine, 59, 541-552.

Luckow, A., Reifman, A., & Mcintosh, D. N. (1998, August). Gender differences in coping: A meta-analysis. Poster session presented at the 106th annual convention of the American Psychological Association, San Francisco, CA

Ludwick-Rosenthal, R, & Neufeld, R. W. J. (1988). Stress management during noxious medical procedures: An evaluative review of outcome studies. Psychological Bulletin, 104, 326-342.

Ludwig, D. S., Pereira, M. A., Kroenke, C. H, Hilner, J. E., Van Horn, I., Slattery, M., & Jacobs, D. R, Jr. (1999). Dietary fiber, weight gain, and cardiovascular disease risk factors in young adults. Journal of the American Medical Association, 282, 1539-1546.

Luecken, L., Suarez, E., Kuhn, C., Barefoot, J., Blumenthal, J., Siegler, I., & Williams, R. (1997). Stress in employed women: Impact of marital status and children at home on neurohormone output and home strain. Psychosomatic Medicine, 59, 352-359.

Lumley, M. A., Abeles, L. A., Melamed, B. G., Pistone, L. M., & Johnson, J. H. (1990). Coping outcomes in children undergoing stressful medical procedures: The role of child-environment variables. Behavioral Assessment, 12, 223-238.

Lundberg, u., & Frankenhaeuser, M. (1976). Adjustment to noise stress. Stockholm, Sweden: Department of Psychology, University of Stockholm.

Lustman, P. J. (1988). Anxiety disorders in adults with diabetes mellitus. Psychiatric Clinics of North America, 11, 419-432.

Lustman, P. J., Griffith, L. S., & Clouse, R. E. (1988). Depression in adults with diabetes: Results of a 5-year follow-up study. Diabetes Care, 11, 605-612.

Lustman, P. J., Griffith, L. S., Clouse, R. E., Freedland, K. E., Eisen, S. A., Rubin, E. H, Carney, R. M., & McGill, J. B. (1997). Effects of nortriptyline on depression and glycemic control in diabetes: Results of a double-blind, placebo-controlled trial. Psychosomatic Medicine, 59, 241-250.

Lustman, P. J., & Harper, G. W. (1987). Nonpsychiatric physicians' identification and treatment of depression in patients with diabetes. Comprehensive Psychiatry, 28, 22-27.

Lutgendorf, S., Logan, H., Kirchner, L., Rothrock, N., Svengalis, S., Iverson, K., & Lubaroff, D. (2000). Effects of relaxation and stress on the capsaicin-induced local inflammatory response. Psychosomatic Medicine, 62, 524-534.

Lutgendorf, S. K., Anderson, B., Sorosky, J. I., Buller, R. E., & Lubaroff, D. M. (2000). Interleukin-6 and use of social support in gynecologic cancer patients. International Journal of Behavioral Medicine, 7, 127-142.

Lutgendorf, S. K., Antoni, M. H, Ironson, G., Starr, K., Costello, N., Zuckerman, M., Klimas, N., Fletcher, M. A., & Schneiderman, N. (1998). Changes in cognitive coping skills and social support during cognitive behavioral stress management intervention and distress outcomes in symptomatic human immunodeficiency virus (HIV)-seropositive gay men. Psychosomatic Medicine, 60, 204-214.

Lyles, J. N., Burish, T. G., Krozely, M. G., & Oldham, R. K. (1982). Efficacy of relaxation training and guided imagery in reducing the aversiveness of cancer chemotherapy. Journal of Consulting and Clinical Psychology, 50, 509-524.

Lynch, D. J., Birk, T. J., Weaver, M. T, Gohara, A. F, Leighton, R. F, Repka, F. J., & Walsh, M. E. (1992). Adherence to exercise interventions in the treatment of hypercholesterolemia. Journal of Behavioral Medicine, 15, 365-378.

Madden, T. J., Ellen, P. S., & Ajzen, I. (1992). A comparison of the theory of planned behavior and the theory of reasoned action. Personality and Social Psychology Bulletin, 18, 3-9.

Maddox, G. L., & Clark, D. O. (1992). Trajectories of functional impairment in later life. Journal of Health and Social Behavior, 33, 114-125.

Maddux, J. E., Roberts, M. C., Sledden, E. A., & Wright, L. (1986). Developmental issues in child health psychology. American Psychologist, 41, 25-34.

Maeland, J. G., & Havik, O. E. (1987). Psychological predictors for return to work after a myocardial infarction. Journal of Psychosomatic Research, 31, 471-481.

Maes, S., Leventhal, H., & DeRidder, D. T. D. (1996). Coping with chronic diseases. In M. Zeidner & N. S. Endler (Eds.), Handbook of coping: Theory, research, and applications (pp. 221-251). New York: Wiley.

Magni, G., Silvestro, A., Tamiello, M., Zanesco, L., & Carl, M. (1988). An integrated approach to the assessment of family adjustment to acute lymphocytic leukemia in children. Acta Psychiatrica Scandinavia, 78, 639-642.

Magnus, K., Diener, E., Fujita, F, & Pavot, W. (1993). Extraversion and neuroticism as predictors of objective life events: A longitudinal analysis. Journal of Personality and Social Psychology, 65, 1046-1053.

Maguire, P. (1975). The psychological and social consequences of breast cancer. Nursing Minor, 140, 54-57.

Mahler, H. I. M., & Kulik, J. A., (1998). Effects of preparatory videotapes on self-efficacy beliefs and recovery from coronary bypass surgery. Annals of Behavioral Medicine, 20, 39-46.

Maixner, w., Fillingim, R., Kincaid, S., Sigurdsson, A., Odont, C., & Harris, B. (1997). Relationship between pain sensitivity and resting arterial blood pressure in patients with painful temporomandibular disorders. Psychosomatic Medicine, 59, 503-511.

Malarkey, W. B., Kiecolt-Glaser, J. K., Pearl, D., & Glaser, R. (1994). Hostile behavior during marital conflict alters pituitary and adrenal hormones. Psychosomatic Medicine, 56, 41-51.

Mallett, K., Price, J. H, Jurs, S. G., & Slenker, S. (1991). Relationships among burnout, death anxiety, and social support in hospice and critical care nurses. Psychological Reports, 68, 1347-1359.

Malt, U. F., Nerdrum, P., Oppedal, B., Gundersen, R., Holte, M., & Lone, J. (1997). Physical and mental problems attributed to dental amalgam fillings: A descriptive study of 99 self-referred patients compared with 272 controls. Psychosomatic Medicine, 59, 32-41.

Manber, R., & Bootzin, R. R. (1997). Sleep and the menstrual cycle. Health Psychology, 16, 209-214.

Mann, T. (2001). Effects of future writing and optimism on health behaviors in HIV-infected women. Annals of Behavioral Medicine, 23, 26-33.

Mann, T, Nolen-Hoeksema, S., Huang, K, Burgard, D., Wright, A., & Hanson, K. (1997). Are two interventions worse than none? Joint primary and secondary prevention of eating disorders in college females. Health Psychology, 16, 215-225.

Manne, S. L., & Glassman, M. (2000). Perceived control, coping efficacy, and avoidance coping as mediators between spouses' unsupportive behaviors and cancer patients' psychological distress. Health Psychology, 19, 155-164.

Manne, S. I., Bakeman, R, Jacobsen, P. B., Gorfinkle, K, & Redd, W. H. (1994). An analysis of a behavioral intervention for children undergoing venipuncture. Health Psychology, 13, 556-566.

Manne, S. I., Bakeman, R, Jacobsen, P. B., Gorfinkle, K, Bernstein, D., & Redd, W. H. (1992). Adult-child interaction during invasive medical procedures. Health Psychology, 11, 241-249.

Manne, S. I., Jacobsen, P. B., Gorfinkle, K, Gerstein, F, & Redd, W. H. (1993). Treatment adherence difficulties among children with cancer: The role of parenting style. Journal of Pediatric Psychology, 18, 47-62.

Manne, S. I., Redd, W. H., Jacobsen, P. B., Gorfinkle, K, Schorr, a., & Rapkin, B. (1990). Behavioral intervention to reduce child and parent distress during venipuncture. Journal of Consulting and Clinical Psychology, 58, 565-572.

Manne, S. I., Taylor, K. I., Dougherty, J., & Kemeny, N. (1997). Supportive and negative responses in the partner relationship: Their association with psychological adjustment among individuals with cancer. Journal of Behavioral Medicine, 20, 101-126.

Manne, S. I., & Zautra, A. J. (1990). Couples coping with chronic illness: Women with rheumatoid arthritis and their healthy husbands. Journal of Behavioral Medicine, 13, 327-342.

Manson, J. E., Colditz, G. A., Stampfer, M. J., Willett, W. C, Rosner, B., Monson, R. R, Speizer, F. E., & Hennekens, C. H. (1990). A prospective study of obesity and risk of coronary heart disease in women. New England Journal of Medicine, 322, 882-888.

Manson, J. E., Willett, W. C, Stampfer, M. J., Loiditz, G. A., Hunter, D. J., Hankinson, S. E., Hennekens, C. H, & Speizer, F. E. (1995). Body weight and mortality among women. New England Journal of Medicine, 333, 677-685.

Manuck, S. B., Cohen, S., Rabin, B. S., Muldoon, M. F, & Bachen, E. A., (1991). Individual differences in cellular immune response to stress. Psychological Science, 2, 111-115.

Manuck, S. B., & Krantz, D. S. (1986). Psychophysiological reactivity in coronary heart disease and essential hypertension. In K. A Matthews, S. M. Weiss, T. Detre, T. M. Dembroski, B. Falkner, S. B. Manuck, & R. B. Williams, Jr. (Eds.), Handbook of stress, reactivity, and cardiovascular disease (pp. 11-34). New York: Wiley.

Mapou, R. I., Kay, G. G., Rundell, J. R, & Temoshok, I. R. (1993). Measuring performance decrements in aviation personnel infected with the human immunodeficiency virus. Aviation, Space, and Environmental Medicine, 64, 158-164.

Marbach, J. J., Lennon, M. C, Link, B. G., & Dohrenwend, B. P. (1990). Losing face: Sources of stigma as perceived by chronic facial pain patients. Journal of Behavioral Medicine, 13, 583-604.

Marcus, A. C, & Siegel, J. M. (1982). Sex differences in the use of physician services: A preliminary test of the fixed role hypothesis. Journal of Health and Social Behavior, 23, 186-197.

Marcus, B. H., Dubbert, P. M., Forsyth, I. H., McKenzie, T. I., Stone, E. J., Dunn, A. I., & Blair, S. N. (2000). Physical activity behavior change: Issues in adoption and maintenance. Health Psychology, 19, 32-41.

Marcus, B. H., & Owen, N. (1992). Motivational readiness, self-efficacy and decision-making for exercise. Journal of Applied Social Psychology, 22, 3-16.

Marcus, B. H., Rakowski, W., & Rossi, J. S. (1992). Assessing motivational readiness and decision making for exercise. Health Psychology, 11, 257-261.

Margolis, S., & Moses, H, III. (Eds.). (1992). The Johns Hopkins medical handbook: The 100 major medical disorders of people over the age of 50. New York: Rebus.

Marin, B. V., & Marin, G. (1990). Effects of acculturation on knowledge of AIDS and HIV among Hispanics. Hispanic Journal of Behavioral Sciences [Special issue on Hispanics and AIDS], 12, 153-164.

Markovitz, J. H. (1998). Hostility is associated with increased platelet activation in coronary heart disease. Psychosomatic Medicine, 60, 586-591.

Markovitz, J. H., Matthews, K. A., Wing, R. R, Kuller, I. H, & Meilahn, E. N. (1991). Psychological, biological and health behavior predictors of blood pressure changes in middle-aged women. Journal of Hypertension, 9, 399-406.

Marks, M., Sliwinski, M., & Gordon, W. A., (1993). An examination of the needs of families with a brain injured child. Journal of Neurorehabilitation, 3, 1-12.

Marlatt, G. A., (1990). Cue exposure and relapse prevention in the treatment of addictive behaviors. Addictive Behaviors, 15, 395-399.

Marlatt, G. A., Baer, J. S., & Larimer, M. (1995). Preventing alcohol abuse in college students: A harm-reduction approach. In G. M. Boyd, Jr., J. Howard, & R. A Zucker (Eds.), Alcohol problems among adolescents (pp. 147-172). Northvale, NJ: Erlbaum.

Marlatt, G. A., Baer, J. S., Kivlahan, D. R, Dimeff, L. A., Larimer, M. E., Quigley, L. A., Somers, J. M., & Williams, E. (1998). Screening and brief intervention for high-risk college student drinkers: Results from a 2year follow-up assessment. Journal of Consulting and Clinical Psychology, 66, 604-615.

Marlatt, G. A., & George, W. H. (1988). Relapse prevention and the maintenance of optimal health. In S. Shumaker, E. Schron, & J. K. Ockene (Eds.), The adoption and maintenance of behaviors for optimal health. New York: Springer.

Marlatt, G. A., & Gordon, J. R. (1980). Determinants of relapse: Implications for the maintenance of behavior change. In P. O. Davidson & S. M. Davidson (Eds.), Behavioral medicine: Changing health life-styles. New York: Brunner/Mazel.

Marlatt, G. A., & Gordon, J. R. (1985). Relapse prevention: Maintenance strategies in the treatme1lt of addictive behaviors. New York: Guilford Press.

Marlatt, G. A., Larimer, M. E., Baer, J. S., & Quigley, L. A., (1993). Harm reduction for alcohol problems: Moving beyond the controlled drinking controversy. Behavior Therapy, 24, 461-504.

Marmot, M. G. (1998). Improvement of social environment to improve health. Lancet, 331, 57-60.

Marshall, E. (1986). Involuntary smokers face health risks. Science, 234, 1066-1067.

Marshall, J., Burnett, W., & Brasure, J. (1983). On precipitating factors: Cancer as a cause of suicide. Suicide and Life-Threatening Behavior, 13, 15-27.

Marsland, A. L., Cohen, S., Rabin, B. S., & Manuck, S. B. (2001). Associations between stress, trait negative affect, acute immune reactivity, and antibody response to hepatitis B. injection in healthy young adults. Health Psychology, 20, 4-11.

Marteau, T. M., Bloch, S., & Baum, J. D. (1987). Family life and diabetic control. Journal of Child Psychology and Psychiatry, 28, 823-833.

Marteau, T. M., Dundas, R, & Axworthy, D. (1997). Longterm cognitive and emotional impact of genetic testing for carriers of cystic fibrosis: The effects of test result and gender. Health Psychology, 16, 51-62.

Marteau, T. M., Johnston, M., Baum, J. D., & Bloch, S. (1987). Goals of treatment in diabetes: A comparison of doctors and parents of children with diabetes. Journal of Behavioral Medicine, 10, 33-48.

Martin, J. E., & Dubbert, P. M. (1982). Exercise applications and promotion in behavioral medicine: Current status and future directions. Journal of Consulting and Clinical Psychology, 50, 1004-1017.

Martin, P., & Seneviratne, H. (1997). Effects of food deprivation and a stressor on head pain. Health Psychology, 16, 310-318.

Martin, R, Davis, G. M., Baron, R. S., Suls, J., & Blanchard, E. B. (1994). Specificity in social support: Perceptions of helpful and unhelpful provider behaviors among irritable bowel syndrome, headache, and cancer patients. Health Psychology, 13, 432-439.

Maslach, C. (1977, August). Burn-out: A social psychological analysis. Paper presented at the annual meeting of the American Psychological Association, San Francisco, CA

Maslach, C. (1979). The burn-out syndrome and patient care. In C. Garfield (Ed.), The emotional realities of life-threatening illness (pp. 111-120). St. Louis, MO: Mosby.

Mason, E. (1970). Obesity in pet dogs. Veterinary Record, 86, 612-616.

Mason, H. R. C., Marks, G., Simoni, J. M., Ruiz, M. S., & Richardson, J. L. (1995). Culturally sanctioned secrets? Latino men's nondisclosure of HIV infection to family, friends, and lovers. Health Psychology, 14, 6-12.

Mason, J. W., Brady, J. V., & Tolliver, G. A., (1968). Plasma and urinary 17-hydroxycorticosteroid responses to 72-hour avoidance sessions in the monkey. Psychosomatic Medicine, 30, 608-630.

Mason, J. W., Kosten, T. R, Southwick, S. M., & Giller, E. L., Jr. (1990). The use of psychoendocrine strategies in post-traumatic stress disorder. Journal of Applied Social Psychology, 20, 1822-1846.

Mason, J. W., Sachar, E. J., Fishman, J. R, Hamburg, D. A., & Handlon, J. H. (1965). Corticosteroid responses to hospital admission. Archives of General Psychiatry, 13, 1-8.

Mason, L. W., Goolkasian, P., & McCain, G. A., (1998). Evaluation of a multimodal treatment program for fibromyalgia. Journal of Behavioral Medicine, 21, 163-178.

Massie, M. J., & Holland, J. C. (1987). Consultation and liaison issues in cancer care. Psychiatric Medicine, S, 343-359.

Masters, J. C., Cerreto, M. C., & Mendlowitz, D. R. (1983). The role of the family in coping with childhood chronic illness. In T. G. Burish & L. A Bradley (Eds.), Coping with chronic disease: Research and applications (pp. 381-408). New York: Academic Press.

Matarazzo, J. (1994). Health and behavior: The coming together of science and practice in psychology and medicine after a century of benign neglect. Journal of Clinical Psychology in Medical Settings, 1, 7-37.

Matarazzo, J. D. (1980). Behavioral health and behavioral medicine: Frontiers for a new health psychology. American Psychologist, 35, 807-817.

Matarazzo, J. D. (1982). Behavioral health's challenge to academic, scientific, and professional psychology. American Psychologist, 37, 1-14.

Matt, D. A., Sementilli, M. E., & Burish, T. G. (1988). Denial as a strategy for coping with cancer. Journal of Mental Health Counseling, 10, 136-144.

Matt, G. E., & Dean, A., (1993). Social support from friends and psychological distress among elderly persons:

Moderator effects of age. Journal of Health and Social Behavior, 34, 187-200.

Mattar, M. E., Markello, J., & Yaffe, S. J. (1975). Inadequacies in the pharmacologic management of ambulatory children. Journal of Pediatrics, 87, 137-141.

Matthews, J. R, Friman, P. C., Barone, V. J., Ross, I. V, & Christophersen, E. R. (1987). Decreasing dangerous infant behaviors through parent instruction. Journal of Applied Behavior Analysis, 20, 165-169.

Matthews, K. A., (1982). Psychological perspectives on the Type A behavior pattern. Psychological Bulletin, 91, 293-323.

Matthews, K. A., (1992). Myths and realities of the menopause. Psychosomatic Medicine, 54, 1-9.

Matthews, K. A., Davis, M. C., Stoney, C. M., Owens, J. E, & Caggiula, A. R. (1991). Does the gender relevance of the stressor influence sex differences in psychophysiological responses? Health Psychology, 10, 112-120.

Matthews, K. A., Gump, B. B., Block, D. R, & Allen, M. T. (1997). Does background stress heighten or dampen children's cardiovascular responses to acute stress? Psychosomatic Medicine, 59, 488-496.

Matthews, K. A., Kuller, I. H., Wing, R. R, Meilahn, E. N., & Plantinga, P. (1996). Prior to use of estrogen replacement therapy, are users healthier than nonusers? American Journal of Epidemiology, 143, 971-978.

Matthews, K. A., Owens, J. E, Allen, M. T, & Stoney, C. M. (1992). Do cardiovascular responses to laboratory stress relate to ambulatory blood pressure levels? Yes, in some of the people, some of the time. Psychosomatic Medicine, 54, 686-697.

Matthews, K. . A., Owens, J. E, Kuller, I. H., Sutton-Tyrrell, K, & Jansen-McWilliams, I. (1998). Are hostility and anxiety associated with carotid atherosclerosis in healthy postmenopausal women? Psychosomatic Medicine, 60, 633-638.

Matthews, K. A., Raikkonen, K, Everson, S. A., Flory, J. D., Marco, C. A., Owens, J. E, & Lloyd, C. E. (2000). Do the daily experiences of healthy men and women vary according to occupational prestige and work strain? Psychosomatic Medicine, 62, 346-353.

Matthews, K. A., & Rodin, J. (1992). Pregnancy alters blood pressure responses to psychological and physical challenge. Psychophysiology, 29, 232-240.

Matthews, K. A., Shumaker, S. A., Bowen, D. J., Langer, R. D., Hunt, J. R, Kaplan, R. M., Klesges, R. C., & Ritenbaugh, C. (1997). Women's health initiative: Why now? What is it? What's new? American Psychologist, 52, 101-116.

Matthews, K. A., Wing, R. R, Kuller, I. H., Meilahn, E. N., & Plantinga, P. (1994). Influence of the perimenopause on cardiovascular risk factors and symptoms of middle-aged healthy women. Archives of Internal Medicine, 154, 2349-2355.

Matthews, K. A., Woodall, K. I., & Allen, M. T. (1993). Cardiovascular reactivity to stress predicts future blood pressure status. Hypertension, 22, 479-485.

Matthews, K. A., Woodall, K. I., Kenyon, K, & Jacob, T. (1996). Negative family environment as a predictor of boys' future status on measures of hostile attitudes, interview behavior, and anger expression. Health Psychology, 15, 30-37.

Maugh, T. H., II (1999, October 27). As obesity rate soars, hormone offers new hope. Los Angeles Times, pp. AI, A20-A21.

Mauksch, H. O. (1973). Ideology, interaction, and patient care in hospitals. Social Science and Medicine, 7, 817-830.

Maxwell, T. D., Gatchel, R. J., & Mayer, T. G. (1998). Cognitive predictors of depression in chronic low back pain: Toward an inclusive model. Journal of Behavioral Medicine, 21, 131-143.

Mayer, D. J., Price, D. D., Barber, J., & Rafii, A., (1976). Acupuncture analgesia: Evidence for activation of a pain inhibitor system as a mechanism of action. In J. J. Bonica & D. Albe-Fessard (Eds.), Advances in pain research and therapy (Vol. I, pp. 751-754). New York: Raven Press.

Mayer, J. A., & Kellogg, M. C. (1989). Promoting mammography appointment making. Journal of Behavioral Medicine, 12, 605-611.

Mayer, J. A., & Solomon, L. J. (1992). Breast self-examination skill and frequency: A review. Annals of Behavioral Medicine, 14, 189-196.

Mayne, T. J., Acree, M., Chesney, M. A., & Folkman, S. (1998). HIV sexual risk behavior following bereavement in gay men. Health Psychology, 17, 403-411.

Mayou, R. A., Gill, D., Thompson, D. R, Day, A., Hicks, N., Volmink, J., & Neil, A., (2000). Depression and anxiety as predictors of outcome after myocardial infarction. Psychosomatic Medicine, 62, 212-219.

McArdle, W. D., Katch, E. I., & Katch, V. I. (1981). Exercise physiology: Energy, nutrition, and human performance. Philadelphia: Lea & Febiger.

McAuley, E. (1992). The role of efficacy cognitions in the prediction of exercise behavior in middle-aged adults. Journal of Behavioral Medicine, 15, 65-88.

McAuley, E. (1993). Self-efficacy and the maintenance of exercise participation in older adults. Journal of Behavioral Medicine, 16, 103-113.

McAuley, E., & Courneya, K. S. (1992). Self-efficacy relationships with affective and exertion responses to exercise. Journal of Applied Social Psychology, 22, 312-326.

McAuley, E., Mihalko, S. L., & Bane, S. M. (1997). Exercise and self-esteem in middle-aged adults: Multidimensional relationships and physical fitness and self-efficacy influences. Journal of Behavioral Medicine, 20, 67-84.

McAuley, E., Talbot, H, & Martinez, S. (1999). Manipulating self-efficacy in the exercise environment in women: Influences on affective responses. Health Psychology, 18, 288-294.

McCann, B., Benjamin, A., Wilkinson, C., Retzlaff, B., Russo, J., & Knopp, R. (1999). Plasma lipid concentrations during episodic occupational stress. Annals of Behavioral Medicine, 21, 103-11 O.

McCann, B. S., Bovbjerg, V. E., Curry, S. J., Retzlaff, B. M., Walden, C. E., & Knopp, R. H. (1996). Predicting participation in a dietary intervention to lower cholesterol among individuals with hyperlipidemia. Health Psychology, 15, 61-64.

McCaul, K. D., Branstetter, A. D., O'Donnell, S. M., Jacobson, K., & Quinlan, K. B. (1998). A descriptive study of breast cancer worry. Journal of Behavioral Medicine, 21, 565-579.

McCaul, K. D., Branstetter, A. D., Schroeder, D. M., & Glasgow, R. E. (1996). What is the relationship between breast cancer risk and mammography screening? A meta-analytic review. Health Psychology, 15, 423-429.

McCaul, K. D., Glasgow, R. E., & O'Neill, H. K. (1992). The problem of creating habits: Establishing health protective dental behaviors. Health Psychology, 11, 101-110.

McCaul, K. D., Monson, N., & Maki, R. H. (1992). Does distraction reduce pain-produced distress among college students? Health Psychology, 11, 210-217.

McCaul, K. D., Schroeder, D. M., & Reid, P. A., (1996). Breast cancer worry and screening: Some prospective data. Health Psychology, 15, 430-433.

McClearn, G., Johansson, B., Berg, S., Pedersen, N., Ahern, F, Petrill, S. A., & Plomin, R. (1997). Substantial genetic influence on cognitive abilities in twins 80 or more years old. Science, 276, 1560-1563.

McConnell, S., Biglan, A., & Severson, H. H. (1984). Adolescents' compliance with self-monitoring and physiological assessment of smoking in natural environments. Journal of Behavioral Medicine, 7, 115-122.

McCoy, S. B., Gibbons, F. X., Reis, T. J., Gerrard, M., Luus, C. A E., & Sufla, A. V. W. (1992). Perceptions of smoking risk as a function of smoking status. Journal of Behavioral Medicine, 15, 469-488.

McCracken, L. M. (1991). Cognitive-behavioral treatment of rheumatoid arthritis: A preliminary review of efficacy and methodology. Annals of Behavioral Medicine, 1. 3, 57-65.

McCullough, M. E., Hoyt, W. T, Larson, D. B., Koenig, H. G., & Thoresen, C. (2000). Religious involvement and mortality: A meta-analytic review. Health Psychology, 19, 211-222.

McDonough, P, Williams, D. R, House, J. S., & Duncan, G. J. (1999). Gender and the socioeconomic gradient in mortality. Journal of Health and Social Behavior, 40, 17-31.

McEwen, B. S., & Stellar, E. (1993). Stress and the individual: Mechanisms leading to disease. Archives of Internal Medicine, 153, 2093-2101.

McFall, R. M. (1970). The effects of self-monitoring on normal smoking beha vior. Journal of Consulting and Clinical Psychology, 35, 135-142.

McFarland, A. H., Norman, G. R, Streiner, D. L., Roy, R. G., & Scott, D. J. (1980). A longitudinal study of the influence of the psychosocial environment on health status: A preliminary report. Journal of Health and Social Behavior, 21, 124-133.

McFarland, C., Ross, M., & DeCourville, N. (1989). Women's theories of menstruation and biases in recall of menstrual symptoms. Journal of Personality and Social Psychology, 57, 522-531.

McFarlane, T, Polivy, J., & McCabe, R. E. (1999). Help, not harm: Psychological foundation for a nondieting approach toward health. Journal of Social Issues, 55, 261-276.

McGinnis, J. M. (1984). Occupant protection as a priority in national efforts to promote health. Health Education Quarterly, 11, 127-131.

McGinnis, M. (1994). The role of behavioral research in national health policy. In S. Blumenthal, K. Matthews, & S. Weiss (Eds.), New research frontiers in behavioral medicine: Proceedings of the national conference (pp. 217-222). Washington, DC: NIH Publications.

McGinnis, M., Richmond, J. B., Brandt, E. N., Windom, R. E., & Mason, J. O. (1992). Health progress in the United States: Results of the 1990 objectives for the nation. Journal of the American Medical Association, 268, 2545-2552.

McGonagle, K. A., & Kessler, R. C. (1990). Chronic stress, acute stress, and depressive symptoms. American Journal ofCormnunity Psychology, 18, 681-706.

McGrady, A., Conran, P, Dickey, D., Garman, D., Farris, E., & Schumann-Brzezinski, C. (1992). The effects of biofeedback-assisted relaxa tion on cell-mediated immunity, cortisol, and white blood cell count in healthy adult subjects. Journal of Behavioral Medicine, 15, 343-354.

McGregor, D. (1967). The professional manager. New York: McGraw-Hill.

McGuire, F. L. (1982). Treatment of the drinking driver. Health Psychology, I, 137-152.

McGuire, W. J. (1964). Inducing resistance to persuasion: Some contemporary approaches. In L. Berkowitz (Ed.), Advances in experimental social psychology (Vol. I, pp. 192-231). New York: Academic Press.

McGuire, W. J. (1973). Persuasion, resistance and attitude change. In I. de Sola Pool, F. W. Frey, W. Schramm, N. Maccoby, & E. B. Parker (Eds.), Handbook of communication (pp. 216-252). Chicago: Rand-McNally.

McGuire, W. J. (1984). Public communication as a strategy for inducing health-promoting behavioral change. Preventive Medicine, 13, 299-319.

McIntosh, D. N., Silver, R. C., & Wortman, C. B. (1993). Religion's role in adjustment to a negative life event: Coping with the loss of a child. Journal of Personality and Social Psychology, 65, 812-821.

McKenna, M. C., Zevon, M. A., Corn, B., & Rounds, J. (1999). Psychological factors and the development of breast cancer: A meta-analysis. Health Psychology, 18, 520-531.

McKennell, A. C. (1973). Is addictive smoking an independent trait? International Journal of the Addictions, 8, 505-509.

McKinlay, J. B. (1975). Who is really ignorant-physician or patient? Journal of Health and Social Behavior, 16, 3-11.

McKinnon, W., Weisse, C. S., Reynolds, C. P, Bowles, C. A., & Baum, A., (1989). Chronic stress, leukocyte subpopulations, and humoral response to latent viruses. Health Psychology, 8, 389-402.

McKusick, L., Coates, T. J., Morin, S. F., Pollack, L., & Hoff, C. (1990). Longitudinal predictors of reductions in unprotected anal intercourse among gay men in San Francisco: The AIDS Behavioral Research Project. American Journal of Public Health, 80, 978-983.

McKusick, L., Horstman, W., & Coates, T. (1985). AIDS and sexual behavior reported by gay men in San Francisco. American Journal of Public Health, 75, 493-496.

McKusick, V. A., (1993). Medical genetics: A 40-year perspective on the evolution of a medical speciality from a basic science. Journal of the American Medical Association, 270, 2351-2357.

McLeod, J. D., Kessler, R. C., & Landis, K. R. (1992). Speed of recovery from major depressive episodes in a community sample of married men and women. Journal of Abnormal Psychology, 101, 277-286.

McNeil, D., & Rainwater, A. III (1998). Development of the fear of pain questionnaire-Ill. Journal of Behavioral Medicine, 21, 389-406.

Meagher, M., Arnau, R, & Rhudy, J. (2001). Pain and emotion: Effects of affective picture modulation. Psychosomatic Medicine, 63, 79-90.

Mechanic, D. (1972). Social psychologic factors affecting the presentation of bodily complaints. New England Journal of Medicine, 286, 1132-1139.

Mechanic, D. (1975). The organization of medical practice and practice orientation among physicians in prepaid and nonprepaid primary care settings. Medical Care, 13, 189-204.

Meichenbaum, D. H. (1971, September). Cognitive factors in behavior modification: Modiftjing what clients say to themselves. Paper presented at the annual meeting of the Association for Advancement of Behavior Therapy, Washington, DC.

Meichenbaum, D. H. (1975). A self-instructional approach to stress management: A proposal for stress inoculation training, In C. D. Spielberger & I. Sarason (Eds.), Stress and anxiety (Vol. 2, pp. 237-264). New York: Wiley.

Meichenbaum, D. H. (1977). Cognitive-behavior modification. New York: Plenum Press.

Meichenbaum, D. H., & Cameron, R. (1974). The clinical potential and pitfalls of modifying what clients say to themselves. In M. J. Mahoney & c. E. Thoresen (Eds.), Self-control: Power to the person (pp. 263-290). Monterey, CA: Brooks-Cole.

Meichenbaum, D. H., & Jaremko, M. E. (Eds.). (1983). Stress reduction and prevention. New York: Plenum Press.

Meichenbaum, D. H., & Turk, D. (1982). Stress, coping, and disease: A cognitive-behavioral perspective. In R. W. J. Neufield (Ed.), Psychological stress and psychopathology (pp. 289-306). New York: McGraw-Hill.

Meichenbaum, D. H., & Turk, D. C. (1987). Facilitating treatment adherence: A practitioner's guidebook. New York: Plenum Press.

Mei-Tal, V., Meyerowitz, S., & Engel, G. I. (1970). The role of psychological process in a somatic disorder: M. s. I. The emotional setting of illness onset and exacerbation. Psychosomatic Medicine, 32, 67-85.

Melamed, B. (1995). The interface between physical and mental disorders: The need to dismantle the bio-psychosocialneuroimmunological model of disease. Journal of Clinical Psychology in Medical Setting, 2, 225-231.

Melamed, B. G., & Brenner, G. F. (1990). Social support and chronic medical stress: An interaction-based approach. Journal of Social and Clinical Psychology, 9, 104-117.

Melamed, B. G., Meyer, R, Gee, C., & Soule, L. (1976). The influence of time and type of preparation on children's adjustment to hospitalization. Journal of Pediatric Psychology, 1, 31-37.

Melamed, B. G., & Siegel, L. (1975). Reduction of anxiety in children facing hospitalization and surgery by use of filmed modeling. Journal of Consulting and Clinical Psychology, 43, 511-521.

Melamed, S., Froom, P, & Green, M. (1997). Hypertension and sickness absence: The role of perceived symptoms. Journal of Behavioral Medicine, 20, 473-487.

Melzack, R. (1973). The puzzle of pain. New York: Basic Books.

Melzack, R, & Torgerson, W. S. (1971). On the language of pain. Anesthesiology, 34, 50.

Melzack, R, & Wall, P. D. (1982). The challenge of pain. New York: Basic Books.

Menaghan, E., Kowaleski-Jones, I., & Mott, F. (1997). The intergenerational costs of parental social stressors: Academic and social difficulties in early adolescence for children of young mothers. Journal of Health and Social Behavior, 38, 72-86.

Mendes de Leon, C. F. (1992). Anger and impatience/irritability in patients of low socioeconomic status with acute coronary heart disease. Journal of Behavioral Medicine, 15, 273-284.

Mendes de Leon, C. F, Kop, W. J., de Swart, H. B., Bar, F. w., & Appels, A. P. W. M. (1996). Psychosocial characteristics and recurrent events after percutaneous transluminal coronary angioplasty. American Journal of Cardiology, 77, 252-255.

Mensch, B. S., & Kandel, D. B. (1988). Do job conditions influence the use of drugs? Journal of Health and Social Behavior, 29, 169-184.

Mercado, A. C., Carroll, I. J., Cassidy, J. D., & Cote, P. (2000). Coping with neck and low back pain in the general population. Health Psychology, 19, 333-338.

Mermelstein, R, Cohen, S., Lichtenstein, E., Baer, J. S., & Kamarck, T. (1986). Social support and smoking cessation and maintenance. Journal of Consulting and Clinical Psychology, 54, 447-453.

Messeri, P, Silverstein, M., & Litwak, E. (1993). Choosing optimal support groups: A review and reformulation. Journal of Health and Social Behavior, 34, 122-137.

Mesters, I., van den Borne, H., McCormick, I., Pruyn, J., de Boer, M., & Imbos, T. (1997). Openness to discuss cancer in the nuclear family: Scale, development, and validation. Psychosomatic Medicine, 59, 269-279.

Metzler, C. W., Noell, J., Biglan, A., Ary, D., & Smolkowski, K. (1994). The social context for risky sexual behavior among adolescents. Journal of Behavioral Medicine, 17, 419-438.

Meyer, Ai J., Maccoby, N., & Farquhar, J. W. (1980). Reply to Kasl and Leventhal et al. Journal of Consulting and Clinical Psychology, 48, 159-163.

Meyer, D., Leventhal, H., & Gutmann, M. (1985). Commonsense models of illness: The example of hypertension. Health Psychology, 4, 115-135.

Meyer, J. M., & Stunkard, A. J. (1994). Twin studies of human obesity. In C. Bouchard (Ed.), The genetics of obesity (pp. 63-78). Boca Raton, FL: CRC Press.

Meyer, M. H., & Pavalko, E. K. (1996). Family, work, and access to health insurance among mature women. Journal of Health and Social Behavior, 37, 311-325.

Meyerowitz, B. E. (1980). Psychosocial correlates of breast cancer and its treatments. Psychological Bulletin, 87, 108-131.

Meyerowitz, B. E. (1983). Postmastectomy coping strategies and quality of life. Health Psychology, 2, 117-132.

Meyerowitz, B. E., & Hart, S. (1993, April). Women and cancer: Have assumptions about women limited our research agenda? Paper presented at the Women's Psychological and Physical Health Conference, Lawrence, KS.

Michael, B. E., & Copeland, D. R. (1987). Psychosocial issues in childhood cancer: An ecological framework for research. American Journal of Pediatric Hematology and Oncology, 9, 73-83.

Michela, J. I. (1987). Interpersonal and individual impacts of a husband's heart attack. In A Baum & J. E. Singer (Eds.), Handbook of psychology and health (Vol. 5, pp. 255-301). Hillsdale, NJ: Erlbaum.

Millar, M. G., & Millar, K. (1995). Negative affective consequences of thinking about disease detection behaviors. Health Psychology, 14, 141-146.

Millar, M. G., & Millar, K. (1996). The effects of anxiety on response times to disease detection and health promotion behaviors. Journal of Behavioral Medicine, 19, 401-414.

Miller, G. E., & Cohen, S. (2001). Psychological interventions and the immune system: A meta-analytic review and critique. Health Psychology, 20, 47-63.

Miller, G. E., Cohen, S., & Herbert, T. B. (1999). Pathways linking major depression and immunity in ambulatory female patients. Psychosomatic Medicine, 61, 850-860.

Miller, G. E., Dopp, J. M., Myers, H. F, Stevens, S. Y, & Fahey, J. I. (1999). Psychosocial predictors of natural killer cell mobilization during marital conflict. Health Psychology, 18, 262-271.

Miller, G. J., Cruickshank, J. K, Ellis, I. J., Thompson, R. I., Wilkes, H. C., Stirling, Y, Mitropoulos, K. A., Allison, J. V., Fox, T. E., & Walker, A. O. (1989). Fat consumption and factor VII coagulant activity in middleaged men. Atherosclerosis, 78, 19-24.

Miller, I. C., Bettencourt, B. A., DeBro, S., & Hoffman, V. (1993). Negotiating safer sex: Interpersonal dynamics. In J. Pryor & G. Reeder (Eds.), The social psychology of HIV infection (pp. 85-123). Hillsdale, NJ: Erlbaum.

Miller, N. E. (1989). Placebo factors in types of treatment:

Views of a psychologist. In M. Shepherd & N. Sartorius (Eds.), Non-specific aspects of treatment (pp. 39-56). Lewiston, NY: Hans Huber.

Miller, N. E. (1992). Some trends from the history to the future of behavioral medicine. Annals of Behavioral Medicine, 14, 307-309.

Miller, S. M., Brody, D. S., & Summerton, J. (1988). Styles of coping with threat: Implications for health. Journal of Personality and Social Psychology, 54, 142-148.

Miller, S. M., & Mangan, C. E. (1983). Interacting effects of information and coping style in adapting to gynecologic stress: Should the doctor tell all? Journal ofPersonality and Social Psychology, 45, 223-236.

Miller, S. M., Mischel, W., O'Leary, A., & Mills, M. (1996).

From human papilloma virus (HPV) to cervical cancer:

Psychosocial processes in infection, detection, and control. Annals of Behavioral Medicine, 18, 219-228.

Miller, W. C. (1999). Fitness and fatness in relation to health: Implications for a paradigm shift. Journal of Social Issues, 55, 207-219.

Miller, W. R., Taylor, C. A., & West, I. C. (1980). Focused versus broad-spectrum behavior therapy for problem drinkers. Journal of Consulting and Clinical Psychology, 48, 590-60l.

Millman, M. (1980). Such a pretty face: Being fat in America. New York: Norton.

Mills, D. E., & Ward, R. P. (1986). Attenuation of stress-induced hypertension by exercise independent of training effects: An animal model. Journal of Behavioral Medicine, 9, 599-606.

Mills, P., Yu, H, Ziegler, M. G., Patterson, T., & Grant, I. (1999). Vulnerable caregivers of patients with Alzheimer's disease have a deficit in circulating CD62L T. lymphocytes. Psychosomatic Medicine, 61, 168-174.

Mills, R. T., & Krantz, D. S. (1979). Information, choice, and reactions to stress: A field experiment in a blood bank with laboratory analogue. Journal of Personality and Social Psychology, 4, 608-620.

Mintzer, J. E., Rubert, M. P., Loewenstein, D., Gamez, E., Millor, A., Quinteros, R., Flores, I., Miller, M., Rainerman, A., & Eisdorfer, C. (1992). Daughters caregiving for Hispanic and non-Hispanic Alzheimer patients: Does ethnicity make a difference? Community Mental Health Journal, 28, 293-303.

Minuchen, S. (1977). Psychosomatic diabetic children and their families (DHEW Pub. No. ADM 77-477). Washington, DC: U. S. Government Printing Office.

Minuchen, S., Rosman, B. I., & Baker, I. (1978). Psychosomatic families. Cambridge, MA: Harvard University Press.

Miranda, J., Perez-Stable, E. J., Munoz, R. F., Hargreaves, W., & Henke, C. J. (1991). Somatization, psychiatric disorder, and stress in utilization of ambulatory medical services. Health Psychology, 10, 46-5l.

Mishra, K. D., Gatchel, R. J., & Gardea, M. A., (2000). The relative efficacy of three cognitive-behavioral treatment approaches to temporomandibular disorders. Journal of Behavioral Medicine, 23, 293-309.

Mitchell, J. E., Laine, D. E., Morley, J. E., & Levine, A. S. (1986). Naloxone but not CCK-8 may attenuate binge eating behavior in patients with the bulimia syndrome. Biological Psychiatry, 21, 1399-1406.

Mittag, W., & Schwarzer, R. (1993). Interaction of employment status and self-efficacy on alcohol consumption: A two-wave study on stressful life transitions. Psychology and Health, 8, 77-87.

Mohr, D. C., Dick, I. P., Russo, D., Pinn, J., Boudewyn, A. C., Likosky, W., & Goodkin, D. E. (1999). The psychological impact of multiple sclerosis: Exploring the patient's perspective. Health Psychology, 18, 376-382.

Mokdad, A. H, Serdula, M. K, Dietz, W. H, Bowman, B. A., Marks, J. S., & Koplan, J. P. (1999). The spread of the obesity epidemic in the United States, 1991-1998. Journal of the American Medical Association, 282, 1519-1522.

Moller, J., Hallqvist, J., Diderichsen, F., Theorell, T., Reuterwall, C., & Ahlborn, A., (1999). Do episodes of anger trigger myocardial infarction? A case-crossover analysis in the Stockholm Heart Epidemiology Program (SHEEP). Psychosomatic Medicine, 61, 842-849.

Monroe, S. (1983). Major and minor life events as predictors of psychological distress: Further issues and findings. Journal of Behavioral Medicine, 6, 189-205.

Montano, D. E., & Taplin, S. H. (1991). A test of an expanded theory of reasoned action to predict mammography participation. Social Science and Medicine, 32, 733-741.

Monteleone, P., Luisi, M., Colurcio, B., Casarosa, E., Ioime, R., Genazzani, A. R., & Maj, M. (2001). Plasma levels of neuroactive steroids are increased in untreated women with anorexia nervosa or bulimia nervosa. Psychosomatic Medicine, 63, 62-68.

Moody, I., McCormick, K, & Williams, A., (1990). Disease and symptom severity, functional status, and quality of life in chronic bronchitis and emphysema (CBE). Journal of Behavioral Medicine, 13, 297-306.

Moody, R. A. (1978). Laugh after laugh: The healing power of humor. Jacksonville, FL: Headwaters Press.

Mooradian, A. D., Perryman, K, Fitten, J., Kavonian, G. D., & Morley, J. E. (1988). Cortical function in elderly non-insulin dependent diabetic patients. Archives of Internal Medicine, 148, 2369-2372.

Moos, R. H. (1984). Context and coping: Toward a unifying conceptual framework. American Journal of Community Psychology, 12, 5-25.

Moos, R. H. (1985). Creating health in human contexts: Environmental and individual strategies. In J. C. Rosen & I. J. Solomon (Eds.), Prevention in health psychology (pp. 366-389). Hanover, NH: University Press of New England.

Moos, R. H. (1988). Life stressors and coping resources influence health and well-being. Psychological Assessment, 4, 133-158.

Moos, R. H. (1995). Development and applications of new measures of life stressors, social resources, and coping responses. European Journal of Psychological Assessment, 11, 1-13.

Moos, R. H., Brennan, P. I., & Moos, B. S. (1991). Short-term processes of remission and non remission among later-life problem drinkers. Alcoholism: Clinical and Experimental Review, 15, 948-955.

Moos, R. H, & Finney, J. W. (1983). The expanding scope of alcoholism treatment evaluation. American Psychologist, 38, 1036-1044.

Moos, R. H., & Schaefer, J. A., (1987). Evaluating health care work settings: A holistic conceptual framework. Psychology and Health, 1, 97-122.

Mor, V., & Hiris, J. (1983). Determinants of site of death among hospice cancer patients. Journal of Health and Social Behavior, 24, 375-385.

Morbidity and Mortality Weekly Report. (2000, August 25). Trends in cigarette smoking among high school students-United States, 1991-1999. Washington DC:

Author. Retrieved from www.cdc.gov/mmwr/preview/mmwrhtml/mm4933a3.htm

Morehouse, I. E., & Miller, A. T. (1976). Physiology of exercise. St. Louis, MO: Mosby.

Morell, V. (1993). Huntington's gene finally found. Science, 260, 28-30.

Morgan, D. I. (1985). Nurses' perceptions of mental confusion in the elderly: Influence of resident and setting characteristics. Journal of Health and Social Behavior, 26, 102-112.

Morimoto, Y., Oishi, T., Hanasaki, N., Miyatake, A., Sato, B., Noma, K., Kakto, H., Yano, S., & Yamamura, Y. (1980). Interrelations among amenorrhea, serum gonadotropins and body weight in anorexia nervosa. Endocrinology in Japan, 27, 191-200.

Morley, J. E., Kay, N. E., & Solomon, G. P. (1988). Opioid peptides, stress, and immune function. In Y. Tache, J. E. Morley, & M. R. Brown (Eds.), Neuropeptides and stress (pp. 222-234). New York: Springer.

Morris, P. L. P., & Raphael, B. (1987). Depressive disorder associated with physical illness: The impact of stroke. General Hospital Psychiatry, 9, 324-330.

Moses, H. (Producer). (1984, February 18). Helen. In 60 Minutes. New York: CBS Television Network.

Mosley, T. H., Jr., Payne, T. J., Plaud, J. J., Johnson, C. A., Wittrock, D. A., Seville, J. L., Penzien, D. B., & Rodriguez, G. (1996). Psychometric properties of the Weekly Stress Inventory (WSI): Extension to a patient sample with coronary heart disease. Journal of Behavioral Medicine, 19, 273-287.

Moss-Morris, R., & Petrie, K. . J. (in press). Discriminating between chronic fatigue syndrome and depression: A cognitive analysis. Psychological Medicine.

Mostofsky, D. I. (1998). Behavior modification and therapy in the management of epileptic disorders. In D. I. Mostofsky & Y. Loyning (Eds.), The neurobehavioral treatment of epilepsy. Hillsdale, NJ: Erlbaum.

Moyer, A., (1997). Psychosocial outcomes of breast-conserving surgery versus mastectomy: A metaanalytic review. Health Psychology, 16, 284-298.

Moyer, A., & Salovey, P. (1996). Psychosocial sequelae of breast cancer and its treatment. Annals of Behavioral Medicine, 18, 110-125.

Moynihan, J. A., & Ader, R. (1996). Psychoneuroimmunology: Animal models of disease. Psychosomatic Medicine, 58, 546-558.

Mroczek, D. K., Spiro, A., III, Aldwin, C. M., Ozer, D. J., & Bosse, R. (1993). Construct validation of optimism and pessimism in older men: Findings from the normative aging study. Health Psychology, 12, 406-409.

Mulder, C. I., de Vroome, E. M. M., van Griensven, G. J. P., Antoni, M. H, & Sandfort, T. G. M. (1999). Avoidance as a predictor of the biological course of HIV infection over a 7-year period in gay men. Health Psychology, 18, 107-113.

Muldoon, M. F., Kaplan, R., Manuck, S. B., & Mann, J. J. (1992). Effects of a low-fat diet on brain serotonergic responsivity in cynomolgus monkeys. Biological Psychiatry, 31, 739-742.

Muldoon, M. F., Ryan, C. M., Matthews, K. A., & Manuck, S. B. (1997). Serum cholesterol and intellectual performance. Psychosomatic Medicine, 59, 382-387.

Mullen, B., & Suls, J. (1982). The effectiveness of attention and rejection as coping styles: A meta-analysis of temporal differences. Journal of Psychosomatic Research, 26, 43-49.

Mullen, P. D., & Green, L. W. (1985, November-December). Meta-analysis points way toward more effective medication teaching. Promoting Health, pp. 6-8.

Multiple sclerosis. (2001). Retrieved July 3, 2001, from http://health.yahoo.com/health/Diseases_and_Condi tions/Disease_Feed_Da ta/Multiple_Sclerosis/

Murphy, D. A., Mann, T., O'Keefe, Z., & Rotheram-Borus, M. (1998). Number of pregnancies, outcome expectancies, and social norms among I-IIV-infected young women. Health Psychology, 17, 470-475.

Murphy, K. (2000, May 8). An "epidemic" of sleeplessness. Business Week, pp. 161-162.

Murphy, S., Creed, F., & Jayson, M. I. (1988). Psychiatric disorder and illness behavior in rheumatoid arthritis. British Journal of Rheumatology, 27, 357-363.

Murphy, S. I. (2000, July 24). Deaths: Final data for 1998. National Vital Statistics Reports (NCHS), pp. 26, 73.

Murphy, T. J., Pagano, R. R., & Marlatt, G. A., (1986). Lifestyle modification with heavy alcohol drinkers: Effects of aerobic exercise and meditation. Addictive Behaviors, 11, 175-186.

Murphy, T. M. (1976). Subjective and objective follow-up assessment of acupuncture therapy without suggestion in 100 chronic pain patients. In J. J. Bonica & D. Albe-Fessard (Eds.), Advances in pain research and therapy (Vol. I, pp. 811-816). New York: Raven Press.

Murray, D. M., Davis-Hearn, M., Goldman, A. I., Pirie, P., & Luepker, R. V. (1988). Four- and five-year follow-up results from four seventh-grade smoking prevention strategies. Journal of Behavioral Medicine, 11, 395-406.

Murray, D. M., Richards, P. S., Luepker, R. V., & Johnson, C. A. (1987). The prevention of cigarette smoking in children: Two- and three-year follow-up comparisons of four prevention strategies. Journal of Behavioral Medicine, 10, 595-612.

Musselman, D. L., & Nemeroff, C. B. (2000). Depression really does hurt your heart: Stress, depression, and cardiovascular disease. Progress in Brain Research, 122, 43-59.

Myers, M. M. (1996). Enduring effects of infant feeding experiences on adult blood pressure. Psychosomatic Medicine, 58, 612-621.

Myers, R. S., & Roth, D. L. (1997). Perceived benefits of and barriers to exercise and stage of exercise adoption in young adults. Health Psychology, 16, 277-283.

Nagourney, E. (2001, April 24). A good night's sleep, without the pills. New York Times, p. 8.

Nail, L. M., King, K. B., & Johnson, J. E. (1986). Coping with radiation treatment for gynecologic cancer: Mood and disruption in usual function. Journal of Psychosomatic Obstetrics and Gynaecolo?J1J, 5, 271-281.

Najman, J. M., Klein, D., & Munro, C. (1982). Patient characteristics negative stereotyped by doctors. Social Sciences and Medicine, 16, 1781-1789.

Nakao, M., Nomura, S., Shimosawa, T, Yoshiuchi, K., Kumano, H., Kuboki, T, Suematsu, H., & Fujita, r. (1997). Clinical effects of blood pressure biofeedback treatment on hypertension by auto-shaping. Psychosomatic Medicine, 59, 331-338.

Nashold, B. S., & Friedman, H. (1972). Dorsal column stimulation for pain: A preliminary report on thirty patients. Journal of Neurosurgery, 36, 590-597.

National Cancer Institute. (1980). Breast cancer: A measure of progress in public understanding (DHHS/NIH Publication No. 81-2291). Washington, DC: U. S. Government Printing Office.

National Cancer Institute. (1987). 1986 annual cancer statistics review (NIH Publication No. 87-2789). Bethesda, MD: National Institutes of Health.

National Cancer Institute Breast Cancer Screening Consortium. (1990). Screening mammography: A missing clinical opportunity? Results of the NCI Breast Cancer Screening Consortium and National Health Interview survey studies. Journal of the American Medical Association, 264, 54-58.

National Center for Health Statistics. (1996). Health, United States, 1995. Hyattsville, MD: U. S. Public Health Service.

National Center for Health Statistics. (1998). Hospital utilization. Retrieved from http://www.cdc.gov/nchs/fastats

National Center for Health Statistics. (1999). Healthy People 2000 Review, 1998-99. Hyattsville, MD: U. S. Public Health Service.

National Center for Health Statistics. (2001). Health expenditures. Retrieved July 5, 2001, from http://www.cdc.gov/nchs/fastats/hexpense.htm

National Center for Injury Prevention and Control. (1998). 1998 United States unintentional injuries and adverse effects. Washington, DC: Retrieved from http://www.cdc.gov/safeusa/

National Committee for Quality Assurance. (2001). Health plan report card. Retrieved from http://www.ncqa.org/ index. asp

National Health Education Committee. (1976). The killers and cripplers: Facts on major diseases in the United States today. New York: David McKay.

National Institute for H. ealth Care Management. (2000, October 12). Prescription spending. New York Times, p. C2.

National Institute of Allergy and Infectious Diseases. (1999, December). HIV/AIDS statistics, NIAID fact sheet. Bethesda, MD. Retrieved from http://www.niaid. nih.gov/factsheets/aidsstat.htm

National Institute on Alcohol Abuse and Alcoholism. (October, 2000a). Alcohol alert: New advances in alcoholism treatment. Bethesda, MD. Retrieved from www.niaaa. nih.gov

National Institute on Alcohol Abuse and Alcoholism (2000b). 10th special report to the U. S. Congress on alcohol and health. Bethesda, MD. Retrieved from http://silk. nih.gov/silk/niaaa 1/publication/10report/10-order.htm

National Institute on Diabetes and Digestive and Kidney Disorders. (1999). Diabetes Control and Complications Trial (DCCT). National Institutes of Health Publication No. 97-3874 Retrieved from. http://www.niddk. nih.gov/health/diabetes/pubs/dcctl/dcct.htm

National Safety Council. (1999). Report on injuries in America. Retrieved June 21, 2001, from http://www.nsc.org/lrs/statinfo/99report.htm

National Vital Statistics System (NVSS) (2000). Mortality data from the National Vital Statistics System. Retrieved from www.cdc.gov/nchs/about/major/dvs/mortdata.htm

National Vital Statistics System (NVSS) (2000). Table 12. Estimated life expectancy at birth in years, by race and sex: Death-registration states, 1900-28, and United States, 1929-98. Retrieved from www.cdc.gov/nchs/fastats/pdf/48_18t12.pdf

Navarro, A. M. (1996). Cigarette smoking among adult Latinos: The California tobacco baseline survey. Annals of Behavioral Medicine, 18, 238-245.

Nemeroff, C. J. (1995). Magical thinking about illness virulence: Conceptions of germs from "safe" versus "dangerous" others. Health Psychology, 14, 147-151.

Nerenz, D. R. (1979). Control of emotional distress in cancer chemotherapy. Unpublished doctoral dissertation, University of Wisconsin, Madison.

Nerenz, D. R, & Leventhal, H. (1983). Self-regulation theory in chronic illness. In T. G. Burish & L. A Bradley (Eds.), Coping with chronic disease: Research and applications (pp. 13-38). New York: Academic Press.

Netterstrom, B., Kristensen, T. S., Moller, L., Jensen, G., & Schnohr, P. (1998). Angina pectoris, job strain, and social status: A cross-sectional study of employed urban citizens. International Journal of Behavioral Medicine, 5, 312-322.

Neu, S., & Kjellstrand, C. M. (1986). Stopping long-term dialysis: An empirical study of withdrawal of life-supporting treatment. New England Journal of Medicine, 314, 14-19.

Neuling, S. J., & Winefield, H. R. (1988). Social support and recovery after surgery for breast cancer: Frequency and correlates of supportive behaviors by family, friends, and surgeon. Social Science and Medicine, 27, 385-392.

Newcomb, M. D., Rabow, J., Monte, M., & Hernandez, A. C. R. (1991). Informal drunk driving intervention: Psychosocial correlates among young adult women and men. Journal of Applied Social Psychology, 21, 1988-2006.

Newman, M. G., & Stone, A. A., (1996). Does humor moderate the effects of experimentally induced stress? Annals of Behavioral Medicine, 18, 101-109.

Newman, S. (1984). The psychological consequences of cerebrovascular accident and head injury. In R. Fitzpatrick et al. (Eds.), The experience of illness. London, England: Tavistock.

Newsom, J. T., Knapp, J. E., & Schulz, R. (1996). Longitudinal analysis of specific domains of internal control and depressive symptoms in patients with recurrent cancer. Health Psychology, 15, 323-331.

Newsom, J. T., & Schulz, R. (1998). Caregiving from the recipient's perspective: Negative reactions to being helped. Health Psychology, 17, 172-181.

New York Times. (1995, June 26). "Back to sleep" effort is said to save 1500, p. 5.

New York Times. (1997, May 5). Worldwide, people live longer, often in poor health, U. N. says, p. 10.

New York Times. (1999, September 28). Sleepy and drunken drivers: Equal peril, p. 09.

New York Times. (2000a, September 12). Men, women, and battles of the bulges, p. 08.

New York Times. (2000b, October 3). Passing along the diet-and-binge habit, p. 08.

New York Times. (2001, May 22). Diabetics reminded of heart risk, p. 08.

Niaura, R, Banks, S. M., Ward, K. D., Stoney, C. M., Spiro, A., Aldwin, C. M., Landsberg, L., & Weiss, S. T. (2000). Hostility and the metabolic syndrome in older males: The normative aging study. Psychosomatic Medicine, 62, 7-16.

Nicassio, P.M., Radojevic, V., Schoenfeld-Smith, K, & Dwyer, K. (1995). The contribution of family cohesion and the pain-coping process to depressive symptoms in fibromyalgia. Annals of Behavioral Medicine, 17, 349-356.

Nides, M. A., Rakos, R. F., Gonzales, D., Murray, R. P, Tashkin, D. P, Bjornson-Benson, W. M., Lindgren, P, & Connett, J. E. (1995). Predictors of initial smoking cessation and relapse through the first two years of the Lung Health Study. Journal of Consulting and Clinical Psychology, 63, 60-69.

Nides, M. A., Rand, C., Dolce, J., Murray, R, O'Hara, P., Voelker, H, & Connett, J. (1994). Weight gain as a function of smoking cessation and 2-mg. nicotine gum use among middle-aged smokers with mild lung impairment in the first two years of the Lung Health Study. Health Psychology, 13, 354-361.

Niemcryk, S. J., Jenkins, S. D., Rose, R. M., & Hurst, M. W. (1987). The prospective impact of psychosocial variables on rates of illness and injury in professional employees. Journal of Occupational Medicine, 29, 645-652.

Niemi, M. L., Laaksonen, R, Kotila, M., & Waltimo, O. (1988). Quality of life 4 years after stroke. Stroke, 19, 1101-1107.

Nigg, C. R. (2001). Explaining adolescent exercise behavior change: A longitudinal application of the trans theoretical model. Annals of Behavioral Medicine, 23, 11-20.

Nivison, M. E., & Endresen, I. M. (1993). An analysis of relationships among environmental noise, annoyance and sensitivity to noise, and the consequences for health and sleep. Journal of Behavioral Medicine, 16, 257-271.

Nolan, R. P, Wilson, E., Shuster, M., Rowe, B. H, Stewart, D., & Zambon, S. (1999). Readiness to perform cardiopulmonary resuscitation: An emerging strategy against sudden cardiac death. Psychosomatic Medicine, 61, 546-551.

Nolen-Hoeksema, S., McBride, A., & Larson, J. (1997). Rumination and psychological distress among bereaved partners. Journal of Personality and Social Psychology, 72, 855-862.

Norman, P, Conner, M., & Bell, R. (1999). The theory of planned behavior and smoking cessation. Health Psychology, 18, 89-94.

Norris, F. H. (1990). Screening for traumatic stress: A scale for use in the general population. Journal of Applied Social Psychology, 20, 1704-1718.

Norris, F. H., & Murrell, S. A., (1984). Protective function of resources related to life events, global stress, and depression in older adults. Journal of Health and Social Behavior, 25, 424-437.

Nouwen, A., Gingras, J., Talbot, F, & Bouchard, S. (1997). The development of an empirical psychosocial taxonomy for patients with diabetes. Health Psychology, 16, 263-271.

Novotny, T. E., Romano, R. A., Davis, R. M., & Mills, S. I. (1992). The public health practice of tobacco control: Lessons learned and directions for the states in the 1990s. Annual Review of Public Health, 13, 287-318.

Nowack, K. M. (1989). Coping style, cognitive hardiness, and health status. Journal of Behavioral Medicine, 12, 145-158.

Nowack, R. (1992). Final ethics: Dutch discover euthanasia abuse. Journal of NIH Research, 4, 31-32.

Noyes, R, et al. (2000). Illness fears in the general population. Psychosomatic Medicine, 62, 318-325.

Nyamathi, A., Stein, J. A., & Brecht, M. -L. (1995). Psychosocial predictors of AIDS risk behavior and drug use behavior in homeless and drug addicted women of color. Health Psychology, 14, 265-273.

Nyklicek, I., Vingerhoets, A. J. J. M., Van Heck, G. I., & Van Limpt, M. C. A M. (1998). Defensive coping in relation to casual blood pressure and self-reported daily hassles and life events. Journal of Behavioral Medicine, 21, 145-161.

Obesity: Definitions, facts, statistics. (2000). Retrieved June 6, 2001, from http://www.coloradohealthnet.orgobe-sitylobs_stats.html

O'Brien, A., Fries, E., & Bowen, D. (2000). The effect of accuracy of perceptions of dietary-fat intake on perceived risk and intentions to change. Journal of Behavioral Medicine, 23, 465-473.

O'Byrne, K. K, Peterson, I., & Saldana, I. (1997). Survey of pediatric hospitals' preparation programs: Evidence of the impact of health psychology research. Health Psychology, 16, 147-154.

Ockene, J. K. (1992). Are we pushing the limits of public health interventions for smoking cessation? Health Psychology, 11, 277-279.

Ockene, J. K, Emmons, K. M., Mermelstein, R. J., Perkins, K. A., Bonollo, D. S., Voorhees, C. C., & Hollis, J. F. (2000). Relapse and maintenance issues for smoking cessation. Health Psychology, 19, 17-31.

O'Connor, E. (2001, June). On the front lines. APA Monitor, pp. 30-37.

O'Day, J., & Scott, R. E. (1984). Safety belt use, ejection, and entrapment. Health Education Quarterly, 11, 141-146.

Offerman, I. R, & Gowing, M. K. (1990). Organizations of the future: Changes and challenges. American Psychologist, 45, 95-109.

Oken, D. (2000). Multiaxial diagnosis and the psychosomatic model of disease. Psychosomatic Medicine, 62, 171-175.

Oleck, J. (2001, April 23). Dieting: More fun with a buddy? Business Week, p. 16.

O'Leary, A., Goodhardt, F, Jemmott, I. S., & BoccherLattimore, D. (1992). Predictors of safer sex on the college campus: A social cognitive theory analysis. Journal of American College Health, 40, 254-263.

O'Leary, A., Shoor, S., Lorig, K, & Holman, H. R. (1988). A cognitive-behavioral treatment for rheumatoid arthritis. Health Psychology, 7, 527-544.

Oliver, G., Wardle, J., & Gibson, E. L. (2000). Stress and food choice: A laboratory study. Psychosomatic Medicine, 62, 853-865.

Orleans, c. T. (2000). Promoting the maintenance of health behavior change: Recommendations for the next generation of research and practice. Health Psychology, 19, 76-83.

Orleans, C. T., & Barnett, I. R. (1984). Bulimarexia: Guidelines for behavioral assessment and treatment. In R. C. Hawkins, W. J. Fremouw, & P. F. Clement (Eds.), The binge-purge syndrome (pp. 144-182). New York: Springer.

Orleans, C. T., Rimer, B. K, Cristinzio, S., Keintz, M. K, & Fleisher, L. (1991). A national survey of older smokers: Treatment needs of a growing population. Health Psychology, 10, 343-351.

Orr, S. P, Lasko, N. B., Shalev, A. Y, & Pitman, R. K. (1995). Physiologic responses to loud tones in Vietnam veterans with posttraumatic stress disorder. Journal of Abnormal Psychology, 104, 75-82.

Orts, K, Sheridan, J. F, Robinson-Whelen, S., Glaser, R, Malarkey, W. B., & Kiecolt-Glaser, J. K. (1995). The reliability and validity of a structured interview for the assessment of infectious illness symptoms. Journal of Behavioral Medicine, 18, 517-530.

Osman, A., Barrios, F, Gutierrez, P, Kopper, B., Merrifield, T., & Grittmann, I. (2000). The pain and catastrophizing scale: Further psychometric evaluation with adult samples. Journal of Behavioral Medicine, 23, 351-365.

Osteoarthritis: Causes, incidence, and risk factors. (2001). Retrieved June 13, 2001, from http://health.yahoo.com/health/diseases_and_conditions/disease_feed_data/ osteoarthritis

Osterhaus, S., Lange, A., Linssen, W., & Pas schier, J. (1997). A behavioral treatment of young migrainous and non-migrainous headache patients: Prediction of treatment success. International Journal of Behavioral Medicine, 4, 378-396.

Osterweis, M. (1985). Bereavement care: Special opportunities for hospice. In K. Gardner (Ed.), Quality of care for the terminally ill: An examination of the issues (pp. 131-135). Chicago: Joint Commission on Accreditation of Hospitals.

Owens, J. F., Matthews, K. A., Wing, R. R, & Kuller, L. H. (1990). Physical activity and cardiovascular risk: A cross-sectional study of middle-aged premenopausal women. Preventive Medicine, 19, 147-157.

Pacchetti, C., Mancini, F., Aglieri, R, Fundaro, C., Martignoni, E., & Nappi, G. (2000). Active music therapy in Parkinson's disease: An integrative method for motor and emotional rehabilitation. Psychosomatic Medicine, 62, 386-393.

Paffenbarger, R. S., Jr., Hyde, R. I., Wing, A. I., & Hsieh, c. -c. (1986). Physical activity, all-cause mortality, and longevity of college alumni. New England Journal of Medicine, 314, 605-613.

Paffenbarger, R. S., Jr., Hyde, R. I., Wing, A. L., & Steinmetz, C. H. (1984). A natural history of athleticism and cardiovascular health. Journal of the American Medical Association, 222, 491-495.

Pakenham, K. I. (999). Adjustment to multiple sclerosis: Application of a stress and coping model. Health Psychology, 18, 383-392.

Palmer, C. E., & Noble, D. N. (1986). Premature death: Dilemmas of infant mortality. Social Casework: The Journal of Contemporary Social Work, 67, 332-339.

Paloutzian, R. F., & Kirkpatrick, I. A., (995). Introduction: The scope of religious influences on personal and societal well-being. Journal of Social Issues, 51, 1-11.

Pardine, P, & Napoli, A., (1983). Physiological reactivity and recent life-stress experience. Journal of Consulting and Clinical Psychology, 51, 467-469.

Parker, J. C., Frank, R. G., Beck, N. C., Smarr, K. I., Buescher, K. L., Phillips, I. R, Smith, E. I., Anderson, S. K, & Walker, S. E. (1988). Pain management in rheumatoid arthritis patients: A cognitive-behavioral approach. Arthritis and Rheumatism, 31, 593-601.

Parker, P. A., & Kulik, J. A., (1995). Burnout, self- and supervisor-rated job performance, and absenteeism among nurses. Journal of Behavioral Medicil1e, 18, 581-600.

Parker, S. L., Tong, I., Bolden, S., & Wingo, P. A., (1996). Cancer statistics. CA: A Cancer Journal for Clinicians, 46, 5-28.

Parkes, C. M. P. (1977). Evaluation of family care in terminal illness. Alexander Ming Fisher lecture, Columbia University, New York, 1975. Cited in Saunders, C., Dying they live: St. Christopher's Hospice. In H. Feifel (Ed.), New meanings of death. New York: McGraw-Hill.

Parkinson's disease. (2001). Retrieved July 11, 2001, from http://health. yahoo.com/health/Diseases_and_Conditions/Disease_Feed_Data/Parkinson_s_disease/

Parsons, I. (1954). The professions and the social structure. In I. Parsons, (Ed.), Essays in sociological theory (pp. 34-49). New York: Free Press.

Pasch. L. A., & Dunkel-Schetter, C. (1997). Fertility problems: Complex issues faced by women and couples. In S. J. Gallant, G. P. Keita, & R. Royak-Schaler (Eds.), Health care for women: Psychological, social, and behavioral influences (pp. 187-202). Washington, DC: American Psychological Association.

Patterson, S. M., Marsland, A. I., Manuck, S. B., Kameneva, M., & Muldoon, M. F. (1998). Acute hemoconcentration during psychological stress: Assessment of hemorheologic factors. International Journal of Behavioral Medicine, 5, 204-212.

Patterson, I. L., Sallis, J. F., Nader, P. R, Rupp, J. W., McKenzie, T. L., Roppe, B., & Bartok, P. W. (1988). Direct observation of physical activity and dietary behaviors in a structured environment: Effects of a family-based health promotion program. Journal of Behavioral Medicine, 11, 447-458.

Pattison, E. M. (1967). The experience of dying. American Journal of Psychotherapy, 21, 32-43.

Pavalko, E. K, Elder, G. H, Jr., & Clipp, E. C. (1993). Worklives and longevity: Insights from a life course perspective. Journal of Health and Social Behavior, 34, 363-380.

Pavalko, E. K, & Woodbury, S. (2000). Social roles as process: Caregiving careers and women's health. Journal of Health and Social Behavior, 41, 91-105.

Payne, E. D., & Krant, M. J. (1969). The psychosocial aspects of advanced cancer. Journal of the American Medical Association, 210, 1238-1242.

Pbert, I., Adams, A., Quirk, M., Hebert, J., Ockene, J., & Luippold, R. (1999). The patient exit interview as an assessment of physician-delivered smoking intervention: A validation study. Health Psychology, 18, 183-188.

Pearlin, L. I., & Schooler, C. (1978). The structure of coping. Journal of Health and Social Behavior, 19, 2-21.

Peay, M., & Peay, E. (1998). The evaluation of medical symptoms by patients and doctors. Journal of Behavioral Medicine, 21, 57-81

Peck, C. I., & King, N. J. (1982). Increasing patient compliance 'vvith prescriptions. Journal of the American Medical Association, 248, 2874-2877.

Peirce, R. S., Frone, M. R, Russell, M., & Cooper, M. L. (1994). Relationship of financial strain and psychosocial resources to alcohol use and abuse: The mediating role of negative affect and drinking motives. Journal of Health and Social Behavior, 35, 291-308.

Penick, S, B., Filion, R, Fox, S., & Stunkard, A. J. (1971). Behavior modification in the treatment of obesity. Psychosomatic Medicine, 33, 49-55.

Pennebaker, J. W. (1980). Perceptual and environmental determinants of coughing. Basic and Applied Social Psychology, 1, 83-91.

Pennebaker, J. W. (1983). Accuracy of symptom perception. In A Baum, S. E. Taylor, & J. Singer (Eds.), Handbook of psychology and health (Vol. 4, pp. 189-218). Hillsdale, NJ: Erlbaum.

Pennebaker, J. W. (1997). Writing about emotional experiences as a therapeutic process. Psychological Science, 8, 162-166.

Pennebaker, J. W., & Beall, S. (1986). Confronting a traumatic event: Toward an understanding of inhibition and disease. Journal of Abnormal Psychology, 95, 274-281.

Pennebaker, J. W., Burnam, M. A., Schaeffer, M. A., & Harper, D. C. (1977). Lack of control as a determinant of perceived physical symptoms. Journal of Personality and Social Psychology, 35, 167-174.

Pennebaker, J. W., Colder, M., & Sharp, L. K. (1990). Accelerating the coping process. Journal of Personality and Social Psychology, 58, 528-537.

Pennebaker, J. W., Hughes, C., & a'Heeron, R. c. (1987). The psychophysiology of confession: Linking inhibitory and psychosomatic processes. Journal of Personality and Social Psychology, 52, 781-793.

Pennebaker, J. W., Kiecolt-Glaser, J., & Glaser, R. (1988). Disclosure of traumas and immune function: Health implications for psychotherapy. Journal of Consulting and Clinical Psychology, 56, 239-245.

Pennebaker, J. W., & a'Heeron, R. c. (1984). Confiding in others and illness rates among spouses of suicide and accidental death victims. Journal of Abnormal Psychology, 93, 473-476.

Penninx, B. W. J. H., van Tilburg, T., Boeke, A. J. P, Deeg, D. J. H., Kriegsman, D. M. W., & van Eijk, J. T. M. (1998). Effects of social support and personal coping resources on depressive symptoms: Different for various chronic diseases? Health Psychology, 17, 551-558.

Perkins, K. A., (1985). The synergistic effect of smoking and serum cholesterol on coronary heart disease. Health Psychology, 4, 337-360.

Perkins, K. A., Dubbert, P. M., Martin, J. E., Faulstich, M. E., & Harris, J. K. (1986). Cardiovascular reactivity to psychological stress in aerobically trained versus untrained mild hypertensives and normotensives. Health Psychology, 5, 407-421.

Perkins, K. A., Levine, M., Marcus, M. D., & Shiffman, S. (1997). Addressing women's concerns about weight gain due to smoking cessation. Journal of Substance Abuse Treatment, 14, 1-10.

Perkins, K. A., Rohay, J., Meilahn, E. N., Wing, R. R., Matthews, K. A., & Kuller, L. H. (1993). Diet, alcohol, and physical activity as a function of smoking status in middle-aged women. Health Psychology, 12, 410-415.

Perlis, M., Aloia, M., Millikan, A., Boehmler, J., Smith, M., Greenblatt, D., & Giles, D. (2000). Behavioral treatment of insomnia: A clinical case series study. Journal of Behavioral Medicine, 23, 149-161.

Perna, F. M., & McDowell, S. L. (1995). Role of psychological stress in cortisol recovery from exhaustive exercise among elite athletes. International Journal of Behavioral Medicine, 2, 13-26.

Persky, V. W., Kempthorne-Rawson, J., & Shekelle, R. B. (1987). Personality and risk of cancer: 20-year followup of the Western Electric Study. Psychosomatic Medicine, 49, 435-449.

Pervin, L. A., (1968). Performance and satisfaction as a function of individual-environment fit. Psychological Bulletin, 69, 56-68.

Perz, C. A., DiClemente, C. C., & Carbonari, J. P. (1996). Doing the right thing at the right time? The interaction of stages and processes of change in successful smoking cessation. Health Psychology, 15, 462-468.

Peters, M., Godaert, G., Ballieux, R., Brosschot, J., Sweep, F, Swinkels, L., van Vliet, M., & Heijnen, C. (1999). Immune responses to experimental stress: Effects of mental effort and uncontrollability. Psychosomatic Medicine, 61, 513-524.

Peterson, C., Seligman, M. E. P., & Vaillant, G. E. (1988). Pessimistic explanatory style is a risk factor for physical illness: A thirty-five-year longitudinal study. Journal of Personality and Social Psychology, 55, 23-27.

Peterson, L., Crowson, J., Saldana, L., & Holdridge, S. (1999). Of needles and skinned knees: Children's coping with medical procedures and minor injuries for self and other. Health Psychology, 18, 197-200.

Peterson, L., Farmer, J., & Kashani, J. H. (1990). Parental injury prevention endeavors: A function of health beliefs? Health Psychology, 9, 177-191.

Peterson, L., & Shigetomi, C. (1981). The use of coping techniques to minimize anxiety in hospitalized children. Behavior Therapy, 12, 1-14.

Peterson, L., & Soldana, L. (1996). Accelerating children's risk for injury: Mothers' decisions regarding common safety rules. Journal of Behavioral Medicine, 19, 317-332.

Peterson, L., & Toler, S. M. (1986). An information seeking disposition in child surgery patients. Health Psychology, 5, 343-358.

Petrie, K. J., Booth, R. J., Pennebaker, J. W., Davison, K. P., & Thomas, M. G. (1995). Disclosure of trauma and immune response to a hepatitis B. vaccination program. Journal of Consulting and Clinical Psychology, 63, 787-792.

Petrie, K. J., & Weinman, J. A., (Eds.). (1997). Perceptions of health and illness: Current research and applications. Reading, England: Harwood Academic.

Pettingale, K, Greer, S., & Tee, D. (1977). Serum IgA and emotional expression in breast cancer patients. Journal of Psychosomatic Research, 21, 395-399.

Peyrot, M., McMurry, J. F, Jr., & Kruger, D. F. (1999). A biopsychosocial model of glycemic control in diabetes: Stress, coping and regimen adherence. Journal of Health and Social Behavior, 40, 141-158.

Pfeifer, I· E., & Brigham, I. C. (Eds.). (1996). Psychological perspectives on euthanasia. Journal of Social Issues, 52 (entire issue).

Philips, H. C. (1983). Assessment of chronic headache behavior. In R. Meizack (Ed.), Pain measurement and assessment (pp. 97-104). New York: Raven Press.

Phipps, S., & Srivastava, D. (1997). Repressive adaptation in children with cancer. Health Psychology, 16, 521-528.

Pickering, T. G., Devereux, R. B., James, G. D., Gerin, W., Landsbergis, P., Schnall, P. L., & Schwartz, I. E. (1996). Environmental influences on blood pressure and the role of job strain. Journal of Hypertension, 14 (Supp!.), 5179-5185.

Pickering, T. G., Schwartz, I. E., & James, G. D. (1995). Ambulatory blood pressure monitoring for evaluating the relationships between lifestyle, hypertension, and cardiovascular risk. Clinical and Experimental Pharmacology and Physiology, 22, 226-231.

Pickett, M. (1993). Cultural awareness in the context of terminal illness. Cancer Nursing, 16, 102-106.

Pierce, J. P, Choi, W. S., Gilpin, E. A., Farkas, A. J., & Merritt, R. K. (1996). Validation of susceptibility as a predictor of which adolescents take up smoking in the United States. Health Psychology, 15, 355-361.

Pike, J., Smith, T, Hauger, R, Nicassio, P, Patterson, T, McClintock, J., Costlow, C., & Irwin, M. (1997). Chronic life stress alters sympathetic, neuroendocrine, and immune responsivity to an acute psychological stressor in humans. Psychosomatic Medicine, 59, 447-457.

Pike, K. M., & Rodin, J. (1991). Mothers, daughters, and disordered eating. Journal of Abnormal Psychology, 100, 1-7.

Pillow, D. R, Zautra, A. J., & Sandler, I. (1996). Major life events and minor stressors: Identifying mediational links in the stress process. Journal of Personality and Social Psychology, 70, 381-394.

Pinkerton, S. D., & Abramson, P. R. (1993). Evaluating the risks: A Bernoulli process model of HIV infection and risk reduction. Evaluation Review, 17, 504-528.

Pitman, D. L., Ottenweller, J. E., & Natelson, B. H. (1988). Plasma corticosterone levels during repeated presentation of two intensities of restraint stress: Chronic stress and habituation. Physiology and Behavior, 43, 47-55.

Plante, T. G., & Rodin, J. (1990). Physical fitness and enhanced psychological health. Current Psychology: Research and Reviews, 9, 3-24.

Plehn, K, Peterson, R, & Williams, D. (1998). Anxiety sensitivity: Its relationship to functional status in patients with chronic pain. Journal of Occupational Rehabilitation, 8, 213-222.

Plomin, R. (1998). Using DNA in health psychology. Health Psychology, 17, 53-55.

Plomin, R, Scheier, M. F., Bergeman, S. C., Pedersen, N. L., Nesselroade, J. R, & McClearn, G. E. (1992). Optimism, pessimism, and mental health: A twin/adoption study. Personality and Individual Differences, 13, 921-930.

Plumb, J. D., & Ogle, K. S. (1992). Hospice care. Primary Care: Clinics in Office Practice, 19, 807-820.

Polivy, J., & Herman, C. P. (1985). Dieting and binging: A causal analysis. American Psychologist, 40, 193-201.

Poloma, M. (1988, October). Gallup religious state of the American people survey. Roundtable discussion conducted at a meeting of the Society for the Scientific Study of Religion, Chicago.

Pomerleau, O. F., & Pomerleau, C. S. (1984). Neuroregulators and the reinforcement of smoking: Towards a biobehavioral explanation. Neuroscience and Biobehavioral Reviews, 8, 503-513.

Pomerleau, O. F., & Pomerleau, C. S. (1989). A biobehavioral perspective on smoking. In T. Ney & A Gale (Eds.), Smoking and human behavior (pp. 69-93). New York: Wiley.

Popkin, M. K, Callies, A. L., Lentz, R. D., Colon, E. A., & Sutherland, D. E. (1988). Prevalence of major depression, simple phobia, and other psychiatric disorders in patients with long-standing Type I. diabetes mellitus. Archives of General Psychiatry, 45, 64-68.

Porter, L., Gil, K, Sedway, I., Ready, I., Workman, E., & Thompson, R, Ir. (1998). Pain and stress in sickle cell disease: An analysis of daily pain records. International Journal of Behavioral Medicine, 5, 185-203.

Power, M., Bullinger, M., Harper, A., & The World Health Organization Quality of Life Group. (1999). The World Health Organization WHOQOL-100: Tests of the universality of quality of life in 15 different cultural groups worldwide. Health Psychology, 18, 495-505.

Pratt, L. A., Ford, D. E., Crum, R. M., Armenian, H. K, Gallo, J. J., & Eaton, W. W. (1996). Depression, psychotropic medication, and risk of myocardial infarction: Prospective data from the Baltimore ECA follow-up. Circulation, 15, 3123-3129.

Prentice, D. A., & Miller, D. T. (1993). Pluralistic ignorance and alcohol use on campus: Some consequences of misperceiving the social norm. Journal of Personality and Social Psychology, 64, 243-256.

Pressman, E., & Orr, W. C. (Eds.). (1997). Understanding sleep: The evolution and treatment of sleep disorders. Washington, DC: American Psychological Association.

Presti, D. E., Ary, D. V., & Lichtenstein, E. (1992). The context of smoking initiation and maintenance: Findings from interviews with youths. Journal of Substance Abuse, 4, 35-45.

Preston, J., et al. (1998, December). The impact of a physician intervention program on older women's mammography use. Evaluation and the Health Professions, 21, 502-513.

Price, D. (2000, June 9). Psychological and neural mechanisms of the affective dimension of pain. Science, 288, 1769-1771.

Primeau, F. (1988). Post-stroke depression: A critical review of the literature. Canadian Journal of Psychiatry, 33, 757-765.

Prochaska, J. O. (1994). Strong and weak principles for progressing from precontemplation to action on the basis of 12 problem behaviors. Health Psychology, 13, 47-51.

Prochaska, J. O., & DiClemente, C. C. (1984a). Self change processes, self-efficacy, and decisional balance across five stages of smoking cessation. In A R. Liss (Ed.), Advances in cancer control: Epidemiology and research. New York: Liss.

Prochaska, J. O., & DiClemente, C. C. (1984b). The trans theOl'etical approach: Crossing traditional boundaries of therapy. Chicago: Dow Jones/lrwin.

Prochaska, J. O., DiClemente, C. C., & Norcross, J. C. (1992). In search of how people change: Applications to addictive behaviors. American Psychologist, 47, 1102-1114.

Prochaska, J. O., Velicer, W. F, Rossi, J. S., Goldstein, M. G., Marcus, B. H., Rakowski, W., Fiore, C., Harlow, L. L., Redding. C. A., Rosenbloom, D., & Rossi, S. R. (1994). Stages of change and decisional balance for 12 problem behaviors. Health Psychology, 13, 39-46.

Prottas, J. M. (1993). Altruism, motivation, and allocation: Giving and using human organs. Journal of Social Issues, 49, 137-150.

Pruessner, J. C., Hellhammer, D. H., & Kirschbaum, C. (1999). Burnout, perceived stress, and cortisol responses to awakening. Psychosomatic Medicine, 61, 197-204.

Pryor, D. B., Harrell, F. E., Lee, K. L., Califf, R. M., & Rosati, R. A., (1983). Estimating the likelihood of significant coronary artery disease. American Journal of Medicine, 75, 771-780.

Putt, AM. (1970). One experiment in nursing adults with peptic ulcers. Nursing Research, 19, 484-494.

Quick, J. C. (1999). Occupational health psychology: Historical roots and future directions. Health Psychology, 18, 82-88.

Quinlan, K. B., & McCaul, K. D. (2000). Matched and mismatched interventions with young adult smokers: Testing a stage theory. Health Psychology, 19, 165-171.

Quittner, A. L., Espelage, D. L., Opipari, L. C., Carter, B., Eid, N., & Eigen, H. (1998). Role strain in couples with and without a child with a chronic illness: Associations with marital satisfaction, intimacy, and daily mood. Health Psychology, 17, 112-124.

Rabkin, J. G., Ferrando, S. J., Lin, S., Sewell, M., & McElhiney, M. (2000). Psychological effects of HAART: A 2-year study. Psychosomatic Medicine, 62, 413-422.

Rachman, S. J., & Phillips, C. (1978). Psychology and medicine. Baltimore, MD: Penguin.

Radcliffe-Brown, A. R. (1964). The Andaman Islanders. New York: Free Press.

Radecki, C. M., & Jaccard, J. (1997). Psychological aspects of organ donation: A critical review and synthesis of individual and next-of-kin donation decisions. Health Psychology, 16, 183-195.

Raeburn., P., & DeGeorge. G. (1997, September 15). You bet I. mind: A report shows new risks from secondhand smoke. Business Week, p. 91.

Raether, H. C., & Slater, R. C. (1977). Immediate postdeath activities in the United States. In H. Feifel (Ed.), New meanings of death (pp. 233-250). New York: McGraw-Hill.

Rahe, R. H., Mahan, J. L., & Arthur, R. J. (1970). Prediction of near-future health change from subjects' preceding life changes. Journal of Psychosomatic Research, 14, 401-406.

Raikkonen, K, Matthews, K. A., Flory, J. D., & Owens, J. F. (1999). Effects of hostility on ambulatory blood pressure and mood during daily living in healthy adults. Health Psychology, 18, 44-53.

Rains, J. C., Penzien, D. B., & Jamison, R. N. (1992). A structured approach to the management of chronic pain. In L. VandeCreek, S. Knapp, & T. L. Jackson (Eds.), innovations in clinical practice: A source book (Vol. 11, pp. 521-539). Sarasota, FL: Professional Resource Press.

Rakoff, V. (1983). Multiple determinants of family dynamics in anorexia nervosa. In P. L. Darby, P. E. Garfinkel, D. M. Garner, & D. V. Coscina (Eds.), Anorexia nervosa: Recent developments in research (pp. 29-40). New York: Liss.

Rakowski, W., Fulton, J. P., & Feldman, J. P. (1993). Women's decision making about mammography: A replication of the relationship between stages of adoption and decisional balance. Health Psychology, 12, 209-214.

Ramos, J. C. (1996, Fall). Doc in a box. Time, pp. 55-57. RAND Health Services Program. (1992). 36-itern health survey. Santa Monica, CA: RAND.

Raphael, K. G., Cloitre, M., & Dohrenwend, B. P. (1991). Problems of recall and misclassification with checklist methods of measuring stressful life events. Health Psychology, 10, 62-74.

Rapoff, M. A., & Christophersen, E. R. (1982). Improving compliance in pediatric practice. Pediatric Clinics of North America, 29, 339-357.

Raven, B. H., Freeman, H. E., & Haley, R. W. (1982). Social science perspectives in hospital infection control. In A. W. Johnson, O. Grusky, & B. Raven (Eds.), Contemporary health services: Social science perspectives (pp. 139-176). Boston, MA: Auburn House.

Reaby, L. L., & Hort, L. K. (1995). Postmastectomy attitudes in women who wear external breast prostheses compared to those who have undergone breast reconstruction. Journal of Behavioral Medicine, 18, 55-68.

Reader, G. C., Pratt, I., & Mudd, M. C. (1957). What patients expect from their doctors. Modern Hospital, 89, 88-94.

Reaney, P. (1998, November 19). Chinese tobacco deaths to soar to 3 million. Reuters News Service, www.reuters.com

Rebuffe-Scrive, M., Walsh, U. A., McEwen, B., & Rodin, J. (1992). Effect of chronic stress and exogenous glucocorticoids on regional fat distribution and metabolism. Physiology and Behavior, 52, 583-590.

Redd, W. H, Jacobsen, P. B., Die-Trill, M., Dematis, H., McEvoy, M., & Holland, J. C. (1987). Cognitive/attentional distraction in the control of conditioned nausea in pediatric cancer patients receiving chemotherapy. Journal of Consulting and Clinical Psychology, 3, 391-395.

Redman, S., Webb, G. R., Hennrikus, D. J., Gordon, J. J., & Sanson-Fisher, R. W. (1991). *The effects of gender on diagnosis of psychological disturbance. Journal of Behavioral Medicine, 14, 527-540.*

Redmond, W. H. (1999). *Trends in adolescent cigarette use: The diffusion of daily smoking. Journal of Behavioral Medicine, 22, 379-395.*

Redwine, I., Jenkins, F., & Baum, A., (1996). *Relation between beta-adrenergic receptor density and lymphocyte proliferation associated with acute stress. International Journal of Behavioral Medicine, 3, 337-353.*

Reed, G. M. (1989). *Stress, coping, and psychological adaptation in a sample of gay and bisexual men with AiDS. Unpublished doctoral dissertation, University of California, Los Angeles.*

Reed, G. M., Kemeny, M. E., Taylor, S. E., & Visscher, B. R. (1999). *Negative HIV-specific expectancies and AIDSrelated bereavement as predictors of symptom onset in asymptomatic HIV-positive gay men. Health Psychology, 18, 354-363.*

Reed, G. M., Kemeny, M. E., Taylor, S. E., Wang, H- Y. J., & Visscher, B. R. (1994). *Realistic acceptance as a predictor of decreased survival time in gay men with AIDS. Health Psychology, 13, 299-307.*

Reeves, R. S., Foreyt, J. P., Scott, I. W., Mitchell, R. E., Wohlleb, M. S., & Gotto, A. M. (1983). *Effects of a lowcholesterol eating plan on plasma lipids: Results of a three-year community study. American Journal of Public Health, 73, 873-877.*

Reid, G., Chambers, C., McGrath, P., & Finley, G. A., (1997). *Coping with pain and surgery: Children's and parents' perspectives. International Journal of Behavioral Medicine, 4, 339-363.*

Reif, J. S., Dunn, K., Ogilvie, G. K., & Harris, C. K. (1992). *Passive smoking and canine lung cancer risk. American Journal of Epidemiology, 135, 234-239.*

Reis, H. T. (1984). *Social interaction and well-being. In S. Duck (Ed.), Personal relationships. V: Repairing personal relationships (pp. 21-45). San Diego, CA: Academic Press.*

Rejeski, W. J., Thompson, A., Brubaker, P. H., & Miller, H. S. (1992). *Acute exercise: Buffering psychosocial stress responses in women. Health Psychology, 11, 355-362.*

Remennick, I., & Shtarkshall, R. (1997). *Technology versus responsibility: Immigrant physicians from the former Soviet Union on Israeli health care. Journal of Health and Social Behavior, 38, 191-202.*

Renneker, R. (1981). *Cancer and psychotherapy. In J. G. Goldberg (Ed.), Psychotherapeutic treatment of cancer patients (pp. 131-166). New York: Free Press.*

Renneker, R., & Cutler, M. (1952). *Psychological problems of adjustment to cancer of the breast. Journal of the American Medical Association, 148, 833-838.*

Repetti, R. I. (1989). *Effects of daily workload on subsequent behavior during marital interactions: The role of social withdrawal and spouse support. Journal of Personality and Social Psychology, 57, 651-659.*

Repetti, R. I. (1993a). *The effects of workload and the social environment at work on health. In I. Goldberger & S. Bresnitz (Eds.), Handbook of stress (pp. 368-385). New York: Free Press.*

Repetti, R. I. 0993b). *Short-term effects of occupational stressors on daily mood and health complaints. Health Psychology, 12, 125-131.*

Repetti, R. I., Matthews, K. A., & Waldron, I. (1989). *Employment and women's health. American Psychologist, 44, 1394-1401.*

Repetti, R. L. . & Pollina, S. I. (994). *The effects of daily social and academic failure experiences on school-age children's subsequent interactions with parents. Unpublished manuscript, University of California, Los Angeles.*

Repetti, R. I., Taylor, S. E., & Seeman, T. E. (in press). *Risky families: Family social environments and the mental and physical health of offspring. Psychological Bulletin.*

Revicki, D. A., & May, H. J. (1985). *Occupational stress, social support, and depression. Health Psychology, 4, 61-77.*

Reynolds, D. V. (1969). *Surgery in the rat during electrical analgesia induced by focal brain stimulation. Science, 164, 444-445.*

Reynolds, J. R. (1997). *The effects of industrial employment conditions on job-related distress. Journal of Health and Social Behavior, 38, 105-116.*

Reynolds, P., & Kaplan, G. (1986, March). *Social connections and cancer: A prospective study of Alameda County residents. Paper presented at the annual meeting of the Society of Behavioral Medicine, San Francisco, CA*

Rheumatoid arthritis: Causes, incidence, and risk factors. *Retrieved June 13, 2001, from http://health. yahoo.com/ health/diseases_and_conditions/disease_feed_data/rheumatoid_arthritis*

Rhoades, R. A., & Tanner, G. A., (1995). *Medical physiology. Boston: Little, Brown.*

Rhodewalt, F., & Zone, J. B. (1989). *Appraisal of life change, depression, and illness in hardy and nonhardy women. Journal of Personality and Social Psychology, 56, 81-88.*

Rhymes, J. A., (1991). *Home hospice care. Clinics in Geri- atric Medicine, 7, 803-816.*

Richards, J. C., Hof, A., & Alvarenga, M. (2000). Serum lipids and their relationships with hostility and angry affect and behaviors in men. Health Psychology, 19, 393-398.

Richardson, J. L., Marks, G., Johnson, C. A., Graham, J. W., Chan, K. K, Selser, J. N., Kishbaugh, C., Barranday, Y, & Levine, A. M. (1987). Path model of multidimensional compliance with cancer therapy. Health Psychology, 6, 183-207.

Richardson, S. A., Goodman, N., Hastorf, A. H., & Dornbusch, S. M. (1961). Cultural uniformity in reaction to physical disabilities. American Sociological Review, 26, 241-247.

Riese, H., Houtman, I. L. D., Van Doornen, L. J. P, & De Geus, E. J. C. (2000). Job strain and risk indicators for cardiovascular disease in young female nurses. Health Psychology, 19, 429-440.

Rietschlin, J. (1998). Voluntary association membership and psychological distress. Journal of Health and Social Behavior, 39, 348-355.

Rietveld, S., & Brosschot, J. F. (1999). Current perspectives on symptom perception in asthma: A biomedical and psychological review. International Journal of Behavioral Medicine, 6, 120-134.

Rigotti, N. A., Thomas, G. S., & Leaf, A., (1983). Exercise and coronary heart disease. Annual Review of Medicine, 34, 391-412.

Riley, M. W., Matarazzo, J. D., & Baum, A., (Eds.). (1987). Perspectives in behavioral medicine: The aging dimension. Hillsdale, NJ: Erlbaum.

Ringler, K. E. (1981). Processes of coping with cancer chemotherapy. Unpublished doctoral dissertation, University of Wisconsin, Madison.

Rini, C., Dunkel-Schetter, C., Wadhwa, p, & Sandman, C. (1999). Psychological adaptation and birth outcomes: The role of personal resources, stress, and sociocultural context in pregnancy. Health Psychology, 18, 333-345.

Rippetoe, P. A., & Rogers, R. W. (1987). Effects of components of protection-motivation theory on adaptive and maladaptive coping with a health threat. Journal of Personality and Social Psychology, 52, 596-604.

Ritz, T., & Steptoe, A., (2000). Emotion and pulmonary function in asthma: Reactivity in the field and relationship with laboratory induction of emotion. Psychosomatic Medicine, 62, 808-815.

Roan, S. (1993, April 6). Medicine turning its attention to women and heart disease. Los Angeles Times.

Robbins, C. A., & Martin, S. S. (1993). Gender, styles of deviance, and drinking problems. Journal of Health and Social Behavior, 34, 302-321.

Robbins, M. A., Elias, M. F., Croog, S. H., & Colton, T. (1994). Unmedicated blood pressure levels and quality of life in elderly hypertensive women. Psychosomatic Medicine, 56, 251-259.

Roberts, A. H. (1987). Biofeedback and chronic pain: An update. Journal of Pain and Symptom Management, 2, 169-171.

Roberts, A. H., Kewman, D. G., Mercier, L., & Hovell, M. (1993). The power of nonspecific effects in healing: Implications for psychosocial and biological treatments. Clinical Psychology Review, 13, 375-391.

Roberts, M. C., & Turner, D. S. (1984). Preventing death and injury in childhood: A synthesis of child safety seat efforts. Health Education Quarterly, 11, 181-193.

Roberts, W. C., Wurtele, S. K, Boone, R. R, Ginther, L. H., & Elkins, P. D. (1981). Reduction of medical fears by use of modeling: A preventive application in a general population of children. Journal of Pediatric Psychology, 6, 293-300.

Robertson, E. K, & Suinn, R. M. (1968). The determination of rate of progress of stroke patients through empathy measures of patient and family. Journal of Psychosomatic Research, 12, 189-191.

Robertson, L. S. (1975). Factors associated with safety-belt. use in 1974 starter-interlock equipped cars. Journal of Health and Social Behavior, 1. 6, 173-177.

Robins, L. N. (1990). Steps toward evaluating posttraumatic stress reaction as a psychiatric disorder. Journal of Applied Social Psychology, 20, 1674-1677.

Robinson, D. (1979). Talking out of alcoholism: The self-help process of Alcoholics Anonymous. London, England: Croom, Helm.

Robinson, R. G. (1986). Post-stroke mood disorder. Hospital Practice, 21, 83-89.

Robinson, R. G., & Benson, D. F. (1981). Depression in aphasia patients: Frequency, severity, and clinicalpathological correlations. Brain and Language, 14, 282-291.

Robinson, R. G., & Price, T. R. (1982). Poststroke depressive disorders: A follow-up study of 103 patients. Stroke, 1. 3, 635-640.

Robinson, R. R (Ed.). (1974). Proceedings of the Frances E. Camp International Symposium on Sudden and Unexpected Deaths in Infancy. Toronto: Canadian Foundation for the Study of Infant Deaths.

Robinson, T. N. (1999). Reducing children's television viewing to prevent obesity. Journal of the American Medical Association, 282, 1561-1567.

Rodin, G., & Voshart, K. (1986). *Depression in the medically ill: An overview. American Journal of Psychiatry, 143,* 696-705.

Rodin, J. (1990). *Comparative effects of fructose, aspartame, glucose, and water preloads on calorie and macronutrient intake. American Journal of Clinical Nutrition, 51,* 428-435.

Rodin, J. (1991). *Effects of pure sugar versus mixed starch fructose loads on food intake. Appetite, 17,* 213-219.

Rodin, J., Elias, M., Silberstein, I. R, & Wagner, A., (1988). *Combined behavioral and pharmacologic treatment for obesity: Predictors of successful weight maintenance. Journal of Consulting and Clinical Psychology, 56,* 399-404.

Rodin, J., & Ickovics, J. R. (1990). *Women's health: Review and research agenda as we approach the 21st century. American Psychologist, 45,* 1018-1034.

Rodin, J., & McAvay, G. (1992). *Determinants of change in perceived health in a longitudinal study of older adults. Journal of Gerontology, 47,* P373-P384.

Rodin, J., & Plante, T. (1989). *The psychological effects of exercise.* In R. S. Williams & A Wellece (Eds.), *Biological effects of physical activity* (pp. 127-137). Champaign, IL: Human Kinetics.

Rodin, J., Radke-Sharpe, N., Rebuffe-Scrive, M., & Greenwood, M. R. C. (1990). *Weight cycling and fat distribution. International Journal of Obesity, 14,* 303-310.

Rodin, J., Schank, D., & Striegel-Moore, R. (1989). *Psychological features of obesity. Medical Clinics of North America, 73,* 247-346.

Rogentine, G. N., Van Kammen, D., Fox, B., Docherty, J., Rosenblatt, J., Boyd, S., & Bunney, W. (1979). *Psychological factors in the prognosis of malignant melanoma: A prospective study. Psychosomatic Medicine, 41,* 647-655.

Rogers, W. (1984). *Changing health-related attitudes and behavior: The role of preventive health psychology.* In I. H. Harvey, E. Maddux, R. P. McGlynn, & C. D. Stoltenberg (Eds.), *Social perception in clinical and counseling psychology* (Vol. 2, pp. 91-112). Lubbock: Texas Tech University Press.

Roitt, I., Brostoff, J., & Male, D. (1998). *Immunology* (5th ed.). London, England: Mosby International Limited.

Rokke, PD., & Al Absi, M. (1992). *Matching pain coping strategies to the individual: A prospective validation of the cognitive coping strategy inventory. Journal of Behavioral Medicine, 15,* 611-626.

Ronis, D. I. (1992). *Conditional health threats: Health beliefs, decisions, and behaviors among adults. Health Psychology, 11,* 127-134.

Rook, K. S. (1984). *The negative side of social interaction: Impact on psychological well-being. Journal of Personality and Social Psychology, 46,* 1097-1108.

Rosal, M. C., Ockene, J. K, Yunsheng, M., Hebert, J. R, Ockene, I. S., Merriam, P, & Hurley, T. G. (1998). *Coronary artery smoking intervention study (CASIS): 5year follow-up. Health Psychology, 17,* 476-478.

Rose, J. S., Chassin, I., Presson, C. C., & Sherman, S. J. (1996). *Prospective predictors of quit attempts and smoking cessation in young adults. Health Psychology, 15,* 261-268.

Rose, K. J., Derry, P. A., & McLachlan, R. S. (1995). *Patient expectations and postoperative depression, anxiety, and psychosocial adjustment after temporal lobectomy: A prospective study. International Journal of Behavioral Medicine, 2,* 27-40.

Rose, I. A., DeVellis, B. M., Howard, G., & Mutran, E. (1996). *Prescribing of schedule II pain medications in ambulatory medical care settings. Annals of Behavioral Medicine, 18,* 165-171.

Rosen, J. C., & Gross, J. (1987). *Prevalence of weight reducing and weight gaining in adolescent girls and boys. Health Psychology, 6,* 131-147.

Rosen, R. C., & Kostis, J. B. (1985). *Biobehavioral sequellae associated with adrenergic-inhibiting antihypertensive agents: A critical review. Health Psychology, 4,* 579-604.

Rosenblatt, RA (2001, May 5). *Gains found in numbers, health of the elderly. Los Angeles Times,* pp. Al, A6.

Rosenfield, S. (1992). *The costs of sharing: Wives' employment and husbands' mental health. Journal of Health and Social Behavior, 33,* 213-225.

Rosenman, R. H. (1978). *The interview method of assessment of the coronary-prone behavior pattern.* In T. Dembroski, S. Weiss, J. Shields, S. Haynes, & M. Feinleib (Eds.), *Coronary-prone behavior.* New York: Springer.

Rosenstock, I. M. (1966). *Why people use health services. Milbank Memorial Fund Quarterly, 44, 94ff.*

Rosenstock, I. M., & Kirscht, J. (1979). *Why people use health services.* In A Stone, F. Cohen, & N. E. Adler (Eds.), *Health psychology* (pp. 189-206). San Francisco: Jossey-Bass.

Rosenthal, E. (1992, December 29). *Chronic pain fells many yet lacks clear cause. New York Times.*

Rosenthal, E. (1993, October 13). *Does fragmented medicine harm the health of women? New York Times.*

Roskies, E. (1980). *Considerations in developing a treatment program for the coronary-prone (Type A) behavior pattern.* In P. O. Davidson & S. M. Davidson (Eds.), *Behavioral medicine: Changing health lifestyles* (pp. 38-69). New York: Brunner/Mazel.

Roskies, E., Spevack, M., Surkis, A., Cohen, C., & Gilman, S. (1978). Changing the coronary-prone (Type A) behavior pattern in a nonclinical population. Journal of Behavioral Medicine, 1, 201-216.

Ross, C. E. (1994). Overweight and depression. Journal of Health and Social Behavior, 35, 63-78.

Ross, C. E., & Bird, C. E. (1994). Sex stratification and health lifestyle: Consequences for men's and women's perceived health. Journal of Health and Social Behavior, 35, 161-178.

Ross, C. E., & Duff, R. S. (1982). Returning to the doctor: The effect of client characteristics, type of practice, and experiences with care. Journal of Health and Social Behavior, 23, 119-131.

Ross, C. E., & Mirowsky, J. (1988). Child care and emotional adjustment to wives' employment. Journal of Health and Social Behavior, 29, 127-138.

Ross, C. E., Mirowsky, J., & Duff, R. S. (1982). Physician status characteristics and client satisfaction in two types of medical practice. Journal of Health and Social Behavior, 23, 317-329.

Ross, J. W. (1985). Hospice care for children: Psychosocial considerations. In K. Gardner (Ed.), Quality of care for the terminally ill: An examination of the issues (pp. 124-130). Chicago: Joint Commission on Accreditation of Hospitals.

Rossy, I. A., Buckelew, S. P., Dorr, N., Hagglund, K. J., Thayer, J. F., McIntosh, M. J., Hewett, J. E., & Johnson, J. C. (1999). A meta-analysis of fibromyalgia treatment interventions. Annals of Behavioral Medicine, 21, 180-191.

Roter, D. I., & Ewart, C. K. (1992). Emotional inhibition in essential hypertension: Obstacle to communication during medical visits? Health Psychology, 11, 163-169.

Roter, D. I., Hall, J. A., Merisca, R., Nordstrom, B., Cretin, D., & Svarstad, B. (1998). Effectiveness of interventions to improve patient compliance. Medical Care, 36, 1138-1161.

Roth, H. P. (1987). Measurement of compliance. Patient Education and Counseling, 10, 107-116.

Roth, J. (1977). Some contingencies of the moral evaluation and control of clientele: The case of the hospital emergency service. American Journal of Sociology, 1972, 836-839.

Rotheram-Borus, M. J., Murphy, D. A., Reid, H. M., & Coleman, C. I. (1996). Correlates of emotional distress among HIV + youths: Health status, stress, and personal resources. Annals of Behavioral Medicine, 18, 16-23.

Rothman, A. J. (2000). Toward a theory-based analysis of behavioral maintenance. Health Psychology, 19, 64-69.

Rothman, A. J., & Salovey, P. (1997). Shaping perceptions to motivate healthy behavior: The role of message framing. Psychological Bulletin, 121, 3-19.

Rowe, M. M. (1999). Teaching health-care providers coping: Results of a two-year study. Journal of Behavioral Medicine, 22, 511-527.

Rubenstein, E., & Federman, D. D. (Eds.). (1983). Medicine. New York: Scientific American.

Ruble, D. N. (1972). Premenstrual symptoms: A reinterpretation. Science, 197, 291-292.

Ruchlin, H. (1997, July). Prevalence and correlates of breast and cervical cancer screening among older women. Obstetrics and Gynecology, 90, 16-21.

Rundall, T. G., & Wheeler, J. R. C. (1979). The effect of income on use of preventive care: An evaluation of alternative explanations. Journal of Health and Social Behavior, 20, 397-406.

Rushing, B., Ritter, C., & Burton, R. P. D. (1992). Race differences in the effects of multiple roles on health: Longitudinal evidence from a national sample of older men. Journal of Health and Social Behavior, 33, 126-139.

Russek, L. G., & Schwartz, G. E. (1997). Feelings of parental caring can predict health status in midlife: A 35-year follow-up of the Harvard Mastery of Stress study. Journal of Behavioral Medicine, 20, 1-13.

Russek, L. G., Schwartz, G. E., Bell, I. R., & Baldwin, C. M. (1998). Positive perceptions of parental caring are associated with reduced psychiatric and somatic symptoms. Psychosomatic Medicine, 60, 654-657.

Rutledge, T., Linden, W., & Paul, D. (2000). Cardiovascular recovery from acute laboratory stress: Reliability and concurrent validity. Psychosomatic Medicine, 62, 648-654.

Rutman, D., & Parke, B. (1992). Palliative care needs of residents, families, and staff in long-term care facilities. Journal of Palliative Care, 8, 23-29.

Ryan, J., Zwerling, C., & Orav, E. J. (1992). Occupational risks associated with cigarette smoking: A prospective study. American Journal of Public Health, 82, 29-32.

Ryff, C. D., & Singer, B. (1996). Psychological well-being: Meaning, measurement, and implications for psychotherapy research. Psychotherapy and Psychosomatics, 65, 14-23.

Ryff, C. D., & Singer, B. (1998). The contours of positive human health. Psychological Inquiry, 9, 1-28.

Ryff, C. D., & Singer, B. (2000). Interpersonal flourishing: A positive health agenda for the new millennium. Personality and Social Psychology Review, 4, 30-44.

Saab, P. G., Llabre, M. M., Schneiderman, N., Hurwitz, B. E., McDonald, P. G., Evans, J., Wohlgemuth, W., Hayashi, P., & Klein, B. (1997). Influence of ethnicity and gender on cardiovascular responses to active coping and inhibitory-passive coping challenges. Psychosomatic Medicine, 59, 434-446.

Sabol, S. Z., Nelson, M. L, Fisher, C., Gunzerath, I., Brody, C. I., Hu, S., Sirota, I. A., Marcus, S. E., Greenberg, B. D., Lucas, F. R., IV, Benjamin, J., Murphy, D. I., & Hamer, D. H. (1999). A genetic association for cigarette smoking behavior. Health Psychology, 18, 7-13.

Sadava, S. W., & Pak, A. W. (1994). Problem drinking and close relationships during the third decade of life. Psychology of Addictive Behaviors, 8, 251-258.

Safer, M. A., Tharps, Q. J., Jackson, T. C., & Leventhal, H. (1979). Determinants of three stages of delay in seeking care at a medical care clinic. Medical Care, 17, 11-29.

Sallis, J. F., Dimsdale, J. E., & Caine, C. (1988). Blood pressure reactivity in children. Journal of Psychosomatic Research, 32, 1-12.

Sallis, J. F., Nader, P. R., Broyles, S. L., Berry, C. C., Elder, J. P., McKenzie, R. I., & Nelson, J. A., (1993). Correlates of physical activity at home in Mexican-American and Anglo-American preschool children. Health Psychology, 12, 390-398.

Sallis, J. F, Patterson, T. L., Buono, M. J., Atkins, C. J., & Nader, P. R. (1988). Aggregation of physical activity habits in Mexican-American and Anglo families. Journal of Behavioral Medicine, 11, 31-42.

Sallis, J. F, Prochaska, J. J., Taylor, W. C., Hill, J. O., & Geraci, J. C. (1999). Correlates of physical activity in a national sample of girls and boys in grades 4 through 12. Health Psychology, 18, 410-415.

Salmon, P., Pearce, S., Smith, C. C. T., Heys, A., Manyande, A., Peters, N., & Rashid, J. (1988). The relationship of preoperative distress to endocrine and subjective responses to surgery: Support for Janis' theory. Journal of Behavioral Medicine, 11, 599-614.

Salovey, P, O'Leary, A., Stretton, M. S., Fishkin, S. A., & Drake, C. A., (1991). Influence of mood on judgments about health and illness. In J. P. Firgas (Ed.), Emotion. and social judgments (pp. 241-262). New York: Pergamon Press.

Samora, J., Saunders, L., & Larson, R. F. (1961). Medical vocabulary knowledge among hospital patients. Journal of Health and Social Behavior, 2, 83-89.

Sanderson, C. A. (1999). Role of relationship context in influencing college students' responsiveness to HIV prevention videos. Health Psychology, 18, 295-300.

Sarason, B. R, Sarason, I. G., & Gurung, R. A R. (1997). Close personal relationships and health outcomes: A key to the role of social support. In S. Duck (Ed.), Handbook of personal relationships (pp. 547-573). New York: Wiley.

Sarason, I. G., Johnson, J. H, & Siegel, J. M. (1978). Assessing the impact of life changes: Development of the Life Experiences Survey. Journal of Consulting and Clinical Psychology, 46, 932-946.

Sarason, I. G., Sarason, B. R, Pierce, G. R, Shearin, E. N., & Sayers, M. H. (1991). A social learning approach to increasing blood donations. Journal of Applied Social Psychology, 21, 896-918.

Sarlio-Lahteenkorva, S., Stunkard, A., & Rissanen, A., (1995). Psychosocial factors and quality of life in obesity. International Journal of Obesity, 19, SI-S5.

Saunders, C. (1977). Dying they live: St. Christopher's Hospice. In H. Feifel (Ed.), New meanings of death (pp. 153-180). New York: McGraw-Hill.

Sausen, K. P., Lovallo, W. R, Pincomb, G. A., & Wilson, M. F. (1992). Cardiovascular responses to occupational stress in male medical students: A paradigm for ambulatory monitoring studies. Health Psychology, 11, 55-60.

Sauter, S. L., Murphy, L. R, & Hurrell, J. J., Jr. (1990). Prevention of work-related psychological disorders: A national strategy proposed by the National Institute for Occupational Safety and Health (NIOSH). American Psychologist, 45, 1146-1158.

Savard, J., Miller, S. M., Mills, M., O'Leary, A., Harding, H., Douglas, S. D., Mangan, C. E., Belch, R, & Winokur, A., (1999). Association between subjective sleep quality and depression on immunocompetence in low-income women at risk for cervical cancer. Psychosomatic Medicine, 61, 496-507.

Scarr, S., Phillips, D., & McCartney, K. (1989). Working mothers and their families. American Psychologist, 44, 1402-1409.

Schachter, S. (1982). Recidivism and self-cure of smoking and obesity. American Psychologist, 37, 436-444.

Schaefer, J. A., & Moos, R. H. (1992). Life crises and personal growth. In B. N. Carpenter (Ed.), Personal coping, theory, research, and application (pp. 149-170). Westport, CT: Praeger.

Schaeffer, J. J. W., Gil, K. M., Burchinal, M., Kramer, K. D., Nash, K. B., Orringer, E., & Strayhorn, D. (1999). Depression, disease severity, and sickle cell disease. Journal of Behavioral Medicine, 22, 115-126.

Schaeffer, M. A., McKinnon, W, Baum, A., Reynolds, C. P., Rikli, P, Davidson, L. M., & Fleming, I. (1985). Immune status as a function of chronic stress at Three Mile Island. Psychosomatic Medicine, 47, (abstract), 85.

Schag, C. A. C., & Heinrich, R. L. (1986). The impact of cancer on daily living: A comparison with cardiac patients and healthy controls. Rehabilitation Psychol0:511 31, 157-167.

Schag, C. A C., Heinrich, R. L., Aadland, R. L., & Ganz, P. A. (1990). Assessing problems of cancer patients: Psychometric properties of the cancer inventory of problem situations. Health Psychology, 9, 83-102.

Schaie, K. W, Blazer, D., & House, J. S. (Eds.). (1992). Aging, health behaviors, and health outcomes. Hillsdale, NJ: Erlbaum.

Scheier, M. F, & Bridges, M. W. (1995). Person variables and health: Personality predispositions and acute psychological states as shared determinants for disease. Psychosomatic Medicine, 57, 255-268.

Scheier, M. F, & Carver, C. S. (1985). Optimism, coping, and health: Assessment and implications of generalized outcome expectancies. Health Psychology, 4, 219-247.

Scheier, M. F, Carver, C. S., & Bridges, M. W. (1994). Distinguishing optimism from neuroticism (and trait anxiety, self-mastery, and self-esteem): A reevaluation of the Life Orientation Test. Journal of Personality and Social Psychology, 67, 1063-1078.

Scheier, M. F, Matthews, K. A., Owens, J., Magovern, G. J., Sr., Lefebvre, R. C., Abbott, R. A., & Carver, C. S. (1989). Dispositional optimism and recovery from coronary artery bypass surgery: The beneficial effects on physical and psychological well-being. Journal of Personality and Social Psychology, 57, 1024-1040.

Scheier, M. F, Weintraub, J. K, & Carver, C. S. (1986). Coping with stress: Divergent strategies of optimists and pessimists. Journal of Personality and Social Psychology, 51, 1257-1264.

Scheufele, P. M. (2000). Effects of progressive relaxation and classical music on measurements of attention, relaxation, and stress responses. Journal of Behavioral Medicine, 23, 207-228.

Schiaffino, K. M., & Revenson, T. A., (1992). The role of perceived self-efficacy, perceived control, and causal attributions in adaptation to rheumatoid arthritis: Distinguishing mediator from moderator effects. Personality and Social Psychology) Bulletin, 18, 709-718.

Schieken, K. M. (1988). Preventive cardiology: An overview. Journal of the American College of Cardiologtj, 12, 1090-1091.

Schleifer, S. J., Scott, B., Stein, M., & Keller, S. E. (1986). Behavioral and developmental aspects of immunity. Journal of the American Academy of Child Psychiatry, 26, 751-763.

Schmaling, K. B., Smith, W. K, & Buchwald, D. S. (2000).

Significant other responses are associated with fatigue and functional status among patients with chronic fatigue syndrome. Psychosomatic Medicine, 62, 444-450.

Schmelkin, I. P, Wachtel, A. B., Schneiderman, B. E., & Hecht, D. (1988). The dimensional structure of medical students' perceptions of diseases. Journal of Behavioral Medicine, 11, 171-184.

Schnall, P. I., Schwartz, J. E., Landsbergis, P. A., Warren, K., & Pickering, T. G. (1998). A longitudinal study of job strain and ambulatory blood pressure: Results from a three-year follow-up. Psychosomatic Medicine, 60, 697-706.

Schneider, J. A., O'Leary, A., & Agras, W. S. (1987). The role of perceived self-efficacy in recovery from bulimia: A preliminary examination. Behavioral Research and Therapy, 25, 429-432.

Schneider, M. S., Friend, K, Whitaker, P., & Wadhwa, N. K. (1991). Fluid noncompliance and symptomatology in end-stage renal disease: Cognitive and emotional variables. Health Psychology, 10, 209-215.

Schneider, K. H., Sanford, I. N., Salerno, J. W., Sharma, H. M., Robinson, C. E., Nidich, K. J., & Alexander, C. N. (1998). Lower lipid peroxide levels in practitioners of the Transcendental Meditation® program. Psychosomatic Medicine, 60, 38-41.

Schneiderman, I. J., Kronick, K, Kaplan, K. M., Anderson, J. P., & Langer, K. D. (1992). Effects of offering advance directives on medical treatments and costs. Annals of Internal Medicine, 117, 599-606.

Schneiderman, N. (1999). Behavioral medicine and the management of HIV/AIDS. International Journal of Behavioral Medicine, 6, 3-12.

Schroeder, D. H., & Costa, P. T, Jr. (1984). Influence of life event stress on physical illness: Substantive effects or methodological flaws? Journal of Personality and Social Psychology, 46, 853-863.

Schultheis, K., Peterson, L., & Selby, V. (1987). Preparation for stressful medical procedures and person X. treatment interactions. Clinical Psychology Review, 7, 329-352.

Schulz, K. (1978). The psychology of death, dying, and bereavement. Reading, MA: Addison-Wesley.

Schulz, R., & Aderman, D. (1974). Clinical research and the stages of dying. Omega, 5, 137-143.

Schulz, K, & Beach, S. K. 0999). Caregiving as a risk factor for mortality: The caregiver health effects study. Journal of the American Medical Association, 282, 2215-2219.

Schulz, K, Bookwala, J., Knapp, J. E., Scheier, M., & Williamson, G. (1996). Pessimism, age, and cancer mortality. Psychology) and Aging, 11, 304-309.

Schulz, K, & Decker, S. (1985). Long-term adjustment to physical disability: The role of social support, perceived control, and self-blame. Journal of Personality and Social Psychology, 48, 1162-1172.

Schultz, K, O'Brien, A. T, Bookwala, J., & Fleissner, K. (1995). Psychiatric and physical morbidity effects of dementia caregiving: Prevalence, correlates, and causes. The Gerontologist, 35, 771-791.

Schumaker, S. A., & Grunberg, N. E. (Eds.). (1986). Proceedings of the National Working Conference on Smoking Relapse. Health Psychology, 5 (Supp!.), 1-99.

Schuster, T. I., Kessler, R. C., & Aseltine, K. H., Jr. (1990). Supportive interactions, negative interactions, and depressed mood. American Journal of Community Psychology, 18, 423-438.

Schwab, J. J., & Hameling, J. (1968). Body image and medical illness. Psychosomatic Medicine, 30, 51-71.

Schwartlander, B., Garnett, G., Walker, N., & Anderson, K. (2000, July 7). AIDS in a new millennium. Science, 289, 64-67.

Schwartz, C. E. (1999). Teaching coping skills enhances quality of life more than peer support: Results of a randomized trial with multiple sclerosis patients. Health Psychology, 18, 211-220.

Schwartz, C. E., Kaplan, K. M., Anderson, J. P, Holbrook, T, & Genderson, M. W. (1999). Covariation of physical and mental symptoms across illnesses: Results of a factor analytic study. The Society of Behavioral Medicine, 21, 122-127.

Schwartz, G. E. (1982). Testing the biopsychosocial model: The ultimate challenge facing behavioral medicine? Journal of Consulting and Clinical Psychology, 50, 1040-1053.

Schwartz, J. E., Neale, J., Marco, C., Shiffman, S. S., & Stone, A. A., (1999). Does trait coping exist? A momentary assessment approach to the evaluation of traits. Journal of Personality and Social Psychology, 77, 360-369.

Schwartz, I. S., Springer, J., Flaherty, J. A., & Kiani, K. (1986). The role of recent life events and social support in the control of diabetes mellitus. General Hospital Psychiatry, 8, 212-216.

Schwartz, M. B., & Brownell, K. D. (995). Matching individuals to weight loss treatments: A survey of obesity experts. Journal of Consulting and Clinical Psychology, 63, 149-153.

Schwartz, M. D., Lerman, C, Miller, S. M., Daly, M., & Masny, A., (995). Coping disposition, perceived risk, and psychological distress among women at increased risk for ovarian cancer. Health Psychology, 14, 232-235.

Schwartz, M. D., Taylor, K. L, Willard, K. S., Siegel, J. E., Lamdan, R. M., & Moran, K. (999). Distress, personality, and mammography utilization among women with a family history of breast cancer. Health Psychology, 18, 327-332.

Schwartz, M. W., Woods, S. C, Porte, D., Jr., Seeley, R. J., & Baskin, D. G. (2000, April 6). Central nervous system control of food intake. Nature, 404, 661-671.

Schwarzer, R, & Leppin, A., (991). Social support and health: A theoretical and empirical overview. Journal of Social and Personal Relationships, 8, 99-127.

Schwarzer, R, & Renner, B. (2000). Social-cognitive predictors of health behavior: Action self-efficacy and coping self-efficacy. Health Psychology, 19, 487-495.

Schwarzer, R, & Weiner, B. (991). Stigma controllability and coping as predictors of emotions and social support. Journal of Social and Personal Relationships, 8, 133-140.

Scott, D. W. (983). Anxiety, critical thinking, and infonnation processing during and after breast biopsy. Nursing Research, 32, 24-28.

Scrimshaw, S. M., Engle, P. L., & Zambrana, R. E. 0983, August). Prenatal anxiety and birth outcome in U. S. Latinas: Implications for psychosocial interventions. Paper presented at the annual meeting of the American Psychological Association, Anaheim, CA

Seelman, K. D. (1993). Assistive technology policy: A road to independence for individuals with disabilities. Journal of Social Issues, 49, 115-136.

Seeman, M., Seeman, A. Z., & Budros, A., (1988). Powerlessness, work, and community: A longitudinal study of alienation and alcohol use. Journal of Health and Social Behavior, 29, 185-198.

Seeman, T. E., Berkman, L. F, Blazer, D., & Rowe, J. W. (1994). Social ties and support and neuroendocrine function: The MacArthur studies on successful aging. Annals of Behavioral Medicine, 16, 95-106.

Seeman, T. E., Berkman, L. F, Gulanski, B. I., Robbins, R. J., Greenspan, S. L., Charpentier, P. A., & Rowe, J. W. (995). Self-esteem and neuroendocrine response to challenge: MacArthur studies of successful aging. Journal of Psychosomatic Research, 39, 69-84.

Seeman, T. E., & McEwen, B. (1996). Impact of social environment characteristics on neuroendocrine regulation. Psychosomatic Medicine, 58, 459-471.

Seeman, T. E., Singer, B., Horwitz, R, & McEwen, B. S. (997). The price of adaptation-Allostatic load and its health consequences: MacArthur studies of successful aging. Archives of Internal Medicine, 157, 2259-2268.

Segerstrom, S. C, Taylor, S. E., Kemeny, M. E., & Fahey, J. L. (1998). Optimism is associated with mood, coping, and immune change in response to stress. Journal of Personality and Social Psychology, 74, 1646-1655.

Segerstrom, S. C, Taylor, S. E., Kemeny, M. E., Reed, G. M., & Visscher, B. R. (1996). Causal attributions predict rate of immune decline in HI V-seropositive gay men. Health Psychology, 15, 485-493.

Self, C. A., & Rogers, R. W. (990). Coping with threats to health: Effects of persuasive appeals on depressed, normal, and antisocial personalities. Journal of Behavioral Medicine, 13, 343-358.

Selye, H. (1956). The stress of life. New York: McGraw-Hill. Selye, H. (1974). Stress without distress. Philadelphia: lippincott.

Selye, H. (1976). Stress in health and disease. Woburn, MA: Butterworth.

Semenchuk, E. M., & Larkin, K. T. (1993). Behavioral and cardiovascular responses to interpersonal challenges among male offspring of essential hypertensives. Health Psychology, 12, 416-419.

Senecal, C, Nouwen, A., & White, D. (2000). Motivation and dietary self-care in adults with diabetes: Are self-efficacy and autonomous self-regulation complementary or competing constructs? Health Psychology, 19, 452-457.

Seneff, M. G., Wagner, D. P, Wagner, R. P, Zimmerman, J. E., & Knaus, W. A. (1995). Hospital and I-year survival of patients admitted to intensive care units with acute exacerbation of chronic obstructive pulmonary disease. Journal of the American Medical Association, 274, 1852-1857.

Sexton, M., Bross, D., Hebel, J. H., Schumann, B. C, Gerace, T. A., Lasser, N., & Wright, H. (1987). Risk-factor changes in wives with husbands at high risk of coronary heart disease (CHD): The spin-off effect. Journal of Behavioral Medicine, 10, 251-262.

Sexton, M. M. (979). Behavioral epidemiology. In O. F. Pomerleau & J. P. Brady (Eds.), Behavioral medicine: Theory and practice (pp. 3-22). Baltimore, MD: Williams & Wilkins.

Seybold, K. S., & Hill, P. C. (2001). The role of religion and spirituality in mental and physical health. Current Directions in Psychological Science, 10, 21-24.

Shadel, W. G., & Mermelstein, R. J. (1993). Cigarette smoking under stress: The role of coping expectancies among smokers in a clinic-based smoking cessation program. Health Psychology, 12, 443-450.

Shadel, W. G., & Mermelstein, R. J. (1996). Individual differences in self-concept among smokers attempting to quit: Validation and predictive utility of measures of the smoker self-concept and abstainer self-concept. Annals of Behavioral Medicine, 18, 151-156.

Shaffer, W. J., Duszynski, K. R, & Thomas, C. B. (1982). Family attitudes in youth as a possible precursor of cancer among physicians: A search for explanatory mechanisms. Journal of Behavioral Medicine, 15, 143-164.

Shaham, Y., Singer, J. E., & Schaeffer, M. H. (1992). Stability/instability of cognitive strategies across tasks determine whether stress will affect judgmental processes. Journal of Applied Social Psychology, 22, 691-713.

Shalev, A. Y., Bonne, M., & Eth, S. (1996). Treatmen T. of posttraumatic stress disorder: A review. Psychosomatic Medicine, 58, 165-182.

Shapiro, A. K. (1960). A contribution to a history of the placebo effect. Behavioral Science, 5, 109-135.

Shapiro, A. K. (1964). Factors contributing to the placebo effect: Their implications for psychotherapy. American Journal of Psychotherapy, 18, 73-88.

Shapiro, A. P, Schwartz, G. E., Ferguson, D. C. E., Redmond, D. P, & Weiss, S. M. (1977). Behavioral methods in the treatment of hypertension: A review of their clinical status. Annals of internal Medicine, 86, 626-636.

Shapiro, D., & Goldstein, I. B. (1982). Biobehavioral perspectives on hypertension. Journal of Consulting and Clinical Psychology, 50, 841-858.

Shapiro, D., Hui, K. K, Oakley, M. E., Pasic, J., & Jamner, I. D. (1997). Reduction in drug requirements for hypertension by means of a cognitive-behavioral intervention. American Journal of Hypertension, 10, 9-17.

Shapiro, D. E., Boggs, S. R, Melamed, B. G., & GrahamPole, J. (1992). The effect of varied physician affect on recall, anxiety, and perceptions in women at risk for breast cancer: An analogue study. Health Psychology, 11, 61-66.

Shapiro, S., Venet, W., Strax, P, Venet, L., & Roeser, R. (1985). Selection, follow-up, and analysis in the Health Insurance Plan Study: A randomized trial with breast cancer screening. National Cancer Institute Monographs, 67, 65-74.

Sharpe, M., et al. (1994). Why do doctors find some patients difficult to help? Quarterly Journal of Medicine, 87, 187-193.

Sharpe, T. R, Smith, M. C., & Barbre, A. R. (1985). Medicine use among the rural elderly. Journal of Health and Social Behavior, 26, 113-127.

Shattuck, F. C. (1907). The science and art of medicine in some of their aspects. Boston Medical and Surgical Journal, 157, 63-67.

Sheahan, S. I., Coons, S. J., Robbins, C. A., Martin, S. S., Hendricks, J., & Latimer, M. (1995). Psychoactive medication, alcohol use, and falls among older adults. Journal of Behavioral Medicine, 18, 127-140.

Sheeran, P., Conner, M., & Norman, P. (2001). Can the theory of planned behavior explain patterns of health behavior change? Health Psychology, 20, 12-19.

Sheffield, D., Biles, P, Orom, H., Maixner, W., & Sheps, D. (2000). Race and sex differences in cutaneous pain perception. Psychosomatic Medicine, 62, 517-523.

Shelton, J. I., & Levy, R. I. (1981). Behavioral assignments and treatment compliance: A handbook of clinical strategies. Champaign, IL: Research Press.

Shepperd, S. I., Solomon, I. H., Atkins, E., Foster, R. S., Jr., & Frankowski, B. (1990). *Determinants of breast selfexamination a mong women of lower income and lower education. Journal of Behavioral Medicine, 13, 359-372.*

Sherbourne, C. D., Hays, R. D., Ordway, I., DiMatteo, M. R, & Kravitz, R. I. (1992). *Antecedents of adherence to medical recommendations: Results from the medical outcomes study. Journal of Behavioral Medicine, 1. 5, 447-468.*

Sheridan, E. P. (1999). *Psychology's future in medical schools and academic health care centers. American Psychologist, 54, 267-271.*

Sheridan, E. P, Perry, N. W., Johnson, S. B., Clayman, D., Ulmer, R, Prohaska, T., Peterson, R. A., Gentry, D. W., & Beckman, I. (1989). *Research and practice in health psychology. Health Psychology, 8, 777-779.*

Sherman, B. F, Bonanno, G. A., Wiener, I. S., & Battles, H. B. (2000). *When children tell their friends they have AIDS: Possible consequences for psychological wellbeing and disease progression. Psychosomatic Medicine, 62, 238-247.*

Sherman, J. J., Cordova, M. J., Wilson, J. F, & McCubbin, J. A. (1996). *The effects of age, gender, and family history on blood pressure of normotensive college students. Journal of Behavioral Medicine, 19, 563-576.*

Sherwood, A., Hinderliter, A. I., & Light, K. C. (1995). *Physiological determinants of hyperreactivity to stress in borderline hypertension. Hypertension, 25, 384-390.*

Sherwood, A., & Turner, J. R. (1995). *Hemodynamic responses during psychological stress: Implications for studying disease processes. International Journal of Behavioral Medicine, 2, 193-218.*

Shewchuk, R. M., Richards, J. S., & Elliott, T. R. (1998). *Dynamic processes in health outcomes among caregivers of patients with spinal cord injuries. Health Psychology, 17, 125-129.*

Shiffman, S., Balabanis, M. H., Paty, J. A., Engberg, J., Gwaltney, C. J., Liu, K. S., Gnys, M., Hickcox, M., & Paton, S. M. (2000). *Dynamic effects of self-efficacy on smoking lapse and relapse. Health Psychology, 19, 315-323.*

Shiffman, S., Fischer, I. A., Paty, J. A., Gnys, M., Hickcox, M., & Kassel, J. D. (1994). *Drinking and smoking: A field study of their association. Annals of Behavioral Medicine, 16, 203-209.*

Shiffman, S., Hickcox, M., Paty, J. A., Gnys, M., Kassel, J. D., & Richards, T. J. (1996). *Progression from a smoking lapse to relapse: Prediction from abstinence violation effects, nicotine dependence, and lapse characteristics. Journal of Consulting and Clinical Psychology, 64, 993-1002.*

Shiffman, S., Kassel, J. D., Paty, J., Gnys, M., & Zettler-Segal, M. (1994). *Smoking typology profiles of clippers and regular smokers. Journal of Substance Abuse, 6, 21-35.*

Shifren, K. (1996). *Individual differences in the perception of optimism and disease severity: A study among individuals with Parkinson's disease. Journal of Behavioral Medicine, 19, 241-272.*

Shifren, K, Park, D. C, Bennett, J. M., & Morrell, R. W. (1999). *Do cognitive processes predict mental health in individuals with rheumatoid arthritis? Journal of Behavioral Medicine, 22, 529-547.*

Shih, F, Lai, M., Un, M., Un, H., Tsao, C, Chou, L., & Chu, S. (2001). *Impact of cadaveric organ donation on Taiwanese donor families during the first 6 months after donation. Psychosomatic Medicine, 63, 69-78.*

Shilts, R. (1987). *And the band played on: Politics, people, and the AIDS epidemic. New York: St. Martin's Press.*

Shinn, M., Rosario, M., Morch, H., & Chestnut, D. E. (1984). *Coping with job stress and burnout in the human services. Journal of Personality and Social Psychology, 46, 864-876.*

Shumaker, S. A., & Hill, D. R. (1991). *Gender differences in social support and physical health. Health Psychology, 10, 102-111.*

Shumaker, S. A., & Pequegnat, W. (1989). *Hospital design, health providers, and the delivery of effective health care. In E. H. Zube & G. T. Moore (Eds.), Advances in environment, behavior, and design (Vol. 2, pp. 161-199). New York: Plenum Press.*

Sicotte, C, Pineault, R, Tilquin, C, & Contandriopoulos, A-P. (1996). *The diluting effect of medical work groups on feedback efficiency in changing physician's practice. Journal of Behavioral Medicine, 19, 367-384.*

Sidney, S., Friedman, G. D., & Siegelaub, A. B. (1987). *Thinness and mortality. American Journal of Public Health, 77, 317-322.*

Sieber, W. J., Rodin, J., Larson, L., Ortega, S., Cummings, N., Levy, S., Whiteside, T., & Herberman, R. (1992). *Modulation of human natural killer cell activity by exposure to uncontrollable stress. Brain, Behavior, and Immunity, 6, 1-16.*

Siegel, D., Grady, D., Browner, W. S., & Hulley, S. B. (1988). *Risk factor modification after myocardial infarction. Annals of Internal Medicine, 109, 213-218.*

Siegel, J. M. (1993). *Companion animals: In sickness and in health. Journal of Social Issues, 49, 157-167.*

Siegel, K, Karus, D., & Raveis, V. H. (1997). *Correlates of change in depressive symptomatology among gay men with AIDS. Health Psychology, 16, 230-238.*

Siegel, K., Mesagno, F. P., Chen, J. Y, & Christ, G. (1987, June). *Factors distinguishing homosexual males practicing safe and risky sex. Paper presented at the Third International Conference on AIDS, Washington, DC*

Siegler, I. C, Peterson, B. L., Barefoot, J. C, & Williams, R. B. (1992). Hostility during late adolescence predicts coronary risk factors at mid-life. American Journal of Epidemiology, 136, 146-154.

Siegman, A. W., Dembroski, T. M., & Crump, D. (1992). Speech rate, loudness, and cardiovascular reactivity. Journal of Behavioral Medicine, 15, 519-532.

Siegman, A. W., & Snow, S. C. (1997). The outward expression of anger, the inward experience of anger, and CVR: The role of vocal expression. Journal of Behavioral Medicine, 20, 29-46.

Siegman, A. W., Townsend, S. T., Civelek, A. C, & Blumenthal, R. S. (2000). Antagonistic behavior, dominance, hostility, and coronary heart disease. Psychosomatic Medicine, 62, 248-257.

Siegrist, J., Peter, R, Runge, A., Cremer, P., & Seidel, D. (1990). Low status control, high effort at work, and ischemic heart disease: Prospective evidence from bluecollar men. Social Science and Medicine, 31, 1127-1134.

Silberstein, L. R, Striegel-Moore, R. H, & Rodin, J. (1987). Feeling fat: A woman's shame. In H. B. Lewis (Ed.), The role of shame in symptom formation. Hillsdale, NJ: Erlbaum.

Silver, E. J., Bauman, L. J., & Ireys, H. T. (1995). Relationships of self-esteem and efficacy to psychological distress in mothers of children with chronic physical illnesses. Health Psychology, 14, 333-340.

Silver, R. L., Boon, C, & Stones, M. (1983). Searching for meaning in misfortune: Making sense of incest. Journal of Social Issues, 39, 81-102.

Silver, R. L., & Wortman, C. B. (1980). Coping with undesirable life events. In J. Garber & M. E. P. Seligman (Eds.), Human helplessness: Theory and applications. New York: Academic Press.

Silverstein, M., & Bengtson, V. L. (1991). Do close parentchild relations reduce the mortality risk of older parents? Journal of Health and Social Behavior, 32, 382-395.

Simkin, L. R, & Gross, A. M. (1994). Assessment of coping with high-risk situations for exercise relapse among healthy women. Health Psychology, 13, 274-277.

Simkin-Silverman, L., Wing, R. R, Hansen, D. H, Klem, M. L., Pasagian-Macaulay, A., Meilahn, E. N., & Kuller, L. H. (1995). Prevention of cardiovascular risk factor elevations in healthy premenopausal women. Preventive Medicine, 24, 509-571.

Simon, G., Gater, R, Kisely, S., & Piccinelli, M. (1996). Somatic symptoms of distress: An international primary care study. Psychosomatic Medicine, 58, 481-488.

Simon, R. W. (1992). Parental role strains, salience of parental identity and gender differences in psychological distress. Journal of Health and Social Behavior, 33, 25-35.

Simon, R. W. (1998). Assessing sex differences in vulnerability among employed parents: The importance of marital status. Journal of Health and Social Behavior, 39, 38-54.

Simons, M. (2000, November 29). Dutch becoming first nation to legalize assisted suicide. New York Times, p. A3.

Simonton, O. C., & Simonton, S. (1975). Belief systems and management of the emotional aspects of malignancy. Journal of Transpersonal Psychology, 7, 29-48.

Singer, B. H. (Ed.). (2000). Future directions for behavioral and social sciences research at the National Institutes of Health. Washington, DC: National Academy of Sciences Press.

Singer, J. E., Lundberg, U., & Frankenhaeuser, M. (1978). Stress on the train: A study of urban commuting. In A Baum, J. E. Singer, & S. Valins (Eds.), Advances in environmental psychology (Vol. 1). Hillsdale, NJ: Erlbaum.

Sinyor, D., Amato, P, Kaloupek, D. G., Becker, R, Goldenberg, M., & Coopersmith, H. (1986). Post-stroke depression: Relationships to functional impairment, coping strategies, and rehabilitation outcomes. Stroke, 17, 1102-1107.

Skelton, M., & Dominian, J. (1973). Psychological stress in wives of patients with myocardial infarction. British Medical Journal, 2, 101.

Sklar, L. S., & Anisman, H. (1981). Stress and cancer. Psychological Bulletin, 89, 369-406.

Slater, C., & Carlton, B. (1985). Behavior, lifestyle, and socioeconomic variables as determinants of health status: Implications for health policy development. American Journal of Preventive Medicine, 1, 25-33.

Slaven, L., & Lee, C. (1997). Mood and symptom reporting among middle-aged women: The relationship between menopausal status, hormone replacement therapy, and exercise participation. Health Psychology, 16, 203-208.

Sleek, S. (1998). How will genetic testing affect us emotionally? APA Monitor, 29, 35.

Sleet, D. A., (1984). Reducing motor vehicle trauma through health promotion programming. Health Education Quarterly, 11, 113-125.

Sloan, R. P, Shapiro, P. A., Bagiella, E., Myers, M. M., & Gorman, J. M. (1999). Cardiac autonomic control buffers blood pressure variability responses to challenge: A psychophysiologic model of coronary artery disease. Psychosomatic Medicine, 61, 58-68.

Smalec, J. L., & Klingle, R. S. (2000). Bulimia interventions via interpersonal influence: The role of threat and efficacy in persuading bulimics to seek help. Journal of Behavioral Medicine, 23, 37-57.

Smith, C. A., & Wallston, K. A. (1992). *Adaptation in patients with chronic rheumatoid arthritis: Application of a general model. Health Psychology, 11, 151-162.*

Smith, C. A., Wallston, K. A., & Dwyer, K. A., (1995). *On babies and bathwater: Disease impact and negative affectivity in the self-reports of persons with rheumatoid arthritis. Health Psychology, 14, 64-73.*

Smith, G. E., Gerrard, M., & Gibbons, F. X. (1997). *Self-esteem and the relation between risk behavior and perceptions of vulnerability to unplanned pregnancy in college women. Health Psychology, 16, 137-146.*

Smith, L. (1997, September 29). *Coming to a health plan near you: Yoga and belladonna. Fortune, pp. 169-170.*

Smith, L., Adler, N., & Tschann, J. (1999). *Underreporting sensitive behaviors: The case of young women's willingness to report abortion. Health Psychology, 18, 37-43.*

Smith, M. T., Pedis, M. L., Smith, M. S., Giles, D. E., & Carmody, T. P. (2000). *Sleep quality and presleep arousal in chronic pain. Journal of Behavioral Medicine, 23, 1-13.*

Smith, T. W., Christensen, A. J., Peck, J. R, & Ward, J. R. (1994). *Cognitive distortion, helplessness, and depressed mood in rheumatoid arthritis: A four-year longitudinal analysis. Health Psychology, 13, 313-317.*

Smith, T. W., & Gallo, L. C. (1999). *Hostility and cardiovascular reactivity during marital interaction. Psychosomatic Medicine, 61, 436-445.*

Smith, T. W., Peck, J. R, Milano, R. A., & Ward, J. R. (1988). *Cognitive distortion in rheumatoid arthritis: Relation to depression and disability. Journal of Consulting and Clinical Psychology, 56, 412-416.*

Smith, T. W., Pope, M. K., Rhodewalt., F., & Poulton, J. L. (1989). *Optimism, neuroticism, coping, and symptom reports: An alternative interpretation of the Jife orientation test. Journal of Personality and Social Psychology, 56, 640-648.*

Smith, T. W., Ruiz, J. M., & Uchino, B. N. (2000). *Vigilance, active coping, and cardiovascular reactivity during social interaction in young men. Health Psychology, 19, 382-392.*

Smith, T. W., Turner, C. W., Ford, M. H., Hunt, S. C., Barlow, G. K, Stults, B. M., & Williams, R. R (1987). *Blood pressure reactivity in adult male twins. Health Psychology, 6, 209-220.*

Sobal, J., & Stunkard, A. J. (1989). *Socioeconomic status and obesity: A review of the literature. Psychological Bulletin, lOS, 260-275.*

Sobel, H. (1981). *Toward a behavioral thanatology in clinical care. In H. Sobel (Ed.), Behavioral therapy in terminal care: A humanistic approach (pp. 3-38). Cambridge, MA: Ballinger.*

Sobell, M. B., & Sobell, L. C. (1973). *Individualized behavior therapy for alcoholics. Behavior Therapy, 4, 49-72.*

Soderstrom, M., Dolbier, C., Leiferman, J., & Steinhardt, M. (2000). *The relationship of hardiness, coping strategies, and perceived stress to symptoms of illness. Journal of Behavioral Medicine, 23, 311-328.*

Solomon, G. F., Amkraut, A. A., & Kasper, P. (1974). *Immunity, emotions, and stress (with special reference to the mechanism of stress effects on the immunity system). Annals of Clinical Research, 6, 313-322.*

Solomon, G. F., Segerstrom, S. C., Grohr, P, Kemeny, M. E., & Fahey, J. L. (1997). *Shaking up immunity: Psychological and immunologic changes after a natural disaster. Psychosomatic Medicine, 59, 114-127.*

Solomon, L. J., Flynn, B. S., Worden, J. K., Mickey, R, Skelly, J. M., Geller, B. M., Peluso, N. W., & Webster, J. A., (1998). *Assessment of self-reward strategies for maintenance of breast self-examination. Journal of Behavioral Medicine, 21, 83-102.*

Solomon, L. J., Secker- Walker, R. H., Skelly, J. M., & Flynn, B. S. (1996). *Stages of change in smoking during pregnancy in low-income women. Journal of Behavioral Medicine, 19, 333-344.*

Solomon, M. Z., & De long, W. (1989). *Preventing AIDS and other STDs through condom promotion: A patient education intervention. American Journal of Public Health, 79, 453-458.*

Solomon, Z., Mikulincer, M., & Avitzur, E. (1988). *Coping, locus of control, social support, and combat-related posttraumatic stress disorder: A prospective study. Journal of Personality and Social Psychology, 55, 279-285.*

Somerfield, M. R, Curbow, B., Wingard, J. R, Baker, F., & Fogarty, L. A., (1996). *Coping with the physical and psychosocial sequelae of bone marrow transplantation among long-term survivors. Journal of Behavioral Medicine, 19, 163-184.*

Sommers-Flanagan, J., & Greenberg, R. P. (1989). *Psychosocial variables and hypertension: A new look at an old controversy. Journal of Nervous and Mental Disease, 177, 15-24.*

Sorensen, G., Thompson, B., Basen-Engquist, K., Abrams, D., Kuniyuki, A., DiClemente, C., & Biener, L. (1998). *Durability, dissemination, and institutionalization of worksite tobacco control programs: Results from the working well trial. International Journal of Behavioral Medicine, 5, 335-351.*

Sorrentino, E. A., (1992). *Hospice care: A unique clinical experience for MSN students. American Journal of Hospice and Palliative Care, 9, 29-33.*

Sourkes, B. M. (1980). *Siblings of the pediatric cancer patient. In J. Kellerman (Ed.), Psychological aspects of childhood cancer. Springfield, IL: Charles C. Thomas.*

Speca, M., Carlson, L. E., Goodey, E., & Angen, M. (2000). A randomized, wait-list controlled clinical trial: The effect of a mindfulness meditation-based stress reduction program on mood and symptoms of stress in cancer outpatients. Psychosomatic Medicine, 62, 613-622.

Spector, I. P, Leiblum, S. R, Carey, M. P, & Rosen, R. C. (1993). Diabetes and female sexual function: A critical review. Annals of Behavioral Medicine, 15, 257-264.

Speisman, J., Lazarus, R. S., Mordkoff, A., & Davidson, L. (1964). Experimental reduction of stress based on ego defense theory. Journal of Abnormal and Social Psychology, 68, 367-380.

Spencer, S. M., Lehman, J. M., Wynings, C., Arena, P, Carver, C. S., Antoni, M. H., Derhagopian, R. P., Ironson, G., & Love, N. (1999). Concerns about breast cancer and relations to psychosocial well-being in a multiethnic sample of early-stage patients. Health Psychology, 18, 159-168.

Spiegel, D., & Bloom, J. R. (1983). Group therapy and hypnosis reduce metastatic breast carcinoma pain. Psychosomatic Medicine, 45, 333-339.

Spiegel, D., Bloom, J. R, Kraemer, H. C., & Gottheil, E. (1989). Effect of psychosocial treatment on survival of patients with metastatic breast cancer. Lancet, 14, 888-891.

Spinetta, J.]. (1974). The dying child's awareness of death: A review. Psychological Bulletin, 81, 256-260.

Spinetta, J. J. (1982). Behavioral and psychological research in childhood cancer: An overview. Cancer, 50 (Suppl.), 1939-1943.

Spinetta, J. J., Spinetta, P. D., Kung, F., & Schwartz, D. B. (1976). Emotional aspects of childhood cancer and leukemia: A handbook for parents. San Diego, CA: Leukemia Society of America.

Spitzer, R. L., Yanovski, S., Wadden, T., Wing, R, Marcus, M. D., Stunkard, A., Devlin, M., Mitchell, J., Hasin, D., & Horne, R. L. (1993). Binge eating disorder: Its further validation in a multisite study. International Journal of Eating Disorders, 13, 137-153.

Sposito, A. C., Mansur, A. P., Maranhao, R. C., RodriguesSobrinho, C. R, Coelho, O. R, & Ramires, J. A., (2001). Etofibrate but not controlled-release niacin decreases LDL cholesterol and lipoprotein (a) in type IIb dyslipidemic subjects. Brazilian Journal of Medical and Biological Research, 34, 177-182.

Spragins, E. (1996, June 24). Does your HMO stack up? Newsweek, pp. 56-61, 63.

Spring, B., Wurtman,]., Gleason, R, Wurtman, R, & Kessler, K. (1991). Weight gain and withdrawal symptoms after smoking cessation: A preventive intervention using d-Fenfluramine. Health Psychology, la, 216-223.

Stacy, A. W., Bentler, PM., & Flay, B. R. (1994). Attitudes and health behavior in diverse populations: Drunk driving, alcohol use, binge eating, marijuana use, and cigarette use. Health Psychology, 13, 73-85.

Stacy, A. W., Sussman, S., Dent, C. W., Burton, D., & Flay, B. R. (1992). Moderators of peer social influence in adolescent smoking. Personality and Social Psychology Bulletin, 18, 163-172.

Stall, R, & Biernacki, P. (1986). Spontaneous remission from the problematic use of substances: An inductive model derived from a comparative analysis of the alcohol, opiate, tobacco, and food/obesity literatures. International Journal of the Addictions, 21, 1-23.

Stampfer, M. J., Hu, F. B., Manson, J. E., Rimm, E. B., & Willett, W. C. (2000). Primary prevention of coronary heart disease in women through diet and lifestyle. NeuJ England Journal of Medicine, 343, 16-22.

Stansfield, S. A., Bosma, H., Hemingway, H., & Marmot, M. G. (1998). Psychosocial work characteristics and social support as predictors of SF-36 health functioning: The Whitehall II study. Psychosomatic Medicine, 60, 247-255.

Stanton, A. I. (1987). Determinants of adherence to medical regimens by hypertensive patients. Journal of Behavioral Medicine, 10, 377-394.

Stanton, A. I., Danoff-Burg, S., Cameron, C. I., Snider, P. R, & Kirk, S. B. (1999). Social comparison and adjustment to breast cancer: An experimental examination of upward affiliation and downward evaluation. Health Psychology, 18, 151-158.

Starr, K. R, Antoni, M. H., Hurwitz, B. E., Rodriguez, M. S., Ironson, G., Fletcher, M. A., Kumar, M., Patarca, R, Lutgendorf, S. K, Quillian, R. E., Klimas, N. G., & Schneiderman, N. (1996). Patterns of immune, neuroendocrine, and cardiovascular stress responses in asymptomatic HIV seropositive and seronegative men. International Journal of Behavioral Medicine, 3, 135-162.

Steegmans, P. H. A., Hoes, A. W., Bak, A. A A., van der Does, E., & Grobbee, D. E. (2000). Higher prevalence of depressive symptoms in middle-aged men with low serum cholesterol levels. Psychosomatic Medicine, 62, 205-211.

Steele, C, & Josephs, R. A., (1990). Alcohol myopia: Its prized and dangerous effects. American Psychologist, 45, 921-933.

Steen, S. N., Oppliger, R. A., & Brownell, K. D. (1988). Metabolic effects of repeated weight loss and regain in adolescent wrestlers. Journal of the American Medical Association, 260, 47-50.

Stein, J., Newcomb, J. D., & Bentler, P. D. (1994). Psychosocial correlates and predictors of AIDS risk behaviors, abortion, and drug use among a community sample of young adult women. Health Psychology, 13, 308-318.

Stein, N., Folkman, S., Trabasso, T., & Richards, T. A., (1997). Appraisal and goal processes as predictors of psychological well-being in bereaved caregivers. Journal of Personality and Social Psychology, 72, 872-884.

Stein, P. N., Gordon, W. A., Hibbard, M. R, & Sliwinski, M. J. (1992). An examination of depression in the spouses of stroke patients. Rehabilitation Psychology, 37, 121-130.

Steinman, L. (1993). Autoimmune disease. Scientific American, 269, 107-114.

Steinmetz, K. A., Kushi, L., Bostick, R, Folsom, A., & Potter, J. (1994). Vegetables, fruit, and colon cancer in the Iowa Women's Health Study. American Journal of Epidemiology, 139, 1-15.

Stephenson, H. S., Adams, C. K, Hall, D. C, & Pennypacker, H. S. (1979). Effects of certain training parameters on detection of simulated breast cancer. Journal of Behavioral Medicine, 2, 239-250.

Steptoe, A., Doherty, S., Kerry, S., Rink, E., & Hilton, S. (2000). Sociodemographic and psychological predictors of changes in dietary fat consumption in adults with high blood cholesterol following counseling in primary care. Health Psychology, 19, 411-419.

Steptoe, A., Roy, M. P., & Evans, O. (1996). Psychosocial influences on ambulatory blood pressure over working and non-working days. Journal of Psychophysiology, 10, 218-227.

Stern, M. J., Pascale, L., & Ackerman, A., (1977). Life adjustment postmyocardial infarction: Determining predictive variables. Archives of Internal Medicine, 137, 1680-1685.

Stets, K. M., & Hanson, W. K. (1992). Alterations in perceptions of caregiving demands in advanced cancer during and after the experience. Hospice Journal, 8, 21-34.

Stetson, B. A., Rahn, J. M., Dubbert, P. M., Wilner, B. I., & Mercury, M. G. (1997). Prospective evaluation of the effects of stress on exercise adherence in communityresiding women. Health Psychology, 16, 515-520.

Stevens, V., Peterson, R, & Maruta, T. (1988). Changes in perception of illness and psychosocial adjustment. The Clinical Journal of Pain, 4, 249-256.

Stevens, V. M., Hatcher, J. W., & Bruce, B. K. (1994). How compliant is compliant? Evaluating adherence witn breast self-exam positions. Journal of Behavioral Medicine, 17, 523-535.

Stewart, A. I., King, A. C, Killen, J. D., & Ritter, P. L. (1995). Does smoking cessation improve health-related quality-of-life? Annals of Behavioral Medicine, 17, 331-338.

Stokols, D., Novaco, R. W., Stokols, J., & Campbell, J. (1978). Traffic congestion, Type A behavior, and stress. Journal of Applied Psychology, 63, 467-480.

Stokols, D., Onlig, W., & Resnick, S. M. (1978). Perception of residential crowding, classroom experiences, and student health. Human Ecology, 6, 33-57.

Stolberg, S. G. (1999a, April 25). Sham surgery returns as a research tool. New York Times, p. 3.

Stolberg, S. G. (1999b, September 23). Study finds shortcomings in care for chronically ill. New York Times, p. A21.

Stone, A. A., Kennedy-Moore, E., & Neale, J. M. (1995). Association between daily coping and end-of-day mood. Health Psychology, 14, 341-349.

Stone, A. A., Mezzacappa, E. S., Donatone, B. A., & Gonder, M. (1999). Psychosocial stress and social support are associated with prostate-specific antigen levels in men: Results from a community screening program. Health Psychology, 18, 482-486.

Stone, A. A., & Neale, J. M. (1984). A new measure of daily coping: Development and preliminary results. Journal of Personality and Social Psychology, 46, 892-906.

Stoney, C., Bausserman, L., Niaura, R., Marcus, B., & Flynn, M. (1999). Lipid reactivity to stress: II. Biological and behavioral influences. Health Psychology, 18, 251-261.

Stoney, C. M., & Finney, M. L. (2000). Social support and stress: Influences on lipid reactivity. International Journal of Behavioral Medicine, 7, 111-126.

Stoney, C., Niaura, R., Bausserman, L., & Matacin, M. . (1999). Lipid reactivity to stress: I. Comparison of chronic and acute stress responses in middle-aged airline pilots. Health Psychology, 18, 241-250.

Stoney, C. M., Owens, J. F., Guzick, D. S., & Matthews, K. A., (1997). A natural experiment on the effects of ovarian hormones on cardiovascular risk factors and stress reactivity: Bilateral salpingo oophorectomy versus hysterectomy only. Health Psychology, 16, 349-358.

Storer, J. H., Frate, D. M., Johnson, S. A., & Greenberg, AM. (1987). When the cure seems worse than the disease: Helping families adapt to hypertension treatment. Family Relations, 36, 311-315.

Stotts, A. L, DiClemente, C. C., Carbonari, J. P., & Mullen, P. D. (2000). Postpartum return to smoking: Staging a "suspended" behavior. Health Psychology, 19, 324-332.

Straus, R. (1988). Interdisciplinary biobehavioral research on alcohol problems: A concept whose time has come. Drugs and Society, 2, 33-48.

Strauss, A., Schatzman, L., Bucher, R., Erlich, D., & Sarshim, M. (1963). The hospital and its negotiated social order. In E. Freidson (Ed.), The hospital in modern society (pp. 147-169). New York: Free Press.

Strauss, L. M., Solomon, L. J., Costanza, M. C., Worden, J. K, & Foster, R. S., Jr. (1987). Breast self-examination practices and attitudes of women with and without a history of breast cancer. Journal of Behavioral Medicine, 10, 337-350.

Straw, M. K. (1983). Coping with obesity. In T. G. Burish & L. A Bradley (Eds.), Coping with chronic disease: Research and applications (pp. 219-258). New York: Academic Press.

Strax, P. (1984). Mass screening for control of breast cancer. Cancer, 53, 665-670.

Strecher, V. J., DeVellis, B. M., Becker, M. H., & Rosenstock, I. M. (1986). The role of self-efficacy in achieving health behavior change. Health Education Quarterly, 13, 73-92.

Striegel-Moore, R. H., Silberstein, L. R., Frensch, P., & Rodin, J. (1989). A prospective study of disordered eating among college students. International Journal of Eating Disorders, 8, 499-511.

Stroebe, M., Gergen, M. M., Gergen, K. J., & Stroebe, W. (1992). Broken hearts or broken bonds: Love and death in historical perspective. American Psychologist, 47, 1205-1212.

Strober, et al. (2000). Controlled family study of anorexia nervosa and bulimia nervosa: Evidence of shared liability and transmission of partial syndromes. American Journal of Psychiatry, 157, 393-401.

Stroebe, W, & Stroebe, M. S. (1987). Bereavement and health: The psychological and physical consequences of partner loss. New York: Cambridge University Press.

Strogatz, D. S., & James, S. A., (1986). Social support and hypertension among Blacks and Whites in a rural, Southern community. American Journal of Epidemiology, . 124, 949-956.

Strube, M. J., Smith, J. A., Rothbaum, R., & Sotelo, A., (1991). Measurement of health care attitudes in cystic fibrosis patients and their parents. Journal of Applied Social Psychology, 21, 397-408.

Stuber, M. L., Christakis, D. A., Houskamp, B., & Kazak, A. E. (in press). Post trauma symptoms in childhood leukemia survivors and their parents. Journal of Consulting and Clinical Psychology. Stunkard, A. J. (1979). Behavioral medicine and beyond:

The example of obesity. In O. F. Pomerleau & J. P. Brady (Eds.), Behavioral medicine: Theory and practice (pp. 279-298). Baltimore: Williams & Wilki. ns.

Stunkard, A. J. (1988). Some perspectives on human obesity: Its causes. Bulletin of the New York Academy of Medicine, 64, 902-923.

Stunkard, A. J., Cohen, R. Y., & Felix, M. R. J. (1989). Weight loss competitions at the work site: How they work and how well. Journal of Preventive Medicine, 18, 460-474.

Stunkard, A. J., Sorensen, T. I. A., Hanis, C., Teasdale, T. W, Chakraborty, R., Schull, W. J., & Schulsinger, F. (1986). An adoption study of human obesity. New England Journal of Medicine, 314, 193-198.

Sturges, J. W., & Rogers, R. W. (1996). Preventive health psychology from a developmental perspective: An extension of protection motivation theory. Health Psychology, 15, 158-166.

Suarez, E. C., Bartolome, J. V., Kuhn, C. M., Schanberg, S. M., Williams, R. B., & Zimmermann, E. A., (1997). The influence of dietary cholesterol on cardiac and hepatic beta-adrenergic receptors in Egyptian sand rats. International Journal of Behavioral Medicine, 4, 179-188.

Suarez, E. C., Kuhn, C. M., Schanberg, S. M., Williams, R. B., & Zimmermann, E. (1998). Neuroendocrine, cardiovascular, and emotional responses of hostile men: The role of interpersonal challenge. Psychosomatic Medicine, 60, 78-88.

Suarez, E. C., Shiller, A. D., Kuhn, C. M., Schanberg, S., Williams, R. B., Jr., & Zimmermann, E. A., (1997). The relationship between hostility and B-adrenergic receptor physiology in healthy young males. Psychosomatic Medicine, 59, 481-487.

Sullivan, M. D., LaCroix, A. Z., Russo, J., & Katon, W. J. (1998). Self-efficacy and self-reported functional status in coronary heart disease: A six-month prospective study. Psychosomatic Medicine, 60, 473-478.

Suls, J., & Fletcher, B. (1985). The relative efficacy of avoidant and nonavoidant coping strategies: A metaanalysis. Health Psychology, 4, 249-288.

Suls, J., & Mullen, B. (1981). Life change in psychological distress: The role of perceived control and desirability. Journal of Applied Social Psychology, 11, 379-389.

Suls, J., Wan, C. K. & Sanders, G. S. (1988). False consensus and false uniqueness in estimating the prevalence of health-protective behaviors. Journal of Applied Social Psychology, 18, 66-79.

Suls, J., & Wan, C. K. (1993). The relationship between trait hostility and cardiovascular reactivity: A quantitative review and analysis. Psychophysiology, 30, 1-12.

Surwit, R. S., Feinglos, M. N., McCaskill, C. C., Clay, S. I., Babyak, M. A., Brownlow, B. S., Plaisted, C. S., & Lin, P. -H. (1997). Metabolic and behavioral effects of a highsucrose diet during weight loss. American Journal of Clinical Nutrition, 65, 908-915.

Surwit, R. S., & Schneider, M. S. (1993). Role of stress in the etiology and treatment of diabetes mellitus. Psychosomatic Medicine, 55, 380-393.

Surwit, R. S., Schneider, M. S., & Feinglos, M. N. (1992). Stress and diabetes mellitus. Diabetes Care, 15, 1413-1422.

Surwit, R. S., & Williams, P. G. (1996). Animal models provide insight into psychosomatic factors in diabetes. Psychosomatic Medicine, 58, 582-589.

Sutton, S., McVey, D., & Glanz, A., (1999). A comparative test of the theory of reasoned action and the theory of planned behavior in the prediction of condom use intentions in a national sample of English young people. Health Psychology, 18, 72-81.

Sutton, S. R, & Eiser, J. R. (1984). The effect of feararousing communications on cigarette smoking: An expectancy-value approach. Journal of Behavioral Medicine, 7, 13-34.

Sutton, S. R, & Kahn, R. I. (1986). Prediction, understanding, and control as antidotes to organizational stress. In J. Lorsch (Ed.), Handbook of organizational behavior (pp. 272-285). Boston: Harvard University Press.

Swaim, R. C., Oetting, E. R, & Casas, J. M. (1996). Cigarette use among migrant and nonmigrant Mexican American youth: A socialization latent-variable model. Health Psychology, 15, 269-281.

Swan, G. E., Ward, M. M., Jack, I. M., & Javitz, H. S. (1993). Cardiovascular reactivity as a predictor of relapse in male and female smokers. Health Psychology, 12, 451-458.

Swartzman, L. C., & Lees, M. C. (1996). Causal dimensions of college students' perceptions of physical symptoms. Journal of Behavioral Medicine, 19, 95-110.

Swaveley, S. M., Silverman, W. H., & Falek, A., (1987). Psychological impact of the development of a presymptomatic test for Huntington's disease. Health Psychology, 6, 149-157.

Swindle, R. E., Jr., & Moos, R. H. (1992). Life domains in stressors, coping, and adjustment. In W. B. Walsh, R. Price, & K. B. Crak (Eds.), Person environment psychology: Models and perspectives (pp. 1-33). New York: Erlbaum.

Szapocznik, J. (1995). Research on disclosure of HIV status: Cultural evolution finds an ally in science. Health Psychology, 14, 4-5.

Talbot, F., Nouwen, A., Gingras, J., Belanger, A., & Audet, J. (1999). Relations of diabetes intrusiveness and personal control to symptoms of depression among adults with diabetes. Health Psychology, 18, 537-542.

Talbot, F., Nouwen, A., Gingras, J., Gosselin, M., & Audet, J. (1997). The assessment of diabetes-related cognitive and social factors: The multidimensional diabetes questionnaire. Journal of Behavioral Medicine, 20, 291-312.

Tangri, S. S., & Levitin, T. E. (1993). Introduction: An entree for social scientists. Journal of Social Issues, 49, 1-10.

Tapp, W. N., & Natelson, B. H. (1988). Consequences of stress: A multiplicative function of health status. The FASEB Journal, 2, 2268-2271.

Taubes, G. (1993). Claim of higher risk for women smokers attacked. Science, 262, 1375.

Taubes, G. (2001). The soft science of dietary fat. Science, 291, 2536-2545.

Taylor, C. B., Bandura, A., Ewart, C. K, Miller, N. H., & DeBusk, R. F. (1985). Exercise testing to enhance wives' confidence in their husbands' cardiac capability soon after clinically uncomplicated acute myocardial infarction. American Journal of Cardiology, 55, 635-638.

Taylor, I. A., & Rachman, S. J. (1988). The effects of blood sugar level changes on cognitive function, affective state, and somatic symptoms. Journal of Behavioral Medicine, 11, 279-292.

Taylor, S. E. (1983). Adjustment to threatening events: A theory of cognitive adaptation. American Psychologist, 41, 1161-1173.

Taylor, S. E. (1989). Positive illusions: Creative self-deception and the healthy mind. New York: Basic Books.

Taylor, S. E., & Aspinwall, I. G. (1990). Psychological aspects of chronic illness. In G. R. VandenBos & P. T. Costa, Jr. (Eds.), Psychological aspects of serious illness. Washington, DC: American Psychological Association.

Taylor, S. E., & Brown, J. D. (1988). Illusion and well-being: A social psychological perspective on mental health. Psychological Bulletin, 103, 193-210.

Taylor, S. E., & Clark, I. F. (1986). Does information improve adjustment to noxious events? In M. J. Saks & I. Saxe (Eds.), Advances in applied social psychology (Vol. 3, pp. 1-28). Hillsdale, NJ: Erlbaum.

Taylor, S. E., Falke, R. I., Shoptaw, S. J., & Lichtman, R. R (1986). Social support, support groups, and the cancer patient. Journal of Consulting and Clinical Psychology, 54, 608-615.

Taylor, S. E., Helgeson, V. S., Reed, G. M., & Skokan, I. A., (1991). Self-generated feelings of control and adjustment to physical illness. Journal of Social Issues, 47, 91-109.

Taylor, S. E., Kemeny, M. E., Reed, G. M., Bower, J. E., & Gruenewald, T. I. (2000). Psychological resources, positive illusions, and health. American Psychologist, 55, 99-109.

Taylor, S. E., Klein, I. C., Lewis, B. P, Gruenewald, T. I., Gurung, R. A R, & Updegraff, J. A Biobehavioral responses to stress in females: Tend-and-befriend, not fight-or-flight. Psychological Review, 107, 411-429.

Taylor, S. E., Lichtman, R. R, & Wood, J. V. (1984a). Attributions, beliefs about control, and adjustment to breast cancer. Journal of Personality and Social Psychology, 46, 489-502.

Taylor, S. E., Lichtman, R. R, & Wood, J. V. (1984b). Compliance with chemotherapy among breast cancer patients. Health Psychology, 3, 553-562.

Taylor, S. E., Lichtman, R. R, Wood, J. V., Bluming, A. Z., Dosik, G. M., & Leibowitz, R. I. (1985). Illness-related and treatment-related factors in psychological adjustment to breast cancer. Cancer, 55, 2506-2513.

Taylor, S. E., Repetti, R. I., & Seeman, T. (1997). Health psychology: What is an unhealthy environment and how does it get under the skin? Annual Review of Psychology, 48, 411-447.

Taylor, S. E., & Thompson, S. C. (1982). Stalking the elusive "vividness" effect. Psychological Review, 89, 155-181.

Taylor, S. E., Wood, J. V, & Lichtman, R. R (1983). Life change following cancer. Unpublished manuscript, University of California, Los Angeles.

Tehan, C. (1982). Hospice in an existing home care agency. Family and Community Health, 5, 11-20.

Telch, C. F., & Agras, W. S. (1993). The effects of a very low calorie diet on binge eating. Behavior Therapy, 24, 177-193.

Telch, C. F., & Agras, W. S. (1996). Do emotional states influence binge eating in the obese? International Journal of Eating Disorders, 20, 271-279.

Telch, C. F., & Telch, M. J. (1986). Group coping skills instruction and supportive group therapy for cancer patients: A comparison of strategies. Journal of Consulting and Clinical Psychology, 54, 802-808.

Temoshok, I. (1987). Personality, coping style, emotion and cancer: Towards an integrative model. Cancer Surveys, 6, 545-567.

Tempelaar, R, de Haes, J. C. J. M., de Ruiter, J. H., Bakker, D., van den Heuvel, W. J. A., & van Nieuwenhuijzen, M. G. (1989). The social experiences of cancer patients under treatment: A comparative study. Social Science and Medicine, 29, 635-642.

Tennen, H., Affleck, G., Urrows, S., Higgins, P, & Mendola, R. (1992). Perceiving control, construing benefits, and daily processes in rheumatoid arthritis. Canadian Journal of Behavioral Science, 24, 186-203.

, D. J. (1994). Determinants of coping: The role of stable and situational factors. Journal of Personality and Social Psychology, 66, 895-910.

Tessler, R, & Mechanic, D. (1978). Psychological distress and perceived health status. Journal of Health and Social Behavior, 19, 254-262.

Thayer, R. E., Newman, R, & McClain, T. M. (1994). Selfregulation of mood: Strategies for changing a bad mood, raising energy, and reducing tension. Journal of Personality and Social Psychology, 67, 910-923.

Theorell, T., Blomkvist V., Lindh, G., & Evengard, B. (1999). Critical life events, infections, and symptoms during the year preceding chronic fatigue syndrome (CFS): An examination of CFS patients and subjects with a nonspecific life crisis. Psychosomatic Medicine, 61, 304-310.

Thoits, P. A., (1986). Social support as coping assistance. Journal of Consulting and Clinical Psychology, 54, 416-423.

Thoits, P. A. (1994). Stressors and problem-solving: The individual as psychological activist. Journal of Health and Social Behavior, 35, 143-159.

Thoits, P. A., Harvey, M. R, Hohmann, A. A., & Fletcher, B. (2000). Similar-other support for men undergoing coronary artery bypass surgery. Health Psychology, 19, 264-273.

Thomas, C. (1995, April 10). H. M. overdose. The New Republic, pp. 11-12.

Thomas, C. B., & Duszynski, K. R. (1974). Closeness to parents and the family constellation in a prospective study of Eve disease states: Suicide, mental illness, malignant tumor, hypertension, and coronary heart disease. Johns Hopkins Medical Journal, 134, 251-270.

Thompson, D. R, & Cordle, C. J. (1988). Support of wives of myocardial infarction patients. Journal of Advanced Nursing, 13, 223-228.

Thompson, J. K., & Heinberg, I. J. (1999). The media's influence on body image disturbance and eating disorders: We've reviled them, now can we rehabilitate them? Journal of Social Issues, 55, 339-353.

Thompson, R. F., & Glanzman, D. I. (1976). Neural and behavioral mechanism of habituation and sensitization. In T. J. Tighe & R. N. Leatron (Eds.), Habituation (pp. 49-94). Hillsdale, NJ: Erlbaum.

Thompson, R. S., Rivara, F. P., & Thompson, D. C. (1989). A case-control study of the effectiveness of bicycle safety helmets. New England Journal of Medicine, 320, 1361-1367.

Thompson, S. C. (1981). Will it hurt less if I. can control it? A complex answer to a simple question. Psychological Bulletin, 90, 89-101.

Thompson, S. C., Cheek, P. R, & Graham, M. A., (1988). The other side of perceived control: Disadvantages and negative effects. In S. Spacapan & S. Oskamp (Eds.), The social psychology of health: The Claremont Applied Social Psychology Conference (Vol. 2, pp. 69-94). Beverly Hills, CA: Sage.

Thompson, S. C., Nanni, C., & Levine, A., (1994). Primary versus secondary and central versus consequencerelated control in HIV-positive men. Journal of Personality and Social Psychology, 67, 540-547.

Thompson, S. C., Nanni, C., & Schwankovsky, L. (1990). Patient-oriented interventions to improve communication in a medical office visit. Health Psychology, 9, 390-404.

Thompson, S. C., Sobolew-Shubin, A., Galbraith, M. E., Schwankovsky, L., & Cruzen, D. (1993). Maintaining perceptions of control: Finding perceived control in low-control circumstances. Journal of Personality and Social Psychology, 64, 293-304.

Thompson, S. C., Sobolew-Shubin, A., Graham, M. A., & Janigian, A. S. (1989). Psychosocial adjustment following a stroke. Social Science and Medicine, 28, 239-247.

Thompson, S. C., & Spacapan, S. (1991). Perceptions of control in vulnerable populations. Journal of Social Issues, 47, 1-22.

Thoresen, C. E., & Mahoney, M. J. (1974). Behavioral selfcontrol. New York: Holt.

Thorsteinsson, E. B., James, J. E., & Gregg, M. E. (1998). Effects of video-relayed social support on hemodynamic reactivity and salivary cortisol during laboratory-based behavioral challenge. Health Psychology, 17, 436-444.

Tibben, A., Timman, R, Bannink, E. C., & Duivenvoorden, H. J. (1997). Three-year follow-up after presymptomatic testing for Huntington's disease in tested individuals and partners. Health Psychology, 16, 20-35.

Time. (1970, November 2). The malpractice mess, pp. 36, 39. Time. (1996, October 7). Notebook: The bad news, p. 30. Time. (1997, June 9). Biz watch: Smokin' Joe Camel near his last gasp, p. 47.

Time. (2001, June 25). Notebook: Verbatim, p. 19.

Timko, C., Baumgartner, M., Moos, R. H., & Miller, J. J., III. (1993). Parental risk and resistance factors among children with juvenile rheumatic disease: A four-year predictive study. Journal of Behavioral Medicine, 16, 571-589.

Timko, C., Finney, J. W., Moos, R. H., & Moos, B. S. (1995). Short-term treatment careers and outcomes of previously untreated alcoholics. Journal of Studies on Alcohol, 56, 597-610.

Timko, C., Stove!, K. W., Moos, R. H., & Miller, J. J., III. (1992). A longitudina I. study of risk and resistance factors among children with juvenile rheumatic disease. Journal of Clinical Child Psychology, 21, 132-142.

Tomaka, J., Blascovich, J., Kelsey, R. M., & Leitten, C. L. (1993). Subjective, physiological, and behavioral effects of threat and challenge appraisal. Journal of Personality and Social Psychology, 65, 248-260.

Tomei, L. D., Kiecolt-Glaser, J. K, Kennedy, S., & Glaser, R. (1990). Psychological stress and phorbol ester inhibition of radiation-induced apoptosis in human peripheral blood leukocytes. Psychiatry Research, 33, 59-71.

Toobert, D. J., & Glasgow, R. E. (1991). Problem solving and diabetes self-care. Journal of Behavioral Medicine, 14, 71-86.

Toshima, M. T, Kaplan, R. M., & Ries, A. L. (1992). Self-efficacy expectancies in chronic obstructive pulmonary disease rehabilitation. In R. Schwarzer (Ed.), Self-efficacy: Thought control of action (pp. 325-354). London, England: Hemisphere.

Touchette, N. (1993). A breast-cancer gene on the horizon. Journal of NIH Research, 5, 34.

Toynbee, P. (1977). Patients. New York: Harcourt Brace. Traue, H. & Kosarz, P. (1999). Everyday stress and Crohn's disease activity: A time series analysis of 20 single cases. International Journal of Behavioral Medicine, 6, 101-119.

Treue, W. (1958). Doctor at court (translated from the German by Frances Fawcett). London: Weidenfeld and Nicolson.

Trikas, P, Vlachonikolis, I., Fragkiadakis, N., Vasilakis, S., Manousos, O., & Paritsis, N. (1999). Core mental state in irritable bowel syndrome. Psychosomatic Medicine, 61, 781-788.

Trotta, P. (1980). Breast self-examination: Factors influencing compliance. Oncology Nursing Forum, 7, 13-17.

Tschann, J. M., Adler, N. E., Irwin, C. E., Jr., Millstein, S. G., Turner, R. A., & Kegeles, S. M. (1994). Initiation of substance abuse in early adolescence: The roles of pubertal timing and emotional distress. Health Psychology, 13, 326-333.

Tsutsumi, A., Tsutsumi, K, Kayaba, K, Theorell, T., Nago, N., Kario, K, & Igarashi, M. (1998). Job strain and biological coronary risk factors: A cross-sectional study of male and female workers in a Japanese rural district. International Journal of Behavioral Medicine, 5, 295-311.

Tuomilehto, J., Geboers, J., Salonen, J. T, Nissinen, A., Kuulasmaa, K, & Puska, P. (1986). Decline in cardiovascular mortality in North Karelia and other parts of Finland. British Medical Journal, 293, 1068-1071.

Tuomilehto, J., Lindstrom, J., Eriksson, J. G., Valle, T. T, Hamalainen, H., Ilanne-Parikka, P., KeinanenKiukaanniemi, S., Laakso, M., Louheranta, A., Rastas, M., Salminen, V., & Uusitupa, M. (2001). Prevention of Type 2 diabetes mellitus by changes in lifestyle among subjects with impaired glucose tolerance. New England Ioumal of Medicine, 344, 1343-1350.

Tuomisto, M. T. (1997). Intra-arterial blood pressure and heart rate reactivity to behavioral stress in normotensive, borderline, and mild hypertensive men. Health Psychology, 16, 554-565.

Turk, D. C. (1994). Perspectives on chronic pain: The role of psychological factors. Current Directions in Psychological Science, 3, 45-48.

Turk, D. C., & Feldman, C. S. (1992a). *Facilitating the use of noninvasive pain management strategies with the terminally ill.* In D. C. Turk & C. S. Feldman (Eds.), *Non-invasive approaches to pain management in the terminally ill* (pp. 1-25). New York: Haworth Press.

Turk, D. C., & Feldman, C. S. (1992b). *Noninvasive approaches to pain control in terminal illness: The contribution of psychological variables.* In D. C. Turk & C. S. Feldman (Eds.), *Non-invasive approaches to pain management in the terminally ill* (pp. 193-214). New York: Haworth Press.

Turk, D. C., & Fernandez, E. (1990). *On the putative uniqueness of cancer pain: Do psychological principles apply? Behavioural Research and Therapy,* 28, 1-13.

Turk, D. C., Kerns, R. D., & Rosenberg, R. (1992). *Effects of marital interaction on chronic pain and disability: Examining the downside of social support. Rehabilitation Psychology,* 37, 259-274.

Turk, D. C., & Meichenbaum, D. (1991). *Adherence to selfcare regimens: The patient's perspective.* In R. H. Rozensky, J. J. Sweet, & S. M. Tovian (Eds.), *Handbook of clinical psychology in medical settings* (pp. 249-266). New York: Plenum Press.

Turk, D. C., Meichenbaum, D. H., & Berman, W. H. (1979). *Application of biofeedback for the regulation of pain: A critical review. Psychological Bulletin,* 86, 1322-1338.

Turk, D. C., & Rudy, T. E. (1987). *Toward a comprehensive reassessment of chronic pain patients. Behavioral Research and Therapy,* 25, 237-249.

Turk, D. C., & Rudy, T. E. (1988). *A cognitive-behavioral perspective on chronic pain: Beyond the scalpel and syringe.* In C. D. Tollison (Ed.), *Handbook of chronic pain management* (pp. 222-236). Baltimore, MD: Williams & Wilkins.

Turk, D. C., & Rudy, T. E. (1991a). *Neglected topics in the treatment of chronic pain patients-Relapse, noncompliance, and adherence enhancement. Pain,* 44, 5-28.

Turk, D. C., & Rudy, T. E. (1991b). *Persistent pain and the injured worker: Integrating biomedical, psychosocial, and behavioral factors in assessment. Journal of Occupational Rehabilitation,* 1, 159-179.

Turk, D. C., Rudy, T. E., & Salovey, P. (1986). *Implicit models of illness. Journal of Behavioral Medicine,* 9, 453-474.

Turk, D. C., Wack, J. T, & Kerns, R. D. (1995). *An empirical examination of the "pain-behavior" construct. Journal of Behavioral Medicine,* 8, 119-130.

Turk, D. C., Zacki, H. S., & Rudy, T. E. (1993). *Effects of intraoral appliance and biofeedback/stress management alone and in combination in treating pain and depression in TMD patients. Journal of Prosthetic Dentistry,* 70, 158-164.

Turner, H. A., Hays, R. B., & Coates, T. J. (1993). *Determinants of social support among gay men: The context of AIDS. Journal of Health and Social Behavior,* 34, 37-53.

Turner, J. B., Kessler, R. C., & House, J. S. (1991). *Factors facilitating adjustment to unemployment: Implications for intervention. American Journal of Community Psychology,* 19, 521-542.

Turner, R. J., & Avison, W. R. (1992). *Innovations in the measurement of life stress: Crisis theory and the significance of event resolution. Journal of Health and Social Behavior,* 33, 36-50.

Turner, R. J., & Lloyd, D. A. (1999). *The stress process and the social distribution of depression. Journal of Health and Social Behavior,* 40, 374-404.

Turner, R. J., & Noh, S. (1988). *PhYSical disability and depression: A longitudinal analysis. Journal of Health and Social Behavior,* 29, 23-37.

Turner-Cobb, J. M., Sephton, S. E., Koopman, C., BlakeMortimer, J., & Spiegel, D. (2000). *Social support and salivary cortisol in women with metastatic breast cancer. Psychosomatic Medicine,* 62, 337-345.

Turnquist, D. C., Harvey, J. H., & Andersen, B. L. (1988). *Attributions and adjustment to life-threatening illness. British Journal of Clinical Psychology,* 27, 55-65.

Turrisi, R, Hillhouse, J., Gebert, C., & Grimes, J. (1999). *Examination of cognitive variables relevant to sunscreen use. Journal of Behavioral Medicine,* 22, 493-509.

Uchino, B. N., Cacioppo, J. T, & Kiecolt-Glaser, J. K. (1996). *The relationship between social support and physiological processes: A review with emphasis on underlying mechanisms and implications for health. Psychological Bulletin,* 119, 488-531.

Uchino, B. N., Cacioppo, J. T, Malarkey, W., & Glaser, R. (1995). *Individual differences in cardiac sympathetic control predict endocrine and immune responses to acute psychological stress. Journal of Personality and Social Psychology,* 69, 736-743.

Uehino, B. N., & Garvey, T. S. (1997). *The availability of social support reduces cardiovascular reactivity to acute psychological stress. Journal of Behavioral Medicine,* 20, 15-27.

Uchino, B. N., Kiecolt-Glaser, J. K, & Cacioppo, J. T. (1992). *Age-related changes in cardiovascular response as a function of a chronic stressor and social support. Journal of Personality and Social Psychology,* 63, 839-846.

Ukestad, L. K, & Wittrock, D. A. (1996). *Pain perception and coping in female tension headache sufferers and headache-free controls. Health Psychology,* 15, 65-68.

Umberson, D. (1987). Family status and health behaviors: Social control as a dimension of social integration. Journal of Health and Social Behavior, 28, 306-319.

Umbers on, D., Wortman, C. B., & Kessler, R. C. (1992). Widowhood and depression: Explaining long-term gender differences in vulnerability. Journal of Health and Social Behavior, 33, 10-24.

UNAIDS: Report on the global HIV/AIDS epidemic, June 2000 (Joint United Nations Programme on HIV/AIDS, Geneva, 2000).

United Network for Organs Sharing (UNOS). (1996). UNOS Bulletin. Retrieved from www.unos. org

U. S. Bureau of the Census (2001, March 14). Chances of having health insurance increase, reversing 12-year trend, Census Bureau says (press release). Washington, DC: U. S. Government Printing Office.

US. Department of Agriculture. (2000). Dietary guidelines for Americans. Washington, DC Retrieved from http://warp.nal.usda.gov/fnic/dga

Us. Department of Health and Human Services. (1981). Alcohol and health. Rockville, MD: National Institute on Alcohol Abuse and Alcoholism.

Us. Department of Health and Human Services. (1986). Utilization of short-stay hospitals (DHHS Publication No. 86-1745). Washington, DC: U. s. Government Printing Office.

Us. Department of Health, Education, and Welfare and Us. Public Health Service, Centers for Disease Control and Prevention. (1964). Snwking and health: Report of the advisory committee to the surgeon general of the Public Health Service (Publication 1 o. PHS-1103). Washington, DC: U. S. Government Printing Office.

US. Department of Labor. (1998). Bureau of Labor Statistics. Retrieved from http://stats. bls.gov

US. Public Health Service. (1982). The health consequences of smoking: Cancer. A report to the surgeon general: 1982 (Publication of Superintendent of Documents). Washington, DC: U. s. Government Printing Office.

Uzark, K. C, Becker, M. H., Dielman, T. E., & Rocchini, A. P. (1987). Psychosocial predictors of compliance with a weight control intervention for obese children and adolescents. Journal of Compliance in Health Care, 2, 167-178.

Valentiner, D. P, Holahan, C. J., & Moos, R. H. (1994). Social support, appraisals of event controllability, and coping: An integrative model. Journal of Personality and Social Psychology, 66, 1094-1102.

Valois, P, Desharnais, R., & Godin, G. (1988). A comparison of the Fishbein and Ajzen and the Triandis attitudinal models for the prediction of exercise intention and behavior. Journal of Behavioral Medicine, 11, 459-472.

Valois, R. F, Adams, K. G., & Kammermann, S. K. (1996). One-year evaluation results from CableQuit: A community cable television smoking cessation pilot program. Journal of Behavioral Medicine, 19, 479-500.

Vanable, P. A., Ostrow, D. G., McKirnan, D. J., Taywaditep, K. J., & Hope, B. A. (2000). Impact of combination therapies on HIV risk perceptions and sexual risk among HIV-positive and HIV-negative gay and bisexual men. Health Psychology, 19, 134-145.

VanderPlate, C, Aral, S. O., & Magder, I. (1988). The relationship among genital herpes simplex virus, stress, and social support. Health Psychology, 7, 159-168.

van der Velde, F. W., & Van der Pligt, J. (1991). AIDSrelated health behavior: Coping, protection, motivation, and previous behavior. Journal of Behavioral Medicine, 14, 429-452.

VanderZee, K. 1., Sanderman, R. Heyink, J. W., & de Haes, H. (1996). Psychometric qualities of the RAND 36-ltem Health Survey 1. 0: A multidimensional measure of general health status. International Journal of Behavioral Medicine, 3, 104-122.

van Dulmen, AM., Fennis, J. F. M., & Bleijenberg, G. (1996). Cognitive-behavioral group therapy for irritable bowel syndrome: Effects and long-term follow-up. Psychosomatic Medicine, 58, 508-514.

van Eck, M., Berkhof, H., Nicolson, N., & Sulon, J. (1996). The effects of perceived stress, traits, mood states, and stressful daily events on salivary cortisol. Psychosomatic Medicine, 58, 447-458.

van Lankveld, W., Naring, G., van der Staak, C, van't Pad Bosch, P., & van de Putte, I. (1993). Stress caused by rheumatoid arthritis: Relation among subjective stressors of the disease, disease status, and well-being. Journal of Behavioral Medicine, 16, 309-322.

Van Rood, Y. R, Bogaards, M., Goulmy, E., & van Houwelingen, H. C. (1993). The effects of stress and relaxation on the in vitro immune response in man: A meta-analytic study. Journal of Behavioral Medicine, 16,]63-182.

van't Spijker, A., Trijsburg, R. W., & Duivenvoorden, H. J. (1997). Psychological sequelae of cancer diagnosis: A meta-analytic review of 58 studies after 1980. Psychosomatic Medicine, 59, 280-293.

Van YPeren, N. W, Buunk, B. P, & Schaufelli, W. B. (1992). Communal orientation and the burnout syndrome among nurses. Journal of Applied Social Psychology, 22, 173-189.

Varni, J. W, Setoguchi, Y, Rappaport, I. R., & Talbot, D. (] 992). Psychological adjustment and perceived social support in children with congenital/acquired limb deficiencies. Journal of Behavioral Medicine, 15, 31-44.

Vasterling, J., Jenkins, R. A., Tope, D. M., & Burish, T. G. (1993). Cognitive distraction and relaxation training for the control of side effects due to cancer chemotherapy. Journal of Behavioral Medicine, 16, 65-80.

Vedhara, K., & Nott, K. (1996). The assessment of the emotional and immunological consequences of examination stress. Journal of Behavioral Medicine, 19, 467-478.

Velicer, W. F, Prochaska, J. O., Fava, J. I., Laforge, R. G., & Rossi, J. S. (] 999). Interactive versus noninteractive interventions and dose-response relationships for stagematched smoking cessation programs in a managed care setting. Health Psychology, 18, 21-28.

Vendrig, A. (1999). Prognostic factors and treatmentrelated changes associated with return to working: The multimodal treatment of chronic back pain. Journal of Behavioral Medicine, 22, 217-232.

Verbrugge, I. M. (1983). Multiple roles and physical health of women and men. Journal of Health and Social Behavior, 24, 16-30.

Verbrugge, I. M. (] 985). Gender and health: An update on hypotheses and evidence. Journal of Health and Social Behavior, 26, 156-182.

Verbrugge, L. M. (1989). The twain meet: Empirical explanations of sex differences in health and mortality. Journal of Health and Social Behavior, 30, 282-304.

Verbrugge, I. M. (1990). Pathways of health and death. In RD. Apple (Ed.), Women, health, and medicine in America: A historical handbook (pp. 41-79). New York: Garland.

Verbrugge, I. M. (1995). Women, men, and osteoarthritis. Arthritis Care and Research, 8, 212-220.

Vernon, D. T. A., (1974). Modeling and birth order in response to painful stimuli. Journal of Personality and Social Psychology, 29, 794-799.

Vernon, S. W., Gritz, E. R, Peterson, S. K, Amos, C. I., Perz, C. A., Baile, W. F., & Lynch, P. M. (1997). Correlates of psychologic distress in colorectal cancer patients undergoing genetic testing for hereditary colon cancer. Health Psychology, 16, 73-86.

Vila, G., Porche, L., & Mouren-Simeoni, M. (1999). An 18-month longitudinal study of posttraumatic disorders in children who were taken hostage in their school. Psychosomatic Medicine, 61, 746-754.

Vinokur, A., & Caplan, R. D. (1986). Cognitive and affective components of life events: Their relations and effects on well-being. American Journal of Community Psychology, 14, 351-370.

Visintainer, M. A., Volpicelli, T. R, & Seligman, M. E. P. (1982). Tumor rejection in rats after inescapable or escapable electric shock. Science, 216, 437-439.

Visotsky, H. M., Hamburg, D. A., Goss, M. E., & Lebovitz, B. Z. (1961). Coping behavior under extreme stress. Archives of General Psychiatry, 5, 423-428.

Vitaliano, P. P., Maiuro, R. D., Russo, J., Katon, W., DeWolfe/D., & Hall, G. (1990). Coping profiles associated with psychiatric, physical health, work, and family problems. Health Psychology, 9, 348-376.

Vitaliano, P. P, Scanlan, J. M., Krenz, C., & Fujimoto, W. (1996). Insulin and glucose: Relationships with hassles, anger, and hostility in nondiabetic older adults. Psychosomatic Medicine, 58, 489-499.

Vogele, C., Jarvis, A., & Cheeseman, K. (1997). Anger suppression, reactivity, and hypertension risk: Gender makes a difference. Annals of Behavioral Medicine, 19, 61-69.

Vogler, R. C., Common, J. V., & Weissbach, T. A., (1975). Integrated behavior change techniques for alcoholics. Journal of Consulting and Clinical Psychology, 43, 233-243.

Volgyesi, F. A., (1954). "School for Patients" hypnosistherapy and psychoprophylaxis. British Journal of Medical Hypnotism, 5, 8-17.

Vrijkotte, T, van Doomen, I., & de Geus, E. (1999). Work stress and metabolic and hemostatic risk factors. Psychosomatic Medicine, 61, 796-805.

Wadden, T. A., Stunkard, A. J., & Brownell, K. D. (1983). Very low calorie diets: Their efficacy, safety and future. Annals of Internal Medicine, 99, 675-684.

Wadden, T. A., Vogt, R. A., Andersen, R. E., Bartlett, S. J., Foster, G. D., Kuehnel, R. H., Wilk, J., Weinstock, R, Buckenmeyer, P, Berkowitz, R. I., & Steen, S. N. (1997). Exercise in the treatment of obesity: Effects of four interventions on body composition, resting energy expenditure, appetite, and mood. Journal of Consulting and Clinical Psychology, 65, 269-277.

Wade, TO., Bulik, C. M., Sullivan, P. F., Neale, M. C., & Kendler, K. S. (2000). The relation between risk factors for binge eating and bulimia nervosa: A population-based female twin study. Health Psychology, 19, 115-123.

Wadman, M. (1999, November 22). A heart attack of her own. Fortune, p. 228.

Waggoner, C. D., & LeLieuvre, R. B. (1981). A method to increase compliance to exercise regimens in rheumatoid arthritis patients. Journal of Behavioral Medicine, 4, 191-202.

Wagner, P. J., & Curran, P. (1984). Health beliefs and physician identified "worried well." Health Psychology, 3, 459-474.

Waitzkin, H. (1985). Information giving in medical care. Journal of Health and Social Behavior, 26, 81-101.

Waitzkin, H., & Stoeckle, J. D. (1976). *Information control and the micropolitics of health care. Journal of Social Issues, 10,* 263-276.

Wald, M. I. (2001, May 21). Low seat belt use linked to teenage death rates. *New York Times,* p. A12.

Waldron, I., & Johnston, S. (1976). Why do women live longer than men? Part 2. *Journal of Human Stress, 2,* 19-30.

Waldron, I., Weiss, C. C., & Hughes, M. E. (1998). Interacting effects of multiple roles on women's health. *Journal of Health and Social Behavior, 39,* 216-236.

Waldstein, S. R, Burns, H. O., Toth, M. J., & Poehlman, E. T. (1999). Cardiovascular reactivity and central adiposity in older African Americans. *Health Psychology, 18,* 221-228.

Waldstein, S. R, Jennings, J. R., Ryan, C. M., Muldoon, M. F., Shapiro, A. P, Polefrone, J. M., Fazzari, T. V., & Manuck, S. B. (1996). Hypertension and neuropsychological performance in men: Interactive effects of age. *Health Psychology, 15,* 102-109.

Wall, E., Rodriguez, G., & Saultz, J. (1993). A retrospective study of patient care needs on admission to an inpatient hospice facility. *Journal of the American Board of Family Practice, 6,* 233-238.

Wallston, B. S., Alagna, S. W., DeVellis, B. M., & DeVellis, R. F. (1983). Social support and physical health. *Health Psychology, 2,* 367-391.

Wallston, K. A., Wallston, B. S., & DeVellis, R. (1978). Development of the Multidimensional Health Locus of Control (MHLC) Scale. *Health Education Monographs, 6,* 161-170.

Walsh, D. C., & Gordon, N. P. (1986). Legal approaches to smoking deterrence. *Annual Review of Public Health, 7,* 127-149.

Waltz, M. (1986). Marital context and postinfarction quality of life: Is it social support or something more? *Social Science and Medicine, 22,* 791-805.

Wanburg, K. W., & Horn, J. I. (1983). Assessment of alcohol use with multidimensional concepts and measures. *American Psychologist, 38,* 1055-1069.

Wang, S., & Mason, J. (1999). Elevations of serum T3 levels and their association with symptoms in World War II veterans with combat-related posttraumatic stress disorder: Replication findings in Vietnam combat veterans. *Psychosomatic Medicine, 61,* 131-138.

Ward, K. D., Klesges, R. C., & Halpern, M. T. (1997). Predictors of smoking cessation and state-of-the-art smoking interventions. *Journal of Social Issues, 53,* 129-145.

Ward, S., & Leventhal, H. (1993). Explaining retrospective reports of side effects: Anxiety, initial side effect experience, and post-treatment side effects. *Series paper from the School of Nursing, University of Wisconsin, Madison.*

Ward, S. E., Leventhal, H., & Love, R. (1988). Repression revisited: Tactics used in coping with a severe health threat. *Personality and Social Psychology Bulletin, 14,* 735-746.

Ware, J. E., Jr. (1994). Norm-based interpretation. *Medical Outcomes Trust Bulletin, 2,* 3.

Ware, J. E., Jr., Bayliss, M. S., Rogers, W. H., & Kosinski, M. (1996). Differences in four-year health outcomes for elderly and poor, chronically ill patients in HMO and fee-for-service systems: Results from the Medical Outcomes Study. *Journal of the American Medical Association, 276,* 1039-1047.

Ware, J. E., Jr., Davies-Avery, A., & Stewart, A. I. (1978). The measurement and meaning of patient satisfaction: A review of the literature. *Health and Medical Care Services Review, 1,* 1-15.

Warner, K. E., & Murt, H. A., (1982). Impact of the antismoking campaign on smoking prevalence: A cohort analysis. *Journal of Public Health Policy, 3,* 374-390.

Warren, M., Weitz, R, & Kulis, S. (1998). Physician satisfaction in a changing health care environment: The impact of challenges to professional autonomy, authority, and dominance. *Journal of Health and Social Behavior, 39,* 356-367.

Wasserman, R. C., Inui, T. S., Barriatua, R. D., Carter, W. B., & Lippincott, P. (1984). Pediatric clinicians' support for parents makes a difference: An outcome-based analysis of clinical-parent interaction. *Pediatrics, 74,* 1047-1053.

Watkins, J. D., Roberts, D. E., Williams, T. F, Martin, D. A., & Coyle, I. V. (1967). Observations of medication errors made by diabetic patients in the home. *Diabetes, 16,* 882-885.

Watkins, I. I., Grossman, P, Krishnan, R, & Sherwood, A., (1998). Anxiety and vagal control of heart rate. *Psychosomatic Medicine, 60,* 498-502.

Watson, D., & Clark, I. A., (19~4). Negative affectivity: The disposition to experience aversive emotional states. *Psychological Bulletin, 96,* 465-490.

Watson, D., & Pennebaker, J. W. (1989). Health complaints, stress, and distress: Exploring the central role of negative affectivity. *Psychological Review, 96,* 234-264.

Wechsler, H., Davenport, A., Dowdall, G., Hoeykens, B., & Castillo, S. (1994). Health and behavioral consequences of binge drinking in college: A national survey of students at 140 campuses. *Journal of the American Medical Association, 272,* 1672-1677.

Wechsler, H., Levine, S., Idelson, R. K, Rothman, M., & Taylor, J. O. (1983). The physician's role in health promotion: A survey of primary care physicians. New England Journal of Medicine, 308, 97-100.

Weidner, G., Archer, S., Healy, B., & Matarazzo, J. D. (1985). Family consumption of low fat foods: Stated preference versus actual consumption. Journal of Applied Social Psychology, 15, 773-779.

Weidner, G., Boughal, T., Connor, S. I., Pieper, C., & Mendell, N. R. (1997). Relationship of job strain to standard coronary risk factors and psychological characteristics in women and men of the family heart study. Health Psychology, 16, 239-247.

Weidner, G., Connor, S. I., Chesney, M. A., Burns, J. W., Connor, W. E., Matarazzo, J. D., & Mendell, N. R. (1991). Sex differences in high density lipoprotein cholesterol among low-level alcohol consumers. Circulation, 83, 176-180.

Weidner, G., Rice, T., Knox, S. S., Ellison, C., Province, M. A., Rao, D. C., & Higgins, M. W. (2000). Familial resemblance for hostility: The National Heart, Lung, and Blood Institute Family Heart Study. Psychosomatic Medicine, 62, 197-204.

Weil, P. A., & Starn, I. (1986). Transitions in the hierarchy of authority in hospitals: Implications for the role of the chief executive officer. Journal of Health and Social Behavior, 27, 17-29.

Weinberg, J., Diller, I., Gordon, W. A., Gerstman, I. J., Lieberman, A., Lakin, P., Hodges, G., & Ezrachi, O. (1977). Visual scanning training effect in readingrelated tasks in acquired right brain damage. Archives of Physical Medicine and Rehabilitation, 58, 479-486.

Weinhardt, L. S., & Carey, M. P. (1996). Prevalence of erectile disorder among men with diabetes mellitus: Comprehensive review, methodological critique, and suggestions for future research. Journal of Sex Research, 33, 205-214.

Weinhardt, I. S., Carey, M. P., Carey, K. B., Maisto, S. A., & Gordon, C. M. (2001). The relation of alcohol use to sexual HIV risk behavior among adults with a severe and persistent mental illness. Journal of Consulting and Clinical Psychology, 69, 77-84.

Weinhardt, I. S., Carey, M. P, Johnson, B. T., & Bickman, N. L. (1999). Effects of HIV counseling and testing on sexual risk behavior: A meta-analytic review of published research, 1985-1997. American Journal of Public Health, 89, 1397-1405.

Weinman, L. Petrie, K. L. Moss-Morris, R, & Horne, R. (1996). The illness perception questionnaire: A new method for assessing the cognitive representation of illness. Psychology and Health, 11, 431-445.

Weinstein, AM. (1987). Asthma. New York: McGraw-Hill. Weinstein, N. D. (1988). The precaution adoption process. Health Psychology, 7, 355-386.

Weinstein, N. D. (1993). Testing four competing theories of health-protective behavior. Health Psychology, 12, 324-333.

Weinstein, N. D., & Klein, W. M. (1995). Resistance of personal risk perceptions to debiasing interventions. Health Psychology, 14, 132-140.

Weinstein, N. D., Rothman, A. L. & Sutton, S. R. (1998). Stage theories of health behavior: Conceptual and methodological issues. Health Psychology, 17, 290-299.

Weintraub, M. (1976). Intelligent noncompliance and capricious compliance. In I. Lasagna (Ed.), Patient compliance. Mt. Kisco, NY: Futura.

Weisenberg, M. (1977). Pain and pain control. Psychological Bulletin, 84, 1008-1044.

Weisman, AD. (1972). On death and dying. New York: Behavioral Publications.

Weisman, A. D. (1977). The psychiatrist and the inexorable. In H. Feifel (Ed.), New meanings of death (pp. 107-122). New York: McGraw-Hill.

Weisman, C. S., & Teitelbaum, M. A., (1985). Physician gender and the physician-patient relationship: Recent evidence and relevant questions. Social Sciences and Medicine, 20, 1119-1127.

Weiss, R. S., & Richards, T. A., (1997). A scale for predicting quality of recovery following the death of a partner. Journal of Personality and Social Psychology, 72, 885-891.

Weiss, S. M. (1992). Behavioral medicine on the world scene: Toward the year 2000. Annals of Behavioral Medicine, 14, 302-306.

Welch-McCaffrey S. (1985). Cancer, anxiety and quality of life. Cancer Nursing, 8, 151-158.

Wellisch, D. K. (1979). Adolescent acting out when a parent has cancer. international Journal of Family Therapy, 1, 230-241.

Wellisch, D. K. (1981). Intervention with the cancer patient. In C. K. Prokop & L. A Bradley (Eds.), Medical psychology: Contributions to behavioral medicine (pp. 224-241). New York: Academic Press.

Wellisch, D. K, Gritz, E. R., Schain, W., Wang, H. -L & Siau, J. (1991). Psychological functioning of daughters breast cancer patients: I. Daughters and comparison subjects. Psychosomatics, 32, 324-336.

Wessely S., Nimnuan, C., & Sharpe, M. (1999). Functional somatic syndromes: One or many? Lancet, 354, 936-939.

Whisman, M. A., & Kwon, P. (1993). Life stress and dysphoria: The role of self-esteem and hopelessness. Journal of Personality and Social Psychology, 65, 1054-1060.

White, L. P, & Tursky, B. (1982). Where are we . . . where are we going? In L. White & B. Tursky (Bds.), Clinical biofeedback: Efficacy and mechanisms (pp. 438-448). New York: Guilford Press.

Whittam, E. H. (1993). Terminal care of the dying child: Psychosocial implications of care. Cancer, 71, 3450-3462.

Wholey, D. R, & Burns, I. R. (1991). Convenience and independence: Do physicians strike a balance in admitting decisions? Journal of Health and Social Behavior, 32, 254-272.

Wichstrom, L. (1994). Predictors of Norwegian adolescents' sunbathing and use of sunscreen. Health Psychology, 13, 412-420.

Wickelgren, I. (1998, May 29). Obesity: How big a problem? Science, 280, 1364-1367.

Wickrama, K. A S., Conger, RD., & Lorenz, F. O. (1995).

Work, marriage, lifestyle, and changes in men's physical health. Journal of Behavioral Medicine, 18, 97-112.

Widows, M., Jacobsen, P., & Fields, K. (2000). Relation of psychological vulnerability factors to posttraumatic stress disorder symptomatology in bone marrow transplant recipients. Psychosomatic Medicine, 62, 873-882.

Wilcox, S., & Stefanick, M. L. (1999). Knowledge and perceived risk of major diseases in middle-aged and older women. Health Psychology, 18, 346-353.

Wilcox, S., & Storandt, M. (1996). Relations among age, exercise, and psychological variables in a community sample of women. Health Psychology, 15, 110-113.

Wilcox, V. L. (1992). Effects of patients' age, gender, and depression on medical students' beliefs, attitudes, intentions, and behavior. Journal of Applied Social Psychology, 22, 1093-1110.

Wilcox, V. I., Kast S. V, & Berkman, I. F. (1994). Social support and physical disability in older people after hospitalization: A prospective study. Health Psychology, 13, 170-179.

Willenbring, M. L., Levine, A. S., & Morley, J. E. (1986). Stress induced eating and food preference in humans: A pilot study. international Journal of Eating Disorders, 5, 855-864.

Williams, C. J. (2001, April 24). Entertained into social change. Los Angeles Times, pp. Al, A6-A7.

Williams, G., Ryan, R, Rodin, G., Grolnick, W., & Deci, E. (1998). Autonomous regulation and long-term medication adherence in adult outpatients. Health Psychology, 17, 269-276.

Williams, K. J., Suls, J., Alliger, G. M., Learner, S. M., & Wan, C. K. (1991). Multiple role juggling and daily mood states in working mothers: An experience sampling study. Journal of Applied Psychology, 76, 664-674.

Williams, P. G., Wiebe, D. J., & Smith, T. W. (1992). Coping processes as mediators of the relationship between hardiness and health. Journal of Behavioral Medicine, 15, 237-256.

Williams, R. B. (1984). An un trusting heart. The Sciences, 24, 31-36.

Williams, R. B., Barefoot, J. C., Califf, R. M., Haney, T. I., Saunders, W. B., Pryor, D. B., Hlatky, M. A., Siegler, I. C., & Mark, D. B. (1992). Prognostic importance of social and economic resources among medically treated patients with angiographically documented coronary artery disease. Journal of the American Medical Association, 267, 520-524.

Williams, R. B., Barefoot, J. C., & Shekelle, R. B. (1985). The health consequences of hostility. In M. A. Chesney & R. H. Rosenman (Eds.), Anger and hostility in cardiovasculm' and behavioral disorders (pp. 173-185). New York: Hemisphere/McGra w- Hill.

Williams, R. B., Sasaki, M., Lewis, J. G., Kuhn, C. M., Schanberg, S. M., Suarez, E. C., Feaganes, J. R., & Adams, D. O. (1997). Differential responsivity of monocyte cytokine and adhesion proteins in high- and low-hostile humans. International Journal of Behavioral Medicine, 4, 262-272.

Williams, S., & Kohout, J. I. (1999). Psychologists in medical schools in 1997. American Psychologist, 54, 272-276.

Williamson, G. M. (2000). Extending the activity restriction model of depressed affect: Evidence from a sample of breast cancer patients. Health Psychology, 19, 339-347.

Williamson, G. M., Shaffer, D. R., & Schulz, R. (1998). Activity restriction and prior relationship history as contributors to mental health outcomes among middle-aged and older spousal caregivers. Health Psychology, 17, 152-162.

Wills, T. A. (1984). Supportive functions of interpersonal relationships. In S. Cohen & I. Syme (Eds.), Social support and health (pp. 61-82). New York: Academic Press.

Wills, T. A. (1991). Social support and interpersonal relationships. In M. S. Clark (Ed.), Prosocial behavior (pp. 265-289). Newbury Park, CA: Sage.

Wills, T. A., & Cleary, S. D. (1999). Peer and adolescent substance use among 6th-9th graders: Latent growth analyses of influence versus selection mechanisms. Health Psychology, 1S, 453-463.

Wills, T. A., Gibbons, F. X., Gerrard, M., & Brody, G. H. (2000). Protection and vulnerability processes relevant for early onset of substance use: A test among African American children. Health Psychology, 19, 253-263.

Wills, T. A., Pierce, J. P., & Evans, R. I. (1996). Large-scale environmental risk factors for substance use. American Behavioral Scientist, 39, 808-822.

Wills, T. A., & Vaughan, R. (1989). Social support and substance use in early adolescence. Journal of Behavioral Medicine, 12, 321-340.

Wilson, D. K., & Ampey-Thornhill, G. (2001). The role of gender and family support on dietary compliance in an African American adolescent hypertension prevention study. Annals of Behavioral Medicine, 23, 59-67.

Wilson, G. T. (1984). Toward the understanding and treatment of binge eating. In R. C. Hawkins, W. J. Fremouw, & P. F. Clement (Eds.), The binge-purge syndrome (pp. 77-103). New York: Springer.

Wilson, G. T. (1985). Psychological prognostic factors in the treatment of obesity. In J. Hirsch & T. B. Van Italie (Eds.), Recent advances in obesity research (Vol. 4, pp. 301-311). London, England: Libbey.

Wilson, G. T. (1994). Behavioral treatment of childhood obesity: Theoretical and practical implications. Health Psychology, 13, 371-372.

Wilson, R. (1963). The social structure of a general hospital. Annals of the American Academy of Political and Social Science, 346, 67-76.

Winett, R. A. (1995). A framework for health promotion and disease prevention programs. American Psychologist, 50, 341-350.

Winett, R. A., Wagner, J. I., Moore, J. F., Walker, W. B., Hite, I. A., Leahy, M., Neubauer, T., Arbour, D., Walberg, J., Geller, E. S., Mundy, I. I., & Lombard, D. (1991). An experimental evaluation of a prototype public access nutrition information system for supermarkets. Health Psychology, 10, 75-78.

Wing, R. R. (2000). Cross-cutting themes in maintenance of behavior change. Health Psychology, 19, 84-88.

Wing, R. R., Blair, E., Marcus, M., Epstein, I. H, & Harvey, J. (1994). Year-long weight loss treatment for obese patients with Type II diabetes: Does including an intermittent very-low-calorie diet improve outcome? American Journal of Medicine, 97, 354-362.

Wing, R. R., Epstein, I. H., Nowalk, M. P., Koeske, R., & Hagg, S. (1985). Behavior change, weight loss, and physiological improvements in Type II diabetic patients. Journal of Consulting and Clinical Psychology, 53, 111-122.

Wing, R. R., Epstein, I. H., Nowalk, M. P., & Lamparski, D. M. (1986). Behavioral self-regulation in the treatment of patients with diabetes mellitus. Psychological Bulletin, 99, 78-89.

Wing, R. R., Epstein, I. H, Nowalk, M. P., Scott, N., Koeske, R., & Hagg, S. (1986). Does self-monitoring of blood glucose levels improve dietary competence for obese patients with Type II diabetes? American Journal of Medicine, 81, 830-836.

Wing, R. R., & Jeffery, R. W. (1999). Benefits of recruiting participants with friends and increasing social support for weight loss and maintenance. Journal of Consulting and Clinical Psychology, 67, 132-138.

Wing, R. R, Jeffery, R. W., Burton, L. R, Thorson, C., Nissinoff, K. S., & Baxter, J. E. (1996). Food provision versus structured meal plans in the behavioral treatment of obesity. International Journal of Obesity, 20, 56-62.

Wing, R. R., Matthews, K. A., Kuller, L. H., Meilahn, E. N., & Plantinga, P. L. (1991). Weight gain at the time of menopause. Archives of Internal Medicine, 151, 97-102.

Wing, R. R., Nowalk, L. H., Marcus, M. D., Koeske, R, & Finegold, D. (1986). Subclinical eating disorders and glycemic control in adolescents with Type I. diabetes. Diabetes Care, 9, 162-167.

Wingard, D. L. (1982). The sex differential in mortality rates: Demographic and behavioral factors. American Journal of Epidemiology, 115, 205-216.

Wingo, P. A., Tong, T., & Bolden, S. (1995). Cancer statistics, 1995. CA: A Cancer Journal for Clinicians, 45, 8-30.

Winkleby, M. A., Kraemer, H. C., Ahn, D. K, & Varady, AN. (1998). Ethnic and socioeconomic differences in cardiovascular disease risk factors. Journal of the American Medical Association, 280, 356-362.

Winslow, R. W., Franzini, L. R., & Hwang, J. (1992). Perceived peer norms, casual sex, and AIDS risk prevention. Journal of Applied Social Psychology, 22, 1809-1827.

Wisniewski, L., Epstein, L., Marcus, M. D., & Kaye, W. (1997). Differences in salivary habituation to palatable foods in bulimia nervosa patients and controls. Psychosomatic Medicine, 59, 427-433.

Wolinsky, F. D., Mosely, R. R, II, & Coe, R. M. (1986). A cohort analysis of the use of health services by elderly Americans. Journal of Health and Social Behavior, 27, 209-219.

Wolpe, J. (1958). Psychotherapy by reciprocal inhibition. Stanford, CA: Stanford University Press.

Wong, M., & Kaloupek, D. G. (1986). Coping with dental treatment: The potential impact of situational demands. Journal of Behavioral Medicine, 9, 579-598.

Woodall, K. L., & Matthews, K. A., (1993). Changes in and stability of hostile characteristics: Results from a 4-year longitudinal study of children. Journal of Personality and Social Psychology, 64, 491-499.

Worden, J. W., & Weisman, A. D. (1975). Psychosocial components of lagtime in cancer diagnosis. Journal of Psychosomatic Research, 19, 69-79.

World Health Organization. (1948). Constitution of the World Health Organization. Geneva, Switzerland: World Health Organization Basic Documents.

World Health Organization. (1995-1996). Cancer around the world: World health statistics annual. Geneva, Switzerland: Author.

World Health Organization. (1996). The global burden of disease: A comprehensive assessment of mortality and disability from diseases, injuries, and risk factors in 1990 and projected to 2020. (c. J. L. Murray & A D. Lopez, Eds.). Cambridge, MA: Harvard University Press.

World Health Organization. (2000). World health report selected indicators and country ranking. Retrieved July 3, 2001, from http://www-nt.who int/whosis/statistics/whr_statistics/

World Health Organization. (2001). World health report 2000:Statistics. Retrieved from www.who.int/whr/2001/archives/2000/en/index.htm

World Health Organization European Collective Group. (1982). Multifactoral trial in the prevention of coronary heart disease. 2. Risk factor changes at two and four years. European Heart Journal, 3, 184-190.

Wortman, C. B., & Brehm, J. W. (1975). Responses to uncontrollable outcomes: An integration of reactance theory and the learned helplessness model. In L. Berkowitz (Ed.), Advances in experimental social psychology (Vol. 8, pp. 278-336). New York: Academic Press.

Wortman, C. B., & Dunkel-Schetter, C. (1979). Interpersonal relationships and cancer: A theoretical analysis. Journal of Social Issues, 35, 120-155.

Wright, L. (1984, April). A possible biochemical mechanism for explaining Type A related coronary artery disease. Presented at the Michael Dinoff Memorial Lecture, University of Alabama, Tuscaloosa.

Wright, L. (1988). The Type A behavior pattern and coronary artery disease: Quest for the active ingredients and the elusive mechanism. American Psychologist, 43, 2-14.

Wright, L. B., Treiber, F. A., Davis, H., & Strong, W. B. (1996). Relationship of John Henryism to cardiovascular functioning at rest and during stress in youth. Annals of Behavioral Medicine, 18, 146-150.

Wulfert, E., & Wan, C. K. (1993). Condom use: A self-efficacy model. Health Psychology, 12, 346-353.

Wulfert, E., Wan, C. K., & Backus, C. A., (1996). Gay men's safer sex behavior: An integration of three models. Journal of Behavioral Medicine, 19, 345-366.

Wulsin, L. R, Vaillant, G. E., & Wells, V. E. (1999). A systematic review of the mortality of depression. Psychosomatic Medicine, 61, 6-17.

Wynder, E. L., Kajitani, T., Kuno, I. J., Lucas, J. C., Jr., DePalo, A., & Farrow, J. (1963). A comparison of survival rates between American and Japanese patients with breast cancer. Surgery, Gynecology, Obstetrics, 117, 196-200.

Wysocki, T., Green, L., & Huxtable, K. (1989). Blood glucose monitoring by diabetic adolescents: Compliance and metabolic control. Health Psychology, 8, 267-284.

Yarnold, P, Michelson, E., Thompson, D., & Adams, S. (1998). Predicting patient satisfaction: A study of two emergency departments. Journal of Behavioral Medicine, 21, 545-563.

Ybema, J. F., Kuijer, R. G., Buunk, B. P, Dejong, G. M., & Sanderman, R. (2001). Depression and perceptions of inequity among couples facing cancer. Personality and Social Psychology Bulletin, 27, 3-13.

Yokoyama, K, Nishikitani, M., & Araki, S. (1999). Reasons for drinking in relation to problem drinking behavior in a sample of Japanese high school students. International Journal of Behavioral Medicine, 6, 135-149.

Yoshiuchi, Z., Kumano, H., Nomura, S., Yoshimura, H., Ito, K, Kanaji, Y., Ohashi, Y., Koboki, T, & Suematsu, H. (1998). Stressful life events and smoking were associated with Graves' disease in women, but not in men. Psychosomatic Medicine, 60, 182-185.

Young, J. W. (1980). The effects of perceived physician competence on patients' symptom disclosure to male and female physicians. Journal of Behavioral Medicine, 3, 279-290.

Young-Brockopp, D. (1982). Cancer patients' perceptions of five psychosocial needs. Oncology Nursing Foruln, 9, 31-35.

Zastowny, T. R, Kirschenbaum, D. S., & Meng, A. I. (1986). Coping skills training for children: Effects on distress before, during, and after hospitalization for surgery. Health Psychology, 5, 231-247.

Zatzick, D. F., & Dimsdale, J. E. (1990). Cultural variations in response to painful stimuli. Psychosomatic Medicine, 52, 544-557.

Zautra, A. J., Burleson, M. H., Matt, K. S., Roth, S., & Burrows, I. (1994). Interpersonal stress, depression, and disease activity in rheumatoid arthritis and osteoarthritis patients. Health Psychology, 13, 139-148.

Zautra, A. J., & Manne, 5. 1. (1992). Coping with rheumatoid arthritis: A review of a decade of research. Annals of Behavioral Medicine, 14, 31-39.

Zautra, A. J., Maxwell, B. M., & Reich, J. W. (1989). *Relation among physical impairment, distress, and well-being in older adults. Journal of Behavioral Medicine, 12, 543-557. ·*

Zautra, A. J., Okun, M. A., Roth, S. H., & Emmanual, J. (1989). *Life stress and lymphocyte alterations among patients with rheumatoid arthritis. Health Psychology, 8, 1-14.*

Zelinski, E. M., Crimmins, E., Reynolds, S., & Seeman, T. (1998). *Do medical conditions affect cognition in older adults? Health Psychology, 17, 504-512.*

Zillman, D., de Wied, M., King-Jablonski, C., & Jenzowsky, S. (1996). *Drama-induced affect and pain sensitivity. Psychosomatic Medicine, 58, 333-341.*

Zimbardo, P. G. (1969). *The human choice: Individuation, reason, and order versus deindividuation, impulse, and chaos. In W. J. Arnold & D. Levine (Eds.), Nebraska symposium on motivation. Lincoln: University of Nebraska Press.*

Zimet, G. D., Lazebnik, R, DiClemente, R. J., Anglin, T. M., Williams, P., & Ellick, E. M. (1993). *The relationship of Magic Johnson's announcement of HIV infection to the AIDS attitudes of junior high school students. Journal of Sex Research, 30, 129-134.*

Zimmerman, M. (1979). *Peripheral and central nervous mechanisms of nociception, pain and pain therapy: Facts and hypotheses. In J. J. Bonica, J. C. Liebeskind, & D. G. Albe-Fessard (Eds.), Proceedings of the Second World Congress on Pain: Vol. 3. Advances in pain research and therapy (pp. 3-34). New York: Raven Press.*

Zimmerman, R. S., Safer, M. A., Leventhal, H., & Baumann, I. J. (1986). *The effects of health information in a worksite hypertension screening program. Health Education Quarterly, 13, 261-280.*

Zisook, S., Shuchter, S. R, Irwin, M., Darko, D. F., Sledge, P, & Resovsky, K. (1994). *Bereavement, depression, and immune function. Psychiatry Research, 52, 1-10.*

Zola, I. K. (1966). *Culture and symptoms-An analysis of patients' presenting complaints. American Sociological Review, 31, 615-630.*

Zola, I. K. (1973). *Pathways to the doctor-From person to patient. Social Science and Medicine, 7, 677-689.*

Zucker, R. A., & Gomberg, E. S. I. (1986). *Etiology of alcoholism reconsidered: The case for a biopsychosocial process. American Psychologist, 41, 783-793.*

Zuger, A., (1999, May 4). *A simpler, cheaper plan for fighting high blood pressure. New York Times, p. D12.*

Printed in the United States
By Bookmasters